Clinical nephrology

臨床腎臓内科学

|編集|

安田　隆 聖マリアンナ医科大学准教授

平和伸仁 横浜市立大学附属市民総合医療センター准教授

小山雄太 日本海総合病院部長

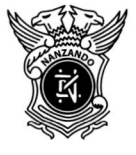

南山堂

■ 執筆者一覧 (執筆順)

小山雄太	地方独立行政法人　山形県・酒田市病院機構　日本海総合病院腎臓膠原病内科　部長
今田恒夫	山形大学医学部内科学第一講座　准教授
坂尾幸俊	浜松医科大学医学部附属病院血液浄化療法部　診療助教
加藤明彦	浜松医科大学医学部附属病院血液浄化療法部　病院教授
平和伸仁	横浜市立大学附属市民総合医療センター血液浄化療法部腎臓・高血圧内科　准教授
小岩文彦	昭和大学藤が丘病院腎臓内科　准教授
兼島伸青	昭和大学藤が丘病院腎臓内科　助教
内村幸平	熊本大学大学院生命科学研究部腎臓内科学分野
北村健一郎	熊本大学大学院生命科学研究部腎臓内科学分野　准教授
緒方浩顕	昭和大学横浜市北部病院内科　准教授
角田隆俊	東海大学医学部腎内分泌代謝内科学　准教授
鈴木　大	東海大学医学部腎内分泌代謝内科学　講師
中元秀友	埼玉医科大学病院総合診療内科　教授
島　芳憲	聖マリアンナ医科大学横浜市西部病院腎臓・高血圧内科　講師
鈴木洋通	埼玉医科大学病院腎臓内科　教授
山本有一郎	横浜市立大学附属市民総合医療センター血液浄化療法部　助教
日高寿美	湘南鎌倉総合病院　腎臓病総合医療センター　血液浄化部　部長
小林修三	湘南鎌倉総合病院　副院長　腎臓病総合医療センター　センター長
柴垣有吾	聖マリアンナ医科大学腎臓・高血圧内科　准教授
横山　健	聖マリアンナ医科大学川崎市立多摩病院腎臓・高血圧内科　助教
谷澤雅彦	聖マリアンナ医科大学　腎臓・高血圧内科
中澤龍斗	聖マリアンナ医科大学腎泌尿器外科学　助教
佐々木秀郎	聖マリアンナ医科大学腎泌尿器外科学　講師
力石辰也	聖マリアンナ医科大学腎泌尿器外科学　教授
河原崎宏雄	聖マリアンナ医科大学腎臓・高血圧内科　助教
河原崎和歌子	東京大学先端科学技術研究センター臨床エピジェネティクス講座　特任研究員
松井勝臣	聖マリアンナ医科大学腎臓・高血圧内科　助教
神保りか	東京大学医学部附属病院腎臓・内分泌内科
木戸　亮	稲城市立病院健診センター
安田　隆	聖マリアンナ医科大学腎臓・高血圧内科　准教授
北川　渡	愛知医科大学腎臓・リウマチ膠原病内科　講師
今井裕一	愛知医科大学腎臓・リウマチ膠原病内科　教授
小泉賢洋	東海大学医学部腎内分泌代謝内科学
深川雅史	東海大学医学部腎内分泌代謝内科学　教授
木村守次	東海大学医学部腎内分泌代謝内科学　助教
志水英明	中部ろうさい病院内科系診療部門腎臓内科　部長
藤田芳郎	中部ろうさい病院内科系診療部門リウマチ・膠原病内科　部長
河合良介	川崎医科大学検査診断学　臨床助教
草場哲郎	京都第一赤十字病院腎臓内科・腎不全科
長濱清隆	横浜市立大学医学部分子病理学講座　助教
村上あゆみ	横浜市立大学医学部分子病理学講座
藩　勤雅	横浜市立大学医学部分子病理学講座
竹田陽子	六甲アイランド甲南病院腎臓内科
西　慎一	神戸大学大学院医学研究科腎臓内科学分野　教授
宮崎真理子	東北大学大学院医学系研究科腎・高血圧・内分泌学分野血液浄化療法部　准教授
臼井丈一	筑波大学医学医療系臨床医学域腎臓内科学　講師
山縣邦弘	筑波大学医学医療系臨床医学域腎臓内科学　教授
足利栄仁	関東労災病院腎臓内科
宇田　晋	関東労災病院腎臓内科　部長
金子佳賢	新潟大学医歯学総合病院腎・膠原病内科　助教
成田一衛	新潟大学大学院医歯学総合研究科腎・膠原病内科学分野　教授
杉本俊郎	滋賀医科大学総合内科学講座(地域医療支援)准教授/国立病院機構滋賀病院内科　医長
濱野慶朋	東京都健康長寿医療センター腎臓内科　部長
湯村和子	国際医療福祉大学病院　予防医学センター・腎臓内科　教授
佐野　隆	北里大学医学部腎臓内科　講師
鎌田貢壽	北里大学医学部腎臓内科　教授
星野純一	虎の門病院腎センター内科・リウマチ膠原病科　医長
乳原善文	虎の門病院腎センター内科・リウマチ膠原病科　部長
谷津圭介	横浜市立大学附属市民総合医療センター腎臓・高血圧内科　助教
武曾惠理	公益財団法人田附興風会医学研究所北野病院腎臓内科　主任部長
座間味亮	琉球大学医学部附属病院第三内科
小禄雅人	豊見城中央病院　腎臓・リウマチ膠原病内科

門川俊明	慶應義塾大学医学部医学教育統轄センター 専任講師
遠藤正之	東海大学医学部腎内分泌代謝内科学 教授
守山敏樹	大阪大学保健センター 教授／大阪大学医学部附属病院腎臓内科
塚本達雄	京都大学大学院医学研究科腎臓内科講座 准教授
野澤昭典	横浜市立大学附属市民総合医療センター病理部 部長
岡村将史	東北大学大学院医学系研究科腎・高血圧・内分泌学分野 助教
阿部倫明	東北大学東北メディカル・メガバンク機構（ToMMo）地域医療支援部門統合遠隔腎臓学 准教授
小川 晋	東北大学高等教育開発推進センター 准教授
三浦直人	愛知医科大学腎臓・リウマチ膠原病内科 准教授
山里正演	琉球大学大学院医学研究科循環器・腎臓・神経内科学 助教
大屋祐輔	琉球大学大学院医学研究科循環器・腎臓・神経内科学 教授
又吉哲太郎	琉球大学医学部附属病院専門研修センター 特命助教
石光俊彦	獨協医科大学循環器・腎臓内科 教授
高見勝弘	近畿大学医学部腎臓内科 助教
有馬秀二	近畿大学医学部腎臓内科 教授
中野志仁	近畿大学医学部腎臓内科 助教
谷山佳弘	近畿大学医学部腎臓内科 准教授
日野雅予	茨城県立中央病院 腎臓内科・透析センター
竹本文美	自治医科大学内科学講座腎臓内科学部門 教授
長谷川みどり	藤田保健衛生大学腎内科 准教授
岩津加奈	自治医科大学内科学講座腎臓内科学部門
岩津好隆	自治医科大学内科学講座腎臓内科学部門 助教
笹冨佳江	福岡大学医学部腎臓膠原病内科 准教授
深津敦司	社会医療法人 財団新和会 八千代病院 院長補佐
五十嵐隆	国立成育医療研究センター 総長・理事長
貝藤裕史	神戸大学大学院医学研究科内科系講座小児科学 助教
野津寛大	神戸大学大学院医学研究科内科系講座小児科学 助教
服部元史	東京女子医科大学腎臓病総合医療センター腎臓小児科 教授
綾 邦彦	岡山大学病院 小児科 講師
森本哲司	駿河台日本大学病院小児科 助教
根東義明	日本大学医学部社会医学系医療管理学分野 教授
関根孝司	東邦大学大橋病院小児科 教授
中西浩一	和歌山県立医科大学小児科学教室 講師
吉川徳茂	和歌山県立医科大学小児科学教室 教授
竹村 司	近畿大学医学部小児科学 教授
芦田 明	大阪医科大学泌尿生殖・発達医学講座小児科学教室 講師
玉井 浩	大阪医科大学泌尿生殖・発達医学講座小児科学教室 教授
山崎雄一郎	神奈川県立こども医療センター泌尿器科 部長
三井貴彦	北海道大学大学院医学研究科泌尿器外科学 助教
野々村克也	北海道大学大学院医学研究科泌尿器外科学 教授
守屋仁彦	北海道大学大学院医学研究科泌尿器外科学 講師
田中 博	市立札幌病院 泌尿器科 副部長
中村美智子	市立札幌病院 泌尿器科 副医長
吉岡まき	聖マリアンナ医科大学腎泌尿器外科学 助教
池森敦子	聖マリアンナ医科大学解剖学機能組織 准教授
佐々木千鶴子	聖マリアンナ医科大学大学院附属電子顕微鏡研究施設
礒部清志	東京医科歯科大学腎臓内科学
内田信一	東京医科歯科大学腎臓内科学 准教授
富野竜人	中部ろうさい病院内科系診療部門リウマチ・膠原病内科 副部長
田中寿絵	東海大学医学部腎内分泌代謝内科学
駒場大峰	東海大学医学部腎内分泌代謝内科学 助教
安西尚彦	獨協医科大学医学部薬理学講座 主任教授
森田博之	愛知医科大学腎臓・リウマチ膠原病内科 准教授
小原まみ子	医療法人鉄蕉会 亀田総合病院腎臓高血圧内科 部長
沼部敦司	医療法人徳真会 真岡病院／獨協医科大学感染制御・臨床検査医学 非常勤講師
宮川国久	聖マリアンナ医科大学放射線医学 講師
小池祐哉	社会医療法人財団石心会 川崎幸病院放射線IVR科
中地良美	聖マリアンナ医科大学川崎市立多摩病院放射線科
中島康雄	聖マリアンナ医科大学放射線医学 教授
武藤重明	自治医科大学内科学講座腎臓内科学部門 教授
片渕律子	独立行政法人 国立病院機構 福岡東医療センター腎臓内科 部長

序

　腎臓に関連した種々の疾患を診療する際の参考として，腎臓内科学を志す医師を対象にしたマニュアル本やガイドラインは数多く出版されている．また，医学部の学生のために著された教科書も多数ある．一方，疾患や病態について詳細に知りたい，これまでの歴史的な経緯を含めて詳しく勉強してみたい，と思った時に読む座右の書としての腎臓内科学テキストは，そのほとんどが英語で書かれたものである．腎臓専門医は各人が異なった本を愛読していると思われるが，その主なものとして，Brenner&Rector's the Kidney, Schrier's Diseases of the Kidney（Diseases of the Kidney and Urinary Tract），Comprehensive Clinical Nephrology, そして Primer on Kidney Diseases などが挙げられる．翻ってみると，日本語で書かれた教科書には，腎臓内科学を志す医師の間で愛読され広く普及しているもの，つまり「決定版」が少ないことに気づく．

　そこで，専門医を目指す医師，また専門医となった医師にも有用な，机の上に一冊置いておきたい日本語の教科書を作成したい，という思いに駆られて本書「臨床腎臓内科学」を企画した．教科書として腎臓に関連する多くの疾患を網羅できるように項目を選定し，また各章の配列にも工夫と独自性をにじませた．さらに現時点で必ずしも明確になっていない問題や今後の課題を「Perspective」の形で添え，今後我々がさらに追求すべき視点の参考にしたいと考えた．各項目の執筆には現在臨床の第一線で活躍中の諸先生に腕をふるっていただいた．

　編者一同は，本書の作成の全過程において，この書籍がいわゆるマニュアル本やガイドラインとも異なる，個々の疾患や病態について理解の深まる，内容が凝縮された本にしたいという願いをもって作業を進めた．多くの項目を選定したために，一項目毎の頁数が少なくなってしまったが，筆者の方々の工夫と熱意のおかげで，充実した内容を記載していただけた．海外の有名な教科書には及ばないかもしれないが，日本語で読むことのできる教科書として，腎臓内科学を志す医師にとって有用なものが作成できたと自負している．用語については可能な限り腎臓学用語集に基づいて掲載したが，AKIについては急性腎障害，急性腎傷害，そして急性腎臓傷害などさまざまな日本語訳が用いられており，統一されていない．そこで，本書では現在最も使用されていると思われる用語の掲載を心懸けた．

　科学の世界は日進月歩であり，これは腎臓内科学についても言えることである．今後，本書「臨床腎臓内科学」は改訂を重ねるにつれて，より最新の内容を含む，また海外の著名な教科書に劣らないものとなっていくように成長させたいと編者一同願っている．

　最後に，お忙しいなか時間を割いて執筆を引き受けてくださった筆者の方々にここで深謝させていただきたい．そして，本書の作成に縁の下の力持ちとして終始支えてくださり，励ましてくださった南山堂諸氏にこの場を借りて感謝の意を表する．

2013年3月

編者一同

目 次

I. 急性腎障害（AKI）

1	AKI 総論	3
2	AKI/ARF の原因と病態生理	9
3	AKI/ARF の臨床評価	15
4	AKI/ARF の治療と予後	21

II. 慢性腎臓病（CKD）

1	CKD の定義と疫学	29
2	CKD の病態と症状，検査	36
3	CKD の管理	43
4	CKD の治療-1（食事，生活指導）	46
5	CKD の治療-2（降圧療法）	52
6	CKD の治療-3	59

III. 透析・血液浄化療法

1	腎不全と腎代替療法	67
2	血液透析のバスキュラーアクセス	77
3	血液透析のメカニズム	88
4	血液透析合併症	96
5	腹膜透析の原理・技術・適応	110
6	腹膜透析の現状と合併症	121
7	腹膜透析と適正透析	137
8	腎不全患者治療上の心理学的側面	148
9	持続的腎代替療法	153
10	個別疾患に対する血液浄化療法（まとめ）	158
11	血漿交換（PE, DFPP）	164
12	免疫吸着療法	173
13	白血球系細胞除去療法	177
14	LDL アフェレシス療法	184
15	その他の血液浄化療法	196

IV. 腎移植

1	移植の免疫学の基本	207
2	腎移植の成績と問題点	215
3	腎移植ドナーおよびレシピエントの術前評価	220
4	移植に用いられる免疫抑制薬の使用の基本	230
5	腎移植手術（膵腎同時移植を含む）	234
6	腎移植後の腎機能低下	237
7	腎移植後レシピエントの管理	253
8	腎提供後のドナーの管理	270

V. 水・電解質異常

1	体液量の調節メカニズムからみた異常	277
2	水代謝異常	279
3	Na 代謝異常	287
4	カリウム値の異常	289
5	カルシウム・リンの異常	301
6	マグネシウム異常	308
7	その他の電解質や元素の異常	311
8	酸塩基平衡異常	317
9	代謝性アシドーシス	322
10	代謝性アルカローシス	330
11	呼吸性アシドーシス，呼吸性アルカローシス	334
12	輸液概論	339

VI. 糸球体疾患

1	糸球体疾患のイントロダクション	349
2	慢性糸球体腎炎とネフローゼ症候群（発生病理と分類）	356
3	微小変化型ネフローゼ症候群	361
4	巣状分節性糸球体硬化症	366

5	膜性腎症	372
6	急性管内増殖性糸球体腎炎	379
7	半月体形成性糸球体腎炎とANCA関連腎炎	386
8	膜性増殖性糸球体腎炎	394
9	IgA腎症	400
10	糖尿病性腎症	408
11	ループス腎炎	418
12	血管炎に伴う糸球体障害	432
13	抗糸球体基底膜疾患とGoodpasture症候群	439
14	感染に伴う糸球体疾患（MRSA, 細菌感染, ウイルス：肝炎ウイルスやHIV, その他）	448
15	異常蛋白血症とアミロイドーシス	457
16	遺伝性疾患	464
17	糸球体疾患を起こす薬剤	466

VII. 尿細管間質疾患

1	尿細管間質疾患総論	471
2	急性間質性腎炎	477
3	慢性間質性腎炎	482
4	尿細管性アシドーシス	488
5	Sjögren症候群	496
6	ミエローマ（骨髄腫腎）	500
7	Bartter症候群とGitelman症候群	503
8	IgG4関連腎症	510
9	高尿酸血症と腎臓	513
10	放射線腎症	519
11	尿細管毒性物質	522
12	その他の尿細管間質疾患	527

VIII. 血管性疾患

1	腎の血管系疾患のとらえ方	535
2	良性腎硬化症	537
3	虚血性腎症	543
4	コレステロール塞栓症	547
5	血管炎	551
6	血栓性微小血管症	556
7	強皮症腎	564
8	腎静脈血栓症，ナットクラッカー現象	569

IX. 高血圧

1	高血圧の疫学と診断基準	575
2	高血圧の成因と分類（本態性と二次性）	582
3	生活習慣の修正	591
4	降圧治療	597
5	腎実質性高血圧	605
6	腎血管性高血圧	612
7	内分泌性高血圧	617
8	高血圧緊急症	622
9	加速型-悪性高血圧	626
10	高血圧と遺伝	629

X. 妊婦と腎疾患

1	通常妊娠の腎生理	635
2	妊娠高血圧腎症	640
3	高血圧患者の妊娠	648
4	腎疾患を有する患者の妊娠	653
5	妊婦に生じた腎障害の管理	658

XI. 薬剤と腎

1	薬物使用の原則	667
2	機序と原因	677
3	NSAIDs	684
4	抗菌薬	691
5	抗悪性腫瘍薬	699
6	造影剤	704
7	漢方薬とハーブ	710

XII. 遺伝性・先天性疾患

	遺伝性腎疾患の原因遺伝子一覧	715
1	糸球体の遺伝性・先天性疾患	719
2	尿細管の先天性機能異常	732
3	遺伝性囊胞性疾患	742
4	腎血管の遺伝性異常	748
5	遺伝性疾患に伴う腎疾患（爪・膝蓋骨症候群など）	753
6	腎・尿路の先天的形態異常	758

XIII. 尿路異常

1	先天性泌尿器発育異常（水腎症）	767
2	下部尿路閉塞性疾患（前立腺疾患）	773
3	膀胱尿管逆流症と逆流性腎症	781
4	腎・尿路結石	787
5	腎石灰化症	791

XIV. 尿路感染症

1	膀胱炎と尿道炎（複雑性膀胱炎を含む）	799
2	上部尿路感染症（急性および慢性）	805
3	腎・腎周囲の膿瘍	808
4	その他の感染症（尿路真菌感染症，尿路結核）	810

XV. 腎の基本的な構造と機能

1	腎の構造と機能のオーバービュー	815
2	腎・泌尿器系の解剖（マクロとミクロ）	816
3	腎・泌尿器系の発生	826
4	腎循環と糸球体血行動態および糸球体限外濾過	828
5	尿細管の機能	829
6	体液量の調節（Naの調節）	852
7	体液濃度の調節（尿濃縮と希釈）	857
8	カリウムの調節	860
9	酸塩基平衡の調節	868
10	カルシウム・リン・マグネシウムの調節	873
11	有機イオンと尿酸の輸送	879
12	ホルモンと腎	883

XVI. 腎疾患の症候と検査

症候

1	腎機能障害	891
2	蛋白尿	894
3	血尿	898
4	浮腫	901
5	高血圧	904
6	脱水	908
7	乏尿・無尿	911
8	多尿	913
9	頻尿	916
10	夜間尿	918
11	腰痛，背部痛（叩打痛）	920
12	意識障害	921
13	ショック（ショックと腎：ショックでの腎障害，CKD時のショック）	924

検査

1	尿検査	926
2	画像検査	937
3	腎機能の評価	949
4	腎生検	975

■ コラム

非IgAメサンギウム増殖性糸球体腎炎（非IgA腎症）	407
膠原病・RA・オーバーラッピング症候群と腎障害	429
クリオグロブリン血症	455
抗リン脂質抗体症候群	562
圧利尿曲線と血圧	590

略語一覧	1009
日本語索引	1023
外国語索引	1041

第Ⅰ編 急性腎障害（AKI）

AKIについて：現状として急性腎傷害や急性腎臓傷害という呼称があるが，本書では急性腎障害と掲載する．

1 AKI 総論

1 急性腎不全

急性腎不全（ARF）の定義は諸説あって一定しないが，要約すると「数時間から数週間という比較的短期間に腎機能低下が進行し，体液の恒常性が破綻して尿毒症や電解質異常が起こる症候群」ということになる．

ARF の原因は腎前性，腎性，腎後性に大別されるが，院外発症と院内発症ではそれらの割合は異なっている．Singri らによると，院外発症では腎前性が多く，院内発症では腎性が多い（表I-1-1）．また，原因疾患について詳細は「I-2. AKI/ARF の原因と病態生理」に譲るが，ICU では non-ICU に比べて若年に多く acute-on-chronic な腎不全が少なく，急性尿細管壊死（ATN）が多いという特徴がある（図I-1-1）．

ARF は全体としてその発症頻度が増加している．Xue らの報告でも年に 11% 程度と直線的に増加していて，1992 年には入院患者 1,000 人当たり 14.6 人であるが，2001 年には 36.4 人となっている（図I-1-2）．一方，ARF の死亡率に関しては意見が分かれていて一定しない．Waikar らは大規模な疫学研究で，ARF 患者で 1988 年に 40.4% だった死亡率が 2002 年には 20.3% に，また透析療法を必要とした ARF 患者でも同様に 41.3% から 28.1%（いずれも $P<0.001$）に経時的に減少していると報告している（図I-1-3）．

一方，Ympa らはメタアナリシスを行い，調査に組み入れた患者数が経時的に増加している状況で，死亡率は 1956 年から 2003 年までの間に 50% 前後で大きく変わってはいないと結論している（図I-1-4）．

このように，ARF では疫学的な結果が一定していないのが実情だが，これは患者が有する種々のバックグラウンドの違いや，そもそもの定義が一定していないため，臨床試験や研究にあたっては混乱を招くもとになっているのが問題であった．

2 ARF から AKI へ

これまでの臨床研究で ARF は，血清クレアチニン（Cr）値が 2～2.5 mg/dL 以上にまで急に上昇した場合や，血清 Cr 値が 1 日 0.5 mg/dL 以上の速度で上昇した場合などといった定義でピックアップされてきていた．しかし，最近の研究から，それよりも早期の段階，または血清 Cr 値の上昇の程度がもっと軽微な段階でもリスクが増大しているということが明らかになった．例えば Coca ら[1]は，血清 Cr 値と 30 日以内の短期死亡率との関係をシステマティックレビューとメタアナリシスで解析し，コントロール群（血清 Cr 値の変化が 0.3 mg/dL 未満）の死亡リスクを 1 とした場合，変化が 0.3～0.4 mg/dL のときは 2.3（95%，1.8～3.0），変化が 0.5～0.9 mg/dL のときは 6.2（95%，3.2～11.7），そして変化が 1.0 mg/dL 以上のときは 12.4（95%，4.0～38.5）と報告している．この結果は，軽度の腎機能低下であっても死亡リスクは 2 倍になっており，軽微な変化であってもおろそかにできないということを示している．さらには，軽微な変化にとどまっている段階で適切に対応するほうが腎予後や生命予後もよいのではないかとの考えから，

■表 I-1-1　院内外別 ARF の原因

原因	頻度	
	院外	院内
腎前性	70%	35～40%
腎　性	11%	55～60%
腎後性	17%	2～5%

(Singri N, et al.；JAMA, 289：747-751, 2003 より)

I. 急性腎障害（AKI）

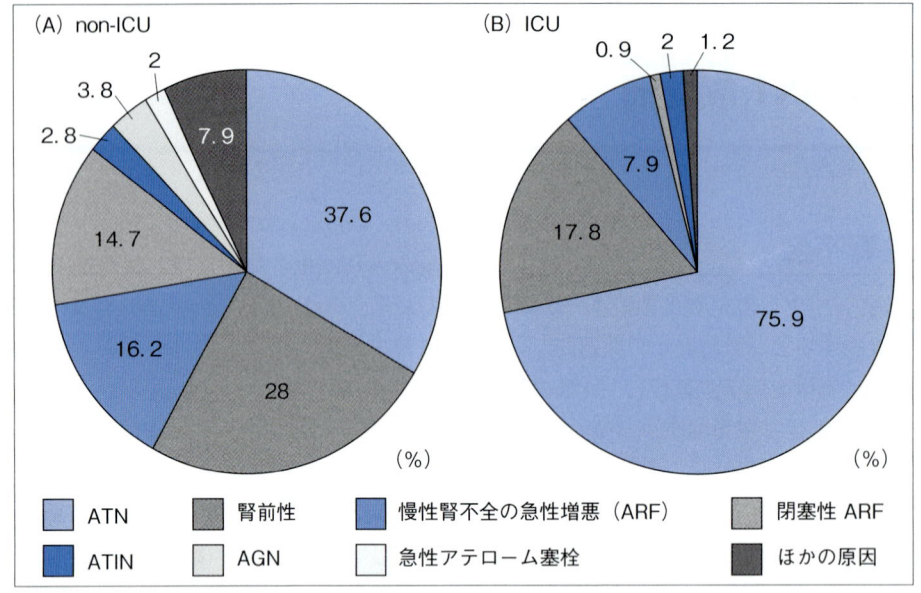

■ 図I-1-1　non-ICUおよびICUにおけるARFの原因疾患
(Lameire N, et al.: Nat Clin Pract Nephrol, 2 : 364-377, 2006 より)

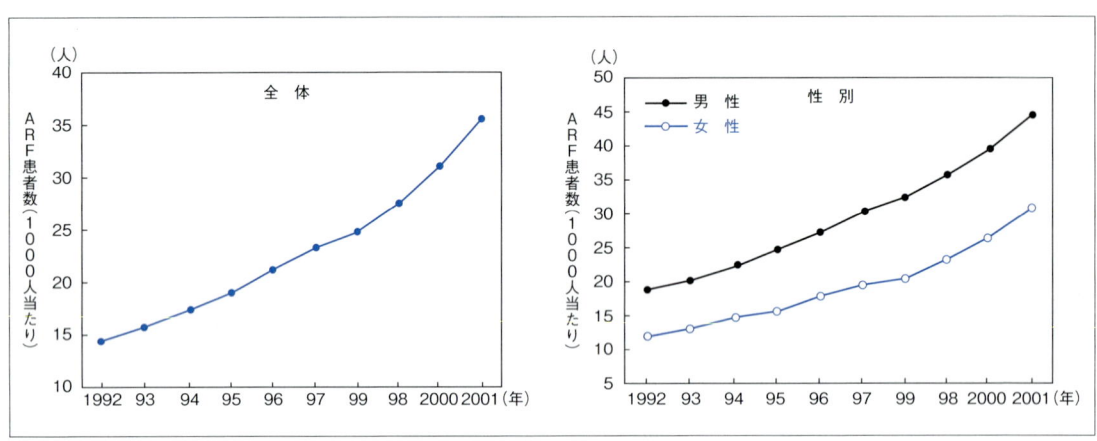

■ 図I-1-2　入院患者におけるARF患者数の推移
(Xue JL, et al.: J Am Soc Nephrol, 17 : 1135-1142, 2006 より)

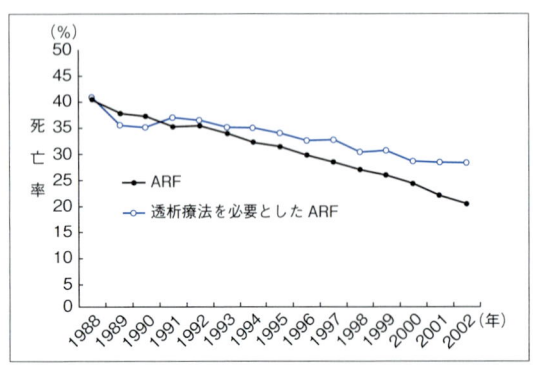

■ 図I-1-3　ARF患者の死亡率の推移
(Waikar SS, et al.: J Am Soc Nephrol, 17 : 1143-1150, 2006 より)

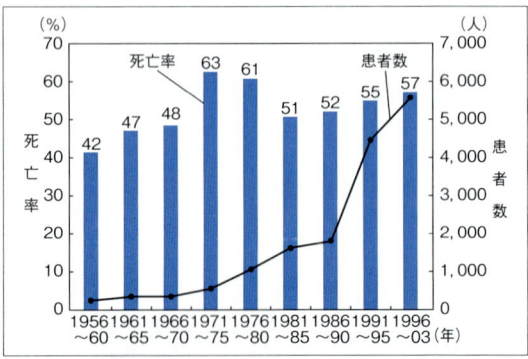

■ 図I-1-4　ARF患者数と死亡率の推移
(Ympa YP, et al.: Am J Med, 118 : 827-832, 2005 より)

より軽症なものも含むような疾患概念として急性腎障害（AKI）が提唱されたのである．また，この名称変更には，failure よりも injury のほうが病態をよりよく表現できること，ラテン語からきている renal よりも kidney のほうが多くの人に認知・理解されやすいことも考慮されている．

AKI を発症した場合の経過は大きく4つに分類される．①腎機能の完全な回復，②慢性腎臓病（CKD）への移行，③以前から存在した CKD の悪化（acute-on-chronic）としての経過，④末期腎不全（ESRD：3ヵ月を超える透析の必要性）への不可逆的な進行である（図 I-1-5）．

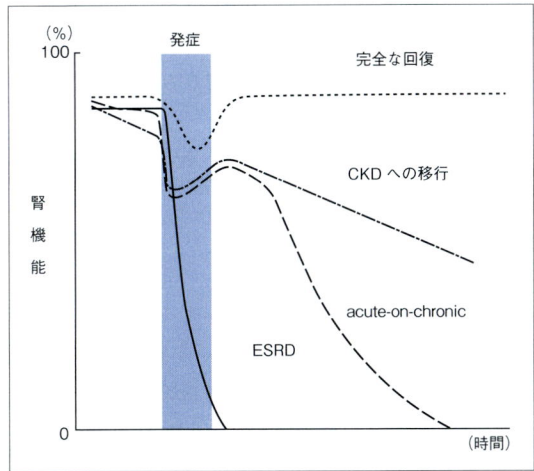

■図 I-1-5 AKI 発症後の経過
（Cerda J, et al.：Clin J Am Soc Nephrol, 3：881-886, 2008 より）

3 RIFLE 分類と AKIN 分類

前述のような事情から，時期は前後するが ARF についてのエビデンスに基づいた分類やガイドラインを作成する目的で，2000 年に ADQI が設立され，ARF の重症度分類として RIFLE 分類が提唱された[2]．

RIFLE 分類は，ARF の診断基準に，

① 血清 Cr 値もしくは糸球体濾過量（GFR）
② 尿量

の2通りを適用し，それらのどちらかが合致した場合に，

Risk（リスク），Injury（障害），Failure（不全）

という3種類の重症度に当てはまるようになっている．また，そのほかに，

Loss（腎機能喪失：4週間以上持続する ARF）
ESRD

の2つの outcome も付加されていて，これらの頭文字をとって RIFLE 分類としている．

RIFLE 分類後，さらに大規模な専門医集団として，2005 年に AKIN が組織され，RIFLE 分類を一部改訂し簡略化した AKIN 分類を発表した[3]．AKIN 分類では，AKI の定義を，

① 血清 Cr 値の 0.3 mg/dL 以上の増加
② 血清 Cr 値の前値から 50% 以上の増加
③ 尿量が 0.5 mL/kg/時以下に低下して6時間以上経過

のいずれかが，補液を行うなど体液量が十分適正

■表 I-1-2 RIFLE 分類と AKIN 分類

RIFLE 分類	AKIN 分類	血清 Cr による基準	尿量 urine output による基準
Risk	ステージ1	Cr の 0.3 mg/dL 以上増加 Cr の 1.5 倍上昇 GFR の 25% 以上低下	<0.5 mL/kg/時が6時間以上
Injury	ステージ2	Cr の2倍上昇 GFR の 50% 以上低下	<0.5 mL/kg/時が 12 時間以上
Failure	ステージ3	Cr の3倍増加 GFR の 75% 低下 もしくは Cr が 4 mg/dL 以上 Cr の 0.5 mg/dL 以上の急な増加	<0.3 mL/kg/時が 24 時間以上 もしくは無尿が 12 時間以上
Loss ESRD		不可逆な ARF もしくは腎機能喪失が4週間以上持続 末期腎不全（3ヵ月以上）	

■ I. 急性腎障害（AKI）

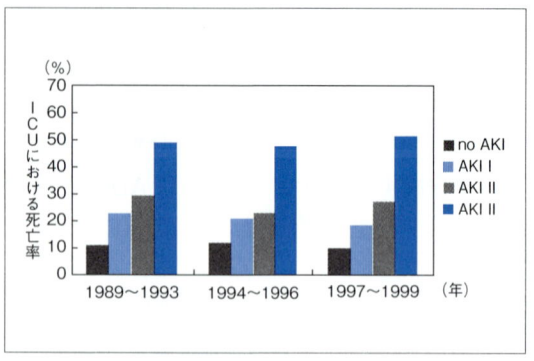

■ 図I-1-6　長期的なAKIの転帰
（Ostermann M, et al.：Critical Care, 12：R144, 2008 より）

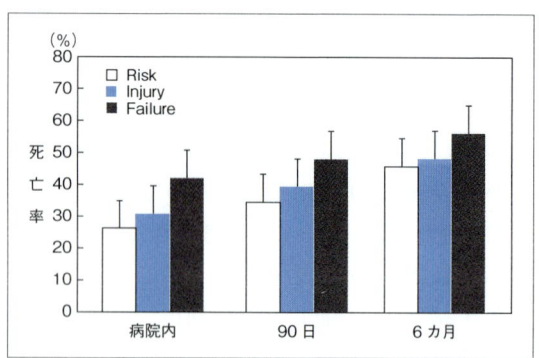

■ 図I-1-7　RIFLE分類で分けたAKI患者の死亡率
（Ali T, et al.：J Am Soc Nephrol, 18：1292-1298, 2007 より）

■ 表I-1-3　AKIのステージング

Stage	血清Cr	尿量
1	ベースラインから1.5〜1.9倍に増加 または0.3 mg/dL以上の増加	6〜12時間で0.5 mL/kg/時未満
2	ベースラインから2.0〜2.9倍に増加	12時間以上で0.5 mL/kg/時未満
3	ベースラインから3倍以上の増加 または血清Cr値が4.0 mg/dL以上に増加 または腎代替療法の開始 または，患者が18歳未満の場合，eGFR＜35 mL/分/1.73 m² への低下	24時間以上で0.3 mL/kg/時未満 または12時間以上の無尿

に維持された状況で，急に（48時間以内に）起こること，としており，重症度分類はRIFLE分類のR，I，Fをそれぞれステージ1, 2, 3に変更している．この基準は腎障害の部位や原因などを特定するものではなく，また患者のバックグラウンドによらず広い範囲で対応可能なものになっている．これら2つの分類を表I-1-2として示す．

2008年にRicciら[4]は，これらの分類の重症度に従って死亡リスクが増大することを示しており，分類が妥当であることを支持している．同様の結果はOstermann（図I-1-6）やAli（図I-1-7）の報告でもみられる．

4　KDIGOガイドライン

AKIに関しての概念や予防・治療についての最新のガイドラインが，KDIGO Clinical Practice Guideline for Acute Kidney Injuryとして発表された[5]．これはRIFLE分類とAKIN分類それぞれの一方ではAKIとして分類されるが，もう一方ではnon-AKIとされてしまう群を取りこぼさず適切にAKIを診断する基準を求めた結果作成されたものであり，KDIGOガイドラインではAKIの定義として，

① 48時間以内に血清Cr値が0.3 mg/dL以上増加する

② 7日間以内に確認されているか，推定されるベースラインの血清Cr値から1.5倍に増加している

③ 尿量が6時間で0.5 mL/kg/時未満

のどれかを満たすこと，とされている．また，AKIの重症度は表I-1-3に示すような分類が提唱されている．

■ 表 I-1-4　障害因子と感受性因子

障害因子	感受性因子
敗血症	脱水や細胞外液量減少
重度の疾患	高齢
循環性ショック	女性
熱傷	黒色人種
外傷	慢性腎臓病（CKD）
心手術（特に心肺バイパス）	慢性疾患（心，肺，肝）
心以外の大手術	糖尿病
腎毒性を有する薬剤	癌
放射線造影剤	貧血
有毒植物，有毒動物	

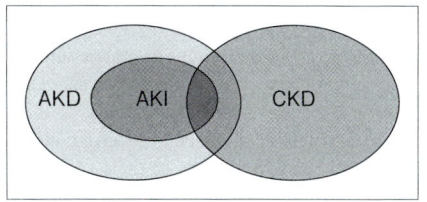

■ 図 I-1-8　AKI，AKD，CKD の相関関係
（KDIGO Clinical Practice Guideline for Acute Kidney Injury. Kidney Int suppl, 2：1-138, 2012 より）

5　障害因子と感受性因子

　腎臓それ自体は丈夫な臓器なので，いくつかの障害を受けても特に構造上あるいは機能上の後遺症を残さず経過する場合もあるが，AKI の原因となり得る因子（障害因子）に曝露したり，AKI になりやすくなる因子（感受性因子）が加わったりすると AKI のリスクが高まることになる．したがって，AKI のリスクを低減させるため，これらの因子について管理していくことが大事である（表 I-1-4）．

6　AKD という概念

　AKI が 48 時間あるいは 7 日間単位でのデータの変化で診断される一方，CKD では GFR の低下した状態などが 3 ヵ月持続していることが求められていることから，それらの間に存在する病態として AKD（acute kidney diseases and disorders）という概念が付け加えられた（図 I-1-8）．KDIGO 2012[5] では，

　機能的分類：AKI か，GFR＜60 mL/分/1.73 m² が 3 ヵ月未満か，あるいは 3 ヵ月以内に GFR が 35％ 以上低下するか血清 Cr 値が 50％ 以上増加する場合

　構造的分類：腎障害が 3 ヵ月以内の期間で継続する場合

という定義がなされている．

　これら AKI，AKD，CKD に加え，分類上のふるい分けで必要な概念としての NKD（no known kidney disease）を用いた GFR/sCr アルゴリズムが示されており，これによって各病態へのふるい分けを行うことが提唱されている．

7　Perspective

　現在までのところ，AKI について未解決な問題は多く，主なものとしては次のとおりである．
① 分類基準は変化が軽微であり，そのために含まれる偽陽性をどうするか．
② それに関連して，血清 Cr 以外の，より鋭敏なマーカーは何か．
③ 治療オプションとしての「適正な」透析療法はどのようなものか．
④ 治療薬について（hANP の有用性は？）．

〔小山雄太〕

《文 献》

1) Coca SG, et al. : The prognostic importance of a small acute decrement in kidney function in hospitalized patients : a systematic review and meta-analysis. Am J Kidney Dis, 50 : 712-720, 2007.
2) Bellomo R, et al. : Acute renal failure-definition, outcome measures, animal models, fluid therapy and information technology needs : the Second International Consensus Conference of the Acute Dialysis Quality Initiative (ADQI) Group. Crit Care, 8 : R204-212, 2004.
3) Molitoris BA, et al. : Improving outcomes of acute kidney injury : report of an initiative. Nat Clin Pract Nephrol, 3 : 439-442, 2007.
4) Ricci Z, et al. : The RIFLE criteria and mortality in acute kidney injury : A systematic review. Kidney Int, 73 : 538-546, 2008.
5) KDIGO Clinical Practice Guideline for Acute Kidney Injury. Kidney Int suppl, 2 : 1-138, 2012.

2 AKI/ARF の原因と病態生理

1 AKI/ARF の原因

AKI/ARF は，障害部位により，① 腎血流低下による腎前性，② 腎実質障害による腎性，③ 腎以降の尿路閉塞による腎後性に分類される（表Ⅰ-2-1）[1]．AKI/ARF への対応は，原疾患や障害部位により大きく異なるため，原因を特定することが重要である．

院外患者では腎前性，院内患者では腎性の AKI/ARF が多いが，施設や患者背景により頻度は異なる．米国の多施設での検討では，集中治療室で発生した AKI/ARF の主な原因は，血圧低下，心疾患，敗血症であった（表Ⅰ-2-2）[2]．高齢，糖尿病，既存の慢性腎臓病，低栄養，動脈硬化などが AKI/ARF 発症のリスクを高める．

■ 表Ⅰ-2-1　AKI/ARF の原因

1．腎前性（腎血流低下）
① **体液量の減少** 　　出血，脱水，熱傷 　　消化管から喪失：嘔吐，下痢，外科ドレナージ 　　腎臓から喪失：利尿薬，高血糖，副腎不全，高 Ca 血症 　　血管外へ移動：膵炎，腹膜炎，低アルブミン血症（ネフローゼ症候群，肝硬変） ② **心拍出量の低下** 　　うっ血性心不全，心筋梗塞，心筋症，心タンポナーデ 　　肺塞栓，肺高血圧症，陽圧人工呼吸 ③ **血管抵抗の変化** 　　全身血管の拡張：敗血症，降圧薬，血管拡張薬，アナフィラキシー 　　腎血管攣縮：高 Ca 血症，ノルエピネフリン，シクロスポリン，肝腎症候群 　　自己調節能の低下：NSAIDs，ACE 阻害薬，ARB ④ **血管の狭窄閉塞**：腎動脈の血栓，塞栓，解離
2．腎性（腎実質障害）
① **血　管**：粥状塞栓，悪性高血圧，血管炎，強皮症腎，播種性血管内凝固症候群（DIC） 　　　　　　血栓性血小板減少性紫斑病（TTP）/ 溶血性尿毒症症候群（HUS） ② **糸球体**：急性糸球体腎炎，RPGN ③ **尿細管** 　1）ATN 　　● 虚血性：体液量の減少（腎前性からの移行），低血圧，敗血症 　　● 中毒性：外因性（造影剤，アミノグリコシド，アムホテリシン B，シスプラチン，重金属） 　　　　　　内因性（ミオグロビン，ヘモグロビン，骨髄腫腎） 　2）尿細管閉塞 　　結晶形成（尿酸，シュウ酸カルシウム，アシクロビル），免疫グロブリン軽鎖 ④ **間　質**：薬剤性急性間質性腎炎，細菌性腎盂腎炎，細胞浸潤（リンパ腫，サルコイドーシス）
3．腎後性（尿路閉塞）
① **尿　管**：結石，凝血，脱落乳頭，後腹膜線維症，リンパ節腫脹 ② **膀胱頸部**：腫瘍，塞栓，結石，前立腺肥大，前立腺癌，神経因性膀胱 ③ **尿　道**：狭窄，腫瘍，留置カテーテルの閉塞

（Singri N, et al.：JAMA, 289：747-751, 2003 より改変）

■ 表 I-2-2　集中治療室における AKI/ARF の主な原因（複数選択）

血圧低下	20%
心疾患	20%
敗血症	19%
肝疾患	11%
造影剤	9%
尿路閉塞	8%
脱水	7%
出血	5%
横紋筋融解	4%
抗菌薬	4%

(Mehta RL, et al. : Kidney Int, 66 : 1613-1621, 2004 より)

2　病態生理

1　腎前性 AKI/ARF

腎血流量の高度減少により糸球体内圧が低下し，GFR を維持できない状態である．

その主な発症機序と代表的疾患は，①体液量の減少（出血，脱水），②心拍出量の低下（うっ血性心不全），③血管抵抗の変化〔敗血症，非ステロイド性抗炎症薬（NSAIDs）やアンジオテンシン変換酵素（ACE）阻害薬/アンジオテンシン II 受容体拮抗薬（ARB）の服用〕，④血管の狭窄閉塞（腎動脈血栓塞栓）である．

❶ 腎臓の自己調節能

腎臓は，輸入細動脈と輸出細動脈の圧較差で生じる糸球体内圧により，原尿を濾過している（図 I-2-1(A)）．体液量の減少などで腎血流が低下した場合でも，プロスタグランジンによる輸入細動脈の拡張やアンジオテンシン II による輸出細動脈の収縮によって，GFR を維持する（図 I-2-1(B)）．また近位・遠位尿細管，集合管では，ナトリウム（Na）や水の再吸収を調節することで体液量を一定に保つ．このような糸球体，尿細管における調節には，心拍出量や尿細管での Na 再吸収を増加させる交感神経系やレニン-アンジオテンシン-アルドステロン系（RAS），集合管で水の再吸収を行う抗利尿ホルモン（ADH），緻密斑での塩素（Cl）イオン濃度により輸入細動脈の収縮を調節する尿細管糸球体フィードバック（TGF）などが関与している．

1 正常血圧性虚血性 AKI

さまざまな要因で，血圧が正常範囲でも腎血流減少により虚血性 AKI を呈することがある（表 I-2-3）[3]．特に NSAIDs や ACE 阻害薬，ARB 服用など，自己調節能が低下している場合に多い（図 I-2-2）．

2　腎性 AKI/ARF

腎実質の障害が原因で生じる AKI/ARF である．主な障害部位と代表的疾患は，腎臓内血管（粥状塞栓，血管炎），糸球体〔急性進行性糸球体腎炎（RPGN）〕，尿細管〔急性尿細管壊死（ATN）〕，間質（急性間質性腎炎）である．この中で頻度が高いのが，尿細管障害，特に ATN である．

❶ 急性尿細管壊死

虚血や腎毒性物質により尿細管が障害され，本来の機能（再吸収，分泌，内分泌）を果たせない状態である．

1 虚血性 ATN

尿細管は，輸出細動脈の下流にある傍尿細管毛細血管から栄養されている．腎血流の約 20% が髄質に供給されるが，髄質の酸素分圧 PO_2 は 10〜20 mmHg で，皮質の 40〜50 mmHg と比較して低い．特に髄質外層部にある近位尿細管 S 3 セグメントや Henle ループの太い上行脚は，再吸収などの仕事量が多く酸素消費量が大きいため，虚血に弱い．腎血流が高度に減少すると，この髄質外層部が障害されやすい．

・虚血性 ATN の病態生理

尿細管上皮細胞は，管腔側に刷子縁を，基底膜側に電解質輸送チャネル（Na/K-ATPase），インテグリンを持ち，水・電解質の再吸収・分泌を行う（図 I-2-3(A)）．虚血・再灌流が起こると尿細管上皮は障害され，刷子縁の消失，電解質輸送チャネル，インテグリンの極性消失により，水電解質の調節機能は破綻する（図 I-2-3(B)）．さらにアポトーシス・壊死により脱落した上皮細胞が尿細管腔を閉塞し，尿の逆拡散 back leak や尿量減少を引き起こす（図 I-2-3(C)）．血流が回復す

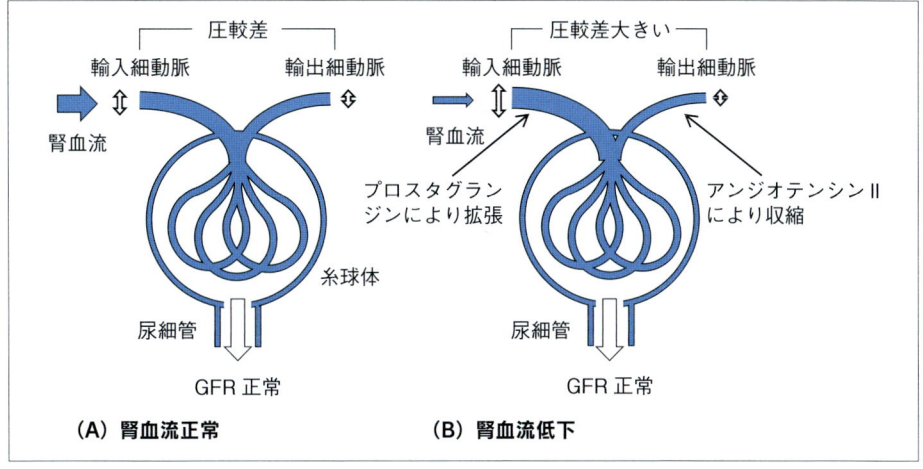

■ 図 I-2-1　腎臓の自己調節能

(Abuelo JG：N Engl J Med, 357：797-805, 2007 より)

■ 表 I-2-3　正常血圧性虚血性 AKI を起こしやすい病態

1. **輸入細動脈の血管抵抗上昇**
   ① 腎血管の構造の変化
   　　加齢，動脈硬化，慢性高血圧，慢性腎臓病，悪性高血圧
   ② 血管拡張性プロスタグランジンの減少
   　　NSAIDs，シクロオキシゲナーゼ-2（COX-2）阻害薬
   ③ 輸入細動脈の収縮
   　　敗血症，高 Ca 血症，シクロスポリン，タクロリムス，造影剤
2. **輸出細動脈の血管抵抗低下**
   　ACE 阻害薬，ARB
3. **腎動脈の狭窄**

(Abuelo JG：N Engl J Med, 357：797-805, 2007 より)

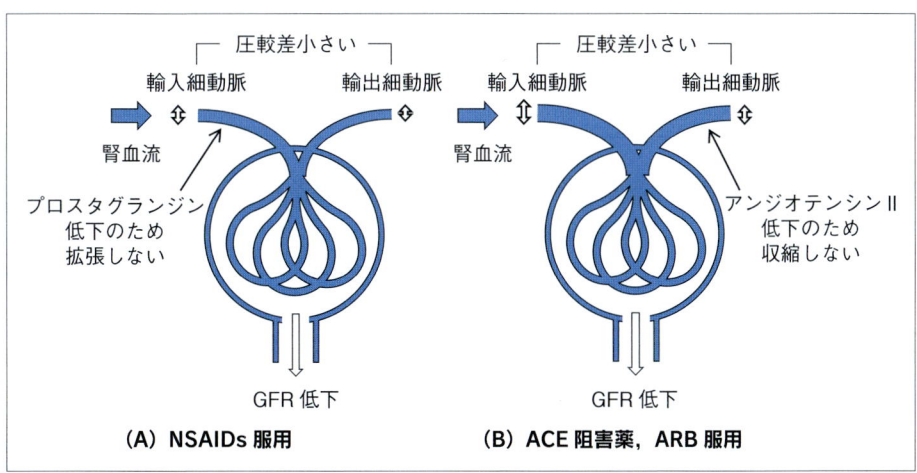

■ 図 I-2-2　NSAIDs，ACE 阻害薬/ARB 服用による正常血圧性虚血性 AKI
（A）NSAIDs 服用や動脈硬化では，プロスタグランジンや一酸化窒素（NO）の産生低下により輸入細動脈が拡張しないため，糸球体内圧が低下し GFR が減少する．
（B）ACE 阻害薬，ARB 服用では，アンジオテンシン II の産生低下により輸出細動脈が収縮しないため，糸球体内圧が低下し GFR が減少する．

(Abuelo JG：N Engl J Med, 357：797-805, 2007 より)

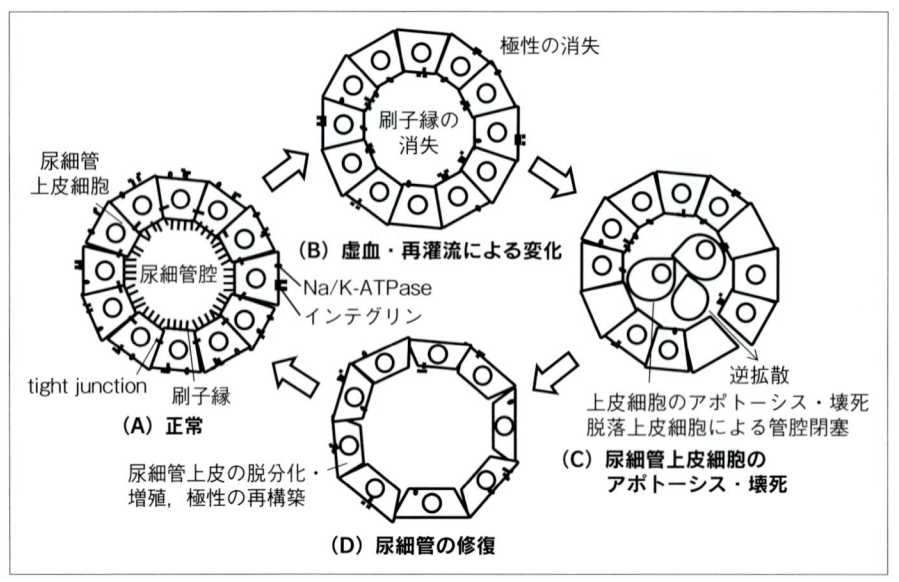

■図 I-2-3　ATN の病態生理

(Thadhani R, et al.: N Engl J Med, 334 : 1448-1460, 1996 より改変)

ると，尿細管上皮細胞の脱分化・増殖，極性の再構築により，尿細管は修復される（図 I-2-3(D)）[4]．修復過程には，骨髄由来の間葉系細胞も関与しており，尿細管上皮の脱分化・増殖の促進や血管内皮細胞への分化を行う．

実際の腎性 AKI/ARF の腎組織像は，刷子縁の消失，尿細管上皮細胞の腫脹・扁平化を認めるが，尿細管壊死は軽度なことが多い．臨床的にも腎前性 AKI/ARF と腎性 AKI/ARF の境界は必ずしも明瞭ではなく，腎前性から腎性への移行は，腎血流低下の進行に伴う連続的な現象と考えられる．

・虚血による尿細管上皮細胞の代謝の変化

虚血により，まず細胞内 ATP 欠乏や誘導型 NO 合成酵素（iNOS）活性化による NO 産生のために，さまざまな酸化ストレス経路が活性化し細胞障害が起こりやすい状態となる．次に，虚血後の再灌流により，活性酸素による組織障害，蛋白質変性などが加わる（図 I-2-4）[5]．

2 腎毒性 ATN

腎毒性 ATN では，腎毒性物質により尿細管上皮細胞が障害されるが，それ以降の病態は虚血性 ATN とほぼ同じである．腎毒性物質は外因性と内因性に分けられ，主な外因性物質にはヨード系造影剤，アミノグリコシド系やアムホテリシン B などの抗菌薬，プラチナ系抗癌薬，内因性物質にはヘモグロビン，ミオグロビン，尿酸などがある．薬剤による障害には，尿細管への直接作用と，他の部位の障害を介した間接作用がある（表 I-2-4）[4]．

❷ 腎臓内血管障害

腎臓内の葉間動脈，弓状動脈，小葉間動脈，輸入細動脈などの血管障害が原因となる．粥状塞栓，ANCA 関連血管炎，悪性高血圧などでみられる．

❸ 糸球体腎炎

糸球体自体の障害が原因で起こる．急性糸球体腎炎（感染後腎炎，IgA 腎症の急性腎炎様発症）や急速進行性腎炎（抗基底膜抗体関連腎炎，ANCA 関連血管炎）でみられる．尿蛋白や糸球体性血尿を伴う．

❹ 急性間質性腎炎

薬剤や感染などによる間質障害で生じる．原因薬剤としては，ペニシリン，利尿薬，抗てんかん薬，アロプリノール，プロトンポンプ阻害薬，H_2 拮抗薬が多い．尿中白血球がみられる場合，

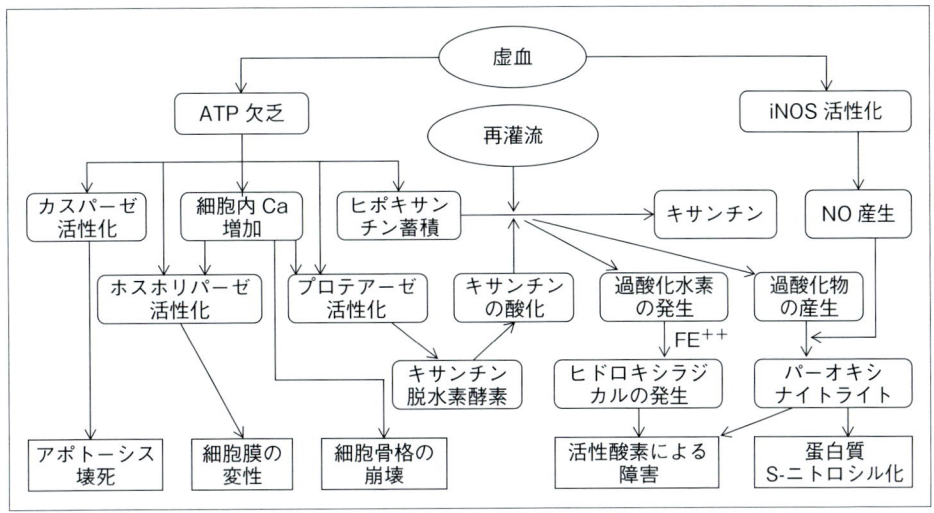

■ 図 I-2-4　虚血による尿細管上皮細胞の代謝の変化

(Devarajan P : J Am Soc Nephrol, 17 : 1503-1520, 2006 より)

■ 表 I-2-4　腎毒性物質と障害機序

腎血流低下
　NSAIDs，ACE 阻害薬，ARB，シクロスポリン，タクロリムス，造影剤，アムホテリシン B

尿細管細胞毒性
　造影剤，アミノグリコシド，アムホテリシン B，シスプラチン，シクロスポリン，タクロリムス，メトトレキサート，ペンタミジン，有機溶剤，重金属

横紋筋融解
　コカイン，エタノール，ロバスタチン

凝集による尿細管閉塞
　アシクロビル，スルホンアミド，エチレングリコール，抗癌薬，メトトレキサート

アレルギー性間質性腎炎
　ペニシリン，セファロスポリン，スルホンアミド，リファンピン，シプロフロキサシン，NSAIDs，サイアザイド，フロセミド，シメチジン，フェニトイン，アロプリノール

溶血性尿毒症症候群
　シクロスポリン，タクロリムス，マイトマイシン，コカイン，キニーネ，抱合型エストロゲン

(Thadhani R, et al. : N Engl J Med, 334 : 1448-1460, 1996 より)

好中球なら感染性，好酸球ならアレルギー性を疑う．

1 敗血症性 AKI/ARF

これまで，敗血症における AKI/ARF 発症機序は，末梢血管拡張による腎血流量の相対的減少とされてきたが，腎血流は必ずしも減少していないことが最近の研究で示された．現在は，敗血症で増加した活性酸素による尿細管障害や NO による腎の内皮型 NO 合成酵素 (eNOS) の活性抑制と GFR 低下が AKI/ARF 発症に関与すると考えられている（図 I-2-5）[6]．

3 腎後性 AKI/ARF

両側尿管または下部尿路（膀胱，尿道）の閉塞による尿の通過障害が原因で生じる．主な原疾患は前立腺疾患，後腹膜疾患，神経因性膀胱などである．

尿路閉塞により腎盂内圧が上昇し，腎血流と GFR が減少する．通過障害が早期に解除されれば腎機能は回復するが，長期間持続すると虚血により間質線維化が進行し不可逆的となるため，迅速な診断と処置が重要である．

急速な尿路閉塞では側腹部・腰背部痛や血尿などの症状があるが，進行が緩徐な例では無症状のこともある．診断には，最近の尿量の変化や現病歴・既往歴などの患者情報と超音波検査などの画像検査が有用である．

❶ CKD と AKI の鑑別

患者情報が十分でない場合，腎機能低下が急性か慢性かの判別が難しいときがある．一般に，進行した CKD では腎臓は萎縮するが，糖尿病などでは腎萎縮が明らかでないこともある．ATN で

■ I. 急性腎障害（AKI）

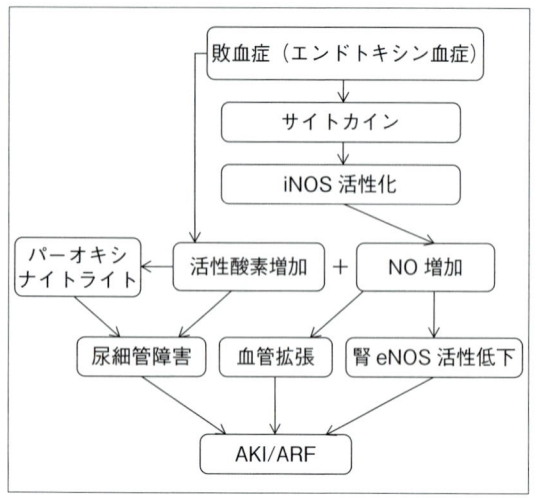

■図 I-2-5　敗血症性 AKI/ARF の発症機序
(Schrier RW, et al. : N Engl J Med, 351 : 159-169, 2004 より改変)

は，従来から使用されている尿中 N-アセチル-β-D-グルコサミニダーゼ N-acetyl-β-D-glu-cosaminidase（NAG）や β_2-ミクログロブリン，最近注目されている neutrophil gelatinease-associated lipocalin（NGAL），midkine, liver fatty acid-binding protein（L-FABP），kidney injury molecule-1（KIM-1）などの尿細管障害バイオマーカーの上昇が参考になるが，まだ評価方法は確立されていない．

3 Perspective

AKI/ARF は原因から前述のように分類されるが，複数の病態が重なったり，経過中に他の病態に移行することもあるため，現病歴，既往歴，理学所見，血液尿所見，超音波検査，組織検査結果をあわせて診断する．今後は，早期発見・治療のためのバイオマーカーの確立が望まれる．

〔今田恒夫〕

《文　献》

1) Singri N, et al. : Acute renal failure. JAMA, 289 : 747-751, 2003.
2) Mehta RL, et al. : Spectrum of acute renal failure in the intensive care unit : the PICARD experience. Kidney Int, 66 : 1613-1621, 2004.
3) Abuelo JG : Normotensive ischemic acute renal failure. N Engl J Med, 357 : 797-805, 2007.
4) Thadhani R, et al. : Acute renal failure. N Engl J Med, 334 : 1448-1460, 1996.
5) Devarajan P : Update on mechanisms of ischemic acute kidney injury. J Am Soc Nephrol, 17 : 1503-1520, 2006.
6) Schrier RW, et al. : Acute renal failure and sepsis. N Engl J Med, 351 : 159-169, 2004.

3 AKI/ARF の臨床評価

1 AKI は腎前性か，腎後性か，腎性か

　腎前性高窒素血症と診断するためには，以下の4つの項目を満たす必要がある．
1) BUN と Cr，一方か両方の急激な上昇
2) 腎灌流の低下
3) 尿沈渣で赤血球や細胞性円柱を認めないこと
4) 腎灌流低下の補正後24～48時間以内に腎機能が正常化すること

　腎前性高窒素血症は，腎灌流低下を回復させることで腎虚血が改善して正常化する可能性がある．

　腎後性高窒素血症は，両側尿管～膀胱～尿道のどこかで尿流が途絶する（尿路閉塞）と引き起こされる．前立腺肥大や前立腺癌のような機械的閉塞や，自律神経障害，抗コリン薬，脊髄病変などによる機能的な閉塞が原因となり得る．女性においては子宮癌や子宮内膜症といった婦人科疾患でも両側尿管閉塞をきたすことがある．腎後性高窒素血症の診断においては，尿路閉塞の有無を確認することが必須であり，そのために腹部エコーが最も頻用される．より正確に尿路閉塞を診断するためには，逆行性腎盂造影を要する場合もある．また，腎乳頭壊死を介して尿路閉塞を起こす場合（鎮痛薬性腎症，鎌状赤血球貧血など）があることや，後腹膜線維症では腎盂腎杯の拡張を伴わずに腎後性高窒素血症をきたし得ることなどにも注意が必要である．

　腎前性・腎後性高窒素血症を除外した後で，腎性 AKI の可能性を検討する．

　実際には，臨床的に ATN に分類されながら，病理組織学的には尿細管壊死像に乏しいこともまれではなく，腎血流の調節障害が主因となって AKI を発症している病態，つまり腎前性 AKI と病理組織学的 ATN の中間といえる病態もあることが提唱されている[1]．この病態の一例としては septic AKI があり，腎灌流は増加しているのに輸出細動脈拡張が著明であるため，結果的に糸球体内圧が低下して GFR が低下すると予測されている[2]．

2 病歴聴取

　AKI を診断する上で病歴として重要なのは，以下のような項目である（表 I-3-1）[3]．
1) 体液量減少や血圧低下をもたらすようなエピソードはなかったか（嘔吐，下痢，発熱，感染）
2) 腎毒性を起こし得る薬剤や，腎血行動態に影響を及ぼし得る薬剤に曝露していないか（内服薬のほか，漢方，ハーブ，サプリメントの類も確認する）
3) 腎炎の合併を疑わせる所見として，肉眼的血尿や先行感染，炎症所見，血管炎や膠原病を示唆する所見（皮膚や関節の所見など）はないか
4) 以前からの AKI 発症リスクはないか（高齢，CKD の既往，心血管疾患や動脈硬化性病変，慢性消耗性疾患や低栄養）
5) 結石などの尿路疾患，腹部・骨盤部の腫瘍性病変の既往，尿異常（尿量や尿色調の大きな変化），側腹部・下腹部痛などはないか

　問診を行う際に確認したいポイントは，①今回 AKI を発症させたリスク因子は何か，②以前から存在していた発症リスクはないか，である．これまでの血清 Cr のデータがある場合には，1/Cr のグラフを作成し，急にデータが悪化した時点の周辺の病歴を詳細にとることが重要である．薬物が関与していることも多いため，薬剤履歴を詳しく聴取する．

■ I. 急性腎障害（AKI）

■ 表 I-3-1　AKIにおいて確認すべき病歴

		確認すべき病歴
腎前性	循環血液量減少	経口摂取量低下，発熱，嘔吐，下痢，火傷など
	（絶対的・相対的）低血圧	心機能低下，肝不全，麻酔，敗血症など
	腎血管トーヌスの異常	ACE阻害薬やARB，NSAIDs，敗血症など
腎性	虚血性	腎前性と同様の病歴（持続，遷延しており高度）
	腎毒性	薬物（アミノグリコシド，アムホテリシンB，シスプラチンなど），重金属，漢方，サプリメント，造影剤など
	腎炎	肉眼的血尿，先行上気道感染，紫斑，膠原病や血管炎の所見（炎症反応，皮膚所見，関節病変）
腎後性		尿路疾患の既往，側腹部・下腹部痛，尿異常（量，色調）

（谷澤雅彦ほか：Intensivist, 1：483-492, 2009 より改変）

3 身体診察

身体診察としては，以下の所見を主に確認する．

1 バイタルサイン

腎前性AKIや虚血による腎性AKIは，主に循環血液量減少や血圧低下が原因となるが，これらの有無を知る上でバイタルサインは重要な指標となる．循環血液量が低下すると，軽度の場合には脈圧が低下して脈拍が上昇するが，進行すると起立性低血圧がみられ，体重の10%以上喪失すると仰臥位でも血圧低下を認めるようになる．起立性低血圧を診断するため起立試験を行うときは，起立直後に血圧測定を行うのがよいとされる．

高齢者，CKDや動脈硬化がある患者，ACE阻害薬やARB，NSAIDsを内服している患者では，正常血圧性虚血性AKIの可能性もあるため，血圧の評価は絶対値ではなく，普段の血圧と比較した相対的な評価を行うべきであることに留意する．

2 尿量，体重

1日尿量が400 mL未満となった状態を乏尿と定義するが，乏尿となっていたら，腎前性を含むAKIか，acute on chronicと称されるCKDに合併したAKIを想起してよい．一方，尿量が保たれているAKIは非乏尿性AKIと呼ばれ，腎毒性物質によって引き起こされる疾患に関連していることが多い．非乏尿性AKIでは特に腎濃縮能が著明に低下しており，AKI患者での異化率が亢進している傾向も相まって，十分な尿量にもかかわらず高窒素血症が進行することとなる．

1日尿量が50～100 mLまで低下した状態は無尿と呼ばれ，両側腎動脈閉塞を含む広範な腎虚血や糸球体障害，完全尿路閉塞，TTP/HUSなどでみられる．

しかし尿量での推測には例外があり，尿量が確保されていても腎後性AKIである場合や，尿量減少を認めない腎前性AKIもあるので注意が必要である．

体重は患者の体液量を示す指標として大変有用である．診断時に体重減少があれば腎前性AKIや虚血性腎性AKIの可能性を示唆する．また乏尿患者では，食事摂取量が安定している場合には，体重減少が尿量増加を示す指標としても利用することができる．

3 体液量評価の指標

低Na血症の場合と同様に，体液量を正確に評価することは困難である．身体診察のテキストなどで，体液量減少を示唆するさまざまな所見が記されており，これらの複数の診察結果をもとに総合的に判断すべきである（表I-3-2）[4～6]．

3. AKI/ARF の臨床評価

■ 表 I-3-2　失血以外の原因で起こった循環血液量減少を推定する指標

所見	異常所見の定義	感度(%)	特異度(%)	陽性尤度比(95% CI)	陰性尤度比(95% CI)	研究のグレード
起立性バイタルサイン変化	脈拍増加>30回/分	43	75	1.7 (0.7〜4.0)	0.8 (0.5〜1.3)	C
	起立性血圧低下（収縮期血圧低下>20 mmHg）	29	81	1.5 (0.5〜4.6)	0.9 (0.6〜1.3)	C
皮膚，眼球，粘膜	腋窩乾燥	50	82	2.8 (1.4〜5.4)	0.6 (0.4〜1.0)	A
	口腔および鼻腔の粘膜乾燥	85	58	2.0 (1.0〜4.0)	0.3 (0.1〜0.6)	B
	舌乾燥	59	73	2.1 (0.8〜5.8)	0.6 (0.3〜1.0)	B
	舌の縦溝	85	58	2.0 (1.0〜4.0)	0.3 (0.1〜0.6)	B
	眼球陥凹	62	82	3.4 (1.0〜12)	0.5 (0.3〜0.7)	B
神経学的所見	意識混濁の存在	57	73	2.1 (0.8〜5.7)	0.6 (0.4〜1.0)	B
	上肢または下肢の筋力低下の存在	43	82	2.3 (0.6〜8.6)	0.7 (0.5〜1.0)	B
	はっきりしない/表現性のない発語	56	82	3.1 (0.9〜11)	0.5 (0.4〜0.8)	B
毛細血管再充満時間	年齢・性別に応じた正常上限値以上の毛細血管再充満時間	34	95	6.9 (3.2〜15)	0.7 (0.5〜0.9)	C
尿所見	尿比重>1.020	87	91	11 (3〜43)	0.09 (0.03〜0.36)	C

研究のグレード
A：体液量減少の存在が疑われる50人以上の連続的な患者において，特定の身体徴候と，受容し得る至適基準とを，盲検化して独立比較したもの．
B：Aと同じ特徴だが，容量減少の存在が疑われる連続的な患者数は50人未満であった．
C：それ以外のすべての研究で，有効性のはっきりしていない至適基準，明確に定義されていない身体所見，盲検化されていない比較，あるいは身体所見や至適基準に基づいた患者選別を用いているものを含む．受容し得る至適基準は，生化学的測定（血清Na値，浸透圧，BUN/Cr比など）や非経口的補液後の体重増加比率などとした．
(McGee S, et al. : JAMA, 281 : 1022-1029, 1999, Bartok C, et al. : Med Sci Sports Exerc, 36 : 510-517, 2004, 竹本毅 訳：JAMA版 論理的診察の技術，319-327, 2010 より改変)

4　AKI の診断に参考となり得る所見

血管炎や膠原病，薬剤性間質性腎炎，コレステロール塞栓など，身体所見としてそれらの疾患や病態を示唆するものがある場合，AKI の原因を推定する上で有用となることがある．これらの参考になり得る所見を表 I-3-3 に示す．

4　血液・尿検査

1　Cr, GFR, BUN

AKI において，現在の腎機能を評価することは難しい．また，本来症状発現に乏しい腎障害を，ごく軽度の段階で認知することも難しい．GFR は Cr を用いて推算する方法が一般的であるが，Cr 自体は尿細管での分泌による影響が無視できず，また体内産生が一定であるという前提が崩れると評価しにくくなり，さらにはごく早期の腎障害では Cr の変化は微量であるため発見しにくいなどの問題がある．低栄養などで Cr 産生が低下していたり，体液量過剰で希釈されたりすると GFR にも影響する．時相で比較すると，Moran の報告（図 I-3-1）[7]にもある通り，いったん著明に低下した GFR が回復している途上でも Cr が上昇していることがあり注意を要する．Cr でなくイヌリンや ^{99m}Tc-DTPA などの外因性物質を用いて GFR を評価するのは臨床の実地で

表 I-3-3 AKI の診断に参考となり得る所見

	所　見	想定される疾患
眼底所見	動脈硬化，高血圧性変化	
	乳頭浮腫	悪性高血圧
	ブドウ膜炎	間質性腎炎，血管炎
	コレステロール塞栓症や心内膜炎による変化	
皮膚所見	紫斑および出血斑	紫斑病性腎炎，TTP，DIC，血栓塞栓症
	網様皮疹，blue toe	コレステロール（アテローム）塞栓，血栓症
	その他	膠原病（SLE など）に伴う皮膚症状
呼吸器所見	扁桃炎	IgA 腎症，感染後糸球体腎炎
	副鼻腔炎	Wegener 肉芽腫症（GPA）
	肺陰影，喀血	血管炎（Goodpasture 症候群，ANCA 関連血管炎など）
腹部所見	腹部雑音	高度動脈硬化（腎血管狭窄）
	下行大動脈触知	大動脈瘤，大動脈解離
	膀胱緊満	尿道閉塞，前立腺・膀胱腫瘍

（谷澤雅彦ほか：Intensivist, 1：483-492, 2009 より改変）

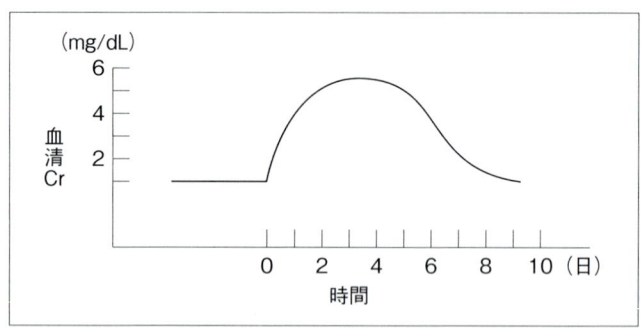

図 I-3-1　AKI における GFR と Cr の変化
（Moran SM, et al.：Kidney Int, 27：928-937, 1985 より改変）

は容易ではない．これらのことから，AKI を臨床評価するためには GFR は正確性に乏しく汎用は困難といえる．したがって，Cr や尿量の経時的な推移を追うことで腎機能の変化をみていくのが現実的である．

BUN は腎機能の指標としては利用しにくいが，腎灌流圧低下や消化管出血などの異化亢進，窒素摂取量過多や薬物（ステロイドなど）といった因子に影響されるため，BUN/Cr 比を利用するなどして腎前性高窒素血症の存在を類推する手立てとなる．

2　尿検査

尿沈渣などの所見は，AKI の原因を診断する際の参考となる（表 I-3-4）[8]．特に変形赤血球（糸球体性血尿）や細胞性円柱を認める場合，糸球体腎炎や尿細管間質性腎炎が疑われ，腎生検などの精査を早急に必要とすることが多い．乏尿性 AKI では尿検体を得ることが難しい場合もあるが，ごく少量であっても検査に提出するのが望ましい．

■表 I-3-4　AKI における尿所見での鑑別

	腎前性	腎性 ATN	腎性 AIN	腎性 糸球体腎炎（GN）	腎後性
尿沈渣	硝子円柱程度	幅広円柱 顆粒円柱 muddy brown 尿	白血球尿 好酸球尿 細胞性円柱	糸球体性血尿 細胞性円柱	異常なし または 非糸球体性血尿
尿蛋白	0 または少量	0 または少量	少量 NSAIDs では多い	少量〜多量	0 または少量
FENa	<0.1〜1%	>1%			
FEurea	≦35%	50〜65%			
尿比重	>1.020	〜1.010			
尿浸透圧 (mOsm/kg)	>500	〜350			

（河原崎宏雄ほか：Intensivist, 1 : 493-500, 2009 より改変）

3　FENa, FEurea

AKI が腎前性か腎性かという鑑別の一助として利用する．Na は腎前性の要素のみならず，糸球体障害や尿細管障害でも濾過・再吸収に影響が及ぶため，FENa 単独で評価するのは難しい．利尿薬投与下でも評価し得る FEurea も含め，種々の情報を総合的に評価すべきである．

5　バイオマーカー

AKI の早期診断ができて早期治療介入が可能となり，また腎予後や生命予後を予測することができる指標として，バイオマーカーの開発が盛んに行われている．2008 年に開かれた AKIN の会議であげられた，AKI において評価を受けるべきバイオマーカーとしては，NGAL，L-FABP，KIM-1，IL-18，IL-6，シスタチン C，NAG がある．これらの指標は障害を受けてからの時間やベースラインの腎機能によって評価が異なっており[9]，またこれまでの研究は特定の疾患群に限定された評価が多いため，広範な患者集団においてどのような有効性を持つか不透明な部分も残っている．現時点では残念ながら，単独で有益な指標として用いられ得るものはなく[10]，パネル化して利用するといった複合的な評価に期待が寄せられている．

6　Perspective

1) 体液量評価指標がさらに sophisticate されることが期待される．
2) より有用なバイオマーカー（血清，尿ともに）の発見，より効率的なバイオマーカーの利用方法の確立が望まれる．

〔小山雄太〕

《文　献》

1) Rosen S, et al. : Acute tubular necrosis is a syndrome of physiologic and pathologic dissociation. J Am Soc Nephrol, 19 : 871-875, 2008.
2) Bellomo R, et al. : Septic acute kidney injury : new concepts. Nephron Exp Nephrol, 109 : e95-100, 2008.
3) 谷澤雅彦ほか：AKIの診断・検査，病歴と身体所見：病歴聴取のポイントと原因特定につながる重要な身体所見. Intensivist, 1 : 483-492, 2009.
4) McGee S, et al. : Is this patient hypovolemic? JAMA, 281 : 1022-1029, 1999.
5) Bartok C, et al. : Hydration testing in collegiate wrestlers undergoing hypertonic dehydration. Med Sci Sports Exerc, 36 : 510-517, 2004.
6) 竹本毅 訳：第24章　この成人患者に体液量減少はあるか？　JAMA版 論理的診察の技術, 319-327, 日経BP社, 2010.
7) Moran SM, et al. : Course of acute renal failure studied by a model of creatinine kinetics. Kidney Int, 27 : 928-937, 1985.
8) 河原崎宏雄ほか：AKIの診断・検査，一般検査：各種マーカーの見方と尿検査の適切な使い方. Intensivist, 1 : 493-500, 2009.
9) Endre ZH, et al. : Improved performance of urinary biomarkers of acute kidney injury in the critically ill by stratification for injury duration and baseline renal function. Kidney Int, 79 : 1119-1130, 2011.
10) Lameire NH, et al. : How to use biomarkers efficiently in acute kidney injury. Kidney Int, 79 : 1047-1050, 2011.

4 AKI/ARFの治療と予後

1 AKI/ARFの治療の基本

ARFの治療は，腎機能回復の促進と腎機能回復までの間の腎不全状態の管理から成り立つ．まず初めに行うべきことは，ARFの重症度と生命予後悪化のリスクファクターとなる合併症〔尿毒症症状，高カリウム（K）血症，代謝性アシドーシス，肺水腫など〕を把握し緊急対応が必要かどうかを判断することと，ARFをきたした原因を明らかにすることである．合併症および原因に対する治療を開始した後は，腎機能の回復を妨げる薬物（NSAIDs，造影剤など）の使用を回避しながら適切な輸液，栄養管理を行い，腎機能の回復を待つこととなる．腎障害，合併症の程度が重度で保存的治療が困難な場合には血液浄化療法を導入し，体液，電解質バランスをコントロールする．

2 合併症に対する緊急対応

ARFでは，高K血症，代謝性アシドーシス，溢水（心不全，呼吸不全）がしばしば問題となり緊急対応を要する．高K血症については，血清K 6.5 mEq/L以上や心電図変化（T波増高，P波消失，QRS幅増大など）を認める場合には緊急治療が必要である．高K血症に対する薬物治療としては，①8.5%グルコン酸カルシウム10〜20 mL静注，②7%炭酸水素ナトリウム40 mL静注，③グルコース・インスリン療法（10%ブドウ糖500 mL＋速効型インスリン10単位点滴静注），④β_2受容体刺激薬（サルブタモール10〜20 mg）の吸入，⑤陽イオン交換樹脂（30〜60 g）の経腸投与，⑥ループ利尿薬（フロセミド40〜60 mg）の静注などがある．代謝性アシドーシスに対し炭酸水素ナトリウムの投与を開始する動脈血ガスpHについて明確な基準はないが，一般的にはpH 7.2未満より使用される．乏尿による体液過剰，肺水腫に対してはループ利尿薬を使用する．フロセミド20〜40 mg静注より開始し，利尿効果が得られなければ倍量にしながら漸増する．これら薬物療法に抵抗性であったり，治療効果発現を待てない場合には緊急で血液透析（HD）を行う．

3 ARFの原因に対する治療

ARFの原因は，腎前性，腎性，腎後性に大別される．

1 腎前性ARF

脱水や低血圧につながる病歴（嘔吐，下痢，発熱など）や，身体所見で体重減少，血圧低下，皮膚ツルゴールの低下などがあり，腎前性ARFと診断された場合には，体液量を維持するために等張液による輸液を開始する．中心静脈圧で8〜12 mmHgが目標となる．中心静脈圧が目標値に到達しても血圧が維持されない場合にはドパミン，ドブタミン，ノルエピネフリンなどの昇圧薬を検討する．

心機能低下による腎血流低下により腎前性ARFをきたしている場合には，心不全の治療（利尿薬，強心薬などの投与）が優先される．同様に，肝硬変による低アルブミン血症により膠質浸透圧が低下し循環血漿量が減少している場合には膠質液（アルブミンなど）の治療を検討する．

ACE阻害薬やアンジオテンシンII受容体拮抗薬（ARB），NSAIDsを投与されているCKD患者では，明らかな低血圧がなくても血清Cr値が上昇する場合がある．機序としては，NSAIDsには輸入細動脈の拡張を阻害する作用があり，ACE阻害薬，ARBには輸出細動脈の収縮を阻害

する作用があるため，全身平均血圧が 65 mmHg 以下に低下しなくても，糸球体内の灌流圧が保持できず，GFR が低下する．「エビデンスに基づく CKD 診療ガイドライン 2009」[1] では，ACE 阻害薬や ARB を内服している場合に血清 Cr 値が 30% 以上上昇したときには，ACE 阻害薬，ARB を減量または中止するよう勧告している．

2 腎性 ARF

急速進行性糸球体腎炎（RPGN）や自己免疫性腎炎と診断された場合には直ちに免疫抑制療法が適応となる．薬剤性 ARF が疑われる場合は，薬剤の投与歴と ARF の発症時期の関係から原因薬剤を同定し，直ちに中止する．急性尿細管壊死を起こしやすい薬剤として抗癌薬，抗菌薬，NSAIDs，造影剤などが代表的である．

3 腎後性 ARF

腎エコーで両側性に水腎症がみられて，尿路閉塞が確認された場合には直ちに閉塞解除を行う．尿路閉塞の解除により速やかに尿量が増加し，腎機能は回復する．

4 腎機能が回復するまでの支持的治療

1 薬物療法

ARF に対する薬物療法について，最近のメタアナリシスの結果を表 I-4-1 に示す．現時点では，ループ利尿薬，心房性ナトリウム利尿ペプチド（hANP），低用量ドパミン，N-アセチルシステインとも，ARF そのものの予後を改善させることは証明されていない．

2 栄養管理

ARF では蛋白異化が亢進するため低栄養が進行しやすく，栄養障害は合併症や生命予後に悪影響を及ぼすことが示されている．欧州経腸栄養学会（ESPEN）のガイドラインでは，ARF における必要栄養量を示している（表 I-4-2）．栄養補給法は経腸栄養を第 1 選択としており，経口摂取が不良な場合には，経鼻チューブによる経管栄養を勧めている．しかし全身状態が不良で経管栄養が困難な場合は，中心静脈による高カロリー輸液

■ 表 I-4-1　ARF に対する薬物療法のメタアナリシス

薬剤	報告者/報告誌	症例数/研究方法	対象	成績	効果
ループ利尿薬	Bagshaw/Crit Care Resusc 2007	555 例/5 RCTs	ARF（2 研究は重症患者）	院内死亡率，腎機能の回復に差はなし．しかし，RRT の実施期間，血清 Cr 値の自然低下までの期間，尿量増加がループ利尿薬で優れていた	無効（特に重症例）
心房性ナトリウム利尿ペプチド	Nigwekar/CJASN 2009	1,861 例/19 RCTs（予防 11，治療 8）	急性尿細管壊死　術後，移植後の ARF の予防	治療研究では，特に高用量の hANP で死亡率が高く，副作用が多い傾向だった　術後，特に心臓手術後の ARF に対しては，hANP は RRT の必要性を 51% 減らした	治療：無効　予防：有効？
低用量ドパミン	Friedrich/Ann Intern Med 2005	3,359 例/61 RCTs	ARF	死亡率，RRT の必要性に差なし．Day 1 の尿量，血清 Cr 値，Ccr のみに有効	無効
N-アセチルシステイン	Ho/AJKD 2009	1,193 例/10 RCTs	心臓手術後（造影剤の使用なし）	死亡率，透析が必要な ARF，血清 Cr 値の上昇，術後再出血の頻度に差なし	無効

RCT：無作為化試験，RRT：腎代替療法．

■ 表 I-4-2　ARF における必要栄養量

栄養素	必要量
エネルギー（非蛋白質/kcal/kg/日）	20〜30（病態に応じて）
炭水化物（g/kg/日）	3〜5（7以下）
脂肪（g/kg/日）	0.8〜1.2（最大で1.5）
蛋白質（必須・非必須アミノ酸）	
保存的治療（g/kg/日）	0.6〜0.8（最大で1.0）
透析療法（g/kg/日）	1.0〜1.5
持続透析，高度な蛋白異化亢進（g/kg/日）	最大で1.7まで

(Cano NJM, et al. : Clin Nutr, 28 : 401-414, 2009 より)

■ 表 I-4-3　血液浄化療法開始の絶対適応

適応	指標
代謝異常	・BUN>100 mg/dL（>76 mg/dL は相対的適応） ・心電図異常を伴う高 K 血症：K>6.0 mEq/L ・無尿，深部腱反射消失を伴う高 Mg 血症：Mg>8 mEq/L
アシドーシス	pH<7.15（>7.15 は相対的適応）メトホルミンによる乳酸アシドーシス
体液過剰	利尿薬抵抗性（利尿薬反応性は相対的適応）

(Gibney N, et al. : Clin J Am Soc Nephrol, 3 : 876-880, 2008 より)

が必要となる．

3 ｜ 輸液管理

ARF では GFR の低下に伴い尿量が急激に変化するため，水分投与量は変化する尿量，不感蒸泄，その他の水分喪失量を計算し，決定する必要がある．近年，重症患者における正の体液バランスは，全身の臓器機能障害の悪化と予後の悪化を招くという報告が増加している[2]．輸液制限により呼吸状態の改善と死亡率の低下を認めたという報告が多く，逆に輸液制限により腎機能が悪化したという報告はない．循環動態維持のための初期輸液は積極的に行うが，安定化したら体液過剰にならないよう管理していくことが重要である．血漿増量剤として用いられるヒドロキシエチルデンプン，デキストランなどのコロイド輸液製剤は，AKI のリスク上昇と関係しているため注意を要する[3]．

4 ｜ 血糖管理

高血糖は臓器障害，免疫不全や活性酸素による細胞障害をきたす．最近，集中治療室の重症患者では，厳格に血糖をコントロールすることにより予後が改善することが報告されている．2008年に発表された Surviving Sepsis Campaign[4] では，1〜2時間ごとの血糖モニタリングを行い，レギュラーインスリンを持続静注しながら血糖値を 150 mg/dL 以下にコントロールすることを推奨している．重症患者を対象とし，ARF の発症を副次項目として検討したレビュー[5]では，厳格な血糖コントロールにより，AKI の発症が38%，透析導入が35%低下することが報告されている．

5 ｜ 血液浄化療法

一般的に，保存的治療に抵抗性の溢水，高 K 血症，代謝性アシドーシス，尿毒症症状の出現を認める ARF は透析療法の適応となる．開始時期について AKIN からその基準が提唱されている（表 I-4-3）．しかし，ICU 入室患者で発症しやすい AKI では，入室後早期から腎代替療法（RRT）を開始したほうが予後がよいことが報告されている．すなわち，23ヵ国54 ICU に入室した1,238人の重症患者を対象とした前向き観察研究（The BEST Kidney Study）[6]では，RRT 開始時の血清 Cr や尿素窒素は生命予後と関連せず，ICU 入室から RRT 開始までの日数が関連していた（2日以内と比較し，5日以上経ってから開始すると死亡率が2.2倍高い）．

循環動態が安定していれば間欠的血液透析（IHD）を，不安定な場合には持続的血液浄化療法を行うが，RRT における至適透析量（濾過量）と予後に関しては多くの検討が行われ議論を呼んでいる（表 I-4-4）．近年発表された多施設共同の ATN 研究，RENAL 研究では，濾過量を35〜40 mL/kg/時に増やしても，20〜25 mL/kg/

■ 表 I-4-4　高透析量の効果を検討した無作為化対照試験

報告者/報告誌	症例数	比較方法	成　績	効果
Ronco/Lancet 2000	425例	CHF 濾過量 20, 35, 45 mL/kg/時の比較	濾過量を20 mL/kg/時から35 mL/kg/時へ増やすことにより死亡率は59%から43%へ低下したが，45 mL/kg/時まで増やしてもさらなる改善はなし	有効
Schiffl/NEJM 2002	160例	連日透析と隔日透析の比較	28日間の死亡率は隔日透析では46%であったが，連日透析では28%へ低下	有効
Saudan/Kidney Int 2006	206例	CHF と CHDF の比較	濾過量約25 mL/kg/時のCHFに18 mL/kg/時のHDを併用することにより，死亡率が61%から41%へ低下	有効
Bouman/Crit Care Med 2002	106例	早期からの高濾過量CHF（48 mL/kg/時）を早期または遅くからの低濾過量CHF（19～20 mL/kg/時）と比較	どちらと比べても生存率に有意差なし（早期高用量群74.3%，早期低用量群68.8%，後期低用量群75.0%）	無効
Tolwani/JASN 2008	200例	CHDF 20 mL/kg/時と35 mL/kg/時の比較	生存率に有意差なし（低用量群56%，高用量群41%）	無効
ATN study/NEJM 2008	1,124例	CHDF 20 mL/kg/時または週3回IHD/SLEDと，35 mL/kg/または週6回IHD/SLEDの比較	60日後の死亡率（低用量群51.5%，高用量群53.6%），RRT実施期間，障害臓器数に有意差なし	無効
RENAL study/NEJM 2009	1,508例	CHDF 25 mL/kg/時と40 mL/kg/時の比較	90日後の死亡率はともに44.7%で差はなし	無効

CHF：持続的血液濾過，CHDF：持続的血液透析濾過，IHD：間欠的血液透析，SLED：低効率持続透析

時と比較し予後は改善しないことが示された．しかしながら，これは上限を超えた高用量の透析を行っても予後に与える影響は小さいことを示唆するだけで，透析量が少なくても予後が変わらないという意味ではないことに注意する必要がある．特にわが国では，持続的血液透析濾過（CHDF）における濾過総量の上限が保険診療内では15 L/日に制限されており，これは体重50 kgの症例については12.5 mL/kg/時にすぎない．これら2つの大規模RCTの結果より，持続的腎代替療法（CRRT）における濾過量の目標値は最低で25～30 mL/kg/時（実測値では19～22 mL/kg/時に相当），上限で45 mL/kg/時に設定することが有用と考えられている[7]．

5 AKI/ARF の予後

1 生命予後

　血液浄化療法がない時代にはARFの死亡率は90%に上ったが，HDの普及と進歩により1950年代には約50%にまで改善し，ARFが単独で発症した場合の死亡率は数%にまで低下した．しかしその後は，単一施設の報告では改善傾向を認めるものもあるが，ARF全体の死亡率は50%前後のままであり，現在まで明らかな改善はみられていないのが実情である．世界23ヵ国，53 ICUでの13歳以上のARF患者29,269例に関する大規模共同研究（The Best Kidney Study）でも，大部分の国で死亡率は50%以上となっている[8]．透析医療の進歩と普及にもかかわらずARFの死

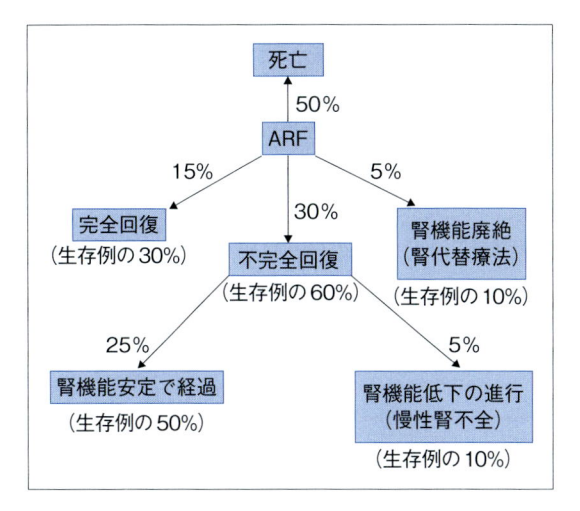

■ 図 I-4-1　ARF の予後
（榊間昌哲ほか：腎と透析，61：13-17, 2006 より改変）

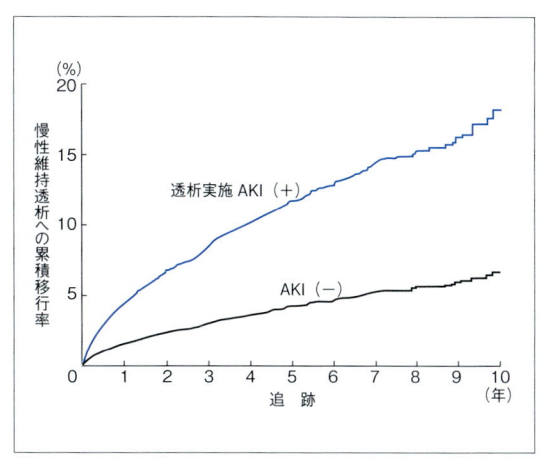

■ 図 I-4-2　急性血液浄化療法を要した AKI 患者の退院後の慢性透析への移行率
（Wald R, et al.：JAMA, 302：1179-1185, 2009 より）

亡率が高いままなのは，発症年齢が高齢化していることや，多臓器不全（MOF）の1つとして発症する ARF が増加していることが大きく関与していると考えられる．死因は基礎疾患，感染症，心血管疾患によるものが大多数を占める．AKI ではステージの重症度が上がるほど，また障害臓器数が増えるほど生命予後が悪い．そのほか，心筋梗塞や脳卒中発症時に AKI を合併した患者は長期生命予後が悪くなるなど，AKI の発症は各種疾患の生命予後にも影響を与えることが報告されている．

2　腎機能予後

AKI の生存率は約50％で，生存例のうち約30％は腎機能が完全に回復するが，約60％は不完全な回復にとどまり，残りの約10％は継続的な腎代替療法が必要となる（図 I-4-1）．腎機能の回復率に影響を与える因子としては，年齢，合併症，AKI の原因，ベースラインの腎機能，AKI の程度などがあるが，特に高齢者（65歳以上）では回復が悪い．近年，AKI は腎機能の長期的予後にも影響を与えることがわかってきた．AKI からの生存者の腎機能を約10年間観察した報告では，ベースラインの腎機能まで回復した例は46％にとどまり，もともとの腎機能が正常だった者でも40％は中等度以上の CKD に進展した[9]．また，透析を要する AKI を合併するも退院時には離脱できた生存者を長期観察すると，慢性透析に移行する率が対照群に比し明らかに高値であった（図 I-4-2）．このように AKI から回復しても，その後慢性の経過で再び腎機能が低下していき，慢性透析のリスクにもなり得る．

6　Perspective

ARF の死亡率はおよそ50％と依然として高く，臨床上の大きな問題であり続けている．有効な治療薬がないことも問題であるが，これは治療介入の遅れが一因となっている可能性がある．これらの背景を踏まえて生まれた AKI の概念は，ARF が成立する以前の腎臓の形態的，機能的な障害を意識している．AKI を早期発見するためのバイオマーカーが確立され早期介入が可能となれば，予後の改善が期待されるかもしれない．

〔坂尾幸俊，加藤明彦〕

■ I. 急性腎障害（AKI）

《文　献》

1) 日本腎臓学会 編：エビデンスに基づくCKD診療ガイドライン2009. 東京医学社, 2009.
2) Prowle JR, et al. : Fluid balance and acute kidney injury. Nat Rev Nephrol, 6 : 107-115, 2010.
3) Brunkhorst FM, et al. : Intensive insulin therapy and pentastarch resuscitation in severe sepsis. N Engl J Med, 358 : 125-139, 2008.
4) Dellinger RP, et al. : Surviving Sepsis Campaign. internal guidelines for management of severe sepsis and septic shock : 2008. Intensive Care Med, 36 : 296-327, 2008.
5) Thomas G, et al. : Insulin therapy and acute kidney injuriy in critically ill patients-a systematic review. Nephrol Dial Transplant, 22 : 2849-2855, 2007.
6) Bagshaw SM, et al. : Timing of renal replacement therapy and clinical outcomes in critically ill patients with severe acute kidney injury. J Crit Care, 24 : 129-140, 2009.
7) Kellum JA, et al. : Dialysis : Results of RENAL—what is the optimal CRRT target dose? Nat Rev Nephrol, 6 : 191-192, 2010.
8) Uchino S, et al. : Acute renal failure in critically ill patients : a multinational, multicenter study. JAMA, 294 : 813-818, 2005.
9) Ponte B, et al. : Long-term functional evolution after an acute kidney injury : a 10-year study. Nephrol Dial Transplant, 23 : 3859-3866, 2008.

第 II 編

慢性腎臓病(CKD)

ESKD, ESRF, CRF について：英語の論文では，透析患者などの末期腎不全患者を ESRD と呼んで使用されている．場合によっては ESKD と呼ぶ場合や CRF として記載している場合もあり，今後，統一されていく可能性がある．

1 CKDの定義と疫学

　CKDの定義は，2002年に開催されたNKFのKDOQIにおいて初めて示された．その後，2004年に国際的なガイドラィングループとして知られるKDIGOにより一部改訂されて引用されている．これを受け日本腎臓学会では2007年に『CKD診療ガイド』を発刊し，日本においてCKDの概念の普及と啓蒙が行われた．その後，2009年に『CKD診療ガイドライン』が発刊されたが，同年，KDIGOで世界の専門家によるControversies Conferenceが開催され，CKD prognostic Consortiumのデータが解析され，CKDの定義および分類に関して再検討がされた．その結果が2011年に公表され[1]，共同歩調をとるように日本腎臓学会の『CKD診療ガイド2012』に反映された[2]．このようにわが国におけるCKDガイドライン（ガイド）は，海外のガイドラインの改訂やエビデンスの蓄積により少しずつ変更されている．よって，本項では，普遍的なCKDに関する考え方と『CKD診療ガイド2012』の分類を中心に記載する．詳細は，最新の各ガイドラインを参照にしていただきたい．

1 CKDの概念

　従来，慢性腎不全（CRF）と呼ばれていた病態は，腎機能が低下した状態を指し，さらなる腎機能の悪化の予防や腎代替療法の適切な選択と導入に主眼が置かれた概念であった．一方，近年，原因疾患を問わず，軽度の腎機能の低下でも独立した心血管疾患（CVD）発症および死亡のリスクとなることが明らかになってきた．そこで，CKDの重要な概念として図II-1-1に示すように，CKDはその発症や進展が連続的であり，どの段階においてもCVDを中心とした合併症が生じ得ること，死亡リスクに関連する病態であると考えられるようになった[1]．図II-1-1の■で示されている部分がCKDの状態であり，■は潜在的な前駆状態を示し，■がCKDの結果である．各段階で下方向に濃い矢印があり，右方向には破線の矢印がある．これは病態が下方向に進みやすく，それを改善させることは難しいことが示されている．また，リスクファクターがCKDの発症，進展，そして寛解にも関連していることを見逃してはならない．つまり，CKDと診断される前からCKDを認識して心血管系リスクを管理することにより，CVDと末期腎不全（ESRD）の発症，そして死亡リスクを低下させることができると考えられる．このように腎機能の低下を防ぎ，心血管合併症発症および生命予後を改善させるために，腎臓専門医のみならず，非専門医においても広くCKDの存在を認識し，日常診療に生かしてもらうことがCKDを定義する重要な目的の1つでもある．

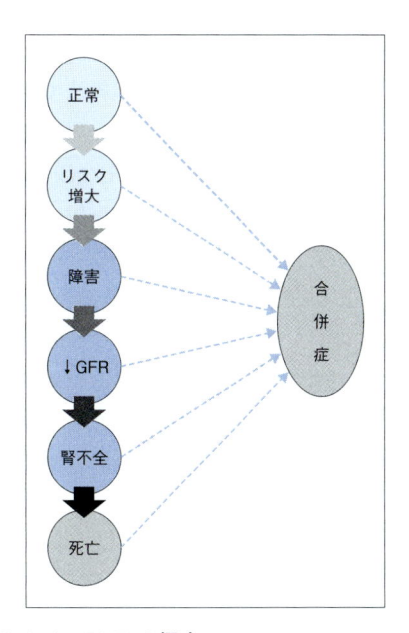

■ 図II-1-1　CKDの概念
（Levey AS, et al.: Kidney Int, 80 : 17-28, 2011より改変）

表 II-1-1　CKD の定義

① 尿異常，画像診断，血液，病理で腎障害の存在が明らか．特に 0.15 g/gCr 以上の蛋白尿（30 mg/gCr 以上のアルブミン尿）の存在が重要
② GFR＜60 mL/分/1.73 m²
①，②のいずれか，または両方が 3 ヵ月以上持続する

（日本腎臓学会 編：CKD 診療ガイド 2012，東京医学社，2012 より）

2 CKD の定義

CKD とは，表 II-1-1 のように定義されている[2]．つまり，GFR で表される腎機能の低下があるか，もしくは腎臓の障害を示唆する所見が慢性的（3 ヵ月以上）に持続するものすべてを包含している．腎障害の例として，蛋白尿をはじめとする尿異常，片腎や多発性嚢胞腎などの画像異常，血液異常，病理所見などの存在があげられるが，要するに腎臓に何らか（機能，形態）の異常が，3 ヵ月以上持続して認められるとすべて CKD と診断される．

3 CKD の診断

1 蛋白尿，アルブミン尿

いずれにおいても異常値を示す場合は CKD の診断に用いる．スクリーニングとしては，随時尿の試験紙法を用いてもよい．試験紙法で陽性であれば，定量検査を行う．アルブミン尿は随時尿で 30 mg/gCr 以上，蛋白尿は 0.15 g/gCr 以上を認める場合に診断される．アルブミン尿の程度により，CKD のステージが異なるため，尿の定量を行い，確認することが必須となる．蛋白尿が 0.5 g/gCr 以上，またはそれ以下でも血尿を伴う場合は，糸球体疾患の可能性があるため，腎生検を含めた精査を考慮する．血尿を認める場合は，赤血球形態を検査し，変形が強い場合や赤血球円柱を認める場合は，糸球体性の血尿・蛋白尿である可能性が高い．

2 GFR

CKD の診断基準の腎機能は，GFR 60 mL/分/1.73 m² 未満の場合である．蛋白尿や血尿の有無にかかわらず，GFR 基準を満たせば，CKD と診断される．

このように GFR の測定は，CKD の診断とステージ分類に必須である．ゴールデンスタンダードは，イヌリンクリアランスによる GFR の測定であるが，臨床で繰り返し測定することは困難である．そこで，日常診療では推定糸球体濾過量（eGFR）を求めて GFR として使用する．最も汎用されているのは，血清 Cr，年齢，性別により算出される eGFR である．Cr を用いた eGFR の日本人の計算式は，

$$eGFR (mL/分/1.73 m^2) = 194 \times Cr^{-1.094} \times 年齢^{-0.287}（女性は \times 0.739）$$

で求められる．ただし，筋肉が著しく少ない症例（筋ジストロフィーや下肢切断など）では，Cr を用いた推算式は腎機能を過大評価してしまうため，血清シスタチン C（Cys-C）を用いた計算式を用いる．

$$eGFR (mL/分/1.73 m^2) = [104 \times Cys\text{-}C^{-1.019} \times 0.996^{年齢}（女性は \times 0.929）] - 8$$

で求めることができる．

3 CKD のステージ分類

表 II-1-2 に示すように，CKD の重症度分類は，2012 年から原因（Cause：C），腎機能（GFR：G），蛋白尿（アルブミン尿：A）により決定される．これを CGA 分類と呼んでいる．これまでは，GFR 基準のみで CKD ステージが決定されていたが，最近のエビデンスの蓄積から，よりリスクに対応した重症度分類が提唱された．表 II-1-2 で示されているように，死亡，ESRD，心血管死亡発症のリスクを ■ の部分を基準に，■，■，■ の順にステージが上昇するほど

1. CKD の定義と疫学

表 II-1-2 CKD の重症度分類

原疾患	蛋白尿区分		A1	A2	A3
糖尿病	尿アルブミン定量 (mg/日) 尿アルブミン/Cr 比 (mg/gCr)		正常	微量アルブミン尿	顕性アルブミン尿
			30 未満	30〜299	300 以上
高血圧 腎炎 多発性嚢胞腎 不明 その他	尿蛋白定量 (g/日) 尿蛋白/Cr 比 (g/gCr)		正常	軽度蛋白尿	高度蛋白尿
			0.15 未満	0.15〜0.49	0.50 以上
GFR 区分 (mL/分/1.73 m²)	G1	正常または高値	≧90		
	G2	正常または軽度低下	60〜89		
	G3a	軽度〜中等度低下	45〜59		
	G3b	中等度〜高度低下	30〜44		
	G4	高度低下	15〜29		
	G5	末期腎不全 (ESRD)	<15		

重症度は原疾患・GFR 区分・尿蛋白区分を合わせたステージにより評価する．CKD の重症度は死亡，ESRD，心血管死亡発生のリスクを■のステージを基準に，■，■，■の順にステージが上昇するほどリスクは上昇する．
(KDIGO CKD guideline 2012 を日本人用に改変)

(日本腎臓学会 編：CKD 診療ガイド 2012，東京医学社，2012 より)

リスクは上昇する．腎機能だけでいえば，G3a〜G5 までが CKD である．一方，腎機能が正常あるいは軽度低下でも，糖尿病であればアルブミン尿が 30 mg/gCr 以上で，非糖尿病では蛋白尿が 0.15 g/gCr 以上で CKD と診断され，リスクが高まることがわかる．

4 CKD の疫学

CKD の定義のうち，GFR 基準で 60 mL/分/1.73 m² 未満では，CVD の発症，入院，死亡が有意に増加し，そのリスクは腎機能の低下レベルと逆相関して増大することが多くの人種で複数報告されている．ここでは，CKD がどのようなリスクとなるかについて，基本的なエビデンスを紹介する．

1 CKD は ESRD のリスクファクター

CKD ステージ 4，5 といった進行した CKD 患者においては ESRD のリスクが高いことが知られていたが，長期追跡調査で，CKD ステージ 3 も ESRD のリスクファクターであることが明らかになっている．Iseki らの沖縄における疫学調査では，18 歳以上の住民 107,192 人を対象として 10 年間追跡した結果，男性の場合血清 Cr 1.4 mg/dL，女性の場合 1.2 mg/dL が ESRD の有意なリスクファクターであった[3]．

蛋白尿と腎機能低下に関するエビデンスも認められる．蛋白尿が陽性の患者では，その量が多いほど，ESRD に至る確率が高くなることが同様に

■ II. 慢性腎臓病（CKD）

示されている（図 II-1-2）[4]．これらの結果は，Yamagata らの茨城データでも再確認されており，日本人においても蛋白尿が腎機能低下のリスクファクターとなることは明らかである[5]．同研究では，血尿も 2+ 以上では有意な腎機能悪化のリスクファクターと報告している．このように CKD では，より腎機能が低下しやすい病態であることが証明されている．

2 CKD は CVD のリスクファクター

米国の Keith らの保険加入者調査で，CKD 患者の大多数は，腎臓の代替療法が必要な ESRD に至るまでに死亡していることが示された．その原因の大多数が CVD と推定された．さらに，Go らの米国保険加入者 1,120,295 人を約 2.8 年追跡した研究では，GFR 基準で CKD ステージ 1～2，3a，3b，4，5 の 5 群に分類し，死亡，CVD イベント，入院の発生率を解析したところ，いずれの相対危険率も CKD ステージの進行とともに上昇していた（図 II-1-3）[6]．この結果は，CKD と CVD の関連性を示した重要な文献であり，多くのレビューにも引用されている．わが国において

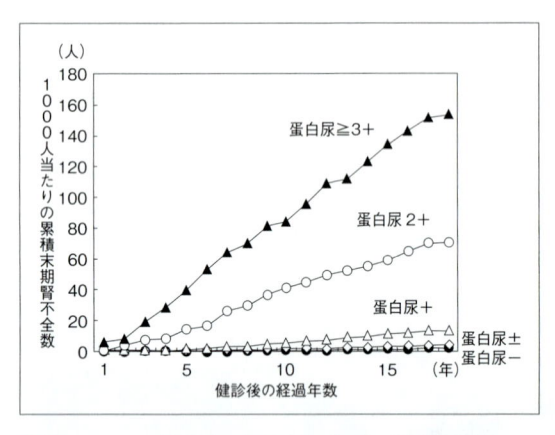

■ 図 II-1-2 健診時の蛋白尿の程度（試験紙法）別の ESRD の累積発症率（沖縄県）
（Iseki K, et al.: Kidney Int, 63: 1468-1474, 2003 より改変）

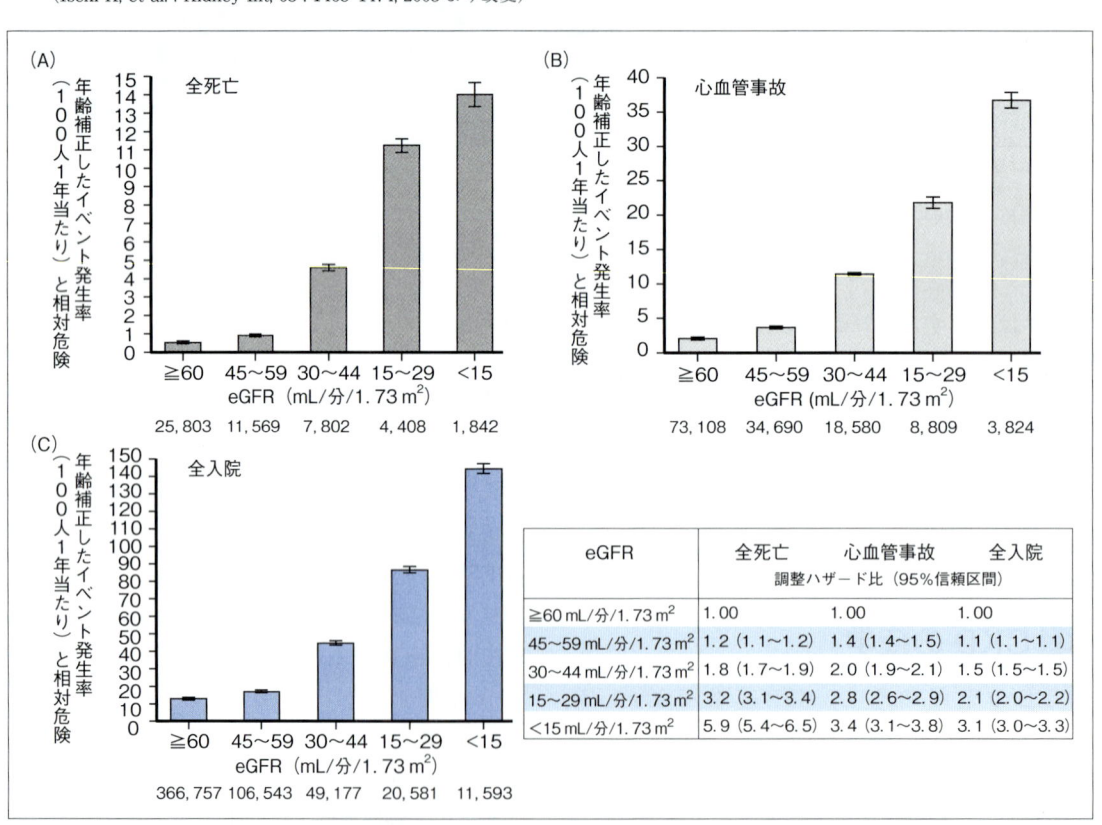

eGFR	全死亡	心血管事故	全入院
	調整ハザード比（95%信頼区間）		
≧60 mL/分/1.73 m²	1.00	1.00	1.00
45～59 mL/分/1.73 m²	1.2 (1.1～1.2)	1.4 (1.4～1.5)	1.1 (1.1～1.1)
30～44 mL/分/1.73 m²	1.8 (1.7～1.9)	2.0 (1.9～2.1)	1.5 (1.5～1.5)
15～29 mL/分/1.73 m²	3.2 (3.1～3.4)	2.8 (2.6～2.9)	2.1 (2.0～2.2)
<15 mL/分/1.73 m²	5.9 (5.4～6.5)	3.4 (3.1～3.8)	3.1 (3.0～3.3)

■ 図 II-1-3 HMO 保険の加入者を対象とした疫学調査
CKD は，CVD，死亡，入院の独立したリスクファクターである．
（Go AS, et al.: N Engl J Med, 351: 1296-1305, 2004 より改変）

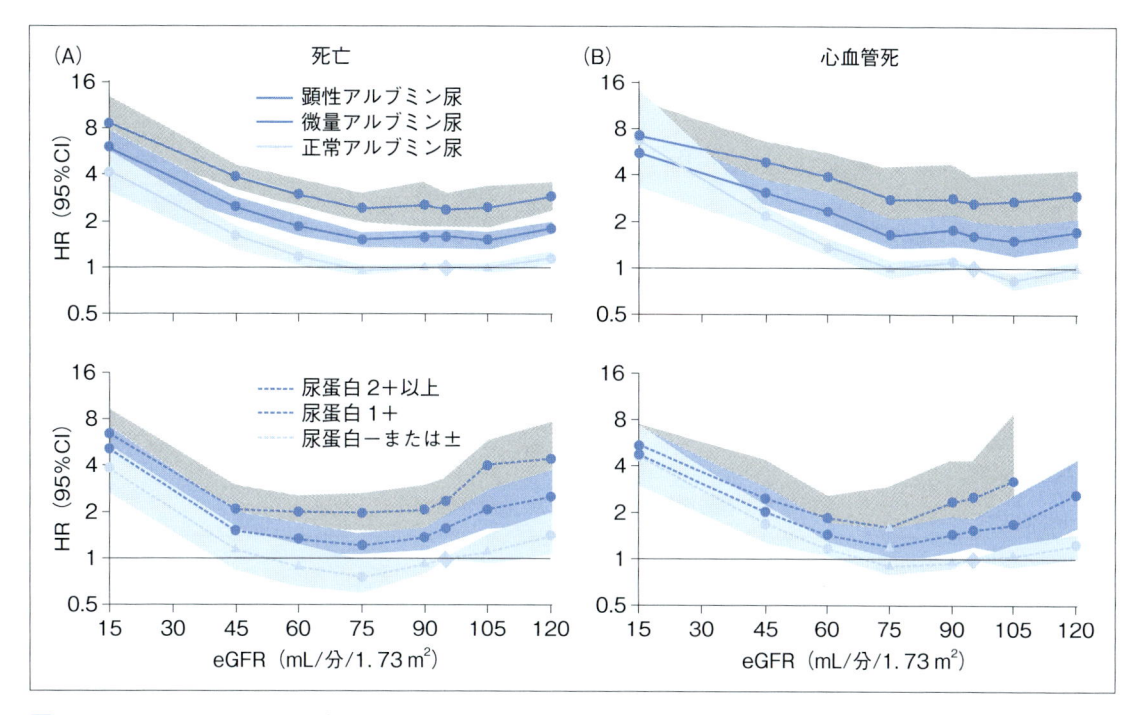

■ 図 II-1-4 CKD の重要性（死亡および心血管死の相対リスク）
(Matsushita K, et al. : Lancet, 375 : 2073-2081, 2010 より改変)

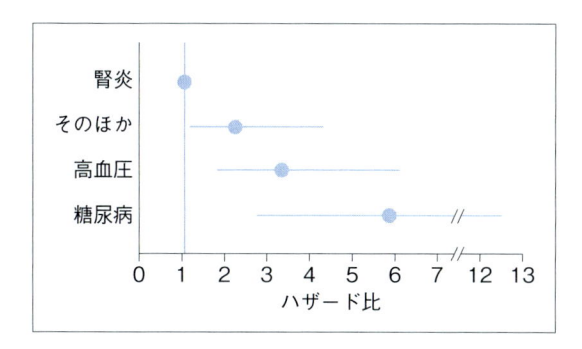

■ 図 II-1-5 CKD 患者における CVD 発症の相対危険度（狭心症，心筋梗塞，うっ血性心不全，脳卒中，死亡の相対リスク）
(Nakayama M, et al. : Hypertens Res, 34 : 1106-1110, 2011 より改変)

も，久山町住民を対象とした研究では CKD 群で男性の冠動脈疾患が多く発症し，茨城の健診データの研究でも，腎機能低下群で，CVD による死亡率が有意に高値であることが示されている．CKD は，人種を超えて CVD のリスクとなることが明らかである．近年，心臓が悪いと腎機能が低下しやすいことも知られており，心腎連関として腎疾患と心疾患を同時に予防・治療していくこ とが必要である．また，105,872 人を対象としたメタアナリシスでは，eGFR が 60 mL/分/1.73 m² 未満およびアルブミン尿が死亡率上昇の独立因子として重要であることが明らかとなった（図 II-1-4）[7]．この研究では，10 mg/gCr という極微量のアルブミン尿も死亡リスクを上昇させることを示しており，今後，さらなるアルブミン尿の意義について検討する必要があることを示唆している．

なお，CKD の原因疾患によって，CVD の発症リスクが異なることが知られている．艮陵研究では，原因疾患が腎炎に比較して，高血圧や糖尿病患者において CVD 発症リスクが高まっていることが報告された（図 II-1-5）[8]．

3 CKD は脳血管疾患のリスクファクター

前述の久山町の研究では，CKD は女性の脳梗塞の発症リスクであることが示されている．さらに大迫研究では eGFR を 40 未満，40 以上 70 未満，70 以上の 3 群に分割して検討したところ，全死亡と新規症候性脳血管障害は，腎機能の低下

■ II. 慢性腎臓病（CKD）

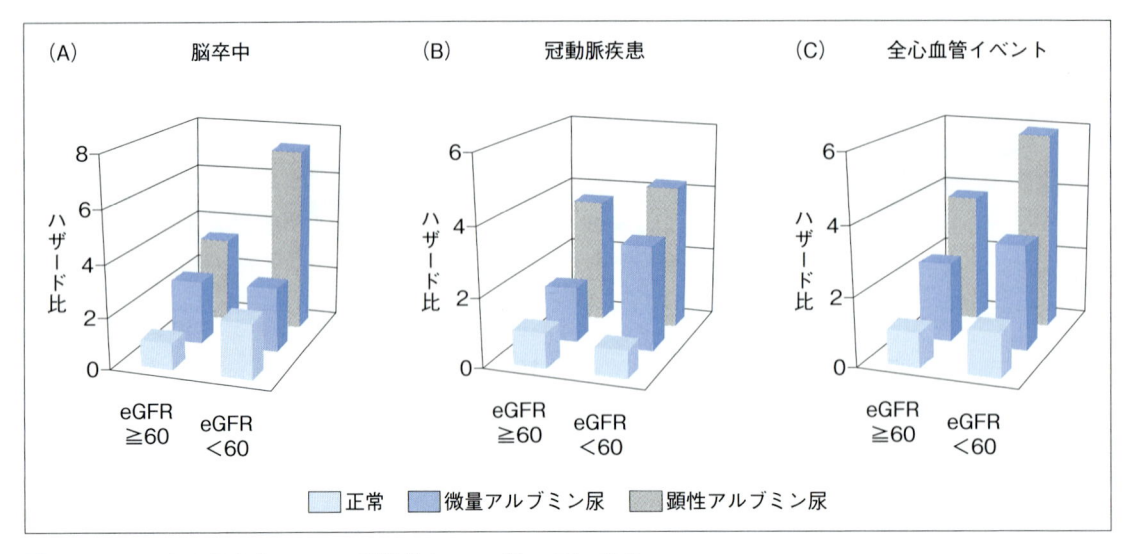

■ 図 II-1-6　心血管疾患における腎機能とアルブミン尿の意義
2型糖尿病患者では，腎機能とアルブミン尿がそれぞれ脳卒中，虚血性心疾患の発症に関連する．
N＝1,002，平均5.2年の追跡．
尿アルブミン正常で eGFR≧60 mL/分/1.73 m² のリスクを1としてハザード比を示す．
（Bouchi R, et al. : Hypertens Res, 33 : 1298-1304, 2010 を改変）

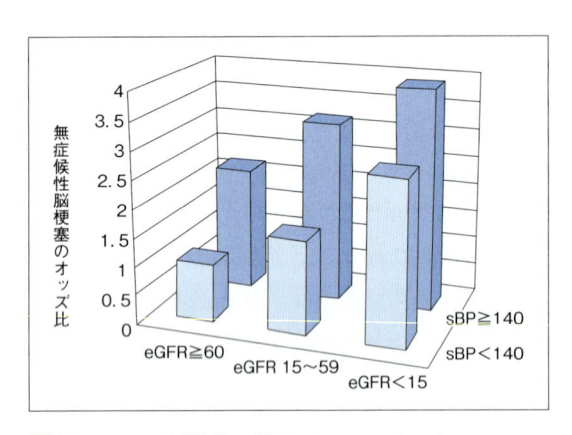

■ 図 II-1-7　腎機能の低下は SBI のリスク
腎機能が低下した症例では，SBI を有することが多い．腎機能と血圧は，独立して SBI のリスクとなる．
（Kobayashi M : Nephrol Dial Transplant 2009 より改変）

とともに相対危険度が上昇していた．Bouchi らによる2型糖尿病患者1,002人の研究でも，eGFR 60 mL/分/1.73 m² 未満の症例では，有意に脳卒中リスクが高まっていた（図 II-1-6）[9]．

また，CKD 患者において無症候性脳梗塞（SBI）が腎機能低下とともに増加することも報告されている（図 II-1-7）．さらに SBI がある症例では，腎機能の低下速度が速く，脳と腎が密接に関連していることが示唆されており[10]，脳腎連関として CKD 患者では，脳血管疾患の存在に注意しなければならない．

4 CKD 患者の数

慢性透析患者の数は，1968年の215人から2011年末には304,592人へと約40年間で約1,400倍に増加している．その予備軍としての CKD 患者は，その数を上回ることが容易に予測されるが，MDRD 式（米国）を用いた eGFR（60 mL/分/1.73 m² 未満）から算出した2007年の予測数は，透析患者を除いて1,926万人（成人人口の18.7％）と推測された．よって，CKD は common disease であると考えられ，多くの医療者が知らなければならない疾患であると考えられた．しかし，その頻度は，欧米に比較して著しく多いため，欧米人に比べて筋肉量の少ない日本人には，日本人独自の eGFR 推算式が必要とされた．日本人のデータをもとにした新しい推算式が発表され[11]，現在では表 II-1-3 のように，蛋白尿のない CKD G3〜G5（eGFR 60 mL/分/1.73m² 未満）が約1,000万人，蛋白尿を有する CKD G1〜G2が約230万人，両者を有する CKD G3A2〜G5A3が約100万人で，合計約1,330万人と考えられている．ここに透析患者を加えると1,400万

■ 表 II-1-3　日本における 20 歳以上の CKD 患者数（%）

GFR ステージ	GFR (mL/分/1.73 m²)	尿蛋白 −〜±	尿蛋白 1＋以上
G1	≧90	2,803 万人	61 万人 (0.6%)
G2	60〜89	6,187 万人	171 万人 (1.7%)
G3a	45〜59	886 万人 (8.6%)	58 万人 (0.6%)
G3b	30〜44	106 万人 (1.0%)	24 万人 (1.0%)
G4	15〜29	10 万人 (0.1%)	9 万人 (0.1%)
G5	<15	1 万人 (0.01%)	4 万人 (0.03%)

■ のところが，CKD に相当する
（平成 23 年度厚生労働省 CKD の早期発見・予防・治療標準化・進展阻止に関する研究班）

人弱となり，CKD 患者は人口の 1 割を超えることになる．このように多くの人が CKD の状態にあることを理解し，その早期発見と治療を行う必要がある．

5 Perspective

CKD の概念と定義について記載した．また，なぜ CKD を重要視しなければならないのかといった疑問に対するエビデンスを一部示した．今後もさまざまなエビデンスが発表され，CKD の意義がより明確になると思われる．CKD は GFR で示される腎機能とアルブミン尿といった物理的・生物的変化を同格として，その定義に用いている．しかしながら，GFR の低下やアルブミン尿は，それぞれが独立して生命予後や CVD 発症リスクに関連することが証明されてきており，その考え方をサポートするデータが示されている．一方，腎臓の形態異常や血尿も認められれば CKD と診断されることになっている．これらの因子が単独で生命予後や心血管合併症リスクを高めるか否かについては，いまだに十分なエビデンスは示されていない．今後，これらの意義については，CKD の診断基準を明確にする上からも検討されなければならない．

〔平和伸仁〕

《文献》

1) Levey AS, et al. : The definition, classification, and prognosis of chronic kidney disease : a KDIGO Controversies Conference report. Kidney Int, 80 : 17-28, 2011.
2) 日本腎臓学会 編：CKD 診療ガイド 2012．東京医学社，2012．
3) Iseki K, et al. : Risk factors of end-stage renal disease and serum creatinine in a community-based mass screening. Kidney Int, 51 : 850-854, 1997.
4) Iseki K, et al. : Proteinuria and the risk of developing end-stage renal disease. Kidney Int, 63 : 1468-1474, 2003.
5) Yamagata K, et al. : Risk factors for chronic kidney disease in a community-based population : a 10-year follow-up study. Kidney Int, 71 : 159-166, 2007.
6) Go AS, et al. : Chronic kidney disease and the risks of death, cardiovascular events, and hospitalization. N Engl J Med, 351 : 1296-1305, 2004.
7) Matsushita K, et al. : Association of estimated glomerular filtration rate and albuminuria with all-cause and cardiovascular mortality in general population cohorts : a collaborative meta-analysis. Lancet, 375 : 2073-2081, 2010.
8) Nakayama M, et al. : Increased risk of cardiovascular events and mortality among non-diabetic chronic kidney disease patients with hypertensive nephropathy : the Gonryo study. Hypertens Res, 34 : 1106-1110, 2011.
9) Bouchi R, et al. : Association of albuminuria and reduced estimated glomerular filtration rate with incident stroke and coronary artery disease in patients with type 2 diabetes. Hypertens Res, 33 : 1298-1304, 2010.
10) Kobayashi M, et al. : Silent brain infarction and rapid decline of kidney function in patients with CKD : a prospective cohort study. Am J Kidney Dis, 56 : 468-476, 2010.
11) Matsuo S, et al. : Revised equations for estimated GFR from serum creatinine in Japan. Am J Kidney Dis, 53 : 982-992, 2009.

2 CKDの病態と症状，検査

CKDは尿所見異常と血清Cr値をもとに算出された推定糸球体濾過量（eGFR）から診断される病態で，末期腎不全（ESRD）のリスクファクターとして近年注目されている．その発症・進展には慢性糸球体腎炎などの原発性腎疾患の有無にかかわらず，高血圧や各種代謝異常，喫煙などの因子が糸球体硬化や尿細管，間質の線維化を促進して腎機能を悪化させる共通の要因が存在する．したがって，CKDの病態を考える上で各種リスクファクターが腎組織に及ぼす影響が重要となる．

1 CKDの発症，進行に関与する因子

これまでに報告された一般的なCKD発症および進行のリスクファクターをまとめると，表II-2-1に示すように患者側の要因や内科的合併症，腎・尿路異常，腎毒性物質などに大別される[1]．患者側の要因では，男性や加齢などの管理できない因子が存在するが，管理・治療可能な因子も存在し，こうした因子の管理・予防によってCKD発症が予防可能となる．

表II-2-1に示した各種因子のうち，特にCKDの発症，進行に大きく関与する高血圧，耐糖能異常・糖尿病，脂質異常症，メタボリックシンドローム（METs）はハイリスク群として治療，管理の重要性が指摘されている．

1 高血圧

CKDを合併しない高血圧患者において，不十分な降圧療法により腎機能障害が進行することから，高血圧はCKDの原因となる[2]．腎臓には，血圧が上昇しても糸球体の毛細血管にかかる糸球体内圧を一定に保つ調節機構がある．しかし，糸球体内圧を調節している輸入・輸出細動脈の硬化やGFRが低下した状態では，糸球体内圧が上昇して糸球体硬化を中心とした糸球体障害が進行し，蛋白尿や腎機能障害の原因となる．

また，高血圧はCKDを進行させて腎不全の原因となるばかりではなく，高血圧自体が心血管系合併症を発症，進行させるリスクファクターとなる．CKDの進行に関与するリスクファクターは

■ 表II-2-1 CKD発症のリスクファクター

1. CKD発症，進行のリスクファクター
患者側の要因，内科的合併症
高血圧
耐糖能異常・糖尿病
脂質異常症
肥満・メタボリックシンドローム
喫煙
高尿酸血症
加齢
男性
血管炎
膠原病
腎・尿路異常，その他
尿路結石
前立腺肥大
腎重量の減少
低出生体重
腎毒性物質
造影剤
消炎鎮痛薬
抗菌薬
2. CKD進行のリスクファクター
蛋白尿
感染，慢性炎症
貧血
ミネラル代謝異常（高P血症）
電解質異常（低K血症）
高ホモシステイン血症
凝固異常

太字はハイリスク群
（日本腎臓学会 編：CKD診療ガイド2009．東京医学社，2009を参考に作成）

表 II-2-2 CKDにおけるCVDのリスクファクター

古典的因子	CKDに関連した非古典的因子
高齢	アルブミン尿
男性	ホモシステイン
高血圧	リポ蛋白/アポリポ蛋白
高 LDL-C	リポ蛋白レムナント
低 HDL-C	貧血
糖尿病	Ca, Pなどのミネラル代謝異常
喫煙	細胞外液量の増大
運動不足	電解質異常
閉経	酸化ストレス
CVDの家族歴	炎症
左室肥大	低栄養, 凝固亢進
	NO/エンドセリン不均衡
	睡眠不足

(Sarnak MJ, et al. : Circulation, 108 : 2154-2169, 2003 より改変)

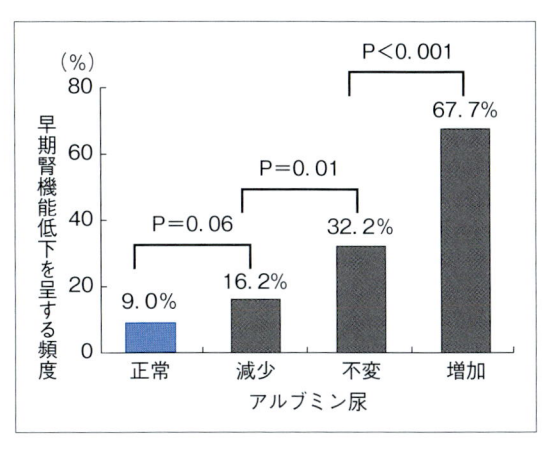

図 II-2-1 1型糖尿病患者における4年間のアルブミン尿の推移と早期腎機能低下の頻度

(Perkins BA, et al. : J Am Soc Nephrol, 18 : 1353-1361, 2007 より改変)

表 II-2-1 にあげた因子があるが, そのほとんどは表 II-2-2[3)]に示したCKDを合併した心血管疾患 (CVD) の古典的, 非古典的なリスクファクターと重複していることから, CKDのリスクファクターはCKDに合併したCVDのリスクファクターとして, 共通の経路を介してともに進行する (心腎連関)[4)].

2 | 耐糖能異常・糖尿病

糖尿病性腎症は細小血管障害の1つであり, 血糖値の持続的な上昇に曝露されるとポリオール代謝異常や後期糖化反応物質の産生増加, 酸化ストレスの亢進などにより発症する. 糖尿病では近位尿細管でのNa再吸収の亢進による輸入細動脈の拡張やNOの活性化に伴う血管抵抗の減弱, 腎内でのレニン-アンジオテンシン系 (RAS) の亢進などの複数の因子が関連した機序により糸球体高血圧が出現して糸球体過剰濾過の状態となる. その結果内皮細胞障害が出現して腎障害が発症, 進行する. 糖尿病性腎症において早期腎症はアルブミン尿が出現した段階で診断されるが, この段階ではGFRは正常であることが多い.

しかし, この段階の糖尿病症例を長期間観察すると, アルブミン尿の程度に応じてGFRの低下速度が速く (図 II-2-1), さらに微量アルブミン尿を呈する症例ではESRDに進行する例もみられた[5)]. すなわち, 微量アルブミン尿が出現する早期腎症の段階から糸球体には進行性の病変が存在すると考えられ, CKDの進行を予防する観点から微量アルブミン尿の評価が重要となる.

3 | 脂質異常症

脂質異常症はCKDの新規発症のみならず, CKDの進行や心血管病発症のリスクファクターである. 健常人を対象とした長期観察研究では, 総コレステロール (TC) 高値, HDLコレステロール (HDL-C) 低値, 非HDL-C高値が腎機能低下の有意なリスクファクターとなる. CKD患者では高中性脂肪血症, 低HDL-C血症が, ネフローゼ症候群では高LDLコレステロール (LDL-C) 血症が出現しやすく, 脂質異常症がさらにCKDの進行を促進する因子となる[6)]. さらにCKDに合併した脂質異常症は表 II-2-2 に示すようにCVDのリスクファクターとして作用する. この病因として, LDL-Cの血中濃度が上昇すると組織で酸化LDLに変性し, 腎メサンギウム細胞や血管平滑筋に取り込まれて泡沫化することにより動脈硬化やメサンギウム障害が惹起され, 糸球体硬化が促進する機序が想定されている.

4 | メタボリックシンドローム

METsは腹部肥満，高血圧，脂質異常，糖代謝異常などの病態を包含した病態で，腹部肥満は腹部に脂肪組織が過剰に沈着した状態であり，特に腹部の内臓脂肪の蓄積が著しい．腹部肥満は高血圧や糖代謝異常，脂質異常症の原因となるのみならず，肥満自体が独立したCKD発症，進行のリスクファクターとなる．これらの因子が重積したMETsでは，脳血管やCVDのリスクに加えて，CKDの発症リスクもさらに高くなることがこれまでの多くの疫学研究で示されている．

図II-2-2に肥満が関連したCKD発症・進行の機序を示した．最大の特徴は，肥満は高血圧や糖代謝異常，脂質異常などCKDの発症・進行リスクとなる因子の上流に位置しており，肥満の存在がCKD発症，進行リスクファクターの作用を促進するのみならず，肥満自体が独立してCKDの発症・進行に深く関与する．

肥満に伴い腎血流量は増加して糸球体過剰濾過をもたらし，糸球体内圧上昇の原因となる．さらに交感神経系やRASも亢進して高血圧や糸球体内圧上昇を促進するだけではなく，TGF-βの産生を刺激して糸球体内皮細胞増殖や線維化が促進される．さらに交感神経系やRASは，炎症や酸化ストレスを誘導して糸球体障害を促進し，糸球体硬化の原因となる．

また，肥満はインスリン抵抗状態を引き起こす．高インスリン血症が生じると糖尿病の発症やRASの亢進，高血圧の原因となり，レプチンやアディポネクチンなどのアディポサイトカイン分泌が障害されてTGF-β発現が刺激される．

5 | その他

CKD発症の病態を考える上で，先に示した主なリスクファクター以外に，ミネラル代謝異常，貧血の影響が注目されている．

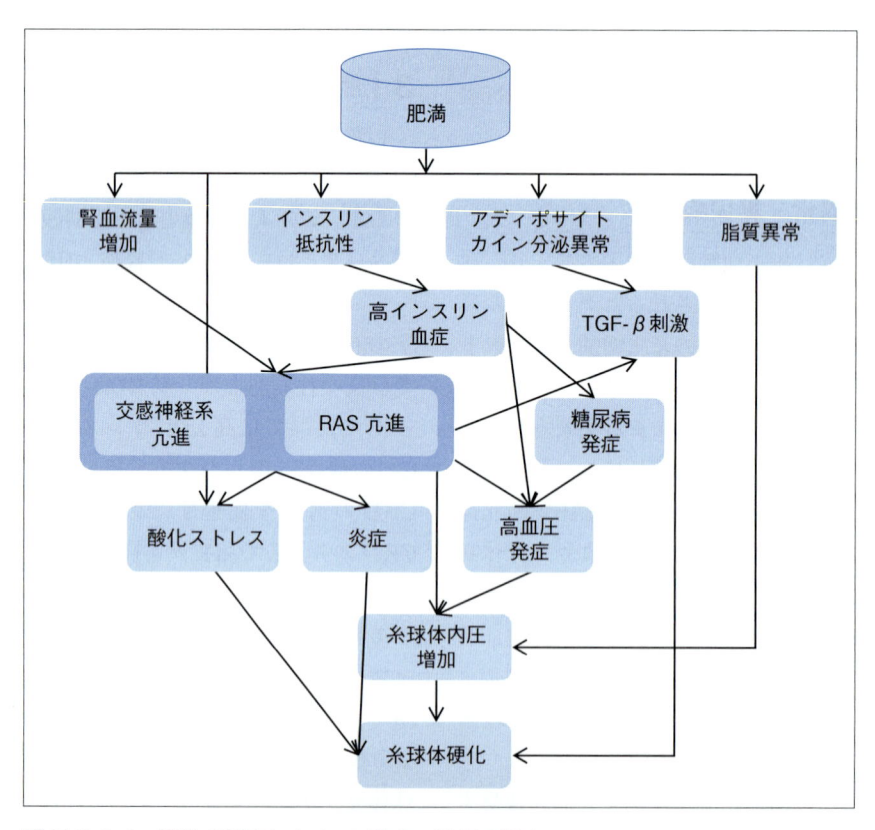

■ 図II-2-2　肥満が関連したCKD発症・進行の機序

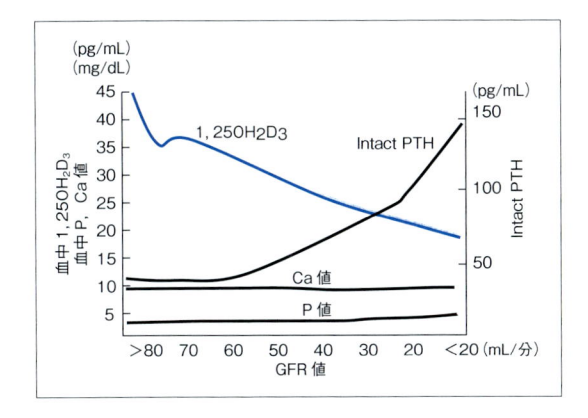

■図 II-2-3　GFR による血中 P, Ca, P, PTH, 1,25OH₂D₃ 濃度の推移
（Levin A, et al. : Kidney Int, 71 : 31-38, 2007 より改変）

❶ ミネラル代謝異常

保存期腎不全期では，GFR の低下に伴い CKD ステージの早期の段階から血中ビタミン D 濃度の合成が低下するが，この低下は骨組織から産生・分泌されるリン（P）利尿蛋白である FGF 23 の作用であることが判明した．さらに GFR が 60 mL/ 分以下に低下すると血中 PTH 濃度が上昇して，FGF 23 とともに P 利尿が促進されるが，GFR が 30 mL/ 分以下に低下すると腎臓での P 排泄も低下することにより，高 P 血症の割合は増加する（図 II-2-3）[7]．最近の観察研究では，保存期 CKD における高 P 血症は CKD 進行のリスクファクターとなり，血中 P 値が正常範囲内であっても P 高値は腎機能の進行に寄与する[8]．この機序として，動物実験で尿細管石灰化や腎間質の線維化などが想定されている．さらに高 P 血症は CVD イベントや死亡にも関連することから，上記リスクを低減する目的で血清 P 値を基準値内に管理・維持することが望ましい[9]．

❷ 貧　血

腎性貧血は GFR が 60 mL/ 分以下の早い段階から出現するが，わが国の保存期腎不全患者（平均 Cr 2.9 mg/dL）を対象にした介入試験では，貧血の程度が強い群の腎不全進行は速く，貧血が高度であっても rHuEPO 製剤で治療した群では腎不全の進行が抑制され[10]，腎性貧血管理により腎機能障害の進行が抑制されることが明らかとなった．

この機序として貧血に起因した低酸素の影響が考えられている．腎臓は低酸素状態で障害されやすく，貧血の進行により酸素供給量が減少して尿細管や間質などの腎組織の障害が促進される．造血促進薬（ESA）の投与は貧血改善による腎臓への酸素供給量を改善させるとともに，ESA 製剤自体が直接あるいは血管内皮前駆細胞や一部の生理活性物質を介した間接作用により，腎保護効果を呈することが推測されている．

2　CKD の症状

多くの CKD 患者では初期は無症状であることが多いが，CKD の進行に伴って CKD 自体あるいは合併症に起因した各種症状が出現するようになる．表 II-2-3 に CKD の原疾患に起因した症状，合併症に起因した症状，尿毒症状をまとめて列記した．

ネフローゼ症候群では尿所見異常に加えてさまざまな程度の浮腫，体液貯留に伴う心・呼吸器系の症状がみられる．また，血管炎や膠原病を原疾患とする CKD では，原疾患に起因したさまざまな症状を呈する．

CKD の進行に伴ってさまざまな合併症が出現し，症状を呈するようになる．循環器系合併症では，高血圧の頻度が高く，体液貯留に伴って浮腫や胸水貯留を認め，進行すると肺水腫やうっ血性心不全を呈することもある．腎性貧血が進行すると貧血症状が出現する．また，各種電解質異常が高度な場合には各種症状を認める．骨・ミネラル代謝障害では，カルシウム（Ca），P 代謝障害に加えて，骨・関節症状，異所性石灰化や心血管系の石灰化に起因した症状が出現する．

透析療法を要する状態（ESRD）になると，表 II-2-3 にあげたさまざまな尿毒症状が出現する．多くの症状は対症療法では改善せず，透析療法が症状の改善に効果的な治療法となる．

■ 表 II-2-3 CKD の主な症状

CKD の原疾患に起因した症状
尿所見異常 　Alb 尿，蛋白尿 　血尿 **ネフローゼ症候群に起因した症状** 　浮腫（顔面，下腿，全身性） 　呼吸苦などの呼吸器症状，心不全症状 **血管炎，膠原病に起因した症状** 　発熱，関節痛や関節腫脹，倦怠感，食欲不振，体重減少

合併症に起因した症状
循環器系合併症（高血圧，浮腫，心不全症状，胸水貯留や肺水腫に伴う呼吸器症状） **貧血症状**（動悸，息切れ，立ちくらみ） **電解質・酸塩基異常** 　高 K 血症（脱力，しびれ，不整脈，心電図でテント上 T 波） 　低 Na 血症（疲労感，頭痛，嘔気，食欲不振，意識障害） 　低 Ca 血症（手足，口唇のしびれ，心電図で QT 延長） 　代謝性アシドーシス（悪心，嘔吐，食欲不振，高 K 血症に起因した症状） **骨・ミネラル代謝障害** 　異所性石灰化に伴う疼痛，運動制限 　血管石灰化に伴う血行障害に起因した疼痛，潰瘍，虚血性心疾患症状 　高 Ca 血症（食欲不振，悪心，嘔吐，意識障害，心電図で QT 短縮） 　骨・関節痛

尿毒症状
消化器系症状（食欲不振，悪心，嘔吐，下痢） 中枢神経障害（悪心，傾眠傾向，意識障害） 末梢神経障害（しびれ，いらいら感） 皮膚症状（皮膚掻痒症，色素沈着） 免疫系障害（易感染性，悪性腫瘍の頻度増加） 性腺機能障害（月経不順，無月経，インポテンツ） 血液系（出血傾向） 眼病変（眼底出血，red eye）

■ 表 II-2-4 CKD の管理上参考となる検査

1．腎機能の評価
血清 Cr 値 蛋白尿　Alb 尿，尿蛋白定量（随時尿 g/gCr） 血尿　尿沈渣 腎生検 画像検査（超音波，腹部 CT，腎超音波ドプラ法）

2．進行リスクファクターの評価
血圧測定 腎機能関連検査（血清蛋白，Alb，電解質，尿酸値） 血液検査（ヘモグロビン，糖・脂質・ミネラル代謝，膠原病・血管炎関連，炎症反応） メタボリックシンドローム関連（BMI，腹囲） 胸部レントゲン 心電図 心臓超音波検査 尿路結石の評価（KUB 単純 X 線，尿路超音波，CT） 血管石灰化の評価（腹部単純 X 線，胸部 CT，頸動脈，下肢動脈超音波検査，ABI）

らに CKD の早期診断に加えて，進行リスクファクターを適切に評価する検査も病態に応じて実施する必要がある（表 II-2-4）．

1 腎機能検査

　腎機能の評価として用いられる GFR を正確に計算する方法はイヌリンを用いたクリアランスであるが，測定が煩雑である．そこで，日常臨床ではスクリーニングや多数の対象者を比較するような簡便で客観的な腎機能の指標として，血清 Cr 値，年齢，性の 3 データから算出した日本人の eGFR を用いており，5 段階の病期ステージに分類されている．
　蛋白尿は血尿に比べて腎機能障害の進行を予測し，尿蛋白量が多いほど腎不全に至る危険性が高くなることから，蛋白尿の有無に加えて尿中排泄量の評価が重要となる．随時尿では起立性蛋白尿を除外するため早朝第一尿で検査する．随時尿で陽性の場合には，尿中蛋白と Cr 濃度を測定して尿 g/gCr で定量化するか，24 時間蓄尿で尿蛋白量を定量する．早期糖尿病性腎症を診断する検査である尿中アルブミンが，蛋白尿より高い CKD

3 CKD の検査

　GFR が正常であっても蛋白尿や血尿陽性者は CKD と診断されるため，検尿は CKD の早期発見に必須である．特に顕性蛋白尿や微量アルブミン尿は ESRD のリスクファクターとなるばかりではなく，CVD のリスクファクターとなる．さ

2. CKDの病態と症状, 検査

■ 表 II-2-5　アルブミン尿の分類

	24時間蓄尿 Alb (mg/24時間)	早朝第一尿 Alb (μg/分)	随時尿 Alb/Cr比 (ACR) (mg/g)
正常	<15	<10	<10
正常高値	15～<30	10～<20	10～<30
微量アルブミン尿	30～<300	20～<200	20～<300
顕性アルブミン尿	≧300	≧200	≧200～300

(De Jong PE, et al.: J Am Soc Nephrol, 17: 2120-2126, 2006 より改変)

のリスクファクターとして注目されている。微量アルブミン尿は表 II-2-5 に示すように，随時尿あるいは早朝第一尿の尿中アルブミンとCrの比を算出して尿g/gCrで定量化するか，24時間蓄尿で定量する。ただし，アルブミン尿測定は保険上，早期の糖尿病性腎症患者に対して3ヵ月に1回算定可能である。

腎生検は腎疾患の診断を確定し，疾患の程度の判定，治療方針の決定，予後の推定が可能な検査法である。しかし，侵襲的検査であるため，実施する意義や必要性をよく検討した上で実施する。画像検査では腎超音波検査が非侵襲的で簡便であり，腎形態異常をきたす疾患の鑑別や腎サイズから腎障害の期間を推定可能である。さらに，腫瘍病変や泌尿器科的な疾患の鑑別にも有用な検査である。

2 進行リスクファクターを評価する検査

先に示したように，高血圧や耐糖能異常，脂質異常，METsはCKDの発症・進行に大きく影響する因子であり，CKDの管理上これらの合併症を適切に評価する必要がある。また，貧血やミネラル代謝，膠原病や血管炎などの病態，慢性炎症の存在，尿路結石や血管石灰化などの異所性石灰化の存在などの因子も直接，間接的にCKDの進行に影響することから，表 II-2-4 に示した各種検査はCKDに影響する合併症を管理する上で参考となる。

ではCKDの重症度分類が見直され，原因と腎機能，および蛋白尿の程度の3項目で評価され，ESRD，CVD死亡発症，その他の死亡のリスクが3段階で示されるようになり（CGA分類），CKDの重症度を容易に評価できるようになった。しかし，糖尿病の早期診断に用いられるアルブミン尿測定は保険上早期糖尿病に限って3ヵ月に1回しか測定できないため，糖尿病患者にCGA分類を用いる際には注意が必要である。今後CKDの重症度を反映する微量アルブミン以外の新たなバイオマーカーの確立が望まれる。

また，同年に日本透析医学会から発表された「慢性腎臓病に伴う骨・ミネラル代謝異常の診療ガイドライン」では維持血液透析患者に限定した従来のガイドラインを改訂して保存期，腹膜透析，腎移植患者まで対象を拡大した。保存期CKDではCKDステージに応じて血清P，Ca，PTH値は変動するが，ガイドラインでは管理目標値が一律に基準値に設定され，CKDステージ5ではPTHを基準値内に管理するのは困難である。また，高P血症の管理は石灰化，CVD発症，腎機能進展，死亡などの観点から重要であるが，治療を開始すべき血清P値は設定されておらず，低Ca血症が上記リスクに及ぼす影響も不明である。こうした点を含めて今後ミネラル代謝関連検査の管理目標値を設定する必要がある。

〔小岩文彦，兼島伸青〕

4 Perspective

2012年に発表された「CKD診療ガイド2012」

■ II. 慢性腎臓病（CKD）

《文　献》

1) 日本腎臓学会 編：エビデンスに基づくCKD診療ガイド2009．東京医学社，2009．
2) Vupputuri S, et al. : Effect of blood pressure on early decline in kidney function among hypertensive men. Hypertension, 42 : 1144-1149, 2003.
3) Sarnak MJ, et al. : Kidney disease as a risk factor for development of cardiovascular disease : a statement from the American Heart Association Councils on Kidney in Cardiovascular Disease, High Blood Pressure Research, Clinical Cardiology, and Epidemiology and Prevention. Circulation, 108 : 2154-2169, 2003.
4) 日本腎臓学会 編：CKD診療ガイド2012．東京医学社，2012．
5) Perkins BA, et al. : Microalbuminuria and the risk for early progressive renal function decline in type 1 diabetes. J Am Soc Nephrol, 18 : 1353-1361, 2007.
6) Schaeffner ES, et al. : Cholesterol and the risk of renal dysfunction in apparently healthy men. J Am Soc Nephrol, 14 : 2084-2091, 2003.
7) Levin A, et al. : Prevalence of abnormal serum vitamin D, PTH, calcium, and phosphorus in patients with chronic kidney disease : results of the study to evaluate early kidney disease. Kidney Int, 71 : 31-38, 2007.
8) Schwarz S, et al. : Association of disorders in mineral metabolism with progression of chronic kidney disease. Clin J Am Soc Nephrol, 1 : 825-831, 2006.
9) 日本透析医学会 編：慢性腎臓病に伴う骨・ミネラル代謝異常の診療ガイドライン．透析会誌，45：p. 301-356, 2012.
10) Kuriyama S, et al. : Reversal of anemia by erythropoietin therapy retards the progression of chronic renal failure, especially in nondiabetic patients. Nephron, 77 : 176-185, 1997.

3 CKDの管理

　全国で約1,300万人以上と推定されているCKD患者すべての診療を約3,000人の腎臓専門医が担当することは不可能であり，かかりつけ医と腎臓専門医の診療連携が必須である．CKDのほとんどは自覚症状に乏しいことから，容易に見過ごされがちであるが，重症化を防ぐためには早期発見が必要である．早期発見，早期治療により進行抑制可能な疾患であることから，透析患者数の減少と心血管疾患（CVD）による死亡数減少が期待できる．

　CKDは一次性，二次性の腎疾患，慢性腎不全（CRF）から透析や移植に至るまでの広範な疾患を抱合する疾患概念である．その多くは糖尿病，肥満，高血圧，メタボリックシンドローム（METs）などの生活習慣病に関連した腎障害や加齢による腎機能低下であるが，腎炎など腎臓専門医による積極的な治療を要するCKDも含まれている．腎臓専門医はただCKDと診断するのではなく，CKDの原因疾患の診断を行っている．

　そこで，健診機関やかかりつけ医と腎臓専門医が連携して，早期発見し，速やかに専門医で治療が受けられるような体制づくりが重要である．

1　CKD患者を専門医に紹介するタイミング

　「CKD診療ガイド2012」にてCKD患者の専門医との連携体制案（図II-3-1）が提示され，かかりつけ医から腎臓専門医紹介のタイミングについても次のように具体的に記載されている[1]．

　健診で行われた検尿によって異常が認められた場合は，早期にかかりつけ医に紹介する．かかりつけ医では，検尿再検（蛋白尿と血尿-試験紙法）と尿蛋白濃度，尿Cr濃度（随時尿で尿蛋白/尿Crを算出），血清Cr濃度などの測定を行い，以下の3項目のいずれかに該当するときには腎臓専門医へ紹介する．

　① 0.50 g/g Cr以上または2+以上の蛋白尿

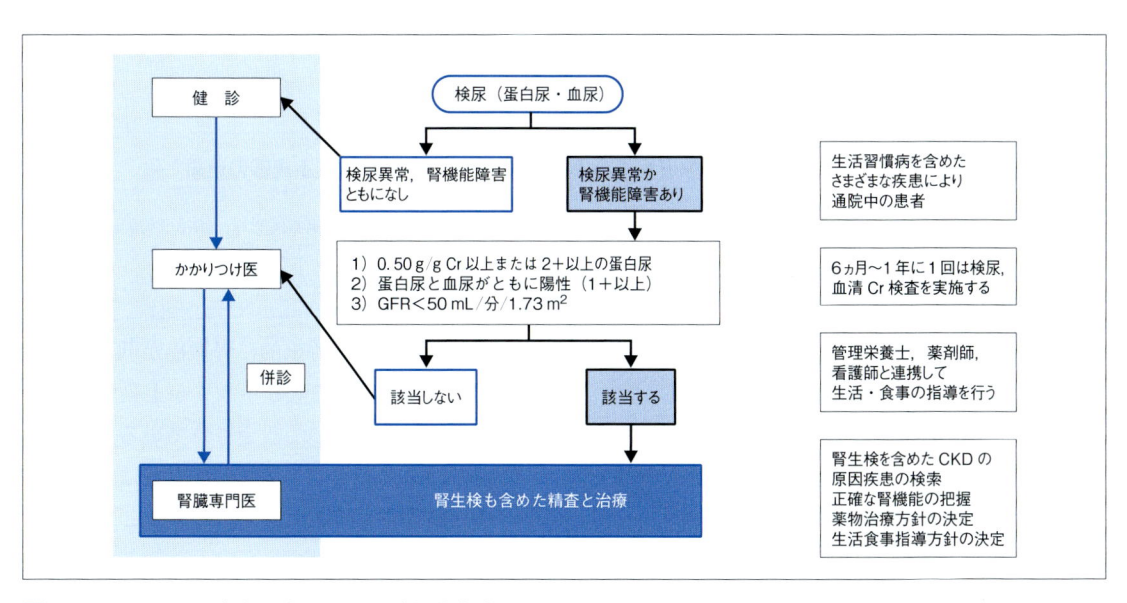

■ 図II-3-1　CKD患者の専門医との連携体制案

（日本腎臓学会 編：CKD診療ガイド2012. 東京医学社, 2012より）

■ II. 慢性腎臓病（CKD）

■ 表 II-3-1　CKD 患者のフォローアップ（成人）

【フォローアップでの注意点】
① eGFR の低下や蛋白尿の増加を認める場合は治療内容を再考する
② 急性増悪の原因として，過労，脱水，感染や薬剤を考慮する
③ 血圧のコントロールが不良の場合は，腎臓専門医と相談の上，食塩過剰に注意しながら降圧薬の種類や投与量を変更する
④ 糖尿病の治療では，低血糖に注意する

【かかりつけ医フォローアップ検査項目】
実施間隔：ステージ G1〜G2：3〜6 ヵ月ごと，ステージ G3〜G5：1〜3 ヵ月ごと
検査項目：ステージ G1〜G2：蛋白尿定性または蛋白尿定量（g/gCr），血尿，血清 Cr，eGFR
　　　　　ステージ G3〜G5：蛋白尿定性または蛋白尿定量（g/gCr），血尿，血清 Cr，eGFR，BUN，UA，Alb，Na，K，Cl，Ca，P，Hb
　　　　　　　　　　　　　　FBS，HbA1c（糖尿病患者のみ），尿アルブミン（3 ヵ月ごと）
血圧測定：毎診察時
胸部 X 線/ECG：適宜

（日本腎臓学会 編：CKD 診療ガイド 2012．東京医学社，2012 より）

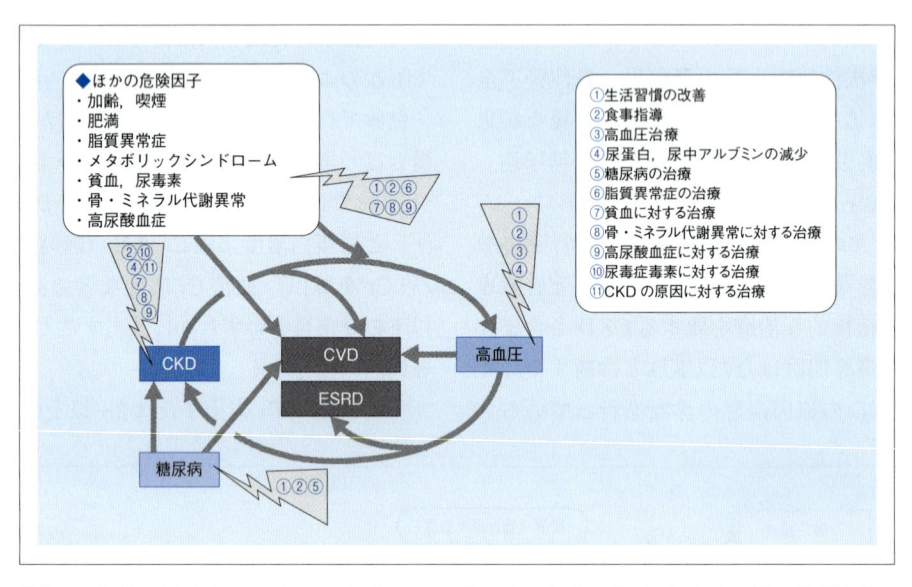

■ 図 II-3-2　CKD の 2 つのエンドポイント（ESRD と CVD）をめぐる病態の連鎖と治療的介入

（日本腎臓学会 編：CKD 診療ガイド 2012．東京医学社，2012 より）

② 蛋白尿と血尿がともに陽性（1+ 以上）
③ GFR<50 mL/分/1.73 m^2

安定した 70 歳以上の CKD 患者では，かかりつけ医の判断により腎臓専門医への紹介基準を GFR 40 mL/分/1.73 m^2 未満としてもよい．一方，若年者（40 歳未満）では GFR 60 mL/分/1.73 m^2 未満であれば長期の腎予後も考慮し，腎臓専門医への紹介を考慮すべきである．

これらの基準は，将来的に腎機能が低下し，末期腎不全（ESRD）に至るリスクが上昇するというエビデンスに基づいて設定されている．

腎臓専門医に紹介された CKD 患者は，腎生検を含めた精査や CVD リスクの評価などが行われる．

2 CKD患者のフォローアップ

　GFR 50 mL/分/1.73 m² 以上のCKD患者は，かかりつけ医が管理する．GFR 50 mL/分/1.73 m² 未満のCKD患者は，かかりつけ医と腎臓専門医が併診する．具体的には，CKDG1～G2期ではかかりつけ医の診療を主とし，G3期では3～6ヵ月ごとに専門医が併診する．しかし，経過中に尿蛋白の急激な増加や腎機能の急激な低下が出現した場合は，早急に専門医へのコンサルトを要する．G4～G5期では基本的には専門医が診療を行う．G3期以降では腎代替療法（透析療法や腎移植）に関する情報提供が必要である．さらにG4期には詳細な腎代替療法に関する情報提供を行い，血液透析（HD），腹膜透析（PD），腎移植に関する知識とともにDVDなど画像情報も提供し，十分に理解し，治療の選択ができるようにサポートする．なお精神面のサポートも忘れてはならない．

　CKD患者のフォローアップでの注意点とかかりつけ医フォローアップ検査項目を表 II-3-1 に示す[1]．

3 CKD患者の治療

　CKD患者に対する治療の目的はESRDとCVDの発症・進展抑制であり，そのためには病態の連鎖を断ち切る集学的治療が必要になる（図 II-3-2）．CKDは各ステージに応じた治療を行わなくてはならない．

4 Perspective

　CKD患者の数は腎臓非専門医の想像よりも著しく多い．早期発見・早期治療介入のためには，非専門医に対する専門医のアプローチが大切である．さまざまな勉強会，講演会，医師会などのつながりを通じて病診連携，専門医－非専門医の連携体制を構築しなければならない．

〔内村幸平，北村健一郎，平和伸仁〕

《文　献》

1) 日本腎臓学会 編：CKD診療ガイド2012．東京医学社，2012．

4 CKDの治療-1（食事，生活指導）

1 CKDの食事療法

CKDの食事療法で注意すべき項目として，エネルギー，蛋白質，脂質の摂取量のほか，体液に関連した食塩，水分，電解質に関連したK，Ca，Pなどがあげられる．個々の患者の生活習慣を尊重した個別対応の食事療法が，スムーズな治療開始と持続のために必要である．栄養障害を防ぎ食事療法を継続させるため，管理栄養士とともに食事療法を行うことが望ましい．

※体重kg当たりでの記述における体重とは標準体重のことであり，現状の体重ではない．
標準体重（kg）＝［身長(m)］²×22

1 エネルギー量

CKD患者のエネルギー必要量は健常人と同程度でよく，年齢，性別，身体活動度により概ね25～35 kcal/kg/日が推奨される．ただし，肥満症例では20～25 kcal/kg/日としてもよい．糖尿病（DM）では運動強度による摂取エネルギー量の推奨が日本糖尿病学会から出されている（表II-4-1）．

2 蛋白質

蛋白質制限によるCKDにおける腎機能障害の進行抑制効果については，多くのエビデンスが存在する．特にCKDステージが進むほど，蛋白質制限の腎機能障害進行抑制効果は大きく，「CKD診療ガイド2012」では「CKDステージG3では0.8～1.0 g/kg/日の蛋白質制限を推奨する．CKDステージG4～G5において蛋白質の摂取制限（0.6～0.8 g/kg/日）は，腎代替療法（透析，腎移植）の導入が延長できる可能性があるが，実施にあたっては十分なエネルギー摂取量確保と，医師および管理栄養士の管理が不可欠である」とされている．CKDステージG1～G2に関しては，「蛋白質摂取量が過剰にならないように注意する」とされている．

蛋白質摂取量の推定には，蓄尿を用いた推算や食事内容の記録が有用である．蓄尿の結果からMaroniの式を用いて1日の蛋白質摂取量を推算することが可能である．

Maroniの式：
1日の蛋白質摂取量（g/日）＝［1日尿中UN排泄量（g）＋0.031(g/kg)×体重(kg)］×6.25＋尿蛋白量（g/日）

3 脂 質

動脈硬化性疾患予防の観点より，CKD患者でも健常者と同様に脂質の％エネルギー摂取比率は20～25％とし，脂質の内容は，飽和脂肪酸のエネルギー比率は4.5～7.0％未満，n-6系脂肪酸のエネルギー比率は10％未満，n-3系脂肪酸の摂取量は50～69歳男性では2.4 g/日以上，同女性2.1 g/日以上かつ，エイコサペンタエン酸とドコサヘキサエン酸の合計が1.0 g/日以上であることが望ましいとされている[2]．

4 食 塩

CKDでは食塩の過剰摂取により高血圧をきたしやすい．GFRの低下した状態では，食塩の過剰摂取により細胞外液量の増加を招き，浮腫，心不全，肺水腫などの原因となる．「CKD診療ガイ

■表II-4-1 糖尿病における身体活動量と摂取エネルギー量（kcal/kg 標準体重/日）

軽労作	25～30
普通の労作	30～35
重い労作	35～

（日本糖尿病学会 編：糖尿病治療ガイド2012-2013．p.39，文光堂，2012より改変）

ド 2012」では CKD のステージを限定せず，食塩摂取量は 3 g/日以上 6 g/日未満とするのを基本としている．ただし，高齢者における過度な塩分制限は食欲を低下させ，脱水から腎機能を悪化させることがあるので注意する．塩分制限が困難な場合は少量の利尿薬を併用する．CKD ステージ G1～G3 にはサイアザイド系利尿薬，CKD ステージ G4～G5 にはループ利尿薬を併用することで，尿中への塩分排泄を促進できる．しかし，低 K 血症や高尿酸血症，脱水に対する注意が必要である．

24 時間蓄尿が可能な患者の 1 日食塩摂取量は尿中 Na 排泄量にて推算することができる．

1 日食塩摂取量（g/日）＝尿 Na（mEq/L）× 尿量（L）/17

さらに CKD 患者の早朝第一尿から以下の式で，1 日食塩摂取量を推算できる[3]．

24 時間尿中 Na 排泄量（mEq/日）＝ 21.98 × 尿 Na(mEq/L)/尿 Cr(g/L) × [－2.04 × 年齢＋14.89 × 体重（kg）＋16.14 × 身長（cm）－2244.45]$^{0.392}$

また，多くの包装食品は Na 表示なので，換算式が減塩指導では有用である．

食塩量（g）＝ Na 量（g）× 2.5

5 水　分

尿の排泄障害がない場合には，水分は健常者と同様に自然の渇感にまかせて摂取する．腎機能が低下している場合には水分過剰摂取または極端な制限は行うべきではない．

6 K

高 K 血症は，不整脈による急死の原因となる可能性がある．K の摂取量を制限するためには，生野菜や果物，海藻，豆類，いも類などの K 含有量の多い食品を制限する．野菜，いも類などは大量の水でゆでると，K 含有量を 20～30％ 減少させることができる．食品中の蛋白質含有量と K 含有量は正の相関関係にあるため，低蛋白食はそれ自体が K 制限食になる．また，低蛋白食による代謝性アシドーシスの抑制効果も，高 K 血症に有効に働く．

7 Ca，P

慢性腎不全では，P の排泄障害とビタミン D の活性化障害に基づく Ca の吸収障害によって，高 P 血症，低 Ca 血症となり，二次性副甲状腺機能亢進症を招く．

牛乳や小魚で Ca の摂取量を増加させようとすると，蛋白質および P 摂取量が増加する．したがって，蛋白質制限が必要な患者では，Ca は薬剤で補給することになる．しかし，Ca 製剤は腎不全において異所性石灰化や血管石灰化を促進する場合があるので注意を要する．

アルブミン濃度で補正した血清総 Ca 濃度値では 8.4～10.0 mg/dL に維持すべきことが提唱されている．なお，血清アルブミン濃度が 4 g/dL 未満では補正 Ca 濃度は以下の式で計算する．

補正 Ca 濃度（mg/dL）＝ 実測 Ca 濃度（mg/dL）＋[4 － 血清アルブミン濃度（g/dL）]

■ 表 II-4-2　腎疾患の病態と食事療法の基本

病　態	食事療法	効　果
糸球体過剰濾過	食塩摂取制限（3 g/日以上 6 g/日未満） たんぱく質制限（0.6～0.8 g/kg/日）	尿蛋白量減少 腎代替療法導入の延長
細胞外液量増大	食塩摂取制限（3 g/日以上 6 g/日未満）	浮腫軽減
高血圧	食塩摂取制限（3 g/日以上 6 g/日未満）	降圧，腎障害進展の遅延
高窒素血症	たんぱく質制限（0.6～0.8 g/kg/日）	血清尿素窒素低下 尿毒症症状の抑制
高 K 血症	K 制限	血清 K 低下

（日本腎臓学会 編：CKD 診療ガイド 2012．東京医学社，2012 より）

■ II. 慢性腎臓病（CKD）

■ 表 II-4-3　成人の CKD の食事療法基準（日本腎臓学会　2007 年）

ステージ（病期）	エネルギー (kcal/kg/日)	蛋白質 (g/kg/日)	食塩 (g/日)	K (mg/日)	水分 (mL/日)	P (mg/日)
ステージ 1 （GFR ≧ 90） ・尿蛋白量 　0.5 g/日未満[*2]	27〜39[*1]	ad lib[*6]	10 未満[*3]			
・尿蛋白量 　0.5 g/日以上	27〜39[*1]	0.8〜1.0	6 未満			
ステージ 2 （GFR：60〜89） ・尿蛋白量 　0.5 g/日未満[*2]	27〜39[*1]	ad lib[*6]	10 未満[*3]			
・尿蛋白量 　0.5 g/日以上	27〜39[*1]	0.8〜1.0	6 未満			
ステージ 3 （GFR：30〜59） ・尿蛋白量 　0.5 g/日未満[*2]	27〜39[*1]	0.8〜1.0	3 以上 6 未満	2,000 以下		
・尿蛋白量 　0.5 g/日以上	27〜39[*1]	0.6〜0.8	3 以上 6 未満	2,000 以下		
ステージ 4 （GFR：15〜29）	27〜39[*1]	0.6〜0.8	3 以上 6 未満	1,500 以下		
ステージ 5 （GFR＜15）	27〜39[*1]	0.6〜0.8[*4]	3 以上 6 未満	1,500 以下		
ステージ 5D （透析療法中） ・血液透析	27〜39[*1]	1.0〜1.2	6 未満	2,000 以下	できるだけ少なく (15 mL/kgDW/日以下)	蛋白質 (g)×15 以下
・腹膜透析	27〜39[*1]	1.1〜1.3	尿量(L)×5 ＋ PD 徐水(L)×0.75	尿量＋徐水量	制限なし[*5]	蛋白質 (g)×15 以下

＊1：表 II-4-1 を参照．
＊2：蓄尿ができない場合は，随時尿での尿蛋白/Cr 比 0.5．
＊3：高血圧の場合は 6 未満．
＊4：0.5 g/kg/日以下の超低蛋白食が透析導入遅延に有効との報告もある．
＊5：高 K 血症では血液透析と同様に制限．
＊6：制限は特になし．

　腎不全で高 P 血症を認める場合は，P の摂取制限が必要である．P 摂取量も蛋白質摂取量と密接な正の相関関係がある．したがって，低蛋白食療法が実施されていれば，P 摂取量も同時に制限される．

　これまで述べた食事療法の要点を表 II-4-2 に示す．また，2007 年に日本腎臓学会が従来の腎疾患食事基準のうち CKD に関する部分の改定を行った．このうち成人に関する部分を表 II-4-3 に示す．「CKD 診療ガイド 2012」の食事療法と日本腎臓学会 2007 年版では，エネルギー量が少し異なる部分があるが，患者の病態に応じて調整すればよい．

表 II-4-4 運動強度

METs	生活活動	運動
3.0～3.8	普通歩行～やや速歩（～94 m/分） 階段を下りる，子どもの世話 屋内の掃除，床磨き，風呂掃除 軽い荷物運び 釣り，大工仕事，箱詰め作業	ウェイトトレーニング（軽・中等度），ボーリング，体操（家で，軽・中等度），ゴルフ（カートを使って），自転車エルゴメーター：50ワット
4.0～4.8	速歩（95～100 m/分程度），自転車（16 km/時未満） 子どもと遊ぶ・動物の世話（中強度） 車いすを押す 庭の草むしり	水中運動，卓球，バドミントン，ゴルフ（クラブを自分で運ぶ）
5.0～5.5	子どもと遊ぶ・動物の世話（活発に） かなり速歩（107 m/分） 電動芝刈り機	ソフトボールまたは野球，子どもの遊び（ドッジボール，遊戯など），自転車エルゴメーター：100ワット
6.0～6.5	家具・家財道具の移動・運搬 雪かき	ゆっくりしたジョギング（4～5 km/時），ジャズダンス，ウェイトトレーニング（高強度），エアロビクス
7.0～7.5		ジョギング（8 km/時），サッカー，テニス，スキー，スケート，登山：約1～2 kgの荷物を背負って
8.0～	運搬（重い負荷） 階段を連続して登る	サイクリング（約20 km/時），ランニング（約10 km/時），水泳，各種スポーツ競技

（厚生労働省 運動所要量・運動指針の策定検討会：健康づくりのための運動指針2006より改変）

2 CKDの生活指導

1 運動

CKDの各ステージを通して，過労を避けた十分な睡眠や休養は重要であるが，安静を強いる必要はない．運動療法がCVDに関連する死亡や全死亡を減少させることはよく知られている．運動は減量効果だけでなく，糖尿病の新規発症や高血圧を抑制する．すなわちCKD患者においても運動療法が重要となり得る．運動による蛋白尿の増加は一過性（1～2時間）で，長期的に増加することはない．また腎機能に関しても，運動時にGFRは一時的に低下するが，長期的な影響を検討した臨床研究では，適度な運動による腎機能障害の悪化はなく，逆に改善したとする報告もみられる[4]．ただし運動が問題ないとする報告の多くは，中等度の運動強度（5.0～6.0 METs程度，表II-4-4）での検討である．したがって，これ以上の運動強度に関してはエビデンスがなく，個々の症例に対して検討すべきである．また，急性に増悪したCKDや，ネフローゼ症候群など高度蛋白尿を合併するCKDでの運動の是非に関してもエビデンスはない．運動によるCVDやメタボリックシンドロームの予防効果は，中程度の強度で1日30分の運動でも認められることから，安定したCKD患者では，心肺機能に問題のない範囲での定期的な運動が推奨される．

2 喫煙

喫煙はCKD発症の独立したリスクファクターであり，CKD患者の蛋白尿を増加させ，腎機能障害の進行を促進することが報告されている[5]．また，喫煙がCKD患者におけるCVDのリスクファクターであることも示されている．禁煙によりCKDの進行を抑制できるという報告もあるこ

■ 表 II-4-5　主な酒類のエタノール換算の目安

お酒の種類	量 (mL)	濃度 (%)	エタノール量 (g)
ビール	中瓶1本　500	5	20
清酒	1合　180	15	22
ウイスキー・ブランデー	ダブル1杯　60	43	20
焼酎 (35度)	1合　180	35	50
ワイン	グラス1杯　120	12	12

(厚生労働省 運動所要量・運動指針の策定委員会：健康づくりのための運動指針2006より)

とから，CKD患者では禁煙が推奨されている．

3 飲酒

　日本人の疫学研究では，アルコール摂取とCKD発症の関連はなく，エタノール20 g/日以下のアルコール摂取は逆にCKDの発症リスクを低下させた[6]．一方，大量飲酒（エタノール60 g/日以上）は高血圧や電解質異常，CKDやESRDのリスクとなる．一般的な適正飲酒量はアルコール（エタノール）量として，男性では20～30 g/日以下，女性は10～20 g/日以下である（表 II-4-5）．

4 予防接種

　CKD患者は免疫力が低下しているため，非CKD患者と比較して感染による死亡や合併症のリスクが有意に高い．したがって，感染リスクの高い病原体に対しては，ワクチン接種による予防が推奨される．

❶ インフルエンザワクチン

　United States Renal Data System (USRDS) の報告では，66歳以上のCKD患者へのインフルエンザワクチン接種により，1～3ヵ月の全死亡，入院のリスクがそれぞれ未接種の患者に比べ34%，13%低下することが示されている[7]．接種不適当例を除くすべてのCKD患者において，インフルエンザワクチンの定期接種が推奨される．なお，わが国では予防接種法により「65歳以上の方」，「60歳以上64歳以下で，腎臓の機能に障害があり，身の回りの生活を極度に制限される方」については定期の予防接種を一部公費負担で受けることができる．

❷ 肺炎球菌ワクチン

　CKD患者に肺炎球菌ワクチンを用いた報告はほとんどないが，少なくとも65歳以上あるいはほかのリスクを有する患者には接種を考慮する必要がある．一般的にワクチン接種から5年以上経過すると抗体価が低下するとされている．CKD患者ではワクチン接種による抗体獲得能と抗体維持能が低下しているため，健常人に比べ早期に免疫を失う可能性がある．これまでわが国では，本ワクチンの再接種に関して，安全性が確認されていなかったことから不適当とされていたが，海外においては再接種が安全裡に実施されていることや，国内外において再接種の安全性に関する知見が集積されたことから，2009年に厚生労働省が再接種を認可した．

5 癌スクリーニング

　透析患者では一部の癌（泌尿器系癌，生殖器系癌など）の発症が健常人に比較し増加していると報告されている[8]．透析患者以外のCKD患者に関する癌発症率の報告はほとんどないが，少なくとも一般人と同様に癌スクリーニングの意義は大きいと考えられる．一部の腫瘍マーカー（CEA，CA19-9, CA125, SCC, NSE）は腎機能の低下につれて偽陽性になりやすく，判定には注意が必要である．

〔内村幸平，北村健一郎，平和伸仁〕

《文　献》

1) National Kidney Foundation : K/DOQI clinical practice guidelines and clinical practice recommendations for diabetes and chronic kidney disease. Am J Kidney Dis, 48 : S12-S154, 2007.
2) 第一出版編集部 編：厚生労働省策定 日本人の食事摂取基準（2010年版）．第一出版，2010．
3) Imai E, et al. : Validation of the equations for estimating daily sodium excretion from spot urine in patients with cronic kidney disease. Clin Exp Nephrol, 15 : 861-867, 2011.
4) Pechter U, et al. : Regular lowintensity aquqtic exercise improves cardio-respiratory functional capacity and reduces proteinuria in chronic renal failure patients. Nephrol Dial Transplant, 18 : 624-625, 2003.
5) Jones-Burton C, et al. : Cigarette smoking and incident chronic kidney disease : a systematic review. Am J Nephrol, 27 : 342-351, 2007.
6) Yamagata K, et al. : Risk factors for chronic kidney disease in a community-based population : a 10-year follow-up study. Kidney Int, 71 : 159-166, 2007.
7) Collins AJ, et al. : Excerpts from the United States Renal Data System 2007 annual data report. Am J Kidney Dis, 51 : S1-S320, 2008.
8) Smith RA, et al. : American Cancer Society guidelines for the early detection of cancer, 2006. CA Cancer J Clin, 56 : 11-25, 2006.

■ II. 慢性腎臓病（CKD）

5 CKDの治療-2（降圧療法）

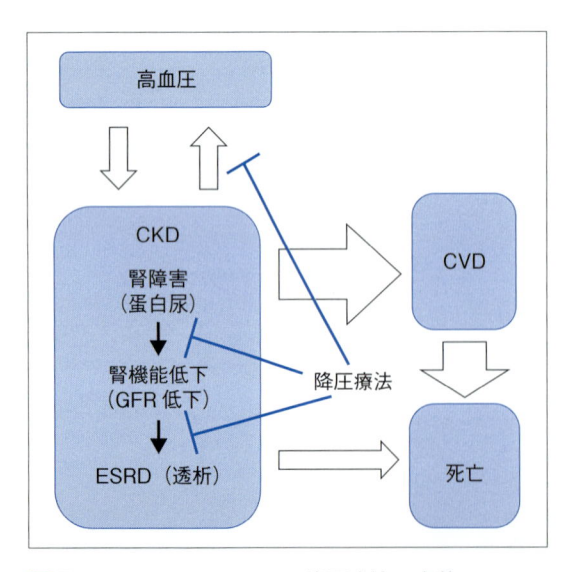

1 CKDにおける降圧療法の意義

CKDにおける降圧の意義は，ESRDへの進展を防止，遅延させることとCVDの発症・進展の抑制である．

高血圧はCKDの原因となり，CKDの病態を悪化させる一方，CKDが高血圧の原因ともなり，CKDと高血圧は悪循環の関係にある．これまで多くの臨床研究によって高血圧がCKDの進行，ESRDへの進展のリスクとなることが示されている．したがって，高血圧の早期発見と適切な降圧治療が重要となる．

また，CKD自体が独立したCVDのリスクファクターであり，CKDの進行に伴ってCVDによる死亡が増加し，特にESRDではCVD発症率が高くなる．CKDではESRDのリスクよりも，CVDによる死亡リスクが上回るとの報告もあり，CKDの進行抑制はCVDの発症を抑制し，生命予後を改善させる可能性がある．

蛋白尿はCKD進行の指標であり，リスクでもある．また，蛋白尿は微量アルブミン尿の段階からCVDの発症リスクでもある．CKDのステージが進むにつれ，CVDによる死亡率が増す．したがって，CKD進行抑制のみならずCVD発症リスクや死亡リスクの減少のために，微量アルブミン尿，蛋白尿を減少させる降圧療法が推奨される（図II-5-1）．

2 CKD患者の血圧測定

CKDでは血圧日内変動が夜間に降圧されないnon-dipper型となる[1]．non-dipper型高血圧はCVDのリスクとされ，夜間血圧は外来血圧よりCVDリスクを反映する．そのため，CKDの血圧管理においては夜間血圧を重視すべきであるが，24時間血圧測定を頻回に行うことは困難であるため，外来血圧に加えて家庭血圧を測定し，24時間血圧の代用として評価する．家庭血圧の測定は，白衣高血圧や仮面高血圧を除外するとともに，CKDの進行予測にも有用である．毎日，少なくとも起床後1時間以内（排尿後，朝食前）と就寝前の2回，座位で1～2分間の安静の後に測定する．

3 CKDにおける降圧目標[2]

CKDにおける降圧療法の目的は，CKD進行の抑制およびCVD発症リスクや死亡リスクの軽減である．さまざまな臨床研究により，CKD患者の降圧目標として，130/80 mmHg以下が推奨される．原則として血圧が130/80 mmHg以上であれば，生活習慣の修正と同時に薬物療法を開始し，血圧値と尿中アルブミン・尿蛋白排泄量，およびGFRの経過を観察する．ただし，過度の降圧（収縮期血圧110 mmHg未満）は腎機能を悪

■ 図II-5-1 CKDにおける降圧療法の意義

5. CKD の治療-2（降圧療法）

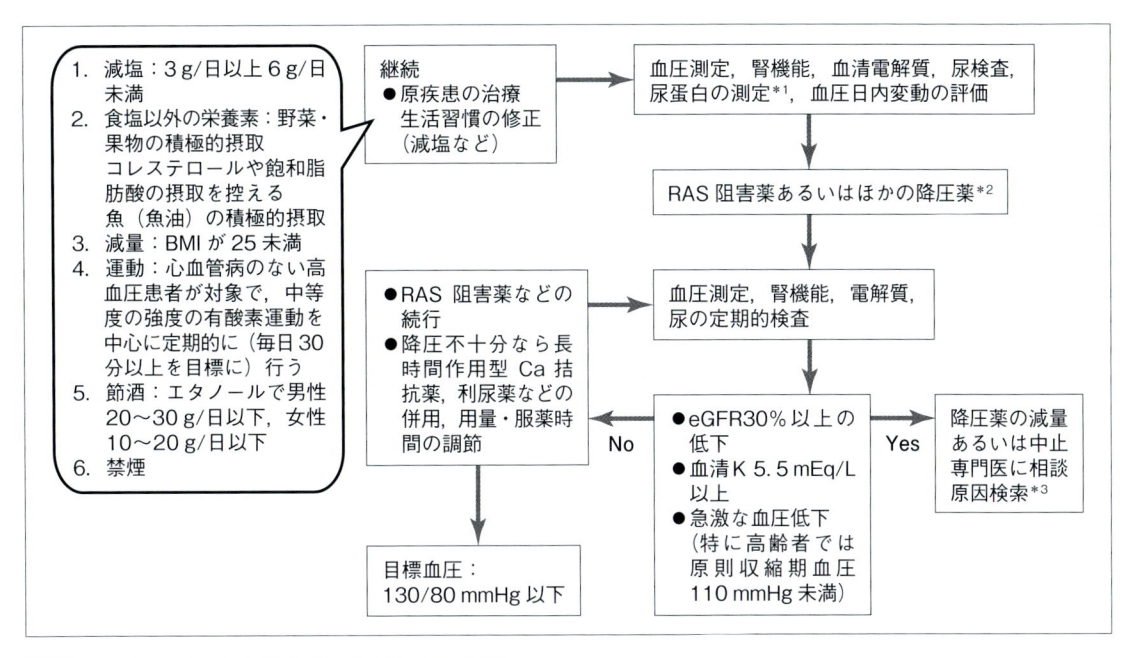

■図 II-5-2　CKD を合併する高血圧の治療計画

*1：アルブミン定量精密測定（尿中アルブミン/尿中クレアチニン，mg/gCr）は糖尿病または早期糖尿病性腎症患者であって微量アルブミン尿を疑うもの（糖尿病性腎症第 1 期または第 2 期のものに限る）に対して行った場合に，3 ヵ月に 1 回に限り算定できる．したがって，糖尿病合併 CKD の糖尿病性腎症第 3 期 A（顕性腎症前期）以降および糖尿病非合併 CKD では，尿蛋白定量（尿蛋白/尿中クレアチニン比，g/gCr）を行う．
*2：糖尿病合併 CKD 患者，軽度以上の蛋白尿（0.15 g/gCr 以上）を呈する糖尿病非合併 CKD 患者では RAS 阻害薬を第一選択薬とする．一方，正常蛋白尿（0.15 g/gCr 未満）の糖尿病非合併 CKD 患者では，降圧薬の種類を問わないので，患者の病態に合わせて降圧薬を選択する．CKD ステージ G4〜G5，高齢者 CKD では RAS 阻害薬は少量から開始し，特に高齢者 CKD では 4 週間〜3 ヵ月の間隔で時間をかけて増量する．
*3：原因：腎動脈狭窄，NSAIDs，心不全，脱水，尿路異常など．

（日本腎臓学会 編：CKD 診療ガイド 2012．東京医学社，2012 より改変）

化させるおそれがあり，注意が必要である．特に，高齢者の CKD 患者では蛋白尿の程度にかかわらず，140/90 mmHg を暫定目標血圧として腎機能の悪化や臓器の虚血症状がみられないことを確認後に，最終降圧目標を 130/80 mmHg 以下として慎重に降圧する（図 II-5-2）．

4　降圧薬の選択[2]

CKD の降圧目標を達成するには多剤併用を要することが多い．糖尿病合併 CKD および軽度以上の蛋白尿を呈する CKD の第一選択薬は RAS 阻害薬であるが，第二選択薬には利尿薬または Ca 拮抗薬が位置づけられている．体液貯留や食塩感受性が想定される場合は利尿薬を，III 度高血圧や冠動脈疾患などの心血管リスクが懸念されるときは Ca 拮抗薬を選択する．一方，正常蛋白尿の CKD は降圧薬の種類を問わず，患者の病態に合わせて降圧薬を選択することができる（図 II-5-3）．

1　RAS 阻害薬

RAS 阻害薬は他のクラスの降圧薬に比較して尿蛋白減少効果に優れており，RAS 阻害薬による腎保護効果は糸球体高血圧の程度が強いほど，つまり尿中アルブミン・尿蛋白排泄量が多いほど期待できる．

ACE 阻害薬はアンジオテンシン I（Ang I）をアンジオテンシン II（Ang II）に変換する酵素である ACE を阻害することにより，血管収縮やアルドステロン分泌刺激などの強力な作用を持つ Ang II の産生を抑制する．Ang II は糸球体輸出細動脈を収縮させ，糸球体内圧の上昇を招いている．Ang II 産生を抑制する ACE 阻害薬は輸出動

■ II. 慢性腎臓病（CKD）

```
┌─────────────────────────────────────┬─────────────────────────────────────┐
│ 糖尿病合併 CKD,                     │ 正常蛋白尿の糖尿病非合併 CKD        │
│ 軽度以上の蛋白尿を呈する糖尿病非合併 CKD │                                 │
└─────────────────────────────────────┴─────────────────────────────────────┘
```

第一選択薬

RAS 阻害薬（ARB，ACE 阻害薬）
- すべての CKD ステージにおいて投与可能
- ただし，CKD ステージ G4, G5, 高齢者 CKD では，まれに投与開始時に急速に腎機能が悪化したり，高 K 血症に陥る危険性があるので，初期量は少量から開始する．
- 降圧が認められ，副作用がない限り使い続ける．

CVD ハイリスク，III 度高血圧 / **体液過剰（浮腫）**

第二選択薬

- **長時間作用型 Ca 拮抗薬**
  - すべての CKD ステージにおいて投与可能
  - 尿蛋白減少効果のある Ca 拮抗薬を考慮

- **サイアザイド系利尿薬**
  - 原則 CKD ステージ G1〜G3（CKD ステージ G4〜G5 ではループ利尿薬との併用可）
- **長時間作用型ループ利尿薬**
  - CKD ステージ G4〜G5

第三選択薬

利尿薬 / 長時間作用型 Ca 拮抗薬

降圧薬の種類を問わないので，患者の病態に合わせて降圧薬を選択

RAS 阻害薬（ARB，ACE 阻害薬）
- すべての CKD ステージにおいて投与可能
- ただし，CKD ステージ G4, G5, 高齢者 CKD では，まれに投与開始時に急速に腎機能が悪化したり，高 K 血症に陥る危険性があるので，初期量は少量から開始する．

長時間作用型 Ca 拮抗薬
- すべての CKD ステージにおいて投与可能
- CVD ハイリスク，III 度高血圧症例に考慮

利尿薬
- 体液過剰（浮腫）症例に考慮

（サイアザイド系利尿薬）
- 原則 CKD ステージ G1〜G3（CKD ステージ G4〜G5 ではループ利尿薬との併用可）

（長時間作用型ループ利尿薬）
- CKD ステージ G4〜G5

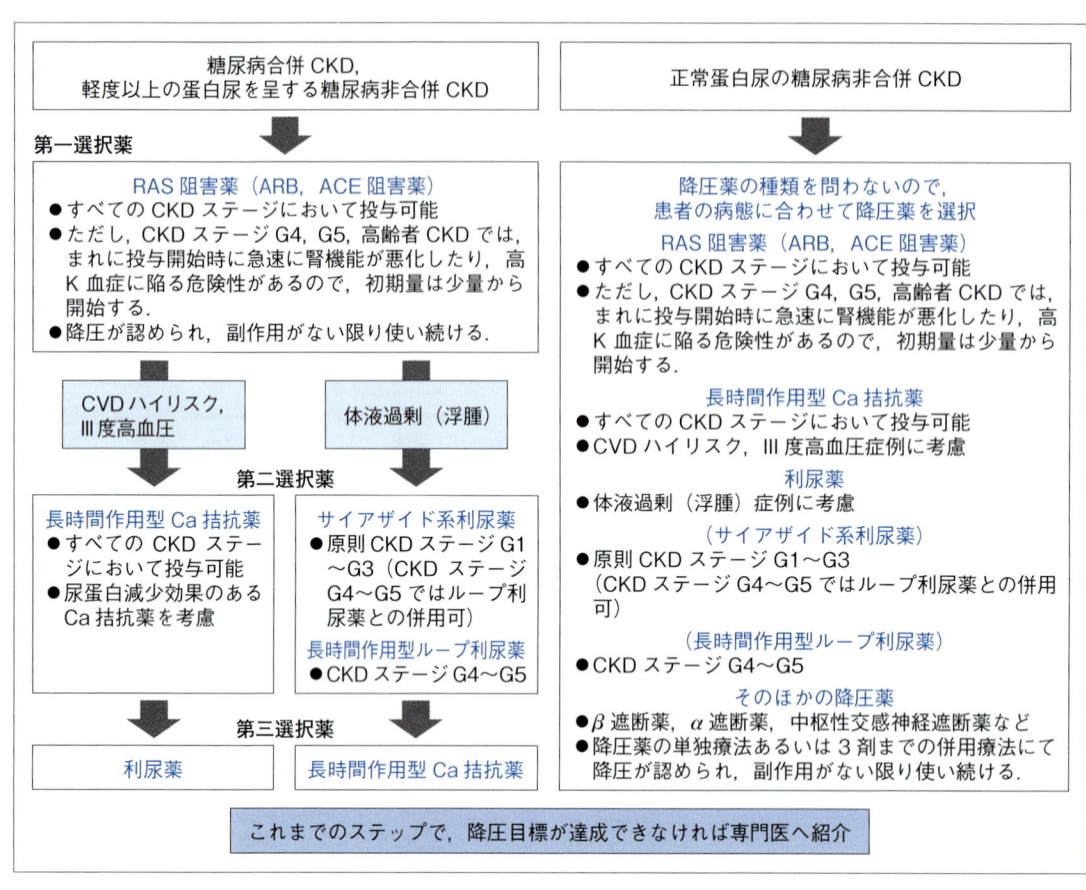

そのほかの降圧薬
- β 遮断薬，α 遮断薬，中枢性交感神経遮断薬など
- 降圧薬の単独療法あるいは 3 剤までの併用療法にて降圧が認められ，副作用がない限り使い続ける．

これまでのステップで，降圧目標が達成できなければ専門医へ紹介

■ 図 II-5-3　CKD 合併高血圧に対する降圧薬の選択

（日本腎臓学会 編：CKD 診療ガイド 2012. 東京医学社，2012 より）

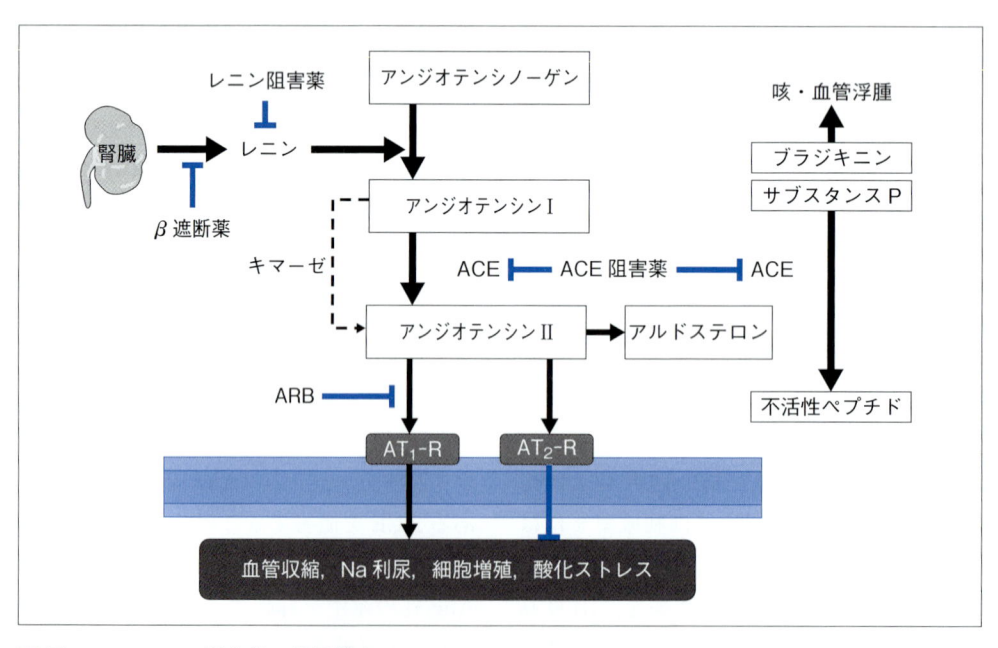

■ 図 II-5-4　RAS 阻害薬の作用機序

（Staessen JA, et al. : Lancet, 368 : 1449-1456, 2006 より改変）

脈を拡張して糸球体高血圧を改善し，尿蛋白を減少させる効果を持つ．多くのACE阻害薬は腎排泄性であるため腎機能障害患者では代謝が遅れ，血中濃度が遷延することを考慮する必要がある．

Ang II受容体には2つのサブタイプがあり，AT$_1$受容体は血管収縮，アルドステロン分泌に加え，細胞の増殖や肥大，細胞外基質産生などの作用を持つ．これに対しAT$_2$受容体は血管拡張，細胞増殖抑制，アポトーシス誘導など概してAT$_1$受容体の作用に拮抗する方向に働く．ARBはAT$_1$受容体を選択的に遮断する．AT$_1$受容体の遮断によりAng IIは増加し，AT$_2$受容体への結合が促進される．ARBは肝排泄性であるため，腎機能障害患者においても常用量を使用することができる（図II-5-4）．

ACE阻害薬とARBの優劣は明らかではないが，両者の併用療法は尿中アルブミン・尿蛋白減少効果に優れていることが報告されている．ただし，CVDのハイリスク患者を対象としたON-TARGET研究において，併用療法群ではCVDのリスクは単独治療群と同等で，腎機能障害の進行などの副作用が有意に増加しており，注意が必要である[3,4]．両者の併用投与は原則として腎臓・高血圧専門医によってなされるべきである．

RAS阻害薬は用量依存的に尿蛋白を減少させ，腎機能障害の進行を抑制する．CKD患者にRAS阻害薬を投与すると，eGFRが一過性に低下することがあるが，投与開始3ヵ月後の時点までの前値の30%未満のeGFR低下は，薬理効果としてそのまま投与を継続してよい．

高K血症に注意を要するものの，十分なRAS阻害のため抗アルドステロン薬を追加すると，さらに尿蛋白が減少する．ただし，抗アルドステロン薬は糖尿病性腎症およびクレアチニンクリアランス（Ccr）50 mL/分/1.73 m^{2}未満のCKD患者には禁忌となっている．そのために併用投与がなされる場合には，腎臓・高血圧専門医によって，きわめて慎重になされるべきである．

Ca拮抗薬との比較では多くの臨床研究の結果から，ARBが尿蛋白の減少や腎機能障害の進行抑制に優れていることが示されている．このことより，RAS阻害薬は降圧とは別機序の腎保護作用を有していると考えられている．

降圧を介さない尿蛋白減少効果やCVDの発症抑制を期待できることから，高血圧を合併していないCKD患者に対してもRAS阻害薬を投与すべきと思われるが，収縮期血圧110 mmHg未満では腎機能予後が不良とする報告もあり[5]，過剰降圧には注意する．

2 利尿薬

CKD患者の130/80 mmHg以下という降圧目標の達成には，平均2～3剤の多剤併用が必要であり，利尿薬は第二選択薬として使用される．CKD患者の多くは食塩感受性高血圧を呈するため，尿中Na排泄を促進する利尿薬はCKD患者の降圧に優れ，またCKDに合併するCVDの発症も抑制する．RAS阻害薬の腎保護効果を立証した臨床試験でも，大多数の患者で利尿薬が併用されていることから，第二選択薬として利尿薬が推奨されている．利尿薬の降圧作用は少量で発揮され，血清電解質や尿酸および糖・脂質代謝系への副作用は用量依存的に増加するため，1/2や1/4錠などの低用量で用いる．ステージG1～G3のCKDではサイアザイド系利尿薬を，またステージG4，G5のCKDでは長時間作用型ループ利尿薬を使用する．長時間作用型ループ利尿薬単剤で体液量コントロールが困難であれば，サイアザイド系利尿薬を併用するが，eGFRの低下や低K血症には十分注意する必要がある．

3 Ca拮抗薬

利尿薬と同様に厳格な降圧目標達成のためにはCa拮抗薬も第二選択薬として推奨される．Ca拮抗薬の作用機序は，血管平滑筋や心筋のL型Caチャネルに結合してその機能を抑制することにより細胞内へのCaイオンの流入を抑制することであり，その降圧効果は主に血管平滑筋の弛緩による直接的な血管拡張作用によるものであるため，ほかの降圧薬に比べ用量依存的である．長時間作

用型のCa拮抗薬の腎保護効果に関しては，エビデンスが蓄積されつつある．CARTER試験[6]ではRAS阻害薬に輸出細動脈拡張作用のあるシルニジピンを併用したときの尿蛋白減少効果が示されており，Ca拮抗薬間の違いも示唆される．特に腎機能障害の進行抑制のためには，尿蛋白の減少効果が報告されているN型やT型Caチャネル阻害作用を併せ持つCa拮抗薬が推奨される．

4 抗アルドステロン薬

アルドステロンは副腎皮質球状層から分泌されるステロイドホルモンで腎集合尿細管などの上皮細胞のミネラルコルチコイド受容体（MR）に作用し，Na再吸収およびK排泄促進作用により細胞外液量の維持に寄与している．近年，アルドステロンが腎臓における水電解質作用以外に心血管系のMRに直接作用して臓器障害を惹起する心血管リスクホルモンであることが明らかにされている．加えて各種心疾患におけるMR拮抗薬，すなわち抗アルドステロン薬を用いた大規模臨床試験（RALES, EPHESUS）の結果より，抗アルドステロン薬の心血管保護作用が示されている[7,8]．

また基礎研究においても，各種高血圧モデル動物での検討において，抗アルドステロン薬が心腎血管組織のMRに作用して強力な臓器保護作用を発揮し，アルドステロンの直接的な臓器障害作用機序が明らかになりつつある．

現在使用されている抗アルドステロン薬には，従来から用いられてきたスピロノラクトンと2007年に開発されたエプレレノンとがある．スピロノラクトンはMRに加え，プロゲステロン受容体（PR）やアンドロゲン受容体（AR）にも中程度の親和性を示すことから，比較的高い頻度で女性化乳房や乳房痛，勃起不全などの副作用を用量依存性に示す．一方，エプレレノンのMR拮抗作用はスピロノラクトンに比べ約1/10程度であるが，PRやARに対する親和性はきわめて低いため，スピロノラクトンで認められるような副作用を起こさない．これら抗アルドステロン薬は食塩感受性高血圧患者に対して特に有効であったという臨床試験が報告されている[9]．

抗アルドステロン薬としての特性上，腎機能低下例や血清K濃度を上昇させる薬剤（ACE阻害薬，ARB）との併用時は高K血症発現の頻度が高くなることに留意が必要である．多くの臨床試験で，腎機能低下例でCcrの低下に比例してエプレレノン投与による重篤な高K血症の頻度が増加することが示されている．したがってエプレレノンは，①Ccr（50 mL/分未満）の患者には禁忌である．同様に高K血症への警戒のため，②血清K濃度（5.0 mEq/L以上）の患者への投与やK製剤との併用は禁忌，③ACE阻害薬やARBとの併用は慎重投与，④微量アルブミン尿または蛋白尿を伴う糖尿病患者も禁忌となっている．

5 β遮断薬

高血圧の成因に関与する神経内分泌性因子の中で，交感神経活動亢進は，昇圧系として中心的な位置を占める．交感神経系の情報伝達物質であるカテコールアミン（アドレナリン，ノルアドレナリンなど）に対してはα受容体とβ受容体が存在し，β遮断薬の降圧作用は主に心筋の$β_1$受容体遮断により陰性の変時変力作用を示し心拍出量を減少することにより発揮される．これに加え，腎臓においては傍糸球体装置の$β_1$受容体刺激を遮断しレニン分泌を抑制することが降圧効果に関係する．一方，血管平滑筋の$β_2$受容体の遮断は腎血管抵抗の増加により，腎血流が減少し，腎機能を悪化させてしまうことがあるため，$β_1$選択性の高いβ遮断薬を用いるべきである．多くのβ遮断薬は脂溶性肝排泄であるが，アテノロールやセリプロロールなどの水溶性のβ遮断薬は腎機能に応じ減量して使用する．

6 α遮断薬

カテコールアミンのα受容体は$α_1, α_2$のサブタイプに分けられるが，交感神経終末のシナプスにおいて$α_1$受容体は血管平滑筋細胞膜に存在しノ

ルアドレナリンの結合により血管収縮を起こすため，降圧薬として用いられるのは選択的な α_1 受容体の遮断薬である．α 遮断薬は腎血流を低下させることがなく，腎機能障害患者においても安全に使用できる．α 遮断薬は，特に糖尿病性腎症患者において自律神経障害による起立性低血圧の増悪に注意を要するが，インスリン抵抗性を改善する作用も有している．また，下部尿路の平滑筋を弛緩し前立腺肥大の治療薬としても用いられるため，腎後性腎機能障害の病態改善に有用な場合がある．

7 レニン阻害薬

新しい作用機序としては10余年ぶりとなる新規高血圧治療薬のレニン阻害薬（アリスキレン）が2009年10月1日にわが国でも使用可能となった．レニンはAng II産生において律速段階の反応を触媒する酵素であり，直接レニンを阻害することは，RASを抑制する際に有効な手段と考えられる．しかし，腎障害または腎機能低下を伴った2型糖尿病患者を対象としたALTITUDE試験においてRAS阻害薬にアリスキレンを上乗せ投与した場合，非致死性脳卒中，腎合併症，高K血症および低血圧の発現頻度が増えることが報告された．これに基づき，2012年6月5日に「RAS阻害薬を投与中の糖尿病患者」へのアリスキレンの投与は禁忌となった．

5 降圧の実際

CKD患者においても降圧薬投与に加えて塩分制限や運動療法が重要なのは，非CKD患者と同様である．その上で130/80 mmHg以下への降圧が目標となるが，急激な降圧は腎機能を悪化させる危険があり，降圧薬は低用量から慎重に開始して緩徐に最大用量を目指す．特に（両側）腎動脈狭窄，NSAIDsやシクロスポリン投与，心不全，脱水，尿路異常などの病態でRAS阻害薬を投与開始すると，eGFRの前値比30%以上の上昇や血清K 5.5 mEq/L以上の上昇を認めることがあり，その場合はRAS阻害薬を減量ないし中止する必要がある．また，高K血症の対策として，利尿薬の併用や重炭酸Naの投与などがあげられる（図II-5-2）．

6 腎保護効果の指標

降圧療法によるCKDの進行抑制効果の指標は，尿蛋白減少（6ヵ月以内の30%以上減少）と投与開始直後のGFRの軽度低下（3ヵ月以内のeGFR低下が前値比30%未満）である．尿蛋白減少やRAS阻害薬投与初期のGFR低下は，いずれも糸球体血圧の低下を反映しているので，結果として糸球体に対する負荷を軽減し，長期的にみれば，その後の腎機能障害の進行を抑制すると考えられる．RAS阻害薬の開始1ヵ月目で尿蛋白が半減すると，6ヵ月以降の腎機能障害の進行が抑制できることが証明されている．

7 Perspective

近年さまざまなエビデンスが報告されている．大規模研究の結果が必ずしも既存のガイドラインの推奨と一致していないこともある．よって各学会におけるガイドラインはエビデンスとともに改訂されていく運命にある．本項での解説は最新のガイドラインに準拠しているが，呈示している数値は今後のエビデンスにより変更となる可能性もある．しかしCKDの基本的な治療スタンスはほぼ不変である．CKDの本態を見きわめ，治療の一助となれば幸いである．

〔内村幸平，北村健一郎，平和伸仁〕

II. 慢性腎臓病（CKD）

《文　献》

1) Fukuda M, et al. : Nocturnal blood pressure is elevated with natriuresis and proteinuria as renal function deteriorates in nephropathy. Kidney Int, 65 : 621-625, 2004.
2) 日本腎臓学会・日本高血圧学会 編：CKD（慢性腎臓病）診療ガイド 高血圧編．東京医学社，2008.
3) The ONTARGET Investigators : Telmisartan, ramipril, or both in patients at high risk for vascular events. N Engl J Med, 358 : 1547-1559, 2008.
4) Mnn JF, et al. : ONTARGET investigators. Renal outrisk (the ONTARGET study) : a multicentre, randomized, doubleblind, controlled trial. Lancet, 372 : 547-553, 2008.
5) Jafar TH, et al. : Angiotensin-converting enzyme inhibitors and progression of nondiabetic renal disease. A meta-analysis of patient-level data. Ann Inten Med, 135 : 73-87, 2001.
6) Fujita T, et al. : Antiproteinuric effect of the calcium channel blocker hypertensive patients with chronic renal disease. Kidney Int, 72 : 1543-1549, 2007.
7) Pitt B, et al. : The effect of spironolactone on morbidity and mortality in patients with severe heart failure. Randomized Aldactone Evaluation Study Investigators. N Engl J Med, 341 : 709-717, 1999.
8) Pitt B, et al. : Eplerenone, a selective aldosterone blocker, in patients with left ventricular dysfunction after myocardial infarction. N Engl J Med, 348 : 1309-1321, 2003.
9) Flack JM, et al. : Efficacy and tolerability of eplerenone and losartan in hypertensive black and white patients. J Am Coll Cardiol, 41 : 1148, 2003.

6 CKD の治療-3

腎機能低下に伴い脂質代謝異常，腎性貧血，アシドーシスや骨・ミネラル代謝異常（CKD-MBD）などの合併症がみられるようになるが，これらの異常は腎機能障害の進展や心血管疾患（CVD）リスクに関与している．これらの異常の是正が腎機能低下や CVD 発症抑止につながる可能性がある．

1 脂質代謝異常の是正

CKD 患者にみられる脂質代謝異常は，遺伝や生活習慣に起因するものに加え，ネフローゼ症候群や腎機能低下に伴うものがある．ネフローゼ症候群では，リポ蛋白生合成亢進と代謝低下により高 LDL-C 血症が生じ，HDL-C は正常～軽度減少，トリグリセリド（TG）は軽度増加であることが多い．一方，GFR 低下に伴う脂質代謝異常では LDL-C の増加は軽度であり，HDL-C は減少，TG は増加している症例が多い．総コレステロール（TC）の上昇，TG の上昇，LDL-C の上昇および HDL-C の低下は CKD 進行のリスクファクターであることが多くのコホート研究から明らかにされている[1〜3]．CKD では CVD の発症リスクがきわめて高く，脂質代謝異常は CVD のリスクファクターであることから，脂質代謝異常を適切に治療することにより CKD 進行抑制と CVD 発症予防が期待できる．日本腎臓学会の「CKD 診療ガイド 2012」では LDL-C≦120 mg/dL を目標に設定し，100 mg/dL 未満に管理が可能であれば，さらなる CVD 発症効果が期待できるとしている[4]．

脂質代謝異常に対する薬物治療は CKD 進行を抑制する可能性が指摘されている．特に HMG-CoA 還元酵素阻害薬（スタチン）は脂質代謝改善以外にも抗炎症，抗酸化効果など多面的な作用を有しており，腎保護作用が期待されている．脂質低下薬を対象とした 13 の臨床試験（スタチン 11，プロブコール 1，フィブラート 1）を検討したところ，蛋白尿減少効果は 11 の研究で，腎機能低下抑制効果は 12 の研究でみられた[4]．冠状動脈疾患を合併ないしはリスクを有する患者を対象とした 3 つの大規模無作為化介入試験（RCT）のメタアナリシスでも，プラバスタチン投与群で軽度ながら GFR 低下が抑制されていた[5]．原発性糸球体腎炎患者で脂質異常症を呈する患者（平均 Ccr 50.4 mL/分）を対象とした RCT で，アトロバスタチンはプラセボに比較して Ccr の低下を抑制し，尿蛋白量も減少させたことが示されている（図 II-6-1）[6]．

Tonelli らは高コレステロール血症を対象とした RCT のメタアナリシスで，プラバスタチンはコントロール群に比して GFR<60 mL/分/1.73 m^2 の患者では蛋白尿の有無にかかわらず，GFR 低下速度を改善させなかったが，50 mL/分/1.73 m^2 未満では尿蛋白陽性患者で，40 mL/分/1.73 m^2 未満の患者に限ると蛋白尿の有無にかかわらず eGFR 低下速度を各々+0.8，2.4，3.0 mL/分/1.73 m^2，有意に改善させたことを報告している（図 II-6-2）[7]．これはスタチンによる腎保護作用は，腎機能が低下した患者でより顕著にみられることを示唆しているのかもしれない．

しかしながら，スタチン治療に腎機能や尿蛋白に影響を与えなかったとする研究もあり，さらなる検討が必要である[8,9]．また，腎機能障害時にスタチン投与は横紋筋融解症のリスクがあることを指摘されており，注意が必要である．

■ II. 慢性腎臓病（CKD）

2 尿毒素の吸着療法および代謝性アシドーシスの是正効果

　球形炭素微粒体よりなる経口吸着薬AST-120（クレメジン®）は腸管で各種尿毒素を吸着して，CKDの進展を抑制することが期待されている薬剤である．腎不全動物モデルでAST-120は糸球体硬化や腎尿細管間質の線維化を抑制し，酸化ストレスを軽減することが明らかにされている．また，腎不全ラットの腎におけるTGF-β発現が減少することも報告されている．わが国で行われた血清Cr値が5 mg/dL以下のCKD患者460人を対象としたRCTでは，主要評価項目の血清Cr倍化，血清Cr≧6.0 mg/dL，透析導入，腎移植ないしは死亡ではコントロール群，AST-120投与群間で有意な差はみられなかったが，eGFR低下はAST-120投与群で有意に抑制されたことが示された（図II-6-3）[10]．AST-120治療により透析導入を遅延させたとの研究もあり，今後のさらなる検討が待たれる[11〜13]．また，動脈硬化や腎機能悪化への関与が指摘されているadvanced glycation endproducts，TGF-βやインドキシル硫酸の血中濃度を減少させることも報告されており，心血管保護作用も期待されている．

　腎機能低下に伴い代謝性アシドーシスが高頻度にみられるようになるが，代謝性アシドーシスは

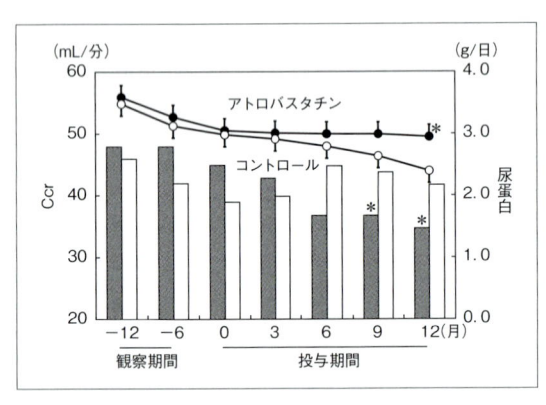

■ 図II-6-1　スタチンの腎保護効果
ACE阻害薬ないしはARBが投与されているにもかかわらず蛋白尿陽性の進行性CKD患者に対して，アトロバスタチンは非投与群に比してCcr低下を抑制し，尿蛋白量も減少させた．
（Bianchi S, et al.：Am J Kidney Dis, 41：565-570, 2003 より）

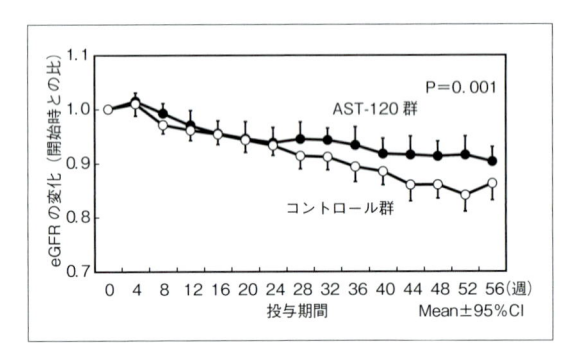

■ 図II-6-3　AST-120の腎機能低下抑制効果
血清Cr値が5 mg/dL以下のCKD患者を対象としたRCTで，AST-120治療はeGFRの低下を有意に抑制した．
（Akizawa T, et al.：Am J Kidney Dis, 54：459-467, 2009 より）

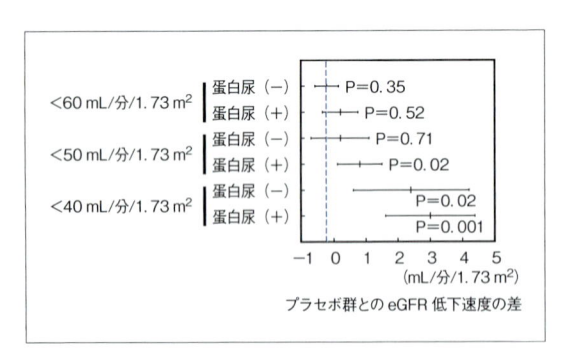

■ 図II-6-2　スタチンの腎保護効果におけるメタアナリシス
高コレステロール血症患者を対象としたRCTのメタアナリシスでは，プラバスタチンは尿蛋白陽性ではeGFRが50 mL/分/1.73 m²未満の患者，eGFRが50 mL/分/1.73 m²未満では蛋白尿にかかわらず腎機能低下を抑制した．
（Tonelli M, et al.：J Am Soc Nephrol, 14：1605-1613, 2003 より）

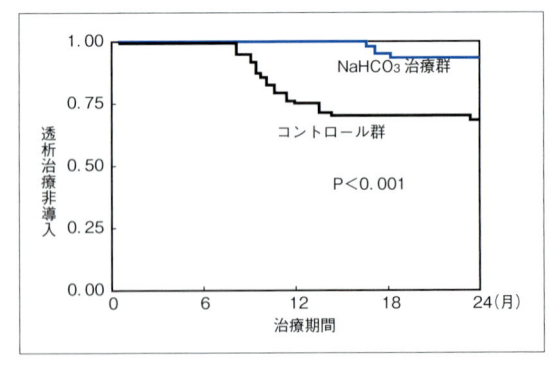

■ 図II-6-4　$NaHCO_3$のアシドーシス是正による透析導入遅延効果
$NaHCO_3$治療による代謝性アシドーシスの是正は透析治療導入リスクを有意に減少させた．
（de Brito-Ashurst I, et al.：J Am Soc Nephrol, 20：2075-2084, 2009 より）

成長遅滞，骨量や筋肉量の減少，低栄養などの原因の1つであるが，最近では，代謝性アシドーシスの是正が腎機能悪化を抑制する可能性が指摘されている．代謝性アシドーシス（血清HCO_3^-濃度 16～20 mEq/L）を合併したステージⅢ，ⅣのCKD患者を対象に血清HCO_3^-濃度≧23 mEq/Lを達成するように，$NaHCO_3$ 1,800 mg/日を初期量として2年間投与したところ，コントロール群に比較してCcr低下，透析導入が有意に抑制され，栄養状態も改善したことが報告されている（図Ⅱ-6-4）[14]．「CKD診療ガイドライン 2012」では，代謝性アシドーシスの補正は血清HCO_3^-濃度≧20 mEq/Lを目標としている．

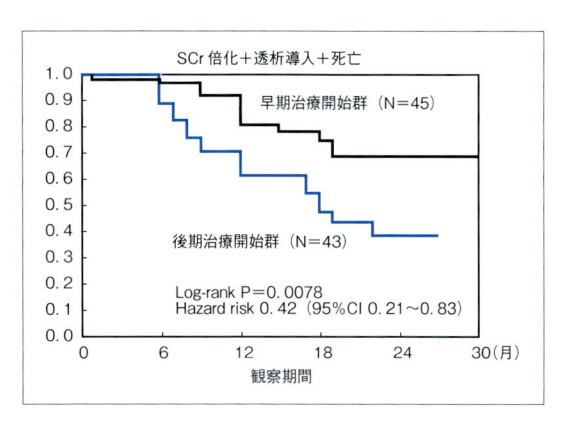

■ 図Ⅱ-6-5　CKD患者におけるESAの予後改善効果
腎性貧血に対して早期にエポエチンα治療を開始した群のほうが，腎性貧血が進行した後（Hb＜9.0 g/dL）に治療を開始した群に比して，血清Cr倍化，透析導入および死亡の複合エンドポイントに対するリスクが有意に低下していた．
（Gouva C, et al.：Kidney Int, 66：753-760, 2004 より）

3 腎性貧血治療

　腎機能障害者では腎で産生される造血因子であるエリスロポエチン産生の減少に，低栄養や鉄欠乏赤血球寿命の短縮などの因子も加わり，腎性貧血がみられるようになる．近年，CKD，貧血，心疾患が相互に影響し，悪循環を形成するCRA症候群が提唱され，貧血に対する積極的な治療が推奨されている．貧血はCKDの独立した悪化促進因子であり，造血促進薬（ESA）治療による貧血治療はCKDの進行を抑制する可能性が指摘されている．血清Cr濃度2～6 mg/dLのCKD患者88人を対象としたRCTで，目標Hb値を13 g/dL以上としてエポエチンαを投与した早期介入群は，9 g/mL未満で投与を開始した後期介入群に比較して，Cr倍化，腎代替療法ないし死亡のリスクが有意に低下したことが報告されている（図Ⅱ-6-5）[15]．

　近年，保存期CKD患者を対象としたESAのRCTで，目標Hbを正常範囲内に設定した群と低めに設定した群との比較では，心血管合併症の発症率，腎機能低下速度とも差がみられなかったことが報告され，大きな反響を呼んでいる．CHOIR研究では目標Hbを13.5 g/dLに設定した群のほうが11.3 g/dLに設定した群より，心筋梗塞，心不全による入院，脳卒中の発症および死亡のリスクが有意に増加していた[16]．透析患者，保存期CKD患者を対象とした9つのRCTのメタアナリシスでもHb高値群の総死亡が多く，血圧コントロール不良，内シャント閉塞率が高かったことが報告されている[17]．日本腎臓学会の「エビデンスに基づくCKD診療ガイドライン 2009」では，腎性貧血に対するESAによる治療はCKDに伴うさまざまな合併症予防，治療に有効であるとしているが，保存期CKDにおける目標Hb値を11 g/dLに設定し，Hb値が11 g/dL未満が持続する場合はESA投与を開始するとしている[4]．貧血の過剰な是正はESA高用量投与による弊害，生命予後の悪化をもたらす可能性があることから，Hb値が13 g/dLを超えた場合にはESAを減量，休薬し，心血管合併症を有する患者では目標Hb値を12 g/dLとすることを勧告している．

4 保存期腎不全のCKD-MBD管理の意義

　CKDが進行するに伴い，尿中P排泄低下に伴うPの貯留，ビタミンDの活性化障害，血清Ca濃度の低下，副甲状腺ホルモン（PTH）の産生・分泌の亢進（二次性副甲状腺機能亢進症）や骨の

■ II. 慢性腎臓病（CKD）

PTH抵抗性など，さまざまな骨・ミネラル代謝異常が出現する（CKD-MBD）．高P血症やビタミンD代謝異常は心血管リスクや生命予後の増悪因子であるだけでなく，CKD進展にも関与していることが明らかにされている．腎疾患動物モデルではP制限食やP吸着薬投与により，腎機能悪化や心血管リモデリングが抑制されることが示されており，PコントロールはCKD管理において重要であると考えられている．2012年に改定されたCKD診療ガイドラインでは，ステージG3aからはP，Ca，アスカリホスファターゼ（PTH）およびALPの定量的評価を少なくとも6ヵ月ごとに行い，ステージ進行，異常の程度により，その頻度を増やすとしている．P，Ca濃度は施設基準値を逸脱していれば，異常と判断し，PTHについては施設基準の上限を超えていれば二次性副甲状腺機能亢進症を合併していると判断するとしている．P，Caの管理を優先するが，まずは食事療法から開始する．蛋白摂取制限に加えて，無機リンを多く含有する食品添加物の摂取を避けるよう指導する．食事療法にもかかわらず，高P血症がみられる場合には，保存期で使用可能であるP吸着薬，炭酸Caを投与する．一般的には低Ca血症も伴うことが多いので，Ca補給の効果も期待できる．CKDの進展にもかかわらず，高Ca血症傾向がみられる場合には，他医からの処方，サプリメントなどを含めてCa製剤やビタミンD製剤の内服歴がないか確認すべきである．

P，Caが管理されているにもかかわらず，PTHが上昇している症例では，経口活性型のビタミンD製剤（カルシトリオール，アルファカルシドール）を少量から投与する．但し，P，Caが上昇し，腎機能の悪化や血管石灰化のリスクも伴うために十分なモニタリングが必要である．

CKDでは腎でのビタミンD活性化が減少し，eGFR 60 mL/分/1.73 m² 以下になると血中1,25(OH)₂ビタミンD₃濃度の低下がみられるようになり，血清P，CaやPTH濃度と独立した生命予後の悪化因子であることが判明している[18, 19]．ビ

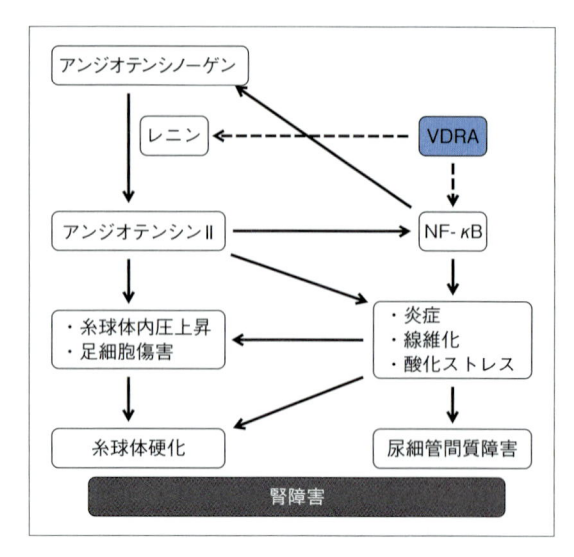

■ 図II-6-6 VDRAによる腎保護効果のメカニズム
VDRAはRASおよびNF-κB系に抑制的に作用することにより，腎障害の進展を抑制する．また，RASや炎症，酸化ストレスの抑制は心血管リスクの軽減に結びつく可能性もある．
（Li YC : Kidney Int, 78 : 134-139, 2010 より）

タミンD-VDR系は骨・ミネラル代謝異常以外にも，抗炎症や免疫調節作用などの多面的な役割を有していることが明らかになっている．ビタミンD受容体作動薬（VDRA）投与は腎障害の病的プロセスに重要な働きを演じているRASおよび核内因子（NF)-κB系に抑制的に作用することにより，CKD進展の抑制，心血管リスクの軽減，ひいては生命予後の改善に結びつく可能性が指摘されている（図II-6-6）．腎炎や部分腎摘モデルではVDRAが糸球体硬化，尿細管間質線維化や足細胞傷害を抑制することが報告されている．また，VDR活性化は糖尿病（DM）モデル動物ではDM性腎症の発症，進展を抑制することが示されている[20]．コホート研究では，VDRA投与が死亡や末期腎不全への進展リスク低下と関連することが示されている[18]．興味深いことに，すでにRAS系阻害薬治療を受けている症例にもさらなる尿蛋白減少効果がみられ，RAS阻害薬治療とは独立した腎保護効果の存在が示唆されている[21, 22]．

5 CKD治療において注意すべき薬剤

　CKDではさまざまな合併症がみられるために，検査や治療で多くの薬剤が必要とされる症例が少なくない．しかしながら，薬物代謝において重要な役割を果たす腎臓の機能が低下し，薬物動態が変化しているために腎機能低下症例では禁忌の薬剤や副作用の回避のために投与法，投与量や投与間隔の調整が必要な薬剤がある（表II-6-1)[23]．腎代謝が主要経路である薬剤や腎毒性を有するものの投与に際しては成書を参照されたい．腎機能障害患者では腎血流の自己調節能，体液保持能や電解質の恒常性維持能が低下しているために，降圧薬や利尿薬投与により容易に腎機能の急性増悪，脱水や電解質異常を生じやすいので注意が必要である．RAS阻害薬であるACE阻害薬やARBはCKD患者に頻用されるが，高齢，糖尿病，心機能低下や低栄養状態の患者では腎機能の急速な悪化や高K血症を生じる危険性が高い．ハイリスク患者では腎機能，電解質を評価しながら，少量から開始し，漸増するのが望ましい．DM性腎症や間質性腎炎症例では低レニン・低アルドステロン症によるIV型尿細管性アシドーシス合併例がみられるが，このような症例では尿中K排泄能が低下しており，K負荷の増大，RAS阻害薬投与により容易に血清K濃度の上昇が生じるために注意が必要である．また，CKDでは尿濃縮能が希釈能より早期に障害されるために，利尿薬投与は脱水のリスクがある．ループ利尿薬では低K血症，K保持性利尿薬では高K血症がしばしばみられる．

　脂質代謝改善薬の代表的な副作用として横紋筋融解症があるが，CKD患者ではそのリスクは高いとされ，発症すると腎機能の増悪をきたす可能性がある．多くの場合，フィブラート系薬剤との併用症例であることが知られている．造影剤による腎障害，造影剤腎症は頻度の高い薬剤性腎障害である．CKDでは発症リスクが高く，使用頻度，投与量が増加するとそのリスクが上昇することから，造影検査は最小限にとどめるべきである．造影剤腎症の発症予防に関しては使用前後の輸液療法が有効とされる．造影剤腎症の発症リスクを増加させる利尿薬，NSAIDsの併用は原則中止とすべきであろう．造影剤投与後の血液浄化療法は造影剤腎症の発症予防に無効であるとの報告が多い．核磁気共鳴画像検査に用いられるガドリウム含有造影剤の腎毒性は低いが，大量使用による腎機能障害が報告されており，また高度腎機能障害例では同剤と腎性全身性線維症発症との関連が指摘されており，「CKD診療ガイドライン2012」では透析患者，GFR 30 mL/分/1.73 m² 未満，急性腎不全の場合には原則的に使用を避けるべきとしている[23]．消炎鎮痛剤に関しては，腎機能障害に関して安全性の確立されたものはなく，その投与期間，量は最小限にすべきである．抗菌薬では，アミノグリコシド系，グリコペプチド系では血中濃度と腎毒性が直接関連しているために血中濃度のモニターが必要である．投与量，投与間隔については日本腎臓学会編「CKD診療ガイド2012」を参考にされたい[23]．

表II-6-1　CKD患者で投与に注意を要する薬剤

- 造影剤：ヨード系造影剤，ガドリニウム含有MRI造影剤
- 抗炎症薬：NSAIDs
- 抗菌薬：アミノグリコシド系，バンコマイシン，アムホテリシンB，抗ウイルス薬（アシクロビル，ガンシクロビル）
- 抗リウマチ薬
- 高尿酸血症薬
- H₂ブロッカー
- 抗悪性腫瘍薬：シスプラチン，カルボプラチン

（日本腎臓学会　編：CKD診療ガイド2012，東京医学社，2012を参考に作成）

6 Perspective

　CKDに伴う脂質代謝異常，腎性貧血，アシドーシスやCKD-MBDはCKDの進行，末期腎不全（ESRD）への進展因子だけでなく，CKDで高リスクであるCVDの発症，進展に関与してい

とが基礎研究，大規模臨床研究から示唆されている．つまり，これらの異常の是正はCKD進展抑止，透析療法導入の減少だけでなく，CVDイベント，CVD死亡リスクを低減させる可能性がある．しかしながら，保存期CKDにおける腎性貧血の至適管理，VDRA治療など不明な点，課題のあるものも多い．さらなる研究の進歩に期待したい．

〔緒方浩顕〕

《文　献》

1) Appel GB, et al. : Analysis of metabolic parameters as predictors of risk in the RENAAL study. Diabetes Care, 26 : 1402-1407, 2003.
2) Muntner P, et al. : Plasma lipids and risk of developing renal dysfunction : the atherosclerosis risk in communities study. Kidney Int, 58 : 293-301, 2000.
3) Schaeffner ES, et al. : Cholesterol and the risk of renal dysfunction in apparently healthy men. J Am Soc Nephrol, 14 : 2084-2091, 2003.
4) Fried LF, et al. : Effect of lipid reduction on the progression of renal disease : a meta-analysis. Kidney Int, 59 : 260-269, 2001.
5) Tonelli M, et al. : Effect of pravastatin on rate of kidney function loss in people with or at risk for coronary disease. Circulation, 112 : 171-178, 2005.
6) Bianchi S, et al. : A controlled, prospective study of the effects of atorvastatin on proteinuria and progression of kidney disease. Am J Kidney Dis, 41 : 565-570, 2003.
7) Tonelli M, et al. : Effect of pravastatin on loss of renal function in people with moderate chronic renal insufficiency and cardiovascular disease. J Am Soc Nephrol, 14 : 1605-1613, 2003.
8) Atthobari J, et al. : The effect of statins on urinary albumin excretion and glomerular filtration rate : results from both a randomized clinical trial and an observational cohort study. Nephrol Dial Transplant, 21 : 3106-3114, 2006.
9) Strippoli GF, et al. : Effects of statins in patients with chronic kidney disease : meta-analysis and meta-regression of randomised controlled trials. BMJ, 336 : 645-651, 2008.
10) Akizawa T, et al. : Effect of a carbonaceous oral adsorbent on the progression of CKD : a multicenter, randomized, controlled trial. Am J Kidney Dis, 54 : 459-467, 2009.
11) Sanaka T, et al. : Effect of combined treatment of oral sorbent with protein-restricted diet on change of reciprocal creatinine slope in patients with CRF. Am J Kidney Dis, 41 : S35-37, 2003.
12) Ueda H, et al. : AST-120, an oral adsorbent, delays the initiation of dialysis in patients with chronic kidney diseases. Ther Apher Dial, 11 : 189-195, 2007.
13) 越川昭三ほか：慢性腎不全に対するAST-120の透析導入遅延効果について．腎と透析，32：783-794, 1992.
14) de Brito-Ashurst I, et al. : Bicarbonate supplementation slows progression of CKD and improves nutritional status. J Am Soc Nephrol, 20 : 2075-2084, 2009.
15) Gouva C, et al. : Treating anemia early in renal failure patients slows the decline of renal function : a randomized controlled trial. Kidney Int, 66 : 753-760, 2004.
16) Szczech LA, et al. : Secondary analysis of the CHOIR trial epoetin-alpha dose and achieved hemoglobin outcomes. Kidney Int, 74 : 791-798, 2008.
17) Phrommintikul A, et al. : Mortality and target haemoglobin concentrations in anaemic patients with chronic kidney disease treated with erythropoietin : a meta-analysis. Lancet, 369 : 381-388, 2007.
18) Kovesdy CP, et al. : Association of activated vitamin D treatment and mortality in chronic kidney disease. Arch Intern Med, 168 : 397-403, 2008.
19) Levin A, et al : Prevalence of abnormal serum vitamin D, PTH, calcium, and phosphorus in patients with chronic kidney disease : results of the study to evaluate early kidney disease. Kidney Int, 71 : 31-38, 2007.
20) Li YC : Renoprotective effects of vitamin D analogs. Kidney Int, 78 : 134-139, 2010.
21) Agarwal R, et al. : Antiproteinuric effect of oral paricalcitol in chronic kidney disease. Kidney Int, 68 : 2823-2828, 2005.
22) de Zeeuw D, et al. : Selective vitamin D receptor activation with paricalcitol for reduction of albuminuria in patients with type 2 diabetes (VITAL study): a randomised controlled trial. Lancet, 376 : 1543-1551, 2010.
23) 日本腎臓学会 編：CKD診療ガイド2012. 東京医学社，2012.

第 III 編

透析・血液浄化療法

1 腎不全と腎代替療法

慢性腎不全が進行し，末期腎不全に至った場合は，腎代替療法を適切な時期に導入する必要がある．腎代替療法には，血液透析（HD），腹膜透析（PD），腎移植があり，患者の希望，病態，家族のサポート体制，社会的状況，地理的状況など，さまざまな要因を総合的に検討し，治療法を決定する．いずれの治療法においても施行するためには，手術が必要である．よって，末期腎不全に至るまでに，患者に対し，それぞれの治療法の目的，方法，準備，メリットとデメリット，生活スタイルなどについて十分な説明をして理解していただく必要がある．それぞれの治療法の予後に関しては，いまだにどの治療法が最も優れていると結論づけることは難しい．日本のHD患者の生命予後は世界でもトップクラスであり，透析施設の数も多く腎代替療法の中心を担っている．PDでは社会復帰がしやすいというメリットがあるが，被囊性腹膜硬化症（EPS）のリスク回避のために8年など一定期間施行した後には，他の治療法に変更する必要がある．腎移植については，臓器移植法改正により献腎移植の増加が見込まれており，日本においてもその選択肢が広がると考えられている．臨床医はそれぞれの特徴を理解して，適切な治療法を提案できることが期待されている．

1 腎代替療法の導入時期

CKDステージ4, 5の患者に対しては，腎臓専門医による定期的な診察とともに，腎代替療法に関する説明が必要である．HD, PD, 腎移植のそれぞれに対して，その治療原理，実際の治療の状況，通院や治療薬について，治療法のよい点と悪い点などについて繰り返し説明し，家族とともに理解していただく．実際にこれらの治療法を見学してもらうことも有用であろう．表III-1-1に腎代替療法の違いを示した．

透析導入の時期は，患者の状態，治療法の選択などにより必ずしも一定ではない．早期の透析導入で予後が改善するのではないかと考えることがあるが，大規模研究でもその有用性ははっきりしていない．通常，CKDステージ5の腎機能であれば，患者の状態，透析導入によるメリットとデメリットを勘案し，透析時期を決定すればよい．1991年度厚生科学研究　腎不全医療研究班による慢性腎不全透析導入基準を表III-1-2に記載する．古い基準であるが，いまだに身体障害の認定に用いられていることが多く，その記載には注意を要する．日本透析医学会の腹膜透析ガイドライン委員会のオピニオンとして，CKDステージ5（GFR 15 mL/分/1.73 m^{2}未満）になり，治療抵抗性の腎不全徴候があれば透析導入を考慮し，GFR 6 mL/分/1.73 m^{2}未満の場合は，透析導入を推奨するとしている．

透析導入時のeGFRと患者の生命予後は，わが国および海外の観察研究では，低いeGFRで導入された患者の生命予後が良好であった．その原因として，コントロール困難な心不全などの高リスク患者では，eGFRがある程度維持されているにもかかわらず透析導入をしなければならない可能性があるためと考えられていた．しかし，近年のRCTで早期の透析導入が生命予後を改善しないことが報告され，早期透析導入の意義は高くないと考えられている[1,2]．また，透析の導入は患者のQOLの低下，感染リスクの増大，医療経済的負担の増大などのデメリットもあり，適切な時期に導入することが必要である．

2 血液透析

HDは，末期透析患者の9割以上の症例で導入

表 III-1-1 血液透析，腹膜透析，腎移植の比較

	血液透析※	腹膜透析	腎移植
治療施設	医療施設	自宅，職場など	不要
治療者	医師，看護師，技師	本人，家族	本人
治療に必要な時間	4～5時間/回	1日4回，透析液バッグ毎日交換（約30分/回）	内服のみ
通院回数	3回/週	1～2回/月	1回/1～2ヵ月
手術	小規模な手術（前腕内シャント形成術）	中規模な手術（腹腔内カテーテル挿入術）	大規模な手術
外見	シャントあり，血管拡張	腹部にカテーテルあり	手術創のみ
社会復帰	可能（夜間透析）	有利	有利
仕事の継続	可能	有利	有利
食事制限	K制限，P制限，減塩重要	K制限少ない，P制限，減塩・水分管理重要	減塩，CKDの食事
運動制限	少ない	腹圧のかかる運動禁止	あまりない
自己管理	比較的楽	とても大切	薬剤，食事療法
残存腎機能	不要	必要	不要
心血管系への負担	体重増加が多いと大	比較的少ない	少ない（免疫抑制薬関連）
感染・合併症	死亡原因の第2位 穿刺関連感染に注意	カテーテル出口部感染 腹膜炎 被囊性腹膜硬化症	免疫抑制薬によりリスク増大
その他 治療耐用年数	とくに制限なし．バスキュラーアクセスおよび心機能の問題により，CAPDへ変更となる症例がある	腹膜の透析膜としての寿命がある．8年程度でHDに変更する．中性透析液，イコデキストリン透析液の開発により，長期化できる可能性あり	拒絶反応および移植腎の機能による

※家庭透析（在宅血液透析）も現在300人を超え増加している．しかし血液透析の99.9%は施設にて施行されている．

されている最も確立している治療法である．PD治療と比較して長期にわたって治療可能であること，さらにわが国のHD患者の予後は国際比較研究（DOPPS）でも良好であり，その地位は不動である（図III-1-1）．よって，HD療法についてバスキュラーアクセス（VA）を含めた管理に精通していなければならない．

1 バスキュラーアクセス

HDを施行するためには，血液を取り出すためのVAが必須である．透析可能な適切な血管（動脈および静脈）がある場合は，基本的に自己血管を用いた内シャント形成術を選択する．内シャントは，自己血管を用いるため，血栓リスクが少なく最も長期の開存が期待できる．一方，適切な皮静脈が認められない場合には人工血管（グラフト）によるシャントを作成する．よいシャントの条件は，穿刺が容易であるとともに，血流が適切であり，静脈圧が低いことである．そのためには，適切な手術部位を決定し，かつ適切な手術を行えることが重要である．また，シャント閉塞を予防するために定期的なシャント音の確認，スリ

■ 表 III-1-2　慢性腎不全の透析導入基準

1. 腎機能

SCr (mg/dL)(Ccr〈mL/分〉)	点数
8≦ (10未満)	30
5〜8 (10≦, <20)	20
3〜5 (20≦, <30)	10

2. 臨床症状

程度	点数
高度	30
中等度	20
軽度	10

3. 日常生活障害度

程度	点数
高度	30
中等度	20
軽度	10

保存的治療では十分な治療効果の得られない末期腎不全患者に対して下記の1〜3項目の合計点が60点以上の場合，維持透析療法を導入する．

1. 腎機能（左記）

2. 臨床症状
　①体液貯留，②体液異常，③消化器症状，④循環器症状，⑤神経症状，⑥血液異常，⑦視力障害，⑧栄養障害
①〜⑧のうち，3個以上認める場合を高度，2個を中等度，1個を軽度とする．

3. 日常生活障害度
　尿毒症症状のため起床できないものを高度，日常生活が著しく困難になったものを中等度，通勤・通学あるいは家庭内労働が困難になった場合を軽度とする．ただし，10歳以下，70歳以上あるいは高度な全身血管障害を合併する場合，全身状態が著しく障害された場合などは，それぞれ10点加算する．

（1991年度　厚生科学研究　腎不全医療研究班より）

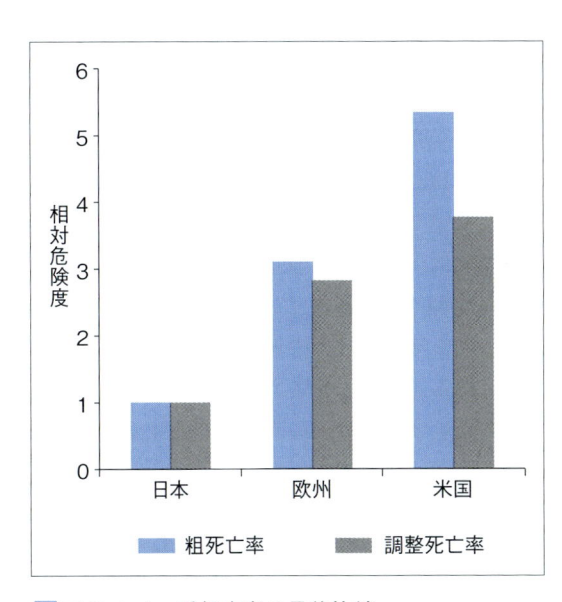

■ 図 III-1-1　透析患者の予後比較
(Goodkin DA, et al.: J Am Soc Nephrol, 14 : 3270-3277, 2003 より)

ルの確認を行い，感染や塞栓形成などに注意する．グラフトにはさまざまな種類があり，患者の血管に合わせたサイズを選択し，穿刺しやすい深さに留置する必要がある．シャントに関連する合併症に感染，狭窄・閉塞，セローマ，スチール症候群，血流の過剰，仮性動脈瘤などがあり，それらの発症予防のために，手術手技や穿刺方法に工夫が必要である．

　心機能が著しく低下していたり，適切な血管がない場合には，留置カテーテルを用いることがある．皮下トンネルを利用して感染を予防し長期に使用する．弱毒菌による感染を起こすリスクもあり，いかに清潔操作が行えるかにより留置期間が変わる．また，生命予後があまり期待できない場合で心機能が悪い場合には，動脈の表在化にて対応することもある．動脈表在化では，シャントがないため心負荷が少ない．しかし，動脈に直接穿刺するため，血栓形成などにより動脈が閉塞すると，著しい虚血症状が出現することがあり，特に注意が必要である．さらに，止血に時間がかかること，穿刺部の止血後の再出血のリスクもあることなどから，比較的リスクの高いVAである．これらのVAの作成が困難な場合は，PDを選択することも考慮する．

2 原理と透析処方

　透析の原理は，半透膜を用いた物質の移動であ

る．よって，血液と透析液の半透膜を介した接触が必須であり，透析膜（ダイアライザー）の性能に依存する治療法である．透析膜には積層型と中空糸型の2種類あるが，中空糸型が主流である．水分管理に関しては，現代では膜の性能というよりも透析用コンソールの性能が関連している．最近のコンソールは，除水設定を行えば指示どおりの水分の除去が行えるので，患者の状況に合わせた除水を簡易に行うことができる．

　通常，透析といえばHDを指す．透析膜を介して透析が行われる．一方，中分子物質などのクリアランスには大きなポアサイズを有する透析膜を使った血液濾過透析（HDF）を行うことがある．通常の透析に血液濾過療法を加えたものであり，補液をダイアライザーの前あるいは後ろから一定量血液回路に注入し，それと同量の限外濾過を行うものである．近年，透析液の清浄化が進み，透析施設で作成した透析液をこの補液に使うことが多くなり，on-line HDFと呼ばれている．透析アミロイドーシスの予防に有用であると考えられているが，血液中から蛋白の喪失が多く，高齢者には注意を要する．心不全などの溢水が中心の場合は，透析液を用いない体外限外濾過（ECUM）を行う．急性心筋梗塞症例や慢性心不全の急性増悪時などに有用である．透析間の体重増加が著しい場合は，透析後にECUMだけを行い除水する場合がある．ECUMは，HDをしながら除水するよりも血圧が低下しにくく，除水法として簡便かつ有用である．

　透析処方は，個々人の体の大きさ（老廃物の産生量），食事量，残存腎機能などから総合的に検討して決定する．HDによる効率は，① 血流量，② 膜面積，③ 透析時間により決定される．透析導入時には，100 mL/分の血流量で始めることが多い．日本では300 mL/分程度までの範囲で指示されることが多く，透析効率を上げるためには血流量を増やす．透析膜の面積は，1〜2.5 m² で選択することが多い．透析時間は，3時間/回を週3回で導入されることが多いが，多くの患者では4時間以上/回を必要とする．フランスの一部では，長時間透析の有用性を報告しており，より長い時間透析することにより予後がよくなる可能性がある[3]．

3 ｜ 透析膜

　膜の材質により，セルロース系の膜と合成高分子系に分けることができる．セルロース系の膜は，酢酸セルロースが代表的であり古くから使われている．さまざまな改良が加えられていて，膜が薄く，電解質やCrなどの小さい物質の移動には強い．一方，中分子物質の除去能は低いものが多いとされている．一方，合成高分子膜は，ポリスルホン膜，PMMA膜，EVAL膜などさまざまなものがあり，膜そのものは厚めであり小分子の抜けに弱点があるとされてきた．しかし，近年では小分子の抜けが改善されており，また，poreサイズが大きく中分子物質の抜けのよいものが多い．蛋白漏出がセルロース系の膜よりも多いため，栄養状態が悪い症例には注意をする．PMMA膜は中分子物質を吸着させる性質を持ち，サイトカインの除去に有効とする報告もある．

　日本では，ダイアライザーはsingle use，つまり使い捨てである．しかし，米国をはじめとした諸外国では，いまだにre-use（繰り返して）使用している場合がある．Re-useの透析膜は，感染性廃棄物の減少，資源の無駄を省くことができエコではあるが，膜の効率低下，炎症・感染リスクなどから患者の生命予後悪化に関連する可能性があり，今後は減っていくものと考えられる．

4 ｜ 目標（至適）体重（ドライウエイト）

　古くからドライウエイトと呼ばれているが，透析患者の目標となる体重である．通常，透析終了時にはこのドライウエイトになるように除水量を設定する．患者は，週末を含めた透析間の体重の増加をドライウエイトの5%以下におさえて，心不全の発症を予防するとともに，透析時の除水量が過剰とならないように注意することが必要である．ドライウエイトは，患者の体調，浮腫の有無，心胸比，胸水の有無，透析前後の血圧，透析

中の血圧低下の有無，心臓超音波検査〔左室拡張末期径（LVDd）〕，血漿BNP濃度などを参考に決定する．食事摂取量や運動量などにより変動するため，適時，調節することが必要である．

5 透析効率と至適透析

透析の効率は，生命予後に関連する可能性が指摘されている．小分子の抜けによる効率の計算には，尿素窒素を用いた標準化透析量（Kt/V）が用いられる．いくつかの計算式が提案されているが，DaugirdasによるsingIe-pool Kt/V[4]，日本透析医学会の統計調査委員会で用いられている新里らの式（weekly Kt/V）[5]などが用いられている．Kt/Vは尿素の除去率から予測しているものであり，より大きな物質に関しては予測できない．しかし，これらの指標は透析処方を検討する際に有用である．

わが国の透析患者の生命予後は，他国に比較してかなりよいことは確かであるが，腎機能正常者と比較すると半分程度しかない．透析導入時にすでに多くの心血管合併症を有していたり，他疾患のために腎機能が2次的に低下している症例もあり，予後を悪くしていると考えられるが，適正透析により予後を最大限改善させることに留意しなければならない．透析患者の予後に関しては，さまざまな報告がなされている．日本透析医学会の統計調査委員会が定期的にわが国の予後調査を行っている．それによると十分な透析（透析時間，Kt/V），Hct 30～35％，血清アルブミン値4 g/dL以上（良好な栄養），血清P 3.5～6 mg/dL，心胸比50％未満が，生命予後のよい指標とされている．

6 抗凝固薬

CAPDや腎移植と異なり，HDは体外循環療法であるため，抗凝固薬の適切な投与が必要となる．最も広く使われている抗凝固薬は，ヘパリンである．ヘパリンは透析開始時に500 U（～3,000 U）投与し，その後，時間あたり500～1,500 Uを持続投与する．過量投与時や手術前などで止血をしたい場合は，透析終了時にプロタミン硫酸塩で中和することができる．プロタミン硫酸塩の使用量は，中和予定のヘパリン1,000 Uに対して10～15 mg（最大投与量は50 mg）である．生理食塩水あるいは5％ブドウ糖注射液で100～200 mLに希釈し，10分以上かけて点滴投与する．

眼底出血などの出血傾向がある場合，低分子ヘパリンを用いる．10～15 U/kgを開始時に使用し，6～9 U/kgを持続投与する．実際には，ヘパリンと同等あるいは半量の投与で足りることが多い．さらに，手術前後など抗凝固薬の影響を極力排除したい場合は，メシル酸ナファモスタットを用いる．蛋白分解酵素阻害薬であり半減期が短い（5～8分）ため，出血リスクが低い．しかし，高価であること，低頻度ではあるがアナフィラキシー様症状を呈する症例があるので注意する．使用量は20～50 mg/時で適宜増減する．ATⅢ欠乏症やメシル酸ナファモスタットにアレルギーのある症例では，抗トロンビン作用を有するアルガトロバンを用いて透析することができる．

ヘパリンおよびメシル酸ナファモスタットの抗凝固に関しては，活性化全血凝固時間（ACT）を測定して150～180秒程度に調節するとよい．低分子ヘパリンとアルガトロバンは，ACT測定をしても治療効果が反映されないので無用である．

7 透析液

多くの施設で透析液流量は500 mL/分でHDを施行している．大過剰の透析液を用いることにより，血流量とダイアライザーの膜面積による透析効率の調節が可能である．透析液の清浄化により透析アミロイドーシス，手根管症候群などの長期透析の合併症が減少している．また，近年，on-line HDFとして透析液を透析回路へ注入するようになり，透析液の清浄化が必須の課題となっている．日本透析医学会では，透析用水・標準透析液の基準として，細菌数100 CFU/mL未満，エンドトキシン（ET）0.050 EU/L未満を推奨している．さらにon-line HDF用の調整透析液は，

無菌かつ無発熱物質（無 ET），細菌数 10^{-6} CFU/mL 未満，ET 0.001 EU/mL 未満（測定感度未満）としている．2010 年から透析機器安全管理委員会を設置し，責任者として専任の医師または専任の臨床工学士が 1 名以上配置されて，日本透析医学会などから示されている基準に基づいて，水質管理が適切に実施されていると，透析液水質確保加算の届け出ができることとなった．

3 腹膜透析

PD は，末期腎不全患者の代替療法の 5% 程度を占めている．HD に比較して通院頻度が月に 1～2 回と少ないため，仕事をしている場合などに時間的制約が少なく患者の QOL を改善させる可能性がある（表 III-1-1）．除水が緩徐であり血圧も安定しやすい．また，K の抜けがよいので K 制限が軽く，果物や野菜がとりやすい点もメリットである．一方で，自ら透析の手技を毎日行わなければならないこと，水分などの自己管理が必須であること，透析効率が HD よりも悪いので P 制限があるなどの制約もある．塩分・水分制限が守れないと心不全などを起こしやすい．また，腹膜は 1 つしかないため，ひとたび腹膜炎を起こすと繰り返しやすく，腹膜機能が低下すると PD を続けることが難しくなる．さらに，EPS を生じると著しい QOL の低下と生命予後を悪化させる．よって，EPS のリスクを説明し，問題がなくても 8 年後には HD に移行することを導入前に理解していただく必要がある．なお，無尿となり残存腎機能がなくなると，透析効率の関係から HD などの他の治療法に変更することが勧められるであろう．

1 原　理

腸間膜を中心とした腹膜は，半透膜としての作用を有し，腹腔内に透析液を貯留することにより透析を行う．腹膜には多くの血管が入り込んでおり，体内の老廃物を濃度勾配により除去する．また，ブドウ糖やイコデキストリンなどを用いた浸透圧にて水分を除去する．このように PD では，透析，浸透圧のメカニズムを用いて老廃物の除去，電解質の調節，pH の調節，水分排泄を行う．2 L × 4 回/日の 8 L での PD が基本であり，8 L/日 × 7 日 = 56 L/週の溶質の除去は，他の腎代替療法よりも効率が悪い．よって，残存腎機能のある症例がよりよい適応となる．

2 CAPD と APD

PD には，日中に 4 回程度透析液を交換する連続携行式腹膜透析（CAPD）と，夜間睡眠中に透析液を機械で交換する自動腹膜透析（APD）とがある．CAPD では，起床時，昼食時，夕方，眠前の 4 回交換が必要である．CAPD では，透析液を交換するときのみ透析液のバッグと接続するため，それ以外の時間は自由に行動できる．旅行時にも透析液を旅行先に送付しておけば，身軽に旅行先で透析することが可能である．

一方，APD では夜間 8 時間ほどで数回の透析液の入れ替えを自動で行う．日中は交換しないため，眠前と朝だけ接続すればよいので手間が少ないといえる．しかし，比較的大きな機械に 8 時間つながれたままとなるので，トイレなどが不便であったり，除水がうまくいかない場合は警報音とともに自動停止してしまう場合もある．APD では，残存腎機能の有無，腹膜機能の状況により，昼間，透析液を腹腔内に貯留しない夜間腹膜透析（NPD），昼間に透析液を貯留させて透析を行う CAPD に近い持続的周期的腹膜透析（CCPD）など，さまざまな選択肢がある．

3 腹膜透析カテーテルの挿入と腹膜透析液の接続

HD と異なり，PD を行うためには，腹膜透析液の注排液を行うために，適切な位置にシリコン性のカテーテルを留置しなければならない．腹部の手術を経験していると腹膜の癒着が生じるため，PD を施行するには手術歴がないことが望ましい．しかし，大規模な手術でなければ，通常，PD を施行することは可能である．手術創がある

場合は，その部位を避けてカテーテルを留置する．テンコフカテーテルを用いることが多く，その先端をDouglas窩に留置する（男性では膀胱直腸窩）．さまざまなタイプのカテーテルがあるが，シンプルなもので問題はない．基本的に1回のカテーテル留置術のみで8年間継続して治療を行う．テンコフカテーテルには，チタニウムアダプターを用いてエクステンションチューブに接続し，腹膜透析液の定期的交換に用いる．エクステンションチューブは，清潔かつ安全に使用するために，半年に1度交換する．

エクステンションチューブと透析液の接続には，3種類の方法がある．①用手的な交換（キャップ式），②紫外線照射と付け替え自動式（キャップ式），③加熱溶解加圧接合（自動）式である．用手的な交換方法は，風のない場所で行うことが必要で，目の悪い人には適さない．しかし，最も簡便で，特別な器具が不要であるため，旅行や外出の多い人には有用かもしれない．自動式のものは衛生上有利である可能性があるが，機器を持ち歩かなければならないというデメリットがある．

4 腹膜機能検査

腹膜機能が低下してくると，EPSのリスクが高まる．よって，定期的にTwardowskiらによって開発された腹膜平衡試験（PET）を行う．標準的な成人のPETでは，2.5%の透析液2.0Lを用いる．4時間貯留して，2時間および4時間経過時の腹膜透析液中のCr濃度（D2, D4）と平均的血清Cr濃度（P）との比（D/P-Cr）を測定し，小分子物質の除去能を評価する．また，腹膜透析液中のブドウ糖濃度の0時間（D0）と4時間値（D4）の比（D4/D0-glu）によって，除水能を評価する．検査結果は，Twardowskiらのデータの平均値±1SDに基づいて，腹膜における透過性は「high（H）」「high average（HA）」「low average（LA）」「low（L）」に分類される．表III-1-3に，代表的なPETの検体採取時間と4時間値における基準を記載する[6,7]．頻回に検体を採取した原法に関しては，Twardowskiらの図を参照するとよい．近年，より簡便なPETとして，自宅で2.5%腹膜透析液を注入して来院していただき，4時間時に採血と腹膜透析液を採取するというFast（frequent and short time）PETが用いられている．「H」では，溶質の移動が速いため溶質の除去が進みやすいと考えられるが必ずしも透析効率が高いとはいえない．一方で，腹膜透析液のブドウ糖濃度が低下しやすいため，除水能が低下する．このため，頻回の腹膜透析液交換や透析に移行することを検討する．一方，「L」では，除水はしやすいが，老廃物の除去に時間がかかると考えられる．

5 被嚢性腹膜硬化症

長期にPDを施行している症例や腹膜炎により腹膜劣化（腹膜機能の低下と腹膜形態の変化）が生じるとEPS発症のリスクが高まる．EPSはPD患者の0.9～2.4%に生じるとされ，フィブリンを中心とした物質により，変性した腸管壁同士が癒着し，徐々に腸閉塞などの重篤な症状を呈することになる．PDを中止した後に発症することもあり，その原因としてフィブリンが排泄されずに腹腔内に貯留するためとも報告されている．診断の確定には，開腹手術あるいは腹腔鏡が必要であるが，臨床症状とCT画像から臨床診断は可能である．PETによる腹膜機能検査で「H」になった場合は，EPSリスクが高まるのでPDを中止したほうがよいとする考え方もある．

EPSの治療には，中心静脈栄養，ステロイド治療，腹膜癒着剥離術などがある．イレウスの症状が強い場合は，保存的な中心静脈栄養は必須であるが，長期間行うことは弱毒菌による敗血症を生じやすく，単独での治療としては望ましくない．ステロイドが治癒を目的とした治療法となるが，その効果は十分ではない．過半数の人には効果がみられず，その反面，感染リスクも高まる．近年，施設によっては，腹膜癒着剥離術を積極的に行って比較的よい成績が報告されている．しかし，術後の再発が頻回に認められており，理想の治療とはいいがたい．よって，現時点では，EPS

表 III-1-3 腹膜平衡試験 (PET) の検体採取時間と4時間値における基準

PETの種類	検体	採取時間 (時)					
		0	0.5	1	2	3	4
原法	透析液	○	○	○	○	○	○
	血液	○					○
標準法	透析液	○			○		○
	血液				○		
fast PET	透析液						○
	血液						○

測定項目		分類 (mg/dL)			
		H	HA	LA	L
D/P-Cr	D4 4時間値 (standard, Fast)	1.03〜0.81	0.80〜0.65	0.64〜0.50	0.49〜0.34
D4/D0-glu比	標準法	0.12〜0.26	0.27〜0.38	0.39〜0.49	0.50〜0.61
D4-glu濃度	fast PET	230〜501	502〜723	724〜944	945〜1,214

H : high, HA : high average, LA : low average, L : low
(Twardowski ZJ. Blood purification, 7 : 95-108, 1989 および Twardowski ZJ : Advances in peritoneal dialysis, 6 : 186-191, 1990 より改変)

の発症を予防することこそ最大の治療ということができる．PDに精通し，適切なPD処方，腹膜機能の検査，腹膜炎を起こさないような患者指導により，腹膜劣化を防ぐことを肝に銘じたい．

4 腎移植

腎移植は，究極の腎代替療法といわれている．腎臓が拒絶反応なく移植されると，HDやPDと比較して，圧倒的に高い効率で老廃物を除去することができる．さらに，中分子の毒素も排泄可能であり，通院頻度も少なくなり，腎代替療法として理想的な治療法である．

しかし，いくつかの問題点も残されている．一卵性双生児以外では同種移植となり，免疫抑制薬の投与が必須となる．腎移植では，比較的大量の免疫抑制薬を併用することが多く，感染症や発癌リスクがデメリットとなる．また，移植時には手術が必要になること，さまざまな時期に拒絶反応が生じ得ることなど，腎移植を進める場合にも，十分な情報提供が必要である．最も大きな障壁は，移植に必要な腎臓が十分な数，提供されない

点である．1997年10月に臓器移植法が施行されたが，脳死下の臓器提供が少なく，献腎移植もあまり増加しなかった．このため2009年7月に改正臓器移植法（臓器の移植に関する法律の一部を改正する法律：表III-1-4）が公布され，2010年1月および7月より施行された．

この改正では，本人の移植に対する意思が不明な場合でも，家族の承諾があれば臓器提供ができるようになった．よって，今後，より多くの献腎移植が増加することが期待されている．なお，臓器提供は，善意により成り立つものであり，健康なときに臓器提供の意思を表示することも大切なことであり，啓蒙活動がなされている（表III-1-4）．詳細については，「IV. 腎移植」p.207を参照されたい．

1 生体腎移植と献腎移植

腎移植には，生体腎移植と献腎移植がある．生体腎移植は，親子・兄弟などの血縁者，または配偶者から腎臓を提供してもらい施行される．生体腎移植では，健常者である腎臓提供者（ドナー）に，手術に伴うリスクを負わせることになる．ま

■ 表 III-1-4　臓器の移植に関する法律の一部を改正する法律

		施行日
親族優先提供	下記の3要件をすべて満たす場合に可能である 1) 本人（15歳以上）が臓器提供する意思表示に併せて，親族への優先提供を書面で表示している 2) 臓器提供の際，親族（配偶者，子供，父母）が移植希望登録をしている 3) 医学的な条件（適合条件）を満たしている	2010年1月17日
脳死判定・臓器提供の要件	本人の臓器提供の意思が不明な場合も，家族の承諾があれば臓器提供が可能 15歳未満の方からの脳死での臓器提供が可能	2010年7月17日
被虐待児の場合	虐待を受けて死亡した児童からの臓器提供は不可	
普及啓発活動	下記の方法で，意思表示が可能 ● 被保険者証，運転免許証などの意思表示欄に記載 ● 意思表示カードに記載 ● インターネットでの登録も可能（http://www2.jotnw.or.jp/）	

た，ドナーは腎臓を1つ摘出することによりCKDとなり，腎機能の悪化を予防するために生活習慣の改善などが必要となる．よって，患者以上に手術や今後のリスクに関するインフォームドコンセントは重要である．また，腎臓の提供はドナーの自発的な善意に基づくものであり，強制や圧力が働いていないことを十分に確認する必要がある．このことは，日本では86％が生体腎移植であり，いまだに献腎移植が少なく，腎移植が増えない理由となっている．

献腎移植は，いわゆる死体腎移植のことを指す．また，臓器移植法において脳死下においても移植が可能となったため，そのような腎臓は心停止後の死体腎移植の腎臓よりも状態がよく，移植後の腎機能も比較的早期にかつ良好に働くことが多い．心停止後臓器提供は，手術室があれば，いずれの施設でも可能であるが，脳死下臓器提供は，大学付属病院・日本救急医学会の指導医指定施設・日本脳神経外科学会の専門医訓練施設（ただし専門医訓練施設のうち，指導に当たる医師，症例数等においてとくに充実した施設）・救命救急センターとして認定された施設等が指定されており施行可能である．今後，この脳死下での臓器摘出が進むことにより，腎移植の恩恵を受けられる患者が増加することが期待される．なお，心停止後臓器提供では，腎臓・膵臓・眼球以外では組織（心臓弁，血管，皮膚，骨）が提供可能であったが，脳死下臓器提供では，さらに心臓，肺，肝臓，小腸なども提供可能となった．

2 腎移植の適応

レシピエントとしては，維持透析患者とCKDステージ5で移植を希望する患者が適応となる．ただし，活動性感染症，完治していない悪性腫瘍，妊娠が絶対的禁忌であり，高齢者，HIV感染，多臓器機能不全，薬物アドヒアランスの悪い症例，精神病などが相対的禁忌となる．

ドナーとしては，術前の腎機能が良好で，片腎摘出後も十分な腎機能が維持できること，レシピエントに感染症や悪性腫瘍が持ち込まれないことなどが必要である．また，術後はCKDとなるため，ドナーは動脈硬化，喫煙，高血圧，糖尿病やメタボリックシンドロームなどが残存腎機能を悪化させることを理解し，CKDとしての生活習慣の改善が十分に実行できることが期待される．

3 免疫抑制薬と予後

HDやPDと異なり，一卵性双生児における移植以外では，腎移植に免疫抑制療法は必須である．よって，免疫抑制薬の過量や長期使用に伴う

副作用が他の治療法とは異なるリスクとなる．

　免疫抑制療法で特記すべきことは，1982年にシクロスポリン，2001年にMMF，バシリキシマブ（抗CD 25抗体）が導入され，腎移植後の早期生着率が著しく向上したことであろう．近年，生体腎移植の5年生着率は91%，献腎移植においても78%までに向上している[8]．

　通常の腎移植には，①カルシニューリン阻害薬（シクロスポリン，タクロリムス），②合成副腎皮質ホルモンであるステロイド（プレドニゾロン，メチルプレドニゾロン），③その他の免疫抑制薬（ミコフェノール酸モフェチル，アザチオプリン，ミゾリビン）の3系統の薬剤の併用療法が一般的に用いられている．それぞれの薬剤について精通し，必要十分かつ最低量の維持量で拒絶反応を起こさないことが理想である．

　免疫抑制薬による合併症は，感染症（サイトメガロウイルス，EBウイルス，BKウイルス），悪性腫瘍などにとくに注意が必要である．さらに，糖尿病，高血圧なども生じることがある．これらは，移植腎の予後，生命予後を悪化させる要因である．よって，適切な内科的治療と生活習慣の改善，免疫抑制薬の調整などが必要である．

5 まとめ

　腎不全に対する腎代替療法を概説した．腎代替療法は，個々人の病態を十分に検討し，必要な時期に適切な治療法を提案し導入することが重要である．個々人の性格や社会的問題もその選択には関連してくる．腎臓を専門とする医療者は，患者のトータルマネジメントの一環としての腎代替療法を，一生涯にわたって計画しなければならない．本来であれば，各腎代替療法における長期予後を比較した大きなエビデンスがあってしかるべきであるが，いまだに十分なエビデンスは存在しない．今後適切な研究がなされることを期待する．なお，現在は，延命措置としての腎代替療法から，高いQOLと長期の生存が期待される治療へとパラダイムシフトがなされている．すでに確立した感のある腎代替療法であるが，より透析効率のよい家庭透析の普及，新しい穿刺法，透析管理システムの開発，免疫抑制薬の進歩に伴う移植腎の発展などさまざまなアイデアがあり，期待されている．

6 Perspective

　わが国における腎代替療法の90%以上がHD療法である．しかし，CAPDやAPD療法における技術の進歩，腎移植における免疫抑制薬の進歩が著しい．今後，エビデンスの蓄積とともにPDや腎移植を選択する患者が増加すると思われる．適切な腎代替療法の説明と管理ができるように十分な知識と技術の習得が期待される．

〔平和伸仁〕

《文献》

1) Cooper BA, et al. : A randomized, controlled trial of early versus late initiation of dialysis. N Engl J Med, 363 : 609-619, 2010.
2) Rosansky SJ, et al. : Early start of hemodialysis may be harmful. Archives of internal medicine, 171 : 396-403, 2011.
3) Charra B, et al. : Survival as an index of adequacy of dialysis. Kidney international, 41 : 1286-1291, 1992.
4) Daugirdas JT : Second generation logarithmic estimates of single-pool variable volume Kt/V : an analysis of error. JASN, 4 : 1205-1213, 1993.
5) Shinzato T, et al. : Determination of Kt/V and protein catabolic rate using pre- and postdialysis blood urea nitrogen concentrations. Nephron, 67 : 280-290, 1994.
6) Twardowski ZJ. : Clinical value of standardized equilibration tests in CAPD patients. Blood purification, 7 : 95-108, 1989.
7) Twardowski ZJ. : PET--a simpler approach for determining prescriptions for adequate dialysis therapy. Advances in peritoneal dialysis, 6 : 186-191, 1990.
8) 日本移植学会：臓器移植ファクトブック2010．http://www.asas.or.jp/jst/pdf/fact2010.pdf

2 血液透析のバスキュラーアクセス

1 VAとは

　血液透析（HD）をはじめとする血液浄化療法は，血液を体外に誘導し，病因物質や毒性物質を除去，不足物質の補給を行い，浄化された血液を体内に戻す方法である．その際，血液を導き出し，体内に戻すための出入り口がバスキュラーアクセス（VA）である．最初，治療ごとに患者の動静脈に穿刺を行っていたが，血管壁の限界から長期間の透析施行は困難とされていた．

　1960年に米国ワシントン大学の技師QuintonとScribner教授により，外シャントが開発された．血管にベセルチップを挿入固定し，皮膚を通して外部に導き出されるシリコン製のボディチューブにつなぎ，動脈側，静脈側のコネクターを通じて繰り返し使用可能なVAが誕生した．これにより，慢性腎不全患者の維持透析療法が可能となった．しかし，血管から直接ベセルチップを通じて外界とつながっているため感染が多く，血栓形成による閉塞も頻繁であり急速に皮下動静脈瘻へとVAが移行した．腎移植が少ない一方，腎不全患者がHDを受けながら長期に生存できるわが国では，VAのトラブルで生命予後を短くすることのないように努力しなければならない．

2 VAのための解剖

1 上肢動脈，神経の走行（図III-2-1）

　上肢動脈は腋窩動脈から上腕動脈につながり，肘部（上腕二頭筋腱膜下）で橈骨動脈と尺骨動脈に分岐する．橈骨動脈は，母趾主動脈を経て尺骨動脈の深掌枝と結合して深掌動脈弓，浅掌動脈弓を形成する．このため，橈骨動脈，尺骨動脈のいずれかが閉塞しても通常は手の虚血に陥ることは少ない．また上腕動脈にも回旋動脈や橈尺側副動脈が存在する．しかし，透析患者の動脈は思わぬ閉塞があるため，VA作成時に末梢からの血流を確認し，手術記事に明記することが必要である．上腕動脈に沿って正中神経，尺骨神経，内側前腕皮神経が，肘部まで伴走する．正中神経は，動脈と離れ深部を走行する．

2 上肢静脈の走行（図III-2-1）

　上肢の静脈は弁に富み，浅静脈と心部静脈に分かれて，腋窩静脈に注ぐ．橈側皮静脈，尺側皮静脈が前腕正中皮静脈に注ぐ．同部が，自己血管VA作成の中心部位となる．橈側皮静脈，尺側皮静脈は，上腕深部静脈へも注ぐ．また動脈は，おしなべて伴走静脈を持ち，上腕から腋窩にかけては人工血管作成部位として用いることが可能である．

3 下肢動静脈の走行（図III-2-2）

　下肢動脈は外腸骨動脈から大腿動脈，大腿深動脈に分かれる．大腿動脈の内側（ほぼ下側）を大腿静脈が走行する．内頸静脈とともに，カテーテルが挿入しやすく一時的留置カテーテル挿入部位に適している．しかし，カテーテル挿入時に大腿動脈を損傷する場合があり，内頸静脈のほうが合併症は少ない．最近では減少したが，同部に人工血管を挿入することも可能である．

4 内頸静脈の走行（図III-2-2）

　2本の静脈はS状静脈洞に直接連続しており，頭蓋骨の付け根にある頸静脈孔の後部より始まる．開始地点では少し膨張しており，これを内頸静脈上球と呼ぶ．頸部の側面において，内頸動脈の後方で下に下りていき，その後，総頸動脈の前外側を走る．首の付け根の部分で，鎖骨下静脈と

■ III. 透析・血液浄化療法

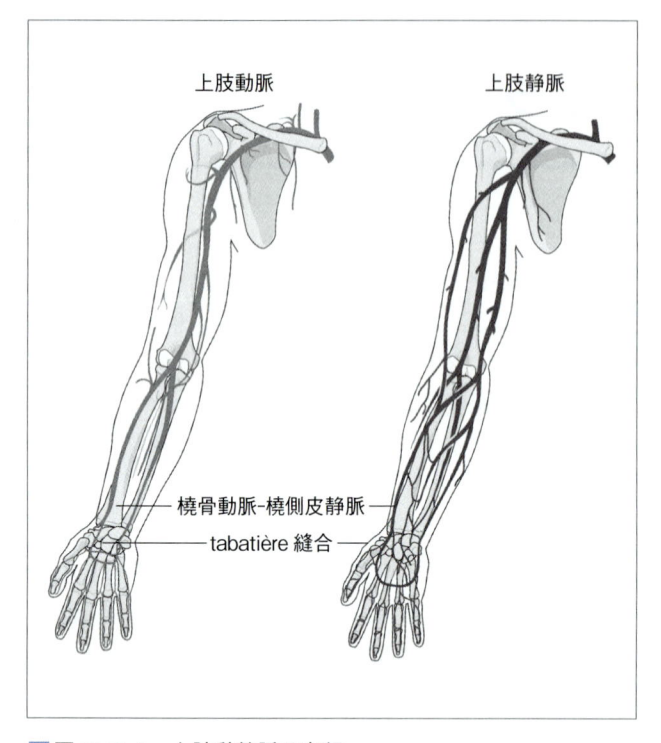

■ 図 III-2-1　上肢動静脈の走行
（提供：日本ゴア）

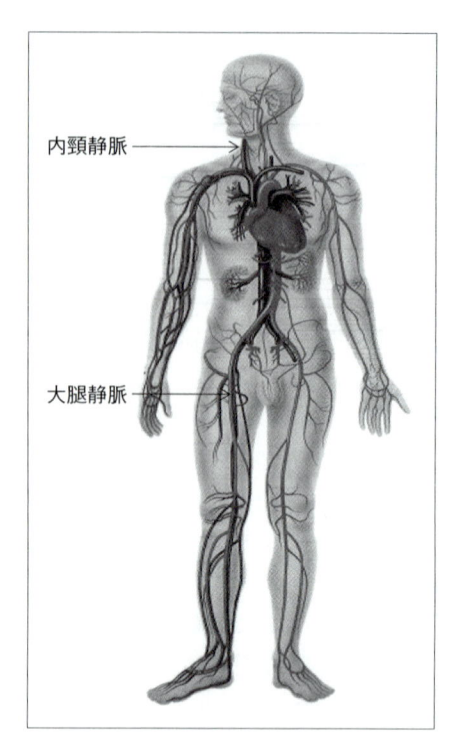

■ 図 III-2-2　全身の動静脈走行
（提供：日本ゴア）

合流して腕頭静脈となる．末端の少し上に2つ目の膨張があり，これを内頸静脈下球と呼ぶ．内頸静脈は大きく，体の中央にあり，比較的浅側にあるため留置カテーテルを挿入するのに適している．胸鎖乳突筋の前後枝の頭側分岐部から，やや外側へ向かって穿刺すると到達しやすい．

3　VAの種類，使用頻度，特徴

VAの種類は，大きく内シャントとそれ以外のものに分けられる．内シャントは，自己血管使用皮下動静脈瘻（AVF）と人工血管使用皮下動静脈瘻（AVG）に分けられる．内シャント以外では，ジャンピンググラフト（透析穿刺のための動脈動脈瘻）を含む動脈表在化と留置カテーテルに分けられる．

慢性HD療法の成績の国際比較（DOPPS）に関する2002年の報告（表III-2-1)[1]によれば，米国ではAVF 24%，AVG 58%，カテーテル17%とAVGの割合が高い．欧州ではAVF 80%，AVG 10%，カテーテル8%とAVFが圧倒的に多い．VA開存率は，永続的なVAでHDを開始した場合，AVFでは米国での予想1年開存率68%，欧州で83%，米国のAVG 49%という結果であった．また，一時的なVAでHDを開始した場合の開存率は，初めから永続的なVAで開始した場合よりは低下するが，欧州，米国ともAVF，AVGの傾向は同様であった．

これらをまとめると，外科的に卓越した術者が末期腎不全（ESRD）の準備段階からAVFを作成しておき，HD導入が必要となった時点で，かねてから準備していたAVFを使用することが望ましい．わが国においてもAVF 89.7%，AVG 7.1%，カテーテル0.86%（一時的なカテーテル留置が0.5%）とAVFの割合は欧州よりも多い（表III-2-2）．2011年末，わが国で慢性透析療法を実施している患者数は304,592人であり，その治療形態は昼間HD 83.2%，夜間

78

2. 血液透析のバスキュラーアクセス

■ 表 III-2-1　欧米における VA の種類別頻度

	Access use for prevalent HD Pts (%) 米国 (n=3,813) 欧州 (n=2,455)			Access use for incident HD Pts (%) 米国 (n=2,179) 欧州 (n=875)		
	AVF	AVG	カテーテル	AVF	AVG	カテーテル
米国	24	58	17	15	24	60
欧州	80	10	8	66	2	31

(Pisoni RI, et al. : Kidney Int, 61 : 305-316, 2002 より改変)

■ 表 III-2-2　日本における VA の種類別頻度

	血液透析の為の VA (%)			
	AVF	AVG	Superficial A	カテーテル (一時的, 長期)
1998 年	91.4	4.8	2.5	(0.7, 0.16)
2008 年	89.7	7.1	1.8	(0.5, 0.5)

(日本透析医学会 統計調査委員会 編：わが国の慢性透析療法の現況より改変)

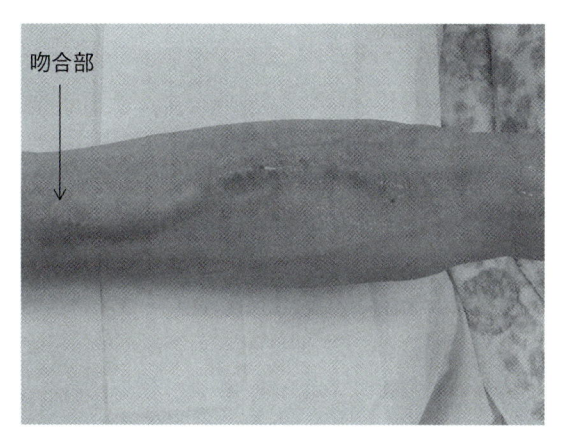

■ 図 III-2-3　橈骨動脈-橈側皮静脈の AVF (長い穿刺領域が得られる)

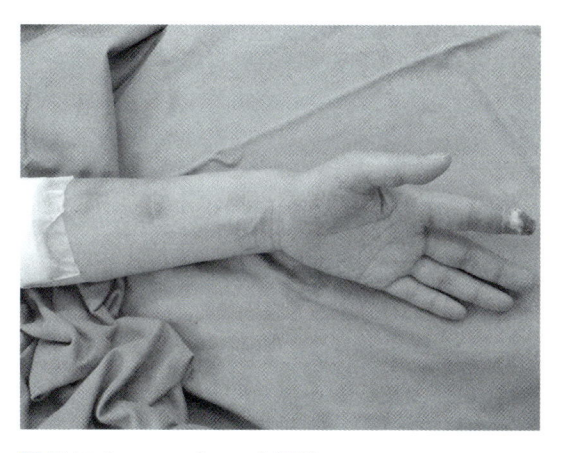

■ 図 III-2-4　スチール症候群

HD 13.4%, 腹膜透析は 3.16% にすぎない. VA の形態が, 長期開存性に最も優れている AVF 中心となることは当然と考えられる. 米国においても生命予後や感染の問題から, AVF の割合が上昇している. ただ, わが国において 1998 年に行われた調査での AVF 91.4%, AVG 4.8% と比較すると, AVG の増加が認められる[2〜4](表 III-2-2). AVG と動脈表在化長期植え込みカテーテルは透析歴とともに増加している. 増加の原因はそれだけ AVF 作成に難渋する患者が増加しているためと考えられる. 2009 年の DOPPS の報告では, AVF に比して, AVG, カテーテルの群で生命予後が低く, 医療費, 入院率は高値となっていた.

高い生命予後を保つためには, AVF 第一主義を続けることが望ましい[5].

1 自己血管内シャント

AVF は VA の基本であり, 前述のようにわが国で最も広く使用されている. 感染も少なく, 発達すれば, 穿刺部位も豊富で患者負担が最も少ない (図 III-2-3). 作成の順番としては, できるだけ末梢から作成し, 使用不能になったならば徐々に中枢へ移行していくことが理想とされている. 最も末梢ということであればいわゆる snuff box での AVF で, 嗅ぎタバコ入れ (tabatière：タバチエール) 縫合となり, これを信念として第 1 選

択としている施設もある．しかしタバチエールAVFは，血流確保が不安定で，主婦を含め手の使用頻度が多い患者で閉塞しやすい[6]．経皮経管的血管形成術（PTA）をはじめとするバスキュラーアクセスインターベーション治療（VAIVT）が施行しにくいなどの理由から，手関節部の橈骨動脈-橈側皮静脈のAVF（Brescia-Cimino 法）を標準術式としている施設が多い（図III-2-3）．次に，前腕中央部の橈骨動脈-橈側皮静脈のAVF，前腕の尺側皮静脈を用いたAVF，肘窩部のAVF，上腕部のAVFと中枢の大血管に進んでいく．尺骨動脈と尺側皮静脈を用いた場合，往々にして穿刺困難といわれている．また，すでに橈骨動脈を使用した後のことも多く，橈骨動脈の血流が遮断されている場合などは手の血行に注意を要する．肘窩部のAVFから中枢のAVFは，スチール症候群や静脈高血圧を合併する頻度が増加する．橈骨動脈-橈側皮静脈のAVFで確実なVAを作成し進歩を遂げているVAIVTで，長期的維持開存を目指すことが主流となっている．図III-2-4は橈骨動脈-橈側皮静脈のAVFでも，もともとの尺骨動脈の血流が悪く，スチール症候群を引き起こした症例である．

作成部位を決定するのに考慮する因子としてはわが国のガイドラインでは，①動脈の径と壁の石灰化，②静脈の径と連続性，③動静脈の走行と相互の位置関係，④患者の全身状態，予後，⑤末梢循環不全の有無などとしている[7]．

2　人工血管

米国では，大量の血流量が得られること，穿刺が容易であることを理由として人工血管の割合が多い．わが国では自己血管の内シャント作成が第1選択であることが徹底されてはいる．しかし，糖尿病患者，長期透析症例の増加に伴い四肢の血管が荒廃した透析患者が増加し，自己血管を用いた内シャント作成不能の場合が増加している．このため，自己の大伏在静脈を利用する血管移植などが試みられた．しかし，侵襲が大きくなること，穿刺血管としては持久性に乏しいこと，ま た，血管の荒廃した患者ではAC bypass もいずれ必要になる可能性もあるため，代用血管を残しておく必要もあり，一般的な手技とはならなかった．使用されやすくなったのは1973年にVolder等の開発したフッ素樹脂を伸延加工した（ePTFE）が使用可能となってからである．ePTFEはその後，伸縮性，抗血栓性，止血性などさまざまな工夫をされ，現在でも一般的なグラフトである（図III-2-5）．現在，わが国で使用されているグラフトは主にePTFE，ポリウレタングラフト（PU），Grasil®の3種類である（図III-2-6）．PUは3層構造を持ち，早期穿刺可能という利点を持つ．Grasil®も3層構造を持ち，補強剤としてポリエステルが外走のリング上に回されている．開存率などは諸家の報告があるが，施設により異なり，明らかなエビデンスとして示されるものは認められない．

欠点としては感染と易閉塞があげられる．感染に関しては抗感染性の素材の開発がなされている．一方，人工血管に感染が起こることは敗血症を意味することから，速やかな外科的処置が必要となる．人工血管の閉塞の原因としては吻合部での乱流と，血管内皮細胞の人工血管内増殖，静脈吻合部での内膜肥厚があげられる（図III-2-7）．人工血管挿入後は，生体の異物に対する反応が始まる．特に血管構成細胞である平滑筋細胞，血管内皮細胞の移動，増殖が始まる．血管内皮細胞は，吻合した断端の自己血管側から人工血管側に向かって伸展する．さらに人工血管の吻合部から離れたところでも島状に発生する．人工血管内への内皮細胞の進入は，人工血管を完成させ，感染に対する抵抗性をもたらすが，吻合部で過剰に増殖すると閉塞ももたらす．吻合部では乱流と角度によって，パッチ（30° standard, Talor patch, Optimalなど）を当てるなどの工夫がなされている．計算上，実験上は好結果が得られているが，臨床上の結果は得られていない．ただ，現在VAIVTの普及に伴いAVGの長期開存が見込まれる上，過剰血流を起こしやすい心機能の低い患者以外の症例には，末梢の血管が荒廃していても

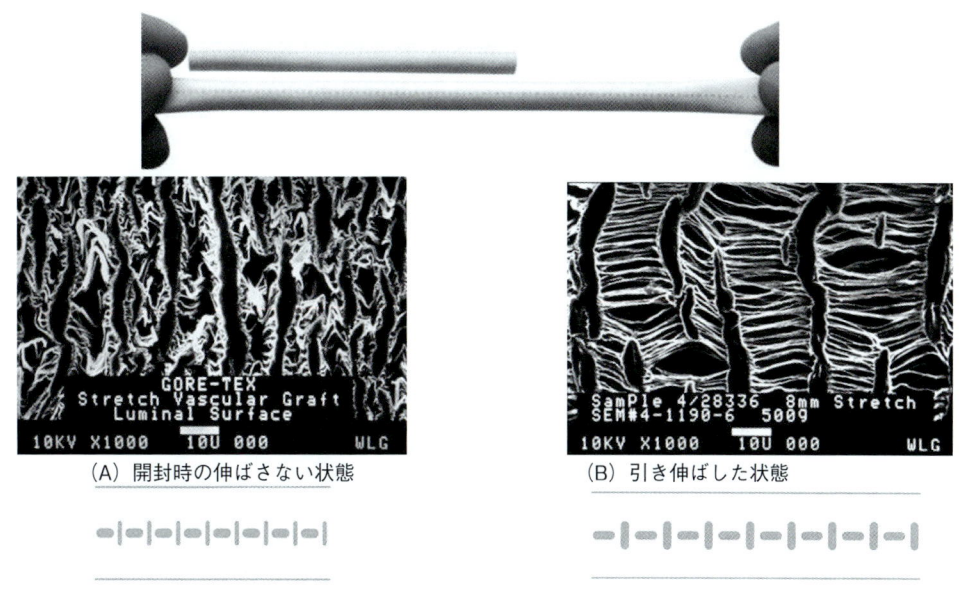

2. 血液透析のバスキュラーアクセス

■図 III-2-5　改良された ePTFE（ストレッチグラフトの多孔質構造）

（A）開封時の伸ばさない状態　　　（B）引き伸ばした状態

（提供：日本ゴア）

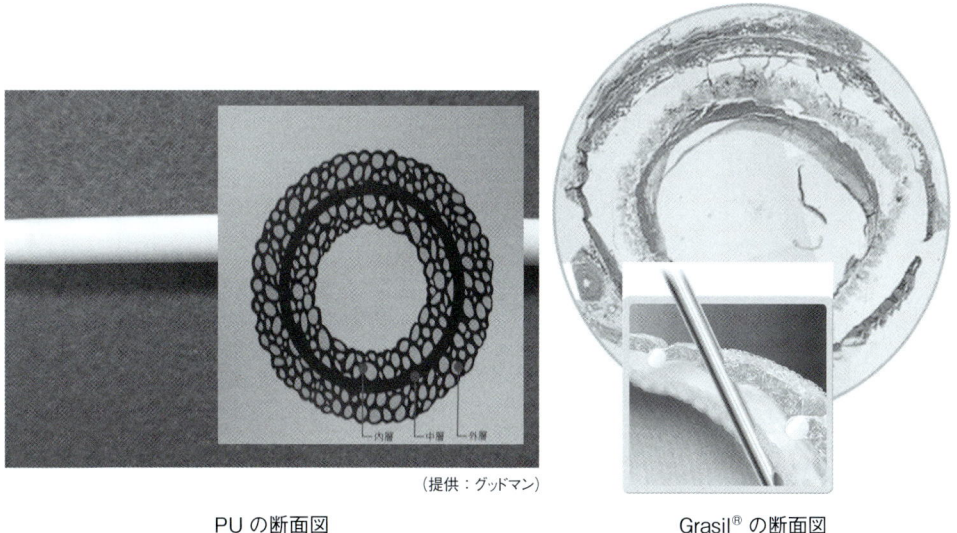

PU の断面図　　　　Grasil® の断面図

■図 III-2-6　ePTFE 以外の人工血管

（提供：グッドマン）

（提供：テルモ）

作成可能なことから増加傾向にある．

3 動脈表在化（図 III-2-8）

　動脈表在化は，わが国特有の VA である．長所は，心機能の低い患者，内シャントを作成する静脈がない患者にも作成が可能なことである．ただ，これらの患者では，返血側の静脈すらない場合が多い．また，感染が生じた場合は即座に敗血症を生じる可能性がある上，感染動脈瘤であれば破裂，失血死の可能性もある．抗菌薬抵抗性を示すようならば，感染部の処置など外科的な処置が速やかに必要となる．この場合，その動脈血流を停止させなければならない場合があると末梢が虚血になる．ほかからの腹側血行が十分あれば特に

81

■ III. 透析・血液浄化療法

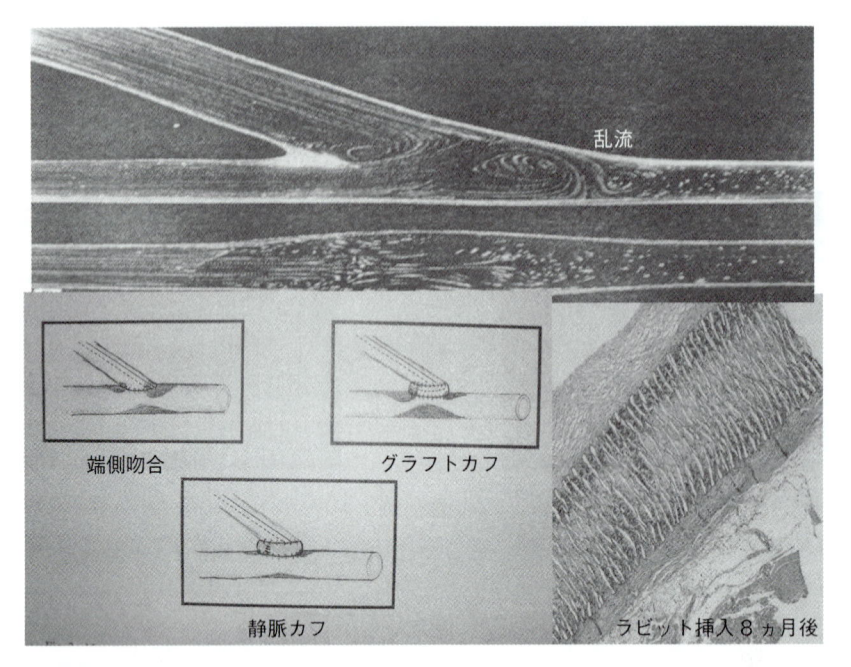

■図 III-2-7　人工血管の閉塞の原因

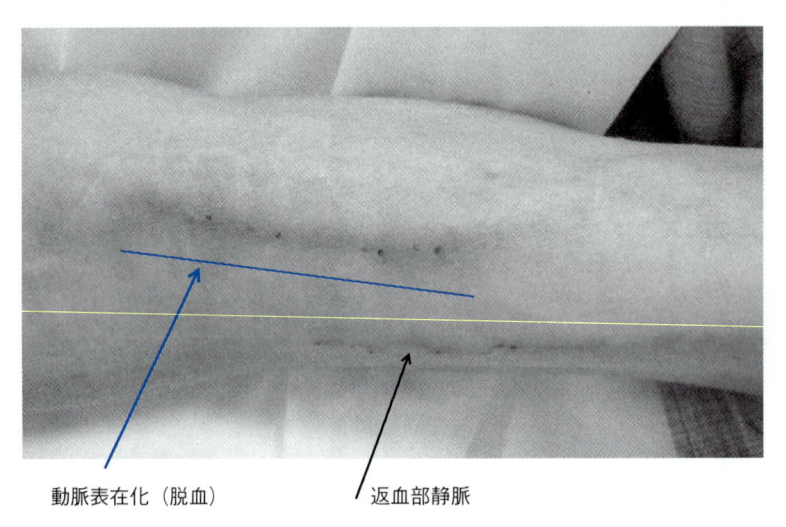

■図 III-2-8　心機能低下腎不全患者の動脈表在化

問題はないが，時に部分的な切断が必要になる場合もある．筆者は動脈表在化を作成するのは，他の VA の可能性，残された患者の予後を考慮した上での最終手段の1つと考えている．最終手段のもう1つは，次に述べる留置カテーテルであるが，どちらを選択するかはまさに患者により分かれるところである．また，動脈表在化の場合，毎回穿刺部位の確認と観察が必要なことは言うまでもない．

4　留置カテーテル

　留置カテーテルは，一時的なものと長期留置を目指したものに分けられる（図 III-2-9）．一時的な留置カテーテルは，緊急透析導入や VA のトラブル時に挿入される．挿入部位は左右の内頸静脈，左右鎖骨下静脈，左右大腿静脈となるが，鎖骨下静脈は静脈狭窄を起こす可能性があり，避けられる．カテーテルは内部で脱血側（側孔：末梢

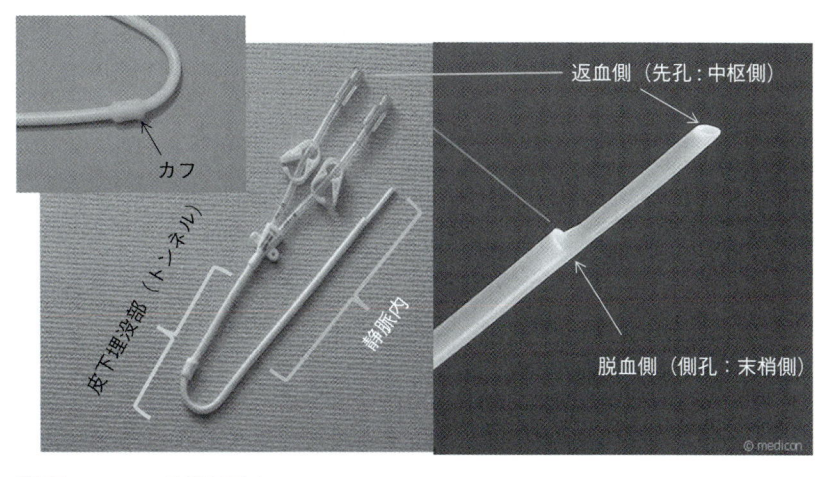

図 III-2-9　長期留置カテーテル

（提供：メディコン）

側）と返血側（先孔：中枢側）に分かれ（図III-2-9），再循環を避けている．カテーテルは人工物であり，血管と外界のパイプ役であるために感染を生じやすい．長期留置カテーテルは，一時的な留置カテーテルに皮下埋没部（トンネル）を作り，カテーテルに巻き付いているカフを皮下組織と癒着させ，感染の防止を図る構造となっている（図III-2-9）．

5　内科的アクセス不全対策

AVF，AVG いずれの場合でも，静脈吻合部での内膜肥厚により生じる静脈狭窄がアクセス不全や血栓症の原因となることが知られている．さらに，酸化ストレスや炎症もしくは線維化増生因子，サイトカインの関与も指摘されている．血管アクセス不全を予防する薬剤が期待されるところである．抗血小板薬，抗凝固薬などがアクセス不全防止に用いられる．一方，透析患者では，血管アクセスの改善目的とは別の理由で，心筋保護薬や抗血栓薬が投与されている．これらは抗凝固，抗血小板，血管リモデリング作用を有し，アクセス改善に寄与している可能性がある．DOPPS データベースの解析では，AVF で ACE 阻害薬が，AVG でアスピリンと Ca 拮抗薬がアクセス不全のリスクを有意に軽減させていた[5]．逆に，ワルファリンはリスクを増大させていた．もともとワルファリン内服患者の血栓性の影響を高く受けている可能性と，石灰化促進因子の 2 点が関わっている可能性がある．

4　VA 作成術

1　VA 作成のための評価

AVF 作成前に，患者の全身状態と末梢循環障害の程度，AVF の是非，種類，部位などの評価が必要である．

❶ 心機能評価

心機能の評価として，現在簡便なものは，心臓超音波である．わが国のガイドラインでは著明な溢水がないにもかかわらず，駆出率（EF）が 30％以下の著明な心機能低下を認める場合は，AVF や AVG などの「動静脈シャント」を作成すべきではないとされている[7]．ただし，確かなエビデンスを欠いている上，心臓超音波上の EF は全身状態により誤差が多い．溢水状態で心負荷がかかっている場合，脱水の場合の評価はこれを改善してから行う必要がある．心負荷をかけない透析技術の進歩もあり，EF が 20％以上あれば状況に応じて AVF を作成する場合がある[6]．EF＜20％では，動脈表在化や長期留置カテーテルの適応となる．

❷ 血管評価

AVF作成に用いる動脈に，十分な血流があることを確認する．時には動脈の拍動が石灰化のために触知不能でも内部に血流がある場合もあり，触知はするものの中枢部狭窄のため実際の血流は不足している場合もある．また，同部の動脈が途絶した場合に，末梢での血行が得られるか否か（壊死やスチール症候群を生じる可能性がないか）の確認も必要だと思われる．静脈側では中枢部を駆血して拡張が得られるか，狭窄部位があるかなどの確認が必要である．確認方法は血管造影が確実ではあるが，現在ではドプラ超音波で評価が十分可能だと考えられる．

❸ 患者評価

VA作成にあたり末梢血管をゆっくり育てる余裕があるのか，一刻も早い使用が望まれるのかなど，年齢やQOL，ADLなどで判断しなければならない．緊急導入後，末梢のAVFにこだわるあまり入院期間が長期になり認知症が悪化したり，透析導入に加えてのVA不全に耐えきれずうつを発症するなど，避けなければならない事例も存在する．

2 │ AVF作成の実際

AVFの基本は，動脈側-静脈端の吻合法が一般的に行われているBrescia-Cimino の原法であり，これが推奨される．動脈側-静脈端の吻合は，末梢に近ければsore thumb 症候群を呈することが多く，中枢側ではまた過剰血流になる傾向が高い．動脈端-静脈端吻合は，スチール症候群や血流不全などを生じる場合もある．

❶ 選択した動静脈にマーキングする
❷ 麻　酔

1%キシロカイン®（エピネフリンの入らないもの）で麻酔する．麻酔は，血管の剥離もイメージして皮膚切開部と皮静脈に沿って皮下に打ち込む（皮内ではない）と剥離が容易になる．動脈は中枢側まで，静脈に比べやや深めに麻酔する．

❸ 静脈の剥離

まず神経鉤で縦方向（血管の走行）に静脈直上から剥離皮静脈を確認する．両側の剥離が完了したら2本のテープで吻合中枢側，末梢側を確保し，その間の膜や血管の枝を処理する．末梢側は動脈吻合の際に届く長さとする．

❹ 動脈の剥離

動脈の拍動の直上から，やはり神経鉤を用い皮下組織を剥離する．動脈上部に枝は存在しないので，上部の動脈周囲の交感神経下まで剥離し血管そのものを2本のテープで確保し，静脈同様にテープ間の枝や組織を処理する．動脈攣縮が起こらないように注意する（動脈攣縮の原因：電気メスの乱用，荒い手技，出血，再灌流後など）．

❺ 静脈の拡張と確認

静脈は末梢で結紮し切断．適切なサイズのアトムチューブなどを入れ加圧し，血管を拡張．ヘパリン生食を入れながら，ブルドック鉗子などでクランプ（鉗子などを使用せず，リリアン糸などでクランプする場合もある）．ねじれていないか常に気をつける．

❻ 動脈の処理

ブルドック鉗子（もしくは糸）で血行を遮断し，尖刃を上向き45°くらいの角度で，後壁を傷つけないように切開する．尖刃で吻合部を形成．約7 mmが目安．血管が硬い場合などは，血管壁を少し切除しパンチアウトする．内腔に血栓ができないようにヘパリン生食で洗浄．必要があれば血流の確認をする．

❼ 吻　合（図 III-2-10）

動静脈の中央に7-0の血管様ナイロン糸を通し，釣り糸とする（釣り糸のバリエーションは，術者によってまちまちである）．中枢側から吻合．端は糸を斜めに閉まるように，そして動静脈の外糸となるようにかける．形成した吻合部の端の延長線上0.2～0.3 mm，2針から4針目までは特に薄く狭くかける．パラシュート吻合でも，視野がよければ固定吻合でもよい．

針は血管壁面に対して直角，血管切り口に対し直角にかける．針はカーブがあり直線的に使うと血管壁を傷つける．針の曲がりをイメージして血管の硬さを感じながら縫合していく．動脈は厚み

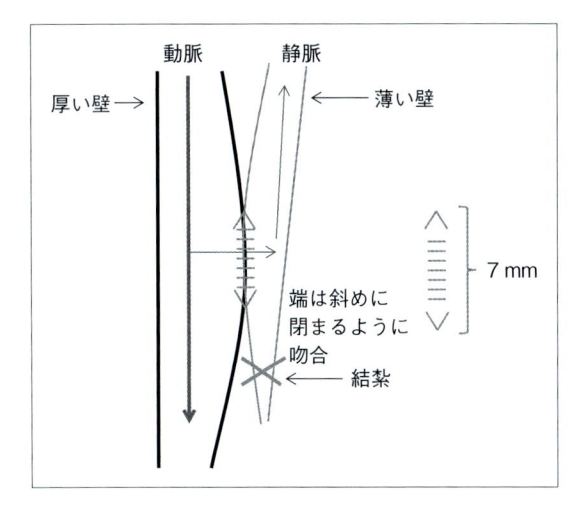

図 III-2-10　VA 作成術

があり静脈は縫合感があまりない．後壁や余計なところを刺さないように，針先は刺すべき方向の血管に向くようにする．針だけを操るのでなく血管もうまく把持・支持し，針のほうに動かすなどするとよい．ポイントは，血管が今どうなっているか，外反しているか，壁は厚いか（内膜・中膜・外膜の区別）などをよく考えることである．

できるだけ動脈壁は強く把持しない（血管が壊れる，解離してしまう）．支持だけにし，外膜や結合織，余分な部分を耳としてうまく使うとよい．

❽ デクランプ

デクランプした後，止血を確認しながらスリルを感じる．勢いよく出ていなければ圧迫で問題ない．少し強めに出ているところがあればガーゼをつまみ，その部分を圧迫止血する．止血できなければ Z 縫合を行う．中枢に狭窄があると，吻合部近くの静脈は拍動したり硬くなっている．音に問題がなくても静脈のねじれや圧迫がないか確認する．閉塞解除は静脈，動脈の中枢，動脈の末梢の順で確実な血行が動脈中枢から得られていることを確認する必要があるが，末梢の血行が同部の閉塞後も保たれるか否かを手術記事に記入することが今後の手術計画上重要となる．

❾ 人工血管の手術

動脈側は動脈側-グラフト端の吻合法，静脈側は静脈側-グラフト端の吻合法，側端は sore thumb 症候群をきたすようであれば静脈端-グラフト端の吻合法を用いる．吻合糸としては合成高分子系の非吸収糸を用いている．著者らはゴアテックス®スーチャーの 6-0 の太さのものを動脈に，5-0 の太さのものを静脈との吻合に用いている．針と糸との太さの違いがないため，人工血管からの出血を最小限に抑える利点がある．吻合は「2　人工血管」（p.80）の項で述べたようにいろいろな試みがなされているが，臨床的な優位性に至る報告はなされていない．

5　VAIVT 治療

わが国においてはこの数年間で，VAIVT 実施件数は，そのデバイスの進歩とともに飛躍的に伸びている[8]．VAIVT は PTA として低侵襲に透析の再開を可能とする手技として広く行われている．利点としては，①現在の AVF をそのまま温存でき，②AVF 新吻合に比して患者侵襲の少ないこと，③繰り返し施行できることである．従来の新吻合と違い，末梢血管の消耗を最低限に抑えることが可能である．短所としては，再狭窄頻度が高いことである．PTA 後の開存率としては，6ヵ月以上が望ましいとされている[9]．わが国のガイドラインでも，3ヵ月以内に 2 回以上の PTA を要したものは外科手術を考慮するべきとある[7]．

手技は冠動脈血管形成術が基本となり，デバイスも踏襲されている．基本は風船療法（POBA）で non-compliance balloon（狭窄形状にゆがまないもの）が用いられる．15 気圧程度までで通常の狭窄が解除される．20 気圧に耐えられる semi-compliance balloon も発売されている．しかし 2 cm 以上の頑固な狭窄に対しては，再発も多く一時開存成績も劣る．これに対してペリフェラルカッティングバルーン（PCB）が用いられ，開存成績，疼痛軽減，低圧拡張などで有効である（図 III-2-11）．しかしわが国では刃落ちのトラブルがあり，現在は使用できない．拡張が不能な石灰化部位を避けるなどの適応を定め，改良型の開

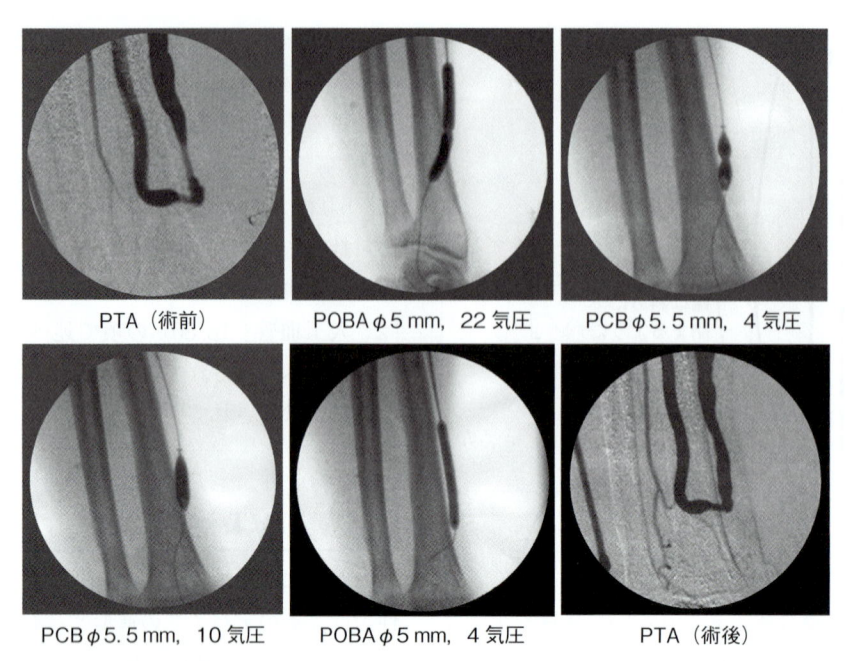

| PTA（術前） | POBA φ5mm, 22気圧 | PCB φ5.5mm, 4気圧 |
| PCB φ5.5mm, 10気圧 | POBA φ5mm, 4気圧 | PTA（術後） |

■ 図Ⅲ-2-11　POBAとPCBによるVAIVT

発などの対処の上，再度の使用が望まれている．PCBの後継デバイスとしては，30気圧以上の加圧が可能なバルーンが使用可能となり，その有用性が検討されている．ステントの有用性も報告されているが，部位などについて，適応が検討されている．薬剤流出ステントなどが，VAIVTにもいずれ用いられると考えられている．血栓除去システムとしては，薬理的除去，機械的除去と吸引に分けられる．いずれも，血栓による肺梗塞に留意すべきである．

デバイスは，今後も開発進歩が見込まれる．我々は，患者の利益を一番に考えなければならない．しかし，高価な道具であり医療経済的に批判を浴びやすい透析療法においては，十分経済性を考慮しなければならない．経済性を無視して治療行為を行い，いろいろな禁止事項や患者負担が増えるようになれば，結局は患者の不利益となる．

2012年VAIVTの診療報酬改定があり，18,080点がついた．喜ばしいが3ヵ月に1回というしばりがついている．

6 Perspective

VAは良好な血流が得られ，十分なHDが行われることを目標に発展してきた．現在も十分なHDのためのVAは必須である．しかし，長期透析患者，糖尿病を原病とする患者の増加に伴い，心機能を考慮しなければならない症例が増加している．また，一見何でもない患者であってもVA心負荷が予後に影響を与えている可能性もある[10]．よいHDができる最低血流量のVAを目指すべきかもしれない．しかし，VA作成時にはつい大血流を目指してしまいがちである．

〔角田隆俊，鈴木　大〕

《文 献》

1) Pisoni RI, et al. : Vascular access use in Europe and the United States : results from the DOPPS. Kidney Int, 61 : 305-316, 2002.
2) 日本透析医学会 統計調査委員会 編：わが国の慢性透析療法の現況（1998年12月31日現在）．日本透析医学会，1999．
3) 日本透析医学会 統計調査委員会 編：わが国の慢性透析療法の現況（2008年12月31日現在）．日本透析医学会，2009．
4) 日本透析医学会 統計調査委員会 編：わが国の慢性透析療法の現況（2009年12月31日現在）．日本透析医学会，2010．
5) Pisoni RL, et al. : Facility hemodialysis vascular access use and mortality in countries participating in DOPPS : An instrumental variable analysis. Am J Kidney Dis, 53 : 475-491, 2009.
6) 斎藤 明 監修，前場輝彦ほか 編：シャント管理と穿刺技術．メディカ出版，2005．
7) 大平整爾ほか：慢性血液透析用バスキュラーアクセスの作製および修復に関するガイドライン．透析会誌，38 : 1491-1551, 2005．
8) 天野 泉：アクセストラブルの対策．腎と透析，60 : 845-850，2006．
9) National Kidney Foundation : NKF-K/DOQI Clinical Practice Guideline for Vascular Access. Am Kidney Dis, 37 : 137-181, 2001.
10) MacRae J, et al. : Arteriovenous fistula-associated high-output cardiac failure : A review of mechanisms. Am J Kidney Dis, 43 : 2004.

3 血液透析のメカニズム

1 血液透析

　2011年現在，末期腎不全患者の生命維持療法としては慢性透析〔血液透析（HD），腹膜透析（PD）〕と腎移植があげられる．2011年末，わが国で慢性透析療法を実施している患者数は304,592人であり，一般に比すれば短いものの，5年生存率59.6%，20年生存率17.2%を誇る．その治療形態は昼間HD 82.5%，夜間HD 14.1%，在宅透析0.1%で，PDは3.3%にすぎない[1]．腎移植は増加が見込まれるものの，やっとコンスタントに年間1,000例を超えるようになった段階である．このように，HDは，腎不全患者の生命維持療法の根幹をなす治療法である．

　HDは血液浄化法〔ダイアライザー・吸着筒・血漿分離器等を用いて，血液を体外循環させることにより電解質および酸塩基平衡の是正や病因（関連）物質の除去など，正常に働かない生体機能の代行ないしは補助を目的としている〕の一形態である．VAより血液を体外のダイアライザーへ誘導し，その中で透析液供給装置より供給された透析液と透析膜と呼ばれる中空糸を介して不要物質の除去，不足物質の補給を行い，浄化された血液を体内に戻す方法である．その間，血液が凝固しないように抗凝固薬を投与する．浄化された血液は，再度VAを通じて体内に戻される（図III-3-1）．

2 血液透析の原理

　HDの原理は，透析膜を通して行われる拡散diffusionと限外濾過ultrafiltrationである．

　拡散は，粒子，熱，運動量などが自発的に散らばり広がる物理現象である．細孔を有する膜を通して，濃度差の異なる物質が高濃度から低濃度の部位に移動する．細孔より小さい溶質の拡散速度は溶質の分子量が小さいほど速く，その大きさ（重さ）に反比例する（図III-3-2）．

　透析膜に対して陽圧もしくは陰圧を加えることで，水および細孔より小さな溶質が水とともに移

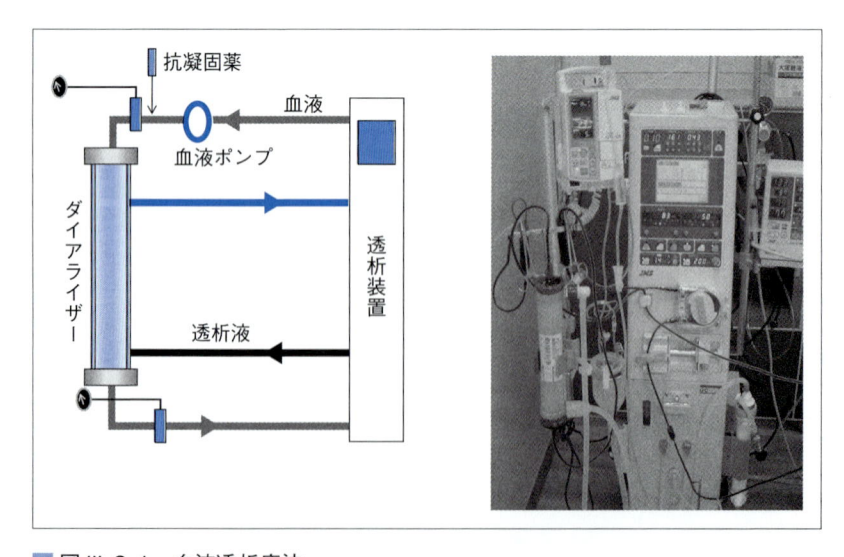

■ 図III-3-1　血液透析療法

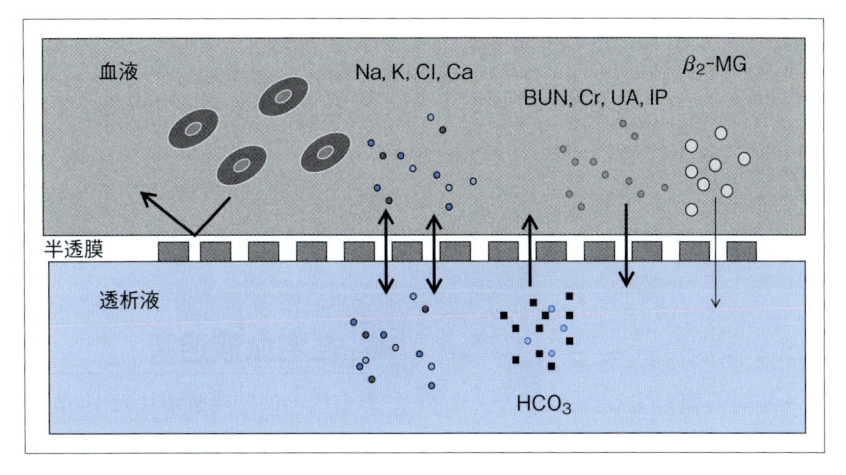

■ 図III-3-2 拡散
血液と透析液を半透膜を介して接することによってBUN, Crなどの老廃物を拡散により除去し，水分，電解質の是正を行う．

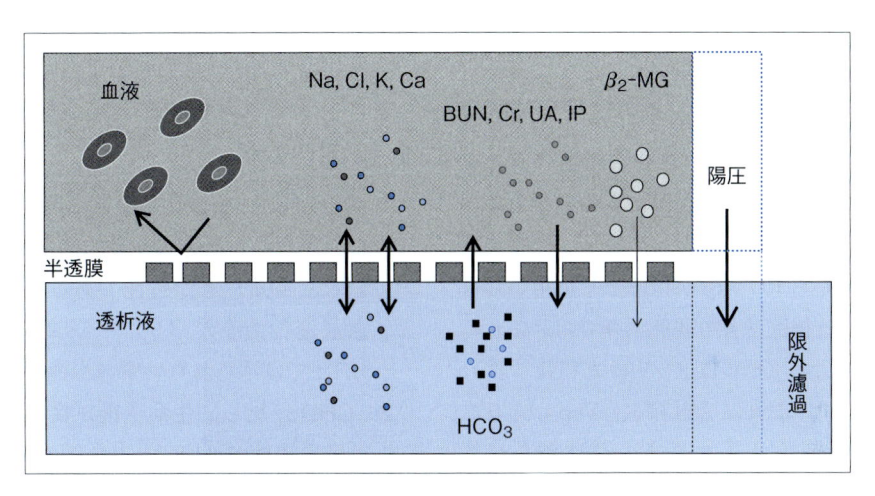

■ 図III-3-3 限外濾過

動する．限外濾過膜による濾過では使用する圧力が大きく，目に見えない微小のコロイドが除去できる．そこで普通の濾過を超えているという意味で，英語ではultrafiltration，これを訳して限外濾過と呼んでいる（図III-3-3）．これにより，血液透析時の除水が規定される．

透析膜の細孔径は通常1 nmオーダーである．ダイアライザー内では，細孔により差はあるがアルブミンより小さなものが拡散，濾過により除去される．尿素（分子量60）やCr（分子量113）などのいわゆる小分子量物質は拡散により除去され，水分は限外濾過により除去される．Na^+，K^+，クロール（Cl^-）などの電解質は，限外濾過液中に含まれるものと，拡散によって除去されるものの両者で除去量が決まる．重炭酸イオン（HCO_3^-）は，透析液中から血液中に拡散により移動する．β_2-ミクログロブリン（β_2-MG）（分子量11,800）などの低分子蛋白は分子量が大きく，膜孔の大きな透析膜でなければ除去できず，HDでは徐々に蓄積する．蓄積したβ_2-MGは透析アミロイドーシスの原因物質となる．

3 透析量と透析効率

透析量の評価に最も用いられるのは，尿素の出納を基にした透析量の示標であるKt/V（Urea）

である．Kt/V は Gotch らによって 1980 年代に提唱された．現在 Kt/V を計算するために広く用いられているのは尿素が分布する体内容積を一つの区画（single pool）と考えて算出するものである．代表的な Daugirdas による Kt/V の計算式は Kt/Vsp＝－Ln（R－0.008×t）＋(4－3.5×R)×UF/W で国際的に最も用いられている[2]［K は尿素のクリアランス（mL/分），t は透析時間（分），V は患者の体水分（mL）量を意味し，通常は体重に 0.6 を掛けた値とする（50 kg の人は 50 kg＝50,000 mL なので 50,000×0.6＝30,000 mL が体水分量となる）．Ln は底が e の自然対数，R は Post BUN/Before BUN，UF は透析中の除水量，W は透析後体重］．Kt/Vsp は患者の体水分量 VmL と時間 t の間に完全に浄化された体液ののべ総量の比であるといえる．透析終了後の別の pool からの BUN のリバウンドを加味した Kt/Vequil（e Kt/V）＝Kt/Vsp－(0.6×Kt/Vsp/T)＋0.03 は[3]，理論的に真の透析効率に近いものであるが生命予後とのエビデンスや過去のデータ蓄積から Kt/Vsp が指標として用いられている．日本透析医学会の統計調査で用いられる Shinzato らによる Kt/V は Kt/Vsp とほぼ一致したものである[4]．これによれば Kt/Vsp が 1.6 に達するまでは死亡リスクの減少が認められる（生，年齢，透析歴，糖尿病の有無，透析時間が予後に与える影響を補正）[5]．言い換えれば，生命予後の観点から Kt/Vsp は，1.6 以上に保つ必要がある．

Kt/V は，透析効率の指標として優れているが短時間連日透析や隔日透析など，個人に対する透析量の把握にはならない．今後 Total の透析量と予後の関係を調査する必要がある．

4 在宅血液透析

わが国の慢性透析療法は 1967 年保険適応となった．1968 年に始まった在宅血液透析（HHD）は透析施設の普及が不十分で通院困難な症例も多かったことから 1990 年代には全国で 130 人に拡大した．その後透析施設数が増加し HHD 患者数は停滞した．しかし近年 HHD での QOL の高さや全身状態の改善から再度増加傾向にある．

1 HHD の利点

1. **施設血液透析に比して自由度が高い**：HHD は，患者の生活様式や目的に合わせて透析計画を立てることが可能である．図 III-3-4 に血液透析治療のバリエーションを示した．HHD では示されたいずれも選択可能である．
2. **CHD に比して生命予後が良い**：HHD は，長時間透析が可能であり体調の良さから通常透析より透析量が多いと思われる．RCT で検討されてはいないが，そのことが生命予後

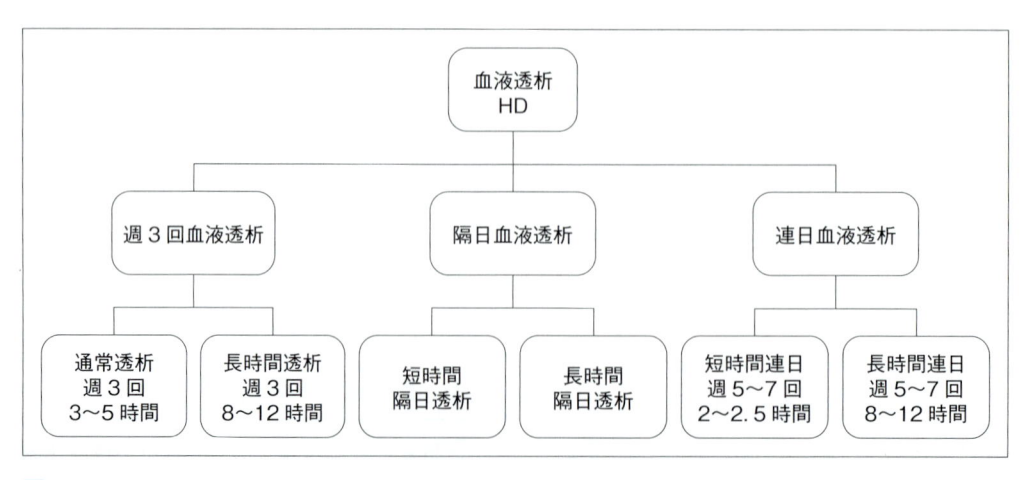

■ 図 III-3-4　血液透析治療バリエーション

に良い影響を与えていると考えられる.
3. 社会復帰率が高い：社会復帰を希望する患者がHHDを選ぶ傾向にあると考えられるが，家族と過ごす時間も長く，この点はPDよりすぐれていると報告されている.

2 HHDの短所

1. 介助者の必要性：患者個人で透析療法ができる場合にも不測の事態を予想し，介助者の存在が不可欠である.
2. 確実な訓練が必要
3. 自己穿刺の必要性：自己穿刺が容易にできるAVFが必要となる.
4. 近隣での対応病院が必要：HHD導入訓練ができる施設が限られており不測の事態に対応可能な近隣施設が必要である.

5 血液濾過，血液濾過透析

血液濾過（HF）は透水性の高い血液濾過用分離膜（フィルター）を通して大量の限外濾過と電解質補正により体液を破棄し，それに見合った置換液を補充する方法である．HFは半透膜を介して血液と溶媒（水）をともに濾すことによって血中尿素窒素（BUN），Crなどの老廃物を除去し，水分，電解質の是正を行うものである（図III-3-5）．溶媒（水）とともに溶質を濾すことによって除去することから，溶質の大きさにかかわらず除去することができる.

血液濾過透析（HDF）は拡散によりBUN，Crなどの老廃物の除去および電解質の是正を行うと同時に濾過によっても老廃物を除去し，水分，電解質の是正を行う．HDとHFを組み合わせた血液浄化法である．小分子量の物質から低分子量の蛋白質領域まで広い範囲の尿毒症物質を拡散と濾過によって除去する．両者ともにHDと比較して，物質除去では大分子量物質の除去に優れている．HF，HDFで行われる濾過は，濾過器で濾す前に置換液を注入する前希釈と後に注入する後希釈に分けられる（図III-3-6）．前希釈方式は血液が希釈され，低蛋白濃度，低粘度になり膜間圧力差の小さい濾過が可能であるが，除去対象物質の血液側濃度も希釈により減少してしまうため，除去効率は後希釈より低い．前希釈方式では置換液のコストさえ考えなければ，理論的には置換液は無限に増大可能である．一方，後希釈方式は同じ置換液量では，前希釈方式に比べて除去効率がよい．体外循環された患者血液をそのまま濾過するために，置換液流量に限界がある．よって置換液量は，体外循環できる血液流量に強く規定される．一般には除去効率の点から後希釈が用いられることが多い.

置換液によってもHF，HDFは分類される．①市販のバッグ式置換液を用いたもの，②安価

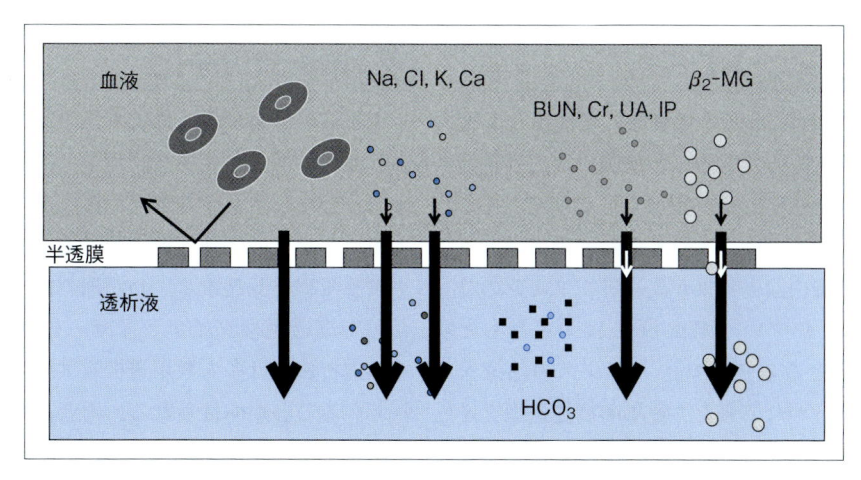

■ 図III-3-5　血液濾過

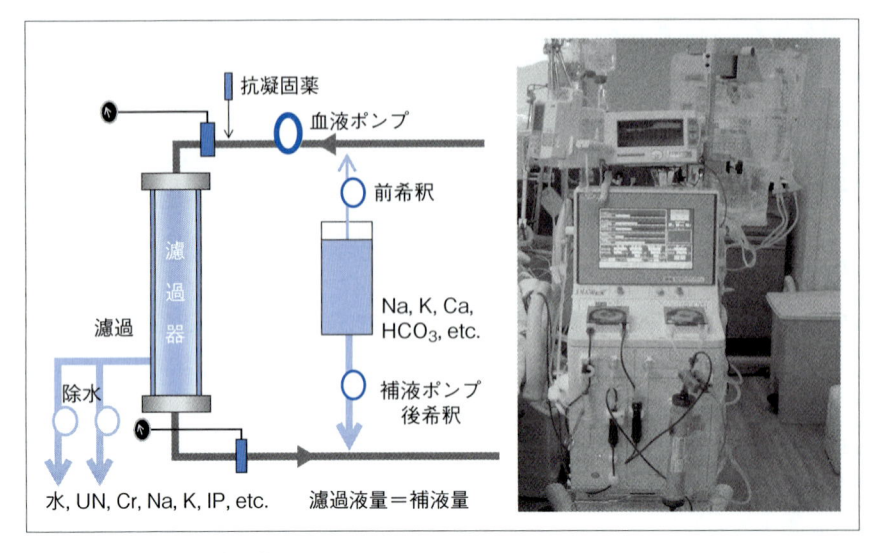

図 III-3-6 血液濾過装置

な透析液を浄化して補充液として用いる on-line HDF，③透析液排液側にリザーバーを設け，これに透析液の一部を出し入れすることにより，正濾過（pull phase）と逆濾過（push phase）を一定時間ごとに交互に行うわが国独自の push/pull HDF，などがある．通常の HDF は透析アミロイドーシス，緑内障，心包炎，心不全，貧血，透析困難症などが適応となる．Locatelli らは HDF, HF 群が HD 群に比し手根管症候群（CTS）のリスクが約 42%，死亡リスクが 10% 低いことを報告している[6]．HDF, on-line HDF で血圧の低下，生命予後の改善も報告されている[6~8]．

β_2-MG の除去が可能となってきたが，それ以外に濾過や吸着でなければ除去されない低分子蛋白に，レプチンや，炎症性サイトカインなどの広義の尿毒症物質が含まれる．低分子蛋白やアルブミン結合尿毒素の除去は，循環器合併症のリスク軽減からも重要視されておりオンライン HDF は，治療戦略の一つとなり得る．臨床効果としては，骨痛，掻痒感，ESA 抵抗性貧血，微弱炎症の改善や体格維持への有効性が報告されている．Canaud らは，High efficacy HDF が Low efficacy HDF や通常透析より生命予後を改善したと報告している[8]．

6 オンライン HDF

オンライン HDF は，希釈液として清浄化した透析液を用いるものである．わが国では大容量濾過による利点を生かして前希釈で行われていることが多い．前希釈では，小分子の除去効率は低下するが低分子蛋白除去効果が高くアルブミンのリークを調節しやすい．HDF 療法は，もともと β_2-MG が原因となるアミロイドーシスの治療を主目的として行われてきた．近年の高透過型ダイアライザー（ハイパフォーマンスダイアライザー）は拡散除去，膜内濾過いずれかの効果で

7 透析液清浄化

透析液の汚染は血液透析療法の生体適合性を損なう原因である．生物学的汚染はそれ自体の不衛生にとどまらずグラム陰性桿菌などによるエンドトキシンなどの生理活性により透析アミロイド症や栄養障害を惹起する．わが国の血液透析の特徴として高透過型ダイアライザーの使用頻度が高く，透析施設は多人数用透析液供給装置が使用されていることがあげられる．両者とも透析液の生物学的汚染防御に慎重を期する必要がある．また，透析液を置換液として用いるオンライン

■ 表 III-3-1　透析液水質基準
（日本透析医学会 2008 年）

透析用水	細菌 100 CFU/mL 未満 ET　0.050 EU/mL 未満
標準透析液	細菌 100 CFU/mL 未満 ET　0.050 EU/mL 未満
超純粋透析液	細菌 0.1 CFU/mL 未満 ET　0.001 EU/mL 未満
オンライン補充液	無菌かつ無発熱物質 細菌 10^{-6}/mL 未満 ET　0.001 EU/mL 未満

（秋葉 隆ほか：透析液水質基準と血液浄化器性能評価基準 2008．透析会誌，41：159，2008 より作成）

■ 表 III-3-2　透析液水質確保加算

1．透析液水質確保加算 1 の施設基準（8 点）
① 関連学会から示されている基準に基づき，水質管理が適切に実施されていること．
② 透析機器安全管理委員会を設置し，その責任者として専任の医師または専任の臨床工学技士が 1 名以上配置されていること．

2．透析液水質確保加算 2 の施設基準（20 点）
① 月 1 回以上水質検査を実施し，関連学会から示されている基準を満たした血液透析濾過用に置換液を作成し使用していること．
② 透析機器安全委員会を設置し，その責任者として専任の医師または専任の臨床工学技士が 1 名以上配置されていること．

HDF を行う上で，最も注意しなくてはならないことが透析液の水質管理である．2008 年日本透析療法学会誌医学会が定めた透析液水質基準を表 III-3-1 に示す．4 つのカテゴリーに分けて生物学的汚染についての水質基準が示されている．2012 年保険上も透析液水質確保加算が表 III-3-2 のように認められた．これによりオンライン HDF を行うことに対して患者の症状緩和に加え少なくとも経済的にマイナスにならない配慮が行われたと考えられる．ただし，細菌数 10^{-6} CFU/mL 未満を定期的に確認することは困難で，あくまでもこれを担保できるシステムであると解釈される．

8　抗凝固法の選択

体外循環を継続する場合には，何らかの手段を用いて血液の凝固を阻止しなければならない．

1　ヘパリン（分子量 5,000〜30,000）

主作用はプロトロンビンをトロンビンに転化する反応を阻害することである．硫酸プロタミンで中和される．

2　低分子ヘパリン（分子量 5,000 以下）

Xa 活性はヘパリンと同様に阻害するが，トロンビン活性を阻害しないため活性化部トロンボプラスチン時間（APTT）の延長効果は減弱し，出血助長作用は少なく優れた凝固作用を示す．作用時間はヘパリンより長く硫酸プロタミンで中和される．脂質，骨代謝への影響は，ヘパリンよりも少ない．

10 U/kg で始めて 6 U/kg で維持される．

3　蛋白分解酵素阻害薬（多価酵素阻害）

保険で適用が認められている血液浄化法のための蛋白分解酵素阻害薬は，メシル酸ナファモスタット（フサン®）のみである．代謝時間が 8 分と短く，出血傾向のある患者に使用する．

9　ダイアライザー

いわゆる透析器，人工腎臓部分である（図 III-3-7）．ダイアライザーの溶質除去能は，① 血流量，② 透析液流量膜面積，③ 濾過流量，④ 膜材質に影響される．当初，小分子量物質の除去を競っていたが，β_2-MG レベルの大きさの尿毒物質の除去が必要なことが理解され，日本においては，β_2-MG クリアランスによって 5 段階に分類されている．ダイアライザーに求められているものは，β_2-MG をサロゲートとした除去効率，少ないアルブミン漏出量と生体適合性と考えられる．ただし，近年アルブミンレベルの尿毒素の存在も注目され，現在検討されている．わが国では，PS,

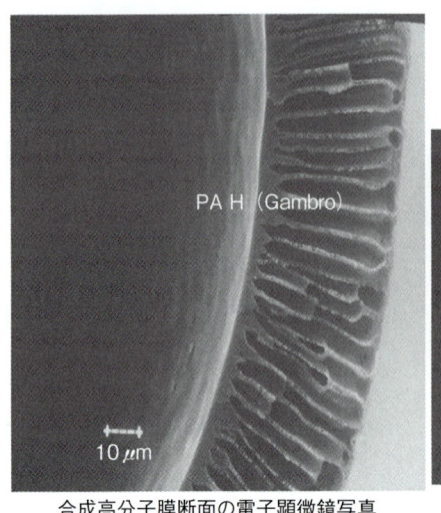

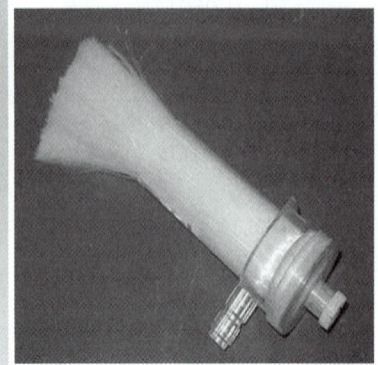

合成高分子膜断面の電子顕微鏡写真

■ 図 III-3-7　ダイアライザー

PAN, PMMA, EVAL, PES, PEPA, PAES などの合成高分子膜とセルロース膜系で RC, CA などが使用されているが，PS 膜が最も使用されている．PS は β_2-MG 除去効率と生体適合性に優れているが，PVP（ポリビニルピロリドン）などによるアレルギーが報告されており，注意点となる．

10 透析液

透析液は当初，緩衝系として CO_2 を吹き込む重曹型であったが酢酸型へ移行し，酢酸不耐症の存在から現在では少量の酢酸（7.5～10 mEq/L）により安定化を図った改良型の重曹型透析液となっている．また，酢酸をまったく含まず生体適合性を良好とし，数 mEq/L のクエン酸により調整を行った透析液が 2007 年に発売され，循環動態や症状が緩和される症例が認められている．表 III-3-3 に一般的な透析液の組成を示す．

11 その他

その他，ARF や種々の合併症を有する急性腎不全患者など，循環動態の安定しない患者のために次のような方法が講じられる．

1 体外限外濾過

体外限外濾過（ECUM）は，補充液を用いない除水を目的とした HF である．水分が貯留した場合や，除水不足の場合にしばしば施行される．ほぼ等張な濾液が得られるため，血圧を含む循環動態に及ぼす影響がきわめて小さい．

2 連続的血液濾過

連続的血液濾過（CHF）は，連続的静脈静脈血液濾過（CVVH）を連続的に緩徐に施行する治療法である．間欠法に比べ，患者の循環動態を変化させずに施行できる．ARF や種々の合併症を有する慢性腎不全患者などに適応される．

■ 表 III-3-3　日本における重曹型透析液の組成

成　分	電解質濃度（mEq/L）
Na	135/138/140/143
K	2.0/2.5
Cl	106.5～113
Ca	2.5/2.75/3.0
Mg	1/1.5
glucose	0/100/150
HCO_3	25～30/無酢酸型 35
酢　酸	0/7.5～10

12 Perspective

　HD治療の原理と実際を概説した．この治療を見直すと，19世紀に確立され臨床応用に至った拡散と限外濾過という原理の素晴らしさを痛感する．また，それに対するたゆまぬ改良が，現在のHD療法の発展に寄与したと考えられる．その一方で，携帯型人工腎臓の開発や酸化物質吸着を組み合わせた透析療法が現在も模索されている．まったく考え方の違う血液浄化療法の原理も見つかる日がくると考えられる．

〔角田隆俊〕

《文　献》

1) 日本透析医学会 統計調査委員会 編：わが国の慢性透析療法の現況（2009年12月31日現在），日本透析医学会，2010.
2) Daugirdas JT : second generation logarithmic estimates of single pool variable volume Kt/V : an analysis error. J Am Soc Nephrol, 4 : 1205, 1993.
3) Daugirdas JT, et al. : Overestimation of hemodialysis does depends on dialysis efficiency by regional blood for but not by conventional two pool urea kinetic analysis. ASAIO J, 41 : M719, 1995.
4) Shinzato T, et al. : Determination of Kt/V and protein catabolic rate using pre- and postdialysis blood urea nitrogen concentrations. Nephron, 67(3) : 280-290, 1994.
5) 日本透析医学会統計調査委員会：我が国の透析療法の現況（2001年12月31日現在）日本透析医学会
6) Locatelli F, et al. : Comparison of mortality in ESRD patients on convective and diffusive extracorporeal treatments. The Registro Lombard Dialisi E Trapianto. Kidney Int, 55 : 286-293, 1999.
7) Donaueri J, et al. : Reduction of hypotensive side effects during online haemodialysis. NDT, 18 : 1616-1622, 2003.
8) Canaud B, et al. : Mortality risk for patients receiving hemodiafiltration versus hemodialysis : Europian results from the DOPPS. Kidney Int, 69 : 2087-2093, 2006.

■ III. 透析・血液浄化療法

4 血液透析合併症

　HD患者の合併症は，多岐にわたる．本来生存が難しい臓器不全を抱えながら40年も生きることは容易ではない．その歪みが種々の臓器にもたらされることは，当然かもしれない．それを少しでも軽減することが，我々透析に関わる医療者の仕事ともいえる．著者の腎不全医療の指導者に「とにかく，腎臓以外の病気に精通しなさい」と教えられた．変なことを言う先生だなと当時は思ったが，意味するところは合併症対策であった．本項ではHD患者に特徴的な合併症に関して概説し，シャントトラブルに関しては他項で詳しく述べる．

1 心血管疾患

　日本透析医学会（JSDT）の統計調査によれば，2010年の透析患者の死因の第1位は心不全（27％）で，第2位が感染症（20.5％）となる．脳血管障害（8.5％），心筋梗塞（4.8％）などを加えた，いわゆる心血管疾患（CVD）が全死因の40％以上を占める[1]．米国の透析患者の5年生存率が25％であるのに対し，日本の5年生存率は約60％である．また，日本のCVD発症率は，米国や欧州に比して低いことが報告されている．日本の透析患者は他国に比して生命予後がよく，CVD発症も少ない．その日本でさえ高率の死因を占める事からも，CVDは透析患者特有の合併症であると言える．現在では，透析患者のみならず慢性腎臓病（CKD）そのものが心血管イベントのリスクファクターであるとされている．

1 心不全

　透析患者では体液の過剰，体液量の変動，腎性貧血，バスキュラーアクセス（VA），Ca・P代謝異常に伴う冠動脈をはじめとする血管石灰化（CKD-MBD），糖尿病患者の増大に伴う脂質代謝異常などのリスクが大きい．また，元来高血圧であることが多く，心肥大，心筋の線維化，左室拡張能の低下，次いで，収縮能の低下が生じ心不全の発症となる．平均的な日本人の死因の第1位が，圧倒的に悪性腫瘍であることを考慮すれば高率と考えられる．

❶ 診　断

　心不全という病名は，結果病名として用いられることが多いが，基本的には，心拍出量の減少や肺うっ血などの循環不全で判断される．表III-4-1にFramingham Heart Studyの心不全診断基準を示す．
　診断基準は，中心静脈モニター挿入時参考所見以外は胸部X線所見による心拡大と臨床所見である．臨床所見としては，①脈圧の低下，②洞性頻脈，③チアノーゼ，④手足の冷感，発汗，

■ 表III-4-1　Framingham Heart Studyの心不全診断基準

大項目	夜間発作性呼吸困難，起座呼吸，頸静脈怒張，静脈圧増大（>16 cmH₂O），湿性ラ音，Ⅲ音聴取，胸部レントゲン上の心拡大，循環時間延長（≧25秒），hepatojugular reflux陽性，心不全治療に反応して5日間で4.5 kg以上の体重減少
小項目	両下腿浮腫，夜間咳嗽，労作生呼吸困難，胸水，頻脈（≧120 bpm），肺活量の低下，心不全以外の治療に反応して5日間で4.5 kg以上の体重減少
ほかに原因が明らかではなく，2つの大項目もしくは，1つの大項目と2つの小項目を満たす場合	

（Mckee PA, et al.：N Engl J Med, 285：1441-1446, 1971より）

⑤頸静脈怒張，⑥湿性ラ音，⑦III音聴取，などをはっきりと確認する必要がある．⑤頸静脈怒張，⑥湿性ラ音は，透析患者に起こりやすく，⑦III音聴取は，確認しにくいが明らかであれば心不全の確率は高い．次に胸部X線，心電図（EKG），心臓超音波（EUG），脳性Na利尿ペプチド（BNP）値などを参考にする．X線では，肺うっ血像，胸水貯留（右側胸水が優位），間質浮腫などが認められるが慢性経過では明らかでないこともある．EKGは不整脈，冠動脈疾患，心筋症の鑑別に用いられる．EUGは拡張障害，収縮障害，下大静脈径の測定，心囊液貯留の有無などが確認できる．BNPは腎機能の低下に伴い上昇する．さらに透析患者では，心囊液貯留，うっ血に伴いBNPが上昇するが，100 pg/mL以下では心不全の可能性が低くなる，と報告されている[2]．

❷ 治 療

心不全治療としては，透析患者においては体液量管理が最も重要である[3]．急性の心不全や，ショック状態で循環動態が安定しないにもかかわらず体液量過多にある場合は，限外濾過のみもしくは，CHF，CHDFで生理範囲内の除水を行うことで対処する．β遮断薬，RAS系薬剤，強心剤の適正使用は非透析患者同様，状態に応じて用いられる．「2 腎性貧血」（p.99）や「4 CKD-MBD」（p.104）の項目に記すが，合併症自体が心不全のリスクであり，これを取り除いておくことも予防治療の1つである．

2 │ 不整脈

透析患者では洞機能不全や房室伝導障害に加えて頻脈性不整脈も出現しやすい．透析患者の不整脈の原因は，その患者背景によるものと透析療法自体に起因するものがある．表III-4-2にその原因を示す．

3 │ 高血圧

透析患者の高血圧の多くは，体液過剰により引き起こされる用量依存性高血圧である．血圧は，

■ 表III-4-2 透析患者の不整脈の原因

1. 透析患者の背景因子
① 心肥大
② 冠動脈障害
③ 高血圧
④ 貧血
⑤ CKD-MBD
⑥ 自律神経失調
2. 透析自体の原因
① 電解質の急激な変化
② pHの変化
③ 除水による血管内血液量の減少（血行動態の変化）
④ 交感神経系の緊張
⑤ 遊離脂肪酸の上昇

血管内の有効循環血漿量と末梢血管抵抗の積で決まる．透析患者は水，Naの貯留に加えて交感神経活動も亢進している．ほかにレニン依存性，プロスタグランジン系・キニン/カリクレイン系活性低下，一酸化窒素産生低下，エリスロポエチン（EPO）などの原因が絡み合っている．

透析患者の高血圧の特徴としては，収縮期血圧が高く，脈圧が大きく，日内変動よりも透析前後圧が大きい．しかし透析，除水によって血圧が低下するもの，上昇し続けるもの，両者がある．また，夜間降圧も得られない場合が多い（non-dipper）．日本の透析患者において収縮期血圧が高いほど，拡張期血圧が低いほど，脈圧が大きいほど，全死亡率，冠動脈イベントの危険率が高いことが示された．同時に脳血管イベントも，同様の傾向があることが示されている[4]．Kidney Disease Outcomes Quality Initiative（K/DOQI）のガイドラインでは透析前血圧140/90 mmHg未満，透析後血圧130/80 mmHg未満が提唱されている[3]．一方，透析後の収縮期血圧が119 mmHg未満になると心血管系死亡リスクが高くなるとの報告もある．

治療方針としては，減塩，飲水制限，とともに適正なドライウエイトの設定をする必要がある．まず体液依存性の血圧上昇をコントロールする．ドライウエイトを適切に設定しても高血圧が持続する場合には，降圧薬治療が必要となる．降圧作

用機序だけでなく，薬物代謝，排泄経路，透析性，持続時間なども考慮する．また，透析中に著明な低血圧のある場合には，透析日の朝の服用を控えるなどの工夫が必要である．透析による血圧の変動を少なくするためには透析性のない薬剤を選択する．Ca拮抗薬とARBは透析性が低く，透析時の血圧変動が少ない．ACE阻害薬とARBは腎性貧血を悪化させ，EPOの必要量が多くなるという報告があるが，心血管イベントを抑制するといわれている．ACE阻害薬は，透析患者では減量が必要とされている．β遮断薬の多くは脂溶性で透析性がない．β遮断薬は心機能を抑制するので，体液量の変動する透析患者では心不全の発症にも注意し，また，血清Kの上昇にも注意すべきである．

表III-4-3 透析患者のIHDリスクファクター

1. 透析患者の背景因子
① 高血圧
② 高中性脂肪，高過酸化脂質血症
③ 低HDL-C血症
④ 高齢化
⑤ 糖尿病
⑥ 喫煙
⑦ 低栄養

2. 腎不全状態がもたらすリスクファクター
① CKD-MBD
② 高ホモシステイン血症
③ 高フィブリノーゲン血症
④ 高リポプロテイン血症
⑤ 高AGE/ALE血症
⑥ 酸化ストレス
⑦ インスリン抵抗性
⑧ MIA症候群

4 虚血性心疾患

虚血性心疾患（IHD）は，心筋における酸素需要に供給が追いつかない状態で，透析患者はもともとIHD状態が起こりやすい状態にさらされている．米国では急性心筋梗塞が透析導入2年以内に認められることが多く，発症後の5年生存率は10%と，生命予後を悪化させる因子と報告されている[5]．CKD自体が心血管イベントのリスクファクターであり，脂質異常，高ホモシステイン血症，高フィブリノーゲン血症，MIA症候群などとの相乗効果で，透析導入時期にはすでにIHDの高リスク患者と考えられる．通常のIHDリスクファクターと腎不全状態からもたらされる二重のリスクファクターを背負う．表III-4-3に両者のリスクファクターを示す．

これに加えて，透析患者のIHDは腎性貧血，VA，心肥大など，心負荷がかかるため酸素需要が追いつかず，有意な冠動脈疾患（CAD）がなくとも30%の患者に生じるとされている．

冠動脈疾患の確定診断としては，冠動脈造影（CAG）が確実であるが，患者が無尿で腎機能の低下を加味しなくてもよいという条件でも，心血管イベントが非透析患者に比して多いため，スクリーニングには適さない．胸部症状の確認とともに定期のEKG，EUGの変化を見逃さないことが重要と思われる．その上で必要であれば負荷心電図，負荷心臓超音波，負荷心筋血流シンチグラフィ検査などとなる．造影MRI検査は，腎性全身性線維症（NSF）のため，透析患者では禁忌であり，心筋トロポニンTやCK-MBなども指標にはなるが擬陽性が多くなる．

治療は非透析患者と変わらず，状況に応じて経皮的冠動脈インターベンション（PCI）と冠動脈バイパス術（CABG）を行いβ遮断薬やRAS阻害薬などの薬物療法との組み合わせとなる．PCIのデバイスの進歩，CABGの心拍動下手術無ポンプ手術，新しい薬剤療法などで治療成績と生命予後が改善している一方，透析患者は非透析患者よりも治療成績は悪い．血管に欠陥を抱えている透析患者では，ある程度あきらめざるを得ない場合もあるが，一番の問題点はインターベンショナリストや外科医が透析患者であることを理由に，PCIやCABGを躊躇することである．急を要する場合，非透析患者と変わらないシステムの構築適応が腎臓内科医の重要な役割の1つである．

5 動脈硬化症，血管石灰化

動脈硬化は病理的に，① 粥状動脈硬化atherosclerosis，②中膜石灰化効果 Mönchkeberg's medical calcific sclerosis，③細動脈硬化に分類されている．臨床的に最も重要なのは粥状動脈硬化であり，大動脈，冠状動脈，脳底動脈などの大型・中型の筋性動脈に好発する．いずれの動脈硬化も，透析患者では高度に認められる．動脈硬化の原因として血管石灰化があげられる．血管における石灰化は，リン酸Caを主成分とするミネラルが細胞外マトリックスに沈着することにより生じるが，骨の石灰化と同様にヒドロキシアパタイトの結晶も存在する．

また，この石灰化には高P血症が大きく関わる．健康成人ではPは平均8,400 mg/週が摂取され，腸管から正味約5,400 mg/週が吸収される．残り3,000 mg/週はそのまま糞便中へ排泄される．吸収されたPは骨など必要な組織に供給される[6]．正常な状態では吸収された量と同量の5,400 mg/週が腎臓から尿中に排泄され，P出納ネットのバランスが保たれる．腎機能の廃絶した透析患者においては，体内からのPの除去は週3回の透析によってしか行われない．1回の透析で約900～1,000 mgのPが除去できるが，正常腎と同様のP吸収が行われた場合，腎において排泄される5,400 mg/週との差2,400～2,700 mg/週のPが体内に蓄積されることになる．透析によるPの除去には限界があり，食事から摂取されたPは徐々に体内に蓄積し，高P血症を呈する．したがって透析患者では食事中のP摂取制限が求められ，また多くの患者でP吸着剤などによる高P血症の是正が必要となる．しかしP制限食やP吸着剤の使用により，正味のP吸収を2,600 mg/週に減じても骨代謝異常等の理由により血管系を含めたP蓄積へと進む傾向にある．

血管石灰化の評価は，electron beam CT（EBCT），multidetector CT（MDCT）などで検出感度が高く，冠動脈石灰化などの定量も可能である．縦断的研究などの評価にも耐えられる．しかし，被曝や検査施設が限られることなどから，スクリーニングには向かない．胸腹部単純X線像での大動脈弓部，腹部大動脈石灰化での比較や，頸動脈超音波による頸動脈プラークの程度，性状確認が現実的だと考えられる．

2 腎性貧血

1 腎性貧血とは

血液の中の赤血球，白血球，血小板は骨髄でつくられる．赤血球は生後しばらくは全身の骨髄でつくられるが，成長に従い主に自己体幹の骨髄系で造血が営まれるようになる．尿細管でつくられたEPOが，この中の赤血球系前駆細胞に働きかけ赤血球へと分化していく．腎からのEPO産生量が低下し，ヘモグロビン（Hb）値を基準値に維持できなくなった状態で，その原因が腎障害以外に考えられない状態を腎性貧血と呼んでいる．ほかに原因のある貧血（出血や鉄欠乏性貧血）の場合の血中EPO濃度は，Hbの低下に応じて上昇するが，腎性の場合，EPOの産生が低下するためHbの低下に対するEPO上昇が生じない．これを腎性貧血の定義としている．しかし，広い意味ではEPO産生以外の要因も加味され，腎機能低下という病態全体がもたらす貧血を腎性貧血と呼んでいる．一般的には，CKDステージ4以上で腎性貧血が生じるが，それよりよい腎機能を維持していても腎性貧血を伴う場合もある．

表III-4-4に腎性貧血の成因を列挙した．腎不全病態でのEPOの産生抑制に加え，鉄代謝障害，高サイトカイン血症を呈する感染，炎症，心不全，悪性腫瘍などを介しても貧血は生じる．このような病態は，慢性疾患の貧血（ACD）と称され，腎性貧血の大きな要因として注目されている．また，尿毒症病態では赤血球寿命が短縮していることも腎性貧血の大きな要因である．網状赤血球が形成される以前は，EPOの不足からEPO感受性細胞の時点でアポトーシスが惹起される割合が高く，網状赤血球までたどり着いて尿毒症物質への曝露のために膜の脆弱性が起こり溶血に至ってしまう．栄養障害が起これば，Hbを形成している蛋白の欠乏，Zn欠乏による赤血球膜の脆

■ 表 III-4-4　腎性貧血の成因

1. 赤血球の産生障害
① EPO の欠乏，反応性の低下
② 骨髄造血抑制因子（Al, PTH などの尿毒性毒素など）
③ 造血に必要な因子の欠乏（鉄，葉酸，ビタミン B$_6$，B$_{12}$，Hb 産生蛋白）
④ 赤血球系細胞のアポトーシスの亢進
2. 赤血球寿命の短縮，溶血
① 赤血球膜の脆弱性亢進（PTH などの尿毒素，透析液クロラミン，炎症性サイトカイン：IL-1, TNF-α などによるもの，低栄養による Zn 欠乏など）
② 赤血球酵素の代謝障害（グアニジン，活性酸素などの尿毒症物質，カルニチンなどの不足）
③ 内因性 EPO 産生抑制による幼若赤芽球の溶血亢進（炎症性サイトカイン：IL-1, TNF-α による）
3. 赤血球の破壊亢進
① 脾機能亢進，脾腫
4. 赤血球の喪失
① 吐血，下血
② 外傷，手術侵襲
③ ダイアライザー残血
④ 頻回採血
⑤ 出血傾向
5. 鉄代謝異常
① 血清鉄欠乏
② フェリチン産生亢進
③ 肝のトランスフェリン合成低下
④ トランスフェリンレセプターの発現低下
⑤ ヘプシジンの増加（消化管での鉄吸収低下，網内系からの鉄放出抑制）

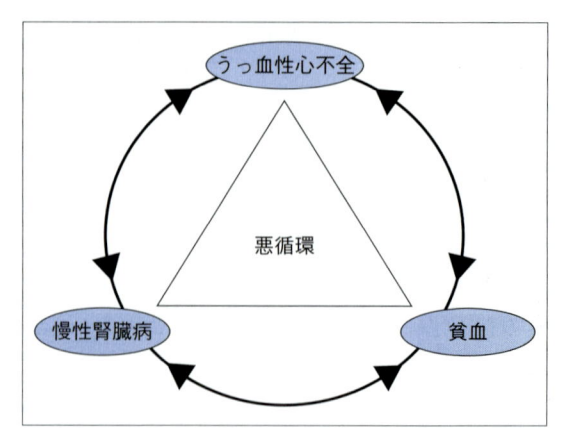

■ 図 III-4-1　CRA 症候群

慢性腎不全-腎性貧血-慢性心不全の密接な悪循環を示す．
（Silverberg DS, et al. : Nephrol Dial Transplant, Supple 8 : 7-12, 2003 より）

弱性亢進，カルニチンの不足により貧血が進行する．加えて頻回の採血や，透析時の回路内残血なども要因としてあげられる．2008 年に報告された日本透析医学会のガイドラインでは，狭義，広義に分けて腎性貧血を定義している．また CKD のステージにとらわれない腎性貧血治療も強調されている[7]．

2　治療の意義

Silverberg らは，うっ血性心不全患者は CKD や貧血を併発することが多く予後不良となるとの観察研究や，造血促進薬（ESA）療法の対象となっている貧血の改善が，心拍出量，脈拍，左室心筋重量係数（LVMI）の改善および最大酸素消費量の増大をもたらすこと，入院日数の軽減，腎不全の進行抑制効果などから慢性腎不全-腎性貧血-慢性心不全の密接な悪循環として CRA 症候群を提唱した（図 III-4-1）[8]．この 3 つの悪循環の中で治療がしやすく，効果が観察できるものは腎性貧血である．しかし，CKD 患者に対する ESA 療法の透析導入後の生命予後に及ぼす影響に関しての報告は少ない．

日本透析医学会の統計調査では ESA 製剤が日本に導入された 1994 年以後，心不全死が減少しており，透析導入後の生命予後改善に関わっている可能性が示唆されている．一方，貧血と腎機能低下の因果関係も証明されている．Gouva らは，より早期に EPO 投与を開始し Hb 値を 13 g/dL に維持することによって，10 g/dL 程度に維持した群より，腎保護効果や生命予後改善効果があることを報告した[9]．また，腎性貧血の改善は ADL や QOL の改善も期待されている．Druke らの 603 人の CKD 患者を対象に，目標 Hb 値 13〜15 g/dL と 10.5〜11.5 g/dL の 2 群に分けた RCT （CREATE study）の結果では SF-36 の全項目で Hb 値の高い群で改善していた．（但し Normal Hct Study の再解析では，有意ではなかった[10]．）

4. 血液透析合併症

■表 III-4-5 血液透析患者における貧血治療の各国ガイドラインの相違点

ガイドライン	発表年	目標 Hb 値	上限 Hb 値	目標フェリチン値	目標 TSAT
米国 (K/DOQI)	2001 年	11〜12 g/dL		>100 ng/mL	>20%
	2006 年	≧11 g/dL	13 g/dL 以上に維持する根拠はない	>200 ng/mL*	>20%
	2007 年	11〜12 g/dL	<12 g/dL	>200 ng/mL*	>20%
欧州 (EBPG)	2004 年	>11 g/dL	重症心血管病 ≦12 g/dL 一般 ≦14 g/dL	200〜500 ng/mL	30〜40%
日本 (JSDT)	2004 年	10〜11 g/dL	活動性の高い若年者 11〜12 g/dL	無設定	>20%
	2008 年 (HD 患者)	10〜11 g/dL	12 g/dL (若年者 13 g/dL)	≧100 ng/mL	>20%
	(PD, ND 患者)	10〜13 g/dL	重症心血管合併症, 医師の裁量の場合 ≦12 g/dL	≧100 ng/mL	>20%
KDIGO	2012 年 (HD 患者) (ND 患者)	>9 g/dL >10 g/dL	13 g/dL	>500 ng/mL	>30%

*解説において 500 ng/mL 以上の安全性に関するエビデンスは乏しいとしている.

3 治療の目標値とガイドライン

前述のように貧血の正常化が心機能の改善につながり,心血管系のイベント抑制や生命予後改善効果が検討されている.しかし1998年に米国から報告された Normal Hct study では,心疾患の既往のある1,233人の透析患者を対象に,目標Hct値を42%と30%に設定した2群を無作為に振り分け,死亡率や心筋梗塞の発症率を比較した.予想に反して Hct 42%の群で,有意ではないがエンドポイントに至る例が多く試験が途中で中止された.2006年には,腎性貧血の正常化が患者予後を改善させる可能性が高いと考えて,腎性貧血を有する保存期腎不全患者で目標Hb値と患者の死亡,入院,心血管イベントなどを主要エンドポイントとした CHOIR study[11] と CREATE study[12] の2つの報告がなされた.CHOIR study では目標Hb値を13.5 g/dL,11.3 g/dLの2群に設定し比較したところ,高Hb群のほうが死亡,心筋梗塞,心不全,脳卒中のいずれかの発生が多く,全入院や心血管イベントによる入院率も高かったと報告されている.CREATE study でも高Hb群でQOLを改善したことを前述したが,主要エンドポイントである心血管イベントの発現に有意な差はなく,副次エンドポイントである腎機能では eGFR の低下に差はみられないものの透析導入例数はHb値の高い群で多い結果となった.心血管イベントの減少も認められなかった.これらの試験を参考にして,FDAではCKD症例の貧血改善の指標として Hb値 12 g/dL を超えないように警告を発している.

表 III-4-5 に米国のガイドライン(K/DOQI: 2001年,2006年,2007年[13]),欧州のガイドライン,日本の2004年,2008年のガイドライン,2012年8月に報告されたグローバルスタンダードとして KDIGO2012 を要約した.KDIGO2012 以外各ガイドラインとも,臨床試験の結果を重視して Hb値 12 g/dL を上限としている.K/DOQI ガイドラインでは,2006年にHb値の上限を13 g/dL としたが,翌年には 12 g/dL への変更を余儀なくされている.KDIGO2012 では鉄欠乏への警告が強く,TSAT≦30%,フェリチン≦500 ng/mL

101

で，鉄剤の仕様を検討することとされている．逆にHb値は低めでの対処となっている．すべての患者でHbが13 g/dL以上にならないこと，透析患者ではHb＜9 g/dL，非透析患者でHb＜10 g/dLでESA製剤使用を呼びかけている．表には記さないが，日本腎臓学会によるCKD診療ガイド2012ではND患者のHb管理値が10～12 g/dLとJSDTガイドラインの見解と上限が異なっている．

なぜHb値の正常化が，心血管イベントや生命予後の改善につながらないのだろうか？ 患者背景など，詳細なRCTの検証が必要と考えられる．Normal Hct studyやCHOIR studyのサブ解析でも，Hb値の高い症例よりもEPO反応性が低下している症例に予後が規定されていることが示唆されている．CHOIR studyのサブ解析[14]は特に高Hb群に割り付けられた患者のうち，実際に到達したHbが高い患者のほうがむしろ予後がよいことを報告している．EPO反応性を悪くしている炎症性サイトカイン，悪性腫瘍，出血，低栄養が予後に悪影響を与えている可能性が強い．また，血液透析患者のHb値は，透析時の除水による血液濃縮により大きく変動する．高いHb値を維持しようとして血液粘稠度が上昇し血栓疾患が上昇した可能性，血圧上昇，それによる血管内皮障害，鉄（Fe）過剰，ESA製剤過剰などが考えられる．2005年にFishbaneらにより提唱されたHb cyclingとは，ESA投与中にHb値が周期的に変動する現象であり，ESA製剤投与量の変更や入院，鉄剤投与などが関連するといわれている．Hb cyclingと予後の関連が注目されており，Hb値の変動が多いほど死亡や心血管系のリスクが高くなると報告されている．腎性貧血では目標Hb値を遵守するだけでなく，Hb値の変動を抑えることも重要だと考えられる．

4　Fe代謝

HD患者のESA療法時の鉄剤投与基準は，フェリチン≧100 ng/mL，トランスフェリン飽和度〔TSAT（%）＝血清Fe（µg/dL）/TIBC（µg/dL）×100〕＞20%と，欧米のガイドラインに比してわが国では低く設定されている．近年，生体内のFe代謝システムとしてヘプシジンとフェロポルチンの関係が明らかとなり，貯蔵Feから血中へのFe供給はフェロポルチンを介して行われ，その作用はヘプシジン25に制御されている．CKD患者では腎機能の低下に伴い，高サイトカインを有する慢性炎症状態にあるといえる．CKD患者のように高サイトカイン，高ヘプシジン状態では，網内系細胞，血液細胞，血管内皮細胞，幹細胞などでFeの輸送障害が起こり，蓄積した過剰な遊離鉄が，細胞障害を起こすと報告されている．血清フェリチン濃度を過度に高くすることは，Fe過剰状態を招き予後に関わる危険性が生じる．実際フェリチン濃度が高い場合に，死亡率が増加するという報告も散見される．

5　ESA製剤の進歩

recombinant human eryt（rHuEPO）分子にアスパラギン結合型（N結合型）糖鎖を2本付加した持続型ESA製剤であるダルベポエチン　アルファ等が臨床の場に登場している．rHuEPO製剤を分子量30 kDaのpolyethylene glycol（PEG）で修飾した血中半減期が約130時間のcontinuous erythropoietin receptor activator（CERA），rHuEPOとは異なるアミノ酸配列を有するペプチド型EPO受容体作動薬であり，強力なEPO様の生物活性を有するペプチドを二量体化し，さらにCERAと同様，PEGによる修飾を加えているpeginesatideなども，臨床使用される可能性がある．

3　透析アミロイドーシス

アミロイドーシスは，細線維蛋白が細胞外間質に沈着して種々の機能障害を起こす症候群である（β構造の線維症）．原発性アミロイドーシスは，AL蛋白amiloid light chain proteinが間葉組織に障害を及ぼす．続発性アミロイドーシスは，慢性感染症，慢性炎症，悪性腫瘍に続発し，AA蛋白

amiloid A protein が臓器に障害を及ぼす．透析アミロイドーシス（DRA）は透析患者にみられる全身のアミロイドーシスである．主に β_2-MG 中心にムコ多糖類などが沈着し，同部位ではコンドロイチン硫酸やヘパラン硫酸が増加している．

1 病　態

1. β_2-MG は分子量 11.8 kDa のポリペプチドで HLA の Class I 分子の β 鎖から生じる．そのほとんどは糸球体で濾過され，近位尿細管で分解されるため血中濃度が保たれている．腎機能低下が β_2-MG 上昇の主因であるが，炎症，腫瘍などで細胞表面から遊離して血中濃度の増加を促している．透析患者では正常の 10〜40 倍の血中濃度にして 20〜80 mg/L まで上昇する．
2. 沈着した β_2-MG が終末糖化産物（AGE），脂質過酸化最終産物（ALE）を受け，サイトカイン，酸化ストレスとも相まってアミロイド形成が促進するといわれている．免疫組織学検討では，初期の β_2-MG 沈着は AGE 化されておらず，10 年以上で高率に AGE 化されていることが報告されている[15]．
3. アミロイド線維症の形成過程で β_2-MG 以外にアミロイドシャペロンが必要であるという仮説がある．アミロイド P 蛋白，アポリポ蛋白 E，ユビキチン，免疫グロブリン軽鎖，プロテオグリカンなどがアミロイド沈着部位に β_2-MG とともに存在することから，これらの物質の検討がなされている[16]．

2 臨床症状

透析アミロイドーシスの主な臨床症状は，手根管症候群（CTS），脊椎関節症，骨囊胞，病的骨折，有痛性関節炎などである．アミロイドは，骨，関節，腱以外に皮膚，血管，腸管などにも沈着する．アミロイドの沈着は，透析年数に応じて増加する．透析歴が 5 年を超えると腰椎椎間板に認められるようになり，10 年を超えると CTS の割合が 10% に近づく．15 年を超えると，全脊椎

表 III-4-6　DRA の診断基準

1. 主要症状
① 手根管症候群
　手根管内を通過している正中神経が圧迫され，正中神経支配領域である第 I 指から第 III 指橈骨側に痛みやしびれが生じる．Tinel 徴候（手根間部の叩打痛）や Phalen 試験（掌屈による疼痛増強），正中，尺骨引導神経伝達速度の遅延，末梢運動潜時差の遅延が認められる．
② 弾発指
③ 破壊性脊椎関節症
　頸椎 C4-C6 に好発する．X 線上椎間板狭小と骨破壊（erosion）がみられ，椎体炎棘状骨増生がないか弱い．
④ 上記以外の関節症状
　肩，股，膝関節痛など．正座や和式トイレ不能
⑤ 骨囊胞，関節周囲囊腫
　骨 X 線透視像
⑥ 骨折
⑦ 虚血性胃腸疾患
⑧ その他
　尿路結石，皮下腫瘤など

2. 診断基準
疑い例
　① 主要症状 ①〜⑤ のうち 2 項目以上がみられるもの．
　② 主要症状 ①〜⑧ のうち 1 項目と病理所見 ① を認めるもの
確実例
　① 疑い例 ① のうち病理所見 ① または ② を確認したもの．
　② 疑い例 ② のうち病理所見 ② を確認したもの．

3. 病理所見
① 上記主要症状の病変部位より採取した組織の Congo-red 染色が陽性，あるいは電子顕微鏡にてアミロイドフィブリルを認め，アミロイド沈着を確認する（感度としては Dylon 染色がよい）．
② 免疫組織科学的にアミロイド蛋白が β_2-MG に一致する．

（Gejyo F, et al. : Nephrology（Cariton），15：S 45-49, 2003 より）

椎間板および内臓にも沈着が認められるようになる．25 年を超えると CTS が 70% 近くに認められるようになる．骨囊胞は長管骨の末端に高頻度に認められ，病的骨折の原因となる．内臓への沈着は大腸に認められることが多く，腸管穿孔の原因にもなることがある．DRA の診断基準は明確ではないが，表 III-4-6 に下條らの診断基準と解

説を記す[17].

3 治療と予防

DRA の内科的な治療と予防は, β_2-MG の産生抑制と除去により血中濃度を下げることと, 組織に沈着して惹起された炎症を抑制することである. 透析液含有エンドトキシンを下げ, 生体適合性の高い膜を用いることが推奨されている. 透析液中のエンドトキシン濃度が測定感度以下の高純度透析液を使用することで, DRA の発症が低下することが示されている. 膜の選択としてはキュプロファン膜に比し, ポリスルフォン膜やポリメチルメタクリレート膜を使用することで DRA の発症率を低下させることも報告されている. また, HD に比して, HDF のほうが高い β_2-MG 除去率を示す. on-line hold down pressure (HDP) や push/pull HDF では, さらに高い除去率とサイトカインなどの炎症物質除去も期待される. β_2-MG 吸着カラムは, HD と組み合わせることで β_2-MG の除去効率を 80% にすることが可能であり, 痛み, こわばりなどの臨床症状が早期に改善されると報告されている[18, 19].

4 CKD-MBD

1 CKD-MBD とは

腎性骨異栄養症 (ROD) は腎不全に伴って起きる骨病変の総称である. 骨生検により線維性骨炎, 骨軟化症, 無形成骨, 微小変化型, 混合型の 5 分類がなされてきた. それぞれ異なった発症機構を有すると同時に, 一人の患者の骨に同時に存在する病態である. $1\alpha, 25(OH)_2D_3$ (カルシトリオール) の発見[20]とその臨床応用により劇的に ROD が改善した. また, ビタミン D パルス療法の普及によって $1,25(OH)_2D_3$ が直接, 副甲状腺ホルモン (PTH) の分泌合成を抑制することが明らかになった. Ca 含有 P 吸着薬の使用とも相まって腎不全患者特有の低 Ca 血症はほとんどみられなくなり, 逆に Ca の付加が問題となってきた.

一方, 透析患者の Ca・P 代謝異常が, 骨代謝ばかりでなく血管病変と重要な関わりがあることが明らかになり, ROD と呼ばれていた病態は生命予後に関わる合併症としての比重が増加した. 最近では全身性疾患としてとらえられるようになり, 「慢性腎臓病に伴う骨ミネラル代謝異常症 (CKD-MBD)」という概念が提唱された[21]. ROD という用語は, 骨病変そのものに限定して使われるようになり, KDIGO は, ① 骨代謝回転 turnover, ② 骨石灰化 mineralization, ③ 海綿骨単位骨量 volume のパラメータの程度で具体的に表す TMV 分類を提唱した. CKD-MBD は, ① Ca, P, PTH などの検査値異常, ② 骨の異常, ③ 血管石灰化の 3 つの異常の組み合わせによって構成される. CKD-MBD の治療とは, それぞれの異常を治療し, 心血管イベントの低下, 骨折率の低下, ひいては生命予後の改善を果たすことが目標となった.

2 生命予後を重視した臨床ガイドラインの策定

2006 年に日本透析医学会 (JSDT) よりデータベースを基に生命予後をアウトカムとした「透析患者における二次性副甲状腺機能亢進症治療ガイドライン」(JSDT ガイドライン) が作成された[22]. 2012 年はこれを改定し「慢性腎臓病に伴う骨・ミネラル代謝異常 (CKD-MBD) 診療ガイドライン」(JSDT2012)[23]が報告された. 表 III-4-7 に米国のガイドラインである K/DOQI ガイドライン[24]と, 2009 年 9 月にグローバルスタンダードとして発表された KDIGO Clinical Practice Guideline for the Diagnosis, Evaluation, Prevention, and Treatment of CKD-MBD[25]の管理目標, JSDT ガイドラインをともに示した.

Ca, P の管理目標は, 米国とわが国では採血のタイミングの違いはあるが, グローバルスタンダードの KDIGO ガイドラインも含めて類似した管理目標となっている. intact PTH (iPTH) に関しては, K/DOQI ガイドラインでは 150〜

■ 表 III-4-7　CKD-MBD ガイドラインにおける CKD ステージ 5D での管理目標

ガイドライン	P (mg/dL)	Ca (mg/dL)	Ca×P (mg²/dL²)	iPTH (pg/mL)	PTX
K/DOQI (2003年)	3.5〜5.5	8.4〜9.5 (<10.2)	<55	150〜300	iPTH>800 pg/mL (内科的治療に抵抗性)
JSDT (2006年)	3.5〜6.0	8.4〜10.0	—	60〜180	iPTH>500 pg/mL (内科的治療に抵抗性)
(2012年)				60〜240	
KDIGO (2009年)	基準範囲内	基準範囲内	—	基準上限値2〜9倍	内科的治療に抵抗性

(Massry SG, et al.: Am J Kidney Dis, 42：1-201, 2003. および日本透析医学会：透析会誌, 39：1435-1455, 2006. および Kidney Disease：Improving Global Outcomes（KDIGO）CKD-MBD Work Group：Kidney Int, 76：1-130, 2009 より)

300 pg/mL としているのに対し，JSDT では 60〜180 pg/mL を管理目標としている．わが国の透析患者では，透析期間，生命予後ともに長期に維持されており，重篤な二次性副甲状腺機能亢進症をつくらないという意識が JSDT ガイドラインに反映されていると考えられる．

KDIGO ガイドラインの本文では「CKD ステージ 5D 患者において，iPTH 濃度をそのアッセイ法の正常上限値の 2 倍から 9 倍に維持するのが望ましい」としている．そして補足として「iPTH 濃度がこの範囲内でどちらかの方向に著明に変化した場合，この範囲外への逸脱を防ぐために治療の開始もしくは変更を行うことが望ましい」と加えられている．それまでエビデンスを積み重ねてきた Nichols のアッセイが使用不可になったことも 1 つの理由ではあるが，この表現はこれまでの狭義の目標値 target value とは異なり，単純にこの範囲に入っていればよしとはしていない．すなわち，「CKD ステージ 3〜5D において治療を決定する際，単回の臨床検査値異常によってではなく，検査値の変化の方向に加え，得られるすべての CKD-MBD に関する評価を参照して決定することが推奨される」という意味である．JSDT でも，活性型ビタミン D₃ に加え Ca 受容体作動薬なども使用可能となり，Ca, P が PTH より生命予後に重く関わること，骨代謝への配慮を含めて 2011 年時点でガイドラインの見直しが行われている．2012 年上梓された「慢性腎臓病に伴う骨・ミネラル代謝異常（CKD-MBD）診療ガイドライン」のなかで，適正 PTH 値は，iPTH 60〜240 pg/mL，whole PTH 35〜150 pg/mL と定められた．単純な生命予後の観点からの iPTH 上限値は，300〜400 pg/mL 程度であった Ca, P 管理を適正にする為の iPTH 値を考慮し上限値が 240 pg/mL となっている。PTH が管理目標上限値を持続して超える場合には，まず P／Ca 代謝の改善，活性型ビタミン D 製剤やシナカルセト塩酸塩の使用，などの内科治療で PTH の低下を図り，内科治療を行っても血清 P, Ca, PTH の 3 つの値を同時に管理目標内に維持できない場合には，副甲状腺インターベンション治療の適応を検討する治療方針となる．

3 CKD-MBD の治療

❶ P 吸着薬，P 吸収阻害薬

わが国で使用可能な P 調節薬を表 III-4-8 に示す．これらを駆使して適正 Ca, P に調節することが必要である．

❷ 活性型ビタミン D 製剤

表 III-4-8 に示すようにわが国においては静注製剤の活性型ビタミン D 製剤として，カルシトリオール（2001 年〜）とわが国で開発されたビタミン D 誘導体のマキサカルシトール（2000 年〜）が使用可能である．マキサカルシトールは，カルシトリオールの 22 位の炭素原子を酸素原子に置き換えたもので，ビタミン D 結合蛋白（DBP）との親和性が 0.2％ であり，血中半減期が 1％ と短く，腸管における Ca, P 上昇を抑え

表 III-4-8　CKD-MBD 関連薬剤

P 低下薬
P 吸着薬
Ca 含有 P 吸着薬
炭酸 Ca, 酢酸 Ca, 乳酸 Ca
ポリマー系 P 吸着薬
塩酸セベラマー, ビキサロマー
金属含有 P 吸着薬
炭酸ランタン, クエン酸第二鉄＊, 酸化水酸化鉄＊＊
P 吸収阻害薬
Na-P transporter 阻害薬＊
副甲状腺機能調節薬
活性型ビタミン D 製剤（アナログ）
経口薬
カルシトリオール, アルファカルシドール, ファレカルシトリオール
静注薬
カルシトール, マキサカルシトール
Ca 受容体作動薬
シナカルセト塩酸塩

＊わが国で現時点では使用不能.
＊＊鉄製剤は現在申請中もしくは治験中.

ることが期待された．両薬剤ともに，高 Ca 血症が惹起されるために用量の調節などの必要がある．

　一方，活性型ビタミン D 製剤には生命予後を改善させるという報告も散見される．理由としては細胞増殖，再分化効果による悪性腫瘍発生予防，局所レベルでの免疫修飾作用を介する感染予防，抗血栓作用，消炎作用，PAI-1 を介した血管平滑筋増殖抑制効果，RAS 系への関与などがあげられている．KDIGO ガイドラインでは，ビタミン D の不足を補う必要が盛り込まれており，これには天然ビタミン D〔食物中に含まれる 25(OH)D〕を用いるのが望ましいとされているが，日本では保険承認されていない．

❸ Ca 受容体作動薬

　JSDT2006 ガイドライン策定の後，2008 年 1 月から二次性副甲状線機能亢進症（2HPT）の治療薬として，Ca 受容体作動薬のシナカルセト塩酸塩が日本で使用可能となった[26]．シナカルセト塩酸塩は疑似 Ca として Ca 受容体をあたかも超高 Ca 血症になったと誤認させて，PTH の分泌を抑制する薬剤であり，PTH の分泌は速やかに低下し，続いて産生も抑制される．JSDT2012 への改訂が必要であった 1 番の理由はシナカルセト塩酸塩の治療戦略への参加だと考えられる．

❹ 薬剤治療抵抗例

　内科的治療に抵抗性を示す患者への対策として JSDT ガイドラインでは，副甲状腺摘出術（PTX）と経皮的副甲状腺エタノール注入療法（PEIT）があげられている．KDIGO では内科的治療に抵抗性の症例に PTX を推奨している．JSDT ガイドラインでは Ca，P のコントロールの後も iPTH＞500 pg/mL が持続，あるいは iPTH がこれ以下でもコントロールの困難な Ca 10 mg/dL 以上または P 6 mg/dL 以上の持続する状態を内科的治療に抵抗性と判断して，副甲状腺のインターベンションを検討するとしている．

5　その他の合併症

1　脳血管障害

　血液透析患者の場合，透析における除水，血液濃縮，血圧低下などにより，脳血流の低下が生じる．また，ESA 治療の普及に伴う Hb 値上昇，糖尿病患者，高齢患者の増加に伴い，透析患者は脳梗塞のハイリスク群となっている．脳出血に関しては，一般人と比較して発症率が 5～10 倍高く，用量依存性のコントロール不良の高血圧，透析時の抗凝固薬の影響が考えられる．脳出血急性期には，透析方法として PD や CHF が推奨されている[27]．

2　感染症

　2007 年の「わが国の慢性透析療法の現況」には，年別死亡原因の推移が次のように注釈されている[28]．「透析患者の死亡原因の第一位はあいかわらず心不全であるが，2007 年の頻度は 24.0％ で前年と比較して 0.9％ 減少した．しかし，1996 年以降は 24～25％ 程度で推移し，横ばいの傾向である．一方，感染症は 2007 年では 18.9％ と前年より 1.0％ 減少したが，漸増傾向は明らかである．脳血管障害は 1994 年以降着実に減少し，

表 III-4-9　下肢虚血症状の重症度分類

Fontaine 分類			Rutherford 分類		
分類	臨床所見	重症度	分類	臨床所見	客観的基準
I	無症状（冷感，しびれ感）	0	0	無症状 血行動態に変化なし	トレッドミルテストを問題なく終了
II	間欠性跛行 IIa：200 m 以上で出現 IIb：200 m 以下で出現	I	1 2 3	軽度跛行 中等度跛行 重症跛行	トレッドミルテストを終了可能 運動付加後 AP>50 mmHg， 安静時より 20 mmHg 以上下降
III	安静時疼痛	II	4	虚血性安静時疼痛	安静時 AP<40 mmHg 足関節または足背部 PVR ほぼ平坦 TP<30 mmHg
IV	壊疽，虚血性潰瘍	III	5 6	組織欠損（小範囲） 難治性潰瘍，限局性壊死， 足全体の虚血 組織欠損（広範囲） 中足骨部までの広がり，機能回復不可能	TP<60 mmHg 足関節または足背部 PVR ほぼ平坦 TP<40 mmHg 5 と同様

トレッドミルテスト：傾斜12%，速度3.2 km/時，5分間．
AP：収縮期足関節圧，TP：収縮期足趾圧，PVR：容積脈波記録．

2007年では9.0%であった．心筋梗塞も1997年の8.4%をピークとして漸減し，2007年には4.4%となった．カテーテルインターベンションなどの治療が普及したことを反映した結果と推測される」．2007年時点での透析患者の死亡原因予測は，的確であった．透析導入患者死亡原因としては，感染症が第1位であるし，一般人の死亡原因と比し，最も透析患者に特徴的な死亡原因と考えられる．透析患者は，尿毒物質の蓄積や低栄養，慢性炎症により免疫能が低下している．しかし，感染死亡の最大原因としては糖尿病患者，高齢透析患者の増加だと考えられる．

3 末梢動脈疾患

わが国ではかつては Buerger 病の患者が多数を占めていた．しかし高齢化社会の拡大と食生活やライフスタイルの欧米化により，動脈硬化を基盤とする閉塞性動脈硬化症（ASO）の患者が急速に増加しつつある．現在は，末梢動脈疾患（PAD）と呼ばれる患者は下肢虚血の問題とともに，冠動脈疾患や脳血管障害をはじめとする全身の血管障害を高頻度に合併するため，その生命予後は不良である．PADは下肢の動脈疾患という概念から，全身の血管病の一分症と考えられるようになった．下肢切断が施行された場合，腎機能正常者では1年生存率が75%以上であるのに対して，末期腎不全患者では50%に及ばない[29]．つまり透析患者で，PADなどのために下肢切断を余儀なくされると，1年後には半数以上が死亡する．

「下肢閉塞性動脈硬化症の診断・治療指針II Trans-Atlantic Inter-Society Concensus for the Management of PAD（TASK II）」のリスクファクターの中には，年齢や糖尿病などと同時に，腎不全があげられている．下肢虚血の重症度を示すものとしては，Fontaine 分類と Rutherford 分類がよく用いられる（表 III-4-9）．Fontaine 分類は重症度分類であるが，客観的な血行動態の指標ではない．Rutherford 分類は臨床的分類に客観的な基準を取り入れている．しかし下腿動脈にまで石灰化が及んでいる透析患者では，Rutherford 分類を適応するときに AP 値があてにならない．透析医療者にとって重要なことは，分類を念頭に置き，早期に病変を発見することと

考えられる．

4 低栄養

　高齢透析患者や糖尿病を原病とする透析患者の3割に栄養障害が発生し，透析歴10年以上，脳血管障害，末梢動脈疾患（PAD）患者に合併しやすいとされている．透析患者の栄養障害は，合併症を引き起こすのみならず，重要な予後規定因子となる．

　「malnutrition（栄養障害）」「inflammation（慢性炎症状態）」および「arteriosclerosis（動脈硬化）」のそれぞれの頭文字をとって，これらを「MIA症候群」という．そもそも透析患者は，現在の透析環境で透析を行っていること自体，MIA症候群であるとさえいわれている．しかし，栄養障害の原因には炎症以外にも後述するようなさまざまな原因が関連している．したがって，炎症に重点を置いた用語は低蛋白やエネルギー源の不足は炎症だけを起こすという間違った印象を与える可能性があった．

　CKD患者の栄養障害に関する用語や定義が統一されていなかったため，報告によって栄養障害の頻度に差があり正確な実態は不明であった．この問題を解決するため，2008年にthe International Society of Renal Nutrition and Metabolism（ISRNM）よりCKD患者の「栄養障害の用語および定義」としてprotein-energy wasting（PEW）が発表された．この診断基準として，生化学検査，体重または脂肪量の減少，筋肉量の低下，エネルギーまたは蛋白質摂取不足の4カテゴリーがあげられた．

5 悪性腫瘍

　日本透析医学会統計調査委員会の報告によれば，2010年12月31日現在，透析患者の悪性腫瘍による死亡は全体の9.8%であり，死因の第4位を占めている．一般人において悪性腫瘍が他を大きく引き離して死因第1位であることを考えると，その他のリスクがいかに多いかが推察される．ともあれ悪性腫瘍による死亡率は，一般人口に比して透析患者では1.58倍高いとされている[30]．悪性腫瘍による死因としては，胃癌，肝癌，大腸癌の順に多い．透析患者に特徴的なものとしては，多嚢胞化萎縮腎（ACDK）に合併する腎癌と考えられる．腎癌は日本の透析患者のおよそ1.5%に認められ，一般人の9.9倍の発生率と報告されている．治療においても外科的治療では周術期合併症が多く，抗癌剤使用に制限がかかる．透析患者を，癌検診のシステムに乗せることが必要と考えられる[31]．

6 Perspective

　日本の透析患者の予後は良いといっても2011年は，30,831人の透析患者が亡くなり，同年齢の一般人に比べればその余命は半分に落ちる．現在これを根本から是正するすべはなく前述の合併症の一つ一つに丁寧に対処するしかない．しかしその積み重ねこそがわが国の腎不全医療を支えることになる．

〔角田隆俊〕

《文献》

1) 日本透析医学会 統計調査委員会 編：わが国の慢性透析療法の現況（2009年12月31日現在）．日本透析医学会，2010．
2) Dhar S, et al. : Natriuretic peptides and heart failure in the patient with chronic kidney disease : a review of current evidence. Postgrad Med J, 85 : 299-302, 2009.
3) K/DOQI Clinical Practice Guidelines for Cardiovascular Disease in Dialysis Patients. Am J Kidney Dis, 45 : 16-153, 2005.
4) Tozawa M, et al. : Pulse pressure and risk of total mortality and cardiovascular events in patients on chronic hemodialysis. Kidney Int, 15 : 299-304, 2002.
5) Charles A, et al. : Poor Long-Term Survival after Acute Myocardial Infarction among Patients on Long-Term

Dialysis. N Engl J Med, 339：799-805, 1998.
6) Tonelli M, et al.：Oral phosphate binders in patients with kidney failure. N Engl J Med, 362：1312-1324, 2010.
7) 日本透析医学会：2008年版 慢性腎臓病患者における腎性貧血治療のガイドライン．透析会誌，41：661-716，2008.
8) Silverberg DS, et al.：The cardio renal anaemia syndrome: dose it exist? Nephrol Dial Transplant, Supple 8：7-12, 2003.
9) Gouva C, et al.：Treating anemia early in renal failure patients slows the decline of renal function: A randomized controlled trial. Kidney Int, 66：753-760, 2004.
10) Coyne WK：The health-related quality of life was not improved by targeting higher hemoglobin in the Normal Hematocrit Trial. Kidney Int, 82：235-241, 2012.
11) Sing AK, et al.：CHOIR Investigator Correction of anemia with epoetin alfa in chronic kidney disease. N Engl J Med, 355：2085-2098, 2006.
12) Druke TB, et al.：CREATE Investgators. Normalization of hemogrobin level in patients with chronic kidney disease and anemia. N Engl J Med, 355：2071-2084, 2006.
13) KDOQI clinical Practice Guideline and Clinical Practice Recommendations for Anemia in Chronic Kidney Diesease：2007 Upgrade of hemoglobin target. Am J Kidney Dis, 50：476-530, 2007.
14) Szczech LA, et al.：Secondary analysis of the CHOIR trial epoetin-α dose and achieved hemoglobin outcomes Kidney International, 74：791-798, 2008.
15) Miyata T, et al.：The receptor for advanced glycation end products (RAGE) is a central mediator of the interaction of AGE-beta 2 microglobullin with human mononuclear phagocytes via an oxidant-sensitive pathway. Inplicasions for the pathogenesis of dialysis-related amyloidosis. J Clin Invest, 98：1088-1094, 1996.
16) 西 慎一：透析アミロイドーシスの診断と病因．透析フロンティア，19：1367-1373，2009.
17) Gejyo F, et al.：Current clinical and pathogenetic understanding of beta 2-m amyloidosis in long-term hemodialysis patients. Nephrology (Cariton), 15：S 45-49, 2003.
18) Ward RA：Ultrapure dialysate：A desirable and achievable goal for routine hemodialysis. Semin Dial, 13：114-123, 2000.
19) Gejyo F, et al.：arresting dialysis-related amyloidosis: a prospective multicenter controlled trial of direct hemo perfusion with a β_2-MG adsorption colum. Artif Organs, 28：371-380, 2004.
20) Frolik CA, et al.：1, 25-dihydroxycholecalciferol：the metabolite of vitamin D responsible for increased intestinal calcium transport. Archives of Biochemistry & Biophysics, 147：143-147, 1971.
21) Moe S, et al.：Definition, evaluation, and classification of renal osteodystrophy：A position statement from Kidney Disease：Improving Global Outcomes (KDIGO). Kidney Int, 69：1945-1953, 2006.
22) 日本透析医学会：透析患者における二次性副甲状腺機能亢進症治療ガイドライン．透析会誌，39：1435-1455，2006.
23) 日本透析医学会ワーキンググループ：慢性腎臓病に伴う骨・ミネラル代謝異常の診療ガイドライン．透析会誌，45：301-356，2012.
24) Massry SG, et al.：K/DOQI Clinical practice guidelines for bone metabolism and disease in chronic kidney disease. Am J Kidney Dis, 42：1-201, 2003.
25) Kidney Disease：Improving Global Outcomes (KDIGO) CKD-MBD Work Group：KDIGO Clinical Practice Guideline for the Diagnosis, Evaluation, Prevention, and Treatment of Chronic Kidney Disease-Mineral and Bone Disorder (CKD-MBD). Kidney Int, 76：1-130, 2009.
26) Fukagawa M, et al.：and KRN 1493 study group：Cinacalcet effectively decreases The serum intact PTH level with favorable control of the serum phosphorus and calcium levels in Japanese dialysis patients. NDT Advance Access published on August 23, 2007.
27) 脳卒中合同ガイドライン委員会編：脳卒中治療ガイドライン2009．協和企画，2009.
28) 日本透析医学会 統計調査委員会 編：わが国の慢性透析療法の現況（2007年12月31日現在）．日本透析医学会，2008.
29) Aulivola B, et al.：Majure lower extremity amputation. Arch Surg, 139：395-399, 2004.
30) 中井 滋：透析患者の悪性腫瘍:透析患者に多発するのか（1）日本―日本透析医学会調査資料から．臨床透析，21：299-404，2005.
31) Ishikawa I：Present status of renal cell calcinoma in dialysis patients in Japan：questionnaire study in 2002. Nephron Clin Pract, 97：c 11-16, 2004.

■ III. 透析・血液浄化療法

5 腹膜透析の原理・技術・適応

1 HDの選択

　末期腎不全に対する腎代替療法としてPDとHD，さらに腎移植 kidney transplantation が3本の柱として知られている．PDには持続的に行う連続携行式腹膜透析（CAPD）と，入院患者が間欠的に行う間欠的腹膜透析（IPD）があるが，現在維持透析として広く行われているのはCAPDである．透析の導入が決定した場合，次にその患者がHDを行うか，あるいはPDを行うかを決定する必要がある．その最終決定を行うのはあくまで患者自身であるが，それに対して十分な情報提供をし，最終決定に導くのに我々医療者サイドは重要な役割を担っている．そのためにはHDとCAPDの違いを十分に理解した上できちんと患者に説明をし，患者はその透析方法を選択する．そのためにも我々医療者サイドは患者の生活状態，家族状況，仕事，交通の便などについても十分に把握しておく必要がある．

　近年の透析療法における大きな変化として，これまではHDを選択した患者は一生HDを，PDを選択した患者はできる限りPDを行うとの考え方であったが，近年PDとHDは腎代替療法として互いに支え合い，腎不全患者の生活状況をできる限り良好に保とうとする考え方が一般的になっている．したがってPDからHDへ移行し，時にはPDとHDを同時に行う併用療法も可能となった．逆にHD患者で水管理が不良な場合にPDを併用するといった，臨機応変に個々の療法の長所を生かしていこうとの考え方へと変化している（包括的腎代替療法．図III-5-1）．したがって我々医療者サイドは，どのような透析療法の選択が患者にとって最善なのかを，患者の状態に合わせて考え処方していく必要がある（処方透析）．

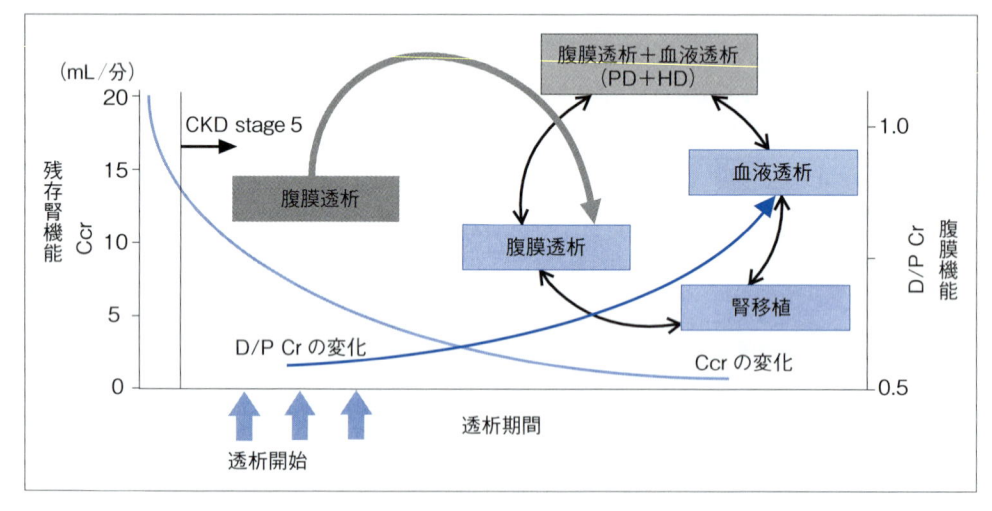

■ 図III-5-1　透析期間と残存腎機能変化に伴う透析療法の選択（包括的腎代替療法）

包括的腎代替療法（total renal care）：末期腎不全患者（ESRD）は，残存腎機能（RRF）の低下に伴い，透析療法への導入を行う．RRFがある初期の段階ではPDを選択するが，RRF，さらに腹膜機能の低下（D/P Crの上昇）した時期にはPD＋HD（併用療法）へ移行する．さらに腹膜機能の低下（D/P Crの上昇）に伴い，HD単独，あるいは腎移植を行う．このように，患者の状況に応じて透析療法，移植を選択し，一生涯にわたり腎不全患者の管理を行っていく事を包括的腎代替療法（total renal care）といい，現在のESRDの治療の基本となっている．

（中元秀友：日腎会誌，51-7：864-874, 2009 より改変）

しかしながらPDは腹膜という生体膜を用いているために，長期間のPDの継続に伴い腹膜は劣化してくる．したがってPDの継続期間には限界がある．我々医療者サイドはその限界をきちんと把握し，PDの中止時期を患者に明確に示す必要がある．現在の透析療法は選択肢が増えた分，我々医療者サイドがきちんとその適応を患者に示し，的確なアドバイスを行っていく必要がある．

2 PDとHDの比較

PDはカテーテルを腹腔内に留置して透析を行う方法であり，その特徴は生体膜を用いた持続透析という点である．自己管理で行い，在宅で1日数回の透析液の交換を行う．それに対して，HDはシャントを用いて血液を人工膜であるダイアライザー内に通すことによって浄化を行う透析方法である[1]．表III-5-1にPDとHDの特徴の比較を示した．

PDはあくまで自己管理が中心であり，社会復帰しやすくQOLの維持・改善に優れている．そのために，透析への満足度はPDのほうが高いことが知られている．著者らが行ったHD患者とPD患者の満足度調査でも，PD患者のほうが満足度は高く，身体状況も良好であった（図III-5-2）．さらにPDは生体膜を用いた持続透析方法で，非常に緩徐であり循環動態の変動も少なく，シャントも必要ないため心血管系への影響が少ない．そのために腎血流を低下させることもなく，残存腎機能（RRF）が長期に維持できる．RRFの維持はCAPD患者の生命予後や合併症の発症率に大きく影響する因子であり，近年透析患者，特にPD患者におけるRRFの重要性が報告されている[2]．これらの特徴から，末期腎不全患者において透析導入はまずCAPDで行い，導入後のRRFをできる限り維持しようとする試みが行われている（PD first）．また緩徐で心血管系への負荷の少ないCAPDは高齢者に適しているとの考えから，高齢者の透析導入を積極的に行っている施設もみられる[3]．一方HDは非常に強力な透析方法であり，尿毒症物質の除去効率に優れており，体液量などの調節もしやすい．その

表III-5-1 腹膜透析と血液透析の比較

	PD	HD
透析膜	腹膜（生体膜）	合成膜（人工膜）
透析時間	連続的 （24時間，交換は4回/日）	間欠的 （3～5時間/日）
通院日	1～2回/月	2～3回/週
透析場所	自宅，会社	病院，透析クリニック
手術	カテーテル挿入手術	シャント手術
介助者	不要（自己管理）	必要（病院スタッフ）
小分子除去効率	不良	良好
中-大分子除去効率	不良（残存腎に依存）	良好（high-flux膜）
心循環器への影響	少ない	大きい
透析時疼痛	なし	穿刺時疼痛
血糖上昇	あり	なし
脂質異常症	あり	なし
特有の合併症	腹膜炎，ヘルニア，横隔膜交通症，出口部感染，被嚢性腹膜硬化症	不均衡症候群，スチール症候群，ソアサム症候群，シャント感染
社会復帰	良好	不良
QOL維持	良好	不良
入浴	制限あり	透析日以外は制限なし
食事制限	軽度	塩分，水分，K制限

(A) 現在の透析療法に満足していますか？

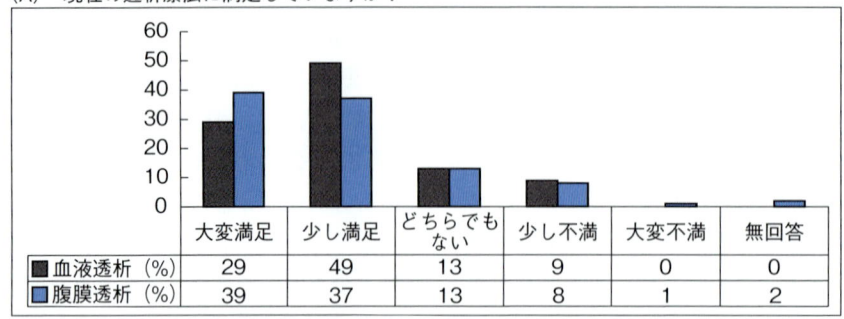

	大変満足	少し満足	どちらでもない	少し不満	大変不満	無回答
■血液透析（%）	29	49	13	9	0	0
■腹膜透析（%）	39	37	13	8	1	2

(B) 現在の身体の状況はどうですか？

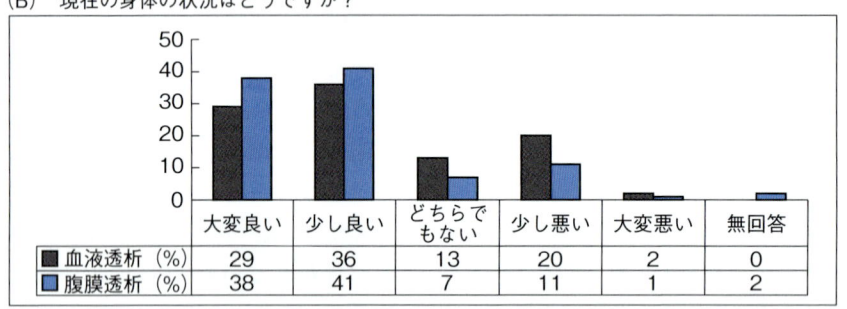

	大変良い	少し良い	どちらでもない	少し悪い	大変悪い	無回答
■血液透析（%）	29	36	13	20	2	0
■腹膜透析（%）	38	41	7	11	1	2

■図III-5-2　血液透析患者と腹膜透析患者の透析療法への満足度
いずれの調査に対してもPDのほうが満足度は高い．
（佐藤 薫，中元秀友，他：末期腎不全患者の治療選択と満足度―埼玉医科大学における透析患者の療法選択―In：腹膜透析2007（腎と透析別冊）．監修：太田和夫，川口良人，p.266-268，2007）

ためにARFなどの緊急時の透析に適している．しかしながら強力であるがゆえに心血管系への影響が大きく，また不均衡症候群などの合併症も起こりやすい[4]．

3 PDの原理

透析液を腹腔内に注液することで，腹膜を通じて血管，特に腹膜内の毛細血管と腹腔内の透析液の間で溶質と水分の交換を行う．腹膜は半透膜であり，低分子量物質を選択的に通過させる．そのために濃度勾配によって，腹腔内の透析液と毛細血管内に浸透圧格差が生じる．その腹膜を通じて透析を行うのであるが，そのときには，①拡散，②限外濾過，さらに③吸収の3つの過程が同時に行われている．

1 拡 散

この過程はPDにおける尿毒症物質の移動に最も重要なものである．典型的な拡散は，腹膜の毛細血管と腹腔内の透析液の濃度勾配に従って生じる．腹膜における拡散は，以下の4つの因子によって規定される．1つは濃度勾配である．尿素などの物質では，透析液中の濃度がゼロであるとき，すなわち透析液貯留の開始時点において最も強く働く．その後，透析の進行に伴い浸透圧勾配は徐々に減少してくる．2つ目は有効腹膜面積．これは腹膜の総面積によるのではなく，腹膜の毛細血管網の程度によって異なってくる（図III-5-3）．この毛細血管網の程度は患者ごとに異なり，さらに同一患者でもその病状によって異なってくる（例えば腹膜炎のときなど）．これはまた，腹腔内貯留液量を増やすことで増加させることができ，腹膜機能を改善することができるが，その効果には限界があり，腹腔内容積が3～5Lになるとそれ以上増やすことはできない．3つ目として内因性の腹膜抵抗．この因子については十分には知られていないが，PDに利用できる

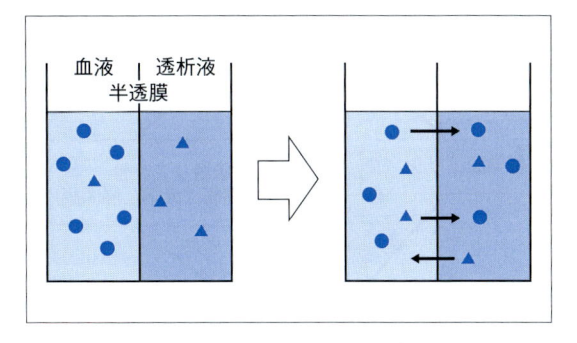

■図III-5-3 腹膜透析における物質移動の原理（拡散）

腹膜透析における低分子量物質の移動は半透膜（腹膜）を通じた，拡散による物質移動である．
（斎藤 明 編：CAPDハンドブック 第1版．医学書院，1987より）

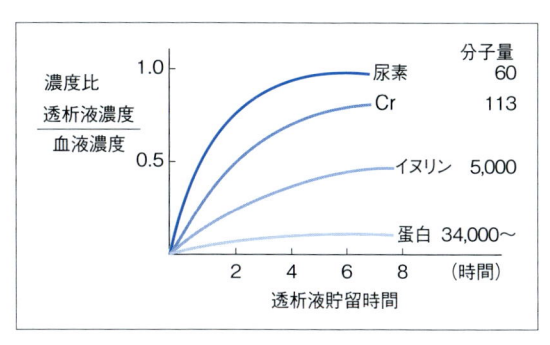

■図III-5-4 腹膜透析の溶質除去

腹膜透析における低分子量物質の移動は濃度勾配に従った拡散による．この物質移動の速さは低分子量物質である尿素（分子量60）＞Cr（分子量113）＞イヌリン（分子量5,000）＞蛋白（分子量34,000～）の順に良好である．
（鈴木正司 監修，信楽園病院腎センター 編：透析療法マニュアル 改訂第4版．日本メディカルセンター，1993より）

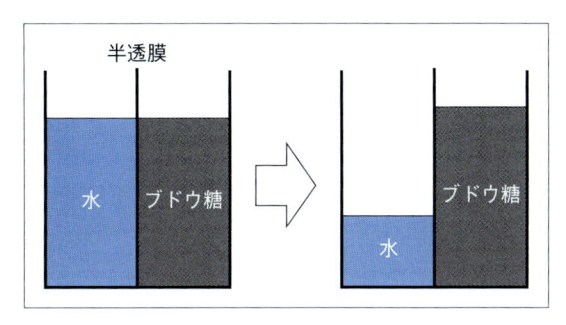

■図III-5-5 腹膜透析における水分除去の原理（浸透圧）

（斎藤 明 編：CAPDハンドブック 第1版．医学書院，1987より）

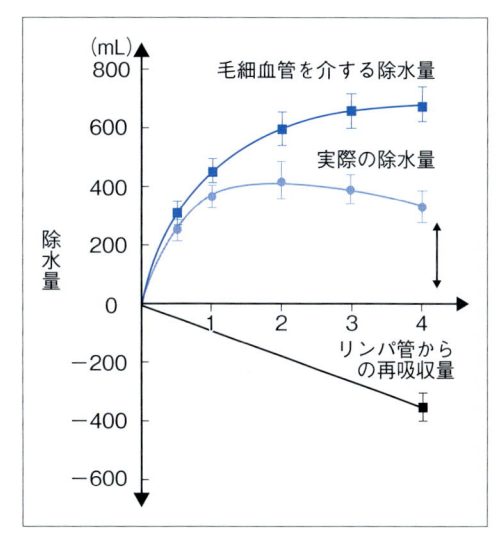

■図III-5-6 腹膜透析による水分除去

（Nolph KD, et al.：Peritoneal Dialysis, 19：1988より）

毛細血管の有効面積の物質通過に関与する孔の数，および腹膜中皮から間質を通過する毛細血管までの距離を反映している．4つ目は腹膜を通過する溶質の分子量である．低分子量物質，例えば尿素（分子量60）は，分子量のより大きい物質，例えばCr（分子量113）やアルブミン（分子量69,000）などと比較してより容易に腹膜を通過する（図III-5-4）．

2 限外濾過

PDでの限外濾過は，主に透析液に添加されている浸透圧物質（ブドウ糖あるいはイコデキストリン）の濃度勾配によって生じる膠質浸透圧格差による水移動による（図III-5-5）．限外濾過量は，膠質浸透圧格差，腹膜の総面積，腹膜の透過性，さらに腹膜にかかる静水圧格差によって規定されている．これは典型的な例としては腹膜透析液貯留直後に最も強く生じており，時間とともに限外濾過によりブドウ糖濃度は希釈されて濃度が低下し，さらにブドウ糖そのものが透析液から血液中への拡散によって移動することで低下する．この濃度勾配は著明な高血糖の状態では小さくなる．濃度勾配は，より高張なブドウ糖溶液や自動腹膜透析（APD）を用いた場合のような頻回の透析液交換によってより強力に生じ，限外濾過を最大に行うことができる．限外濾過では小分子量物質も水とともに移動する．しかし小分子量物質

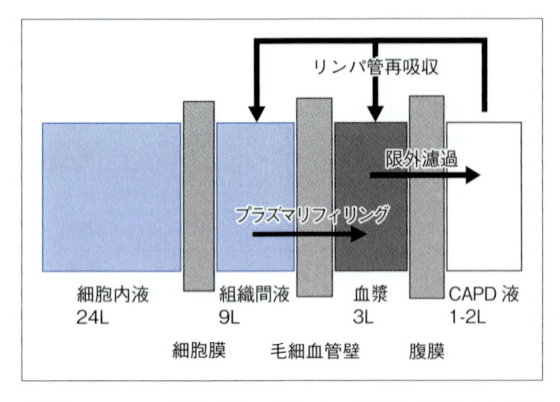

■ 図III-5-7　腹膜透析に伴う水の移動（腹腔内循環）
限外濾過の初めは腹膜内の毛細血管から透析液中への水分移動から始まる．この血管内へは，間質から血管内への水分の再補充によって充填される（プラスマリフィリング）．一方，透析液中の水分は，リンパ管を通じて血管内に再吸収される．このリンパ管による再吸収は常に一定なために，実際の除水量は時間とともに減少する．これが腹膜内毛細血管と腹腔内，さらにリンパ管を通じた腹腔内循環を形成している．

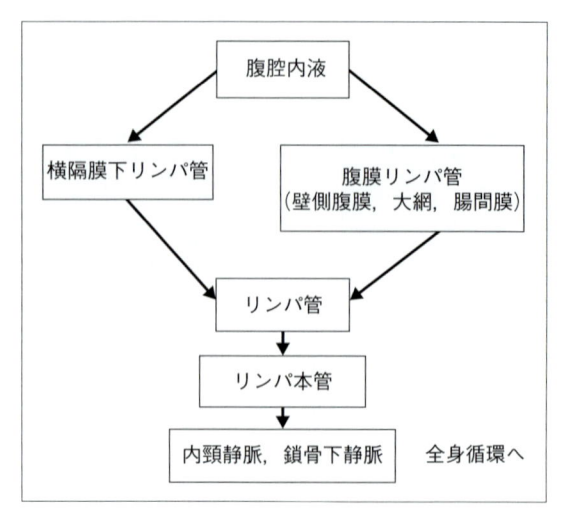

■ 図III-5-8　腹腔内からのリンパ管を介した再吸収ルート

の腹膜透過性は水と比較して低いために，限外濾過溶液中の溶質濃度は血漿よりも低い．小分子量物質の移動はむしろ，濃度勾配に基づく拡散によるものが多い（図III-5-4）．

実際のPDによる除水量は，腹膜の毛細血管内からの限外濾過量から，後述するリンパ管再吸収量を引いたものとなる（図III-5-6, 7）．限外濾過量はブドウ糖の血管内への移動に伴い浸透圧の低下が生じ，減少する．しかしながらリンパ管再吸収量は一定であるために，実際の除水量は時間とともに減少する．そのためにブドウ糖透析液を使用した場合には，長時間の透析液貯留に伴い除水量は減少する．

3　リンパ管再吸収

溶質ならびに水の吸収は，リンパ管を通じて比較的一定の量で行われる．したがって，この吸収は溶質および水の除去に対して反対に影響する．最近では，このリンパ管からの吸収はそう大きな比重を占めないことがわかってきた．吸収の大部分は，腹壁からの吸収であり，最終的にはリンパ管と毛細血管に流れ込んでいく．この再吸収経路はリンパ管再吸収として知られており，横隔膜下リンパ管からの再吸収経路と壁側腹膜や腸間膜からの腹膜リンパ管再吸収経路の2つがある（図III-5-8）．典型的な腹腔からのリンパ管再吸収量は1.0〜2.0 mL/分で，そのうちの0.2〜0.4 mL/分が直接リンパ管に吸収されていく．これら再吸収速度は腹腔内静水圧とリンパ管自身の効果によって規定されるものの，詳細については不明である．

4　腹膜の構造と機能

1　腹膜の構造

腹膜は腹腔を被っている漿膜の一般名である．腹膜の総面積はほぼ体表面積と等しく，成人で1〜2 m²の範囲で，腹膜の種類は以下の2つの部分に分けられる．

① 臓側腹膜，腸管とその他の内臓を被っている部分
② 壁側腹膜，腹腔を被っている部分

臓側腹膜は総腹膜面積の約80%を占めており，血液供給は上腸間膜動脈から受けている．またその血液は門脈に注がれる．壁側腹膜はPDにおいてより重要な腹膜であるが，その血液供給は腰椎動脈，肋間動脈，さらに食道動脈から受けており，下大静脈へ注いでいる．総腹膜血流量はおおよそ50〜100 mL/分と思われる．腹膜および腹

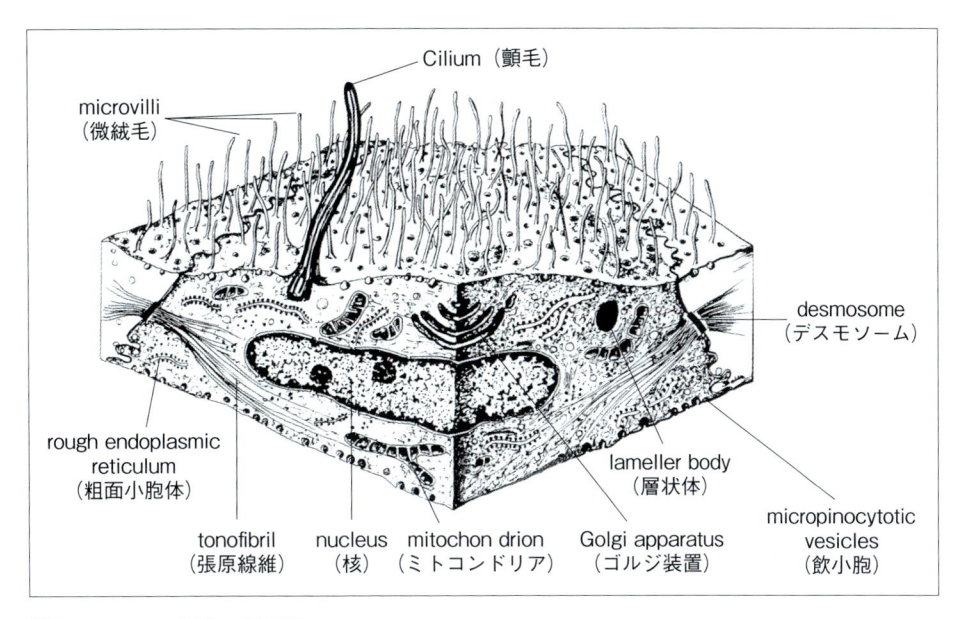

■ 図Ⅲ-5-9 腹膜の断面図

(Dobbie JW : The Textbook of Peritoneal Dialysis : 17-44, 1994 より)

腔の主なリンパ流は横隔膜を被う腹膜のリンパ管から右リンパ管に合流していく．そこには，さらに臓側，壁側の腹膜からのリンパ流がともに流れ込んでいる（図Ⅲ-5-8）．

腹膜は，1層の中皮細胞で被われており，その中皮細胞は微絨毛を有し，さらに潤滑液の1層の薄い皮膜を産生している（図Ⅲ-5-9）．中皮細胞の下には間質があり，その中はゲル状の物質からなっており，コラーゲンならびに他の線維質，さらに腹膜の毛細血管やリンパ管が含まれている．間質は2つの種類の部分からできている．1つはコロイド成分が多く水分の少ない部分であり，もう1つは水分が多くコロイド成分の少ない部分である．

2 腹膜を介した物質の輸送

腹膜における物質輸送には6つの抵抗部位の存在があると考えることができる（図Ⅲ-5-10）．それらは，
① 腹膜毛細血管内皮の表面を被う滞留皮膜
② 毛細血管内皮そのもの
③ 内皮基底膜
④ 間質
⑤ 中皮細胞
⑥ 腹膜中皮表面を被う滞留皮膜

である．最近では，腹膜での物質輸送において，後述する「three pore model」のような新しい概念が提唱されており，腹膜透析における輸送に関しても科学的な解析が進んでいる．これらの孔が存在する毛細血管内皮とその基底膜が，物質輸送を規定する重要な抵抗部位であることが報告されている．また間質，特にコロイドに富んだ間質部分は，液体の通過の有意な抵抗部位であるとする証拠が報告されている．中皮，あるいは表面を被っている皮膜は腹膜の物質輸送の抵抗部位ではないとされている．

3 新しい腹膜での物質輸送に関するモデル（three pore model）

新しい腹膜での物質輸送に関するモデルは，腹膜の毛細血管は腹膜の輸送の重要な障壁であり，水分ならびに溶質は3つの異なるサイズの孔を通じて行われるとするものである（three pore model）．その3つの孔とは，① large pore，② small pore，③ ultra pore（transcellular pore）である．

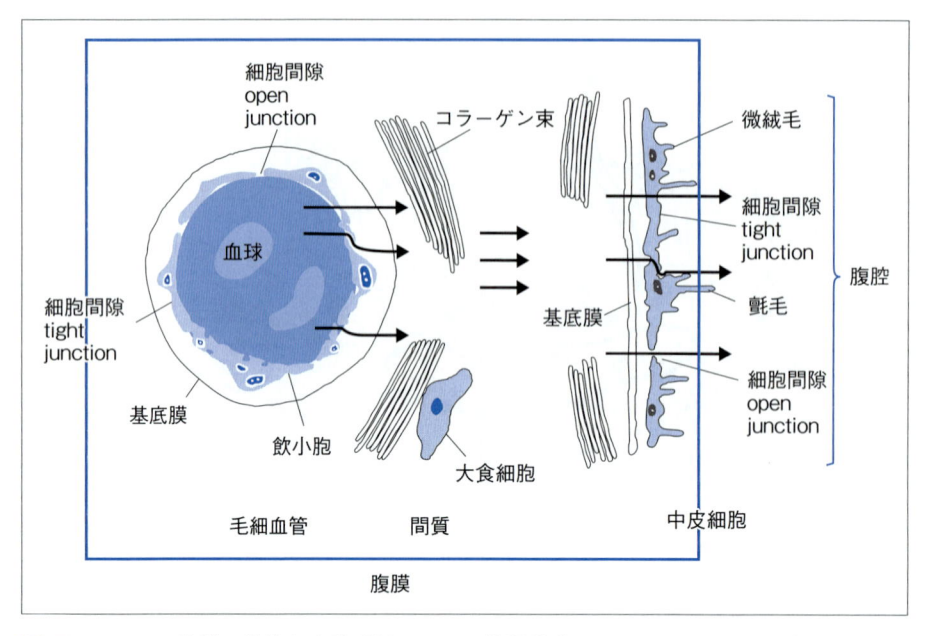

■ 図 III-5-10　腹膜の構造と腹膜透析における物質移動
腹膜における物質輸送には6つの抵抗部位の存在があると考えることができる．
透析液と毛細血管内での水分移動ならびに溶質の移動はこの6つの抵抗部位を通じて行われる．
（太田和男ほか編：CAPDの臨床 第2版．p.6，南江堂，1994より）

① large pore：半径は20〜40 nmである．蛋白のような大分子量の物質は浸透圧勾配に従って，この孔を通じて移動する．この孔は内皮の巨大な間隙である可能性が示唆されている．
② small pore：半径は4.0〜6.0 nmといわれている．これは内皮間の間隙といわれており，非常に多数存在し，多くの溶質，例えば尿素，Cr，Na，さらにKなどの通路である．
③ ultra pore（transcellular pore）：半径は0.8 nm以下である．これは水分だけの通路であり，アクアポリンに一致するものと考えられている．アクアポリンは腹膜に存在することが知られており，腹膜を通じて「選択的に」水分だけを通過させると考えられている．

5　PDのメリット・デメリット

1　PDのメリット

前述したようにPDは緩徐な透析であり，24時間の持続透析療法である．そのためにPD特有の利点を有する．CAPDの利点を，① 身体的，② 社会的，さらに③ 精神的な面に分けて，以下に示す．

❶ 身体的な利点

① 心血管系に対する負担が少ない．

これはPDが24時間を基本とする持続透析療法であるがゆえの利点といえる．HDと比較して循環動態を変動させないことで，血圧の急激な低下や冠動脈血流の急激な減少は少ない．またシャントが不要なために，心臓への負荷も少ない[4]．したがってPDのほうが心血管合併症の発症が少ないことが報告されており，低血圧や狭心症などの合併症を有する患者に適している．

② RRFを維持できる．

PDの最も重要なメリットとして，透析導入後のRRFの低下がHDと比較して少ないことが多数報告されている[5]．RRFの重要性に関しては，CANUSA Study[6,7]の結果で生存率に影響する因子がRRFであったこと，さらにADEMEX Study[8]やHong Kong Study[9]の結果，PDの透析

量を増加させても生存率に影響しないことなどからすでに十分認識されている．またRRFの維持されている時期が少ないCAPDの透析量でも良好な状態が維持できることから，良好なQOLを維持できることが知られている．したがって最初の透析導入はCAPDで行い（PD first），RRFの低下した時期にはCAPDとHDの併用療法を行い，さらにHDへ移行していく段階的治療法を基本としている施設が最近は増加している．

③中分子物質（β_2-MG等）の除去に優れている．

PDは透析アミロイドーシスや手根管症候群などの合併症の発症がHDと比較して少ないといわれていたが，PDそのものによる中分子量物質の除去はそれほど大きくはない．むしろRRFの維持による残存腎からの中分子量物質の除去によるものといわれている[10]．

④ B型肝炎やC型肝炎などの感染症の合併率が低い．
⑤ 貧血の合併が少ない．
⑥ 蛋白やKなどの食事制限が少ない．
⑦ シャントを必要としない．
⑧ 透析に伴う抗凝固療法を必要としない．
⑨ 生態膜を使用するために生態適合性がよく，アレルギーが少ない．
⑩ 不均衡症候群や血圧低下などの合併症が少ない．

❷ 社会的な利点
① 在宅透析療法であり，月に1〜2回の病院通院ですむ．
② 時間的な束縛が軽く，社会復帰しやすい．
③ QOLに及ぼす影響が少ない．

❸ 精神的な利点
① 自己管理の意識が高まる．
② 高齢者において認知症の進行予防になる．

2 PDのデメリット

CAPDの欠点としては，長期透析に伴う腹膜機能劣化により，長期間の透析継続が困難なことがある．PDは5〜10年を目安にHDへの移行を考える必要がある．また，無理にPDを継続した場合に腹膜の癒着に伴う被囊性腹膜硬化症（EPS）の合併が知られている[11,12]．そのほかにも，次のような欠点が知られている．

① 長期PDに伴う腹膜機能劣化．
② 長期継続が困難．
③ 小分子量物質の除去効率が悪い．
④ 自己管理に伴う衛生手技が必要．
⑤ 視力低下患者や肢体不自由な患者においては困難．
⑥ 腰痛や脊椎障害のある患者では，注意が必要．
⑦ 糖質の吸収に伴い，血糖の上昇や糖尿病の増悪がみられる．
⑧ 低蛋白血症を合併しやすい．
⑨ 脂質異常症を合併しやすい．
⑩ 腹膜炎などの腹膜関連合併症がある．
⑪ EPSがある[11,12]．

6 PDに適する患者・適さない患者

前述のPDの特徴を理解すればPDに適した患者，適さない患者については十分理解できる．患者自身に自己管理能力があり，腹腔内への透析液貯留ができるのであれば，原則的にPDは可能である．積極的な適応としては「PD first」に示されるRRFを有する患者である．またその利点から，社会復帰を希望する患者やQOL維持を希望する患者は積極的にPDを行うべきである（表III-5-2）．

一方，PDの適さない患者とは自己管理が困難な患者である．そのような患者でのPD適応は，原則として家族や介護者の協力が必要となるが，その場合には家族や介護者への過度な負担となり，感染症などの合併症の発症も増加する傾向にある．また，入院が必要な患者でも，現在PDは在宅医療としての保険適用であるため，医療保険上不利な面があり，PDを選択するには適していない．腹膜癒着のために，腹腔内に十分な容積を確保できない患者では，癒着と透析効率の問題から適していない．また人工肛門を有する患者では，衛生上の問題から適していない（表III-5-3）．

腹部手術を行っている患者でも，腹膜癒着で腹

表III-5-2 腹膜透析に適する患者

積極的な適応（positive selection）
1. 十分な自己管理能力がありCAPDを希望する患者
2. RRFのある患者（PD first）
3. 社会復帰を希望する患者
4. 高いQOL維持を希望する患者
5. 小児
6. 自己管理の可能な高齢者
7. 腹水貯留患者

消極的な適応（negative selection）
1. 良好なブラッドアクセスの作成が困難な患者
2. 心機能の低下した患者
3. 血圧が低くHDが困難な患者
4. HDで十分な透析効率の得られない患者
5. その他の透析困難症

表III-5-3 腹膜透析に適さない患者

適応困難な患者
1. 自己管理の不可能な患者
2. 入院適応の患者
3. 高度の腹膜癒着
4. 横隔膜欠損

導入に注意を要する患者
1. 人工肛門の患者
2. 腰痛のある患者
3. 換気障害（肺疾患）の患者
4. 体格の大きな男性患者
5. 視力障害患者
6. 腸管の憩室
7. 多発性嚢胞腎

腔内貯留液量の制限のある患者では困難となる場合もあるが，一般には問題とならない．また多発性嚢胞腎の患者では腹腔内容量に制限のある場合には困難な場合もあるが，一般的には可能である．体格の大きな男性患者ではRRFの低下に伴い透析不足となる場合もあるが，PD＋HD併用療法などを行うことで十分可能となる（表III-5-3）．

7 療法選択とインフォームドコンセント

腎代替療法としてHD，PDのほかに腎移植の3つがある．腎移植については腎提供者がいるかどうかによって選択が変わってくるため，ここではHDとPD選択時のインフォームドコンセントについて述べる．当然のことであるが，透析療法の選択にあたっては，必ずHD，PD，さらに腎移植の3つの療法に関して十分に利点と欠点を示し，いずれの療法選択も可能であることを伝える．ただし，移植に関しては腎臓提供者が必要であること，遺伝因子（HLA）が一致しない場合は困難であることなどをきちんと伝える．また透析療法では家族の協力が必要となるために，患者本人と患者の家族にわかりやすく説明をする必要がある．特に各療法の利点ばかりではなく，欠点，合併症，さらに長期の予後に関しても説明を行う必要がある．その上で，患者自身の決定に従うことがインフォームドコンセントの基本である．

しかし，患者自身は透析導入に十分な知識がなく，また短時間で適切な選択を行うには困難な場合が多い．その場合に適切な導入を行うためには我々医療者サイドが療法の選択に際して適切なアドバイスを行っていく必要がある．また，保存期の早期から腎臓病教室などを行い，透析療法に関する教育を定期的に行っていくことが重要である．

PDに関してはRRFの維持，心血管への良好な影響，QOLの維持，食事制限が少ないなどの利点から，社会復帰しやすく，仕事に従事する患者には適した透析療法である．しかし，透析液の定期的な交換が必要であり，勤務先などの確認が必要となる．また，RRFの低下時にはHDとの併用や，HDへの移行が必要なこと，さらに無理な継続はEPSなどの重篤な合併症を引き起こす可能性があることなどをきちんと説明する必要がある．

8 PD first

PD firstはPDの利点に注目して，Van Biesenらによって「腹膜透析を治療の第一選択とする概念」として提唱された[13]．それに対してわが国において2009年3月に発表された「腹膜透析ガイドライン」では，PD firstは「RRFを有する患者での初期治療としての位置づけ」として明確に

定義されている[14]．そこでは PD first を「腹膜透析の利点を最大限に引き出すために，RRF を有する患者において PD を優先的に導入する考え方」としている．

現在の透析導入に関して広く認められている考え方として，「PD 導入後の RRF 維持の重要性」がある．その根拠として「RRF が良好であるほど透析患者の生命予後はよいこと」がある[15]．著者らの検討でも，PD は HD ならびに透析非導入患者群と比較して，有意に RRF の維持効果があることが確認された．そのために RRF 維持の考え方からまず CAPD を導入し，RRF の低下した時期に PD＋HD 併用療法や HD に移行する PD first の考えが広く知られるようになった[3]．

RRF の維持は，①透析量の増加に大きく寄与する，②水バランスに寄与する，③食事や飲水制限を緩和する，④中分子量物質の除去を良好にし，透析アミロイドーシスなどの合併症を予防する，⑤エリスロポエチンの産生やビタミン D の活性化などのメリットがあり，さらに⑥ QOL の維持にも大きく影響する．また HD では透析による血圧の低下や除水に伴う冠血流の低下によって心血管合併症を引き起こす場合も多く，心血管合併症のある患者では PD の積極的な適応となる．また最近，高齢者では少ない透析量でも良好な状態が維持できることから，高齢者の透析導入は CAPD で行い，できる限り在宅での生活を維持させようとする考え方もある[16]．その場合の導入方法も，間欠的かつ少ない透析液量で PD 療法を行い，できる限り良好な QOL を維持しようとする incremental PD の導入を推奨する考え方が広く行われている[17]．そのほかに，HD 患者での水分管理や食事管理のできない患者では PD 療法への移行，あるいは PD と HD の併用を考慮する[18]．

9 Perspective

近年の透析療法の大きな変化として，自由に末期腎不全の治療方法（腎代替療法）を選択することが可能となったことがあげられる．まず透析療法への導入は，RRF のある時期には PD first から PD を選択する．特に RRF が十分な場合，患者自身の QOL を高く保つために低頻度交換の PD 療法（incremental PD）を行い，RRF の低下した時期には CAPD や持続的周期的腹膜透析（CCPD）などのきちんとした PD 処方を行う．そして透析不足の兆候がみられる場合には PD と HD を併せて行う PD＋HD 併用療法へ移行する．さらに腹膜劣化の可能性が出現したときには HD のみの単独療法へ移行する．場合によっては腎移植を考える，といった透析方法の自由な選択が可能となったことがあげられる．PD と HD の境界線が不明瞭となったこと，さらに医療保険上も併用療法を認めるように制度変更があった点などが PD＋HD 療法を広める契機となった．2009 年末の日本透析医学会統計調査委員会の調査結果（PD レジストリ）によれば，21％の PD 患者が併用療法を行っている．今後この傾向はさらに顕著になるものと考えられる．

〔中元秀友〕

■ III. 透析・血液浄化療法

《文 献》

1) 秋葉 隆：腹膜透析の特徴と療法選択．腹膜透析up to date（Pharma Medica増刊号），23（suppl）：15-22，2005．
2) Kuno T, et al.：Clinical benefit of preserving residual renal function in patients after initiation of dialysis. Blood Purif, 22 (Suppl 2): 67-71, 2004.
3) 鈴木洋通：CAPDの適応―PD first or last―．腎と透析，52：725-728，2002．
4) Canziani ME, et al.：Hemodialysis versus continuous ambulatory peritoneal dialysis：effect on the heart. Artif Organs, 19：241-244, 1995.
5) Lysaght MJ, et al.：The influence of dialysis treatment on the decline of remodeling renal function. ASAIO Trans, 37：598-604, 1991.
6) CANADA-USA (CANUSA) peritoneal dialysis study group：Adequacy of dialysis and nutrition in continuous peritoneal dialysis：Association with clinical outcomes. J Am Soc Nephrol, 7：198-207, 1996.
7) Bargman J, et al.：Churchill DN for the CANUSA Peritoneal Dialysis Study Group：Relative contribution of residual renal function and peritoneal clearance to adequacy of dialysis：A reanalysis of the CANUSA study. J Am Soc Nephrol, 12：2158-2162, 2001.
8) Paniagua R, et al.：Mexican Nephrology Collaborative Study Group：Effects of increased peritoneal clearances on mortality rates in peritoneal dialysis：ADEMEX, a prospective, randomized, control trial. J Am Soc Nephrol, 13：1307-1320, 2002.
9) Lo WK, et al.：Effect of Kt/V on survival and clinical outcome in CAPD patients in a randomized prospective study. Kidney Int, 64：649-656, 2003.
10) Stompor T, et al.：Dialysis adequacy, residual renal function and serum concentration of selected low molecular weight proteins in patients undergoing continuous ambulatory peritoneal dialysis. Med Sci Monit, 9：CR500-CR504, 2003.
11) Kawaguchi K, et al.：Recommendations on the management of encapsulating peritoneal sclerosis in Japan, 2005：Diagnosis, predictive markers, treatment, and preventive measures. Perit Dial Int, 25 (suppl 4)：S83-S95, 2006.
12) Nakamoto H：Encapsulating peritoneal sclerosis-A clinician's approach to diagnosis and medical treatment. Perit Dial Int, 25 (suppl 4)：S30-S38, 2006.
13) Van Biesen, et al.：An evaluation of an integrative care approach for end-stage renal disease patients. J Am Soc Nephrol, 11：116-125, 2000.
14) 2009年版　日本透析医学会「腹膜透析ガイドライン」．透析会誌，42：285-315，2009．
15) Lo WK, et al.：ISPD Adequecy of Peritoneal Dialysis Working Group：Guideline on targets for solute and fluid removal in adult patients on chronic peritoneal dialysis. Perit Dial Int, 26：520-522, 2006.
16) 平松 信：高齢者における腹膜透析．腹膜透析up to date（Pharma Medica増刊号），23（suppl）：89-94，2005．
17) Misra M, et al.：Adequacy in dialysis: intermittent versus continuous therapies. Nefrologia, 20（suppl 3）：25-32, 2000.
18) Fukui H, et al.：PD＋HD Combination Therapy Study Group：Review of combination of peritoneal dialysis and hemodialysis as a modality of treatment for end-stage renal disease. Ther Apher Dial, 8：56-61, 2004.

6 腹膜透析の現状と合併症

1 PDの歴史と最近の進歩

　PDが米国のMoncriefとPopovichら[1]によって臨床応用されてから，すでに四半世紀が経過した．臨床応用されて以後，1980年代は連続携行式腹膜透析（CAPD）が広く世界に伝わり広まった．また1990年代になり，その数は急激に増加し患者数も世界で10万人を超え，わが国でも1997年には9,062人まで増加した．しかし1990年代後半になり，わが国ではCAPDの重篤な合併症である被囊性腹膜硬化症（EPS）が相次いで報告され[2]，その原因ならびに治療方法が不明なことからCAPDへの導入に躊躇する傾向がみられた．それに伴い腹膜透析液の生体適合性の問題，さらに腹膜劣化の問題が注目され多くの研究が報告された．

　はじめにブドウ糖液を浸透圧物質として開始されたPDであるが，現在なお浸透圧物質としてはブドウ糖が使用されている．初期の腹膜透析液では，加熱滅菌時のブドウ糖の分解を避けるために透析液を酸性としており，しかも高ブドウ糖変生物（GDP）で終末糖化物質（AGE）の産生量も多かった[3]．さらに高浸透圧，乳糖添加などの問題があり，非生理的な透析液であった．

　1990年代までCAPD液の進展はほとんどみられなかったが，21世紀になり中性透析液やイコデキストリンなどの新しい透析液が次々と開発され臨床応用されるようになり，近年この状況は大きく変化している．特に中性透析液の使用が可能となり酸性液，高GDP，高AGEなどの問題点は解決されてきた．近年，この中性透析液の使用によって残存腎機能（RRF）が維持されること[4]，さらにPD導入後の生存率が改善することなどが次々と報告されている[5]．中性透析液がこれまでの酸性透析液よりも生体適合性に優れており，腹膜の劣化を防ぎPD患者の予後を改善することは間違いのないことと思われる[6]．

2 PDの現状とPDレジストリ

　2009年，日本透析医学会統計調査委員会でPD患者の現状調査であるPDレジストリがスタートし，2010年に初めてその現状報告が行われた．2011年12月31日現在のわが国の透析患者数は304,592人，そのうちHD患者数は294,966人（96.8%），一方，PD患者数は9,626人（3.2%）であった[2]．2011年度内に腹膜洗浄を行っている患者（この患者はHD施行とみなす）は378人，年内にPD導入されたものの脱落した患者数は176人であった．したがって，年内に腹膜カテーテルを留置していた患者数は10,180人であった．これまでに報告ではHD患者数は着実に増加しているのに対して，PD患者数は1997年の

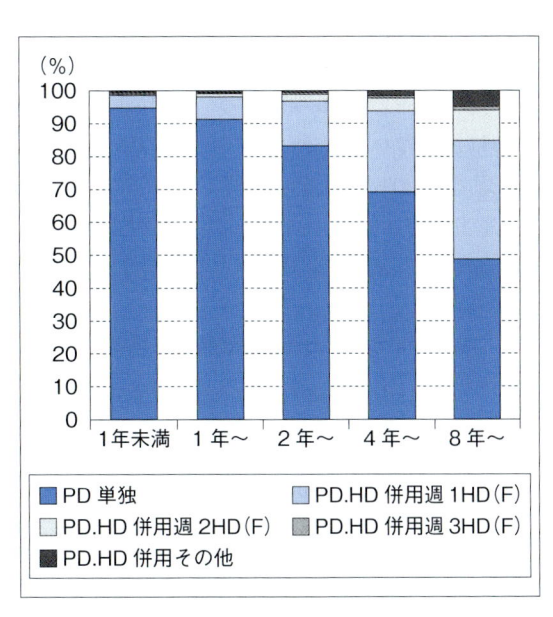

■ 図III-6-1　腹膜透析歴別併用療法施行状況
（日本透析医学会：図説　わが国の慢性透析療法の現況 2009年12月31日現在, p.37, 2011より）

9,062人以後は横ばい状態であった．この調査で1997年以後，横ばい状態であったPD患者数が大きく増加した．しかしながら，PD患者の実態が明らかになったため増加したようにみえるものの，実際のPD患者数はほとんど変化していないと考えるべきであろう．

わが国のPDの特徴として，PDとHDの併用療法に対して保険適用が認められていることがあげられる．そのためにPD患者の約20%がHDを併用している．2010年のPDレジストリによればPD患者の19.5%がHDの併用を行っており，15.2%が週1回のHD療法の併用を，2.5%が週2回のHD併用を行っていた．特に併用療法の患者は透析年数とともに増加し，10年目以後は併用療法の患者はPD単独患者の数を上回っていた．PDとHDの併用は1年未満から認められたが，透析歴8年以上ではPD患者の51.3%が併用を行っていた（図III-6-1）．今後この傾向はさらに強まってくるものと考えられる[6]．

次にわが国のPD患者の現状を世界の状況と比較してみる．最新の報告では，2008年に推定1,770,000人の末期腎不全患者が透析を行っている．そのうちHD患者数は1,580,000人（89.3%），PD患者数は190,000人（10.7%）と報告されている[7]．透析患者でのPD選択率は10.7%であり，透析患者の約11%である．現在のわが国の人口は世界のわずか2%にすぎないのに，なんとHD患者の20%近くを占めている．また世界のPD患者比率は約11%であるが，わが国のPD患者はわずか約3%にすぎない．この数字からも，わが国がいかにHDの比率が高く，HD患者数の多い国であるのかが理解できる．

3 わが国ではなぜ腹膜透析患者が少ないのか？

PDはRRF維持の良好な点，心血管系への負担が少ないこと，QOLへの良好な影響等から，きわめて満足度の高い透析療法である[4]．埼玉医科大学で行ったHDならびにPD患者へのアンケート調査においてPD患者の満足度はHD患者よりも高く，身体状況も良好であった（図III-5-2 p.112参照）．また，生命予後への影響も透析導入後数年間はHDと同等，あるいはPD導入のほうが良好であるとの報告が多数みられる[5]．それにもかかわらず，わが国の導入比率は圧倒的にHDが多い．現在考えられるその理由を表III-6-1に示した．HDの成績があまりに良好であること，金銭的なメリットが少ないこと，さらに十分な情報が伝えられていないことなどが主な理由である．特にPDに関する情報の偏りと，専門家の少ないことは世界的に問題となっている．

欧米での報告では，保存期からの透析導入教育がきちんとなされている施設においては，圧倒的にPDの導入比率が高いことが報告されている[8]．近年，欧米でもPDの選択率が低下傾向にあることが報告されているが，その原因として，きちんとした患者教育が行われていない可能性がいわれている．また「CAPDを知っていますか？」というわが国の全国腎臓病協議会が2008

表III-6-1 わが国で腹膜透析患者数が増加しない理由

1. HDの成績が良好であり，世界で最も良好な生存率を示している
2. HD施設が多く，PDでいわれている地理的なメリットが少ない
3. 透析医療への患者負担は少なく，金銭的なメリットもない
4. 医療保険上，入院時のPDの費用の一部が認められないため，CAPD患者の入院が困難である
5. EPSの危険性がある
6. 腹膜が劣化するために長期のPD継続が困難である
7. 医療スタッフの不足（医師，看護師などPDの専門家が少ない）
8. HDと比較して病院の収益性が悪い
9. 社会的にPDの認識が不十分であり，PDに関する情報も少ない
10. 患者側の自己管理への不安

6. 腹膜透析の現状と合併症

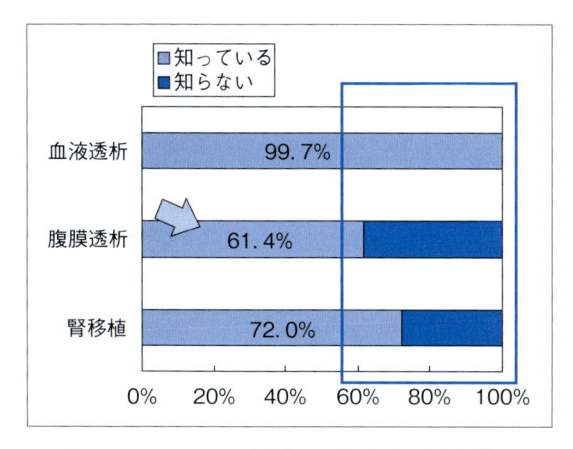

■図 III-6-2　2008年各治療の認知度（導入後）
血液透析は，ほぼ全員が認知．腎不全治療の一定の知識を有していると思われる透析患者の間ですら，腹膜透析の認知度は約6割．腎移植は7割．
（Japan Medicine 2008年10月31日発行より）

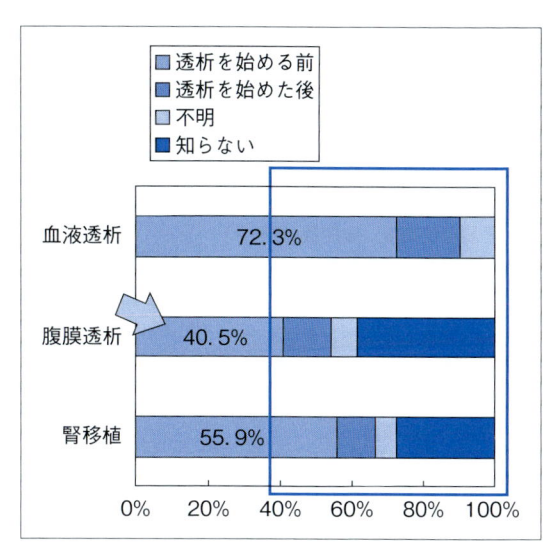

■図 III-6-3　2008年各治療法の認知時期
「透析を始める前から知っていた」のは，腹膜透析では全体のわずか4割．
（Japan Medicine 2008年10月31日発行より）

年に行った調査では，現在HDを行っていてPDを知っていると答えた患者は全体のわずか61.4%であった（図III-6-2）．しかも透析導入前にPDを知っていた患者はわずか40.5%であった（図III-6-3）[12]．したがって，わが国では透析導入前の患者への十分なインフォームドコンセントがなされていない可能性もある．これはPDの導入数が少ない大きな理由である．PDに関してきちんとした情報が患者に提供されていないとすれば，これは重大な問題である．この根本にはわが国にはPDの専門家が少なく，PDを行うことができる施設が少ないこと，さらにPDに対応できる医療スタッフが少ないことが問題としてあり，PD普及のためには医療スタッフの育成も重要な課題である．

4 ペリトネアルアクセス

1 ペリトネアルアクセスの形成

PDを行うのに必要なことはペリトネアルアクセス peritoneal access（透析用カテーテル）の形成である．その場合の問題点として関連合併症を理解して，患者に十分説明する必要がある．PD患者でのカテーテル関連合併症は，その予後をも規定する重要な合併症である．種々のデバイスの発達により，腹膜炎は減少している（表III-6-2）[9]．一方，出口部感染症はいまだPD離脱原因の20%を占めるといわれているが，以前と比べて減少傾向は認められない（表III-6-2）．さらにカテーテルの閉塞や，カテーテル挿入部からの透析液のリーク，手術創のヘルニアなど多くのカテーテル関連合併症が報告されており，いずれもPDの継続を左右する重篤な合併症である[10]．

良好なペリトネアルアクセスの形成は，透析液の交換をスムーズにし患者のQOLを向上させる．また前述のようなカテーテル関連合併症を減らすためにも，きわめて重要なポイントといえる．したがって，長期の安全なPDを継続するためには，個々の患者に合った適切なカテーテルの選択と，挿入手技が重要となってくる．PDへのアクセスとして，望ましいコンセプトとしては安全に長期間使用できることである．良好なカテーテルとは生体適合性がよく，長期間の使用に耐えうるもの，さらに細菌の侵入が予防できることなどがあげられる．これまでも，より良好なカテーテルの開発を求めて，多くの工夫がなされ，よりよいカテーテルが開発されてきた．

■表 III-6-2　CAPD 関連腹膜炎ならびに出口部感染の調査別発症頻度

調査項目	1986 年	1996 年	2005 年
参加施設数	29	23	46
腹膜炎調査対象患者数	1,431	1,308	2,162
回数/発症者数	不明	466/319	518/380
平均発症頻度（発症数/患者月）	22.1	53.3	73.5
一患者あたり年間腹膜炎発症頻度（回/年）	0.54	0.23	0.16
施設別発症頻度	8.1～22.6	20.4～272.6	28.5～594.0
出口部感染症調査対象患者数	1,341	1,308	2,162
平均発症頻度（発症数/患者月）	38.7	20.4	35.8
一患者あたり年間出口部感染症発症頻度（回/年）	0.31	0.59	0.34
施設別発症頻度	不明	5.8～259.0	8.2～285.5

（今田聡雄：腹膜透析 2006, p.94-97, 東京医学社, 2006 より改変）

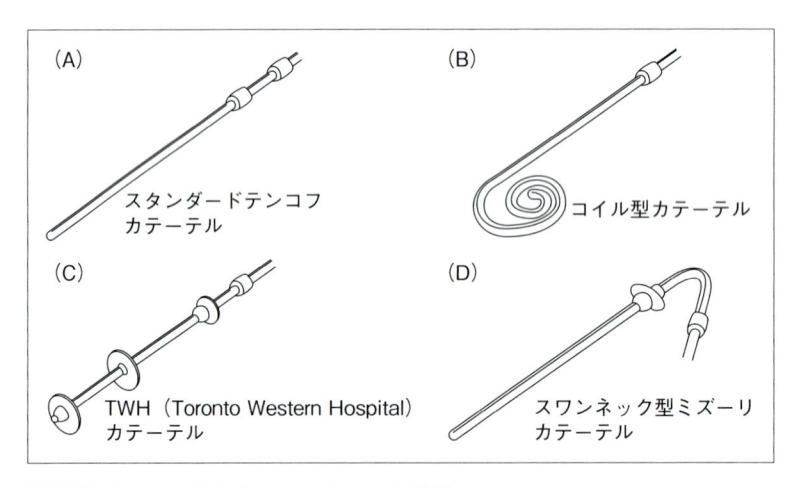

■図 III-6-4　ペリトネアルアクセスの種類

(A) スタンダードテンコフカテーテル
(B) コイル型カテーテル
(C) TWH（Toronto Western Hospital）カテーテル
(D) スワンネック型ミズーリカテーテル

(Gokal R, et al.: Perit Dial Int, 18 : 11-33, 1998 より)

2　ペリトネアルアクセスの種類と透析方法の選択

　腹腔内カテーテル（先端部分）の形状からの分類を図 III-6-4 に示す[11].

❶ ストレート型（Tenckoff catheter）

　1960 年代に Tenckoff によって開発された CAPD カテーテルの原型である（図 III-6-4(A)）. 注排液が良好に行えるように, カテーテルの先端に多くの側孔が設けられており, Douglas 窩への留置も容易であるが, 腹膜の大網, 腸管などへの巻き込みや陥入などによって注排液不良も起こりやすい. また, カテーテルが移動しやすく注排液不良を起こしやすい.

❷ コイル型

　先端がコイル状になっているために, カテーテルの位置異常や大網, 腸管の巻き込みは少なく, 内臓への損傷も起こりにくいといわれているが, これを証明するエビデンスは確立していない. また, このカテーテルの留置はストレート型に比べて熟練を要する（図 III-6-4(B)）.

❸ シリコンディスク型

　先端にシリコン製のディスクを 2 枚付けることにより, 大網や腸管の巻き込みを防ごうとしたものである. 代表的なものに Toronto Western Hospital（TWH）カテーテルが知られている（図 III-6-4(C)）. コイル型と同様に, 挿入に習熟を必要とする.

❹ T-フルート型

先端がT字型をしており、さらに側孔はなく、1mm間隔の溝が8本あり、注排液を良好に行えるように工夫されている。位置異常も起こりにくいと報告されている。

3 皮下部分の形状による分類（全体の形状）

❶ ストレート型

最も典型的なカテーテルであり、皮下部分をカテーテルの自然彎曲に沿って植え込むためにカテーテルの復元力によって位置異常が生じやすい（図Ⅲ-6-4(A)）。特に出口部を下向きにした場合にカテーテルの位置異常、張力によって出口部開大を生じ、感染の誘発などを引き起こす場合がある。

❷ スワンネック型（彎曲型）

前述のストレート型カテーテルの欠点を考慮して開発された。深部カフと表在カフの間をV字型（150度）に曲げたカテーテルである（図Ⅲ-6-4(D)）。ミズーリ大学のTwardowskiらによって考案された。皮下トンネル部分をV字型にする理由は、出口部を下向きにして、汗や垢、水滴などが出口部にたまることを防ぎ、出口部を清潔な乾燥した状態に維持することにある。さらに腹腔内のカテーテルが下向きに維持され、位置異常を起こりにくくすることにある。現在のCAPD患者にはほとんどがこのスワンネック型が用いられており、わが国ではこの型に改良を加えた多くの種類がある。この他のスワンネック型カテーテルとして2ヵ所が直角に曲がっているPail-handleカテーテルが知られており、その形状から肥満者に推奨されている。またわが国でもカテーテル先端に工夫を加えて感染予防をした仙台型などが使用されている。

4 カフの役割と種類

カフの目的として、①カテーテルの腹腔内への固定、②カテーテル出口部からの液漏れの予防、③出口部感染から腹腔内への感染波及の予防などがあげられる。急性用のカテーテルにはカフはついていないが、慢性用には1つ、あるいは2つのダクロン製のカフがついている。米国におけるCAPDレジストリでは、ダブルカフカテーテルのほうがシングルカフカテーテルよりもカテーテルの温存率が高いことが示されている。これは出口部感染によるカテーテル抜去が少ないことに起因し、さらに腹膜炎の頻度、カテーテルの開存率のいずれにおいてもダブルカフカテーテルのほうが良好な成績を得ている。ダブルカフを用いる場合の外部カフの重要な役割は、カテーテルの固定にあり、ダブルカフを留置する場合には皮下から2〜3cmの位置に固定する。そのほかにも、カテーテルの固定をしっかり行って液漏れを最小にするために種々の内部カフの工夫が行われている。

5 腹膜透析の導入方法と透析方法の選択

PDを開始するにあたってまず考えるべきことは、「どのような方法でPDを導入するのか？」、そして「PD導入後にどのような透析方法を選択するのか？」ということである。

導入方法として、①計画的にカテーテルを腹壁内に植え込み、4週間以上経過し安定した時期にカテーテルを取り出しPDを開始する方法（SMAP法）、②植え込んだ後にそのままPD療法を開始する標準法（Standard法）の2つがある。SMAP法に関しては次項に記載する。SMAP法はMoncriefとPopovichら[12,13]によって考案されたカテーテル留置方法である。

次に考えるべきポイント、すなわち「PD導入後」の方法として、①手動で行うCAPDを選択するのか、あるいは②夜間中心にサイクラーを用いるAPD（自動腹膜透析）を行うのか、という点にある（図Ⅲ-6-5）。APDは自動腹膜灌流装置を用いて自動で腹膜透析液を交換する方法であり、夜間腹膜透析（NPD）、CCPD、さらにタイダル腹膜透析（TPD）の3つに分かれる。CAPDは純粋に自分で透析液を交換する方法で

```
マニュアル式の腹膜透析（CAPD）        自動腹膜透析（APD）
             昼間    夜間                    昼間    夜間

CAPD                              CCPD


DAPD                              NPD


                                  TPD

CAPD：continuous ambulatory peritoneal dialysis
DAPD：daytime ambulatory peritoneal dialysis
CCPD：continuous cyclic peritoneal dialysis
NPD：nocturnal peritoneal dialysis
TPD：tidal peritoneal dialysis
```

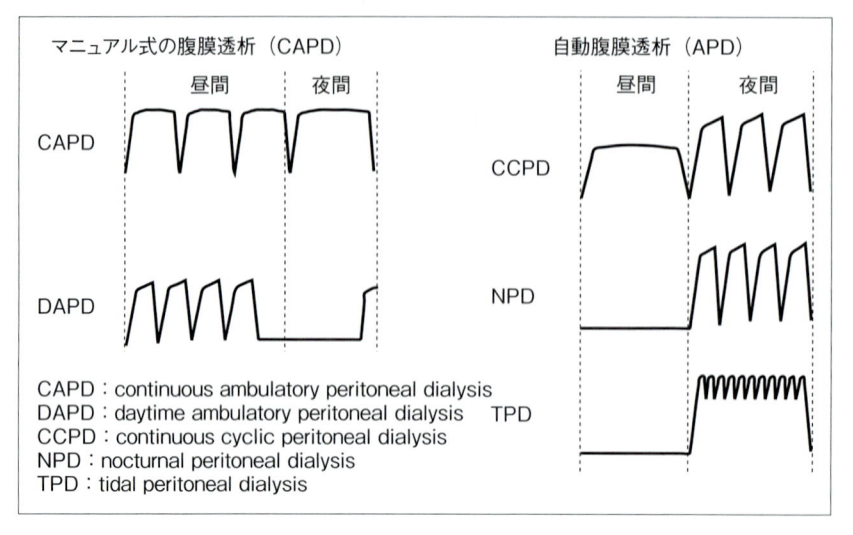

■図III-6-5　腹膜透析療法の種類

あり，standard PD（標準法）と考えてよい．CAPDの中でも，昼間だけ手動で頻回に液交換を行うdaytime ambulatory peritoneal dialysis（DAPD）という手法もあるが，夜間のAPDが広く用いられているため多くは行われていない．一方，APDは夜間に自動腹膜灌流装置を用いて透析を行い，不足な場合には昼間の手動による透析液交換を行う方法である．当然APDを用いたほうが患者の負担は少なくなり，さらに透析量を増加させることができる．夜間のみ交換を行う夜間間欠的腹膜透析（NIPD），さらに昼間に交換を持続的に行うCCPDが広く行われている方法である．腹腔内に残液を残し，一部のみAPDに交換するTPDという方法があるが，まれに小児に行われている．一方，NIPDに1回（NPD＋1）ないし2回（NPD＋2）の昼間の交換を追加する方法がある．これらの方法のCCPDとの違いは，透析液を注液しない休息の時間を設けるか否かである．持続的に透析液を貯留させる場合にはCCPDとなる（図III-6-5）．

PD療法の選択で導入方法としてSMAP法を選択する場合は，計画的に短期の入院でPD療法の導入を行うことが可能となる．またSMAP法を用いれば，外来でのPD導入も可能となる．一方，臨床症状が出現して早期に導入する必要がある場合には，標準法による導入を選択する．SMAP法の特徴を理解すれば，その理由は理解できると思われる．また主治医の好みによって選択される場合も多い．

一番重要なことは導入後の透析方法の選択である．APDを用いるか，CAPDを用いるべきかの選択は，第一に患者自身の生活レベルと好みで決定すべきである．昼間の仕事とQOLの改善を考えればAPDは魅力的である．また高齢者で昼間の透析液の貯留や交換が必要がない場合には，APDは理想的な透析方法である．一方，夜間のみの交換ですむNIPDは魅力的であるが，RRFの低下が早いとの報告もある．そのほかにも夜間の不眠の訴えでAPDを継続できない場合も時にみられるため，その利点と欠点を十分に説明した上で決定する必要がある．CAPDで導入したのちに，患者の状態を見てAPDに変更することも可能である．逆に透析不足の場合に除水量を増加させるためにAPDを用いることもある．昼間は手動，夜間はAPDで透析液の交換を行い，透析量を増加させたり（NPD＋1，NPD＋2，CCPDなど），短時間頻回交換によって除水を得るような場合にもAPDは魅力的な透析方法である．

腹膜の状態によって療法選択を考えることも重要なポイントである．

6 SMAP法

1993年にMoncriefとPopovichら[14]によって考案されたカテーテル留置方法である．わが国では1999年に窪田ら[15]によって紹介され段階的腹膜透析導入法（SMAP）と命名され，近年では腹膜透析導入患者の25%に用いられている[16]．方法として腹腔に挿入したカテーテルの出口を設けずに皮下に埋没させ，数週間後にカテーテルを引き出して出口部を作製する方法である．埋没カテーテルと皮下組織との線維性癒着期間は4週間と考えられるために，埋没後4週間以後にカテーテルを引き出し，出口部の作製を行う．この皮下へのカテーテル埋没期間中に皮下トンネルが無菌的に完成するために，カテーテル感染の重要な原因の一つであるバイオフィルムの形成を予防することができる[17]．この方法によって出口部感染症や腹膜炎，トンネル感染症の発症が軽減することが期待されたが[18]，これまでの報告では腹膜炎の発症率やトンネル感染の発症率に有意な差があるとの明確なエビデンスは得られていない．しかしながら，PDの計画的な導入が可能となる，PD導入を外来中心に行える，あるいはPD導入のための入院期間を短縮できるなどのメリットがある．

これまでに報告されているSMAP法の利点と欠点を表III-6-3に示した．

7 RPFとPDの変化に基づく腹膜透析処方の変更

この項目に関しては「III-7．腹膜透析と適正透析」（p.137）を参照していただきたい．ここでは要点を簡潔に述べる．

PD処方の重要な点はRRFの変化と腹膜機能の変化を常に把握し，患者に最も適した透析処方を提示することである（適正透析処方）．特にRRFの低下に伴い透析不足に陥ることがある．RRFや腹膜機能に合わせて透析処方を変化させていくことが主治医の大切な役割である．PDの透析処方は，①用いる透析液の種類，②腹腔内透析液貯留量，③透析パターンの3つで決定される．この透析処方の決定は主治医が指示を出すが，これによって患者のPDライフは大きく影響される．したがって処方変更はPD療法において最も重要であり，医師の実力の見せ場でもある．

最も重要なことは，①至適透析量を満たしていること，そして，②患者自身のQOLを損なわないこと，③患者自身が満足することである．さらに，④RRF維持と腹膜劣化予防を考慮した透析処方を考えること，これは長期継続を考えた場合には非常に重要なポイントである（図III-6-6）．そして導入した後もRRFや腹膜機能の変化に応じて，透析処方を変更していくこと，この処方によって患者の状態やQOLは大きな影響を受ける（図III-6-6）．例えばincremental PD[19]で導入した場合には，RRFの低下に合わせて透析液貯留量や交換回数を増やす必要がある．さらに腹膜機能の変化に伴い，透析方法をNPDからCAPD，場合によってはCCPDに変更する必要がある．

腹膜機能の変化を把握するために，腹膜平衡試験（PET）を年に1回は行う必要がある[20]．PETの結果（high, high average, low average, low）によって透析液貯留時間や透析液の種類の変更も

表III-6-3　カテーテル挿入におけるSMAP法の利点と欠点

利点
1. PDの計画的な導入が可能となる
2. 適切な時期にPDの開始が可能となる
3. 良好な精神状態における療法の選択が可能となる
4. 埋没期間中のカテーテル管理が不要
5. 外来でのPD導入指導が可能となる
6. 患者の自己管理意識の向上に繋がる
7. 透析導入時期間の短縮が可能となる
8. 入院期間の短縮が可能となる
9. 導入時期の透析液のリークの危険性が少ない
10. PD導入初期より十分な透析液量が確保できる
11. 緊急HDが回避できる

欠点
1. 腹腔内のカテーテル留置・埋没術後の影響が不明
2. 2回の手術が必要となる
3. 現在まだ保険上の位置づけが明確ではない

■ III. 透析・血液浄化療法

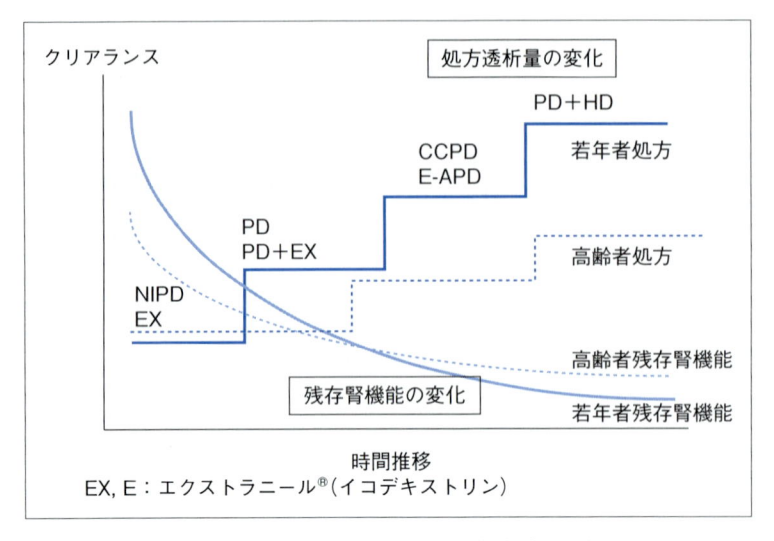

■ 図 III-6-6　残存腎機能の変化に伴う腹膜透析療法の選択

重要であり，腹膜透過性が亢進しているほど（high, high average），短時間頻回交換にする必要がある．溢水状態ではイコデキストリン（glucose polymer：エクストラニール®, EX, E）の使用や頻回交換透析を行う必要がある．腹膜機能の低下（腹膜劣化）があれば，PD＋HD併用療法の適応，さらにはHDへの全面的な変更も考慮する．

現在のPD療法は種々の治療方法が選択できるようになった分，個々の医師の技量が大きくその治療方法に反映されるようになった．これらの治療はいずれも患者自身のQOLを損なわないよう配慮すること，そして必要透析量を満たすことが重要となる．特に高齢者では，PD導入後もRRFの変化は少ないためにPD療法の変更は少なくてよい．その点からもPDは高齢者に適した治療方法といえる（図III-6-6）．

8 透析液の組成と選択

表III-6-4 に現在わが国の臨床現場で使用できる腹膜透析液と開発中の透析液を示す．現在使用できる透析液は，大きく分けてブドウ糖透析液とイコデキストリンの2つに分かれる．現在の透析液の主体は中性液（pH 6.3〜7.5）であり，臨床の場で使用されるブドウ糖液は原則中性液である．これは酸性液とアルカリ性の液を注液直前に混ぜる2バッグシステムを用いることで可能となった．ブドウ糖液は低濃度透析液（ブドウ糖濃度1.5%）と，除水が良好な高濃度透析液（2.5%, 4%）の3種類がある．腹膜への影響が強いため，現在4%の高張ブドウ糖液はほとんど使用されていない．除水を強力に行うことを考えるのであれば，イコデキストリンを使用すべきであり，糖尿病患者の血糖管理，脂質異常症の予防にも有用である．

しかしイコデキストリンは酸性液であり，長期使用の腹膜への影響，さらに生命予後に関しても不明なことから，初期からのむやみな使用は控えるべきである．ただし高齢者などで低頻度透析やincremental PDを行う場合，十分な除水が得られることもあり，導入初期から広く使用されている．注意すべき点としては，イコデキストリンはその排泄経路を腎臓に依存していることから，RRFの廃絶している患者ではイコデキストリンの代謝産物であるmaltoseやmaltorioseなどのoligosaccharideの生体内への過剰な蓄積が起こることである．そのために，1日1回のみの限定使用に限るべきであり，また24時間の連続貯留は行ってはならない．

6. 腹膜透析の現状と合併症

表III-6-4 現在の主なCAPD透析液の組成（開発中を含む）

メーカー名	製品名	Na	Ca	Mg	Cl	La-dine	bicar-bonate	ブドウ糖 (g/dL)	アミノ酸(A.A)/イコデキストリン(Ico)	浸透圧 (mOsm/L)	pH
		電解質濃度 (mEq/L)									
テルモ	ミッドペリック®	135	4.0	1.5	106	35	—	1.35, 2.50, 4.00	—	353, 417, 500	6.3〜7.3
	ミッドペリックL®	135	2.5	0.5	98	40	—	1.35, 2.50, 4.00	—	353, 417, 500	6.3〜7.3
JMS	ペリセート®NL	132	2.3	1.0	98.3	37	—	1.60, 2.32	—	358, 398	6.5〜7.5
	ペリセート®N	132	4.0	1.0	102	35	—	1.55, 2.27	—	358, 398	6.5〜7.5
フレゼニウス	ステイセーフ®バランス1	132	2.5	0.5	95	40	—	1.36, 2.27, 3.86	—	344, 395, 483	6.8〜7.4
	ステイセーフ®バランス2	132	3.5	0.5	96	40	—	1.36, 2.27, 3.86	—	346, 396, 485	6.8〜7.4
バクスター	ダイアニール PD-2	132	3.5	0.5	96	35	—	3.86	—	486	4.5〜5.5
	ダイアニール PD-4	132	2.5	0.5	95	40	—	3.86	—	483	4.5〜5.5
	ダイアニール-N PD-2	132	3.5	0.5	96	35	—	1.36, 2.27	—	344, 395	6.5〜7.5
	ダイアニール-N PD-4	132	2.5	0.5	95	40	—	1.36, 2.27	—	344, 395	6.5〜7.5
	Bicarbonate※	132	2.5	0.5	95	15	25	1.36, 2.27, 3.86	—	344, 395, 483	6.8〜7.8
	エクストラニール	132	3.5	0.5	96	40	—	—	Ico 7.5 g/dL	270〜300	5.0〜6.0
	Amino Acid※	132	3.5	0.5	108	40	—	—	A.A 1.1%	365	6.0〜6.8

※日本未承認

その他にPDの透析液で注意すべきこととして，HD用の透析液と異なりKが含まれていないことがある．したがってPD患者ではK制限が厳しくない．しかしながら食事摂取が不良な場合には低K血症を呈する場合がある．さらにCa濃度に関しても低濃度（2.0～2.5 mEq/L）と標準濃度（3.5～4.0 mEq/L）の2種類があり，患者のCaの状態によって使い分ける必要がある．一般的には導入初期の低Ca状態がある場合には低Ca透析液を使用する．

9 腹膜透析の合併症

1 導入後，早期に起こる合併症とその対処方法

PD療法導入早期として導入初期（導入直後から半年以内），さらに安定期（5年未満）に生じるトラブルを次に示した．ここではその特徴と対処方法について述べる．これらはいずれもPD患者特有の合併症，特に導入早期に生じやすい合併症である．これとは別にPD長期継続患者の合併症は次項「2　長期合併症とその対処方法」に示す．

❶ 血清排液

PD療法導入直後に発生する．当然，手術直後には腹腔内への出血があるために排液は血清となる．そのため500 mLの透析液で連続して洗い流す必要がある．腹腔内に血液が残っている場合，腹膜癒着の原因となる可能性がある．さらに血液がカテーテル閉塞の原因となる場合もある．したがって，連続3回の洗浄を行うのが一般的である．しかしながら，それでも血清が続く場合には連続して洗浄を行うか，30分程度の間隔で再度洗浄を繰り返す．激しい腹痛を伴う場合や大量出血が考えられる場合には，消化管穿孔などの合併症も考えられるために開腹止血を考える場合もある．

❷ 腹痛

手術直後には腹痛を当然認める．それに対しては一時的に鎮痛薬の注射などで経過を観察するが，NSAIDsに関してはRRFの低下をもたらす可能性があるため，できるだけ使用は控える．激しい腹痛が持続する場合や，血清排液を伴う場合には，消化管損傷や腹膜炎も考えて対処する必要がある．透析液を注入するときや排液時に腹痛を訴える場合があるが，時間とともに消失するのが一般的である．以前使用されていた酸性液やイコデキストリンでは，腹痛が強い場合もある．そのような場合には注液速度を遅くすることで軽減される．

❸ 注・排液不良（表III-6-5）

導入早期の注・排液不良では，まず一番にカテーテル異常によるものを考える．特に突然に生じる場合にはカテーテルの位置異常によるもの，カテーテルの屈曲，カテーテルのフィブリンによる閉塞，腹膜の絡みによる閉塞などを考える．まったく注液できない場合には，カテーテルの異常によると考えて，まず間違いはない．注液は良好なのに，排液のみ不良な場合にはカテーテル異常のほかに横隔膜交通症による腹水の胸腔内への移動，ヘルニアによるものなどがある．これらの鑑別には，まず腹部ならびに胸部のX線写真を確認する．鑑別が困難な場合にはカテーテル内に直接造影剤を注入するカテーテル造影や，腹部CT

■ 表III-6-5　腹膜透析患者の注液，排液不良の原因

カテーテルの異常に伴うもの
カテーテルの閉塞 　フィブリン塞栓，血栓，大網の陥入，巻き込み **カテーテルのねじれ，曲がり** 　消化管の圧迫，内臓臓器の圧迫（子宮筋腫，卵巣嚢腫，多発性嚢胞腎など），カテーテルの位置異常 **カテーテルの断裂**
全身状態の異常に伴うもの
横隔膜交通症，陰嚢水腫，ヘルニア（臍ヘルニア，鼠径ヘルニア，腹壁瘢痕ヘルニア，横隔膜ヘルニア），低蛋白血症，高血糖，脱水
腹膜の異常に伴うもの
腹膜炎，腹膜癒着，腹膜機能劣化（長期合併症），EPS（長期合併症）
その他

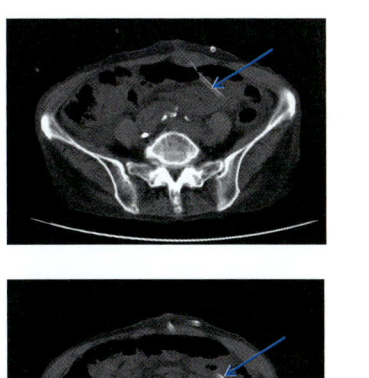

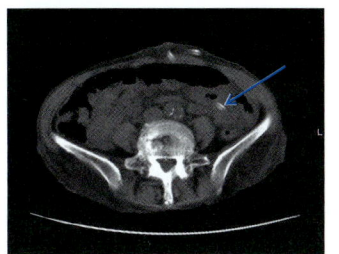

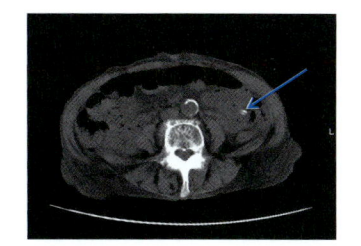

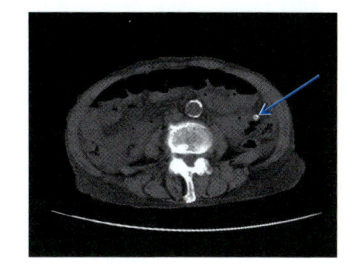

図III-6-7 CT によるカテーテル位置異常の診断

によりカテーテルを確認することで鑑別できる（図III-6-7）.

また腹腔内臓器に圧迫されている場合などの鑑別には，超音波検査も有用である．通常，骨盤腔にあるカテーテルが跳ね上がっている場合にはカテーテル異常が疑われる．さらにカテーテルの閉塞を確認するために，透析液の注排液テストを行う．これは 1,000 mL 前後の透析液を腹腔内へ注液して直ちに排液を行う検査である．注液がなかなかできない場合には，カテーテル閉塞の場合が多い．このような場合には透析液に直接圧をかけることでフィブリンなどによる閉塞が改善し，良好となることも多い．これで改善しない場合には，医師の診察を受ける．カテーテルに直接注射器を接続して圧をかけることでフィブリンの除去が可能な場合もある．また，フィブリン塊の溶解目的で，ウロキナーゼをカテーテル内に直接注入することもある．

さらにフィブリン塊の予防にヘパリン（200〜500U/L）を透析液に混注することもある．注液は良好なのに排液が不良の場合には，腹膜が絡まっている場合や，カテーテルの位置異常が原因のことが多い．カテーテルの位置異常や腹膜の絡みは，保存的な処置では直すことは難しい場合が多い．腹腔内に注液した状態で体位を変化させることで，カテーテルに絡まった腹膜がはずれる場合もある．また，便秘の状態は腸管の運動を低下させるため，緩下剤などで便通を心がけることで，位置が自然に矯正される場合もある．それで改善されない場合にはガイドワイヤーの挿入にてカテーテルを戻す修復方法（α修復法）もあるが，感染の危険もあり修復率も低いことから，あまり一般的には行われない．X線写真上，位置の異常がある場合にも，注・排液が良好であれば放置しても問題はない．経過中に自然に修復される場合も多い．これらの異常のほかに腹膜炎罹患時に排液が減少する場合もあるが，腹痛，排液混濁などの症状を伴うために一般的には鑑別に苦慮することは少ない．

これらの操作を行っても注・排液の異常が改善されない場合には，カテーテルの異常に対して外科的な処置が必要となる．1つの方法として腹腔鏡で直接閉塞の原因を確認し，修復することが行われている[21,22]．しかしながら，腹腔鏡自体が侵襲性の強い検査であり，フィブリンによる閉塞等には効果がないために，積極的に行うべき手技ではない．また直接のカテーテル入れ替え手術自体のほうが侵襲も少ないために，最終的にはカテーテルの入れ替え手術を考慮することになる．

❹ 透析液の出口部からのリーク

　PDに標準法で導入した場合，導入直後に生じやすい合併症である．SMAP法では起こることは少ない．一般的には透析液を貯留し始めた後に生じる．出口部から透析液が染み出している場合であり，排膿や浸出液と鑑別する必要がある．持続的に透明な液体が出口部から漏れ出てくる場合には考える必要がある．出口部を被うガーゼが濡れていることで，気がつくことが多い．高齢者で早期に1,000 mL以上の透析液貯留を行った場合に発症する．高齢者では500 mLからゆっくり増量をすることが基本である．リークが生じた場合の対処方法として，まず少量（500 mL）での洗浄（1日1回）に変更し，2週間様子をみる．2週間で安定した出口部が形成され，液漏れはほとんどの場合は改善する．その場合も500 mLの少量貯留から再開する．しかし洗浄への変更でも改善されない場合には，カテーテルの入れ替えを行う必要がある．

❺ 横隔膜交通症

　前述の注・排液の不良でも示したように，排液不良で気がつく場合も多い．また患者自身は胸部違和感や呼吸苦を訴える場合もある[22]．自覚症状はなく，外来受診時の胸部X線で胸腔内にたまる胸水で発見されることもある．この場合，胸膜炎や溢水状態で生じる胸水と鑑別する必要がある．診断としてシンチグラフィで診断される場合が多いが，胸水の蘇生でブドウ糖濃度が高いことからも予想はできる．この対処に関しては内科的治療として，貯留液量を減らす，APDを用いることで胸腔内圧を下げる，2週間以上の洗浄などをまず行うが，それでも改善がみられない場合には胸腔鏡下の縫縮術を行うことでPDの継続は可能である[22]．

❻ ヘルニア

　鼠径ヘルニアや腹壁瘢痕ヘルニア，臍ヘルニアなどが発症する場合がある．また陰嚢水腫を併発することもある．まず透析液の注液量を減らして様子をみて，改善がなければ外科的な処置を行うことでPD療法の継続は可能である．

❼ 腹膜炎

　PD療法の最も重要な合併症である．排液の混濁や腹痛で発見される場合が多い．腹膜炎の予防で重要なことは，透析液交換時を含めた衛生面での管理である．この対処方法に関しては，次に記載する．

2 長期合併症とその対処方法

❶ 腹膜炎

　腹膜炎はPD患者の予後に影響する重要な合併症である．腹膜炎を発症している患者の主な症状は混濁したCAPDの排液と腹痛である．たとえ透析液が混濁していなかったとしても腹痛のある患者，腹部違和感や腹部膨満感を訴える患者では常に腹膜炎を念頭に置いて考える必要がある．また逆に，腹膜炎の患者でもまったく腹痛を訴えない場合もあり，腹部の症状や透析液の変化には常に注意をする必要がある．腹痛の程度は原因菌によって差があることが報告されており，黄色ブドウ球菌やグラム陰性桿菌では症状は強いが，コアグラーゼ陰性のブドウ球菌では軽いとされる．腹痛が強い場合には1～2回透析液の出し入れを行うこと（洗浄）によって改善する場合が多い．しかしながら，腹腔洗浄は腹腔内の免疫因子や白血球などを洗い流してしまうために繰り返し行うことは生体防御反応を弱めるとの意見もあり，欧米ではあまり勧められてはいない．1～2回にとどめておくことが望ましい．

　腹膜炎が疑われる場合には排液検査を行う．まず細胞数とその種類の確認，さらに細菌の培養検査を行う．排液の検査で「白血球が100/μL以上で，そのうち多核好中球が50％以上である場合」には炎症の存在を現しており，感染性腹膜炎と診断される．しかし排液の白血球は透析液の貯留時間に影響され，また洗浄後の液では極端に少なく計測される場合もある．特にAPDを使用した短時間貯留の後などは少なく計測される場合が多い．このような場合には多核好中球の割合を重視し，多核好中球の割合が50％を超える場合には腹膜炎と診断してよい．またAPDを使用して

腹腔内が空の場合に排液検査を施行できない場合がある．その場合には 1,000 mL の透析液の注液を行い，2 時間の貯留をした後の排液で検査を行う．治療に関しては抗菌薬の投与が必要であり，細菌培養検査の結果に準じた抗菌薬の投与を行う．国際腹膜透析学会（ISPD）から定期的に腹膜炎に関するガイドラインが発表されており，最新では 2010 年に報告されている[23, 24]．原則として，治療はガイドラインに準じて行う．

❷ カテーテル関連感染症

カテーテル関連感染症として出口部感染とトンネル感染の 2 つがある．カテーテル出口部の感染症は，腹膜炎の発症にもつながり，その後の CAPD 継続にも影響を及ぼす重要な合併症である[25〜28]．CAPD が導入された初期より，出口部管理の重要性は主張されてきた．しかしながら出口部感染の明確な診断指針がないために，出口部感染に関するきちんとしたデータはきわめて少ないのが現状であった．出口部感染については 1996 年に Twardowski ら[29] は出口部の所見によって，「急性感染」「慢性感染」「カフ感染」「感染の疑い」「良好」「完全」の 6 つに分類している（表 III-6-6）．その感染の所見として「発赤」「腫脹」「疼痛」の炎症所見に代表される「急性感染」と，「排膿」「肉芽」に代表される「慢性感染」の 2 つに大きく分類される．感染を示す重要な所見は出口部からの「排膿」であり，炎症所見は出口部感染に必ずしも必発の所見ではない．出口部感染の予防のためには，適切な出口部ケアが重要である．出口部ケアのためにも，毎日必ず出口部のチェックを行うことや，「排膿」などの炎症所見を認めた場合には，速やかに医師の診察を受けることが必要である．

❸ 排液不良と腹膜劣化（表 III-6-5）

5 年以上長期に PD を行っている患者でも注・排液不良を生じた場合には，まずカテーテル異常を考える．その鑑別に関しては導入早期の異常と同様である．そのほかに維持期（5 年目以後が目安）に特有な排液不良の原因として，腹膜劣化に伴う腹膜機能低下がある．その場合には注液は良好なのに排液が減少する．腹膜機能低下に伴う除水の不良は徐々に生じ，患者の体重も増加してくる．この鑑別は腹膜平衡試験 PET を行うことで可能である．PET で high の場合には腹膜機能低下による排液不良の場合があり，短時間の PD に変更する（APD の使用），高濃度ブドウ糖液やエクストラニールの使用によって除水が得られる場合がある．また近年，PD と HD の併用を行う場合もあるが[30]，むやみな PD の継続は腹膜劣化を進め，EPS の危険性を増加させるために HD へ

■ 表 III-6-6　出口部感染の定義・性状分類

	急性感染	慢性感染	カフ感染	感染の疑い	良　好	完　全
疼痛	＋	－	＋ （カフ周囲）	－	－	－
腫脹	＋	－	カフ周囲に硬結	－	－	－
発赤	＋ （≧13 mm）	－	－	＋ （＜13 mm）	＋ （＜13 mm）	－
膿性，血性等の滲出液	＋	＋	＋	＋	－	－
トンネル部の上皮形成	－	－	－	一部あり	＋	＋
肉芽形成 感染期間	＋＋ ＜4 週間	＋＋ ≧4 週間	＋＋	＋	＋	－

＋：あり，－：なし，＋＋：顕著にあり．

（Twardowski ZJ, et al.: Perit Dial Int, 16（Suppl 3）: S6-31, 1996 より）

■ 表III-6-7　被嚢性腹膜硬化症のステージングと治療戦略

ステージ	臨床所見	治療方法
ステージ1 EPS前期	除水量の低下，腹膜透過性の亢進，PETでhigh，低蛋白血症，血清排液，腹水の貯留，腹膜の石灰化	腹膜休息，ステロイド
ステージ2 炎症期	CRPの上昇，排液中のWRCの増加，発熱，血清排液，腹水の貯留，体重減少，食欲の低下，下痢	ステロイド
ステージ3 被嚢期	炎症所見の低下，腸閉塞症状（吐気，嘔吐，腹痛，便秘），腹部腫瘤の触診，腹水	ステロイド，高カロリー栄養
ステージ4 イレウス期	持続する腸閉塞症状（吐気，嘔吐，腹痛，便秘），腹部腫瘤の触診，全身状態の悪化	高カロリー栄養，外科的剥離手術

（Nakamoto H, et al. : Perit Dial Int, 25 : S30-38, 2005 より）

の変更を含めて考慮する必要がある[31,32]．

❹ 被嚢性腹膜硬化症

　EPSは以前は硬化性被嚢性腹膜炎（SEP）と呼ばれていた．実際には腹膜炎ではないことから，現在ではEPSで統一されている．1996年ならびに1997年に報告された厚生省長期慢性疾患総合研究事業慢性腎不全研究班（CAPD療法の評価と適応に関する研究班）による「硬化性被嚢性腹膜炎（sclerosing encapsulating peritonitis, SEP）診断・治療指針（案）」[33,34]の定義によれば「びまん性に肥厚した腹膜の広範な癒着により，持続的，間欠的，あるいは反復性にイレウス症状を呈する症候群．形態学的には，腹膜の肥厚を生じ，病理組織学的には硬化性腹膜炎（sclerosing peritonitis）の所見を認める」とされている．したがって最も重要なものは腹膜癒着に伴う腸閉塞症状であり，病理学的な所見はその確定診断には必要でなく，定義からすれば腸閉塞症状を呈さないものはEPSとは診断されない．特に臨床症状は重要であり，長期CAPD患者に合併した腸閉塞症状ではまずEPSを疑う．EPSの診断は，臨床所見，検査所見，画像検査（腹部XP，CT，消化管造影検査，腹部超音波検査，腹腔鏡）から腹膜の癒着を証明することが重要となる[31〜35]．可能であれば病理検査から総合的に行うべきであるが，病理所見は必ずしも必須ではない．確定診断には腹部CT，超音波検査，あるいは消化管造影検査等の画像検査で癒着した腸管を確認する．そのほかにも腹腔鏡での腹膜癒着の確認も確定診断に重要な所見である．

　すでに完成したEPSの診断をつけることはそれほど困難なことではない．EPS自体は長期CAPDの継続に伴い徐々に進行する場合と，腹膜炎などの急性炎症を契機に発症する劇症型の場合がある．長期CAPDに伴う例は表III-6-7[36]に示すように4つのステージを経て発症する．このステージは腹水貯留で代表される「EPS前期」，CRPの上昇が特徴の「炎症期」，腸閉塞症状が現れる「被嚢期」，そして持続的な腸閉塞症状の「イレウス期」である[36,37]（表III-6-7）．初期にCAPDを離脱し，うまくステロイド治療を行うことで，ステージの進行を抑えることが可能であるが，イレウス症状が主体の「イレウス期」になった場合には手術しか治療法がない．その場合の予後はきわめて不良である．重要なこととして，EPSの危険因子を有するハイリスクな患者に対して早期に診断をし，CAPDの中止を決定することがある．そのためには早急にエビデンスに基づいたCAPDの中止基準を明らかにする必要がある．

10 Perspective

　1978年のMoncriefとPopovichら[1]のPDの報告以来すでに35年が過ぎようとしている．PD療法に関しては，1990年代前半まではHD療法同様に急激にその患者数は増加を示していた．しかしながら1990年代後半になり，わが国では

EPSの報告が相次ぎ[38]，イレウスに代表される重篤な症状からわが国でのPD患者の増加傾向に急速なブレーキがかかった．そのためにわが国ではEPSの研究が積極的に行われ，わが国からEPSに関する多くのデータの発信がなされた[36,37]．現在でもEPSに関する重要な情報の発信はわが国からなされている．さらに2000年以後わが国のPD液の中心は中性液となり，わが国での腹膜炎発症率の低下等の好影響もあり，最近のEPS発症は大きく減少している可能性が期待されている．また，早期に適切な対応が可能となり，重篤なEPS症例は減少している可能性が期待されている．この状況に関しては，現在行われているNEXT-PD[39]や，日本透析医学会統計調査委員会が中心にになって2009年以後行っているPDレジストリ[40]によって，明らかになるものと期待されている．

〔中元秀友〕

《文献》

1) Moncrief JW, et al. : Additional experience with continuous ambulatory peritoneal dialysis (CAPD). Trans Am Soc Artif Intern Organs, 24 : 476-483, 1978.
2) 日本透析医学会 統計調査委員会 編：わが国の慢性透析療法の現況（2009年12月31日現在）．日本透析医学会，2010.
3) Williams JD, et al. ; on behalf of the Euro Balance Trial Group : The Euro-balance Trial : The effect of a new biocompatible peritoneal dialysis fluid (balance) on the peritoneal membrane. Kidney Int, 66 : 408-418, 2004.
4) Rubin HR, et al. : Patient ratings of dialysis care with peritoneal dialysis vs hemodialysis. JAMA, 291 : 697-703, 2004.
5) Fenton SS, et al. : Hemodialysis versus peritoneal dialysis : a comparison of adjusted mortality rates. Am J Kidney Dis, 30 : 334-342, 1997.
6) 全国腎臓病協議会：2001年度血液透析患者実態調査．ぜんじんきょう，194：2-8，2001.
7) Lameire N, et al. : Epidemiology of peritoneal dialysis : a story of believers and nonbelievers. Nat Rev Nephrol, 6 : 75-82, 2010.
8) Gomez CG, et al. : Validity of standard information protocol provided to end-stage renal disease patients and its effect on treatment selection. Perit Dial Int, 19 : 471-477, 1999.
9) 今田聰雄：CAPD関連腹膜炎・出口部感染の20年の軌跡と最新情報．腹膜透析2006，太田和夫 監修，p. 94-97，東京医学社，2006.
10) 内藤秀宗：カテーテル留置術および管理．Pharma Medica, 23(Suppl)：23-30, 2005.
11) Gokal R, et al. : Peritoneal catheters and exit-site practices toward optimum peritoneal access : 1998 update. Perit Dial Int, 18 : 11-33, 1998.
12) Moncrief JW, et al. : The Moncrief-Popovich catheter. A new peritoneal access technique for patients on peritoneal dialysis. ASAIO J, 39 : 62-65, 1993.
13) 窪田 実ほか：腹膜透析の新しい導入法；"Moncrief and Popovichのカテーテル挿入法"を用いた段階的導入．透析会誌，35：1279-1285，2002.
14) Moncrief JW, et al. : The Moncrief-Popovich catheter. A new peritoneal access technique for patients on peritoneal dialysis. ASAIO J, 39 : 62-65, 1993.
15) 窪田実ほか：腹膜透析の新しい導入法；"Moncrief and Popovichのカテーテル挿入法"を用いた段階的導入．透析会誌，35：1279-1285，2002.
16) 山下元幸ほか：腹膜アクセスの進歩．腎と透析，60：868-872，2006.
17) Moncrief JW, et al. : Peritoneal access technology. Perit Dial Int, 13(Suppl 2): S121-S123, 1993.
18) 岡本日出数ほか：ペリトネアルアクセスの選択．腎疾患・透析最新の治療2005-2007，槙野博史ほか編，南江堂，p. 289-292, 2006.
19) Mehtotra R, et al. : Early initiation of chronic dialysis : role of incremental dialysis. Perit Dial Int, 17 : 426-430, 1997.
20) Twardowski ZJ, et al. : Peritoneal equilibration test. Perit Dial Bull, 7 : 138-147, 1987.
21) Crabtree JH, et al. : Laparoscopic omentectomy for peritoneal dialysis catheter flow obstruction : a case report and a review of the literature. Surg Laparosc Endosc Percuta Tech, 9 : 228-233, 1999.
22) Okada H, et al. : Thoracoscopic surgery and pleurodesis for pleuroperitoneal communication in patients on continuous ambulatory peritoneal dialysis. Am J Kidney Dis, 34 : 170-172, 1999.
23) Li PKT, et al. : Peritoneal dialysis-related infections : 2010 update. Perit Dial Int, 30 : 393-423, 2010.
24) Figueiredo A, et al. : Clinical practice guidelines for peritoneal access. Perit Dial Int, 30 : 424-429, 2010.

25) Piraino B, et al. ; ISPD Ad Hoc Advisory Committee. : Peritoneal dialysis-related infections recommendations : 2005 update. Perit Dial Int, 25 : 107-131, 2005.
26) Popovich RP, et al. : Continuous ambulatory peritoneal dialysis. Ann Intern Med, 88 : 449-456, 1978.
27) Nakamoto H, et al. : Changes in the organisms of resistant peritonitis in patients on continuous ambulatory peritoneal dialysis (CAPD). Adv Perit Dial, 20 : 52-57, 2004.
28) Pulm J, et al. : Results of ultrasound-assisted diagnosis of tunnel infections in continuous ambulatory peritoneal dialysis. Am J Kidney Dis, 23 : 99-104, 1994.
29) Twardowski ZJ, et al. : Exit-site study methods and results. Perit Dial Int, 16 (Suppl 3) : S6-S31, 1996.
30) Kawanishi H, et al. : Combination therapy with peritoneal dialysis. Perit Dial Int, 26 : 150-154, 2006.
31) Nakamoto H : Encapsulating peritoneal sclerosis-a clinician's approach to diagnosis and medical treatment. Perit Dial Int, 25 (Suppl 4) : S30-S38, 2005.
32) Kawaguchi Y, et al. : Recommendations on the management of encapsulating peritoneal sclerosis in Japan, 2005 : diagnosis, predictive markers, treatment, and preventive measures. Pert Dial Intern, 25 (Suppl 4) : S83-S95, 2005.
33) 野本保夫ほか：硬化性被囊性腹膜炎 (sclerosing encapsulating peritonitis, SEP) 診断・治療指針 (案) —1996年における改定—．透析会誌，30：1013-1022，1997.
34) 野本保夫ほか：硬化性被囊性腹膜炎 (sclerosing encapsulating peritonitis, SEP) 診断・治療指針 (案) —1995年におけるコンセンサス—．透析会誌，29：155-163，1996.
35) Nomoto Y, et al. : Sclerosing encapsulating peritoneal in patients undergoing continuous ambulatory peritoneal dialysis : a reprt of the Japanese Encapsulating Peritoneal Study Group. Am J Kidney Dis, 28 : 420-427, 1996.
36) Nakamoto H : Encapsulating peritoneal sclerosis (EPS) -A clinician's approach to diagnosis and medical treatment-. Perit Dial Int, 25 (Suppl 4): S30-S38, 2005.
37) Nakamoto H, et al. : Recommendations on the management of encapsulating peritoneal sclerosis in Japan, 2005 : diagnosis, predictive markers, treatment, and preventive measures. Pert Dial Intern, 25 (Suppl 4) : S83-S95, 2005.
38) 巽口 洋ほか：経時的に腹膜機能を検討した硬化性腹膜炎の2症例—長期CAPD患者7症例の検討—．腹膜透析'96, 太田和夫 監修，p. 123-127，東京医学社，1996.
39) Nakamoto H, et al. for the NEXT-PD Study Group : Prospective multicenter observational study of encapsulating peritoneal sclerosis with neutral dialysis solution – the NEXT-PD Study. Adv Perit Dial, 26 : 71-74, 2010.
40) 中元秀友ほか：腹膜透析レジストリ2009年度末調査結果報告．腹膜透析2011 (腎と透析 Vol. 71別冊), 内藤秀宗監修, p. 253-254, 東京医学社，2011.

7 腹膜透析と適正透析

1 適正透析

　透析療法において重要なことは，患者に最適な透析療法を提供することにある．その指標となるものが「適正透析」である．日本透析医学会 (JSDT) の「2009年版　腹膜透析ガイドライン」[1,2]によれば，透析療法の基本である「溶質と水分の除去」を適正透析の基準とし，これらが適切である状態を「適正透析」と定義している．さらに以下の項目が「適正透析」の指標として明記されている．

① 適正腹膜透析の評価は溶質除去と適切な体液状態を指標として定期的に行う．
② 腹膜透析量は週当たりの尿素 Kt/V で評価し，適正透析量として残存腎機能と併せて最低値 1.7 を維持する．
③ 体液量過剰状態を起こさないように，適切な限外濾過量を設定する．
④ 適正透析が実施されているにもかかわらず腎不全症候や低栄養が出現する場合，処方の変更あるいは他の治療法への変更を検討する．

　PD 患者において小分子量物質の除去と PD 至適性との関連で，最も生命予後に影響するものは RRF であることは，CANUSA Study[3]によって明確に示された．さらに，本研究では RRF の臨床的な重要性が確認されるとともに，PD 自体の透析量の影響は限界があることが示唆された[4]．PD 患者の適正透析量に関する検証として，2 つの代表的な無作為前向き大規模臨床研究があげられる．メキシコで行われた ADMEX Study では，対照群（総 Kt/V 1.80）と PD 処方を増やした介在群（総 Kt/V 2.27）での死亡に差はなく，この範囲における PD による透析量の違いは生存率の改善には寄与しなかった[5]．Hong Kong Study での検討では，総 Kt/V urea 1.7 未満，1.7〜2.0 群，2.0 以上の 3 群の比較では生存に有意差はなかったものの，医師判断による PD からの離脱では 1.7 未満群に多く，総 Kt/V は 1.7 以上必要と結論された[6]．さらに，無尿患者を対象にした後ろ向き研究では，Kt/V 1.67〜1.8 にて生存率が最も良好であったことより，PD による総 Kt/V は最低で 1.7 以上，そして 1.8 あれば良好と報告された[7]．これらのことから，「適正透析」の小分子量物質除去の指標として尿素 Kt/V 1.7 以上が提示された．

2 PD 患者の栄養管理

　透析患者の管理で重要な点として，栄養管理がある．これまでにも日本腎臓学会のガイドライン[8]や K/DOQI のガイドライン[9,10]などが知られている．2009 年には JSDT から「2009 年版　腹膜透析ガイドライン」[2]が報告されている（表 III-7-1）．

　今回の「2009 年版　腹膜透析ガイドライン」で示された指針として，① PD 患者はブドウ糖負荷と蛋白喪失を特徴とした栄養障害を起こしやすいため，すべての患者に対して個々の病態に応じた栄養指導を行う．② 栄養状態の評価は複数指標を用いて定期的に行う．③ 栄養状態の悪化を認めた場合，透析処方の再考，栄養学的介入を行う．という 3 点が強調された．具体的な処方として，総投与エネルギーは標準体重当たり 30〜35 kcal/kg/日を目安にするものの，透析液からのブドウ糖吸収を差し引いて考える必要がある．腹膜からのブドウ糖吸収エネルギー量は，使用透析液濃度，総使用液量，貯留時間，腹膜機能などの影響を受けるが，1.5% グルコース濃度液 2 L 4 時間貯留では約 70 kcal，2.5% グルコース濃度液 2 L 4 時間貯留では約 120 kcal，4.25% ブドウ糖

■ 表 III-7-1　腹膜透析の食事療法の指標

	1997 年	2007 年改訂	JSDT ガイドライン 2009
エネルギー（kcal/kg/日）	29〜34	27〜39*1	30〜35
蛋白質（g/kg/日）	1.1〜1.3	1.1〜1.3	0.9〜1.2
食塩（g/日）	除水 1L×7.5（尿量 100 mL につき 0.5 g/日増加可）	除水 1L×7.5（尿量 100 mL につき 0.5 g/日増加可）	個々の尿量，除水量を勘案
食事外水分（mL/日）	除水量＋尿量	除水量＋尿量	—
K（g/日）	2.0〜2.5	制限なし*2	—
P（mg/日）	700	蛋白質（g）×15 以下	—
Ca（mg/日）	600	—	—

＊1：厚生労働省策定の「日本人の食事摂取基準（2005 年版）」と同一とする．透析液からの吸収エネルギー分を差し引く．
＊2：高 K 血症では血液透析と同様に制限．
（日腎会誌，39：1-37，1997．および日腎会誌，49：871-878，2007．および透析会誌，42：285-315，2009 より）

濃度液 2 L 4 時間貯留では約 220 kcal と計算して，総エネルギー量から腹膜吸収エネルギー量を減ずることが強調された．塩分摂取量については，わが国の PD 患者の 30％ が体液過剰の状態であること[11]から，厳格に制限する必要がある[12]ものの，除水量や尿量から一律に制限することは難しく，7 g 程度を目安に体液量を見ながら指導するよう考えるべきである．その他の食事指導の明確な指標は今回のガイドラインには記載されていない．また蛋白質摂取量に関してはガイドラインにも明確に記載されており，わが国の PD 患者の蛋白質摂取量は，適正なエネルギー摂取を前提とした場合，0.9〜1.2 g/kg/日を目標とすることを推奨している[13〜16]．

一方，PD のメリットとして緩やかな食事制限があげられる．一般的に PD 液中には K が入っていないため PD 排液中への喪失があり，HD よりも制限は軽いといわれているが，過剰の摂取で容易に高 K 血症を呈しやすいため，注意が必要である．P の除去に関しても RRF の低下に伴い PD での管理が難しくなる場合もあり，P 吸着剤の併用や P 制限の必要性が生じてくる．

3　腹膜機能検査

1　腹膜平衡試験

臨床の現場において，腹膜における溶質の透過性や水透過性を定期的に測定するのはきわめて困難である．そのための簡易な検査方法として，PET が広く行われている．PET では腹膜輸送能は透析液と血漿の尿素比（D/P urea），Cr 比（D/P Cr），Na 比（D/P Na）などによって評価される[17]．

PET の具体的な方法（standard PET）は 1987 年に Twardowski によって報告された[17]．それによれば平衡比の測定方法は 2 L 2.5％ のブドウ糖液を腹腔内に貯留して，0, 2, 4 時間目の透析液サンプルを採取し，2 時間目に採血を行う．さらに CAPD 除水量の測定と，4 時間目の排液中のブドウ糖濃度と注入直後のブドウ糖濃度との比（D/D$_0$ グルコース）の測定を行う．2 時間値と 4 時間値の腹膜輸送は透析液と血漿の Cr 比（D/P Cr），ならびに D/D$_0$ グルコースの値から 4 つのカテゴリー，high，high average，low average，low のうちの 1 つに分類される（図 III-7-1）．一方，PET の簡易な方法として自宅で注液，外来で採血と注液後 4 時間目の排液を行い，4 時間目

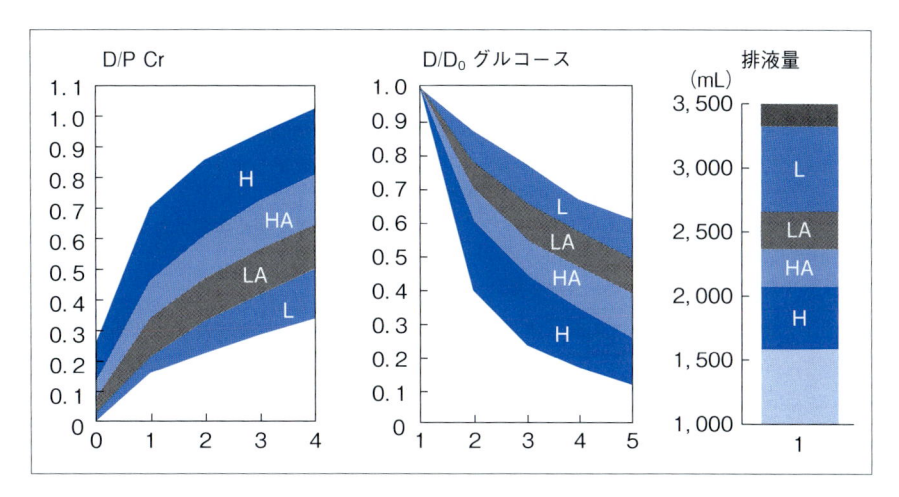

■ 図 III-7-1　腹膜の状態による腹膜平衡試験曲線

H：high, HA：high average, LA：low average, L：low
PETのやり方は（standard PET），平衡比はPETの標準法である2L 2.5%のブドウ糖液を貯留して，0，2，4時間目の透析液サンプルを採取し，さらに2時間目に採血を行う．さらにCAPD除水量の測定と，4時間目の排液中のブドウ糖濃度と注入直後のブドウ糖濃度との比（D/D_0 グルコース）の測定を行う．患者は，4時間値のD/P Crの値から4つのカテゴリー high, high-average, low-average, low のうちの一つに分類される．
（中元秀友：血液浄化療法ハンドブック改訂第6版．透析療法合同専門委員会 企画・編集, p.150-170, 協同医書出版社，2012より）

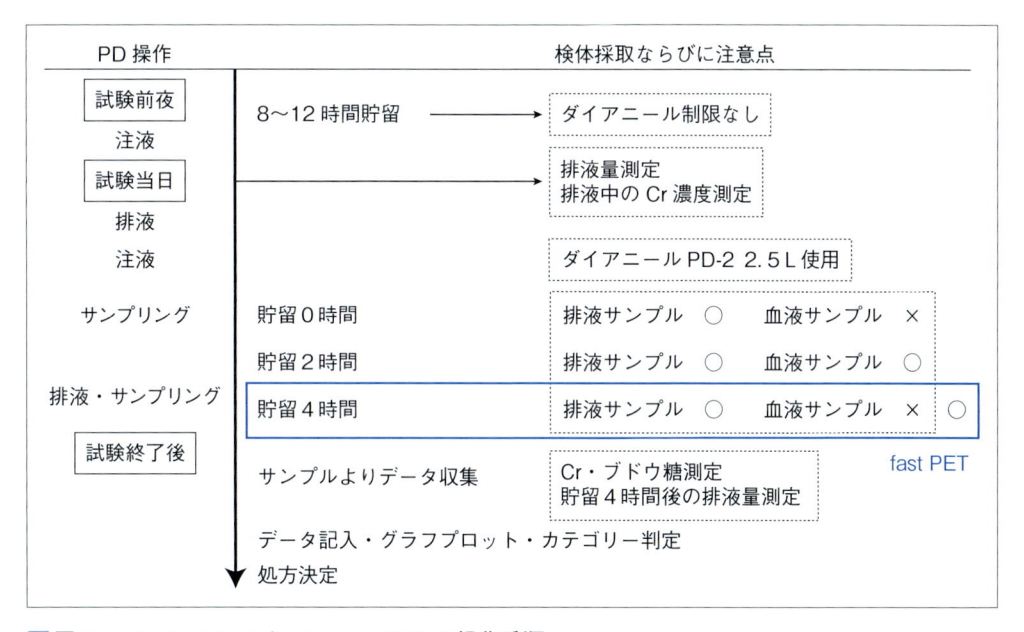

■ 図 III-7-2　fast PET と standard PET の操作手順

standard PETはまず，前夜に注入した透析液をすべて排液する．2L 2.5%のブドウ糖液を腹腔内に貯留（この時点が開始時）して，0，2，4時間目の透析液サンプルを採取（少量約10 mL，グルコース，BUN，Crを測定）し，2時間目に採血（グルコース，BUN，Crを測定）を行う．さらに4時間目に全液を排液し，CAPD除水量の測定と，4時間目の排液中のブドウ糖濃度と注入直後のブドウ糖濃度との比（D/D_0 グルコース）の測定を行う．腹膜機能は，2時間値と4時間値の腹膜輸送は透析液と血漿のCr比（D/P Cr），ならびにD/D_0グルコースの値から4つのカテゴリー，high, high-average, low-average, low のうちの一つに分類される．
一方 fast PET は，自宅で2L 2.5%のブドウ糖液を注液し，外来で正確な4時間目の排液を行う．その時点で採血も行い，standard PETと同様に透析液サンプルのグルコース，BUN，Crを測定，4時間目採血のグルコース，BUN，Crの測定を行う．4時間値の腹膜輸送は透析液と血漿のCr比（D/P Cr），ならびにD/D_0グルコースの値から4つのカテゴリー，high, high-average, low-average, low に分類される．

■ 表 III-7-2 PET と fast PET の比較

	長所	短所
PET	・全操作を医療スタッフの管理下で行うため，試験結果に信頼性がある ・0, 2時間貯留のD/P Crの値はAPD処方の参考になる ・腹腔内残液量が測定できる（前夜の溶質濃度データが必要）	・患者は4時間病院に釘付けとなる ・0, 2時間貯留のD/P Crの値は必ず補正が必要 ・サンプル数が多く手間がかかる
fast PET	・患者は4時間後に来院し排液をするだけでよい ・サンプル数が少なく，患者も看護師も手間が省ける	・医療スタッフの管理外でも患者が操作手順にきちんと従わないと，データに信頼性がなくなる ・透析液1バッグから4時間のD/P Crしかわからない ・短時間 D/P Crの値がないため，実際にAPD処方をする際の参考にならない

（中元秀友：血液浄化療法ハンドブック改訂第6版．透析療法合同専門委員会 企画・編集，p.150-170，協同医書出版社，2012より）

■ 表 III-7-3 腹膜機能に基づく腹膜透析療法選択の基本指針

溶質輸送 (D/P Cr)	CAPD（8L/日）での予測		腹膜透析療法の選択
	限外濾過	溶質除去	
high	不良	良好	NPD, CCPD, E-APD
high average	比較的良好	良好 比較的良好	standard PD, NPD, Eの使用 standard PD
low average	良好	不良*	high-dose PD
low	非常に良好	不良	high-dose PD

＊体表面積＞2.0 m^2 の患者の場合．E：エクストラニール

のD/P Crを測定するfast PETが広く行われている．図III-7-2に標準法のPETと簡易法のfast PETの操作手順を示し，表III-7-2に標準法のPETと簡易法のfast PETの長所と短所を示した．

2 腹膜機能と透析方法の選択

　腹膜機能を把握するためには定期的にPETを行い，腹膜の状態を把握する必要がある[17]．PETの結果は透析療法選択の重要な目安となる．腹膜機能の状態によって，患者に対して適切な透析方法を指示することが医師の重要な役割である．そのためには，腹膜透過性に伴う除水特性を理解する必要がある．表III-7-3に，腹膜機能に基づくPD療法選択の基本指針を示した．標準的な腹膜の透過性（腹膜透過性正常群：Low transporters, low, low average）の状態は，腹膜の溶質透過性は低い状態にある．そのために腹腔内貯留時間に伴うCrやブドウ糖の移行は悪い．しかしブドウ糖の移行が悪いため，浸透圧勾配は維持されPDによる除水は長時間保たれる．一方，高透過性（腹膜透過性亢進群：High transporters, high, high average）の腹膜では，溶質の移動が良好なため短時間でCrは透析液中に移行し，D/P Crは高値となる．しかしブドウ糖による浸透圧勾配は維持できないため，除水は短時間のみしか維持できない．したがって除水量は低下する．腹膜のCcrは除水量とCr移動量の積に比例するため，短時間では良好となるが，長時間の貯留では急激に低下する（図III-7-3）．PD療法の特徴として，3〜6時間の短時間腹腔内貯留では除水は良好となる

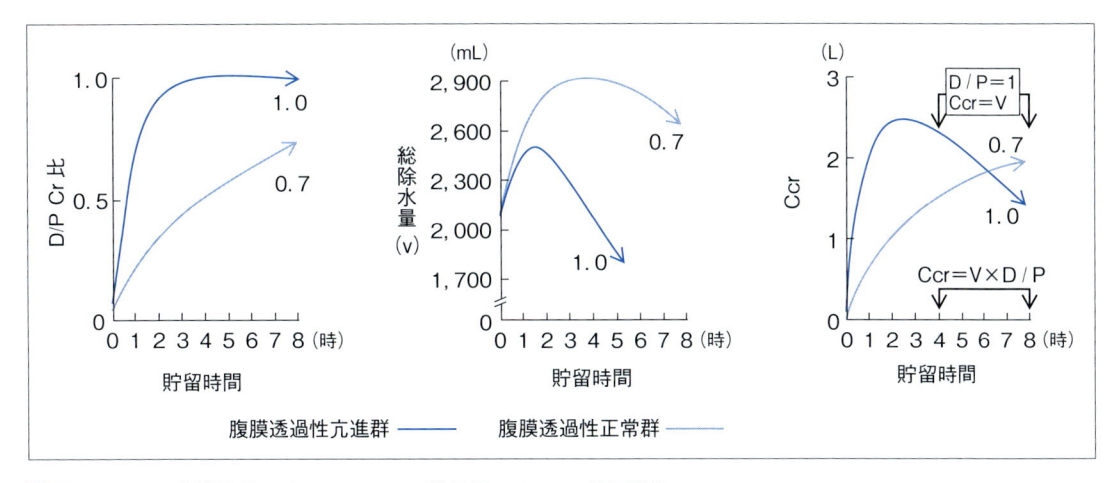

図 III-7-3 腹膜機能による D/P Cr, 排液量, Ccr の時間推移

標準的な腹膜の透過性（low, low-average）の状態は，腹膜の溶質透過性は低い状態にある．そのために時間に伴う Cr やブドウ糖の移行が悪い．しかしブドウ糖の移行が悪いため，浸透圧勾配は維持され PD による除水は長時間保たれる．一方高透過性（high, high-average）の腹膜では，溶質の移動は良好なため短時間で Cr は透析液中に移行し，D/P Cr は高値となる．しかしブドウ糖による浸透圧勾配は維持できないため，除水は短時間のみしか維持できない．したがって除水量は低下する．腹膜の Ccr は除水量と Cr 移動量の積に比例するため，短時間では良好となるが，長時間の貯留では急激に低下する．

(Twardowski ZJ : Peritoneal Dialysis. p. 101-107, 1991 より)

が，Cr などの低分子量物質の除去は不良となる．Cr などの溶質除去を考えた場合には 6〜8 時間の連続貯留を行うべきである．low, low average などの腹膜透過性正常群（Low transporters）では，6〜8 時間の貯留でも良好に除水できるが，high, high average などの腹膜透過性亢進群（High transporters）では，3〜6 時間貯留の短時間貯留のほうが除水は良好となる（図 III-7-3）．腹膜透過性の亢進している患者では，短時間頻回交換の PD 療法を行ったほうが，除水量，溶質除去能ともに良好となる．そのためには APD を用いる必要がある．high average, high では短時間貯留にしないと十分な除水が得られにくい．そのため APD を用いた透析療法〔夜間腹膜透析（NPD），連続周期的腹膜透析（CCPD）〕を行う．あるいは腹膜透過性の亢進した状態でも除水が良好なイコデキストリンを用いる．一方，low, low average では，除水は得られやすいものの溶質除去不足となりやすい．そのために貯留液量を増やす必要がある（high-dose PD）．しかしながら，RRF が十分な患者では，不足分は RRF で補填されるため問題となる場合は少ない（表 III-7-3）．

4 適正透析と腹膜透析療法の新しい展開

PD 療法の利点として高い QOL の維持が知られている．そのために適正透析の指標を維持することが重要であるが，臨床の現場では PD の特性を生かして種々の新しい PD 療法の技術が取り入れられている．ここでは RRF を有する PD 患者の導入に近年広く行われるようになった incremental PD，さらに RRF の低下した時期などに PD 療法を継続して行うために広く行われている PD＋HD 併用療法に関して，簡潔に述べる．いずれも患者の満足度を高め，適切な透析量を維持する重要な PD の方法である．

1 incremental PD

もともとは 1997 年に Mehrotra ら[18]が報告をした低頻度交換による PD 療法のことであったが，わが国では「RRF のある患者に対して 1 日 1〜2 回程度の低頻度の透析液交換から，その RRF の低下に応じて透析液交換回数や貯留液量を変更していく透析方法」として理解されるようになった（図 III-7-4）．その意味するところは，

RRFのある導入直後の患者，特に高齢者透析患者のQOLと満足度改善の意味から非常に重要な導入方法ということである．以前のPDの導入は，導入直後から1日4回交換の1.5L透析液貯留が標準的な導入方法であった．その根拠は以前のCANUSA Study[3,4]などでも示された，生存率は総透析量に比例する，との考え方であった．しかしながらこの考え方を大きく変えたのは，2002年にPaniaguaらによって報告されたADEMEX Study[5]，さらに2003年にLoらによって報告されたHong Kong Study[6]であった．ADEMEX StudyではPDによる透析量を増加させても患者の生存率には影響がなく，患者の生存率を規定するものはRRFであることが示された．さらにHong Kong Studyでも同様の結果が報告されたが，Kt/V週を1.7以下にした場合，入院率の上昇や貧血の進行がみられることも報告された．これらの結果から以前CANUSA Studyで示されたKt/V週2.0以上，週Ccr60L以上の透析目標値から，RRFを合わせてKt/V週1.7に改正された．これらの結果は，初期からのfull dose PDは必ずしも行わなくともよいことを表しており，incremental PDの正当性を指示する根拠となっている．しかしながらこれらの結果は，full dose PDの必要性を否定するものではなく，今後の大規模臨床試験やPDレジストリの結果を待って，最適な導入方法が明らかになってくるものと思われる．

incremental PDの利点は，その導入のしやす

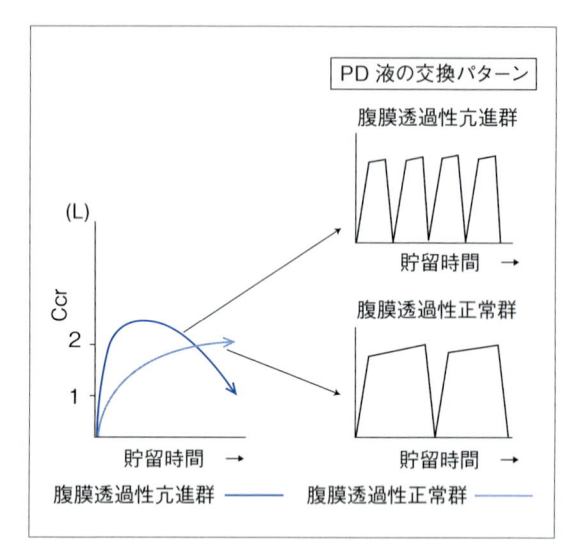

■図III-7-4 腹膜の機能の変化に伴う腹膜透析の透析液交換―透析パターンの選択方法―

腹膜透過性が正常な腹膜（low, low-average）では6〜8時間の貯留でも良好に除水できるが，腹膜透過性が亢進している腹膜（high, high-average）では，3〜6時間貯留の短時間貯留のほうが除水は良好となる．腹膜透過性の亢進している患者では，短時間頻回交換のPD療法を行ったほうが，除水量，溶質除去能ともに良好となる．そのためにはAPDを用いる必要がある．腹膜透過性の亢進した状態（high, high-average）では短時間貯留としないと十分な除水が得られにくいため，APDを用いた透析療法（NIPD, CCPD）を行う．
（中元秀友：血液浄化療法ハンドブック改訂第6版，透析療法合同専門委員会 企画・編集，p.150-170，協同医書出版社，2012 より）

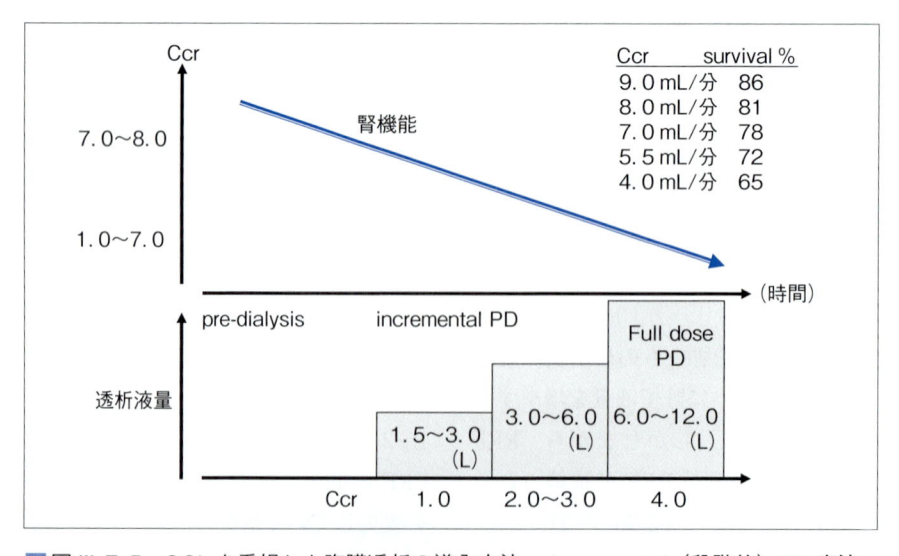

■図III-7-5 QOLを重視した腹膜透析の導入方法 ―incremental（段階的）PD療法―

さと，QOLを高いレベルに維持できる透析療法ということである．したがって，高齢者には最も適した透析導入方法と考えられる．逆にincremental PDで開始した場合はRRFの低下に伴い透析不足になりやすい．したがって，適宜患者の状態を把握し，RRFの低下に伴い透析不足にならないように透析処方を変更し，full dose PD，さらにAPDやCCPDに変更し個々の患者に最適な透析療法（至適透析）を提供する必要がある（図III-7-5）．

2 CAPD＋HD併用療法

CAPDの重要なメリットとしてRRF維持があるが，RRFが低下してくるとCAPDだけでは十分な透析量の維持が困難となる場合がある．とくに体格の大きな男性患者では透析不足となり，溢水状態（体液過剰状態）が出現したり，貧血が進行してくる場合を経験する．これはRRFの低下する3～5年目頃に出現してくる．RRFの低下に対してまず，①腹腔内貯留液量の増加，②透析液濃度を増加させ除水量を増やす，③透析液交換回数の増加，さらに④自動腹膜灌流装置を用いてCCPDへ変更するなどで対処するが，それでも透析不足と考えられる場合に週に1回ないし2回のHDを併用するCAPD＋HD併用療法が広く行われている．CAPD＋HD併用療法はわが国独自の透析療法であり，透析不足に対して積極的に行われている．また併用療法はQOLの維持の面からも，積極的に行う価値のある療法である．併用療法を開始する基準として確立したものはないが，現在の透析量の目安としてKt/V週が1.7以上と定義されていることからKt/V週が1.7を維持できない症例，あるいは1.7を維持しているにもかかわらず，①溢水状態（体液過剰状態）がみられる患者，②治療抵抗性の貧血がみられる患者，③尿毒症症状がみられる患者，④栄養状態が悪化している患者などに対しては，併用療法を積極的に考慮する必要がある[19, 20]．

一方，併用療法を避けるべき患者として，腹膜劣化が疑われる症例があげられる．次に示すCAPDの中止を考慮すべき症例では併用療法よりも，HDへの変更を考慮すべきである．

5 CAPDをいつ中止するのか？

1 PD患者の予後

前述したようにPD患者の予後に大きく影響してくるものにRRFがある．RRFのある導入初期から3～4年目に関してはPDのほうが生命予後は良好であるが，RRF消失後の予後はHDのほうが良好，あるいは差がないとする報告が多い（図III-7-6）．しかしながらその予後に影響する因子として原因疾患（糖尿病と非糖尿病），患者年齢の差，合併症の有無，さらに観察期間などがあり，いくつかの因子によって大きく影響される[21]．

透析導入初期のPDとHDの生命予後に関する検討は1997年にカナダのFentonらが報告している[22]．1990年～1994年に導入された末期腎不全（ESRD）症例を追跡し，導入初期の2年間についてはPDのほうが予後は良好であったことを示している．同様な報告はデンマークのHeafら[23]，さらにベルギーのVan Biesenら[24]が行っている．しかしながらまったく逆に，導入初期も

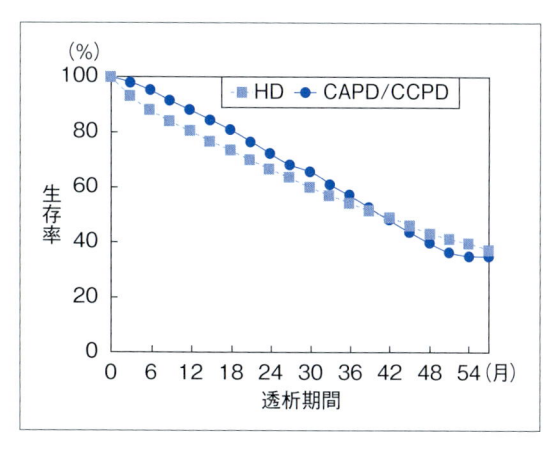

■図III-7-6　CAPD患者とHD患者の導入後の生命予後の比較

（Fenton SS, et al.: Am J Kidney Dis, 30 : 334-342, 1997より）

PDとHDの差はない，あるいは長期的な予後はむしろHDのほうがよいとする報告もいくつか認められる．古くはFoleyら[25]の報告でカナダにおける1982年〜1991年までの透析導入患者の前向き研究である．433人の追跡調査の結果では，導入初期の2年間はPDとHDでの生命予後に差はなかったが，その後はむしろHDのほうが良好であったとしている．有名な報告として近年オランダから報告されたTermorshuizenら[26]の前向き研究（NECOSAD Study）がよく知られている．1,222人の患者の追跡調査の結果，導入2年目まではHDとPD患者の予後に差はみられなかったものの，2年目以後はHD患者のほうが予後は良好であった．これらの報告ではRRFのある2年間についてPDはHDと同等，あるいはそれ以上の生命予後であるが，2年目以後は同等，あるいはむしろ劣ると理解できる．このことを考えれば，RRFの消失した時期にはHD，あるいはHD＋PDの併用療法への移行を考慮する時期であるとの考えが理解できる（包括的腎代替療法，図III-5-1 p.110参照）．

2 適正透析維持におけるRRFの維持

RRFの維持がCAPD患者にとって生命予後や合併症を規定し，さらにQOLに影響する大きな因子であることは多数報告されている[3〜6]．とすればCAPD患者にとってRRFを維持することは，最も重要なことである．RRF維持に関する論文は多数報告されており，この点を詳細に述べるには紙面が足りないため，ここでは簡潔に要点のみ記載する．RRFの低下の原因となるものでは腎毒性物質，すなわち薬剤の影響が問題となる．当然RRF維持のためには腎毒性のある解熱鎮痛薬（NSAIDs），抗菌薬（アミノグリコシド系，バンコマイシンなど），抗癌薬などの使用は控えるべきである．また使用にあたっては，最小限に努めるべきである．また脱水や過度な血圧の低下は，いずれも腎血流を低下させるために注意が必要である．腹膜炎などは多数の抗菌薬を使用するため，さらに脱水や腹膜炎そのものによる影響で急激に腎機能を悪化させることがある．同様に感染や過労などもRRF低下の原因となる．またHDの併用も，腎血流を落とすためにRRFの低下の原因となる可能性がある．最近の報告では酸性透析液の使用はRRFを低下させ，中性透析液はRRFにより生命予後を改善させるとの報告もある[27, 28]．また食事についても蛋白制限食のほうがRRF維持の効果があるとの報告が散見されるが，明らかなエビデンスは証明されていない．

薬剤ならびに透析液の改良による積極的なRRF維持の試みは多数行われているが，いずれも実験レベルのものである．最近の著者らも降圧薬のアンジオテンシンII受容体拮抗薬（ARB）にはRRF維持の効果があることを報告している．しかしARBやACE阻害薬は，腎機能の低下した状態で大量に使用した場合に急激な腎機能の低下を引き起こす可能性もあり，実際に使用する場合には小用量から注意深く開始する必要がある[29]．

3 CAPD中止の基準

CAPDをいつ中止してHDに移行するかは，きわめて重要な問題である．基本的には適正透析の維持ができなくなった場合には，速やかに透析療法の変更を考えるべきである．しかし臨床の現場では，時に療法変更をすべきかどうか迷うことがある．特に患者自身がPDの継続を強く希望する場合に難しいケースがある．

わが国においてCAPDを中止すべき基準はいまだ確立していない．JSDTの「2009年版 腹膜透析ガイドライン」にも中止を考慮すべき基準が記載された[2]．しかしながら，現在までのエビデンスではCAPD中止の基準を明確にすることはできず，半年おきにPETを行うこと，さらにPETで高透過性が証明された場合にはHDへの移行を考慮すること，との記載にとどまっている．

現在のところ世界的にも中止基準として明確なものはない．CAPD中止の基準が必要な理由として，長期の継続は腹膜劣化が腹膜癒着を伴う重

篤な合併症である被囊性腹膜硬化症（EPS）の原因となるためであり，EPS予防のためにも明確な中止基準は必要である[7,8,30]．わが国で報告されたものとして，1997年に厚生省長期慢性疾患総合研究事業慢性腎不全研究班（CAPD療法の評価と適応に関する研究班）が報告した「硬化性被囊性腹膜炎（sclerosing encapsulating peritonitis, SEP）診断・治療指針（案）」の中で，「SEP（EPS）予防のためのCAPD中止基準指針」が広く用いられている[31〜33]．その中では危険兆候の大症状として除水不全をあげ，その他，小症状の1つとして，PETでhighが示されている．当時のわが国での臨床経験に基づき策案された内容であるが，その内容は現在でも十分通用するものである．現在の除水不全の定義は「2.5%の透析液8Lを用いて1日除水量500 mL以下」とされている．

今回のJSDTのガイドラインにも明記されたように，腹膜劣化の指標として広く用いられているものに「PETで高透過性（high）が証明された場合は中止を考慮する」の基準がある．PET自体個人差があるために絶対的な指標とはなりにくいが，急激にD/P Cr 4時間値の上昇する症例や，D/P Cr 4時間値が0.81以上の症例では中止を考慮すべきである．したがって腹膜劣化が考えられる患者では，腹膜機能を把握するために最低半年に1回はPETを施行すべきである．「2009年版 腹膜透析ガイドライン」にもそのことが明記されている[2]．さらに「硬化性被囊性腹膜炎（sclerosing encapsulating peritonitis, SEP）診断・治療指針（案）」では，長期PD療法（8年以上）をEPS発症のリスクファクターにあげている[31〜33]．Kawanishiらが報告したEPSとPD期間との検討は，PD施行期間が3年，5年，8年，10年，15年，15年以上の群で，発症頻度は，それぞれ0%，0.7%，2.1%，5.9%，5.8%，17.2%であった[34]．しかしながら今回のJSDTのガイドラインには中止の基準として，透析年数は記載されなかった．その理由としてこれまでのエビデンス[34]がいずれも酸性透析液のデータであること，さらにPD療法の長期化とEPS発症との関連は明らかであるが，これについても個人差が大きいことなどがある．野本ら[34〜36]の報告に示された，8年目以後，PETでhighの中止基準は現在のところは最も妥当な基準と思われるが，中止の決定については他の検査と併せて総合的に判断すべきである．また，腹膜の石灰化，あるいは血性腹水はEPSの病期分類ですでにEPS発症前期と考えられるために，これらの症状が認められる場合には早期のCAPDの中止を考慮すべきである．

4 腹膜中皮細胞診とその他の腹膜マーカー

腹膜機能の指標として多くのマーカーが報告されている．その中でわが国で最も広く行われているマーカーとしては腹膜中皮細胞診がある．これはPDの排液中の中皮細胞を取り出し，その形態と細胞径から腹膜劣化を判定する方法である．いくつかの報告がなされており，膨化した中皮細胞や異形細胞の出現は腹膜劣化の指標と報告されている[35,36]．しかしながら，現在中皮細胞診を実際に行える施設は限られており，確立した手法ではない．また，わが国以外では現在のところ行われていない．その意味でも，あくまで1つの参考値として考えるべきである．その他のマーカーとしてCA125[37〜39]，IL-6，VEGF，MMP 3，MMP 9等[40,41]の報告があるが，いずれも個々の患者によってばらつきが大きく，標準値も明確なものはな

■ 表III-7-4　EPS症例での腹腔内マーカーの変動

種類	意義	EPS症例
1. CA125	中皮機能	↓
2. PICP	中皮機能	↓
3. PIII NP	中皮機能	↓
4. Hyaluronic Acid	炎症反応	↑
5. IL-6	炎症反応	↑
6. TGF-β	炎症反応	↑
7. VEGF	血管新生	↑
8. MMP3	炎症反応	↑
9. MMP9	炎症反応	↑
9. FDP	炎症反応	↑

い，またその測定条件によって，大きく変動することも知られている．したがって参考とするレベルであり，現在のところ臨床応用でき得る腹膜機能マーカーはない．これらの指標を参考にする場合，重要なことは経時的にそれらの変化を追跡することである．そしてそれらの変化やPET，臨床症状などを総合的に判断して，透析方法の決定を行うことである（表Ⅲ-7-4）．

7 Perspective

PDはRRF維持の良好なこと，QOLが良好に保てること，さらに患者自身の満足度が高いことから，RRFのある透析導入初期の患者に適した透析療法である．そのためにもRRFのある患者にPDを導入する「PD first」はきわめて適切な導入選択方法となりうる．患者の透析導入のときには必ずPD，HD，さらに移植の特徴，そして利点と欠点を十分に説明した上で，導入決定を行う必要がある．そのためにも，すべての医師，コメディカルはPDを含めた各治療法の特徴をきちんと理解しておく必要がある．さらに良好なPDライフを送るために，適正透析量の維持は重要である．常にRRFの腹膜機能の変化を確認し，患者にとって最適なPD処方をすることが，我々医療者の重要な責任となる．

PDは米国のMoncriefとPopovichら[42]によって臨床応用されてから，わずか四半世紀が過ぎたにすぎない．しかしながらこの数年でPD療法は大きく進歩している．特に2000年に中性液がわが国で使用できるようになり，PD＋HD療法，incremental PD，さらにSMAP法など，技術面での進歩も著しいものがある．今後もPD療法は末期腎不全療法の重要な柱の一本として，大きな位置を占めるものと考えられる．

〔中元秀友〕

《文 献》

1) Working Group Committee for the Preparation of Guideline for Peritoneal Dialysis, Japanese Society for Dialysis Therapy : 2009 Japanese Society for Dialysis Therapy Guidelines for Peritoneal Dialysis. Ther Apher Dial, 14 : 489-504, 2010.
2) 2009年版 日本透析医学会「腹膜透析ガイドライン」．透析会誌，42：285-315，2009.
3) CANADA-USA (CANUSA) peritoneal dialysis study group : Adequacy of dialysis and nutrition in continuous peritoneal dialysis : Association with clinical outcomes. J Am Soc Nephrol, 7 : 198-207, 1996.
4) Bargman J, et al. : Churchill DN for the CANUSA Peritoneal Dialysis Study Group : Relative contribution of residual renal function and peritoneal clearance to adequacy of dialysis : A reanalysis of the CANUSA study. J Am Soc Nephrol, 12 : 2158-2162, 2001.
5) Paniagua R, et al. ; Mexican Nephrology Collaborative Study Group. Effects of increased peritoneal clearances on mortality rates in peritoneal dialysis : ADEMEX, a prospective, randomized, control trial. J Am Soc Nephrol, 13 : 1307-1320, 2002.
6) Lo WK, et al. : Effect of Kt/V on survival and clinical outcome in CAPD patients in a randomized prospective study. Kidney Int, 64 : 649-656, 2003.
7) Lo WK, et al. : Minimal and optimal peritoneal KT/V target : Results of an anuric peritoneal dialysis patient's survival analysis. Kidney Int, 67 : 2032-2038, 2005.
8) 日本腎臓学会：腎疾患患者の生活指導・食事療法に関するガイドライン．日腎会誌，39：1-37，1997.
9) Kopple JD : National kidney foundation K/DOQI clinical practice guidelines for nutrition in chronic renal failure. Am J Kidney Dis, 37 (Suppl 2) : S66-S70, 2002.
10) National Kidney Foundation : K/DOQI clinical practice guidelines and clinical practice recommendation for diabetes and chronic kidney disease. Am J Kidney Dis, 48 : S12-S154, 2007.
11) Nakayama M, et al. : Multicenter survey on hydration status and control of blood pressure in japanese capd patients. Perit Dial Int, 22 : 411-414, 2002.
12) Chen W, et al. : Salt and fluid intake in the development of hypertension in peritoneal dialysis patients. Ren Fail, 29 : 427-432, 2007.
13) Westra WM, et al. : Dietary protein requirements and dialysate protein losses in chronic peritoneal dialysis patients. Perit Dial Int, 27 : 192-195, 2007.

14) Giordano C, et al. : Protein requirement of patients on capd : A study on nitrogen balance. Int J Artif Organs, 3 : 11-14, 1980.
15) Bergstrom J, et al. : Protein and energy intake, nitrogen balance and nitrogen losses in patients treated with continuous ambulatory peritoneal dialysis. Kidney Int, 44 : 1048-1057, 1993.
16) Ishizaki M, et al. : Dialysis dose and nutrition in Japanese peritoneal dialysis patients. Adv Pertit Dial, 20 : 141-143, 2004.
17) Twardowski ZJ, et al. : Peritoneal equilibration test. Perit Dial Bull, 7 : 138-147, 1987.
18) Mehrotra R, et al. : Early initiation of chronic dialysis : role of incremental dialysis. Perit Dial Int, 17 : 426-430, 1997.
19) Kawanishi H, et al. : Combination therapy with peritoneal dialysis. Perit Dial Int, 26 : 150-154, 2006.
20) Fukui H, et al. : PD+HD Combination Therapy Study Group : Review of combination of peritoneal dialysis and hemodialysis as a modality of treatment for end-stage renal disease. Ther Apher Dial, 8 : 56-61, 2004.
21) 奥野仙二ほか：血液透析とCAPD：予後に差はあるか—成人．腎と透析，62：1031-1039, 2007.
22) Fenton SS, et al. : Hemodialsys versus peritoneal dialysis : a comparison of adjusted mortality rates. Am J Kidney Dis, 30 : 334-342, 1997.
23) Heaf JG, et al. : Initial survival advantage of peritoneal dialysis relative to haemodialysis. Nephrol Dial Transplant, 17 : 112-117, 2002.
24) Van Biesen W, et al. : Peritoneal dialysis in anuric patients : concerns and cautions. Semin Dial, 15 : 305-310, 2002.
25) Foley RN, et al. : Mode of dialysis therapy and mortality in end-stage renal disease. J Am Soc Nephrol, 9 : 267-276, 1998.
26) Termorshuizen F, et al. : Hemodialysis and peritoneal dialysis : comparison of adjusted mortality rates according to the duration of dialysis : analysis of the Netherlands Cooperative Study on Adequacy of Diabetes 2. J Am Soc Nephrol, 14 : 2851-2860, 2003.
27) Williams JD, et al. ; on behalf of the Euro Balance Trial Group : The Euro-balance Trial : The effect of a new biocompatible peritoneal dialysis fluid (balance) on the peritoneal membrane. Kidney Int, 66 : 408-418, 2004.
28) Lee HY, et al. : Changing prescribing practice in CAPD patients in Korea : increased utilization of low GDP solutions improves patient outcome. Nephrol Dial Transplant, 21 : 2893-2899, 2006.
29) Suzuki H, et al. : Effects of angiotensin II receptor blocker, valsartan, on residual renal function in patients on CAPD. Am J Kidney Dis, 43 : 1056-1064, 2004.
30) Kopple JD : National kidney foundation K/DOQI clinical practice guidelines for nutrition in chronic renal failure. Am J Kidney Dis, 37 (Suppl 2) : S66-S70, 2002.
31) 野本保夫ほか：硬化性被囊性腹膜炎 (sclerosing encapsulating peritonitis, SEP) 診断・治療指針 (案) —1996年における改定—．透析会誌，30：1013-1022, 1997.
32) 野本保夫ほか：硬化性被囊性腹膜炎 (sclerosing encapsulating peritonitis, SEP) 診断・治療指針 (案) —1995年におけるコンセンサス—．透析会誌，29：155-163, 1996.
33) Nomoto Y, et al. : Sclerosing encapsulating peritoneal in patients undergoing continuous ambulatory peritoneal dialysis : a reprt of the Japanese Encapsulating Peritoneal Study Group. Am J Kidney Dis, 28 : 420-427, 1996.
34) Kawanishi H, et al. : Encapsulating peritoneal sclerosis in Japan : a prospective, controlled, multicenter study. Am J Kidney Dis, 44 : 729-737, 2004.
35) Izumotani T, et al. : Correlation between peritoneal mesothelial cell cytology and peritoneal histopathology with respect to prognosis in patients on continuous ambulatory peritoneal dialysis. Nephron, 89 : 43-49, 2001.
36) Yamamoto T, et al. : Morphological studies of mesothelial cells in CAPD effluent and their clinical significance. Am J Kidney Dis, 32 : 946-952, 1998.
37) Ho-dac-Pannekeet MM, et al. : Longitudinal follow-up of CA125 in peritoneal effluent. Kidney Int, 51 : 888-893, 1997.
38) Kawanishi H, et al. : Necessity of correcting cancer antigen 125 appearance rates by body surface area. Adv Perit Dial, 16 : 22-25, 2000.
39) Lai KN, et al. : Dialysate cell population and cancer antigen 125 in stable continuous ambulatory peritoneal dialysis patients : their relationship with transport parameters. Am J Kidney Dis, 29 : 699-705, 1997.
40) Masunaga Y, et al. : Ascites from patients with encapsulating peritoneal sclerosis augments NIH/3T3 fibroblast proliferation. Therap Apher Dial, 7 : 486-493, 2003.
41) Pecoits-Filho R, et al. : Plasma and dialysate IL-6 and VEGF concentrations are associated with high peritoneal solute transport rate. Nephrol Dial Transplant, 17 : 1480-1486, 2002.
42) Moncrief JW, et al. : Additional experience with continuous ambulatory peritoneal dialysis (CAPD). Trans Am Soc Artif Intern Organs, 24 : 476-483, 1978.

8 腎不全患者治療上の心理学的側面

　CKDとはchronic kidney diseaseの頭文字で，慢性腎臓病を指し，わが国では2006年に「日本慢性腎臓病対策協議会」が設立され，本格的なCKD対策に取り組まれてきた．現在，わが国には約1,330万人のCKD患者がいると推計され，これは，成人の約8人に1人にあたる人数である．一方，人工透析を受けている患者数も29万人を超えており，人工透析患者の急増なども背景に，CKDの発症・悪化予防が急務となってきている．

　CKDは透析導入という腎死以外にも心血管系合併症の重要なリスクファクターである．さらに，CKD予備軍も含めると2,000万人にもなるとされており，CKDは新たな国民病といわれている．この1,330万人以上の人々に対し，進行過程に合った適切な治療介入を行えば，透析導入や心血管系合併症で死亡する人の数を大幅に減らすことが可能と考えられ，降圧療法や食事療法といったさまざまな介入が行われている．

　CKD患者の半数以上は糖尿病がベースになっており，医療従事者と患者との関わりは長期にわたる．このためCKD患者はさまざまな葛藤を持っており，治療を円滑に行うためには心理的側面を考慮する必要性がある．

　腎不全患者のケアにあたる医療従事者に，リエゾンliaisonをもって精神心理面の領域に関わるサイコネフロロジー（腎臓精神医学）が，徐々に浸透してきている[1]．「リエゾン」とは，連携する・橋渡しをするという意味を持ち，1980年以降から次第に精神科領域と各分野との連携の重要性が認識され，コンサルテーションリエゾン精神医学という領域が広まってきている．精神科と他科の医師，コメディカルと連携をとり，患者の心理的症状や行動における問題の治療とケアを行う．

　腎不全領域では，発病から保存期，透析期，腎移植まで長期間にわたって患者や家族，医療従事者との関わりがあり，心理的症状や問題行動，生きがいや死の問題など多岐に及ぶ問題が生じるため，患者を理解することが大切となる．

1 ストレスと心の防御機構

　ストレスとストレスに対する心の防御機構のパターンと対応について次に述べる[2,3]．

1 ストレスとは

　一般に我々現代人は，日々多くのストレスにさらされて生きている．適度なストレスは人間の活動のエネルギー源になるが，ストレスが大きくなり体の防御機構を上回ると心や体にさまざまな影響が生じる．

　ストレスとは健康と密接に関係する要素であり，生活をする中で，何かプレッシャーを感じたり，悩んだり，身近な人との死別などがあると，胃が痛くなったり，苛立ったり，何となく憂鬱な気分になったりする．このようにストレスが原因となって，身体化，精神的症状（神経症，軽症うつ病），行動化などが起こる．また，過度のストレスは生活習慣病の発症にも影響を及ぼし，免疫力を低下させるともいわれている．

　元来，ストレスとは物理的な圧力による金属の弾性変化，すなわち，スプリングを引き伸ばしたり，押し縮めたりしたときにその物質の内部に生じる応力のことを意味する．プレッシャーや要求，フラストレーションなど外部からの圧力をストレッサーstressorといい，緊張状態や心身に変化が生じることがストレス反応stress responseと定義される．また，人々におけるストレッサーとストレス反応は多様であり，これらを媒介する過程として，状況要因や個人要因が関与

し，ストレッサーの評価や対処方略にも影響を与え，ストレス反応に変化が生じる．

患者と共感的で協力的な関係をつくり，その関係の中で患者を支えることが心理的ケアの基本となる．

2 心の防御機構

❶ 不 安

不安とは，何か得体の知れない危機が自分に迫ってくるときに生じる感情である．はっきりした対象のない恐怖感であり，緊張による身体症状を伴う．例えば，動悸や発汗，下痢，腹痛，息苦しさ，胸部不快感などの身体症状を認識する．どうして不安なのか，を理解することが，ケアを行う上で大切となる．

❷ 抑うつ

抑うつとは，「とても大切なものを失った」という認知に対応する感情である．この場合，喪失対象が自分ではっきり理解している場合と，理解できておらず漠然としている場合がある．健康の喪失，透析患者または身体障害者であるということからの自尊心の低下，社会経済的な損失など何かを失って生じている反応であり，失ったものを失ったと認識するためのプロセスであり，我々スタッフは，「見守り」「待つ」ことが必要である．しかし，場合により精神科医と相談し，治療を行う[4]．

❸ 依 存

依存とは，他のものに頼ることで成立し存在するという意味があり，心が依存したときに行動や態度に現れる．依存対象への思いや行動パターンは，人それぞれであり，個人の生活背景によって各々異なる．上手な依存は大切であるが，過剰な依存や不平・不満は問題行動として現れる場合もある．

❹ 否 認

否認は心の防御機構の１つであり，突きつけられた現実を受け入れられない場合に否認の感情は起こる．我々は，誰でも嫌な出来事は認めたくないという思いはある．しかし，このような体験を克服してきた経験がないと否認が導入される．否認は一種の防御反応であるが，否認によって治療が拒否されたり，ケアに問題が生じる場合は，繰り返し説明し，また，将来に希望が持てることを伝え，現実の理解を促し，否認を外す．

❺ 躁的防御

つらい現実を否認し，本当は落ち込んだり不安になったりする状況でも，何事もなかったように明るくふるまう行動である．さまざまな葛藤と正面から向き合わず，目前の課題を行うことだけで精いっぱいである，と「忙しさへの逃避」として現れたり，また，対象をマイナスのイメージとしてとらえることで，なくても大丈夫だと「楽観」として現れることがある．

躁的防御が病的になると，躁状態となり精神科の治療が必要になる．

❻ 抑 圧

抑圧とは，否認とは異なり，受け入れることができない自分自身の感情や記憶，欲望，罪悪感などを無意識に押し込む防御機構である．

❼ 置き換え

置き換えとは，本来向けるべき相手に自分の感情を向けるのではなく，代わりとなる対象に自分の感情を向けることである．透析の場面ではよく観察される．例えば，医師に対するマイナスの感情がスタッフに向かったりする．置き換えは，常に念頭に置き，その背景を理解し，時に患者自身に置き換えが生じていることをフィードバックしてあげることが必要となる．

❽ 投 影

投影とは，自分の中にある感情を相手に映し出す防御機構である．

❾ 知性化

知性化とは，感情や欲望をそのままの形で表現するのではなく，理論や理屈にして自分を納得させることで自分を守る防御機構である．透析に対し，正確な知識を持つことで，透析に対する不安感などの葛藤をある程度コントロールすることが可能となる．

⑩ 合理化

合理化とは，自分の欲望やマイナス感情を，都合のよいように考えたり行動したりして解決する防御機構である．例えば，イソップ物語の「キツネとブドウ」のように，手に入れられなかったものを「あの葡萄はすっぱかったんだ」と結論づけることで自分自身を納得させる手段である．患者の葛藤を理解し，よい合理化を促すような助言ができるとよい．

⑪ 分 裂

分裂とは，本来，相手に対してよい感情と悪い感情を同時に持つことができるが，相反する感情を分裂させ，相手をどちらか一方に分けようとする防御機構である．患者をスタッフが2つにグループ分けすることで，患者からの訴えや態度がグループごとに異なり，現場は混乱する．これに対し，スタッフサイドは密な連絡を取り合い，十分な情報共有を行うことが必要となる．

⑫ 行動化

行動化とは，葛藤や感情，衝動を行動で解決しようとする防御に対して用いられる．過度のストレスが付加された場合，ストレスは身体症状や精神症状として出現するが，ずる休みなどといった行動化としても顕在化する．例えば，仕事のストレスがあるから会社に行かないとか，透析のストレスが嫌で透析に来ないなどの行動化を起こす場合がある．この場合も，透析に伴う苦痛や苦悩を聞き，自分の感情を他者に伝えられるようになると防止につながる．

⑬ 昇 華

昇華とは，自分の衝動や欲求を，芸術活動や運動，社会活動など社会的・精神的価値があるものに置き換えることで満たされる防御機構である．患者の葛藤が昇華されることが望ましい．患者は，病気によりさまざまな制限を受け，今までどおりの昇華方法が使えなくなることがある．今まで食べることによってストレスを解消していた人が，好きなものが食べられなくなるなどがその例の1つである．昇華は，社会的生活を行う我々の心にとってよい防御機構である．このような場合にも，別の昇華の方法を見つけられるように相談にのれるとよい．

2 腎不全患者の背景

腎不全患者は，保存期から透析導入，腎移植に至るさまざまな時点で，多くのストレスに直面する．多くのストレスは，不安や喪失感，葛藤などであり，これによって引き起こされるストレス反応も多種多様である．さらに，腎不全では尿毒症の症状として身体所見がある．尿毒症症状は，初期には集中力や注意力の低下を認め，次第に不眠，頭痛，傾眠，痙攣，うつ状態，不安感，錯乱，昏睡などの意識障害を起こす．また，神経症状として，知覚異常，麻痺，筋力低下などもみられ，内分泌・代謝異常症状，循環器症状，消化器症状をはじめ，ありとあらゆるさまざまな症状を認める．このため，腎不全患者では，身体的なもの，ストレスによる反応性のもの，内因性のものを各々区別し対応しなければならない．

3 糖尿病患者の心理

今日，透析導入される患者の44.5%は糖尿病

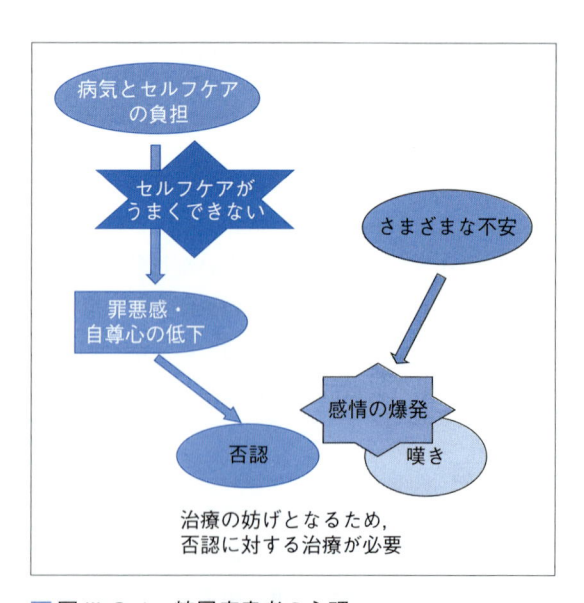

■ 図 III-8-1　糖尿病患者の心理
（春木繁一：Diabetes Frontier, 19：800-804, 2008 より）

性腎症からの導入であり，年々増加傾向にある[5]．糖尿病の治療には，厳格な食事療法・運動療法が求められ，病態が進行すれば，インスリン導入や合併症（失明や四肢切断など）の不安がつきまとう．多くの患者は，なかなかセルフケアを行うことができず，できないことへの罪悪感や自尊心の低下を認める．さらに，これらへのストレス反応として，病気そのものの否認や食事療法・運動療法といった自己管理の重要性に対する否認，今後起こるであろう合併症，透析療法などに対する否認が行われる．さらに，このような否認は，治療やケアの強い妨げとなる．このため，否認をくずすためのアプローチが重要となる．一方，病気が進行した場合，自分はどうなるのか，体がいうことをきかない，死が隣まで近づいてきているのでは，などと強い不安や恐怖を感じている．このような場合は，よく感情の爆発（怒りや攻撃）を認める．こうした怒りの背景には，なぜ自分だけが……という悲観の側面も持つ（図III-8-1）[6]．

臓器の死や個体の死に対する不安，治療や合併症に対する不安や苦痛，生活環境が変化することに対する不安など多くのストレスにさらされる．さらに，無意識レベルでの心理反応を生み（場合により，透析拒否や治療拒否，暴言などの問題行動を認める），葛藤を繰り返しながら受容に至る（図III-8-2，表III-8-1）[7]．

最近は，高齢者導入や長期間の維持透析症例も多くなってきている．そのため，高齢者や長期透析患者に関わる特有の問題も認められる．透析療法に伴うさまざまなストレスを表III-8-2にまとめた[7]．これらは，健康状態や予後，治療に対する医学的側面からくる不安と，社会生活を送る上でのマイナス面となる社会経済的側面からくる不安に大別される．多くは喪失体験と不安であり，これらの問題はすぐに解決することは困難である．そして，多くが先の見えない袋小路のような閉塞感を持つため，発想の転換を促したり，1つ1つの患者の行動にダイレクトに反応するのではなく，その奥に隠れている原因を理解し対応することが大切と思われる．

4 透析療法の受容と心理

腎機能障害が進行し，CKDステージVに入り，透析導入の話を持ち出すと患者からはさまざまな反応が返ってくる．直後は落胆し，状況に失望し，透析はまだ必要ないと否認を行う．また，

5 Perspective

Frankl VEの著書「夜と霧」では，収容所で多くのユダヤ人が，過酷な労働環境の中での生活よりも，急激に希望が奪われたことにより生きる力

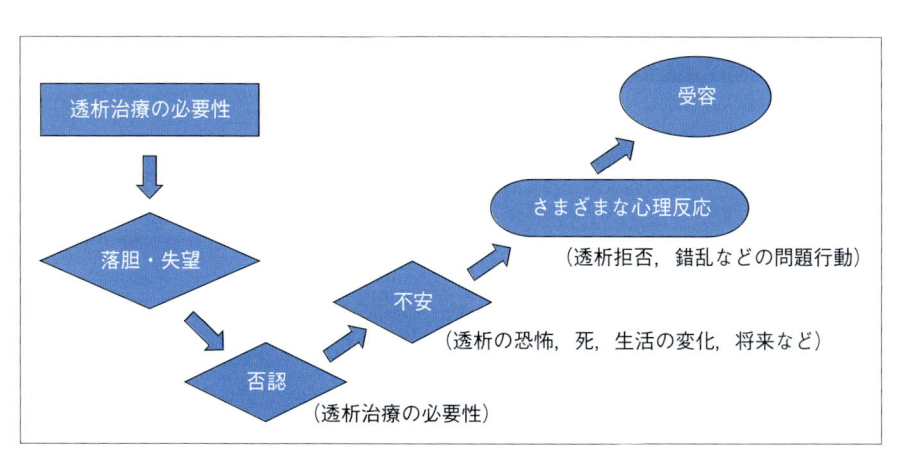

■図III-8-2 透析受容に至るまでの心理的プロセス

（兼岡秀俊ほか：J Clin Rehabil, 15：213-220, 2006より改変）

表 III-8-1 心の防御機構

1. 無意識レベルの心理反応
   依存，否認，躁的防御，抑圧，置き換え，投影，知性化，合理化，分裂，行動化，昇華
2. いわゆる問題行動の形で表出
   無意識レベルの心理反応の多くは問題行動の形を示す
   自己管理能力の低下や攻撃性，暴言など
3. 身体症状としての表出
   疼痛（頭痛など），不定愁訴（幻暈や痺れなど）

（兼岡秀俊ほか：J Clin Rehabil, 15：213-220, 2006 より改変）

表 III-8-2 透析療法に伴うストレス

身体的・心理的問題
1. 死に対する不安や恐怖
2. 将来への不安や恐怖
3. 半永久的に透析療法を続けなければならないという精神的負担
4. 透析療法に対する苦痛・恐怖
5. 透析合併症に対する苦痛・恐怖
6. 医療従事者との関わりについての不安

社会経済的問題
1. 透析療法に伴う生活習慣の変化
2. 仕事への影響，収入の減少などの経済的圧迫
3. 社会的・家族内における地位や立場の低下や役割の変化
4. 透析療法による行動の制限（食事や治療時間など）

（兼岡秀俊ほか：J Clin Rehabil, 15：213-220, 2006 より改変）

を失っていったと記している[8]．人は先の見えない状態，自分ではどうすることもできない状態，すなわち，希望が持てない状況では，感情の鈍麻，自律性の低下，思考力や行動力の低下を起こす．人はよいことや悪いことが起こったときに，将来の自分が想像できる．希望があれば多少の困難も乗り越えられるが，希望を失ったとき，その瞬間から暗くつらい将来像を悲観し，適切な行動ができなくなる．病気による身体的機能の低下により基本的な行動である食事や排泄行動なども自分でできなくなる喪失体験，経済的な喪失，生きがいや社会的役割の喪失などさまざまな体験をする．これらの喪失体験は不安につながる．ある人は合理化を，またある人は怒りなど感情の爆発を起こす．このような先の見えない閉塞感が生じたとき，発想の転換が必要となる．そして，患者自らがセルフケアをうまく行えるようにすることが必要である．1つの方法は，我々医療従事者が患者の自発的なアプローチができるように誘導し，具体的な行動のフィードバックを行い，新たな生きがいを確かなものとしてあげることである．また，医療サイドとの十分な信頼関係が構築できるように，患者の思いを積極的に傾聴し，彼らの感情や表現を明確化しながら会話することで，不安や欲望をともに理解すること，すなわち，同情ではなく共感することが重要である．

〔島　芳憲〕

《文献》

1) 堀川直史：透析スタッフが知っておきたい！サイコネフロロジー55のキーワード　サイコネフロロジーとは何か？．透析ケア，15：216-221, 2009.
2) 渡辺俊之：透析スタッフが知っておきたい！サイコネフロロジー55のキーワード　心の防衛機構．透析ケア，15：222-228, 2009.
3) 塚本伸一ほか：心理学　基礎理論と看護事例で学ぶ心の科学．ヌーヴェルヒロカワ，2003.
4) 春木繁一：透析患者のうつ〜その臨床像と基本的応対の理解：サイコネフロロジーの経験から〜．MEDICAMENT NEWS, 1997：19-20, 2009.
5) 日本透析医学会 統計調査委員会 編：わが国の慢性透析療法の現況（2009年12月31日現在）．日本透析医学会，2010.
6) 春木繁一：糖尿病透析患者の管理　糖尿病性腎不全，透析患者の心理―怒りと攻撃―．Diabetes Frontier, 19：800-804, 2008.
7) 兼岡秀俊ほか：生活・教育・栄養指導と心理．J Clin Rehabil, 15：213-220, 2006.
8) Frankl VE：夜と霧．霜山徳爾 翻訳，みすず書房，1985.

9 持続的腎代替療法

1 定義・概念

持続的腎代替療法（CRRT）は血液浄化に関連するあらゆる治療を，1日24時間にわたり持続して行う療法である．

CRRTは機能不全に陥った腎臓に対して一般には行われるが，最近は血中からの病因物質や有害物質の除去，逆に有用物質の補充を目的としてゆっくりと行うために用いられている．主として持続的血液透析（CHD），持続的血液濾過（CHF）と持続的血液透析濾過（CHDF）の3つがCRRTで用いられている[1]．

2 CRRTの実際

1 流量，透析液量，置換液量

CHDでは一般のHDと同様であるが，一般のHDでは流量が200 mL/分前後であるが，ゆっくりとポンプを回すことで，CHDでは20～40 mL/分前後となり，透析液量は15～20 mL/分で通常のHDの1/10程度である．CHFでは置換液量は15～20 mL/分であり，これも通常のHDの1/10程度である．このようにCRRTではゆっくりと，かつ少量を24時間かけて行う．一般のHDやHFでは数時間で行うことと大きな差異がある．

2 バスキュラーアクセス

通常のHDでは内シャントを通して透析を行うが，CRRTではカテーテル挿入によりカテーテルを通して行う．一般には内頸静脈や大腿静脈にカテーテルを挿入する．カテーテルの先端に2つの孔が開いており，静脈より脱血し，静脈に返血する方法が用いられている．

3 ダイアライザー（フィルター）

①低容量，②生体適合性，③透水性，④溶質除去性能の4つがCRRTを行う際に用いるダイアライザーとして重要な点である．一般に現在CRRTにはいくつかの持続緩徐式血液濾過器が用いられているが，特徴として膜面積が0.3～1.3 m²前後と小さいものが多く，血液充填量は20～100 mL前後となっている．膜素材は，通常のダイアライザーと同様にポリアクリロニトリル，ポリスルフォン，ポリメチルメタクリレート，セルローストリアセテートが用いられている．

各膜の特徴を簡単にあげると，①ポリアクリロニトリルでは比較的長時間耐用であり，溶質除去も安定している．②ポリスルフォンでは長時間耐用であり，かつ膜間圧力差および限外濾過率が長時間安定している．③ポリメチルメタクリレートはβ_2-MGやサイトカインに対する吸差特性を有している．この特徴として膜の内表面が非常に薄い緻密層で，外表面に向かい孔径が大きくなるマクログラディエント構造を有しており，膜の目詰まりを起こしづらく高い透析性を有している．④セルローストリアセテートは高い抗血栓性を有しており，ヘパリンやメシル酸ナファモスタットなどの抗凝固薬の吸着特性がない．さらに小分子量の物質除去能が高い[2]．

4 透析液，補充液

現在わが国ではいくつかのCRRT用の透析液や補充液が用いられているが，基本的には通常のHDで用いられている透析液と変わりがない．

5 CRRTの透析効果

通常の血液透析では血流量が200 mL/分，透析液流量が500 mL/分が標準である．これに比して

CRRT は血流量が 60 mL/分，透析液流量が 500 mL/時間であり，簡単にいえば血液浄化量は通常血液透析と比して 30〜50 分の 1 程度であり，透析効率という面では比較にはならない．しかし緩徐に透析を行うのでいわゆるリバウンドは起こりにくい．

3 CRRT の適用

CRRT の適用は基本的には急性腎障害（AKI）である．すなわち，①急性肺水腫，②尿毒症，③高 K 血症，④重篤な代謝性アシドーシス（pH<7.2）があげられる．

❶ 急性肺水腫

CRRT では重症患者が対象となることにより AKI 時での乏尿，無尿はもちろんのこと，しばしば大量の輸液を行う際にも急性肺水腫を避ける目的で除水を行うこともある．この場合，利尿薬でも十分であるとの考え方もあるが，利尿薬に対する反応は個人差，さらには疾患や重症度により異なっているので，むしろ可能であれば CRRT を行うほうが安全であり，かつ効果的である．

❷ 尿毒症

尿毒症による症状はほぼ全身にわたっているが，その中でも心血管系に関するものが比較的重要である．すなわち，直接死と結びつくものとしては心外膜炎があげられる．それ以外には脳症もあり，そのような場合に通常の HD を行うことが不可能な際には CRRT によりゆっくりとではあるが，状態の改善を図ることが重要である．

❸ 高 K 血症

高 K 血症はよく知られているように 6 mEq/L を超えると不整脈を引き起こし，それ以上ではしばしば致死的な不整脈を起こすといわれている．通常の HD では 1 時間以内に K 濃度を下降させ危機を脱することが可能であるが，CRRT は比較的時間がかかることが多い．したがって CRRT しか施行できないような場合には，K 値が致死的レベル（8 mEq/L 以上）に達する以前から行うことが大切である．

❹ 代謝性アシドーシス

代謝性アシドーシスは敗血症，ショックなどでしばしばみられる．このような場合，しばしば H_2CO_3 や $CaCO_3$ をともに注入しながら可能であれば CRRT を行う．それ以外にも CRRT の適応となる疾患を表 III-9-1 にあげた．

4 CRRT の開始時期・対象

いつ CRRT を開始するかについては十分なエビデンスが得られていないのが現状であり，基本的には RIFLE 分類で Failure になる以前，できれば Injury の段階で行ったほうがよいのではないかと考えられている．

① 血行動態が不安定な患者

CRRT は低血圧，あるいはショック，さらには大量の血管作動物質を使用して血圧を維持している患者に適応される．

② 脳血管障害により血圧の上昇がみられる場合

通常の HD では水や浸透圧の較差が大きくなり危険である．

③ 大量の輸液を必要とする尿量減少患者

一般に通常の HD は時間当たり 1.5 L 前後が最大の除水量であるが，CRRT は 1 日当たり

■ 表 III-9-1　持続的腎代替療法の適応となる各種の疾患や病態

1. 多臓器不全（MOF）
2. 急性腎障害（AKI）
3. 慢性腎不全の急性増悪，周術期管理
4. うっ血性心不全
5. 電解質異常，酸/塩基平衡異常，急性代謝異常
6. 重症急性膵炎
7. 急性呼吸窮迫症候群（ARDS）
8. 急性肝不全
9. 血栓性血小板減少性紫斑病（TTP）/溶血性尿毒症症候群（HUS）
10. 急性薬物中毒
11. 敗血症性ショック，エンドトキシン血症
12. 自己免疫疾患の急性増悪〔全身性エリテマトーデス（SLE），抗リン脂質抗体症候群〕
13. 神経・筋疾患
14. 甲状腺クリーゼ
15. 中毒性表皮壊死症（TEN）

10 L近くも除水することが可能である．

④ 人工呼吸器装着患者

人工呼吸器がついている場合も適応である．

5 抗凝固薬について

抗凝固薬はCRRTには，通常のHDと比して非常に大切な役目を有している．持続的に回路とダイアライザーが凝固せずに保たれるために，どのような抗凝固薬をどのくらい使うかについて，従来より多くの議論がなされてきた．わが国ではほとんどナファモスタットメシル酸塩が主流として使われており，ヘパリン製剤を使用することは少ないとされている．外国ではナファモスタットメシル酸塩はあまり使われておらず，依然としてヘパリンを工夫して用いることが行われている．

6 CRRTは有効か否か

CRRTを積極的に行っている施設とほとんど行っていないところとがあり，わが国のみならず欧米においてもその評価は定まっていない．CRRTを行うに当たっては透析技士，専門の看護師，さらに当然ではあるが医師も必要とされる．したがってそれらの医療従事者を取り揃え，かつCRRT専用の透析器をはじめさまざまな物品を用意することが求められる．これらのことから多くの施設でCRRTに対して消極的であり，わが国でも十分に検討された成績が得られていない．

CRRTが有効かどうかを決定することは難しいが，2010年に発表されたメタ解析[3]では図III-9-1に示すように基本的にCRRTでも従来の間欠的な透析治療でも差がないとしている．この図をみると2002年以前では無作為化やコントロールにやや難があり，Jadad score（表III-9-2）が2以下とされている報告が多く，一方2006年以降の報告ではJadad scoreが3と，比較的臨床試験として十分評価に耐えるものとなっている．その中ではほとんどのエビデンスがCRRTと間欠的HDとで，少なくとも死亡率に関しては差がないとしている．一般にこれらのエビデンスをみる

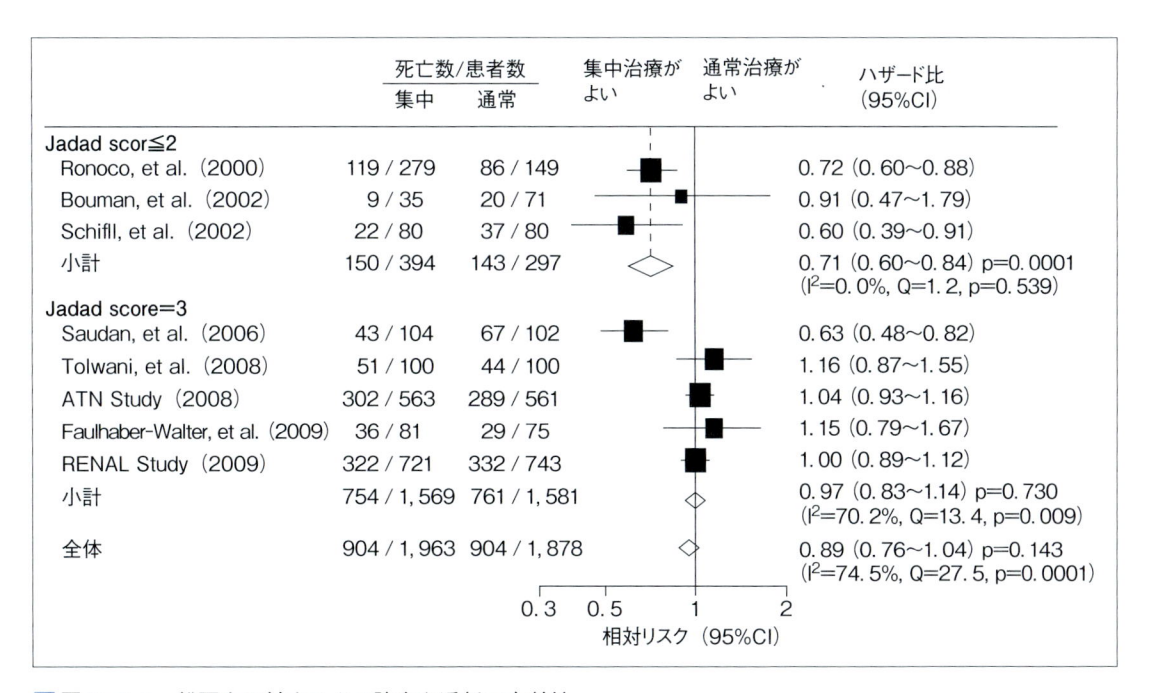

	死亡数/患者数 集中	死亡数/患者数 通常	集中治療がよい / 通常治療がよい	ハザード比（95%CI）
Jadad scor≦2				
Ronoco, et al.（2000）	119 / 279	86 / 149		0.72（0.60〜0.88）
Bouman, et al.（2002）	9 / 35	20 / 71		0.91（0.47〜1.79）
Schifll, et al.（2002）	22 / 80	37 / 80		0.60（0.39〜0.91）
小計	150 / 394	143 / 297		0.71（0.60〜0.84）p=0.0001 (I^2=0.0%, Q=1.2, p=0.539)
Jadad score=3				
Saudan, et al.（2006）	43 / 104	67 / 102		0.63（0.48〜0.82）
Tolwani, et al.（2008）	51 / 100	44 / 100		1.16（0.87〜1.55）
ATN Study（2008）	302 / 563	289 / 561		1.04（0.93〜1.16）
Faulhaber-Walter, et al.（2009）	36 / 81	29 / 75		1.15（0.79〜1.67）
RENAL Study（2009）	322 / 721	332 / 743		1.00（0.89〜1.12）
小計	754 / 1,569	761 / 1,581		0.97（0.83〜1.14）p=0.730 (I^2=70.2%, Q=13.4, p=0.009)
全体	904 / 1,963	904 / 1,878		0.89（0.76〜1.04）p=0.143 (I^2=74.5%, Q=27.5, p=0.0001)

相対リスク（95%CI）

■ 図III-9-1　総死亡に対するより強力な透析の有効性
AKIに対し積極的に透析治療を行う（CRRTを含む）のがよいのか否かを検討したメタ解析．

(Jun M, et al.: Clin J Am Soc Nephrol, 5 : 956-963, 2010 より)

■ 表Ⅲ-9-2　Jadad score

大規模臨床試験の評価の方法としてJadad score（ハダット・スコア）が用いられている．このスコアは以下のように定義されている．
1. ランダムの割付が示されているか 　　いる＝1，いない＝0
2. ランダムの割付が示され，かつ適切か 　　明示され，かつ適切＝1，明示されているが不適切 　　＝－1，明示されていない＝0
3. 二重盲検か 　　はい＝1，いいえ＝0
4. 二重盲検で，かつ適切か 　　明示され，かつ適切＝1，明示されているが不適切 　　＝－1，明示されていない＝0
5. 各治療群の患者数の投与中止，脱落についてきちんと記載されているか 　　いる＝1，いない＝0

3点以上であれば比較的質が高い大規模臨床試験と評価される．
（Jadad AR, et al. : Pain, 66：239-246, 1996 より）

■ 表Ⅲ-9-3　持続的腎代替療法の利点と欠点

利　点	欠　点
●心血行動態が安定している ●体液量をゆっくりきめ細かに調節できる ●栄養補給が行いやすい ●サイトカインの除去	●抗凝固療法が長時間必要 ●患者が動けない ●人手が必要 ●サイトカインの活性化

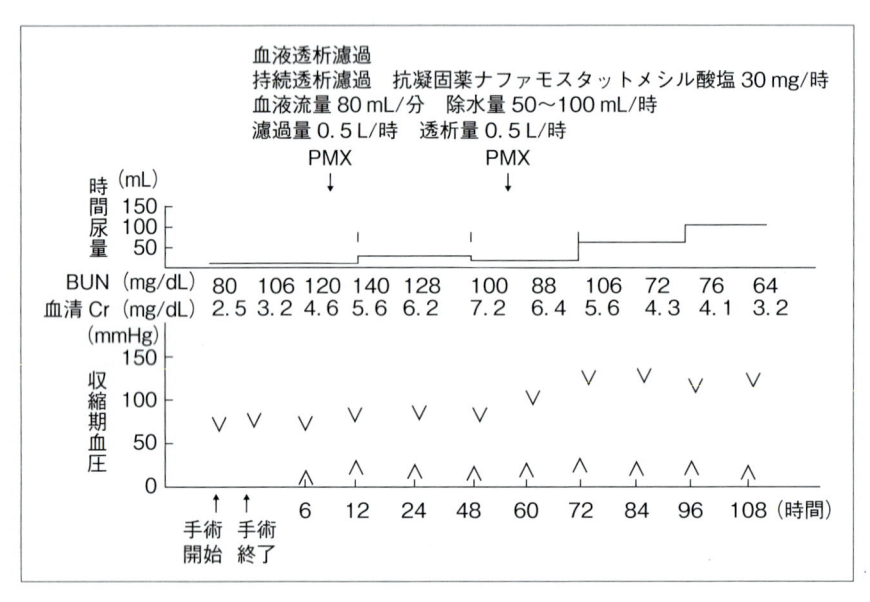

■ 図Ⅲ-9-2　持続的腎代替療法を施行し救命した典型例
急性胆囊炎により敗血症ショックとなり，緊急手術後AKIとなった68歳の女性．術後直ちにCRRTを施行し，同時にPMX（ポリミキシンB固定化ファイバー）を用いたエンドトキシン除去療法を行うことにより救命し，ARFからの回復が可能であった．

とCRRTでもHDでも死亡率に大きな差がないという結論となってしまう．それは実際の現場で働いている側からみると納得もでき，かつ反論も出てくる．すなわち，CRRTを行う必要もない症例やCRRTを行っても救命できない症例があり，これらに関してはCRRTと通常HDとの間に差がないのは当然である．では実際問題として，本来どのような症例がCRRTを必要とするのだろうか．筆者の個人的意見として，著者らの1,000例を超える経験に基づいて例をあげると，血圧が収縮期で90〜60 mmHg（60 mmHg未満はCRRTも不可能）という条件につきる．

図Ⅲ-9-2に実際にCRRTを施行し救命した典型例を呈示する．68歳の女性で急性胆囊炎によ

り敗血症性ショックとなり収縮期血圧は75 mmHg で，わが国で開発され外国でも最近使用され始めている，ポリミキシンB固定化ファイバー（PMX）を用いて敗血症性ショックからの離脱を図り，次いでCRRTを行うことで救命に至っている．すなわちこのようなショックの状態では通常のHDは行えずCRRTの適応となる．

最後に表III-9-3にCRRTの利点と欠点についてまとめた．

7 Perspective

最近，CRRTでは透析効率がよくないことよりそれを補う形でsustained low efficiency dialysis（SLED）（血液流量 100〜200 mL/分，透析液流量200〜300 mL/分，透析時間は8時間前後）が提唱されている．これは通常血液透析とCRRTのちょうど中間の透析治療法で，時間，透析効率，徐水量が比較的調節しやすいので今後検討されるべき方法と考えられる．

〔鈴木洋通〕

《文　献》

1) Kellum JA, et al.：Continuous Renal Replacement Therapy. Oxford University Press, 2010.
2) 斎藤 明：急性血液浄化療法における透析様式の選択．日腎会誌，51：860-863, 2009.
3) Jun M, et al.：Intensities of renal replacement therapy in acute kidney injury：A systematic review and meta-analysis. Clin J Am Soc Nephrol, 5：956-963, 2010.
4) Kanno Y, et al.：Selection of modality in continuous renal replacement therapy. Contrib Nephrol, 166：167-172, 2010.
5) Suzuki H, et al.：Application of polymyxin B convalently immobilized fiber in patients with septic shock. Contrib Nephrol, 166：150-157, 2010.

■ III. 透析・血液浄化療法

10 個別疾患に対する血液浄化療法（まとめ）

	治療法	単純血漿交換療法（PE）	二重濾過血漿交換療法（DFPP）	血漿吸着療法（PA）	白血球除去療法（LCAP）	顆粒球吸着療法（GCAP）	持続緩徐式血液濾過（CRRT）	吸着式血液浄化法（HA）	胸水・腹水濾過濃縮再静注法（CART）	使用条件等
腎疾患	腎不全						●			血液透析, 血液透析濾過などの人工腎臓とCRRTを月に15回以上実施した場合は, 15回目以降の薬剤料と特定保健医療材料料以外は算定できない
	巣状糸球体硬化症	●	●							一連につき3月間に限り12回を限度. 従来の薬物療法で効果が得られず, ネフローゼ状態を持続し, TC-250 mg/dL以下に低下しない場合
	溶血性尿毒症症候群（HUS）	●	●							限度回数記載なし
	ABO血液型不適合若しくは, 抗リンパ球抗体陽性の同種腎移植		●							一連につき術前は4回, 術後は2回を限度
膠原病	全身性エリテマトーデス	●	●	●						都道府県知事によって特定疾患医療従事者受給者と認められるものであって, 血清補体価（CH50）の値が20単位以下, 補体蛋白（C3）の値が40 mg/dL以下および抗DNA抗体の値が著しく高く, ステロイド療法が無効または臨床的に不適当なもの. かつ, 急速進行性糸球体腎炎あるいは中枢神経性ループスと診断された者が対象. 月4回を限度
	悪性関節リウマチ	●	●	●						都道府県知事によって特定疾患医療従事者受給者と認められるものであって, 血管炎により高度の関節外症状（難治性下腿潰瘍, 多発性神経炎および腸間膜血栓症による下血等）を呈し, 従来の治療法では効果の得られない者に限り, 週1回を限度

10. 個別疾患に対する血液浄化療法

	治療法	単純血漿交換療法(PE)	二重濾過血漿交換療法(DFPP)	血漿吸着療法(PA)	白血球除去療法(LCAP)	顆粒球吸着療法(GCAP)	持続緩徐式血液濾過(CRRT)	吸着式血液浄化法(HA)	胸水・腹水濾過濃縮再静注法(CART)	使用条件等
膠原病	関節リウマチ				●					週1回，5回を1クールとして，5週間（1クール）を限度
	川崎病	●	●							免疫グロブリン療法，ステロイドパルス療法または好中球エラスターゼ阻害薬投与療法が無効な場合または適応とならない場合に限り，一連につき6回を限度
血液疾患	血栓性血小板減少性紫斑病（TTP）	●	●							一連につき週3回を限度に3月間に限る
	多発性骨髄腫	●	●							一連につき週1回を限度に3月間に限る
	マイクログロブリン血症	●	●							一連につき週1回を限度に3月間に限る
	インヒビターを有する血友病	●	●							インヒビター力価が5ベセスダ単位以上の場合に限る 限度回数記載する
消化器疾患	劇症肝炎	●		●			●			PE/PA：一連につき概ね10回を限度 CRRT：一連につき月10回を限度として3月間に限る （劇症肝炎症と同程度の重症度を呈する急性肝不全を含む）
	術後肝不全	●	●	●			●			PE/DFPP/PA：総ビリルビン値が5 mg/dL以上で，かつ，持続的に上昇する場合．ヘパプラスチンテスト40％以下又はComa Grade II 以上の場合．一連につき概ね7回に限る CRRT：一連につき月10回を限度として3月間に限る
	急性肝不全	●	●				●			PE/DFPP：プロトロンビン時間，昏睡の程度，総ビリルビン及びヘパプラスチンテスト等の所見から劇症肝炎又は術後肝不全と同程度の重症度を呈するものと判断できる場合，一連につき概ね7回に限る CRRT：一連につき月10回を限度として3月間に限る

III. 透析・血液浄化療法

	治療法	単純血漿交換療法（PE）	二重濾過血漿交換療法（DFPP）	血漿吸着療法（PA）	白血球除去療法（LCAP）	顆粒球吸着療法（GCAP）	持続緩徐式血液濾過（CRRT）	吸着式血液浄化法（HA）	胸水・腹水濾過濃縮再静注法（CART）	使用条件等
消化器疾患	慢性C型ウイルス肝炎	●	●							セログループ1（ジェノタイプⅡ（1b））型であり，直近のインターフェロン療法を施行した後，血液中のHCV RNA量が100 KIU/mL以上のものとする．なお，当該療法の実施回数は，直近のインターフェロン療法より，5回を限度（ただしインターフェロン療法に先行して当該療法を行った場合に限る．）
	肝性昏睡							●		限度回数記載なし
	ABO血液型不適合若しくは，抗リンパ球抗体陽性の同種肝移植		●							一連につき術前は4回，術後は2回を限度
	潰瘍性大腸炎				●	●				一連につき10回を限度．ただし劇症患者については11回を限度
	クローン病					●				週1回，5回を1クールとして，2クールを限度
	重症急性膵炎						●			一連につき概ね8回を限度
神経・筋疾患	多発性硬化症	●	●	●						一連につき月7回を限度に3月間に限る
	慢性炎症性脱髄性多根神経炎	●	●	●						一連につき月7回を限度に3月間に限る
	Guillain-Barré症候群	●	●	●						Hughesの重症度分類で4度以上の場合に限り，一連につき月7回を限度に3月間に限る
	重症筋無力症	●	●	●						発病後5年以内で重篤な症状悪化傾向のある場合，または胸腺摘出術や副腎皮質ホルモン剤に対して十分奏効しない場合に限り，一連につき月7回を限度として3月間に限る

10. 個別疾患に対する血液浄化療法

	治療法	単純血漿交換療法 (PE)	二重濾過血漿交換療法 (DFPP)	血漿吸着療法 (PA)	白血球除去療法 (LCAP)	顆粒球吸着療法 (GCAP)	持続緩徐式血液濾過 (CRRT)	吸着式血液浄化法 (HA)	胸水・腹水濾過濃縮再静注法 (CART)	使用条件等
循環器・代謝疾患	家族性高コレステロール血症	●	●							黄色腫を伴い，負荷心電図および血管撮影により冠状動脈硬化が明らかな場合で，(ア) 空腹時定常状態の血清総コレステロール値が 500 mg/dL を超えるホモ接合体の者，あるいは，(イ) 血清コレステロール値が食事療法下の定常状態（体重や血漿アルブミンを維持できる状態）において 400 mg/dL を超えるヘテロ接合体で薬物療法を行っても血清コレステロール値が 250 mg/dL 以下に下がらない者　週 1 回を限度
	閉塞性動脈硬化症	●	●							(ア) フォンテイン分類 II 度以上の症状を呈する者，あるいは，(イ) 薬物療法で血中総コレステロール値 220 mg/dL または LDL コレステロール値 140 mg/dL 以下に下がらない高コレステロール血症の者，あるいは，(ウ) 膝窩動脈以下の閉塞又は広範な閉塞部位を有する等外科的治療が困難で，かつ従来の薬物療法では十分な効果を得られない者は，一連につき 3 月間に限り 10 回を限度
皮膚疾患	天疱瘡	●	●							他の治療法で難治性のもの，または合併症や副作用でステロイドの大量投与ができないものに限り，当該療法の実施回数は，一連につき週 2 回を限度として，3 月間に限る．ただし，3 月間治療を行った後であっても重症度が中等度以上（厚労省特定疾患調査研究班の天疱瘡スコア）の天疱瘡の患者については，さらに 3 月間に限って治療可
	類天疱瘡	●	●							
	中毒性表皮壊死症	●	●							一連につき 8 回を限度
	Stevens-Johnson 症候群	●	●							一連につき 8 回を限度
	膿疱性乾癬					●				週 1 回，5 週間を限度

161

	治療法	単純血漿交換療法（PE）	二重濾過血漿交換療法（DFPP）	血漿吸着療法（PA）	白血球除去療法（LCAP）	顆粒球吸着療法（GCAP）	持続緩徐式血液濾過（CRRT）	吸着式血液浄化法（HA）	胸水・腹水濾過濃縮再静注法（CART）	使用条件等
その他	薬物中毒	●						●		PE：一連につき概ね8回を限度 HA：限度回数記載なし
	エンドトキシン血症, グラム陰性菌感染症							●		一連につき2回を限度
	重度血液型不適合妊娠	●	●							Rh式血液型不適合妊娠による胎内胎児仮死または新生児黄疸の既往があり，かつ，間接クームス試験が妊娠20週未満にあっては64倍以上，妊娠20週以上にあっては128倍以上であるもの．限度回数記載なし
	難治性胸水, 腹水症								●	一連の治療過程中，第1回目の実施日に1回に限る 一連の治療期間は2週間を目安とし，治療上の必要があって初回実施後2週間を経過して実施した場合は改めて所定点数を算定

特定保険医療材料・材料価格

■ J039　血漿交換療法

特定保険医療材料名称	材料価格	処置料
044　血漿交換用血漿分離器	28,300 円 (回路含む)	血漿交換療法 (1 日につき) 4,200 点
【二重濾過法用セット】 044　血漿交換用血漿分離器 045　血漿交換用血漿成分分離器	28,300 円 (回路含む) 24,100 円	血漿交換療法 (1 日につき) 4,200 点
【血漿吸着法用セット】 044　血漿交換用血漿分離器 046　血漿交換療法用特定保険医療材料 　　　血漿交換用ディスポーザブル選択的血漿成分吸着器（劇症肝炎用）	28,300 円 (回路含む) 70,600 円	血漿交換療法 (1 日につき) 4,200 点
【血漿吸着法用セット】 044　血漿交換用血漿分離器 046　血漿交換療法用特定保険医療材料 　　　血漿交換用ディスポーザブル選択的血漿成分吸着器（劇症肝炎以外）	28,300 円 (回路含む) 86,700 円	血漿交換療法 (1 日につき) 4,200 点

■ J041　吸着式血液浄化法

特定保険医療材料名称	材料価格	処置料
048　吸着式血液浄化用浄化器（肝性昏睡用又は薬物中毒用）	128,000 円 (回路含む)	吸着式血液浄化法 (1 日につき) 2,000 点

■ J041-2　血球成分除去療法

特定保険医療材料名称	材料価格	処置料
049　白血球吸着用材料（一般用）低体重者（小児用）125	120,000 円 (回路含む) 125,000 円	血球成分除去療法 (1 日につき) 2,000 点

■ J038-2　持続緩徐式血液濾過

特定保険医療材料名称	材料価格	処置料
040(4)　持続緩徐式血液濾過器	25,800 円 (回路含む)	持続緩徐式血液濾過 (1 日につき) 1,990 点

■ K635　胸水・腹水濾過濃縮再静注法

特定保険医療材料名称	材料価格	処置料
054　腹水濾過器，濃縮再静注用濃縮器	62,400 円 (回路含む)	胸水・腹水濾過濃縮 再静注法 2,810 点

厚生労働省告示第八十号・平成 24 年 3 月 5 日より

〔平和伸仁〕

11 血漿交換（PE, DFPP）

　本項では，アフェレシスの基本である単純血漿交換（PE）療法と二重膜濾過血漿交換（DFPP）療法について説明する．図III-11-1に示すように，患者の血液検体を遠心分離すると，血球層と血漿層に分かれる[1]が，血漿交換ではこの分離した血漿層が治療のターゲットとなる．

　分離法には遠心分離法と膜分離法があるが，血漿交換の際に現在用いられている分離法は，コスト面や簡便さから膜分離が主体である．膜分離のイメージを図III-11-2に示した．血球成分は血漿分離膜（1次膜）を通過できないが，血漿成分を構成する分子は通過する．PEはこの段階で血漿成分が破棄され，その分を置換液で補充するが，DFPPの場合はさらに血漿成分分画膜（2次膜）でアルブミンなどの中小分子成分と，免疫グロブリン，複合体，脂質蛋白などの大分子成分に分けられる．2次膜を通過できない大分子成分は破棄し，中小分子成分は体内に戻すため，置換液はPEに比べると少量ですむ．

　現在市販されている膜型血漿分離器，血漿成分分画器はすべて中空糸型であり，ダイアライザーによく似た外観をしているが，膜にあいている細孔径はダイアライザーと大きく異なる．透析膜の細孔径が数nmであるのに対し，血漿分離膜は数百nm，血漿成分分画膜は数十nmの細孔径と桁違いに大きい．よって透析時に誤って使用すると著しい低蛋白血症となり，死亡事故となることがある．

　次にPEとDFPPそれぞれの特徴，実際の施行方法，保険適応疾患などについてまとめる．

1 単純血漿交換療法

1 基本原理

　PEは図III-11-3, 4に示したように，まず体内より取り出した全血を血漿分離器により血球成分と血漿成分とに分離する．次に分離された病因物質を含む血漿すべてを廃棄することにより病因物質を除去するとともに，失った血漿成分をアルブミン製剤もしくは新鮮凍結血漿（FFP）などの代用の補充液で等量置換する治療法である．

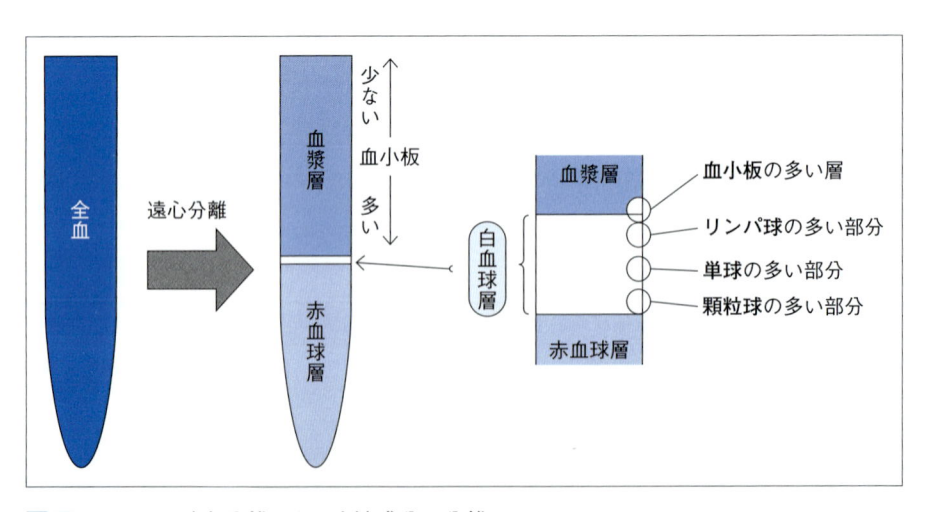

■ 図III-11-1　遠心分離による血液成分の分離
（日本アイ・ビー・エム：IBM2997　血液成分分離装置操作員の手引きより改変）

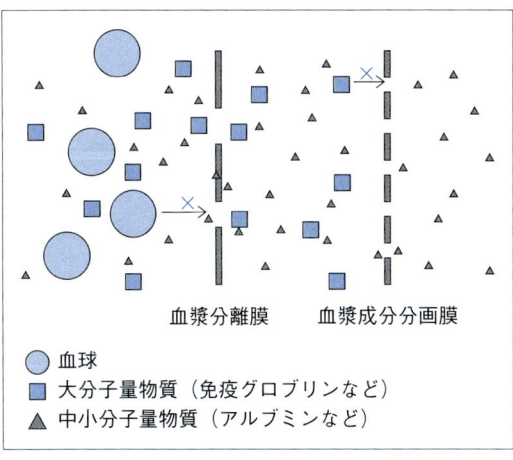

図 III-11-2 膜分離のイメージ

2 保険適用疾患

血漿交換療法（PP）において，PE はさまざまな疾患に保険適用がある（表 III-11-1）．

病因物質が特定されていてアルブミン以外の蛋白の補充が不要な疾患については，血液製剤の使用量を少なくすることが可能な DFPP や血漿吸着が選択される．一方，病因物質が特定されていない場合，もしくは凝固因子などの補充を必要とする場合には PE が選択される．

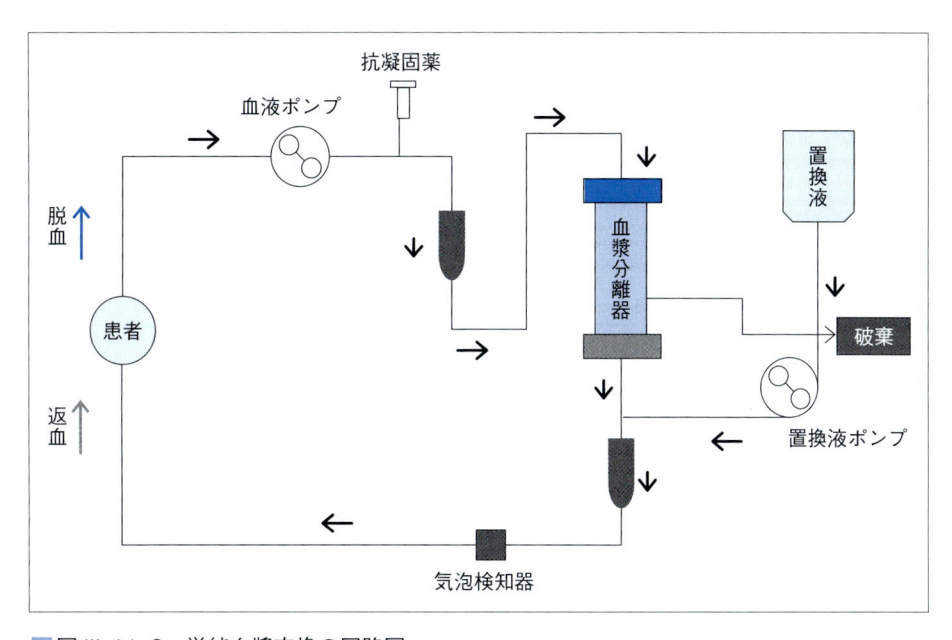

図 III-11-3　単純血漿交換の回路図

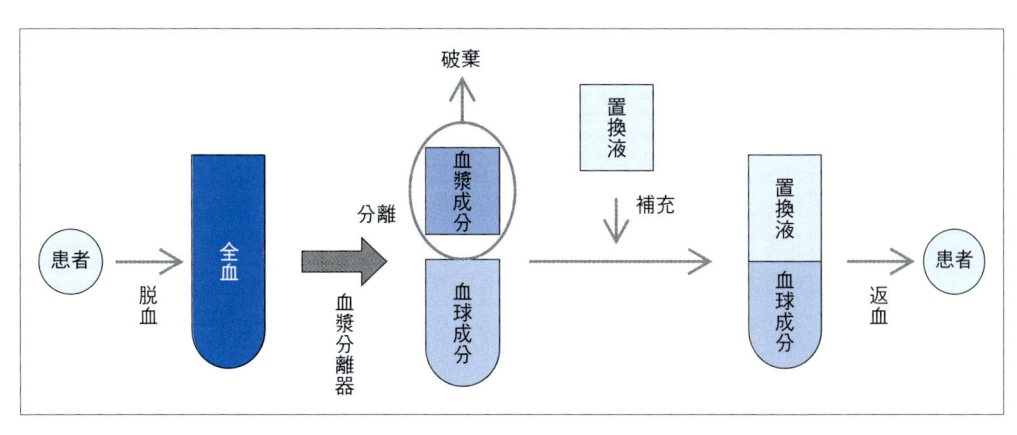

図 III-11-4　単純血漿交換療法のイメージ

3 実際の施行方法

❶ バスキュラーアクセス

PE を施行する際に必要な血液流量（QB）は 50〜150 mL/分であるが，毎回安定した血液流量を確保し，スムーズにアフェレシスを施行するためには，留置カテーテルを用いるのがよい．ただし，慢性腎不全で血液透析（HD）を行っている場合で内シャントなどのブラッドアクセスがすでに存在する場合は，安定した血液流量が確保できるため，わざわざカテーテルを挿入する必要はない．

使用するカテーテルはダブルルーメンを用い，穿刺部位は鎖骨下・内頸・大腿静脈が一般的である．しかし，鎖骨下静脈穿刺に関しては，将来的に狭窄あるいは閉塞が生じやすいため今日では勧められていない．大腿静脈穿刺法は容易で安全にカテーテルを挿入することができるため，広く行われているが，部位の問題から感染を起こしやすい欠点がある．内頸静脈穿刺も安全なことが広く判明してきたため，最近ではエコー下に血管を確認してから行う内頸静脈穿刺法が増えつつある．

❷ 血漿分離器

血漿分離法には，前述したように遠心分離法と膜分離法があるが，遠心分離法は分離血漿中に血小板が混入すること，装置が高額なこと，体外充填量が大きく装置自体も大きいなどの欠点があるため，現在わが国では医用工学技術の進歩を背景に，治療用血漿分離では膜分離法が主流となって

■ 表 III-11-1　単純血漿交換の保険適用疾患

疾患名	実施回数（保険適応内）
劇症肝炎	10 回
術後肝不全（急性肝炎）	一連につき月 7 回を限度（T-bil≧5.0 mg/dL）
全身性エリテマトーデス	月 4 回
悪性リウマチ	週 1 回
重症筋無力症	月 7 回，3 月/年（発症 5 年以内）
Guillain-Barré 症候群	月 7 回，3 月/年（Hughes 重症度分類 4 度以上）
家族性高コレステロール血症	週 1 回/維持療法
閉塞性動脈硬化症	3 ヵ月間に 10 回
巣状糸球体硬化症	3 ヵ月間に 12 回
マクログロブリン血症	週 1 回，3 月/年
多発性骨髄腫	週 1 回，3 月/年
血栓性血小板減少性紫斑病	週 3 回，3 月/年
溶血性尿毒症症候群	週 3 回，3 月/年
重度血液型不適合妊娠	回数制限なし
天疱瘡	週 2 回，3 月/年（重症例は＋3 ヵ月）
類天疱瘡	週 2 回，3 月/年（重症例は＋3 ヵ月）
同種腎移植	術前 4 回，術後 2 回
多発性硬化症	月 7 回，3 月/年
慢性炎症性脱髄性多発根神経炎	月 7 回，3 月/年
血友病（インヒビターを有する）	回数制限なし（インヒビター力価≧5 ベセスダ）
薬物中毒	8 回
中毒性表皮壊死症 Stevens-Johnson 症候群	一連につき 8 回を限度

いる．膜分離法で使用される膜は精密濾過膜であり，膜孔径が0.3μm，膜面積が0.2〜0.8m²が多く利用されている．

❸ 抗凝固薬の選択

抗凝固薬としては出血傾向がない場合には一般的にヘパリンが使用され，初回ボーラスで1,000〜2,000U，持続で1,000〜2,000U/時使用される．指標としては活性化凝固時間（ACT）で180秒程度を目安としてコントロールする．しかし，PEを行う必要がある場合には往々にして出血傾向のある場合も多く，この際にはメシル酸ナファモスタットが使用され，持続で20〜50mg/時を使用する．

❹ 置換液の選択と置換液量

血漿交換の置換液は，FFPやアルブミン製剤が用いられる．置換液は膠質浸透圧の維持，凝固因子の補充，免疫グロブリンの補充などが目的であり，対象疾患に応じて選択や濃度設定が必要となる[2]．基本的には，自己免疫疾患のように病因物質の除去のみが問題となる疾患で，血液凝固因子の補充を目的としない場合には，アルブミン製剤（5〜8％）でよいが，凝固因子などの諸因子の補充を必要とする急性肝不全，劇症肝炎，溶血性尿毒症症候群などではFFPが用いられる．

置換液量に関してはさまざまな意見があり，現在まだ明確な基準は存在しないが，循環血漿量の1〜1.5倍を目安として置換を行うのが一般的となっている．通常は40mL/kg（体重）が循環血漿量の目安である．一方，以下の計算式を用いて循環血漿量を求めることもできる．

循環血漿量＝70mL×体重（kg）×（1−Hct値/100）

また置換液量を簡便に検討するために作成された図により置換液量を設定することができる（図III-11-5，6）[2]．図III-11-5はHct別に体重から循環血漿量を求める早見図で，図III-11-6はIgG除去率別に循環血漿量から置換液量を求める早見図である．ただし，この設定法は病因（関連）物質の除去を目的に作成されたものであり，凝固因子の補充を目的とした場合にはプロトロンビン時間やヘパプラスチンテストを指標に適宜調整する

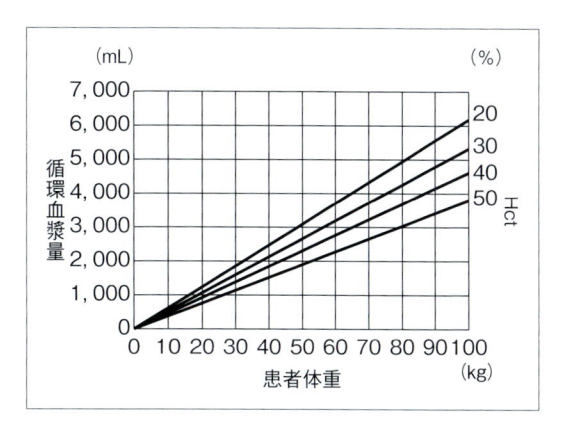

■図III-11-5　PEにおける循環血漿量設定早見表
（江口 圭：日本アフェレシス学会雑誌，26：p.36-47，2007より改変）

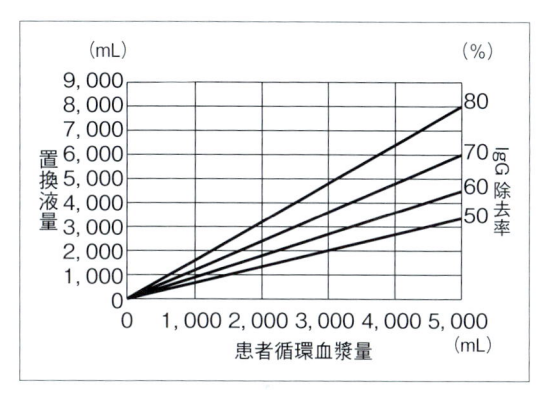

■図III-11-6　PEにおける置換液量設定早見表
（江口 圭：日本アフェレシス学会雑誌，26：p.36-47，2007より改変）

必要がある．

❺ 治　療

まず，バスキュラーアクセスへ接続し，血液ポンプ速度（血液流量）は50〜150mL/分に設定し，血漿分離速度は最大でも血液ポンプ速度の30％以下で操作する．血流速度は速いほど赤血球の軸集中効果が高まり，血球成分は中空糸中央に集まるため溶血の減少につながるとされている．また，血漿分離速度を上げていくと血液と血漿分離器膜の間に濃い血球成分の層が生じ（赤血球の濃度分極層），さらに血漿流量を上げていくと濃度分極層抵抗が増大し，膜によっては目詰まり・溶血を起こすため，血漿分離速度は血液ポンプ速度の30％以下に設定する必要がある．

治療中TMPの急激な上昇がみられた場合に

は，分離膜内の血液凝固，分離膜細孔の目詰まり，分離膜血漿側の凝固などが考えられる．TMPの値を注視しながら抗凝固薬の量の調節，生理食塩水の注入などで様子を確認し，分離膜血漿側の液面を低く保ち淀みを減らすなどの対策をとる．処理量や血圧の変動にもよるが，通常2～3時間で治療は終了する．

4 施行に伴う合併症

❶ FFP置換に伴う合併症

大量のFFP投与によりアナフィラキシーや蕁麻疹といったアレルギー反応が出現する頻度が比較的高い．

献血血液を原料としているため，未知のウイルスや細菌，原虫などに感染する危険性は否定できない．

FFPには抗凝固薬として血液保存液（ACD液）にクエン酸Naが混入されているため，FFPの大量投与により，クエン酸NaにCaがキレートされ，血中Ca濃度の低下による症状（手指のしびれ，嘔気など）やアシドーシスが生じる可能性がある．

全血400 mL採血由来では，ACD液56 mL，約0.9gのNaが負荷されるため，大量置換により高Na血症および代謝性アルカローシスを起こすことが多い．

FFPの投与中あるいは投与終了6時間以内に急激な肺水腫，低酸素血症，頻脈，低血圧，チアノーゼ，呼吸困難を起こすことがあり，輸血関連急性肺障害 transfusion-related acute lung injuryと呼ばれている．その詳細な機序は解明されていないが，抗白血球抗体との抗原抗体反応により補体が活性化され，好中球が肺の毛細血管に損傷を与えることで発症すると考えられている．

❷ アルブミン製剤置換に伴う合併症

アナフィラキシーなどのアレルギー反応，血圧低下，頭痛，嘔気などがあるが，その発症頻度は低く，また定型リスクは低くFFPと比べると安全性は高い．FFPとは違い，凝固因子の補充が行われないため，活性性の出血がある場合には助長する可能性がある．

❸ 抗凝固薬に伴う合併症

メシル酸ナファモスタットは半減期が短く出血リスクの高い症例に有用だが，ヘパリンに比べてアナフィラキシーの報告が多く，また白血球減少，高K血症などが報告されている．ヘパリンに対するアレルギーも存在するが，頻度は不明．Ⅰ型アレルギーのほかに，ヘパリン起因性血小板減少症（HIT）が知られている．

2 二重膜濾過血漿交換療法

1 基本原理

DFPPは，PEから派生して誕生した治療法である．PEはDFPPを使用する場合，血漿成分をすべて交換するため，かなり高額になるほか，アレルギー反応やウイルス感染の危険性も無視できない．

このような背景から，これらを改善するためにAgishiらは1980年にDFPPを開発した[3]．DFPPは血漿を2段階に処理してアルブミンを体内へ戻し，置換液を少量にした治療法である[4]．

体外循環された血液は，図Ⅲ-11-7，8に示したように，まず血漿分離器により赤血球などの血球成分と血漿成分に分離される．この分離された血漿を，同一回路内で血漿分離器よりさらに孔径の小さい血漿成分分画器で病因蛋白を含むグロブリン分画と患者にとって有用なアルブミン分画とに分離し，前者を廃棄，後者を患者へ還流させる方法がDFPPである．その他，各物質の分子量と血液浄化療法の関係については図Ⅲ-11-9[5]に示す．

2 保険適用疾患

DFPPの保険適用疾患（表Ⅲ-11-2）に関しては，PEとほとんど同じであるが，劇症肝炎，術後肝不全（急性肝炎），血友病，薬物中毒，中毒性表皮壊死症（TEN），Stevens-Johnson症候群に対し保険適用はない．しかし，慢性C型ウイ

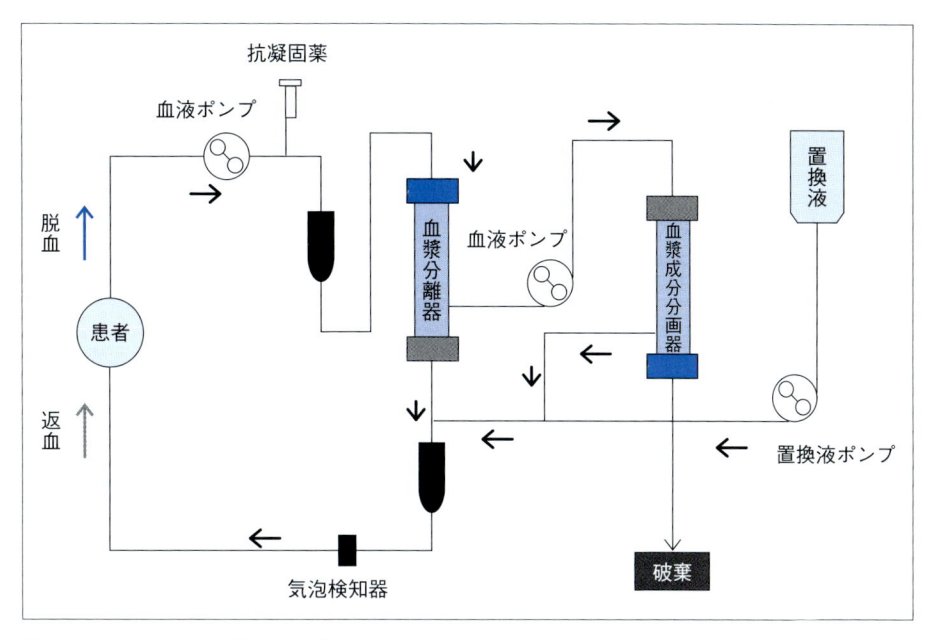

■ 図 III-11-7　二重膜濾過血漿交換の回路図

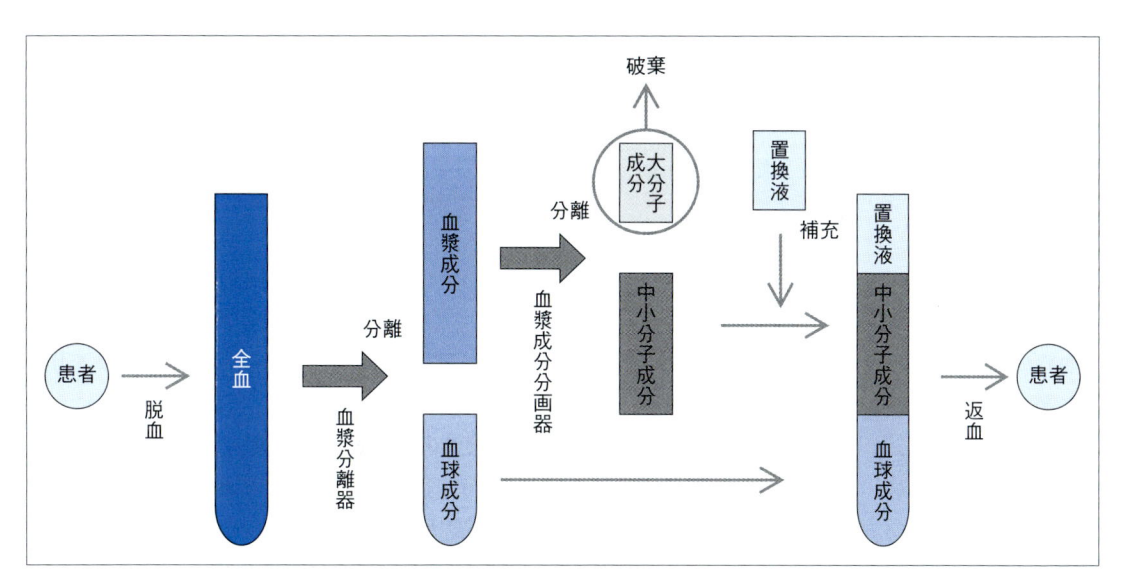

■ 図 III-11-8　二重膜濾過血漿交換療法のイメージ

ルスのジェノタイプⅡ（1b）型に対しては，IFN療法にDFPPを併用する治療法が2008年4月に保険認可されている．

3　実際の施行方法

❶ バスキュラーアクセス，血漿分離器
PEと同様．

❷ 血漿成分分画器
血漿分離器により分離された血漿成分は血漿成分分画器によってさらに濾過される．血漿成分分画器はエチレン・ビニルアルコール共重合体を素材とする中空糸膜からなり，膜面積が1.0または2.0 m²，中空糸内径が175 μm，膜厚が40 μmであり，平均孔径は10 nm（0.01 μm）〜30 nm

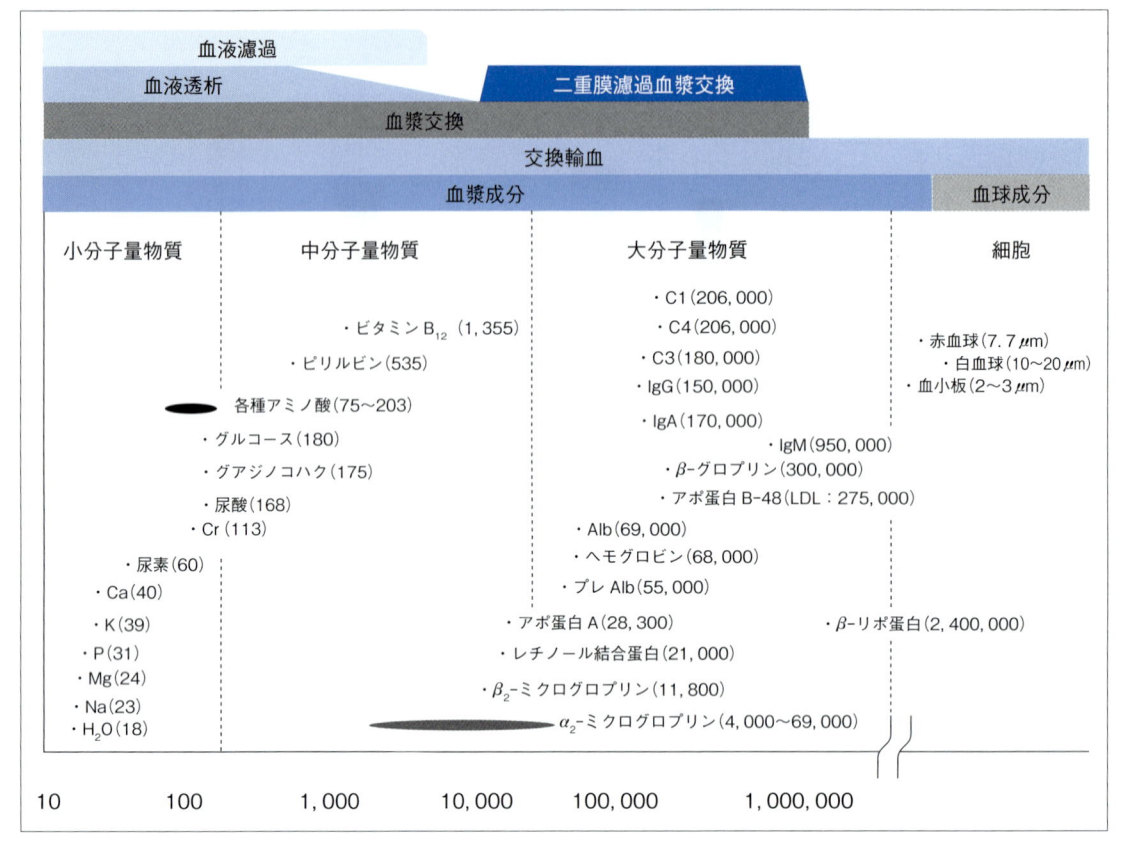

■ 図Ⅲ-11-9　各物質の分子量と血液浄化療法
（太田和夫・峰島三千男・金子岩和：血液浄化療法ハンドブック改訂第3版．透析療法合同専門委員会 編著, p.6-7, 協同医書出版, 2004 より改変）

（0.03 μm）を有する．

血漿成分分画器の種類によって分画特性が異なることから，除去目的とする病因（関連）物質の分子サイズによって適切な血漿成分分画器を選択する必要がある．病因（関連）物質を含む分画（IgG, IgA, IgM, C3, C4, フィブリノーゲン，LDLなど）と，可能な限り体内へ戻すことが望ましい物質であるアルブミンにふるい分けされ，アルブミンをなるべく破棄せずに病因物質を破棄できるような細孔径を持った2次膜の選択が必要となる．

❸ 抗凝固薬の選択

PE同様に一般的にはヘパリンを使用する．使用量はPEと同様であるが，DFPPでは体外循環時間が長くなるため，抗凝固薬の量が適切であるかACTを適宜測定し，ACT 180～220秒程度に調整する必要がある．出血傾向がある場合には低分子ヘパリンやメシル酸ナファモスタットを用いることが望ましい．

❹ 置換液の選択と置換液量

DFPPでは置換液としてアルブミンが使用される．FFPと比べると感染症のリスクは少なく，アルブミンには抗原となりうる種々の蛋白成分が含まれないため，アレルギー反応が起こりにくい．アルブミン製剤の濃度は5～7%程度のアルブミン加乳酸リンゲル液として用いることが一般的である．

1回の治療の目標血漿処理量は2,000～4,000 mLを目安とし，その20%程度である400～800 mL程度の血漿を破棄し同量の置換液を補充する．

IgGの除去率により細かく置換液量を検討する

表 III-11-2　二重膜濾過血漿交換の保険適用疾患

疾患名	実施回数（保険適用内）
全身性エリテマトーデス	月4回
悪性リウマチ	週1回
重症筋無力症	月7回，3月/年（発症5年以内）
Guillain-Barré症候群	月7回，3月/年（Hughes重症度分類4度以上）
家族性高コレステロール血症	週1回/維持療法
閉塞性動脈硬化症	3ヵ月間に10回
巣状糸球体硬化症	3ヵ月間に12回
マクログロブリン血症	週1回，3月/年
多発性骨髄腫	週1回，3月/年
血栓性血小板減少性紫斑病	週3回，3月/年
溶血性尿毒症症候群	週3回，3月/年
重度血液型不適合妊娠	回数制限なし
天疱瘡	週2回，3月/年（重症例は＋3ヵ月）
類天疱瘡	週2回，3月/年（重症例は＋3ヵ月）
同種腎移植	術前4回，術後2回
多発性硬化症	月7回，3月/年
慢性炎症性脱髄性多発根神経炎	月7回，3月/年
慢性C型ウイルス肝炎	ジェノタイプⅡ（1b）型 IFN療法併用

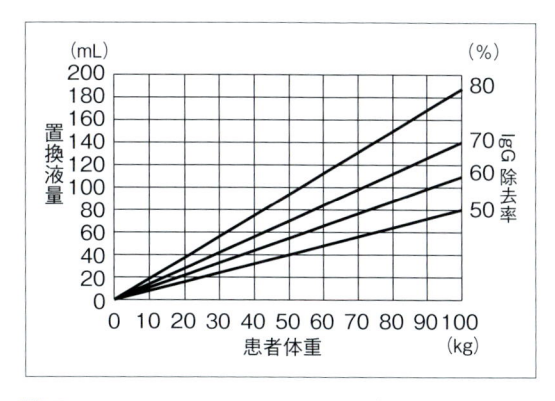

図 III-11-10　DFPPにおける置換液量設定早見表
(江口 圭：日本アフェレシス学会雑誌，26：p.36-47, 2007より改変)

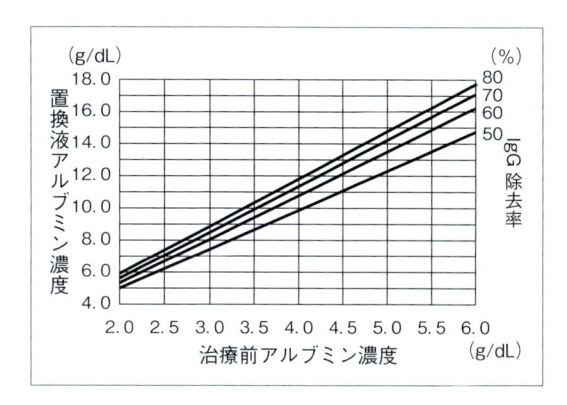

図 III-11-11　DFPPにおける置換液アルブミン濃度設定早見表
(江口 圭：日本アフェレシス学会雑誌，26：p.36-47, 2007より改変)

場合は，血液濃縮の影響を考慮したHct補正IgG除去率と体重当たりの置換液量との関係を江口ら[2]が臨床データから求めた図を参考に求めることができる（図III-11-10, 11）．図III-11-10はIgG除去率別に体重から置換液量を求める早見図であり，図III-11-11はIgG除去率別に治療前アルブミン濃度から置換液アルブミン濃度を求める早見図である．ただし，この設定法は限られた血漿成分分画器と操作条件の上に成り立っており，応用範囲の狭さが問題として残る．

❺ 治　療

血液流量は回路内の凝血を避けるために，50 mL/分以上である必要がある．実際には血液流量50～150 mL/分で施行し，1次膜（血漿分離器）での血漿濾過流量は患者Hct値によるが，血液流量の20～30％程度で行う．2次膜（血漿成分分画器）は1次膜濾過量の80％を濾過し，残りの20％程度はドレーン廃液とし，等量の置換液を補充する．

4 施行に伴う合併症

❶ アレルギー，アナフィラキシー

頻度は0.1％未満と非常にまれではあるが，アルブミン製剤によるアナフィラキシー（様）反応が報告されている．多くの場合，治療開始10分以内に発現する．また，ヘパリン，メシル酸ナファモスタットに対するアレルギー反応についてはPEと同様に起こりうる．

❷ 膠質浸透圧の低下

置換液のアルブミン量を調整しても場合によってはアルブミン喪失から膠質浸透圧が低下し，血圧低下につながることがある．

3 Perspective

体内からさまざまな物質を除去するために血漿交換療法が行われている．除去したい物質が特定できている場合には，より特異的な血漿交換療法が選択できる．DFPPの応用としてクリオフィルトレーションなども行うことがある．しかし未知の物質を除去しなければならない場合，単純血漿交換療法が最も効果的である．

今後もさまざまな物質の物理的特性，生物学的特性を生かした膜が開発されることにより特異的でかつ患者負担の少ない治療法が提供できるようになると思われる．

〔山本有一郎，平和伸仁〕

《文献》

1) 日本アイ・ビー・エム：IBM2997 血液成分分離装置操作員の手引き．
2) 江口 圭：置換液の使用方法と至適濃度設定法．日本アフェレシス学会雑誌，26：36-47, 2007.
3) Agishi T, et al.: Double filtration plasamapheresis. Trans Am Soc Artif Intern Organs, 26：406-409, 1980.
4) 峰島三千男：二重膜濾過血漿交換について．日本アフェレシス学会雑誌，13：22-24, 1994.
5) 金子岩和：血液浄化療法ハンドブック改訂第3版．透析療法合同専門委員会 編，p.6-7, 協同医書出版，2004.

12 免疫吸着療法

免疫吸着療法（IAPP）は図 III-12-1 に示したように血漿交換療法（PP）の一種で，血漿吸着療法（PA）の中の1つに分類される．基本的には単純血漿交換療法（PE）や二重膜濾過血漿交換療法（DFPP）と同様に，全血を血球成分と血漿成分に分けるところから始まる．PA は，この分離した血漿に存在する病因関連物質を選択的あるいは特異的に吸着する素材（吸着材）を用いることにより除去し，再び体内へ戻す方法である．

このため PE や DFPP と違い，置換液をまったく必要としないことが大きな特徴である．後述では，IAPP の特徴，方法，保険適用疾患などについて述べる．

1 免疫吸着療法の基本原理

IAPP は免疫性神経疾患や自己免疫疾患に対し，自己抗体除去を目的に行われる．図 III-12-2，図 III-12-3 に示したように，脱血した患者の全血を血漿分離器で血球成分と血漿成分に分離する．分離した血球成分はそのまま返血し，血漿成分は血漿ポンプにより吸着器へ導いたあと返血する．

2 保険適用疾患

現在，IAPP の保険適用となっている疾患は，全身性エリテマトーデス（SLE），関節リウマチ（RA），重症筋無力症，Guillain-Barré 症候群，多発性硬化症，慢性炎症性脱髄性多発根神経炎の6疾患である（表 III-12-1）．

3 免疫吸着療法の実際

1 バスキュラーアクセス

セレソーブ®（カネカ）使用の際，血漿分離ポンプ流量は血液ポンプ流量の 30% 以下，かつ 15～35 mL/分に設定するため，50～100 mL/分程度の血液流量が確保できればよい．

イムソーバ PH-350®，イムソーバ TR-350®（旭化成メディカル）使用の際は，血漿分離ポンプ流量は血液ポンプ流量の 30% 以下，かつ 20 mL/分以下に設定する必要がある．50～100 mL/分程度の血液流量がコンスタントに確保できればよい．

セレソーブ®，イムソーバ® ともに確実に一定量の血流を確保するためには，内シャントなどのブラッドアクセスがなければ，基本的には PE や DFPP と同様に，カテーテル法を用いるのが望ましい．

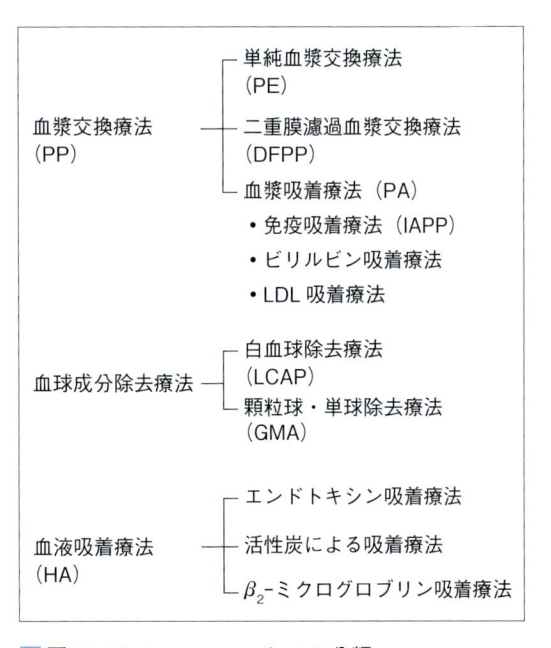

■ 図 III-12-1　アフェレシスの分類

■ III. 透析・血液浄化療法

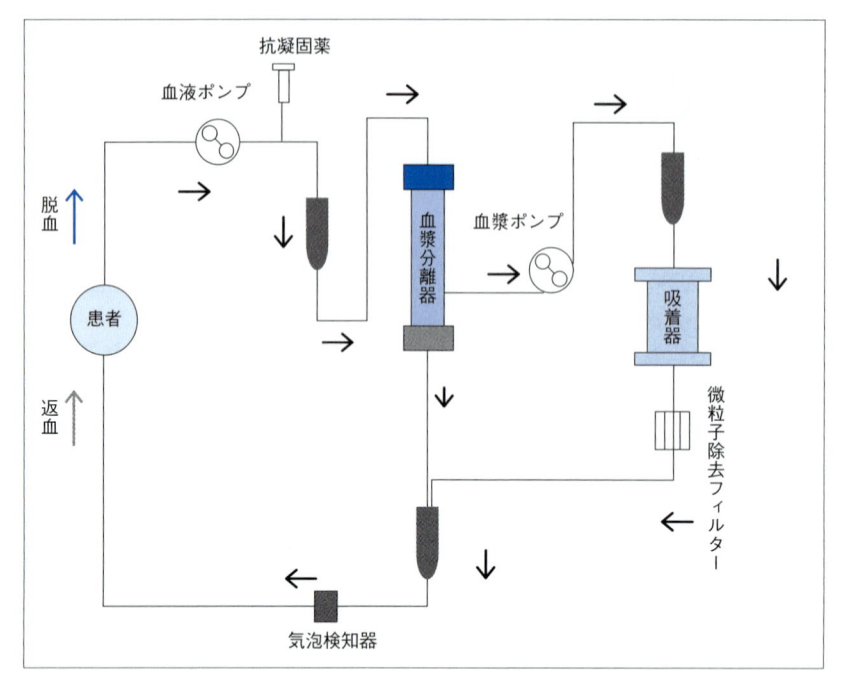

■図 III-12-2　血漿吸着の回路図

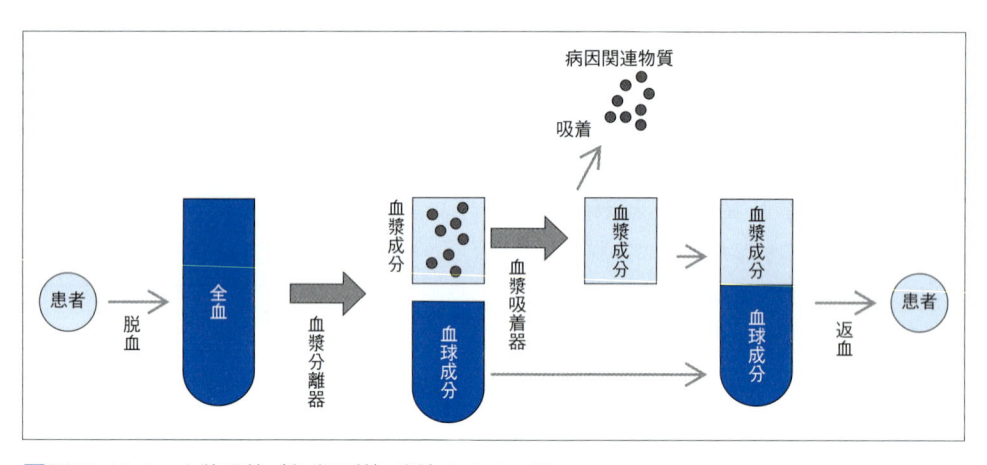

■図 III-12-3　血漿吸着（免疫吸着）療法のイメージ

2 ｜ 血漿分離器

PE と同様．

3 ｜ 血漿吸着器

現在わが国で市販されているのは，イムソーバ PH-350®，イムソーバ TR-350®，セレソーブ®の 3 種類のみである（表 III-12-2）．

セレソーブ®はデキストラン硫酸をリガンドとし，静電結合により陽性に荷電している抗カルジオリピン抗体，抗 DNA 抗体，免疫複合体を吸着する．

イムソーバ®は主に疎水結合（一部は静電結合）により吸着する（図 III-12-4）．多孔質ポリビニルアルコールにトリプトファンを固定したものがイムソーバ TR-350®，フェニルアラニンを固定したものがイムソーバ PH-350® である．

イムソーバ TR-350® は，抗アセチルコリンレ

■ 表 III-12-1　免疫吸着療法の保険適用疾患

疾患名	免疫吸着 PH	免疫吸着 TR	免疫吸着 セレソーブ®	実施回数（保険適用内）
全身性エリテマトーデス	○		○	月4回
関節リウマチ	○			週1回
重症筋無力症		○		月7回，3月/年（発症5年以内）
Guillain-Barré 症候群	○	○		月7回，3月/年
多発性硬化症	○	○		月7回，3月/年
慢性炎症性脱髄性多発根神経炎	○	○		月7回，3月/年

PH：イムソーバ PH-350®　　TR：イムソーバ TR-350®

■ 表 III-12-2　各吸着器の特徴

品　名	吸着様式	リガンド	吸着物質
イムソーバ TR-350®	疎水結合	トリプトファン	抗アセチルコリンレセプター抗体 自己抗体
イムソーバ PH-350®	疎水結合	フェニルアラニン	リウマチ因子，免疫複合体 抗 DNA 抗体
セレソーブ®	静電結合	デキストラン硫酸	抗カルジオリピン抗体 抗 DNA 抗体，免疫複合体

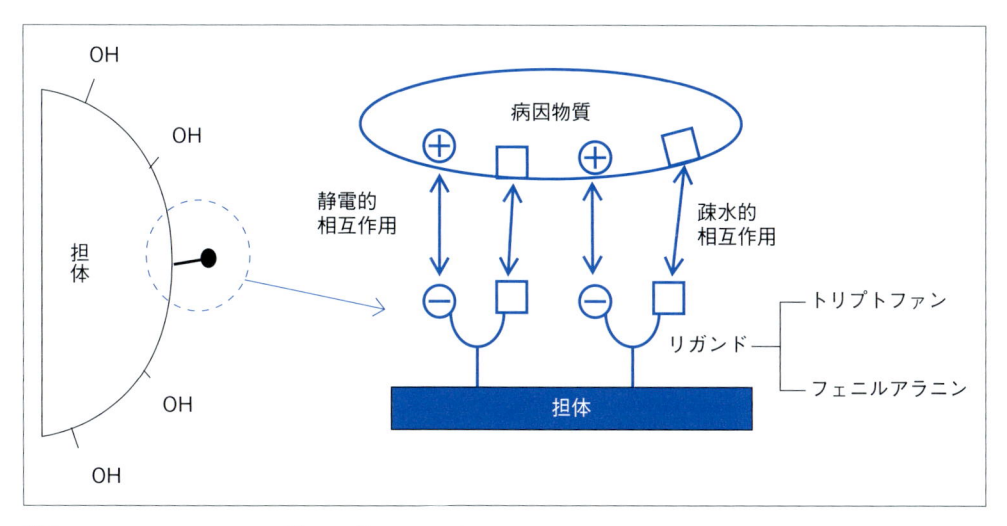

■ 図 III-12-4　イムソーバ®の吸着メカニズム
（平田篤子ほか：日本アフェレシス学会雑誌，19：p.75-80, 2000 より改変）

セプター抗体の親和性がイムソーバ PH-350® より高く，また，フィブリノーゲンの吸着能も高い[1]．イムソーバ TR-350® は免疫性神経疾患に用いられ，PE と同等の抗体除去が可能で，かつ血液製剤を用いずにすむため，これを用いた血漿吸着を行うことが多い[2]．

一方，イムソーバ PH-350® は免疫複合体，リウマチ因子，抗 DNA 抗体を効率よく吸収するため，自己免疫疾患である RA や SLE に使用される．また，保険適用外ではあるが，イムソーバ

TR-350®の類天疱瘡や抗心筋抗体陽性の拡張型心筋症に対する有効性[3,4]が報告されている．

4 抗凝固薬の選択

抗凝固薬はヘパリン，メシル酸ナファモスタットなどが用いられる．血漿吸着では血漿吸着器側回路で体外循環時間が長くなるので，適宜ACT測定を行う必要がある．

ヘパリンの使用単位は初回1,000～2,000 U，持続1,000～1,500 U/時を用いる．メシル酸ナファモスタットを用いる場合は，プライミング20～30 mg，持続20～50 mg/時として適宜増減する．

5 治 療

イムソーバ®を用いる場合は，血漿処理量2.0 L程度で，血液流量にとくに決まりはないが，血漿分離ポンプ流量は血液ポンプ流量の30％以下，かつ20 mL/分以下に設定する．

セレソーブ®を用いる場合は，血漿処理量3.5～4.5 Lで，血液流量にとくに決まりはないが，血漿分離ポンプ流量は血液ポンプ流量の30％以下，かつ15～35 mL/分に設定する．

4 免疫吸着施行に伴う合併症

1 ブラジキニンの発生

イムソーバ®やセレソーブ®は陰性荷電部位が存在するため，血漿との相互作用で補体の活性化や，それに伴うブラジキニンの産生を伴う．一方，ACE阻害薬はブラジキニンの分解作用があるキマーゼを阻害するため，ブラジキニンの体内蓄積が起こる．ブラジキニンは血管透過性を亢進させる作用を有するために，顔面紅潮，血圧低下，腹痛，消化器症状などを呈することが知られている．このため，IAPP時にはACE阻害薬の服用は禁忌とされている[5]．

2 補体の脱離

イムソーバTR-350®では血漿処理量が1.5 Lを超えると，イムソーバTR-350®に吸着された補体C5aが脱離し，体内に戻る可能性が報告されている．C5aが大量に体内に戻るとアナフィラキシーショックの発生が懸念されるため，注意が必要である．

3 ヘパリン，メシル酸ナファモスタットに伴うアレルギー

PE，DFPPと同様．

5 Perspective

免疫吸着療法は主に神経-筋疾患および膠原病が対象となる．イムソーバ®もセレソーブ®も必ずしも原因物質を特異的に吸着できるわけではない．特異的な抗体あるいはリガンドを有する吸着膜が開発されると効果が高まることが期待できる．免疫吸着療法はまだまだ開発の余地のある分野である．各製造メーカーの開発に期待したい．

〔山本有一郎，平和伸仁〕

《文 献》

1) 平田篤子ほか：血漿吸着材イムソーバPH，TR，プラソーバBRの原理と性能．日本アフェレシス学会雑誌，19：75-80，2000．
2) 渋谷統壽：神経疾患．アフェレシスマニュアル―血漿浄化による難治疾患の治療 クリニカルエンジニアリング別冊，日本アフェレシス学会 編，p.182-201，秀潤社，1999．
3) 中島喜美子ほか：自己免疫性水疱症に対する免疫吸着療法．日本アフェレシス学会雑誌，27：122-127，2008．
4) 森田弘之ほか：拡張型心筋症に対して免疫吸着療法が著効を示した1例．日本アフェレシス学会雑誌，28：167-170，2009．
5) 旭化成クラレメディカル株式会社：イムソーバTR添付文書（改訂第5版），2008年11月25日．

13 白血球系細胞除去療法

単純血漿交換療法（PE），二重膜濾過血漿交換療法（DFPP），免疫吸着療法（IAPP）の治療のターゲットが血漿成分であったのに対して，血球成分除去療法 cytapheresis（白血球系細胞除去療法：LRT）は，文字どおり血球成分を治療のターゲットとする治療法である．

血球成分除去療法は，血漿交換のように血球成分と血漿成分に分離する必要はなく，患者の全血を専用のカラムに通過・吸着させるだけであり，セルロースビーズもしくはフィルターによる吸着・除去が行われる．本項ではそれぞれの特徴，作用機序，治療法および効果についてまとめる．

1 白血球系細胞除去療法の種類

LRT は，潰瘍性大腸炎（UC）や Crohn 病（CD）などの炎症性腸疾患（IBD）や関節リウマチ（RA）に対する有効性が国内外で多数報告されている治療で，体外循環により患者の末梢血液中から血球成分を分離・除去することにより，血球の機能変化をもたらす治療法である．

UC などの病因は不明ではあるが，遺伝的素因に環境因子が免疫細胞を活性化させることで，TNF-α や IL-6 などの炎症性サイトカインが過剰に産生され，粘膜障害因子となりうると考えられている[1]．LRT は，この異常に活性化した免疫細胞の抑制，または除去を目的として開発された治療法である．

LRT は現在主に，白血球除去療法（LCAP）と顆粒球・単球除去療法（GMA）に大別され，それぞれ適応疾患により使い分けられている．

2 保険適用疾患

現在のところ，LCAP は UC および RA に，GMA は UC および CD に保険適用がある（表 III-13-1）．

保険適用ではないが，前述以外のさまざまな疾患（SLE，壊疽性膿皮症，Behçet 病など）についても有効性が報告されている．

3 白血球除去療法

LCAP は，血球細胞除去用浄化器であるセルソーバ®E（旭化成メディカル）を用いた血液浄化療法で，患者からブラッドアクセスにより取り出した血液をセルソーバ®E に通過させ，血液中の活性化した白血球や血小板を取り除き，血液を体内に戻す治療法である．

1 セルソーバ®E の構造

セルソーバ®E の構造は，長方形のポリエチレ

■表 III-13-1　白血球系細胞除去療法の保険適用疾患

疾患名	LCAP	GMA	実施回数（保険適用内）
潰瘍性大腸炎	○	○	一連につき 10 回が限度．ただし劇症患者については 11 回が限度
Crohn 病		○	1 クールについて週 1 回を限度として 5 週間に限る．一連の治療につき 2 クールを限度とする
関節リウマチ	○		一連につき 1 クールが限度．1 クールにつき週 1 回を限度として 5 週間に限る
膿疱性乾癬		○	〃

※ LCAP は潰瘍性大腸炎にはセルソーバ®E，関節リウマチにはセルソーバ®CS-100 またはセルソーバ®CS-180S を用いる．GMA ではアダカラム®（JIMRO）を使用する．

ンテレフタラート不織布をロール状に巻き，両端を固定および密閉した円筒状にしたカラムである．円筒の内側には，メインフィルターとして繊維径 0.8〜2.8 μm の不織布が使用されており，その外側には，プレフィルターとして繊維径 10〜40 μm の不織布層を有している．

セルソーバ®E を用いて体外循環をする際には，あらかじめカラム内を生理食塩水により洗浄し，さらに抗凝固薬を添加した生理食塩水で回路内を置換する．

各血球除去率の変化は，白血球除去率が顆粒球と単球は治療終了時までにほぼ100%であったのに対し，リンパ球の除去率は経時的な低下を示す[2]．ポリエチレンテレフタラート不織布への白血球吸着の原理は，ふるいによるものと異物に対する白血球自体の粘着性によるものと考えられており，顆粒球とリンパ球を比較すると顆粒球のほうがサイズが大きく，また粘着特性も高いため除去されやすい．

また，セルソーバ®E は白血球のみを吸着するのではなく，血小板に対しても高い除去性能を示す．

2 白血球除去療法の作用メカニズム

LCAP は前述したように，体外循環により取り出した血液を血球細胞除去用浄化器セルソーバに通過させ，血液中の活性化した白血球や血小板を取り除き，血液を再び体内に戻す方法である（図III-13-1，2[3]）．白血球や血小板の中には，炎症を誘発する原因となる細胞が含まれており，それらの除去による治療効果を期待した療法である．その作用メカニズムについては現在，以下のように考えられている．

❶ 炎症関連細胞の除去

IBD の炎症の持続には，メモリ T 細胞が関与すると考えられている[4]．LCAP 後にメモリ T 細胞が減少することは報告されており[5,6]，また LCAP により，TNF-α や IL-12 などの炎症性サイトカインを産生する単球（CD14^{dull}CD16$^+$）の

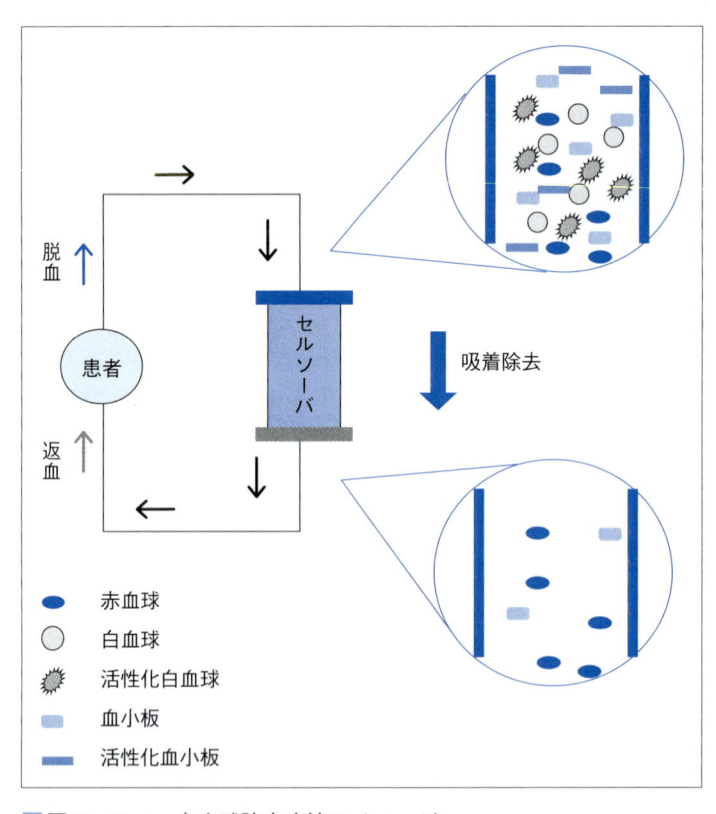

■ 図III-13-1 白血球除去療法のイメージ

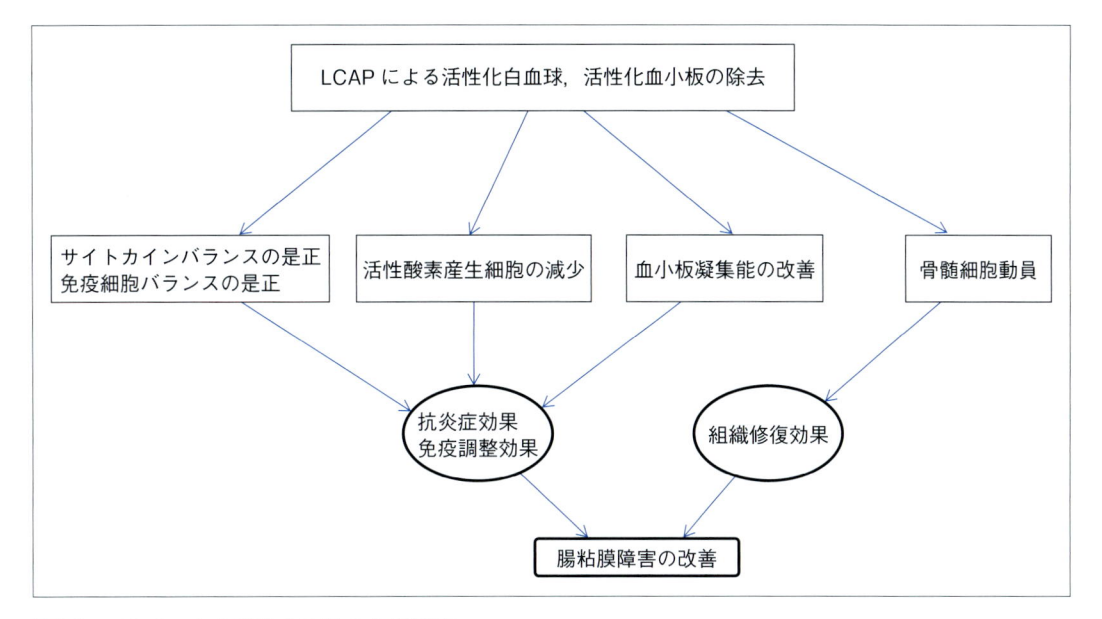

■図Ⅲ-13-2　白血球除去療法の作用機序

(井上秀俊ほか：日本アフェレシス学会雑誌，30：p.33-38，2011 より改変)

選択的除去作用についても報告されている．

❷ 炎症性サイトカイン産生能の低下

炎症性サイトカインで刺激した UC 患者の末梢単核球では，LCAP 後に炎症性サイトカインの産生能が低下すること[7~9]，炎症性サイトカインの産生を増強することが知られている TLR-4 の活性化の低下が報告されている[10,11]．

❸ 抗炎症性サイトカイン産生能の増加

セルソーバ E® を通過したリンパ球は，抗炎症性サイトカインである IL-4，IL-10 の産生能が増加することが報告されている[12,13]．

❹ 免疫細胞バランス是正

LCAP の前後で Th1 優位の状態の改善が認められ，免疫反応の過剰な抑制に関与するとされている制御性 T 細胞の割合が上昇することが報告されている．このように LCAP によって免疫細胞バランスが是正されていると考えられる．

❺ 活性化血小板の除去

活性化血小板はさまざまな因子を分泌し，免疫反応や炎症反応に影響を及ぼすが，UC 患者ではこの活性化血小板が増加している．血小板の活性化マーカーである CD62-P や CD63 を発現している血小板の割合が，LCAP 後にレスポンダー群で有意に低下したことが報告されている[14]．また LCAP により UC 活動期に高率に認められる血小板凝集能の亢進が正常化するとともに，IBD を有する患者で増加することが知られている末梢血中の血小板由来マイクロパーティクル[15]が有意に減少し，LCAP により血小板の活性化が改善することが報告されている[16]．

❻ 活性酸素の産生抑制

UC 患者の末梢血中の顆粒球の活性酸素産生能は亢進していることが知られているが，LCAP によりこの活性酸素産生能を有する顆粒球が減少することが報告されている[13]．

また，前述した活性化血小板も白血球に作用して活性酸素産生能を高めることが示されているが[17]，LCAP 後は活性化血小板数は減少するため，間接的に活性酸素を抑制すると考えられる．

❼ overshoot 現象

LCAP の開始直後，末梢白血球は一時的に減少するが，施行後半にかけて増加し，終了時にはピークを迎える「overshoot 現象」が観察される．その後，徐々に LCAP 開始時まで回復するが，増加する白血球には幼弱な顆粒球が含まれていることや，骨髄由来の細胞が増加していることから，

骨髄の血液プールから幼弱な細胞が動員されていることが示唆されている[18,19]．このヒト骨髄由来細胞は，腸管上皮の再生に関与するとされている．

3 LCAP処理量の検討

標準的なLCAPとしては1回の処理量は3,000 ccで，この量は体内血液量の約半分にあたる．1回のLCAPにより約 $6.6×10^9$ 個の白血球が除去され，この処理量によるLCAPは難治性UCの約7割に効果を発揮するとされている．活動期のUC患者では，血小板の活性化および過凝固状態から3,000 ccの処理量に到達するためにカラムが目詰まりを起こしてしまうケースは少なくない．

LCAP中の末梢血白血球の経時的な推移を調べた結果では，1,500 ccの血液処理により十分な白血球の低下が起こることが示されており[19]，最近の安藤らの報告では，1,500 cc処理量のLCAPでも十分な臨床効果を発揮しうる可能性を示している[20]．しかし，まだ症例数が少なく，今後さらなる検討が必要である．

4 顆粒球・単球除去療法

GMAは左右の肘静脈などを利用して，一方の肘静脈から脱血された血液を抗凝固薬を用いてもう一方の肘静脈に返血する体外循環法であり，治療には直径約2 mmの酢酸セルロースビーズが充填されたアダカラム®を用いる．アダカラム®内を血液が還流することで，活動性の高い顆粒球・単球が選択的に吸着される．

1 アダカラム®の構造

アダカラム®には，特殊加工した酢酸セルロース製の直径2 mmのビーズが充填されている．その中を流速30 mL/分で60分間（総処理量1.8 L）血液を還流させる．吸着白血球の選択性はいまだに十分に解明されてはいないが，酢酸セルロースは還流血液中の免疫グロブリン（IgG）や補体の活性化フラグメントであるC3b/C3biを吸着することが示唆されている．

一方，顆粒球・単球にはIgGのFcに対するレセプター（FcγR）や補体レセプター（CR3）が存在するため，アダカラム®内のビーズに吸着しているIgG，C3b/C3biにそれぞれ選択的に吸着・除去されることとなる[21～23]．カラムに流入した白血球数と吸着白血球数を経時的に観察し，吸着率の概算を示した報告[24]によると，顆粒球が65％，単球55％，リンパ球が数％となっている．

2 顆粒球・単球除去療法の作用メカニズム

患者血液がアダカラム®内に到達すると，まず血液中の補体や免疫グロブリンがビーズ表面に付着する．次に，それらに対するレセプターを持つ顆粒球・単球が吸着される仕組みである（図III-13-3）．

顆粒球の成人1日当たりの平均造血数は1,200億個とされており，GMAは顆粒球・単球表面にあるFcレセプターおよび補体レセプターなどを介して選択的にこれらの細胞群を吸着・除去すると同時に，これらの白血球機能を修飾する．通常の処置であれば1.8 Lの血液が処理され，100億個前後の顆粒球が除去もしくは接着分子のL-selectionを失い，末梢循環に戻っていく．以下にGMAのメカニズムを分類する．

❶ L-selectionの減少

L-selectionとは，顆粒球の膜に存在する蛋白で，炎症組織に浸潤する最初の過程として回転（rolling）を行う際に利用する代表的な接着分子である（図III-13-4[25]）．アダカラム®通過後には，このL-selectionの一種であるLECAM-1の発現の有意な低下が示されている．

❷ MAC-1の増加

動物実験上では，内皮細胞への接着に必要な補体レセプターであるMAC-1の増加が示されている[26]．このようにLECAM-1減少，MAC-1増加状態の表面形質を示す顆粒球は，血管外遊出能がきわめて低いことが報告されている[27]．

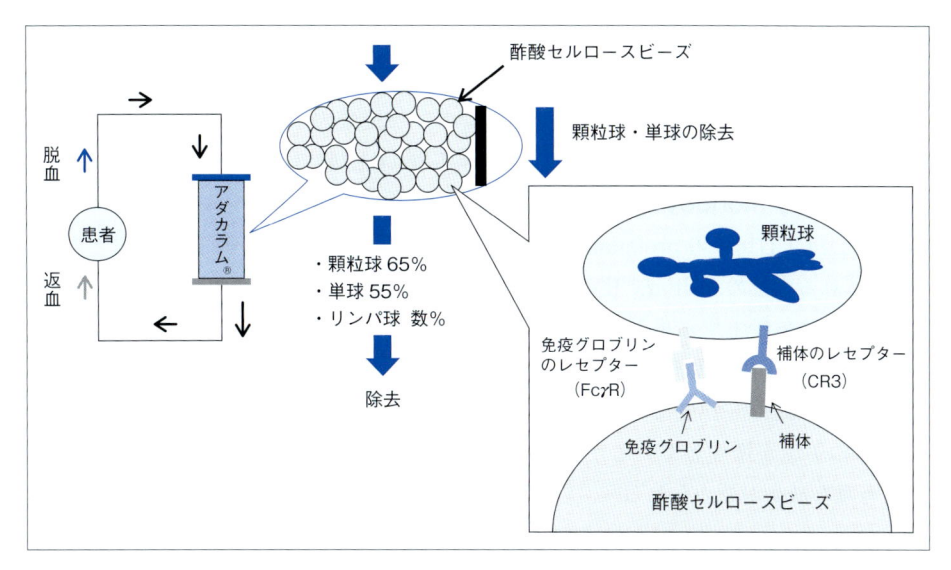

■図 III-13-3　顆粒球・単球除去療法のイメージ

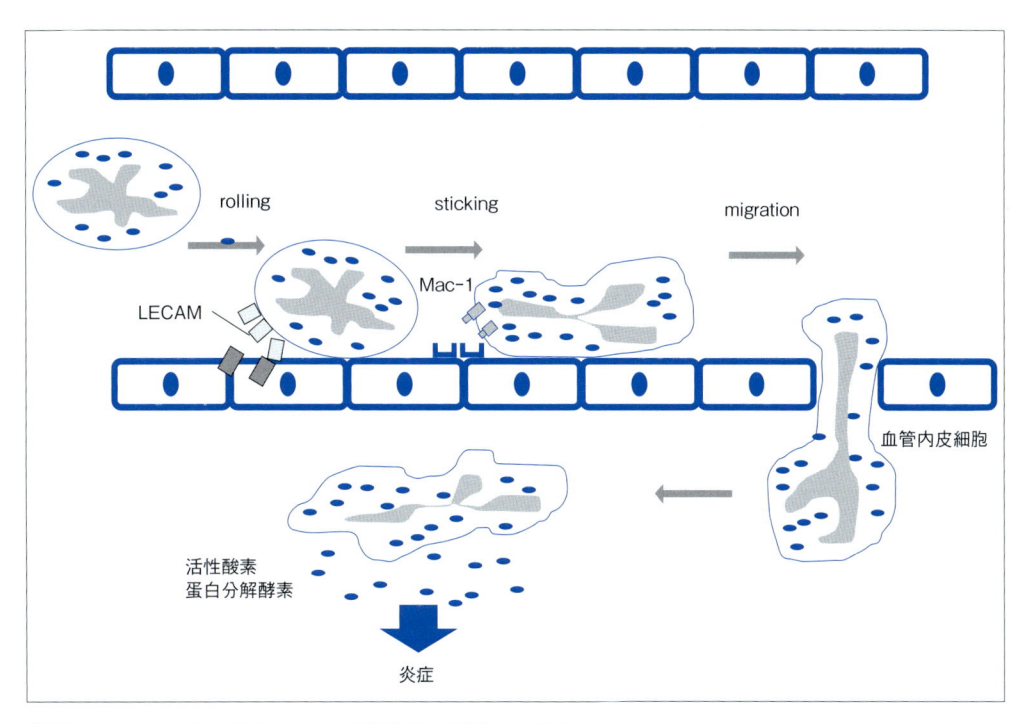

■図 III-13-4　炎症反応における顆粒球の局所への流れ
（花井洋行ほか：日本アフェレシス学会雑誌, 28：p.21-30, 2009 より改変）

❸ 顆粒球のアポトーシス

　L-selection の低下した顆粒球はアポトーシスに向かうことが知られており，1時間の GMA により，1日に造血される顆粒球の約1割が一挙に消失する．このアポトーシスを起こした好中球や白血球を貪食した単球/マクロファージなどは，TNF-α，IL-β，IL-8 などの炎症性サイトカイン産生能を低下させることが報告されている[28, 29]．

❹ 抗炎症性サイトカインの増加

　アダカラム® 通過後，抗炎症性サイトカインで

181

あるIL-10, IL-1raが有意に増加することが報告されており[30], 血漿中の可溶性TNF-αレセプターI, IIなどの抗炎症サイトカインなどのup regulationが認められている[31].

❺ proinflammatory monocyteの減少

単球にはCD14⁺CD16⁺のproinflammatory monocyteと呼ばれる大量のTNF-α, IL-1などの炎症性サイトカインを産生する単球があり, 通常, 全単球の数%から10%程度を占めているが, 強い炎症の際には30%程度まで増加する. IBD患者ではこの単球が増加しているが, GMAの実施前後で有意な減少が認められる[32].

5 白血球系細胞除去療法の実際

❶ バスキュラーアクセス

LCAPに必要な血液流量は30〜50 mL/分, GMAに必要な血液流量は30 mL/分なので, 通常は表在静脈が選択される. しかし高度の脱水を認める場合には脱血が不良となることが多く, 中心静脈の穿刺が必要となる場合もある. 脱血, 返血は再循環防止のため, 左右の腕それぞれで静脈確保することが好ましい.

❷ 血球除去関連機器

LCAPに対してはセルソーバを用いる. セルソーバはフィルターを用いて, 顆粒球と単球をほぼ100%, リンパ球と血小板を30〜60%吸着・除去する. 一方GMAでは, アダカラム®を用いる. ビーズ吸着材を用いて顆粒球・単球を60%選択的に吸着・除去することが可能である.

❸ 抗凝固薬の選択

消化管出血の合併症を認める場合も多いため, 抗凝固薬は一般的にはメシル酸ナファモスタットを用いる.

LCAPでは, メシル酸ナファモスタット50 mg加生理食塩水500 mLを輸液ポンプを用い, 血液ポンプ流量の12%で定率注入, もしくは持続投与360 mL/時で適宜増減が推奨されている.

一方GMAではメシル酸ナファモスタットを用いる場合は, 30 mg/時を基本量として適宜増減し, ヘパリンを用いる場合は初回投与は1,000 U, 持続は500 U/時程度で適宜増減する.

❹ 治療

LCAPは, 治療開始時には血液ポンプ流量は30 mL/分とし, 治療開始10分以降は症状に留意して最大50 mL/分まで徐々に上げていく. 処理量はUCの場合は2〜3 L, RAの場合は2 L以上(100 mL/kgを推奨している報告あり)で行う.

GMAは, 血液ポンプ流量30 mL/分で行う.

6 白血球系細胞除去療法の副作用

ナファモスタット使用に伴うアレルギー反応, 頭痛, 発熱・悪寒, 貧血などの症状の報告があるが, LCAPでは血小板も吸着されるため, 治療中の血小板低下などに注意が必要である.

7 Perspective

LRTは, ステロイドが効果を示す病態には有効性を示す可能性が高い. また週に1〜2時間の治療であり副作用が少ないので内服薬治療よりもメリットが大きい場合がある. 近年, 血管炎の症例にも効果があることが報告されており, 今後も適応疾患が拡大されることが期待される治療法である.

〔山本有一郎, 平和伸仁〕

《文献》
1) 福田能啓:炎症性腸疾患と白血球除去・吸着療法. 日本アフェレシス学会雑誌, 30:3-7, 2011.
2) 杉 憲祐:潰瘍性大腸炎治療に期待されるフィルタ法白血球除去療法. Bio Clinica, 12:339-342, 1997.
3) 井上秀俊ほか:潰瘍性大腸炎に対する白血球除去療法(LCAP)の作用メカニズム. 日本アフェレシス学会雑誌, 30:33-38, 2011.

4) Hart AL, et al. : Prospective evaluation of intestinal homing memory T cells in ulcerative colitis. Inflamm Bowel Dis 10 : 496-503, 2004.
5) Andoh A, et al. : Leukocyapheresis therapy modulates circulating T cell subsets in patients with ulcerative colitis. Ther Apher Dial, 9 : 270-276, 2005.
6) Kanai T, et al. : Extracorporeal elimination of TNF-alpha-producing CD14 (dull) CD16 (+) monocytes in leukocytapheresis therapy for ulcerative colitis. Inflamm Bowel Dis, 13 : 284-290, 2007.
7) Andoh A, et al. : Suppression of interleukin-1 beta-and tumor necrosis factor-alphainduced inflammatory responses by leukocytapheresis therapy in patients with ulcerative colitis. J Gastroenterol, 39 : 1150-1157, 2004.
8) Yagi Y, et al. : Microarray analysis of leukocytapheresis-induced changes in gene expression patterns of peripheral blood mononuclear cells in patients with ulcerative colitis. Ther Apher Dial, 11 : 331-336, 2007.
9) Mitsuyama K, et al. : Diminished cytokine signaling against bacterial components in mononuclear leucocytes from ulcerative colitis patients after leukocytaphresis. Clin Exp Immunol, 141 : 130-140, 2005.
10) Boehmer ED, et al. : Age dependent decrease in toll-like receptor 4-mediated proinflammatory cytokine production and mitogen-activated protein kinase expression. J Leukoc Biol, 75 : 342-349, 2004.
11) Murphy TJ, et al. : CD4$^+$CD25$^+$ regulatory T cells control innate immune reactively after injury. J Immunol, 174 : 2957-2963, 2005.
12) Noguchi M, et al. : Leukocyte removal filter-passed lymphocytes produce large amounts of interleukin-4 in immunotherapy for inflammatory bowel disease : Role of bystander suppression. Ther Apher Dial, 2 : 109-114, 1998.
13) Hanai H, et al. : Decrease of reactive-oxygen-producing granulocytes and release of IL-10 into the peripheral blood following leukocytapheresis in patients with active ulcerative colitis. World J Gastroenterol, 11 : 3085-3090, 2005.
14) Fukunaga K, et al. : Activated platelets as a possible early marker to predict clinical efficacy of leukocytapheresis in sever ulcerative colitis patients. J Gastroenterol, 41 : 524-532, 2006.
15) Andoh A, et al. : Elevated circulating platelet-derivedmicroparticles in patients with active inflammatory bowel disease. Am J Gastroenterol, 100 : 2042-2048, 2005.
16) Yagi Y, et al. : Modulation of platelet aggregation response by leukocytapheresis therapy in patients with active ulcerative colitis. J Gastroenterol, 41 : 540-546, 2006.
17) Suzuki K, et al. : Activated platelets in ulcerative colitis enhance the production of reactive oxygen species by polymorphonuclear leukocytes. Scand J Gastroenterol, 36 : 1301-1306, 2001.
18) Yamaji K, et al. : Fluctuations in the peripheral blood leukocyte and platelet counts in leukocytapheresis in healthy volunteers. Ther Apher Dial, 6 : 402-412, 2002.
19) Yamaji K, et al. : Fluctuations in perifheral blood leukocyte and platelet counts and leukocyte recruitment with large volume leukocytapheresis in healthy volunteers. Ther Apher Dial, 10 : 396-403, 2006.
20) 安藤 朗ほか：潰瘍性大腸炎に対するLCAPの新たな試み．日本アフェレシス学会雑誌，30：28-32, 2011.
21) Moldovan I, et al. : Regulation of production of soluble Fc gamma receptors type3 in normal and pathological conditions. Immunol Lett, 68 : 125-134, 1999.
22) Myones BL, et al. : Neutrophil and monocyte cell surface P150, 95 has iC3b-receptor (CR4) activity resembling CR3. J Clin Invest, 82 : 640-651, 1998.
23) Saniabadi AR, et al. : Therapeutic leukocytapheresis for inflammatory bowel disease. Transfus Apher Sci, 37 : 191-200, 2007.
24) Ohara M, et al. : Granulocytapheresis in the treatment of patients with rheumatoid arthritis. Artif Organs, 21 : 989-994, 1997.
25) 花井洋行ほか：炎症性腸疾患に対する顆粒球・単球除去療法．日本アフェレシス学会雑誌，28：21-30, 2009.
26) Kashiwagi N, et al. : A role for granulocyte and monocyte apheresis in the treatment of rheumatoid arthritis. Ther Apher Dial, 2 : 134-141, 1998.
27) Jutila MA, et al. : Function and regulation of the neutrophil MEL-14 and MAC-1. J Immunol, 143 : 3318-3324, 1989.
28) Fadok VA, et al. : Macrophages that ingested apoptotic cells in vitro inhibit proinflammatory cytokine production through autocrine/paracrine mechanisms involving TGF-β, PGE2, and PAF. J Clin Invest, 101 : 890-898, 1998.
29) Voll RE, et al. : Immunosuppressive effects of apoptotic cells. Nature, 390 : 350-351, 1997.
30) Hanai H, et al. : Effects of adacolumn selective leukocytapheresis on plasma cytokines during active disease in patients with ulcerative colitis. World J Gastroenterol, 12 : 3393-3399, 2006.
31) Hanai H, et al. : Correlation of serum soluble TNF-α receptors 1, II levels with disease activity in patients with ulcerative colitis. Am J Gastroenterol, 99 : 1532-1538, 2004.
32) Hanai H, et al. : Adsorptive depletion of elevated proinflammatory CD14$^+$CD16$^+$ monocytes in patients with inflammatory bowel disease. Am J Gastroenterol, 103 : 1210-1216, 2008.

14 LDL アフェレシス療法

LDL アフェレシス（LDL-A）は体外循環を利用して，選択的に LDL コレステロール（LDL-C）を血液から除去する治療法である．

1 LDL-A の種類

LDL-A は，直接血液全血から LDL-C を除去する方法と，血漿分離後に LDL-C を除去する方法に大きく分けられる．さらに，LDL-C を除去する機序の違いにより表 III-14-1 のように分類される．また，各種 LDL-A の効率に関する比較を表 III-14-2 に示す．国内で現在施行できるのは，デキストラン硫酸をリガンドとしたリポソーバーシステムと二重濾過膜血漿交換療法（DFPP）である．

■ 表 III-14-1 LDL-A の種類

灌流方式	分類	原理	リガンド	注意点	商品（販売元）	保険適用
血漿	免疫吸着	抗原抗体反応による吸着	抗ヒトアポ B100 ポリクローナルヒツジ抗体	抗ヒツジ IgG 抗体が検出される	LDL-TheraSorb（Miltenyi Biotec）	国内販売なし
	デキストラン硫酸カラム法	静電気的相互作用による吸着	デキストラン硫酸	ブラジキニン産生	リポソーバー（カネカメディックス）	家族性高コレステロール血症 閉塞性動脈硬化症 巣状糸球体硬化症
	ヘパリン体外 LDL 沈殿法	血漿にヘパリンを加えて沈降させ，濾過する		50% フィブリノゲン低下	HELP system（B Braun Medical）	国内販売なし
	二重濾過膜血漿交換療法（DFPP）	二次膜でのふるい分け		ブラジキニン産生は少ない	カスケードフロー，エバフラックス®（旭化成メディカル）	閉塞性動脈硬化症
血液	直接 LDL 吸着法	静電気的相互作用による吸着	ポリアクリル酸		DALI（Fresenius）	国内販売なし
			デキストラン硫酸	ブラジキニン産生	Liposorber D（カネカ）	国内販売なし

■ 表 III-14-2 各種 LDL-A の効率

	リポソーバー（%）	DFPP（%）	LDL-TheraSorb（%）	HELP system（%）	DALI（%）
LDL-C	49〜75	56〜62	62〜69	55〜61	53〜76
HDL-C	4〜17	25〜42	9〜27	5〜17	5〜29
Lp(a)	19〜70	53〜59	51〜71	55〜68	28〜74
中性脂肪	26〜60	37〜49	31〜49	20〜53	29〜40
フィブリノゲン	17〜40	52〜59	15〜21	51〜58	13〜16

（Thompson GR, HEART-UK LDL Apheresis Working Group. : Recommendations for the use of LDL apheresis Atherosclerosis 198, 247-255, 2008 より改変）

2 二重濾過膜血漿交換療法 (DFPP)

DFPPは膜型血漿分離器により血液から血漿を分離し，さらに二次膜である血漿成分分画器で，分別濾過の原理により，リポ蛋白を多く含む分画を除去する方法である．リポ蛋白は分子量が2,400 kDaと，アルブミンの分子量67 kDaと比較し非常に大きな分子のため，大きな孔径の血漿成分分画器を用いれば良好な分別が可能である．

単純血漿交換療法に比べて，HDLコレステロール（HDL-C）の除去率が低く，LDL-C, VLDLコレステロール（VLDL-C）が選択的に除去される．リポソーバーシステムと比較しても表III-14-2に示すように両者間でLDL-Cの除去に差はない．ただし，二次膜でアルブミンが10%，IgGが30%除去される．また，二次膜の膜表面や内部に蛋白質が付着し，透水性や分画性能を経時的に減少させるファウリング現象がみられるため，血漿処理量に限界があるという欠点を有する．

3 リポソーバーシステムの原理

国内で現在広く行われているLDL-Aはリポソーバーシステムである（図III-14-1）．血漿分離膜で血液から血漿を分離した後，血漿を吸着カラムに通す．カラム内には強い陰性荷電を持つデキストラン硫酸基を有する多孔質セルロースビーズがある．陰性荷電を有するデキストラン硫酸と陽性に荷電したLDL-Cのアポ蛋白Bとの間の静電気的相互作用により両者は吸着する．VLDL-CやLp(a)もアポ蛋白Bを有するため除去される．一方，アポ蛋白Aを持つHDLは吸着されない．さらにフィブリノゲンなどの血液凝固因子も吸着される．

リポソーバーシステムは2本の吸着カラムを使用し，1本が飽和状態になると，自動的にもう1本のカラムが作動するようになる．飽和したカラムには高濃度食塩水の賦活液が流れ，結合していたアポ蛋白Bとデキストラン硫酸が解離し，再度デキストラン硫酸が賦活される．したがって，血漿処理量が増加しても，LDL-C除去能の低下は起こらない．

4 リポソーバーシステムの治療の実際と注意点

VAは，HD患者の場合には内シャントを利用する．家族性高コレステロール血症（FH）の患者では長期間行うため内シャントを作成すること

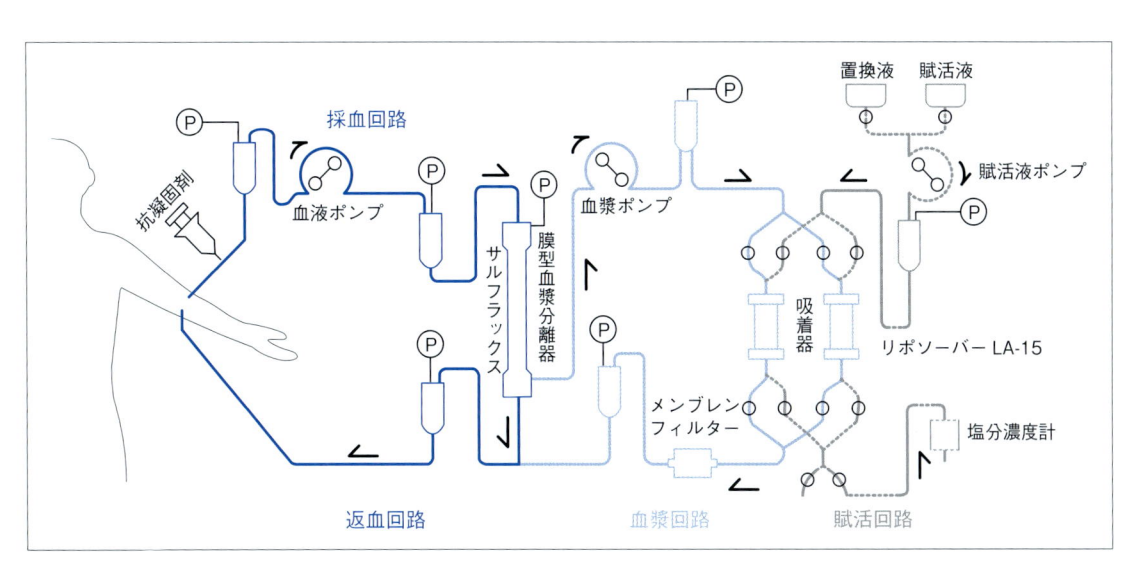

図III-14-1 リポソーバーLA-15システムの回路

も多い．内シャントを有さない患者では，両側肘部の静脈を利用して脱血を試みるが，できれば中心静脈へのカテーテル留置や動脈への直接穿刺で脱血するほうが血流を安定して確保できる．カテーテル挿入時には感染に注意すること，また動脈直接穿刺の場合には止血に十分注意することはいうまでもない．

血流量は60～150 mL/分で，血漿流量は血流量の20%の流速（15～30 mL/分）とし，血漿処理量は3～5 Lとする．抗凝固薬はヘパリンを原則的に使用するが，回数を重ねるうちにフィブリノゲンなど血液凝固因子が減少するため，出血傾向に注意する必要がある．

また吸着カラムは陰性荷電を有しており，血液凝固系を活性化し，血管拡張作用のあるブラジキニン濃度を上昇させる．ACE阻害薬を内服している患者では，ブラジキニンの分解が抑制され，血圧低下などのアナフィラキシーショックを引き起こす．そのため，ACE阻害薬を内服している患者にはLDL-Aは禁忌である．ACE阻害薬を内服している患者は，内服中止後少なくとも2週間以上経過してからLDL-Aを施行する．または，抗凝固薬にナファモスタットメシル酸塩を使用し，ブラジキニン産生を抑えることが有効な場合もある．

5 LDL-Aの適応疾患と基本的な作用

表III-14-3にLDL-Aの保険適用疾患と，保険適用は認められていないがLDL-Aの効果が報告されている疾患について示す．

LDL-Aの作用として，まず強力なLDL-Cの低下作用がある．アポ蛋白Bを有するVLDL-C，Lp(a)，small dense LDLなども低下することにより，プラークの退縮を起こす．そのほか，表III-14-4に今まで報告されてきた作用機序を示す[1]．

表III-14-3　LDL-Aの適応

保険適用疾患	算定条件	治療回数
家族性高コレステロール血症	次のいずれかに該当する者のうち，黄色腫を伴い，負荷心電図および血管撮影により冠動脈硬化が明らかな場合であり，維持療法としての当該療法の実施回数は週1回を限度として算定する． ① 空腹時定常状態の血清総コレステロール値が500 mg/dLを超えるホモ接合体の者． ② 血清コレステロール値が食事療法下の定常状態（体重や血漿アルブミンを維持できる状態）において400 mg/dLを超えるヘテロ接合体で薬物療法を行っても血清コレステロール値が250 mg/dL以下に下がらない者．	週1回を限度
閉塞性動脈硬化症	次のいずれにも該当する者に限る． ① Fontaine分類II度以上の症状を呈する者． ② 薬物療法により血中総コレステロール値220 mg/dLまたはLDLコレステロール値140 mg/dL以下に下がらない高コレステロール血症の者． ③ 膝窩動脈以下の閉塞または広範な閉塞部位を有するなど外科的治療が困難で，かつ従来の薬物療法では十分な効果を得られない者．	一連につき3ヵ月間に限り10回を限度
巣状糸球体硬化症	従来の薬物療法では効果が得られず，ネフローゼ状態を持続し，血清コレステロール値が250 mg/dL以下に下がらない場合．	一連につき3ヵ月間に限り12回を限度
保険適用はないが効果が報告されている疾患・病態		
糖尿病性腎症 コレステロール塞栓症 カルシフィラキシス 突発性感音性難聴		

■ 表 III-14-4　LDL-A の基本的な作用機序

1. LDL-C を含む脂質低下作用による動脈硬化の進展の防止およびプラークの退縮
2. 血液・血漿粘度の低下
3. 赤血球変形能の改善
4. 凝固因子（フィブリノゲンなど）の低下による微小循環の改善
5. ブラジキニン産生の増加による血管拡張
6. NO 産生増加による血管拡張
7. プロスタグランジン I_2 産生増加による血管拡張，内皮細胞機能の改善
8. P-セレクチンや ICAM-1，VCAM-1 など，細胞接着因子の低下
9. VEGF，HGF，IGF-1 など血管増殖因子の増加
10. CRP 低下など抗炎症作用
11. トロンボキサン A_2 低下など血小板活性化の抑制
12. 抗酸化作用

(Kobayashi S : Clin Exp Nephrol, 12 : 9-15, 2008 より改変)

■ 表 III-14-5　成人（15 歳以上）FH ヘテロ接合体診断基準

1. 高 LDL-C 血症（未治療時の LDL-C 180 mg/dL 以上）
2. 腱黄色腫（手背，肘，膝などの腱黄色腫あるいはアキレス腱肥厚）あるいは皮膚結節性黄色腫
3. FH あるいは早発性冠動脈疾患の家族歴（2 親等以内の血族）

- 続発性高脂血症を除外した上で診断する．
- 2 項目が当てはまる場合，FH と診断する．FH 疑いの際には遺伝子検査による診断を行うことが望ましい．
- 皮膚結節性黄色腫に眼瞼黄色腫は含まない．
- アキレス腱肥厚は軟線撮影により 9 mm 以上にて診断する．
- LDL-C が 250 mg/dL 以上の場合，FH を強く疑う．
- すでに薬物治療中の場合，治療のきっかけとなった脂質値を参考とする．
- 早発性冠動脈疾患は男性 55 歳未満，女性 65 歳未満と定義する．
- FH と診断した場合，家族についても調べることが望ましい．

(日本動脈硬化学会 編：動脈硬化性疾患予防ガイドライン 2012 年版．2012 より)

6　FH に対する LDL-A

1　FH の診断・病態・治療

　FH は LDL 受容体遺伝子異常による単一遺伝子疾患であり，その頻度はホモ接合体で 100 万人に 1 人，ヘテロ接合体で 500 人に 1 人で，常染色体優性遺伝形式をとり，頻度の高い遺伝性代謝性疾患である．LDL 受容体の遺伝子変異により LDL 受容体活性がヘテロ接合体では健常人の 50% 前後に，ホモ接合体では 20% 以下に低下している．そのため，血中 LDL-C の異化が障害され，著明な高コレステロール（TC）血症を呈し，変性した LDL-C が血管組織や皮膚，角膜に沈着し，若年から粥状動脈硬化を来す．

　ホモ接合体の血清 TC 値は 600～1,000 mg/dL，ヘテロ接合体では 230～500 mg/dL になる．成人（15 歳以上）FH ヘテロ接合体の診断基準を表 III-14-5 に示す．FH ホモ接合体は TC-600 mg/dL 以上，小児期から認める黄色腫と動脈硬化性疾患，両親が FH ヘテロ接合体であることから臨床診断が可能である．

　FH の治療原則は，若年から生じる粥状動脈硬化症の発症と進展の予防である．そのためには早期に診断し，適切な治療を行うことが必要である．

　治療の基本として，食事療法は必須である．また，肥満，喫煙，高血圧，糖尿病などほかの危険因子があれば，それも治療することが合併症の予防につながる．運動療法も脂質異常症の改善に効果がある．しかし，これだけでは FH の場合，血清 TC 値が正常化することはない．

　薬物治療としては，ヘテロ接合体に対して

HMG-CoA還元酵素阻害薬（スタチン）は有効性を示すが，ホモ接合体に対しての効果は少ない．また，コレステロール吸収を担う小腸コレステロールトランスポーター（NPC1L1）に結合し，胆汁性および食事性コレステロールの吸収を選択的に阻害するエゼチミブも使用される．ヘテロ接合体での薬物治療は通常男性では20歳以降，女性では妊娠・出産後に開始となることが一般的で，小児期に薬物治療を行うときはコレスチラミンが使用されることが多い．しかし，ホモ接合体では薬物療法の効果も少なく，またヘテロ接合体でもすでに冠動脈疾患を有する場合にはLDL-Aが選択される．

2 FHに対するLDL-Aによる治療

1回のLDL-A治療でLDL-Cは50～80%低下するが，1～2週間後にはもとに戻るため，FHでは1～2週間に1回の頻度で反復して治療を行う．

ホモ接合体の場合，LDL-Aは6～7歳時より開始する．10歳以後に開始すると，大動脈狭窄の予防が困難なためである．10歳未満の小児は循環血漿量が少ないため，単純血漿交換療法が行われる．10歳以後（体重25 kg以上）であればリポソーバーシステムで治療する．LDL-Aの合併症はほとんどなく，鉄欠乏性貧血がみられることがある程度である．成長には問題ない．

妊娠中にはホルモンの変化が起こり，高TC血症はさらに著明となり，また薬物療法は難しい．妊娠時にすでに冠動脈疾患や大動脈起始部狭窄を有することも多く，LDL-Aを施行することが望ましい．

3 冠動脈疾患の造影所見に関するLDL-Aの効果

血管内超音波（IVUS）所見からLDL-Aの効果を証明したLACMARTがある[2]．18例のヘテロ接合体FHの患者を対象とし，LDL-A群11例（薬物併用），対照群（薬物療法のみ）7例で，1年間それぞれの治療を行い，IVUSで冠動脈病変の変化を評価した．その結果，LDL-CはLDL-A群で対照群に比較し，34%さらに低下した．冠動脈病変の最小内腔径は対照群で-0.08 mmと

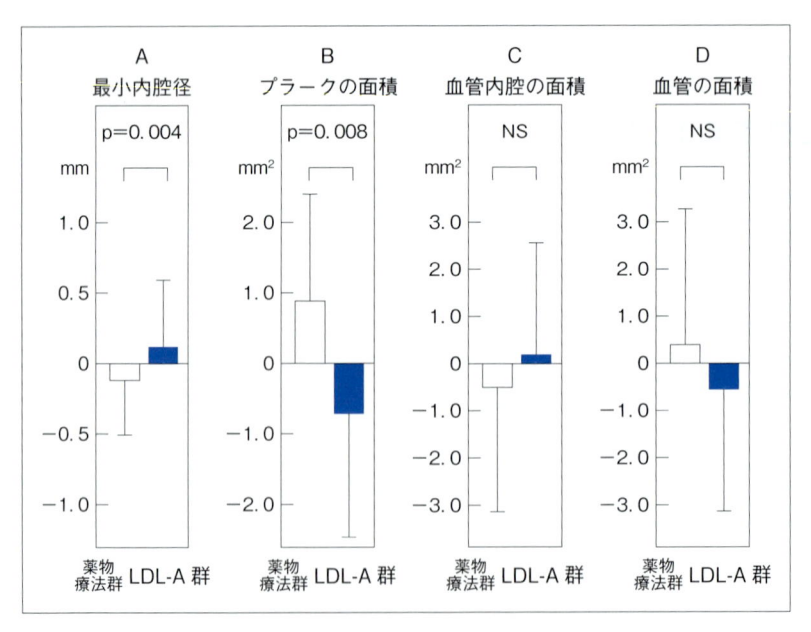

■図III-14-2　薬物療法群とLDL-A群での冠動脈造影所見および超音波内視鏡所見の変化

最小内腔径とプラークの面積は1年間の治療によりLDL-A群では有意に改善した．
（Matsuzaki M et al. : J Am Coll Cardiol, 40 : 220-227, 2002より）

狭窄が進行したのに対し，LDL-A 群は 0.12 mm と有意な冠動脈の内径拡大が認められ，プラークの面積は LDL-A 群で有意に縮小した（図 III-14-2）．

4 冠動脈疾患の臨床症状に対する LDL-A の効果

LDL-A により血管造影所見が改善するだけでなく，冠動脈イベントの発生頻度も減少する．Mabuchi らの行った Hokuriku study では，冠動脈疾患を有する FH ヘテロ接合体の患者のうち，ランダムではないが 43 例を LDL-A ＋ 薬物療法，87 例を薬物療法のみに割り付け，6 年間観察した[3]．治療により LDL-C は LDL-A 群で 58％，薬物療法群で 28％ 下がり，冠動脈イベントの発生は LDL-A 群で 72％ 低下した．LDL-A 治療により冠動脈狭窄の改善する程度は LACMART と同様に大きくはない．しかし，冠動脈イベント発生数が低下しているのは，プラークを安定化させる作用や血液のレオロジーを改善する作用を LDL-A が有しているためと考えられる．

7 閉塞性動脈硬化症に対する LDL-A

1 閉塞性動脈硬化症の診断・病態

閉塞性動脈硬化症（ASO）は，最近では末梢動脈疾患（PAD）と呼ばれることが多い．その病態は，下肢動脈が動脈硬化性病変により慢性に狭窄あるいは閉塞し，筋肉や皮膚が虚血状態となる疾患である．人口の高齢化，食生活の欧米化に伴い増加してきており，わが国では約 400 万人が罹患している．喫煙，高血圧症，脂質異常症，糖尿病，腎不全がリスクファクターとなっている．

症状は，間欠性跛行や下肢の安静時疼痛，難治性潰瘍形成である．PAD の重症度分類として表 III-14-6 に示す Fontaine 分類がよく用いられる．重症虚血肢（CLI）とは Fontaine 分類 III 度と IV 度を指す．

■ 表 III-14-6 Fontaine 分類

Stage	症状
I	無症状・下肢の冷感
IIa	200 m 以上の歩行で間欠性跛行が出現
IIb	200 m 未満の歩行で間欠性跛行が出現
III	安静時疼痛
IV	潰瘍・壊死

診断ではまず足の視診・触診が重要である．足背動脈や後脛骨動脈を触知できるか診る．

生理検査としては，足関節上腕血圧比（ABI）が最も簡便で重要なスクリーニング検査法である．ABI 0.9 未満はまず確実な PAD である．皮膚灌流圧（SPP）はレーザーを用いて毛細血管レベルでの赤血球の流入を測定するものである．SPP の健常人の正常値は 79 ± 14 mmHg であり，SPP 50 mmHg をカットオフ値とすると感度 84.9％，特異度 76.6％ と，ABI に比して正診率ははるかに向上する[4]．間欠性跛行の程度はトレッドミルを利用して判定する．

画像検査としては，下肢血管エコーを行い，血流波形の変化から狭窄病変部位の予想を行う．また，マルチスライス CT（MDCT）や MRA を行うが，診断確定のためには下肢動脈造影が必要である．

2 PAD の治療と LDL-A の適応基準

Fontaine 分類の I 度，II 度では，運動療法・薬物療法・フットケアが中心となる．動脈硬化の危険因子である高血圧・糖尿病・脂質異常症のコントロールをまず行う．シロスタゾール，プロスタサイクリン，サルポグレラートなどの抗血小板薬も使用する．CLI の場合には血行再建術が考慮される．腸骨動脈領域や大腿動脈領域での動脈狭窄では経皮経管的血管形成術（PTA）や外科的血行再建術が行われる．ただし，血行再建術が行われるときに下肢感染巣があれば，抗菌薬による治療も必要である．

動脈狭窄病変が膝下 3 分枝以下の動脈である場合や，びまん性・多発性である場合には，血行再

■ III. 透析・血液浄化療法

LDL-A 直前 　　　　　　　　　　　LDL-A 直後

73歳 男性

高血圧症
糖尿病
CKD stage 4

PAD
（Fontaine IIb）

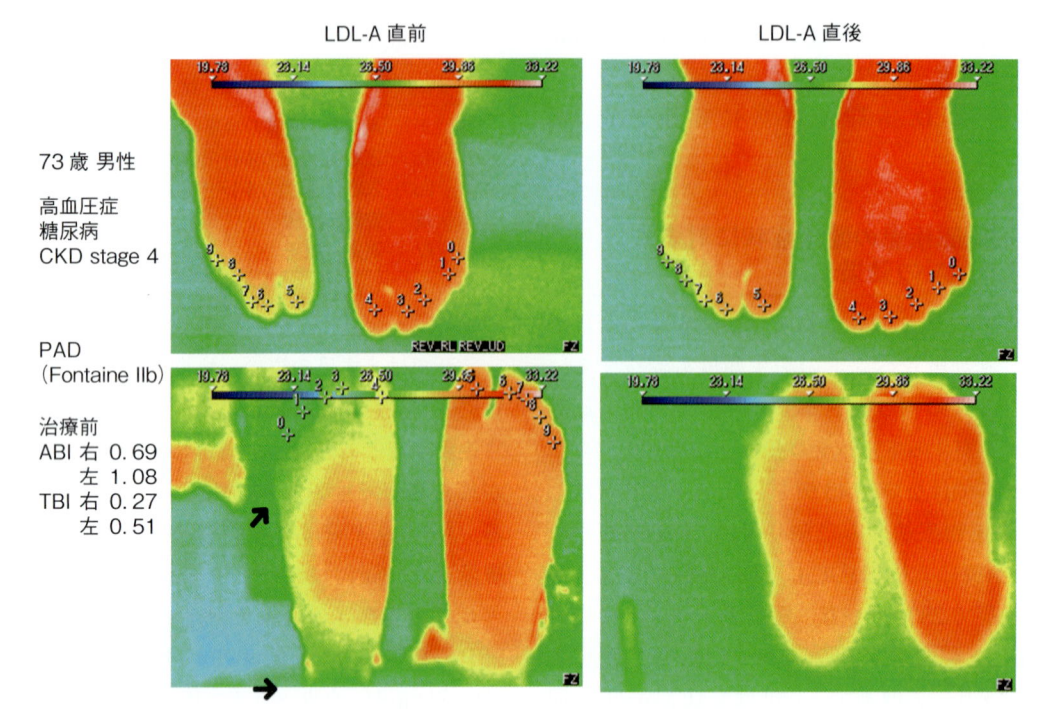

治療前
ABI 右 0.69
　　左 1.08
TBI 右 0.27
　　左 0.51

■ 図 III-14-3　LDL-A 前後のサーモグラフィー像
右足趾および踵部の温度が LDL-A 施行後に上昇している．

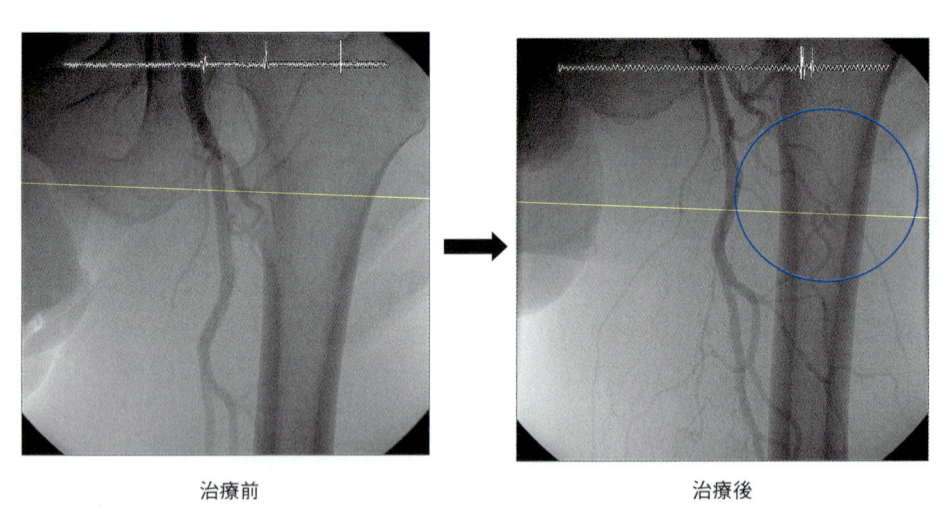

治療前　　　　　　　　　　　　　治療後

■ 図 III-14-4　LDL-A 前後の血管造影像（左浅大腿動脈近位側）
10回の LDL-A 1ヵ月後には毛細血管が増加している．

建術が困難であり，LDL-A が適応となる．表III-14-3 に LDL-A の適応を示す．LDL-A は施行直後より下肢の冷感が改善されるなどの症状改善がみられることがある．その他の治療法としては，末梢血幹細胞移植や，高圧酸素療法，医療用ウジ療法がある．

3 LDL-A の臨床効果と作用機序

LDL-A の施行直後より下肢の冷感が改善することがあるが，サーモグラフィーを LDL-A の前

後で行うと図III-14-3に示すように下肢末梢の温度が上昇していることがわかる．また，間欠性跛行の出現距離や最大歩行距離の改善が得られることが多い．

LDL-Aの作用機序は表III-14-4に示したように，血液や血漿粘度を低下させ微小循環を改善する作用，血管拡張作用，血管新生作用，炎症・動脈硬化改善作用，抗酸化作用がある[1,5]．LDL-Aの治療効果は3ヵ月以上長期に持続することが知られている．その理由はVEGF，HGF，IGF-1など血管増殖因子の増加が治療終了後3ヵ月たっても上昇していたことから，血管新生が起こり末梢の血流改善が持続していたことが予想される．実際，図III-14-4に示すようにLDL-A治療前後の下肢動脈血管造影で毛細血管が増加する症例が認められている．

このようにLDL-AはLDL-Cを低下させるだけでなく，さまざまな作用によりPADを改善させる．早期にPADを診断し，積極的にLDL-Aの適応を検討することが重要である．

8 巣状糸球体硬化症に対するLDL-A

1 巣状糸球体硬化症の診断

巣状糸球体硬化症（FGS）は，微小変化型ネフローゼ症候群（MCNS）と類似した発症様式・臨床像をとる．すなわち，急激に大量の蛋白尿が出現し，それによる低蛋白血症，浮腫，高TC血症を示す．しかし，MCNSと異なり，しばしばステロイド抵抗性の難治性ネフローゼ症候群であり，ネフローゼ症候群が治療により寛解しない場合には，5年で50％が末期腎不全に至る[6]．顕微鏡的血尿を伴うことも多いことがMCNSとは異なる．

FGSの病因はさまざまであり，（表VI-4-1 p.367参照）病因が特定できない原発性（特発性）FGSと，続発性（二次性）FGSがある[7]．

2 FGSの治療

ネフローゼ症候群を呈することが多く，最初はパルス療法を含むステロイド療法を行い，比較的高用量のステロイドで治療を開始する．しかし，ステロイドに不応性の場合，多くは免疫抑制薬の1つであるシクロスポリン（CyA）を併用する．CyAはTリンパ球でのIL-2を活性化するカルシニューリンを抑制する薬物で，朝，空腹時に1.5～3mg/kg体重を内服し，内服後2時間で血中濃度を測定し，600～800ng/mLになるように用量を調節する．

FGSでは蛋白尿が高度であるため，著明な脂質異常症を呈することも多く，スタチンも併用する．しかし，それでも難治性である場合にはLDL-Aの適応がある（表III-14-3）．

3 高TC血症による腎障害の進展

ネフローゼ症候群では大量の蛋白が尿中へ喪失されるため，図III-14-5に示す機序で高TC血症を呈する．LDL-Cは陽性荷電を有するため，陰性荷電を持つ糸球体基底膜（GBM）と結合し，GBMでの蛋白透過性を亢進させると考えられる．また，増加したLDL-C，特に酸化LDLがメサンギウム細胞に取り込まれ，炎症性サイトカインを分泌し，さらにメサンギウム細胞増殖やメサンギウム基質の増生を来し，糸球体硬化に至る．大量の蛋白や脂肪が糸球体で濾過され，尿細管を流れる間に，尿細管上皮細胞の障害を来し，尿細管・間質の線維化を招くことも知られている．血管内皮細胞も障害され，動脈硬化が進展する．このように，高TC血症はネフローゼ症候群の結果で生じるが，また一方でネフローゼ症候群による腎障害を進展させる大きな因子となる．

4 FGSに対するLDL-Aの臨床効果

高TC血症が腎障害を進展させる重要な因子であるため，高TC血症を伴う難治性ネフローゼ症候群に対してLDL-Aが行われるようになった．YokoyamaらはLDL-Aに対し不応性のFGS14例に

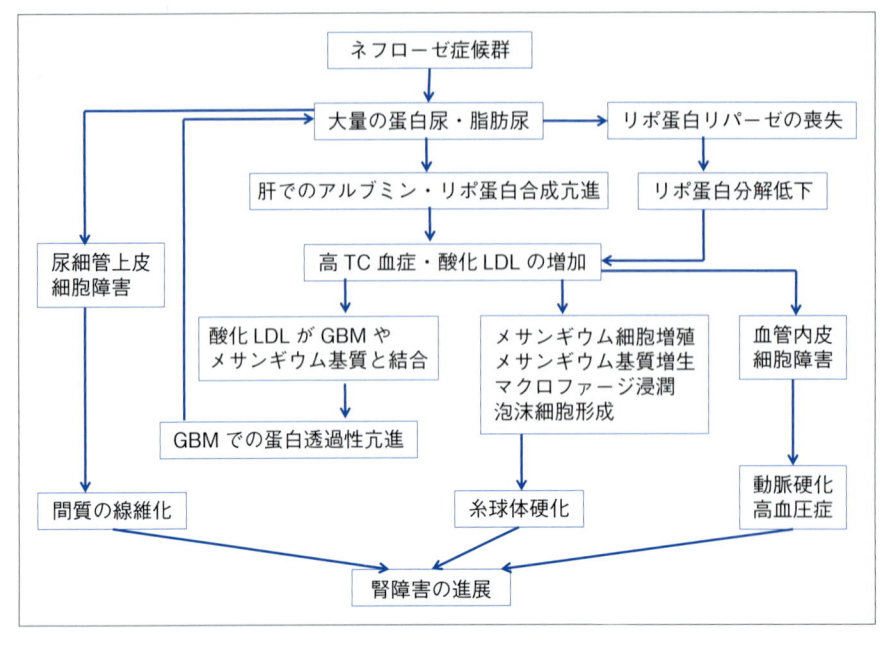

■ 図Ⅲ-14-5 脂質異常による腎障害の機序

対し LDL-A を施行し，有意な尿蛋白減少と腎機能の改善を報告した[8]．そして，治療前の腎生検で硬化所見が少ない場合に LDL-A が有効であった．

Muso らは，FGS でステロイド抵抗性の症例を 2 群（LDL-A 群 17 例，ステロイド単独群 10 例）に分けて治療を行ったところ，LDL-A 治療群では有意に尿中蛋白が減少し，血中蛋白濃度が上昇した．また，尿中蛋白が 3.5 g/日以下に低下するのに要した期間が LDL-A 治療群では有意に短かったため，ステロイド単独治療より早期に寛解に持っていくことができると報告した[9]．さらに，LDL-A を施行された FGS を主体とするネフローゼ症候群を後方視的に解析すると，治療 2 年目では完全寛解と不完全寛解Ⅰ型（尿蛋白 1 g/日以下）に至った症例が 62％，治療 5 年目では 86％に達した[10]．

5 FGS に対する LDL-A の作用機序

FGS では以前より蛋白透過性を亢進する液性因子の存在が指摘されていたが，血中ウロキナーゼ受容体（suPAR）が原発性 FGS の原因となることが報告された[11]．この suPAR は血漿交換により除去されることが明らかとなった．LDL-A により suPAR が除去されるかどうかはまだ不明である．

FGS でネフローゼ症候群を呈している場合，高 TC 血症が問題となる．LDL-A を施行すると，効果的に LDL-C や酸化 LDL を除去することができ，脂質異常によって悪循環を生じている回路を遮断することができる．

さらに，ネフローゼ症候群では LDL-C や VLDL-C が増加しており，それらコレステロールの存在により細胞質内へのステロイドの取り込みが抑制されることが知られている[1]．LDL-A により LDL-C や VLDL-C が除去されると，ステロイドが効率よく細胞内に取り込まれ，治療効果を表すことが予測される．

また，ネフローゼ症候群の治療でステロイドと同様によく使用される薬物として CyA がある．CyA は LDL 受容体を介して細胞内に取り込まれる．LDL-A により急速に LDL-C が除去されると，LDL 受容体から取り込まれる CyA が相対的に増加することになり，ネフローゼ症候群が改善

■ 表Ⅲ-14-7　FGSにおけるLDL-Aの効果発現機序

1. 脂質（LDL-C, VLDL-C, 酸化LDL）吸着による効果
   ① 酸化LDL吸着によるマクロファージ刺激の軽減
   ② マクロファージ機能の正常化
   ③ 炎症性サイトカイン・ケモカインの低下
2. 硫酸デキストランによる病原因子の吸着効果
   ① 各種凝固因子の低下
   ② 血管収縮性エイコサノイドの低下
   ③ 血管透過性亢進液性要因の吸着
3. 薬剤反応性の改善作用
   ① ステロイド反応性の回復
   ② シクロスポリンの細胞内取り込み促進

（武曾恵理：Ⅲ-2-a. ネフローゼ症候群　1）巣状糸球体硬化症. アフェレシスマニュアル改訂第3版, 一般社団法人日本アフェレシス学会 編, p.232, 学研メディカル秀潤社, 2010）

する[1]．

以上，FGSに対してLDL-Aが効果を示す機序を表Ⅲ-14-7に示す．

9　その他，LDL-Aが有効な疾患

現時点では保険収載がなされていないが，LDL-Aの有効性が確認されている疾患に関して述べる．

1　糖尿病性腎症に対するLDL-A

進行性糖尿病性腎症では大量の蛋白尿により低蛋白血症を呈し，浮腫・胸水貯留が著明になることをよく経験する．LDL-Aにより劇的に蛋白尿が減少した糖尿病性腎症の1例をKobayashiが最初に報告した[12]（図Ⅲ-14-6）．

LDL-Aが糖尿病性腎症に対して有効である機序は，FGSの場合と同様に，ネフローゼ症候群で生じる脂質異常に対しての悪循環を断ち切るほかに，NakamuraらはTで糖尿病性腎症でLDL-Aにより尿中の糸球体上皮細胞，いわゆるポドサイトの尿中排泄が減少したと報告した[13]．ポドサイトは糸球体での濾過障壁を維持する上で重要な構成成分と考えられているが，糖尿病性腎症の患者ではポドサイトが剥がれ落ち，蛋白尿が増加するといわれている．LDL-Aを施行した群ではポドサイトが剥がれて尿中に増えるのを抑制できていたが，その機序は不明である．

2　コレステロール塞栓症に対するLDL-A

コレステロール塞栓症（CCE）は，大血管の血管壁に存在するコレステリン結晶が剥がれて全身の小血管を閉塞して生じる疾患である．限局した臓器障害（皮膚，腎，眼底）から，脳，腹腔内諸臓器，肺，四肢に至る全身性の臓器障害を呈する場合まである．全身性の臓器障害を呈する場合には重篤な病状を呈し，生命予後は非常に不良である．

CCEの原因は，高度の動脈硬化を有する患者に対する血管造影や心臓大血管手術，あるいは抗凝固療法によることが多い．足先が紫色を呈するblue toeは短時間で，腎障害を含む臓器障害は数日～数ヵ月の経過で顕性化する．

現時点で確立した治療法はないが，まず抗凝固薬を中止する．そして，LDL-Aや少量ステロイド（0.3 mg/kg体重）が有効といわれている．CCEに対するLDL-A単独治療効果の症例報告はTsunodaらが最初である[14]．CCEが全身性血管炎に類似した病態と考えれば，ステロイドが抗炎症作用を有すると同様に，LDL-Aも抗炎症作用を有すること，また，LDL-Aによる凝固因子の吸着などにより血液のレオロジーの改善も得られることから，有効な治療法の1つと考えられる．

3　カルシフィラキシスに対するLDL-A

カルシフィラキシスは，慢性HD・PD患者の四肢，躯幹，手指，足趾などに発症する，有痛性の，紫斑に続く，難治性の皮膚潰瘍を主症状とする疾患である．その発症率は，透析人口10万人あたり3～4人/年と非常に低いが，まだこの疾患の認知度は低い．危険因子としてワルファリンが挙げられている．

皮膚生検の特徴的な所見は，皮膚の壊死，潰瘍形成とともに，皮下脂肪組織ないし真皮の小～中動脈における中膜，内弾性板を中心とした石灰化，および，浮腫性内膜肥厚による内腔の同心円状狭窄である．

非常に強い疼痛を伴い，多発性難治性潰瘍への

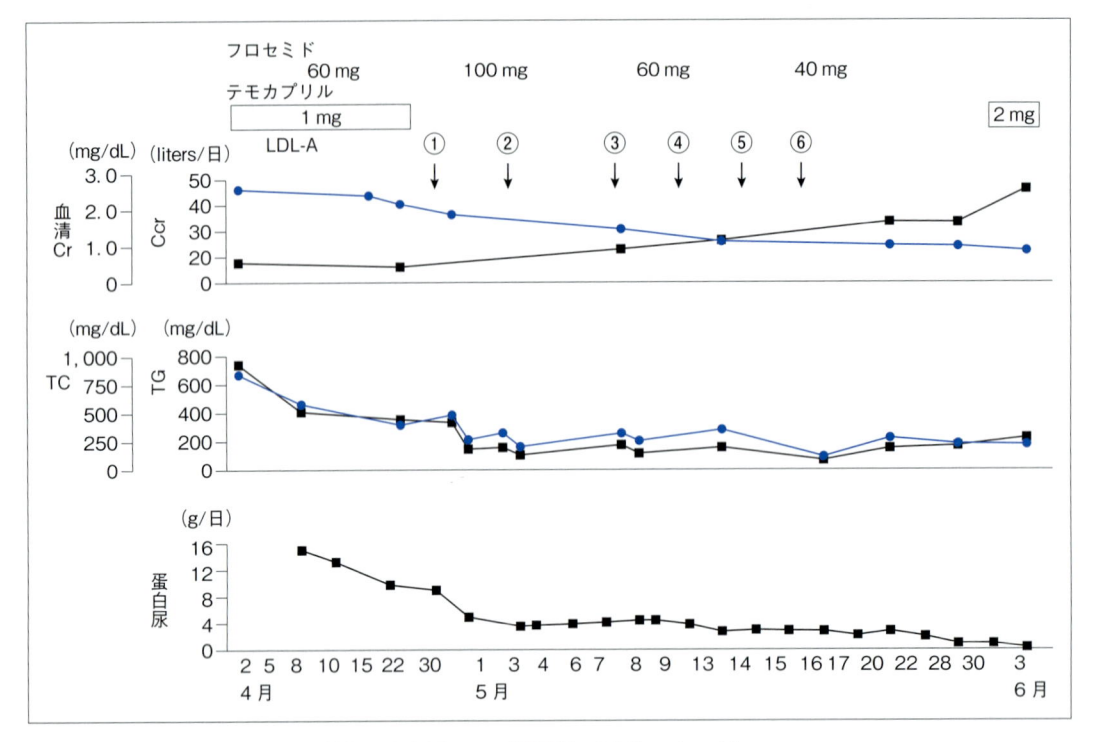

■ 図III-14-6　LDL-Aにより劇的に蛋白尿および腎機能が改善した1例
(Kobayashi S : LDL-apheresis for diabetic nephropathy : a possible new tool. Nephron, 79 : 505-506, 1998.)

細菌感染による敗血症で死亡する場合も多い．しかし，治療法として確立したものは少ない．現時点では，副腎皮質ステロイドの外用，高圧酸素療法，ビスフォスフォネートやチオ硫酸ナトリウム投与などが行われている．Iwagamiらはカルシフィラキシス患者に対してLDL-Aを施行し，皮膚潰瘍が治癒した症例を報告した[15]．LDL-Aのもつ末梢循環改善作用，抗炎症作用が奏効したと考えられる．

4 突発性感音性難聴に対するLDL-A

突発性感音性難聴は片側に突然生じる聴力障害で，蝸牛の微小循環障害が関与している．コレステロールは蝸牛の内皮細胞での一酸化窒素産生を減少させ微小循環を障害し，外有毛細胞に作用して，その可動性を減弱させるといわれている．フィブリノゲン高値もまた蝸牛の微小循環を障害し，内耳障害を来すリスクファクターの1つである．したがって，LDL-Aは蝸牛の微小循環を改善させ，突発性難聴によい効果をもたらす可能性がある．

Heiglらは突発性感音性難聴を発症し単回のLDL-Aを行った217例の患者を後方視的に検討し，寛解率を調査した[16]．その結果，15％が完全寛解，46％が部分的に寛解し，LDL-Aは有効であった．また，突発性感音性難聴発症から約6週間の間にLDL-Aを行うほうがよかった．

10 Perspective

PADやFGSに対するLDL-Aのエビデンスはまだ少ない．また，どのような状態であればLDL-Aが功を奏するのか，マーカーとなるものが同定されれば好ましい．

リポソーバーシステムはHD患者に使用する際には，水分負荷が大きく，HDと同時に行うことは困難であり，時間的な拘束も増加してしまう．現在，全血吸着型のカラムが開発中であり，それが一般化すれば，より多くの症例に使用できるであろう．

〔日高寿美，小林修三〕

《文　献》

1) Kobayashi S : Applications of LDL-apheresis in nephrology. Clin Exp Nephrol, 12 : 9-15, 2008.
2) Matsuzaki M, et al. : Intravascular ultrasound evaluation of coronary plaque regression by low density lipoprotein-apheresis in familial hypercholesterolemia. J Am Coll Cardiol, 40 : 220-227, 2002.
3) Mabuchi H, et al. : Hokuriku-FH-LDL-Apheresis Study Group : Long-term efficacy of low-density lipoprotein apheresis on coronary heart disease in familial hypercholesterolemia. Am J Cardiol, 82 : 1489-1495, 1998.
4) Okamoto K, et al. : Peripheral arterial occlusive disease is more prevalent in patients with hemodialysis : Comparison with the findings of multidetector-row computed tomography. Am J Kidney Dis, 48 : 269-276, 2006.
5) Hara T, et al. : Low-density lipoprotein apheresis for haemodialysis patients with peripheral arterial disease reduces reactive oxygen species production via suppression of NADPH oxidase gene expression in leukocytes. Nephrol Dial Transplant, 24 : 3818-3825, 2009.
6) Rydel JJ, et al. : Focal segmental glomerular sclerosis in adults : Presentation, course, and response to treatment. Am J Kidney Dis, 25 : 534-542, 1995.
7) D'Agati VD, et al. : Pathologic classification of focal segmental sclerosis : A working proposal. Am J kidney Dis, 43 : 368-382, 2004.
8) Yokoyama K, et al. : LDL adsorption improves the response of focal glomerulosclerosis to corticosteroid therapy. Clin Nephrol, 50 : 1-7, 1998.
9) Muso E, et al. : Significantly rapid relief from steroid resistant nephritic syndrome by LDl-apheresis compared with steroid monotherapy. Nephron, 89 : 408-415, 2001.
10) Muso E, et al. : Beneficial effect of low-density lipoprotein apheresis (LDL-A) on refractory nephritic syndrome (NS) due to focal glomerulosclerosis (FGS). Clin Nephrol, 67 : 341-344, 2007.
11) Wei C, et al. : Circulating urokinase receptor as a cause of focal segmental glomerulosclerosis. Nat Med, 17 : 952-960, 2011.
12) Kobayashi S : LDL-apheresis for diabetic nephropathy : a possible new tool. Nephron, 79 : 505-506, 1998.
13) Nakamura T, et al. : Effect of low-density lipoprotein apheresis on urinary protein and podocyte excretion in patients with nephritic syndrome due to diabetic nephropathy. Am J Kidney Dis, 45 : 48-53, 2004.
14) Tsunoda S, et al. : LDL apheresis as intensive lipid-lowering therapy for cholesterol embolism. Nephrol Dial Transplant, 14 : 1041-1042, 1999.
15) Iwagami M, et al : LDL-apheresis dramatically improves generalized calciphylaxis in a patient undergoing hemodialysis. Clin Nephrol, 2012 Oct 5. [Equb ahead of print]
16) Heigl F, et al. : Fibrinogen/LDL apheresis as successful treatment of sudden hearing loss : a retrospective study on 217 patients. Atherosclerosis Supplements, 10 : 95-101, 2009.

■ III. 透析・血液浄化療法

15 その他の血液浄化療法

本章では臨床でよく行われるその他の血液浄化療法として，エンドトキシン吸着療法（PMX-DHP），β_2-ミクログロブリン（β_2-MG）吸着療法，活性炭吸着療法，ビリルビン吸着療法について述べる．

1 PMX-DHP

エンドトキシンはグラム陰性桿菌の外膜構成成分であるリポポリサッカライド（LPS）である．エンドトキシンは細菌の菌体が破壊されて遊離されるものであり，細菌の種類に関係なく生物学的活性はほぼ同じである．重症のグラム陰性桿菌感染症では，体内にエンドトキシンが入り，多核白血球やマクロファージを介し高サイトカイン血症 hypercytokinemia となり，多彩な炎症反応を引き起こし，敗血症に至る．

敗血症とは，感染症による全身性炎症反応症候群（SIRS）と定義される．SIRS の診断基準を表 III-15-1 に示す．敗血症では原因となる感染症に対して迅速かつ適切な治療を行うことはもちろん重要であるが，サイトカインをはじめとするメディエーターをアフェレシスにより除去する治療，例えば持続的血液透析濾過（CHDF）も重要な治療である．そしてまた，敗血症の発症・進展に重要な役割を持つエンドトキシンを除去する PMX-DHP も有効である．

1 歴 史

エンドトキシンは 100 年以上前にグラム陰性桿菌の細胞壁外膜に存在する耐熱性毒素として名付けられている．敗血症治療のターゲットとしてエンドトキシンを除去するということは古くから考えられ，1970 年に Nolan らがイオン交換樹脂であるコレスチラミンを利用して in vitro でエンドトキシンを吸着する実験を行っていた[1]．その後，Bacillus polymyxa の産生する抗菌薬ポリミキシン B がエンドトキシンと高い親和性を有していることで，エンドトキシン吸着薬として検討されてきたが，ポリミキシン B は強い腎毒性と神経毒性を有するため，血中へ直接投与することはできなかった．1994 年に体外循環にてエンドトキシンを吸着するポリミキシン B を固定化したカラム，トレミキシン® が実用化され，直接血液灌流法による PMX-DHP が臨床的に施行できるようになった．

2 原 理

エンドトキシンの活性の本体は LPS のリピド A である．LPS と LPS 結合蛋白が複合体を作り，マクロファージなどの細胞表面の Toll 様受容体（TLR）-4/CD14 に結合し，細胞内でシグナルを伝達する．このシグナルは主に炎症性サイトカインを産生し，発熱やショックを引き起こす．

ポリミキシン B によるエンドトキシン吸着の原理は，① エンドトキシンのリピド A のリン酸基とポリミキシン B のアミノ基とのイオン結合，② リピド A の疎水性部分とポリミキシン B の疎水性部分との疎水結合，③ ポリミキシン B の環状構造がエンドトキシンをトラップする環状結合，により吸着除去されると考えられている[2]．

■ 表 III-15-1 SIRS の診断基準

1. 体温が 38℃ 以上の発熱あるいは 36℃ 未満の低体温
2. 頻脈（脈拍 90 回/分以上）
3. 呼吸数 20 回/分以上あるいは PaCO$_2$＜32 mmHg 未満
4. 末梢血白血球数 4,000/mm^3 未満あるいは 12,000/mm^3 以上あるいは幼若好中球が白血球分画の 10% 以上
1 から 4 のうち 2 つ以上を認める場合 SIRS と診断

196

その他，敗血症性ショックの場合，アナンダマイドや2-AG（2-arachidonoylglycerol）という内因性カンナビノイド（内因性大麻）が関与していることがわかってきた．アナンダマイドと2-AGは脂質メディエーターで，構造はアラキドン酸に類似している．ポリミキシンB固定化カラムはLPSだけではなく，アナンダマイドや2-AGを選択的に吸着することも証明された[3]．臨床的にPMX-DHPを行うと，効果のある症例では開始30分前後で低血圧が急に是正されることをよく経験する．これはPMX-DHPにより，効率よくこれらの脂質メディエーターが除去されたことによる結果と考えられる．

3 エンドトキシン吸着カラムの構造

リガンドとしてポリミキシンBが固定化されている担体はポリスチレン誘導体繊維であり，両者は共有結合で結合している．繊維は外側がポリスチレン，内側は化学的に安定なポリプロピレンで，繊維構造を補強している．繊維表面は多孔質で表面積を大きくしている．このような繊維がシート状に編まれ，カラムの中心に位置するパイプに巻き付けられる形でカラムケース内に充填されている．

血液はカラム下部から中心のパイプに流入し，その側孔から外側に向けて流れ，ケースとシートとの間隙に集まり上部に向かい，カラム上部の出口から出て行く．

臨床現場で使用されているエンドトキシン吸着カラムのサイズは2種類あり，表III-15-2に示す．1.5Lのウシ血清にエンドトキシンを添加し，100mL/分の速度でPMX-20Rのカラムを灌流すると，灌流前のエンドトキシン濃度10.0 ng/mLが2時間後に3.0 ng/mLの濃度となり，以後平衡状態となった．このときのエンドトキシン吸着量は10.5μgであった[2]．

4 治療適応

保険適用は，エンドトキシン血症に伴う重症病態あるいはグラム陰性菌感染症によると思われる

■表III-15-2 エンドトキシン吸着カラム

	PMX-20R	PMX-05R
長径	225 mm	133 mm
最大直径	63 mm	55 mm
繊維充填量	56±3 g	15±2 g
カラム血液容量	135±5 mL	40±3 mL
治療前洗浄生理食塩水量	4 L以上	2 L以上
血流量	100±20 mL/分	30±10 mL/分
灌流時間	2時間	2時間

（中村吉宏：II-3-C．吸着法：各論（各種吸着カラムと関連機器の特徴）：東レ・メディカル株式会社．アフェレシスマニュアル改訂第3版，一般社団法人日本アフェレシス学会 編，p.134-138，学研メディカル秀潤社，2010より改変）

重症病態の患者に対してであり，重症病態とは表III-15-1に示したSIRSの診断基準の2項目以上を満たすものを指す．そして，PMX-DHPは一連の治療として2回まで算定できる．

5 回路組み立て・治療の留意点

エンドトキシン吸着カラムの充填液はpHが2と強酸性を示すため，使用前に必ず表III-15-2に示す量の生理食塩水で洗浄する．カラムはラベルが読める方向に垂直に保持し，下部から上部へと生理食塩水が流れるように回路を準備する．血液も同様に下部から上部へ流れるようにする．回路は直接血液灌流法である．

抗凝固薬はヘパリンでもナファモスタットメシル酸塩でもよい．出血傾向の有無などにより適宜選択する．治療の際の血流量は表III-15-2に示すとおりである．

治療時間は2時間でエンドトキシン濃度が平衡状態に達するため，2時間の治療が原則となっている．しかし，最近ではPMX-DHPを2時間より長時間行ったほうが血管内皮の白血球接着分子の発現を抑え，肺での酸素化能（PaO_2/FiO_2 ratio; PF比）の改善が得られたという報告がある[4]．現時点では，何時間治療するのが良好な予後を得られるかについての定まった見解はまだない．

治療開始のタイミングに関しても明確な決まり

はないが，"inflammatory storm"の進展を抑えるためにも，やはり早期に治療を開始するほうが良好な結果を得られやすいと思われる．

6 治療の効果

エンドトキシン吸着の治療効果に関しては日本からの報告が多かったが，2009年にイタリアからEUPHAS studyの結果が報告された[5]．術後腹腔内感染症から重症敗血症あるいは敗血症性ショックを呈した64例に対し，通常治療群30例と通常治療に加えPMX-DHPを行った群34例に分けた，ランダム化比較対照研究が行われた．primary outcomeは血圧が改善するか，secondary outcomeはPF比の改善，臓器機能不全の重症度（SOFA score）の改善，28日死亡率の減少だった．PMX-DHPに割り振られた群で，血圧の改善，PF比の改善，SOFA scoreの改善，28日死亡率の減少がみられた（図III-15-1）．しかし，この研究は方法論が問題とされ（ブラインドで割り振られたわけではなかった），また60日後の死亡率が2群で差がみられなかったことが問題点としてあげられている．現在さらにEUPHRATES trialなどの臨床研究が行われている．

7 Perspective：呼吸器疾患に対するPMX-DHP

PMX-DHPはエンドトキシン吸着だけで敗血症に対して効果を示すのではなく，エンドトキシンを産生しないグラム陽性菌による敗血症においても有効であることが示されている．そして近年，特発性間質性肺炎の急性増悪期あるいは急性肺障害（ALI）/急性呼吸窮迫症候群（ARDS）のような呼吸器疾患においても，有効であるという報告がなされてきている．

特発性肺線維症の急性増悪を呈した患者にPMX-DHPを行ったところ，肺でのPF比が改善し人工呼吸器から離脱することができたという報告がある[6]．その機序を調べる目的で，間質性肺炎の急性増悪で，PMX-DHPを行い，そのエンドトキシン吸着カラム内のポリミキシンBが固定化されている繊維を取り出し，電子顕微鏡で観察した[7]．ポリミキシンB固定化繊維の表面には多

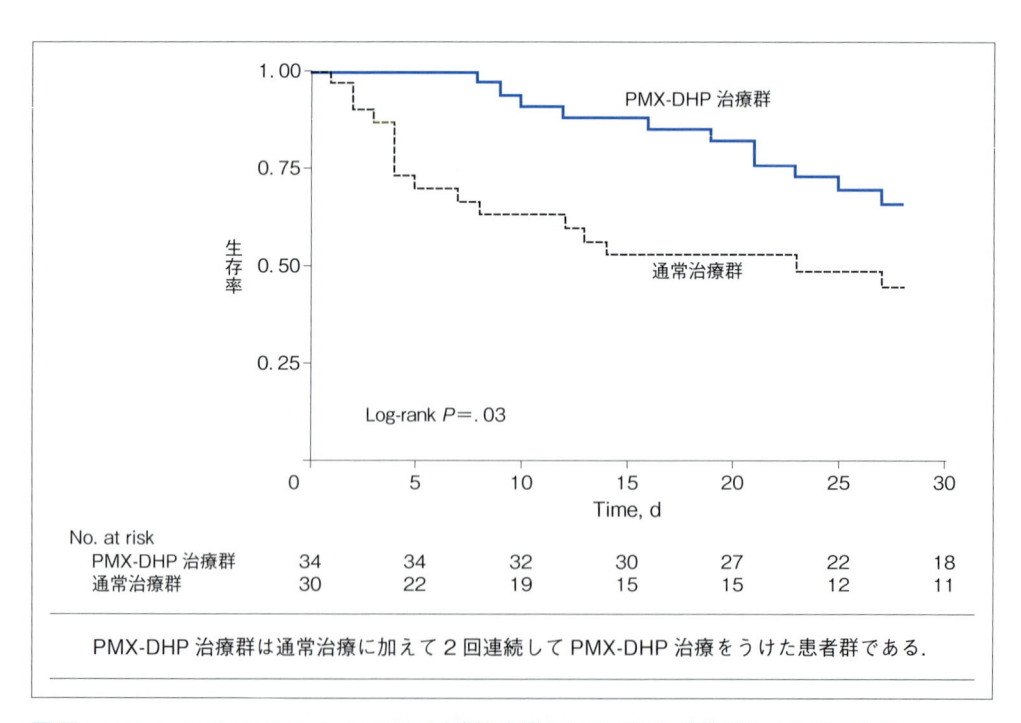

■ 図III-15-1　EUPHAS studyにおける通常治療群とPMX-DHP療法群の生存率の比較

(Curz DN, et al.: JAMA, 301: 2445-2452, 2009)

数の好中球が吸着されており、さらにフローサイトメトリーで調べると活性化した好中球であることがわかった。特発性間質性肺炎の急性増悪時やALI/ARDSのときには、活性化好中球とそれにより活性化されるMMP-9が重大な役割を果たしている。そのため、PMX-DHPにより肺組織への活性化好中球の集積を抑制することにより、活性型MMP-9が減少し、肺でのPF比改善につながる可能性が示唆されている。

2 β_2-MG 吸着療法（リクセル）

透析アミロイド症は、長期透析患者においてβ_2-MGを主成分とするアミロイド線維が腱・滑膜・骨・軟骨に沈着する代謝病である。手根管にアミロイド線維が沈着した手根管症候群では、正中神経圧迫による症状がみられ、第1指から第3指全体と第4指撓骨側のしびれが初発症状である。進行すると徐々に母指球筋や母指対立筋が萎縮する。またアミロイド線維が椎間板・黄色靭帯・椎体に沈着すると破壊性脊椎関節症を呈し、脊髄の圧迫による症状がみられる。

β_2-MGは分子量11,800 Daで、99個のアミノ酸よりなり、組織適合性抗原のL鎖として、赤血球と精子を除くほとんどの細胞に存在する。健常者の血漿中濃度は0.5〜2.0 mg/Lで、透析患者では30〜40 mg/Lという高濃度となる。

β_2-MGが変性を受けてアミロイド線維となっていくが、その詳細な機序はまだ不明である。しかし、高濃度のβ_2-MGは透析アミロイド症発症と密接につながるため、β_2-MGを極力透析により除去しようとする試みがなされている。ダイアライザーが工夫され、より多くのβ_2-MGを透析で濾過しようとハイパフォーマンスメンブレンが開発された。しかし、それだけでは血漿中のβ_2-MGを下げることは困難であり、β_2-MG吸着療法が開発された。

1 構造・原理

分子量11,800 Daのβ_2-MGを吸着するカラムをリクセル®という。リクセルの構造は、多孔質のセルロースビーズが担体となり、そこにリガンドとしてヘキサデシル基が固定化されている。セルロースビーズの細孔のサイズにより分子はふるい分けられ、細孔サイズより小さいβ_2-MGを含む分子量4,000〜20,000 Daの分子が細孔の中へ入り込むことができる。そして疎水性のヘキサデシル基とβ_2-MGが疎水結合して吸着される。

リクセルはダイアライザーより上流側に直列に連結してHDを施行できる、直接血液灌流法である。

2 治療適応

関節痛を伴う透析アミロイド症で表III-15-3に示す要件を満たす場合に保険適用となる。

3 回路組み立て・治療の留意点

リクセルのカラム内は、ヘキサデシル基を安定に保つためにクエン酸・クエン酸ナトリウム混合液が充填されている。そのためカラムの洗浄が不

■表III-15-3　リクセル治療の保険適用基準

1. 手術または生検により、β_2-MGによるアミロイド沈着が確認されている。 2. 透析歴が10年以上であり、以前に手根管開放術を受けている。 3. 画像診断により骨嚢胞像が認められる。 関節痛を伴う透析アミロイド症であって、以上の1から3までのすべての要件を満たしている患者に対し、HDを行う際に用いた場合に、初回の使用日から1年を限度として算定できるようになっている。透析アミロイド症の治癒または軽快により、いったんリクセル使用を終了した後に再び疼痛などの症状の出現を認めた場合は、さらに1年を限度として算定できる。 3度目以降の使用にあっても同様の取り扱いとされる。

（日本アフェレシス学会 編：アフェレシスマニュアル 改訂第3版 佐中 孜：IV. 保険診療請求とアフェレシス. 学研メディカル秀潤社 P472-P476, 2010 より）

表 III-15-4　リクセルの仕様

	S-35	S-25	S-15
充填容積	350 mL	250 mL	150 mL
β_2-MG クリアランス	84.0 mL/分	78.0 mL/分	61.1 mL/分

（下条文武ほか：β_2-ミクログロブリン吸着器リクセル S-25 の臨床検討—短期使用報告—（多施設共同研究）．透析会誌，41：301-304, 2008. 下条文武ほか：β_2-ミクログロブリン吸着器リクセル S-15 および S-35 の臨床検討（多施設共同研究）．透析会誌，36：117-123, 2003. より）

十分であると，低 Ca 血症や高 Na 血症を起こす可能性があるため，十分な洗浄が必要である．発売当初には，プライミングではクエン酸がダイアライザーに流入しないように，リクセルとダイアライザーを別々に準備していた．しかし，現在では安全性が確立されたため，初めからリクセルとダイアライザーを直列に連結し，生理食塩水 1,000 mL でプライミングを行っている．治療するときの血流量，抗凝固薬の種類・投与量，治療時間は一緒に行う HD の条件に従う．

リクセルはヘキサデシル基をリガンドとしたセルロースビーズの充填容積の違いにより，表 III-15-4 に示す 3 種類の仕様がある．

リクセルを併用すると体外循環血液量が増加する．高齢者，体重が少ない患者，心不全を合併している患者，透析治療時に昇圧薬の内服が必要な患者では，血圧低下などの体外循環血液量増加による副作用が出やすい．そのため，S-15 を使用することが多い．

4 | 治療の効果

リクセルは血中 β_2-MG を吸着除去するが，β_2-MG だけを除去するのではなく，同程度の分子サイズで疎水性物質であるリゾチームや炎症性サイトカインを吸着できる．

透析アミロイド症に対するリクセルの治療効果発揮の機序は，血中より β_2-MG や炎症性サイトカイン類を吸着除去するとともに，生体の酸化状態を改善する．その結果として，透析アミロイド症に伴う諸症状である，痛み，こわばり，運動神経終末潜時の改善により，つまみ力や関節可動域の改善，骨囊胞進展抑制が得られ，その結果として ADL の改善に結びつくものと推察される．

5 | Perspective

保険適用は得られていないが，敗血症/SIRS の症例でリクセルを使用し，血圧上昇が得られ，その機序として IL-1β や IL-6 などの吸着が示唆された報告がある[10]．また，ALI/ARDS の症例に対してもリクセルを使用し，PF 比の改善を認めた報告もある[11]．

3 活性炭吸着療法

活性炭吸着療法は，全血を直接吸着器に流して吸着する DHP である．吸着器としてはヘモソーバ CHS® と DHP1 がある．

1 | 構造・原理

活性炭は多孔性炭素であり，表面積が大きく，多くの有機物質を吸着でき，その吸着容量が大きい．活性炭吸着療法で使われているリガンドは石油ピッチ系ビーズ活性炭で，薬物，ビリルビン，胆汁酸，アミノ酸，Cr などを吸着する．吸着物質の分子量は 100～10,000 Da の物質が対象となる．

活性炭の細孔に入り込んだ物質と活性炭表面との間に働く分子間引力（ファン・デル・ワールス力）によって非特異的に吸着する．吸着に影響を与える因子としては，

① 活性炭細孔径と吸着物質分子径との関係
② 吸着物質分子の親水性（親水性の小さいもののほうが吸着しやすい）
③ 吸着物質分子の構造（芳香環を有するもののほうが吸着しやすい）

があげられる．

活性炭吸着療法で使用される活性炭は，親水性ポリマーである p-HEMA（ポリヒドロキシエチルメタクリレート系重合体）でコーティングされている．未コート活性炭に血液を灌流すると，活性炭表面に著しい血栓の付着が観察されるが，p-

HEMAでコートすると血栓の付着が抑えられる．血栓形成および血球成分の損傷抑制，活性炭からの炭塵発生抑制のために活性炭表面にコーティングが施されている．

2 治療適応

適応としては肝性昏睡や薬物中毒であるが，主に後者に対して用いられることが多い．薬物吸着のときに用いられることが多いが，その効率に関しては薬物と血漿中の蛋白結合度や分布面積に影響を受ける．

HDに比べて中分子量物質や蛋白結合率が高い物質も除去されやすい．

3 回路組み立て・治療の留意点

吸着器に混入した気泡は，凝固や空気塞栓の原因となり得るので十分除去する．

回路は生理食塩水1,000 mL以上を流速50～100 mL/分で洗浄後，ヘパリン（5,000単位/1,000 mL）を添加した生理食塩水500 mL以上で回路内を充填する．ヘパリンを多めに使用するのは，活性炭によりヘパリンも吸着されるからである．ナファモスタットメシル酸塩は分子量が540 Daであり，活性炭に吸着されるため使用は避ける．

一般的に血液流量は80～100 mL/分，血液処理量は循環血液量を目標に3～4時間治療することが多い．抗凝固薬はヘパリンを開始時に2,000単位/時，持続で1,000～1,500単位/時で投与するが，必ず活性化凝固時間（ACT）を測定し，回路の凝血を予防する．

終了時はHDのときと同様の手順で終了するが，吸着したものが遊離しないように，カラムに衝撃を与えないように緩徐に返血する．

治療中の注意点としては，活性炭によりブドウ糖が吸着されるため，低血糖に注意する．血糖値を測定し，必要な場合には別経路よりブドウ糖を注入する．また，血小板が吸着され減少することが多いため，治療後は出血傾向に注意する必要がある．

4 薬物中毒に対する活性炭吸着療法

急性薬物中毒患者のうち，以下の場合が血液浄化療法の適応となる．

① 一般的な治療法を行っても症状が進行性に増悪する場合
② 肝不全・腎不全などで通常の代謝経路の機能が低下ないしは廃絶している場合
③ 起因物質の代謝産物が，起因物質と同等かそれ以上の毒性を持つ場合

■表Ⅲ-15-5 薬物中毒に対する各種血液浄化療法の特性

血液浄化療法	除去できる物質の特性	至適分子量（Da）	主な薬物
血液吸着	水溶性物質 脂溶性物質 蛋白結合率が高くても可能	100～10,000	フェニトイン フェノバルビタール テオフィリンなど
HD	水溶性物質 分布容積 <1 L/kg 血中の薬物濃度が高い 蛋白結合率が低いもの	500～2,000	メタノール エタノール エチレングリコール リチウム
血液濾過	分布容積 <1 L/kg 蛋白結合率が低いもの CHDFが行われることが多い． 低血圧の患者に施行しやすい．	500～40,000	アミノグリコシド系抗菌薬
血漿交換	蛋白結合率が高くても可能	特になし	ジギタリス

（島田二郎：薬物中毒 腎と透析臨時増刊号，517-522，2008および日本アフェレシス学会 編：アフェレシスマニュアル 改訂3版：今田聡雄，染矢法行：Ⅲ-15 薬物中毒：P423-428．2010より）

④ 遅発性の毒性を発揮する場合

　急性薬物中毒患者に対する血液浄化法には，HD，活性炭吸着療法，CHDF，血漿交換があり，中毒を起こした物質の分子量や蛋白結合率などによって方法が選択される（表III-15-5）．活性炭吸着療法では血液が直接活性炭に接するため，除去効率はその物質の分子量，水溶性，蛋白結合率にほとんど左右されない．また，濃度勾配を利用しないため，血中濃度が低い場合でも中毒を起こした物質の除去が可能である．しかし，分布容積が大きく組織へ移行しやすい物質の吸着除去は効果が少なく，治療時間の関係から治療後に再度血中濃度の上昇（リバウンド）を認めるため不向きである．

　HDより活性炭吸着療法のほうが除去できる薬剤の幅が広いため，中毒起因物質がはっきりしないときは，活性炭吸着療法のほうがより実践的である．しかし，他の血液浄化療法と比較して，血液凝固・血小板減少・低血糖を起こしやすいため，注意が必要である．全身状態が安定しない場合は，CHDFを選択する．

4 ビリルビン吸着療法

　劇症肝炎や急性・術後肝不全の場合には，肝での代謝・解毒機能の低下により有害物質が体内に蓄積する一方で，肝での合成能の低下によりアルブミンや凝固因子が不足する．そのため血漿交換療法を施行し，患者血漿は廃棄し，その分を新鮮凍結血漿で補充する．しかし，血漿交換療法は血漿製剤使用に伴う感染リスクがあり，また血漿製剤は高価である．そこで，黄疸の原因物質であるビリルビンを選択的に吸着する方法が開発された．ビリルビンは神経および細胞内のミトコンドリアに対する毒性がある．

1 構造・原理

　ビリルビン吸着療法は，血漿吸着療法 plasma adsorption で，血液を血漿分離器で血球と血漿に分離した後に，分離された血漿がビリルビン吸着器を通過し，ビリルビンが選択的に除去される．ビリルビン吸着療法に用いられる吸着器としては，プラソーバBRS®とメディソーバ®BLがある．

　ビリルビン吸着器のリガンドは，スチレン・ジ・ビニルベンゼン系樹脂からなる多孔性の陰イオン交換樹脂であり，活性炭吸着カラムと同様に，親水性ポリマーであるp-HEMAでコーティングされている．このコーティングにより吸着剤表面は親水性を示し，血漿蛋白などの非特異的吸着を抑制する[12]．吸着材表面は陽性に荷電しており，ビリルビンや胆汁酸など陰性荷電を呈するものを吸着する．ビリルビンは，アルブミンと結合した間接ビリルビンと，血液中に単体として存在する直接ビリルビンに分けられるが，そのどちらも吸着され得る．

2 治療適応

　保険適用は，劇症肝炎では一連につきおおむね10回を限度として，また術後肝不全に対しては一連につきおおむね7回を限度として算定できる．急性肝不全には適用がない．

　術後肝不全適用基準としては，手術後に発症した肝障害（外科的閉塞性機序によるものを除く）のうち，次のいずれにも該当する場合で，

① 総ビリルビン値が5 mg/dL以上で，かつ，持続的に上昇
② ヘパプラスチンテスト40％以下またはComa Grade II以上

が適用基準となる．

　ビリルビン吸着療法の利点は，血漿吸着療法であるためアルブミンの喪失が少なく血漿製剤やアルブミンの補充を必要としない点にある．しかし，ビリルビン吸着療法が劇症肝炎や術後肝不全の治療に効果を示すかどうかについては，賛否両論がある．

3 回路組み立て・治療の留意点

　血漿分離器は中空糸外側の充填液を廃棄した後に，抗凝固薬を加えた生理食塩水を中空糸内側から最低500 mL，中空糸外側を濾過法にて最低

500 mL流す.

　ビリルビン吸着器には生理食塩水を2,000 mL以上流した後に抗凝固薬を加えた生理食塩水を1,000 mL流す.

　吸着器に混入した気泡は,凝固や空気塞栓の原因となり得るので十分除去する.

　ビリルビン吸着器の吸着材表面が陽性荷電を持っているため,陰性荷電のヘパリンは吸着され得る.したがって,ヘパリンは多めに使用する必要がある.

　治療中の分離された血漿のポンプ流量は,血液ポンプ流量の30%以下,かつ30 mL/分以下に設定する.血漿処理量は3～4 Lとする.血漿分離膜や回路の凝血予防,または血圧低下時などで生理食塩水を回路から注入する必要がある場合には,必ず血漿ポンプは止め,ビリルビン吸着器への生理食塩水流入を防ぐ.

〔日高寿美,小林修三〕

《文　献》

1) Nolan JP, et al. : Effect of cholestyramine on endotoxin toxicity and adsorption. Am J Dig Dis, 17 : 161-166, 1972.
2) 中村吉宏:II-3-各論(各種吸着カラムと関連機器の特徴)II-3-c. 東レ・メディカル株式会社. アフェレシスマニュアル改訂第3版,一般社団法人　日本アフェレシス学会　編,p.134-138, 学研メディカル秀潤社,2010.
3) Kase Y, et al. : Removal of 2-arachidonylglycerol by direct hemoperfusion therapy with polymyxin B immobilized fibers benefits patients with septic shock. Ther Apher Dial, 12 : 374-380, 2008.
4) Mitaka C, et al. : A longer duration of polymyxin B-immobilized fiber column hemoperfusion improves pulmonary oxygenation in patients with septic shock. Shock, 32 : 478-483, 2009.
5) Curz DN, et al. : Early use of polymyxin B hemoperfusion in abdominal septic shock. The EUPHAS randomized controlled trial. JAMA, 301 : 2445-2452, 2009.
6) Seo Y, et al. : Beneficial effect of polymyxin B-immobilized fiber column (PMX) hemoperfusion treatment on acute excarbation of idiopathic pulmonary fibrosis. Internal Medicine, 45 : 1033-1038, 2006.
7) Abe S, et al. : Neutrophil adsorption by polymyxin B-immobilized fiber column for acute exacerbation in patients with interstitial pneumonia : A pilot study. Blood Purif, 29 : 1-6, 2010.
8) 下条文武ほか:β_2-ミクログロブリン吸着器リクセルS-25の臨床検討―短期使用報告―(多施設共同研究). 透析会誌,41 : 301-304, 2008.
9) 下条文武ほか:β_2-ミクログロブリン吸着器リクセルS-15およびS-35の臨床検討(多施設共同研究). 透析会誌,36 : 117-123, 2003.
10) Tsuchida K, et al. : Blood purification for critical illness : cytokines adsorption therapy. Ther Apher Dial, 10 : 25-31, 2006.
11) Kono K, et al. : Direct hemoperfusion with a β_2-microglobulin-selective adsorbent column eliminates inflammatory cytokines and improves pulmonary oxygenation. Ther Apher Dial, 13 : 27-33, 2009.
12) 林　伸幸:ビリルビン吸着器. 腎と透析,臨時増刊号:259-263, 2008.

第 IV 編

腎移植

1 移植の免疫学の基本

腎移植の成績は免疫抑制薬の進歩により，年々向上していることはよく知られた事実であるにもかかわらず，いまだに急性拒絶反応や慢性移植腎症における免疫学的因子の関与は移植に関わる医師を悩ませる問題の筆頭である．移植免疫の詳細はいまだに解明されていない部分も多いが，腎臓内科医が特に知っておくべき基本を中心に紹介する．

1 移植免疫システムのオーバービュー

移植免疫システムの理解には，拒絶反応における4つの段階のプロセスを考えるとわかりやすい．簡単にそのプロセスをまとめた（図IV-1-1）．

1 移植後のドナーおよびレシピエント由来抗原提示細胞の成熟とリンパ組織への移動

腎移植術後，移植腎には少なからずドナー由来のマクロファージなどの抗原提示細胞（APC）が残存している．このドナー由来APCが移植腎の血流再開とともに，血流に乗ってレシピエントのリンパ組織に移動する（migration）．また，血流再開に伴う虚血再灌流障害 ischemia reperfusion injury などにより炎症反応が惹起されるとレ

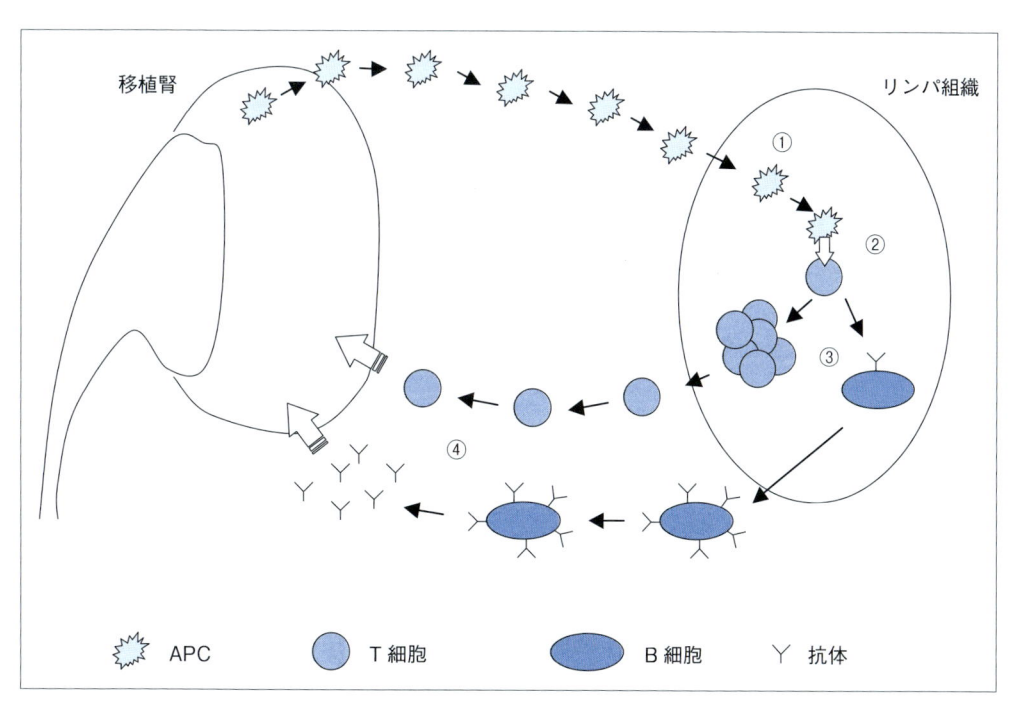

■図 IV-1-1 拒絶反応における一連の免疫活性化のプロセス
①移植後のドナーおよびレシピエント由来抗原提示細胞のリンパ組織への移動．
②抗原提示細胞によるT細胞およびB細胞の活性化．
③サイトカインなどによるT細胞およびB細胞の増殖．
④増殖した活性化T細胞およびB細胞の末梢組織への移動と移植腎へのダメージ．

（柴垣有吾：移植免疫の基礎．腎移植の進歩，東京医学社，2006 より）

シピエント由来 APC が遊走され，移植腎の抗原〔主要組織適合複合体（MHC）〕を取り込んで，リンパ組織に移行する．

2 抗原提示細胞によるT 細胞および B 細胞の活性化

　リンパ組織では APC による抗原提示により，T 細胞が活性化される．これを抗原認識 allorecognition という．APC はその細胞膜上に発現している MHC（ヒトでは HLA；human leukocyte antigen）と抗原の複合体が T 細胞上の T 細胞受容体（TCR）によって認識される．T 細胞受容体による認識は APC 上の MHC の Class I を認識する場合は CD8 が，Class II を認識する場合は CD4 がその認識・結合を補強する．また，allorecognition により TCR から細胞内シグナルのカスケードが発生するが，これにより T 細胞が活性化するためには，MHC/TCR 複合体とは別の T 細胞と APC 上の分子の結合による co-stimulation というシグナルが伝達する必要がある．B 細胞の活性化は活性化した T 細胞を介して間接的に起こると考えられている．

3 サイトカインなどによるT 細胞および B 細胞の増殖

　MHC/TCR 複合体による直接のシグナル（シグナル 1）に co-stimulation によるシグナル（シグナル 2）が加わると，種々のサイトカインの合成が増幅される．特に，合成され分泌されたインターロイキン（IL-2）は autocrine および paracrine 的に T 細胞に作用して（シグナル 3），これを活性化し，細胞周期へ影響することなどを介して，その増殖を促進する．

4 増殖した活性化 T 細胞および B 細胞の末梢組織への移行と移植腎へのダメージ

　活性化 T 細胞は移植腎へ移行し，移植腎の血管内皮細胞などの上に発現しているドナー由来MHC を認識して，種々の炎症性サイトカインの放出，炎症細胞の遊走を介して移植腎に遅延型アレルギー反応（拒絶反応）を起こすだけでなく，増殖因子を介した組織の線維化などを惹起する．T 細胞は perforin や granzyme B などを分泌することにより，直接的に移植腎を破壊する．活性化 B 細胞はドナー MHC 分子に対する抗体を放出し，補体活性化を介した移植腎の細胞破壊を惹起する．また，抗体の Fc 部分はマクロファージや NK 細胞を捕捉し，細胞破壊を誘導する．

　次に，それぞれのプロセスを詳述する．

2 異種抗原の提示（allo-antigen presentation）とその認識

　移植術後に最初に起こる免疫反応は，レシピエントの T 細胞および B 細胞による異種抗原の認識である．この認識はリンパ節や脾臓などの 2 次リンパ組織で起こる．

　このような反応は第 6 染色体上にコードされる MHC という遺伝子群にコントロールされていることがわかっている．逆に，MHC 以外の遺伝子の拒絶反応への関与は少ないと考えられている．この MHC 分子こそが，抗原提示細胞などの細胞表面上にあって，抗原をその細胞外ドメインの溝に抱えて T 細胞（T 細胞受容体）に提示するものである．

1 主要組織適合複合体

　MHC は Class I と Class II に分かれる．Class I 分子は多型性 polymorphism の強い α 鎖と多型性のない β 鎖（$β_2$-ミクログロブリン）からなり，Class II 分子は多型性の強い α 鎖と β 鎖からなる（図 IV-1-2）．Class I 分子はほぼすべての細胞に発現しているのに対して，Class II 分子は抗原提示細胞や活性化した血管内皮細胞など限られた細胞に発現している．

　ヒトの MHC は HLA と呼ばれるが，ヒトでは第 6 染色体にコードされ，HLA には locus として，Class I の HLA-A, B, C と Class II の HLA-DP, DQ, DR がある．この中でとくに移植免疫に

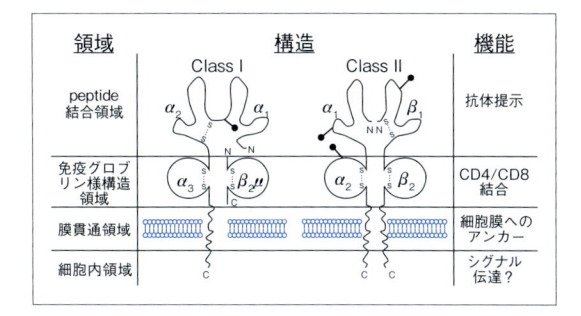

■ 図 IV-1-2　MHC の構造

重要な役割を果たしていると考えられているのが，HLA-A, B および HLA-DR である．各個人は 1 対のアレルを持ち（つまり，HLA-A, B および HLA-DR は各 2 つずつ存在する），また，HLA 遺伝子産物は互いに共優性に発現するため，細胞膜上には HLA 分子（抗原）は最大 6 種類が発現していることになる．各 HLA は多くの多型（例えば，HLA-A では HLA-A2 や HLA-A3 など）が存在するため，同種移植では一卵性双生児では必ず，また，兄弟間では 1/4 の確率で 6 つの HLA が同一であるが，親子では 1 対（つまり，HLA-A, B, DR が 1 つずつの計 3 つ）が相同（match）で，残り 1 対（3 つ）は両親の HLA に共有するものがない限り異なる．

図 IV-1-3 の例では，太郎から花子へ移植する場合は HLA-A は相同するものがなく（mismatch），B は B7 が相同，DR は 3 が相同なので，HLA は 2 match（4 mismatch）となる．逆に，花子から太郎へ移植した場合は，HLA-A は 0 match（2 mismatch），B は B7 のみの 1 match（1 mismatch）で，DR は 3 は太郎は持っているので，1 match であるが，mismatch は 0 になることに注意が必要で，やはり 2 match であるが，mismatch は 4 でなく，3 となる．

HLA の相同数が高いほど，移植成績がよいことは知られているが，これは特に献腎移植で顕著であり，生体腎移植では HLA の相同数の差による移植腎機能への影響は大きくない．実際，6 抗原が相同（0 mismatch）した献腎移植よりも，6 抗原がすべて非相同（6 mismatch）の夫婦間移

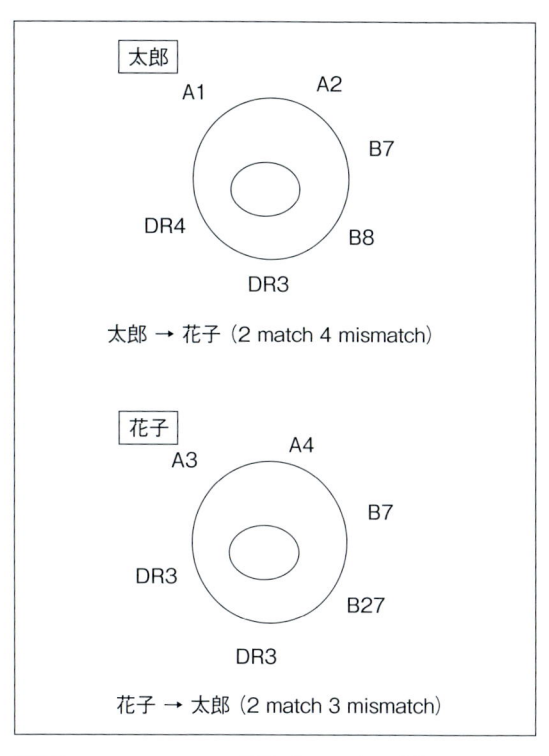

■ 図 IV-1-3　HLA の相同（match），非相同（mismatch）の例

植の成績のほうが優れていることが知られている．これは，免疫の不活化が MHC の非相同だけでなく，移植腎の状態（虚血再灌流の影響など）による免疫細胞のリクルートなどの影響も大きく受けることを示唆している．

一卵性双生児ではほとんど免疫反応は賦活されないが，HLA の 6 抗原の完全相同例（兄弟間など）でも拒絶反応が起こることから，MHC 以外にも拒絶反応に関与する抗原があることが考えられ，minor histocompatibility antigen（MiHA）と呼ばれている．

2 ｜ T 細胞による認識

前述したように抗原提示細胞上の HLA 分子によって提示された異種抗原は移植腎から 2 次リンパ組織に移動し，そこで T 細胞による認識を受けることになる．この異種抗原の認識には MHC とそれに結合した MHC/抗原複合体にレシピエントの T 細胞上の TCR が結合することで起こる．TCR は 1 対の α 鎖と β 鎖からなる heterodi-

■ IV. 腎移植

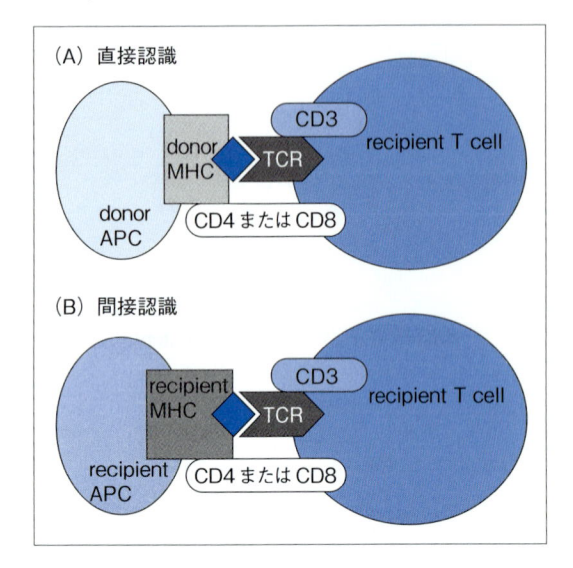

図 IV-1-4　直接認識と間接認識

(A) 直接認識では，ドナー由来の抗原提示細胞（ドナー腎に残存していた白血球・樹状細胞など）が移植後に局所の2次リンパ組織に移行して，T細胞と接触する．よって，TCRはドナー由来のMHC（抗原との複合体）と結合することになる．
(B) 間接認識では，レシピエント由来の抗原提示細胞が，ドナーの移植片由来の抗原（主にドナー由来のMHCの多型性領域）を自己 self MHC 上に収納して，自己のTCRに提示する．

merである．各鎖とも，多型性に富んだ部分 variable domain と多型性のない部分 constant domain からなり，この多型性によって種々の抗原を認識することが可能となっている．T細胞はTCRの共受容体 coreceptor である CD4 および CD8 によって，2種類に分類される．CD4 は MHC Class II と結合し，CD8 は MHC Class I と結合して，TCR と MHC/抗原複合体の結合を補強する．TCR には数個のポリペプチド鎖からなる CD3 分子が接して存在しており，CD3 は抗原認識のシグナルを細胞内へ伝達する役割を担っていると考えられている．移植における異種抗原のT細胞による認識には，直接認識 direct recognition と間接認識 indirect recognition という2つのパターンがあることがわかってきている（図 IV-1-4）．

　直接認識によるT細胞の活性化は，主に急性拒絶反応の主体（間接認識によるものの100倍程度多い）となっていると考えられている．逆に，間接認識は慢性拒絶反応（慢性移植腎症の免疫学的機序）の主体を担っている反応と考えられる．

3 T細胞およびB細胞の活性化と増殖・分化

1 T細胞の活性化と増殖

　TCRが異種抗原を認識すると，TCRに接して存在するCD3を介して細胞内にシグナルが伝達される．しかし，この抗原特異的なTCR/CD3複合体からの直接的なシグナルの伝達だけではT細胞の活性化には十分でなく，抗原非特異的な共刺激 co-stimulation という第2のシグナルが必須である．逆に，この第2のシグナルがないとT細胞はアポトーシスに陥ったり，無反応化 anergy を起こしてしまう．この2つのシグナルが共存すると，IL-2などのサイトカイン産生が惹起され，これが，さらに autocrine/paracrine 的に作用（第3のシグナル）して，細胞周期を回転させ，T細胞の増殖を引き起こす（図 IV-1-5）．

❶ シグナル1（TCR/CD3複合体からの直接シグナル経路）

　前述したようにTCR/CD3複合体は direct および indirect recognition による抗原認識により，細胞内シグナルを発信するが，その経路には calcineurin 経路，MAP kinase 経路，protein kinase C 経路などの複数が知られている．この中でも特に重要と考えられ，よく調べられているものが calcineurin 経路である．TCR/CD3複合体からの刺激は ZAP-70, phospholipase Cγ1 のリン酸化を介して膜リン脂質を加水分解し，イノシトール3リン酸（IP3）を遊離させる．IP3 は細胞質 Ca を増加させ，これがカルモデュリンと結合することで，脱リン酸化酵素である calcineurin を活性化する．活性化された calcineurin は細胞質に存在する NFAT (nuclear factor of activated T cells) を脱リン酸化して，核内へ移動させ，これが遺伝子のプロモーター領域に結合することにより，IL-2などの産生を増加させる．CD3の機能を抑制する抗CD3抗体（OKT3）は強力な免疫

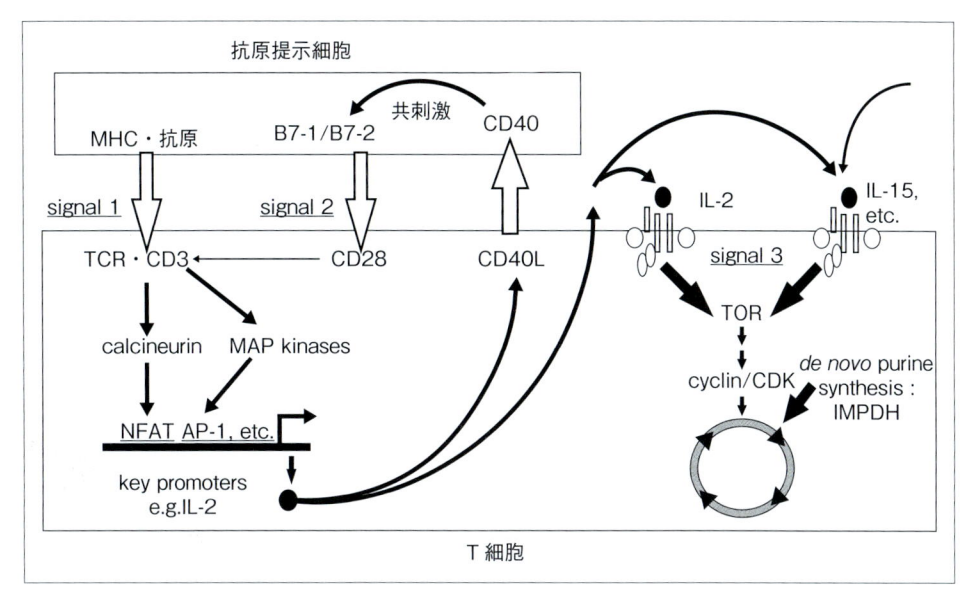

■図Ⅳ-1-5　T細胞活性化から増殖に至る3つのシグナル
（柴垣有吾：移植免疫の基礎．腎移植の進歩，東京医学社，2006より）

抑制薬として使用されている．免疫抑制薬のシクロスポリンは細胞質のシクロフィリンと結合して，また，タクロリムスは細胞質のFK結合蛋白と結合して，それぞれcalcineurinの活性化を抑制することがわかっている．

❷ シグナル2（共刺激）

シグナル1が進行するためには，同時進行的にシグナルが起こる必要があり，共刺激と呼ばれる．この共刺激はAPCとT細胞それぞれの補助分子（accessory protein）同士が結合することによって生まれる．とくに重要なのが，APC上のB7-1（CD80）/B7-2（CD86）とT細胞上のCD28との結合，さらにはAPC上のCD40とT細胞上のCD40 ligand（CD40L；CD154）の結合によって惹起される共刺激である．これらの共刺激がなかったり，阻害されるとT細胞は麻痺・刺激に無反応（anergy）となり，アポトーシスに陥る．これら，共刺激に関与する補助分子はT細胞が活性化され，産生が増加したIL-2などのサイトカインにより，細胞膜上の発現が増強されることが報告されている．現在，これらの共刺激を阻害する薬剤（B7と結合し，B7/CD28結合を阻害するCTLA4-IgやCD40/CD40L結合を阻害するCD40L抗体）が有望な移植免疫抑制薬として，その治験が行われている．

❸ シグナル3（IL-2受容体の活性化と細胞周期回転）

シグナル1とシグナル2の同時進行により，T細胞が活性化され，IL-2の産生および分泌が増えると，これがT細胞の細胞膜上にIL-2受容体（CD25）の発現をupregulateさせ，この受容体にautocrine, paracrine的に作用することにより，IL-2受容体の下流のシグナルが進行する．シグナルの下流にはmTOR（mammalian target of rapamycin）という蛋白が存在し，これがさらに下流の細胞周期蛋白を活性化して，細胞をG1期からS期に進行させることにより，細胞の増殖・分化が促進されることになる．このIL-2受容体を阻害するのが，抗CD25抗体であるダクリズマブ（日本未承認），バシリキシマブであり，mTORを阻害するmTOR阻害薬がシロリムスやエベロリムスである．ミコフェノール酸モフェチル（MMF）やアザチオプリン，ミゾリビンなどは細胞合成を抑制することにより，T細胞の増殖を抑制する．

前述したシグナル1～3の各ステップを多くの

■ IV. 腎移植

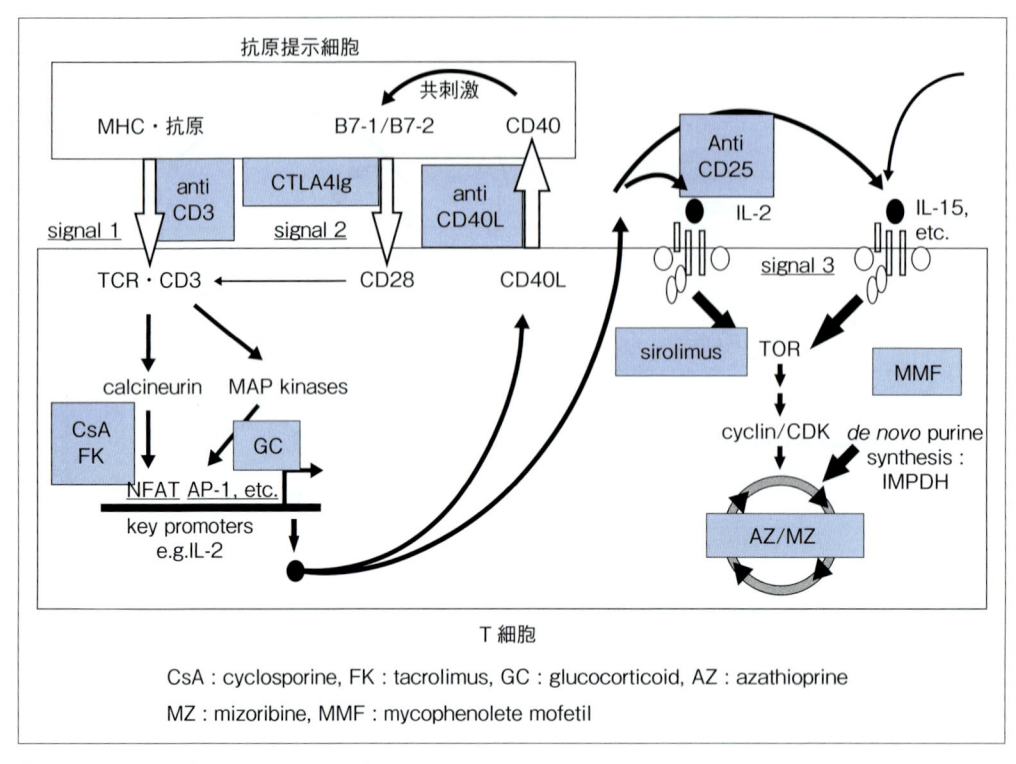

```
[図:各免疫抑制薬の作用部位]
抗原提示細胞
MHC・抗原    B7-1/B7-2  共刺激  CD40
                                      Anti CD25
  anti CD3   CTLA4Ig   anti CD40L              IL-15, etc.
  signal 1   signal 2                IL-2
  TCR・CD3 ← CD28      CD40L          signal 3
      ↓      ↓
  calcineurin  MAP kinases            sirolimus  TOR    MMF
  CsA FK       GC                                cyclin/CDK  de novo purine synthesis : IMPDH
  NFAT AP-1, etc.                                AZ/MZ
  key promoters
  e.g.IL-2
T細胞
CsA : cyclosporine, FK : tacrolimus, GC : glucocorticoid, AZ : azathioprine
MZ : mizoribine, MMF : mycophenolete mofetil
```

■ 図 IV-1-6　各免疫抑制薬の作用部位

（柴垣有吾：移植免疫の基礎. 腎移植の進歩, 東京医学社, 2006 より）

免疫抑制薬がターゲットにしており, その作用点を図 IV-1-6 に示す.

2 T 細胞の分化

前述のようなシグナル 1 から 3 までのカスケードが起こることによって, 異種抗原特異的 T 細胞は増殖していくことになるが, 同時に分化 differentiation も進行する. 具体的には活性化マーカーである CD44 の発現やリンパ節ホーミング受容体 CD62 ligand のダウンレギュレーションなどが起こる. このような変化を遂げた T 細胞はエフェクター細胞としての機能も備えることがわかっている. つまり, いわゆる "炎症性"（Type 1）サイトカインである interferon (IFN) γ などを産生する T 細胞（Th1）へ分化したり, "抗炎症性" サイトカインである IL-4 や IL-10, TGF-β を産生する T 細胞（Th2）へ分化する. Th1 が拒絶に関連が深く, Th2 は免疫寛容を誘導すると考える向きもあるが, 異論や反証も多い. いずれも,

グラフトに傷害性に働くという考えが現在では主流である.

3 B 細胞の活性化と増殖

B 細胞の活性化と増殖・分化は B 細胞単独では起こらず, MHC/抗原複合体によって活性化された T 細胞との接触が必要であると考えられている. 主に indirect recognition によって活性化された T 細胞, 特に Th2 細胞は MHC Class II を細胞膜上に発現する B 細胞と CD4 の存在下に interaction を起こし, B 細胞を活性化させる. B 細胞の活性化にも共刺激が必要で, 主に B 細胞が発現する CD40 と T 細胞が発現する CD40L が関与する. 活性化された B 細胞は異種抗原特異的抗体を産生する形質細胞（plasma cell）へ分化して, 移植片を攻撃する.

4 T細胞の末梢（移植腎）への移行とエフェクター効果としての拒絶反応（図IV-1-7）

1 T細胞の移動

　活性化されたT細胞が拒絶反応を起こすためには，T細胞がリンパ組織から末梢（移植腎組織）へ移行する必要がある．これに関わっているのが，T細胞が活性化されると発現が増強されるL-selectinのような接着分子と，ケモカインchemokine受容体である．

　ケモカイン受容体のリガンドであるケモカイン分子は炎症部位で産生される．移植後の状態としては，拒絶反応を起こしている移植腎や移植術に伴う虚血再灌流による障害を起こしている移植腎より，RANTES (regulated on activation, normal T cell expressed and secreted) 等のケモカインが産生される．これにより，ケモカイン受容体を発現したT細胞が遊走され，接着分子の働きも相まって移植腎の内皮に結合し，さらにmetalloproteinaseの働きにより，組織内へ移動する．

　このプロセスを阻害する免疫抑制薬としてはFTY-720が開発されて，実験的には拒絶反応を抑制することが報告されているが，FTY-720は活性化T細胞をリンパ組織内にとどめる作用があることが知られている．また，現在，拒絶反応にとくに重要なケモカインの同定とその阻害薬に関する研究が推し進められている．

2 T細胞によるエフェクター効果としての拒絶反応

　活性化され，移植片に遊走したT細胞はそこで再び異種抗原を認識する．T細胞はFasリガンドを発現しており，移植腎細胞のFasとinteractして，アポトーシスを誘導する．また，一部のT細胞はパーフォリンperforinやグランザイムgranzyme Bを分泌して，アポトーシスや直接的な細胞傷害を起こす．

　このような直接的細胞傷害のメカニズムも重要であるが，活性化T細胞はさらに種々の炎症性サイトカインやケモカインを分泌することで，NK細胞やマクロファージなどの炎症細胞を遊走させる．これが，いわゆる遅延型アレルギー反応（DTH）を起こし，さらに，NOやTNF-α, TGF-βなどを分泌して，組織の虚血や線維化を誘導する．

3 B細胞（抗体）によるエフェクター効果としての拒絶反応

　異種抗原特異的抗体は主に移植腎の血管内皮細胞上に発現する異種抗原を認識して，これを攻撃する．具体的には，抗体の架橋構造に結合する補体の活性化や抗体のFc部位をNK細胞やマクロファージがFc受容体を介して認識し，細胞傷害を進める．

　抗体による補体活性化によって，血管内皮細胞膜に補体関連分子が複合体を形成し，細胞傷害を起こすわけであるが，この際，補体複合体の構成因子であるC4dが内皮に強く結合し，炎症後も残存するため，このような液性免疫を介した拒絶反応の診断（とくに尿細管周囲毛細血管内皮に沈着する）にC4dの染色が使われるようになっている．

　拒絶反応のプロセスを順次解説することで，移植免疫の基礎を概説した．

　急性拒絶反応においては，特に直接認識によって異種抗原を認識し，活性化されたT細胞が主役を務めているが，細胞性免疫による拒絶反応としてはcytotoxic T細胞によるFas-FasLやperforin, granzymeBなどを介したアポトーシス・直接的細胞傷害に加えて，マクロファージなどの炎症細胞の遊走による炎症反応（遅延型アレルギー反応）が重要な役目を担っていると考えられる．液性免疫による拒絶反応では，Fc-Fc受容体によるマクロファージ活性化のほか，補体による細胞傷害が重要であり，診断にC4d染色が使われている．

　慢性拒絶反応（慢性移植腎症の免疫学的機序）においては，主に間接認識によって活性化された

■ IV. 腎移植

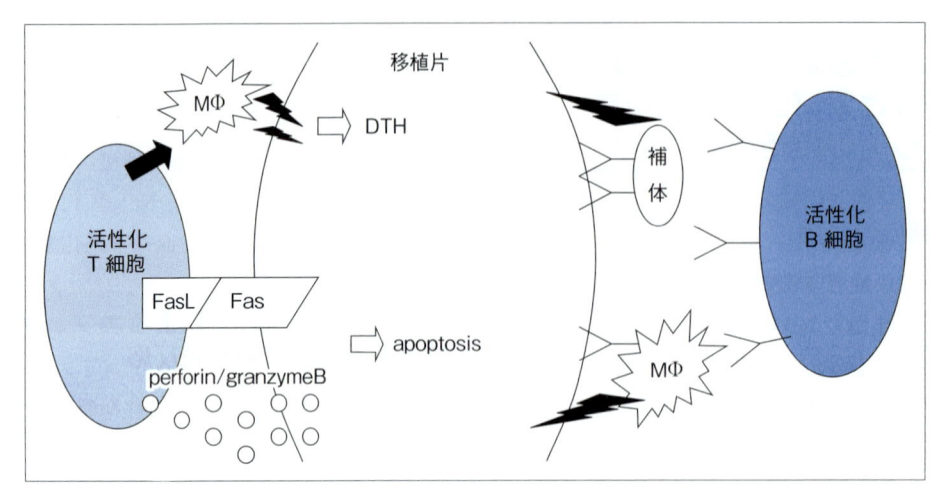

■ 図 IV-1-7　活性化 T 細胞および B 細胞による移植片の攻撃（エフェクター効果）

T細胞が主役を担っている可能性が高い．細胞性免疫や液性免疫による細胞傷害・アポトーシス・炎症（遅延型アレルギー反応）の惹起に加え，NO, TNF-α や TGF-β の産生を介した虚血や線維化の進行がメカニズムとして重要と考えられている．

〔柴垣有吾〕

《文献》
1) Delves PJ, et al. : The immune system. First of two parts. N Engl J Med, 343 : 37-49, 2000.
2) Delves PJ, et al. : The immune system. Second of two parts. N Engl J Med, 343 : 108-117, 2000.
3) Pietra BA, et al. : CD4 T cell-mediated cardiac allograft rejection requires donor but not host MHC class II. J Clin Invest, 106 : 1003-1010, 2000.
4) Lakkis FG, et al. : Immunologic 'ignorance' of vascularized organ transplants in the absence of secondary lymphoid tissue. Nat Med, 6 : 686-688, 2000.
5) Vella JP, et al. : Indirect allorecognition of major histocompatibility complex allopeptides in human renal transplant recipients with chronic allograft dysfunction. Transplantation, 64 : 795-800, 1997.
6) Thomson AW, et al. : The last 5 years of basic science investigation in transplant immunology. American Journal of Transplantation, 6 : 1768-1773, 2006.
7) Martinez OM et al. : Basic concepts in transplant immunology. Liver Transplant, 11 : 370-381, 2005.

2 腎移植の成績と問題点

わが国における腎移植の症例数は年々増加傾向にある（図IV-2-1）[1]．生体腎，献腎の比率は最近の数年間に大きな変動はなく，生体腎が83〜86%，献腎が14〜17%という状況である．献腎では，脳死下献腎移植例が微増している．2010年7月17日に臓器移植法の一部が改正され，脳死下臓器提供件数は増加しており，献腎移植例のさらなる増加が期待されているが，実情としては心停止下臓器提供の一部が脳死下臓器提供に移行しているにすぎず，献腎移植数自体の実質的な増加は有意ではない．

免疫抑制薬を中心とした技術革新だけでなく，腎移植に関するあらゆる環境が変化してきており，それに伴い移植の成績も変化してきている．腎移植に携わる医師にとって，最新の結果を把握することは重要である．そして，その結果をもとに現状で残されている問題点を認識すれば，さらなる腎移植の進歩のための方向性が自ずと示されるはずである．

1 生存率と生着率

生存率も生着率（移植腎機能が維持され，透析再導入となっていない率）も年を経るごとに上昇している（図IV-2-2）[2]．最近の免疫抑制薬の進歩や術前評価・術後管理の向上が全体として，腎移植の成績の向上に寄与しているものと思われる．一方で，献腎移植では生存率の改善は大きくはなく，これは日本では献腎移植患者は移植登録後，10年以上透析で待機しており，移植後に心血管リスクなど長期透析合併症を引きずっている場合が多いことを示唆している可能性がある．

生存率・生着率ともに生体腎移植患者よりも献腎移植患者のほうが低いが，生存率に関しては献腎移植患者の透析年数が長く，生体腎と比較して合併症が多いことを考慮すると，単純に比較はで

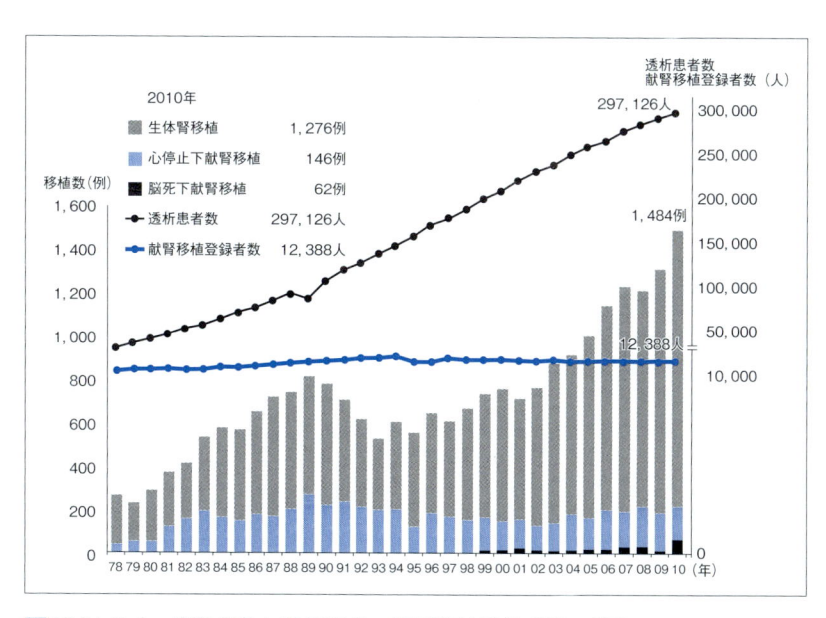

■ 図IV-2-1　腎移植数と透析患者・献腎移植登録者数の推移
（日本移植学会：臓器移植ファクトブック2011より）

■ IV. 腎移植

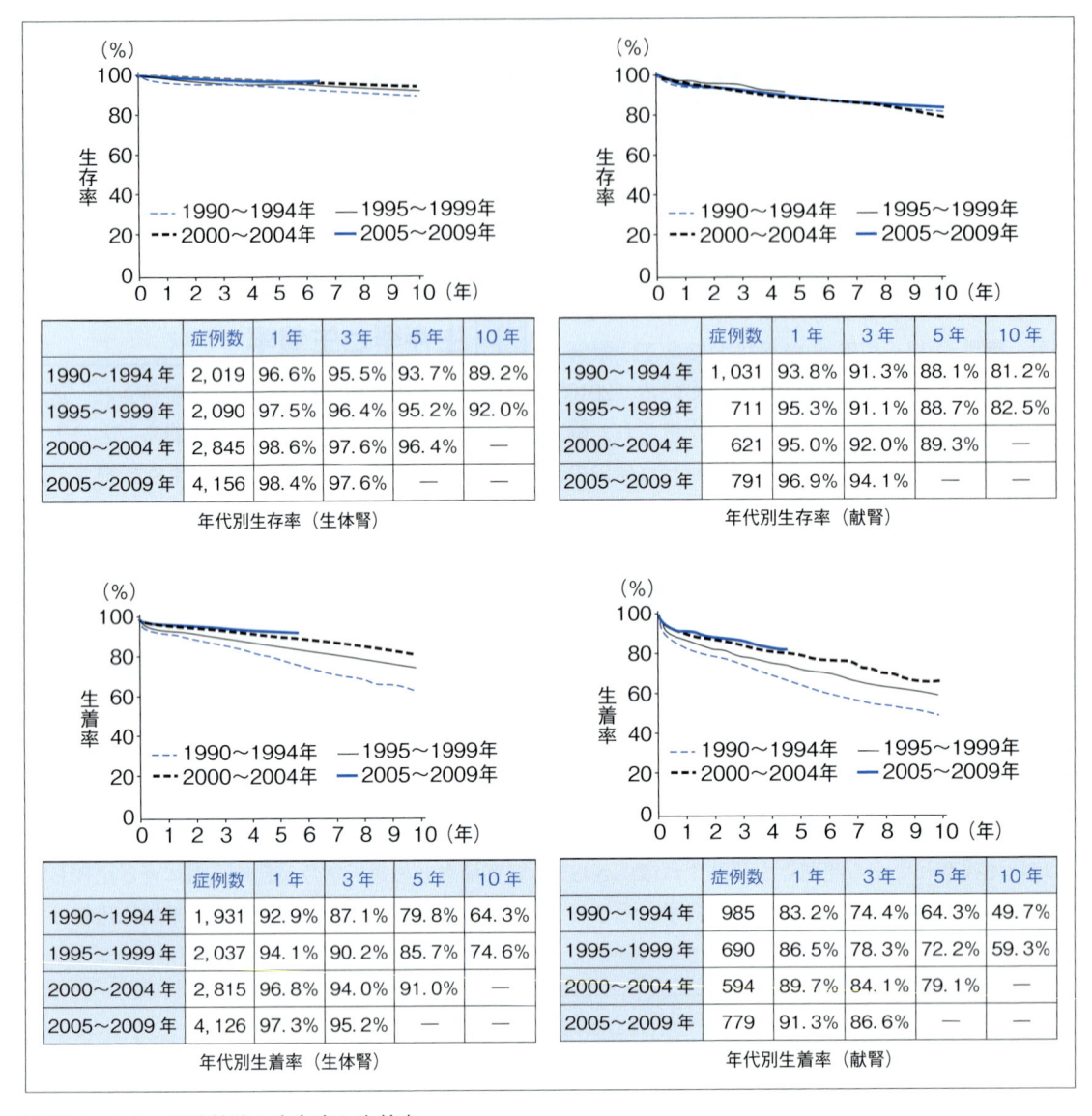

年代別生存率（生体腎）

	症例数	1年	3年	5年	10年
1990〜1994年	2,019	96.6%	95.5%	93.7%	89.2%
1995〜1999年	2,090	97.5%	96.4%	95.2%	92.0%
2000〜2004年	2,845	98.6%	97.6%	96.4%	—
2005〜2009年	4,156	98.4%	97.6%	—	—

年代別生存率（献腎）

	症例数	1年	3年	5年	10年
1990〜1994年	1,031	93.8%	91.3%	88.1%	81.2%
1995〜1999年	711	95.3%	91.1%	88.7%	82.5%
2000〜2004年	621	95.0%	92.0%	89.3%	—
2005〜2009年	791	96.9%	94.1%	—	—

年代別生着率（生体腎）

	症例数	1年	3年	5年	10年
1990〜1994年	1,931	92.9%	87.1%	79.8%	64.3%
1995〜1999年	2,037	94.1%	90.2%	85.7%	74.6%
2000〜2004年	2,815	96.8%	94.0%	91.0%	—
2005〜2009年	4,126	97.3%	95.2%	—	—

年代別生着率（献腎）

	症例数	1年	3年	5年	10年
1990〜1994年	985	83.2%	74.4%	64.3%	49.7%
1995〜1999年	690	86.5%	78.3%	72.2%	59.3%
2000〜2004年	594	89.7%	84.1%	79.1%	—
2005〜2009年	779	91.3%	86.6%	—	—

■ 図IV-2-2 腎移植後の生存率と生着率

（日本臨床腎移植学会，日本移植学会：移植 46：506-523, 2011 より）

きないと思われる．さらに，生着率は献腎においては primary nonfunction や急性拒絶反応などにより早期に機能廃絶する例が多いことが影響していると思われる．

2 主な背景（レシピエント・ドナー別）による腎移植成績

1 レシピエントおよびドナーの年齢

　生体腎では1年生着率はレシピエントの年齢層によらず同様で93〜97%だが，移植後長期経過するほど，若年者と比較して高齢者は生着率が低くなっている．一方，献腎では初期より高齢者の生着率は低下している．おそらく，高齢者の生着

2. 腎移植の成績と問題点

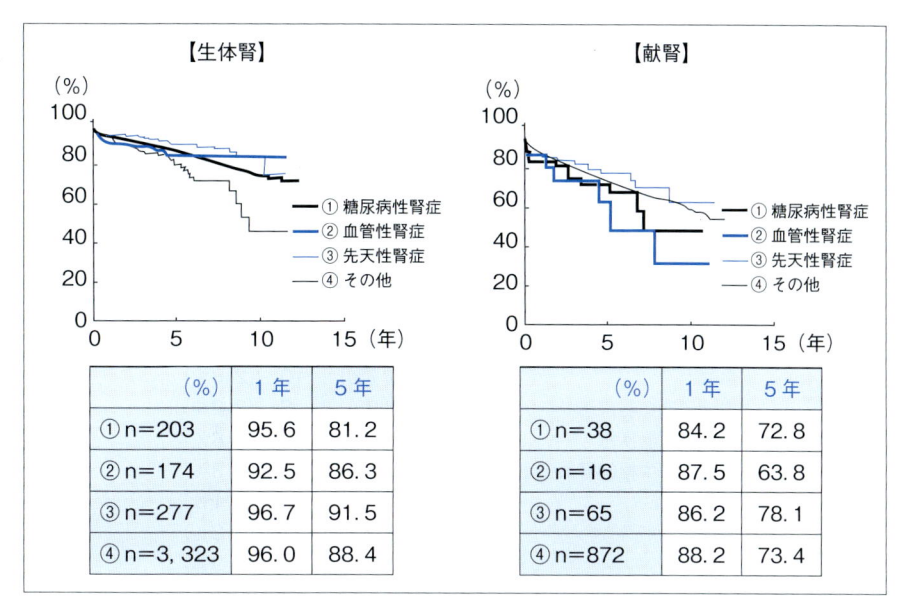

図Ⅳ-2-3　原疾患別生着率

【生体腎】

(%)	1年	5年
① n=203	95.6	81.2
② n=174	92.5	86.3
③ n=277	96.7	91.5
④ n=3,323	96.0	88.4

【献腎】

(%)	1年	5年
① n=38	84.2	72.8
② n=16	87.5	63.8
③ n=65	86.2	78.1
④ n=872	88.2	73.4

① 糖尿病性腎症　② 血管性腎症　③ 先天性腎症　④ その他

（日本臨床腎移植学会，日本移植学会：移植 42：545-557, 2007 より）

率低下には加齢や長期透析による合併症が影響していると思われる．臓器移植法改正により献腎移植の待機年数が短縮されることを期待したいが，実情はその方向にはなっていない．腎移植というオプションを腎不全保存期に十分提示されず，透析を経てから移植に至る患者も多い．最近は透析を経ずに腎移植を受ける preemptive 腎移植が非 preemptive 腎移植に比較して，移植腎や患者予後に優れていることから，早期の移植オプションの提示が望ましい．

一方，ドナー年齢に関しては，生体腎では60歳以上の群のみ，他群と比較して生着率が低かった．一方，献腎ではドナー年齢が高くなるほど生着率は低くなっていた．この傾向は，移植腎老化による非免疫学的移植腎機能障害が関与した結果と思われる．以前は肉親からの臓器提供が多かったが，ここ10年で生体腎移植の腎提供者は，配偶者を中心とした非血縁者の割合が非常に増えてきており，ドナー年齢の若返りが期待されたが，生体腎の平均年齢は53～55歳と大きな変化は認められない．また，2010年7月17日より臓器移植法が改正され，15歳未満も家族の書面による承諾が得られれば臓器提供が可能となった．この法改正が献腎ドナー平均年齢にどの程度の影響を与えるかは未知数である．

2 原疾患

原疾患別の解析は糖尿病性腎症，血管性腎症（SLE，紫斑病性腎炎，Sjögren 症候群など），先天性腎症（多発性嚢胞腎，Alport 症候群など），その他（糸球体腎炎，腎尿路疾患など）に分けて解析されている（図Ⅳ-2-3）[3]．

生体腎では糖尿病性腎症の生着率が5年目以降に低下している．献腎では糖尿病性腎症に加えて血管性腎症も長期経過とともに生着率が低下している．

しかしながら，近年，生体腎・献腎ともに，原疾患に占める糖尿病性腎症の割合が確実に増加しており，今後，糖尿病性腎症を原疾患とする腎移植例の長期生着率改善が重要な問題となると思われる．

3 レシピエントの術後の死因

2001年からの累計では感染症（26.7％），心脳血管疾患（約20％）が最も多く，次いで悪性新

■ 表 IV-2-1　レシピエントの死亡原因

死　因	〜2000年	2001年〜
心疾患	335 (10.4%)	46 (12.9%)
感染症	332 (10.3%)	95 (26.7%)
悪性新生物	264 (8.2%)	50 (14.0%)
脳血管障害	315 (9.8%)	25 (7.0%)
消化器疾患	239 (7.4%)	24 (6.7%)
呼吸器疾患	122 (3.8%)	15 (4.2%)
その他の循環器疾患	47 (1.5%)	7 (2.0%)
自殺	32 (1.0%)	7 (2.0%)
事故	24 (0.7%)	10 (2.8%)
血液・造血器疾患	30 (0.9%)	8 (2.2%)
腎・泌尿器疾患	16 (0.5%)	3 (0.8%)
その他の中枢神経系疾患	21 (0.7%)	1 (0.3%)
その他	288 (9.0%)	43 (12.1%)
記入なし	51 (1.6%)	1 (0.3%)
不明	1,099 (34.2%)	21 (5.9%)
合計	3,215	356

（日本臨床腎移植学会，日本移植学会：移植 46：506-523, 2011 より）

■ 表 IV-2-2　レシピエントの廃絶原因

廃絶原因	〜2000年	2001年〜
慢性拒絶反応	3,425 (54.2%)	196 (25.4%)
急性拒絶反応	431 (6.8%)	61 (7.9%)
原疾患の再発によるもの	127 (2.0%)	38 (4.9%)
primary nonfunction	150 (2.4%)	63 (8.2%)
拒絶反応に感染症，多臓器不全などが合併	102 (1.6%)	34 (4.4%)
患者自身による免疫抑制薬の中止	56 (0.9%)	25 (3.2%)
医学的理由による免疫抑制薬の中止	57 (0.9%)	14 (1.8%)
薬剤性腎障害	16 (0.3%)	3 (0.4%)
技術的問題	17 (0.3%)	12 (1.6%)
生着中死亡	955 (15.1%)	225 (29.2%)
その他	283 (4.5%)	81 (10.5%)
記入なし	146 (2.3%)	4 (0.5%)
不明	556 (8.8%)	15 (1.9%)
合計	6,321	771

（日本臨床腎移植学会，日本移植学会：移植 46：506-523, 2011 より）

生物14%であった（表 IV-2-1）[2]．一方，単年度調査では感染症20%が最も多く，次いで悪性新生物15%，心疾患12%，脳血管疾患10%であった．心疾患と脳血管疾患を合わせて血管病として比較すると，感染症を上回っている[4]．腎移植患者は免疫抑制薬による免疫機能低下によって感染症のハイリスク患者であるが，同時に，過去の腎不全の影響や免疫抑制薬などの副作用としてのメタボリックシンドローム・動脈硬化による心脳血管疾患の予防や治療が非常に重要であることを物語る結果であった．

4 移植腎機能廃絶の原因

2011年までの移植時期別廃絶原因を表 IV-2-2[2]に示した．2001年以降に実施されたグループは観察期間が短いため感染症の割合が大きくなっている．一方，単年度調査では慢性拒絶反応が全体

の66%を占め，急性拒絶反応が7%，primary nonfunctionが4%，原疾患再発が3%であった[4]．原疾患再発は生体腎に多く，primary nonfunctionは献腎に多い傾向にあった．慢性拒絶反応は免疫学的機序と非免疫学的機序に分類されるが，どちらも課題を多く残した問題点である．詳細は「IV-6-3．慢性移植腎症」（p.243）の項を参照されたい．

5 Perspective

近年，腎移植はめまぐるしい進化を遂げてきたが，まだ課題は残されており，主なものとしては次のとおりである．

① 献腎移植数の増加（さらなる啓蒙活動や臓器移植法，臓器移植ネットワーク環境の整備）
② 長期待機患者の定期的な合併症の予防・治療による移植後成績の向上
③ 免疫抑制薬の副作用対策についての検討，次世代免疫抑制薬の開発
④ 非免疫学的慢性移植腎機能障害，心血管合併症への対策
⑤ ドナーの術後長期管理

〔横山　健，柴垣有吾〕

《文　献》

1) 日本移植学会：臓器移植ファクトブック2011．http://www.asas.or.jp/jst/pdf/factbook/factbook2011.pdf
2) 日本臨床腎臓移植学会，日本移植学会：腎移植臨床登録集計報告（2011）-2 2010年実施症例の集計報告（2）．移植, 46：506-523, 2011.
3) 日本臨床腎移植学会，日本移植学会：腎移植臨床登録集計報告（2007）-3 2006年経過追跡調査結果．移植, 42：545-557, 2007.
4) 日本臨床腎移植学会，日本移植学会：腎移植臨床登録集計報告（2010）-3 2009年経過追跡調査結果．移植, 45：608-620, 2010.

3 腎移植ドナーおよびレシピエントの術前評価

近年わが国においても，腎代替療法のオプションの1つとして腎移植が認知されつつあり，年間約1,600件（2010年末）の腎移植が施行されているが，増え続ける新規透析導入患者および維持透析患者数に比して極端に少ない．この理由はさまざまであるが，1つには腎不全患者に腎代替療法のオプション提示を行う腎臓内科医が移植を理解しておらず，腎移植の適応を判断できないことがあると思われる．そのため腎移植のオプション提示をされず，透析導入となった末期腎不全患者が多数存在すると考えられる．

免疫抑制薬の進歩により近年の腎移植の成績は目覚ましく，ABO不適合腎移植，非血縁間腎移植，透析療法を介さない先行的（preemptive）腎移植，ハイリスクレシピエントへの腎移植やマージナルドナーからの腎提供などが日常的に行われるようになった．このように手術適応が拡大しつつある状況において，腎不全保存期から長期にわたり患者を管理している腎臓内科医が移植医療に積極的に参画し，適応・術前評価の決定を行うことは非常に理にかなっていると考えられる．

また腎移植の術前評価に際し医学的な適応はもちろんのこと，倫理・社会的側面や精神的問題も含め多数の手続きがあることも事実で，これらを行うのは医師だけでは困難であり，看護師，コーディネーター，ソーシャルワーカー等と協力し遂行することが望ましい．

そこで本項では，特に成人における生体腎移植について，レシピエント，ドナーの両者の視点から，腎移植の適応・術前評価を，①倫理・社会的適応，②精神的適応，③医学的適応に分けて概説する．

1 腎移植の適応〜レシピエント〜

腎移植の適応に関しては日本や欧米からガイドラインが出されている．日本においては，日本移植学会が移植全般に対する倫理指針[1]と生体腎移植ガイドラインを出している（表IV-3-1）[2]．倫理指針の要旨としては後述するが，基本的にすべての移植は献腎移植を推進するものとし，生体移植の場合はドナーが親族であること，ドナーの自発的な意思によること，それらを第三者が確認するなどが記されている．生体腎移植ガイドラインでは，レシピエントの適応を末期腎不全の状態であること以外に，全身感染症，活動性肝炎，悪性腫瘍がないことのみしか触れておらず，いささか問題があると思われる．また，日本腎臓学会からも腎移植のオプション提示時期などの記載はあっ

■ 表IV-3-1 生体腎移植ガイドライン（日本移植学会）

I. 腎移植希望者（レシピエント）適応基準
1. 末期腎不全患者であること
   透析を続けなければ生命維持が困難であるか，または近い将来に透析に導入する必要に迫られている保存期慢性腎不全である
2. 全身感染症がないこと
3. 活動性肝炎がないこと
4. 悪性腫瘍がないこと

II. 腎臓提供者（ドナー）適応基準
1. 以下の疾患または状態を伴わないこととする
   a. 全身性の活動性感染症
   b. HIV抗体陽性
   c. Creutzfeldt-Jakob病
   d. 悪性腫瘍（原発性脳腫瘍および治療したと考えられるものを除く）
2. 以下の疾患または状態が存在する場合は，慎重に適応を決定する
   a. 器質的腎疾患の存在（疾患の治療上の必要から摘出されたものは移植の対象から除く）
   b. 70歳以上
3. 腎機能が良好であること

ても，適応基準まで踏み込んだガイドラインは作成されていない[3]．一方で，欧米では，米国移植学会[4]，米国腎臓財団[5]，カナダ移植学会[6]，欧州腎臓学会[7]，リスボン・カンファランス[8]などの多くのガイドラインが詳細な適応基準や術前評価を策定している．日本の移植施設では施設独自の基準を欧米のガイドラインを基に策定しているのが実情である．次に生体腎移植レシピエントにおける具体的な適応を，①倫理・社会的適応，②精神的適応，③医学的適応に分けて述べる．

1 倫理・社会的適応

日本移植学会倫理指針の要旨を列挙する[1]．
① ドナーは親族に限定する．親族とは6親等以内の血族，配偶者と3親等以内の姻族を指す．
② 腎提供に際し，ドナーの自発的な意思によって行われるべきであり，金銭授受を含めた報酬を目的とするものではあってはならない．
③ 提供意思を移植に関与しない第三者によって確認をすること．第三者とは倫理委員会が指名する精神科医などとする．
④ 本人であることの公的証明書で本人確認を行い診療録へ添付すること．
⑤ 未成年者の場合は親権者からインフォームド・コンセントを得る．

また，移植に関わる医療費は莫大なものとなるために，移植前に医療費助成制度の申請を済ませておかなければならない．透析導入患者においては，身体障害者1級および特定疾病療養受療証の申請が済んでいるため，移植に際し新たな保障制度の申請をする必要がない．しかし移植が終了すると，身体障害者1級の制度はそのまま利用できるが，特定疾病療養受療証は返還し，高額な免疫抑制薬や検査費用などは重度心身障害者医療費助成制度で補填され，自治体によっても異なるが，患者自己負担が無料から数万円以内となる．透析未導入でpreemptive腎移植を検討している患者においては，各都道府県によって基準は異なるが，移植前に必ず身体障害者3級以上を申請しておかなければならない．手術費用に関してはpreemptive腎移植の場合は身体障害者3級を保有していれば，自立支援医療（旧・更生医療）制度の補助を受けることができ，所得によっても異なるが，患者自己負担は上限数万円までとなる．preemptive腎移植後の患者も，移植後は免疫抑制薬を終生内服するために，移植後に身体障害者1級が取得でき，重度心身障害者医療費助成制度により，免疫抑制薬や検査費用などは補填され，患者支払いは数万円以内となる．

これらの社会保障制度や移植に関わる費用の問題については，自治体によっても異なるため，必ず術前にソーシャルワーカーと面談し確認しておくべきである．

2 精神的適応

レシピエントにおいては移植前，移植後において不安や抑うつがしばしば問題となることがある．レシピエントは術後に拒絶反応や薬の副作用などの不安が常につきまとう．また使用する免疫抑制薬による抑うつやneurotoxicityなども問題となることがあり，しばしば薬物療法や精神療法が必要になることがある[9]．術前から精神科医による面談を施行し，術後も精神的な変化を見逃さず精神的なケアを続けていくことが重要である．

3 医学的適応

❶ 一般的事項

非可逆性と考えられる進行腎不全患者において，後述する禁忌事項がない限り，腎移植は腎代替療法の1つとしてオプション提示されるべきである．日本でも欧米においても，CKDステージ4を超えるCKD患者は腎移植施設などで十分なオプション提示がなされるべきとガイドラインが示されている[3~8]．特に，透析を開始する前に腎移植を行うpreemptive腎移植が移植腎予後や生命予後を改善する可能性が指摘されており，保存期CKDにおける早期のオプション提示は重要であると思われる[10]．

レシピエントの年齢自体は移植の禁忌となるこ

表 IV-3-2　腎移植の禁忌

- 重症の非可逆性疾患のため予後の短い状態
- 可逆性のありうる腎不全
- 最近の　あるいは　治療不可能な悪性腫瘍
- 慢性の　あるいは　現存の活動性感染症
- コントロール不良の精神疾患　あるいは　薬物中毒
- ADL が非可逆的に高度に低下した状態

(Bunnapradist S, et al. : Am J Kidney Dis, 50 : 890-898, 2007 より)

とはなく，暦年齢でなく医学的年齢で行われるが，生命予後が 10 年未満などと予想される場合（80 歳以上）は推奨されない．近年 70 歳を超えるレシピエントへの腎移植の生命予後に与える効果を献腎待機リスト患者（透析患者）と比較検討した論文が発表され，特に近年の成績は，たとえ 70 歳を超える高齢であっても移植後の生存率は有意に透析を継続する群に比べ良好であったと報告された[11]．2009 年度調査では生体腎移植レシピエントの平均年齢は 43.8±15.4 歳，献腎移植レシピエントの平均年齢は 47.5±12.9 歳，最高年齢 77 歳，70 歳以上は 1.5% であった[12]．

❷ 禁忌事項

前述のように，日本移植学会の生体腎移植ガイドラインで移植の禁忌としてあげているのは，合併症としての全身感染症・活動性肝炎・悪性腫瘍の 3 つのみである．欧米のガイドラインでは，これらに加えて，ADL や生命予後，コンプライアンス，薬物中毒などをあげている（表 IV-3-2）．

腎移植はそれを行うことによって，医学的状態や ADL が改善することを前提にしていること，免疫抑制薬により悪化が予想される疾患（感染症と悪性腫瘍），免疫抑制薬の半永久的な服用が移植腎の保護に絶対的に重要であることから規定されていると考えられる．

❸ 免疫学的条件

超急性拒絶反応（HAR）は分〜時間の単位で移植腎を非可逆的に障害することから，HAR を起こす状況は腎移植の適応とならない．HAR はレシピエントの血液中を循環している抗ドナー抗体〔(DSA)，ドナー腎の血管内皮細胞に発現している抗原に対する抗体〕によって生じるため，これらがないことを術前に確認する必要がある．DSA で最も重要であるものが，赤血球表面に発現している ABO 血液型抗原に対する抗体（血液型抗体），およびヒトの組織適合抗原であるヒト白血球抗原 HLA（human leukocytic antigen）に対する抗体（抗 HLA 抗体）である．

妊娠歴（ドナーが夫，レシピエントが妻の場合），輸血歴，2 次移植（過去の移植歴）の場合などは DSA 保有の可能性が高いといわれているために，問診が重要となる．

1. ABO 血液型

ABO 血液型が不適合（輸血ができない間柄）の場合，抗 ABO 血液型抗体が有意に存在することは確実であり，ABO 血液型をチェックすることで DSA の存在を知ることができる．一方，ABO 適合（A→A 型，B→B 型，AB 型→AB 型，O→O 型）はもとより，輸血が可能な組み合わせ（O→A, B, AB 型，A→AB 型，B→AB 型）を血液型不一致と呼ぶが，不一致の関係も術前に血液型抗体を除去することなく通常どおりに移植は可能である．上記以外の組み合わせを ABO 不適合移植と呼び，術前に ABO 血液型抗体の除去が必要となる．

2. ヒト白血球抗原

・HLA タイピング

腎移植においては HLA-A, HLA-B, HLA-DR の 3 つ（1 つにつき 2 対存在するため計 6 抗原）が重要である．一卵性双生児では 100%，兄弟間では 1/4 の確率で 6 つの HLA が同一であるが，親子では 3 つの HLA が必ず相同である．基本的に HLA の相同数が高いほど，移植成績がよいことは知られているが，近年の免疫抑制薬の進歩により生体腎移植においては HLA の相同数の差による移植腎機能への影響はそれほど大きくない．そのため生体腎移植では HLA 抗原の適合が望ましいが，6 抗原すべて一致していなくても移植は可能である．一方，献腎移植では数少ない献腎を最も有効な形で提供するために，HLA 抗原の一致数が高いものが優先的に移植を受けられるシステ

ムが構築されている.

・抗HLA抗体

抗HLA抗体は，多くの場合，循環血液中には有意な量が存在しないため，レシピエントとドナーのHLAが不一致であっても，HARを起こすとは限らない．抗HLA抗体が有意に存在するかどうかは，ドナーのリンパ球とレシピエントの血清を反応させる，いわゆるクロスマッチ試験で判定する．クロスマッチ試験が陽性であれば原則として腎移植は禁忌である．最近ではクロスマッチ試験の感度を高めるためにフローサイトメトリー法を用いたクロスマッチ試験が可能となっているが，偽陽性もあるため，フローサイトメトリーによるクロスマッチ陽性例は絶対的な移植の禁忌とまではいえない．

最近ではDSA陽性例すなわち，ABO不適合やクロスマッチ陽性例に対しても移植が可能となってきている．具体的には循環血液中の抗体を術前の血漿交換や二重濾過膜血漿交換で除去すると同時に，脾臓摘出や幼若B細胞の細胞表面抗原に対する抗体である抗CD20抗体（リツキシマブ）の投与によって，今後産生される抗体を抑制することで抗体を除去し，HARを起こさず管理することができるようになっている．現在ではABO不適合移植は腎移植全体の約25%を占めるまでに至り[12]，成績もABO適合移植と遜色がない．ちなみに生体腎移植ではABO不適合での除外はないが，献腎移植ではABO適合が必須条件である．

いまだにABO不適合や非血縁間では移植ができないと誤解している患者および医療者がいることも事実であり，引き続き啓発が必要であると考えられる．

❹ 医学的条件

1. 腎機能

現存のガイドラインの多くは，近い将来（6ヵ月以内程度）に透析が必要になると思われる状態，あるいは高度保存期腎不全（具体的にはGFR＜15〜20 mL/分/1.73 m^2）であれば透析療法を介さず移植を行うpreemptive腎移植が可能であるとしている．ただし，わが国においては献腎移植レシピエントの条件として透析導入が必須であり，preemptive腎移植は生体腎移植のみが適応である．（2012年7月から，① 申請時から1年前後で腎代替療法が必要となると予測される進行性腎機能障害例で，② 成人例ではGFR＜15 mL/分/1.73 m^2 未満の保存期腎不全であっても，preemptive献腎移植の待機リストへの登録が可能となった．）

2. 原疾患[13]

腎移植を行うレシピエントの原疾患について意外と知られていないことが多いと思われる．糖尿病性腎症やRPGN（ANCA関連，抗糸球体基底膜腎炎など）などは発症年齢が高いことやさまざまな合併症のため手術自体が困難であることなどから，頻度としては少ないが通常どおり移植は可能である．また遺伝性腎疾患（多発性嚢胞腎，Alport症候群，Fabry病，IgA腎症）についても，ドナーの遺伝性腎疾患の発症の可能性が否定されれば移植可能である．

原則禁忌であるのは原発性オキサローシスのみであり，これは確実に再発し，移植腎予後を廃絶させるため，腎単独移植禁忌で肝腎同時移植が必要となる．

多くの腎疾患は腎炎も含め，全身性疾患による腎障害であるために，移植後に原疾患を再発する可能性が高い．特に，原発性巣状糸球体硬化症や膜性増殖性糸球体腎炎type2は再発率が高いとされ，再発による移植腎予後の低下に関するインフォームド・コンセントが必要であるが，診断が正確である保証がないこと，全例で移植腎機能が悪化するとは限らないことから，絶対的な禁忌ではない．その他，原疾患として最も頻度が高いIgA腎症は組織学的な再発は高率であるが，移植腎機能障害の進行は比較的遅い．溶血性尿毒症症候群再発の可能性は低いが，再発による移植腎喪失の率は高い．

3. 心血管疾患

腎移植レシピエントの死因の1位を占めるのが心血管疾患（CVD；脳血管障害や末梢動脈疾患

を含む)である[12].わが国では献腎移植までの待機期間が長く(透析期間が長い),また糖尿病を原疾患とする末期腎不全が増加してきていることから,術前からCVDを有する症例が増えてきており,周術期のCVDイベント発症のないよう,移植前に詳細なCVDの評価が必要である.通常,移植腎は内腸骨動脈に端々吻合するが,高度動脈硬化の場合,外腸骨動脈への端側吻合を行うことがあり,末梢動脈疾患では下肢の虚血を悪化させる可能性があるため術前に下肢血管の評価,あるいは血行再建が必要になることがある.

一方で,CVDがあっても,術前に治療を受け,周術期の死亡のリスクが許容される程度であれば,禁忌とはならない.高度心機能低下なども尿毒症などの影響が強ければ,移植後に改善をみることも多く,循環器内科と十分な評価の上,移植も検討される.

4. 悪性腫瘍

免疫抑制薬の影響などにより,移植患者は悪性腫瘍の発生率が高く,また,その進展を速める可能性がある.そのため,術前に悪性腫瘍がないことの確認が必要である.過去に治療を受けた悪性腫瘍の場合は治癒していれば,移植は禁忌ではないが,根治後の無再発期間が経験的に決められている(表IV-3-3)[14].

5. 感染症

悪性腫瘍と同様に,免疫抑制薬の使用によって感染症が悪化する可能性が高く,潜在性あるいは活動性の感染症を術前に除外しておく必要がある.活動性感染症は術前に治癒していることが前提となる.また,術後の免疫抑制によって生ワクチン(麻疹,風疹,水痘,ムンプスなど)が接種不能となるため,術前に抗体価陰性あるいは低いものに関してはワクチン接種をしておくことが必要である.

B・C型肝炎は透析患者の罹患率が高い感染症である.肝炎ウイルス陽性レシピエントへの腎移植は,以前は禁忌とされていたが,現在では治療の進歩もあり,術前にインターフェロン,ラミブジン,エンテカビルなどの抗ウイルス治療を施行

■ 表IV-3-3 各悪性腫瘍の移植許可,無再発期間

	無再発期間
腎癌	
腎細胞癌　偶発	0年
腎癌	2年
膀胱癌	
上皮内癌	0年
浸潤癌	2年
前立腺癌	2年
子宮頸癌	
上皮内癌	0年
浸潤癌	2〜5年
子宮体癌	2年
乳癌	2〜5年
大腸癌	2〜5年
リンパ腫	2〜5年
皮膚癌	
基底細胞癌	0年
メラノーマ	5年

(Gabiel MD : Handbook of Kidney Transplantation. 4th ed. p. 178, Lippincott Williams & Wilkins, 2005 より)

して肝炎の活動性が抑えられれば,移植は可能となっている.術前に消化器内科にコンサルトの上,状況によっては術後も治療を継続する.結核やHIVなど潜在性の感染症もウイルス性肝炎と同様,除外に努め,存在する場合は術前の治療が重要となる.

わが国においては,一般的にB型肝炎ワクチン接種の義務化はないが,透析患者などは任意接種にて推奨されており,自己負担ではあるが,透析導入後や移植後,免疫抑制薬による抗体獲得率が低下すること,感染するとほぼキャリアになることが知られており,腎代替療法選択の時期に腎臓内科医がワクチン接種を勧めるべきである.

術後のサイトメガロウイルス(CMV)感染症およびリンパ球増殖疾患(PTLD)の発症の予測のために,術前にCMV抗体やEBV抗体を検査するが,陰性であってもワクチンなどの対策はないため移植自体は行うことができる.しかしCMV抗体陽性ドナーからCMV抗体陰性レシピエントへの腎移植後は,約80〜90%にCMV感

■ 表 IV-3-4　腎移植レシピエントの術前検査

倫理・社会的，精神的適応	内容
精神科コンサルト	術前からの精神疾患の有無，精神状態評価
ソーシャルワーカー面談	社会保障制度の説明，医療費の説明
医学的適応	**内容**
一般問診・診察	病歴，理学所見，家族歴，輸血歴，妊娠歴，生活歴（喫煙・飲酒），職業歴，原疾患の確認，血圧測定など
組織適合性検査	HLAタイピング，リンパ球クロスマッチ試験，リンパ球細胞傷害試験など
血液検査	血液型（ABO, Rh），血液，一般生化学検査，血清（補体，免疫グロブリン，CRP，抗核抗体），腫瘍マーカー，血糖（HbA1c, グリコアルブミン），脂質，副甲状腺ホルモン，凝固（PT, APTT, フィブリノーゲン）など
感染症	HBs抗原，HBs抗体，HBc抗体，（必要時はHBV-DNA），HCV抗体，（必要時はHCV-RNA），梅毒血清反応，HIV抗体，HTLV-1抗体，ツベルクリン反応，QFT，ウイルス抗体価（CMV, EB, HSV, VZV, mumps, measles, rubellaなど），喀痰，胃液培養（抗酸菌），尿培養
尿検査（有尿患者の場合）	尿一般定性，沈渣，尿細胞診
便検査	便潜血
生理機能検査	心電図，呼吸機能検査，運動負荷心電図（運動耐容能がある患者），ABI，PWVなど
画像検査	胸腹部レントゲン，腹部超音波，心臓超音波，頸部〜腹部CT，内視鏡〔上部（全例）・下部（便潜血陽性・家族歴・50歳以上など）〕，骨密度検査，場合により膀胱造影，薬物負荷Tl心筋シンチグラフィ（運動耐容能がない場合）
他科コンサルト	眼科（緑内障・白内障の有無） 婦人科（乳癌・子宮癌検診） 歯科（う歯の治療） 耳鼻科（副鼻腔炎の除外） その他病態により，循環器科，消化器科へコンサルト

染症を発症し，EBV抗体陽性ドナーからEBV抗体陰性レシピエントの移植でもPTLDの発症率が増加することが知られており，より慎重な術後管理および早期発見が必要となる．

2　術前評価の実際〜レシピエント〜

前述のように，医学的適応以外にも倫理・社会的適応を満たしていることを術前に確認しなければならない．術前検査は移植についての教育を含め，入院精査をすることが望ましいと考えられる．術前評価項目のまとめを表IV-3-4に示す．

3　腎提供の適応〜生体腎ドナー〜

生体腎移植は，自発的で善意の意思のもと腎提供をしてくださるドナーの存在がなくてはならない．生体腎提供は基本的に健康な人への医療行為であり，ドナーの健康を害することがない（Do no harm）という前提に立った特殊な医療であるといえる．つまりドナーの術前評価・適応決定にはより細心の注意が必要である．そのためドナーの安全性をしっかりと確保する意味でも適応の厳格な評価のためガイドラインが重要となってくる．

残念なことにわが国のドナーの腎移植の医学的適応基準は日本移植学会から出されているガイドライン（表IV-3-1）のみであり，内容も乏しいのが実情である．欧米ではこの10年ほどで急速にドナーの安全性への関心が高まり，ガイドラインが次々と策定されてきている．特に，医学的基準を示したアムステルダム・フォーラム・ガイドラインと倫理的配慮を謳ったイスタンブール宣言

が重要である．

1. アムステルダム・フォーラム・ガイドライン[15]

アムステルダム・フォーラムとは2004年にオランダ・アムステルダムで開催された生体腎移植のドナー適応基準を制定した国際会議であり，現在世界的にドナー適応基準として参考にされている．主に医学的適応（高血圧，肥満，脂質異常症，糖尿病，腎機能，尿異常，悪性腫瘍，感染症，CVD，生活習慣など）について詳細に基準が定められている．

2. イスタンブール宣言

2008年5月に渡航移植，臓器売買の禁止に関する「イスタンブール宣言」が勧告された．その中で，死体（脳死，心停止）ドナーを自国で増やし，自国での臓器移植を増やすよう呼びかけること，生体ドナーはドナー保護を最優先し，選定や移植に関わる総合的な保障等の制度に国家的に取り組むよう呼びかけることというように，生体腎ドナーへの注意点に言及した．

次にドナーにおいても，①倫理・社会的適応，②精神的適応，③医学的適応の観点から適応を述べる．

1 倫理・社会的適応

前述したように，日本移植学会倫理指針で，親族であることの公的証明書による確認，ドナーの自発的な意思および金銭授受などがないことの第三者（精神科医など）による確認が必要となる．またドナー特有の事項としては，未成年者ならびに精神障害者はドナーとして不適としているが，未成年者（16歳以上20歳未満の者）の中で，移植施設の倫理委員会の承認，未成年ドナーおよび親権者からの書面による同意，成人に匹敵する判断能力を有していることが精神科医などによって認められた場合は提供が認められることがある．実際にここ数年でも毎年1〜2人程度，未成年生体腎移植ドナーが存在している[12]．

ドナーにかかる医療費に関しても知られていない場合が多いが，術前検査，手術費用はすべてレシピエントの保険の負担となり，ドナーの負担は基本的にはない．しかし，術前評価にてドナー不適格あるいは治療が必要な疾患の発見などが発生した場合は，検査費用がドナーの自費あるいは保険診療で請求されることがあること，術後数ヵ月後からは自己の一般の保険診療へと戻ることなど，ドナーも術前に医療費についてソーシャルワーカーとの面談を行うことを推奨する．

2 精神的適応

倫理指針で示されているとおり，精神科医などによる自発性の有無，金銭授受や脅迫がないことなどを確認する．欧米の調査ではドナーの術後QOL（肉体的・精神的）は一般人口と変わらないことが示されているが[16]，術後に移植不成功の場合や荷下ろし状態から抑うつ傾向になったり[17]，家庭内闘争や離婚などが少なからず発生しており[18]，精神科医と連携し，術前から問題のある症例をより早期に発見し，術後フォローに結びつけることが重要である．しかしわが国においてはサイコネフロロジーの概念が浸透しておらず，今後の課題と考えられる．

3 医学的適応

❶ 一般的事項

日本移植学会のガイドラインでは全身性の活動性感染症，悪性腫瘍がないことを絶対条件とし，70歳以上や器質的腎疾患が存在する場合は慎重に適応を決定するようにしている．腎機能に関しては"良好であること"と非常に抽象的な表現にとどまっている．

年齢については，ドナー年齢が70歳以上の場合は慎重に適応を検討することとなっているが，ドナー不足のためマージナルドナーからの移植が増加している現状では，70歳を超えるドナーからの腎提供は日常的に行われている．2009年度の生体腎ドナーの平均年齢は55.3±11.2歳と，ここ数年で徐々に上昇している[12]．高齢ドナーからの腎提供においては，ドナーの周術期合併症やレシピエントの拒絶反応，移植後腎機能は若年ドナーと比較しても遜色なく，安全性は確立されて

いるといってよい[19,20]．

❷ 腎提供許可基準の目的

生体腎提供は健常人に対する医療行為であるため，Do no harm の原則のもと，ドナーに対し術後の絶対的な安全性および腎機能障害の進展（ESRD）がないことが前提となるべきである．つまり術後に腎機能が急激に低下するようなドナーを CKD ととらえるならば，術後に ESRD および CVD へ進展しないことを術前から保証しなければならない．つまり，腎提供の許可基準というのは，術後に ESRD および CVD へ進展しないための低リスク群であることを保証することと言い換えることもできる．そのため ESRD および CVD リスク因子についての評価が特に重要となり，術前の腎機能，尿蛋白，耐糖能障害，高血圧について特に詳細に評価すべきである．

1．腎機能からみた許可基準

アムステルダム・フォーラム・ガイドラインでは，移植可能とされるドナー腎機能は GFR で 80 mL/分/1.73 m^2 以上と定めている（GFR の推算式についての指定は特になされていない）．一方，わが国のガイドラインではドナー適応基準として「腎機能が良好であること」と記載されているにすぎず，アムステルダム・フォーラム・ガイドラインに準じ各施設で適応を決定しているのが現状である．そもそも日本人は欧米人に比べ GFR は 10 程度低い[21]．また腎機能悪化以外の CKD 進展リスク（特に蛋白尿）がない場合では，明らかに末期腎不全のリスクが上昇するのは GFR 50 mL/分/1.73 m^2 未満の場合である[22]．腎提供により GFR は平均 30％ 程度低下し日本人ドナーの約 70～85％ が CKD ステージ 3 となることが自験例[23]および木戸らの報告からわかっており[24]，術前に GFR 70 mL/分/1.73 m^2 を超えていれば腎提供後 50 mL/分/1.73 m^2 を超えることが予想されるため，日本人においては Ccr で 70 mL/分/1.73 m^2 をカットオフ値とする施設も多い．しかし，Ccr は真の GFR を大幅に過大評価し，eGFR は特に GFR が高い領域においては真の GFR を過小評価することに注意が必要で[25]，これは高齢者や BMI の小さいもので顕著であるため，inulin clearance などによる正確な GFR 測定を検討することが望ましい．

2．尿異常

アムステルダム・フォーラム・ガイドラインによると，蛋白尿における許可基準の要旨は，24 時間蓄尿での尿蛋白 300 mg/日以上は腎提供の禁忌としている．これは腎提供によって，術後に蛋白尿の出現のリスクが増加することと[26]，蛋白尿が CKD 進展のリスク因子であることによる．部分尿による血清 Cr 換算での 1 日推定量でもよいが，体格などを考慮し，可能な限り蓄尿での評価が望ましい．

血尿に関しては，尿路結石や悪性腫瘍のワークアップを行い，特に糸球体性血尿の場合は糸球体腎炎の可能性も考慮し移植前に腎生検を行うこともある．

3．糖尿病

糖尿病ドナーの腎提供は原則禁忌である．術前にブドウ糖負荷試験を行い，正確な診断をするべきである．近年，わが国より大血管合併症のない糖尿病および耐糖能障害ドナーの長期予後をみた後ろ向き研究が発表され，糖尿病を含む耐糖能障害ドナーは正常ドナーと比べ術後腎機能低下や蛋白尿出現リスクは変わらないとされ[27]，耐糖能障害であれば，十分なインフォームド・コンセントおよび術後フォローを前提に，原因となっている肥満の是正や生活習慣の改善を行えば腎提供可能と考えられる．

4．その他

感染症や悪性腫瘍は，レシピエントへの移行やドナーの術後の状態への影響を考慮し，除外する必要がある．存在する場合は完全治癒が原則である．また，術後の腎機能は多くが CKD ステージ 3 程度の低下状態となることから，コントロール不良の高血圧（140/90 mmHg 以上は不可），脂質異常症，肥満（BMI<35 を推奨しているが，日本人には当てはめられない），喫煙など，CKD の進展リスクを持つ場合はないか，術前に生活習慣の改善や薬物治療によりコントロールあるいは

■ 表 IV-3-5　腎移植ドナーの術前検査

倫理・社会的, 精神的適応	内容
精神科コンサルト	自発性の有無, 金銭授受がないことの確認 精神状態の評価
ソーシャルワーカー面談	医療費の説明
医学的適応	**内容**
一般診察・問診	病歴, 理学所見, 家族歴, 血圧測定など（可能なら24時間血圧測定）
組織適合性検査	HLAタイピング, リンパ球クロスマッチ試験, リンパ球細胞傷害試験など
血液検査	血液型（ABO, Rh）, 血液, 一般生化学検査, 腎機能（血清Cr, 24時間Ccr, inulin clearance等）, 血清（補体, 免疫グロブリン, CRP, 抗核抗体）, 腫瘍マーカー, 血糖（HbA1c, OGTT）, 脂質, 凝固（PT, APTT, フィブリノーゲン）など
感染症	HBs抗原, HBs抗体, HBc抗体, （必要時はHBV-DNA）, HCV抗体, （必要時はHCV-RNA）, 梅毒血清反応, HIV抗体, HTLV-1抗体, ツベルクリン反応, QFT, ウイルス抗体価（CMV, EBなど）, 尿培養
尿検査（有尿患者の場合）	尿一般定性, 沈渣, 尿細胞診, 尿蛋白・Alb尿定量（可能なら蓄尿）
便検査	便潜血
生理機能検査	心電図, 呼吸機能検査, 運動負荷心電図（運動耐容能がある患者）
画像検査	胸腹部レントゲン, 腹部超音波, 心臓超音波, 腎血管3D-CT, 内視鏡〔上部（全例）・下部（便潜血陽性・家族歴・50歳以上等）〕, 腎シンチグラフィ（分腎機能, RPF, GFR測定）, 薬物負荷Tl心筋シンチグラフィ（運動耐容能がない場合）
他科検査	婦人科（乳癌・子宮癌検診）

改善させることが重要である.

4　術前評価の実際〜ドナー〜

　前述した適応を踏まえ, 実際の術前評価項目を表IV-3-5に示す. ドナーについても検査が多数あること, 術後フォローの必要性や移植全般に対する教育の意味を込めて入院精査が望ましいと考えられる.

5　Perspective

　腎移植におけるレシピエント, ドナーの両視点から適応・術前評価の実際について概説した. われわれは腎移植を受けるレシピエントはもとより, ドナーの安全性も確保するように適応決定・術前評価を行わなければならない. わが国の移植事情は欧米と異なる点が多く, 欧米のガイドラインをそのまま当てはめることは適切ではないと考えられるが, 現状では各施設で欧米のガイドラインを参考にしつつ, 適応を決めていくことが重要である.

　また, 腎不全患者を長期管理していた腎臓内科医が, 移植の適応決定・術前評価まで行うことが, 総合的な腎代替療法の実践であると考えられる. このことは医師だけでは達成困難であり, 看護師, コーディネーター, ソーシャルワーカーなどと協力して移植に取り組むべきである.

〔谷澤雅彦, 柴垣有吾〕

《文　献》

1) 日本移植学会：日本移植学会倫理指針.
2) 日本移植学会：生体腎移植ガイドライン.
3) 日本腎臓学会 編：エビデンスに基づくCKD診療ガイドライン2009．東京医学社，2009．
4) Kasiske BL, et al.：The evaluation of renal transplant candidates：clinical practice guidelines. Am J Transplant, 1（suppl 2）：3-95, 2001.
5) Bunnapradist S, et al.：Evaluation of adult kidney transplant candidates. Am J Kidney Dis, 50：890-898, 2007.
6) Knoll G, et al.：Canadian Society of Transplantation consensus guidelines on eligibility for kidney transplantation. CMAJ, 173：S1-S25, 2005.
7) European Best Practice Guidelines Expert Group on Renal Transplantation：Section I：Evaluation, selection and preparation of the potential transplant recipient. Nephrol Dial Transplant, 15（suppl 7）：3-38, 2000.
8) Abbud-Filho M, et al.：A report of the Lisbon conference on the care of the kidney transpnant recipient. Transplantation, 83：S1-22, 2007.
9) 春木繁一：移植における精神医学的諸問題―我が国の生体腎移植を中心に―．日本臨牀，63：1908-1912，2005．
10) Mange KC, et al.：Preemptive renal transplantation：Why not？ Am J Transplantation, 3：1336-1340, 2003.
11) Heldal K, et al.：Benefit of kidney transplantation beyond 70 years of age. Nephrol Dial Transplant, 25：1680-1687, 2010.
12) 日本臨床腎移植学会：腎移植臨床登録集計報告（2009）-2　2008年実施症例の集計報告（2）．
13) Choy BY, et al.：Recurrent glomerulonephritis after kidney transplantation. Am J Transplant, 6：2535-2542, 2006.
14) Gabiel MD：Handbook of Kidney Transplantation. 4th ed. p. 178, Lippincott Williams & Wilkins, 2005.
15) A Report of the Amsterdam Forum On the Care of the Live Kidney Donor：Data and Medical Guidelines. Transplantation, 79：S53-S66. 2005.
16) Ibrahim HN, et al.：Long-term consequences of kidney donation. New Engl J Med, 360：459-469, 2009.
17) 春木繁一：臓器移植に関連する精神医学的問題―日本における生体腎移植の経験を中心に―．移植，40：264-272，2005．
18) Reimer J, et al.：The impact of living-related kidney transplantation on the donor's life. Transplantation, 81：1268-1273, 2006.
19) Minnee RC, et al.：Older living kidney donors: surgical outcome and quality of life. Transplantation, 86：251-256, 2008.
20) Sola R, et al.：Is it appropriate to implant kidneys from elderly donors in young recipients? Transplantation, 90：286-291, 2010.
21) Imai E：Equation for estimating GFR from creatinine in Japan. Nippon Rinsyo, 66：1725-1729, 2008.
22) Iseki K：Chronic Kidney Disease in Japan. Internal Medicine 47：681-689, 2008.
23) Yazawa M, et al.：Kidney function, albuminuria and cardiovascular risk factors in post-operative living kidney donors：a single-center, cross-sectional study. Clin Exp Nephrol, 15：514-521, 2011.
24) Kido R, et al.：Very low but stable glomerular filtration rate after living kidney donation：is the concept of "chronic kidney disease" applicable to kidney donors? Clin Exp Nephrol, 14：356-362, 2010.
25) 堀尾　勝：日本人のGFR推算式．医学のあゆみ，222：785-788，2007．
26) Garg AX, et al.：Proteinuria and reduced kidney function in living kidney donors：A systematic review, meta-analysis, and meta-regression Kidney Int, 70：1801-1810, 2007.
27) Okamoto M, et al.：The consequences for live kidney donors with preexisting glucose intolerance without diabetic complication：analysis at a single Japanese center. Transplantation, 89：1391-1395, 2010.

■ IV. 腎移植

4 移植に用いられる免疫抑制薬の使用の基本

　末期腎不全患者に対する治療の選択肢として腎移植が行われ，着実に成果を上げてきている．その背景には，移植技術の進歩とともに免疫抑制薬の開発と，その適正使用があげられる．

　1990年代のわが国の主要な施設における腎移植後の免疫抑制療法は，シクロスポリンにステロイドホルモン，アザチオプリンを加えた3剤併用療法が主流であって，ほかに選べる薬剤がほとんどなかった．1990年代の後半になってタクロリムス，グスペリムスが使用可能になって，免疫抑制療法の選択肢が広がり始めた．

　さらに，1999年11月にミコフェノール酸モフェチル（MMF）が日本でも保険適用が認められた．MMFはより免疫抑制効果が強く，感染症のリスクを増やしつつも急性拒絶反応の発症率の低下に寄与している．現段階ではMMFの保険適用は難治性急性拒絶反応から，免疫抑制導入期の使用に拡大され，多くの施設で導入免疫抑制薬として定着している．

　タクロリムスにおいては2009年12月から徐放性製剤も開発され免疫抑制効果を落とすことなく，服薬コンプライアンスを向上させ患者QOLも向上させている[1]．

　以上のように近年では移植導入期から使用できる免疫抑制薬は多岐にわたり，その免疫抑制導入療法は1つのトピックスである．本項においては腎移植導入期から用いられる免疫抑制薬とその基本的特徴を紹介する．

1 免疫抑制薬の効果と特徴

1 カルシニューリン阻害薬

❶ シクロスポリン

　シクロスポリンはT細胞内でシクロフィリンと結合することによりカルシニューリンの活性を阻害し，T細胞内でのシグナル伝達を阻害することにより，インターロイキン2（IL-2）の産生を抑制し免疫抑制効果を発揮する．過量投与においては腎毒性，高血糖，多毛，歯肉増殖などが認められる．初めに登場したサンディミュン®は腸管からの吸収について個人差が大きく血中濃度にばらつきがあった．しかし消化管からの吸収を安定化させたマイクロエマルジョン製剤（ネオーラル®）が発売され，一定の効果を上げている．投与量調節に関しては，当初トラフ濃度をモニタリングし調節が行われていたが，後にトラフは免疫抑制効果の優れた予測因子とはならないことが示され[2]．現在ではAUC0〜4，もしくはC2を基準に投与量を調節している施設が多い．バシリキシマブ，ステロイド，MMF併用における術後3カ月程度の早期においてシクロスポリンの血中濃度はAUC0〜4を3,000〜5,000 ng/時/mL，C2は1,000〜1,500 ng/時/mLを目標としている施設が多い．

❷ タクロリムス

　わが国で開発された薬剤であり，1993年から臨床応用された．シクロスポリンと構造は異なるが作用機序はよく似ている．特徴的なのは細胞内のFK506結合蛋白に結合することにより，カルシニューリンの活性を阻害することである．シクロスポリンと同様に，優れた免疫抑制効果があり，さらにシクロスポリンの副作用として認められるような多毛，歯肉増殖はなく，高血圧，脂質異常症も頻度は少ないとされている．しかし，高用量になると特徴的な副作用として耐糖能異常，心機能障害，腎毒性が認められる．

　薬物体内動態は個体内・個体間変動が大きく，治療域も狭いためシクロスポリンと同様に血中濃度モニタリングは不可欠である．免疫抑制効果の

判定としてはトラフ値がAUCと相関するといわれており，日常的にはトラフ値のモニタリングで十分であるとされている[3]．目標トラフ濃度は移植後早期には10〜15 ng/mL，維持期には5 ng/mL前後としている施設が多い．

また，プログラフ®は1日2回内服するタクロリムス製剤であるが，当初の初期投与量は0.3 mg/kg/日，経口投与が不可能なときは，その経口内服量の1/3〜1/6を投与されていた．しかし，移植後糖尿病や腎毒性などの報告も散見され[4]，現在では多くの施設では初期投与量は0.15〜0.2 mg/kg/日で開始されている．

2 代謝拮抗薬

カルシニューリン阻害薬（CNI）が登場するまでは免疫抑制薬の主力であった．核酸合成阻害作用を持ち細胞増殖を抑え，免疫抑制効果を発揮する．主に使用される薬剤を以下に紹介する．

❶ アザチオプリン

移植創成期から使用されていた薬剤であり，シクロスポリンが登場してからもステロイドと併用され，一定の効果を上げていた．アザチオプリンは細胞増殖の盛んな器官，特に骨髄に作用しT，Bリンパ球双方の核酸合成を阻害し免疫抑制効果を発揮する．副作用としては骨髄抑制，肝機能障害があげられ，アロプリノールとの併用では強い骨髄抑制をきたすため禁忌である[5]．各施設間でプロトコールは異なるが，腎移植初期量としては2〜3 mg/kg/日，維持量としては0.5〜1 mg/kg/日が用いられることが多い．

❷ ミゾリビン

ミゾリビンの作用機序は，細胞内のIMP dehydrogenaseを阻害することによりGMPを合成する *de novo* 経路を遮断し，T，Bリンパ球の核酸合成を選択的に阻害する．

従来の初期投与量は3 mg/kg/日とされてきたが，従来の投与量では免疫抑制効果が低く，近年では6〜12 mg/kg/日の高用量を初期投与量とした投与法も検討されている[6]．また，アザチオプリンに比較して骨髄抑制や肝障害は起こりにくいが，腎排泄であるため，腎機能を考慮した用量調節が必要である．

❸ ミコフェノール酸モフェチル

最近15年間で代謝拮抗薬はアザチオプリンからMMFにほぼ移行している．MMFは活性代謝物のミコフェノール酸（MPA）が，T，Bリンパ球のDNA合成が行われる *de novo* を選択的に抑制する．その免疫効果は強力であり，長期移植腎成績の向上が期待されている．しかし，特徴的な副作用としては，腹痛，下痢などの消化器症状，骨髄抑制などがある．一般的な用量は2 g/日とされているが，タクロリムスとの併用ではMMFの血中濃度を上昇させることが報告されており，ウイルス感染症の発症が懸念されるため，1 gでよいとされている[7]．患者個別間での投与量設定のために各施設でTDMの検討がなされているが，まだ一定の見解はない．

3 ステロイド

ステロイドは古くから免疫抑制薬として使用されている．現在でも臓器移植の際には欠くことのできない薬剤であるといえる．腎移植で使用されるステロイドはプレドニゾロン，メチルプレドニゾロンなどがある．作用機序としては主にTリンパ球の活性化を初期の段階で抑制し，Bリンパ球においては抗体産生抑制効果などがあげられる．さらに非特異的消炎効果を有しており，それによる免疫抑制効果も期待される．しかし，副作用としては消化管潰瘍，高血圧，白内障，糖尿病，脂質異常症，骨粗鬆症など多岐にわたる．そのため，現在はバシリキシマブなどの抗体製剤の併用やMMFの併用により，維持期のステロイドを減量，もしくは離脱する試みもなされている．

また，急性拒絶反応時の治療の第1選択治療法としてステロイドパルス療法が施行されることが多く，メチルプレドニゾロン500〜1,000 mg/日を3日間程度使用する．

4 抗体製剤

リンパ球表面の各分子と結合し，その機能を抑

制する．特異性が広いものには抗ヒトリンパ球抗体（ALG），抗ヒト胸腺細胞グロブリン（ATG）などがあり，Tリンパ球に特異性を高めた，マウス由来のモノクローナル抗体であるムロモナブCD3などがある．

❶ ムロモナブ-CD3

Tリンパ球表面のCD3抗原認識複合体に特異的に結合し，細胞傷害性Tリンパ球の機能を抑制・破壊し急性拒絶反応を抑える．急性拒絶反応の寛解率は高いが[8]，副作用も強い．サイトカインがリンパ球から放出されることにより，アナフィラキシー様の症状，発熱，悪寒，肺水腫などが生じるので注意が必要である．

❷ バシリキシマブ

抗CD25モノクローナル抗体として2002年から使用されるようになった．活性化Tリンパ球のIL-2受容体に特異的に結合し，免疫抑制効果を発揮する．移植時の2回投与（移植手術当日・術後4日）により，CD25陽性細胞を1カ月以上にわたり非常に低レベルに抑えることができる．

❸ リツキシマブ

Bリンパ球表面に存在するCD20抗原に対するモノクローナル抗体である．従来はB cellリンパ腫に対する治療として用いられてきた．近年では抗体産生を抑制する目的でABO不適合腎移植に用いられることがあり，ルーチンで行われていた脾臓摘出を行わず良好な成績が得られるようになってきている．また，既存抗体陽性症例にも使用される場合がある．ただし，まだ保険適用は認められていない．

5 その他の免疫抑制薬

❶ グスペリムス

作用機序は細胞傷害性Tリンパ球の増殖，分化を抑制し，さらにBリンパ球から形質細胞への分化を抑制する．この薬剤の登場により急性拒絶反応の治療の選択肢が広がった．実際の使用法としては3〜5 mg/kg/日を1〜2週間投与する．副作用としては投与中の顔のしびれ感，投与終了後1〜2週間前後でみられる骨髄抑制があるが，いずれも軽度であることが多い．

❷ mammalin target of rapamycin(mTOR)阻害薬（シロリムス，エベロリムス）

開発当初は抗真菌薬として研究されていたが，タクロリムスと構造が類似することから免疫抑制薬として再評価を受け，作用機序がCNIと異なっていることがわかり，ステロイド，代謝拮抗薬およびCNIに次ぐ第4の免疫抑制薬として期待されている．作用機序としてはFK506結合蛋白に結合し，mTORを阻害することによりIL-2受容体以降のシグナル伝達を阻害する．すでに2000年前後から欧米では腎移植に使用されている[9]．

2 腎移植における免疫抑制の実際

前述した薬剤のうち，ABO適合・不適合にかかわらず免疫抑制導入から術後早期の維持期まで中心となってくる薬剤は，CNI，代謝拮抗薬，ステロイドである．

さらに，その3剤に加えて導入期には抗CD25モノクローナル抗体であるバシリキシマブが併用されることが多い．このバシリキシマブの併用によりCNIを術後早期から減量することができ，CNIによる腎毒性などの発現を減少することが可能である．CNIの選択は個々の症例に合わせて行う．前述のようにシクロスポリン，タクロリムスは出現頻度の高い副作用が異なるため，それぞれの患者の状況・基礎疾患に合わせて選択するべきである．また，ABO不適合腎移植においては術前の抗体除去に合わせて，従来では抗体産生抑制のため脾臓摘出を行っていたが，最近筆者らの施設ではリツキシマブ100 mg/bodyを術前8日，術前日の2回投与し，脾臓摘出を行わずとも良好な成績を認めている[10]．

3 Perspective

免疫抑制薬の進歩は目覚ましく，毎年のように新薬が登場しているといっても過言ではない．そ

れらの開発により急性拒絶反応の頻度は減少し,短期的な生着率は向上した.そして,長期生着を目指しさらに今後,開発されるべき免疫抑制薬の目的としては,高い免疫抑制効果だけではなく,CNIやステロイドなどの減量を可能とし,より少ない副作用や腎移植患者のQOLを向上できる薬剤が望まれるであろう.

〔中澤龍斗〕

《文 献》

1) 矢澤浩治:腎移植維持期におけるプログラフからグラセプターへの変更症例. 今日の移植, 24:170-172, 2011.
2) Nashan B, et al. : Use of Neoral C2 monitoring : a European consensus. Transpl Int, 18 : 768-778, 2005.
3) Ihara H, et al. : Intra-and interindividual variation in the pharmacokinetics of tacrolimus (FK506) in kidney transplant recipients-- importance of trough level as a practical indicator. Int J Urol, 2 : 151-155, 1995.
4) Hattori R, et al. : FK506 in cadaveric kidney transplantation from non-heart-beating donors. Transplant Proc, 30 : 3801-3803, 1998.
5) Cummins D, et al. : Myelosuppression associated with azathioprine-allopurinol interaction after heart and lung transplantation. Transplantation, 61 : 1661-1662, 1996.
6) Akiyama T, et al. : Mizoribine in combination therapy with tacrolimus for living donor renal transplantation: analysis of a nationwide study in japan. Transplant Proc, 37 : 843-845, 2005.
7) Squifflet JP, et al. : Dose optimization of mycophenolate mofetil when administreted with a low dose of tacrolimus in cadaveric renal transplant recipients. Transplantation, 72 : 63-69, 2001.
8) ORTHO Multicenter Transplant Study Group : A randomized clinical trial of OKT3 monoclonal antibody for acute rejection of cadaveric renal transplants. New Engl J Med, 313 : 337-342, 1985.
9) 福嶌教偉:mTOR阻害剤の作用機序ならびに基礎的・臨床的研究. 今日の移植, 19:153-162, 2006.
10) Chikaraishi T, et al. : ABO blood type incompatible kidney transplantation without splenectomy prepared with plasma exchange and rituximab. Transplant Proc, 40 : 3445-3447, 2008.

5 腎移植手術（膵腎同時移植を含む）

1 移植部位の決定

　生体腎移植では，ドナーの分腎機能に左右差がない場合には，静脈が長く取れる左腎を摘出する．腎シンチグラフィで分腎機能に5%以上の差がある場合には，機能の悪い腎を移植に用いる．吻合する動静脈が交差しないように，左腎は右腸骨窩に，右腎は左腸骨窩に移植することもあるが，骨盤内の血管は左よりも右が浅い位置に存在し，吻合が行いやすい．筆者らの施設では提供腎が左右どちらの場合でも一次移植の場合には右腸骨窩を選択している．ただし，原疾患が1型糖尿病の場合は，膵移植に備え左腸骨窩へ移植する．

2 皮膚切開，移植床の展開

　皮膚切開は図IV-5-1（A）のごとく，約20 cm行っている．下腹壁動静脈と精索（女性では円靱帯）は切断せずに温存する．下腹壁動脈は移植腎動脈の分枝の再建に使用する場合があり，切断すると後に腹直筋の萎縮を起こすからである．次に後腹膜を展開し血管の剥離を行う．血管周囲にはリンパ管を含む結合組織があるので，リンパ瘻予防のために結紮し切断する．外腸骨静脈周囲の剥離から開始し，尾側は腸骨回旋静脈まで，頭側は内腸骨静脈を切断するまで剥離する．外腸骨静脈の長さが十分に得られると後の血管吻合が容易になる．内腸骨動脈の剥離は上臀動脈・下臀動脈・上膀胱動脈の分枝まで行う．後述するようにドナー腎動脈が複数ある場合には，これらの分枝を用いて1本化することもある．内腸骨動脈が動脈硬化などにより使用できない場合には，外腸骨動脈または総腸骨動脈を剥離し，移植腎動脈と端側吻合を行う（図IV-5-1（B））．

3 移植腎の灌流および血管形成

　摘出された腎臓を，ユーロコリンズまたはUW液で十分灌流し氷の上で冷却する（図IV-5-2）．灌流の際には，カニュラで動脈の内膜を損傷しないように愛護的に行う．灌流後，腎動静脈の周囲に付着する結合組織などを剥離し，有効な血管の長さを延長する．静脈では，細い分枝を切断してもよい．動脈が複数本存在する場合には，conjoined法，end to side法，内腸骨グラフト法などを用いて再建する（図IV-5-3）．

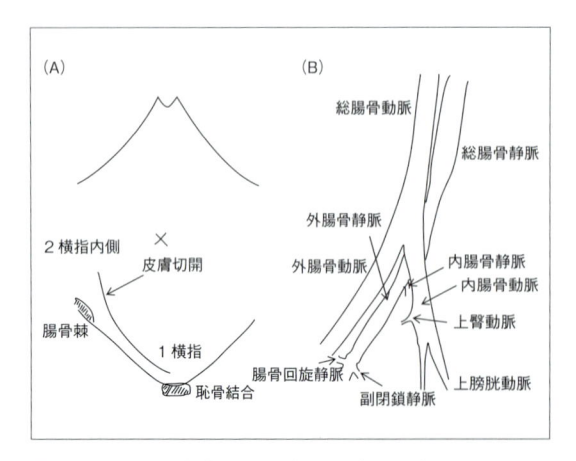

■ 図IV-5-1　皮膚切開と右腸骨窩の解剖

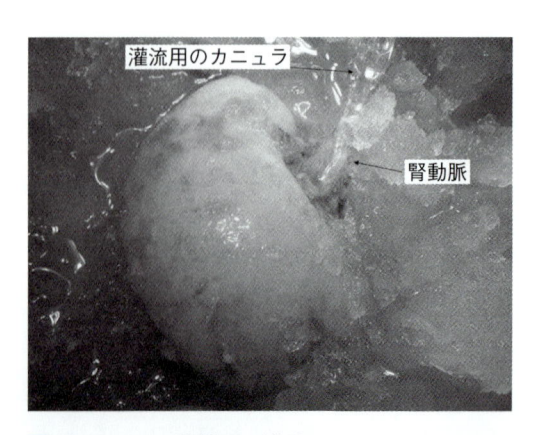

■ 図IV-5-2　移植腎の灌流

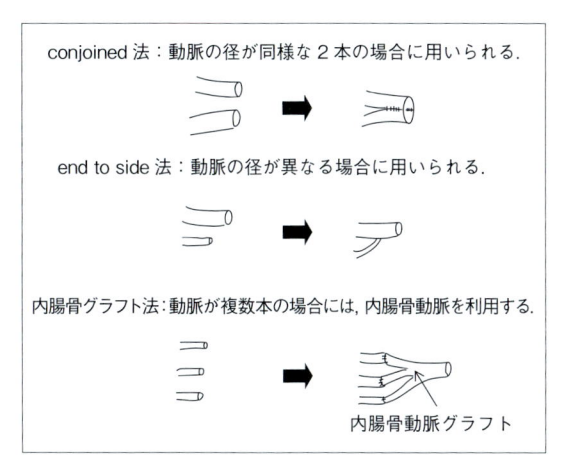

■ 図 IV-5-3　血管形成

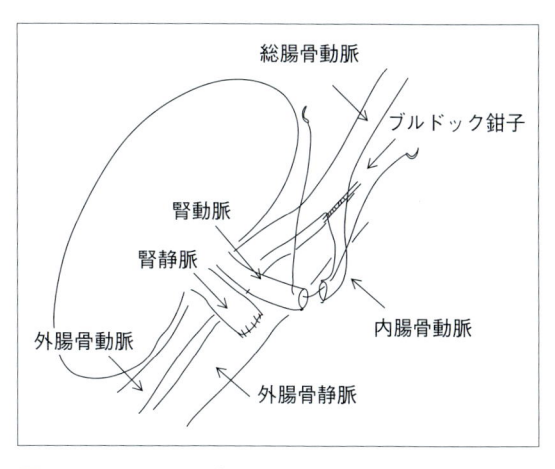

■ 図 IV-5-4　血管吻合

4　血管吻合

　移植腎を腸骨窩に収め，吻合しやすく動静脈が屈曲しない位置を決定する．全身ヘパリン化の後，ブルドック鉗子にて内腸骨動脈の血流を遮断し，末梢側を結紮・切断する．動脈の内腔をヘパリン生食で十分洗浄し，縫合に備える．実際には奥にある外腸骨静脈と移植腎静脈の吻合から行うほうがやりやすい．外腸骨静脈の血流をブルドック鉗子で遮断し，前面をメスで切開し，移植腎静脈の口径の1.5倍程度の吻合口を作成する．吻合部の頭側端・尾側端に5-0の血管縫合糸をかけ，2点支持連続縫合を行う．吻合部位を上にするため移植腎を裏返す操作が必要ないように，外側の縫合は血管内腔側から行う．静脈吻合が終了後，腎静脈にブルドック鉗子をかけて移植腎に血液が流入しないようにした状態で外腸骨静脈のクランプを解除する．動脈の吻合は，6-0の血管縫合糸を用いて，1点支持にて行い移植腎動脈側が内外でかかるように縫合する（図IV-5-4）．小児で今後の成長が考えられる場合や，動脈硬化などの条件が悪い場合には，結節縫合ですべて針が動脈の内腔から外側にかかるように縫合する．また小児の場合には，動脈壁が柔らかく，屈曲しやすいため，動脈の長さやデザインに注意する．内腸骨動脈を用いると屈曲を生じる場合には，外腸骨動脈や総腸骨動脈への端側吻合も選択するべきである[1]．縫合終了後，クランプを解除し血流を再開する．

5　尿路の再建

　尿路の再建は，原則 Lich-Gregoir 法による尿管膀胱吻合を行う．膀胱を切開し，粘膜下トンネルを形成する尿路再建方法より成績が良好であるからである[2]．尿管ステントは尿路合併症発症のリスクを低下させるものではなく，原則として留置しない[3]．膀胱内にインジゴカルミンを入れた生理食塩水を注入し，創内より注射針にて膀胱を穿刺し，吻合を計画する部分が膀胱であることを確認する．透析患者の場合には，高度の廃用性萎縮膀胱やPDによる腹膜の肥厚などがあり，膀胱の確認が意外に難しいこともあるからである．膀胱を確認後，膀胱を約3〜4cm切開する．切開は筋層までとし，その下端1cmは粘膜まで切開する．尿管を背面で5mm程度切開し，2点支持で膀胱粘膜と尿管全層を連続縫合する．縫合後，膀胱内に生理食塩水を注入して，吻合部にリークがないことを確認し，尿管を中に埋め込むように漿膜筋層を縫合する（図IV-5-5）．

6　閉　層

　尿管膀胱吻合部にドレーンを挿入し，閉層す

■ IV. 腎移植

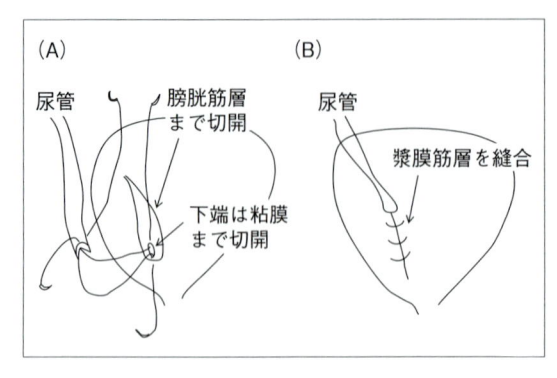

■ 図 IV-5-5　尿管膀胱吻合（Lich-Gregoir 法）

る．閉創によって再建した血管に屈曲が生じ，無尿になることもあるので注意する．

7 膵腎同時移植

慢性腎不全を有する1型糖尿病の治療として，膵腎同時移植が行われている．臓器提供が少ないわが国では，2型糖尿病患者に関しては適応がない．十二指腸とともに摘出された膵臓をレシピエントの右腸骨窩に移植し，十二指腸を膀胱に吻合して膵液をドレナージする．腎臓は左腸骨窩に移植する．

8 Perspective

腎移植手術は後腹膜の展開・動静脈の吻合，尿路の再建からなり，一定のトレーニングを受けた泌尿器科医であれば行うことのできる一般的な手術である．日本では，長期透析患者に対する腎移植も多く，廃用性萎縮膀胱による合併症が経験される．今後，長期透析による廃用性萎縮膀胱に対する尿路再建に関しては検討が必要な課題なのかもしれない．

〔佐々木秀郎，力石辰也〕

《文献》

1) 佐々木秀郎ほか：移植腎動脈の屈曲により乏尿となった1例．腎移植・血管外科，18：25-28，2006.
2) Thrasher JB, et al. : Extravesical versus Leadbetter-Politano ureteroneocystostomy : a comparison of urological complications in 320 renal transplants. J Urol, 144 : 1105-1109, 1990.
3) Dominguez J, et al. : Is routine ureteric stenting needed in kidney transplantation? A randomized trial. Transplantation, 70 : 597-601, 2000.

6 腎移植後の腎機能低下

1 総論・鑑別診断

近年の腎移植診療では大変良好な腎生着率を得ることが可能となってきている．それは免疫抑制薬の目覚ましい進歩が影響しており，その結果として明らかな拒絶症状（発熱，移植腎腫脹・圧痛など）を伴った腎機能低下・腎喪失は少なくなってきていることによる．よって，拒絶とそれ以外の原因による腎機能低下が鑑別し難くなっているのも事実である．このようにして移植後の短期腎生着率は大変良好になってきているものの，やはり急性・慢性拒絶反応や再発腎炎によって腎予後は大きく左右され，最終的には長期生着にはまだ課題が残されている．

1 腎機能低下の鑑別

腎移植後の腎機能低下の鑑別は，一般的CKD患者の腎機能低下の鑑別法と大きな変わりはないものの，いくつか特有の原因を有しており，大別すると移植後の薬剤によるもの，免疫状態に関連するもの，そして再発腎炎ととらえることができる．薬剤によるものとしてはカルシニューリン阻害薬（CNI）による腎障害があり，免疫状態によるものとしては，免疫抑制過剰による感染性腎症，もしくは免疫抑制不十分による拒絶反応による腎障害がある．

また，腎血管および尿管に外科的処置（吻合）をしていることから，解剖学的病態が原因となることもある．実際の外来診療でよく遭遇する腎機能低下の原因としても，これらが鑑別となることが多い．なお，後に詳細に記述するが，腎不全の原因となった原疾患の把握も重要な情報となり（再発腎炎），今後腎移植が増加するであろうことを考慮すると，保存期のうちに腎不全の原因検索のための腎生検は積極的に行うことが望まれる．

腎機能低下の鑑別のためには，①移植後のどの時期に腎機能低下が出現したか，またCKD患者一般に当てはまることではあるが，②腎機能低下の速度，つまり超急性・急性変化であるのか，慢性変化であるのかが有用な情報である．なお，移植直後の腎機能は血清Cr値では評価できないため，尿量低下・無尿状態で腎機能を評価する．腎機能低下の鑑別を表IV-6-1に示す．

❶ 超急性腎機能低下

超急性な腎機能低下が起きるとしたら，術直後のことが多い．近年では術前検査の進歩，免疫抑制薬の進歩により，既存抗体による超急性拒絶反応（HAR）（術後<24時間）はあまりみられなくなってきている．しかし，既存抗体が強く疑われる症例（二次移植，輸血歴，妊娠歴）においては注意する必要がある．移植直後の尿量低下・無尿状態は術後の動静脈閉塞，尿管膀胱吻合の不具合（狭窄もしくは尿漏）を鑑別する必要があり，疑われた場合は緊急再手術が必要となる．

❷ 急性腎機能低下

普段の診療で遭遇することが多いのは急性の腎機能低下である．その鑑別疾患は多く，血液検査，尿検査，画像検査を駆使して，確定診断には腎生検が必要であることは一般的CKDと変わりない．前述したように，移植特有の急性腎機能低下としては免疫状態の不均衡〔サイトメガロウイルス（CMV）感染症，BKポリオーマウイルス（BKV）感染症もしくは急性拒絶反応〕とCNI腎症が鑑別にあがり，とくに感染症と拒絶は治療が正反対となるため十分な鑑別が必要である．また，腎臓のみならず移植尿管の拒絶が原因となって尿漏や尿管狭窄が生じることもある．移植後は原疾患が再発することがあるが，とくに巣状分節性糸球体硬化症（FSGS）は再発する率が高く，かつ急性腎不全・腎喪失につながり得るため，注

■ IV. 腎移植

■ 表 IV-6-1　腎機能低下の速度および移植後時期と原因による腎機能低下の鑑別

時間的変化 術後時期	＜1週間	＜3ヵ月	＞3ヵ月	＞1年	分類/原因
超急性	（＜24時間）				免疫学的 　超急性拒絶反応（HAR）
	●				解剖学的 　血管・尿管閉塞
急　性	●				免疫学的 　促進型急性拒絶反応
	●	●	●	●	急性拒絶反応
	●	●	●	●	尿路系感染症
	●	●	●	●	BKV/CMV
	●	●	●	●	細菌性腎盂腎炎
	●				解剖学的 　動静脈血栓・塞栓
	●				動静脈キンク
	●	●			尿管壊死，尿漏出
	●	●			尿管狭窄
	●	●			その他 　原疾患　特にFSGS
		●	●	●	腎循環不全（脱水，低血圧）
		●	●	●	薬剤性腎障害（CNI腎症）
慢　性			●	●	免疫学的 　慢性拒絶反応
			●	●	その他 　高血圧，脂質代謝異常，糖尿病
			●	●	動脈硬化
			●	●	尿路狭窄
			●	●	原疾患
			●	●	薬剤性腎障害（CNI腎症）
			●	●	糸球体過剰濾過
			●	●	原因不明 　間質線維化/尿細管萎縮（IF/TA）

意が必要である．治療は血漿交換，ステロイドパルスなど，FSGSの治療に準ずる．

❸ **慢性腎機能低下**

近年の免疫抑制療法がどのように慢性期の腎機能低下に影響を与えるかは，今後注目すべき点である．慢性経過をたどる腎障害を総称して慢性同種移植腎症（CAN）という表現がされている．CANの詳細は後述の項目を参照いただきたいが，最新の国際移植腎病理分類（Banff分類）では，CANの表現を削除し，慢性腎障害の原因を免疫学的機序と非免疫学的機序で分類することとなったが，臨床現場では現在もCANの表現は使用されている．CANに関与する因子として慢性拒絶（特に液性拒絶）が注目されており，移植後新たに抗ドナー抗体（de novo抗HLA抗体）が出現し，慢性の経過で腎障害を引き起こす可能性が示唆されている．一方で非免疫学的機序による慢性腎障害もあり，原因としては一般的CKDと

■ 表 IV-6-2　Banff 分類 2007

1. normal
2. antibody-mediated changes　抗ドナー抗体の存在かつ傍尿細管毛細血管（PTC）のC4d沈着
    ■PTCのC4d沈着を認め，病理所見上は活動性拒絶所見を認めない
    ■急性抗体関連型拒絶
    PTCのC4d沈着，抗ドナー抗体，病理所見上下記の急性組織障害を認める（タイプ/重症度グレード）
    　I　急性尿細管壊死（ATN）様炎症
    　II　PTCや糸球体内の好中球・単核球の浸潤や血栓
    　III　v3相当の動脈病変
    ■慢性活動性抗体関連型拒絶
    PTCのC4d沈着，抗ドナー抗体，病理所見上下記の慢性組織障害を認める
    ● 糸球体基底膜二重化
    ● PTC基底膜多層化
    ● IF/TA
    ● 動脈内膜肥厚
3. borderline changes　急性T細胞関連拒絶の疑い
    動脈内膜炎の所見はなし．しかし限局性尿細管炎（t1, t2, t3）と軽度間質細胞浸潤（i1, i2），もしくは軽度尿細管炎（t1）と間質細胞浸潤（i2, i3）
4. T細胞関連型拒絶（TMR）
    ■急性T細胞関連型拒絶（タイプ/重症度グレード）
    　I A　>25%の間質細胞浸潤（i2, i3）かつ中等度尿細管炎（t2）
    　I B　>25%の間質細胞浸潤（i2, i3）かつ高度尿細管炎（t3）
    　II A　軽度〜中等度動脈内膜炎（v1）
    　II B　血管内腔>25%に及ぶ動脈内膜炎（v2）
    　III　全層性動脈炎や動脈平滑筋フィブリノイド変性・壊死とリンパ球浸潤（v3）
    ■慢性活動性T細胞関連型拒絶
    単核球浸潤を伴う動脈線維肥厚や内膜新生の形成
5. IF/TA　明らかな原因は不明（重症度グレード）
    　I　皮質25%以下の線維化（ci1）と尿細管萎縮
    　II　皮質26〜50%の線維化（ci2）と尿細管萎縮
    　III　皮質50%以上の線維化（ci3）と尿細管萎縮/消失
6. その他

（Solez K, et al. : Am J Transplant, 8 : 753-760, 2008 より）

変わりはなく，高血圧，脂質代謝異常，糸球体過剰濾過をきたす病態などが指摘されている．慢性腎障害の原因は一般的CKD同様に多因子によって起きることが想定され，その中で生活習慣の是正，免疫抑制薬を含めた内服薬の継続も大切な移植腎保護因子となる．

2　検　査

　検査としては血液，尿，画像検査，移植腎生検などがあり，クロスマッチ検査，抗ドナー抗体検査，CNI血中濃度以外に移植特有の検査はあまりない．血液検査では腎機能（BUN，血清 Cr）はさることながら，再発腎炎の可能性を考慮した検査を行う．尿検査は一般的な尿沈渣・定性，生化学検査に加えて，尿細胞診，培養の追加を考慮する．腎移植後は尿路系の悪性腫瘍の頻度が高くなることが指摘されている．また，感染性尿細管上皮細胞（例：BKV感染）の存在を検索しておく必要がある．画像検査は超音波が実用的で，移植腎は表在に近いため，比較的容易に観察できる．腎後性腎不全の除外，腎実質観察による慢性変化等は一般的CKDと変わりはない．移植腎特有である急性拒絶の所見として，腎臓皮質領域でのresistive index値の上昇があることは念頭に置く必要がある．確定診断を得るためには腎生検が必要となることも，一般的CKDと変わりなく，特に治療が反対となる，拒絶か感染かで迷う場合には腎生検を行った上で治療方針を決めるべきである．移植腎病理国際分類の最新版であるBanff分類2007を表IV-6-2に示す[1]．また拒絶を疑い，かつ抗体関連拒絶が疑われる際には前述したクロスマッチ検査，抗ドナー抗体検査を施行する必要がある．

3　Perspective

　特に急性期拒絶が少なくなっている近年では，移植腎機能低下の鑑別は，一般的CKD患者のそれと大きく変わりはないものの，移植術直後は外科的疾患，慢性期には腎炎再発や慢性拒絶，薬剤性腎障害（特に）の存在を念頭に置いて診療する必要がある．また，移植腎感染症と拒絶では治療法が大きく異なるため，この2者の区別は重要である．

〔河原崎宏雄〕

2 急性拒絶反応

近年の強力な免疫抑制療法により，血清Cr値上昇以外の従来の症状を欠く急性拒絶反応が増えている．移植腎生検は，急性拒絶反応の有無を示せる確定診断法であり，細胞性免疫あるいは液性免疫のどちらが主な病態かを把握し，治療指針を決定する有効な手段となっている．

1 定義と概念

❶ 臨床分類

同種腎移植における拒絶反応は移植後からみた時間軸で，発症の原因が異なることより，時期的な分類がされている（表IV-6-3）．
① 超急性拒絶反応（HAR）
② 促進型急性拒絶反応 accelerated acute rejection
③ 急性拒絶反応 acute rejection
④ 慢性拒絶反応 chronic rejection

❷ 免疫学的機序からみた分類

治療を考える上で重要な発症機序による分類として，細胞性拒絶であるT細胞関連型拒絶（TMR）と，液性拒絶である抗体関連型拒絶（AMR）がある．こうした分類は，確定診断に必須である腎生検の診断にも使用され，発症機序を推定し治療法の焦点を置く上で有用である．

❸ 超急性拒絶反応

移植前よりレシピエント血中に抗ドナー抗体が存在すると，移植後血流再開から急激な拒絶反応が惹起され，24時間以内に移植腎が拒絶される．不可逆的なAMRであり，適切な治療はない．抗ドナー抗体として，妊娠や頻回の輸血，移植の既往による抗HLA抗体などの前感作抗体や，ABO式血液型不適合移植における血液型抗原に対する自然抗体がある．移植腎の血管内皮上には恒常的にドナーClass I 抗体が発現しているが，レシピエント血清中の抗Class I 抗体（IgG抗体）がこれに結合すると，補体活性化が生じ，血管内皮が障害され，血管透過性の亢進による血球成分の血管外遊走，血液凝固因子，血小板の活性化により血管内凝固が惹起され，次々と微小血栓を形成，急速に移植腎は梗塞，壊死に至る．HAR時の腎

■ 表IV-6-3 同種腎移植における拒絶反応

	発症時期	原因	臨床所見	治療	予後
超急性拒絶反応（HAR）	24時間以内	前感作抗体（既存抗体：妊娠，輸血，移植既往）（自然抗体：血液型不適合）	発熱，急激な無尿，補体・血小板減少，移植腎腫大，血流途絶	抗体除去（血漿交換）抗凝固療法 抗体産生抑制 移植腎摘出 HD	不良 不可逆的
促進型急性拒絶反応	1週間以内	前感作抗体	HARに似る	ステロイドパルス 血漿交換 ATG 抗凝固療法 デオキシスパーガリン（DSG）	HARより良好だが不良なこともある
急性拒絶反応	1週間〜3ヵ月 3ヵ月以降もあり	感作T細胞 抗体補体系の血管内皮障害	BUN，血清Cr上昇，発熱，倦怠感，尿量減少，移植腎腫大，血流低下	ステロイドパルス ATG DSG 血漿交換	良好 可逆的なことが多い
慢性拒絶反応	3ヵ月以降	血管内皮障害 抗原抗体複合体の基底膜沈着	蛋白尿，高血圧，移植腎機能低下	免疫抑制薬増量 血漿交換 抗体産生抑制	治療効果がなく，不可逆的

は肉眼的には青黒くまだらに変色，柔らかく腫大し，腎エコーでは血流を認めず，移植腎摘出が必要となる[2,3]．レシピエント血清中の抗ClassⅠ抗体はT，B細胞双方に反応を示し，抗ClassⅡ抗体はB細胞のみに反応を示すが，移植前のリンパ球直接交差試験でレシピエント血清中の抗ドナーT細胞抗体が陽性の場合ではHARを起こす可能性が高く，移植は行わない．

❹ 促進型急性拒絶反応

移植後1週間以内に起きる急性の腎機能低下を伴う拒絶反応であり，リンパ球直接交差試験でT細胞抗体が陰性でも生じるため，この試験では同定できない既存抗体の存在が示唆されている．実際，この拒絶反応はパネルリンパ球に対する抗体が，患者血中にどの程度存在するかを検査するPRA法陽性例や臓器移植の既往がある患者によく認められ，前感作抗体を原因とするAMRが主体の反応と考えられている．典型的には術後2～5日に生じ，ステロイドや他の拒絶治療に抵抗性である．確立された治療はないが，ハイリスクの感作患者に対し，免疫グロブリンやリツキシマブ，血漿交換，抗胸腺細胞免疫グロブリン（ATG；サイモグロブリン）の使用が有効とする報告がある[4]．

❺ 急性拒絶反応

移植後1週間から3ヵ月にみられる腎機能低下を伴う拒絶反応を指すが，移植後3ヵ月以降でも生じる．免疫抑制療法の進歩により，急速に腎機能廃絶に至る例は少なくなり，臨床症状も軽度であることが多くなった．組織形態学的には尿細管間質型と血管型に大別され，前者は間質浮腫，間質細胞浸潤，単核球の尿細管への浸潤を主体とし，早期に治療開始されれば，予後良好である．後者は尿細管間質病変に加え，血管内膜炎を伴い，重症例では中膜平滑筋細胞壊死を伴う全層性血管炎，フィブリノイド壊死，糸球体炎，間質出血を呈し，治療抵抗性である．多くはT細胞主体のTMRであるが，重症例ではAMRも関与した病態となる．急性拒絶反応が起こるタイミングは重要で，3ヵ月以降に生ずる急性拒絶反応は長期予後を不良にする報告がある[5]．

1. 急性T細胞関連型拒絶（acute TMR）

T細胞が主体となる臓器移植片の拒絶反応は3段階あり，抗原提示細胞（APC）によるドナー抗原の認識，ドナー抗原特異的リンパ球の活性化，細胞傷害性T細胞（Tc）による標的細胞障害という過程を経る．ドナー抗原の認識に際し，通常の微生物等の抗原認識同様，レシピエントのAPCが，移植片の血管内皮細胞表面に発現している主要組織適合複合体（MHC）を貪食，プロセッシングし，非自己ペプチドとして，自己T細胞に提示するindirect pathwayと，ドナー由来のAPCが，移植後の虚血障害由来のサイトカインに活性化され，所属リンパ節のT細胞領域に移行し，直接レシピエントのT細胞にドナーMHC上の抗原ペプチドを提示するdirect pathwayが知られている．同種臓器移植では後者のdirect pathwayが重要であり，急性拒絶反応の主因と考えられている[6]．一方，前者は慢性拒絶反応に関わるとされている．

2. 急性抗体関連型拒絶（acute AMR）

acute AMR（AAMR）はacute humoral rejectionともいわれ，ドナー特異抗原や血管内皮抗原に対する抗原出現と傍尿細管毛細血管（PTC）のC4d染色陽性などのAMRを示唆する病理所見を特徴とする拒絶反応である．抗体により血管内皮が障害され，糸球体毛細血管係蹄への細胞浸潤やPTCへのC4d沈着の所見が認められる．TMR合併も多い．抗HLA抗体が重要であり，その存在は急性・慢性拒絶反応のリスクファクターとなる[7]．

2 疫　学

拒絶反応機序の解明，CNIや分子標的治療薬などの免疫抑制療法の進歩に伴い，腎移植後の急性拒絶反応の頻度は劇的に減少してきた．CeckaやTerasakiらによる1989年の報告では腎移植レシピエントの50～60％に急性拒絶反応が認められているが[8]，近年の米国腎疾患登録レジストリーUSRDSの統計では，生体腎移植後1年以内に

急性拒絶反応を経験したレシピエントは1996年から著明に減少し，2009年には約10%とされている．

3 急性拒絶反応の症状と診断

拒絶反応の臨床診断は，急な血清Cr値の上昇，移植腎機能低下による症状（乏尿，血圧上昇，蛋白尿）などによる．そして近年の進んだ免疫抑制療法下においては，身体症状（移植腎の腫脹・圧痛，発熱など）を呈さない場合が増えている．移植後血清Cr値上昇を見た場合，拒絶が疑われるが，程度として0.3 mg/dL以上，またはbase lineから20〜30%の上昇が目安と考えられ，多くは著しい上昇ではない．血清Cr値上昇は，拒絶反応の結果，すでに有意な組織障害が生じていることを意味している．

急性拒絶時の移植腎では激しい炎症や血栓形成により血流が低下し，腎エコーにて，カラードプラでの腎血流の低下とresistance indices（RI）の上昇を認めるが（正常RIは0.6前後），RIの上昇は尿管閉塞，急性尿細管壊死，腎静脈閉塞，腎盂腎炎，カルシニューリン毒性によっても認められ，鑑別が必要である．同様に核医学検査も，DTPAなどの投与薬剤にて灌流低下や遅延を認めるものの，非特異的であることに留意すべきである．

急性拒絶反応の確定診断は移植腎生検による病理組織所見による．急性拒絶反応の病態がacute TMRによるのか，抗ドナー抗体による液性免疫機序が関わっているのかの見極めが，正しい治療の方向性を定めることになる．移植経験の多い施設でも，臨床経過を把握している医師らが暫定的に下した診断や治療方針は，その25〜40%が腎生検組織診断で変更されているという報告がある[10]．こうしたことも，腎生検は急性拒絶反応の診断に不可欠であることを支持している．

4 拒絶反応の病理分類

現在，移植腎生検の国際病理診断基準としてBanff分類が使用されている．急性拒絶反応の形態学的特徴は間質への小円形細胞浸潤，尿細管炎，糸球体炎，血管炎から構成され，Banff 1997分類では尿細管炎と血管炎の程度が重症度の指標とされた．その後，抗HLA抗体による拒絶反応が注目され，FeuchtがAMRでPTCへのC4d沈着が有用であることを報告し，現在のBanff 2007分類ではT細胞関連型もしくは抗体関連拒絶で区分され，より治療に直結した診断となっている（Banff 2007分類は表IV-6-2参照）．

5 治療とポイント

治療はTMRとAMRのどちらが主体であるか，および重症度等を考慮して行う．

acute TMRの治療は基本的に，ステロイドパルス療法である．ステロイドはT細胞の活性化を最初の段階で抑制する．反応が悪い場合，デオキシスパーガリン（DSG）3〜5 mg/kg，5〜7日間を併用することもある．DSGは細胞周期のS期への移行を阻害する細胞増殖抑制により，T_H細胞およびTc細胞の分化，増殖を抑制するが，ステロイドに比べて遅効性である．また，高度の臨床的，組織学的拒絶反応や，ステロイドに全く反応がない，もしくは腎機能が悪化する，いわゆるステロイド抵抗性の場合は，従来，ステロイドパルス療法の終了を待たずしてムロモナブCD3（OKT3）の投与が行われてきた．しかしT細胞表面マーカーCD3に対するモノクローナル抗体であるOKT3は，Tcに直接作用する点で非常に有効だが，反面，激しいサイトカインストームや強い免疫抑制による副作用も強く，適応が難しかったことにより販売中止となり，2011年4月より代わりに同等の効果を持つATGが使用されるようになった．海外ではすでに腎移植後の急性拒絶反応における無作為化試験の報告やメタ解析によりATG製剤がOKT3と同等の有効性を持つことが立証されているほか，ATGは拒絶反応ハイリスク患者に対する無作為化試験でもバシリキシマブと比較して急性拒絶反応の抑制，予防に優位に有効であることが知られており，ABO不適合移植や既存抗体陽性ドナーからの生体腎移植お

よび献腎移植では心停止ドナーからの移植をはじめとする拒絶反応ハイリスク群移植の多い日本での有効性が見込まれている．急性拒絶反応に対する投与量として抗ヒト胸腺細胞ウサギ免疫グロブリン（サイモグロブリン®）1日1回1.5 mg/kg，7～14日間，予防に1日1回1～1.5 mg/kg，3～9日間が推奨されているが，使用後のT細胞の抑制は半年程度続くなど，免疫抑制効果も高く，ウイルス感染症の合併も生じることを鑑みた投与量の調整が必要である．

AMRの治療の基本はベースのCNI，MMF，ステロイドに加え，ステロイドパルス療法，抗体除去あるいは抗体産生抑制を目的としたintravenous immunoglobulin（IVIG），血漿交換，脾摘，抗CD20モノクローナル抗体（リツキシマブ）を組み合わせたものになる．高用量IVIG2g/kgは脱感作やAMRの治療に有効であるという報告がなされているが[11]，抗体除去のためには血漿交換の組み合わせが望ましい．リツキシマブは最大9ヵ月にわたり成熟B細胞を特異的に減少させるが，形質細胞や抗体に対する効果はないため，IVIGや血漿交換との併用がより有効と考えられている．なお，AMRにおいてもDSGが使用される．

6 予 後

急性拒絶反応は以前と比べて頻度が減少したものの，依然として移植後早期での腎喪失の最大の原因となっている．しかし急性拒絶の起きる時期，重症度によってその予後は変わる可能性が指摘されている[12]．移植後早期，軽症であるほど予後がよいと考えられている．

7 Perspective

急性拒絶反応の非侵襲的診断法として，いくつかのバイオマーカーが報告されている．尿中granzyme Aは，急性拒絶反応の細胞性拒絶反応や潜在性拒絶反応いわゆるsubclinical rejectionの人で，急性尿細管壊死（ATN）や正常移植腎機能の人に比べ上昇していた報告もされている[13]．しかし現時点では腎生検が治療方針に与える情報の量，確かさでは優れており，必要不可欠な診断手段である．

〔河原崎和歌子〕

3 慢性移植腎症

1 概 論

新しい免疫抑制薬の導入により，腎移植後の急性拒絶反応のコントロールは良好になってきた．その結果，短期腎生着率は改善してきている．しかし，長期生着に目を向けると，以前と比べて飛躍的に改善しているとはいえない（図IV-6-1）[14]．米国およびわが国の例においても，1年以上の長期生着率をよく観察すると，ほぼ直線的に低下していくことに気がつく．晩期移植腎機能低下・喪失の原因としてCANの存在が明らかとなっており，その寄与は50～80％と報告されている[15]．

CANは慢性的な経過を経て出現する，尿細管萎縮，間質線維化などの非特異的な病理所見を主とした病態の総称として提唱された．CANの病態には免疫学的な機序と，非免疫学的な機序の関与が明らかとなっている（表IV-6-4）．近年の研究からCANの機序が少しずつ解明されてきており，その治療法の確立が期待されている．

2 慢性同種移植腎症の機序とBanff分類

CANの非免疫学的機序としては一般的なCKDと同様な機序が考えられ，代表的なものには高血圧，脂質代謝異常などがあげられる．また，移植腎特有の腎障害として，CNIによる薬剤性腎障害は比較的よく遭遇する．2011年12月に腎移植に対する免疫抑制薬として新たに適応承認されたエベロリムスの登場によって，今後CNIによる薬剤性腎障害が軽減されるかは，注目すべき点である．免疫学的機序によるものとしては慢性の拒絶反応があげられる．近年，CANの障害機序がより明らかになり，免疫学的障害と非免疫学的障

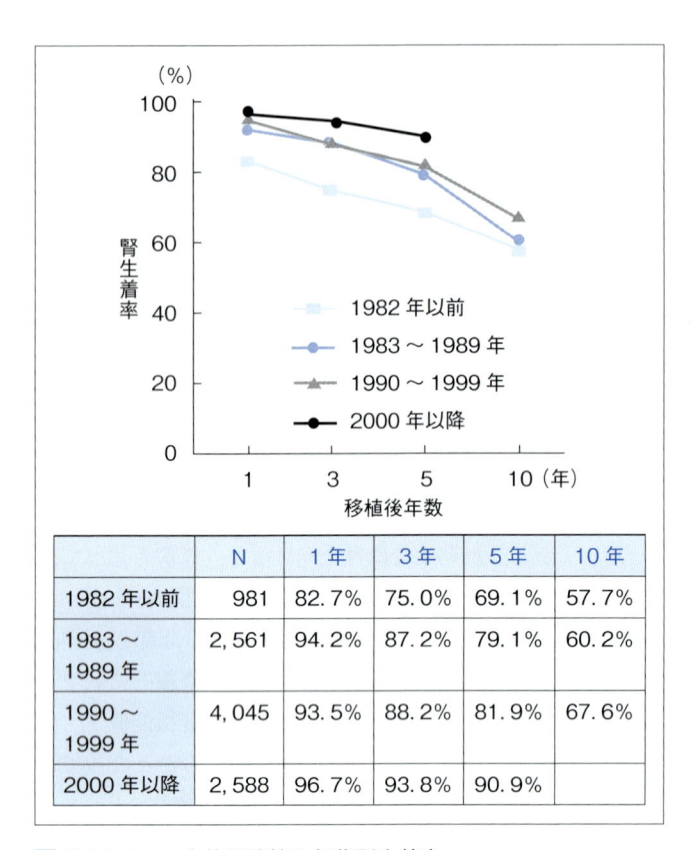

■ 表 IV-6-4 慢性同種移植腎症の機序

免疫学的機序
HLA ミスマッチ
既存抗体
慢性拒絶反応
CMV 感染

非免疫学的機序
ドナーの状態
サイズの小さいドナー腎
高齢者ドナー
腎虚血・再灌流
再発腎炎
de novo 腎炎
高血圧
糖尿病
脂質代謝異常症
メタボリックシンドローム
薬剤性
急性拒絶反応

	N	1年	3年	5年	10年
1982年以前	981	82.7%	75.0%	69.1%	57.7%
1983～1989年	2,561	94.2%	87.2%	79.1%	60.2%
1990～1999年	4,045	93.5%	88.2%	81.9%	67.6%
2000年以降	2,588	96.7%	93.8%	90.9%	

■ 図 IV-6-1　生体腎移植の年代別生着率
(日本移植学会：臓器移植ファクトブック 2009 より改変)

害を明確に区別する方針となっている．このように診断基準を適正化することは，治療法を確立するためにも重要な事柄である．

Banff 2005 分類（Banff 2007 分類は Banff 2005 分類の改訂版である）には Banff 1997 分類にあった「慢性拒絶反応を伴う CAN」という表記がなくなり，CAN は拒絶反応など特異的な病因がない「間質線維化/尿細管萎縮（IF/TA）」と慢性拒絶反応とに明確に分けられた．さらに慢性拒絶反応の原因として抗体関連もしくは T 細胞関連型の拒絶が関与しているかで，慢性抗体関連型拒絶（CAMR）と慢性 T 細胞関連型拒絶（CTMR）に分類されている．そして免疫学的慢性拒絶反応において，従来のミスマッチ HLA 抗原に対する細胞性免疫学的機序より，HLA 抗体の産生に基づく液性免疫の重要性が指摘されるようになった．Banff 2005 分類での CAMR の診断基準は抗ドナー抗体の存在と PTC への C4d 沈着が重要で，PTC への細胞浸潤の程度（PTC score）と C4d 沈着に関する score（C4d categories）および抗ドナー抗体の存在から診断される．

3 非免疫学的機序による慢性腎機能障害

表 IV-6-4 に列挙したように，非免疫学的機序による慢性腎機能障害，つまり IF/TA は一般的 CKD の増悪因子とあまり変わらない．よって，診療は腎機能温存と腎機能障害によって起こりうる心血管合併症を予防することに重点が置かれる．例えば移植後の高血圧はその後の腎予後と関連することが報告されている[16]．また，スタチンによる脂質代謝異常の治療は移植後の心血管合併症，生命予後を改善することも示されている[17]．

4 免疫学的機序による慢性腎機能障害

❶ T 細胞関連型拒絶

急性拒絶反応の既往，複数回の急性拒絶，重症

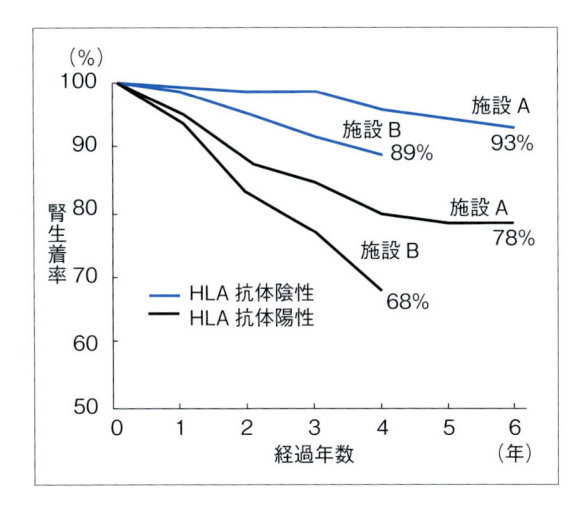

■ 図 IV-6-2 HLA 抗体と腎生着率
(Humar A, et al.: Transplantation, 68 : 1200-1203, 1999 より改変)

拒絶反応の既往（多くは TMR）は，いずれも長期腎予後に影響を与える[18]．そして，移植後一度も急性拒絶反応を起こしていない患者では CAMR の発症が非常に少ないことからも，TMR および AMR は関連し合っていることがわかる[19]．

❷ 抗体関連型拒絶

より精密で感度の高い抗体検査の普及によって，低力価，低用量の抗体が持続的に障害を加える慢性拒絶が重要であると認識されるようになり，CAN の概念は再考を強いられた．Terasaki ら[7]は，免疫抑制薬の進歩によって，腎移植後の急性拒絶発生率は 40％ から 20％ に減少し移植成績は飛躍的に向上したが，依然として年間 5％ の割合で移植腎機能が廃絶していること，移植前にHLA 抗体が判明した場合や移植後に新規に HLA 抗体を産生した場合は，そうでない場合と比較して長期生着率が悪いこと，ドナー特異的抗体に加え，ドナー非特異的抗体も抗体量が多くなると同様に生着率を悪化させていることを指摘した．そして Terasaki らは，一連の拒絶反応に抗体が関与することを提唱，移植腎予後の最良の予測因子として位置づけている（図 IV-6-2）[20, 21]．

5 | 抗体関連型拒絶に関係する抗体と種類

CAMR に関係する抗体には抗 HLA 抗体と抗 non HLA 抗体，ドナー特異的抗体とドナー非特異的抗体といった区別の方法がある．詳細は割愛するが，その中で輸血・妊娠・過去の移植による感作で産生されるドナー特異的 HLA 抗体が CAMR では代表的である．既存抗体としての HLA 抗体は移植後早期の graft loss の原因として重要であるが，移植腎生着中にドナーミスマッチ HLA 抗原に対して新たに産生される *de novo* HLA 抗体が，CAMR の原因として近年注目されている．

non HLA 抗体としては，endothelial cell, dendritic cell, fibroblast, epithelial cell などに存在する MHC class I-related chain A（MICA）抗原に対する抗 MICA 抗体[22]，non HLA 抗体かつ non complement-fixing antibody である 1 型アンジオテンシン II 受容体活性化抗体（ATIR-AA）[23]などが報告されている．non HLA 抗体も腎生着に影響を与えることが，HLA 一致の兄弟間生体腎移植の研究から指摘されている[24]．

❶ 移植後 *de novo* HLA 抗体産生の過程

抗体産生は B 細胞（活性化されて形質細胞になる）によって行われるが，活性化されたヘルパー T 細胞（Th）との相互作用が必要である．この過程でレシピエントの APC（マクロファージ・樹状細胞など）に取り込まれたドナー抗原が，APC 内でプロセシングを受け，抗原ペプチドが Class II 分子とともに APC 上に提示される．このペプチドを Th が認識し，種々のサイトカインを分泌して，Tc や B 細胞を活性化させる．なお，Th は Th1 と Th2 に分類されるが，Th2 が産生する IL-4, IL-5, IL-6 が B 細胞を形質細胞へと分化させ，Th1 が産生する INF-γ もマクロファージの活性化とともに B 細胞の形質細胞への分化に関わり，ドナー抗原に特異的な抗体が産生される．

6 | 慢性抗体関連型拒絶の診断と病期

CAMR の確定診断には，特徴的な病理組織学的所見，組織への抗体関連反応の証拠（C4d 沈着），血中での HLA 抗体の検出が必要である．

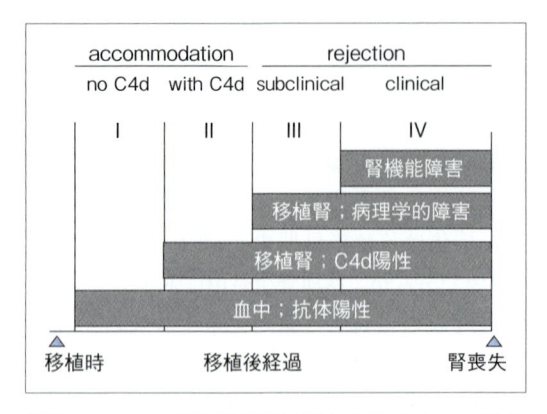

■ 図IV-6-3　慢性抗体関連型拒絶発症までの段階
（Colvin RB : J Am Soc Nephrol, 18 : 1046-1056, 2007 より）

また，診断上の所見と移植腎機能障害の有無を組み合わせて，CAMRに至るステージ分類が提唱されている（図IV-6-3）．ステージIからIVに至る変化は経時的であるが，移行の比率は一定ではないとしている．また，病態的にはステージIおよびIIはaccommodation，ステージIIIはsubclinical rejection，ステージIVがCAMRと定義されている．ステージIとIIの段階は可逆的であり，どのステージであっても抗体とC4d沈着が陰性化すればinactiveな病態であるとしている[25]．

7 慢性抗体関連型拒絶の治療

CAMRに対する確実な治療法があるわけではない．しかし抗体産生を予防・除去することが治療であると考えられ，次のような治療法が考案されている．

❶ 経口代謝拮抗薬の追加・増量・変更

MMFやミゾリビンあるいはアザチオプリンが代謝拮抗薬として使用されているが，代謝拮抗薬の変更あるいは増量が検討される．Terasakiらの報告では，シクロスポリン-MMF併用療法のHLA抗体陽性率がシクロスポリン-アザチオプリン併用療法に比べて有意に少ないことが報告されており[20]，RentenaarらもMMFが優れた抗体抑制効果を有することを報告している[26]．

❷ 機械的抗体除去

短時間での抗体除去法として，血漿交換療法（PE）・二重膜濾過血漿分離交換・免疫吸着などがある．PEに関しては，IVIGとの併用療法による有効性が多数報告されている．

❸ IVIG

B細胞に発現するFcγレセプターをブロックすることによって，Ag-Ab immuno complexを認識して炎症を惹起するマクロファージの活性化が低下し，貪食も抑制されるため，INF-αなどの炎症性サイトカインの分泌が低下して，IVIGの治療効果が発揮されることが推測される[27]．しかしIVIG自体の作用機序に関してはいまだ不明な点も多い．

❹ 脾　摘

活性化されたB細胞の一部は，脾臓で増殖の盛んなセントロブラストから増殖の停止したセントロサイトへ分化が進行し，長期生存形質細胞やメモリーB細胞へ分化する．脾摘によって，一連の抗体産生過程に対する抑制効果が期待される．

❺ B細胞対策

B細胞をターゲットとする治療には，CD20特異的抗体であるリツキシマブがある．CD20抗原陽性B細胞に結合し，補体系活性化による補体依存性細胞傷害作用（CDCC）およびB cellに結合した状態でFcレセプターを介してNK細胞やマクロファージに結合して，抗体依存性細胞介在性細胞傷害作用（ADCC）でB cellを抑制する[28]．

❻ その他

治療法としてはいまだ確立してはいないものの，補体活性抑制，免疫寛容誘導なども考案されており，今後の報告が期待される．

8 Perspective

近年，腎移植の短期的腎生着は改善を認めており，免疫抑制療法の進歩の成果がうかがえるが，長期腎生着に関してはまだ改善の余地が多く残されている．術前はもちろん術後の新規抗体産生による慢性抗体関連型拒絶の対応は長期腎生着を決定する要因であり，今後の治療戦略開発が待たれる．

〔河原崎宏雄〕

4 再発腎炎

　移植後に認められる糸球体腎炎には，ドナーからの持ち込み腎炎，再発腎炎，*de novo* 腎炎（新規出現腎炎）がある．レシピエントを末期腎不全に至らしめた原疾患の糸球体腎炎や腎疾患を移植腎にも認めた場合，再発腎炎としている．移植後腎炎を疑う症状としては蛋白尿や血尿などの検尿異常がある．移植後の腎病変は多岐にわたり，同時に複数の異なった機序による病変が出現することが特色であり，*de novo* 腎炎と再発腎炎などの移植後腎炎のオーバーラップだけでなく，CNI による腎障害や拒絶反応，慢性移植腎症も混在することがあり，診断は腎生検によるが，光学顕微鏡検査，免疫蛍光法，免疫組織化学，電子顕微鏡検査などのすべての所見を要し，困難を極めることも多い．近年の強力な免疫抑制療法の進歩により，移植後の急性拒絶反応は減少した一方，移植腎の長期予後を左右する因子として再発腎炎は重要であり，移植後 10 年間に graft loss（移植腎機能廃絶）に至る 3 番目に多い原因となっている[29]．再発腎炎が原因で移植腎機能廃絶に至る比率は，移植後 1 年では 0.6％ だが 10 年後には 8.4％ と経時的に上昇する．再発率や臨床経過，移植腎生着率は原疾患により異なる（表 IV-6-5）[30]．なかでも，頻度が高いものに IgA 腎症と FSGS がある．次に主な再発腎炎について述べる．

1 IgA 腎症

　IgA 腎症は腎移植患者の末期腎不全原疾患として最も多くを占めており，再発腎炎としてもよく認められる．プロトコール腎生検を行っている施設の報告では，メサンギウム領域への IgA 沈着やメサンギウム細胞増殖などの組織学的再発率は 50〜60％[31]，臨床的再発率は 13〜46％ であった．また，年齢が若く，原発性 IgA 腎症が急速進行性であった場合に，より再発しやすいとする報告がある[32]．再発の原因の一つとして，健常に見えるドナーからの提供腎に潜在的な IgA の沈着があることが挙げられており，レシピエント血清中のガラクトース欠損 IgA1 自己抗体がこれに賦活化される機序が指摘されている[33]．臨床症状は原発性 IgA 腎症と同様で，血尿，蛋白尿，腎機能低下などである．最も多くの原発性 IgA 腎症を集めた報告では，移植後 10 年で再発による移植腎機能廃絶率は 9.6％ である．血縁者ドナーの選定については，家族性 IgA 腎症では再発リスクが高いとされ[34]，避けることが望ましい．また，過去の移植で早期に再発 IgA 腎症が原因で移植腎機能廃絶となった患者においては再発率，移植腎機能廃絶率が高く[35]，早期腎機能廃絶の可能性があるため，生体腎移植に対して慎重になる

■ 表 IV-6-5　原疾患と再発腎炎

原疾患	再発腎炎発症率（％）	術後 5〜10 年の移植腎機能廃絶率（％）
IgA 腎症	13〜46	2〜16
FSGS	20〜50	13〜20
MPGN I 型 II 型	 20〜25 80〜100	 〜15 15〜30
MN	10〜40	10〜15
ANCA 関連血管炎	〜17	6〜8
ループス腎炎	2〜9	2〜4
抗 GBM 型腎炎	まれ	まれ

(Choy BY, et al.: Am J Transplant, 6 : 2535-2542, 2006 より改変)

治療は原発性IgA腎症に則する．血尿，蛋白尿，進行性腎機能低下を認める例で移植腎生検を施行し，組織学的活動性病変を認めた場合，積極的に降圧薬，抗血小板薬，抗凝固薬，ステロイドによる治療を行う．アンジオテンシン変換酵素阻害薬（ACE-I）やアンジオテンシンII受容体拮抗薬（ARB）の使用については，蛋白尿抑制効果がある一方，GFRの低下およびヘマトクリットの抑制効果もあるため，腎機能低下例では注意を要する．わが国では原発性IgA腎症への扁桃腺摘出およびステロイドパルス治療で良好な成績が報告されており，移植前に行う試みもなされている．再発IgA腎症に関しても，持続性蛋白尿を呈する患者で，扁桃腺摘出単独療法が有意な蛋白尿抑制効果を示し，特にメサンギウム病変が軽度である早期病変例で有効であったとする報告があるが[36]．長期移植腎予後にはさらなる検討が必要である．

2 巣状分節性糸球体硬化症

FSGSも再発頻度が高く（20〜50%），移植後5〜10年での移植腎機能廃絶率は13〜20%とされる．また，最初の移植でFSGSを合併し移植腎喪失に至った人が，二度目の移植で再発する割合は高く，100%に至る報告がある[37]．再発FSGSには主に二つの発症パターンを呈し，移植直後数時間から数日で発症するものと，数ヵ月から数年後に生じるものがあり，高度の蛋白尿を伴うネフローゼ状態を呈し，高血圧，腎機能低下を伴う．病因として，PEや免疫吸着療法によって除去される，糸球体基底膜の蛋白透過性を亢進する液性因子の存在や[38]，蛋白尿のバリア機能を果たす糸球体足細胞やスリット膜，糸球体基底膜に存在する正常分子の欠如や減少など[39]，複数因子の関与が想定されている．再発ハイリスク群として，若年，原疾患発症3年以内に末期腎不全に至った例，自己腎のメサンギウム細胞増殖，白人，前回の移植で移植後早期再発により末期腎不全に至った例が挙げられる[40]．なお，移植腎喪失のリスクは，再発例が非再発例に比し2.25倍もリスクが高い．移植腎予後は成人より小児で不良であり，特に生体腎移植を受けた小児では再発および移植腎喪失のリスクが高くなる[41]．

治療・予防として確立されたものはないが，小児では高用量のシクロスポリンA静脈内投与が蛋白尿抑制効果を示した報告があるほか[42]，最も一般的にはPEや免疫吸着療法が汎用されており，小児で70%，成人で63%の完全もしくは部分寛解に至った報告がある．そのほか，リツキシマブや，高用量ステロイドおよびシクロスポリン，PE併用療法が高い奏効率を示した報告がある．これらを踏まえ，現在では，再発に対して高用量シクロスポリン投与とPE併用療法にリツキシマブを加える治療が推薦されており，蛋白尿など再発の兆候を認めた場合，速やかに積極的に取り組むべきである．なお，適切なレジメの確立にはさらなる対照試験が必要である．また，再発ハイリスク群に対しては術前術後のPEおよびリツキシマブが予防に有効である報告があり[43]，生体腎移植の場合はFSGSが再発する可能性を患者側に説明の上，これらの治療を積極的に検討すべきである．

3 膜性増殖性糸球体腎炎

膜性増殖性糸球体腎炎（MPGN）は電子顕微鏡で高密度沈着物質の存在部位によって，I型（内皮下沈着物）とII型（基底膜緻密層沈着物，dense deposit disease），III型（上皮下および内皮下沈着物）に分けられる．I型，II型は再発率が高く，前者は20〜25%，後者は実に80〜100%に至る．10年後の移植腎廃絶率も前者は15%，後者は15〜30%と高い．原発性では腎予後の違い，免疫学的発症機序の違いから，II型をdense deposit disease（DDD）として臨床的に区別されて意識されるようになっており，再発腎炎に関しても，発生率・腎予後の違いを踏まえ，区別して考える必要がある．I型，II型が，補体活性化のclassial pathwayによりC3やC4とIgGの免疫複合体の形成を生じるのに対し，II型は，その原

因として C3 転換酵素である C3bBb, C3bBbP に対する IgG 型の自己抗体, C3 nephritic factor (C3 Nef) を持つために, C3 転換酵素に C3Nef が結合することにより Factor H による解離作用が妨害され alternative pathway を介して C3 の活性化が持続することが知られている. Factor H や Factor I など, C3 の活性化を抑制する因子が何らかの原因で欠損している症例も知られ, II 型では Factor H の遺伝子異常も知られている. 臨床的には血尿を伴うネフローゼ症候群と, 腎機能低下を呈する. 再発ハイリスク群として HLA-B8DR3 保持者, 同一 HLA 血縁者からの生体腎提供, 再発腎炎による移植腎廃絶の既往者があり[44], 特に既往者が二回目の移植で再発による移植腎廃絶に至る割合は 80％ に上る. 原発性は低補体に関連した免疫異常による免疫複合体腎炎と考えられているが, 再発腎炎では低補体血症を多くの症例で認めるものの, 血清補体値は再発と関連性はない. I 型では広汎性半月体形成糸球体腎炎を呈するものは移植腎予後が不良である.

治療は有効なものが確立しておらず, ステロイド, 免疫抑制薬, 抗血小板薬, 抗凝固薬を含めたカクテル療法が試みられることが多い. I 型ではシクロホスファミドや高用量 MMF が奏効したという報告があるが[45,46], 有効性や安全性は今後の対照試験が必要である. 再発防止と治療において重要なことは, 原発性 MPGN の発症原因が明らかになっていることである. II 型では Factor H や Factor I 欠損など補体活性化制御の異常がある場合, 自己抗体制御のために発症予防や再発例に対して PE やリツキシマブ投与が有効なことがある[47]. C5a 制御のためにそのモノクローナル抗体である Eculizumub 投与も試みられているが有効性や安全性は確立されていない. Factor H や Factor I の遺伝子異常に対しては, 再発防止のために肝腎同時移植を行うことがある[48]. C 型肝炎などの感染症や SLE, 単クローン性免疫グロブリン血症などの自己免疫疾患による二次性 MPGN が原疾患である場合, これを治療することが再発のリスクを減らす治療となる.

4 膜性腎症

膜性腎症 (MN) は 10〜40％ に再発が認められ, 5〜10 年後の移植腎機能廃絶率は 10〜15％ である. 臨床的にはネフローゼを呈する. 移植腎の MN において, 実は de novo MN の方が再発 MN より多く, de novo 腎炎の中で最もよく認められる. 再発腎炎と鑑別を要するが, 組織学的に見分けることは難しい. de novo MN が慢性拒絶反応に伴って晩期に出現するのに対し, 再発腎炎は約 10 ヵ月の時点から発症する点が異なる. 再発 MN は再発のリスクファクターとして有用な指標がなく, 再発の兆候もはっきりしないため, プロトコル生検で初めて発見されることがあるが, 多くは進行が早く, 大量の蛋白尿を呈し, 末期ネフローゼ症候群に至る経過をとる.

最近, 原発性膜性腎症の原因として, 糸球体足細胞に発現している M 型抗リン脂質 A2 受容体に対する血清中の自己抗体の存在が報告され[49], 腎移植後も, レシピエント血清中の抗リン脂質 A2 受容体抗体が移植腎に発現している抗原に暴露されることにより再発 MN が惹起されると考えられている[50].

治療は, 確立したものがないが, 対症療法として利尿薬, ACEI, ARB, 血清脂質降下薬, 抗血小板薬が時に症状の緩和に有効である. 再発 MN に対して, ステロイド, 免疫抑制薬は有効でないことが報告されている. しかし, リツキシマブ投与は病因に関連するとされる抗リン脂質 A2 受容体抗体を減少させ, 蛋白尿を改善した報告があり[50], 1000 mg 2 回/日を 2 週間投与したところ, 12 ヵ月後に 75％ の完全もしくは部分寛解をもたらしたなど, いくつかの報告で治療が奏効したことが示されており, 有用な治療として今後有効性の確立が期待されている.

5 ANCA 関連血管炎

ANCA 関連血管炎として, 顕微鏡的多発血管炎 (MPA), Wegener 肉芽腫症 (GPA), Churg-Strauss 症候群 (EGPA) のすべてに再発腎炎の

報告があり，移植後再発率は17%ともいわれ，約8%が移植腎機能廃絶に至る．再発腎炎の予防として，術前に原疾患を良好なコントロールにすることが重要であり，再発例に対しては，シクロホスファミドやPE，IVIG投与が有効である[51]．

6 ループス腎炎

移植後，病理学的再発は30%に認めるが，臨床的再発率は2〜9%，再発による移植腎機能廃絶率は2〜4%とされる．再発の予防として，疾患活動性が高く，全身状態が悪いときは移植を延期し，6〜9ヵ月の寛解期を空けるのが望ましい[52]．再発例治療は原疾患に則するが，MMFが有用という報告がある．

7 抗GBM型腎炎

まれであるが，抗GBM抗体陽性時には50%に組織学的再発を認めるため，移植に際し，12ヵ月間の寛解期を空けるのが望ましい．ステロイドパルス，血漿交換，シクロホスファミド，免疫吸着などが行われる．

8 Perspective

原発性糸球体腎炎の種類により，再発腎炎のリスクは異なるが，すべての腎炎が移植後に再発し得ること，そして移植腎予後に影響する可能性があることを念頭に置いておくべきである．また，移植前に原発性腎炎を同定しておくことや，移植時0時間生検およびプロトコール生検は再発腎炎の診断に非常に有用であり，移植前後に行う再発予防や再発時の治療を大きく左右するものであることから，確実な施行が求められる．

〔河原崎和歌子〕

《文献》

1) Solez K, et al. : Banff 07 classification of renal allograft pathology : updates and future directions. Am J Transplant, 8 : 753-760, 2008.
2) Rangel EB, et al. : Asynchronous kidney allograft loss after simultaneous pancreas-kidney transplantation : impact on pancreas allograft outcome at a single center. Transplant Proc, 41 : 1773-1777, 2009.
3) Stuart J Knechtle, et al. eds : Early Course of the Patient with a Kidney Transplant. Kidney Transplantation sixth edition, p. 210-219, Saunders Elsevier, 2008.
4) Jordan SC, et al. : Current approaches to treatment of antibody-mediated rejection. Pediatr Transplant, 9 : 408-415, 2005.
5) Sijpkens YW, et al. : Early versus late acute rejection episodes in renal transplantation. Transplantation, 75 : 204-208, 2003.
6) Sayegh MH, et al. : The role of T-cell costimulatory activation pathways in transplant rejection. N Engl J Med, 338 : 1813-1821, 1998.
7) Terasaki PI, et al. : Predicting kidney graft failure by HLA antibodies : a prospective trial. Am J Transplant, 4 : 438-443, 2004.
8) Cecka JM, et al. : Optimal Use of Cadaver Donor Kidneys - High-Risk Donors and Low-Risk Recipients. Transplantation Proceedings, 21 : 1417-1418, 1989.
9) Pascual M, et al. : The clinical usefuless of the renal allograft biopsy in the cyclosporine era : a prospective study. Transplantation, 67 : 737-741, 1999.
10) Al-Awwa IA, et al. : Importance of allograft biopsy in renal transplant recipients: correlation between clinical and histological diagnosis. Am J Kidney Dis, 31 : S15-18, 1998.
11) Glotz D, et al. : Intravenous immunoglobulins and kidney transplantation in patients with anti-HLA antibodies. Adv Nephrol Necker Hosp, 30 : 221-233, 2000.
12) Opelz G, et al. : Influence of time of refjection on long-term graft survival in renal transplantation. Transplantation, 85 : 661-666, 2008.
13) van Ham SM, et al. : Urinary granzyme A mRNA is a biomarker to diagnose subclinical and acute cellular rejection in kidney transplant recipients. Kidney Int, 78 : 1033-1040, 2010.
14) 日本移植学会：臓器移植ファクトブック2009．http://www.asas.or.jp/jst/pdf/fct2009.pdf

15) Pascual M, et al. : Strategies to improve long-term outcomes after renal transplantation. N Engl J Med, 346 : 580-590, 2002.
16) Opelz G, et al. : Association of chronic kidney graft failure with recipient blood pressure. Collaborative Transplant Study. Kidney Int, 53 : 217-222, 1998.
17) Holdaas H, et al. : Assessment of LEscol in Renal Transplantation (ALERT) Study Investigators. Effect of fluvastatin on cardiac outcomes in renal transplant recipients: a multicentre, randomised, placebo-controlled trial. Lancet, 361 : 2024-2031, 2003.
18) Humar A, et al. : Features of acute rejection that increases risk for chronic rejection. Transplantation, 68 : 1200-1203, 1999.
19) Humar A, et al. : Clinical determinants of multiple acute rejection episodes in kidney transplant recipients. Transplantation, 69 : 2357-2360, 2000.
20) Terasaki PI, et al. : Predicting kidney graft failure by HLA antibodies : a prospective trial. Am J Transplant, 4 : 438-443, 2004.
21) Terasaki PI, et al. : Human leukocyte antigen antibodies and chronic rejection : from association to causation. Transplantation, 86 : 377-383, 2008.
22) Zou Y, et al. : Antibodies against MICA antigens and kidney-transplant rejection. N Engl J Med, 357 : 1293-1300, 2007.
23) Dragun D, et al. : Angiotensin ll type 1-receptor activating antibodies in renal allograft rejection. N Engl J Med, 352 : 558-569, 2005.
24) Opelz G : Non-HLA transplantation immunity revealed by lymphocytotoxic antibodies. Lancet, 365 : 1570-1576, 2005.
25) Colvin RB : Antibody-mediated renal allograft rejection : Diagnosis and pathogenesis. J Am Soc Nephrol, 18 : 1046-1056, 2007.
26) Rentenaar RJ, et al. : Immune responsiveness in renal transplant recipients : Mycophenolic acid severely depresses humoral immunity in vivo. Kidney lnt, 62 : 319-328, 2002.
27) lbanez C, et al. : Intravenous immunoglobulin preparations and autoimmune disorders. Mechanism of action. Curr Pharmaceut Biotech, 4 : 239-247, 2003.
28) Becker YT, et al. : The emerging role of rituximab in organ transplantation. Transplant lnt, 19 : 621-628, 2006.
29) Briganti EM, et al. : Risk of renal allograft loss from recurrent glomerulonephritis. N Engl J Med, 347 : 103-109, 2002.
30) Choy BY, et al. : Recurrent glomerulonephritis after kidney transplantation. Am J Transplant, 6 : 2535-2542, 2006.
31) Odum J, et al. : Recurrent mesangial IgA nephritis following renal transplantation. Nephrol Dial Transplant, 9 : 309-312, 1994.
32) Floege J : Recurrent IgA nephropathy after renal transplantation. Semin Nephrol, 24 : 287-291, 2004.
33) Suzuki H, et al. : Aberrantly glycosylated IgA1 in IgA nephropathy patients is recognized by IgG antibodies with restricted heterogeneity. J Clin Invest, 119 : 1668-1677, 2009.
34) Schena FP, et al. : Increased risk of end-stage renal disease in familial IgA nephropathy. J Am Soc Nephrol, 13 : 453-460, 2002.
35) Ohmacht C, et al. : Recurrent immunoglobulin A nephropathy after renal transplantation: a significant contributor to graft loss. Transplantation, 64 : 1493-1496, 1997.
36) Kennoki T, et al. : Proteinuria-reducing effects of tonsillectomy alone in IgA nephropathy recurring after kidney transplantation. Transplantation, 88 : 935-941, 2009.
37) Newstead CG : Recurrent disease in renal transplants. Nephrol Dial Transplant, 18 (Suppl 6): vi68-74, 2003.
38) Savin VJ, et al. : Circulating factor associated with increased glomerular permeability to albumin in recurrent focal segmental glomerulosclerosis. N Engl J Med, 334 : 878-883, 1996.
39) Coward RJ, et al. : Nephrotic plasma alters slit diaphragm-dependent signaling and translocates nephrin, Podocin, and CD2 associated protein in cultured human podocytes. J Am Soc Nephrol, 16 : 629-637, 2005.
40) Hariharan S, et al. : Recurrent and de novo glomerular disease after renal transplantation : a report from Renal Allograft Disease Registry (RADR). Transplantation, 68 : 635-641, 1999.
41) Baum MA : Outcomes after renal transplantation for FSGS in children, Pediatr Transplant, 8 : 329-333, 2004.
42) Canaud G, et al. : Therapeutic approach to focal and segmental glomerulosclerosis recurrence in kidney transplant recipients. Transplant Rev (Orlando), 24 : 121-128, 2010.
43) Hickson LJ, et al. : Kidney transplantation for primary focal segmental glomerulosclerosis: outcomes and response to therapy for recurrence. Transplantation, 87 : 1232-1239, 2009.
44) Andresdottir MB, et al. : Recurrence of type I membranoproliferative glomerulonephritis after renal transplantation: analysis of the incidence, risk factors, and impact on graft survival. Transplantation, 63 : 1628-1633, 1997.
45) Lien YH, et al. : Long-term cyclophosphamide treatment for recurrent type I membranoproliferative glomerulonephritis after transplantation. Am J Kidney Dis, 35 : 539-543, 2000.

46) Wu J, et al. : High-dose mycophenolate mofetil in the treatment of posttransplant glomerular disease in the allograft : a case series. Nephron Clin Pract, 98 : c61-66, 2004.
47) Smith RJ, et al. : New approaches to the treatment of dense deposit disease. J Am Soc Nephrol, 18 : 2447-2456, 2007.
48) Licht C, et al. : Successful plasma therapy for atypical hemolytic uremic syndrome caused by factor H deficiency owing to a novel mutation in the complement cofactor protein domain 15. Am J Kidney Dis, 45 : 415-421, 2005.
49) Beck LH, et al. : M-type phospholipase A2 receptor as target antigen in idiopathic membranous nephropathy. N Engl J Med, 361 : 11-21, 2009.
50) Stahl R, et al. : PLA2R autoantibodies and recurrent membranous nephropathy after transplantation. N Engl J Med, 363 : 496-498, 2010.
51) Lobbedez T, et al. : Recurrence of ANCA-positive glomerulonephritis immediately after renal transplantation. Am J Kidney Dis, 42 : E2-6, 2003.
52) Moroni G, et al. : The long-term prognosis of renal transplantation in patients with lupus nephritis. Am J Kidney Dis, 45 : 903-911, 2005.

7 腎移植後レシピエントの管理

1 CKDマネジメント，CVD/メタボ予防

腎移植後の腎機能は，成功した腎移植であっても，CKD ステージ3以上の低腎機能であることが多い．腎移植後レシピエントにおいては，移植腎喪失の大きな原因として，移植腎機能が保たれた状態での固体死（death with functioning graft）が増加しており，その原因の36％が心血管疾患（CVD）によること[1]，腎移植後の死因統計の第1位が心血管病変によることからも，そのリスクファクターである CKD，高血圧，脂質代謝異常，耐糖能異常・糖尿病，メタボリックシンドロームの管理は重要である．本項では，腎移植後レシピエントの腎保護，CVD予防を中心とした内科的な管理について概説する．

1 腎移植後レシピエントと CKD, CVD

腎移植患者の CKD は分類上，各ステージの数字の後に T を付けて表記する．これは，術後レシピエントが術前に長期 CKD 患者であったことに加え，腎毒性や生活習慣病につながる副作用を持つ多くの免疫抑制薬の使用，免疫学的・非免疫学的障害が関与する移植腎症の存在などから，一般の CKD 患者よりリスクファクターが多いことや，術後合併症に対する長期的ケアの必要性があることなど，特殊な病態を併せ持つことによる．腎移植後レシピエントにおける CKD の疫学としては，英国の腎移植後レシピエント 9,542 人の術後 CKD 発症率についての横断調査[2]において，術後の eGFR 中央値は 47.1 mL/分/1.73 m^2 で，CKD ステージ 3T 以上が 76％ に上り，ステージ 4T 以上の高度腎機能障害も全体の 19％ を占めた．米国[3]，カナダ[4]からの報告でも，同様の結果であった．国際的な CKD 啓蒙活動を行っている KDIGO は，「すべての術後レシピエントは GFR レベルや腎障害マーカーの有無にかかわらず，CKD とするべき」と提言[5]している．

CKD の医学的本質として，末期腎不全の予備群と CVD の高リスク群という，2つの独立したリスクファクターがあげられる．移植後の CKD の原因疾患は，非移植患者における CKD の原因疾患に加え，単腎であること，移植腎に対する免疫学的障害（拒絶反応），免疫抑制薬による障害など，より多岐にわたる．また，CVD に関しては，非移植 CKD と移植後 CKD で共通のリスクファクターが多く，移植後 CKD においては，さらに免疫抑制薬の影響や，拒絶反応などによる慢性炎症の影響も加わる（表 IV-7-1）．そのため，同じ CKD ステージであっても，腎移植後レシピエントは，非移植 CKD 患者より生命予後が悪い[6]．よって，腎移植レシピエントは非移植 CKD 患者と同様に，CVD リスクを持った CKD 患者と認識し，腎保護および CVD 予防に努めることが必要といえる．そのためには，表 IV-7-1 に示した介入可能なリスクファクターを改善すること

■ 表 IV-7-1　腎移植後レシピエントにおける CVD のリスクファクター

	古典的リスクファクター	腎移植に関連するリスクファクター
介入可能なリスクファクター	肥満 耐糖能異常，糖尿病 高血圧 脂質異常症 喫煙	ステロイド カルシニューリン阻害薬 貧血 CKD 炎症（拒絶反応，残存自己腎）
是正不能なリスクファクター	性別（男性） 年齢（高齢） 家族歴 既往歴（冠動脈疾患）	

が，レシピエントにおける内科的管理のテーマである．

2 移植後高血圧

❶ 原因

腎移植患者の60〜80%が高血圧を呈し[7]，高血圧の合併はきわめて多い．移植後高血圧の原因を表IV-7-2に列挙した．

1. 移植腎機能低下

移植腎機能低下により，腎実質性高血圧が生じる．慢性拒絶反応は，弓状動脈から細動脈の内腔狭小化による虚血性変化と，それに伴うレニン-アンジオテンシン-アルドステロン系（RAS）活性化，腎機能低下に伴うNa貯留から，血圧上昇をきたす．

2. 免疫抑制薬とステロイド

カルシニューリン阻害薬CNIは高血圧の原因の1つである．シクロスポリン（CyA）が使用される前は，腎移植後高血圧の有病率は30〜40%であったが，同薬が使用されてからは，高血圧の有病率は60〜80%に増えた[8]．CNIは，血管内皮細胞のNOやエンドセリン産生に影響し血管（全身血管と糸球体の輸入細動脈）の収縮を起こし血管抵抗を上げることで，血圧を上昇させる[9]．さらにHenleループでのNa吸収を増やすことで，体液を増加させ，血圧を上昇させる．CNIの中では，CyAに比べて，タクロリムス（TAC）のほうが高血圧の合併が少ないと報告されている[10]．ステロイドは腎移植後の免疫抑制薬としての歴史が長く，その副作用についてもよく知られている．高血圧はその1つであり，水・Na貯留が主な機序であるが，近年，免疫抑制薬の併用療法を行うことで，ステロイド投与量・投与期間が減りつつある．そのため，ステロイドによる高血圧は投与している間の一時的なものであり，ステロイドの減量とともに改善することが多い．また，早期のステロイド離脱群（移植後7日までの内服）と，低用量（プレドニゾロン5 mg/日）の長期内服群でのRCT[11]では，両群に血圧（収縮期・拡張期），降圧薬の数に差はなく，ステ

■ 表IV-7-2　腎移植患者における高血圧の原因

- 移植腎機能低下（慢性拒絶，原病の再発，薬剤など）
- 免疫抑制薬，ステロイド
- 腎血管性高血圧（腎動脈狭窄，血流低下）
- 自己腎の残存（相対的血流低下→RAS系の活性化）
- 体重増加（水・Na貯留）
- 動脈硬化
- 二次性副甲状腺機能亢進症
- 高血圧家族歴のあるドナーからの移植

ロイドが移植後の高血圧に及ぼす影響は少ない可能性も指摘されている．

3. 腎血管性高血圧

移植腎動脈の手術後吻合部器質化，動脈硬化，内腸骨動脈狭窄が主な原因となるが，まれに移植後，残存自己腎の相対的腎血流低下からRAS活性化による高血圧も認められる．移植腎動脈狭窄は，移植後3ヵ月から2年で見つかることが多い[12]．前述のような手術，動脈硬化に伴う変化以外に，サイトメガロウイルス感染がリスクファクターとなることが報告されている[13]．

4. 移植前からの病態による高血圧

腎移植前は腎不全の状態で経過しており，透析療法を行っている患者が多い．これらによる動脈硬化は移植後も高血圧の原因となりうる．移植前の腎不全に伴う二次性副甲状腺機能亢進症が，移植後も続くことで，高血圧の原因となりうる．また，高血圧の家族歴も移植後高血圧に関与しており，高血圧の家族歴がないレシピエントへの腎移植において，家族歴を有するドナーからの移植は，移植後高血圧を呈しやすいことが報告されている[14]．

❷ 血圧管理の必要性〜高血圧と予後の関係〜

1998年[15]および2005年[16]のOpelzらの報告（Collaborative Transplant Study）によれば，収縮期血圧，拡張期血圧の上昇とともに移植腎死に至るリスクが増加し（図IV-7-1），移植後1年ならびに3年の時点で収縮期血圧が140 mmHg以下にコントロールされている患者群に比較して，コントロールされていない群では腎生存率ならびにCVDによる死亡のリスクが増加した．この中

7. 腎移植後レシピエントの管理

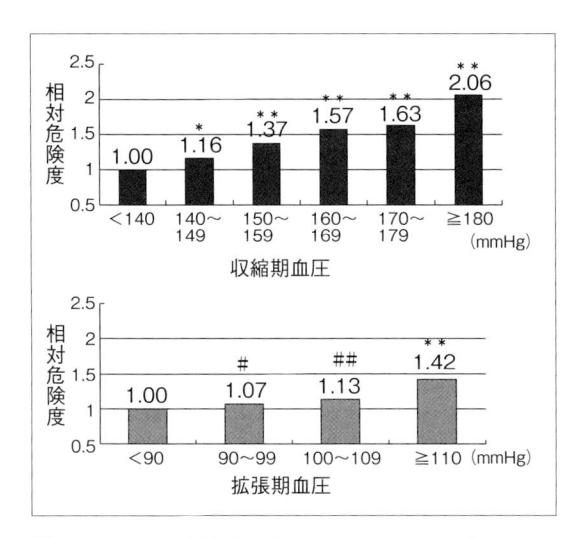

■ 図 IV-7-1　移植後1年目での血圧と，6年目までの移植腎死に至る相対危険度

＊：P＜0.0002，＊＊：P＜0.0001，＃：P＜0.05，＃＃：P＜0.01
（Opelz G, et al.：Kidney Int, 53：217-222, 1998 より改変）

で，移植後1年目の時点で血圧のコントロールが不良であっても，移植後3年目の時点で収縮期血圧が140 mmHg以下にコントロールされた場合，腎生存率，CVDによる死亡率ともに改善していることが示されている．よって，移植後の血圧管理は移植腎の長期生着のみならず，CVD予防にも影響し，レシピエントの長期生命予後に大きく影響するため，移植後の経過年数にかかわらず，十分な管理を行う必要がある．

❸ 降圧療法

1．降圧目標と治療

血圧の目標値は，移植後の時期により異なる．まず移植直後では，移植腎に十分な血流を確保するため，血圧目標値は少し高めの 160/90 mmHg 以下とする[7]．周術期以降の血圧目標値は，2004年のK/DOQI[17]，2009年のKDIGO[18]ともに130/80 mmHg未満とし，慢性期の管理を行うことを推奨している．

実際の管理であるが，レシピエントの定期的な外来通院により，血圧測定を少なくとも外来通院ごとに行う．高血圧を認め，治療可能な腎動脈狭窄およびCNI毒性が疑われる場合は，狭窄病変に対する治療やCNIの調整を行う．それ以外の場合，まず，生活習慣の改善（減塩6 g/日，禁煙，尿蛋白陽性であれば蛋白摂取制限0.8 g/kg/日）を指導する．生活習慣の改善では目標血圧に到達しない場合は，降圧薬や利尿薬を開始する．降圧薬はCa拮抗薬（CCB）もしくはアンジオテンシンII受容体拮抗薬（ARB），ACE阻害薬を第1選択薬として使用するが，現時点では，第1選択薬に推奨される薬剤についての十分なエビデンスはなく，尿蛋白1 g/日以上（小児であれば600 mg/m^2/日）であれば，ARBもしくはACE阻害薬を，それ以外ではCCBを第1選択とする．CCBを使用する際，CNIとの相互作用も考慮しなければならない．ベラパミル，ジルチアゼム，ニカルジピン，アムロジピンはCNIの血中濃度を上昇させる可能性がある[7]が，ニフェジピンでは相互作用は認められない．この相互作用も加味して，適切な降圧薬の使用が必要である．

2．腎血管性高血圧

身体所見（腹部血管雑音）や超音波検査において，血管の狭窄病変の有無を検索し，有意狭窄〔peak systolic velosity（PSV）180 cm/秒以上，resistive index（RI）0.5未満〕を認めた場合，狭窄病変に対する経皮経管的血管形成術（PTA）を検討する．成功率は70～90％，そのうち10～33％が再狭窄を起こす[12]．病変部の動脈自体のよじれや吻合部狭窄，狭窄後長期間経過症例では成功率は落ちる．また初回PTAもしくは再狭窄を認める症例でのステント留置も行われ，再狭窄率の低下が報告されている[19]．外科的な血管再建術は，PTAならびに薬物治療抵抗性高血圧症例，移植腎動脈近位部狭窄症例に限って行われ，成功率は60～90％，再狭窄は10％，graft lossは30％に起こると報告されている[20]．PSV 180 cm/秒以下，RI 0.5以上である場合，画像検査上，狭窄病変が認められても，機能的に有意な狭窄ではない可能性があり，腎機能が徐々に低下するなど，血行動態上の異常所見がなければ，内服でのコントロールを行う（前述の降圧目標と治療参照）．腎血管性高血圧は治癒の望める高血圧であり，積極的な診断・治療が必要である．

3 | 移植後脂質異常症

❶ 頻度と原因

腎移植後患者では，脂質異常症の頻度が高いことが知られており，移植後1年でTC＞200 mg/dLが83〜94％，LCL-C＞100 mg/dLが93〜97％にみられ，TGの平均は160〜200 mg/dLと報告されている[21]．

移植後脂質異常症の原因としては，移植後の体重増加，CNI，ステロイド，耐糖能異常などがあげられる．多くの移植患者は，移植前の食事制限から解放され，移植後の体重増加を認める．またステロイドは肝でのVLDL合成の促進ならびにLDL受容体のdown-regulationを起こし，TCとTGを増加させる．CNIも脂質代謝に影響を及ぼし，その機序は，胆汁酸の合成を減少させコレステロールの腸管への輸送を阻害する．また，LDL受容体と結合し，LDL-Cを増加させることなどが知られている．

ステロイドは前述の機序から脂質代謝に悪影響を及ぼしていることに間違いはないが，近年の低用量ステロイドでは，移植レシピエントにおいて，ステロイド非使用もしくは早期中止群と従来どおりのステロイド併用群で比較したstudy[22]の中で，ステロイドが脂質代謝異常に及ぼす影響はそれほど大きくなく，ステロイドを非使用もしくは早期に中止した場合，拒絶反応のリスクが増大するため，脂質代謝異常や前述した高血圧のためにステロイドを無理に減量するメリットは少ない．CNIは実際の臨床でも脂質代謝異常の原因となり，CyAのトラフ値とTC，LDL-Cの正相関，HDL-Cの逆相関が報告されている[23]．またCNIの中でもCyAに比べ，TACのほうが脂質異常症を呈しにくい[24]．

❷ 脂質管理の必要性

腎移植患者以外の一般人において，脂質異常症に対する治療は，CVDの一次予防，二次予防に有用であることに疑いの余地はない．しかし，腎移植患者に限ると，それほど多くのエビデンスがあるわけではない．その中で，腎移植患者におけるスタチン（フルバスタチン）のCVD合併症に及ぼす影響を調べたRCT（ALERT study[25]，ALERT extension study[26]）が，1つの指標となっている．ALERT studyでは，フルバスタチン40〜80 mg/日内服群とプラセボ群で平均5.1年間の観察を行っており，スタチン内服でTC，LDL-C，TGは有意に低下しており，primary end point（心臓死，非致死性心筋梗塞，冠動脈治療介入）において両群での有意差は出なかったが，スタチン内服群でイベントが少ない傾向にあった．また，心臓死と非致死性心筋梗塞はスタチン群で有意に少なく，スタチンのレシピエントにおけるCVD発症抑制効果が示された．ALERT studyに登録し観察終了した患者に対して，2年間の追加試験を行ったALERT extension studyでは，ALERT studyのスタチン群およびプラセボ群，両群にフルバスタチンの内服を行っており，ALERT studyから平均6，7年間の観察で，最初からスタチンを内服していた群でCVDイベントが有意に少なく，また長期間のフルバスタチン内服に伴う副作用もプラセボ群と変わらなかった．この結果から，スタチンは早期に開始し，脂質管理を行う必要がある．

❸ 治療

前述のとおり，腎移植後はCKD患者であり，CVDのハイリスクグループとして治療することが必要である．日本腎臓学会のCKDガイドラインでは，移植後に限定していないが，CKD患者での管理目標として，LDL-C＜120 mg/dL（可能であれば100 mg/dL未満）を推奨している．海外のガイドラインとしては，NKF-K/DOQI[21]ならびにKDIGO[18]があり，K/DOQIではNational Cholesterol Education Program Adult Panel III Guideline（NCEP-ATP III）に準じてLDL-C＜100 mg/dL，non-HDL-C＜130 mg/dL，TG＜150 mg/dLを，KDIGOではK/DOQIに準じて，同様の治療目標値を掲げている．それぞれのガイドラインから，現状では図IV-7-2のようなアルゴリズムに沿って治療を行うことが望ましい．

まず，TGが500 mg/dL以上の場合，膵炎発

7. 腎移植後レシピエントの管理

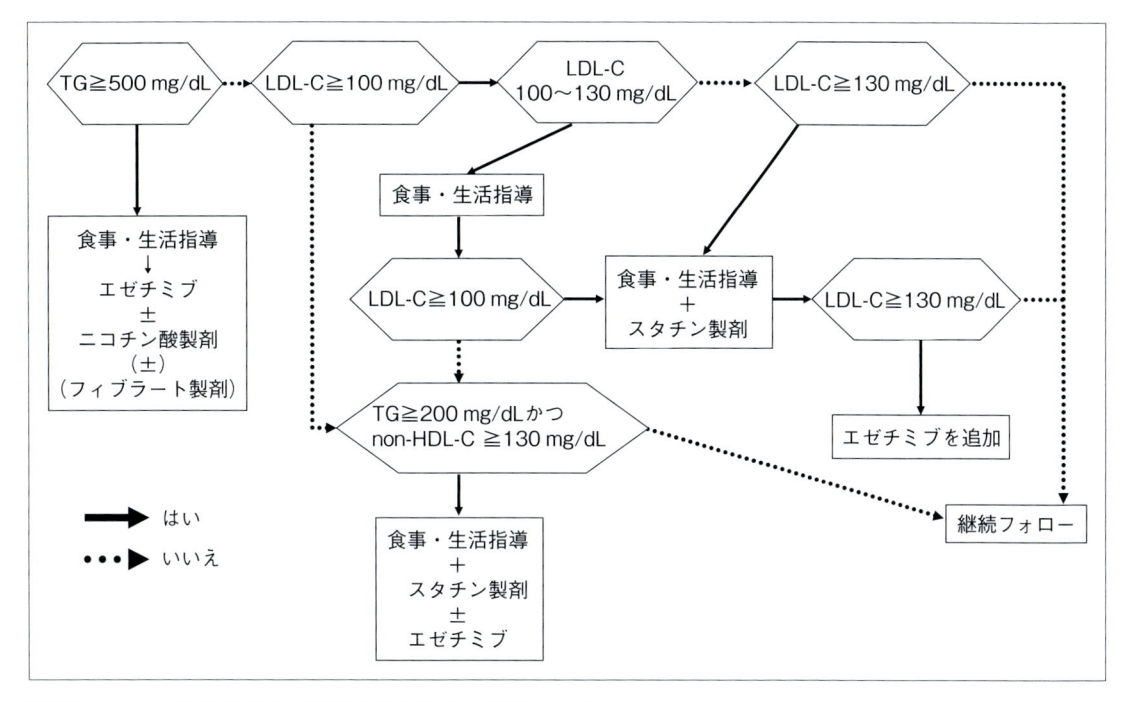

```
TG≧500 mg/dL ┈> LDL-C≧100 mg/dL ─> LDL-C 100～130 mg/dL ┈> LDL-C≧130 mg/dL
     │                   ┊                    │                       │
     ↓                   ┊              食事・生活指導                 ↓
食事・生活指導              ┊                    │              食事・生活指導
     ↓                   ┊                    ↓                    +
  エゼチミブ               ┊              LDL-C≧100 mg/dL ─────> スタチン製剤 ─> LDL-C≧130 mg/dL
     ±                   ┊                    │                       │
ニコチン酸製剤              ┊                    ┊                       ↓
    (±)                  ┊                    ┊                  エゼチミブを追加
(フィブラート製剤)           ┊                    ↓
                         └─> TG≧200 mg/dL かつ non-HDL-C≧130 mg/dL ┈┈┈┈┈┈┈> 継続フォロー
                                      │
──> はい                              ↓
┈┈> いいえ                     食事・生活指導
                                    +
                                 スタチン製剤
                                    ±
                                  エゼチミブ
```

■ 図 IV-7-2　腎移植患者の脂質異常症治療・管理アルゴリズム

(Humar A, et al. : Transplantation, 86 : 377-383, 2008 より)

■ 表 IV-7-3　腎移植患者における食事療法と生活指導

食事指導（管理栄養士による指導が望ましい）
- 総脂肪：総カロリーの 25～35%
- 飽和脂肪：総カロリーの 7% 未満
- 多価不飽和脂肪：総カロリーの 10% まで
- 一価不飽和脂肪：総カロリーの 20% まで
- コレステロール：200 mg/日未満
- 炭水化物：総カロリーの 50～60 %
- 食物繊維：20～30 g/日（水溶性繊維が 5～10 g/日）
- 適正体重維持

運動療法
- 1日1万歩を目指す
- 可能な範囲で日常動作に運動を意識して取り入れる
- 週3～4回，20～30分/回の定期的な運動を行う
- 運動前後5分間の warm-up と cool-down を行う
- ウオーキング，水泳などの有酸素運動を行う．筋肉トレーニングも取り入れる

嗜好品
- アルコールは少なめに．禁煙すること

(Humar A, et al. : Transplantation, 86 : 377-383, 2008 より)

症のリスクがあるため，生活習慣の改善を行う（表IV-7-3）．生活習慣の改善を行い，3ヵ月後の評価でも，TGが 500 mg/dL 以下に下がっていない場合，エゼチミブ，ニコチン酸製剤，フィブラート製剤の内服を開始する．この際，単剤から開始するが，フィブラート製剤は横紋筋融解のリスクや一過性の血清 Cr 上昇を呈することがあるため，エゼチミブが第一選択薬と考える．K/DOQI のガイドラインでは，エゼチミブのレシピエントへの使用は安全性が確立されていないため第一選択薬とならないとしているが，近年，移植患者における有効性と安全性についての報告が増えてきている[27,28]．次に LDL-C＜100 mg/dL を目標に生活習慣の改善を行い，改善がなければスタチンを第一選択薬として開始する．スタチン増量で LDL-C＜100 mg/dL を達成できない場合は，エゼチミブの追加投与を検討する．また，LDL-C＜100 mg/dL であっても，TC と non-HDL-C がそれぞれ 200 mg/dL，130 mg/dL 以上の場合は，前述と同様の管理を行う．

薬剤による治療を行う際，いくつかの注意点がある．まずスタチンであるが，副作用として横紋筋融解，肝障害などを起こすが，特に CNI（中でも CyA）との同時使用により CYP3A4 競合阻

害などのため，スタチンの血中濃度が上昇しやすく，注意が必要である．この点，水溶性のプラバスタチンやCYP2C9を代謝酵素とするフルバスタチンは使用しやすい．一方，代謝酵素はCYP以外であるにもかかわらず，ピタバスタチンやロスバスタチンはCyAとの併用で血中濃度の上昇が強く，併用禁忌となっている（TACでは禁忌でない）．また，CYP3A4を代謝酵素とするシンバスタチンやアトルバスタチンでも高度の横紋筋融解は少ないため，いわゆるストロングスタチンを使用したい場合にはアトルバスタチンを少量から慎重に使用している．ただ，前述のとおり，レシピエントのRCTで唯一，エビデンス（ALERT study）があるスタチンはフルバスタチンである．また，エゼチミブはK/DOQIのガイドラインにおいて，レシピエントへの使用は安全性が確立されていないため第一選択薬とならないとしていることも注意が必要であるが，同ガイドラインで第二選択薬であるフィブラート製剤は，腎機能が低下した症例では，腎排泄であるため，蓄積しやすく，血清Cr値が2 mg/dLを超える症例では使用が原則禁忌であり，スタチン製剤と同様にCNIとの併用でCYP競合阻害による血中濃度上昇による横紋筋融解のリスクがあること，さらに，スタチン製剤との併用は，腎機能低下症例やCNI使用症例において副作用の出現頻度が高くなり，避けることが望ましい．そのため，本項ではあえて，エゼチミブを第二選択薬と位置づけた．エゼチミブはCyAとの併用により，血中濃度が上昇するおそれがあり，CyA使用時には注意が必要である．

4 移植後糖尿病

❶ 定 義

移植後糖尿病（PTDM）の診断基準は，WHO/ADAの診断基準を用いるが[29]．具体的な基準を表IV-7-4に示す．HbA1cは移植後早期は赤血球新生のため，変動幅が大きくなることから，診断には使用しない[29]．

■ 表 IV-7-4　PTDMの診断基準

○ PTDM
- 随時血糖値≧200 mg/dL かつ糖尿病の症状あり（多尿，多飲，体重減少）
- 空腹時血糖値≧126 mg/dL（8時間以上のカロリー摂取なしで）
- 75gOGTTで2時間血糖値≧200 mg/dL

○ impaired glucose tolerance（IGT）
- 空腹時血糖値 110～125 mg/dL
- 75gOGTTで2時間血糖値 140～200 mg/dL

これらのいずれかを認め，別の日にも再現性がある場合，PTDMもしくはIGTと診断する

（Briganti EM, et al.：N Engl J Med, 347：103-109, 2002 より）

❷ 発症頻度，リスクファクター

PTDMの発症頻度は，DMの定義が異なっており，評価が困難であるが，米国の大規模調査では移植後3ヵ月，1年，3年でそれぞれ9％，16％，24％と報告されている[30]．これまでの報告から，PTDMは決してまれな合併症ではないことが知られている．

PTDM発症のリスクファクターとしては，加齢，肥満（特にBMI≧30）[30]，人種（アフリカ系米国人，ヒスパニック），家族歴[31]，HLAミスマッチ[30]，ウイルス感染（C型肝炎ウイルス，サイトメガロウイルス）[30,32]，ステロイド[33]，CNI[30]，シロリムス[34]が報告されている．ステロイドはPTDMの原因となることが知られているが，免疫抑制薬の進歩により，ステロイドの使用量が減少しており，それに合わせて耐糖能異常への影響も少なくなってきた[33]．しかし，急性拒絶の治療に用いるステロイドパルス療法もPTDMのリスクとなることが報告されている[35]．CNIではCyA，TACともに膵β細胞への可逆性の毒性を有し，インスリン産生・分泌に影響を及ぼすため，耐糖能異常を呈する[36]．CNIの中では，CyAに比べTACでPTMDの発症が多いことが知られている．2004年に報告されたメタアナリシスでは，インスリンを必要とするPTDMの発症頻度は，CyA使用群が2.7％であったのに対し，TAC使用群では9.8％と有意に多かった[37]．TACのトラフ値と耐糖能異常やPTDM

の発症と相関することも報告されている[38]．また，免疫抑制薬の組み合わせでは，TAC＋アザチオプリン（AZ）がTAC＋MMFやCyA＋MMFに比べてPTDMの発症率が高いと報告されている[39]．

❸ PTDMの影響

PTDMはレシピエントの生命予後を悪化させることが知られている．PTDMを有するレシピエントはnon-DMレシピエントに比べ，1年生存率[40]ならびに5年生存率[31]が有意に低い．また，レシピエント978人の観察研究では，長期生命予後がnon-DMレシピエントに比べ，PTDMで悪化していくことが報告されている[41]．

PTDMレシピエントの生命予後悪化に関連する要因としては，感染症[31]，敗血症[42]，CVD合併症[45]の増加があげられる．

PTDMはグラフト予後悪化にも関与しており，PTDMのあり対なしで12年生着率が48%対70%と有意な悪化を認めている[42]．

❹ PTDM患者の管理と治療

1．移植前管理

PTDMのリスクファクターの有無，家族歴の有無，空腹時血糖fasting plasma glucose（FPG）測定，その他のCVDリスクファクター（表IV-7-1）の評価を行う．必要であれば，生活指導（表IV-7-3）などを行う．

2．移植後の管理

PTDMの有無にかかわらず，モニタリングとして以下の測定を行う[7]．

- 移植後4週間は，毎週1回のFPG測定
- 移植後3，6，12ヵ月目にFPG測定（HbA1cも測定するのが望ましい）
- 移植後1年から年1回のFPG測定（HbA1cも測定するのが望ましい）
- これらで異常があれば，75gOGTTや自己血糖測定を行う[44]．

PTDMの診断がついた場合の管理・治療は，糖尿病専門医の介入を検討する．治療の基本はstepwise approach（生活習慣の改善→経口単剤療法→経口多剤療法→インスリン療法），治療効果判定に自己血糖測定や，3ヵ月に1回のHbA1c測定を行う．治療開始時から腎機能や血糖コントロールが悪い場合，早期のインスリン療法が必要となる．また，PTDMのコントロールが困難な場合，TACからCyAへの変更も検討する．

5 腎移植とメタボリックシンドローム，肥満

メタボリックシンドロームとは，内臓脂肪の蓄積を基盤として，インスリン抵抗性，耐糖能異常，高血圧，脂質異常が重積し，粥状動脈硬化症に基づくCVDの発症リスクが増大する症候群である．診断基準はいくつか提唱されており，表IV-7-5に示す．わが国の基準では，内臓脂肪型肥満が診断には必要であり，ウエスト周囲径が診断の必須項目となっている．表IV-7-5に示すように，民族間の体形の違いなどから，診断基準が統一されておらず，腎移植患者でのメタボリックシンドロームの有病率は報告によりばらつきがある．わが国の報告では，腎移植患者でのメタボリックシンドローム有病率は23.4%と報告[45]されており，一般人口の有病率と大きな差はない．メタボリックシンドロームがレシピエントに与える影響は，CVDとCKD両方のリスクファクターとなりうることである．Courivaudらは，腎移植患者のメタボリックシンドローム合併はCVDイベントのハザード比が3.4であり，心血管疾患の既往と同等のリスクであると報告[46]している．また，Porriniらの報告[47]では，メタボリックシンドロームを有するレシピエントは，移植腎機能と生命予後の両方を悪化させた．これらより，メタボリックシンドロームは腎移植患者においても，予防・治療を考えるべき疾患であることがわかる．メタボリックシンドロームの予防・治療は，表IV-7-3の生活習慣の改善をベースに，それぞれの病態に対する管理を行う．

レシピエントは移植後の食欲増加による体重増加や，免疫抑制薬，ステロイドによる脂質・糖代謝異常などから，メタボリックシンドロームの高リスク群である．メタボリックシンドロームの診

表 IV-7-5 メタボリックシンドロームの診断基準

リスクファクター		米国コレステロール教育プログラム	国際糖尿病連合	日本内科学会ほか
腹部肥満（ウエスト周囲径）	男性 女性	≧102 cm ≧88 cm	≧85 cm ≧90 cm	≧85 cm ≧90 cm
血圧	収縮期 拡張期	≧130 mmHg ≧85 mmHg	≧130 mmHg ≧85 mmHg	≧130 mmHg ≧85 mmHg
空腹時血糖		≧110 mg/dL	≧100 mg/dL	≧110 mg/dL
中性脂肪		≧150 mg/dL	≧150 mg/dL	≧150 mg/dL
HDL-C	男性 女性	<40 mg/dL <50 mg/dL	<40 mg/dL <50 mg/dL	<40 mg/dL
定義・診断		上記5項目中，3項目以上に該当する場合	腹囲に加え，それ以外に2項目以上が該当する場合	腹囲に加え，それ以外に2項目以上が該当する場合

(Expert Panel on Detection, Evaluation, and Treatment of High Blood Cholesterol in Adults : JAMA, 285 : 2486-2497, 2001. および International Diabetes Federation : worldwide definition of the metabolic syndrome（http://www.idf.org/webdate/docs/IDF_Meta-syndrome_definition.pdf），2005. およびメタボリックシンドローム診断基準検討委員会：日内会誌，94：794-809, 2005 より)

断基準を表 IV-7-5 に示したが，これ自体の診断が大切なのではなく，レシピエントはCKD，CVD の高リスク群であることを認識し，メタボリックシンドロームはこのリスク評価のマーカーの1つと考え，定期的な外来管理を行うことが大切である．

6 Perspective

腎移植後レシピエントの内科的なマネジメントについて概説した．免疫抑制薬や手術手技の進歩により，移植腎生着率，生存率は良好な成績を収めているが，長期予後はまだ改善の余地がある．今後の課題として，長期予後の改善があげられ，移植医療に内科医の関与が望まれる．

〔松井勝臣〕

2 生活指導・健康管理・妊娠管理

移植により，健康人とほぼ同様の生活が可能であるが，腎不全の合併症が移植によってすべて改善するわけではなく，免疫抑制薬の内服により別の合併症リスクが上昇する可能性がある．そのため，生活習慣，健康管理に留意する必要がある．

1 生活指導

❶ 運 動

運動療法が，移植後に重要な役割を持っていることは示唆されているが，定まった方針などのエビデンスは存在しない．一般的には心肺機能向上，筋肉強化，骨強化のために運動を勧めることが必要であるが，① 免疫抑制の程度，② 手術創の状況，③ 移植腎機能，④ 心肺機能（虚血性心疾患の有無），⑤ 骨障害の進行（透析前期間，Ca/P コントロール状況，二次性副甲状腺機能亢進症），⑥ 移植前の運動内容などに注意しつつ，運動量等を決定する必要がある[48,49]．

腎移植後の骨障害改善には時間を要するので，移植後すぐに激しい運動はできない．軽い運動（歩行，水泳，エアロバイク）であれば手術後3ヵ月頃から，スキーやスノーボードなど骨折の危険性が高いスポーツは移植後1年以上をめどに許可する．また，柔道やラグビー，ボクシングなど移植腎を打撲しやすいスポーツは避けるよう指導する．

❷ 喫 煙

移植時の喫煙は総生存率，腎生着率，心血管病の独立したリスクファクターであることが知られており，発癌との関連も示唆されていることか

ら，喫煙者においては移植前に禁煙を指導することが望ましい[49, 50]．

❸ 栄　養[48, 51]

保存期，あるいは透析期の厳しい食事療法からは解放されるが，食事は移植患者の管理において重要な要素の1つである．

移植後，腎機能の改善やステロイドの使用に伴い，一般的に食欲は増進する．カロリーの過量摂取は肥満，新規発症糖尿病，高血圧，脂質異常症等を増加させる．これらの疾患は腎機能への悪影響があるのみならず，心血管系のリスクファクターであり，移植後の長期予後の観点から厳しくコントロールすべきである．理想体重，基礎代謝量を把握し，適切なカロリー摂取を勧める．免疫抑制薬の影響から脂質異常症の発症リスクが高いため，高脂肪食は避けるべきである．周術期は異化が亢進していること，組織の修復の必要性が高いことから高蛋白食が勧められるが，術後安定後は健常人と同様に適度な蛋白質摂取が望まれる．ただし，移植腎機能の低下を認めた場合は，保存期腎不全に準じた蛋白制限が望ましい．

移植後に高血圧は改善を認めることが多いが，正常化することはまれであり，必要に応じてNa制限は継続する．さらに，移植後の特徴としてはステロイドによるNa貯留，CNIの副作用による高血圧の合併に注意を払う必要がある．

移植により骨代謝も変化する．透析期間の長さ，副甲状腺機能を考慮しつつ，適切なCaおよびビタミンD摂取を勧める．低Mg，低P血症の頻度が高く，必要に応じて食事あるいは内服で補充する．

水分は尿量が安定した後は尿量＋500 mLから750 mLを目標に摂取する．一般的には1日2,000 mLの飲水をすることが望ましい．アルコール過量摂取は代謝系に影響し，CNIの毒性を上昇させるという報告があるため避ける．

2　健康管理

❶ 感染症予防・ワクチン

手洗い，うがいを励行し，発熱などの体調の異変，ウイルス感染者との接触などがあれば早期に受診するよう指導する．移植後3ヵ月以内は人ごみを避けたほうがよく，6ヵ月以降安定していれば衛生的に問題のある地域を除けば，外出・旅行に制限はない．

移植前後に接種が必要なワクチンを表IV-7-6にまとめた[49]．ワクチンは可能な限り計画的に移植前に接種することが望ましい．特に生ワクチンはCNI内服患者での接種は禁忌となっているため，必要な場合は忘れずに接種するようにする．インフルエンザ以外の不活化ワクチンは，移植後に接種する場合は6ヵ月以上経過してからの接種が望ましい．インフルエンザワクチンは移植後1ヵ月経過後，流行シーズンが始まる前に毎年の接種を勧める．

❷ 癌スクリーニング

腎移植患者では一般人口と比較し，悪性腫瘍の発症頻度が増加することが知られている．これは末期腎不全自体が悪性腫瘍の発生の危険因子であること，免疫抑制薬の影響，ウイルス関連の発癌（EBVによるPTLDなど）の影響が考えられる[49, 52]．わが国では一般人口と比較し，固有腎癌と悪性リンパ腫の割合が高いことが特徴である．また欧米と比較して，皮膚癌の発症頻度は低い[52]．悪性腫瘍は腎移植患者の死因の第3位であり，長期生存率向上には定期検診による悪性腫瘍の早期発見早期治療が重要である．

表IV-7-6　移植前後に接種が必要なワクチン

生ワクチン（原則的に移植前に接種）
経口ポリオ，麻疹，風疹，ムンプス，BCG，水痘（移植後に初めて感染すると重症化するため，注意しながら移植後に接種する場合もある）
不活化ワクチン
DPT（ジフテリア，百日咳，破傷風） Hib A型肝炎（感染地域を旅行時），B型肝炎 肺炎球菌（5年をめどに再接種を行う） インフルエンザ，不活化ポリオ

(Kidney Disease : Improving Global Outcomes (KDIGO) Transplant Work Group : Am J Transplant, 9 (Suppl 3) : S1-55, 2009 より改変)

■ 表 IV-7-7　腎移植患者の癌スクリーニング

肺癌	移植によるリスク上昇あり．禁煙を勧める．わが国では一般人口に対し男女ともに，40歳以上は年に1回のスクリーニングが推奨されている
胃癌	移植によるリスク上昇のエビデンスはないが，日本では罹患率が高く，一般人口に対し男女ともに，40歳以上は年に1回のスクリーニングが推奨されている
大腸癌	腎移植患者では便潜血試験の特異度が低下するが，50歳未満においては移植によるリスク上昇が認められるため，35歳から50歳までの腎移植患者においてはスクリーニングの有効性が示されている．わが国では一般人口に対し男女ともに，40歳以上は年に1回のスクリーニングが推奨されている
肝細胞癌	移植によるリスク上昇あり．肝硬変やウイルス保有者においては6〜12ヵ月ごとにAFP測定と腹部エコーを施行する
腎癌	移植によるリスク上昇があるが，すべての腎移植患者におけるスクリーニングの有効性は示されていない．過去に腎癌を発症している患者はハイリスクである
子宮頸癌	移植によるリスク上昇あり．免疫抑制患者におけるHPVワクチンの有効性や安全性は確立されていない．性活動性がある女性では1度は腟細胞診を含めた骨盤内精査を行う．わが国では一般人口に対し，20歳以上の女性は，2年に1回のスクリーニングが推奨されている
乳癌	移植によるリスク上昇はない．わが国では一般人口に対し，40歳以上の女性は，2年に1回のスクリーニングが推奨されている．このほか，頻度に関しては家族歴などを考慮する
前立腺癌	移植によるリスク上昇はない．一般人口に対するスクリーニングに従う

しかしながら，スクリーニングに関してはランダム化試験が難しいため，エビデンスレベルの高い報告はない．表 IV-7-7 の内容を参考にしつつ，年齢，リスクファクター（家族歴，喫煙，飲酒），移植腎機能，他の合併症を考慮しつつ，スクリーニングによる利益が得られるかどうかを個々に判断する必要がある[48, 49]．

悪性腫瘍発症後の免疫抑制薬の管理に関してもエビデンスはない．主要な種類（免疫抑制薬の発

■ 表 IV-7-8　腎移植患者の妊娠適応基準および腎移植患者の妊娠中合併症

腎移植患者の妊娠適応基準
移植後1年以上を経過しており，拒絶の徴候がない腎機能が良好（GFR＞50 mL/分，Cr 2.0 mg/dL 以下，できれば1.5 mg/dL 以下）であり，尿蛋白1g/日未満血圧が正常範囲内にコントロールされている

腎移植患者の妊娠中合併症
腎機能低下，尿蛋白増加，高血圧悪化，子癇，尿路感染症，水腎症，貧血悪化，血糖コントロール悪化，死産，早期産，低体重児

(EBPG Expert Group on Renal Transplantation : Nephrol Dial Transplant, 17 (Suppl 4) : 50-55, 2002 より改変)

症への寄与度の違い），ステージや予後，移植腎機能など個々の状況で判断せざるを得ない．また，免疫抑制薬が悪性腫瘍の発症や進展に影響していないと考えられる場合でも，化学療法の副作用を予防あるいは治療するために，免疫抑制薬の減量が必要な場合もある．

3 妊娠管理

腎移植後は80%以上の患者で1年以内に正常の月経周期が回復し，妊孕率を回復するため，自然受精による妊娠も可能となる．妊娠の可能性のある女性レシピエントおよびパートナーに対しては，移植前から妊娠可能基準や，移植患者の妊娠のリスクを説明し，避妊や計画妊娠を指導する必要がある[53, 54]．また高リスク妊娠の管理経験豊富な産科医に相談できる体制をとっておくことも重要である．

腎移植後の妊娠適応基準を表 IV-7-8 に示す[53]．移植からの期間に関しては，合併症のリスクの高い1年間は避けたほうがよいが，さらに期間をあけるべきかに関しては個々のケースに応じて検討が必要である[49]．腎機能に関しては，一般のCKD患者の妊娠許可基準を参考に考えられている[55]．

腎移植後の妊娠では表 IV-7-8 にあげたような合併症が増加し，一般妊婦と比較するとハイリスクである[49]．なお，移植腎の存在は経腟分娩を妨げる要因にはならないが，医学的理由から帝王切

表 IV-7-9 妊娠を希望する腎移植患者での内服薬の管理

免疫抑制薬	
CNI	継続可能だが母乳中に分泌されるため授乳は禁止する．妊娠により薬剤分布容積が増すことからトラフ値が低くなる傾向があり，タイトな管理が求められる
MMF	6週間以上前に中止（AZに変更）
プレドニン	15 mg/日以下は安全に使用可能
mTOR 抑制薬	エビデンスは少ないが動物において催奇性の報告があるため，中止しておくことが望ましい
その他の薬剤	
ACE 阻害薬，ARB	中止し，ヒドララジンやメチルドパなど比較的安全性が確立している薬剤に切り替える
高脂血症薬，尿酸降下薬	中止が必要
抗血小板薬，抗凝固薬	中止が必要

（EBPG Expert Group on Renal Transplantation : Nephrol Dial Transplant, 17（Suppl 4）: 50-55, 2002 より改変）

開になる割合が高い[56]．腎機能が良好で，蛋白尿がなく，血圧管理も良好な場合は移植腎機能廃絶に至る確率は低いが，そうでない場合は移植腎機能低下，腎機能廃絶に至る可能性が高くなるため注意が必要である．

腎移植後に継続が必要な薬剤に関しては，すべてのもので妊娠に関して安全性が確認されてはいないため，妊娠を希望する患者では表 IV-7-9 に示したような対応が必要になる[49, 53, 57]．

4 | Perspective

移植腎予後の向上とともに，本稿で取り上げた項目は移植患者の予後において重要性を増すと考えられる．悪性腫瘍のスクリーニング，免疫抑制薬の発癌への影響，悪性腫瘍治療時の免疫抑制療法などについて今後さらなる検討が必要である．また，妊娠管理に関しても妊娠可能腎機能や移植からの時期などに関して，さらなるデータの蓄積が必要であると考えられる．

〔神保りか〕

3 感染症

移植後は免疫抑制薬の影響により感染症を発症しやすく，いったん発症すると，重症化しやすい[49]．また炎症反応が変質しており，一般的な症状や所見を呈さず診断が難しくなる場合がある．感染による免疫応答の変化や，治療のための免疫抑制薬の減量が拒絶反応を誘発する可能性もあり，移植腎の予後にも大きな影響を持つことがある[58]．

1 | 術前術後のスクリーニング

レシピエントの潜在感染再活性化，ドナーからの持ち込みへの対策を検討するため，表 IV-7-10 のような術前スクリーニングが望まれる．さらに術後は定期的にレシピエントに対するスクリーニングを行い，感染症の早期発見に努める[59]．医療者側の努力も重要であるが，患者本人も日常生活等において感染に暴露されない工夫をする必要があり，適切に指導していく．

2 | ウイルス感染症

維持免疫抑制薬が多いとき，あるいは拒絶反応等に対し免疫抑制薬を増量しているときに発症しやすい．ほとんどは既感染からの再活性化であるが，初感染は重症化しやすい．一般的にはウイルスの初感染は小児期に起こるため，感染した児には接触しないよう，注意を払う必要がある[49]．

❶ BKポリオーマウイルス

近年の強力な免疫抑制療法により，BKポリオーマウイルス（BKV）感染およびその腎障害が新たな問題として浮上してきた．移植後2～3%の頻度で感染が問題になる症例がある．感染の50%は移植後3ヵ月以内に発症し，腎症の95%は移植から2年以内に発症し，その後の発症は珍しい[59]．

診断には尿沈渣，細胞診，血中PCR，移植腎生検が有用である．尿沈渣で封入体細胞（decoy cell）が認められた場合は，さらに尿細胞診を行い特徴的な封入体細胞を確認する．封入体細胞陽

表 IV-7-10 ドナーとレシピエントの感染症スクリーニング検査

術前
レシピエント
身体診察・病歴聴取
特に感染（STD含む）の既往，結核の既往や家族歴の有無，ワクチン接種歴，感染多発地への旅行歴，ペット飼育歴，カテーテルなど体内の人工物の有無
血液検査
血算（分画），CRP，HbsAg，HbsAb，HbcAb，HCV-Ab，HCV RNA，HAV IgM，梅毒血清，HIV Ab，HTLV-1 Ab，ツベルクリン反応
ウイルス抗体値（CMV，EBV，HSV，VZV，麻疹，風疹，ムンプス）
尿検査（有尿患者）
尿定性・沈渣，尿培養
画像検査
胸腹部X線，腹部超音波，腹部骨盤CT，排尿時膀胱造影（VUR除外）
他科受診
歯科（う歯治療），耳鼻科（副鼻腔炎の除外）
消化器科（B・C型肝炎陽性例ではウイルス量の定量や肝生検によって肝機能評価を行い，移植の適応を検討する）
ドナー
身体診察・病歴聴取
特に感染（STD含む）の既往，結核など感染暴露の有無
血液検査
血算（分画），CRP，HbsAg，HbsAb，HbcAb，HCV-Ab，HCV RNA，梅毒血清，HIV Ab，HTLV-1 Ab
ウイルス抗体値（CMV，EBV）
尿検査
尿定性・沈渣
画像検査
胸腹部X線，腹部超音波，腹部骨盤CT

術後
レシピエント
移植後半年まで月1回．その後は必要に応じて
胸部X線
移植後6ヵ月まで2週間に1回，その後1年目まで月1回
CMVアンチゲネミアとβDグルカン
1年目まで外来ごと
全身リンパ節の観察・口腔内チェック・肝脾腫・胸部聴診・発熱・臓器感染症状の病歴・問診
血液検査では血算と分画のチェックやCRP・肝機能のチェック，尿沈渣のチェック

（柴垣有吾：細胞，38：42-47, 2006 より）

性単独では腎症を発症するリスクは低く，血中PCRによる確定診断が必要である．移植腎生検では尿細管上皮細胞の核内に特徴的な封入体が存在し，強い間質尿細管障害を認めると腎症の可能性が高く，免疫染色でSV40陽性所見や電子顕微鏡で特徴的ウイルス粒子を確認できれば確定する．尿中PCRは陽性であっても血中でのウイルス増加がなければ腎症のリスクは上昇しないため，診断には適さない．

血中ウイルス量の増加が確認された場合はMMFやCNIなどの減量や変更を行う．現時点では，cidofovir（わが国未承認），レフルノミド，シプロフロキサシンなどの使用による予防や治療での有効性は示されていない[59]．

感染が確認されてから免疫抑制療法の調整を行えば腎症発症を抑制できるという報告もあり[4]，腎症発症前の感染スクリーニングに関しての検討が求められる．

❷ サイトメガロウイルス

腎移植後，最も頻度が高いウイルス感染症である．一般人口の60～90%に抗サイトメガロウイルス（CMV）IgG抗体が認められ，年齢の上昇とともにその陽性率は高まり，成人の透析患者においては陽性率が高い．移植前レシピエント陰性かつドナー陽性（R−/D+）は初感染となるため，最も発症頻度が高く，重症化しやすいため注意が必要である[49,60]．ステロイド，OKT3，ポリクローナル抗リンパ球グロブリンで発症リスクが上昇する．単独の免疫抑制薬のみならず，プロトコール全体の免疫抑制の強さにも影響される．その他，年齢，移植回数，HLAマッチ数等も影響が示唆されている．

感染の直接的，間接的な影響および各臓器障害の診断に関して表IV-7-11にまとめた[49,59,60]．診断にあたっては，速度，感度および特異度の点からCMVアンチゲネミア法が推奨される．最近はPCR法の有用性も報告されている．肺や胃腸の限局病変に関しては末梢血の検査では検出できないこともあり，生検による診断が望ましい．

わが国では現在のところpreemptive治療が現

■表 IV-7-11　CMV の直接作用と間接作用

臓　器	症　状	診　断
●**直接作用** 血液：CMV syndrome 伝染性単核球症	発熱，倦怠感，関節痛	アンチゲネミア法
肝臓：肝炎	肝脾腫，腹痛，季肋部痛	生化学検査で肝機能異常
消化管：胃炎，小腸炎，大腸炎	腹痛，消化管出血，下痢	消化管内視鏡，組織診
肺：間質性肺炎	発熱，咳嗽，呼吸困難	胸部 CT，喀痰，気管支肺胞洗浄細胞診
腎：間質性腎炎	腎機能低下	移植腎生検
網膜：網膜炎	視力低下	眼底検査
●**間接作用** 拒絶反応/移植腎機能低下への影響 リンパ増殖性疾患の増加 移植後新規糖尿病発症の増加 他の感染症発症頻度増加		

実的である．具体的には，感染リスクが高い移植後3ヵ月は週1回のモニターを行い（退院後は外来通院ごと），アンチゲネミアが陽性になった場合は，拒絶反応の出現に注意しつつ免疫抑制薬，特に MMF を減量する．軽症であれば免疫抑制薬の減量のみで治癒可能な場合もある．

アンチゲネミアの陽性が持続する場合，高値の場合はガンシクロビル（GCV）を経静脈的に投与する．経口プロドラッグであるバルガンシクロビルも比較的軽症例や維持療法時に使用可能である．GCV の副作用としての白血球減少に対しては，休薬や顆粒球コロニー刺激因子（G-CSF）製剤の使用で対応する．難治例では腎毒性に注意しつつフォスカルネットを使用する．CMV 高力価 γ グロブリンの併用も有用である．治療はアンチゲネミアが陰性化するまで継続する．R−/D+ の場合は CMV IgG 陽性化まで再燃の可能性があるため慎重な観察が必要である．

❸ Epstein-Barr ウイルス

幼少期に初感染し，その後終生潜伏感染する．日本人成人の95%が抗体陽性である．急性の感染以外に，慢性活動型感染状態が，致死的な移植後リンパ増殖性疾患（PTLD）の原因となることが重要な問題となっている（腎移植後発症率1〜2%）．R−/D+，R+ のいずれもが PTLD のリスクとなる．抗リンパ球療法を行うことで，さらにリスクが上昇する．

ハイリスク患者（R−/D+，OKT3使用例，CMV 感染例）には PCR 法によるウイルス量測定を行い，必要時には予防的に加療する[61]．PTLD の臨床症状は，発熱，肝障害，末梢血異型リンパ球出現，無痛性リンパ節腫脹や節外性リンパ節腫大等である．末梢血異型リンパ球やリンパ球サブセットに注意を払い，異常を認めた場合は，リンパ節の触診，画像等で腫瘤性病変を検索し，必要時はリンパ節の生検を行う．

PTLD 発症後は免疫抑制薬を減量あるいは中止する．抗ウイルス薬〔アシクロビル（ACV），GCV〕や免疫グロブリンとの併用も検討する．治療抵抗性の場合は抗 CD20抗体リツキシマブの使用も検討する．

❹ 単純ヘルペスウイルス・水痘-帯状疱疹ウイルス

移植直後は単純ヘルペスウイルス（HSV）感染症（単純疱疹）の発症抑制のために ACV の予防内服を行う．水痘および帯状疱疹の原因となる水痘-帯状疱疹ウイルス（VZV）は感染力が強く，VZV 感染者と移植患者が接触した場合は VZV 高力価グロブリンの使用が望ましい．感染

時は ACV 投与および免疫抑制薬の減量による治療を行う[62]．

❺ アデノウイルス

既感染からの再活性化が多いが，外因性因子や移植された臓器からの初感染もあり得る．頻度的には出血性膀胱炎が最も多く，肉眼的血尿とともに，排尿痛，頻尿などの膀胱刺激症状が急速に出現する．感冒様症状を伴う場合もある．診断は尿からの DNA の PCR により行う．脱水，ウイルス感染の直接障害および拒絶反応の併発による腎機能低下が起きることがある．治療は輸液および免疫抑制薬減量の対症療法である．

3 そのほかの病原体

❶ 細 菌

腎移植後，最も頻度の高いのは尿路感染症である．そのリスクとして，自己尿路感染症の既往，糖尿病，尿管狭窄，膀胱尿管逆流がある．原因菌はグラム陰性桿菌が多い．術後の細菌感染予防としては，一般手術に準じた内容で抗菌薬の予防投与が行われるが，菌交代，耐性菌を防ぐため必要以上に長期投与は行わない．ST 合剤の少量投与が，予防に有用である[63]．

無症候性細菌尿は 1 週間程度の抗菌薬投与後に培養検査，単純性膀胱炎の場合は数日の抗菌薬内服を行う．移植腎の腎盂腎炎は重症化し，移植腎機能低下をもたらすこともあり，早急な静注抗菌薬による加療が必要である．

❷ ニューモシスチス・カリニ

カリニ肺炎（PCP）は腎移植後の致死的合併症である[64]．予防投与なしでは，約 5％ の腎移植患者が発症するといわれている．ST 合剤の予防投与が推奨されている．ST 合剤に対し，アレルギー反応などで使用が困難な場合はペンタミジンの吸入を行う．

❸ 結 核

腎移植により発症リスクが増大する．わが国は他の先進国と比較して罹患率が高い．移植後は，発症時期がさまざまである．免疫抑制状態のためツベルクリン反応陽性率が低い，肺外結核が多い，非特異的な陰影を呈するなどの理由のため，診断が困難であることがあげられる．そのため，移植前に十分なスクリーニングを行う．なお，透析患者のツベルクリン反応陽性率は低いといわれているため，ツベルクリン反応陰性者でも高齢者や胸部 X 線で疑われる症例，過去に結核患者に曝露された可能性のある患者では，1 度目のツベルクリン反応の 1 週間後に 2 度目のツベルクリン反応を行う（ブースター効果により，ツベルクリン反応の陽性がより明らかになる）．感染リスクがある患者，ツベルクリン反応陽性例に対しては胸部 X 線で所見を認めない場合でもさらなる検索が望まれる．なお，近年導入されたクオンティフェロン（QFT）はツベルクリン反応に比べて BCG の影響を除外できるが，ツベルクリン反応の代用となり得るのかどうかについて，現時点で一定の見解はない．

ツベルクリン反応陽性（硬結のみで判定し，紅斑は考慮しない）の症例では移植後の発症リスクがあり，イソニアジド（INH）の予防投与が適応となる[65]．

活動性の結核の場合にはガイドラインに従い，3～4 剤の多剤併用療法が適切である．INH は CNI およびシロリムスの血中濃度を上昇させ，リファンピシンは CNI の血中濃度を低下させるため注意する．その他，腎機能などに注意を払って投与量を調整する必要がある．

❹ 真 菌

移植後，決して頻度は高くはないが，深在性真菌感染症は診断・治療ともに困難であり，致死率は高い．アゾール系抗真菌薬は，CNI の血中濃度を上昇させるため注意する．

感染のリスクファクターは長期の抗菌薬使用，再移植，ステロイドパルス，OKT3，CMV 感染症，細菌感染症，HHV-6 感染症などであり，該当する場合は βD グルカン等で注意深くモニターし，早期診断，早期治療開始を心がける．

口腔内カンジダに対しては，診察で認められた時点でナイスタチン投与や，βD グルカンによるスクリーニングを行う．施設によってはミコナゾ

ール経口投与を行っている.

4 Perspective

腎移植患者の感染症に関して概説した.紙面の都合で取り上げることのできなかった病原体や,診断および治療法の詳細などに関しては参考文献や成書を参考にしていただきたい.

免疫抑制療法の進歩とともに随伴する感染症も変化している.今後BKV感染および腎症の有効なスクリーニングや治療法,CMVのpreemptive治療とprophylaxis治療の有効性の比較,各種抗菌薬や抗ウイルス薬の予防投与の有効性や適切な期間に関してのエビデンスの蓄積が望まれる.

〔神保りか〕

《文 献》

1) Ojo AO, et al. : Long-term survival in renal transplant recipients with graft function. Kidney Int, 57 : 307-313, 2000.
2) Ansell D, et al. : Chronic renal failure in kidney transplant recipients. Do they receive optimum care? : data from the UK renal registry. Am J Transplant, 7 : 1167-1176, 2007.
3) Kukla A, et al. : CKD stage-to-stage progression in native and transplant kidney disease. Nephrol Dial Transplant, 23 : 693-700, 2008.
4) Karthikeyan V, et al. : The burden of chronic kidney disease in renal transplant recipients. Am J Transplant, 4 : 262-269, 2004.
5) Levey AS, et al. : Definition and classification of chronic kidney disease : a position statement from Kidney Disease: Improving Global Outcomes (KDIGO). Kidney Int, 67 : 2089-2100, 2005.
6) Djamali A, et al. : Disease progression and outcomes in chronic kidney disease and renal transplantation. Kidney Int, 64 : 1800-1807, 2003.
7) John Vella, et al. : Hypertension after renal transplantation. Up To Date.
8) Paul LC, et al. : Post-transplant hypertension and chronic renal allograft failure. Kidney Int, 52 : S34-37, 1995.
9) Takeda Y, et al. : Effects of an endothelin receptor antagonist in rats with cyclosporine-induced hypertension. Hypertension, 26 : 932-936, 1995.
10) Margreiter R : European Tacrolimus vs Ciclosporin Microemulsion Renal Transplantation Study Group. Efficacy and safety of tacrolimus compared with ciclosporin microemulsion in renal transplantation : a randomised multicentre study. Lancet, 359 : 741-746, 2002.
11) Woodle ES, et al. : A prospective, randomized, double-blind, placebo-controlled multicenter trial comparing early (7 day) corticosteroid cessation versus long-term, low-dose corticosteroid therapy. Ann Surg, 248 : 564-577, 2008.
12) Bruno S, et al. : Transplant renal artery stenosis. J Am Soc Nephrol, 15 : 134-141, 2004.
13) Audard V, et al. : Risk factors and long-term outcome of transplant renal artery stenosis in adult recipients after treatment by percutaneous transluminal angioplasty. Am J Transplant, 6 : 95-99, 2006.
14) Guidi E, et al. : Hypertension may be transplanted with the kidney in humans: a long-term historical prospective follow-up of recipients grafted with kidneys coming from donors with or without hypertension in their families. J Am Soc Nephrol, 7 : 1131-1138, 1996.
15) Opelz G, et al. : Association of chronic kidney graft failure with recipient blood pressure. Collaborative Transplant Study. Kidney Int, 53 : 217-222, 1998.
16) Opelz G, et al. : Collaborative Transplant Study : Improved long-term outcomes after renal transplantation associated with blood pressure control. Am J Transplant, 5 : 2725-2731, 2005.
17) Kidney Disease Outcomes Quality Initiative (K/DOQI) : K/DOQI clinical practice guidelines on hypertension and antihypertensive agents in chronic kidney disease. Am J Kidney Dis, 43 : S1-290, 2004.
18) Kidney Disease : Improving Global Outcomes (KDIGO) Transplant Work Group. KDIGO clinical practice guideline for the care of kidney transplant recipients. Am J Transplant, 9 : S1-155, 2009.
19) Leertouwer TC, et al. : Stent placement for renal arterial stenosis : where do we stand? A meta-analysis. Radiology, 216 : 78-85, 2000.
20) Fervenza FC, et al. : Renal artery stenosis in kidney transplants. Am J Kidney Dis, 31 : 142-148, 1998.
21) Kasiske B, et al. : Clinical practice guidelines for managing dyslipidemias in kidney transplant patients : a report from the Managing Dyslipidemias in Chronic Kidney Disease Work Group of the National Kidney Foundation Kidney Disease Outcomes Quality Initiative. Am J Transplant, 4 (Suppl 7) : 13-53, 2004.
22) Vincenti F, et al. : A randomized, multicenter study of steroid avoidance, early steroid withdrawal or standard steroid therapy in kidney transplant recipients. Am J Transplant, 8 : 307-316, 2008.

23) Kuster GM, et al. : Relation of cyclosporine blood levels to adverse effects on lipoproteins. Transplantation, 57 : 1479-1483, 1994.
24) Artz MA, et al. : Improved cardiovascular risk profile and renal function in renal transplant patients after randomized conversion from cyclosporine to tacrolimus. J Am Soc Nephrol, 14 : 1880-1888, 2003.
25) Holdaas H, et al. : Effect of fluvastatin on cardiac outcomes in renal transplant recipients : a multicentre, randomised, placebo-controlled trial. Lancet, 361 : 2024-2031, 2003.
26) Holdaas H, et al. : Long-term cardiac outcomes in renal transplant recipients receiving fluvastatin : the ALERT extension study. Am J Transplant, 5 : 2929-2936, 2005.
27) Buchanan C, et al. : A retrospective analysis of ezetimibe treatment in renal transplant recipients. Am J Transplant, 6 : 770-774, 2006.
28) Rodriguez-Ferrero ML, et al. : Ezetimibe in the treatment of uncontrolled hyperlipidemia in kidney transplant patients. Transplant Proc, 40 : 3492-3495, 2008.
29) Wilkinson A, et al. : Guidelines for the treatment and management of new-onset diabetes after transplantation. Clin Transplant, 19 : 291-298, 2005.
30) Kasiske BL, et al. : Diabetes mellitus after kidney transplantation in the United States. Am J Transplant, 3 : 178-185, 2003.
31) Sumrani N, et al. : Posttransplant diabetes mellitus in cyclosporine-treated renal transplant recipients. Transplant Proc, 23 : 1249-1250, 1991.
32) Hjelmesaeth J, et al. : Asymptomatic cytomegalovirus infection is associated with increased risk of new-onset diabetes mellitus and impaired insulin release after renal transplantation. Diabetologia, 47 : 1550-1556, 2004.
33) Hjelmesaeth J, et al. : Glucose intolerance after renal transplantation depends upon prednisolone dose and recipient age. Transplantation, 64 : 979-983, 1997.
34) Schold JD, et al. : Access to quality : evaluation of the allocation of deceased donor kidneys for transplantation. J Am Soc Nephrol, 16 : 3121-3127, 2005.
35) Vesco L, et al. : Diabetes mellitus after renal transplantation : characteristics, outcome, and risk factors. Transplantation, 61 : 1475-1478, 1996.
36) Drachenberg CB, et al. : Islet cell damage associated with tacrolimus and cyclosporine : morphological features in pancreas allograft biopsies and clinical correlation. Transplantation, 68 : 396-402, 1999.
37) Heisel O, et al. : New onset diabetes mellitus in patients receiving calcineurin inhibitors : a systematic review and meta-analysis. Am J Transplant, 4 : 583-595, 2004.
38) Maes BD, et al. : Posttransplantation diabetes mellitus in FK-506-treated renal transplant recipients : analysis of incidence and risk factors. Transplantation, 72 : 1655-1661, 2001.
39) Johnson C, et al. : Randomized trial of tacrolimus (Prograf) in combination with azathioprine or mycophenolate mofetil versus cyclosporine (Neoral) with mycophenolate mofetil after cadaveric kidney transplantation. Transplantation, 69 : 834-841, 2000.
40) Boudreaux JP, et al. : The impact of cyclosporine and combination immunosuppression on the incidence of posttransplant diabetes in renal allograft recipients. Transplantation, 44 : 376-381, 1987.
41) Jindal RM, et al. : Impact and management of posttransplant diabetes mellitus. Transplantation, 70 : SS58-63, 2000.
42) Miles AM, et al. : Diabetes mellitus after renal transplantation : as deleterious as non-transplant-associated diabetes? Transplantation, 65 : 380-384, 1998.
43) Lindholm A, et al. : Ischemic heart disease--major cause of death and graft loss after renal transplantation in Scandinavia. Transplantation, 60 : 451-457, 1995.
44) Shah A, et al. : Home glucometer monitoring markedly improves diagnosis of post renal transplant diabetes mellitus in renal transplant recipients. Transplantation, 80 : 775-781, 2005.
45) Naganuma T, et al. : The prevalence of metabolic syndrome in Japanese renal transplant recipients. Nephrology (Carlton), 12 : 413-417, 2007.
46) Courivaud C, et al. : Metabolic syndrome and atherosclerotic events in renal transplant recipients. Transplantation, 83 : 1577-1581, 2007.
47) Porrini E, et al. : Impact of metabolic syndrome on graft function and survival after cadaveric renal transplantation. Am J Kidney Dis, 48 : 134-142, 2006.
48) Danovitch GM : Handbook of Kidney Transplantation. 5th ed. Lippincott Williams & Wilkins. 2010.
49) Kidney Disease: Improving Global Outcomes (KDIGO) Transplant Work Group : KDIGO clinical practice guideline for the care of kidney transplant recipients. Am J Transplant, 9 (Suppl 3) : S1-155, 2009.
50) EBPG Expert Group on Renal Transplantation : European best practice guidelines for renal transplantation. Section IV: Long-term management of the transplant recipient. IV.5.6. Cardiovascular risks. Smoking. Nephrol Dial Transplant, 17 (Suppl 4) : 29, 2002.
51) Eugenie CH, et al. : Nutritional Considerations in Renal Transplant Patients. Blood Purif, 20 : 139-144, 2002.

52) Imao T, et al. : Risk factors for malignancy in Japanese renal transplant recipients. Cancer, **109** : 2109-2115, 2007.
53) EBPG Expert Group on Renal Transplantation : European best practice guidelines for renal transplantation. Section IV : Long-term management of the transplant recipient. IV.10. Pregnancy in renal transplant recipients. Nephrol Dial Transplant, **17**(Suppl 4) : 50-55, 2002.
54) McKay DB, et al. : Pregnancy after kidney transplantation. Clin J Am Soc Nephrol, 3(Suppl 2) : S117-125, 2008.
55) Gregorini G, et al. : Pregnancy in CKD stages 3 to 5 : Fetal and maternal outcomes. Am J Kidney Dis, 49 : 753-762, 2007.
56) Sibanda N, et al. : Pregnancy after organ transplantation: A report from the UK Transplant pregnancy registry. Transplantation, 83 : 1301-1307, 2007.
57) Grimer M : The CARI guidelines. Calcineurin inhibitors in renal transplantation : Pregnancy, lactation and calcineurin inhibitors. Nephrology(Carlton), 12(Suppl 1) : S98-S105, 2007.
58) 柴垣有吾：移植と感染症「腎移植」．細胞，38：42-47, 2006.
59) Hirsch HH, et al. : Polyomavirus associated nephropathy in renal transplantation : Interdisciplinary analyses and recommendations. Transplantation, 79 : 1277-1286, 2005.
60) De Keyzer K, et al. : Human cytomegalovirus and kidney transplantation : a clinician's update. Am J Kidney Dis. 58 : 118-126, 2011.
61) Walker RC, et al. : Pretransplantation assessment of the risk of lymphoproliferative disorder. Clin Infect Dis, 20 : 1346-1353, 1995.
62) Guidelines for the prevention and management of infectious complications of solid organ transplantation : HHV-6, HHV-7, HHV-8, HSV-1 and -2, VZV. Am J Transplant, 4 : 66-71, 2004.
63) Fox BC, et al. : A prospective, randomized, double-blind study of trimethoprim-sulfamethoxazole for prophylaxis of infection in renal transplantation : Clinical efficacy, absorption of trimethoprim-sulfamethoxazole, effects on the microflora, and the cost-benefit of prophyloxis. Am J Med, 89 : 255-274, 1990.
64) Pneumocystis jiroveci (formerly Pneumocystis carinii). Am J Transplant, 4(Suppl 10): 135-141, 2004.
65) Currie AC, et al. : Tuberculosis in renal transplant recipients : the evidence for prophylaxis. Transplantation, 90 : 695-704, 2010.

8 腎提供後のドナーの管理

1 腎提供後ドナーの腎機能とその予後

　生体腎移植ドナーは，腎機能が良好で，全身的な健康状態に問題なく，腎提供後にもその健康状態に影響を及ぼさないと考えられる候補者から選択される．もともとが健常人であるため，概してドナーの腎提供後の生命および腎予後は良好と考えられてきた．近年の報告では，生命予後は健康な一般人と比べてより良好とされる[1]．また腎機能についても，腎提供直後から残腎におけるGFRや有効循環血漿量が急速に増加し，術後約1～2週間でGFRは腎提供前の60～70％程度にまで回復，その後約10年後までは腎機能は安定し，軽微に改善し続ける，と報告されている[2]．複数の横断的検討から，20～30年後においても多くのドナーの腎機能は保たれ，末期腎不全（ESRD）の発症も1％未満と報告されている[3]．

　その半面，ドナーはこれまで十分に長期フォローアップされない傾向にあったことも事実である[4]．ドナーの長期生命・腎予後に関する論拠は限定的な集団から得られたものであり，"集団"として得られた結果は良好であっても，"個"でとらえればESRDに至る腎提供後ドナーは実在する．また，腎提供に起因する進行性腎機能障害，尿蛋白，高血圧症により，継続的な加療を要する腎提供後ドナーが存在することも報告されている．これら医学的リスクを背負った腎提供後ドナーがどれくらい存在し，どのように経過するのか，その予後や介入方法など，明らかになっていないことは多い．

　したがって，腎提供後ドナーの安全性は総じて高いと考えられるものの，現時点において腎提供後ドナーの診療を行う際には，"Absence of proof is not proof of absence；（リスクを示す）証拠がないことは（リスクが）ないことの証明ではない"を念頭に置き，注意深い長期フォローアップが求められる．

　それでは，腎提供後ドナーにはどのようなリスクが出現し，何に注意してフォローしていくべきだろうか．

2 腎提供後ドナーとCKD

　近年広く浸透したCKDの概念とeGFR；mL/分/1.73 m^{2}による腎機能測定により，健康診断などで腎機能障害と診断された腎提供後ドナーが紹介され受診するケースがある．しかし，片腎となったドナーの腎機能が低いことは当然であり，問題はそれが真に病的で治療介入を要する状態であるかどうかである．すなわち，腎提供後から同程度の低腎機能であるのか，進行性腎機能障害をきたしているのか，見分ける必要がある．

　日本人生体腎ドナーにおける腎提供後腎機能を検討した1施設調査では，腎提供後1年時eGFR中央値は48.0，全体の85.2％がeGFR 60未満であり，大多数がCKDステージ3と診断される（図IV-8-1）．しかしその後の腎機能推移は，たとえeGFR 40未満であっても，術後3年までは安定していた[5]．このように，単に低腎機能を示すことが必ずしも将来の腎機能低下につながらないことは，一般のCKD患者における研究でも示されている．すなわち，高齢者を含めて，尿蛋白や高血圧といった進展リスクファクターを伴わなければ，eGFR 60未満の低値であっても多くの場合は進行性の腎機能低下はきたさない[6]．腎提供後ドナーは，提供前の精査によりCKD進展低リスクが保証された集団であるともとらえられ，低腎機能自体も人為的にもたらされたものである．これらの論拠は，ドナーにおける低腎機能

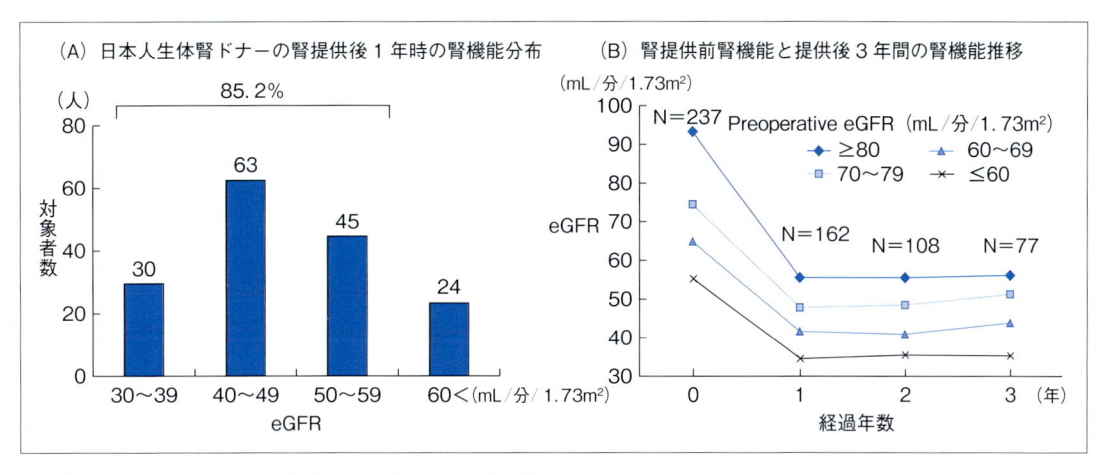

図 IV-8-1　日本人生体腎ドナーの腎提供後腎機能

(Kido R, et al. : Clin Exp Nephrol, 14 : p. 356-362, 2010 より)

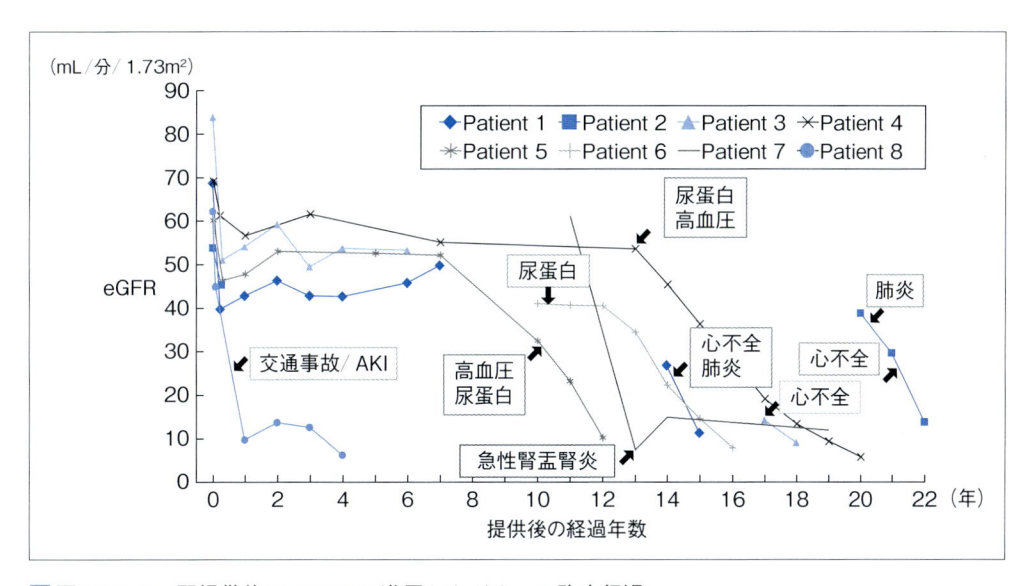

図 IV-8-2　腎提供後に ESRD に進展したドナーの臨床経過

(Kido R, et al. : Am J Transplant, 9 : 2514-2519, 2009 より改変)

が，進行性腎機能障害を示す通常の CKD の概念と矛盾を含むことを示唆する．腎提供後ドナーを CKD 患者とすべきか，現在も議論が分かれている．

その一方で，腎提供後ドナーには，微量アルブミン尿や高血圧症の出現リスクが有意に高いことが報告されている[7,8]．これらが CKD 進展リスクファクターであることは，多くの研究から疑う余地はない．ESRD に進展したドナー 8 人の臨床経過を検討した報告では，多くは約 10 年間以上安定した腎機能推移を示したが，尿蛋白や心血管病発症といった CKD 進展リスクファクターの獲得を契機として，腎機能が急激に低下を開始した (図 IV-8-2)[9]．このことは，腎提供後ドナーの長期フォローの重要性と CKD 進展リスクファクターの獲得に対する注意が重要であることを示している．

以上から，腎提供後ドナーに対してその低腎機能のみを根拠に"CKD 患者"のラベルを貼ることは望ましくないと考えられるが，その潜在的なリスクから CKD と見なしてフォローを長期間継続していくことは理にかなっているといえる．

3 腎提供後ドナーの最善のフォローアップとは

1 CKD進展リスクファクターの検索

腎提供後ドナーは，たとえ腎機能が長期間安定していたとしても，CKD進展リスクファクターの獲得により突然ESRDにつながる進行性腎機能障害をきたす可能性がある．よってドナーの診療においては，単に血清Cr値で腎機能を追うだけではなく，尿中微量アルブミンの定量を含む尿蛋白や高血圧症などの"CKD進展リスクファクターの有無"について，定期的に検索することが必要である．腎提供後の脂質代謝異常や肥満の増加を示唆する報告もある．肥満は片腎患者における腎機能悪化の独立リスクファクターでもあるため[10]，包括的な生活指導も重要である．これらは通常のCKD診療そのものであり，現時点では「CKD診療ガイドライン」に沿って診療を行うのがよいと考えられる．

2 心血管疾患や重症感染症への予防的対応

心血管疾患や重症感染症の罹患は，腎提供後ドナーのESRD進展リスクファクターである[9]．定期的な心機能評価に加え，ワクチン接種が必要に応じて検討される．将来的なリスクを見越した予防医学的な対応が必要である．

3 腎提供後血尿の評価

腎提供後ドナーの約25％が顕微鏡的血尿を呈することが報告されている．特に変形赤血球を伴う糸球体性血尿が持続的に出現する場合，進行性腎機能低下と持続尿蛋白出現の有意なリスクとなる[11]．なぜ，腎提供により血尿が出現するのか不明であるが，腎疾患の家族への提供例も多いことを考慮すると，ドナー自身に潜在した腎疾患が腎提供後の片腎負荷を経て顕在化した可能性があげられる．家族歴にIgA腎症やAlport症候群があるドナーは注意を要する．ドナーの診療においては，沈渣も含めた血尿所見を定期的に評価するべ

きである．鑑別として尿路感染症や悪性腫瘍のチェックも必要である．

4 定期的な長期フォローアップ

長期安定推移後の急速なESRD進展を防ぐため，腎提供後ドナーはいかに状態が安定しているように見えても，年1回のフォローは必要である．もし進展リスクファクターが認められた場合には，より短い間隔での診察を行う．ドナーはもともとが健常人であるため，できる限り頻回の来院や検査，投薬加療を避けたいとする心情が医療者側に生じるかもしれない．しかし，限られた腎機能を保持するため，必要と判断されれば躊躇せずに適切な介入・治療を行うべきである．

4 腎専門医に期待される役割

HD導入平均年齢の高齢化と夫婦間移植の増加に伴い，ドナーもまた高齢化が進んでいる．今後，腎提供後の潜在リスクがより高いドナーが増加することが予測される．腎提供後ドナーの管理は，対象者が片腎でありGFRが低下していることを除けば，その対応は他の一般CKD患者と変わりはない．腎専門医によるドナーの長期フォローアップの必要性はますます高まると考えられ，今後，腎専門医がより積極的に活躍すべき新たなフィールドである．

5 Perspective

腎移植は腎不全の唯一の根治療法であり，近年，腎移植を受ける患者は増加している．腎臓をもらい受けたレシピエントだけでなく，提供者であるドナーも共に長期的な健康状態を良好に保ってこそ，その腎移植が成功したと言うことができる．医療者の責務として，ドナーフォローアップのための積極的な努力を継続し，またドナー自身から協力と理解を得るためにも，移植前から腎提供後のドナーに関する情報提供を行うことが必要である．

〔木戸　亮〕

《文　献》

1) Segev DL, et al. : Perioperative mortality and long-term survival following live kidney donation. JAMA, 303 : 959-966, 2010.
2) Kasiske BL, et al. : Long-term effects of reduced renal mass in humans. Kidney Int, 48 : 814-819, 1995.
3) Ibrahim HN, et al. : Long-term consequences of kidney donation. N Engl J Med, 360 : 459-469, 2009.
4) Mandelbrot DA, et al. : Practices and barriers in long-term living kidney donor follow-up : a survey of U. S. transplant centers. Transplantation, 88 : 855-860, 2009.
5) Kido R, et al. : Very low but stable glomerular filtration rate after living kidney donation : is the concept of "chronic kidney disease" applicable to kidney donors? Clin Exp Nephrol, 14 : 356-362, 2010.
6) Halbesma N, et al. : Macroalbuminuria is a better risk marker than low estimated GFR to identify individuals at risk for accelerated GFR loss in population screening. J Am Soc Nephrol, 17 : 2582-2590, 2006.
7) Garg AX, et al. : Proteinuria and reduced kidney function in living kidney donors : A systematic review, meta-analysis, and meta-regression. Kidney Int, 70 : 1801-1810, 2006.
8) Boudville N, et al. : Meta-analysis: risk for hypertension in living kidney donors. Ann Intern Med, 145 : 185-196, 2006.
9) Kido R, et al. : How Do Living Kidney Donors Develop End-Stage Renal Disease ? Am J Transplant, 9 : 2514-2519, 2009.
10) Praga M, et al. : Influence of obesity on the appearance of proteinuria and renal insufficiency after unilateral nephrectomy. Kidney Int, 58 : 2111-2118, 2000.
11) Kido R, et al. : Persistent glomerular hematuria in living kidney donors confers a risk of progressive kidney disease in donors after heminephrectomy. Am J Transplant, 10 : 1597-1604, 2010.

第 V 編

水・電解質異常

1 体液量の調節メカニズムからみた異常

　生体は内部環境の恒常性を保つことにより生命を維持している．内部環境の恒常性，すなわち定常状態の維持の主役は腎臓であり，腎臓は細胞周囲の環境，すなわち細胞外液の組成を一定に整えている．

　体液は細胞内液と細胞外液に区分され，細胞外液はさらに間質液と血管内の血漿とに細分される（図 V-1-1）．細胞外液の量は Na 量により，そして細胞内液の量は Na 濃度により規定されているが，各区分における量やそれぞれの成分の濃度は常に一定となっている．ヒトは毎日さまざまなものを食べ，飲んでいる．体液の区分から考えた場合，摂取や排泄は常に血管内から行われていると考えることができる．そして変動が認知され，濃度や量の調節が行われているのは血漿である．定常状態を維持するためには，摂取量＋産生量＝排泄量＋分解量でなければならない．Na や K のように産生や分解のない物質では，摂取量＝排泄量と考えることができる．

　摂取量は常に変動し，我々は種々の物質を時には非常にたくさん食べ，飲み，また時にはほとんど摂取しないが，どのような場合も腎臓は摂取量に見合った量となるように，個々の物質について尿の成分をそれぞれ調整して排泄することができる．腎臓の許容範囲は非常に大きく，1 日に，水では 0～25 L，Na や K では 0～500 mEq 程度の広い範囲で排泄を調節することができる（図 V-1-1）．この広い調節範囲をもたらしているものは，一日に総体液量の 5 倍程度に当たる量の GFR であり，そして尿細管での再吸収と分泌である．尿細管では水や Na であれば濾過液から，近位尿細管で 60～80％，Henle ループで 20％ 程度再吸収し，さらに遠位のネフロンで少なくなったところで再吸収と分泌により排泄量を最終微調整している．このような糸球体での大量の濾過と，尿細管での大量の再吸収とその後の微調整という機構により，摂取量に見合った分の排泄が可能となっている．したがって，GFR が低下した

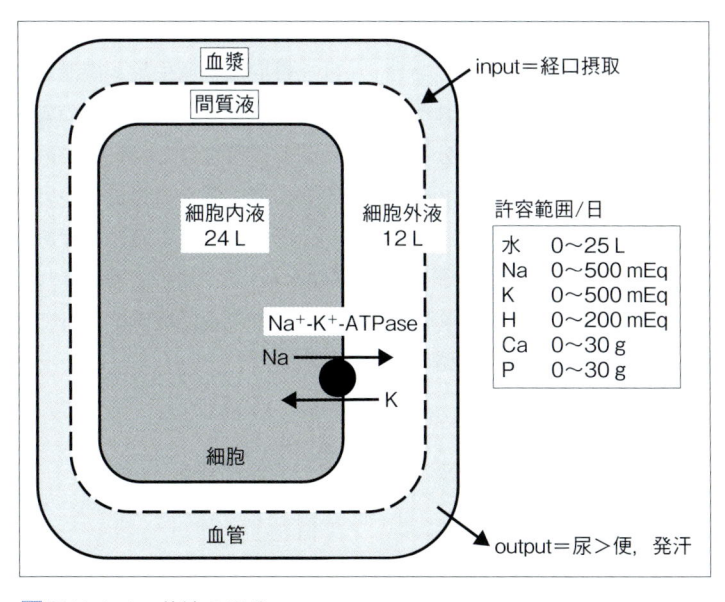

図 V-1-1　体液の区分

■ V. 水・電解質異常

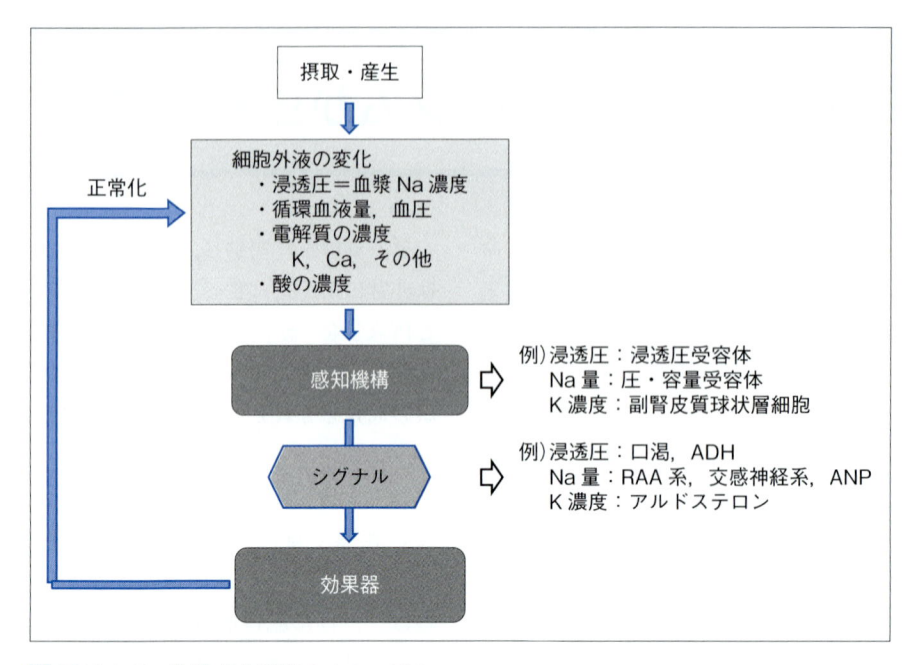

```
                    ┌──────────┐
                    │ 摂取・産生 │
                    └────┬─────┘
                         ↓
              ┌────────────────────┐
              │ 細胞外液の変化      │
              │ ・浸透圧＝血漿 Na 濃度│
   正常化     │ ・循環血液量，血圧   │
  ────→      │ ・電解質の濃度       │
              │    K，Ca，その他    │
              │ ・酸の濃度           │
              └──────────┬─────────┘
                         ↓
                    ┌──────┐    例）浸透圧：浸透圧受容体
                    │感知機構│ ⇒  Na 量：圧・容量受容体
                    └───┬──┘    K 濃度：副腎皮質球状層細胞
                        ↓
                    ┌──────┐    例）浸透圧：口渇，ADH
                    │シグナル│ ⇒  Na 量：RAA 系，交感神経系，ANP
                    └───┬──┘    K 濃度：アルドステロン
                        ↓
                    ┌──────┐
                    │ 効果器 │
                    └──────┘
```

■ 図 V-1-2　体液成分調節のメカニズム

場合には，調節範囲が非常に狭まり，体液異常が生じやすくなる．

摂取や産生により体液組成が変化した場合には，生体はそれを感知する機構を有している．体液量の変化であれば心臓や大血管そして腎に存在する圧受容体が，体液の濃度，すなわち浸透圧の変化であれば視床下部に存在する浸透圧受容体が，その変化を感知する．感知機構はホルモンや神経系などのシグナルにより効果器へその変化に関する情報を送る（図 V-1-2）．体液異常の場合の効果器の主体は腎臓である．腎臓ではそれぞれのシグナルに応答し，尿細管での再吸収と分泌を調節することにより，体液組成の変動をもとの状態に復し，定常状態が維持される．

尿細管ではそれぞれの部位の細胞にさまざまな特異的なシグナルに反応するチャネル，単輸送体，共輸送体，交換輸送体があり，経細胞路の再吸収と分泌が調節されている．これらのチャネルや輸送体における輸送のエネルギーの源は，尿細管細胞の基底膜側に存在する Na^+-K^+-ATPase である．細胞間路においても，経細胞路の再吸収と分泌で生じた濃度較差により拡散によって再吸収や分泌が行われているが，この部分にも輸送の調節物質が存在している．

体液の異常は，このような調節機構のいずれかの障害によって生じる．また，異常の主たる原因は，摂取量＋産生量≠排泄量＋分解量と考えることができる．体液の個々の成分はそれぞれが独自の調節機構を有しているため，異常の原因を理解するには，個々の物質について感知機構，シグナル，そして主たる効果器である腎，特に個々の物質について主として調節されている尿細管の部位とそこでの調節機構を知っておく必要がある．

〔安田　隆〕

2 水代謝異常

1 低Na血症

1 真の低Na血症とは？

血清Na濃度は135〜145 mEq/Lの範囲に調節されている．これが135 mEq/L以下の低値を示した場合，低Na血症となるが，同時に血漿浸透圧が低いかどうかが重要である．もし血漿浸透圧が，高張性であったり等張性である場合は，治療を要する真の低Na血症ではないということになる．したがって，低Na血症を見つけたら直ちに血漿浸透圧を測定することが必要である．

❶ 偽性（等張性）低Na血症

まず，用語を整理しておく．「細胞外液」や「体液」または"volume overload"（体液量過剰）と表現した場合は，溶媒である真水だけではなく，溶質である電解質やブドウ糖などを含んだ状態を指すことが多い．逆に，純粋な「真水」を意味するためには，浸透圧活性物質を含まないという意味で，"electrolyte-free water"または"free water"（自由水）と表現する．ただし，この"free"は「自由」という意味ではなく，「tax free」とか「Kフリーの輸液」などと表現される場合の，「〜がない」という意味である．

free waterに対するNaの量が正常であっても，著しい脂質異常症や高蛋白血症があると，それらの非水成分を含めた体積が溶媒全体の体積となるので，相対的に純粋な水による体積とNaの量は，通常より少なくなっている（図V-2-1）．言い換えれば，標準的な血中蛋白量と脂質量の状態を勘案してNa濃度の基準値が設定されており，これより著しく非水成分が増加してくると，図V-2-1の「水＋電解質（Na）」の部分が全く同じ濃度であっても，液体成分全体に対する濃度が低下することになる．この場合の高蛋白血症とは，パラプロテイン血症（多発性骨髄腫のような免疫グロブリン異常症）の場合のように，総蛋白濃度が10 g/dL前後まで上昇している場合に特に注意が必要である．このように，非水成分により溶媒の体積が増加している状況でも，free waterに対するNaの量は正常であり，測定上の「偽の低Na血症」であるので，体液濃度調節機構の異常は伴っておらず，細胞内浮腫も伴わない．この低Na血症は治療の対象とはならず，パラプロテイン血症や脂質異常症が改善すると正常化する．

❷ 高張性低Na血症

著しい高血糖や，血管内に投与されたマニトールやグリセオールは，血管壁を自由に通過して細胞外液に等しく分布する（図V-2-2）．図の○は生理的な細胞外の浸透圧活性物質すなわちNaを，●は細胞内の浸透圧活性物質を示し，▲は非

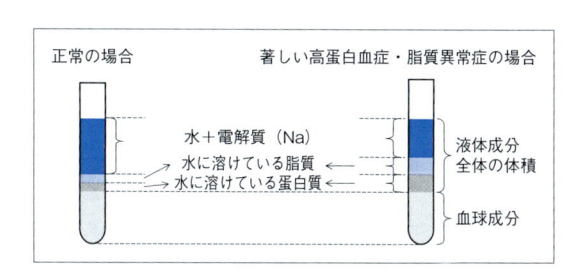

■図V-2-1 偽性（等張性）低Na血症

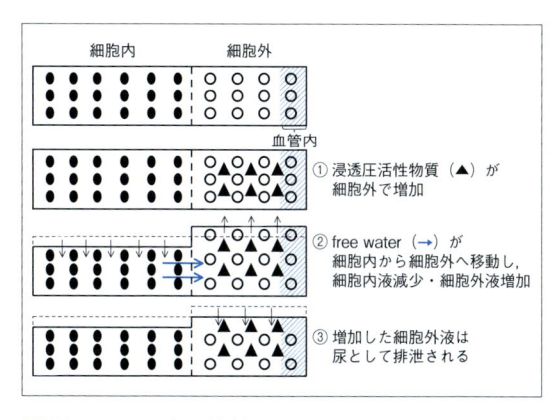

■図V-2-2 高張性低Na血症

生理的な浸透圧活性物質，例えば過剰なブドウ糖などを示す．これらの粒子▲は細胞膜を自由に通過しないため張度を形成し，高浸透圧血症を生じ，細胞内外に浸透圧較差を生じる．free water は細胞内外の浸透圧が等しくなる方向に自由に移動し得るため，細胞内から細胞外へfree water の移動を引き起こす．また，高浸透圧血症は口渇刺激を生じ飲水行動を起こし，かつアルギニンバソプレシン（AVP）を介して腎臓での水排泄を減らし体液の浸透圧を下げるように働く．その結果，単位体積当たりのNa量は減少し，低Na血症を生じる．この状態は，低Na血症であるにもかかわらず細胞内も細胞外も同程度に高浸透圧を呈しており，細胞内は虚脱し細胞外のvolumeは増加する．その後，増加した細胞外液は尿として排泄されるが，浸透圧利尿により細胞外液も減少傾向を伴ってくることが多い．

この低Na血症は真のNa濃度の低下であるが，生体ではNa濃度を直接感知して調節するメカニズムではなく，あくまで有効浸透圧＝張度を感知してAVPを介して調節していることが重要

である．高浸透圧血症自体が治療の対象であるが，低Na血症自体は治療の対象ではなく，例えば高血糖を治療して高浸透圧状態を是正すれば回復する．

一般にブドウ糖濃度 400 mg/dL までは 100 mg/dL 上昇するごとに Na 濃度は 1.6 mEq/L 低下し，400 mg/dL 以上では 100 mg/dL ごとに Na 濃度は 2.4 mEq/L 低下する．言い換えれば，著しい高血糖であるにもかかわらず Na 濃度が正常であった場合は，高血糖に低 Na 血症を伴っている状況と比較して，血漿浸透圧の上昇がさらに高度であることが推測できる．

❸ 低張性低 Na 血症

図 V-2-3 に，水代謝異常と Na 代謝異常の病態を示す．水代謝異常の中で，free water 過剰の状態が持続するものが，診断と治療を要する低 Na 血症である．血清の Na 濃度が問題となっているが，血管内と組織間液と細胞内はすべて同じ浸透圧になる方向に free water は移動するので，細胞内が低浸透圧でかつ細胞内浮腫をきたしているということが病態として重要である．この変化

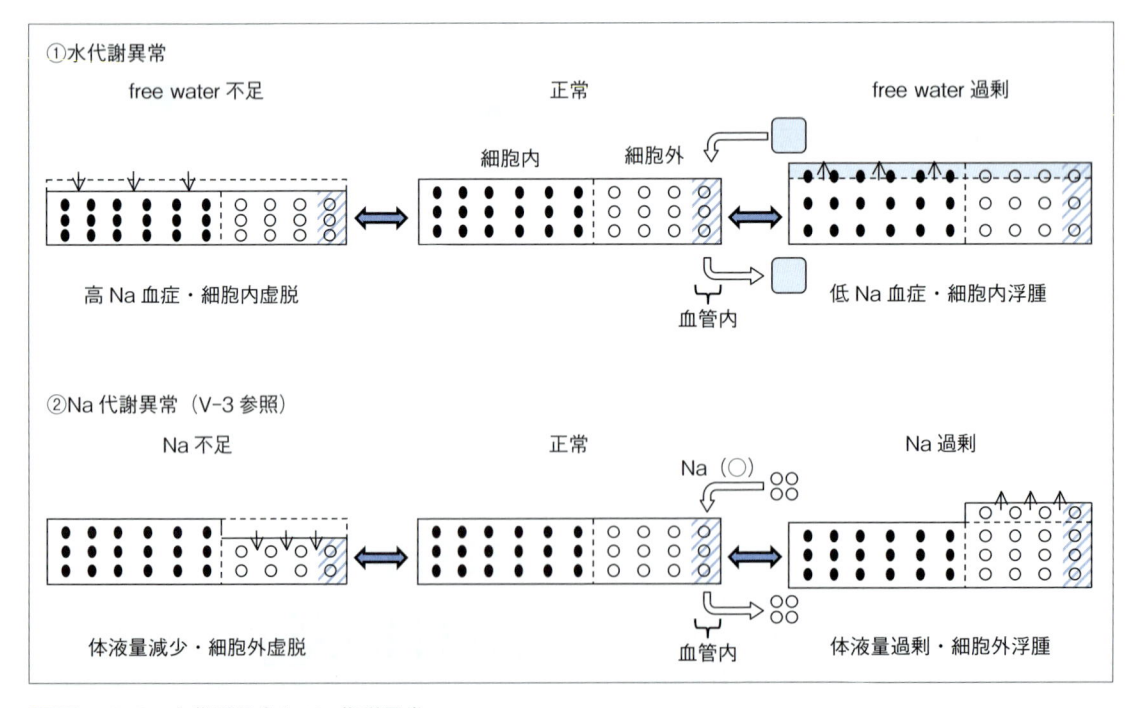

■ 図 V-2-3 水代謝異常と Na 代謝異常

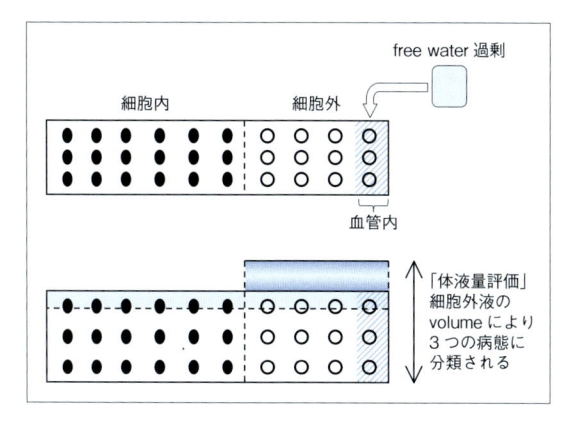

■図 V-2-4　水代謝異常と Na 代謝異常の合併

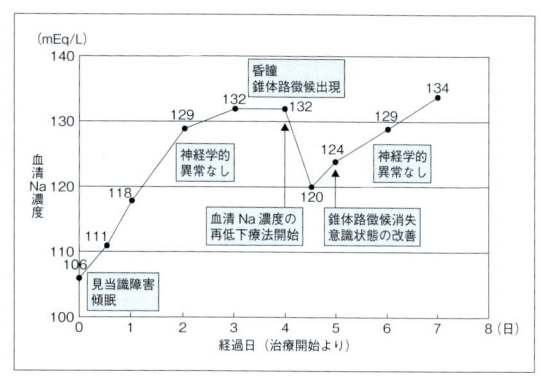

■図 V-2-5　浸透圧再低下療法

が急性に起きると，特に中枢神経系でその影響が大きく，意識障害や痙攣を呈する．逆に，慢性の経過で起きてくれば，神経細胞の内外のバランスが比較的保たれて，中枢神経症状はきたしにくい．低張性低 Na 血症の患者に対し，体液量の評価を行い，後述するように3つの病態に分けて考えていく（図 V-2-4）．

2 低 Na 血症の治療のタイミング

通常は，正しい診断を行ってから治療法の選択に進むのが順序であるが，
・低 Na 血症が緊急あるいは準緊急事態であること
・確定診断に必要なホルモン系の検査に日数がかかる

などの理由で，比較的早く結果が得られた情報から大きく鑑別を進めながら，同時に治療を並行して行っていくことになる．

すぐに判明する検査項目としては，血液生化学のほかに血漿浸透圧・尿浸透圧・尿比重・尿生化学などがあり，抗利尿ホルモン（ADH）や副腎機能，甲状腺機能は治療開始初日には結果が出ていないことが多い．

次に，治療の緊急性を判断する．急性の低 Na 血症は，血清の Na 濃度が低値であるだけではなく細胞内外の全体液分画が低浸透圧を呈していることを示し，細胞が浮腫状になっていることを想定する．特に中枢神経系への影響は不可逆的な変化に至る可能性があるため，

① 低 Na 血症に起因すると考えられる意識障害や痙攣などの中枢神経症状を伴う場合は，生理食塩液あるいは高張食塩液を投与して不可逆的な変化を予防するように努める．このとき，治療の第一の目的は Na 値の正常化ではなく，高張液を血管内へ投与することにより細胞内から細胞外への free water の移動を促進させ，一刻も早く細胞内浮腫を軽減させることにある．Na 濃度の改善がわずかであっても中枢神経症状の軽快があれば，当初の目的は達せられたことになり，以後は補正スピードを緩めることが必要である．

② 低 Na 血症に加えて低血糖と低血圧＝hypovolemia を合併し副腎不全が疑われる場合，輸液治療だけを行っても全身状態は改善しないことがあり，ステロイド補充を必要とすることがある．

これらの状況では迅速な対応が必要である．

重篤な中枢神経症状を伴わず，慢性に経過したと考えられる場合では，むしろ低 Na 血症の補正を過剰に行うことを避ける．慢性の低 Na 血症ではすでに神経細胞内外のバランスが保たれている可能性があり，このとき急速に Na 濃度を正常化させると free water が細胞外へ移動し，神経細胞の細胞内虚脱をきたし，浸透圧性髄鞘崩壊症（OMS）による不可逆性の神経障害を起こすリスクがあるからである．神経症状を伴わない，慢性の低 Na 血症と考えられる患者の場合では，初日の補正としては 8 mEq/L を超えないのが安全で

ある．意図せず急激に補正されてしまった場合は，その時点で生理食塩液や高張食塩液の投与を中断し，5％ブドウ糖液を急速に補液して当初の目標値に近づけることにより神経細胞の障害を軽減させることができる（図V-2-5)[1]．

3 低Na血症診断の手順とSIADH

ステップ1は血漿浸透圧をチェック（図V-2-6）し，偽性（等張性）低Na血症と高張性低Na血症を除外する．

ステップ2は体液量の判定を行い，Na代謝異常を伴うかどうかを検討する（図V-2-7）．体液量異常がある場合はNa代謝異常を伴っていると考える．

体液量減少（volume depletion）を伴う低Na血症では，治療としては輸液が主体となる．原因としては，腎性および腎外性のNa喪失を伴っており，生理食塩液を中心とした補充で改善することが多い．ただし，前述のように副腎不全に伴うものであれば，ステロイド投与が必要になる．

体液量過剰（volume overload）を伴う低Na血症では，この電解質異常を是正しようとして高張性の輸液を行うと，さらに体液量過剰が悪化してしまうおそれがあるので，生理食塩液（あるいは高張食塩液）＋フロセミドなど利尿薬を併用して体内のNa量とfree waterの双方の調節を行わなければならない．体液量が過剰である低Na血症には，心不全・腎不全・肝硬変がある．このとき，むくみなどの身体所見から体液量が過剰と判断するが，有効循環血漿量が減少しているので，ADHの分泌は亢進しており，free waterの排泄は低下し，低Na血症が維持されている．

体液量の異常を伴わないeuvolemic hyponatremiaでは，Na代謝異常はないと考えられる．体内のNa量と比較し，わずかにfree waterが多いため低Na血症を呈している．後述するADH

```
1．低Na血症の緊急性を判断する
   ・意識障害や痙攣など中枢神経症状がある→急性低Na血症
   ・低Na血症にショックと低血糖を合併→副腎不全を疑う
2．低Na血症を持続させている臨床状況をチェック
   ・Inとして，不適切な低張性輸液
   ・Outとして，水排泄不全の原因となり得る薬剤
3．最初に行う検査
```

ステップ1　血漿浸透圧測定…水代謝異常があるか？
→ 等張性（偽性）低Na血症
　　著しい高蛋白血症・脂質異常症
→ 高張性低Na血症
　　高血糖・マンニトール
↓ 低張性

ステップ2　体液量評価…Na代謝異常を伴うか？
→ 体液量減少
　　腎外性Na喪失
　　腎性Na喪失
→ 体液量過剰
　　腎外性……心不全・肝硬変
　　腎性………腎不全
　　　　　　　　　　　　← 有効循環血漿量の低下によるADH分泌亢進
　　　　　　　　　　　　← 尿希釈力障害
↓ 体液量ほぼ正常

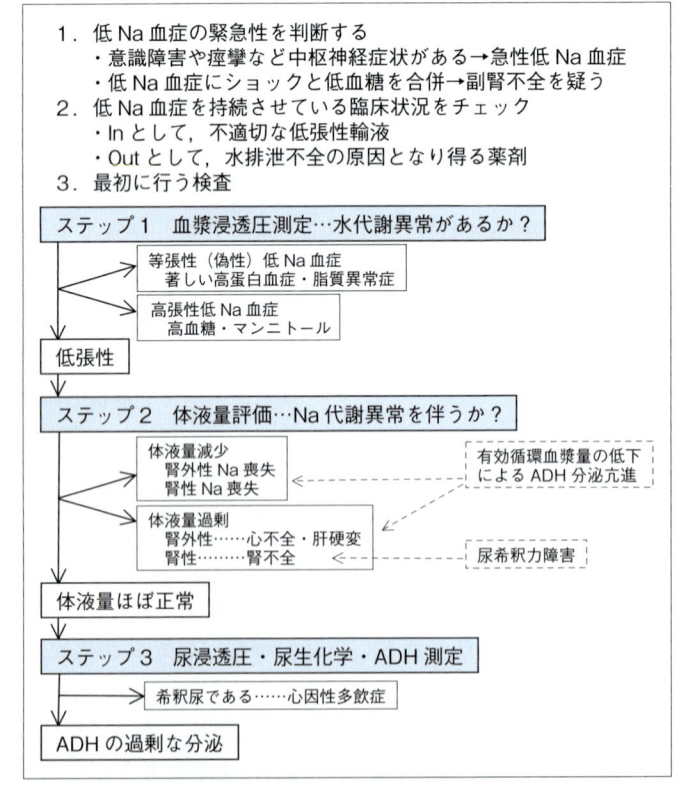

ステップ3　尿浸透圧・尿生化学・ADH測定
→ 希釈尿である……心因性多飲症
→ ADHの過剰な分泌

■ 図V-2-6　低Na血症を見つけたら

2. 水代謝異常

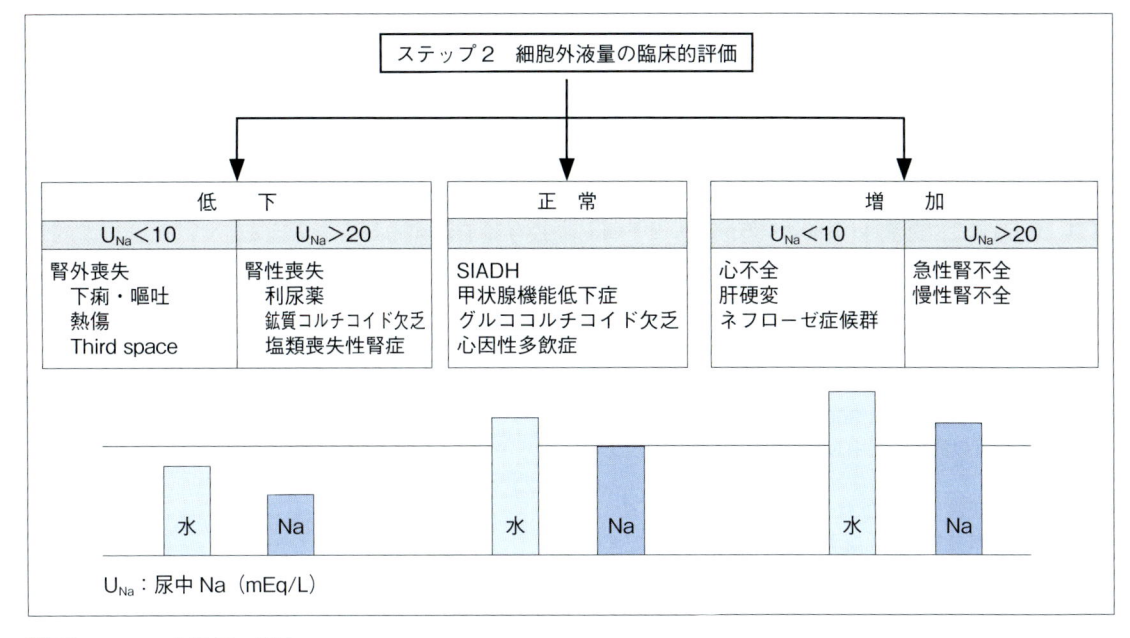

■ 図 V-2-7 体液量の判定

不適切分泌症候群（SIADH）とその類縁疾患が含まれる．

ステップ3は尿浸透圧・尿生化学を測定する．もし最大希釈尿が排泄されており，尿 Na＋尿 K＜血清 Na＋血清 K であれば，腎臓の尿希釈力は保持されており，新たに free water が供給されない限り自然経過で Na 濃度は上昇していくことが期待できる．もし希釈できていなければ，それは低浸透圧血症が持続しているにもかかわらず ADH 作用が発現していることを意味している．表 V-2-1 に，ADH の分泌刺激となり得る病態をあげるが，甲状腺機能低下状態やグルココルチコイド欠乏は ADH の分泌刺激になり得るので，この場合は SIADH とはみなされず，甲状腺機能低下症や副腎皮質機能低下症の治療を行えば低 Na 血症は改善する．このような病態を除外しても，なお不適切に ADH が分泌されている状況を SIADH と判断している（表 V-2-2）．

4 低 Na 血症治療のための輸液処方

ADH の分泌過剰が疑われたら，まず ADH 分泌刺激となり得る因子を除外し，free water 過剰となり得るような低張な輸液を止め，水制限を始

■ 表 V-2-1　ADH の分泌を促進する病態

① 高浸透圧血症と volume depletion
② 甲状腺機能低下状態とグルココルチコイド欠乏
③ 痛み・ストレス
④ 中枢神経疾患 　脳腫瘍 　髄膜炎・脳炎 　頭部外傷 　クモ膜下出血 　Guillain-Barré 症候群 　急性間欠性ポルフィリン症
⑤ 肺疾患 　肺炎・肺結核・肺膿瘍・肺アスペルギルス症・人工呼吸
⑥ 悪性腫瘍（異所性の ADH 産生） 　肺小細胞癌 　膵臓癌
⑦ 薬剤 　ビンクリスチン 　クロフィブラート 　アミトリプチリン 　イミプラミン 　向精神薬 　SSRI 　クロルプロパミド 　MDMA（エクスタシー）

■ 表 V-2-2　SIADH の診断の手引き

① 主症状
1. 特異的ではないが，倦怠感，食欲低下，意識障害などの低 Na 血症症状がある．
2. 脱水の所見を認めない．

② 検査所見
1. 低 Na 血症：血清 Na 濃度は 135 mEq/L を下回る．
2. 血漿バソプレシン値：血清 Na が 135 mEq/L 未満で，血漿バソプレシン値が測定感度以上である．
3. 低浸透圧血症：血漿浸透圧は 270 mOsm/kg を下回る．
4. 高張尿：尿浸透圧は 300 mOsm/kg を上回る．
5. Na 利尿の持続：尿中 Na 濃度は 20 mEq/L 以上である．
6. 腎機能正常：血清 Cr は 1.2 mg/dL 以下である．
7. 副腎皮質機能正常：血清コルチゾールは 6 μg/dL 以上である．

③ 参考所見
1. 原疾患（表 V-2-1）の診断が確定していることが診断上の参考となる．
2. 血漿レニン活性は 5 ng/ml/時以下であることが多い．
3. 血清尿酸値は 5 mg/dL 以下であることが多い．
4. 水分摂取を制限すると脱水が進行することなく低 Na 血症が改善する．
5. 尿中アクアポリン-2 排泄は 300 fmol/mg Cr 以上であることが多い（基準値 100〜200 fmol/mg Cr）．

[診断基準]
確実例　II で 1〜7 の所見があり，かつ脱水の所見を認めないもの．

[鑑別診断] 低 Na 血症をきたす次のものを除外する．
1. 細胞外液量の過剰な低 Na 血症：心不全，肝硬変の腹水貯留時，ネフローゼ症候群
2. Na 漏出が著明な低 Na 血症：腎性 Na 喪失，下痢，嘔吐

める．

入院後新たに発生した低 Na 血症の患者では，痛みやストレスによる ADH 分泌亢進に加え，不適切に低張な輸液が継続されていたことが多い．この場合，輸液療法の中止を含めた再検討が必要である．輸液を継続するために具体的な処方例をあげる．

処方例①　ソリタ®-T3 500 mL×4 本/日

この場合，全液量は 2,000 mL で電解質投与量は Na^+ 70 mEq + K^+ 40 mEq = 110 mEq である．

この状況で低 Na 血症が出現した場合，しばしばソリタ T3 のうち 1 本を生理食塩液 500 mL へ変えるような処方変更がなされることがあるが，低 Na 血症の是正に難渋することがある．Na 投与量を増加させようとするのではなく，free water の投与量を減ずる処方を考える．

処方例②　ソリタ-T1 500 mL×1 本/日
　　　　　ソリタ-T3 500 mL×2 本/日

こうすると，全液量は 1,500 mL で電解質投与量は Na^+ 80 mEq + K^+ 20 mEq = 100 mEq となり，Na 投与量を増加させることなく低 Na 血症を是正することができる．

低 Na 血症の治療を急ぐ必要がある場合は，生理食塩液を主体とした輸液処方で治療を開始する．また，体液量過剰を伴う低 Na 血症では，生理食塩液あるいは 3% 高張食塩液にフロセミドなど利尿薬を組み合わせる方法も考慮する．3% 高張食塩液の作成法の一例を以下に示す．

「生理食塩液 500 mL から 100 mL を破棄して，10% NaCl 液 120 mL を加える．」

近年，ADH の水代謝に対する V_2 受容体拮抗薬が開発され，低 Na 血症を伴ううっ血性心不全の治療に使用することが可能になった．ADH の V1 受容体は血管平滑筋細胞に発現し，血管収縮作用をもたらすが，V_2 受容体は腎臓集合管細胞の血管壁に発現しアクアポリンの移動に関与している．V_2 受容体拮抗薬は水利尿薬としての効果があり，SIADH による低 Na 血症にも有用であることが期待されるが，わが国では心不全治療薬として保険収載されている．

5 SIADH 以外の低 Na 血症をきたす病態

❶ 脳性塩類喪失症候群（CSWS）

中枢神経疾患に続発する低 Na 血症であり，病因は腎の近位尿細管での Na 再吸収障害と考えられている．SIADH との鑑別で重要な点は，体液量減少とそれに伴う ADH の分泌亢進である．RA 系は体液量減少により賦活されていることが多い．

❷ 鉱質コルチコイド反応性低 Na 血症（MRHE）

MRHE は石川三衛が提唱した疾患概念で，① 低 Na 血症は，② RA 系の反応が低下しているため，③ 軽度の体液量減少をきたし，その結果，④ ADH の相対的分泌増加を呈しており，⑤ 高齢者にみられる．⑥ 鉱質コルチコイド投与によく反応する．SIADH と誤認されて安易に水制限が行われると，状態は悪化するおそれがある．生理食塩液の投与により ADH の上昇が抑制されるため低 Na 血症は改善するが，潜在性の副腎皮質機能低下症との鑑別が必要である[2]．

❸ 運動関連低 Na 血症

マラソンランナーでの低 Na 血症の報告が増えており，体格が小さい（BMI が 20 未満），マラソン中の飲水による体重増加が大きい，競技時間 4 時間以上などが危険因子であった．マラソン中の脂肪・炭水化物の燃焼による代謝水の産生も関与しており，また現在供給されている多くのスポーツドリンクが低張液であることも誘因と考えられている[3]．

2 高 Na 血症

1 高 Na 血症の原因

低 Na 血症では，診断時に血漿浸透圧の測定を必須とし，偽性低 Na 血症や高張性低 Na 血症を除外することが重要であったが，高 Na 血症ではそのまま高浸透圧血症を伴うと考えてよい．

高 Na 血症の病態は低 Na 血症と同じく，Na 代謝異常ではなく水代謝異常であり，free water 不足と考える．血清 Na 値が高いことが問題であるが，細胞内も高浸透圧となっているということは，細胞内虚脱をきたしているということであり，これも低 Na 血症と同じく中枢神経症状をきたし得る．治療の目的は Na 値を正常化することのみならず，輸液により細胞内虚脱を軽減させることにある．

free water の In の不足の原因としては，口渇感の欠如あるいは口渇感があっても脳卒中後遺症などにより自分では自由に飲水行動ができない状況などがある．したがって，高齢者でみられやすい．Out の free water 排泄過剰の原因としては，腎臓に原因があるものとして，尿の濃縮力障害や ADH の作用不全がある．腎臓以外に free water 喪失の原因となり得るものとしては，下痢や嘔吐による消化管からの喪失や，熱傷や過度の発汗による皮膚からの喪失があり得る．高浸透圧血症であるのに ADH の分泌不全があるものを中枢性尿崩症，ADH が分泌されているにもかかわらず腎臓集合管での作用が不足しているものを腎性尿崩症としている．

中枢性尿崩症は，ADH 分泌不全の病因から特発性と続発性に分類される．続発性の原因疾患としては，頭部外傷や頭蓋手術や腫瘍などによる視床下部・下垂体の病変がある．特発性の場合，頭部 MRI で下垂体後葉と下垂体柄の信号強度の変化を呈し，組織学的にはリンパ球浸潤がみられ，リンパ球性漏斗下垂体後葉炎 lymphocytic infundibuloneurohypophysitis と考えられている．

腎性尿崩症としては，尿路閉塞解除後，低 K 血症，高 Ca 血症などが ADH に対する腎臓での反応性低下の原因となり得るが，最も重要なのは炭酸リチウムである．

2 高 Na 血症の診断

高 Na 血症の自覚症状は，高浸透圧血症により通常は非常に強い口渇感を伴う．そのため飲水行動が起きるので，仮に中枢性尿崩症があっても高 Na 血症を呈していないことが多い．しかし，上述のように口渇感が欠如していたり，口渇感があっても飲水行動ができない場合は，高 Na 血症・高浸透圧血症が進行して，free water が細胞内から細胞外へ移動して細胞内虚脱を引き起こす．その結果，神経細胞に影響すると活動性低下から意識障害が進行し昏睡に至ることもある．高 Na 血症は細胞内脱水・細胞内虚脱であるため，hypovolemia と異なり，身体診察では体液量不足を示唆する所見は目立たないことも多く，疑った場合は採血検査を行わないと判明しない．

次のステップとして，尿の濃縮力障害やADHの分泌・作用不全が存在するかどうかを評価するために，尿浸透圧測定や尿中生化学検査を行う．血漿ADHも測定が必要となるが，ADH値は測定結果が判明するまで数日間かかることが多く，実際のベッドサイドでの治療開始時には有用性は低い．尿浸透圧が500～600 mOsm/kg以上に濃縮されていれば，視床下部・下垂体系のADH分泌ならびに腎臓集合管での尿濃縮機構には問題がなく，free water喪失の原因への対処と後述の補液により病態は改善することが期待できる．もし，尿濃縮がみられないか不十分であれば，本患者ではADHの分泌不全あるいは腎臓でのADH作用不全のいずれかが存在する可能性がある．

尿濃縮が不十分である場合は，さらに次のステップとして，デスモプレシンの試験的投与による尿浸透圧の変化を評価する必要がある．中枢性尿崩症では，腎臓集合管の機能は正常であるために，デスモプレシンの投与により尿浸透圧は上昇するが，腎性尿崩症では尿浸透圧は変化しない．

3 高Na血症の治療

高Na血症では，診断時にどれだけのfree waterが不足しているのかを評価し，不足しているfree waterを5％ブドウ糖液で投与して補うという治療方針となる．free waterをそのまま経静脈的投与すると，赤血球の細胞膜内外の浸透圧較差により急速にfree waterが流入して細胞は膨化し，溶血を起こすおそれがあるので行わない．図V-3-1 p.288に示すように，5％ブドウ糖液を投与することによってfree waterを投与したのと同じ効果を期待できる．

free water欠乏量
 ＝体内総水分量×（血清Na濃度－140）÷140
 ＝体重×0.6×[（血清Na濃度/140）－1]

ただし，この欠乏量を最初の24時間のみで投与してしまうと，短時間で神経細胞容積が急激に変動するおそれがある．通常は3日間かけて緩徐に補正することを目標とし，欠乏量を3分割して輸液処方を行う．

原疾患として中枢性尿崩症がある場合は，デスモプレシンの投与が必要となる．

〔北川　渡，今井裕一〕

《文献》

1) 大宅宗一：中心性橋髄鞘崩壊症—浸透圧再低下療法—．Brain Medical, 14：305-308, 2002.
2) Ishikawa, S., et al.：Close association of urinary excretion of aquaporin-2 with appropriate and inappropriate arginine vasopressin-dependent antidiuresis in hyponatremia in elderly subjects. J Clin Endcrinol Metab, 86：1665-1671, 2001.
3) Almond CS, et al.：Hyponatremia among runners in the Boston Marathon. N Engl J Med, 352：1550-1556, 2005.

3 Na代謝異常

Naは血管内および組織間液の主要な陽イオンである．体全体のNa過剰は体液すなわち細胞外液の過剰をきたし，細胞外浮腫や高血圧を呈する．逆にNa欠乏は体液量欠乏をきたし，細胞外虚脱や低血圧の病態となる（図V-2-3）．

1 Na不足（volume depletion あるいはhypovolemia）

Na排泄量や喪失量が摂取量を上回った場合，細胞外液量は減少する．いわゆる脱水症とは，体液量不足を指すことが多いが，free waterのみが不足しているのか，体液（真水および主な溶質であるNa）が不足しているのかを厳密に分けて考える必要がある．Dehydrationはfree waterのみの不足であり，その原因は水代謝異常による細胞内のfree water不足と高浸透圧が病態であるのに対して（第V編2「水代謝異常」p.279参照），Volume depletionおよびhypovolemiaはNa代謝異常であり細胞外液の不足と区別できる．

1 Na不足の原因

Na不足の原因としては腎臓に原因があるものと，腎臓以外のNa喪失とがある．

Na喪失性腎症は，間質性腎炎，髄質嚢胞腎 medullary cystic kidney，急性腎不全利尿期などでみられる病態である．また，著しい高血糖による浸透圧利尿，マンニトールやループ利尿薬の投与，副腎不全などミネラルコルチコイド不足をきたす病態などでも，腎臓からのNa喪失が起き得る．

腎臓以外の原因には，皮膚や消化管からのNa喪失があり，悪心・嘔吐でのInの不足と，下痢や消化管出血など消化管からの喪失や，過度の発汗や熱傷での浸出液によるOutの過剰がある．イレウス管からの胃液・腸液のドレナージや胸水のドレナージなど医療行為も原因となり得るので，InとOutのバランスを把握することが必要である．

2 Na不足の診断

血圧低下・起立性低血圧・頻脈などバイタルサインの変化や，口渇感・倦怠感やふらつきなどの自覚症状，末梢静脈の虚脱・皮膚や粘膜の乾燥・皮膚ツルゴールの低下など身体所見が診断のきっかけとなる．血清尿素窒素/血清Cr比の開大，胸部X線の心胸郭比の減少や，超音波検査での下大静脈径の虚脱など検査所見も参考になる．腎外性Na喪失の場合は，濃縮尿（尿比重・尿浸透圧上昇），尿中Na濃度の低下やFE_{Na}の低下など，尿細管でのNa再吸収亢進を示す所見がみられる．

3 Na不足の治療

治療としては，基礎疾患の診断と治療に加えて，経口による塩分と水分の摂取が，まず勧められる．経口摂取が不可能または不十分である場合や，血圧低下など危急の場合は，不足している体液と等張の輸液すなわち生理食塩液を投与する．生理食塩液500 mLを補液した場合，細胞外に一様に分布するため，1/4＝125 mLが血管内にとどまり，3/4＝375 mLが組織間液に分布する．5％ブドウ糖液では，細胞内・細胞外全体に一様に分布するため，500 mLの1/3が細胞外に分布し，血管内にはたかだか1/12＝約42 mlしかとどまらないので，体液量不足の初期治療としては不適切である（図V-3-1）．体液量不足が急速に進行し循環動態が不安定になるものはhypovolemic shockであり，特に出血性ショックでは，生理食塩液に加えてアルブミン液の投与や濃厚赤血球・

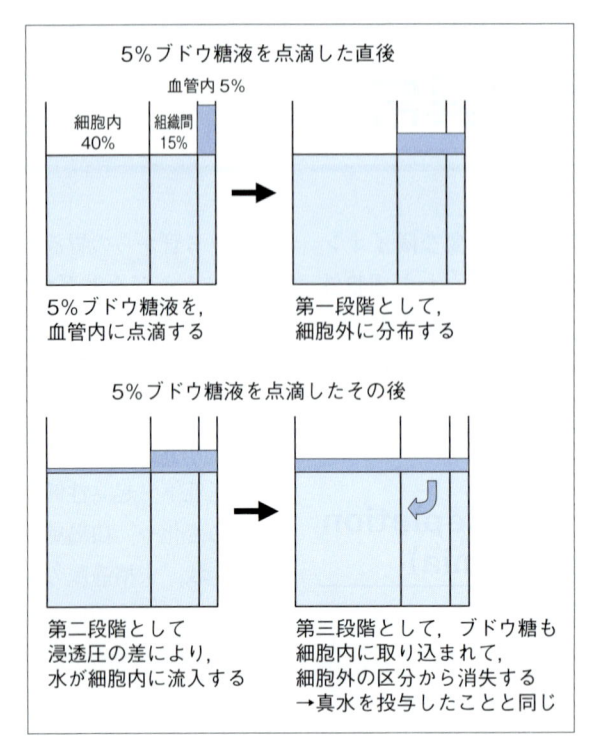

■ 図 V-3-1　5％ブドウ糖液

新鮮凍結血漿などを輸注することもある．

2 Na 過剰（volume overload）

　Na 過剰の状態では，過剰になった体液が細胞外すなわち組織間液と血管内に過剰に分布するため，浮腫や高血圧を伴うことが多い．

1 Na 過剰の原因

　浮腫性疾患の原因として，まずはうっ血性心不全・肝硬変・腎不全があげられる．うっ血性心不全と肝硬変では，有効循環血漿量が減少していると考えられ，ADH の分泌・交感神経系の亢進・RAA 系の活性化をきたし，腎臓では Na と水の貯留をもたらす．肝硬変では，末梢血管抵抗の低下や腹腔内静脈系の拡張により，高血圧をきたさない場合も多い．腎機能が正常であれば貯留傾向の過剰な Na の排泄にも対応できるが，腎機能障害があると限度を超えた Na は排泄できずに貯留していく．

　原発性アルドステロン症や腎血管性高血圧など，ミネラルコルチコイド過剰状態では遠位尿細管での Na 再吸収は亢進し，高血圧をきたすが通常は浮腫はみられない．

2 Na 過剰の診断

　細胞外液の増加に伴い，血圧上昇，浮腫，頸静脈怒張などがみられ，胸水や腹水が出現する場合もある．胸部 X 線での心胸郭比の増加や，超音波検査では下大静脈径の増大，心房性 Na 利尿ペプチドの上昇など検査所見でも体液量過剰に関連した変化を認める．

3 Na 過剰の治療

　治療としては，基礎疾患の病態の改善が第一であるが，どの病態でも共通して塩分制限食は重要である．ただ，食事療法のみでは十分な効果がみられないことが多く，利尿薬の投与が必要になる．

〔北川　渡，今井裕一〕

4 カリウム値の異常

1 高K血症

血清K濃度が5.0 mEq/Lを超えている場合を高K血症という．高度の場合には心伝導障害より心停止をきたすため，迅速な対策が必要となる．高K血症の多くは腎からの排泄障害により生じるが，細胞内から細胞外への移行や摂取過剰が原因のこともある．一般に，軽度の腎機能障害に摂取過剰が加わるなど，複数の要因が重なって生じることが多い．

1 原因

高K血症は摂取の過剰，分布の異常，すなわち細胞内からの移行，そして腎からの排泄障害によって起こる（表V-4-1）[1]．ただし，検査に起因する偽性高K血症を除外する必要がある．

❶ 偽性高K血症

採取時または採取後の検体中の細胞内からのK放出により生じるK測定値の上昇である．高度陰圧での採血，採取後の体外での溶血，血球成分の著増（多血症，血小板増多，白血球増多など）時の凝固後のK放出などが原因となる．また，抗凝固薬としてEDTAカリウム塩を使用した場合にもみられることがあるため，注意が必要である[2]．血清K濃度と血漿K濃度との差をみることにより診断でき，この差が0.5 mEq/L以上の場合は偽性高K血症である．真の低K血症とは心電図変化のないことでも区別できる．

❷ 摂取過剰

Kを多く含む食品や薬剤の摂取により生じる．しかし，腎機能と副腎機能が正常な場合にはK摂取過剰のみで高K血症となることはまれで，K摂取増加時には腎でのK排泄能力が増加することが示されている[3]．反対に，腎機能障害がある場合には摂取過剰により容易に高K血症となる．

❸ 細胞内Kの細胞外液への移行

細胞の崩壊をきたすような組織障害，すなわち，横紋筋融解症，外傷，低体温，火傷，大量血管内凝固，腫瘍崩壊，内出血，異化亢進では，細胞内のKが細胞外液に流出するため，高K血症を生じる．また，高血糖やマンニトール投与時などの高浸透圧血症，無機酸（HCl）による代謝性アシドーシス，相対的インスリン作用不足でもKの細胞外への移行により高K血症をきたす．HClによる代謝性アシドーシスではClが細胞内へ移行しないため，H^+の細胞内への移行に伴ってK^+が細胞外へ移行して高K血症を呈しやすい．一方，有機酸による代謝性アシドーシスでは，有機酸が細胞内へ移行しやすいため高K血症を生じにくい．βアドレナリン遮断薬などKの細胞外への移行を促進する薬剤によることもある．また，高K血症性周期性四肢麻痺はNaチャネルの先天異常により，K^+が細胞外へ移行して高K血症となるとされている．

❹ 腎からのK排泄減少

腎機能の低下が高K血症の最大の原因であ

表V-4-1 高K血症の原因

偽性高K血症
K摂取過剰
分布異常
組織・細胞崩壊
高浸透圧血症（細胞収縮）
高Cl血症性代謝性アシドーシス
インスリン欠乏
β遮断薬
高K血症性周期性四肢麻痺
腎からの排泄低下
腎機能の高度低下
遠位部到達水・Na量の減少
電解質コルチコイド作用の減少
集合尿細管の異常

る．腎機能障害以外の要因は，遠位部ネフロンへのNaと水の到達量の減少，電解質コルチコイド作用の低下，そして皮質集合管の機能異常の3つである．CKDではGFRの低下とともに集合管の細胞数減少が高K血症の原因となる．また，高齢者で高K血症が生じやすい原因は，加齢によるアルドステロンの産生減少や尿細管のアルドステロンへの反応性の低下によるとされている．

1 腎機能低下

腎機能障害時には，他に要因が無い場合には，GFRが20 mL/分以下とならなければ高K血症は生じない[4]．これ以上のGFRの場合には摂取過剰や薬剤など他の原因が加味している．AKIでは排泄低下により高K血症を生じ，これは乏尿性では著明となる．

2 遠位部へのNaと水の到達量の減少

集合尿細管におけるK分泌には，十分なNaが到達し，このNa再吸収による尿細管管腔内の陰性化および十分な流量の到達による分泌されたKの流出が必要である．遠位部へのNaと水の到達量の減少は，K分泌抑制から高K血症を生じる．進行したCKDや乏尿性のAKI以外にも高度の塩分制限の継続により生じることがある．

3 電解質コルチコイド作用の減少

副腎をはじめとしたRAA系のいずれかの部位を障害する疾患や薬剤が原因となる．これには，レニン活性が低下している場合と増加している場合とがある．

レニン活性低下

低レニン性低アルドステロン血症と呼ばれ，糖尿病，間質性腎炎（鉛中毒，鎮痛薬濫用，重金属中毒），閉塞性尿路疾患，SLE，アミロイドーシスなどが原因となる．糖尿病が最も多い原因である．さらにAIDS腎症，腎移植後，そして，シクロスポリンやNSAIDsなどの薬剤も原因となる．薬剤性の場合には，腎障害などRAA系の障害がすでに存在している場合に高K血症を生じやすい．

レニン活性正常〜増加

コルチゾールの産生低下によるAddison病，RAS阻害薬（ACE阻害薬，ARB），およびヘパリンなどの薬剤が原因となる．薬剤性の場合にはコルチゾール産生は正常である．

4 皮質集合管機能異常

遠位部ネフロンの尿細管を障害する間質性腎疾患では，アルドステロンレベルが正常で，また腎機能障害が軽度であっても高K血症をきたしやすい．このような遠位部尿細管のK分泌部位の機能異常はアルドステロン抵抗性と呼ばれる．アルドステロン抵抗性の原因としては，K保持性利尿薬やNaチャネルを抑制するtrimethoprimなどの薬剤によることが多い．その他に，間質性腎疾患，閉塞性尿路疾患，そして遺伝性の機能異常などがある．K分泌部位の機能異常により高K血症を生じる遺伝性疾患には，Ⅰ型偽性低アルドステロン症（アルドステロン受容体数の減少もしくは遠位曲尿細管のENaC活性の低下による）とⅡ型偽性低アルドステロン症（Gordon症候群）（XV-8 カリウムの調節 6-3 p.867参照）がある．

❺ 薬剤による低K血症

種々の薬剤が高K血症の誘因となることが知られている．発症機序は上記のいずれの場合もある（表V-4-2）．これらの薬剤は腎機能障害を有する場合には注意して使用しなければならない．CKDで使用頻度の高いRAS阻害薬について，高K血症となる危険因子を表V-4-3に示した．

2 症　状

高K血症では静止膜電位が細胞外のK濃度の上昇により上昇（脱分極）し，活動閾値に近づく．このことにより細胞膜のNaチャネルが不活化し細胞は興奮しにくくなる．したがって，筋脱力や麻痺，そして心伝導障害や不整脈など興奮性を有する筋肉，神経，心臓の機能異常に伴う症状がみられる．また，便秘をはじめとした種々の消化器症状や気分不快感を訴えることもある．

❶ 神経・筋

筋脱力は下肢より始まり，次第に上行し，不全麻痺，弛緩性の四肢麻痺となる．躯幹，頭部，そして呼吸筋は症状を起こしにくいが，まれに呼吸

■ 表 V-4-2 薬剤による高 K 血症

発症機序	薬 剤	原 因
K 摂取の過剰	減塩食品 K 含有製剤・輸液 保存血輸血，ペニシリン G	
細胞外への移行	ジギタリス，β 遮断薬 サクシニルコリン，サリドマイド セベラマー	Na-K-ATPase ポンプ活性の抑制 脱分極による細胞内から細胞外への K 移行を促進 アミンと結合した Cl が置換体となるアシドーシス
K 排泄低下	ARB，ACE 阻害薬 ヘパリン，低分子ヘパリン NSAIDs アリスキレン（DRI） スピロノラクトン，エプレレノン トリメトプリム，ペンタミジン アミロライド，トリアムテレン ナファモスタット	アルドステロン分泌減少 アルドステロン合成の抑制 PG 産生阻害によるレニン放出を抑制，GFR 低下 レニン阻害 集合管でのアルドステロン受容体の競合的阻害 皮質集合管管腔側の Na チャネルを阻害
複数の機序	シクロスポリン，タクロリムス β 遮断薬	低アルドステロン血症，アルドステロン作用障害 Na-K-ATPase ポンプ活性の抑制 ATP 依存性 K チャネルの活性化 Na-K-ATPase ポンプ活性の抑制，レニン分泌抑制

■ 表 V-4-3 RAS 系阻害薬使用による高 K 血症発症の危険因子

CKD，特に GFR＜30 mL/分（低下とともにリスク増大）
糖尿病
非代償性心不全
体液量減少
高齢
K 摂取過多；特に減塩食品など
腎からの K 排泄を障害する他の薬剤の併用
　NSAIDs
　β 遮断薬
　カルシニューリン阻害薬：シクロスポリン，タクロリムス
　ヘパリン
　ケトコナゾール
　K 保持性利尿薬：スピロノラクトン，エプレレノン，アミロライド，トリアムテレン
　トリメトプリム
　ペンタミジン

不全となることがある．その他，手や足の知覚異常や線維束攣縮もみられる．

❷ 心症状

高 K 血症による心筋の脱分極効果は心電図にみられる．古典的にはテント状 T 波，QT 短縮，ST 低下，PR 間隔の延長，幅広 QRS，P 波消失，そしてサイン波の出現，さらに心室細動，心静止と進行性の変化を示す．その他にも，右脚・左脚ブロック，2 枝ブロック，接合部調律，洞停止，高度の徐脈，P 波消失や幅広 QRS を伴う Brugada 症候群様の波形，虚血性変化など多彩な変化を示す．心電図の変化は一般に血清 K 濃度の上昇度とともに発症速度が関連するが，血清 K 濃度との間に関連のないことも多い．一般的に，急性では 6～7 mEq/L で変化がみられるが，慢性の場合には 8～9 mEq/L となっても心電図変化を示

❸ 代謝性アシドーシス

高K血症は腎でのアンモニア産生を障害して，酸排泄の減少から代謝性アシドーシスを生じることがある．この原因は，高K血症に伴う酸の細胞外への移行で細胞内アルカローシスを生じること，HenleループでのK^+によるNH_4^+の再吸収抑制で髄質循環アンモニアが減少することによると考えられている．

3 診 断

高K血症は血液検査により診断される．適切な対処を行うには，その原因を明らかにしなくてはならない．高K血症がみられたら最初に緊急な処置の必要な致死的状況の有無を判断しなければならない．血清K濃度＞7.5 mEq/L，筋力低下，および心電図変化がみられる場合には生命に危険な状況が逼迫していると判断し，緊急処置を先行する．高K血症の原因検索は，偽性高K血症，細胞内からの移行，そして摂取過剰や排泄低下による体内K量の増加の順に考えていく（図V-4-1）．K摂取状況や薬歴を含めた詳細な病歴聴取および腎機能を含めた検査所見から，原因を判断できることが多い．

❶ 偽性高K血症

心電図異常が全くなく，白血球などの血球成分の高度増加，採血時に問題があった場合，また，臨床経過にそぐわない高K血症の場合には偽性高K血症を疑い，血漿K濃度を迅速に測定する．

❷ K摂取状況

K摂取増加が単独で高K血症を起こすことはまれであるが，他に要因がある場合には増悪因子となる．このため，食事内容や減塩食品の摂取状況，さらに投与薬剤や輸液中のK含有量を詳細に検討する．

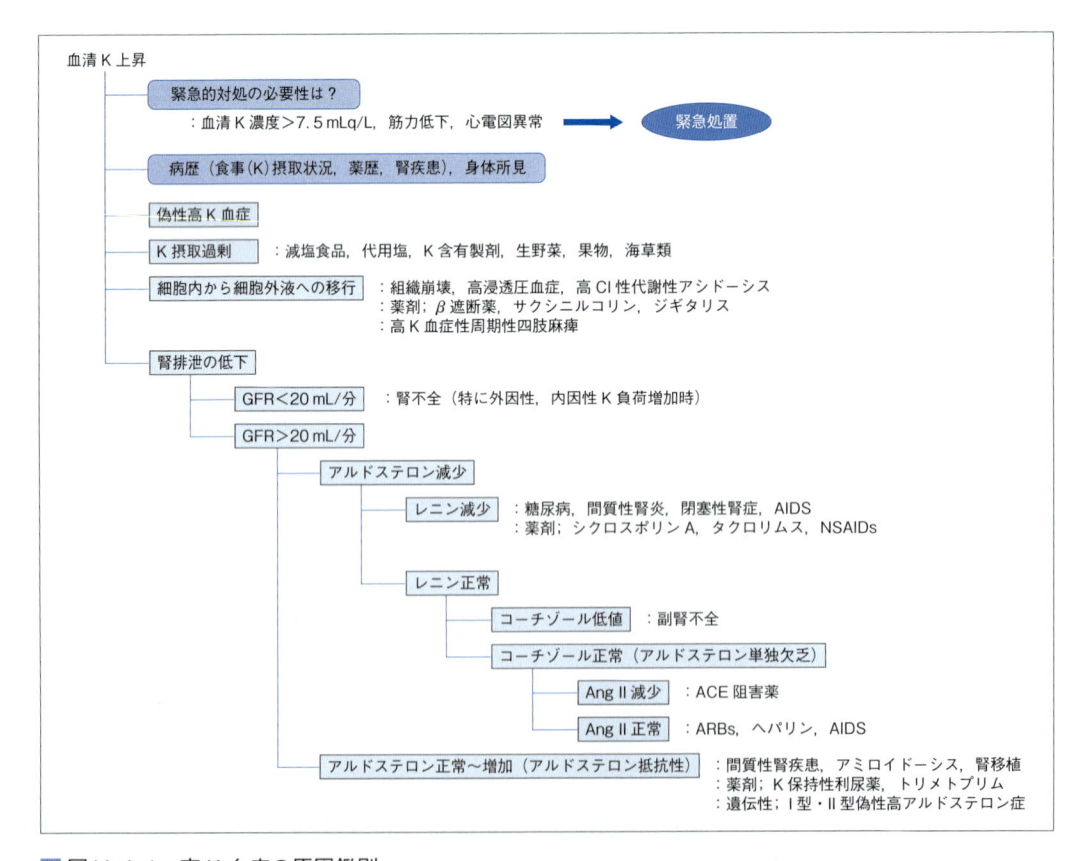

■ 図 V-4-1 高K血症の原因鑑別

❸ 尿中 K 排泄量もしくは TTKG

腎からの K 排泄障害とそれ以外の原因による高 K 血症との区別に利用できる．高 K 血症で TTKG が 7～10 以上の場合にはアルドステロン活性と作用は正常で，腎外性の要因と判断できる．反対に腎からの K 排泄障害による高 K 血症では，尿中 K 排泄量は低値（＜20 mEq/日）となり，TTKG は 5～7 未満となる．また，腎からの K 排泄障害で電解質コルチコイドの不足による場合には，電解質コルチコイド（フルドロコルチゾン 0.05 mg）の投与により，尿中 K 排泄は増加（＞40 mEq/日）し，TTKG は 7～10 以上となるが，アルドステロン抵抗性の場合には変化はない．

❹ アルドステロン濃度とレニン活性

腎機能が正常もしくは軽度低下時には，腎からの K 排泄障害の鑑別に血清アルドステロン濃度もしくは尿中アルドステロン量およびレニン活性が利用できる．

1 アルドステロン減少時

レニン活性低下

低レニン性低アルドステロン症と呼ばれる病態を考慮する．

レニン活性増加

コルチゾール低値を示す Addison 病，もしくはコルチゾール産生の正常な RAS 阻害薬（ACE 阻害薬，ARB）やヘパリンなどの薬剤使用を調べる．

2 アルドステロン正常～上昇

アルドステロン抵抗性をきたす疾患を鑑別する．

4 治　療 （表 V-4-4）

治療は心電図異常，神経，筋症状の有無，そして血清 K 濃度の上昇度による．これらに異常がみられる場合には，致死的状況が迫っており，以下に示すような迅速な治療が必要となる．また，糖尿病性ケトアシドーシスや高浸透圧状態などの細胞内からの移行による場合には，体内 K 量は減少していることもあり，原疾患治療の経過中に K 補給が必要となることもあり，注意が必要である．

❶ 緊急時の対処

高 K 血症の治療は，最終的に体内の過剰な K を体外へ排泄しなければならない．しかし，これには時間を要するため，緊急時には短期間で効果を示す細胞膜の安定化や細胞内への移行促進を図り，心筋および神経筋系への悪影響の減弱に努める[6,7]．それぞれの治療法により，効果発現までの時間と持続時間が異なるため，それぞれの特徴を生かし，効果を確認しながら治療を進めていく．治療効果の確認には心電図モニター単独では信頼性が乏しいため，経時的な血清 K 濃度の測定が必要である[8]．

■ 表 V-4-4　高 K 血症の治療

効果発現	薬　剤		投与経路	効果発現	効果持続
即効的	グルクロン酸 Ca	10%　10～30 mL	静注	1～3 分	30 分
比較的即効的	インスリン/グルコース サルブタモール 重炭酸 Na	5～10 u/50%　50 mL 10～20 mg/4 mL 生食 50～150 mEq	静注 ネブライザー 静注	10～30 分 30 分 15～30 分	2～4 時間 数時間 2～4 時間
緩徐作用 （実施までに時間を要する）	1）腎機能正常 　・フロセミド 　・NaCl 　・K 交換樹脂 　・血液透析 2）GFR 低値 　・K 交換樹脂 　・血液透析	20～40 mg 250 mL/時 20～60 g 20～60 g	静注 DIV 注腸 経口 経口，注腸	30 分以上 30 分以上 1～2 時間 数時間 迅速	

1. 細胞膜の安定化：Ca薬

高K血症における血清Ca濃度の増加は活動閾値を上昇させ，静止膜電位と活動閾値の差を正常化する．それによりNaチャネルの活性を回復して，細胞膜の興奮性を正常化する．心電図のモニター下でグルクロン酸Ca（10％，10 mL；1,000 mgで4.6 mEqのCaを含有）を2～3分かけて静注する．効果は速やかで，静注後1～2分でみられる．心電図変化が改善しなければ，5分後に再度投与する．効果の持続は30～60分程度とされる．Ca投与による防御的効果は比較的早く発現するため，P波の消失やQRS幅の拡大のみられる症例では最初に試みられる．ただし，ジギタリス使用者では重篤な不整脈を誘発する危険があるため，希釈して20～30分かけて投与する．高濃度のCaは血管外漏出時には組織壊死を起こすため，太い静脈や中心静脈から投与する．また沈殿を起こすため，重炭酸ナトリウムとの混注は禁忌である．Ca投与後は以下に述べる治療を組み合わせて引き続き行う．

2. 細胞内への移行促進

細胞内へのK移行促進には，以下に示すような薬剤を使用する．この中でインスリン投与（GI療法）が最も標準的な方法である．細胞内へ移行したKはおよそ6時間後には細胞外へ戻り始め，血清K濃度は再上昇する．したがって，同時に効果発現に時間を要する体内のKを取り除く治療を準備，開始しなければならない．

インスリン

インスリンは骨格筋でのNa^+-K^+-ATPase活性を増強し，細胞内へのKの移行を促進する．レギュラーインスリン（5～10単位）をインスリン1単位当たり2.5～5.0 gのグルコースとともに静注する．効果は10～30分で発現し，30～60分でピークとなり，血清K濃度は0.5～1.5 mEq/L低下する．効果は2～4時間程度持続する．インスリン投与時は適宜血糖をチェックし，血糖低下時にはグルコースの持続点滴を考慮する．

$β_2$アドレナリン受容体刺激薬

インスリンと同様に骨格筋でのNa^+-K^+-ATPase活性を増強し，細胞内へのK移行を促進する．サルブタモール10～20 mgを生食4 mLに溶解し，ネブライザーで投与する．効果は15～30分で発現し，90分でピークとなり，0.5～1.0 mEq/Lの低下がみられるが，効果には個人差がある．効果持続は4～6時間である．他の治療法と併用されることが多い．冠動脈疾患を有する症例では使用を避ける．

重炭酸ナトリウム

重炭酸ナトリウム50 mEqを5分かけて静注する．30～60分で効果がみられ，2～4時間持続する．腎機能障害時には効果が乏しく，細胞外液量増加時の使用は慎重を要する．したがって，標準的治療ではなく，高Cl血症性代謝性アシドーシスを合併する場合に使用する．

3. 体外へのK排泄の促進

腎機能が正常な場合には，以下に示す方法を状態に応じて選択できる．腎機能障害のある場合には，生食負荷は使用できず，ループ利尿薬の効果も乏しい．

ループ利尿薬

フロセミドはK利尿効果を有するため，20～40 mgを静注で投与する．同時に生食や重炭酸ナトリウムを投与する場合も多い．

生食負荷

遠位ネフロンへ到達するNa量を増加することによりK排泄を促進する．腎機能障害のない体液量減少時に使用される．体液量過剰時に注意が必要である．一般に体液量減少がない場合にはループ利尿薬と併用される．

K吸着薬

K吸着薬であるイオン交換樹脂のポリスチレンスルホン酸にはCa塩とNa塩があり，1 gでおよそ1 mEqのKを吸着する．Na塩では同時に1～2 mEqのNaを放出するため，Na負荷が問題となる．経口もしくは注腸で使用されるが，便秘を起こしやすい．下剤としてのソルビトールとの併用は消化管穿孔の危険があり，使用を避ける．

透析

心電図変化を有する高度の高K血症，GI療法

によっても改善が乏しい場合，利尿薬に反応しない乏尿や無尿の場合，そして著しい組織壊死を伴う場合には，透析療法を考慮して準備を開始する．HDの効果は開始後迅速で，徐々に除去効率は低下するが，1時間で25〜50 mEqのKを除去できる．透析終了数時間はリバウンドによる高K血症を生じる危険がある．

❷ 非緊急時の対処

上記以外の状況では食事でのK制限とともに，誘因薬剤の中止など原因や増悪因子への対応を開始する．状況に応じて，K吸着薬や利尿薬などを使用して体外へのK排泄を促進する．慢性の高K血症にはK吸着薬1回5gを1日3回投与する．細胞内からの移行の場合には，原因への対応が主となる．高Cl血症性代謝性アシドーシスには重炭酸ナトリウムの投与を考慮する．

2 低K血症

血清K濃度が3.5 mEq/L以下を低K血症という．低K血症は臨床上しばしば遭遇する電解質異常で，一過性の場合と持続性の場合とがある．発症機序により原因は，摂取不足，細胞内への移行，そして腎もしくは腎外性の喪失にある．一過性の低K血症は細胞内への移行，持続性の低K血症は，摂取不足もしくは過剰喪失によることが多い．複数の要因が重なって生じることもしばしばみられる．

1 原 因

低K血症の原因は多岐にわたる[9]．発症機序により，以下のように区分される（表V-4-5）．

❶ 摂取不足

K摂取不足のみでは，摂取量に応じて腎からの排泄が減少するため，低K血症を生じにくい．また，腸管では食事中のKが少ない場合にはKの吸収を増加する．一方，腎では食事中のNa摂取不足に応答して尿中Naをほとんどゼロにできるが，K摂取不足では5〜25 mEq/日程度までしか尿中Kを低下できない[10]．このため，極度の

■ 表V-4-5 低K血症の原因

偽性低K血症
摂取不足
細胞内への移行
代謝性アルカローシス
βアドレナリン活性増加；ストレス，薬剤
インスリン作用増強
周期性四肢麻痺
K喪失
腎外性喪失
消化管；下痢，ドレナージ，（嘔吐）
腹膜透析
腎性喪失
ミネラルコルチコイド過剰
・原発性アルドステロン症
・二次性アルドステロン症；腎動脈狭窄，悪性高血圧など
・電解質コルチコイド作用増加：甘草，Cushing症候群など
・その他：Liddle症候群，アムホテリシンBなど
遠位部ネフロンへ到達するNa量・流量の増加
・ループ利尿薬，Batter症候群
・サイアザイド系利尿薬，Gitelman症候群
・その他；ペニシリンなど
遠位部ネフロンへ到達する吸収されない陰イオンの増加
・炭酸脱水酵素阻害薬，II型RTA
・嘔吐
・ケト酸，馬尿酸
酸分泌障害
・I型RTA
低Mg血症

K摂取不足では経過とともに低K血症を生じることがある．また，K摂取不足はその他の原因による低K血症の悪化要因となっていることが多い．長期の飢餓時には，摂取不足とともにケト酸産生が増加し，尿中へのケト酸排泄とともにKが排泄されることも低K血症の原因となる．

❷ 細胞内への移行

細胞内外のK分布は主としてNa^+-K^+-ATPaseにより維持されている．このポンプを活性化するインスリンやカテコールアミンの急激な増加は低K血症を生じる．すなわち，糖尿病性ケトアシドーシスの治療時や高K血症の蘇生後のインスリン投与時，飢餓後の食事摂取などによるインスリン分泌増加時，ストレス，運動，呼吸困難，薬物

離断症状時のカテコールアミン放出時，β_2作動薬やテオフィリンなどのβ_2アドレナリン受容体作用薬投与時などが原因となる．低栄養状態での栄養補給時の高度低K血症はリフィーデング症候群と呼ばれる．巨細胞性貧血ではビタミンB_{12}投与時にKの細胞内移行が増加して低K血症を生じることがある．代謝性および呼吸性アルカローシスは細胞内へのK移行を促進する．反対に低K血症は代謝性アルカローシスの維持因子として知られており，低K血症では代謝性アルカローシスを伴うことが多い．また，低K血症性周期性四肢麻痺は細胞内への移行が原因である．

❸ 腎外性の喪失

消化管からのK喪失はしばしばみられる低K血症の原因で，通常は下痢による．下痢の電解質濃度はNaが101〜137 mEq/L，Kは16〜51 mEq/Lである．一方，胃液中のK濃度は5〜10 mEq/Lとわずかで，嘔吐時の低K血症は主として重炭酸の排泄に伴う尿中への喪失による．激しい運動時には1時間に2Lの発汗がみられるが，このときの汗のK濃度は3.6 mEq/Lとわずかであり，皮膚からの喪失による低K血症はあまりない．また，まれな原因として，土食症では腸管内でのK吸着により低K血症となることがある．

❹ 腎性の喪失

電解質コルチコイド活性の増加，そして遠位部ネフロンに到達するNaと水の量の増加が，尿中K排泄を増加する．低K血症が腎からのK喪失と判断された場合には，電解質コルチコイド活性の増加か遠位部への水・Na到達の増加かを判断しなければならない．電解質コルチコイド作用の増加による場合には，細胞外液量が増加するため，典型的には高血圧となり，また代謝性アルカローシスとなる．遠位部ネフロンに到達するNaと水の量の増加による場合には，体液量は正常か減少している．また，利尿薬使用時のように両者が合併していることも多い．

1. 電解質コルチコイド活性の一次的な増加

電解質コルチコイド活性の増加は，① 一次的な

■ 表 V-4-6　電解質コルチコイド活性の一次的な増加による低K血症

アルドステロン増加，レニン抑制
原発性アルドステロン症
糖質コルチコイド反応性アルドステロン症（GRA）
アルドステロン増加，レニン増加
レニン分泌腫瘍
腎動脈狭窄症
アルドステロン抑制，レニン抑制
Cushing症候群
Liddle症候群
AME症候群
甘草服用
11β-ヒドロキシラーゼ欠損症
17α-ヒドロキシラーゼ欠損症

レニン分泌の増加，② 一次的なアルドステロン分泌の増加，③ アルドステロン以外の電解質コルチコイドの増加，④ 電解質コルチコイド様作用の増加による．これらの鑑別は，血液のアルドステロンおよびレニン活性の測定による（表V-4-6）．

2. 遠位部ネフロンに到達するNaと水の量の増加

最も多い原因は利尿薬の使用である．また，嘔吐や近位型RTA時の重炭酸，ケトアシドーシス時のケト酸，トルエン中毒時の馬尿酸，そしてペニシリンNa塩など，吸収されない陰イオンが遠位部ネフロンへ到達する場合には，遠位部へのNa流入が増加するため，低K血症となる．本原因によるものには，代謝性アルカローシスを伴う場合と代謝性アシドーシスを伴う場合とがある．

代謝性アルカローシス

ループ利尿薬の使用，Batter症候群，サイアザイド系利尿薬の使用，Gitelman症候群が典型である．前二者はHenleループの上行脚でのNaCl再吸収障害により，後二者は遠位曲尿細管でのサイアザイド感受性NaCl共輸送体の作用低下により，遠位部へのNa流入が増加することに起因する．

代謝性アシドーシス

RTA（遠位型，近位型），糖尿病性ケトアシドーシス，浸透圧性利尿，炭酸脱水酵素阻害薬などが原因となる．近位型RTAや炭酸脱水酵素阻害薬使用時には，遠位部ネフロンへの非吸収性陰イオンである重炭酸到達の増加，Na到達量の増

■表 V-4-7 薬剤による低 K 血症

細胞内への移行
インスリン
高カロリー輸液
β_2 刺激薬
中毒：バリウム，セシウム，クロロキン
腎外性喪失
下剤濫用
腎性喪失
電解質コルチコイド作用の増強
副腎皮質ステロイド薬
フロリネフ®
甘草含有薬剤
遠位部ネフロンへの水・Na 到達量増加
利尿薬
炭酸脱水酵素阻害薬
ペニシリン系抗菌薬
シスプラチン，アミノ配糖体系抗菌薬，テノホビル
K 分泌の増加
アムホテリシン B

■表 V-4-8 低 K 血症による症状・所見

心血管系
心電図異常：U 波，QT 延長，ST 低下
ジギタリス中毒促進
心房性/心室性不整脈
筋
骨格筋
筋力低下
痙攣
テタニー
弛緩性麻痺
横紋筋融解
平滑筋
便秘
イレウス
尿うっ滞
内分泌
耐糖能異常
糖尿病
アルドステロン減少
成長遅延
腎/電解質
腎血流量および GFR の低下
腎性尿崩症
アンモニア産生増加（肝性脳症）
クロール喪失/代謝性アルカローシス
囊胞形成
間質性腎炎
尿細管空胞化

加，そして Na 排泄増加による RAA 系活性化により K が喪失する．遠位型 RTA では，遠位部への Na 流入増加，H^+ 排泄障害に伴う K 排泄増加，K 再吸収障害など複数の機序により低 K 血症を生じる．

❺ 低 Mg 血症

低 Mg 血症では K 排泄が増加して低 K 血症となる．低 K 血症の 40% 以上で低 Mg 血症がみられるという報告もある．低 Mg 血症を伴う低 K 血症では，Mg 補正を行わないと低 K 血症が改善しないため，注意が必要である[11]．

❻ 薬剤による低 K 血症

種々の薬剤が低 K 血症の原因となる（表 V-4-7）[12]．薬剤の作用自体による上記に記した原因により生じる．

❼ 複合的な要因による低 K 血症

慢性アルコール中毒では，しばしば低 K 血症がみられる[13]．原因として，摂取不足，下痢，アルコール離脱に伴うカテコールアミン分泌，低 Mg 血症などがあげられている．

2 症　状

急性および慢性の低 K 血症は多彩な症状および機能・組織障害を生じる（表 V-4-8）．急激な低 K 血症では，細胞膜の過分極を生じ，そのために Na チャネルが活性化し易興奮性となる．このため，症候は主に心筋，筋肉にみられる．

筋肉では下肢から始まる筋力低下，脱力がみられ，高度の場合には弛緩性麻痺，呼吸筋麻痺となる．そのほかに疲労感，筋肉痛，テタニー，筋痙攣，しびれ，イレウスなどもみられる．また，低 K 血症による筋肉の血流障害により横紋筋融解症を起こすこともある．

心筋ではさまざまな不整脈がみられる．リエントリー性の心室性不整脈では致死的となることがある．心電図では，すべての症例にみられるものではないが，U 波の出現から始まり，ST 低下，T 波の平坦化，QT の延長，そして U 波の巨大化という特徴的な変化が出現する．ジギタリス使用

■ V. 水・電解質異常

```
低K血症
├─ 偽性低K血症                緊急的対処の必要性は？
│                              病歴（食事（K）摂取状況，薬歴，腎疾患），身体所見
├─ 細胞内への移行
│      周期性四肢麻痺，カテコールアミン作用増強，インスリン作用増強，再栄養，巨赤芽球性貧血治療
│      （低K血症を生じる薬剤使用の病歴聴取）
└─ 体内K減少
    ├─ 尿K<15〜20 mEq/L（腎外性喪失）
    │    ├─ 代謝性アシドーシス    消化管喪失（下痢，下剤）
    │    ├─ 種々のpH              摂取減少，消化管喪失，下剤，土食症
    │    └─ 代謝性アルカローシス  消化管喪失，下剤，絨毛腺腫
    └─ 尿K>15〜20 mEq/L（腎性喪失）
         ├─ 代謝性アシドーシス    RTA，糖尿病性ケトアシドーシス，尿管S状結腸吻合
         ├─ 種々のpH              ATN回復期，閉塞性障害後利尿期，薬剤（プラチナ製剤，アミノ配糖体）
         └─ 代謝性アルカローシス
              ├─ 尿Cl<20 mEq/L   利尿薬作用後，嘔吐，高炭酸ガス血症治療後
              └─ 尿Cl>20 mEq/L
                   ├─ 血圧正常   利尿薬，高度のK欠乏，Batter/Gitelman症候群，Mg欠乏
                   └─ 高血圧
                        ├─ アルドステロン；正常
                        │    ├─ コルチゾール正常   Liddle症候群，AME
                        │    └─ コルチゾール高値   Cushing症候群
                        └─ アルドステロン；上昇
                             ├─ レニン低値   原発性アルドステロン症
                             └─ レニン上昇   腎動脈狭窄，レニン分泌腫瘍
```

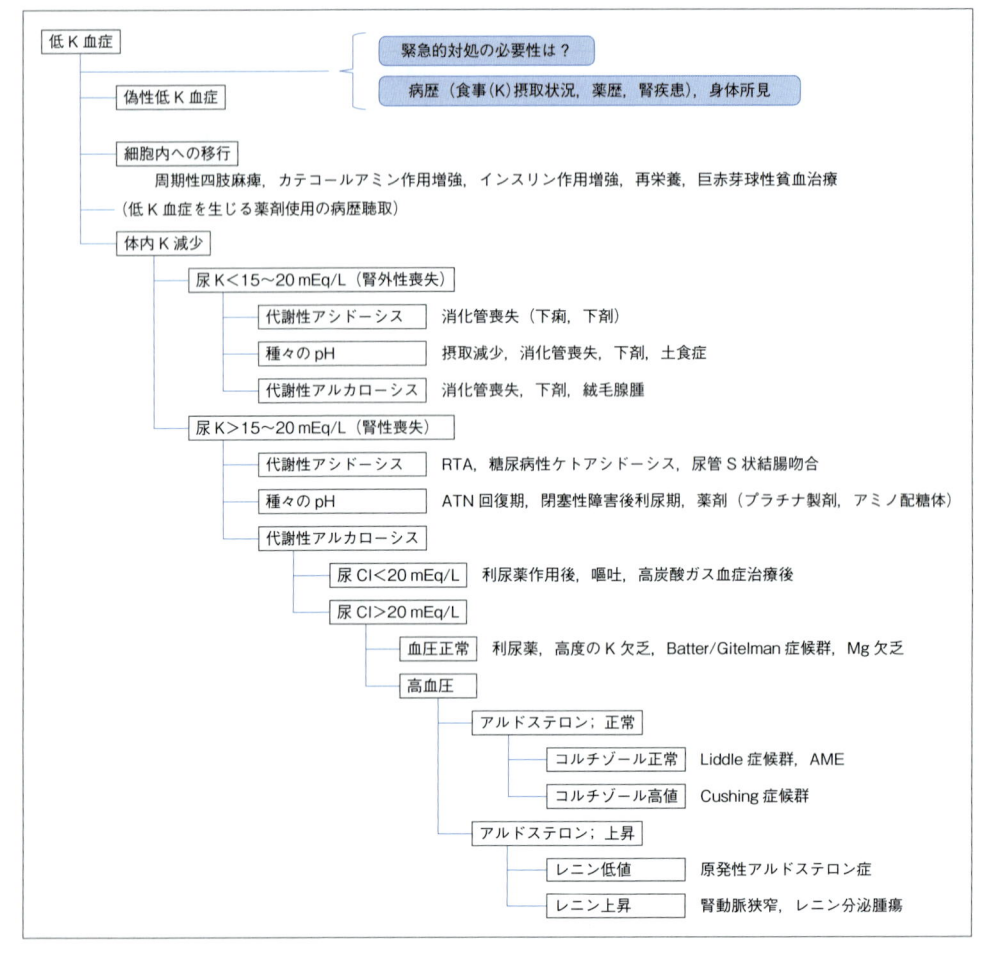

■ 図 V-4-2　低K血症の鑑別

時には軽度の低K血症でPAT with block，房室接合部調律，房室ブロックなどの心電図異常が出現しやすいため，注意が必要である．

一方，慢性的な低K血症の多くは無症状である．しかし，長期の低K血症は尿細管細胞の空胞変性や囊胞形成を起こす．一部の症例では尿細管の萎縮や間質の線維化が進行し，尿濃縮力低下による多尿，RTA，腎機能低下を生じる．また，低K血症ではアンモニア産生が促進されるため，肝不全患者では注意が必要である．

3 診　断

低K血症自体の診断は血液検査でなされる．低K血症ではその背景にある原因を明らかにする必要があり，そのためには病歴，細胞外液量評価を含めた身体診察，そしてMgおよび酸塩基平衡評価を含む血液，尿検査が大切である．多くは病歴から類推可能である．原因診断の第一歩は，偽性低K血症，細胞外から細胞内へのKの移動によるもの，そして摂取不足もしくは腎または腎外性喪失による真のK欠乏であるかの鑑別である（図V-4-2）[9,14]．多数の遺伝性疾患が低K血症の原因となるため，家族歴の聴取を忘れてはならない．また，管理のためには筋力および心電図評価による低K血症の影響を検討しなければならない．

❶ 偽性低K血症

高度の白血球増多がある場合には，採血チューブ内で白血球がKを摂取して，見かけ上の低K血症を生じる．

❷ 細胞内への K の移行

周期性四肢麻痺を疑う場合には，家族歴や現病歴などとともに甲状腺機能亢進症の有無を調べる．インスリンやカテコールアミンの増加を生じる状況，そして薬剤使用の有無もチェックする．

❸ 体内 K の欠乏

摂取不足もしくは腎または腎外性喪失によるもので，病歴から摂取不足や腎外性喪失の有無を検討する．また，利尿薬や下剤を含む K 喪失を生じる薬剤の服用の有無を調べる．腎または腎外性喪失の鑑別には，尿中 K 濃度の測定が有用である．酸塩基平衡状態の check も両者の鑑別に有用である．

❹ 腎からの K 排泄の評価

腎からの K 排泄は，24 時間蓄尿検査，もしくは随時尿での K/Cr，そして TTKG により評価される．低 K 血症に対して腎が正常に応答している場合には，尿中排泄量は低下する．

1 24 時間蓄尿検査

低 K 血症において，24 時間蓄尿で K<15 mEq/日の場合には腎外性喪失が疑われる．

2 随時尿での K/Cr

随時尿での K/Cr も 24 時間蓄尿検査と同様に，低 K 血症において 15 mEq/gCr 未満の場合には腎外性喪失が疑われる．しかし，随時尿の K 排泄は水の再吸収とともに体内 Na 量の影響を受けるため，注意が必要である．以下の TTKG と同様であるが，随時尿での K/Cr は尿中 Na 濃度 >30 mEq/L で尿浸透圧 > 血漿浸透圧の場合には利用可能である．

3 TTKG

腎が低 K 血症に正常に応答した場合の TTKG は 3 未満となる．TTKG が 4 以上の場合には，ミネラルコルチコイド作用の増加もしくはそれ以外の原因による腎性喪失が疑われる．例えば，低 K 血症性周期性四肢麻痺では腎臓は正常であるため，尿中 K 排泄は低値となり，K/Cr，TTKG ともに低値となる[15]．

❺ 摂取不足

尿中 K 排泄は低値である．多くの場合，病歴，身体診察，検査所見より診断可能である．摂取不足の原因とともに，低 K 血症を生じるその他の要因や低 K 血症に伴う合併症の有無の精査が必要となる．

❻ 腎外性喪失

腎外性喪失で代謝性アシドーシスの場合には，下剤濫用や下痢などの消化管喪失が多い．一方，代謝性アルカローシスは絨毛腺腫や先天性 Cl 喪失性下痢などで生じる．また，下痢や下剤でも体液量減少に伴う代謝性アルカローシスとなることがある．嘔吐などの胃液消失時にも代謝性アルカローシスと低 K 血症がみられるが，この場合の低 K 血症の原因は尿への K 排泄増加による腎性喪失が主因である．

❼ 腎性喪失

代謝性アシドーシスでは RTA（遠位型，近位型），糖尿病性ケトアシドーシス，浸透圧性利尿，尿管 S 状結腸吻合，炭酸脱水酵素阻害薬の有無を検討する．代謝性アルカローシスの場合は尿中 Cl 濃度が 20 mEq/L 未満か以上かで区分し，さらに尿中 Cl 濃度 >20 mEq/L の場合には高血圧の有無により鑑別を絞り込んでいく．酸塩基平衡異常のない場合には，ATN の回復期，閉塞解除後の利尿，およびアミノ配糖体やシスプラチンなどの薬剤に伴う低 Mg 血症が原因としてあげられる．

4 治 療

治療は，低 K 血症の原因，程度，そして患者の状態によって異なる．細胞内への移行によるものは，生命に危険がある場合を除いて，原疾患の治療が主となる．K 欠乏時には，経口もしくは経静脈的に K を補給する．この場合，K は無機カリウムである塩化カリウム（KCl）として補う．クエン酸 K，アスパラギン酸 K，グルコン酸 K などの有機酸 K は，代謝により HCO_3^- の産生を増加するため，HCO_3^- の尿中排泄に伴い K が喪失するため，代謝性アシドーシスを伴う状況以外では使用されない[16]．

高度の低 K 血症で，不整脈，呼吸筋麻痺，横紋筋融解症がみられる場合には静脈内投与による

迅速な補正が必要となる．静脈内投与の場合，1時間当たり末梢からでは10 mEq以内，中心静脈からでは15～20 mEq以内とし，静脈炎を予防するために濃度は40 mEq/L以内とする．特に細胞内移行による場合には反動性の高K血症を予防するために，10 mEq/時未満の投与量とする．KClの溶解にはインスリン分泌を増加する可能性のあるブドウ糖液の使用は避ける．経静脈的投与では，1日最大投与量は80 mEqまでとし，より多くの量が必要な場合には経口投与もしくは透析を考慮する．経静脈的投与時には高K血症に注意し，継続的な心電図モニターとともに2～6時間ごとに検査を行う．目標K値は3.0 mEq/L以上で症状・所見の改善とする．その後は以下の治療法を継続する．

軽度から中等度の低K血症（3.0～3.5 mEq/L）の治療方法は，原因と酸塩基平衡の状態による．代謝性アシドーシスでは有機酸Kを使用するが，その他，代謝性アルカローシスや酸塩基平衡障害がない場合にはKClを，経口で20～80 mEq/日投与する．腎からの喪失による場合にはK補給のみでは改善しないことがあり，その場合にはK保持性利尿薬が使用される．

Kは細胞内に多く分布し，酸塩基平衡障害の合併によっても分布が変動するため，投与時のK欠乏量の算定は血清K濃度からは大まかな想定しかできない．糖尿病性ケトアシドーシスや細胞内移行による場合には使用できないが，一般的にK不足量は血清K濃度3.5～3.0 mEq/Lで150～200 mEq，3.0～2.0 mEq/Lで200～400 mEq，2.0 mEq/L以下で400 mEq以上と想定して補充する[17]．経口による大量の補充は胃腸障害を生じることがある．

〔安田　隆〕

《文献》

1) Nyirenda MJ, et al. : Hyperkalaemia. BMJ, 339 : b4114, 2009.
2) Cornes MP, et al. : Spurious hyperkalaemia due to EDTA contamination : Common and not always easy to identify. Ann Clin Biochem, 45 : 601-603, 2008.
3) Rabelink TJ, et al. : Early and late adjustment to potassium loading in humans. Kidney Int, 38 : 942-947, 1990.
4) Gonick HC, et al. : Functional impairment in chronic renal disease. 3. studies of potassium excretion. Am J Med Sci, 261 : 281-290, 1971.
5) Montague BT, et al. : Retrospective review of the frequency of ECG changes in hyperkalemia. Clinical Journal of the American Society of Nephrology, 3 : 324-330, 2008.
6) Mahoney BA, et al. : Emergency interventions for hyperkalaemia. Cochrane database of systematic reviews (Online) 2005.
7) Weisberg LS : Management of severe hyperkalemia. Crit Care Med, 36 : 3246-3251, 2008.
8) Szerlip HM, et al. : Profound hyperkalemia without electrocardiographic manifestations. American Journal of Kidney Diseases, 7 : 461-465, 1986.
9) Unwin RJ, et al. : Pathophysiology and management of hypokalemia : A clinical perspective. Nature Reviews Nephrology, 7 : 75-84, 2011.
10) Squires RD, et al. : Experimental potassium depletion in normal human subjects. I. relation of ionic intakes to the renal conservation of potassium. J Clin Invest, 38 : 1134-1148, 1959.
11) Whang R, et al. : Refractory potassium repletion : A consequence of magnesium deficiency. Arch Intern Med, 152 : 40-45, 1992.
12) Sung C, et al. : Drug-induced hypokalaemia : Part 1. Adverse Drug React Bull, 273 : 1051-1054, 2012.
13) Elisaf M, et al. : Hypokalaemia in alcoholic patients. Drug Alcohol Rev, 21 : 73-76, 2002.
14) Halperin ML, et al. : Potassium. Lancet, 352 : 135-140, 1998.
15) Lin S et al. : Laboratory tests to determine the cause of hypokalemia and paralysis. Arch Intern Med, 164 : 1561-1566, 2004.
16) Villamil MF, et al. : Anion effects on cation movements during correction of potassium depletion. Am J Physiol, 229 : 161-166, 1975.
17) Sterns RH, et al. : Internal potassium balance and the control of the plasma potassium concentration. Medicine, 60 : 339-354, 1981.

5 カルシウム・リンの異常

　CaとPはその大部分がヒドロキシアパタイト[$Ca_{10}(PO_4)_6(OH)_2$]として骨に，そして残りが細胞内外に存在し，そのうちCaは筋収縮や酵素活性調節等において，PはATPの構成要素等として重要な役割を担っている．CaとPの異常はさまざまな原因にて生じ，臨床の現場において高頻度に遭遇する病態である．本項では，CaとPの代謝調節機構について概説した上で，その異常の診断および治療について述べる．

1 CaとPの代謝調節機構

　CaとPは主に，副甲状腺ホルモン（PTH）と活性型ビタミンDの2種類のホルモンによりコントロールされている．

　PTHは副甲状腺にて，Ca sensing receptorを介してイオン化（iCa）濃度の低下によって分泌され，また活性型ビタミンDの作用の影響を受ける．PTHの標的臓器は骨と腎である．骨では骨芽細胞を介して破骨細胞に作用し，血中にCa，Pを動員する．腎では近位尿細管での1α-hydroxylaseの活性化による活性型ビタミンDの産生を促進することに加え，遠位尿細管でのCaの能動的再吸収を促進する．よって，PTHの作用は血清Caを上げ，血清Pを下げる方向に働く．

　一方，活性型ビタミンDは皮膚でのビタミンD基質の産生，肝臓での25位の水酸化を受けた後，腎の近位尿細管にてPTHの作用を受けて1α-hydroxylaseの産生が亢進し，1,25(OH)$_2$Dとなる．活性型ビタミンDの標的臓器は腸管と腎および骨である．腸管ではCa，Pの再吸収を促進し，腎では近位尿細管のPの再吸収および遠位尿細管でのCa再吸収を亢進させる．よって，活性型ビタミンDの作用は血清Ca，Pの両方を上げる方向に働く．また，ビタミンDは副甲状腺に作用して，PTH分泌を抑制する（図V-5-1）．

　また，骨細胞由来のFGF（fibroblast growth factor）23というホルモンが新たに同定されている．このホルモンは，① 腎近位尿細管でのIIa型およびIIc型Na/P共輸送体発現の低下によりP利尿を促し，② 1α-hydroxylase水酸化酵素の発現を抑制し24-hydroxylaseの発現を亢進させることにより，ビタミンDの活性化を抑制し，血清Pを低下させることが示されている．また，このホルモンがPTH分泌を抑制するというデータも報告されている[1]．

　Ca sensing receptorは，副甲状腺，腎臓，破骨細胞や骨芽細胞，腸管，脳等の多くの組織において発現している．その主要な機能の1つはCa

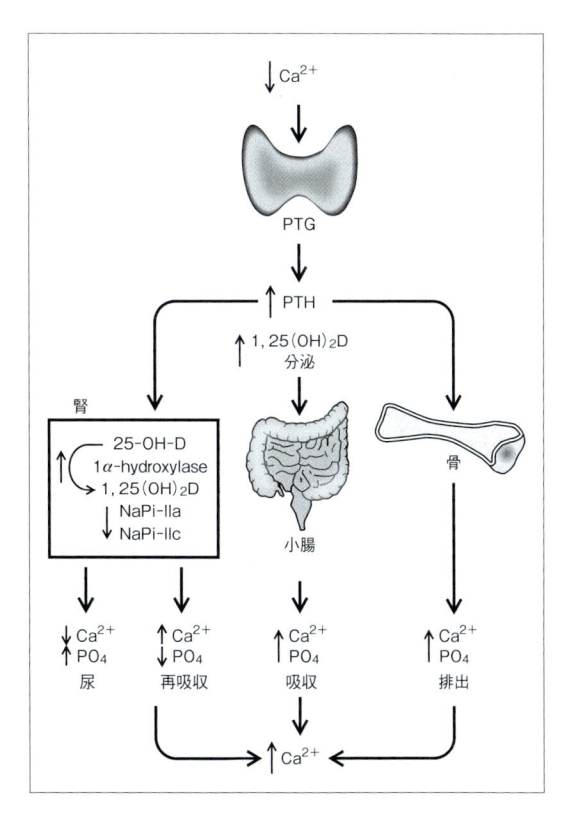

図V-5-1　PTH-1,25(OH)$_2$D系

代謝を調節することであり，血清イオン化 Ca のわずかな変化を察知し，副甲状腺では PTH 分泌を，腎臓では主に Henle ループの太い上行脚において発現し，尿中への Ca 排泄を調整している[2]．ただし，副甲状腺では，PTH とは独立した CaSR を介する Ca 制御機構の存在も知られている[3]．この CaSR の不活性型変異により，家族性低 Ca 尿性高 Ca 血症（FHH）や新生児重度副甲状腺機能亢進症（NSHPT）をきたすことが知られている[4]．特に，FHH は副甲状腺摘出術が不必要であることから，原発性副甲状腺機能亢進症との鑑別が臨床上重要である．

2 Ca について

細胞外液中の Ca はその約 50% が iCa として存在し，残りはアルブミンなどの蛋白と結合しており，その生理機能は iCa が発揮する．よって，低アルブミン血症（<4 g/dL）が存在する場合は iCa を測定するか，次の補正式で補正 Ca 値を算出する必要がある．

補正 Ca 値（mg/dL）＝実測 Ca 値（mg/dL）
　　　　　　　　　　+4－血清 Alb 値（g/dL）

※欧米では，(4－血清アルブミン値) に 0.8 をかける式が広く使用されている．

ただし，CKD 患者においてこの補正式を使用する際には注意を要する．つまり，tCO_2 を考慮していないことでアルブミン濃度により過度に補正され，iCa の異常を予測する際にアルブミン補正 Ca 値が未補正 Ca 値に劣ることが報告されている[5]．

3 高 Ca 血症

病態として，腎の排泄能を超えた Ca を骨や腸管から負荷された状態である．その機序として，① PTH 作用過剰，② ビタミン D 作用過剰，③ 骨からの Ca 融解があり，さらに少数例であるが，④ 腎での Ca 再吸収亢進，による場合も考える必要がある．

1 臨床症状

特異的な症状に乏しい．多い症状として，倦怠感などの全身症状のほかに消化器症状（便秘や食欲不振），腎症状（結石，尿崩症），精神症状（意識障害）があげられる．

2 原　因

高 Ca 血症の原因を表 V-5-1 に示す．

3 診　断

① 補正式にて補正 Ca 値を求める．
② 病歴（特に悪性腫瘍，腎機能障害）および薬剤をチェックする．

■ 表 V-5-1　高 Ca 血症の原因

病　態	原　因
PTH 作用過剰	・原発性副甲状腺機能亢進症：外来患者に多い ・humoral hypercalcemia of malignancy（HHM）：入院患者に多く，PTHrP が関与している
ビタミン D 作用過剰	・ビタミン D 摂取過剰：高齢者に多く，特に脱水，腎機能異常により高 Ca 血症が顕在化しやすい ・慢性肉芽腫性疾患：結核，サルコイドーシス等
骨からの Ca 融解	・悪性腫瘍骨転移（LOH） ・不動（immobilization：長期臥床），甲状腺機能亢進症，ビタミン A 中毒
腎での Ca 再吸収亢進	・サイアザイド系利尿薬 ・家族性低 Ca 尿性高 Ca 血症

③ 一度，尿中 Ca 濃度を測定する．スポット尿で Ca/Cr＞0.3 を超えるならば，高 Ca 血症に対して腎臓は正常に反応しており，腸管や骨が原因であると判断される．
④ 血液検査では PTH を測定し，高値の場合あるいは基準値内でも血清 Ca 値を考慮して，高めの場合は原発性副甲状腺機能亢進症を，そうでなければ引き続き PTHrP，ビタミン D を測定する．

4 治療

高 Ca 血症の治療はその程度，およびその変化速度によって変わってくる．軽度の高 Ca 血症で無症候性の場合は，飲水励行による尿量確保で十分である．補正 Ca 値が高度の場合（＞14 mg/dL）または急性の変化で症候性の場合は，生理食塩水による輸液，カルシトニンやビスホスホネートの投与を考慮する．以前は生理食塩水にループ利尿薬を併用していた．しかし，最近では①骨吸収を阻害するビスホスホネート等と異なり本質的治療ではないこと，②細胞外液量低下や電解質異常（低 K および Mg 血症等）の合併症を引き起こす可能性があること，よりルーチンには使用するべきではないと考えられている[6]．

ビスホスホネート製剤は，破骨細胞に作用することにより骨吸収を抑制し，特に悪性腫瘍に関連した高 Ca 血症治療において重要な役割を担っている．この薬剤は，骨転移に伴う病的骨折や脊髄圧迫等を防ぐ働きを有し[7]，さらには抗腫瘍効果についても可能性が示唆されている[8]．ただし，腎毒性を有する可能性があり，腎機能障害を有している患者，特に透析患者においてはその使用について慎重を期する必要がある．

そのほか，日本未発売の高 Ca 血症治療薬として硝酸ガリウムがある．破骨細胞による骨吸収抑制と PTH 分泌抑制により，Ca を低下させると考えられている．ビスホスホネートと異なり，PTHrP を介するか否かにかかわらず高 Ca 血症を改善する効果を有しており，悪性腫瘍に伴った高 Ca 血症患者を対象とした研究では，ビスホスホネートと比較してより早期に，そしてより長期に高 Ca 血症を改善させることが示された[9]．ただし，腎毒性を有していること，そして注射製剤のみで持続静注が必要であるという欠点を有している．

4 低 Ca 血症

基本的には，PTH と活性型ビタミン D のいずれか，あるいは両方の産生または作用が不十分で，腎での Ca 保持ができない状態である．

1 臨床症状

主な症状は神経・筋症状であり，補正 Ca 値が 7 mg/dL 以下になると典型的症状としてテタニーを起こすが，場合によっては全身痙攣を認めることもある．7～8 mg/dL では潜在性のテタニーがみられ，Chvostek 徴候や Trousseau 徴候が診断に有用である．日常診療では，過換気症候群による呼吸性アルカローシスがテタニー発作の原因として多いことに留意する必要がある．そのほか急性低 Ca 血症では，心収縮力低下，QT 延長等の心症状を認める．

2 原因

① 慢性腎不全：GFR が約 60 mL/分以下になると，腎での活性型ビタミン D の産生および腸管での Ca 吸収が低下する．同時期より P 排泄も低下し，二次性副甲状腺機能低下症を伴った低 Ca 血症と P 蓄積状態を引き起こす．
② 副甲状腺機能低下症：自己免疫的機序などによる特発性のほか，頸部の術後・放射線治療後による続発性がある．
③ ビタミン D 作用低下：低栄養，日光曝露不足によるビタミン D 欠乏症のほか，1α-hydroxylase 活性に異常のあるビタミン D 依存性くる病 I 型と，ビタミン D 受容体に異常のあるビタミン D II 型がある．
④ 低 Mg 血症：低栄養，慢性アルコール中毒

などの慢性的なMg欠乏状態では，PTH分泌低下・作用不全による治療抵抗性の低Ca血症を引き起こす．
⑤呼吸性アルカローシス：血清Ca濃度は基準値内であっても，Alb結合Caが上昇するため，iCaは低下する．
⑥その他：偽性副甲状腺機能低下症，hungry bone syndrome，常染色体優性低Ca血症，横紋筋融解症，悪性腫瘍に対する化学療法後，急性膵炎，クエン酸添加血の大量輸血時．

3 診 断

①まずiCa濃度を測定するか，補正式にてアルブミン補正を行う．
②①にて低値を認めた場合，まず腎障害を除外し，その次に低P血症の有無を調べる．血清Pが低い場合にはビタミンDの作用低下が疑われ，25ビタミンDや1,25ビタミンD濃度を調べることによりビタミンD不足やビタミンD抵抗性くる病の鑑別が可能である（この際，ビタミンDは相対的に評価することが必要である）．低P血症がみられない場合は，低Mg血症の有無を調べる．低Mg血症がなければ，intact PTHを測定し，低値なら副甲状腺機能低下症，低値でなければ偽性副甲状腺機能低下症と診断される．このように，鑑別診断には腎機能，血清PおよびMg濃度，intact PTHが有用である．

4 治 療

①症候性や無症候性でも，補正Ca値が急速に7.5 mg/dL以下に低下した場合は，静注製剤での補正を行う．急速投与により心収縮力の低下をきたす可能性があるため，緩徐な速度で投与する．より軽症で7.5 mg/dL以上の場合は経口製剤での補正を行う．
②治療の目標値は8.0〜8.5 mg/dLとする．この目標値以上の是正は高Ca尿症をきたし，尿路結石や高Ca腎症に進展する可能性があるため避けるべきである[10]．特に副甲状腺機能低下症では，PTHによる尿細管でのCa再吸収作用が低下するため注意を要する．定期的に尿Ca/Crを測定し，これが0.3を超えないようにする．場合によってはサイアザイド系利尿薬を併用し，Caの尿排泄量を低下させることも考慮する．
③副甲状腺機能低下症やビタミンD欠乏症では，Ca製剤に活性型ビタミンDを併用すると効果的である．
④低Mg血症を伴う場合はPTHの分泌・作用不全をきたし，低Mg血症を有したまま低Ca血症を補正するのは難しいため，まずMgを積極的に補正する．

5 Pについて

PTHの骨への作用とビタミンDの腸管での作用はPを上げる方向に作用するが，血清P濃度を決定する因子はPの腎での再吸収の度合いである．P再吸収の程度はP最大再吸収閾値（TmP/GFR）で表され，臨床的によく用いられる．

$$TmP/GFR = \{serum[iP] - urine[iP] (mg/mL) \times UV(mL)\} \div GFR(mL/分) = [S-P] \times \{1 - ([U-P] \times [S-Cr])/([S-P] \times [U-Cr])\}$$

6 高P血症

発生機序として，①偽性高P血症，②細胞外への移動，③P摂取増加，④尿細管再吸収増加，⑤腎排泄低下，があげられる．この中では，腎不全の頻度が最も高く，高P血症は基本的には腎機能障害がないと起こりにくい．

1 臨床症状

特異的な症状に乏しい．慢性高P血症で問題となるのは，腎不全患者における二次性副甲状腺

機能亢進症の悪化や異所性石灰化の惹起である．

2 原　因

高P血症の原因を表V-5-2に示す．

3 診　断

偽性高P血症および腎不全を除外した後，TmP/GFRを計算し，それが高い（＞4.5）場合には腎での再吸収の増加を示唆し，正常かそれ以下であれば細胞外への移行や腸管での吸収の増加を考慮することになる．

4 治　療

臨床で遭遇する高P血症の中で治療を必要とする病態は，ほぼ腎不全に限定される．この場合，低P食が基本であり，特に蛋白制限や乳製品を控えることが重要になってくる．腎不全保存期ではP吸着剤として炭酸Caを使用する．

7 低P血症

病態生理として，①細胞内や骨へのPの移動，②腸管での吸収低下，③尿中への排泄増加，のいずれかを考える必要があるが，これらは単独ではなく，いくつか重なって生じていることが多い．

1 臨床症状

高度の低P血症（＜1.5 mg/dL）は赤血球2,3-DPGレベルの低下による赤血球からの酸素放出低下および細胞内でのATPレベルの低下により，組織低酸素症を引き起こす．具体的には，代謝性脳症，近位筋脱力，心不全，呼吸不全，溶血があげられる．

2 原　因

低P血症の原因を表V-5-3に示す．このうち実際の臨床で盲点となりやすいのがrefeeding syndromeである．低栄養状態にあった患者が栄養補給を受けた際に，電解質や体液の細胞内移動に伴って生じる代謝異常のことであり，約40年

■ 表V-5-2　高P血症の原因

病　態	原　因
偽性高P血症	高γグロブリン血症，脂質異常症
細胞外への移動	溶血，腫瘍崩壊症候群，横紋筋融解症，糖尿病性ケトアシドーシス
P摂取増加	ビタミンD過剰，P含有の便秘薬
尿細管再吸収増加	副甲状腺機能低下症，末端肥大症，脱水
腎排泄低下	腎不全

■ 表V-5-3　低P血症の原因

病　態	原　因
細胞内や骨へのPの移動	●インスリン分泌増加：糖尿病性ケトアシドーシスの治療中やrefeeding syndromeの場合に認める ●急性呼吸性アルカローシス：血液pHがアルカリに傾くと，Pは細胞内に移動する ●hungry bone syndrome
腸管での吸収低下	●経口摂取不良：摂取不足のみで重症の低P血症をきたすことはまれであるが，極端な摂取不足が長期間にわたったり，慢性下痢を伴っていると低P血症をきたす
尿中への排泄増加	●原発性副甲状腺機能亢進症 ●ビタミンD欠乏，ビタミンD作用不全 ●薬剤性：フェジン®，制酸剤（Al, Ca, Mg含有） ●FGF-23の作用過剰：ビタミンD抵抗性くる病，腫瘍性骨軟化症等

以上前に最初の報告[11]）がなされているが，今なお認められる病態である．呼吸筋の筋力低下による急性呼吸不全や心停止，Guillain-Barré症候群など重大な転帰をきたすことがあり，十分な注意が必要である．

3 診 断

TmP/GFRを計算して，それが低い（＜2.5）場合には尿中への排泄増加が原因であり，正常か高値であれば，細胞内や骨への移動や腸管での吸収低下が原因として考慮される．

4 治 療

血清P濃度が2 mg/dL以上であれば，通常は治療の必要はない．血清P濃度がそれ以下の場合で慢性的に低P血症が持続すると考えられるものや，低P血症による骨軟化症がみられるような症例では経口補充の適応である．日常食品としては乳製品がPの補充に都合がよい．経口補充が難しい場合や高度の低P血症，症候性の場合は静脈内投与を行うが，市販されている注射用P製剤にはKが含まれているため，急速静注は禁忌である．

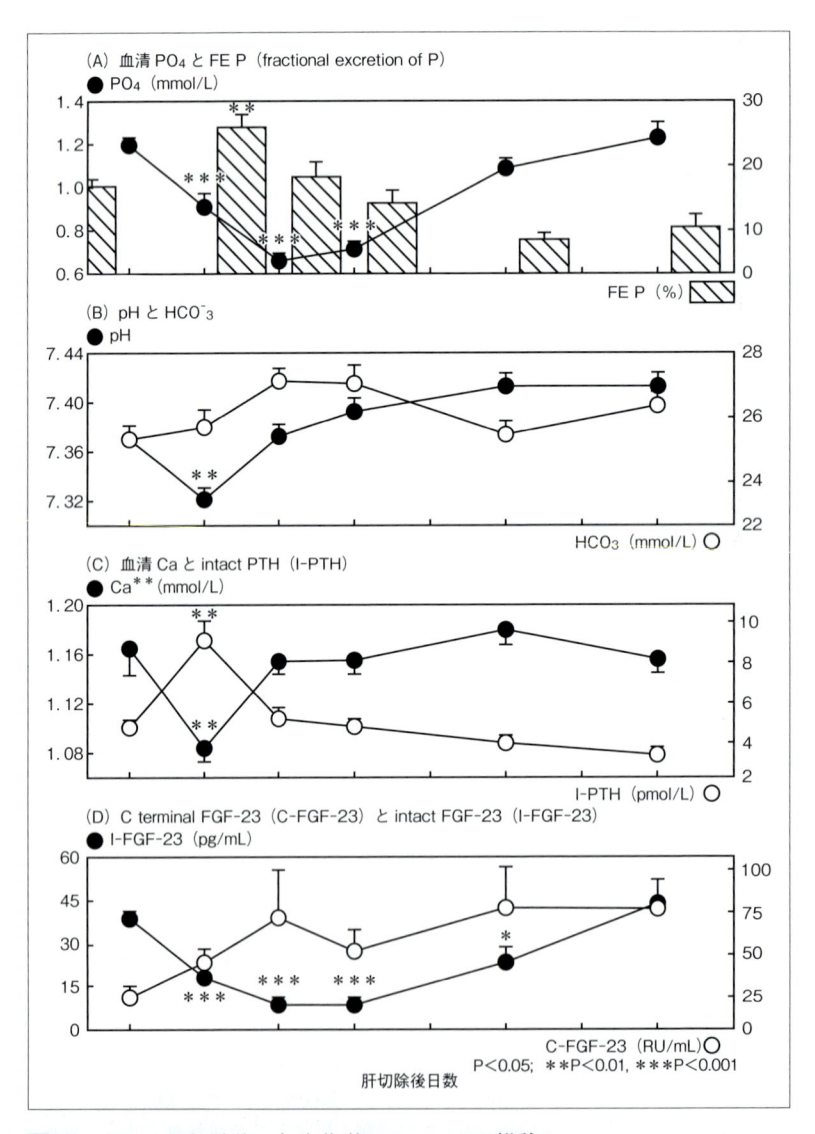

■ 図V-5-2 肝切除後の各生化学パラメータの推移

（Nafidi O, et al.：Ann Surg, 249：824-827, 2009 より改変）

8 Perspective

ここでは，その発症機序についてさらなる研究成果が待たれる低P血症について言及したいと思う．

1 肝切除後低P血症

以前より肝切除後に低P血症をきたすことが知られており，肝臓の再生においてP需要が亢進することにより生じると考えられていた．しかし，低P血症は重度であり，その他の因子の関与が示唆されるようになった．図V-5-2において，P排泄率が上昇した際に，P利尿因子であるFGF-23の上昇を認めず，またPTHが一過性に上昇し基準値に戻った後もP利尿状態が持続しており，未知のP利尿因子の存在が示唆される[12]．

2 薬剤性低P血症

① 静注用鉄剤（フェジン®）：血清P値とFGF-23値との間に相関関係が認められており，その発症にFGF-23が関与している可能性が示唆されるが，FGF-23が上昇する機序については不明である[13]．

② メシル酸イマチニブ（グリベック®）：骨回転亢進によるP放出と腎尿細管障害に伴って，尿中へのP排泄が亢進する可能性が示唆されている[14]．

以上，日常臨床にて遭遇するCaとPの異常をきたす病態について述べた．いずれの病態においても重要なことは，ルーチン検査で異常を把握し，適切な病歴の把握および検査を行うことにより原因疾患を見つけ出し，その治療を試みることである．その際のホルモン検査は，優先順位を付けて最小限とすべきである．また，尿生化学検査も有用で積極的に使用すべきである．

〔小泉賢洋，深川雅史〕

《文献》

1) Ben-Dov IZ, et al. : The parathyroid is a target organ for FGF 23 in rats. J Clin Invest, 117 : 4003-4008, 2007.
2) Hebert SC : Calcium and salinity sensing by the thick ascending limb : a journey from mammals to fish and back again. Kidney Int Suppl, (91) : S 28-33, 2004.
3) Kantham L, et al. : The Calcium-Sensing Receptor (CaSR) Defends against Hypercalcemia Independent of its Regulation of Parathyroid Hormone Secretion. Am J Physiol Endocrinol Metab, 297 : E 915, 2009.
4) Pollak MR, et al. : Mutations in the human Ca^{2+}-sensing receptor gene causes familial hypocalciuric hypercalcemia and neonatal severe hyperparathyroidism. Cell, 75 : 1297, 1993.
5) Gauci C, et al. ; Nephro Test Study Group : Pitfalls of measuring total blood calcium in patients with CKD. J Am Soc Nephrol, 19 : 1592-1598, 2008.
6) LeGrand SB, et al. : Narrative review: furosemide for hypercalcemia: an unproven yet common practice. Ann Intern Med, 149 : 259-264, 2008.
7) Aapro M, et al. : Guidance on the use of bisphosphonates in solid tumors: recommendations of an international expert panel. Ann Oncol, 19 : 420-423, 2008.
8) Winter MC, et al. : Exploring the anti-tumor activity of bisphosphonates in early breast cancer. Cancer Treat Rev, 34 : 453, 2008.
9) Cvitkovic F, et al. : Randomized, double-blind, phase II trial of gallium nitrate compared with pamidronate for acute control of cancer-related hypercalcemia. Cancer J, 12 : 47, 2006.
10) Bell NH, et al. : Hypercalcemia and increases in serum hormone value during prolonged administration of 1 alpha, 25 dihydroxyvitamin D. N Eng J Med, 298 : 1241-1243, 1978.
11) Travis SF, et al. : Alterations of red-cell glycolytic intermediates and oxygen transport as a consequence of hypophophatemia in patients receiving intravenous hyperalimentation. N Engl J Med, 285 : 763-768, 1971.
12) Nafidi O, et al. : Mechanisms of renal phosphate loss in liver resection-associated hypophosphatemia. Ann Surg, 249 : 824-827, 2009.
13) Shimizu Y, et al. : Hypophosphatemia induced by intravenous administration of saccharated ferric oxide: Another form of FGF-23-related hypophosphatemia. Bone, 45 : 814-816, 2009.
14) Berman E, et al. : Altered bone and mineral metabolism in patients receiving imatinib mesylate. N Engl J Med, 354 : 2006-2013, 2006.

■ V. 水・電解質異常

6 マグネシウム異常

　Mgは，代謝系の酵素活性に重要な働きをする必須のミネラルで，健康な人では不足することはほとんどないが，摂取不足・吸収不良・腎臓からの排泄増大などにより欠乏し，腎機能低下時の過剰摂取により過剰症となる．最近では，虚血性心疾患や難治性不整脈，吸収不良症候群以外に，糖尿病，高血圧症，脂質異常症，メタボリックシンドロームなどの生活習慣病に関連した報告があり，臨床的にもその役割が重要視されている[1〜3]．

1 診　断

　検査機関によって異なるが，血中の基準値は 1.7〜2.3 mg/dL（1.4〜2.3 mEq/L）前後である[4]．しかし，Mgは細胞内に多く含まれることから，基準値範囲内であっても体内でのMgが不足していることがあり，尿中Mg排泄量と症状，身体所見，他の検査結果を含めた総合的な結果をもって判断する．

2 治療のポイント

　Mg欠乏症は，Mgを投与しながら原因の除去をする．Mg過剰症は，拮抗薬であるCa投与，利尿薬による排泄促進，HDによる除去などを行いながら原因の改善を行う．

3 定義と概念

　Mg不足は，摂取不足・吸収不良・排泄増大により生じるが，通常の食事をしている健康人では摂取量が不足することはなく，偏食などによる摂取不十分に，腎臓からの排泄増大の障害などが合併することで生じる例が多い．MgはCaと拮抗的に働き，低Mg血症が低Ca血症の原因となることもある．高Mg血症をきたす多くは，腎機能が低下している状況下でのMg過剰摂取で，健常人の場合，Mgを経口的に過剰摂取しても，腸管吸収の抑制，便，尿からの排泄により，問題になることはほとんどない．ただし，下痢を生じることがあり，高齢者や幼児では全身状態悪化に注意が必要である．

4 疫　学

　食生活の欧米化により，それまでの日本食には含まれていたMgを含有する野菜，海産物などの摂取率が低下してきたため，2004年に推奨量（370 mg/日）が策定された．2008年の平均摂取量は252〜262 mg/日（30〜49歳男性）と推奨量を大幅に下回っている[5,6]．

5 病態と原因

1 生体内でのMg調整

　Mgは，59％が骨，40％が筋肉，軟組織，1％が細胞外液に存在する．腸管吸収，腎での吸収・排泄，細胞内外の移動といった調整で，血中のMg濃度は一定に保たれている．Mg量が減少すると，骨に貯蔵されたMgが遊離し利用される．経口摂取したMgは主に小腸で吸収されるが，1,25(OH)$_2$DやMg欠乏で吸収は促進され，多量のMg摂取により抑制されるといわれている．また，腎臓での吸収・排泄は尿細管で行われ，表V-6-1に示すさまざまな因子により影響を受ける[7]．

2 Mg欠乏症の原因

　摂取不足以外の腎排泄増加，腸管吸収低下にお

■ 表 V-6-1 腎尿細管 Mg 再吸収を調節する因子

Mg 再吸収を上昇させる因子
- Mg 欠乏症
- PTH　など

Mg 再吸収を低下させる因子
- volume expansion
- Mg 過剰症
- 利尿薬（サイアザイド系利尿薬，ループ利尿薬など）
- ミネラルコルチコイド
- 薬剤（アルコール，シスプラチン，アミノグリコシド，ジギタリスなど）
- 高 Ca 血症
- 高 Ca 尿症
- P 欠乏　など

ける具体的原因としては，浸透圧利尿，慢性下痢，腸管切除，吸収不良症候群，急性膵炎，長期間の嘔吐などのほか，インスリン加療による Mg の細胞外液から内液への移行が関与することもある．また，腎排泄増加には，Gitelman 症候群をはじめとした，いくつかの遺伝性疾患による Mg 喪失が確認されている[7,8]．

3 | Mg 過剰症の原因

腎機能障害下時における過剰摂取以外の原因としては，Mg の静脈内投与下，横紋筋融解症，腫瘍崩壊，熱傷などで細胞内の Mg が細胞外に流出した場合，糖尿病性ケトアシドーシス，副腎不全，甲状腺機能低下症，副甲状腺機能亢進症，リチウム中毒などが報告されている．また，抗コリン薬や麻薬による腸蠕動低下により腸管からの排泄が減少し，Mg 吸収が増大することで，Mg が過剰になることもある．

6 症　状

Mg は，①骨，②筋肉，③神経，④内分泌臓器へ作用する．
① Ca，P とともに骨と歯の形成維持．
② 細胞内外の Ca・Na・K チャネルへの関与．
③ Ca の細胞内移動，神経伝達物質の遊離．
④ 副腎のアルドステロンや PTH の分泌．

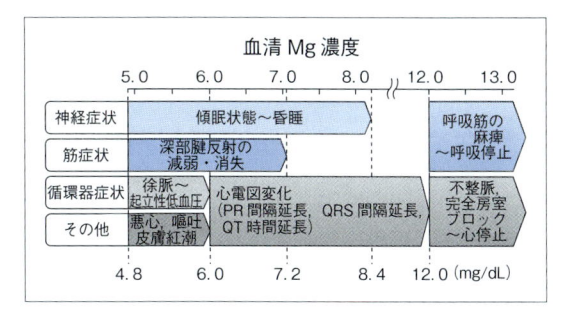

■ 図 V-6-1　Mg 過剰症による症状
（川村祐一郎ほか：臨床医，31：731-734，2005 より改変）

Mg の不足，過剰状態に，これら Ca や K などの異常も生じる結果，次の症状を認める[9]．

1 | Mg 欠乏症

食欲不振，悪心，嘔吐，嗜眠，衰弱，人格変化（いらいらや攻撃的），テタニー（例：Trousseau 徴候または Chvostek 徴候が陽性，または手足の自発性痙攣），振戦，筋肉の線維束性収縮や不整脈などを生じる．

2 | Mg 過剰症

筋緊張の低下や呼吸抑制が起き，重篤な場合は呼吸停止，心停止に至ることがある（図 V-6-1）．

7 検　査

血漿を検査するときに使われる抗凝固薬に，Mg に結合するクエン酸塩などが入っていることがあるため，Mg の検査は通常は血清でなされる．しかし，前述したとおり，Mg は細胞内に多く含まれることから，基準値範囲内であっても体内での Mg が不足していることがあり，尿中 Mg 排泄量の測定が有効である．腎臓が正常であれば，尿中 Mg 排泄量は低下（24 mg/日以下）し，体内 Mg が過剰となる．排泄量が上昇していれば体内 Mg は低下する．随時尿で Mg を測定するときは，次の式で Mg 排泄率（FEMg）を求める．FEMg＞2%（≧4 との報告もある[10]）であれば尿からの排泄による Mg 不足を考える[11]．

$$FEMg = (UMg/(PMg \times 0.7))/(UCr/PCr)$$

〔UMg：尿中 Mg, PMg：血清 Mg, UCr：尿中 Cr, PCr：血清 Cr〕

＊PMg に 0.7 をかけるのは，アルブミン結合して，糸球体で濾過されない 30％ の Mg を除くためである．

8 治 療

1 Mg 欠乏症

原因となる基礎疾患に対する治療が基本であるが，Mg の補給が必要である．Mg の補給には経口投与と経静脈的投与とがある．経口的な投与が可能であれば，Mg を大量に含有する緑色野菜を摂取させる以外に，水酸化 Mg やアスパラギン酸 Mg の投与が試みられる．経口摂取が不可能かまたは高度の Mg 欠乏時には，硫酸 Mg 液の経静脈的投与，または筋肉内投与が行われる．ただし，補正式などはなく，経口投与とは異なり Mg 過剰症をきたす可能性もあるため，Mg 投与により臨床的に Mg 欠乏の症候の改善の具合や血清 Mg 濃度を頻回にチェックして，過剰投与にならないように注意する必要がある．

2 Mg 過剰症

危機的な Mg 過剰症が認められる場合には，著しい腎障害を伴っていることが多く，腎からの排泄量を増加させることは期待できない．高 K 血症の緊急治療と同様に，Mg 過剰症に対しても Ca は拮抗的な作用を示すため，救急治療法としては Ca 輸液剤を投与する．残る方法は，透析療法により Mg を除去することである．

9 Perspective

Mg は高血圧症[2]以外にも，糖尿病，脂質異常症も含めた生活習慣病に関連した報告があり，臨床的にもその役割が重要視されている．

1 糖尿病

さまざまな糖代謝に関与することから，Mg 不足が 2 型糖尿病の発症，進行抑制，インスリン抵抗性の改善に関与することが報告されている[1]．

2 脂質異常症

腸管内における脂肪と Mg の鹸化反応による脂肪排泄をはじめとした脂質代謝に，Mg が重要な働きを有し，Mg を十分摂取することが脂質異常症の発症予防に重要であるといわれている[3,6]．

〔木村守次，深川雅史〕

《文 献》

1) Yokota K, et al.: Clinical Efficacy of Magnesium Supplementation in Patients with Type 2 Diabetes. J Am Coll Nutr, 23：506 S-509 S, 2004.
2) 藤田敏郎：マグネシウムの降圧作用．食塩と高血圧，p. 123-126，日本医学出版，2002.
3) Kishimoto Y, et al.: Effects of magnesium on postprandial serum lipid responses in healthy human subjects. British Journal of Nutrition, 103：469-472, 2010.
4) 富田明夫：臨床検査ガイド 2009～2010―これだけは必要な検査のすすめかた・データのよみかた．p. 297-299，文光堂，2009.
5) 厚生労働省：日本人の食事摂取基準．p. 199-200，第一出版，2010.
6) 横田邦信：マグネシウムと脂質異常症．臨床栄養（臨時増刊号），113：556-557, 2008.
7) Shils ME: Modern Nutrition in Health and Disease. 10 th ed. p. 223-247, Williams & Wilkins, 2006.
8) Stanley Goldfarb: NephSAP. Nephrol Self Assess Program, 9：304-306, 2010.
9) 外 須美夫：マグネシウムの基礎と臨床．p. 140-149，真興交易（株）医学出版部．2005.
10) Elisaf M, et al.: Fractional excretion of magnesium in normal subjects and in patients with hypomagnesemia. Magnes Res, 10：315-320, 1997.
11) 深川雅史：腎臓・水電解質コンサルト．p. 73-76，金芳堂，2009.

7 その他の電解質や元素の異常

1 Fe（鉄）

1 概念

Feは，酸素の運搬，核酸合成などの活動に関わり，不足すると貧血を主体としたさまざまな全身障害をきたす．末期腎不全における腎性貧血に対しエリスロポエチン（EPO）製剤を投与しながらも貧血改善が思わしくない症例では，Feが不足していることも多く，鉄剤投与により透析患者の生命予後を改善することが報告されている（DOPPS：Dialysis Outcomes and Practice Patterns Study）．一方，Feの過剰は，その沈着によりさまざまな臓器障害を引き起こし，腎不全患者では死亡率を上昇させるともいわれ[1]，透析患者におけるFeの補充には十分なモニタリングのもと，やや低めの血清フェリチン値で経過をみることが望ましいともいわれている[2]．

2 症状と診断

欠乏症は，爪の変形やFe欠乏性貧血から診断される場合が多く，過剰症は，貧血患者に対する輸血やFeの過剰投与などで生じ，Feの臓器沈着による心不全，肝硬変，糖尿病，Alzheimer病やParkinson病などの多臓器障害の症状，所見から診断に至るケースが多い．

3 役割

Feは，体内で排泄機構がなく，繰り返し再利用される特徴がある（図V-7-1）[3]．

❶ 骨髄/赤血球/末梢血

骨髄でのHb合成のため，肝臓や脾臓の網内系マクロファージから末梢血へFeが供給され，末梢血から赤芽球にFeが取り込まれる．赤芽球がFeを取り込んで赤血球に分化すると，赤血球は骨髄から末梢血に出る．

❷ 網内系マクロファージ

網内系マクロファージは，老化した赤血球を貪食し，Hb内のFeを取り込み，血清鉄〔トランスフェリン（Tf）と結合しているFe〕の量を一定にコントロールする中心的な役目を果たしている．

❸ 肝臓

肝臓はFeの貯蔵庫である．血清鉄から肝細胞に取り込まれたFeは，Feが欠乏した際に末梢血に供給される．

❹ 腸管上皮細胞

経口摂取したFeは腸管上皮細胞に取り込まれ，フェリチンと結合した状態で貯蔵される．過剰の際は，腸管上皮細胞の剥離・脱落とともに便中に排泄され，不足時には，腸管上皮細胞に貯蔵されたFeの一部が腸管上皮細胞の剥離・脱落前に末梢血に放出される．

4 検査

血液検査では，血清鉄とTf，血清フェリチン（正常値 20〜120 ng/mL）を測定し，Feの動態を判定する．

TIBC＝血清鉄＋UIBC

TIBC＝総鉄結合能；Tf総量（正常値　男性：238〜367 μg/dL　女性：246〜396 μg/dL）

血清鉄＝飽和鉄結合能（正常値　男性：54〜200 μg/dL　女性：48〜154 μg/dL）

UIBC（Feと結合していないTf）＝不飽和鉄結合能（正常値　男性：117〜275 μg/dL　女性：159〜307 μg/dL）

EPOの治療を受けているCKD患者のFeの評価には，Tf飽和率（TSAT）と血清フェリチン濃度を標準的検査として用い，Fe補充療法の開始基準は，TSAT 20％以下，血清フェリチン濃

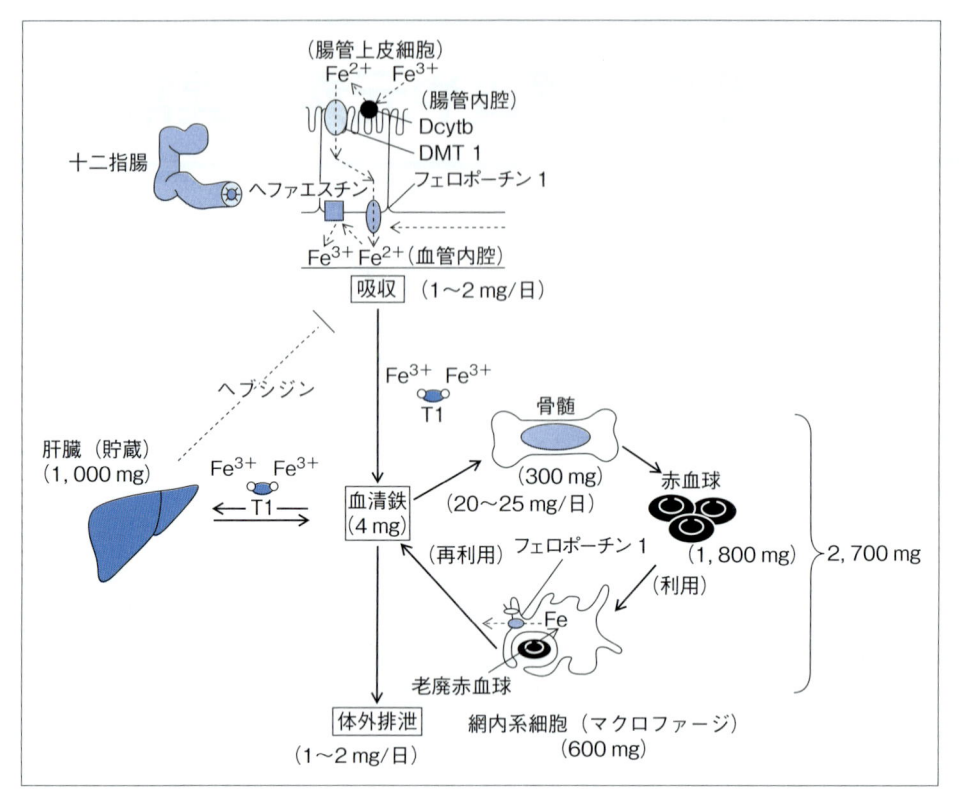

■ 図 V-7-1 体内の鉄動態
(堀田知光:Iron Overload と鉄キレート療法. p.37-46, メディカルレビュー社, 2007 より改変)

度 100 ng/mL 以下が推奨されている[4]).

$TSAT(\%) = 血清鉄/TIBC \times 100$

その他に,放射線標識した ^{59}Fe を用いて血漿鉄消失時間(PIDT)や赤血球鉄利用率(% RCU)を求めることにより鉄動態を調べる検査がある.臓器障害については,心エコー検査,肝機能検査,CT・MRI 検査,耐糖能検査などについて定期的に実施する.

5 治療

食事療法だけでは不十分な場合が多いが,鉄剤は消化器症状を伴うことがあるため,食直後または食事中の内服が推奨される.貯蔵鉄の状態を把握するためには,血清フェリチン値の測定を行い,基準値で投与を中止する.Fe の吸収には,促進に関与するもの(アスコルビン酸,肉,アルコール)と妨げになるもの(ポリフェノール,Ca,P,ミリセチン,制酸剤,テトラサイクリン系の抗菌薬,コーヒー,ナッツ類.今日,お茶は問題ないといわれている)が存在し,逆に鉄剤を服用していると吸収が妨げられる薬剤(キノロン系をはじめとした抗菌薬,甲状腺薬)も存在するため注意を要する[5]).また,鉄剤により便が黒くなり,消化管出血の評価の妨げになることにも注意する.経口薬と非経口薬での Hb の増加率はほぼ同じといわれているが,服用を継続できない場合は静脈注射で投与する.この場合,投与された Fe は体内に蓄積し,過剰投与にならないように注意する.

Fe 中毒の治療には,鉄キレート薬であるメシル酸デフェロキサミン(注射)と経口鉄キレート薬のデフェラシロクスが投与される.鉄キレート薬の使用中は,腎・肝機能検査,視力検査,聴力検査を定期的に実施する.さらに,小児患者では,成長障害の確認をする[3]).

2 Cl（塩素）

1 役割と病態

Clは血清中の陰イオンの約70%を占め，食塩（NaCl）の形で経口摂取され，HCO_3^-との総和が一定になるように働きながら酸・塩基平衡で重要な役割を果たす．血清および尿中クロールの濃度から，嘔吐，下痢，浮腫，利尿薬投与時などに伴う水代謝異常や酸・塩基平衡の状態を推測でき，アニオンギャップ＝$Na^+ - (Cl^- + HCO_3^-)$（基準値14 mEq/L 以下）を算出し病態の鑑別を行う[5]．

2 欠乏症と過剰症

基準値は98～109 mEq/Lで，日内変動や運動による影響はほとんどみられず，食後は胃酸として分泌されるため若干低下を認める．低値の場合は，Addison病，SIADH，胃液吸引，呼吸筋障害，呼吸性アシドーシス，呼吸中枢の障害，腎不全，水中毒，代謝性アルカローシス，大葉性肺炎，低張性脱水症，肺気腫，利尿薬の使用，嘔吐などが考えられ，高値の場合はアセタゾラミド投与，下痢，過換気症候群，呼吸性アルカローシス，高張性脱水症，低アルドステロン症，尿細管性アシドーシス，脳炎などが考えられる．

3 Cu（銅）

1 病態と役割

主に骨，骨格筋，血液に存在し，末梢組織へのCuの輸送は血清アルブミン，セルロプラスミンと結合して行われ，Feの代謝や輸送，活性酸素の除去，神経伝達物質の代謝に重要な役割を担う．

2 欠乏症

Hbを合成するために不可欠な成分で，欠乏すると貧血が生じる．好中球減少症と骨異常にも関連し，成長の障害，色素沈着減少，筋肉緊張低下，免疫機能低下，心血管系やコレステロール，糖代謝の異常などがみられることもある．リスク集団には，乳児，吸収不良，中心静脈栄養（IVH）の患者が含まれ，遺伝性疾患は，予後不良の先天性腸管吸収障害であるMenkes病（ねじれ毛症）がある．また，FeやZnの過剰によりCuの吸収は低下する．

3 過剰症

比較的予後良好の遺伝性疾患であるWilson病以外では，誤飲，透析時の混注などでみられることがある．消化管障害・肝障害・溶血性貧血などを認め，リスク集団は，HD患者と慢性肝疾患患者である．

4 治療

治療は，通常食の摂取，IVHの場合はビタミン剤静注で対応する．

4 I（ヨウ素）

1 病態と役割

ヨウ素（I）は甲状腺ホルモン合成に必須の元素で，海産物に含まれ，摂取機会が少ない内陸地域で不足することがある．

2 欠乏症

不足時には甲状腺機能低下症の状態となり，成長および脳の発達を遅らせ，先天異常を引き起こすこともある．欠乏症であった場合，Iの過剰な取り込みが，逆に甲状腺ホルモンの合成を阻害することもある（Wolff-Chaikoff効果）．

3 過剰症

甲状腺機能が正常なほとんどの例では正常なまま推移する．大量のヨウ化物を服用した場合，金属味，唾液分泌の増大，胃腸刺激，皮膚病変が生じる．

4 診 断

甲状腺機能検査，触診，超音波検査，尿中I排泄量による．

5 治 療

基本的には食事の見直しだが，欠乏症の乳児には，チロキシンならびにヨウ化物の経口投与，欠乏症の成人にはヨウ化物投与を行う．

5 Zn（亜鉛）

1 病態と役割

主に骨，歯，毛髪，皮膚，肝，筋肉，白血球および精巣などに含まれ，炭酸脱水酵素，RNA，DNAなどに関連した数百の酵素の構造形成および維持に必須である．Znの排出経路は膵液をはじめとした消化器が9割を占め，残りが尿と汗である．臨床検査による診断が困難で，血清中濃度も不正確なことが多く，血清または上記組織中のZn濃度と尿中Zn排泄量から診断される．

2 欠乏症

Zn含有量の豊富な肉類の摂取不足，Znと結合し小腸での吸収を妨げる食物繊維，穀物，豆類などの過剰摂取により生じる．その他，肝不全，利尿薬使用，糖尿病，慢性腎不全，吸収不良，重度のストレスがかかる疾患患者などにも認められる．低下時の症状は細胞分裂の頻繁な箇所に影響が表れ，味蕾の減少による味覚障害，夜盲症（ビタミンAの活性化に関与），精子形成の減少，無月経，貧血，皮膚炎，免疫機能の減弱，甲状腺機能の減弱，創傷治癒の遅延などが認められる．症状が特異的ではないため，上記症状または徴候が認められる栄養不足患者については，Zn欠乏症を疑うべきである．

3 過剰症

Znの摂取過多はFeやCuの欠乏を招く．また，HDL-Cの血液中の濃度を低下させる．

4 治 療

欠乏症に対しては，経口Zn含有製剤（ポラプレジンク）の投与で，過剰症では，排泄経路の確認と加療が重要である．

6 Mn（マンガン）

1 病態と役割

骨の形成や代謝に関係し，消化などを助ける酵素系の成分で，甲状腺ホルモンをつくり，生殖機能も高める．

2 欠乏症

天然水などに含まれ，不足すると成長異常，平衡感覚異常，倦怠感，糖尿病，骨異常，治癒遅延，生殖能力の低下などが起こる．

3 過剰症

鉱石の採掘や精錬をする人々に限られることが多く，大脳基底核や錐体路の障害，精神症状も生じる．また，Mnは酸素吸着作用があるため，酸素欠乏症を呈する可能性もある．

4 治 療

欠乏症では食事指導を行い，過剰症では，Mn曝露から離れ，治療薬としては，キレート作用を応用してMnを体外に除去する化合物が用いられている．

7 Cr（クロム）

1 病態と役割

食品に含まれる3価クロム（Cr）は毒性がなく，人間にとって必須の栄養素である．体内では吸収されにくく，米，小麦など，穀物を精製すると大幅に失われる．

2 欠乏症

不足すると，糖尿病をはじめとした耐糖能障害，LDL-Cや体重の減少，運動失調および末梢神経障害などが生じる．

3 過剰症

Crの吸収率が低いため，過剰症が問題となることは滅多にないが，長期間の過剰摂取を行った場合は，嘔吐，下痢，腹痛，肝障害，中枢神経障害などの起こる可能性がある．

4 治療

経口摂取が可能であれば，玄米菜食，魚介類，乾燥酵母などのCrが多い食べ物を摂取させる．一般的な中心静脈内投与薬には含まれていないため注意を要する．

8 Se（セレン）

1 病態と役割

甲状腺ホルモンの脱ヨウ素化酵素の一部で，ビタミンC，Eとともに活性酸素から生体を防御すると考えられている．肉や植物に含まれ，水銀と拮抗作用がある．

2 欠乏症

Se単独の欠乏症状は少なく，Iやビタミンの欠乏により症状が出現する．Se含量の乏しい中国黒竜江省の克山県や河南省の林県などで，うっ血性心不全，胃癌，前立腺癌，甲状腺異常などの報告があり，Down症候群では細菌感染の予防に使用されることがある．

3 過剰症

過剰摂取は，下痢，胃腸障害，脱毛，爪の変形，疲労感，焦燥感，末梢神経障害，心筋梗塞，急性の呼吸困難，腎不全などの症状を認めるほか，皮膚癌のリスクを高めるともいわれている．

4 治療

不足時の治療は経口投与となる．一般的な中心静脈内投与薬には含まれていないため注意を要する．

9 Perspective

Fe代謝に関与する蛋白として，Tf，フェリチン以外に，トランスフェリン受容体1・2，DMT 1，フェロポーチン1，HFE，ヘモジュベリンなど，多くの分子やそれらを調節するヘプシジンの存在が明らかになっている．ヘプシジンは，肝臓で産生されて末梢血に流出し，マクロファージ，肝細胞および腸管上皮細胞に作用する低分子ポリペプタイドである．ヘプシジンの産生は，①Feが過剰に存在する場合以外に，②持続性の炎症が存在する場合，③EPO欠乏などにより骨髄機能が低下している場合にも亢進する[3]．

Cu過剰に関係する遺伝子疾患の1つインド小児期肝硬変の数は，最近，減少傾向であるが，世界の他地域で類似した疾患が認められるようになってきている[8]．

Iの欠乏症の診断には，血中の甲状腺ホルモン値より，尿中ヨウ素排出量のほうが参考になる[18]．

Znの吸収不良により生じる重篤な疾患である腸性肢端皮膚炎は，乳児離乳後に生じる疾患であり，疑わしい場合はZn値を測定する[19]．

Seの欠乏により心不全を呈する中国の克山病は，Seの欠乏が遺伝子の構造を変化させている可能性があると考えられている[17]．

〔木村守次，深川雅史〕

《文 献》

1) Feldman HI, et al. : Iron administration and clinical outcomes in hemodialysis patients. J Am Soc Nephrol, 13 : 734-744, 2002.
2) 前田貞亮：血液透析患者の鉄の至適指標は低フェリチン高TSAT．日本透析医会雑誌，22：242-249，2007．
3) 堀田知光：Iron Overloadと鉄キレート療法．p. 37-46，メディカルレビュー社，2007．
4) 椿原美治：2008年版日本透析医学会，慢性腎臓病患者における腎性貧血治療のガイドライン．透析会誌，41：685，2008．
5) Shils ME : Modern Nutrition in Health and Disease. 10th ed. p. 248-270, Williams & Wilkins, 2006.
6) 深川雅史：腎臓・水電解質コンサルト．p. 77-82，金芳堂，2009．
7) 厚生労働省：日本人の食事摂取基準　2010年版．第一出版，2010．
8) Shils ME : Modern Nutrition in Health and Disease. 10th ed. p. 286-299, Williams & Wilkins, 2006.
9) A Ralph : Human Nutrition And Dietetics. 10 th ed. p. 205-208, Churchill Livingstone, 2000.
10) Shaw JC : Copper deficiency in term and pretem infants. In : Nutritional anemias, ed by Fomon SJ, et al., p. 105, Vevey/Raven Press, 1992.
11) 奥田俊洋：銅（Cu）．臨床検査データブック2011-2012．p. 214-215，医学書院，2011．
12) Shils ME : Modern Nutrition in Health and Disease. 10th ed. p. 300-311, Williams & Wilkins, 2006.
13) 健康・栄養食品アドバイザリースタッフ・テキストブック第7版．第一出版，2010．
14) 専門領域の最新情報　最新栄養学　第8版．建帛社，2002．
15) Shils ME : Modern Nutrition in Health and Disease. 10 th ed. p. 272-285, Williams & Wilkins, 2006.
16) Shils ME : Modern Nutrition in Health and Disease. 10 th ed. p. 326-331, Williams & Wilkins, 2006.
17) Shils ME : Modern Nutrition in Health and Disease. 10 th ed. p. 312-325, Williams & Wilkins, 2006.
18) 奥田俊洋：ヨウ素（I）．臨床検査データブック2011-2012．p. 207-208，医学書院，2011．
19) 奥田俊洋：亜鉛（Zn）．臨床検査データブック2011-2012．p. 209-210，医学書院，2011．

8 酸塩基平衡異常

酸塩基平衡は生体内での細胞機能を維持するために重要な役割を担っている．生態はわずかな範囲内で水素イオン濃度を調節している．酸塩基平衡異常は正しく解釈することにより，原因となる疾患の診断や治療に役立つ．

1 診断・定義と概念

酸塩基平衡異常は，次のステップで鑑別診断を考える．
- ステップ1　アシデミアかアルカレミアか．
- ステップ2　呼吸性か代謝性か．
- ステップ3　代償の範囲内かどうか．
- ステップ4　アニオンギャップ（AG）を計算する．
- ステップ5　AG上昇のときは，補正HCO_3^-もしくは$\Delta AG/\Delta HCO_3^-$を計算．

1 アシデミア，アルカレミア，アシドーシス，アルカローシス

正常の動脈血のpHは7.4で，pH 7.36以下となることをアシデミア（酸血症），pH 7.44以上となることをアルカレミア（アルカリ血症）という．
「アシドーシス」と「アルカローシス」は酸塩基平衡の病態生理的な過程を表し，代謝性アシドーシス，代謝性アルカローシス，呼吸性アシドーシス，呼吸性アルカローシスの4つに分けられる．1つのみの場合は単純性と呼び，複数が混在している場合に混合性と呼ぶ．一次的な過程でpHが変動すると，pHを正常に戻そうと代償反応が起こる．例えば呼吸性アシドーシスによりpHの低下が起こると代償反応として腎臓でのHCO_3の再吸収が起こり，pHを7.4に近づけようとする[1]．

表 V-8-1　代償の範囲

酸塩基平衡異常	pH	一次的な反応	代償の反応	代償の範囲	代償の限界値
代謝性アシドーシス	↓	HCO_3^- ↓	$PaCO_2$ ↓（肺胞換気増加）	$PCO_2=1.5[HCO_3]+8\pm2$ $\Delta PCO_2=(1〜1.3)\Delta HCO_3$ $PCO_2=15+[HCO_3]$	$PCO_2=15$
代謝性アルカローシス	↑	HCO_3^- ↑	$PaCO_2$ ↑（肺胞換気減少）	$\Delta PCO_2=0.6〜0.7\times\Delta HCO_3$ $PCO_2=15+[HCO_3]$	$PCO_2=55$
呼吸性アシドーシス	↓	PCO_2 ↑	HCO_3 ↑（腎の再吸収増加）	急性：$\Delta PCO_2=10$ mmHg ↑ごとに$\Delta HCO_3=1$ mEq/L ↑ 慢性：$\Delta PCO_2=10$ mmHg ↑ごとに$\Delta HCO_3=4$ mEq/L ↑	$[HCO_3]=38$ $[HCO_3]=45$
呼吸性アルカローシス	↑	PCO_2 ↓	HCO_3 ↓（腎の再吸収減少）	急性：$\Delta PCO_2=10$ mmHg ↓ごとに$\Delta HCO_3=2$ mEq/L ↓ 慢性：$\Delta PCO_2=10$ mmHg ↓ごとに$\Delta HCO_3=5$ mEq/L ↓	$[HCO_3]=18$ $[HCO_3]=15$

(Mehta AW : Approach to Acid-Base Disorders. : Primer on Kidney Diseases 5th ed. ed by Greenberg A, p.98-107, Saunders, 2011. より改変)

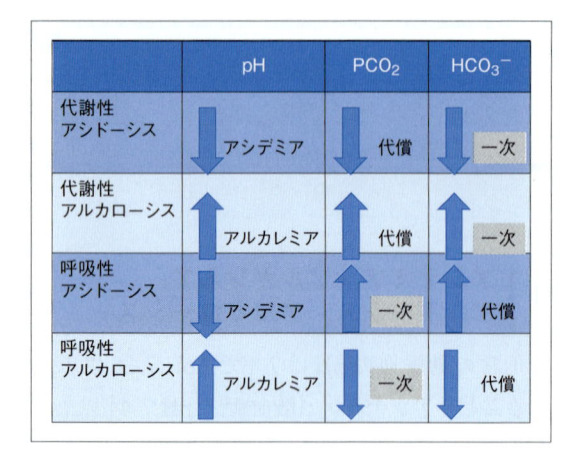

■ 図 V-8-1　一次的反応と代償反応

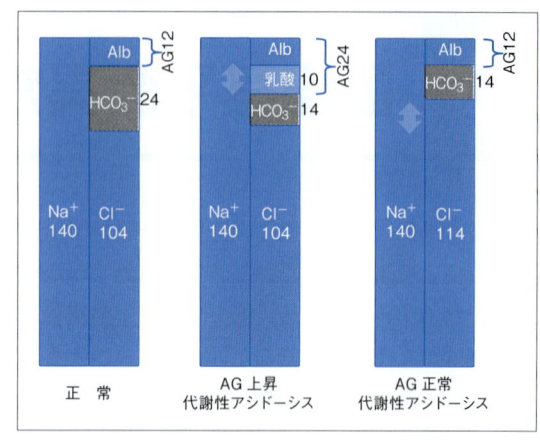

■ 図 V-8-2　AG と代謝性アシドーシス

2 | 代償反応

　代償反応は経験則によって予測でき，それを式で表したものが表 V-8-1 である．予測範囲内であれば1つの酸塩基平衡異常で説明でき，予測より下回っているか上回っている場合には別の酸塩基平衡異常が合併していると考える．2つ以上の酸塩基平衡異常を合併する場合を混合性と呼ぶ．表 V-8-1 に示すように一次的反応と代償反応の矢印は同じ方向に変化している．例えば代謝性アシドーシスは HCO_3^- が低下し，代償反応では PCO_2 が低下している（図 V-8-1）．

　呼吸性の代償は1時間以内に速やかに起こり，12時間から36時間以内にほぼ最大となる．代償性の代償反応は主に腎臓で行われ，その反応が最大となるには数日間を要する．そのため呼吸性アシドーシスや呼吸性アルカローシスでは，急性と慢性で代償の範囲が異なる（表 V-8-1）．代償反応により正常な pH に近づくが，完全な正常値にはならない．例外は慢性の呼吸性アルカローシスである．

3 | アニオンギャップ

　AG は式①で定義される．
　$AG = Na^+ - (Cl^- + HCO_3^-)$ ……①
　正常値は 8〜12 mEq/L である．代謝性アシドーシスでは AG が正常なものと AG が上昇するものに分けて考える．

　AG が正常な代謝性アシドーシスは体に HCl が負荷されるものと考えることができ，反応は次の式②になり，HCO_3^- が低下する分だけ Cl が上昇する．したがって AG は変わらない．
　$HCl + NaHCO_3 \rightarrow NaCl + CO_2 + H_2O$ ……②
　AG 上昇の代謝性アシドーシスでは Cl^- と HCO_3^- 以外の陰イオン（A^-）とともに H^+ が加わったと考えることができ，反応は式③のようになり，A^- の分だけ HCO_3^- が低下し，かつ AG は上昇することになる．
　$HA + NaHCO_3 \rightarrow NaA + CO_2 + H_2O$ ……③
　図 V-8-2 では乳酸アシドーシスにより乳酸 10 mEq/L 分の AG が上昇している．
　また AG は次のように変形できる．まず，
　［血清中のすべての陰イオン］=［血清中のすべての陽イオン］……④
　$Na^+ + K^+ + Ca^{2+} + Mg^{2+} + Protein^+$ …… = $Cl^- + HCO_3^- + Protein^- + HPO_4^{-2}/HPO_4^- + SO_4^{-2} + OA^-$ ……④'
　これは，
　$Na^+ +$ ［Na 以外の陽イオン］$= Cl^- + HCO_3^- +$ ［Cl と HCO_3 以外の陰イオン］……④"
　とまとめることができる．この式を変形して，
　$Na^+ - (Cl^- + HCO_3^-) =$ ［Cl と HCO_3 以外の陰イオン］－［Na 以外の陽イオン］$= AG$ ……⑤
　と AG を定義できる．したがって Cl と HCO_3 以

外の陰イオンが増えた場合には AG は増加する.

その陰イオンで最も大切なものはアルブミンである. アルブミンが 1 g/dL 上昇するごとに AG が 2.5 mEq/L ずつ上昇する. 逆も同様のことがいえる. 多くの消耗性疾患や炎症性疾患ではアルブミンが低下するので, 特にこのことに留意しなければならない. 例えばアルブミンが 2 g/dL の場合には正常な AG は 5 mEq/L 下がることになり, 計算上の AG が 12 を示しても AG が 5 上昇した代謝性アシドーシスが存在することになる.

一方, Na 以外の陽イオンが上昇した場合, AG は低下する. このような場合は陽イオンであるリチウム$^+$が上昇する場合や IgG$^+$が上昇する場合があり, それぞれリチウム中毒, 多発性骨髄腫を考える. なおブロムが蓄積するブロマイド中毒ではブロムを誤って Cl と測定されることがあり, 血中 Cl が高値に測定され, AG が低下する[2] (表 V-8-2).

4 | 補正 HCO$_3^-$ と ΔAG/ΔHCO$_3$

❶ 補正 HCO$_3$

前述のように AG 上昇の代謝性アシドーシスでは, AG の上昇 (A$^-$の増加) に伴い H$^+$も増加するために, AG 上昇と同程度に HCO$_3^-$が低下する. すなわち [AG の上昇 (ΔAG)] : [HCO$_3^-$の低下 (ΔHCO$_3$)] = 1 : 1 である. 補正 HCO$_3$ は式⑥で表される.

補正 HCO$_3$ = [実測 HCO$_3$] + [ΔAG] ……⑥

したがって AG 上昇の代謝性アシドーシスのみでは, 補正 HCO$_3$ = 24 となるはずである. また補正 HCO$_3$ > 28 なら代謝性アルカローシスが, 補正 HCO$_3$ < 23 なら代謝性アシドーシスが同時に存在すると考える.

❷ ΔAG/ΔHCO$_3$

前述の考え方によると [AG の上昇] : [HCO$_3$の低下] = 1 : 1 となるはずである.

すなわち ΔAG/ΔHCO$_3$ = 1 となる. しかし実際は H$^+$の細胞内での緩衝や腎臓からの陰イオン (A$^-$) の排泄により 1 : 1 の比率にならない, それを踏まえた考え方が ΔAG/ΔHCO$_3$ である. H$^+$が細胞内に多く移動してしまえば ΔAG/ΔHCO$_3$

■ 表 V-8-2 代謝性アシドーシス以外で AG が変化する病態

1. AG 上昇
① Cl$^-$ や HCO$_3^-$ 以外の陰イオンが増加 高 P 血症, 高アルブミン血症

2. AG 低下
① Na$^+$ 以外の陽イオンが増加 高 K 血症, 高 Ca 血症, リチウム中毒, 多発性骨髄腫 (IgG), 低アルブミン血症 ② 誤測定 Cl$^-$ と誤測定:ヨード中毒・ブロマイド中毒 偽性低 Na 血症

(Emmett M et al. : Serum anion gap in conditions other than metabolic acidosis, Up To Date online, 2012 より改変)

■ 表 V-8-3 ΔAG/ΔHCO$_3$ による鑑別

(ΔAG ≒ ΔHCO$_3^-$) ΔAG/ΔHCO$_3$ = 1〜2	① AG 上昇代謝性アシドーシスのみ 乳酸アシドーシス (0.8〜2.0)
(ΔAG > ΔHCO$_3^-$) ΔAG/ΔHCO$_3$ = 2 以上	① AG 上昇代謝性アシドーシス+嘔吐 (代謝性アルカローシス) ② AG 上昇代謝性アシドーシス+慢性的な呼吸性アシドーシスによる代償性 HCO$_3$ 上昇
(ΔAG < ΔHCO$_3^-$) ΔAG/ΔHCO$_3$ = 1 以下	① AG 上昇代謝性アシドーシス+ AG 正常代謝性アシドーシス ② 陰イオンが尿中に排泄される状態* (トルエン中毒, ケトアシドーシス, D-乳酸アシドーシス, 腎不全の一部)

＊陰イオンの排泄のしやすさは馬尿酸>ケト酸>D-乳酸.
L-乳酸は排泄されにくい (ケト酸の 1/10).

(Emmett M, et al. : Up To Date online, 6. 17, 2010 より改変)

>1となり，腎臓からのA⁻の排泄が多くなれば ΔAG/ΔHCO₃<1となる．例えば乳酸アシドーシスのみであってもΔAG/ΔHCO₃=0.8〜2.0の範囲の値をとりうる[3]．ΔAG/ΔHCO₃を表V-8-3にまとめた．

2 混合性の酸塩基平衡異常

2つ以上の酸塩基平衡異常を合併する場合を混合性と呼ぶ．混合性の酸塩基平衡異常の例を表V-8-4にあげる．

代償反応やAG，補正HCO₃，ΔAG/ΔHCO₃を考えることにより，これらの混合性の酸塩基平衡異常をとらえることができる．しかし特殊な混合性の酸塩基平衡異常では代償反応やAG，補正HCO₃，ΔAG/ΔHCO₃だけでは判断することができない．特殊な混合性の例としては，①下痢+嘔吐でAGの増加しない代謝性アシドーシス+代謝性アルカローシスの場合（pHやHCO₃⁻が正常に近い値となる），②慢性閉塞性肺疾患（COPD）に肺炎を合併し慢性の呼吸性アシドーシス+急性の呼吸性アシドーシス，③妊娠による呼吸性アルカローシスに麻酔薬投与で呼吸性アシドーシスが合併，といったことがありうる．その場合は詳細な病歴や身体所見などで，正しい病態に近づくことが可能である．AGとPCO₂以外が正常であるときには3つの酸塩基平衡異常が混在している可能性がある[4]．

■ 表V-8-4 混合性の酸塩基平衡異常と病態（例）

	病態
代謝性アシドーシス+呼吸性アシドーシス	乳酸アシドーシス+ARDS
代謝性アシドーシス+呼吸性アルカローシス	アスピリン中毒（AG上昇）+呼吸中枢刺激 敗血症性ショック
代謝性アルカローシス+呼吸性アシドーシス	利尿薬による代謝性アルカローシス+COPD
代謝性アルカローシス+呼吸性アルカローシス	肝硬変による過換気（横隔膜の挙上，AVシャント，呼吸刺激ホルモンの増加）+嘔吐
代謝性アルカローシス+代謝性アシドーシス	嘔吐+糖尿病性ケトアシドーシス 嘔吐+尿毒症 嘔吐+下痢
代謝性アシドーシス+代謝性アルカローシス+呼吸性アルカローシス	薬剤による過換気+嘔吐+体液量低下による乳酸アシドーシス

(Mehta AW : Approach to Acid-Base Disorders. : Primer on Kidney Diseases 5th ed. ed by Greenberg A, p.98-107, Saunders, 2009. より改変)

■ 表V-8-5 静脈血と動脈血による血液ガスの違い

血液ガス正常値		pH	PCO₂ (mmHg)	HCO₃⁻ (mEq/L)
	動脈血	7.37〜7.43	36〜44	22〜26
	静脈血	7.32〜7.38	42〜50	23〜27
心肺蘇生時				
	動脈血	7.41	32	20
	混合静脈血	7.15	74	24

(Rennke HG, et al.：体液異常と腎臓の病態生理 第2版, p.114-138, メディカル・サイエンス・インターナショナル，2007より改変)

3 静脈血と動脈血による血液ガスの違い

PO_2 以外の静脈血と動脈血の違いは，PCO_2 は約 6 mmHg 静脈血が高く，HCO_3 で約 1 mEq/L 静脈血が高い程度である．よって静脈血で酸塩基平衡を評価することが可能である．また末梢静脈と中心静脈でもほとんど差がない[1]．

しかし，このような関係が当てはまらない状況が存在する．その例として心肺蘇生時があげられる．表 V-8-5 に示すように，混合静脈血では著明なアシデミアにもかかわらず，動脈血中の pH はそれほど低下しておらず，むしろ PCO_2 が低下した呼吸性アルカローシスの状態となっている．心肺蘇生時には肺血流が著明に低下し，換気は人工呼吸により保たれているため肺循環に流入した血流の CO_2 排泄は増加しており，したがって動脈血の PCO_2 は低下する．しかし総 CO_2 排泄量は低下している．このような状態を偽性呼吸性アルカローシスと呼んでいる．この場合，混合静脈血のほうが体内の酸塩基平衡を反映している．

〔志水英明，藤田芳郎〕

《文 献》

1) Rennke HG, et al.：酸塩基生理学と代謝性アルカローシス．体液異常と腎臓の病態生理 第2版，黒川 清 監訳，高野秀樹 訳，p.114-138, メディカル・サイエンス・インターナショナル，2007.
2) Kraut JA, et al.：Serum Anion Gap：Its Uses and Limitations in Clinical Medicine. Clin J Am Soc Nephrol, 2：162-174, 2007.
3) Emmett M, et al.：The anion gap/HCO_3 ratio in Patients with a high anion gap metabolic acidosis. Up To Date online 2010.
4) 藤田芳郎：血液ガスデータの落とし穴―複数の酸塩基平衡が合併する!?. 薬局，59：38-41, 2008.

V. 水・電解質異常

9 代謝性アシドーシス

1 定義・概念

代謝性アシドーシスによる症状（影響）は高K血症，腎障害の進行，緩衝作用による骨吸収，心収縮力の低下，アドレナリンに対する感受性の低下などが知られている[1]（表V-9-1）．心筋収縮力の低下，アドレナリンレセプターの活性化抑制，末梢血管拡張等の心血管系に与える影響については細胞レベルの研究はされているが，生体での評価は明確になっていない．例えば生体に乳酸を投与した場合，心機能が改善した報告もあり，心機能への影響に関しては議論の分かれるところである．

アシドーシスにより細胞内に水素イオン（H^+）が入り細胞外液にK^+が出ることにより血清Kが上昇するが，乳酸アシドーシスのように細胞内に入る有機酸では高K血症になりにくい．

■ 表V-9-1 代謝性アシドーシスによる影響

急 性
静脈収縮・動脈拡張，心筋収縮力低下・心拍出量低下，インターロイキン産生，白血球機能低下，インスリン作用低下，カテコールアミン作用低下，意識障害
慢 性
発育障害，骨ミネラル代謝異常の進行，腎障害の進行，筋肉の異化，アルブミン合成の低下，$β_2$-MG 産生

(Kraut JA, et al.: Nat Rev Nephrol, 6: 274-285, 2010 より改変)

1 診断のポイント

代謝性アシドーシスを診断するポイントとして，AGが上昇するものとAG正常のものに分けて考える（図V-9-1）．AG上昇の代謝性アシドーシスでは，①4つの病態を考える（i：乳酸アシドーシス，ii：ケトアシドーシス，iii：毒物・薬物，iv：腎不全）．この中で毒物・薬物によるものでは，②血漿浸透圧ギャップを計算し，血漿浸透圧ギャップの上昇するものと，血漿浸透圧ギャップの上昇しないもので判別する．

AG正常の代謝性アシドーシスは，①腎性か腎外性であるか，②尿アニオンギャップ（UAG）・尿浸透圧ギャップを計算，③尿中pHを測定，により鑑別が可能となる[2]．

2 病 態

1 AGの上昇する代謝性アシドーシス
（表V-9-2）

❶ 乳酸アシドーシス

乳酸（L-乳酸）は1日15～30 mmol/kg（H^+も同量）産生され，主に肝臓や腎臓の皮質でブドウ糖や二酸化炭素・水に変換され，正常では血漿乳

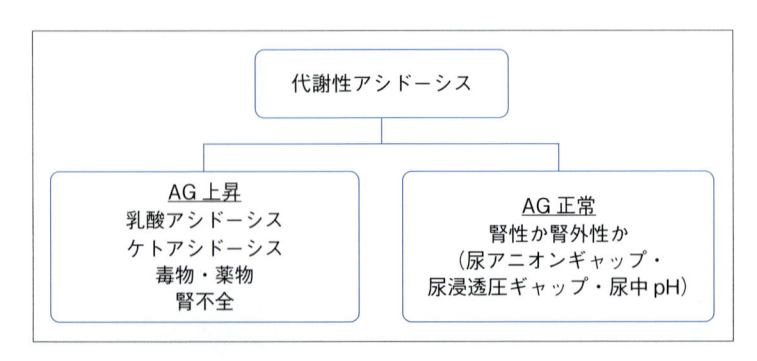

■ 図V-9-1 代謝性アシドーシスの診断のポイント

酸値は0.5〜1.5 mEq/Lに保たれている[3]．乳酸アシドーシスの原因として組織の循環不全によるType A，循環不全を伴わない他の要因（薬剤，肝疾患，ビタミンB_1欠乏，ミトコンドリア機能異常など）のType Bがある（表V-9-3）．循環不全による乳酸アシドーシスは血中乳酸値や死亡率と関連がみられる．乳酸値が5 mmol/L以上になると致死率が上昇するが，AGの上昇がないことが54%，pH＞7.35であることが25%もあり，AG上昇を乳酸アシドーシスのスクリーニングとすることは危険である．集中治療室や救急外来には乳酸測定が可能な血液ガス測定装置が設置してあることが多く，急性期治療に有用である．

ビタミンB_1はミトコンドリア内で補酵素として働く．重症患者ではB_1欠乏は比較的多くみられ，B_1投与で劇的に改善する治療可能な病態である．よって説明のつかない乳酸アシドーシスをみたらB_1欠乏をまず考える．

糖尿病薬のメトホルミンによる乳酸アシドーシスは腎機能低下例に起こりやすく，軽度の腎機能障害でも投与禁忌となっている．造影剤使用とメトホルミンの関係を明確に示したスタディはないが，造影剤使用による腎機能悪化の可能性もあるため，正常腎機能でも造影剤使用前48時間と使用後48時間はメトホルミンの使用を控えることになっている．

D-乳酸アシドーシスは乳酸アシドーシスのまれな病態で，短腸症候群や小腸切除後に大腸内の乳酸桿菌などのグラム陽性嫌気性菌の増殖により炭水化物からD-乳酸が生じ，体内に吸収されたものである．体内ではL-乳酸塩しか代謝することができないため体内に蓄積し，意識障害や構音障害などの神経症状が出現する．治療は抗菌薬のメトロニダゾールや輸液，炭水化物の制限であ

■ 表V-9-2　AGと代謝性アシドーシス

機序	AG上昇			AG正常
① 酸の産生増加	乳酸アシドーシス	乳　酸	Type A	
			Type B	
		D-乳酸		
	ケトアシドーシス	糖尿病		・治療後（②の機序）
		飢　餓		
		アルコール		
	薬物・毒物	メタノール	血漿浸透圧ギャップ増加*	
		エチレングリコール		
		プロピレングリコール		
		アスピリン		
		トルエン（後期）		トルエン（尿中に馬尿酸として排泄）
② HCO_3^-の喪失もしくはHCO_3^-前駆物の喪失				下痢・腸液の喪失，近位型RTA，糖尿病性ケトアシドーシスの治療後，炭酸脱水酵素阻害薬，尿路変更（回腸導管）
③ 腎での酸排泄低下	腎不全			一部の慢性腎臓病，遠位型RTA，IV型RTA

＊浸透圧ギャップ＝測定された浸透圧−（2×[Na]＋[グルコース]/18＋[BUN]/2.8）10以上で増加と考える．
　分子量：メタノール32，エチレングリコール62，プロピレングリコール76，エタノール46，乳酸90

(Post TW, et al.: Up To Date Online 18.2, 2010より改変)

表V-9-3 乳酸アシドーシスの原因

Type A
- ショック（敗血症，低心拍出量，心原性）
- 重症低酸素血症（CO中毒，重症喘息，重症貧血）
- 局所低環流，全般性てんかん，激しい運動，コレラ

Type B
- 肝疾患
- コントロール不良の糖尿病
- カテコールアミン過剰〔内因性（褐色細胞腫），外因性〕
- ビタミンB_1欠乏
- 細胞内無機リン酸塩の低下（ソルビトール，フルクトース，キシロース）
- アルコールやアルコール脱水素酵素により代謝されるもの（エタノール，メタノール，エチレングリコール，プロピレングリコール）
- ミトコンドリアに対するトキシン（シアン化物，サリチル酸，2,4-dinitrophenol）
- 薬剤（リネゾリド，メトホルミン，ジドブジン，ジダノシン，スタブジン，ラミブジン，ザルシタビン，プロポフォール，ロラゼパム，ナイアシン，イソニアジド，ニトロプルシド，コカイン，アセトアミノフェン，ストレプトゾトシン）
- 悪性腫瘍，先天性代謝疾患，マラリア

D-乳酸アシドーシス
- 短腸症候群，虚血性腸炎，小腸閉塞

（Brenner : Primer on Kidney Diseases. 5th ed. p. 533 Saunders, 2009 より改変）

る．通常の乳酸測定ではL-乳酸を測定しているため，D-乳酸は検出できない．小腸切除やバイパス後で代謝性アシドーシスに意識障害を伴っている場合には，このような病態を考える．

❷ ケトアシドーシス

糖尿病性ケトアシドーシスでは，アセト酢酸とβヒドロキシ酪酸の蓄積が起こる（この2つをケト酸と呼ぶ）．インスリンの欠乏とグルカゴンの増加が原因である．糖尿病性ケトアシドーシスはAG増大の代謝性アシドーシスが主な病態であるが，AG正常（高Cl性）の代謝性アシドーシスを合併していることが多い．これは疾患の過程で変化する．ケトアシドーシスのごく初期では細胞外液量はほぼ正常であり，ケト酸$^-$がNa$^+$やK$^+$と一緒に腎臓から排泄される．このケト酸$^-$は代謝されるとHCO$_3^-$となるためpotential bicarbonateと呼ばれており，ケト酸$^-$の排泄はHCO$_3^-$の排泄に匹敵する．このpotential bicarbonateの喪失と食事からのNaClの摂取により，AG正常（高Cl性）の代謝性アシドーシスが起きる．ケト酸の産生が増大し体液量低下が進行すると，産生されたケト酸は蓄積しAGが増加する．治療によりケト酸の産生がなくなり細胞外液量が回復すると，ケト酸はNa$^+$とともに排泄されていく．NaClによる治療とpotential bicarbonateの喪失が再び始まり，AG正常（高Cl性）の代謝性アシドーシスとなる．このAG正常（高Cl性）の代謝性アシドーシスの腎臓による回復は数日間かかる．

非ケトン性の高血糖ではアシドーシスがないか，もしくは軽度でもAGが増大していることがある．これは細胞内からリン酸塩phosphateやその他の陰イオンが出るためと考えられている．血中のケトン体が陽性であっても，糖尿病性ケトアシドーシスとは限らず，飢餓性やアルコール性ケトアシドーシスのことがある．イソプロピルアルコール中毒ではケトン体は陽性になり浸透ギャップは増大するが，代謝性アシドーシスはきたさない．

飢餓性ケトアシドーシスはケト酸が蓄積することにより起こる．飢餓性ケトアシドーシスではHCO$_3^-$が18 mEq/L以下になることはあまりない．これはケトン体が膵臓からのインスリン分泌を刺激し，脂肪分解を抑制するためと考えられている．

アルコール性ケトアシドーシスは長期のアルコール中毒，食物摂取の低下と嘔吐の病歴のある患者に起こる．アルコール性ケトアシドーシスは飢餓性と異なる点がいくつかある．第1に，体液量の低下と飢餓状態を伴ったアルコール離脱はカテコールアミンを増加させる．その結果，脂肪酸の末梢への動員が飢餓状態のみのときよりもはるかに増加する．この脂肪酸の大量の動員は顕著なケト酸産生を引き起こし，高度の代謝性アシドーシスを招く．第2に，アルコールの代謝は還元型ニコチンアミドアデニンジヌクレオチド（NADH）の蓄積をもたらす．これはNADH：NAD$^+$比の

増加をきたし，βヒドロキシ酪酸：アセト酢酸比を増加させる．このようなアルコール性ケトアシドーシスは，突然死をきたす重症疾患である．

治療は肝臓からのケト酸の産生の低下と同時に，脂肪組織からの脂肪酸の動員を低下させることである．これはインスリンが増加することにより達成される．したがってアルコール性ケトアシドーシスの治療の中心は，ブドウ糖を投与しインスリン産生を刺激することである．

❸ 薬物・毒物

1 メタノール，エチレングリコール，プロピレングリコール

AG上昇の代謝性アシドーシスと血漿浸透圧ギャップの上昇が特徴で，アルコール脱水素酵素により代謝される．

メタノール，エチレングリコールは乳酸アシドーシスが特徴である．

エチレングリコールは不凍液などに含まれ，グリコール酸，シュウ酸，ギ酸に代謝される．摂取後すぐには飲酒と同様に酩酊状態となる．その後，急速にてんかんや昏睡を引き起こす．放置すると頻脈や非心原性肺水腫となり，ショック状態となる．24～48時間後には尿中にシュウ酸が排出され，急性腎不全となる．シュウ酸が尿中に排出されるまでには少なくとも8時間以上かかる．腎病理で尿細管壊死と広範囲のシュウ酸Ca結晶の沈着が認められる．

メタノールはアルコール脱水素酵素により代謝され，ホルムアルデヒドとなりさらにギ酸となる．酩酊状態となり24～36時間は無症状でその後，膵炎，てんかん，失明，昏睡となる．乳酸がAG上昇の原因となる．

プロピレングリコールはてんかん，心機能障害，進行性の腎不全となる．注射薬や内服薬の溶解補助薬として使用されている．海外ではロラゼパムの注射薬での中毒が報告されている．L体とD体がありD体の代謝されたD-ラクトアルデヒドが原因物質であり，これはD-乳酸に代謝されていく．

メタノール，エチレングリコール，プロピレングリコールは，アルコール脱水素酵素による代謝物が毒性を持つ．エタノールを静注することにより，この毒性を持つ代謝物の産生を阻害する．エタノールがこれらよりもアルコール脱水素酵素に10倍以上の親和性があるからである．フォメピゾールはアルコール脱水素酵素阻害薬である．海外では第1選択の治療であるが，日本では承認されていない．

2 サリチル酸中毒

サリチル酸の血中濃度が中毒域に達すると，ミトコンドリアでの酸化的リン酸化を阻害し，乳酸やケトン体を生じAGの上昇をきたす．サリチル酸自体はAGに影響しない．初期段階では，呼吸中枢を刺激して呼吸性アルカローシスを合併する．診断が遅れると死亡率が高くなるため，原因不明の呼吸性アルカローシスとAG上昇の代謝性アシドーシスをみたら，敗血症性ショックのほかにサリチル酸中毒も考える．サリチル酸中毒では，血糖値が正常であってもブドウ糖を補充する必要がある．これは脳内でのグルコースの利用が促進され，中枢神経のブドウ糖が低下していることがあるためである．

3 トルエン中毒

代謝物である馬尿酸は速やかに尿中に排泄されるため，初期ではAGの上昇は伴わない．馬尿酸とともにNa^+やK^+が喪失し，体液量が減少するとGFRが低下し馬尿酸が蓄積し始め，AG上昇の代謝性アシドーシスに変わる．

2 AG正常代謝性アシドーシス
(図V-9-2)

AG正常の代謝性アシドーシスは高Cl性代謝性アシドーシスとも呼ばれる．腎臓が原因である場合と腎臓以外が原因である場合がある．腎臓以外の原因では，下痢や膵液のドレナージや尿管変更などがある．原因が腎臓か腎臓以外であるのかを判断するには，尿中のアンモニウムイオン($NH4^+$)の量を測定することが望ましい．腎臓が原因の場合には尿中$NH4^+$が低くなる．しかし一般的には尿中$NH4^+$を測定することは不可能であ

る．尿中 NH4+ を予測するために，UAG（図 V-9-3），もしくは尿浸透圧ギャップが使用される[4]．UAG は次の式で求められる．

UAG = Na + K − Cl

図 V-9-3（B）に示すようにプラスであれば NH4+ の排泄が不適切に低いと判断され，腎臓が原因の代謝性アシドーシスである．しかし図 V-9-3（C）に示すように，Cl 以外の陰イオン（トルエン中毒の馬尿酸など）とともに NH4+ が排泄される場合には，NH4+ の排泄が高値であっても UAG はプラスとなる．したがってこの場合には，UAG は適切に尿中 NH4+ を反映していない．その欠点を補うものが尿浸透圧ギャップである（図 V-9-4）[5]．尿浸透圧ギャップを 2 で割れば，NH4+ の排泄をより適切に反映すると考えることができる．

❶ 腎臓の原因によるもの

腎臓が原因の AG 正常代謝性アシドーシスとしては，①慢性腎不全による NH4+ 産生障害，②高 K による NH4+ 産生障害，③近位尿細管性アシドーシス，④遠位尿細管性アシドーシスがある．

1. 慢性腎不全による NH4+ 産生障害

GFR が 40 mL/分/1.73 m² に低下するとアンモニウム排泄量が低下し，アシデミアの傾向となり細胞や骨で緩衝される．GFR が 15〜20 mL/分/1.73 m² 以下になると，リン酸や硫酸などの陰イオンの排泄低下により AG 上昇の代謝性アシドーシスとなる．血中 HCO3 濃度が 15 mmol/L 以下になることはまれである．これは細胞や骨で緩衝されるためと考えられている．

2. 高 K による NH4+ 産生障害

糖尿病性腎症で認められる低レニン低アルドステロン症，薬剤による低アルドステロン症やアルドステロン作用低下，ミネラルコルチコイドレセプターへのアルドステロンの親和性が低下する常染色体優性遺伝の偽性低アルドステロン症 type 1 および集合管の主細胞の Na チャネル機能低下を呈する常染色体劣性遺伝の偽性低アルドステロン症 type1 や偽性低アルドステロン症 type 2（Gordon 症候群）では，高 K となり NH4+ の産生が障害される．

〔③，④）の尿細管性アシドーシスについてはVII-4 参照〕

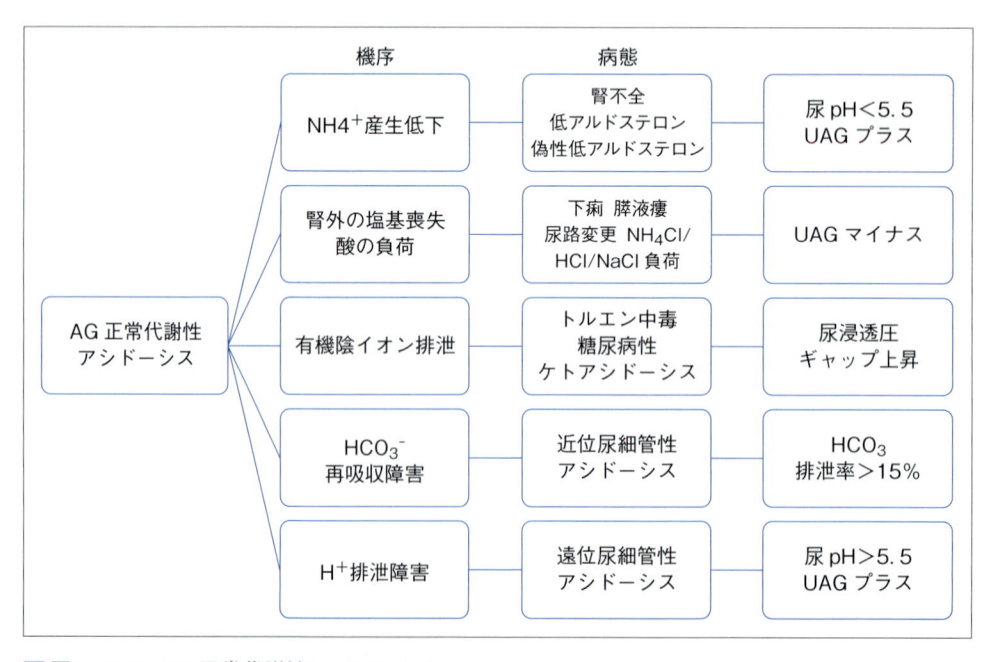

■ 図 V-9-2　AG 正常代謝性アシドーシス

(Szerlip HM : Primer on Kidney Diseases. 5th ed. p. 69-83, Saunders, 2009 より改変)

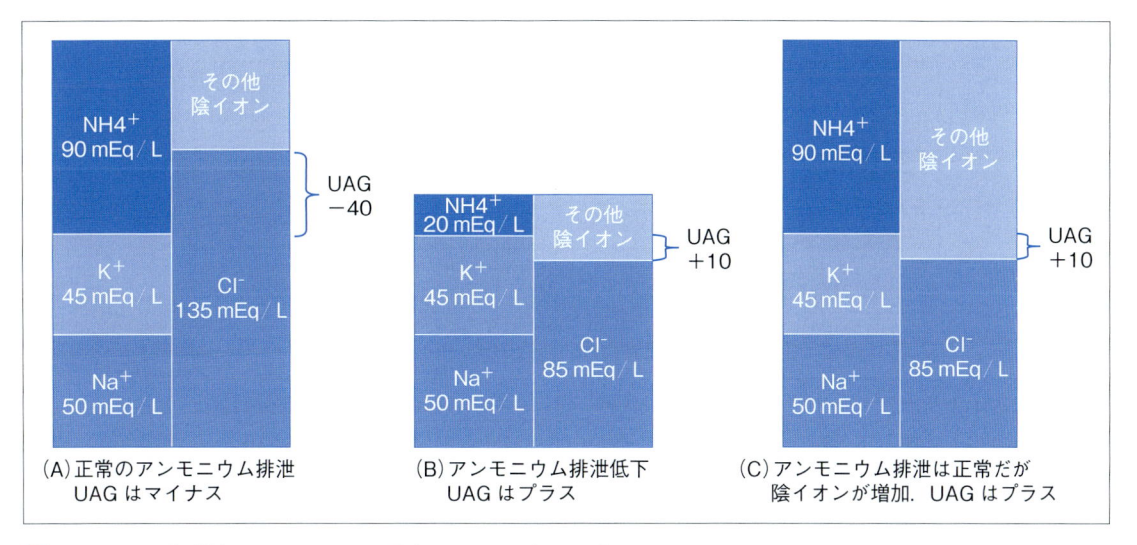

■ 図 V-9-3　代謝性アシドーシスの尿中アニオンギャップ

(A)正常のアンモニウム排泄　UAGはマイナス
(B)アンモニウム排泄低下　UAGはプラス
(C)アンモニウム排泄は正常だが陰イオンが増加．UAGはプラス

(Szerlip HM：Primer on Kidney Diseases. 5th ed. p. 71, Saunders, 2009 より改変)

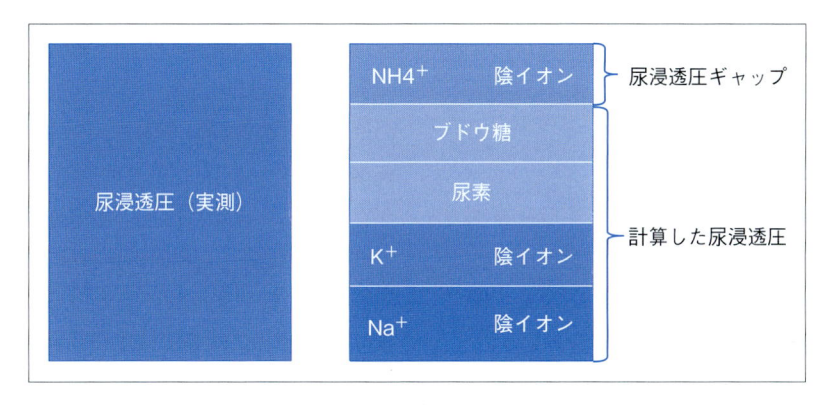

■ 図 V-9-4　尿浸透圧ギャップと NH_4^+

尿浸透圧ギャップ＝実測尿浸透圧－|2×(尿Na＋尿K)＋尿素/2.8＋ブドウ糖/18|
尿の生化学(Na, K, 尿素窒素, ブドウ糖)を測定することにより計算が可能．
陰イオンが同量存在するため尿浸透圧ギャップの半分がアンモニウムと等しい．代謝性アシドーシスでは100 mmol/L以上が適切な値であり，20 mmol/L以下ではアンモニウム排泄が低下していると考えられる．

(Kamel KS et al. Brenner and Rector's The Kidney, 9th ed. 925, Saunders, 2011 より改変)

❷ 消化管によるもの

下痢では HCO_3^- が排泄されるため(表 V-9-4)[5]，代謝性アシドーシスとなる．同時にNaの喪失とKの喪失が起こる．小腸型のような大量の下痢ではNaの喪失が多くなり，有効循環血液量減少と腎機能の低下による H^+ の排泄低下(障害)のため，代謝性アシドーシスは高度となる．膵液や胆汁，小腸液のドレナージでも同様である(表 V-9-5)．大腸絨毛腺腫や先天性クロライド喪失性下痢症のようなまれな疾患は，代謝性アルカローシスをきたす[6,7]．

腸管を用いた尿路変更術で代謝性アシドーシスをきたすことがある．腸管粘膜での尿の Cl^- を吸収，HCO_3^- を分泌する機序と尿中の NH_4^+ と Cl^- をともに吸収する機序が考えられる．尿管S状結腸吻合で頻度が高い．回腸導管では，尿との接触時間が短いので通常は代謝性アシドーシスをきたさないが，狭窄などにより停滞時間が長くなる

■ 表 V-9-4 下痢による便の電解質組成と量の変化（mEq/L）

	量(L)	Na	K	Cl	HCO₃⁻
正　常	0.15	20〜30	55〜75	15〜25	30
炎症性下痢 （大腸型）	1〜3	50〜100	15〜20	50〜100	10
分泌性下痢 （小腸型）	1〜20	40〜140	15〜40	20〜105	20〜75

(Wesson DE, et al.: Acid-base disorders and their treatment. p. 487-499, Taylor & Francis Group, 2005 より改変)

■ 表 V-9-5　主な体液の電解質組成（mEq/L）

	量(L)	Na	K	Cl	HCO₃⁻
唾　　液	1.5	30	20	31	15
胃　　液	2.5	50	10	110 (H⁺90)	0
胆　　汁	0.5	140	5	105	40
膵　　液	0.7	140	5	60	90
小 腸 液	1.5	120	5	110	35
大 腸 液	1.0〜1.5	130	10	95	20
汗	0〜3.0	50	5	50	0

(内田俊也：日腎会誌，44：15-28，2002 より改変)

と代謝性アシドーシスをきたす．

❸ その他

トルエン中毒や糖尿病性ケトアシドーシスでは，病態の過程で AG 正常の代謝性アシドーシスとなる．HCO_3^- を含まない生理食塩水を大量に投与した場合には希釈性のアシドーシスをきたす．

3 治　療

治療の原則は原因疾患の診断とその治療である．代謝性アシドーシスに高度の低 K 血症を合併した場合，ブドウ糖や HCO_3^- を含む輸液は低 K 血症を増悪させ致死的不整脈を起こすことがあるので注意が必要である．

1 急性の代謝性アシドーシスでの重炭酸投与

急性のアシドーシスであるケトアシドーシスや乳酸アシドーシスにおける HCO_3^- 投与の明らかなエビデンスはなく，HCO_3^- 投与による急激な pH の上昇は乳酸産生亢進，体液量の増加，CO_2 の産生亢進，イオン化 Ca の低下による心収縮力の低下などの危険性がある．ケトアシドーシスや乳酸アシドーシスで重度酸血症（pH 7.1 以下）が存在するときは，HCO_3^- 投与を考慮し，pH 7.2（HCO_3^- 10 mEq/L）以内を目標とする．

高 Na 血症や高浸透圧を避けるため，HCO_3^- を投与する場合には等浸透圧に希釈する．CO_2 蓄積を避けるため，ボーラス投与よりゆっくり投与するほうが望ましい．補正に必要な HCO_3^- 投与量は次の式で推定する．

HCO_3^- 必要量 = {x × 体重 × (目標 [HCO_3^-] − 現在 [HCO_3^-])}

補正に必要な重炭酸投与量は [HCO_3^-] > 10 mEq/L では x = 0.5 前後であるが，[HCO_3^-] < 5 mEq/L では x が 1 を超えることがあり，頻回に測定することにより調節を行う．腎不全で体液量が過剰な状態では HD も考慮する．

2 慢性代謝性アシドーシスの治療

アシドーシスの改善によって骨吸収の改善，成長障害の改善，筋肉の異化抑制などが認められる．通常，重炭酸ナトリウムの経口投与がされるが CO_2 の発生による腹部違和感がある．クエン

酸Na（ショール液）ではそのような症状は発現しにくい．クエン酸はアルミニウムの吸収を増強させるので，アルミ製剤との併用は避ける．クエン酸Kは低K血症がある場合に有用である．

3 慢性腎不全での治療

慢性腎不全ではアシドーシスのみでも腎障害の進行が進む．これは残存しているネフロンでのアンモニウム産生亢進による補体の活性化から，間質の線維化などで腎障害が進行すると考えられている．腎障害の進行がアシドーシスの補正により改善することが報告されている．血漿HCO_3濃度を23 mmol/Lに保つように重炭酸ナトリウムを投与することによって，腎不全への進行を抑え栄養状態を改善させた報告がある．ASSK studyではHCO_3^-濃度が独立した腎不全の進行の因子であると報告している[8]．K/DOQIガイドラインでは少なくともステージ3では年1回，ステージ4・5では3ヵ月ごと，透析導入後では毎月血漿HCO_3濃度を測定することを推奨している．保存期腎不全で$NaHCO_3$を投与する際には重炭酸ナトリウム（分子量84）を経口（0.5〜meq/kg/日）で投与し，血漿HCO_3濃度23 mmol/L前後を目標とする．過剰な補正に注意する．

4 Perspective

1 プロポフォール注入症候群

静注用麻酔薬として使用されるプロポフォールによる重篤な合併症があり，プロポフォール注入症候群（PRIS）と呼ばれている．まれな合併症であるが発症すると致死率は高く，60％以上との報告もある．症状は徐脈性不整脈，代謝性アシドーシス（乳酸アシドーシス），横紋筋融解，脂肪肝，腎不全である．プロポフォールが，遊離脂肪酸の利用低下やミトコンドリアの機能異常を引き起こすことが一因と考えられている．発症した場合には速やかに中止し，HDなどの対応が必要になる．

大量（4 mg/kg/時），長時間（48時間）使用で起こりやすく，重症敗血症，カテコールアミンやステロイド使用がリスクファクターである．集中治療室でプロポフォール使用中に乳酸アシドーシスをみたら，この病態を鑑別診断として考える必要がある．

〔志水英明，藤田芳郎〕

《文献》

1) Kraut JA, et al. : Metabolic acidosis : pathophysiology, diagnosis and management. Nat Rev Nephrol, 6 : 274-285, 2010.
2) Post TW, et al. : Approach to the adult with metabolic acidosis. UpToDate Online 18. 2, 2010.
3) Rennke HG, et al. : 代謝性アシドーシス．体液異常と腎臓の病態生理 第2版，黒川 清 監訳，池田洋一郎 訳，p. 139-155, メディカル・サイエンス・インターナショナル，2007.
4) Szerlip HM : Metabolic Acidosis. Primer on Kidney Diseases. 5 th ed, Greenberg A, p. 69-83, Saunders, 2009.
5) Wesson DE, et al. : Hyperchloremic metabolic acidosis due to intestinal losses and othe nonrenal causes. ed by Gennari F, J, et al. : Acid-base disorders and their treatment, p. 487-499, Taylor & Francis Group, 2005.
6) 内田俊也：水電解質異常．日腎会誌，44 : 15-28, 2002.
7) Charney AN : Gastrointestinal influences on hydrogen ion balance. ed by Gennari FJ, et al. : Acid-base disorders and their treatment, p. 209-240, Taylor & Francis Group, 2005.
8) Raphael KL, et al. : Higher serum bicarbonate levels within the normal range are associated with better survival and renal outcomes in African Americans. Kidney Intadvance online publication, 2010.
9) Rose BD, et al. : Pathophysiology of renal tubular acidosis and the effect on potassium balance, UpToDate Online 18. 2, 2010.
10) Kamel KS, et al. : Metabolic acidosis. Interpretation of electrolyte and acid-base parameters in blood and urine. Brenner and Rector's The Kidney. 8th ed, p. 774-782, 2008.

■ V. 水・電解質異常

10 代謝性アルカローシス

1 定義・概念

代謝性アルカローシスは HCO_3^- が上昇するプロセスが存在することであり，塩基の増加もしくは酸が失われたことにより起こる．入院患者でよくみられる酸塩基平衡異常である．

嘔吐や胃液のドレナージ，利尿薬の使用など代謝性アルカローシスをきたしやすい病態が入院患者では多いためである．

1 代謝性アルカローシスによる症状（影響）

症状としては表 V-10-1 にあげたものがよく知られている．軽度の代謝性アルカローシスでは明らかな症状として現れないことが多い．アルカローシスはそれ自体で陽性変力作用を持っているが，イオン化 Ca の低下により心収縮性を低下させる．また，アルカローシスは末梢血管を収縮しヘモグロビンの酸素解離曲線を左方移動させるため，組織へ酸素を放出しにくくなり乳酸の産生が起こる．

2 診断のポイント

代謝性アルカローシスの原因を表 V-10-2[1]に示す．代謝性アルカローシスを持続させる要因としては，① 体液量の低下（有効循環血液量低下），② Cl の欠乏，③ 低 K 血症である．

診断に役立つ病歴や身体所見および検査所見は嘔吐や利尿薬の使用の有無，体液量の評価，血圧，低 K 血症の有無，尿中 Cl 濃度が有用である．代謝性アルカローシスでは，尿中 Na 濃度は体液量の評価のあてにならない．尿中の HCO_3^- が増えるにつれ，Na^+ も一緒に排泄されるためである．

病歴や内服歴が重要であるが，嘔吐や利尿薬使用などを本人が隠している場合がある．

■ 表 V-10-2 代謝性アルカローシスの原因

1. 水素の喪失
消化管
嘔吐や吸引による胃液の除去
絨毛腺腫 villous adenoma
腎臓
ループ利尿薬やサイアザイド系利尿薬
ミネラルコルチコイド過剰（原発性アルドステロン症，甘草）
高 CO_2 血症後
高 Ca 血症・ミルクアルカリ症候群
細胞内への H^+ の移動
低 K 血症
2. 重炭酸や重炭酸に代謝される有機陰イオン（酢酸，乳酸，クエン酸など）の投与
3. 体液減少によるアルカローシス
浮腫患者へのループ利尿薬やサイアザイド系利尿薬
無酸症での嘔吐や経鼻吸引
嚢胞性線維症での発汗喪失

(Rennke HG, et al.：体液異常と腎臓の病態生理 第 2 版, p.114-138, メディカル・サイエンス・インターナショナル, 2007 より改変)

■ 表 V-10-1 代謝性アルカローシスによる影響

心血管系
細動脈収縮
冠動脈の血流低下
狭心症の閾値の低下
脳血流の低下
ジギタリス中毒
呼吸器系
低換気による低酸素・高 CO_2 血症
代謝系
低 K 血症
イオン化 Ca の低下
低 Mg 血症　低 P 血症
嫌気的解糖・乳酸産生

2 代謝性アルカローシスを持続させる因子（図 V-10-1）

1 有効循環血液量の低下

近位尿細管においてNa再吸収亢進に伴うHCO$_3^-$再吸収亢進と，アルドステロン亢進に伴う集合管でのα間在細胞のH$^+$-ATPaseの活性化によるHCO$_3^-$の再吸収亢進のためである．また，有効循環血液量の低下によりClの集合管への到達が減少する．

2 Clの欠乏

嘔吐などのH$^+$とCl$^-$の喪失や有効循環血液量低下による集合管でのClの欠乏は，β間在細胞によるHCO$_3^-$の排泄低下を起こす．

3 低K血症

低K血症は直接的にHCO$_3^-$の吸収を亢進する．α間在細胞でのH-K-ATPaseポンプの亢進により，Kを再吸収しH$^+$を排出するためと考えられている．

3 病態

1 嘔吐

胃液は塩酸塩（HCL）を含む強酸性であり，十二指腸に到達すると胃液に応じて膵臓からHCO$_3^-$が分泌され中和される．嘔吐では胃液が体外に排出され，十二指腸への胃酸の到達量が減りHCO$_3^-$が腸管内に分泌されないことから，排泄されたHCLと等量のHCO$_3^-$が体内に蓄積し代謝性アルカローシスを生じる[2]．胃酸分泌は血液中のpHには影響されないため，代謝性アルカローシスとなっても胃酸分泌は持続する．胃酸はヒスタミン，アセチルコリン，ガストリンにより分泌亢進し，ソマトスタチン，βアドレナリン作動薬，エンテログルカゴンにより抑制される．嘔吐は病歴から明らかなことが多いが，なかには嘔吐を隠している場合もあり，代謝性アルカローシスと低K血症をみたら嘔吐を疑う．その際には尿中の電解質が鑑別に役に立つ（表 V-10-3）．

嘔吐の初期では尿中Naと尿中Clの解離が特徴である．尿中Clの低下に比して尿中Naはそれほど低下しない．後期では近位尿細管でのHCO$_3^-$再吸収が高まるため，代謝性アルカローシスでも尿のpHが低下した状態となる（逆説的酸性尿）．

胃液のK濃度はわずか10 mEq/Lであり，低K血症は腎臓でのK排泄が原因となる[3]．

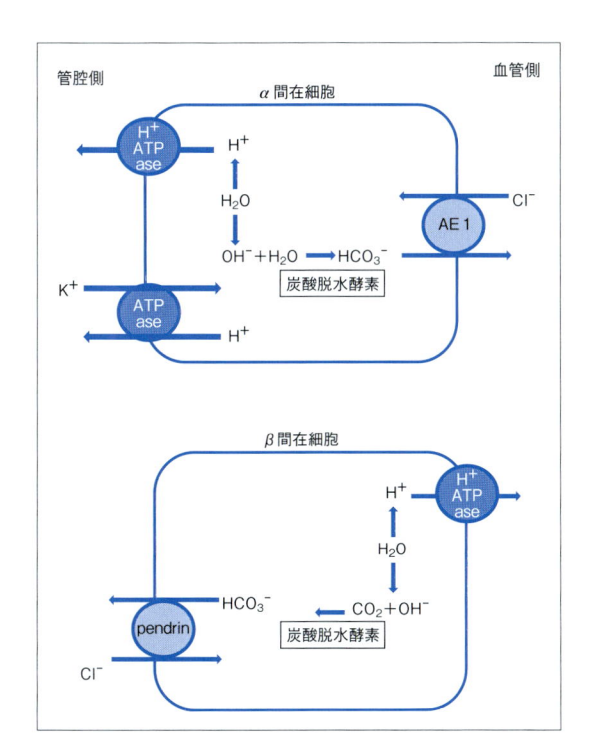

■ 図 V-10-1　α間在細胞とβ間在細胞

■ 表 V-10-3　嘔吐による尿中電解質の変化

	嘔吐の初期 （嘔吐が持続している）	嘔吐の後期 （嘔吐が止まっている）
pH	>7	<6
Na$^+$	>30 mEq/L	<10 mEq/L
K$^+$	>40 mEq/L	20〜40 mEq/L
HCO$_3^-$	>30 mEq/L	<5 mEq/L
Cl$^-$	<10 mEq/L	<10 mEq/L

(Charney AN : Acid-base disorders and their treatment, p. 209-240, Taylor & Francis Group, 2005 より改変)

2 原発性アルドステロン症

アルドステロンによるK排泄とH⁺の尿中排泄により，代謝性アルカローシスと低K血症，高血圧をきたす．アルドステロン作用により体内のNa貯留をきたしているため，有効循環血液量の低下が代謝性アルカローシスの維持因子とはならない．生理食塩水投与でも代謝性アルカローシスは改善しない（Cl非反応性代謝性アルカローシス）．

グルココルチコイド抑制性アルドステロン症は常染色体優性遺伝で副腎皮質刺激ホルモン（ACTH）依存性のアルドステロン分泌をきたす疾患である．若年発症の高血圧と30代での脳内出血が特徴である．

3 利尿薬

ループ利尿薬やサイアザイド系利尿薬は，①遠位ネフロンへのNa⁺到達量の増加，②二次的なアルドステロン上昇，③K欠乏によりH⁺とNH₄⁺の排出を増加させ代謝性アルカローシスとなる．投与の中止とKの補正，生理食塩水の投与により改善する．Bartter症候群はループ利尿薬使用，Gitelman症候群はサイアザイド系利尿薬使用の病態に類似している．

4 アルカリの投与

アルカリの投与で腎機能が正常であれば尿中に過剰なHCO₃⁻は排泄されるため，代謝性アルカローシスをきたすことはまれである．慢性腎不全（CRF）やARFに重炭酸（HCO₃）を投与した際に，代謝性アルカローシスをきたす．血漿交換など大量に輸血を行った際には，抗凝固薬のクエン酸により代謝性アルカローシスとなる．

5 ミルクアルカリ症候群

以前は胃潰瘍に対する治療で牛乳と炭酸カルシウム（CaCO₃）が投与されており，このような疾患名となっている．高Ca，腎不全，代謝性アルカローシスをきたす病態である．最近では骨粗鬆症に対するCaCO₃の投与が原因となっている．特にビタミンDとの併用でCaの再吸収が高まり，高CaによるHCO₃⁻の再吸収亢進とARFによるHCO₃⁻の排泄障害による．

6 高二酸化炭素血症後

慢性の高二酸化炭素（CO₂）血症では，代償反応として血中のHCO₃⁻が上昇している．人工呼吸器などでCO₂が改善しても，有効循環血液量の低下があると代謝性アルカローシスを持続させる．有効循環血液量の低下がある場合には，生理食塩水投与が必要となる．急激に二酸化炭素分圧（PCO₂）が改善することにより脳内のpHが上昇し，神経障害や死亡などの原因となり得るので，ゆっくりとPCO₂を下げることが必要になる．

4 診断・治療 （表V-10-4）⁴⁾

代謝性アルカローシスをきたす要因と持続させる因子の除去が治療の原則で，原疾患の治療が重要である．低K血症があれば必ず治療を行う．

特に治療が必要な病態は，①慢性肺疾患の増悪があり，代謝性アルカローシス治療で呼吸抑制を改善し挿管を避けられる場合，②不安定狭心症や心筋梗塞後で胸痛がある場合，③脳血管障害があり脳血流低下で悪化する恐れがある場合，である．

尿中のCl濃度で生理食塩水に反応するかどうか分けることができる．有効循環血液量低下が伴っている場合で尿中Clが20 mEq/L以下の場合には，生理食塩水の輸液により改善する．低K血症を伴う場合には必ず治療を行う．KClで補充を行い，アスパラギン酸やグルコン酸は代謝されてHCO₃⁻になるため使用しない．

うっ血性心不全のような有効循環血液量が低下している病態では，心機能の点から生理食塩水が投与できない場合がある．そのような場合は，炭酸脱水酵素であるアセタゾラミドを投与する．アセタゾラミドの問題点としては，低K血症と肺疾患では高CO₂血症が悪化する恐れがあること

表 V-10-4　代謝性アルカローシスの鑑別

尿中 Cl 濃度＜20 mEq/L 生理食塩反応性	尿中 Cl 濃度＞20 mEq/L 生理食塩非反応性	
胃液の喪失（嘔吐） 過去の利尿薬 高 CO_2 血症後 有機塩によるアルカリ治療 絨毛腺腫	尿中 K＜30 mEq/日	尿中 K＞30 mEq/日
^	高度の K 欠乏 下剤乱用 Mg 欠乏	血圧正常　レニン高値 　Bartter 症候群 　Gitelman 症候群 　利尿薬乱用 高血圧 　原発性アルドステロン症 　甘草 　Cushing 症候群 　腎血管性高血圧
高血圧		
Liddle 症候群		

があげられる．

　嘔吐の場合，原因を検索し治療することが重要であるが，心因的な原因など嘔吐を止めることが難しい病態では，H_2 ブロッカーやプロトンポンプ阻害薬を用いて胃酸分泌を低下させることにより，アルカローシスの軽減に有効な場合がある．

　生理食塩水に反応しない代謝性アルカローシスで Mg 欠乏があれば治療を行い，ミネラルコルチコイド過剰状態であれば K 保持性利尿薬が有効である．腎不全があり体液量増加を伴っている場合には透析治療を行う．

について，① 数分での反応と，② 数時間から数日での反応の 2 種類の調節機構があることが示唆されている．① 数分での反応は H^+-ATPase や AE1, pendrin の発現が変化するもので，② 数時間から数日の反応は体液が酸性に傾くと hensin という蛋白質が発現し，HCO_3^- を分泌する細胞である β 間在細胞が H^+ を分泌する α 間在細胞に変化する機構である．

〔志水英明，藤田芳郎〕

5 Perspective

β 細胞から α 細胞への変身⁉

集合管での間在細胞の H^+ 分泌と HCO_3^- 分泌

《文献》

1) Rennke HG, et al.：酸塩基生理学と代謝性アルカローシス．体液異常と腎臓の病態生理 第 2 版，黒川 清 監訳，高野秀樹 訳，p. 114-138, メディカル・サイエンス・インターナショナル，2007.
2) Wesson DE, et al. : Hyperchloremic metabolic acidosis due to intestinal losses and othenonrenal causes. ed by Gennari FJ, et al. : Acid-base disorders and their treatment, p. 487-499, Taylor & Francis Group, 2005.
3) Charney AN : Gastrointestinal influences on hydrogen ion balance. ed by Gennari, FJ, et al. : Acid-base disorders and their treatment, p. 209-240, Taylor & Francis Group, 2005.
4) DuBose TD : Metabolic alkalosis. Primer on Kidney Diseases. 5th ed, Greenberg A, p. 84-90, Saunders, 2009.

11 呼吸性アシドーシス，呼吸性アルカローシス

1 診断・定義と概念

診断はいずれも血液ガス分析検査によってなされる．「血液ガス分析の判読」の詳細については他の成書をご参照いただきたい．

1 呼吸性アシドーシスの血液ガス分析

単純性呼吸性アシドーシスはpH低下（<7.35）かつ$PaCO_2$上昇（>45 mmHg）を認める．

一方，複雑性呼吸性アシドーシスとは代謝性酸塩基平衡異常を同時に合併している場合であり，その「血液ガス分析の判読」には腎臓・肺相互の代償範囲について理解しておく必要がある．

呼吸性アシドーシスに対する生体の代償反応は，2ステージに分けて考えることができる．まず急性の対応（発症後数分〜数時間）としては細胞レベルでの緩衝（cell buffering）が行われ，その後にH^+排泄増加による腎臓での代償（3〜5日かけて完成）が働く．おおよその代償範囲については次のとおりである[1,2]．

代償効果のみでは，HCO_3^-は通常38 mEq/Lを超えることはない．

（代償範囲）
　急性：10 mmHgのCO_2上昇 → 1 mEq/LのHCO_3^-上昇
　慢性：10 mmHgのCO_2上昇 → 3.5 mEq/LのHCO_3^-上昇

2 呼吸性アルカローシスの血液ガス分析

単純性呼吸性アルカローシスではpHの上昇（>7.45），かつ$PaCO_2$低下（<35 mmHg）を認める．

複雑性呼吸性アルカローシスについては，代謝性変化を合併している場合を考慮する必要があるため，「血液ガス分析の判読」には腎臓・肺相互の代償範囲について理解しておく必要がある．

呼吸性アルカローシスに対する生体の代償反応についても，2ステージに分けて考えることができる．まず急性の対応として細胞レベルでの緩衝が行われ，その後にHCO_3^-再吸収減少とH^+排泄減少による腎臓での代償が働く．おおよその代償範囲については次のとおりである[1,2]．

代償効果のみでは，HCO_3^-が12 mEq/L未満になることはほとんどない．

（代償範囲）
　急性：10 mmHgのCO_2低下 → 2 mEq/LのHCO_3^-低下
　慢性：10 mmHgのCO_2低下 → 4 mEq/LのHCO_3^-低下

2 症状

基本的には，呼吸性酸塩基平衡異常の原因疾患によるところが大きい．

一般的に，急速な高CO_2血症の進行では，不安，呼吸困難，錯乱，幻覚を生じ，重篤になると昏睡に至る．慢性高CO_2血症では，頭痛，睡眠障害，記憶障害，人格変化，振戦などが生じ得る．

呼吸性アルカローシスでは$PaCO_2$低下による脳血流減少が諸症状（めまい，錯乱など）の原因となる．またアルカレミアが高度な場合は，ヘモグロビン-酸素解離曲線の左方移動により不整脈などの誘因となりうる．過換気症候群では四肢口唇などの異常感覚，胸部圧迫感，呼吸困難，めまい，テタニー，体動不能などがみられる．

3 治療のポイント

呼吸性アシドーシス，呼吸性アルカローシス自体に対して薬物投与することは治療の主体ではな

い．その呼吸性酸塩基平衡異常をきたした原因疾患を特定し，治療することが最重要となる．ただし，血液ガス分析検査で重症度・緊急度（特にアシデミア，アルカレミアの程度）を評価し，pH＜7.15もしくは7.6＜pHでは調節呼吸など積極的介入を考慮する．

4 呼吸性アシドーシスの原因疾患の鑑別・検査・治療

1 鑑別・検査

具体的鑑別疾患などについては表V-11-1に示す．ただし血液ガス分析所見のみから「病名の診断」および「急性・慢性の区別」を行うことは不可能であり，問診・診察が不可欠である．

血液ガス分析で「呼吸性アシドーシス」を病態診断したら，次に示す6通りの機序を念頭に置き患者を診る．特に病歴，上気道の開存性，呼吸数，呼吸の深さは必須項目である．努力呼吸（呼吸補助筋である胸鎖乳突筋と骨格筋の収縮），奇異呼吸（腹部と胸壁に協調性がみられず，上がり下がりが逆になるもの）の所見は呼吸不全の徴候として重要であり，補助呼吸を考慮すべき状態であることを示す．

❶ 脳幹呼吸中枢の抑制

問診上は薬物歴（ベンゾジアゼピン，麻薬など），睡眠時無呼吸の有無などが重要である．

予想されるほどの頻呼吸がみられず，呼吸苦症状も乏しいことが特徴である．

慢性閉塞性肺疾患（COPD）患者への過剰な酸素投与は，医原性の中枢性呼吸抑制（CO_2ナルコーシス）の原因として重要であり，慢性的な高CO_2血症の患者では適切な酸素投与量にとどめる必要がある（ただし低酸素血症が重篤なら，人工呼吸導入を前提とした十分な酸素投与が優先される）．

❷ 神経筋疾患

強い呼吸苦にもかかわらず，外観上は呼吸筋収縮が弱いことが多い．一般的に筋力低下によって

■表V-11-1 急性および慢性呼吸性アシドーシスの原因疾患

1. 脳幹呼吸中枢の抑制
A．急 性
1：薬剤（麻薬，麻酔薬，鎮静薬）
2：COPD患者への高流量酸素投与
3：心停止
4：中枢性睡眠時無呼吸
B．慢 性
1：極度の肥満（ピックウィック症候群）
2：中枢神経疾患（まれ）
3：代謝性アルカローシス
2. 神経筋疾患
A．急 性
1：筋力低下（重症筋無力症クリーゼ，周期性四肢麻痺，アミノグリコシド，ボツリヌス中毒，Guillain-Barré症候群，低K血症，低P血症など）
B．慢 性
1：筋力低下（脊髄損傷，ポリオ，筋萎縮性側索硬化症，多発性硬化症，粘液水腫など）
2：脊柱後側彎
3：極度の肥満
3. 上気道閉塞
A．急 性
1：異物・吐物誤嚥
2：閉塞性睡眠時無呼吸
3：喉頭痙攣
4：急性喉頭蓋炎
4. 呼吸器疾患
A．急 性
1：元来ある肺疾患の増悪（CO_2産生増加も含む）
2：ARDS
3：心原性肺水腫
4：気管支喘息重積発作
5：肺 炎
6：血気胸
B．慢 性
1：COPD
2：極度の肥満
5. CO_2産生増加
●原因；発熱，敗血症，痙攣，炭水化物負荷など
6. 人工呼吸器設定
●不適切に低い分時換気量

1回換気量が不十分となっており，呼吸数は多い．側彎症など胸郭異常によることもある．

❸ 上気道閉塞

身体所見としては吸気時の喘鳴（stridor）と鎖骨上窩の陥没が特徴的である．強い吸気努力にもかかわらず吸気量が不十分となっており，一般的に呼吸数は多い．意識障害による舌根沈下も一因となる．急速に致死的となる疾患も含まれるため，迅速な気道確保，耳鼻科的診断，対応が必要になる．

❹ 呼吸器疾患

病初期には呼吸中枢刺激により呼吸性アルカローシスを呈することもあり，この限りではない．

多くは，呼吸音もしくは胸部 XP・CT で異常所見を認める．画像検査で明らかな異常を指摘し得ず，喘鳴（wheeze）を聴取すれば気管支喘息を念頭に置く．

❺ CO_2 産生増加

発熱，敗血症，痙攣，炭水化物負荷などにより CO_2 産生量が増加する．特に①〜④のような病態が基礎にある患者において，呼吸性アシドーシスを増悪させる一因となるので注意する．

❻ 人工呼吸器設定

分時換気量（＝1回換気量×換気回数）が不適切に低いことにより，CO_2 が蓄積する．

2 治　療

原因疾患治療による換気量の増加が第一である．

原因疾患別の特異的治療については本項では言及しない．原因疾患寛解までの対症療法として，以下の治療が選択され得る．

❶ 補助換気

呼吸性アシドーシスの治療は換気による CO_2 の排泄が原則である．

人工呼吸の適応は一概にはいえないが，重篤なアシデミアや意識障害を伴う場合，短時間での基礎疾患の改善が見込めない場合，喀痰排出不可能な場合などは導入を考慮する．非侵襲的陽圧換気法（NPPV）は短期間の呼吸補助法の1選択肢としてあげられる．マスク密着による陽圧換気法である．適応としては，短期間で補助換気を離脱できる見込みのある症例（うっ血性心不全患者，COPD 患者の急性増悪など）に有用[3]である．あくまでも代替手段であり，少しでも管理上不安（ショック，誤嚥，不穏，皮膚脆弱など）がある患者では気管内挿管による人工呼吸導入が妥当である．

人工呼吸導入に際して注意すべき点としては，不可逆的疾患においては人工呼吸離脱が不可能となりうる（いわゆる延命行為ともなり得る）ことを含めて適応を考慮すべきことである．次に，陽圧換気による静脈還流量減少や鎮静薬投与などを理由として，人工呼吸導入直後に著明な血圧低下を認めうる点，また，すでに腎臓の代償が働いている慢性の呼吸性アシドーシスを急激に補正すると，著明なアルカレミア（pH＞7.6）を誘発し危険を伴う点などがあげられる．"ゆっくり発症"したものは"ゆっくり是正"するのが安全である．

❷ 薬物治療

換気以外の手段として，重症のアシデミアでは次の治療も検討される．

アシデミアに対する炭酸水素ナトリウムの投与については，①CO_2 産生を増加させ細胞内アシドーシスを助長する，②高 CO_2 血症を是正した後の代謝性アルカローシス誘発，③ Na 負荷増加のリスクなどの点で，安易に行うべきではない．ただし，pH が 7.1 以下のような重篤なアシデミアでは投与を考慮する．

トロメタモール配合剤（THAM）は，血中の酸や CO_2 と反応してこれらを減少させる薬剤である．臨床報告は限られており，敗血症，糖尿病性ケトアシドーシス，高 CO_2 血症などでの重篤なアシドーシスに対して用いられている[4]．

またわが国では，慢性呼吸不全患者の高 CO_2 血症に対して呼吸促進剤（塩酸ジメフリン，塩酸ドキサプラムなど）投与も保険適用となっている．

以上が薬物的対症療法である．繰り返すが，やはり原因疾患の治療，換気量の確保が第一である．つまり呼吸性アシドーシスの原因がベンゾジアゼピン過量投与であれば薬物の中止が最優先であり，さらに拮抗薬のフルマゼニル投与を検討する．麻薬過量投与が原因であればナロキソンの投

与が考慮される．喘息発作であればβ刺激薬吸入などの喘息治療，肺炎が原因であれば抗生物質投与が必須である．

5 呼吸性アルカローシスの原因疾患の鑑別・検査・治療

1 鑑別・検査

具体的鑑別疾患名については表V-11-2に示す．急性呼吸性アルカローシスはしばしば重篤な疾患（敗血症，くも膜下出血，心筋梗塞など）の初期症状として表現されるので，慎重な患者評価が必要である．

呼吸性アシドーシスの場合と同様に，血液ガス所見のみから「病名の診断」は不可能である．また，呼吸性アルカローシスが急性のものか慢性のものかの区別については，腎臓の代償程度をみればある程度の推測が可能であるが，既往歴，症状の時間的経過を含めた病歴聴取が不可欠である．

血液ガス分析で「呼吸性アルカローシス」と病態診断がついたら，次の4通りの機序を考慮し，問診，身体所見をとる．いずれも呼吸中枢の刺激が原因となっており，一般的に呼吸数が増加している．それぞれの受容体は異なるものとされており，代表的な部位としては中枢性化学受容体（延髄），末梢性化学受容体（頸動脈体・大動脈体），肺伸展受容体などがあげられる[5]．

❶ 低酸素血症：頸動脈体など

組織への酸素供給不足に起因して呼吸中枢が刺激される．

肺酸素化不十分，貧血，低血圧，気圧低下（高山病），心原性ショックなどが含まれる．

❷ 呼吸器疾患：肺伸展受容体など

多くは呼吸音，胸部XPで異常所見を認める．深部静脈血栓症のリスクが高い患者群では肺塞栓症を念頭に置く．より重症となると，換気量低下に伴い呼吸性アシドーシスに至り得る．

❸ 脳幹呼吸中枢刺激：中枢性化学受容体など

前述の①②は問診・身体所見で診断できることが多いので，これらに当てはまらない場合は脳幹呼吸中枢刺激を引き起こす原因を念頭に置き患者を診る．

特に敗血症の初期症状として頻呼吸，呼吸性アルカローシスは重要であるため，感染臓器の検索も積極的に行う．疼痛が誘引の場合はその疼痛原因の精査が重要である．ほかに頻度として多いのは心因性の過換気症候群である．呼吸中枢を刺激する原因薬物として重要なのはサリチル酸である．プロゲステロンも呼吸中枢を刺激するため，妊娠も原因となり得る．

❹ 人工呼吸器設定

分時換気量（=1回換気量×換気回数）が不適切に高いことにより，CO_2濃度が過度に低下する．

2 治療

原因疾患の診断と治療が第一である．ただしpHが7.6を超えるアルカレミアでは，脳灌流低下や不整脈の懸念もあり対症療法を考慮する[6]．

鑑別診断①②の組織低酸素症をきたす疾患では，組織への酸素供給の増加もしくは組織の酸素消費量を減少させることが1つの対症療法とな

■ 表V-11-2 呼吸性アルカローシスの原因疾患

1. 低酸素血症
A. 呼吸器疾患：肺炎・肺間質線維化・肺塞栓・肺水腫
B. うっ血性心不全
C. 低血圧・重症貧血
D. 高山病

2. 呼吸器疾患：気道・肺・胸壁に存在する機械的受容体の刺激，低酸素血症
A. 肺炎・肺間質線維化・肺塞栓・肺水腫・血気胸

3. 脳幹呼吸中枢刺激
A. 心因性過換気症候群
B. 疼痛・発熱
C. 肝不全
D. グラム陰性桿菌敗血症
E. サリチル酸中毒
F. 代謝性アシドーシス回復期
G. 妊娠と月経周期における黄体期（プロゲステロン）
H. 神経学的障害：脳血管障害・橋腫瘍・脳炎など

4. 人工呼吸器設定
不適切に高い分時換気量

る．酸素投与は十分に行い，輸血，昇圧の必要性を症例ごとに検討すべきである．③では患者の不安・興奮が強ければ鎮静薬（多くはベンゾジアゼピン系）を少量ずつ投与し，疼痛が誘因であればNSAIDs や麻薬性鎮痛薬を投与することもある．もちろん不安，疼痛の原因特定と呼吸循環抑制への注意は不可欠である．患者に発熱，重症感を認める場合や身体所見で炎症臓器が推定されるような場合は，敗血症も念頭に置いて培養検査に提出の上，抗菌薬による治療の開始を検討すべきである．pHを正常化させることを目的として塩酸のような酸を投与することに理論的根拠はなく，原則として投与しない[1]．

治療において注意すべき点として，腎臓での代償としての HCO_3^- 低下がすでに存在するような慢性の呼吸性アルカローシスの場合，その急な是正は細胞外液 pH を低下させ得ることがあげられる．やはり"ゆっくり発症"したものは"ゆっくり是正"するのが安全である．

6 予 後

呼吸性酸塩基平衡異常の原因疾患次第である．

7 Perspective

① 近年，急性呼吸窮迫症候群（ARDS）に対する呼吸管理として，肺保護戦略をとり換気量を制限し高 CO_2 血症を容認することが推奨されている．この permissive-hypercapnia（高炭酸ガス許容）管理に対して，細胞外液 pH を維持する目的での炭酸水素ナトリウム投与については一定のコンセンサスはない[7,8]．

② 過換気症候群に対する（ペーパーバッグなどを用いた）再呼吸治療は，汎用されてきた治療法であったが，最近では効果よりリスクが勝るとされ，救急室でも行われなくなっている[9]．

〔河合良介〕

《文 献》

1) Rose BD, et al. : Clinical Physiology of Acid-base and Electrolyte Disorders. 5 th ed. p. 647-672, McGraw-Hill, 2001.
2) Rose BD : Simple and mixed acid-base disorders. UpToDate Online 18. 2.
3) 日本呼吸器学会NPPVガイドライン作成委員会 編：NPPV（非侵襲的陽圧換気療法）ガイドライン．日本呼吸器学会，南江堂，2006.
4) Nahas GG, et al. : Guidelines for the treatment of acidemia with THAM. Drugs, 55 : 191, 1998.
5) John B West：呼吸の生理 第3版（原著第5版），p. 121-137, 医学書院，1997.
6) Horacio J, et al. : Management of Life-Threatening Acid-Base Disorders. N Engl J Med, 338 : 107-111, 1998.
7) Robert C Hyzy, et al. : Permissive hypercapnic ventilation, UpToDate Online 18. 2.
8) Atul Malhotra : Low-Tidal-Volume Ventilation in the Acute Respiratory Distress Syndrom Clinical Therapeutics. N Engl J Med, 13 : 2007.
9) Brian Kern, et al. : Hyperventilation Syndrome : Treatment & Medication, E Medicine from WebMD, Updated : Dec 17, 2009.

12 輸液概論

輸液は，① 失われた水分および電解質の補充，② 経口摂取の代替，③ 経静脈的薬物投与経路の確保，などを主たる目的として行われる．輸液の施行に際して，到達目標を設定するためにも，目的を明確にしておくことは重要である．本項では主として電解質輸液を中心に，その投与法などを概説する．

1 輸液療法を行うにあたり必要な生理学的知識

1 体液の分布（図 V-12-1，表 V-12-1）

ヒトにおいて総体液量は体重の50〜60%であり，そのうち2/3が細胞内に（細胞内液），1/3は細胞外に分布する（細胞外液）．さらに細胞外液のうち，3/4が血管外に（組織間液），1/4は血管内に分布する（血漿）．これらのことを考慮すると，体重60 kgのヒトの体液量は30〜36 Lとなり，20〜24 Lが細胞内に，10〜12 Lが細胞外に分布する．10〜12 Lの細胞外液のうち，7.5〜9 Lが組織間液として，2.5〜3 Lが血漿として存在する．

2 電解質の分布（図 V-12-1）

細胞外液の主たる陽イオンはNaイオンで，陰イオンはClイオンとHCO$_3$イオンである．一方，細胞内液の主たる陽イオンはKイオンで，陰イオンは各種アミノ酸，有機リン，無機リンなどである．細胞膜を通過できる物質は限られており，H$_2$Oは比較的自由に移動できるが，NaイオンやKイオンといった電解質は自由に通過できない．NaイオンとKイオンの移動は，主として細胞膜表面上に存在するイオンチャネルであるNa, K-ATPaseによって行われる．同チャネルは3個のNaイオンを細胞外に，2個のKイオンを細胞内に能動輸送させ，結果として細胞内電位（静止膜電位）はやや陰性に維持されている．細胞膜を各種電解質が通過できないことは，投与した輸液の分布を考える上で，非常に重要である．

一方で血管内と間質を隔てているのは血管壁であるが，H$_2$Oだけでなく電解質も自由に通過できるが，アルブミンなどの分子量の大きいものは通過できない．この濃度差により膠質浸透圧が形成される．

3 血清浸透圧と張度

血清浸透圧（Posm）はほぼ280 mOsmで一定に保たれており，以下の式で求められる．

Posm = 2×(Na + K) + 血糖/18 + 尿素窒素/2.8

ただし尿素窒素は自由に細胞膜を通過できるため，血清浸透圧の形成には寄与するが，厳密には自由水の移動に重要である有効浸透圧（張度：tonicity）には含まれない．

4 1日に排泄される水分，電解質（表 V-12-2）

体内の水分出納を計算する際には，以下のようなin-outバランスを考慮に入れる必要がある．体内からの水分排泄経路は尿以外に，不感蒸泄（呼気中に含まれる水蒸気や皮膚からの蒸発），発汗，排便としての消化管からの排泄によって行われる．水分摂取に関しては，飲水や食事に加え，エネルギーが分解される際に発生する代謝水（例：ブドウ糖はCO$_2$と水に分解される）を計算に入れる必要がある．

これらを基礎として，各種病態や治療に伴って新たに発生するin-outバランスを計算する．喪失する因子としては嘔吐や下痢，ドレナージチューブからの排液，過剰な発汗などを，また摂取する

■ V. 水・電解質異常

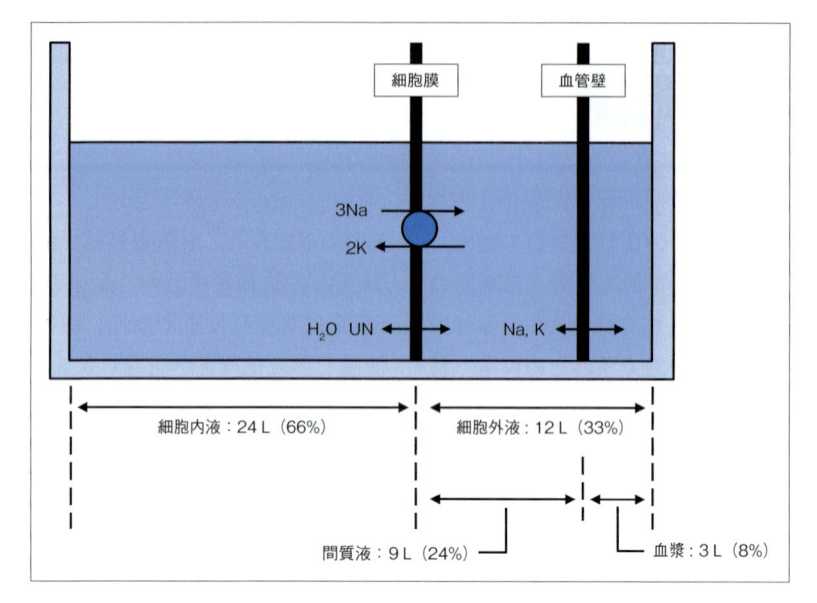

■ 図 V-12-1　体液分布の3コンパートメントモデル
体液が分布する領域は大きく細胞外液と細胞内液に分けられ，さらに細胞外液は血管内液と間質液に分けられる．細胞内外は細胞膜によって隔てられ，H₂O は比較的自由に通過できるが，電解質は透過できない．一方，血管壁は，各種電解質は自由に通過できるが，アルブミンは透過できない．
(Gerard M. Doherty : Fluid & Electrolyte Management. Current Diagnosis & Treatment : Surgery, 13ed, The McGraw-Hill Companies, 2010 より改変)

■ 表 V-12-1　年齢，性別の違いによる体重に対する体液量の割合

年齢（歳）	男	女
10～16	58.90%	57.30%
17～39	60.60%	50.20%
40～59	54.70%	46.70%
60～	51.50%	45.50%

(Gerard M. Doherty : Fluid & Electrolyte Management. Current Diagnosis & Treatment : Surgery, 13ed, The McGraw-Hill Companies, 2010 より改変)

■ 表 V-12-2　水分出納のバランスシート

水分摂取		水分排泄	
飲水	1,500 mL	不感蒸泄	800 mL
食事	500 mL	肺	400 mL
代謝水	500 mL	皮膚	400 mL
		便	100 mL
		尿	1,600 mL
合計	2,500 mL	合計	2,500 mL

不感蒸泄 (mL) = 体重 (kg) × 15 + 200 ×（体温（℃）− 36.8）
代謝水 (mL) = 体重 (kg) × 10

因子としては輸液などを加味する．

電解質の出納に関して，摂取する因子として輸液は組成が明らかであるが，経口摂取はその時々に応じて変化するため，正確に測定することは難しい．喪失する因子として，尿はそれに含まれる電解質を測定すればよいが，それ以外を正確に評価するのはやはり困難である．ただし，各体内分泌液の組成（表 V-12-3）を参考に，各種病態において喪失しやすい電解質を考慮することは重要である（例：嘔吐などで胃液に多く含まれる H イオンと Cl イオンが体外に喪失することにより

代謝性アルカローシスを呈する）．

in-out バランスを計算する際には，前述のように測定不能な因子が多いため，完全に把握することは困難である．しかし，短期間の体重の増減は明らかに体液量の変化を表すものであるし，病態によりどのような傾向をきたしやすいかを予想しながら輸液の計画を立てることは重要である．

2　5％ブドウ糖液と生理食塩水

すべての輸液の生体内での分布を考える際に，

表 V-12-3 各外分泌液に含まれる電解質の割合

体内分泌液	分泌量 (L/日)	Na (mmol/L)	K (mmol/L)	H (mmol/L)	Cl (mmol/L)	HCO_3^- (mmol/L)
唾 液	1.5	30	20	—	31	15
胃 液	2.5	50	10	90	110	0
胆 汁	0.5	140	5	—	105	40
膵 液	0.7	140	5	—	60	90
小腸液	1.5	120	5	—	110	35
下痢便	1.0〜1.5	130	10	—	95	20
汗	0〜3.0	50	5	—	50	0

(内田俊也:日腎会誌, 44:18-28, 2002 より改変)

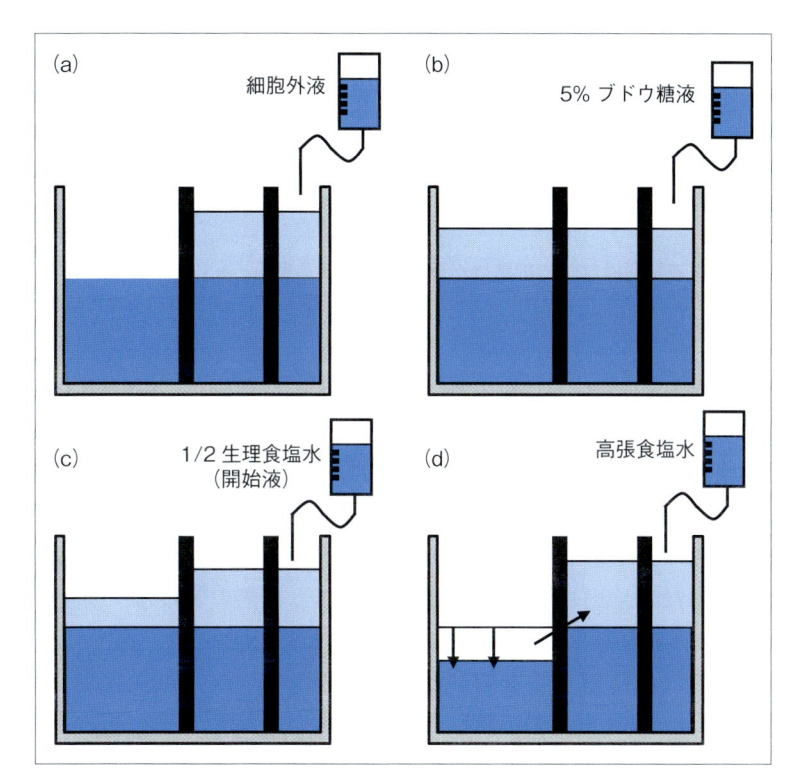

図 V-12-2 3コンパートメントモデルを用いた各種輸液製剤投与時の体液分布

(a) 細胞外液を投与した場合には,細胞内外で浸透圧較差が生じないため,その間でのH₂Oの移動は起こらず,文字どおり細胞外にすべて分布する.
(b) 5%ブドウ糖液を投与した場合には,ブドウ糖が代謝されてH₂Oとなるため,細胞外液の浸透圧が低下する.するとH₂Oが浸透圧勾配に従って細胞内に移動するため,同液では細胞内外ともに均一に分布する.
(c) 1/2生理食塩水(開始液)を投与した場合は,生理食塩水を半分,5%ブドウ糖液を半分投与したものと考えられ,細胞外液により多く分布する.
(d) 高張食塩水を投与すると,細胞外液中の血清浸透圧が上昇するため,細胞内のH₂Oが細胞外に移動する.

細胞外に分布する程度は含有するNa量によって規定されること,自由水は細胞内外を自由に移動できるため体内全体に均一に分布すること,これらを理解することがすべての基本となる.それを踏まえ,後述するように生理食塩水と5%ブドウ糖液の意義について理解することが重要である.

生理食塩水は0.9%の食塩水であり,食塩1gがNa 17 mEqにあたるため,濃度は約154 mEq/L

■ V. 水・電解質異常

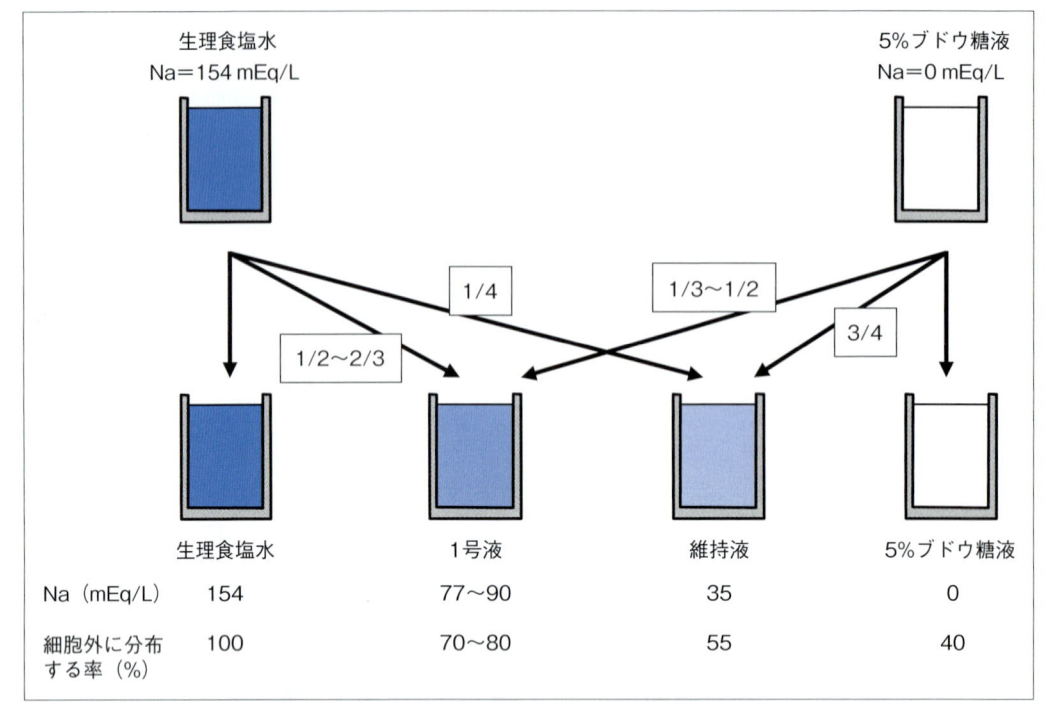

■ 図 V-12-3　各種輸液製剤投与時に細胞外へ溶液が分布する割合

	生理食塩水	1号液	維持液	5%ブドウ糖液
Na（mEq/L）	154	77〜90	35	0
細胞外に分布する率（%）	100	70〜80	55	40

各種輸液の組成は，生理食塩水と5%ブドウ糖液の混合する割合を考えると理解しやすい．Na濃度が低くなるほど細胞外に分布する割合は低下する．

となる．溶液の血液に対する浸透圧比は約1となり，これが「生理」と呼ばれるゆえんである．前述のようにNaは細胞膜を自由に通過できないため，投与されたNaは細胞外に均一に分布する．細胞内外の自由水の移動は浸透圧勾配に従って速やかに行われるが，生理食塩水を投与した際は浸透圧較差が生じないため，投与した溶液はすべて細胞外に分布し，細胞内には移行しない（図V-12-2(a)，図V-12-3）．ちなみに3%の高張食塩水を投与した場合，Naは細胞外にのみ分布するが，同コンパートメントにおける浸透圧が上昇するため，細胞内から細胞外へH_2Oがシフトする（図V-12-2(d)）．

一方，蒸留水のみを血管内に投与すると，低張であるため浸透圧較差に従って赤血球内にH_2Oが移動し，細胞内容積の増加に細胞膜が耐え切れず溶血を生じる．そこで浸透圧物質としてブドウ糖を用いると，体内で$C_6H_{12}O_6 + 6O_2 \rightarrow 6CO_2 + 6H_2O$のように分解され，$CO_2$は呼気より排出され，体内には$H_2O$のみが残る．浸透圧はモル濃度によって規定されるが，等張とするために必要なブドウ糖濃度は5%である．5%ブドウ糖液を投与して生じたH_2Oにより細胞外浸透圧は低下するが，前述のようにH_2Oは，浸透圧勾配に従って速やかに細胞膜を通過する．そのため同溶液を投与した際のH_2Oは，細胞内外に均等に分布する（図V-12-2(b)，図V-12-3）．

3　輸液の安全限界

輸液を行うにあたり，H_2Oと電解質の投与量と安全限界を理解しておくことは重要である．腎機能障害がない場合はその安全限界は広く，輸液により大きく電解質異常をきたすことはない．しかし，一度腎機能障害を生じると，その安全限界は著しく狭くなる．

輸液の組成は，投与する水分量（H_2O量）と溶質量（主にNaCl）からなり，それぞれの投与量の限界点を理解するのにTalbotの図式を用いると有用である[1]．これはX軸に輸液中の総電解

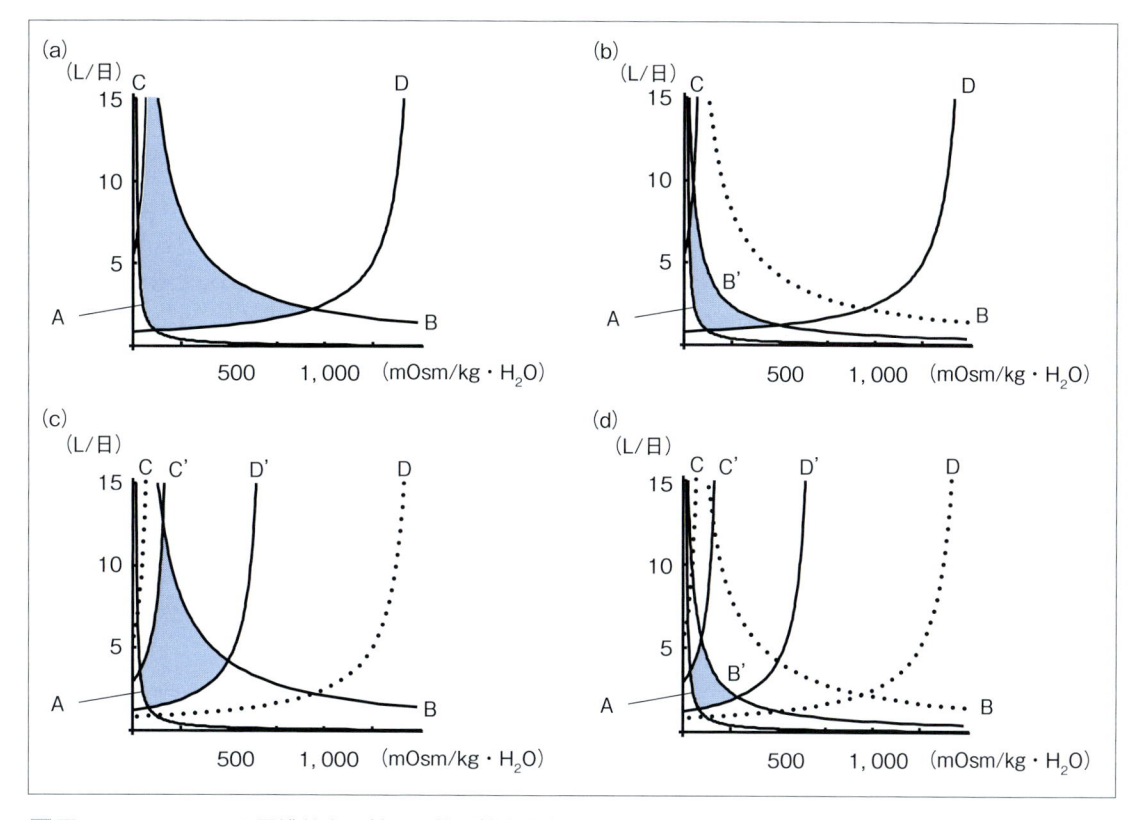

図 V-12-4　GFRと尿濃縮力の低下に伴う輸液安全限界の変化

(a) X軸に輸液中の総電解質量（主にNaCl量であるが，生理食塩水ではNaイオン，Clイオンを合わせて308 mEq/kg・H₂Oとなる），Y軸に投与する水分量（H₂O量）をとる．腎臓における電解質排泄能は，最低でも100 mOsm/時は必要で，最大はGFRの5%であり，血清浸透圧を300 mOsmとすると，GFR×300×0.05となる．輸液中の電解質量はx×yで表せるため，100＜x×y＜GFR×300（mOsm）×0.05の不等式が成り立つ．前者の不等号がAの線となり，後者の不等号がBの線となる．
　一方，1日に産生される浸透圧物質は10 mOsm/体重（kg）となり体重が50 kgであれば500 mOsmとなる．輸液中の浸透圧物質がx×yであり，両者を加えたx×y+500が1日に排泄すべき浸透圧物質量となる．体重が50 kgのヒトで不感蒸泄や代謝水を加味すると，500 mLが尿以外より排泄されるため，輸液量がy（L）であれば期待される尿量はy−0.5となる．したがって，尿中の浸透圧は（x×y+500）/（y−0.5）となる．尿の希釈限界が50 mOsm/kg，濃縮限界は1,500 mOsm/kgであり，50＜(x×y+500)/(y−0.5)＜1,500の不等式が成り立つ．前者の曲線がC，後者の曲線がDで表され，これらA, B, C, Dの曲線で囲まれた領域が輸液の安全限界と考えられる．投与する輸液は，この中心に近いほど安全であるといえる．

(b) GFRが100〜30となると，曲線Bが左にシフトし（B'），尿の濃縮力とは無関係に安全限界は減少する．
(c) 尿の濃縮可能範囲が200〜700の間となれば，曲線Cは下方へシフトし（C'），曲線Dは上方へシフト（D'）するため，GFRとは無関係に安全限界は減少する．
(d) 慢性腎不全では，GFRとともに尿濃縮力も低下するため，輸液の安全域は大きく減少する．

(Talbot NB, et al.：N Engl J med, 248：1100-1108, 1953 より改変)

質量（主にNaCl量），Y軸に投与する水分量（H₂O量）をとり，GFRにより規定される溶質排泄能と，腎臓での浸透圧調節能を加味して図示される（図V-12-4(a)）．この図より，いかに腎不全では輸液の安全域が狭まるかを理解でき（図V-12-4(d)），また現状の輸液を続けることで，どのような体液バランスの変化をきたす可能性があるのかを予想できる．

4　細胞外液

細胞外液に含まれる陽イオンはほとんどがNaイオンであるため，すべて細胞外液に均一に分布する（図V-12-2(a)，図V-12-3）．使用する主な目的は，脱水などに伴う有効循環血漿量減少時の補充である．逆にNa含有量が多いので体液量過剰をきたしやすく，心不全や腎不全などの症例では，過量投与には注意が必要である．

生理食塩水もすべて細胞外に分布するため細胞

外液に属するが，含まれるイオンがNaイオンとClイオンのみであるため，代謝性アシドーシスをきたす．その機序として，生理食塩水中のClイオン濃度が生体内よりも高いため，その投与を続けると高Cl血症から二次的に低重炭酸イオン血症をきたし，結果として代謝性アシドーシスとなる．したがって一般的に細胞外液と呼ばれるものは，Clイオンの一部が酢酸や乳酸などの緩衝イオンに置き換わったものが用いられている．近年は，より生体に近い重炭酸を用いた細胞外液が登場している．

5 開始液

開始液や1号液と呼ばれる輸液は，Na含有量が77〜90 mEq/Lと生理食塩水の約半分の濃度で，Kが含まれていないのが特徴である．これでは低張となるので，浸透圧物質としてブドウ糖を加えることによって血清浸透圧比が1以上となるように調製されている．開始液を投与した際の体内での分布であるが，その組成がほぼ1/2生理食塩水であると考えると，半分は生理食塩水と同様に細胞外にのみ分布し，残りは5%ブドウ糖液と同様に体内に均一に分布する（図V-12-2(c)，図V-12-3）．

一般的に病態が不明，とくにK値が不明である患者に対して，開始時に投与されることが多いが，開始液のみを漫然と投与し続けると低K血症をきたす恐れがあり，注意を要する．また細胞外液に比し含有Naは少ないものの，1/2生理食塩水であり，体液量過剰に注意する必要がある．

6 維持液

正常な腎臓では電解質や自由水の摂取許容量は広いが，無理なく生体内におけるそれらの恒常性が維持されるために一般的に必要な輸液の水分量は，2,000 mL，Naは70〜100 mEq，Kが60 mEq前後といわれている．それを補う目的で作られたのが維持液であり，それを2,000 mL投与すればNaは80〜100 mEq，Kは40〜60 mEqとなり，標準成人の1日の必要量に一致する．同液にもブドウ糖が含まれているが，これは栄養補給を主たる目的としたものではなく，血清浸透圧比を1にするための浸透圧物質として加えられている．維持液の含有Naは35 mEq/Lであり，約1/4が生理食塩水，約3/4が自由水であると考え，維持液を投与した際は1/4は細胞外に，3/4は体内に一様に分布する（図V-12-3）．

7 高カロリー輸液

前述の電解質輸液にブドウ糖などの糖質を加えていけば含有カロリーを増加させることができるが，ブドウ糖は浸透圧物質であるため，高濃度になれば輸液の浸透圧が上昇する．一般に，末梢静脈から投与し得る輸液の浸透圧比は血清浸透圧の3倍までであり，それ以上の高浸透圧溶液を投与すると，静脈炎を高頻度に発症する．したがって血清浸透圧比が4以上の溶液は，中心静脈より投与する必要がある．

1日に必要な熱量（TEE）は，Harris-Benedictの式により予想される基礎熱量消費量（BEE）に，合併する各種病態に合わせた増加係数を乗じて算出する（表V-12-4）．大まかな計算として，非侵襲下でのTEEは25〜30 kcal/kg，中等度侵襲下では30〜35 kcal/kg，高度侵襲時は35〜40 kcal/kg程度である．

高カロリー輸液を投与する際にはアミノ酸製剤を投与するが，これは栄養源として用いられるものではなく，生体内での蛋白質合成に利用されることを目的としている．蛋白の同化には，アミノ酸製剤だけでなく同時に十分な熱量の投与が必要で，窒素1 gに対して130〜180 kcal（いわゆる非蛋白カロリー対窒素比）が蛋白異化抑制には必要である．外科侵襲時や重症感染症発症時には，非蛋白カロリー対窒素比は変化し，前者では100対1，後者では80対1となる．

一方で腎不全患者では，アミノ酸投与が過剰となると窒素化合物が代謝老廃物となり，生成，蓄

■表V-12-4 1日に必要な熱量の計算法

TEE＝BEE×activity factor×stress factor 　　TEE（1日に必要な熱量：total energy expenditure） 　　BEE（基礎熱量消費量：basal energy expenditure）
BEE＝男性：66＋(13.7×体重)＋(5×身長)－(6.8×年齢) kcal/日 　　　女性：655＋(9.6×体重)＋(1.8×身長)－(4.7×年齢) kcal/日 　　注：単位；体重：kg，身長：cm，年齢：歳
activity factor（活動係数）
寝たきり　　　　×1.0（寝たきりの入院患者） 歩行可　　　　　×1.2（一般的な入院患者） 労働　　　　　　×1.4～1.6
stress/injury factor（侵襲/損傷係数）
一般外科手術後　　　　　　　　　　　×1.2 侵襲の大きな手術後　　　　　　　　　×1.3 重症感染症，敗血症　　　　　　　　　×1.6 体温上昇（37℃以上1℃につき）　　×1.1 呼吸不全　　　　　　　　　　　　　　×1.2 熱傷（＞40%）　　　　　　　　　　　×2.1

(Sax HC, et al.: The A. S. P. E. N. Nutrition Support Practice Manual. ed by Merritt RJ, et al. p. 2/1-2/5, A. S. P. E. N., 1988 より)

積されるため好ましくない．そのため非蛋白カロリー対窒素比は300対1とし，透析患者ではアミノ酸の喪失を考慮し，200～300対1とする．同時に，蛋白がエネルギー源として用いられるのを防ぐために，特に制限する病態がない限り十分なカロリー（35～45 kcal/kg/日）を投与する．

栄養管理を行う上で陥りやすいピットフォールとして，必要な熱量を体内に投与することだけに専心し，血糖コントロールが不十分な症例がある．経口摂取も含めて栄養素を投与する行為全般にいえることであるが，ブドウ糖はインスリンの作用により細胞内に取り込まれて初めて熱量として利用できることを理解し，投与するだけでなくその後の血糖値もしっかりコントロールしなければならない．

8 Perspective

輸液は経口的に水分や栄養を摂取不能の患者に施されるが，特に高齢患者では輸液療法の安全限界が狭くなることに加え，複数の病態が混在することも多く，治療関連の電解質異常をきたしやすい[2,3]．輸液療法は全身管理を行う診療科の医師にとって必須の知識であるが，医療が細分化されるにつれて，今後より一層，腎臓内科が輸液の処方を行う場面が増加すると考える．したがって腎臓内科医は，正確な体液管理の知識を有するとともに，病態に応じた輸液の処方を独自に行う必要がある．

〔草場哲郎〕

《文　献》

1) Talbot NB, et al.: Homeostatic limits to safe parenteral fluid therapy. N Engl J Med, 248: 1100-1108, 1953.
2) Hoorn EJ, et al.: Development of severe hyponatraemia in hospitalized patients: treatment-related risk factors and inadequate management. Nephrol Dial Transplant, 21: 70-76, 2006.
3) Upadhyay A, et al.: Incidence and prevalence of hyponatremia. Am J Med, 119 (7 Suppl 1): S30-35, 2006.

第 VI 編

糸球体疾患

1 糸球体疾患のイントロダクション

本編では，糸球体疾患について各項目で詳細に記載している．本項は，糸球体疾患の臨床症候を知り，患者へのアプローチの仕方を概説する．

1 どのような場合に糸球体疾患を疑うのか

糸球体疾患は，①蛋白尿，②血尿，③腎機能障害，④浮腫や高血圧，⑤糸球体に障害を起こす全身疾患を有する場合，⑥蛋白尿の既往歴や腎疾患の家族歴がある場合などに存在する場合が多く，精査を必要とする．特に蛋白尿では，1 g/日以上を認める場合は，糸球体疾患が原因であることが多い．1 g/日未満は尿細管疾患でも認められるが，持続性の場合は慢性糸球体腎炎であることも多く，必要に応じて腎生検を検討する．血尿を認める場合は，必ず尿沈渣を行い，変形赤血球，赤血球円柱の有無を確認する．赤血球円柱が1つでも見つかれば，糸球体疾患と考えてよく，また，血尿の存在は糸球体に増殖性変化があることを示唆している．腎機能障害が認められる場合は，糸球体，血管，尿細管などさまざまな病変が含まれるが，同時に蛋白尿や血尿がある場合は糸球体性の場合が多い．

ネフローゼnephrosisレベルの蛋白尿を認める場合は，アルブミンのように比較的小さな蛋白が選択的に漏出しているのか，あるいは大きな蛋白まで漏出しているのかを鑑別する（蛋白の選択性）．トランスフェリンやアルブミンが選択的に漏出している場合は，微小変化型ネフローゼ症候群を疑い精査する．

また，GFRとGFRの低下速度に注意し，急性腎炎，急速進行性糸球体腎炎，慢性腎炎などの鑑別を行う．浮腫がある場合は，腎性の浮腫であるかを確認するために，ネフローゼ症候群や心不全，肝不全などの有無を検討する．高血圧，糖尿病，膠原病など全身性疾患を有する場合は，その一症状として糸球体病変が生じていないかどうかを鑑別する．腎疾患の家族歴がある場合は，同様の疾患が隠れている場合があり注意を要する．

2 糸球体疾患の分類と定義

原発性の糸球体疾患は，①臨床症候，②腎機能，③腎組織所見の3点から理解する．臨床症候から病態進展の速度や病態が推測でき，腎機能によって病態・治療の対象が臨床症候に重点が置かれるのか，あるいは腎不全に重点が置かれるのかを判断し，腎組織所見から病態の発症機序，治療方法および予後を考える．これらを統合し，中心となる1つの臨床病名をつけるのである．なお，糸球体病変が二次性の場合は，その原因および全身の病態が大切であり，別途詳細な記述が必要である．

1 臨床症候（表VI-1-1）

糸球体疾患の臨床症候は，主に5つに分類される．そのうち3つは，腎炎nephritis症候群であり，残りがネフローゼ症候群，無症候性血尿・蛋白尿である．

❶ 急性糸球体腎炎

急性に発症する血尿，蛋白尿とともに浮腫，高血圧，腎機能の低下を呈する症候群である．その本体は，管内増殖性糸球体腎炎であり，典型的にはA群β溶血性レンサ球菌感染後に1〜3週間の経過で，さまざまなメカニズムにより管内細胞（内皮細胞，メサンギウム細胞，浸潤した好中球・単球）が著しい増殖をきたした状態である．このため，血尿が出現するとともに，糸球体毛細管係蹄内の狭小化を示し，糸球体の濾過機能を低下さ

■ VI. 糸球体疾患

せる．よって，有効な水，Na の排泄障害が生ずるため細胞外液の貯留が生じ，血圧の上昇と浮腫を認めるのである．比較的若年者に発症が多いが，成人でも散見される．

❷ 急速進行性糸球体腎炎

「急性あるいは潜在性に発症する肉眼的血尿，蛋白尿，貧血を呈し急速に進行する腎不全症候群」と定義されているが，通常，数週間から数ヵ月の単位で腎機能が急速に悪化するとともに，血尿・赤血球円柱や蛋白尿を伴い腎炎性の所見を示す．病理的な特徴は，多くの糸球体に半月体（細胞性，線維細胞性，線維性：新しい病変か古い病変かにより異なる）を伴う半月体形成性糸球体腎炎の病型をとることである．しかし，腎炎様の尿所見を有し，急速に末期腎不全に至るような急速進行性の疾患は，すべて臨床的には本症候群として取り扱われている．

❸ 慢性糸球体腎炎

慢性に持続する糸球体疾患の総称である．さまざまな疾患により本症候群を生ずるが，原発性糸球体疾患としては IgA 腎症が 30～50％ を占めることが知られている．慢性に経過し，高血圧や浮腫，腎機能低下などさまざまな病態を示す．腎機能がよい場合は，原因疾患に対する治療法，蛋白尿や血尿を改善させる治療法が中心となるが，腎機能が低下してくると CKD として共通の治療，例えば高血圧など腎機能悪化因子に対する治療が中心となる．早期に発見し，適切な診断を行い，腎機能が低下しないように介入して行くことが大切である．

❹ ネフローゼ症候群

糸球体からの大量のアルブミン／蛋白の漏出により低蛋白血症を生じ，膠質浸透圧が低下するために浮腫をきたし，また，二次性の脂質異常症など生ずる病態である．さまざまな原因により発症し，尿蛋白が 3.5 g/日以上持続的に排泄され，血清アルブミン値 3.0 g/dL 以下（あるいは血清総蛋白量 6.0 g/dL 以下）となった場合に診断される（表 VI-1-2）．完全寛解が期待される病態から保存的に経過観察する疾患などが混在しており，

■ 表 VI-1-1 糸球体疾患の分類

1. 臨床症候分類	
腎炎症候群	急性糸球体腎炎 急速進行性糸球体腎炎 慢性糸球体腎炎
ネフローゼ症候群	ネフローゼ症候群
その他	無症候性血尿・蛋白尿 （反復性，持続性血尿症候群）
2. 原因分類	
分類	糸球体腎炎および関連病変
一次性（原発性）	① 微小糸球体変化，② 巣状分節性病変，③ びまん性糸球体腎炎，〔(1) 膜性腎症，(2)a) メサンギウム増殖性腎炎，b) 管内増殖性糸球体腎炎，c) 膜性増殖性腎炎 1 型および 3 型，d) 半月体形成性壊死性糸球体腎炎，(3) 硬化性糸球体腎炎〕，④ 分類不能の糸球体腎炎
二次性（続発性）	① 系統的疾患（ループス腎炎，IgA 腎症，紫斑病性腎炎，抗基底膜糸球体腎炎，系統的感染症での糸球体腎炎，寄生虫腎疾患），② 血管疾患（血管炎，血栓性微小血管症，腎硬化症など），③ 代謝疾患（糖尿病性腎症，膜性増殖性糸球体腎炎，アミロイドーシスなど），④ 遺伝性腎症（Alport 症候群，Fabry 病ほか），⑤ その他の糸球体疾患（妊娠高血圧症候群，放射性腎症），⑥ 終末期腎，⑦ 移植後の糸球体病変

■ 表 VI-1-2 成人ネフローゼ症候群の診断基準

1. 蛋白質：3.5 g/日以上が持続する．
 （随時尿において蛋白質/尿 Cr 比が 3.5 g/gCr 以上の場合もこれに準ずる）
2. 低アルブミン血症：血清アルブミン値 3.0 g/dL 以下．血清総蛋白量 6.0 g/dL 以下も参考になる．
3. 浮腫
4. 脂質異常症（高 LDL-C 血症）

注：1) 上記の尿蛋白量，低アルブミン血症（低蛋白血症）の両所見を認めることが本症候群の診断の必須条件である．
2) 浮腫は本症候群の必須条件ではないが，重要な所見である．
3) 脂質異常症は本症候群の必須条件ではない．
4) 卵円形脂肪体は本症候群の診断の参考となる．

（厚生労働省難治性疾患克服研究事業進行性腎障害に関する調査研究班難治性ネフローゼ症候群分科会：ネフローゼ症候群診療指針．日腎会誌，49：p. 871-878，53：p. 78-122，2011 より）

正確な原因疾患の鑑別が必要である．

❺ 無症候性血尿・蛋白尿（反復性または持続性血尿症候群）

もともとは，Glassockらによる「ほとんど症状のない持続性の尿の異常」とした概念であり，「慢性的な経過を示しながらも進行性に腎機能が低下する慢性腎炎症候群」とは一線を画した，非進行性の病態としている．実臨床では，健康診断や他疾患で偶然発見された血尿や蛋白尿の症例がこの病態に入る場合がある．本来，さまざまな腎炎の組織像を有していても，軽度の血尿や蛋白尿のみで，進行性のない場合はこの範疇に入れてよいことになるが，進行性の有無に関しては，初期像のみからではその鑑別が困難である．組織変化のある場合は，慢性腎炎症候群とされることが多く，また，血尿・蛋白尿があればCKDの範疇に含まれることになり，あまり用いない傾向にある．実際には，検尿異常から腎生検を施行してもminor glomerular abnormalityを示す症例に対して使うことが多い．しかし，近年，ただ単に無症候性血尿という場合は，糸球体性・非糸球体性を問わず，無症状の血尿に対して用いられる症状名でもあり，尿路系の悪性腫瘍も含まれる別の用語となる場合もあるので注意が必要である．

2 腎機能

腎機能は，CKDのG分類に準じて理解する．基本的な理解としてGFR 90 mL/分/1.73 m² 以上は，腎機能正常と考えてよいが，個々人においてはGFRの変化率を考えることが必要である．GFR 150 mL/分/1.72 m² などが正常なのか，過剰濾過なのかについては病態により異なるので一元的にはいえない．一方，GFRが60 mL/分/m² 未満になると蛋白尿がなくてもCKDと診断されるようになる（3ヵ月以上の経過が必要）．腎機能は年齢とともに低下するので，ある程度は老化現象と考える面もある．よって，GFRが異常かどうか，治療が必要な状態かどうかについては，年齢も考慮して考える必要がある．

急性腎炎症候群では，腎機能が低下した際に一過性に透析療法が必要となることがあり，その見極めが大切である．急速進行性腎炎症候群では，発見時にすでに末期腎不全状態の場合もあり，腎代替療法を緊急で必要とすることもある．慢性腎炎症候群では，腎機能が低下してGFRが30 mL/分/m² 未満になると，腎代替療法などの検討が必要となり，腎炎の治療よりも適切な時期に腎代替療法への移行を考えることとなる．ネフローゼ症候群では，血清アルブミン値が2.0 g/dLを切ると膠質浸透圧の低下に伴う血管内脱水の状態になりやすく，急性腎障害を合併しやすい．微小変化型ネフローゼ症候群では，その極期には腎臓の浮腫のみならず，著明な循環血漿量の低下による腎前性の急性腎不全になり，血液透析を必要とする場合もあり注意が必要である．

3 腎組織

同じ臨床症候であっても腎組織所見が異なれば，病態も予後も異なる（表Ⅵ-1-1)[1]．光学顕微鏡所見，蛍光染色所見，電子顕微鏡所見に臨床所見を鑑みて，腎組織診断が下される．HE染色，PAS染色，PAM染色，Masson染色は，至急でオーダーすれば1日で結果が得られることが多い．必ず自分の目で，腎生検組織を読むことが病態の理解に重要であると思われる．詳細は，腎生検の項p.975を参考のこと．

3 腎炎症候群の診断と治療

臨床症候，腎機能，腎組織を検討し，各腎炎の診断を行う．

「Ⅵ-2 慢性糸球体腎炎とネフローゼ症候群」p.356を参照のこと．

❶ 急性腎炎症候群

「Ⅵ-6 急性管内増殖性糸球体腎炎」p.379を参照のこと．

❷ 急性進行性腎炎症候群

「Ⅵ-7 半月体形成性糸球体腎炎とANCA関連腎炎」p.386「Ⅵ-12 血管炎に伴う糸球体障害」p.432「Ⅵ-13 抗糸球体基底膜疾患とGood-

■ VI. 糸球体疾患

pasture症候群」p.439を参照のこと.

❸ 慢性腎炎症候群

「VI-9 IgA 腎症」p.400「VI-14 感染に伴う糸球体疾患」p.448を参照のこと.

4 ネフローゼ症候群の診断と治療

組織型特異的な項目については,「VI-3 微小変化型ネフローゼ症候群」p.361「VI-4 巣状分節性糸球体硬化症」p.366「VI-5 膜性腎症」p.372「VI-8 膜性増殖性糸球体腎炎」p.394「VI-15 異常蛋白血症とアミロイドーシス」p.457を参照のこと.

1 診断と鑑別

ネフローゼ症候群は,原因を問わず,糸球体からの大量のアルブミンあるいは蛋白の漏出を原因とする病態である.その結果として低蛋白血症を生じ,膠質浸透圧の低下に伴う浮腫,二次的に高LDL-C 血症を合併する.表VI-1-2に示す診断基準を満たすとネフローゼ症候群の診断がなされる[2].本症の診断には,その原因を問わない.原発性にしても二次性のネフローゼ症候群でも,診断基準を満たせばネフローゼ症候群である.ただし,治療法や予後は原因疾患によって異なるため,適応があれば積極的に腎生検を行う必要がある.長期間の糖尿病があり,眼底所見が強く徐々に蛋白尿が増えた場合は,糖尿病性腎症によるものが多く,通常,腎生検は行わない.しかし,眼底所見が認められない場合や特別な経過をとり他の糸球体病変が疑われる場合は,腎生検が必要となる.腎生検から得られる情報は膨大であり,原因疾患の病態のみならず,糸球体・尿細管・血管障害の状態を直接知ることができる.その結果,適切な治療法の選択,予後予測までできる可能性がある.よって,必要でかつ安全に施行できる場合に,腎生検は必須の検査となる.

ネフローゼ症候群の原因疾患は,年齢や性別により,ある程度予測できる場合がある.小児においては,圧倒的に微小変化型の場合が多く,次いで巣状糸球体硬化症を認める.IgA 腎症や紫斑病性腎炎,膜性増殖性糸球体腎炎なども比較的多い.一方,若い女性では膠原病,特にSLEに伴うループス腎炎の症例が比較的多い.蝶型紅斑・貧血・心嚢水などの腎外病変も認めるので注意する.中年以降では,糖尿病性腎症,膜性腎症やアミロイドーシスなどが増えてくる.よって,悪性腫瘍(特に腺癌系)の検索や血液系の疾患の検索が必要となる.

2 治療

ここでは,厚生労働省難治性疾患克服研究事業「進行性腎障害に関する調査研究班;難治性ネフローゼ症候群分科会」で示された治療指針について概説する.

微小変化型ネフローゼ症候群の治療指針を図VI-1-1に示す.

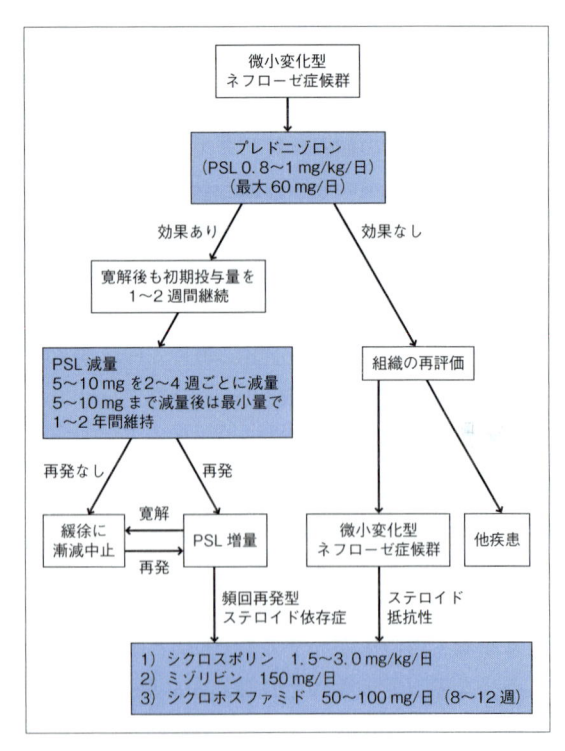

■ 図 VI-1-1 微小変化型ネフローゼ症候群の治療のアルゴリズム

ミゾリビンは頻回再発型ネフローゼ症候群の保険適用はない.
(厚生労働省難治性疾患克服研究事業進行性腎障害に関する調査研究班難治性ネフローゼ症候群分科会:ネフローゼ症候群診療指針. 日腎会誌, 49:p.871-878, 53:p.78-122, 2011より)

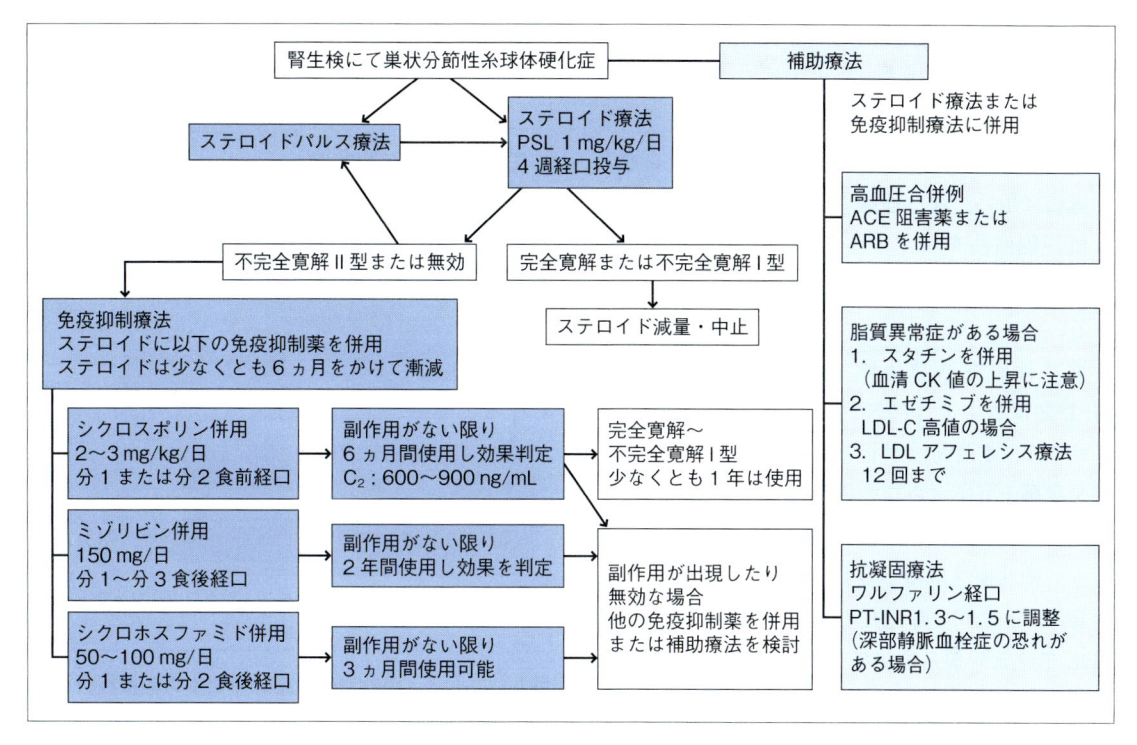

■ 図 VI-1-2　巣状分節性糸球体硬化症の治療のアルゴリズム
(厚生労働省難治性疾患克服研究事業進行性腎障害に関する調査研究班難治性ネフローゼ症候群分科会：ネフローゼ症候群診療指針．日腎会誌，49：p.871-878，53：p.78-122，2011 より)

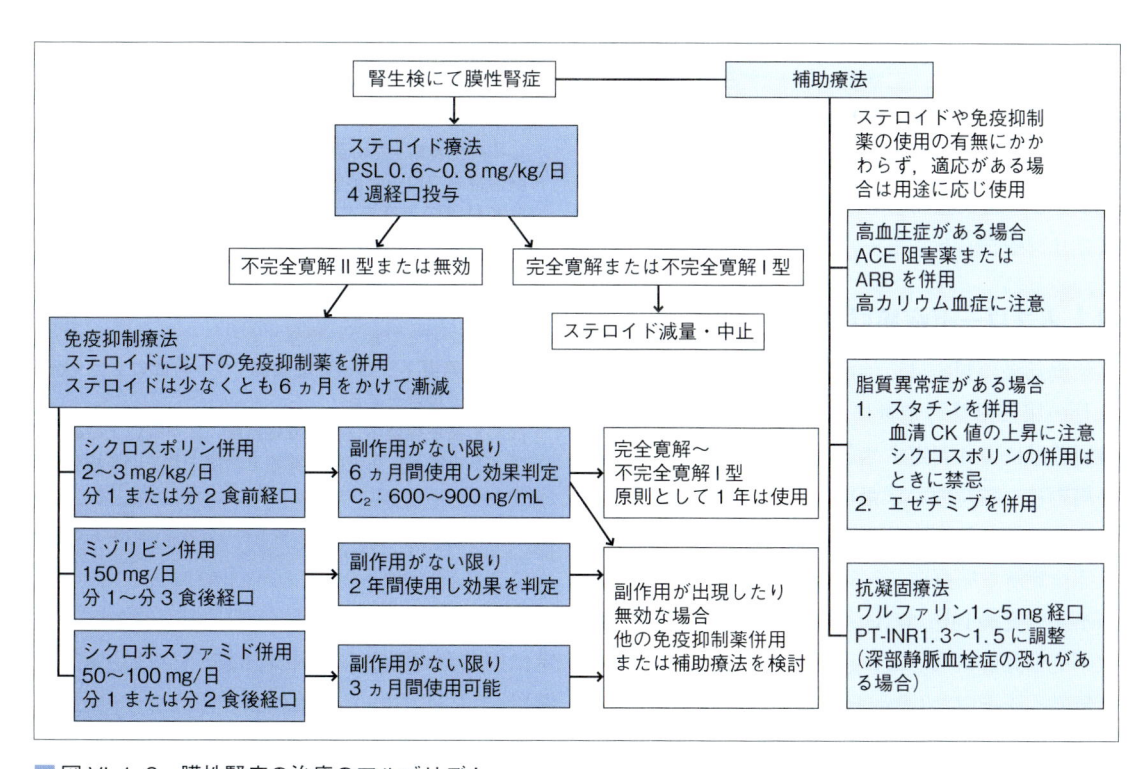

■ 図 VI-1-3　膜性腎症の治療のアルゴリズム
(厚生労働省難治性疾患克服研究事業進行性腎障害に関する調査研究班難治性ネフローゼ症候群分科会：ネフローゼ症候群診療指針．日腎会誌，49：p.871-878，53：p.78-122，2011 より)

VI-1-1 に示す．治療反応がよい症例に対しても，短期間でステロイドを中止してはいけない．少なくとも1～2年間は少量維持療法を行う．また，持続的な脂質異常症の症例にはスタチンなどを適切に用い，深部静脈血栓症のハイリスク時には抗凝固療法を併用する．高血圧を呈する場合は，注意深くACE阻害薬あるいはARBを併用する．

巣状分節性糸球体硬化症の治療指針は，図 VI-1-2 に示すようにステロイドの内服治療から開始する．4週間治療しても完全寛解あるいは不完全寛解Ⅰ型に至らない場合は，治療抵抗性としてステロイドパルス療法あるいは免疫抑制療法を行う．補助療法は微小変化型ネフローゼ症候群と同様であるが，高LDL-C血症を伴う場合は，LDLアフェレシス療法の選択も考慮する．

膜性腎症の治療指針を，図 VI-1-3 に示す．注意点や補助療法は，微小変化型ネフローゼ症候群と変わりはない．基本的にステロイド療法を導入し，効果により薬剤を適時追加する．

膜性増殖性糸球体腎炎の治療指針を図 VI-1-4 に示す．本疾患は，二次性に発症する場合が多いので，原因疾患をしっかり見極めて，その治療を優先して行う．特発性の場合は治療抵抗性の症例が多いが，ステロイドを中心として，補助的にアスピリンやジピリダモールを用いる．

3 ネフローゼ症候群の治療効果の判定

治療効果の判定は，治療開始後1ヵ月および6ヵ月の尿蛋白量の定量により行う．できれば24時間蓄尿により判定すべきであるが，蓄尿が難しい場合は，随時尿の尿蛋白/尿Cr比（g/gCr）で行ってもよい．

完全寛解：尿蛋白<0.3 g/日
不完全寛解Ⅰ型：0.3 g/日≦尿蛋白<1.0 g/日
不完全寛解Ⅱ型：1.0 g/日≦尿蛋白<3.5 g/日
無効：尿蛋白≧3.5 g/日

6ヵ月の時点における完全寛解，不完全寛解Ⅰ型の判定には，臨床症状および血清蛋白の改善を含めることが記載されている．また，「再燃」の判

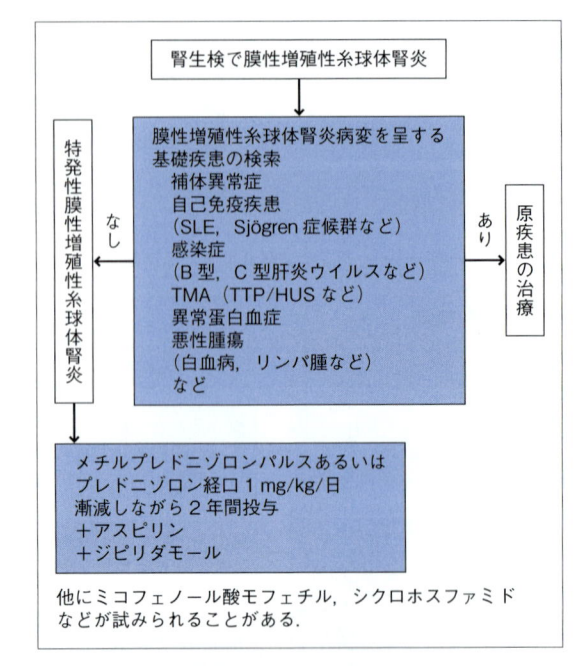

■ 図 VI-1-4 膜性増殖性糸球体腎炎の診療指針
(厚生労働省難治性疾患克服研究事業進行性腎障害に関する調査研究班難治性ネフローゼ症候群分科会：ネフローゼ症候群診療指針．日腎会誌，53：p.78-122, 2011 より)

■ 表 VI-1-3 ネフローゼ症候群の治療反応による分類

- **ステロイド抵抗性ネフローゼ症候群**：十分量のステロイドのみで治療して1ヵ月後の判定で完全寛解または不完全寛解Ⅰ型に至らない場合とする．
- **難治性ネフローゼ症候群**：ステロイドと免疫抑制薬を含む種々の治療を6ヵ月行っても，完全寛解または不完全寛解Ⅰ型に至らない場合とする．
- **ステロイド依存性ネフローゼ症候群**：ステロイドを減量または中止後再発を2回以上繰り返すため，ステロイドを中止できない場合とする．
- **頻回再発型ネフローゼ症候群**：6ヵ月間に2回以上再発する場合とする．
- **長期治療依存型ネフローゼ症候群**：2年間以上継続してステロイド，免疫抑制薬等で治療されている場合とする．

(厚生労働省難治性疾患克服研究事業進行性腎障害に関する調査研究班難治性ネフローゼ症候群分科会：ネフローゼ症候群診療指針．日腎会誌，53：p.78-122, 2011 より)

定は，完全寛解から，尿蛋白1 g/日（1 g/gCr 以上），または（2＋）以上の蛋白尿が2～3回持続する場合とされている．このように治療効果判定が統一されているので，わかりやすくなっている．

なお，ネフローゼ症候群の治療反応性による分

類が表VI-1-3のように決められており、ネフローゼ症例を診察、報告する場合には注意して用いていただきたい。

5 Perspective

　糸球体疾患の診察は、腎臓疾患治療の中核をなすものである。血尿や円柱の有無、尿蛋白の量、尿蛋白の選択性、各症候群の診断基準、治療指針に治療効果の判定など、日常臨床で必須の知識であり、精通していなければならない。糸球体に増殖性変化があるのか、基底膜に病変の首座があるのかなどを念頭に置いて病態を理解することが大切である。糸球体疾患の診療の基本を理解し、日常診療を大切にしたい。腎生検前には、糸球体、尿細管、血管の病変を予測し、生検組織をよく観察し予測との違いも考え、また臨床所見と見比べて、糸球体疾患を総合的に理解し治療に適切に生かすことが重要である。新しい蛋白の発見や新しい疾患概念の構築は、日常診療の疑問から始まるのである。

〔平和伸仁〕

《文　献》

1) 日本腎臓学会・腎病理診断標準化委員会，日本人病理協会編：腎生検病理アトラス 「腎生検病理診断標準化への指針」病理改訂版．東京医学社，2010．
2) 厚生労働省難治性疾患克服研究事業進行性腎障害に関する調査研究班難治性ネフローゼ症候群分科会：ネフローゼ症候群診療指針．日腎会誌，53：78-122, 2011．

2 慢性糸球体腎炎とネフローゼ症候群（発生病理と分類）

　実験動物およびヒト患者データの解析から糸球体腎炎の原因に関してはいくつか同定されているものの，原因不明のものも多いため現状では原因や機序に基づいて糸球体病変を分類することは不可能である．「VI-1．糸球体疾患のイントロダクション」で詳細されているとおり，腎炎の分類・診断は臨床データおよび病理組織学的所見の両者を鑑みて初めてなされるものである．本項では，まず診断確定のための病理組織学的所見に基づいた分類を述べ，続いて腎炎の発生機序に関する主要な知見を列挙する．

1 病理組織学的分類

1 光学顕微鏡所見に基づいたパターン分類

　糸球体病変は光学顕微鏡所見に基づき，表 VI-2-1 のように8つにパターン分類することが可能である．現行のループス腎炎の分類や IgA 腎症の分類に関する論文では，糸球体異常所見の定義について詳述されており参照されたい[1,2]．

　それぞれのパターンを呈する疾患はある程度限られているため，腎生検を病理診断するに際し糸球体病変がどのパターンを呈しているか見極めることで，適切な最終診断に至ることが容易となる．また診断困難例であれば鑑別すべき疾患の絞り込みを行う上で有用と考えられる．ただし，本分類はあくまでも光学顕微鏡に基づいた所見診断であり，必ずしも疾患名を述べているものではない点に注意されたい．例えば，巣状分節性糸球体硬化症という名称は疾患名にもなり得る所見だが，微小糸球体病変は複数の疾患を包含した所見診断である．あくまでも，疾患の決定は蛍光免疫所見，電子顕微鏡所見，そして臨床経過等を総合してなされるものである．

❶ 微小糸球体病変（minor glomerular abnormalities）（図 VI-2-1 (A)）

　光学顕微鏡上，糸球体は正常である．すなわち，メサンギウム細胞の増殖に乏しく（1つのメサンギウム領域に2〜3個まで），基底膜にスパイクの形成や二重化を認めず，かつ，管内あるいは管外増殖性変化もみられない．光学顕微鏡上のみからは，微小変化群，IgA 沈着がわずかな IgA

■表 VI-2-1　各糸球体病変を呈する代表的疾患

組織学的パターン	考えられる疾患
微小糸球体病変	微小変化群，Alport 症候群，菲薄基底膜病，IgA 腎症
巣状分節性糸球体硬化症	巣状分節性糸球体硬化症，IgA 腎症，ループス腎炎
メサンギウム増殖性糸球体腎炎	IgA 腎症，ループス腎炎，糖尿病性腎症（びまん性病変）
管内増殖性糸球体腎炎	溶連菌感染後急性糸球体腎炎，クリオグロブリン腎症
膜性腎症	膜性腎症，ループス腎炎
膜性増殖性糸球体腎炎	MPGN type I・III，dense deposit disease，ループス腎炎，クリオグロブリン腎症
半月体形成性糸球体腎炎	ANCA 関連腎炎，紫斑病性腎炎，IgA 腎症，Goodpasture 症候群，抗基底膜抗体症候群
結節性硬化病変	糖尿病性腎症（結節性病変），アミロイド腎症，モノクローナル性免疫グロブリン沈着症

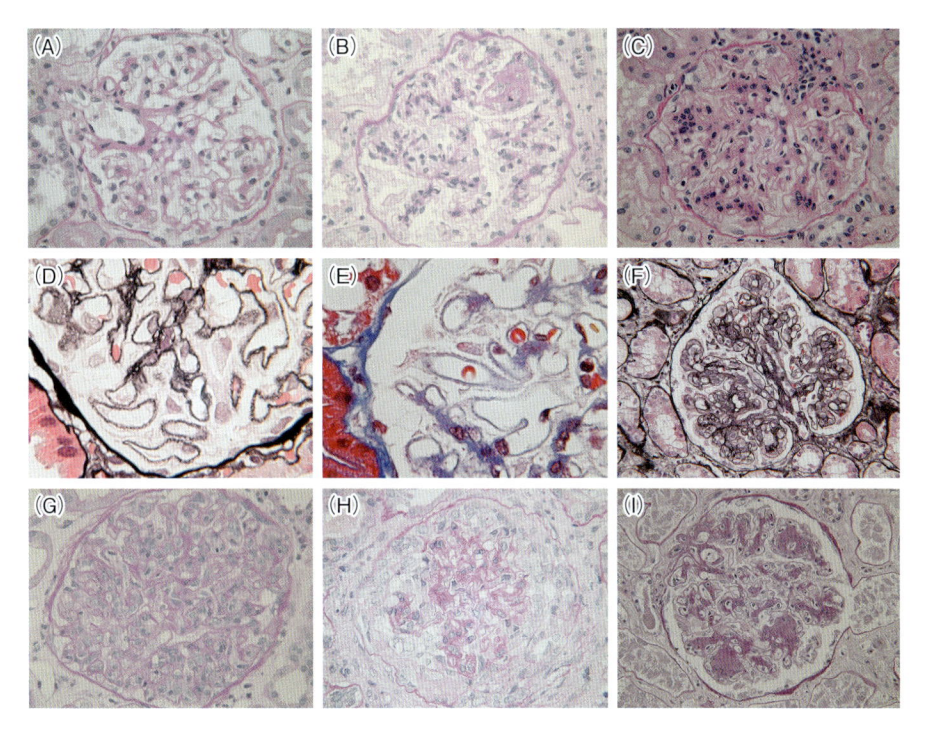

■ 図 VI-2-1　光学顕微鏡所見に基づいた糸球体病変のパターン
(A) 微小糸球体病変，(B) 巣状分節性糸球体硬化症，(C) メサンギウム増殖性糸球体腎炎，(D)(E) 膜性腎症〔(D) PAM染色，(E) Masson染色．(E) では係蹄壁外側に沿って，dense depositと思しき赤い沈着物を認める〕，(F) 膜性増殖性糸球体腎炎，(G) 管内増殖性糸球体腎炎，(H) 半月体形成性糸球体腎炎，(I) 結節性硬化病変．

腎症，Alport症候群，菲薄基底膜病 thin basement membrane disease が鑑別としてあがる．免疫蛍光法（IF）および電子顕微鏡がそれらの鑑別に有用で，微小変化群では有意な沈着を認めない．Alport症候群ではⅣ型コラーゲンのアイソフォームを染色する抗体が市販されており，診断の確定に有用である．

❷ 巣状分節性糸球体硬化症（FSGS）
（図 VI-2-1(B)）

Focal かつ segmental に糸球体硬化を示すため，臨床的に本症が疑われる場合にはすべての切片を丹念に鏡検し，糸球体をもれなく観察し硬化巣の有無を確認する必要がある．

❸ メサンギウム増殖性糸球体腎炎（mesangial proliferative glomerulonephritis）
（図 VI-2-1(C)）

メサンギウム細胞の増殖，基質の増加を伴うもので IgA 腎症が代表例．係蹄基底膜には著変を認めない．

❹ 膜性腎症（membranous nephropathy あるいは membranous glomerulonephritis）
（図 VI-2-1(D)(E)）

PAM染色でスパイクや虫食い像がみられる．メサンギウム細胞の増殖はほとんどみられない．早期ではPAM染色よりもMassonのほうが有用で，赤い沈着物を係蹄上皮側に見出すことができる（図 VI-2-1(E)）．またIFのほうがより有効で，係蹄壁にIgGおよびC3の顆粒状沈着を見出すことができる．

❺ 膜性増殖性糸球体腎炎（MPGN）
（図 VI-2-1(F)）

係蹄基底膜の二重化に加えてメサンギウム細胞の増殖，基質の増加を伴うもの．その結果，糸球体が腫大し分葉状を呈する．MPGN type Ⅲ ではさらにスパイクの形成も伴う．dense deposit disease の場合，分葉化は明瞭であるが膜の二重化ははっきりしないことが多い．クリオグロブリン腎症も本パターンを示す．

❻ 管内増殖性糸球体腎炎（endocapillary proliferative glomerulonephritis）（図 VI-2-1（G））

係蹄血管内に細胞増殖を伴う糸球体腎炎で溶連菌感染後急性糸球体腎炎（PSAGN）に代表される。典型例では diffuse かつ global な変化を示す。血管内の細胞を数える際には，炎症細胞浸潤だけでなく内皮細胞を含んでかまわない。メサンギウム細胞の増殖も認められることがある。クリオグロブリン腎症でもしばしばこのパターンを呈する。

❼ 半月体形成性糸球体腎炎（crescentic glomerulonephritis）あるいは管外増殖性糸球体腎炎（extracapillary proliferative glomerulonephritis）（図 VI-2-1（H））

係蹄外の Bowman 嚢内腔に細胞増殖を伴うもので，2層以上の細胞増殖が，Bowman 嚢全周の50％以上を占めていれば半月体と認識される。線維化あるいは基質の程度により細胞性，線維細胞性，線維性の3つに分類され，病変の時間的経過あるいは治療に応じて線維成分が増加する。

❽ 結節性硬化病変（nodular pattern）（図 VI-2-1（I））

あまり聞きなれない言葉であるが，他のカテゴリーに分類し難いため記載する。糖尿病性腎症（結節性病変），アミロイド腎症で観察され，まれな疾患であるがモノクローナル性免疫グロブリン沈着症（MIDD）もこのパターンを呈する。メサンギウム細胞の増殖を伴うが，メサンギウム増殖性糸球体腎炎の際よりもメサンギウム領域が結節状，類円形となるのを特徴とする。

2 免疫染色（表 VI-2-2）

一般的には IF にて各種免疫グロブリンおよび補体の沈着の有無を確認する。沈着が認められる場合には，それがメサンギウムなのか係蹄壁なのか同定し，さらに係蹄壁であれば顆粒状か線状か，観察を行う。パラフィン切片を用いた酵素抗体法による免疫染色も可能であるが，感度は IF よりも劣り，係蹄壁に沈着がみられる場合，顆粒状かあるいは線状かの区別は困難である。

3 電子顕微鏡

Dense deposit の有無，足突起の癒合の有無や程度を中心に観察する。Dense deposit があれば，どの部位（メサンギウム，係蹄上皮下，基底膜内，内皮下）に存在するのか確認する。係蹄壁の変性像や厚さにも注目する。また，deposit 内部にクリオグロブリン腎症やアミロイド腎症などでみられるような構造物がないかどうか，10,000～20,000 倍程度で観察するのが望ましい。

■ 表 VI-2-2　各糸球体疾患の代表的な陽性所見

	メサンギウム	係蹄壁 顆粒状	係蹄壁 線状
IgA 腎症	IgA, C3		
膜性腎症		IgG, C3	
管内増殖性糸球体腎炎		IgG, C3	
MPGN（type I・III）		IgG, C3	
dense deposit disease	C3		C3（リボン状）
ループス腎炎	各種免疫グロブリン，各種補体		
糖尿病性腎症			IgG
抗基底膜抗体症候群			IgG

2 糸球体腎炎の発生機序

1 係蹄壁構成成分別にみた腎炎の発症機序

糸球体係蹄壁の構成成分である，①糸球体内皮細胞，②係蹄基底膜，③糸球体上皮細胞のいずれかが障害されることで蛋白尿が生じる．

❶ 糸球体内皮細胞障害

係蹄内皮細胞は有窓性で，70〜100 nm のfenestraを有しており，サイズバリアとして働きは大きくないとされている一方，内皮細胞表面は陰性荷電を有する糖蛋白，グリコサミノグリカン，プロテオグリカンで覆われており，チャージバリアとして一定の機能を担っている．形態学的には電子顕微鏡で係蹄内皮下が浮腫状に拡大している場合，内皮細胞障害があるものと解釈される．大腸癌や肺癌などに対する抗VEGF療法（ベバシズマブ等）は蛋白尿を生ずることが知られており，その機序として血管内皮のfenestraの消失や内皮細胞の増殖抑制が考えられている[3]．また腎移植における慢性拒絶反応の1つとしてtransplant glomerulopathyがあり，これは抗ドナー抗体等による持続的な内皮細胞障害の結果がその原因の1つと考えられている．

❷ 係蹄基底膜障害

係蹄基底膜は主としてⅣ型コラーゲン，プロテオグリカン，ラミニン，ニドジェンからなる．Alport症候群ではⅣ型コラーゲンの異常により基底膜の変性をきたし，蛋白尿を生じ[4]，またPierson症候群ではラミニンβ_2の異常により新生児期から高度の蛋白尿をきたす[5]．後述のとおり，Goodpasture症候群では抗原抗体反応による係蹄基底膜障害をきたす．

❸ 糸球体上皮細胞障害

1998年にネフリンの同定がなされスリット膜の重要性が指摘されて以来，蛋白尿発症機序の1つとして糸球体上皮細胞障害が最も注目されており，特にFSGSの主たる原因として重要視されている．古くからFSGSの発症には何らかの液性因子が関与しているとされており，腎移植を行っても約30%のFSGSが再発することはこの仮説を支持するものである．近年の研究により可溶性ウロキナーゼ受容体がFSGSの発症に深く関与することが報告され，FSGSの予後のバイオマーカーなどとして大きく期待されている[6]．家族性FSGSにおいては，*NPHS 2*（podocin）や*ACTN 4*（α-actinin 4）等の糸球体上皮特異的分子の遺伝子異常の報告が相次いでいる[5]．

蛋白尿発症の際に足突起の癒合等がみられることから，糸球体上皮細胞の細胞内骨格およびそれに関連した細胞内シグナル伝達に注目した研究が盛んに行われている．Faulらの研究により，従来免疫抑制薬として腎炎に対して使用されていたシクロスポリンは，シナプトポディンを介して糸球体上皮細胞のアクチンの安定化に寄与していることが報告された[7]．

2 免疫学的機序

本項冒頭で述べたとおり，腎炎発症機序に関してはいまだ不明な点が多く，まだ系統的に論じるのは困難であるが，免疫学的な機構が多くの腎炎で想定されており，腎炎に対する治療法選択の根拠の1つとなっている．次に，腎炎発症に関与する免疫学的機序を述べる．

❶ 抗原抗体反応

ループス腎炎や膜性腎症など免疫複合体の沈着を伴う腎炎は，免疫学的過敏反応の分類に従い以下の2型に分類することができる．いずれの反応においても，最終的には補体経路活性化を経て最終的にmembrane attack complex（C5b-9）の形成を介して細胞障害，組織障害を惹起するものと考えられている．

1 Ⅱ型過敏反応

何らかの糸球体成分に対する抗体が，糸球体に存在する対応抗原を認識することで腎炎を発症する．Goodpasture症候群や抗基底膜抗体症候群がその代表で，係蹄基底膜に存在するⅣ型コラーゲンを認識する自己抗体の産生により半月体形成性糸球体腎炎を発症する[4]．近年，podocyte膜表

面に存在する M-type phospholipase A_2 receptor が特発性膜性腎症の際の対応抗原として報告された[8]．

2　III型過敏反応

血中の免疫複合体が糸球体に沈着するもの．ループス腎炎が代表的で，ループス腎炎では抗DNA抗体等による免疫複合体の関与が考えられている．DNA を分解する DNaseI 活性の低下がループス腎炎の発症に関与しているという報告もなされている[9]．

❷ 抗体の異常

IgA 腎症では IgA ヒンジ部の O-グリカンの糖鎖修飾が正常群に比して乏しく，N-アセチルグルコサミンが表面に露出する形で終わっており，この異常糖鎖がメサンギウム細胞の増殖を惹起する，あるいは自然抗体との複合体を形成して IgA 腎症の発症・増悪に関与しているものと考えられている[10]．

❸ 補体経路の異常活性化

Dense deposit disease では，補体 C3 の分解産物の1つである C3 bBb を認識する自己抗体 C3 nephritic factor（C3 NeF）あるいは factor H の欠損等により alternative pathway が持続的に活性化され，腎炎を発症することが知られている．factor H の異常は HUS の発症にも関与することが知られている．またレクチン経路も腎炎へ関与することが知られている．

このほか，ヘルパーT細胞（Th 1, Th 2, Th 17）や Toll-like receptor に代表される innate immunity も腎炎の発症・増悪に関与することが報告されている．

3 Perspective

今後の研究の発展により蛋白尿発症機序が明らかにされ，適切な細胞や分子をターゲットとした新規治療薬の開発等が望まれる．同時に，組織学的形態のみによらない，適切な治療法選択や腎予後まで見据えた新たな腎炎分類の枠組みが提示されることを期待したい．

〔長濱清隆，村上あゆみ，藩　勤雅〕

《文献》

1) Weening JJ, et al. : The classification of glomerulonephritis in systemic lupus erythematosus revisited. J Am Soc Nephrol, 15 : 241-250, 2004.
2) Roberts IS, et al. : The Oxford classification of IgA nephropathy : pathology definitions, correlations, and reproducibility. Kidney Int, 76 : 546-556, 2009.
3) Wu S, et al. : Bevacizumab increases risk for severe proteinuria in cancer patients. J Am Soc Nephrol, 21 : 1381-1389, 2010.
4) Pedchenko V, et al. : Molecular architecture of the Goodpasture autoantigen in anti-GBM nephritis. N Engl J Med, 363 : 343-354, 2010.
5) Hildebrandt F : Genetic kidney diseases. Lancet, 375 : 1287-1295, 2010.
6) Wei C, et al. : Circulating urokinase receptor as a cause of focal segmental glomerulosclerosis. Nat Med, 17 : 952-960, 2011.
7) Faul C, et al. : The actin cytoskeleton of kidney podocytes is a direct target of the antiproteinuric effect of cyclosporine A. Nat Med, 14 : 931-938, 2008.
8) Beck LH, et al. : M-type phospholipase A2 receptor as target antigen in idiopathic membranous nephropathy. N Engl J Med, 361 : 11-21, 2009.
9) Hakkim A, et al. : Impairment of neutrophil extracellular trap degradation is associated with lupus nephritis. Proc Natl Acad Sci USA, 107 : 9813-9818, 2010.
10) Suzuki H, et al. : Aberrantly glycosylated IgA1 in IgA nephropathy patients is recognized by IgG antibodies with restricted heterogeneity. J Clin Invest, 119 : 1668-1677, 2009.

3 微小変化型ネフローゼ症候群

1 診断

微小変化型ネフローゼ症候群（MCNS）は，臨床的にはネフローゼ症候群（NS）を呈し，腎生検標本の光学顕微鏡観察では糸球体に顕著な異常を認めない場合に診断される病理学的概念である．WHOの原発性（一次性）糸球体腎炎の組織分類では，「A．微小変化型（MGA）」に分類される．

2 治療のポイント

わが国の厚生労働省特定疾患進行性腎障害に関する調査研究班の報告[1]から，成人NSでは腎組織に関係なく尿蛋白量が3.8 g/日を超える症例では高率に予後が悪いとされるため，まずは完全寛解・不完全寛解Ⅰ型を目指して治療を行っていく．

一次性（原発性）と考えられる場合は，第一選択薬として副腎皮質ステロイド薬の内服が行われる．ステロイド薬治療で4週間以内に寛解，もしくは不完全寛解Ⅰ型に到達しないステロイド抵抗性NSや難治性NS，頻回再発型NS，ステロイド依存性NS（表Ⅵ-3-1）が認められる．そのような症例には，ステロイド薬に加え免疫抑制薬が追加される．

3 定義と概念

MCNSはNSを急性発症し，腎生検の光学顕微鏡所見上は正常あるいはごく軽い糸球体の変化で，蛍光抗体法で免疫グロブリン・補体の沈着を認めないものと定義される．電子顕微鏡では，足突起の広範な融合がみられ，MCNSでは唯一の変化であるため特徴視されている．

組織学的概念としては，原発性糸球体腎炎の組織型の1つである．臨床的にはNSを呈するが，腎生検所見を基に確定診断される．腎生検を行うことができない症例，あるいは年齢の低い小児など腎生検の施行が困難な症例では，ステロイド治療を先行し，反応性が良好で短期間で寛解導入に至った場合，MCNSと臨床的に診断する場合もある．

4 疫学

好発年齢は，小児から若年成人にピークがある．しかし，高齢者にも最近では発症が多いこともわかっており，最近では二峰性の好発年齢があるともいわれる．つまり，65歳以上の年齢層にも発症が多くみられる．膜性腎症と並んで成人NSの代表的疾患であるため，NSで腎生検診断された症例の30％相当の比率を占める（表Ⅵ-3-2）．65歳以上の年齢層に限定すると15％

■ 表Ⅵ-3-1　ネフローゼ症候群の治療反応による分類

1. **ステロイド抵抗性NS**
   十分量のステロイドのみで治療して1カ月後の判定で完全寛解または不完全寛解Ⅰ型に至らない場合とする．
2. **難治性NS**
   ステロイドと免疫抑制薬を含む種々の治療を6カ月行っても，完全寛解または不完全寛解Ⅰ型に至らない場合とする．
3. **ステロイド依存性NS**
   ステロイドを減量または中止後再発を2回以上繰り返すため，ステロイドを中止できない場合とする．
4. **頻回再発型NS**
   6カ月間に2回以上再発する場合とする．
5. **長期治療依存型NS**
   2年間以上継続してステロイド，免疫抑制薬等で治療されている場合とする．

（平成22年度厚生労働省難治性疾患対策進行性腎障害に関する調査研究班より）

表 VI-3-2　ネフローゼ症候群の原因疾患 (n=1,134)

原発性糸球体腎炎	n=940 (82.9%)
管内増殖性糸球体腎炎	2.8%
管外増殖性糸球体腎炎	1.9%
巣状分節性糸球体硬化症	4.1%
IgA 腎症	9.1%
非 IgA 腎症	10.2%
微小変化型	33.7%
膜性腎症	33.1%
膜性増殖性糸球体腎炎	5.0%
合計	100.0%
二次性糸球体腎炎	n=194 (17.1%)
Alport 症候群	1.0%
アミロイド腎症	22.7%
糖尿病性腎症	35.6%
紫斑病性腎炎	2.1%
ループス腎炎	27.3%
妊娠高血圧症候群	2.1%
その他	9.3%
合計	100.0%

(新潟大学腎膠原病内科学教室のデータより)

表 VI-3-3　二次性ネフローゼ症候群に関連した病態

- 薬剤性　NSAIDs, インターフェロン, リチウム, 金製剤, アンピシリン, リファンピシン, チオプロニン
- 感染性　ウイルス性
- アレルギー　食物, 粉塵, ハチ刺傷, 花粉, うるし
- 悪性腫瘍　Hodgkin 病, リンパ腫, 白血病, 固形癌

に相当する比率を占める．

5 病態

MCNSの原因は不明なことが多いが，中には薬剤，感染症，アレルギー，悪性腫瘍などに伴い二次性に惹起される場合もある（表VI-3-3）．MCNSの原因として，T細胞機能の異常の関与が示唆されてきたが，詳細についてはいまだ不明である．

①T細胞系の免疫を抑制するカルシニューリン阻害薬（CNI）が治療に有効であること，②Th 1/Th 2のバランス異常が認められること，③Hodgkin病にMCNSが併発しやすいこと，④麻疹や水痘罹患後に自然寛解する症例があることなどから，T細胞由来の糸球体透過性亢進物質（GPF）が関与していると考えられている．また，MCNSにB細胞阻害薬であるリツキシマブを投与すると寛解する例があることから，細胞性のみならず液性免疫異常の関与も推測されている．これらの免疫異常と病因との関連も，いまだ明らかではない[3]．

MCNSでの蛋白尿は，糸球体基底膜（GBM）の障害があるためであるが，選択指数（SI）の高選択性からもわかるようにcharge barrierの機能異常が主体であると考えられている．循環血液中もしくは糸球体局所に存在する未知の因子，GPFがcharge barrierを破綻させ，GBMの血管透過性を亢進させていると考えられている．これまでGPFとして可能性のある物質に，インターロイキン（IL）-8，血管内皮増殖因子（VEGF）などが報告されているが，いまだ病態を明瞭に説明できる証拠はない．最近ではCD80，IL-13の関与，IgE値の上昇などが報告されている[4]．

初回，腎生検でMCNSと診断された症例の中に，ステロイド抵抗例やステロイド依存例，頻回再発例が認められるが，そのような症例を再生検してみると分節性硬化病変が出現していることがあり，再生検で初めてFSGSと診断される場合もあるので，経過に注意を要する．

6 症状

急激なNSを発症するため，下腿もしくは全身の浮腫で来院する場合が多い．人によっては，尿蛋白の泡だちに気づき来院する場合もある．尿蛋白は発症と同時に大量に排出され，1日10～20gに達することもある．

発症時，乏尿，全身倦怠感，顔面蒼白がみられ，高度浮腫を認める．浮腫はまず軟部組織から始まり，眼瞼・下腿脛骨部・陰嚢に及び，さらに増強すると皮下組織だけでなく胸腹水の貯留がみら

れ，呼吸困難を呈して酸素吸入を必要とする場合もある．腸管浮腫が高度になれば，時に腹痛・下痢・食思不振などの消化器症状も伴うようになる．

尿蛋白量が多く低蛋白血症が顕著で，しかも持続する場合，循環血漿量の減少，つまり血管内脱水から AKI を呈する症例もある．このような場合は，FENa（＜1%）あるいは FEUN（＜35%）の低下が認められる．AKI は，高齢，高血圧，高度蛋白尿をきたす症例に多い．AKI 状態から透析療法が必要となることもある．

7 検査（病理）

一般的な検査データの異常としては，総蛋白低下（＜6.0 g/dL），アルブミン低下（3.0 g/dL），高コレステロール血症，高トリグリセリド血症が認められる．このほかに，フィブリノーゲン，FDP，D-D dimer などの凝固系のマーカーが上昇する．血中のさまざまなリポ蛋白，凝固系因子が尿中に喪失し，これを回復させようと，肝臓での合成が逆に亢進するためと説明されている．

尿中の増加蛋白の主体はアルブミンであるが，MCNS では，SI は 0.1 以下と低下し，高選択性を示す．血清学的には免疫グロブリンの低下は認められるが，補体，自己抗体などの異常は観察されない．また，自己抗体の出現も認められない．一部の症例で好酸球と IgE の増加を認めることがあり，アレルギー機序が背景にある．虫刺され後，薬剤誘発性などの MCNS の場合，このような傾向がみられる．

検尿所見では，蛋白尿は陽性であるが血尿を呈する症例は少なく，あっても軽度である．そのほかに脂肪円柱，卵円形円柱などが観察される．尿細管機能マーカーである NAG あるいは β_2 ミクログロブリンの顕著な上昇はないが，腎機能が低下傾向を示す症例ではこれらの値の尿中増加を認める．高齢者の MCNS では，高血圧，腎機能低下が若年症例よりも目立つ．

光学顕微鏡上，MCNS では糸球体病変が認められず，あってもごくわずかな変化である（図 VI-3-1（A））．糸球体の足細胞や内皮細胞は尿蛋白が多いと腫大傾向を示す．メサンギウム領域もやや浮腫状であることもある．しかし，Bowman 嚢との癒着，半月体形成，分節性硬化などの所見は認められない．尿細管上皮細胞は腫大し，内部に蛋白再吸収顆粒を持ち，PAS 陽性の小滴（図 VI-3-1（B））や脂質の蓄積を示唆する小空胞が増加する．このためかつては lipoid nephrosis とも呼ばれた．尿蛋白量が多い症例では，間質に浮腫が認められる．

免疫蛍光法（IF）では，通常免疫グロブリンの沈着を認めない．電子顕微鏡では，足突起の広範な融合（消失），足細胞の空胞変性，微絨毛形成がみられる（図 VI-3-2（A）（B））．

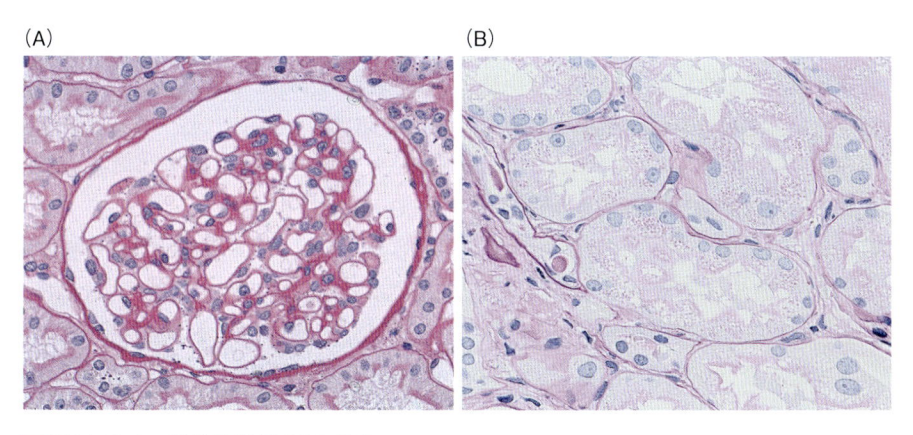

■ 図 VI-3-1　光学顕微鏡 PAS 染色
（A）明らかなメサンギウム細胞と基質の増加は認められない．
（B）尿細管上皮細胞内部に PAS 陽性の小滴（蛋白再吸収顆粒）像がみられる．

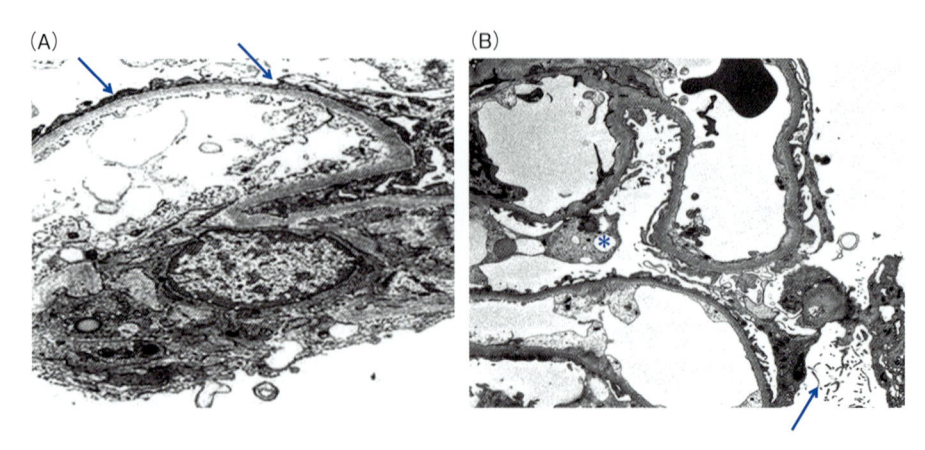

■ 図 VI-3-2　電子顕微鏡
（A）足突起の広範な融合（消失）が観察される（矢印）．
（B）足細胞の空胞化（＊），細胞膜の微絨毛化（矢印）も観察される．

8 治療

二次性のMCNSで，原疾患の治療を必要とする場合には，そちらをまず優先する．特発性と考えられる場合には，「厚生労働省ネフローゼ症候群診療指針[2]」に沿って行っていく．

1 ステロイド反応例

一次性MCNSの治療に関してはステロイド薬が第一選択薬となる．プレドニゾロン（プレドニン®錠）0.8～1 mg/kg標準体重/日相当で開始し，寛解後1～2週間持続する．完全寛解後は2～4週毎に5～10 mg/日ずつ減量する．5～10 mg/日を維持量として，再発をきたさない最少量で1～2年程度維持し，漸減中止する．

4週後に完全寛解に至らない場合は初回腎生検組織の再評価を行い，必要ならば再生検も考慮する．

また，ステロイドパルス療法が選択されることもあり，これにより寛解導入が促進されるとも言われる．また背景に糖代謝異常がある場合は，ST薬の大量投与による糖尿病状態の悪化が懸念され，ステロイド薬少量（プレドニゾロン：プレドニン® 20 mg/日）とCsAを併用，あるいはCsA単独で良好な寛解率を得られたとする報告もある．

完全寛解後の再発率は高く，わが国の報告でも30～70％に再発が認められたことが報告されている．寛解後も家庭での自己検尿を推奨し，尿蛋白陽性（2＋）以上が2，3回持続した場合に再発と判断して早期の対応を行う．再発時の治療としては，プレドニゾロン20～30 mg/日もしくは初期投与量を目安とし，実際の投与量は患者の病態に応じて決定する．

2 頻回再発型，ステロイド依存性，ステロイド抵抗性例

ステロイド薬に加え，免疫抑制薬（シクロスポリン1.5～3.0 mg/kg/日，またはミゾリビン150 mg/日，または，シクロホスファミド50～100 mg/日など）を追加投与する．これを併用しても6カ月以内に不完全寛解Ⅰ型に至らなければ，難治性NSとしてさらに治療が必要である．ACE阻害薬やARB，抗アルドステロン薬の併用により，最大で40％程度の尿蛋白減少効果を期待できるともいわれる．

また，NSに合併する脂質代謝異常症は寛解導入により消失するが，難治性NSの場合は持続するため，脂質のコントロールが必要となってくる．持続する脂質異常により血管の粥状硬化の促進や凝固能亢進も加わるため，心血管系イベントの発症率が高まることが懸念される．コレステロール降下薬であるHMG-CoA還元酵素阻害薬

（スタチン）やエゼチミブに加え，抗血小板薬・抗凝固薬を併用していく．

前述の治療が無効である場合は，保険適用はないがシクロホスファミド（CPA）やミコフェノール酸モフェチル（MMF），リツキシマブなどの有効性が報告されており，これらの薬剤を選択する場合もある．

9 予 後

ステロイド薬に反応し，完全寛解に至る症例では，腎機能の低下をみることはまれである．頻回に再発を繰り返す例もあるが，ステロイド薬に反応する限りは腎機能低下が進行することはない．小児例の約 70〜90％，成人例の 40〜45％ に再発を認める．再発危険期間は，約 3 年とされており，寛解が 3 年以上持続した場合は再発の可能性が低くなる．まれであるが，MCNS から FSGS に進行する場合もある．このような症例では，腎機能の低下が進行する．

10 Perspective

リツキシマブは B 細胞の表面抗原である CD20 に対するヒト化キメラ抗体で，特異的に B リンパ球に結合し，その増殖抑制やアポトーシスを誘導することで免疫抑制を発揮する．わが国では，B 細胞性リンパ腫の治療薬として承認されているが，小児難治性 NS でリツキシマブが寛解導入，ステロイドの減量に有効であったと報告されている[5]．B 細胞系の抑制により GPF が制御される可能性があるとすれば，B 細胞系と T 細胞系の相互作用で MCNS が発症している可能性がある[6]．いまだ不明な点も多いが，新たな展望が見出された感もある．今後の研究解明に期待したい．

〔竹田陽子，西 慎一〕

《文 献》

1) 堺 秀人ほか：難治性ネフローゼ症候群（成人例）の診療指針．日腎会誌，44：751-761，2002．
2) 松尾清一，ほか：ネフローゼ症候群診療指針［完全版］．東京医学社，2012．
3) 甲斐平康ほか：蛋白尿惹起液性因子研究の動向．腎と透析，64：881-886，2008．
4) Lai KW, et al. : Overexpression of interleukin-13 induces minimal-change-like nephropathy in rats. J Am Soc Nephrol, 18：1476-1485, 2007.
5) Baga A, et al. : Rituximab in patients with the steroid-resistant nephritic syndrome. New Engl J Med, 356：2751-2752, 2007.
6) Yang T, et al. : Rapid remission of steroid and mycophenolate mofetil (mmf) resistant minimal change nephrotic syndrome after rituximab therapy. Nephrol Dial Transplant, 23：377, 2008.

4 巣状分節性糸球体硬化症

1 診 断

巣状分節性糸球体硬化症（FSGS）は，原発性糸球体腎炎に属する組織型の1つであり，腎生検診断により確定される．WHOの原発性（一次性）糸球体腎炎の組織分類では，「B. 巣状分節性病変 focal/segmental lesions（with only minor abnormalities in the other glomeruli）」に属す．巣状糸球体硬化症（FGS）と称されることもある．

2 治療のポイント

原発性（一次性）と考えられる場合は，微小変化型ネフローゼ症候群（MCNS）と同様に，ネフローゼ症候群（NS）の診療指針[1]に沿って治療が行われる．第一選択薬として副腎皮質ステロイド薬の内服が行われる．FSGSは，ステロイド薬治療で4週間以内に寛解・不完全寛解I型に到達しないステロイド抵抗例，ステロイド依存例，頻回再発例など一般的に難治性を示すことが多い．このような症例には，ステロイド薬に加え免疫抑制薬，LDL-アフェレシス，血漿交換などが適応となる．

3 定義と概念

1957年にRichが特発性NSと診断した症例の剖検所見で，大部分の糸球体が微小変化を示す中に，傍髄質領域の糸球体に巣状・分節性に硬化病変がみられる例を報告したことに始まり，以後類似の症例報告がなされ，1つの疾患概念として定着した．

多くの症例が臨床的にはNSを呈する．その組織所見の初期像は，大部分の糸球体が微小変化にとどまり，傍髄質領域の糸球体の一部に分節性硬化像がみられる．進行するとその分節性硬化病変が皮質表層まで進展する腎疾患と考えられている．

一次性および続発的に起こる二次性があり（表VI-4-1），一次性では難治性NSを呈する症例が多い．

4 疫 学

小児から成人まで，一次性NSの5〜20％にみられ，男性でやや多い傾向にある．多くの症例は急性発症型で蛋白尿が出現し，約20％前後は持続性蛋白尿で発症する形式を示す．

わが国では，二次性のFSGSの原因疾患としては，高血圧・肥満関連・低出生体重児などが多いと思われるが，欧米ではアフリカ系米国人やHIV感染に伴う二次性のFSGSが多い．

5 病 態

一次性ではMCNSと同様に糸球体足細胞の障害が発症の契機になると考えられる．しかしMCNSと異なりこの足細胞障害は非可逆的で，Bowman囊上皮との癒着など周囲の組織障害を巻き込んで硬化へと進展していく．したがって病理学的診断には，この糸球体の分節性硬化の確認が必須である．

最近では表VI-4-1のごとく，主に家族性FSGSにおいて，足細胞，スリット膜，糸球体基底膜の構成分子の異常が原因であることが解明されつつある．これらの分子の遺伝子異常についても次々報告がなされている[2]．このような遺伝子変異の多くは家族性FSGSで確認されるが，一次性FSGSにどのように関与しているかはいまだ不明である．NPHS1の変異は，HIV関連FSGSや，小児発症のステロイド抵抗性NSに多いこと

■ 表 VI-4-1 巣状分節性糸球体硬化症の病因的分類

原発性（特発性）FSGS	
続発性（二次性）FSGS	
① 家族性・遺伝性	
1) Slit diaphragm proteins	nephrin (*NPHS*1), podocin (*NPHS*2), CD2-associated protrin (CD2AP), Transient receptor potential cation 6 (TRPC6)
2) Cytosolic proteins	α-actinin-4 (*ACTN*4), Phospholipase Cε1 (*PLCE*1), Nonmuscle myosin heavy chain II A (*MYH9*),
3) Basal membrane proteins	laminin β2 (LAMB2), β-4-integrin (ITGB4), Tetraspanin CD151 (CD151)
4) Nuclear proteins	Wilms'tumor1 (WT1), Chromatin-bunding proteins (SMARCAL1)
5) Mitochondrial products	Mitochondrial tRNAleu (mtDNA-A3243G)
② ウイルス関連	
1) HIV-1（HIV関連腎症）	
2) Parvovirus B19	
③ 薬物誘発性	
1) Heroin（heroin 腎症）	
2) Interferon-α	
3) Lithium	
4) Pamidronate	
④ 適応的構造・機能反応不全	
1) ネフロン減少性	Oligomeganephronia, 片側性腎無形性, 腎異形成, 膀胱尿管逆流性腎症（VUR）, 腎皮質壊死続発症, 外科的腎切除, 慢性移植拒絶腎 進行性腎疾患による機能性ネフロンの減少
2) 非ネフロン減少性	高血圧, 動脈塞栓などの急性血管閉塞性疾患, 肥満, チアノーゼ型先天性心疾患, 鎌状赤血球性貧血

（下条文武 監修：専門医のための腎臓病学 第2版, p.306-12, 医学書院, 2009 および松尾清一ほか：ネフローゼ症候群診療指針［完全版］2012, p104, 東京医学社より改変）

が報告されている[3]. また, 人種的にはアフリカ系米国人にはFSGSが多いとされており, 高血圧を伴う末期腎不全に至る症例には*MYH 9*遺伝子の変異が多いと報告されている[2]. 何らかの遺伝子異常が背景にあり, そこに二次的障害要因が加味されてFSGSが発症することも推測されている.

6 症　状

先行感染がありこれに引き続いて発症する場合と, 先行感染がない場合がある. 臨床経過としては, 急性腎炎症候群, 急速進行性腎炎症候群など短期間でネフローゼ状態になる症例と, 慢性腎炎症候群のように徐々に蛋白尿が増加し, NSに至る症例に分かれる. NSに至らない程度の尿蛋白量にとどまる症例もある. 尿蛋白量が多い症例では, 血清Cr, BUNが上昇し, 腎機能低下所見を示す傾向がある. 特に高齢で尿蛋白量が多く, 低蛋白血症, 浮腫が顕著な症例にその傾向が強い. 時にAKIに陥り, 透析療法が必要な症例もある.

7 検査（病理）

一般的な検査データの異常としては, NSの場合は, 総蛋白低下（<6.0 g/dL）, アルブミン低下（3.0 g/dL）, 高コレステロール血症, 高トリグリセリド血症が認められる. このほかにフィブリノーゲン, FDP, D-D dimerなどの凝固系マーカーが上昇する. 尿中の蛋白の主体はアルブミンであるが, MCNSと比較すると分子量の大きい免疫グロブリンが多く漏出してくる. したがって, SIは0.2以上と選択性の低下を示す. 血清学的には免疫グロブリンの低下は認められるが, 補体, 自己抗体などの異常は観察されない.

検尿所見では, MCNSではまず血尿を認めないが, FSGSでは血尿を伴うことがある. 脂肪円

表 VI-4-2　巣状分節性糸球体硬化症の形態学的分類

亜　型	該当項目	除外項目
非特異型亜型 FSGS（NOS）variant	メサンギウム基質が増加し，糸球体毛細管係蹄を分節状に閉塞している糸球体が少なくとも1つある．分節状に糸球体毛細血管係蹄が虚脱しているが，足細胞の顕著な増殖を合併していない	門部周囲型，細胞型，糸球体尖型，虚脱型の亜型を除く
門部周囲型亜型 perihilar variant	門部周囲に硝子化を伴う糸球体が少なくとも1つある（分節状硬化を伴う場合と伴わない場合がある）．分節状病変を伴う糸球体の50%以上が門部周囲の硝子化・硬化を伴っている	細胞型，糸球体尖型，虚脱型の亜型を除く
細胞型亜型 cellular variant	分節状の管内増殖型細胞増殖があり，糸球体毛細血管係蹄を閉塞している糸球体が少なくとも1つある．泡沫細胞や核破壊を伴うことがある	糸球体尖型，虚脱型の亜型を除く
糸球体尖型亜型 tip variant	糸球体尖部（近位尿細管に接する糸球体毛細血管係蹄の外側25%）に分節状病変を伴う糸球体が少なくとも1つある 上記の病変を判定するときには，尿細管極の確認が必要であり，その病変は尿細管上皮と癒着しているか合流している．糸球体尖部病変（tip lesion）は，細胞性もしくは硬化性である．	虚脱型の亜型を除く
虚脱型亜型 collapsing variant	分節状あるいは球状に虚脱し，足細胞の肥大と増殖を伴っている糸球体が少なくとも1つある	なし

（日本腎臓学会・腎病理診断標準化委員会　編集：腎生検病理診断標準化への指針 p.162，東京医学社より）

柱，細胞性円柱などの円柱も多く認める．尿細管間質障害のマーカーであるNAGとβ_2-ミクログロブリンの尿中上昇も観察される．二次性の場合は，無症候性の蛋白尿で，低アルブミン血症とならない例が多い．

病理所見上，病初期には傍髄質部の一部の糸球体から分節性硬化病変が始まるといわれており，腎生検で皮髄境界領域まで採取できていないと病変を見落とすこともある．光学顕微鏡所見に関しては，硬化病変の新しい分類方法が2003年に発表され[4,5]，FSGS not otherwise specified（NOS），perihilar, cellular, tip, collapsingの5つの亜型variantに分類されている（表VI-4-2，図VI-4-1）．実際には，これらの分類に合致しない分節性硬化もあること，また，いくつかのタイプが混在している症例もある．糸球体は一般的に肥大傾向を示し，発症年齢が高い場合は血管病変には動脈硬化の要素がみられることが多い．

尿細管・間質病変は，MCNSと同様にNSを呈する症例では，上皮細胞の腫大や内部に蛋白再吸収顆粒がみられ，PAS陽性の小滴や脂質の蓄積を示唆する小空胞が増加する．また，尿蛋白量が多い症例では間質に浮腫が出現し，泡沫細胞がみられることもある．

蛍光抗体法では，硬化病変部位に一致してIgM，C3の沈着がみられるが，特異的な所見ではない．IgMがメサンギウム領域にびまん性に陽性になることもある（図VI-4-2）．電子顕微鏡所見では，足細胞の部分的剥離がみられ，足突起の広範な融合がみられる．二次性の場合，足突起融合の広がりは部分的である．

肥満関連腎症や高血圧性腎硬化症に付随して発症するFSGSでは，糸球体肥大と糸球体門部（血管極）に硝子化や硬化が目立つ．糸球体毛細血管内圧の上昇や血漿濾過量の増加に伴う糸球体機能適応破綻の結果，構造的に糸球体門部周囲（perihilar）に障害が生じる結果であるとされている．

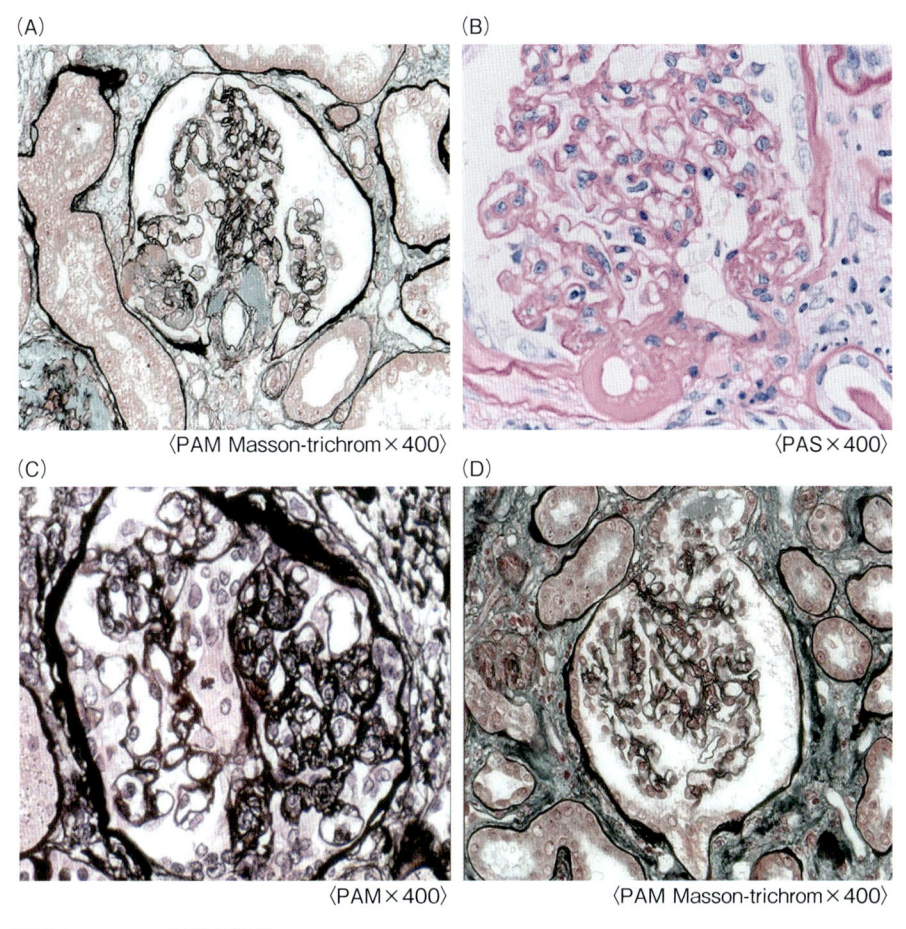

⟨PAM Masson-trichrom×400⟩ ⟨PAS×400⟩
⟨PAM×400⟩ ⟨PAM Masson-trichrom×400⟩

■ 図 VI-4-1　光学顕微鏡
（A）NOS＋perihilar variant
　　糸球体門部に硝子化を伴い，メサンギウムの基質が増加し，係蹄腔が一部閉塞している．
（B）perihilar variant
　　糸球体門部に硝子化を伴う硬化病変を認める．
（C）cellular variant
　　管内増殖がみられ，糸球体係蹄の内腔を閉塞している．
（D）tip variant
　　尿細管極部に分節状病変があり，毛細血管が尿細管管腔に嵌頓している．
（新潟大学大学院医学研究科腎膠原病内科・今井直史先生よりご提供）

8 治療

一次性の場合は，厚労省のネフローゼ症候群診療指針[1]に沿って治療を行っていく．

初期治療として，プレドニゾロン（PSL）1 mg/kg 標準体重/日（最大 60 mg/日）相当を初期投与量としてステロイド治療を行う．重症例ではステロイドパルス療法も考慮される．寛解導入後は MCNS に準じて減量する．

4週以上の治療にもかかわらず，完全寛解あるいは不完全寛解Ⅰ型（尿蛋白1g/日未満）に至らないステロイド抵抗性の場合は，①必要に応じてステロイドパルス療法3日間1クールを3クールまで行う．②免疫抑制療法として，シクロスポリン（CyA）2.0〜3.0 mg/kg 標準体重/日，またはミゾリビン（MZR）150 mg/日，または，シクロホスファミド（CPM）50〜100 mg/日の併用を考慮する．

補助療法として，①高血圧を呈する症例では積極的に降圧薬を使用する．特に第一選択薬としてアンジオテンシン変換酵素阻害薬やアンジオテンシンⅡ受容体拮抗薬の使用を考慮する．②脂質

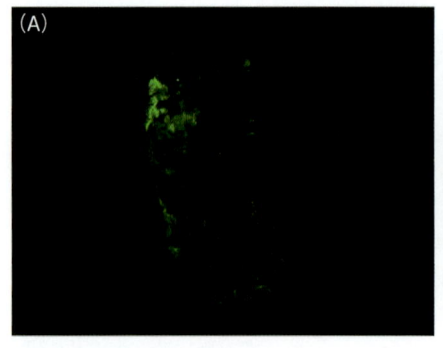

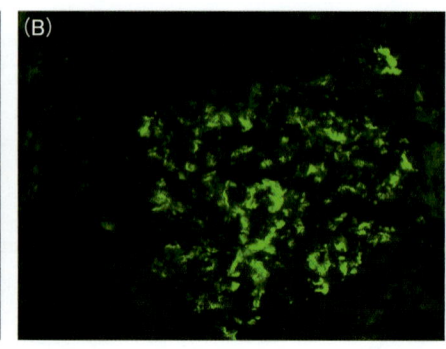

■ 図 VI-4-2　蛍光抗体法
（A）分節硬化病変へのIgM沈着．
（B）非硬化糸球体のびまん性IgM沈着．

異常症に対してHMG-CoA還元酵素阻害薬やエゼチミブの投与を考慮する．③高LDLコレステロール血症を伴う難治性ネフローゼ症候群に対してはLDLアフェレシス（3ヵ月間に12回以内）を考慮する．④必要に応じ，血栓症予防を期待して抗凝固薬を併用する．

アフェレシスが有効なその他の機序としては，①単球の走化因子であるMCP-1やPAFによる血小板の不活化抑制，②メサンギウム細胞の増殖因子であるPDGF，TGF-βなどのサイトカイン抑制，③TXB$_2$などのchemical mediator産生抑制，④LDLや酸化LDL，種々のサイトカインによるICAM-1を主とする接着分子の発現を抑制し，⑤マクロファージの糸球体内定住の阻止，⑥LDLや酸化LDLによるメサンギウム基質の増殖抑制などが推測されている[6]．

また，二次性の場合は，ステロイド薬や免疫抑制薬は使用しない．

9 予　後

MCNSの約90％はステロイド反応例であるのに対し，FSGSの場合は約50％がステロイド抵抗例で予後不良である．一次性FSGSは難治性NSを呈することが多く，欧米からの報告では約半数が腎不全に至るとされている．2002年に発表されたわが国の進行性腎障害調査研究班の報告では，ネフローゼ型のFSGS 278例の腎生存率は，5年で85.3％，10年で70.9％，15年で60.9％，20年で43.5％とほぼ直線的に低下しており，膜性腎症より不良であった．なお，同報告での腎不全に至るリスクファクターについて多変量解析が施行されたが，臨床所見では血清Cr高値（1.5 mg/dL以上），腎生検所見では尿細管間質病変の重症度が有意な予後リスクファクターと判定された．

光学顕微鏡所見でtip variantを示す症例は，ステロイドへの反応性がよく，予後良好といわれているが[7]，collapsing variantは，NSの程度が高度で治療抵抗性を示す．HIVに続発するFSGSに頻度が高く，アフリカ系米国人に多く発症し，予後は悪いとされている．

10 Perspective

近年では，足細胞に関する研究開発が進んでいる．MCNSでは足突起障害が可逆性であるのに対し，FSGSでは足細胞の剥離や空胞変性を伴い，非可逆的に障害が進行していく．また，足細胞数の減少程度と糸球体硬化病変の出現に関連していることが報告され[8]，podocin/synaptopodin mRNA ratioが有意に低下していること[9]から，足細胞の障害の程度がMCNSとFSGSの臨床的な違いを決定していることが推察される．FSGSの硬化病変は，足細胞が障害を受け基底膜から剥離すると，Bowman囊上皮細胞により剥離部分

が被覆され，細胞外基質の産生が誘導されることで形成されると考えられている．

また，足細胞は血管内皮増殖因子（VEGF）やangiopoietin（Ang)-1などを産生するが，糸球体内皮細胞にはそれぞれの因子の受容体であるFlk-1，Tie 2が発現していることが証明され，足細胞の剥離によってVEGFとAng-1の供給不足が起こり，血管内皮障害に基づく糸球体障害が惹起されると考えられている[10]．

〔竹田陽子，西　慎一〕

《文　献》

1) 松尾清一ほか：ネフローゼ症候群診療指針［完全版］．東京医学社，2012．
2) 下条文武 監修：専門医のための腎臓病学 第2版．p.306-312，医学書院，2009．
3) Pollak MR : Kidney disease and African ancestry. Nat Genet, 40 : 1145-1146, 2008.
4) D'Agati VD, et al. : Pathologic classification of focal segmental glomerulosclerosis. Semin Nephrol, 23 : 117-134, 2003.
5) D'Agati VD, et al. : Pathologic classification of focal segmental glomerulosclelosis : a working proposal. Am J Kidney Dis, 43 : 368-382, 2004.
6) Muso E, et al. : Beneficial effect of low-density lipoprotein apheresis (LDL-A) on refractory nephritic syndrome (NS) due to focal segmental glomerulosclerosis. Clin Nephrol, 67 : 341-344, 2007.
7) Stokes MB, et al. : Glomerular tip lesion : a distinct entity within the minimal change disease/focal segmental glomerulosclerosis spectrum. Kidney Int, 65 : 1690, 2004.
8) Matsusaka T, et al. : Genetic engineering of glomerular sclerosis in the mouse via control of onset and severity of podocyte-specific injury. J Am Soc Nephrol, 16 : 1013-1023, 2005.
9) Schmid H, et al. : Gene expression profiles of podocyte-associated molecules as diagnostic makers in acquired proteinuric disease. J Am Soc Nephrol, 14 : 2958-2966, 2003.
10) Satchell SC, et al. : Angiopoietin 1 and vascular endothelial growth factor modulate human glomerular endothelial cell barrier properties. J Am Soc Nephrol, 15 : 566-574, 2004.

5 膜性腎症

1 診断

　膜性腎症（MN）は，中高年以上の成人に好発し，蛋白尿が主体の臨床症状を呈する慢性糸球体腎炎の代表的病理型の1つである．糸球体基底膜（GBM）に免疫複合体（IC）が沈着することで発症する．糸球体腎炎の中ではGBMが障害の標的となって発症するタイプである．

　MNは腎生検により確定され，WHOの原発性（一次性）糸球体腎炎の組織分類では，「C. びまん性糸球体腎炎 diffuse glomerulonephritis」の「1. 膜性糸球体腎炎（膜性腎症）membranous glomerulonephritis（membranous nephropathy : MN）」として紹介されている．

2 治療のポイント

　自然寛解することも報告されており，必ずしも薬物療法を必要としない場合もある．しかし，高度の浮腫があり腎機能低下が進行する例もあり，治療としてはステロイド薬と免疫抑制薬が使用されるが，初回の治療で寛解に至る症例は約1/3程度である．微小変化型ネフローゼ症候群（MCNS）と比較すると，薬物に対する初期反応性は悪い．尿蛋白量の低下速度は緩徐であり，数年以上かかり蛋白尿が消失する症例もある．背景に悪性腫瘍が存在する頻度が他の糸球体腎炎より高く，悪性腫瘍の定期的検査も重要である．二次性のMNでは，基礎疾患の解除や治療を優先する（表VI-5-1）．

3 定義と概念

　MNは，GBM上皮細胞下腔へのIC沈着と補体活性化により生じる疾患である．1957年，糸球体腎炎の診断においてDavid Jonesによるperiodic acid silver-methamine（PAM）染色の応用により初めて光学顕微鏡標本において診断ができるようになった．続いて1959年，Movat and McGregorが電子顕微鏡を用いた観察で，GBMに高電子密度沈着物が観察されることを報告している．この時期にMNの診断が可能となったといえる．

4 疫学

　MNは，日本ではIgA腎症に次いで多い慢性糸球体腎炎の組織型である．慢性糸球体腎炎の30％前後を占める．また，ネフローゼ症候群（NS）を呈する代表的疾患でもあり，NSの中でみると，MCNSと並んで最も頻度の高い慢性糸球体腎炎の組織型でもある．MNは全年齢層に発症するが，40歳代以降に多く高齢になるほど頻度が増加する．平均発症年齢は50歳代で，MCNSに比べると発症年齢は高い．近年では，65歳以上の高齢者でもNSであると腎生検を受

■ 表VI-5-1　膜性腎症の病因別分類

- 特発性膜性腎症
- 続発性膜性腎症
  膠原病：全身性エリテマトーデス，関節リウマチ，混合性結合組織病，Sjögren症候群
  感染症：B型肝炎，C型肝炎，梅毒，マラリア，フィラリア症，日本住血吸虫症，Hansen病
  悪性腫瘍：固形癌（肺，大腸，胃，乳房，腎），リンパ腫，白血病
  薬　剤：金製剤，D-penicillamine, captopril, NSAIDs
  中　毒：水銀塩
  その他：慢性甲状腺炎，糖尿病，サルコイドーシス，痛風，腎静脈血栓症，移植腎拒絶反応（de novo膜性腎症），慢性移植片対宿主（GVH）病，IgG 4関連腎症

ける機会が多くなっているが，このような高齢者NSの中では最も多い組織型である．

発症に人種差はなく，厚生労働省特定疾患進行性腎障害に関する調査研究班の報告[1]によると，男女比は約1.6対1で男性に多い．成人の糸球体疾患の5～10％，NSの約25％がMNである．高齢発症では悪性新生物の合併が多くなり，60歳以上の高齢発症者の20～30％に悪性新生物の合併が報告されている．20代あるいは30代でMNと診断された場合は，薬剤性，感染症あるいは膠原病に伴う二次性MNである可能性が高い．

5 病　態

MNのラットの実験モデルであるHeymann腎炎では，病因抗原であるmegalin（gp 330）がクローニングされ，分子生物学的な病態解明が進んだ．しかし，ヒトではmegalinが責任抗原とは断定されていない．各種自己免疫疾患とも関連していることから，GBMや足細胞podocyteに存在する内因性抗原が抗原として関与している可能性が示唆されている[2]．

1 免疫複合体形成に関わる背景

IC形成機序として，大別すると次の3つの仮説が提唱されている．

❶ circulating IC 説

1958年，Dixonらがウシアルブミンを用いて急性糸球体腎炎を発症させ，その糸球体にウシアルブミン・抗ウシアルブミン抗体を認めたことから，循環血中のcirculating ICの沈着説が提唱された[3]．

❷ in situ formation 説

passive Heymann腎炎ラットモデルを用いて，家兎抗ラット刷子縁megalin抗体を環流させ，循環型ICの関与なしに糸球体上皮細胞直下にICが形成されることが証明された．上皮細胞膜構成抗原と結合した抗体がICを形成する in situ formation 説が唱えられた[4]．しかし，実験上では種々の抗原からIC形成が可能であるが，いまだヒトでの直接的な抗原は発見されていない．

❸ 足細胞・GBM の障害説

ICの沈着のみでは蛋白尿は出現しないことがわかっており，MNの蛋白尿出現のメカニズムとして，上皮細胞やGBMの構造的障害が関与していると考えられている．その機序として，ICによる補体活性化によりC5b-9複合体 membrane attack complex（MAC）の形成[5]と，これに加え，細胞外基質の過剰発現，スリット膜蛋白の異常分布，足細胞のGBMよりの剥離，GBMの肥厚など糸球体の蛋白尿バリアー機構の破綻が推測されている．

2 遺伝学的背景

HLAとの関連性が報告されており，欧米ではHLA-DR3保持者は発症相対危険度が高いとされている．わが国ではHLA-DR2の保持者，DQw1との関連が報告され，人種間でも差があるともいわれている[6]．白人においては，補体C4欠損がMNでより高頻度に観察されている．一卵性双生児の同時発症も報告されていることから，遺伝子背景の関与も示唆される．

3 免疫学的反応の背景

MNの上皮下ICを形成するIgGサブクラスの観点から，特発性MNではIgG 4が主体であり，二次性では他のサブクラス〔IgG 1, IgG 2（悪性腫瘍），IgG 3（薬剤：ブシラミン），IgG 2, IgG 3（ループス腎炎ISN/RPS V型）〕も陽性になるといわれている．

IgG 4産生には，ヘルパーTリンパ球（Th）のTh 2リンパ球が主に関与するが，腎炎の関与としては，Th 1は主に増殖性糸球体腎炎や半月形成性糸球体腎炎に関与し，Th 2は主にMNやMCNSに関与している[7]．

足細胞には中性エンドペプチダーゼ（NEP）が存在し，内因性抗原として注目されている．NEP欠損家系での新生児MN発症例では，母親にIgG 1，IgG 4のサブクラス抗体が検出され[8]，この報告からも，特発性MNであってもIgG 4

は補体活性化能がないので，IgG1サブクラス抗体が補体活性化に関与していることが示唆される．

6 症　状

　基本的な臨床症状は蛋白尿で，突然出現することはまれで，数ヵ月あるいは数年前から陽性となった尿蛋白が徐々に増加してくる．血尿を伴う症例は10～40％程度あるが，軽度の顕微鏡的血尿にとどまる．年齢的に中高年以上の症例が多く，高血圧の合併が10～30％程度認められる．腎機能は正常か，軽度低下を示す．蛋白尿が高度であると，免疫グロブリンの低下が確認されるが，補体の異常は観察されない．炎症反応や自己抗体などの出現も認められない．MCNSと比較すると，分子量の大きい免疫グロブリンが多く漏出してくる．したがって，SIは比較的高い傾向（SI≧0.2），つまり選択性の低下を示す．およそ半数前後はNSを呈すると推測される．高度の尿蛋白を呈する症例では腎機能低下が比較的速く進行する．AKIとなり透析療法が必要となる症例もある．

7 検査（病理）

　光学顕微鏡標本periodic acid-Shiff（PAS）染色で観察すると，発達したICの沈着がGBMに存在する場合は糸球体係蹄壁がやや厚く見える．一般に糸球体径が大きく糸球体係蹄腔も拡張している傾向を示す．原発性MNの場合は，メサンギウム領域は正常か軽度の拡張を呈するにとどまる．メサンギウム基質の増加が軽度認められても，メサンギウム細胞の増殖をみることはまれである．このような所見がみられるときは，二次性を考える．PAM染色で観察すると，糸球体係蹄壁の肥厚，スパイク形成spike formation，縄梯子状変化ladder formation，小泡沫状所見small bubble appearanceなどの所見が観察される（図VI-5-1）．スパイク形成は，Ehrenreich-Churg（後述）のステージⅡからⅢに相当するICの沈着がある場合のGBMの足細胞側への伸長性変化

である．縄梯子状変化は，ステージⅢからⅣに相当するICの沈着によるGBMの変性所見である．小泡沫状所見は，GBMが接線方向に切れた場合，ICが基底膜から抜けて見える所見である．Ehrenreich-ChurgのステージⅠに相当するICの沈着があるだけの場合は，スパイク形成や縄梯子状変化もなく，PASあるいはPAM染色では診断がつかず，最も診断が難しい．この場合は，Masson-Trichrome染色を用いて，糸球体係蹄壁の足細胞側にICがMasson陽性に赤く染色される形で沈着している所見を頼りに診断する．

　蛍光抗体法では，主としてIgGの糸球体毛細管壁に沿ったびまん性細顆粒状沈着がみられる（図VI-5-2）．C3も同様の所見を呈する頻度が高い．

　電子顕微鏡所見については，従来から取り上げられているEhrenreich-Churgのステージ分類が広く知られている（図VI-5-3）[9]．また，臨床病態と予後に関連したICの沈着様式（phase & type）に注目した評価方法として，GBM病変をIC形成と基底膜の修復過程としてとらえ，時相で表す方法がある．活動初期のⅠ相（phaseⅠ）からICが基底膜内に吸収されたⅣ相（従来のステージⅤに相当）まで分類されている．単一時相からなるものを均一型（homogeneous），ⅠからⅣ相の異なる時相が混在するものを混合型（heterogeneous）と分類する場合もある．

8 治　療

　非NSの軽症例では，予後は良好であるため，経過観察・あるいは対症療法が中心であったが，最近では，非NSの例で必ずしも予後が良好ではないともいわれており[10]，今後こういった症例にどのような治療を行っていくべきであるのか検討していく必要がある．

　NS例では，厚生労働省のネフローゼ症候群診療指針[11]に沿って治療を行う．

　初期治療としてプレドニゾロン（PSL）0.6～0.8mg/kg標準体重/日相当を4週間経口投与す

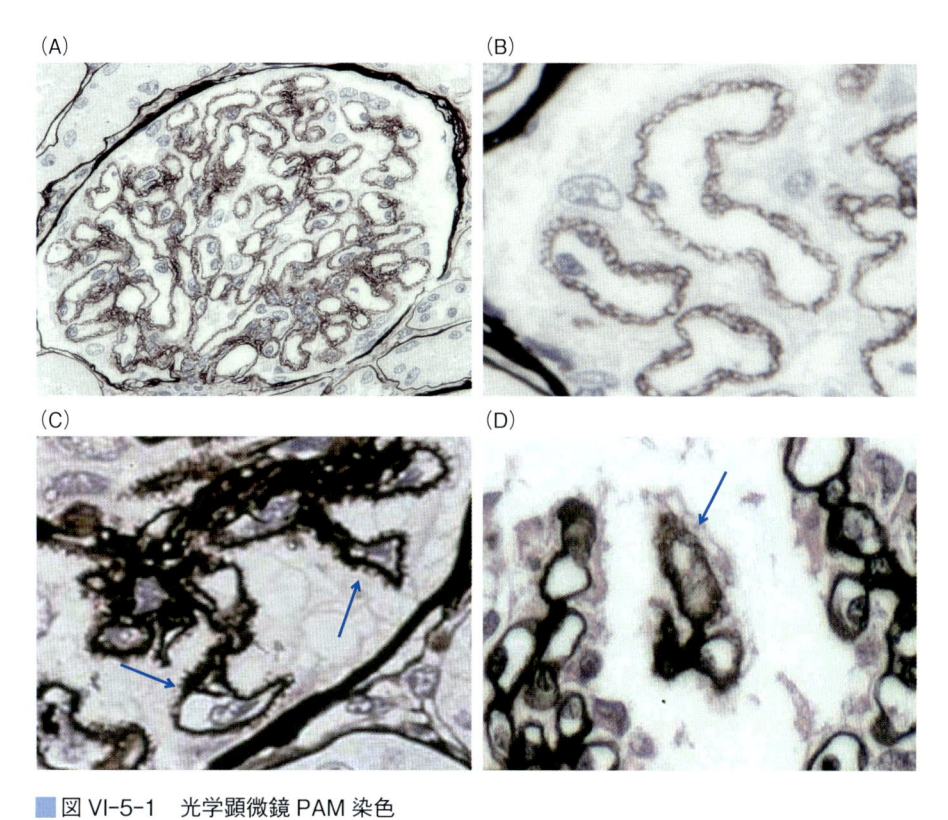

■図 VI-5-1　光学顕微鏡 PAM 染色
(A) GBM の肥厚, (B) 縄梯子状変化, (C) スパイク（矢印）, (D) bubling（点刻像）がみられる（矢印）.
（写真提供：新潟大学腎膠原病内科学教室・今井直史先生より）

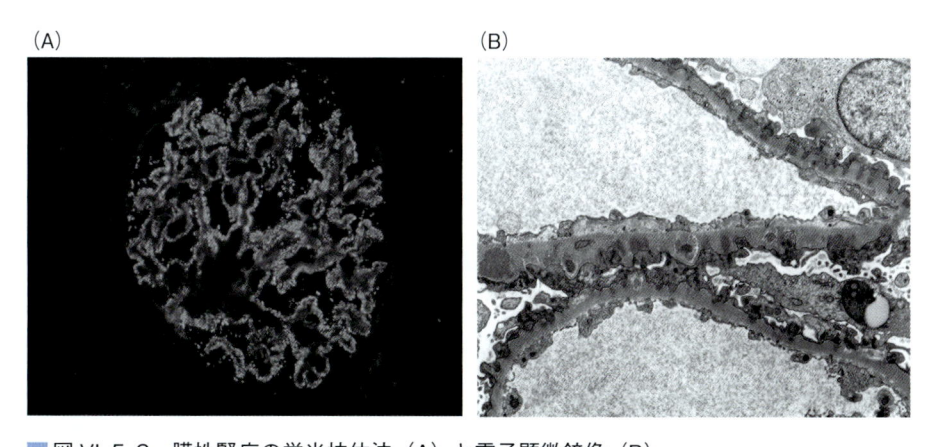

■図 VI-5-2　膜性腎症の蛍光抗体法（A）と電子顕微鏡像（B）
(A) 糸球体係蹄に沿って, IgG の微細顆粒状沈着を認める.
(B) 上皮細胞下腔, GBM 内に高電子密度沈着物を認める（Ehrenreich-Churg ステージⅡとⅢ）.

る．一般にステロイド抵抗性か否かを見極めるために, 1ヵ月以上は単独で投与するが, 高齢者などで長期投与による副作用が懸念される場合には, 単独投与は 2 週間程度として他の免疫抑制薬を併用し, ステロイドは早期の減量が望ましい.

ステロイドで 4 週以上治療しても, 完全寛解あるいは不完全寛解Ⅰ型（尿蛋白 1 g/日未満）に至らない場合は, ステロイド抵抗性として免疫抑制薬を併用する. 現在, わが国で難治性 NS に保険適用のある免疫抑制薬, シクロスポリン（CyA）

■ VI. 糸球体疾患

ステージ I

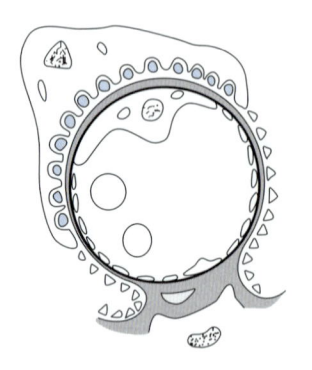

ステージ II～III

ステージ III～IV

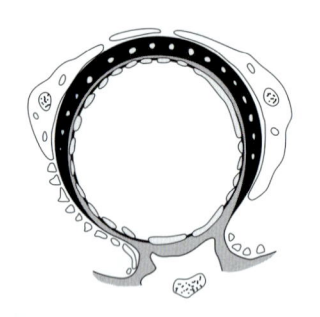

ステージ I：小さい散在性の高電子密度沈着物が基底膜上皮下にみられ，足突起の融合を伴っている．

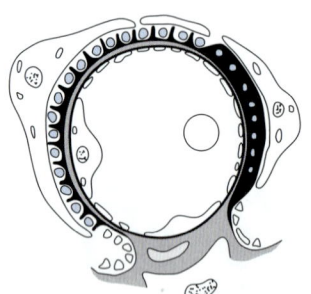

ステージ II：高電子密度沈着物が多量でほぼ均等に分布し，沈着物相互の間は基底膜と同様の構造突起（スパイク）で境される．

ステージ III：高電子密度沈着物の上方を覆う構造突起は融合し，著しく肥厚した基底膜内に高電子密度沈着物が取り込まれ，一部では変性して沈着物の密度が低下している．

ステージ IV：大部分の高電子密度沈着物が消失し，不規則に肥厚した基底膜としてみられる．

さらに，ほぼ正常の係蹄壁まで改善したものをステージ V と呼ぶこともある．

■ 図 VI-5-3　Ehrenreich-Churg の分類

（WHO 病理分類図譜：医学書院より改変）

2.0～3.0 mg/kg/日，またはミゾリビン（MZR）150 mg/日の併用を考慮する．

また，保険適用はないがわが国でも使用可能な薬剤として，シクロホスファミド（CPA）50～100 mg/日の併用が行われる．副作用が大きい事から，CyA や MZR の効果が見られない場合に限り使用し，短期間にとどめるべきである．

他に保険適用外の薬として，ミコフェノール酸モフェチル（MMF），リツキシマブがある．わが国では使用できないが，海外では古くからクロラムブチル chlorambuchil の有効性も報告されている．

また，MN では，高血圧，脂質異常症，動脈血栓症などの合併症がおこりやすく，これらが全身状態の悪化や腎障害の進行に関わる恐れがあるため，その対策として補助療法が必要である．

1 降圧薬

高血圧を呈する症例では，減塩などの食事療法とともに，積極的に降圧薬を使用する．他の腎炎同様，アンジオテンシン変換酵素阻害薬（ACEI）やアンジオテンシン受容体拮抗薬（ARB）の使用を考慮し，CyA 投与時にみられる輸入細動脈を主体とした狭窄による高血圧に対し

ては，カルシウム拮抗薬が適応になる．

2 脂質異常症治療薬

NSの場合は，多くの場合高コレステロール血症がみられ，長期にわたり持続すると，血管の粥状硬化が進みやすく，心血管イベントの危険因子となり得る．また高コレステロール血症は，糸球体硬化，間質の炎症・線維化を促進すると考えられているため，早期からHMG-CoA還元酵素阻害薬やエゼチミブの投与を考慮する．

3 抗血小板薬・抗凝固薬

従来よりステロイド抵抗性NSにはジピリダモールが保険適用とされているが，MNに対する効果は明らかではない．また，MNでは動静脈血栓症の併発が多いとされており，予防のために抗血小板薬の併用が考えられるが，血栓形成の危険性が高い場合にはワルファリンのような抗凝固薬を考慮使用する．

9 予 後

蛋白尿が軽度の場合，予後は比較的よいといわれるが，NSを呈する場合は，IgA腎症と同程度の長期腎予後であるともいわれる．

以前，日本人のMNに関しては予後が比較的よいといわれた時期もあったが，Shiikiらによるわが国の多施設アンケート調査を基にまとめたデータによると[12]，NSを呈するMNの腎生存率は，20年で80％，30年で70％になると報告している．この腎生存率は，諸外国のMNの腎生存率と比較して同程度であり，現在では決して予後のよい疾患ではないと認識すべきであるという意見がある．ただし，非NSで発症したMNの腎予後を検討する限りでは，腎予後は必ずしも悪いわけではなく，発症時の病状により腎予後が異なるものと思われる．一般的には，高度かつ持続的な蛋白尿を呈するMNほど腎予後が悪い．また，治療抵抗性のMNはやはり腎予後が悪い．

10 Perspective

昔から，特発性MNの原因抗原となる物質の同定が盛んに行われてきたが，最近Beck & Salantらのチームが，特発性MNの患者の血清から病因抗原としてphospholipase A$_2$ receptor（PLA2R）を見出した．PLA2Rは，正常な糸球体のpodocyteに広く存在することがわかっているが，特発性MNの患者が治療により蛋白尿が寛解すると，この抗PLA2R抗体が減少，もしくは消失することが証明された[13]．しかし，この抗PLA2Rが，病気の重症度や予後，腎不全進行のリスクを評価するのに役立つかどうかは，今後さらなる検討が必要であるだろう．また，それ以外のさらなる自己抗原を含めた病態把握とその病型に沿った治療戦略が必要である．

〔竹田陽子，西 慎一〕

《文 献》

1) 堺 秀人ほか：難治性ネフローゼ症候群（成人例）の診療指針．日腎会誌，44：751-761, 2002.
2) Ronco P, et al. : Podocyte antigens and glomerular disease. Nephron Exp Nephrol, 107 : e41-46, 2007.
3) Dixon FJ, et al. : Pathogenesis of serum sickness. AMA Arch Pathol, 65 : 18-28, 1958.
4) Couser WG, et al. : Experimental glomerulonephritis in the isolated pefused rat kidney. J Clin Invest, 62 : 1275-1287, 1978.
5) Nangaku M, et al. : Mechanism of immune-deposit formation and the mediation of immune renal injury. Clin Exp Nephrol, 9 : 183-191, 2005.
6) Ogahara S, et al. : Analysis of HLA class II genes in Japanese patients with idiopathic membranous glomerulonephritis. Kidney Int, 41 : 175-182, 1992.
7) Tipping PG, et al. : Glomerulonephritis, Th1 and Th 2 : What's new ?. Clin Exp Immunol, 142 : 207-215, 2005.
8) Nortier JL, et al. : Neonatal disease in neutral endopeptidase alloimmunization : lessons for immunological moni-

toring. Pediatri Nephrol, 21 : 1399-1405, 2006.
9) Ehrenreich T, et al. : Treatment of idiopathic membranous nephropathy. N Engl J Med, 295 : 741-746, 1976.
10) Hladunewish MA, et al. : Meteopolitan Tront Glomerulonephritis Registry : The Natural History of the Non-Nephrotic Membranous Nephropathy Patient. Clin J Am Soc Nephrol, 4 : 1417-1422, 2009.
11) 松尾清一ほか：ネフローゼ症候群診療指針［完全版］．東京医学社，2012.
12) Shiiki H, et al. : Prognosis and risk factors for idiopathic membranous nephropathy with nephrotic syndrome in Japan. Kidney Int, 65 : 1440-1447, 2004.
13) Beck LH Jr, et al. : M-type phospholipase A2 receptor as target antigen in idiopathic membranous nephropathy. N Eng J Med, 361 : 11-21, 2009.

6 急性管内増殖性糸球体腎炎

1 定　義

　急性管内増殖性糸球体腎炎は，A群β溶血性連鎖球菌 *Streptococcus pyogenes* をはじめとした感染症に罹患後，1〜3週間後に急性腎炎症候群として発症する．主な臨床症状は尿潜血，尿蛋白，浮腫，高血圧で，血液検査では，抗ストレプトリジンO（ASO）などの感染症マーカーの異常変動，血清補体価（CH$_{50}$），C3の低下，重症型では血清Crの異常変動などがみられる．急性期の典型的な腎の組織像は，糸球体の管内細胞の増殖が全節性，びまん性にみられ，免疫染色ではIgGやC3が顆粒状に係蹄壁に沈着，電子顕微鏡像では上皮下にhumpが沈着している．

2 病　因

　急性管内増殖性糸球体腎炎の原因で頻度が高く，以前より知られているものは溶連菌である．感染後に腎炎を発症する頻度は報告により幅があり，溶連菌による咽頭炎の5〜10%に起こり，皮膚の溶連菌感染の25%に起こると報告されている[1]．溶連菌以外には，メチシリン耐性黄色ブドウ球菌（MRSA）をはじめとするブドウ球菌感染に続発する腎炎の一部で管内増殖性糸球体腎炎を呈するという報告[2]や，肺炎球菌感染後の急性糸球体腎炎発症などが報告されている[3]．球菌以外にも，結核，梅毒，リケッチア，マイコプラズマ，クラミジア，カンジダや，パルボB19，B型肝炎，ヘルペス，アデノ，エコー，ロタなどの各種ウイルス感染後に腎炎を発症し，感染の標的臓器は，咽頭扁桃，皮膚，心内膜，肺，深部内臓などが知られており，V-Pシャントなどの埋め込まれた医療材料に感染巣を生じて発症する場合もある[4]．

　溶連菌感染後に腎炎が起こる機序は，溶連菌が腎炎惹起性抗原物質を産生し，糸球体に沈着し，宿主が産生する循環抗体が糸球体で免疫複合体を形成し，補体が活性化することによると考えられていた．しかし，その後腎炎惹起性抗原物質についての解明が進み，Vogtは cationic cysteine proteinase が溶連菌感染後の糸球体腎炎の原因であることを報告した[5]．これは溶連菌菌体外毒素B（SPEB）と呼ばれ，腎組織の補体の沈着部位や上皮下の電子密度の高い沈着物に一致して検出され，急性管内増殖性糸球体腎炎の病因と最初に同定された．その後，Yoshizawaらは溶連菌の菌体内成分から本疾患の患者IgGと親和性の高い物質を精製し，プラスミンと結合する腎炎関連物質を発見した[6]．これは腎炎関連プラスミンレセプター（NAPlr）と名付けられ，流血中や糸球体局所での動態や機能が次第に明らかとなってきた．NAPlrは係蹄腔内に浸潤している好中球にも発現し，プラスミンの作用を発揮して，免疫複合体が補体を活性化するよりも早期から直接的に糸球体へ障害作用を及ぼしているのではないかと述べている[7]．SPEBやNAPlrが糸球体を障害する機序を図VI-6-1に示す．以後，monocyte chemotactic protein-1（MCP-1）やインターロイキン-6などのサイトカインが誘導され，腎炎は極期を迎えていく．

　MRSA関連腎炎は，これとは機序が異なり，MRSAがスーパー抗原を産生し，T細胞受容体V-βを介して急速かつ広範にT細胞を活性化し，サイトカインを誘導して腎炎が生じる[8]．広く抗菌薬が使われ，耐性菌も問題となっている先進国において，ハイリスクの成人を中心に生じる腎炎として認識しておきたい病態である．

　本疾患発症後の臨床病態は，管内細胞増殖に伴って，毛細血管内腔が狭小化し，GFRの低下，Na排泄が低下することである．したがって，浮

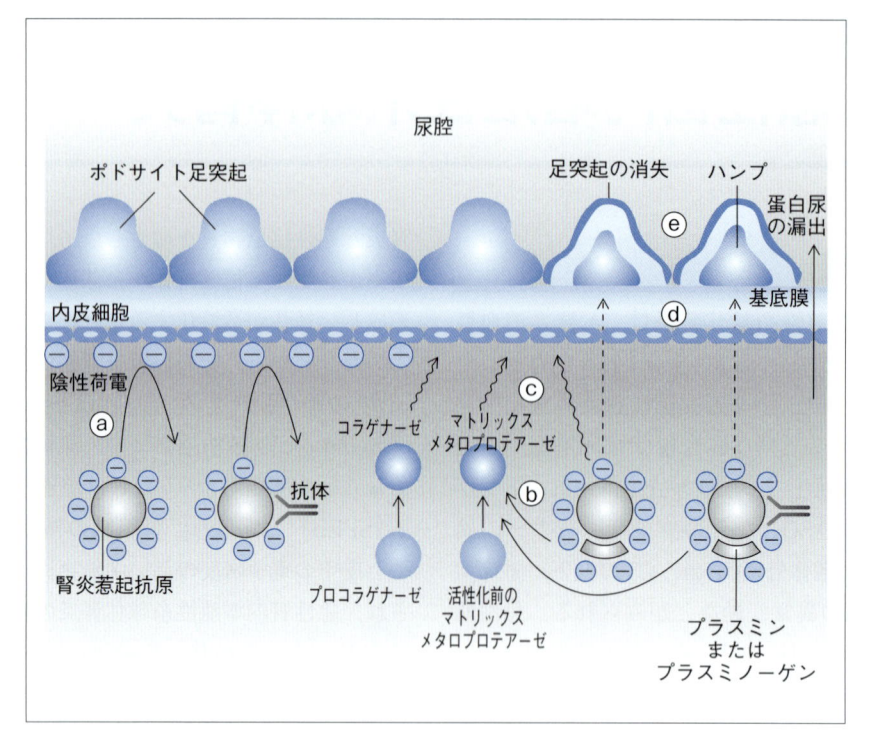

図 VI-6-1　溶連菌感染後糸球体腎炎の発症機序

通常は腎炎惹起抗原ないし免疫複合体の表面にある陰性荷電と基底膜陰性荷電とは反発しあって，腎炎惹起抗原や免疫複合体は基底膜を通り抜けることはできない ⓐ．しかし，プロコラゲナーゼやマトリックスメタロプロテアーゼがこれらによって活性化し ⓑ，基底膜を傷害して内皮下の陰性荷電が減弱する ⓒ．これによって免疫複合体は基底膜を通り抜け，上皮下にハンプと呼ばれる沈着物が形成され ⓓ，さらに上皮細胞の足突起を癒合させ，蛋白尿が尿腔に漏出するようになる ⓔ．

（Kanjanabuch T, et al.：Nature Reviews Nephrology, 5：259-269, 2005 より）

腫と高血圧は大量の蛋白尿や低蛋白血症を伴わなくとも生じてくる．

3　発症頻度

各国の報告から年間 47 万人の発生が推定されており，発展途上国では成人 10 万人当たり年間 24.3 人，小児 10 万人当たり年間 2 人，小児腎臓病の領域では現在も溶連菌感染後の腎炎が多く，また，熱帯地方では上気道感染よりも，皮膚感染のほうが腎炎誘発感染症として高頻度である．先進国では大幅に少なく，成人 10 万人当たり 6 人，小児 10 万人当たり 0.3 人と推定されている[4, 9]．日本では腎生検診断数は，1990 年代の報告で人口 10 万人当たり 0.02 人であった[10]．しかし，実際には前述よりもかなり多く発生していて，症状がある人はその数倍，無症状の人は 4～19 倍であろうという推計もある[11]．現在，先進国での本疾患の課題は糖尿病やアルコール依存症，悪性腫瘍などを有する患者で感染症の後に発症する場合である．背景の感染症病態が複雑であったり，併発疾患などにより病態が修飾され，小児の古典的な腎炎よりも予後は不良である[12]．また，感染症関連の腎炎かどうかが不明なまま経過し，進行する成人例もしばしばみられるため，本疾患の発症頻度をより正確に把握するためには，腎臓病だけでなく，感染症学，感染症の場となった臓器や疾患の専門領域の知識を集約する必要がある．

4　症　状

浮腫や尿所見の異常を診た場合に感染の病歴をもれなく聴取することが，本疾患，特に非定型例の診断に重要である．先行感染に気づいている場

合と，不顕性感染後に腎炎を発症する場合があるが，典型的症状は浮腫と高血圧，尿潜血，尿蛋白である．これらを臨床症候群としては急性腎炎症候群と総称する．症状は，無症候性血尿のみにとどまるもの，浮腫と軽度の血圧上昇が一時的にみられるものから，胸腹水を伴う高度な体液貯留を呈したり，重症の高血圧，乏尿，急性腎不全を伴うなど幅広い．血尿の出現と先行感染のインターバルは溶連菌の急性咽頭炎由来で1〜2週間後，皮膚感染ではそれよりも長く2〜3週間後である．MRSA腎炎では5〜10週間後に発症する．感染に続発して血尿が起こる他の腎疾患には，IgA腎症，膜性増殖性糸球体腎炎（MPGN）あるいはその他のメサンギウム増殖性糸球体腎炎（MesPGN）などがあるが，IgA腎症での血尿の悪化は，感染症罹患直後から5日以内にみられる点が狭義の急性管内増殖性糸球体腎炎とは異なる．

5 検査所見

尿潜血，尿蛋白の程度は，報告により幅は広いが，腎生検を行った患者では，肉眼的血尿は30〜50％，3+以上の蛋白尿も30〜50％という報告が多い[7,13]．急性期に尿素窒素（UN）やCrの異常変動も約半数で正常値から逸脱し，腎機能低下のため透析療法を要することもある．溶連菌由来の典型的な場合は，補体の活性化を反映して，CH_{50}，C3の低下は必発であるが，C4は低下しないか軽度低値となる．これらは多くの場合，1週間後には改善に向かう．ブドウ球菌感染後の場合は通常，補体の低下はみられない．

腎炎を惹起する感染症を診断するための検査には，溶連菌感染が考えられた場合，一般的には，ASOで原因感染症のスクリーニングを行う．ストレプトリジンOはA群のほか，C群，G群の溶連菌が産生する菌体外毒素であり，感染1週後から上昇し，3〜5週でピークに達し，以後3〜6ヵ月で感染前のレベルに戻る．腎炎の極期に異常高値であれば，原因と考えて対応することが多いが，ASOは健常者でも個人差が大きく，厳密には急性期と回復期のペアで4倍以上の上昇を認めたときに有意と判断する[14]．また，皮膚感染では血清のASOが上昇するのは50％にとどまるといわれている[1]．他の感染マーカーとして咽頭炎，扁桃炎には急性期における溶連菌感染診断キットが使用できるが，咽頭炎，扁桃炎等に限られており，陽性であれば溶連菌感染を迅速に診断できることはメリットといえるが，診断キットで陰性でも，培養で溶連菌が陽性となる場合もある[15]．培養検査は，菌の同定ができない場合も多いが，キャリア化やペニシリン系抗菌薬の効果に影響を及ぼすβ-ラクタマーゼ産生菌の併存なども検出が可能であることから，中等症以上では病態把握に有用であり，実施しておくのがよいと思われる．ほかには抗ストレプトキナーゼ（ASK），抗DNAaseB，抗ヒアルロニダーゼ，抗ニコチンアミドアデニンデヌクレアーゼなどが溶連菌感染のマーカーであるが，わが国ではASK以外は一般的ではない．ウイルス感染による急性腎炎症候群ではウイルス抗体や遺伝子の同定が可能で，パルボウイルスB19の感染後腎炎はB19のIgM抗体価の上昇，PCR法によるウイルスDNAの検出により診断を確定する．しかし，可能性のあるウイルス感染のマーカーを不顕性感染のものも含めてもれなく検索するよりも，先行感染の症状や流行状況，腎炎の重症度などから項目を絞り込むのが現実的といえる．

鑑別診断には，ループス腎炎，IgA腎症，広義の感染後糸球体腎炎ともいうべきMPGN，クリオグロブリン腎症，紫斑病性腎炎などがある．

6 臨床経過

一次医療機関での症状から本疾患を疑われて腎専門医を受診するまでの1〜2週間で，症状や尿潜血や尿蛋白の異常が軽減することもしばしばあり，この変化そのものが本疾患を強く示唆する検査結果であるともいえる．尿潜血は2〜6ヵ月，尿蛋白は1〜3ヵ月持続するとの報告が多い[13,16]．そこで，初期診断の後，感染症抗体を含めて2〜

■ VI. 糸球体疾患

4週間後に再評価をすることが望ましい．以後，補体は6週以降に次第に改善するが，数ヵ月から1年，低補体が持続する例もみられる．2週間後も改善に向かわず，腎機能低下傾向を示すものや，4～6週間以上経過しても，尿の異常所見や低補体が持続する場合にはすでに述べたような鑑別診断について，血清学的，病理学的に精査することが望ましい．持続感染がないかも検討が必要である．

7 腎病理診断

これまで述べてきたとおり，疾患背景の変化や検査方法の進歩により，腎生検以外の方法で診断がなされるため，腎生検を実施する症例は相対的に重症例，または他の腎疾患，特に糖尿病性腎症や腎硬化症が併発する成人例が多くなってきた．成人では，急性管内増殖性糸球体腎炎の所見に加えて，糸球体の全節性硬化，尿細管間質障害，動脈硬化性変化などの慢性病変，および糖尿病性腎症を併発していないかなどが，以後の腎機能低下リスクと深く関わっていることは本疾患に限らない[17]．また，発症後の時間経過の割に急性活動性病変が優位であれば，抗原を供給している感染巣について検討する必要がある．さらに長期には，2～12年の経過で再生検を実施した症例で，当初はみられなかった糸球体硬化が進行していることが報告されている[18]．このように，急性管内増殖性糸球体腎炎の病理組織所見は，発症後の時間経過とピーク時の障害の程度により多様である．

光学顕微鏡像は，急性期においては，びまん性かつ滲出性の像を呈し，糸球体管内細胞の増殖が著明である（図VI-6-2（A））．細胞浸潤は好中球主体の増殖が全節性，びまん性にみられ，humpの沈着が確認できることもある．重症の場合は半月体がみられる（図VI-6-2（B））．発症後，時間経過とともに，好中球浸潤は軽減し，メサンギウムの細胞増殖が目立つようになる．図VI-6-2（C）に示した所見は，一部に管内細胞増殖が残存し，「回復期」ととらえられる．

免疫染色では，糸球体基底膜，およびメサンギ

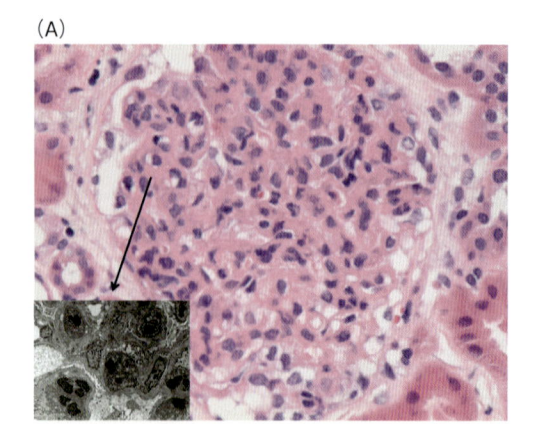

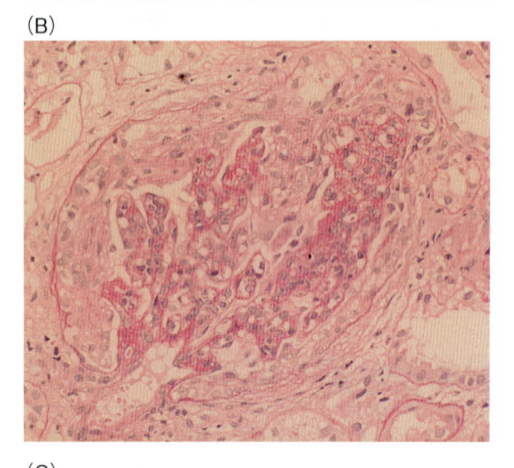

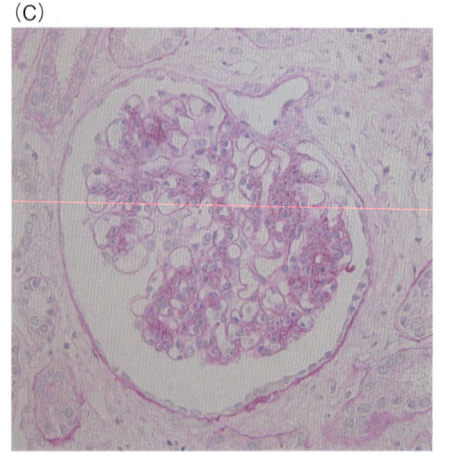

■ 図VI-6-2 急性管内増殖性糸球体腎炎の腎組織像
（A）糸球体管内増殖性病変を形成している：ヘマトキシリン-エオジン染色（400倍）．糸球体毛細管係蹄内には好中球や単球が主体の炎症性細胞が滲出している：左下に電子顕微鏡像を示す．
（B）腎機能が急速に低下するような臨床像を呈する重症型の腎組織では係蹄壁の破綻部にフィブリンが析出し，半月体を形成している：PAS染色（400倍）．
（C）回復過程においては，管内細胞増殖は軽減し，メサンギウム細胞の増殖がみられる：PAS染色（400倍）．
（（A）東北大学清元秀泰博士，佐藤博信博士，（B）東北大学中山恵輔博士，（C）東北大学熊谷直憲博士よりご提供）

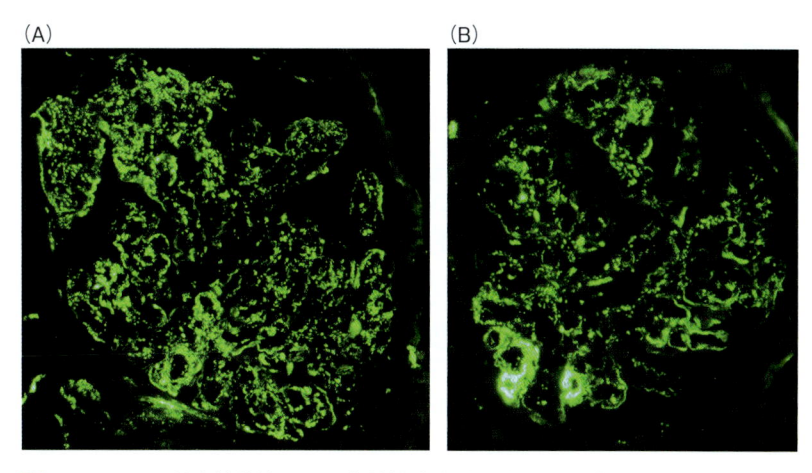

■図 VI-6-3　蛍光抗体法による急性管内増殖性糸球体腎炎の免疫染色所見
(A) C3 が係蹄壁に沿って細顆粒状に沈着し，Starry-Sky Pattern を呈する．
(B) C3 が (A) よりも粗い顆粒状で，線状を呈した Garland type の係蹄壁への沈着．
(東北大学熊谷直憲博士よりご提供)

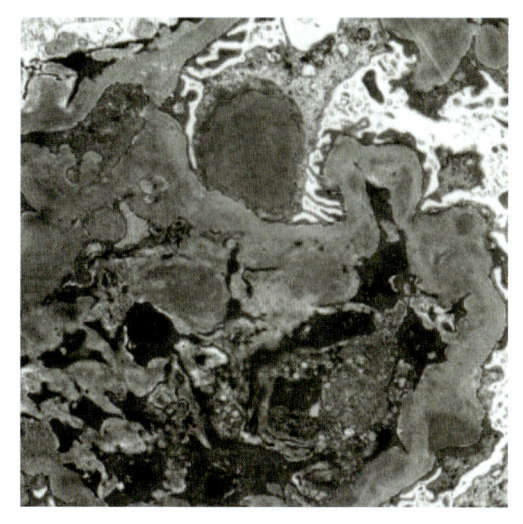

■図 VI-6-4　急性管内増殖性糸球体腎炎の電子顕微鏡所見
上皮下に高電子密度の hump が沈着している．
(東北大学佐藤博士よりご提供)

ウムに顆粒状に IgG, C3 が染色される．図 VI-6-3(A) に示した所見は Starry Sky パターンといわれ，粗い蛍光が係蹄に沿って染まる．Garland type では染色パターンが Starry Sky よりも濃厚にみえる（図 VI-6-3(B)）．

電子顕微鏡像は，急性期には，上皮下の hump 型の高電子密度沈着物が，係蹄壁周囲のスパイク形成反応がない状態で沈着している（図 VI-6-4）．しばしば，メサンギウム，内皮下にも沈着がみられることがあり，発症後に時間が経過した腎生検では，上皮下の hump はみられにくくなり，メサンギウムの沈着が優位となる．

活動性感染の病歴がなくとも，慢性糸球体腎炎として腎生検を行った患者の糸球体で，一部に上皮下の沈着がみられることがあり，潜在的に感染後に急性管内増殖性糸球体腎炎を起こし，慢性化した像である可能性が指摘されている[19]．

8 治　療

ASO などから溶連菌感染後であることが示唆されれば，感染後の時間が経ち，感染症状が軽快していても，ペニシリン系を第 1 選択として 10〜14 日間の抗菌薬投与が推奨されている．腎炎症状を軽減するという報告は少ないが，キャリア化していた場合に他への伝搬を防ぐことが 1 つの理由となっている．

急性管内増殖性糸球体腎炎に対する治療は，浮腫や高血圧，乏尿の程度により入院加療の判断をする．水分と塩分の摂取を制限するが，乏尿で体液貯留が悪化傾向にあればループ利尿薬を用いる．高血圧には Ca 拮抗薬，RAAS 阻害薬が使用されることが多い．急性腎不全，心不全や肺水腫は合併症のリスクを高めるため，急性期の体液貯

■ VI. 糸球体疾患

留や糸球体濾過の低下が高度な症例には，急性血液浄化が必要になる場合もある．多くの症例は，浮腫や高血圧の対症的管理を行っているうちに利尿が得られ，症状が軽快して腎炎症状は終息することが多い．しかし，糸球体の炎症や間質障害が激しかった場合は蛋白尿が残存することは言うまでもなく，持続感染があると，抗原供給が遷延して糸球体毛細血管での炎症を示唆する血尿も難治性に持続する場合がある．特に成人例で外科的に病巣除去がしにくい部位の感染，除去や交換が簡単ではない人工関節，グラフトなどの医療材料が感染巣になっている場合は，難治化が懸念される．そこで，ステロイド薬をはじめとした免疫抑制療法は，症例ごとに適応を検討しているのが現状である．感染症の活動性がコントロール可能であって，一方，腎炎が重症であれば，免疫抑制療法によって腎炎自体を沈静化させてから，感染症の治療を改めて評価する方法も検討されている[20]．

parvovirus B19 に代表されるウイルス感染後の急性管内増殖性糸球体腎炎は，多くの場合比較的軽症で，特別な免疫抑制状態にない限りは自然軽快するが，先に述べたように，低補体の遷延や他疾患の顕性化に注意を払い，経過を観察しなければならない．

9 予　後

　小児例の多くは良好な経過をとるが，低栄養や糖尿病，悪性腫瘍，慢性疾患を有する成人の場合は腎予後のみならず生命予後も楽観できない．長期予後を小児において10年から20年調査した2000年以降の報告では，何らかの尿所見の異常がみられるいくつかの報告があり，蛋白尿陽性が7〜15％で持続，尿潜血が5.4〜21％で持続するとされているが，成人に限ると20〜30％と比較的高頻度である[11]．長期の腎予後は，20年ほど前までは良好と考えられていたが，小児では15〜18年観察した結果，Cr上昇がみられた患者は0.9％のみであったとIturbeらが報告している．一方，成人を中心とした追跡調査では観察期間が1年の報告では4％，14年では34％で末期腎不全に至り，観察研究の各報告でも数％から35％程度の範囲で腎不全が報告されている[4]．65歳以上ではブドウ球菌感染に起因する糸球体腎炎が溶連菌よりも多くなり，腎死も33％に達している[12]．これらの報告からは，軽症例でも，検尿，ASOや補体の経過は発症の2〜3ヵ月後，以後1年までは定期的に観察し，成人では以後の異常の有無により1年ごとに数年間は観察を続けることが望ましい．

10 Perspective

　疫学の面からは，経済発展が著しい新興国での発生状況が，今後，どう変化していくのか調査が継続されていくであろう．先進国では，中高年層で感染症が重症，耐性化した病態下に発生する重症の急性管内増殖性糸球体腎炎への効果的な対策が求められている．原因に対する対策として，溶連菌のワクチンが実用化を目標として開発中であり[21, 22]，実用化されれば，新興国における小児，先進国における高齢者の溶連菌感染症の疾病構造を変える可能性がある．

　感染によって急性管内増殖性糸球体腎炎を惹起する病原体には溶連菌以外にも各種あるが，腎炎の成立や糸球体障害には，病原体の種に特異的な毒素による機序と，病原体を問わずに生じたサイトカイン産生や免疫担当細胞の活性化による機序とが相互に作用していることが次第に明らかになってきた．一連の機序の中で，重症化や慢性化を決定づける因子が絞り込まれれば，本疾患だけではなく，慢性糸球体腎炎やANCA関連腎炎などが感染症に際して急性増悪する機序の解明にもつながることが期待される．

〔宮崎真理子〕

《文　献》

1) Anthony BF, et al. : Attack rates of acute nephritis after type 49 streptococcal infection of the skin and of the respiratory tract. J Clin Invest, 48 : 1697-1704, 1969.
2) Yoh K, et al. : A case of superantigen-related glomerulonephritis after methicillin-resistan Staphylococcus aureus (MRSA) infection. Clin Nephrol, 48 : 311-316, 1997.
3) Phillips J, et al. : Glomerulonephritis associated with acute pneumococcal pneumonia : a case report. Pediatr Nephrol, 20 : 1494-1495, 2005.
4) Kanjanabuch T, et al. : An update on acute postinfectious glomerulonephritis worldwide. Nature Reviews Nephrology, 5 : 259-269, 2009.
5) Vogt A, et al. : Cationic antigens in poststreptococcal glomerulonephritis. Clin Nephrol, 20 : 271-279, 1983.
6) Yoshizawa N, et al. : Nephritis-associated plasmin receptor and acute poststreptococcal glomerulonephritis : characterization of the antigen and associated immune response. J Am Soc Nephrol, 15 : 1785-1793, 2004.
7) Oda T, et al. : Localization of nephritis-associated plasmin receptor in acute poststreptococcal glomerulonephritis. Hum Pathol, 41 : 1276-1285, 2010.
8) 小山哲夫ほか：MRSAによる糸球体腎炎. 腎と透析, 60 : 433-441, 2006.
9) Carapetis JR, et al. : The global burden of group A streptococcal diseases. Lancet Infect Dis, 5 : 685-694, 2005.
10) Research Group on Progressive Chronic Renal Disease : Nationwide and long-term survey of primary glomerulonephritis in Japan as observed in 1,850 biopsied case. Nephron, 82 : 205-213, 1999.
11) Rodriguez-Iturbe B, et al. : The Current State of Poststreptococcal Glomerulonephritis. J Am Soc Nephrol, 19 : 1855-1864, 2008.
12) Nasr SH, et al. : Acute postinfectious glomerulonephritis in the modern era : experience with 86 adults and review of the literature. Medicine (Baltimore), 87 : 21-32, 2008.
13) Jennings RB, et al. : Post-streptococcal glomerulo-nephritis : histopathologic and Clinical studies of the Acute, Subsiding acute and Early chronic latent phases. J Clin Invest, 40 : 1525-1595, 1961.
14) 加野象次郎：レンサ球菌感染症の血清学的診断(ASO, ASK, ADN-B, AHD, ASP). 日本臨床, 63 : 127-132, 2005.
15) 二本柳　伸ほか：A群連鎖球菌集団感染における迅速検出用キットの有用性評価. 感染症誌, 81 : 441-448, 2007.
16) Lewy JE : Acute poststreptococcal glomerulonephritis. Pediatr Clin North Am, 23 : 751-759, 1976.
17) Nasr SH, et al. : Postinfectious Glomerulonephritis in the elderly. J Am Soc Nephrol, 22 : 187-195, 2011.
18) Schacht RG, et al. : Progression to uremia after remission of acute poststreptococcal glomerulonephritis. N Engl J Med, 295 : 977-981, 1976.
19) Haas M : Incidental healed postinfectious glomerulonephritis : a study of 1012 renal biopsy specimens examined by electron microscopy. Hum Pathol, 34 : 3-10, 2003.
20) Raff A, et al. : Crescentic post-streptococcal glomerulonephritis with nephritic syndrome in the adult : is aggressive therapy warranted? Clin Nephrol, 63 : 375-380, 2005.
21) Steer AC, et al. : Group A streptococcal vaccines : facts versus fantasy. Curr Opin Infect Dis, 22 : 544-552, 2009.
22) Fritzer A, et al. : Novel conserved group A streptococcal proteins identified by the antigenome technology as vaccine candidates for a non-M protein-based vaccine. Infect Immun, 78 : 4051-4067, 2010.

7 半月体形成性糸球体腎炎とANCA関連腎炎

1 診断

　半月体形成性糸球体腎炎とは，腎病理組織診断による診断名である．びまん性半月体形成性糸球体腎炎，管外増殖性糸球体腎炎，びまん性壊死性糸球体腎炎と呼ぶこともある．1995年のWHO病理組織分類では，「腎生検によって少なくとも50％，通常80％を超える糸球体に尿腔を充満する半月体（細胞性，線維細胞性，線維性）を認めるもの」と定義されている[1]．ただし，その原因は種々であり，代表的な疾患に抗好中球細胞質抗体（ANCA）関連腎炎や抗糸球体基底膜 anti-glomerular basement membrane（抗GBM）抗体型糸球体腎炎がある．

　半月体形成性糸球体腎炎のほとんどは，臨床的に急速進行性糸球体腎炎（RPGN）を呈する．日本腎臓学会では，RPGNは血尿（多くは顕微鏡的血尿，まれに肉眼的血尿），蛋白尿，円柱尿（赤血球円柱，顆粒円柱など）などの腎炎性の尿所見を伴い，数週から数ヵ月の経過で急速に腎機能が悪化する臨床症候群と定義している[2]．半月体形成性糸球体腎炎以外にもRPGNの臨床経過をたどる疾患もあり，前述の定義を満たす腎炎様の尿所見を伴い，急速な腎機能の悪化により放置すれば末期腎不全まで進行する疾患は，臨床的にRPGN症候群として取り扱われている．

　わが国の一般的な診断指針として，厚生労働省特定疾患進行性腎障害に関する調査研究班を中心に作成され2011年度に発表された「急速進行性腎炎症候群の診療指針 第2版」に記述されているRPGNの診断指針がある[3]．RPGNの予後改善のためには腎機能障害の軽度な早期にRPGNを疑い，腎生検を含めた病型診断および治療が可能な腎疾患専門医療機関に速やかに紹介することが重要である．そのため，この診断指針は，腎疾患を専門としないかかりつけ医向けの「急速進行性腎炎症候群早期発見のための診断指針」（表VI-7-1）および腎疾患専門医療機関向けの「急速進行性腎炎症候群確定診断指針」（表VI-7-2）から成り立っている．

　かかりつけ医は，炎症所見を伴い血蛋白尿とわずかな腎機能低下がある場合，速やかに腎疾患専門医療機関への紹介を行うことが重要であり，この点を特に注意喚起している．さらにごく早期のRPGNを発見するには，腎機能が正常範囲であっても新たな腎炎性尿異常が出現し，明らかに感染症とは異なる炎症所見を伴う場合，あるいは炎症所見が陰性であっても慢性糸球体腎炎による腎機能低下に比べ，腎機能悪化速度が明らかに速い場合や腎機能の割に高度の貧血を伴う場合など，臨床経過によりRPGNが疑われる症例については，積極的に腎疾患専門医療機関への紹介を行うべきである．近年このような，無症候で健診など

■ 表VI-7-1　急速進行性腎炎症候群早期発見のための診断指針

1. 尿所見異常（主として血尿や蛋白尿，円柱尿）[*1]
2. eGFR＜60 mL/分/1.73 m² [*2]
3. CRP高値や赤沈促進

上記の1〜3を認める場合，「RPGNの疑い」として，腎専門病院への受診を勧める．
ただし，腎臓超音波検査を実施可能な施設では，腎皮質の萎縮がないことを確認する．
なお，急性感染症の合併，慢性腎炎に伴う緩徐な腎機能障害が疑われる場合には，1〜2週間以内に血清Crを再検し，eGFRを再計算する．

[*1]：近年，健診などによる無症候性検尿異常を契機に発見される症例が増加している．最近出現した検尿異常については，腎機能が正常であってもRPGNの可能性を念頭に置く必要がある．
[*2]：eGFRの計算は，わが国のeGFR式である下式を用いる．
eGFR（mL/分/1.73 m²）＝194×$Cre^{-1.094}$×$Age^{-0.287}$（女性はこれに×0.739）
ただし，血清Crの測定は酵素法で行うこと．
（厚生労働省特定疾患進行性腎障害に関する調査研究班報告急速進行性腎炎症候群分科会：日腎会誌，53：509-555，2011 より）

表 VI-7-2 急速進行性腎炎症候群確定診断指針

1. 数週から数ヵ月の経過で急速に腎不全が進行する．（病歴の聴取，過去の検診，その他の腎機能データを確認する）
2. 血尿（多くは顕微鏡的血尿，まれに肉眼的血尿），蛋白尿，赤血球円柱，顆粒円柱などの腎炎性尿所見を認める．
3. 過去の検査歴等がない場合や来院時無尿状態で尿所見が得られない場合は臨床症候や腎臓超音波検査，CT等により，腎のサイズ，腎皮質の厚さ，皮髄境界，尿路閉塞等のチェックにより，慢性腎不全との鑑別を含めて，総合的に判断する．

（厚生労働省特定疾患進行性腎障害に関する調査研究班報告急速進行性腎炎症候群分科会：日腎会誌，53：509-555, 2011 より）

での検尿異常を契機に発見される RPGN 症例が増加傾向にある（「急速進行性腎炎症候群の診療指針 第2版」）．

腎疾患専門医は「急速進行性腎炎症候群確定診断指針」を用い RPGN の確定診断を行う．RPGN の定義にもあるように，腎炎性尿所見と同時に，過去の健診その他による検査データの確認により，急速に腎機能の悪化をきたしたことを確認することが必要である．また，健診などの受診歴がなく，過去の腎機能データが存在しない場合には，腎の超音波検査や CT 検査により腎のサイズ，皮髄境界，腎皮質の厚さなどから，総合的に慢性腎不全との鑑別をするが，可能な限り腎生検を施行し確定診断を行うことが望ましい．

2 治療のポイント

半月体形成性糸球体腎炎を含む RPGN の予後改善のためには，疾患概念のさらなる普及が前提となり，腎機能障害の軽度な早期に RPGN を疑い，腎生検を含めた病型診断および治療が可能な腎疾患専門医療機関に速やかに紹介する地域連携システムの設立が重要である．このような趣旨から，先に述べたように，腎疾患を専門としないかかりつけ医向けに「急速進行性腎炎症候群早期発見のための診断指針」（表 VI-7-1）および腎疾患専門医療機関向けの「急速進行性腎炎症候群確定診断指針」（表 VI-7-2）の使用が推奨されている．

近年，CKD の概念が急速に広まり，RPGN 診断の際には注意が必要である．すなわち CKD の診断には，腎障害が3ヵ月以上継続することが診断基準とされている．また検尿検査については，試験紙法での尿検査で血尿（+）以上かつ蛋白尿（+）以上が3ヵ月以上の間隔で連続して認められた場合に，腎疾患専門医療機関への紹介を提唱している．しかしながら RPGN の診療の場合，炎症所見を伴い血蛋白尿とわずかな腎機能の低下があれば即座に腎疾患専門医療機関への紹介が行われることが診療の鍵となる．

3 定義と概念

半月体形成性糸球体腎炎という診断名は，先に述べたようにほとんどの糸球体に半月体が形成されている腎病理組織像を指す．半月体形成性糸球体腎炎は，1990年代前半の時点で，抗 GBM 抗体型糸球体腎炎を除き，そのほとんどが顕微鏡的多発血管炎（MPA）や Wegener 肉芽腫症（GPA）を含む小型血管サイズ病変を主体とする血管炎に関連するものであり，原発性半月体形成性糸球体腎炎はまれであることがすでに推察されていた[4]．時代とともに ANCA 関連腎炎や RPGN の理解が進むにつれ，SLE，感染症関連の糸球体腎炎や一次性糸球体腎炎に続発する RPGN を除くと，半月体形成性糸球体腎炎や RPGN の多くが ANCA 関連腎炎であることが明らかとなっている．

半月体形成性糸球体腎炎は臨床的に RPGN を呈するのが典型的である．RPGN の病型分類は，腎組織所見および ANCA，抗 GBM 抗体，抗 DNA 抗体，免疫複合体などの血清学的指標を加味して，蛍光抗体法陰性である pauci-immune 型 RPGN，抗 GBM 抗体型 RPGN（Goodpasture 症候群を含む），免疫複合体型 RPGN の3つに大別される．さらに pauci-immune 型はミエロペルオキシダーゼ myeloperoxidase（MPO）-ANCA 陽性 RPGN（MPA を含む），プロテイナーゼ3 pro-

■ VI. 糸球体疾患

■ 表 VI-7-3　わが国の急速進行性腎炎症候群の臨床病型

	症例数	%
一次性		
半月体形成性糸球体腎炎		
抗 GBM 抗体型半月体形成性腎炎	81	4.6
免疫複合体型半月体形成性糸球体腎炎	35	2.0
pauci-immune 型半月体形成性糸球体腎炎	745	42.0
混合型半月体形成性糸球体腎炎	31	1.7
分類不能な一次性半月体形成性糸球体腎炎	28	1.6
半月体形成を伴う糸球体腎炎		
膜性増殖性糸球体腎炎	15	0.8
膜性腎症	5	0.3
IgA 腎症	43	2.4
非 IgA 型メサンギウム増殖性糸球体腎炎	8	0.5
その他の一次性糸球体腎炎	3	0.2
全身性		
Goodpasture 症候群	27	1.5
全身性エリテマトーデス	66	3.7
Wegener 肉芽腫症（GPA）	46	2.6
顕微鏡的多発血管炎	344	19.4
その他の壊死性血管炎	15	0.8
紫斑病性腎炎	36	2.0
クリオグロブリン血症	12	0.7
関節リウマチ	24	1.4
悪性腫瘍	3	0.2
その他の全身性疾患	40	2.3
感染症		
溶連菌感染後糸球体腎炎	10	0.6
感染性心内膜炎，シャント腎炎	6	0.3
C 型肝炎ウイルス	2	0.1
その他	20	1.1
薬剤性	10	0.6
その他	17	1.0
不　明	100	5.6
全　　体	1,772	100.0

（厚生労働省特定疾患進行性腎障害に関する調査研究班報告急速進行性腎炎症候群分科会：日腎会誌，53：509-555, 2011 より改変）

teinase 3（PR 3）-ANCA 陽性 RPGN（Wegener 肉芽腫症を含む），ANCA 陰性型に病型分類される．pauci-immune 型は，腎臓のみに限局して発症する一次性 pauci-immune 型半月体形成性腎炎（腎限局型血管炎 renal limited vasculitis，RLV）と，全身の炎症を伴う MPA に分類される．「急速進行性腎炎症候群の診療指針 第 2 版」に記述されているわが国の RPGN の臨床病型と頻度を表 VI-7-3 に示す．

4 疫　学

　RPGN は比較的まれな疾患ではあるが，近年患者数の増加が指摘されている．最新の疫学調査では 2008 年度の RPGN による新規受療者は約 1,500〜1,800 人と推定された[5]．また，わが国で RPGN により透析導入となる患者数は 1994 年の 145 人から 2009 年の 451 人と約 3.1 倍増加しており，透析導入原疾患の中で第 5 位を占めている[6]．

　近年のわが国の腎生検に関する疫学調査における半月体形成性壊死性糸球体腎炎は 5.1% と報告されている[7]．

5 病　態

1 血管炎の発症機序

　ANCA 陽性 RPGN では，感染症（特に Wegener 肉芽腫症では黄色ブドウ球菌感染によるスーパー抗原），ペプチドグリカン，シリカ，薬剤，悪性腫瘍などの刺激により，TNF-α や IL-8 などの炎症性サイトカインが分泌される．分泌されたサイトカインにより ANCA 対応抗原となる MPO や PR 3 が好中球や単球の細胞膜表面に発現され，MPO・PR 3 または Fc レセプターを介して ANCA が結合して，好中球，リンパ球，単球/マクロファージなどの炎症細胞が活性化される[8,9]．また，血中の MPO 分子が好中球表面に結合し，それに対して ANCA が結合することも好中球活性化の原因の 1 つとされている[10]．活性化された炎症細胞が産生するサイトカイン，活性酸素，蛋白分解酵素や補体，凝固系などが関与し，毛細血管壁の障害-基底膜の断裂，すなわち

血管炎が生じる．また，その際に ANCA 自体が血管内皮細胞を直接活性化して，接着分子やケモカインレセプターの発現を誘導して抗中球の浸潤に関与していることも示されている[11]．

2 | 半月体形成機序

いずれの病型においても，半月体形成における共通の進展機構が推察されている．糸球体の毛細血管係蹄壁の断裂部より血液中のフィブリンが Bowman 嚢腔へ漏出するとともに，炎症細胞が Bowman 嚢腔へ浸潤する．これらの細胞が種々のメディエータを産生することにより，Bowman 嚢上皮細胞の増殖が引き起こされ，基底膜破綻部より進出した炎症細胞と相まって，細胞性半月体が形成されるものと考えられている[12]．一方，炎症が Bowman 嚢基底膜まで進展すると，Bowman 嚢基底膜の断裂や消失を認める場合もある．急性期を過ぎると，半月体の細胞間にコラーゲン細線維や基底膜様物質が出現し，半月体構成細胞は減少し，細胞線維性，線維細胞性，さらには細胞成分が消失して，線維性半月体へと進展していく．炎症細胞浸潤を認めることが多く，Bowman 嚢腔に多核巨細胞が出現することもある．病初期では分節性のメサンギウム基質の増生や毛細血管内血栓・壊死を巣状に認めるのみの場合もある．尿細管・間質では，尿細管炎や間質の浮腫，炎症細胞浸潤が認められ，進行した症例では尿細管の萎縮や間質の線維化が認められる．

6 症　状

RPGN の初発症状としては，倦怠感，発熱，食欲不振，上気道炎症状，関節痛，体重減少などの非特異的な症状が主体である．腎症状で特筆すべきは，近年，尿異常，特にチャンス尿異常による発見例が著増していることである．軽微の自覚症状と検尿異常のみでの発見は，近年の早期発見例の増加を示唆している．腎外症状の中では，肺胞出血や間質性肺炎などの肺病変に関連する症状を持つ症例が多く，近年増加している．

7 検査（病理）

RPGN の初診時検査所見の特徴は，急速な腎機能障害の進行である．全国 RPGN アンケート調査では，初診時の血清 Cr は週当たり 0.5 mg/dL の割合で上昇している[13]．「急速進行性腎炎症候群の診療指針 第 2 版」によると，RPGN 症例の初診時血清 Cr の平均値は 1998 年以前の症例の 4.4 mg/dL と比較し，2002 年以降の最近の症例では 3.6 mg/dL まで低下している．ほぼすべての病型で最近の症例において血清 Cr の減少を認め，早期発見を裏付ける結果となっている．その他の検査所見として，非特異的な炎症反応として血清 CRP 上昇，赤沈の亢進，炎症あるいは出血性病変に起因する小球性低色素性貧血を多くの症例で認める．

血清 ANCA 定量は通常 ELISA が用いられる．蛍光染色 ANCA 定性（immunofluorescence ANCA）では，好中球の間接蛍光抗体法による IgG 染色パターンから，好中球核周辺の細胞質が強く染色される perinuclear-ANCA（P-ANCA，図 VI-7-1(A)）と細胞質がびまん性顆粒状に染色される cytoplasmic-ANCA（C-ANCA，図 VI-7-1(B)）に大別される．ANCA 関連腎炎に対する対応抗原は，P-ANCA が MPO-ANCA であり，C-ANCA が PR 3-ANCA である．

超音波検査による腎のサイズは多くの症例が正常もしくは腫大を示す．胸部単純レントゲン，CT 検査では，MPO-ANCA 陽性 RPGN では肺胞出血による浸潤影や間質性肺炎を，PR 3-ANCA 陽性 RPGN では多発性の空洞形成や結節陰影を，抗 GBM 抗体型 RPGN では肺胞出血による浸潤影を特徴とする．

腎病理組織では，光学顕微鏡所見は先に述べたように半月体形成性（あるいは管外増殖性）糸球体腎炎を示す（図 VI-7-2）．全身性血管炎では，小葉間動脈，細動脈，傍尿細管毛細血管，小葉間静脈のフィブリノイド壊死，血管壁への炎症細胞浸潤やその周囲への炎症細胞浸潤がみられることがある．

■ VI. 糸球体疾患

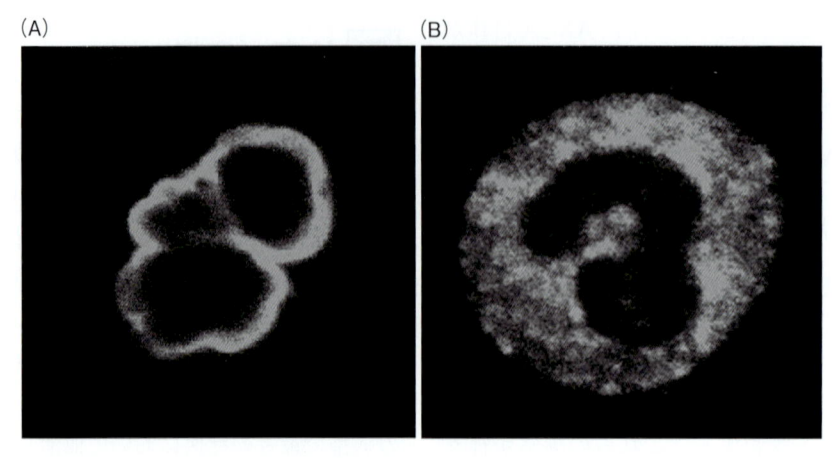

■ 図 VI-7-1 蛍光染色 ANCA 定性試験（好中球）
（A）perinuclear-ANCA（P-ANCA）.
（B）cytoplasmic-ANCA（C-ANCA）.

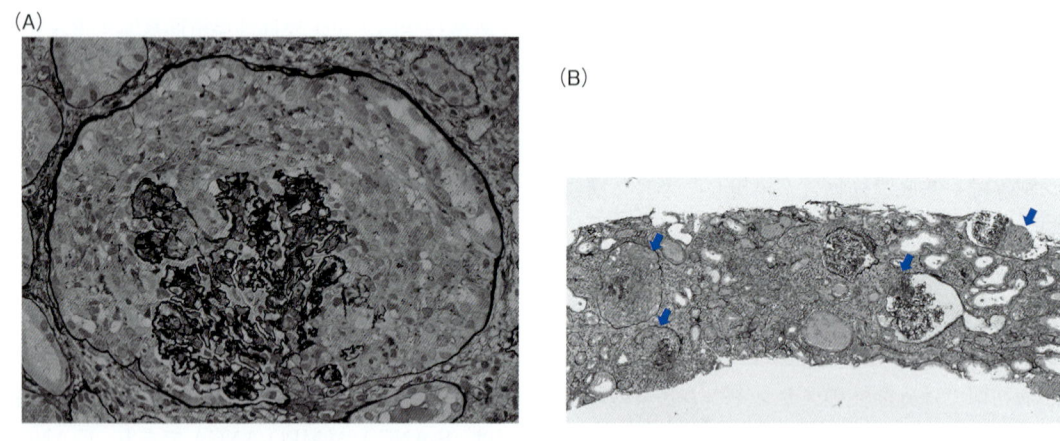

■ 図 VI-7-2 MPO-ANCA 陽性半月体形成性糸球体腎炎，腎生検光学顕微鏡所見
（A）糸球体係蹄は断裂し，環状の細胞性半月体がみられる．（PAM 染色，×400）
（B）びまん性に細胞性あるいは線維細胞性半月体（矢印）がみられる．（PAM 染色，×50）

蛍光抗体法では，その病型により，免疫複合体の係蹄壁・メサンギウム領域への顆粒状沈着 granular pattern，係蹄壁への線状沈着 linear pattern，および免疫複合体の沈着を認めない pauci-immune 場合がある．ANCA 陽性 RPGN の多くは pauci-immune 型である．一般に半月体形成性糸球体腎炎では管外性病変にフィブリノーゲン陽性像を認める．

電子顕微鏡では，血管係蹄の壊死性病変が観察できる．GBM の断裂，菲薄化，肥厚がみられる．糸球体内皮細胞の腫大や内皮下腔の浮腫状変化を伴い，糸球体血管係蹄の狭小化，閉塞，内腔へのフィブリン析出，血小板血栓，核崩壊像を認める．pauci-immune 型 RPGN では一般的に高電子密度沈着物は観察されない．

8 治療

本疾患の治療方法としては，病因にもよるが，症例の大半を占める ANCA 陽性 RPGN，抗 GBM 抗体型 RPGN などでは副腎皮質ステロイドと免疫抑制薬，抗血小板薬，抗凝固薬による多剤併用療法が基本となる．「急速進行性腎炎症候群の診療指針 第 2 版」では，年齢，血清 Cr，肺病

7. 半月体形成性糸球体腎炎とANCA関連腎炎

■ 表VI-7-4 急速進行性腎炎症候群における臨床所見のスコア化による重症度分類

スコア	血清Cr (mg/dL)*	年齢（歳）	肺病変の有無	血清CRP (mg/dL)*	臨床所見学的重症度	総スコア
0	[]<3	<60	無	<2.6	Grade I	0〜2
1	3≦[]<6	60〜69		2.6〜10	Grade II	3〜5
2	6≦[]	≧70	有	>10	Grade III	6〜7
3	透析療法				Grade IV	8〜9

＊初期治療時の測定値．

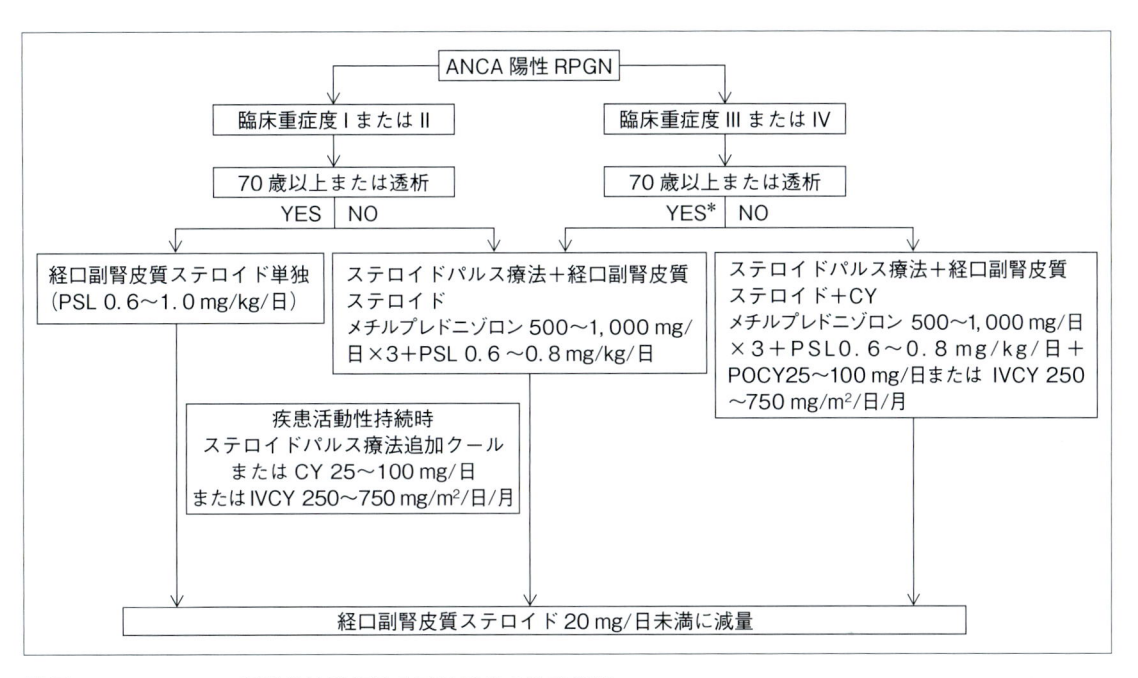

■ 図VI-7-3 ANCA陽性急速進行性糸球体腎炎の治療指針
＊高齢者では，ステロイドパルス療法を行わないなど，さらにもう1ランク治療を弱めた治療法も考慮される．
（松尾清一ほか：日腎会誌，53：509-555, 2011 より）

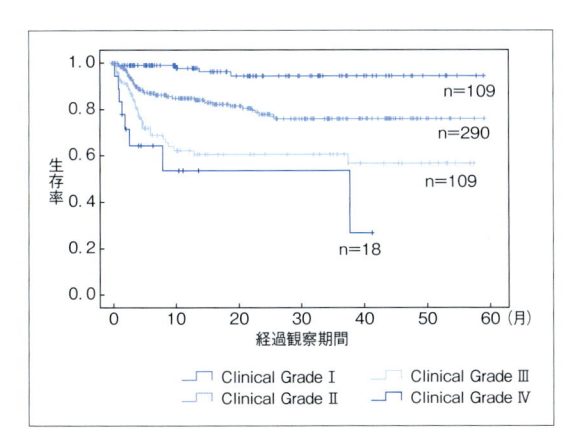

■ 図VI-7-4 急速進行性腎炎症候群における臨床学的重症度別の生存曲線

2002年以降の526例が解析対象である．
（厚生労働省特定疾患進行性腎障害に関する調査研究班報告急速進行性腎炎症候群分科会：日腎会誌，53：509-555, 2011 より）

変の有無，血清CRPの4つの因子で規定される臨床重症度（表VI-7-4）に基づいたANCA陽性RPGNの初期治療に関する治療アルゴリズムを提示している（図VI-7-3）．臨床所見をスコア化した臨床重症度分類は，最近の症例を使用しての検討においてもRPGN全体の生命予後をよく反映しており（図VI-7-4），引き続き生命予後予測や治療法選択の有力な分類法である．ただし，症例個々での治療の修正が必要なことがしばしばであり，RPGN診療は腎臓専門医のまさに腕の見せ所といった側面を持っている．半月体形成性糸球体腎炎では，抗凝固療法，抗血小板療法を併用することがあるが，血管炎では肺出血などの出血症状の合併の可能性があり，出血症状に十分注意

VI. 糸球体疾患

しながら慎重に投与する．海外の報告では，ANCA 陽性の高度腎機能障害例において，血漿交換療法の追加が腎機能予後改善に有効とのエビデンスがあるが[14]，わが国の症例では明らかでない．

ANCA 陽性 RPGN の死因の多くが感染症である．感染症合併の防止を念頭に置き，ANCA 陽性 RPGN の寛解維持療法は，初期治療開始後 8 週間以内に経口副腎皮質ステロイド，プレドニゾロン（PSL）換算 20 mg/日未満への減量を目指すことが推奨されている．このようにマイルドな免疫抑制療法を推奨したことで，近年逆に再燃が増加している．そのため ANCA 陽性 RPGN の寛解維持療法では，ミゾリビン（MZR），アザチオプリン（AZ）などを含む免疫抑制薬の併用療法を考慮する．

再燃時の治療法であるが，初期治療と同等の治療法を行うことが原則とされている．また，難治例では免疫グロブリン療法やアフェレシス療法の追加を考慮する．

9 予後

「急速進行性腎炎症候群の診療指針 第 2 版」から，RPGN 全体の生命予後，腎予後を図 VI-7-5 に示す．近年，生命予後，腎予後ともに改善がみられ，6ヵ月生命予後は 1998 年以前の症例群の 79.2％から 2003 年以降の症例では 86.1％まで改善している．6ヵ月腎予後も 1998 年以前の症例群の 73.3％から 2003 年以降の症例では 81.8％まで改善している．ANCA 陽性 RPGN の生命予後，腎予後も近年改善傾向である（図 VI-7-6）．

RPGN 症例の死亡原因は以前から感染症によ

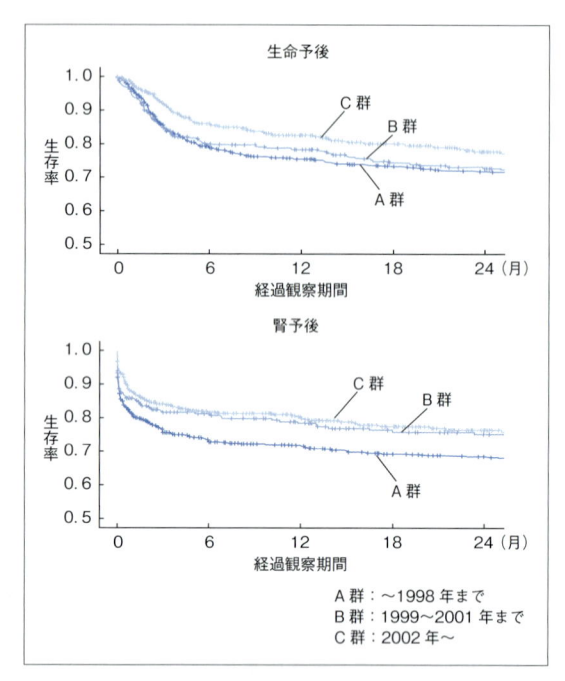

■ 図 VI-7-5　急速進行性腎炎症候群全体の予後推移
（松尾清一ほか：日腎会誌，53：509-555，2011 より）

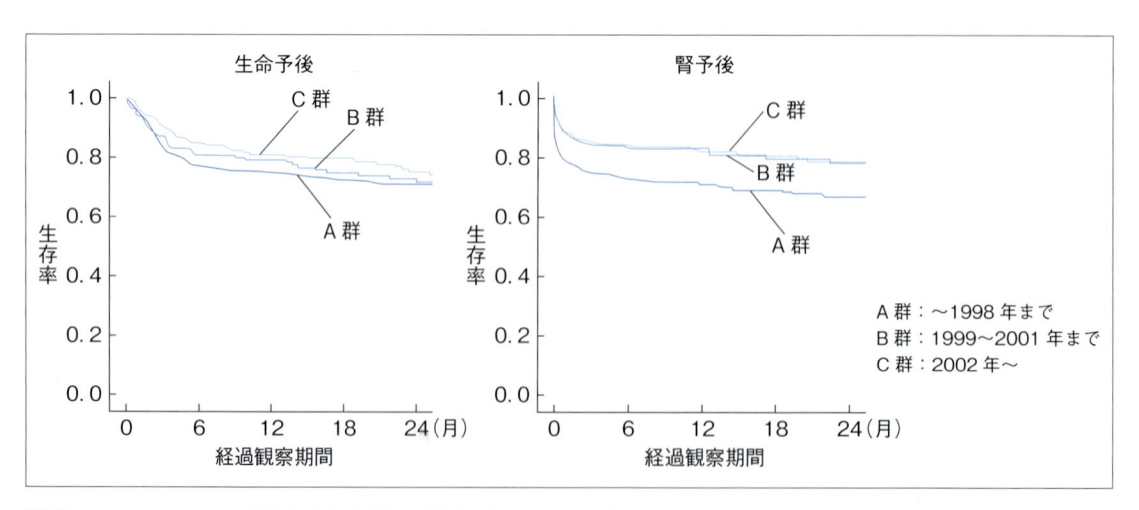

■ 図 VI-7-6　ANCA 陽性急速進行性糸球体腎炎の予後推移
（松尾清一ほか：日腎会誌，53：509-555，2011 より）

るものが主体であるが，近年の治療法の進歩やマイルドな免疫抑制療法の推奨にかかわらずその傾向に変化はなく，2003年以降の症例においても死因の55.9%が感染症である．

10 Perspective

半月体形成性糸球体腎炎，RPGN の予後は近年改善している．その一方で半月体形成性糸球体腎炎，ANCA 関連腎炎，RPGN の診断および治療に関する今後の課題は数多く残されている．以下に列挙する．

- 腎予後の推察を目的とした ANCA 関連腎炎の腎病理組織評価基準の作成と普及
- ANCA 関連腎炎の寛解維持療法の確立
- 感染症などの治療に関する合併症への対策
- 難治症例への治療法の確立（血漿交換療法，免疫グロブリン療法，生物学的製剤）

〔臼井丈一，山縣邦弘〕

《文献》

1) Churg J, et al. : Clinical and morphologic correlations in primary glomerular diseases, in Renal disease. Classification and Atlas of Glomerular Diseases. 2nd ed, ed by Churg J, et al. p. 9, Igakushoin, 1995.
2) 有村義宏ほか：急速進行性腎炎症候群．腎臓病学のアプローチ，酒井 紀 編，p. 7-8, 日本腎臓学会，1995.
3) 松尾清一ほか：急速進行性腎炎症候群の診療指針 第2版．日腎会誌，53：509-555, 2011.
4) Churg J, et al. : Duffuse crescentic glomerulonephritis, in Renal disease. Classification and Atlas of Glomerular Diseases. 2nd ed, ed by Churg J, et al. p. 133-136, Igakushoin, 1995.
5) 渡辺 毅ほか．疫学調査分科会：全国アンケート調査並びにDPCを利用した進行性腎障害対象4疾患年間新規受療患者数の推計．厚生労働科学研究費補助金 難治性疾患克服研究事業 進行性腎障害に関する調査研究 平成21年度総括・分担研究報告書，p. 35-43, 2010.
6) 日本透析医学会 統計調査委員会 編：わが国の慢性透析療法の現況（2008年12月31日現在）．日本透析医学会，2009.
7) 横山 仁ほか：腎臓病総合レジストリーの構築とその解析に関する研究．厚生労働科学研究費補助金 難治性疾患克服研究事業 進行性腎障害に関する調査研究 平成21年度総括・分担研究報告書，p. 23-29, 2010.
8) Falk RJ, et al. : Anti-neutrophil cytoplasmic autoantibodies induce neutrophils to degranulate and produce oxygen radicals in vitro. Proc Natl Acad Sci USA, 87 : 4115-4119, 1990.
9) Rarok AA, et al. : Neutrophil-activating potential of antineutrophil cytoplasm autoantibodies. J Leukoc Biol, 74 : 3-15, 2003.
10) Hess C, et al. : Induction of neutrophil responsiveness to myeloperoxidase antibodies by their exposure to supernatant of degranulated autologous neutrophils. Blood, 96 : 2822-2827, 2000.
11) Nagao T, et al. : Up-regulation of adhesion molecule expression in glomerular endothelial cells by anti-myeloperoxidase antibody. Nephrol Dial Transplant, 22 : 77-87, 2007.
12) Muller Kobold AC, et al. : Pathophysiology of ANCA-associated glomerulonephritis. Nephrol Dial Transplant, 14 : 1366-1375, 1999.
13) Koyama A, et al. : A nationwide survey of rapidly progressive glomerulonephritis in Japan : etiology, prognosis and treatment diversity. Clin Exp Nephrol, 13 : 633-650, 2009.
14) Jayne DRW, et al. : Randomized trial of plasma exchange or high-dosage methylprednisolone as adjunctive therapy for severe renal vasculitis. J Am Soc Nephrol, 18 : 2180-2188, 2007.

8 膜性増殖性糸球体腎炎

1 概　念

　膜性増殖性糸球体腎炎（MPGN）はメサンギウム細胞の増殖と糸球体係蹄壁の肥厚を呈する糸球体腎炎である．臨床的に原因不明の特発性MPGNと，明らかな原因が存在しMPGN様の腎病変を合併する二次性（続発性）MPGNに分類される．また組織学的には電子顕微鏡所見からⅠ型，Ⅱ型，Ⅲ型に分類される．Ⅰ型は糸球体基底膜の主として内皮側に高電子密度沈着物 electron dense deposit（EDD）を認めるもの，Ⅱ型は糸球体基底膜内にリボン状にEDDを認めるもの，Ⅲ型は糸球体基底膜の内皮側のEDDに加え膜性腎症のように上皮下にもEDDを認めるものである．しかしながらMPGN Ⅱ型は，1995年のWHO分類改訂において，二次性糸球体疾患の1つである代謝性糸球体疾患 glomerular lesions in metabolic diseases の項目に dense deposit disease（DDD）として分類され，現在ではⅠ型およびⅢ型MPGNとは異なる疾患概念として考えられている[1]．近年，一次性の頻度は減少しており，二次性における各種原因疾患間での鑑別が重要になる．

2 疫　学

　特発性MPGNはネフローゼ症候群をきたす原発性糸球体腎炎のうち約5%を占めるとされているが，近年，特発性MPGNの患者数は減少しているとする報告が多く[2]，その原因としてこれまで特発性とされていたMPGNの20〜60%はC型肝炎ウイルスが原因であったことがその一因と考えられる[3]．
　二次性MPGNは全身性エリテマトーデス（SLE）や感染症が原因であることが多く，特に高齢者のMPGNの約半数はC型肝炎ウイルスが関連しているとされている．

3 臨床症状

　特に症状もなく，健康診断で偶然に発見される無症候性の発症例から，肉眼的血尿や高度の蛋白尿を伴う例までさまざまであるが，約半数がネフローゼ症候群を呈する．また顕微鏡的血尿はほぼ全例にみられる．しかし，これらの臨床症状からMPGNのタイプを推定することは不可能である．

4 検査所見

　MPGNは感染後急性糸球体腎炎との鑑別が必要となることがある．それは前述のように肉眼的血尿を認めること，ネフローゼ症候群を呈することが多いこと，上気道感染後あるいはASO陽性例の発症が約30%存在し，さらに多くの症例で低補体血症が認められることなどによる．ただしMPGNでは低補体血症が3ヵ月以上持続するため，この点で感染後急性糸球体腎炎と鑑別可能である．
　MPGNでは，Ⅰ型の20〜30%，DDDの80%にC3変換酵素であるC3 bBbに対する自己抗体，C3 nephritic factor（NeF）を認める．C3 NeFはC3転換酵素の分解を阻害することにより，補体活性化第二経路を誘導する．

5 病　理

　光学顕微鏡所見はⅠ型，Ⅱ型，Ⅲ型ともほぼ同様であり，その区別は電子顕微鏡所見にて可能となる．また特発性，二次性の鑑別は病理所見のみでは困難である場合が多く，臨床診断や検査所

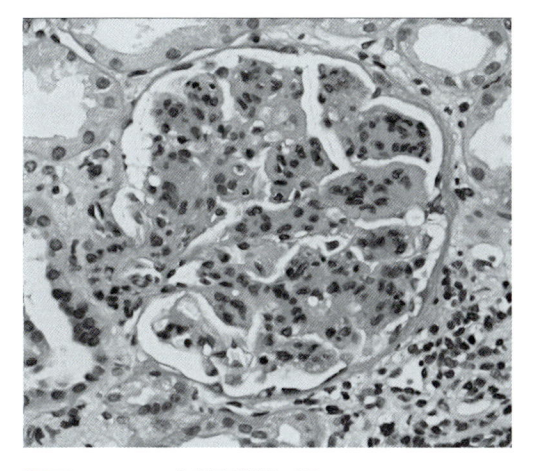

図 VI-8-1　光学顕微鏡所見
メサンギウム細胞の増殖，糸球体係蹄壁の肥厚，分葉化を認める．（PAS 染色）

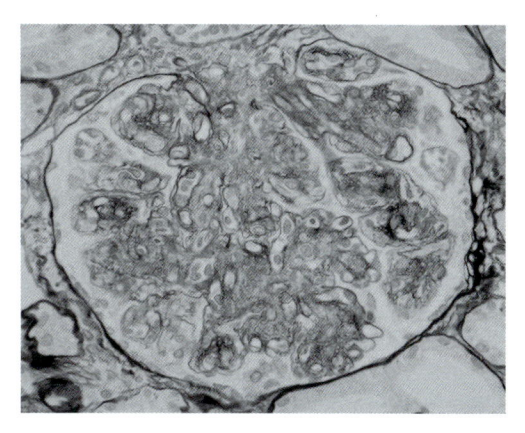

図 VI-8-2　光学顕微鏡所見
基底膜の二重化を認める．（PAM 染色）

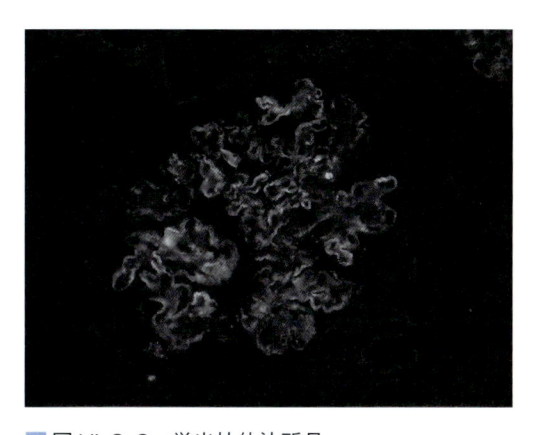

図 VI-8-3　蛍光抗体法所見
C3 の沈着（fringe pattern）．

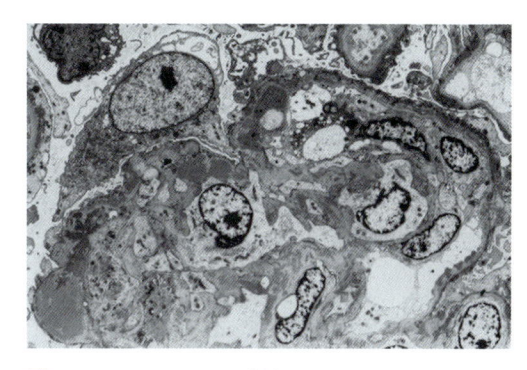

図 VI-8-4　電子顕微鏡所見
メサンギウム間入を認める．

見と合わせて診断可能となる．

❶ 光学顕微鏡（図 VI-8-1, VI-8-2）

メサンギウム細胞増殖を認める糸球体を 50% 以上認め，さらに糸球体係蹄壁にびまん性全節性 diffuse global に肥厚を認める病変を MPGN 様病変と定義することができる．一方で，病変が巣状分節性に分布するものを focal MPGN と呼ぶことがある．これは MPGN の初期の病変である可能性も考えられており，一般的に副腎皮質ステロイド薬が効果的であり，腎予後は良好とされている[4]．

糸球体係蹄壁の肥厚は基底膜内皮側にメサンギウム細胞が伸長し（メサンギウム間入 mesangial interposition），さらに間入したメサンギウム細胞の内皮側から基底膜が新生されることによる．新生された基底膜は PAM 染色で基底膜の二重化 double contour として確認できる．

このほかに半月体形成や癒着などの管外性病変，あるいはマクロファージや炎症細胞の浸潤を認める急性管内性病変が加わることもあるが，これらの所見は治療により改善することがある．メサンギウム細胞の増殖や炎症の浸潤が高度である場合には，糸球体の分節の拡大および係蹄内腔の狭小化をきたし，分葉性糸球体腎炎を呈することもある．

❷ 蛍光抗体法（図 VI-8-3）

糸球体係蹄壁，メサンギウム領域に特に C3 が fringe pattern に認められるのが特徴である．

❸ 電子顕微鏡（図 VI-8-4, 図 VI-8-5）

I 型では糸球体基底膜内皮側に主に EDD を認める．III 型では I 型で認められる内皮側のほかに上皮下にも EDD を認める．

一方，二次性 MPGN を合併する（MPGN 様病変を呈する）疾患群として，

1. 免疫複合体型

   膠原病や感染後急性糸球体腎炎（細菌，ウイルス）に伴うもの

2. 微小血栓による血管内皮細胞傷害型

   抗リン脂質抗体症候群や HUS/TTP などに伴うもの

3. 糸球体沈着症型

   クリオグロブリン血症や単クローン性γグロブリン血症などのパラプロテイン血症に関連するもの

   などがある．表 VI-8-1 に主な疾患を示す．

1 免疫複合体型

❶ ループス腎炎

ループス腎炎ではさまざまな腎組織所見を認める．その中でもループス腎炎 IV 型などでは MPGN 様病変を呈する．蛍光抗体法では免疫グロブリンと C1q が陽性となり，さらに電子顕微鏡所見において内皮細胞胞体内に microtubular structure やメサンギウム基質内に finger print 構造を認める場合があり，特発性 MPGN との鑑別に役立つ．

❷ 感染症関連腎炎

近年，C 型肝炎ウイルス感染により MPGN 様病変を示すことが知られるようになった．C 型肝炎ウイルス関連腎症と呼ばれ，クリオグロブリン血症を呈する場合が多い．その発症機序として，C 型肝炎ウイルスに感染した B リンパ球がリウマチ因子活性を持つモノクローナルの IgM を含むクリオグロブリンを産生し，このモノクローナルの IgM が C 型肝炎ウイルスと免疫複合体を形

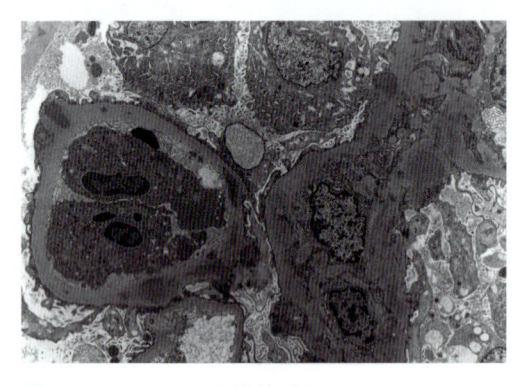

■ 図 VI-8-5　電子顕微鏡所見
上皮下に EDD を認める．

■ 表 VI-8-1　膜性増殖性糸球体腎炎様病変をきたす主な疾患

免疫複合体型
　自己免疫疾患：SLE，Sjögren 症候群，関節リウマチ，遺伝性（C2, C3）欠損症，慢性感染症：HBV 感染，HCV 感染，パルボウイルス感染，コクサッキーウイルス感染，EB ウイルス感染，マイコプラズマ感染，A 群 β 溶連菌感染症，細菌性心内膜炎，シャント腎炎，多発性膿瘍，マラリア，住血吸虫症

微小血栓による血管内皮細胞傷害型
　HUS/TTP，抗リン脂質抗体症候群，強皮症腎，放射線腎炎，骨髄移植関連腎症，鎌状赤血球貧血，赤血球増多症，移植糸球体症

糸球体沈着症型
　I 型クリオグロブリン血症，マクログロブリン血症，immunotactoid 糸球体症，fibrillary glomerulonephritis，軽鎖/重鎖沈着症

その他
　partial lipodystrophy，factor H 欠損症，サルコイドーシス，肝硬変，Prader-Willi 症候群

（Rennke HG：Kidney Int, 47：643-656, 1995 より改変）

成し，さらにこの免疫複合体が糸球体に沈着し腎炎を発症すると考えられている．電子顕微鏡所見での特有の細線維構造が特徴的である．

B型肝炎ウイルスが原因であるB型肝炎関連腎炎では，抗ヒトHBs抗体による免疫染色により診断可能である．

溶連菌やMRSA，パルボウイルス感染後の急性糸球体腎炎でもMPGN様病変を呈することがある．

2 微小血栓による血管内皮細胞傷害型

これらの疾患でもMPGN様病変を呈することがある．蛍光所見では免疫グロブリンや補体は原則的に陰性となる．これは内皮傷害型疾患群における腎炎の発症は，糸球体基底膜への免疫複合体の沈着によるものではなく，血漿成分が糸球体基底膜から内皮下腔へ浸出することにより内皮下腔が浮腫をきたし基底膜が二重化するもので，メサンギウム細胞の基底膜内への間入によるものではないと考えられている．したがって，電子顕微鏡所見にてEDDは認めない．この疾患群にはTTP，HUS，Crow-Fukase症候群（POEMS症候群），抗リン脂質抗体症候群などが該当する．通常は低補体血症を認めない．

3 糸球体沈着症型

この疾患群には軽鎖沈着症，immunotactoid糸球体症，fibrillary glomerulonephritisなどが含まれる．光学顕微鏡所見では分葉性糸球体腎炎の病型をとることが多い．また電子顕微鏡所見において，それぞれ特徴的な超微細線維構造を認めることから，一次性MPGNから鑑別は可能である．

6 治　療

副腎皮質ステロイド薬，免疫抑制薬，抗血小板・抗凝固薬の投与が試みられている．特に小児では副腎皮質ステロイド薬の有効性が示されているが[5]，成人に関してはエビデンスに乏しく一定の見解はない．

無症候性発症例で早期に治療が開始された場合は，尿所見ならびに腎病理所見の改善がみられることが多い．一方で，発症時よりネフローゼ症候群や腎機能障害を認める例では腎予後不良の場合が多い．最近，特発性MPGNにミコフェノール酸モフェチル（MMF）と副腎皮質ステロイド薬の併用療法が18ヵ月の観察期間で有効であったという報告があり[6]，今後は長期成績の結果が待たれる．

二次性MPGNでは原疾患の治療を優先する．特にC型肝炎ウイルス関連腎症に関しては，インターフェロンや副腎皮質ステロイド薬および免疫抑制薬などの有効性が報告されている[7]．またクリオグロブリン血症に対しては血中からの除去目的で血漿交換療法も施行されている．さらに最近ではリツキシマブの有効性も報告されている[8]．

7 予　後

特発性MPGNの腎予後は不良で，10年の経過で約50％は末期腎不全に至る．特に発症時にネフローゼ症候群や腎機能障害を呈する場合には予後が悪い．

8 dense deposit disease

1 概　念

MPGN II型において電子顕微鏡で認められるEDDがMPGN I型やIII型のような免疫複合体ではなく，糖脂質を含む変性病変であることや加齢黄斑変性症や部分的脂肪異栄養症を合併することが多いことから[9]，全身性の疾患として考えられるようになった．電子顕微鏡にて基底膜内に特有の連続したEDDを認め，この沈着物は糖蛋白や不飽和脂肪酸を含み特異な変性物質とみられており，補体活性経路におけるalternative経路を活性化する．

2 疫　学

欧米では小児に 2～3/100 万人，成人ではきわめてまれとされる．

3 臨床症状，検査所見

軽度の血尿や蛋白尿のみの例から，急性腎炎症候群あるいはネフローゼ症候群を呈する例までさまざまである．約 80% に C3 の低下を認めるが，C1q や C4 などの古典的経路の early component は正常のことが多い．したがって，alternative 経路の活性化が関与していると考えられる．さらに補体活性化経路における C3 bBb に対する自己抗体である C3 NeF が約 80% 陽性となる．C3 NeF が結合した C3 bBb は factor H により，失活されずに持続的に補体化が生じる．また，C3 bBb を不活性化する factor H の先天的欠損症や factor H に対する自己抗体が陽性となることもある．

4 病　理

❶ 光学顕微鏡所見

微小変化，メサンギウム増殖性糸球体腎炎，管内増殖性糸球体腎炎，半月体形成性腎炎，そして MPGN と多彩である[10]．

❷ 蛍光抗体法

IgG の沈着はなく C3 のみが糸球体基底膜に線状に沈着する．

❸ 電子顕微鏡所見

この疾患特有の EDD が糸球体基底膜に認められ，帯状あるいはリボン状に肥厚し，いわゆるソーセージ様沈着物として観察される．

5 治　療

副腎皮質ステロイド薬や血漿交換による C3 NeF の除去も含めて有効な治療法は確立されていないが，C3 bBb を不活性化する factor H の遺伝子異常がある場合には血漿交換が有効かもしれないというデータが示されている．

C3 NeF 産生抑制を目的とした免疫抑制療法として，リツキシマブに期待が寄せられている．

6 予　後

小児での寛解率は 5% 以下とされている．成人では 5 年で約 50% が末期腎不全に至る．

9 Perspective

MPGN および DDD はともに確立された治療法はなく，腎予後は不良である．

しかしながら，二次性の MPGN の場合には原疾患に対する治療を早期に開始すれば，腎機能障害の進行は抑制可能と考えられる．したがって，早期の診断が最も重要である．特発性 MPGN や DDD はまれな疾患であり，症例数は限られており臨床試験の実施が困難であるが，MMF やリツキシマブなどの新規の治療薬にも期待が寄せられており症例の蓄積が望まれる．

〔足利栄仁，宇田　晋〕

《文　献》

1) Churg J, et al. : Diffuse mesangiocapillary glomerulonephritis. In Renal Disease, Classification and Atlas of Glomerular Diseases. 2nd ed, ed by Churg J, et al., Igakushoin, 1995.
2) Stratta P, et al. : Incidence of biopsy-proven primary glomerulonephritis in an Italian province. Am J Kidney Dis, 27 : 631-639, 1996.
3) Yamabe H, et al. : Hepatitis C virus infection and membranoproliferative glomerulonephritis in Japan. J Am Soc Nephrol, 6 : 220-223, 1995.
4) Iitaka K, et al. : Focal segmental membranoproliferative glomerulonephritis in children. Pediatr Nephrol, 18 : 1000-1004, 2003.
5) Tarshish P, et al. : Treatment of mesangiocapillary glomerulonephritis with alternate-day prednisone—a report of the International Study of Kidney Disease in Children. Pediatr Nephrol, 6 : 123-130, 1992.
6) Jones G, et al. : Treatment of idiopathic membranoproliferative glomerulonephritis with mycophenolate mofetil and steroids. Nephrol Dial Transplant, 19 : 3160-3164, 2004.
7) Garni G, et al. : Interferon-alfa in combination with ribavirin as initial treatment for hepatitis C virus-associated cryogloblinemic membranoproliferative glomerulonephritis. Am J Kidney Dis, 38 : E35, 2001.
8) Roccatello D, et al. : Long-term effects, of anti-CD20 monoclonal antibody treatment of cryoglobulinemic glomerulonephritis. Nephrol Dial Transplant, 19 : 3054-3061, 2004.
9) Appel GB, et al. : Membranoproliferative glomerulonephritis typeII (dense deposit disease) : an update. Am Soc Nephrol 16 : 1392-1404, 2005.
10) Joh K, et al. : Morphologic variations of dense deposit disease : light and electron microscopic, immunohistochemical and clinical findings in 10 patients. Acta Pathol Jpn, 43 : 552-565, 1993.

■ VI. 糸球体疾患

9 IgA 腎症

1 診断基準

臨床症状，検査所見ともIgA 腎症に特異的なものはなく，腎生検病理組織診断が唯一の確定診断法である．表VI-9-1 に診断基準を示す[1]．

2 治療のポイント

IgA 腎症の治療指針は，後述するように，腎生検あるいは臨床所見に基づく予後判定により分類される．

3 定義と概念

IgA 腎症は，腎糸球体メサンギウム領域のIgAの沈着を特徴とする疾患であり，メサンギウム細胞の増殖とメサンギウム基質の増加を伴うメサンギウム増殖性糸球体腎炎である．原発性糸球体腎炎の中では最も多く，また約20年の経過で30～40％が腎不全に進行する[2]．

■ 表VI-9-1　IgA 腎症の診断基準

1. 臨床症状
大部分の症例は無症候であるが，時に急性腎炎様の症状を呈することもある．ネフローゼ症候群の発現は比較的まれである．一般に経過は緩慢であるが，20 年の経過で約40％の患者が末期腎不全に移行する．
2. 尿検査成績
尿異常の診断には3 回以上の検尿を必要とし，そのうち2 回以上は一般の尿定性試験に加えて尿沈渣の分析も行う． ① 必発所見：持続的顕微鏡的血尿[*1] ② 頻発所見：間欠的または持続的蛋白尿 ③ 偶発所見：肉眼的血尿[*2]
3. 血液検査成績
① 必発所見：なし ② 頻発所見：成人の場合，血清IgA 値315 mg/dL 以上[*3]（標準血清を用いた多施設共同研究による）
4. 確定診断
腎生検による糸球体の観察が唯一の方法である ① 光学顕微鏡所見：巣状分節性からびまん性全節性（球状）までのメサンギウム増殖性変化が主体であるが，半月体，分節性硬化，全節性硬化など多彩な病変がみられる． ② 蛍光抗体法または酵素抗体法所見：びまん性にメサンギウム領域を主体とするIgA の顆粒状沈着[*4] ③ 電子顕微鏡所見：メサンギウム基質内，特にパラメサンギウム領域を中心とする高電子密度物質の沈着 [付記事項] 1. 上記の2①，2②，および3②の3 つの所見が認められれば，本症の可能性が高い．ただし，泌尿器科的疾患の鑑別診断を行うことが必要である． 2. 本症と類似の腎生検組織所見を示しうる紫斑病性腎炎，肝硬変症，ループス腎炎などとは，各疾患に特有の全身症状の有無や検査所見によって鑑別を行う．

[*1]：尿沈渣で，赤血球5～6/HPF 以上．
[*2]：急性上気道炎あるいは急性消化管感染症後に併発することが多い．
[*3]：全症例の半数以上に認められる．従来の基準の中には，成人の場合，半数以上の患者で血清IgA 値は350 mg/dL 以上を呈するとされていたが，その時点ではIgA の標準化はなされていなかった．
[*4]：他の免疫グロブリンと比較して，IgA が優位である．
（厚生労働省科学研究費補助金難治性疾患克服研究事業進行性腎障害に関する調査研究班報告IgA 腎症分科会：日腎会誌，53：123-135, 2011 より）

4 疫　学

　1995年の厚生省特定疾患進行性腎障害調査研究班による疫学研究によれば，わが国におけるIgA腎症患者の男女比は1.03，腎生検時の年齢は10〜20歳と35〜45歳にピークがある．またIgA腎症の発見の理由として，約70％が学校や職場での尿所見異常によるものであり，肉眼的血尿が11.5％と続く[3]．本症は孤発例が大半を占めるが，家族性発症も存在する．また，本症はわが国を含むアジア諸国やフランス，イタリア，スペインに高頻度にみられる一方，アフリカ系人種では発症頻度が少ないなど，明らかな人種差が認められる．

5 病　態

1 IgA側の要因

　IgAがメサンギウム領域に沈着するメカニズムとして，これまでいくつかの報告があり，細菌，真菌，ウイルス，食物を抗原とする抗原抗体複合体が循環血液中に形成され，糸球体内に沈着するという報告が散見されていた．しかし，糸球体内にそれら抗原物質を証明し得た報告は少ない．そのほか，IgA-IgG複合体やIgA-可溶性Fcα受容体複合体が沈着するという説に加えて，IgA自体が多量体を形成して沈着するというメカニズムも提唱されている．IgA1はそのヒンジ領域に特徴的なセリン/スレオニン残基を有し，血清糖蛋白質にはあまりみられないO型糖鎖（NeuAcα2→3Galβ1→3GalNAc）が結合している．IgA腎症患者の血清中や糸球体内には，このO型糖鎖の合成が不完全な糖鎖不全IgA1が増加しており，このことがIgA1分子の立体構造を変化させ，多量体形成やメサンギウム基質への沈着を引き起こしている可能性や，あるいはガラクトースを欠損し，露出したN-アセチルガラクトサミン側鎖に対するIgG抗体やIgA抗体が産生されて，免疫複合体を形成している可能性も指摘されている[4]．

2 メサンギウム側の要因

　IgAに対するメサンギウム細胞側の受容体については，これまで多価免疫グロブリン受容体，アシアロ糖蛋白受容体，Fcα受容体，Fcα/μ受容体，トランスフェリン受容体，インテグリンなどが提唱されている[5]が，詳細はまだ明らかではなく，今後の研究成果が期待されている．

6 臨床症状

　大部分の症例は無症候性であるが，時に急性腎炎様の症状をきたすこともある．ネフローゼ症候群（NS）の発症は比較的まれである．

7 検査および病理

1 検査所見

　尿異常の診断には，通常3回以上の検尿を必要とし，持続的顕微鏡的血尿（尿沈渣赤血球5〜6/HPF以上）は必発所見である．そのほか，間欠的または持続的蛋白尿が頻発所見であり，時に肉眼的血尿がみられることもある．また血液検査で特異的な所見はないが，成人の場合，血清IgA値315 mg/dL以上のIgA高値が全症例の半数以上にみられる[1]．

2 病理所見

❶ 光学顕微鏡

　糸球体はほとんど変化のないもの，軽度のメサンギウム細胞の増殖がみられるものから，半月体の形成，硝子化などの高度の変化を示すものまで多彩である．また糸球体ごとに，同一の糸球体でも部位によって病変の程度が異なる．免疫グロブリンの沈着物がPAS陽性物質としてメサンギウム領域にみられる（paramesangial deposit）場合には光学顕微鏡で推定がつくが，確定診断は蛍光抗体法によらねばならない[6]．PAM-Masson trichrome染色による代表的な光学顕微鏡所見を

■ VI. 糸球体疾患

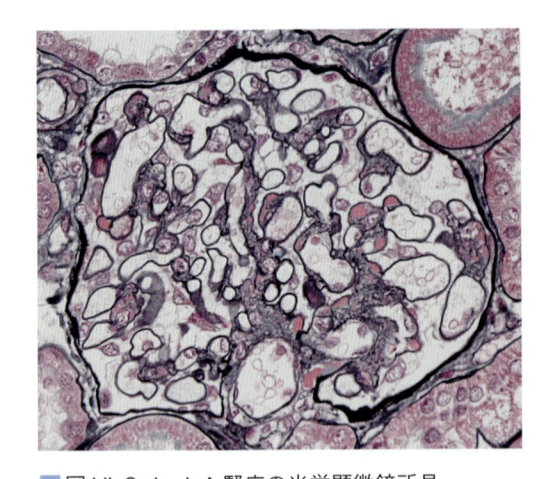

■図 VI-9-1　IgA 腎症の光学顕微鏡所見
PAM-Masson trichrome 染色にてパラメサンギウム領域に赤色の沈着物が認められる．

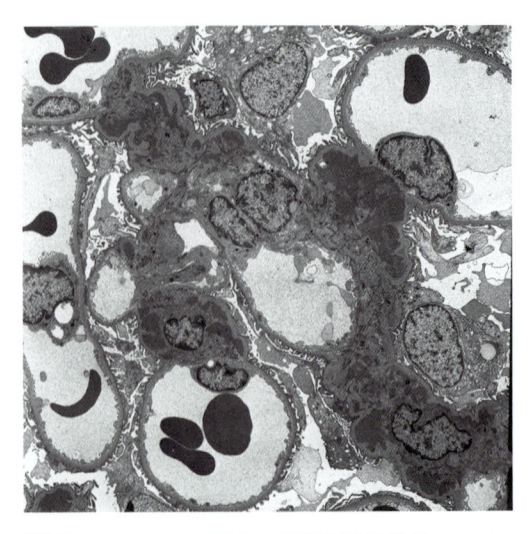

■図 VI-9-3　IgA 腎症の電子顕微鏡所見
パラメサンギウム領域に顆粒状の高電子密度沈着物が認められる．

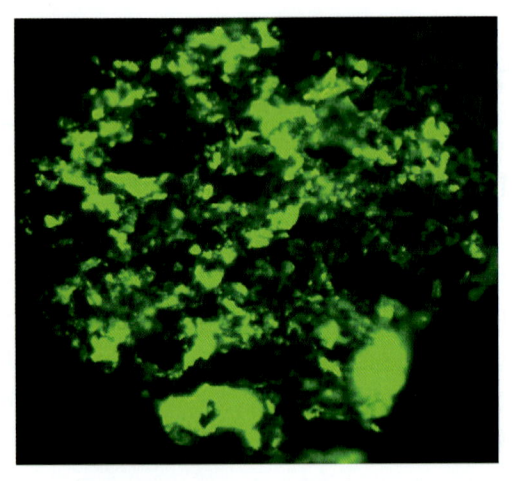

■図 VI-9-2　IgA 腎症の蛍光抗体法所見
メサンギウム領域に顆粒状の IgA 沈着が認められる．

図 VI-9-1 に示す．

❷ 蛍光抗体法

　顆粒状の IgA 沈着がメサンギウム領域に最も強く認められ，C3 沈着も高頻度にみられる．そのほか IgG，IgM もしばしば陽性となる．代表的な蛍光抗体法所見を図 VI-9-2 に示す．

❸ 電子顕微鏡

　メサンギウム基質内，特にパラメサンギウム領域に顆粒状の高電子密度沈着物が認められる．代表的な電子顕微鏡所見を図 VI-9-3 に示す．

8 治療

1 総論

　2002 年の厚生労働省特定疾患進行性腎障害に関する調査研究班 IgA 腎症分科会において提唱された IgA 腎症診療指針第 2 版に代わり，2011 年に厚生労働省難治性疾患克服事業進行性腎障害に関する調査研究班 IgA 腎症分科会が主体となって行った多施設共同研究によって集積されたデータをもとに，第 3 版が公表された[1]．組織学的重症度に臨床的重症度を加味した新たな予後分類を提唱している．予後についての詳細は後述するが，透析導入リスクを低リスク群，中等リスク群，高リスク群，超高リスク群に層別化し，各々のリスク群に対し治療指針を定めている．

　すべてのリスク群に共通する治療指針として，禁煙，適正飲酒量の指導，体重管理などの生活習慣の是正，定期的な血圧測定および腎機能の評価，尿定性試験・沈渣，尿中蛋白・Cr 定量，1 日尿蛋白量や Ccr の測定，ならびに 25〜35 kcal/kg 標準体重/日を目安とした熱量摂取を定めている．

　次に，リスク群別の治療指針を示す．

❶ 低リスク群

運動制限を行う必要はないが，生活習慣を是正し，過剰の食塩摂取を避ける．腎機能低下例では蛋白摂取は 0.8～1.0 g/kg 標準体重/日を目安に，過剰な蛋白摂取を避ける．薬物療法としては，尿蛋白量，高血圧の有無や腎組織所見を参考に，抗血小板薬やアンジオテンシン変換酵素（ACE）阻害薬，アンジオテンシン II 受容体拮抗薬（ARB）を第一選択薬とした降圧薬を用い，糸球体に急性活動性病変を有する場合は副腎皮質ステロイド療法を考慮する．

❷ 中等リスク群

個々の血圧，尿蛋白，腎機能などを考慮して運動量を調節し，1～3 ヵ月に 1 回の外来受診を行う．食事療法として蛋白質摂取は 0.8～1.0 g/kg 標準体重/日とし，6 g/日未満の塩分摂取制限を行う．薬物療法として抗血小板薬，降圧薬や，パルス療法を含めた副腎皮質ステロイド薬を用いる．特に糸球体に急性活動性病変を認め，尿蛋白量が 0.5 g/日以上で，eGFR が 60 mL/分/1.73 m^2 以上の場合は，パルス療法を含めた副腎皮質ステロイド療法の適応を積極的に考慮する．

❸ 高リスク群

中等リスク群と同等の生活指導，食事療法，薬物療法を行うが，診察は原則として 1 ヵ月に 1 回とする．妊娠・出産には注意が必要である．蛋白質摂取は 0.6～0.8 g/kg 標準体重/日とする．

❹ 超高リスク群

生活指導，食事療法，薬物療法は高リスク群に準じるが，病態によっては慢性腎不全の治療を行う．ただし，慢性病変が糸球体病変の主体をなす場合には，副腎皮質ステロイド療法の適応については慎重に考慮すべきである．妊娠・出産には厳重な注意が必要であり，食事療法では必要に応じて適切なカリウム制限を行う．

2 各 論

❶ 経口副腎皮質ステロイド

成人 IgA 腎症を対象とした無作為対照試験（RCT）は少ないが，retrospective study はこれまで数多く実施され，その有効性が報告されている．組織所見上急性炎症所見を含む症例を対象とし，尿蛋白量 0.5 g/日以上かつ eGFR 60 mL/分/1.73 m^2 以上の症例がよい適応となる．初期投与量 30～40 mg/日から開始する 2 年間の持続漸減投与法にて尿蛋白減少と腎機能障害進展抑制が認められている．eGFR 60 mL/分/1.73 m^2 未満の症例における腎機能障害進展抑制効果は明らかにされていない．

❷ ステロイドパルス療法

血清 Cr 1.5 mg/dL 以下および尿蛋白 1.0～3.5 g/日を呈する症例において，メチルプレドニゾロン 1 g の 3 日間投与を 1 クールとして，隔月で計 3 回施行する点滴静注療法が尿蛋白を減少させ，腎機能の長期予後を改善させるというエビデンスが Pozzi らにより報告されている[7]．実際にはメチルプレドニゾロン 0.5 g/日を 3 日間連続で投与する場合も多い．

❸ 扁桃摘出術＋ステロイドパルス療法

Hotta らにより提唱され，検査所見および病理学的な寛解導入による予後改善効果が期待されている[8]．扁桃摘出後のステロイドパルス療法は 1 ヵ月以内に 3 クール施行する方法と，隔月で 3 クール施行する投与法の 2 つに大別されている．本療法にて寛解導入されやすい条件として比較的軽症あるいは病初期の段階の IgA 腎症であるという特徴がある．2008 年に Komatsu らにより報告された prospective study では，扁桃摘出術＋ステロイドパルス療法群ではステロイドパルス単独群に比較して，24 ヵ月後に尿蛋白，尿潜血消失の寛解に至る率が有意に高いと報告されており[9]，さらに Maeda らによる一施設の 7 年間にわたるコホート研究では，扁桃摘出が IgA 腎症の寛解および腎障害の進展抑制に有効であると報告されている[10]．海外からは扁桃摘出の有用性を否定する報告も散見されるものの，わが国では扁桃摘出の有用性を示す臨床データが蓄積されつつあり，臨床的寛解に至る治療法として期待されている．

❹ 降圧薬

降圧目標は130/80 mmHg未満とし，尿蛋白1.0 g/日以上の場合は125/75 mmHg未満とする．ACE阻害薬やARBが第一選択となる．これらレニン・アンジオテンシン系阻害薬に関してはIgA腎症を対象としたいくつかのRCTで尿蛋白減少効果が報告されている．

❺ 免疫抑制薬

血清Cr 1.5 mg/dL以上，中等度から高度の組織障害を有する進行性IgA腎症に対して，シクロフォスファミドやアザチオプリンが副腎皮質ステロイドとの併用において腎機能保持に有効であるとする報告がある．

❻ 抗血小板薬

単独投与ではその効果は定まっていないが，RCTやretrospective studyの結果から，副腎皮質ステロイドや免疫抑制薬との多剤併用療法の一つとして位置づけられ，尿蛋白減少効果を有するが，腎機能障害の進展抑制に関する有効性は明らかではない．

❼ 抗凝固薬

半月体形成，糸球体硬化，糸球体係蹄壁とBowman嚢との癒着などが目立つ場合にはワルファリンやヘパリンを用いることもある．

9 予 後

2002年の旧分類は前述のとおり治療指針の基準として使用されてきたが，その組織学的予後分類における臨床予後は実証されておらず，定量的評価を受ける病理パラメータは一部である．また半月体病変が急性活動性半月体，慢性半月体と区別されておらず，かつ管内活動性病変が評価されていないなど，治療により病変の改善が望まれる急性活動性病変と治療による介入が望まれない慢性病変とに区別されていないため，治療選択の指針としては不十分であると考えられた[11]．

そこでわが国では，2008年厚生労働省の進行性腎障害に関する調査研究班IgA腎症分科会による「IgA腎症の腎病理所見と予後の関連に関す

■ 表VI-9-2 IgA腎症患者の透析導入リスクの層別化

組織学的重症度（H）			
	H-Grade I	H-Grade II	H-Grade III+IV
臨床的重症度（C）			
C-Grade I	低リスク	中等リスク	高リスク
C-Grade II	中等リスク	中等リスク	高リスク
C-Grade III	高リスク	高リスク	超高リスク

低リスク群：透析導入に至るリスクが少ないもの[*1]．
中等リスク群：透析療法に至るリスクが中程度あるもの[*2]．
高リスク群：透析療法に至るリスクが高いもの[*3]．
超高リスク群：5年以内に透析療法に至るリスクが高いもの[*4]．
（ただし，経過中に他のリスク群に移行することがある．）
後ろ向き多施設共同研究からみた参考データ
* 1：72例中1例（1.4%）のみが生検後18.6年で透析に移行
* 2：115例中13例（11.3%）が生検後3.7～19.3（平均11.5）年で透析に移行
* 3：49例中12例（24.5%）が生検後2.8～19.6（平均8.9）年で透析に移行
* 4：34例中22例（64.7%）が生検後0.7～13.1（平均5.1）年で，また14例（41.2%）が5年以内に透析に移行
（厚生労働省特定疾患進行腎障害に関する調査研究班IgA腎症分科会・急速進行性腎炎症候群分科会：日腎会誌，53：123-135，509-555，2011より）

る後ろ向き多施設共同研究」が行われ，透析導入率への影響がロジスティック解析で有意と評価された「糸球体硬化」「半月体形成」「Bowman嚢との癒着」の病理パラメータを用いた場合，10%と30%を区切りとした2002年の旧分類では，1/Crの経年的変化率において予後良好群，予後比較的良好群，予後比較的不良群の区別がつかないことが判明した．本研究が新たに提唱した新分類では，活動性糸球体病変としての細胞性半月体，線維細胞性半月体，毛細血管係蹄壊死，および慢性糸球体病変としての全節性糸球体硬化，分節性糸球体硬化，線維性半月体の，6種類の病変のうちいずれかの病変を持つ糸球体が，全糸球体数の何%あるかを基準として評価する方法をとり，その割合を25%，50%，75%で区切り，組織学的重症度H-grade I, II, III, IVとした．さらに，急性病変のみをA，急性病変と慢性病変の両者がみられる場合をA/C，慢性病変のみをCと付記することとなった．H-gradeで分類したそれぞれの透析導入率は7%，16%，31%，68%で，H-grade I に対するH-grade II, III, IVのオッズ比は，2.4，5.7，27.0で有意性を持って上昇する

■ 表 VI-9-3　MEST 分類による腎予後との関連例

メサンギウム細胞増殖なし		
分節状硬化なし	M0, S0, E0	−0.7±2.5
分節状硬化あり	M0, S1, E0	−1.5±2.7
メサンギウム細胞増殖あり		
分節状硬化なし	M1, S0, E0	−2.2±4.3
分節状硬化あり	M1, S1, E0	−4.7±7.6
管内性細胞増殖あり		
分節状硬化なし	M0/1, S0, E1	−1.2±1.2
分節状硬化あり	M0/1, S1, E1	−4.9±10.0
メサンギウム細胞増殖なし		
尿細管萎縮/間質線維化＜25%	M0, E0, T0	−0.6±3.0
尿細管萎縮/間質線維化＞26%	M0, E0, T1〜2	−1.0±1.2
メサンギウム細胞増殖あり		
尿細管萎縮/間質線維化＜25%	M1, E1, T0	−2.7±5.5
尿細管萎縮/間質線維化＞26%	M1, E0, T1〜2	−7.9±9.1
管内細胞増殖あり		
尿細管萎縮/間質線維化＜25%	M0/1, E1, T0	−3.0±1.9
尿細管萎縮/間質線維化＞26%	M0/1, E1, T1〜2	−6.9±1.2

MEST 分類　eGFR slope, mL/分/1.73 m^2/年
(Working Group of the International IgA Nephropathy Network and the Renal Pathology Society, et al.: Kidney Int, 76 : 534-545, 2009 より改変)

ことが示された．これにさらに，臨床的重症度分類として，尿蛋白 0.5 g/日未満を C-grade I，尿蛋白 0.5 g/日以上で eGFR（mL/分/1.73 m^2）60 以上を C-grade II，eGFR 60 未満を C-grade III に分類したところ，C-grade 各群におけるそれぞれの透析導入率は 2%，13%，50% であり，C-grade I に対するオッズ比は 6.4，42.5 であった．そこで，組織学的重症度に臨床的重症度を加味した場合の透析導入リスクの層別化が提唱され，予後判定基準の有用性が示されるに至った[1,12]．実際には，透析導入リスクを低リスク群に対するオッズ比で表し，オッズ比 15 未満の中等リスク群，15 以上 50 未満の高リスク群，50 以上の超高リスク群の 4 群に層別化されている（表 VI-9-2）．

10　Perspective

わが国で新たな予後判定基準が提唱された一方で，2009 年に International IgA Nephropathy Network および Renal Pathology Society から，IgA 腎症臨床病理国際組織分類，いわゆる Oxford 分類が発表された．この分類の特徴は，病理学的分類を作成するにあたり，観察者間の再現性が許容範囲外である病理パラメータを除外した点にある．解析は eGFR の低下率を表す eGFR slope による重回帰分析と，透析導入および eGFR 半減をエンドポイントとした Cox 比例ハザード回帰分析を用いており，病変どうしの相関性が高いものについてはどちらかを除外している．その上で，メサンギウム細胞増殖スコア，分節性糸球体硬化，毛細血管内皮細胞増殖，尿細管萎縮/間質線維化の 4 項目が，腎予後を予測しうる因子として採用された．これらの因子を使い，メサンギウム細胞増殖を示す糸球体が 50% 以上の有無（M0, 1），管内性細胞増加の有無（E0, 1），分節性糸球体硬化の有無（S0, 1），尿細管萎縮/間質線維化の程度（＜25%：T0，26〜50%：T1，51%＜：T2）を基準として MEST 分類が提唱され，MEST を組み合わせた評価を提唱している．表 VI-9-3 に，糸球体病変 M, E, S の組み合わせ，および糸球体病変と尿細管間質病変の組み合わせ

M, E, Tによる腎機能低下速度の違いの例を示す[13].

これに対し城らは，Oxford分類で除外された管外性細胞増殖を項目に入れ，Oxford分類と同様の手法を用いて，わが国におけるretrospectiveな追試研究を行った．その結果，eGFR slopeに関与する因子として，分節性糸球体硬化，尿細管萎縮/間質線維化はOxford分類と同様に本追試でも選ばれたものの，Oxford分類で除外された管外性細胞増殖は城らの追試では有意な予後予測因子であり，かつOxford分類で選ばれたメサンギウム細胞増殖と管内性細胞増殖は，この追試では有意な予後予測因子として認められなかった[14]．またKatafuchiらは，Oxford分類からはずれた半月体形成性IgA腎症の症例を評価するため，Oxford分類のinclusion criteriaであるeGFR 30 mL/分/1.73 m^{2}以上，かつ蛋白尿0.5 g/24時間以上に合致する群416症例と合致しない群286症例を比較した．その結果，単変量解析にてOxford分類のinclusion criteriaに合致しない腎機能低下群（eGFR 30 mL/分/1.73 m^{2}未満）では，管外性細胞増殖が腎機能予後不良と相関することを報告している[15].

他方，諸外国からもOxford分類に対する有効性に対し追試研究が報告されており，MESTおよび管外性細胞増殖についてもさまざまな意見が出されている．これら異なる結果が出た背景には，追跡期間，対象年齢，初期のeGFRや尿蛋白量などのinclusion criteria等の違いがあると推察される．わが国を含むこれら追試の結果が次の国際分類の改訂に反映される必要がある．

〔金子佳賢，成田一衛〕

《文献》

1) 松尾清一ほか：厚生労働科学研究費補助金難治性疾患克服研究事業 進行性腎障害に関する調査研究班報告 IgA腎症分科会．IgA腎症診療指針―第3版―．日腎会誌，53：123-135, 2011.
2) 成田一衛ほか．原発性糸球体疾患 IgA腎症．日本臨床，64：397-401, 2006.
3) 遠藤正之：IgA腎症の疫学・症候・予後．日腎会誌，50：442-447, 2008.
4) Narita I, et al. : Pathogenetic significance of aberrant glycosylation of IgA1 in IgA nephropathy. Clin Exp Nephrol, 12 : 332-338, 2008.
5) 金子佳賢ほか：糖鎖不全IgAに対する新規受容体とIgA腎症発症機序．Annual Review腎臓2012, p36-42, 中外医学社，2012.
6) 坂口弘ほか：新腎生検の病理．p72-78, 診断と治療社，2003.
7) Pozzi C, et al. : Corticosteroid effectiveness in IgA nephropathy : long-term results of a randomized, controlled trial. J Am Soc Nephrol, 15 : 157-163, 2004.
8) Hotta O, et al. : Tonsillectomy and steroid pulse therapy significantly impact on clinical remission in patients with IgA nephropathy. Am J Kidney Dis, 38 : 736-743, 2001.
9) Komatsu H, et al. : Effect of tonsillectomy plus steroid pulse therapy on clinical remission of IgA nephropathy : a controlled study. Clin J Am Soc Nephrol, 3 : 1301-1307, 2008.
10) Maeda I, et al. : Tonsillectomy has beneficial effects on remission and progression of IgA nephropathy independent of steroid therapy. Nephrol Dial Transplant, 27 : 2806-2813, 2012.
11) 城謙輔：IgA腎症の病理学的分類（国際分類の基本的考え方も含めて）．日腎会誌，50：448-455, 2008.
12) 川村哲也ほか：IgA腎症の新たな重症度分類の試案．Annual Review腎臓2009, p87-94, 中外医学社，2009.
13) Working Group of the International IgA Nephropathy Network and the Renal Pathology Society, et al. : The Oxford classification of IgA nephropathy : rationale, clinicopathological correlations, and classification. Kidney Int, 76 : 534-545, 2009.
14) 城謙輔：IgA腎症国際組織分類（オックスフォード分類）の問題点．Annual Review腎臓2010, p90-98, 中外医学社，2010.
15) Katafuchi R, et al. : Validation study of Oxford classification of IgA nephropathy : the significance of extracapillary proliferation. Clin J Am Soc Nephrol, 6 : 2806-2813, 2011.

Column

非 IgA メサンギウム増殖性糸球体腎炎（非 IgA 腎症）

　組織学的にメサンギウム細胞の増生と器質の増加を主病変とするメサンギウム増殖性糸球体腎炎は，メサンギウム領域に IgA が優位に局在する糸球体腎炎を IgA 腎症，それ以外のものを非 IgA 腎症として分類されている．非 IgA 腎症の臨床像は IgA 腎症と同様で，血尿や蛋白尿が持続し，慢性の経過をたどり，初期には高血圧や腎機能の低下を認めないものの，組織学的な糸球体障害が強い場合は，進行性に腎障害が進行し，腎不全に陥る．光学顕微鏡所見では糸球体はほとんど変化のないもの，軽度のメサンギウム細胞の増殖がみられるものから，半月体の形成，硝子化などの高度の変化を示すものまで多彩であり，また糸球体ごとに，また同一の糸球体でも部位によって病変の程度が異なる．しかし免疫グロブリンの沈着物は必ずしも認められるわけではない．病理学的に他の診断基準にあてはまらない除外診断的な側面があり，一般的に非 IgA 腎症と診断されたものは徐々に進行するといわれているが，予後の異なる各種腎炎のある一時期を観察している可能性もあり，予後は定まっていない．

〔金子佳賢，成田一衛〕

10 糖尿病性腎症

1 概念

糖尿病性腎症は，糖代謝の異常により高血糖が持続する糖尿病に発症する3大最小血管合併症（網膜症，腎症，神経障害）の1つである．現在，わが国において，腎症により透析導入される症例の数は増加しており，さらに，透析療法に至った糖尿病患者の生命予後は不良である．日本透析医学会の全国集計でも，5年生存率約50%と報告されている．また，糖尿病性腎症は，腎機能低下のみならず，脳梗塞・心筋梗塞・閉塞性動脈硬化症等の心血管疾患の病態をさらに促進するとされており，糖尿病患者における糖尿病性腎症の存在をより早期に診断し，その進展を抑制するように治療することが重要であると考えられている．

2 臨床経過と病期分類

糖尿病性腎症の自然歴は，比較的糖尿病の発症時期が明確である1型糖尿病患者の検討において明らかになった．糖尿病発症5～10年後，30～40%程度の症例に腎症は微量アルブミン尿の出現により発症する．その後，年間アルブミン尿の排泄量が10～20%増加し，通常腎症発症後，10～15年後に試験紙法にて蛋白尿が陽性となる顕性腎症に進展する．一度，顕性腎症まで病期が進行すると，糸球体濾過量（GFR）は年間2～20 mL/分低下し，半数以上の症例で10年以内に末期腎不全に至ると考えられている．また，2型糖尿病では糖尿病の発症時期が不明であり，1型糖尿病と比較して腎症発症以前から高血圧を併発していることが多いが，腎症が発症すればその臨床経過は1型糖尿病の腎症の経過とほぼ類似すると考えられている（図VI-10-1）[1]．

しかし以上の経過は，現在のような血糖や血圧の管理があまり施行されていない症例の代表的な経過を示したものであり，腎症の発症や進展の経過は，症例や治療により大きく変わり得る．

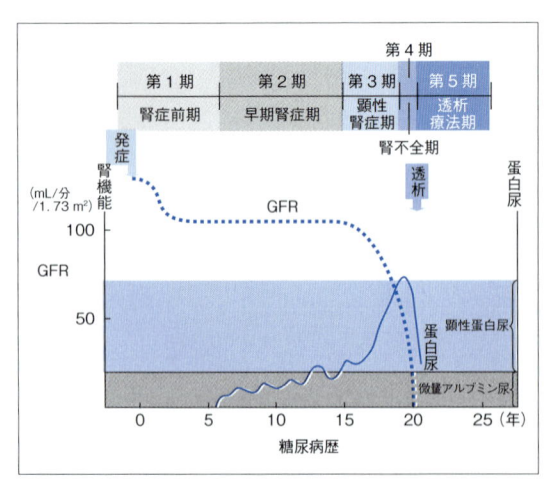

■ 図VI-10-1 糖尿病性腎症の臨床経過と病期（特に2型糖尿病）

（日本腎臓学会 編：CKD診療ガイド2009．東京医学社，2009より）

3 病理

腎症の糸球体における病理学的変化として，光学顕微鏡的には，結節性病変nodular lesion（いわゆるKimmelstiel-Wilson lesion），びまん性病変diffuse lesion，および滲出性（exudative）の3型に分けられ，びまん性は多いが特異性は低く，結節性は腎症に特異性が高いと考えられている．これらの病変を糖尿病の発症から検討すると，糖尿病発症から最初の5年間で，尿細管・糸球体基底膜の肥厚や，輸入・輸出動脈の硝子様動脈硬化がみられ，糖尿病発症から5～10年間にて，糸球体のメサンギウム基質の増加によるメサンギウム領域の拡大を伴うびまん性病変が出現する．さらに，糖尿病状態が続き腎症が進行するとメサンギウム領域に結節性病変が認められる．び

■ 表 VI-10-1　糖尿病性腎症の病期分類

病　期	臨床的特徴		病理学的特徴 (糸球体病変)	備　考 (主な治療法)
	尿蛋白 (アルブミン)	GFR (Ccr)		
第1期 (腎症前期)	正　常	正　常 時に高値	びまん性病変：ない～軽度	血糖コントロール
第2期 (早期腎症)	微量アルブミン尿	正　常 時に高値	びまん性病変：軽度～中程度 結節性病変：時に存在	厳格な血糖コントロール 降圧治療
第3期A (顕性腎症 前期)	持続性蛋白尿	ほぼ正常	びまん性病変：中程度 結節性病変：多くは存在	厳格な血糖コントロール 降圧治療・蛋白制限食
第3期B (顕性腎症 後期)	持続性蛋白尿	低　下	びまん性病変：高度 結節性病変：多くは存在	厳格な降圧治療 蛋白制限食
第4期 (腎不全期)	持続性蛋白尿	著明低下 (血清 Cr 上昇)	荒廃糸球体	厳格な降圧治療 低蛋白食・透析療法導入 移植
第5期 (透析療法)	透析療法中			

降圧療法については「高血圧治療ガイドライン（日本高血圧学会）」を参照のこと．
(糖尿病性腎症に関する合同委員会報告．日腎会誌，44：2002 より)

まん性病変は，腎症の基本的な病変で，進行するとメサンギウム領域の拡大のために毛細血管腔が狭小化し，糸球体硬化に至ると考えられている．結節病変は，必ずびまん性病変を伴っており，糖尿病の長期間の罹患を示唆する（しかし同様の結節性病変は，アミロイドーシス，L鎖沈着症等にもみられ注意が必要である）．糸球体病変とアルブミン尿/蛋白尿との関連であるが，日本人の2型糖尿病を対象にした検討において，びまん性病変の進展は尿中アルブミン排泄量や蛋白量の増加と比例すること，結節性病変は正常アルブミン尿段階では認められないが，微量アルブミン尿や顕性蛋白尿の段階で認められること，微量アルブミン尿の早期腎症期であるが蛋白尿のみられる，顕性蛋白尿と同程度の糸球体病変を呈する例が存在することなどが確認されている（表 VI-10-1）．

近年，Renal Pathology Society から，腎症の新しい病理学的分類が提唱されている[8]．つまり，腎症の糸球体病変を以下の4つの class に分類し，間質（間質の線維化，尿細管の萎縮，細胞浸潤）や血管（細動脈の硝子化）の病変の程度をスコアすることを提唱している．

Class I　glomerular basement membrane thickening：主として糸球体基底膜の肥厚がみられる．

Class II　mesangial expansion, mild (IIa) or severe (IIb)：主として糸球体のメサンギウム領域の拡大を伴うびまん性病変がみられるが，結節病変や 50% 以上の糸球体に全硬化を認めないもの．

Class III　nodular sclerosis (Kimmelstiel-Wilson lesion)：少なくとも1つの糸球体に結節病変を認めるが，50% 以上の糸球体に全硬化を認めないもの．

Class IV　advanced diabetic glomerulosclerosis：50% 以上の糸球体に全硬化を認める．

今後この分類により，腎症の病理学的診断が標準化されることが期待されている．

4 病因，病態生理

腎症の成因として，高血糖による細胞内代謝異常が重要と考えられている．高血糖により過剰に細胞内に取り込まれたブドウ糖により，解糖系経路の異常をきたした結果として，ポリオール経路の活性化，ヘキソサミン経路の活性化，ジアシルグリセロール-プロテインキナーゼCの活性化，酸化ストレスの亢進，最終糖化産物（AGE）の

蓄積等の代謝異常が生じると考えられている．そして，これらの代謝異常が，糸球体構成細胞（内皮細胞，メサンギウム細胞，上皮細胞）や腎尿細管細胞の機能異常〔糸球体過剰濾過や，サイトカイン・ケモカイン・増殖因子（TGF-β, PDGF, VEGF, MCP-1)・細胞間接着因子（ICAM-1）の発現増加など〕を生じさせ，細胞外基質の増加（メサンギウム領域の拡大，間質の線維化），炎症性マクロファージの浸潤（microinflammationとも呼ばれる）等の病理学的異常を引き起こし，腎症の発症・進展につながると考えられている．実際，これらの成因に基づく腎症の新規治療薬の開発が行われている（PKC阻害薬やAGE合成阻害薬等）．

さらに，1型糖尿病患者における疫学研究にて，腎症が進行するのは全糖尿病患者の30～40％にとどまることや，腎症の家族内集積が，1型，2型糖尿病いずれにおいても認められることより，腎症の発症・進展に関与する遺伝素因，つまり糖尿病性腎症疾患感受性遺伝子が存在するとされており，病因論に基づく候補遺伝子検索（RAS系遺伝子，NOS，PKC等）やゲノムワイドアプローチによる網羅的遺伝子検索が行われている．

腎症に対するRAS阻害薬の有効性より，腎症の病態にRAS系路が重要な役割を演じていると考えられているが，近年，糖尿病患者や糖尿病実験動物において，腎内RAS系路の亢進が報告されている．また，以前より血清プロレニン活性の増加が腎症発症のリスクになると報告されていたが，近年，プロレニンは（プロ）レニン受容体に結合して，細胞内キナーゼ系路を活性化させることや，（プロ）レニン受容体が腎臓内の血管や尿細管に豊富に発現していること，プロレニンが（プロ）レニン受容体に結合するのを阻害すると実験糖尿病マウスの糸球体硬化が抑制されたという報告もあり，プロレニン・（プロ）レニン受容体と腎症の関係について注目されている．

5 疫　学

日本透析医学会の統計によると，糖尿病性腎症による末期腎不全のため新規透析導入される症例が増加を続けており，1998年には慢性糸球体腎炎を抜いて第1位となり，現在では新規透析導入症例の約半数を占めるに至っている．そして将来においては，腎症によって透析に至った症例が，維持透析患者の第1位を占めることが予測されている．

現在，わが国において糖尿病患者の増加と相まって，腎症の患者数が増加していると考えられている．しかし，腎症に関する全国規模の調査が行われていないので，わが国における正確な透析療法に至るまでの腎症の現状（腎症の発症率や進展率）は不明であるが，2007年に報告されたわが国の2型糖尿病を対象にした調査によると（総計8,897例），微量アルブミン尿を呈する早期腎症の頻度は36.1％，試験紙法陽性の蛋白尿を呈する顕性腎症以降の頻度は10.5％と報告されており[9]，2型糖尿病患者の約半数（45％）に腎症が合併していると類推されている．

ここ数年，糖尿病の診断・治療の進歩のためか，米国において糖尿病の合併症である腎症による末期腎不全の発症頻度や足の切断の頻度が低下していることが認められており，わが国においても腎症による末期腎不全の発症頻度が低下している可能性がある．

6 診断とその診断基準

1 糖尿病診断基準の改定とHbA1cの国際標準化（図VI-10-2）

前述したように，腎症の診断のみならず，特に2型糖尿病においては，まず糖尿病の早期診断が重要と考えられ，2010年に日本糖尿病学会（JDS）は，新規の糖尿病の診断基準を採択した．HbA1cをより積極的に糖尿病の診断に取り入れ，糖尿病型の判定に新たにHbA1c値の基準を

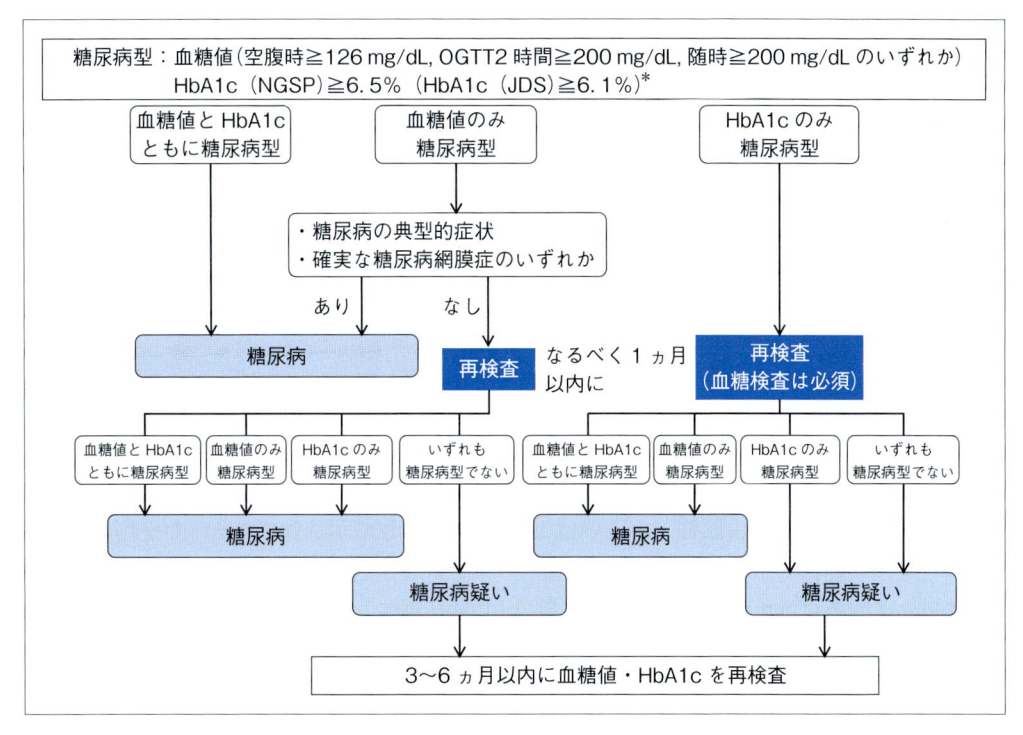

```
┌─────────────────────────────────────────────────────────────────────────┐
│  糖尿病型：血糖値（空腹時≧126 mg/dL, OGTT2 時間≧200 mg/dL, 随時≧200 mg/dL のいずれか）│
│           HbA1c（NGSP）≧6.5%（HbA1c（JDS）≧6.1%）*                      │
└─────────────────────────────────────────────────────────────────────────┘
```

■ 図 VI-10-2　新規糖尿病診断基準による糖尿病診断のフローチャート
（日本糖尿病学会 糖尿病の分類と診断基準に関する調査委員会報告：糖尿病, 55：485-504, 2012 より改変）

設けた．また，血糖とHbA1cの同日測定を推奨し，血糖値とHbA1c値の双方が糖尿病型であれば1回の検査で糖尿病と診断可能にして，より早期からの糖尿病の診断・治療を促すことになった．さらに，HbA1cに関しては，わが国で標準化されたJDS（Japan Diabetes Society）値で表記されたHbA1cは，わが国以外ではほとんど使われておらず，2010年の改定では国際標準化を重視する立場から，国際的に広く使用されているNGSP（National Glycohemoglobin Standardization Prodgram）値で表記されたHbA1cと差異のない表現法を用いることとし，従来のJDS値で表記されたHbA1c（%）に0.4%を加えた値を「HbA1c（国際標準値）」と新たに定義して，主に著作物や発表において使用することとした．その後，わが国おいて正式なNGSP値を使用する条件が整ったため，2012年4月からは著作物や発表に加えて一般臨床においてもNGSP値を使用することとなり，HbA1c（国際標準値）は使用しないこととなった．そして，新たに設けられた糖尿病型のHbA1cの基準は，HbA1c（国際基準値）・HbA1c（NGSP）のいずれにおいても6.5%以上［わが国で標準化されたHbA1c（JDS）では6.1%以上］と定められた〔2012年7月現在HbA1cの表記に関しては，HbA1c（JDS）とHbA1c（NGSP）が併記されることが多いと考えられる．なお本項で用いられているHbA1cは，すべてHbA1c（NGSP）で表記した〕．

2　糖尿病性腎症の診断とその診断基準

微量アルブミン尿を呈する早期腎症を含む腎症の発症は，欧米の大規模臨床研究であるUKPDSの解析により，将来の腎機能低下のリスクになるばかりでなく，心血管障害発症のリスクになることが判明した．よって，腎症を早期に診断するために，すべての糖尿病患者は糖尿病と診断されたときに，試験紙法で蛋白尿の検査を行う．さらに，蛋白尿陽性の患者では，24時間蓄尿，もしくは随時尿を用いて，尿蛋白定量/尿中アルブミン定量を行い，顕性腎症かどうか診断する

■ 表 VI-10-2　糖尿病性腎症の早期診断基準

1. **測定対象**　蛋白尿陰性か陽性（1＋）の糖尿病患者
2. **必須事項**
    尿中アルブミン値　30〜299 mg/gCr（随時尿）3回測定中2回以上
3. **参考事項**
    尿中アルブミン排泄率　30〜299 mg/24時（一日蓄尿），または20〜199 μg/分（時間尿）
    尿中IV型コラーゲン値　7〜8 μg/gCr以上
    腎サイズ　腎肥大

注意事項：1）高血圧（良性腎硬化症），高度肥満，メタボリックシンドローム，尿路系異常・尿路感染症，うっ血性心不全などでも微量アルブミン尿を認めることがある．2）高度の希釈尿，妊娠中・月経時の女性，過度の運動・過労・感冒などの条件下では検査を控える．3）定性法で微量アルブミン尿を判定するのはスクリーニングの場合に限り，後日必ず上記定量法で確認する．4）血糖や血圧管理が不良な場合，微量アルブミン尿の判定は避ける．

（糖尿病性腎症合同委員会：糖尿病，48：757-759, 2005 より）

（表VI-10-1）．さらに，尿蛋白陰性，あるいは1＋程度の陽性を示す糖尿病患者においては，腎症を早期に診断するために，少なくとも年1回は尿中アルブミン排泄量の測定を行うべきである（表VI-10-2）．［尿中アルブミン排泄量を知るために，午前中の随時尿を用いて，アルブミン（mg）/Cr（g）の測定を行う．3回測定し，2回以上30〜299 mg/gCrであれば，微量アルブミン尿と診断する］．

アルブミン尿や蛋白尿を呈する患者は，眼科的診察を行い，糖尿病網膜症の合併の有無を確認し，網膜症が存在すれば，アルブミン尿や蛋白尿は，糖尿病性腎症に由来している可能性が高いと考える．しかし，網膜症が存在しなければ，蛋白尿を呈する他の疾患の存在も考慮すべきである．さらに，急激な腎機能の低下や尿蛋白量の増加など，腎症の自然経過から大きくはずれるような病態が生じた場合や，血尿・顆粒円柱など活動性糸球体疾患を示唆する所見が認められた場合も，腎症以外の糸球体疾患の存在を疑い，腎生検などの精査が必要である．

の結果として示されている．わが国においても，インスリン治療を行った2型糖尿病患者（正常もしくは微量アルブミン尿を示す）を10年間追跡したKumamoto studyにおいては，HbA1c 6.5%未満，空腹時血糖110 mg/dL未満，食後2時間値180 mg/dL未満の厳格な血糖管理が，腎症の発症・進展予防に有効であることが示されている．よって，わが国の腎症の治療ガイドラインでは，HbA1c 6.5%未満の血糖管理を目標としている（特に早期腎症）．

しかし，試験紙陽性の蛋白尿を呈し，腎障害がみられる進行した顕性腎症に対する血糖管理が，腎症の進展予防に有効かを検討した前向き研究の結果は公表されておらず，今後の課題である．透析導入された症例ではあるが，透析導入後の生命予後や脳血管障害（CVD）の発症について血糖の影響をみた前向き研究が複数報告されており，導入時の血糖管理良好群（HbA1c約7.9%未満）において，予後が良好であることが示されている．進行した腎症においても血糖管理は重要であると考えられるが，血糖管理目標（腎性貧血合併例におけるHbA1c値の正確度も含め）や血糖管理の方法（安全な薬物療法を含む）については，確立されていないのが現状である．

7 治　療

1 血糖管理

厳格な血糖管理が，1型および2型糖尿病患者の腎症の発症・進展を抑制することが，臨床試験

2 血圧の管理

種々のガイドラインにおいて，糖尿病患者の降圧目標は，130/80 mmHg未満，また尿蛋白が1

日1g以上の症例においては125/75 mmHg未満と，厳しい目標が掲げられている．さらに，最近報告された2型糖尿病を対象にしたADVANCE研究のサブ解析では，ガイドラインの目標より低い血圧管理（収縮期110 mmHg未満）が，腎機能保護に有用であると報告されている[10]．

1型糖尿病，2型糖尿病いずれにおいてもアンジオテンシン変換酵素（ACE）阻害薬やアンジオテンシンII受容体拮抗薬（ARB）が，腎症の進行・進展（早期腎症におけるアルブミン尿の発症と増加，顕性腎症における蛋白尿減少・腎機能保持）抑制効果が報告されている．近年，わが国において，INNOVATION研究の結果から，微量アルブミン尿を呈する2型糖尿病患者に対するARB（テルミサルタン）による腎症進展抑制効果が示されたが，同研究では高血圧を呈していない正常血圧患者においても腎症進展抑制効果が認められた．

さらに，日本人の微量アルブミン尿を呈する早期腎症患者を対象としたSMART研究においても，血圧を130/80 mmHg未満に管理した条件下において，ARB（バルサルタン）がジヒドロピリジン系Ca拮抗薬（アムロジピン）と比較して，より優れたアルブミン尿減少作用を有していること，収縮期血圧を130 mmHg未満にコントロールし得た患者の解析結果から，ARBは降圧作用とは独立した抗アルブミン尿効果を有していることが明らかになった．よって，早期腎症，顕性腎症いずれにおいてもACE阻害薬やARBを第一選択薬として投与することが推奨されている．しかし，ACE阻害薬もしくはARB単独で降圧目標に到達しない場合は，長時間作用型Ca拮抗薬（特にL/N型）や利尿薬（サイアザイド系利尿薬や抗アルドステロン薬等）の投与を併用すべきである．特に糖尿病や腹部肥満の患者は，塩分感受性高血圧を呈することが多く，減塩や利尿薬の投与が血圧管理に有効なことが多いと考えられている．

注：糖尿病・腎症の患者に対する血圧に関して，2012年11月に発表されたKDIGO-CKDにおける血圧管理ガイドライン（http://www.kdigo.org/clinical_practice_guidelines/bp.php）では，微量アルブミン尿を認めない糖尿病患者に対して140/90 mmHg未満，微量アルブミン尿以上のアルブミン尿を認める患者には，130/80 mmHg未満の降圧管理目標を提言している．

3 脂質管理

2型糖尿病において，スタチン系やフィブラート系薬剤によるアルブミン減少作用が報告されている．また，心血管障害の発症予防のためにも厳格な脂質の管理が必要とされている〔LDL-Cは120 mg/dL未満（可能であれば100 mg/dL未満）〕．しかし，単独の腎症腎機能が低下時のスタチン系やフィブラート系薬剤による横紋筋融解の発症に注意すべきである．

4 食事療法

腎症の食事療法に対する明確なエビデンスは存在しないのが現状であるが，2007年に発行された日本糖尿病学会のガイドラインにおいて，コンセンサスとして推奨される食事療法の基準が示されている（表VI-10-3）．早期腎症においては，血糖管理が重要であるとされており，糖尿病食を主体として血糖管理に努め，蛋白の過剰摂取は糸球体の過剰濾過を引き起こすので避けるべきとされている．一方，蛋白尿が出現した顕性腎症においては，蛋白制限が，蛋白尿の減少や腎障害の進行を抑制する可能性があるので，軽度の蛋白制限を施行する．蛋白制限を施行すると，糖質や脂質の増加により，摂取カロリーが増加し，体重増加や血糖管理が悪化する可能性があるので，エネルギー摂取過剰にならないように指導すべきとしている．

また，糖尿病性腎症の進展抑制には，前述したように厳格な血圧管理が必要とされており，食塩制限も推奨している．食塩制限は，循環血漿量の低下による降圧効果，インスリン抵抗性の改善，血中脂質の改善効果が期待される．さらに，食塩制限は，糖尿病性腎症の第一選択とされるACE阻害薬やARBの降圧効果や尿蛋白減少効果を増

■ VI. 糸球体疾患

■ 表 VI-10-3　日本糖尿病学会が推奨する腎症の食事療法

病　期	総エネルギー (kcal/kg*1/日)	蛋　白 (g/kg*1/日)	食　塩 (g/日)	K (g/日)	備　考
第1期 (腎症前期)	25〜30		制限せず*2	制限せず	糖尿病食を基本とし，血糖コントロールに努める 蛋白質の過剰摂取は好ましくない
第2期 (早期腎症)	25〜30	1.0〜1.2	制限せず*2	制限せず	
第3期A (顕性腎症前期)	25〜30	0.8〜1.0	7〜8	制限せず	
第3期B (顕性腎症後期)	30〜35	0.8〜1.0	7〜8	軽度制限	浮腫の程度，心不全の有無により水分を適宜制限する
第4期 (腎不全期)	30〜35	0.6〜0.8	5〜7	1.5	
第5期 (透析療法期)	維持透析患者の食事療法に準じる				

*1：標準体重．
*2：高血圧合併例では 7〜8g/日未満に制限する．
(厚生省糖尿病調査研究班)
注：「高血圧治療ガイドライン 2004」(日本高血圧学会編) では，高血圧患者に対しては 1 日 6g 未満の食塩制限を勧めている．
(日本糖尿病学会 編：科学的根拠に基づく糖尿病診療ガイドライン 改訂第 2 版．南江堂，2007 より)

■ 表 VI-10-4　CKD に対する食事療法

ステージ (病期)	エネルギー (kcal/kg/日)	蛋白質 (g/kg/日)	食　塩 (g/日)	カリウム (mg/日)
ステージ1 (GFR≧90) 　尿蛋白量 0.5g/日未満*2 　尿蛋白量 0.5g/日以上	27〜39*1 27〜39*1	ad lib 0.8〜1.0	10 未満*3 6 未満	
ステージ2 (GFR60〜89) 　尿蛋白量 0.5g/日未満*2 　尿蛋白量 0.5g/日以上	27〜39*1 27〜39*1	ad lib 0.8〜1.0	10 未満*3 6 未満	
ステージ3 (GFR30〜59) 　尿蛋白量 0.5g/日未満*2 　尿蛋白量 0.5g/日以上	27〜39*1 27〜39*1	0.8〜1.0 0.6〜0.8	3 以上 6 未満 3 以上 6 未満	2,000 以下 2,000 以下
ステージ4 (GFR15〜29)	27〜39*1	0.6〜0.8	3 以上 6 未満	1,500 以下
ステージ5 (GFR＜15)	27〜39*1	0.6〜0.8*4	3 以上 6 未満	1,500 以下
ステージ5D (透析療法中)	血液透析，腹膜透析			

kg：身長 (m)²×22 として算出した標準体重，GFR：糸球体濾過量 (mL/分/1.73m²)，ad lib：任意
慢性糸球体腎炎，糖尿病性腎症，腎硬化症，多発性囊胞腎などすべての CKD を対象とし，GFR による病期ごとに内容を提示した．
*1：厚生労働省策定の「日本人の食事摂取基準 (2005 年版)」と同一とする．性別，年齢，身体活動レベルにより推定エネルギー必要量は異なる．
*2：蓄尿ができない場合は，随時尿での尿蛋白/Cr 比 0.5．
*3：高血圧の場合は 6 未満．
*4：0.5g/kg/日以下の超低蛋白食が透析導入遅延に有効との報告もある．
(腎疾患の食事療法ガイドライン改訂委員会 編：日腎会誌，49：871-878，2007 より改変)

強させることも報告されている．塩分制限に関しては，日本糖尿病学会のガイドラインでは，7〜8g/日未満を推奨しているが，日本高血圧学会のガイドラインでは，6g 未満を推奨している．

さらに，日本腎臓学会は，2007 年に CKD 分類に基づいた食事療法基準の改訂版を発表している (表 VI-10-4)．この改訂版の特徴は，CKD の各ステージごとに食事基準を提示したこと，尿蛋白

の減少を図るため，尿蛋白の多い症例（1日0.5g以上）において，より厳しい蛋白制限を推奨していることがあげられよう．また，エネルギー摂取量に関しては，「日本人の食事摂取基準（2005年版）」に準拠し，あくまで現在の体重を維持する量として策定されている．この食事基準は，腎症を含むすべてのCKDに関して作成されており，腎症に関しては，病期分類・摂取カロリーを含め，さらなる検討が必要であると考えられる．

8 糖尿病性腎症診療における今後の問題点

1 糖尿病性腎症診断と病期分類における現状とその問題点

持続した蛋白尿の出現をもって腎症の有無を判定した過去の診断レベルと比較すると，微量アルブミン尿の出現をもって糖尿病性腎症を診断することは画期的であり，早期腎症の診断，つまり腎症の早期診断を可能にした（表VI-10-1, 2）．さらに，微量アルブミン尿は，心血管イベントの独立したリスクファクターであることも知られており，微量アルブミン尿の測定は，糖尿病診療においてきわめて重要であると考えられているが，一般の診療において，尿中アルブミンの測定が必ずしも定期的に行われていないのが現状の問題点であろう．

また，前述したようにわが国で広く用いられている腎症の病期診断は，尿中アルブミン排泄量/尿蛋白量と，GFRを用いて病期を分類することになっているが（表VI-10-1），実際には，尿中アルブミン排泄量や尿蛋白排泄量により病期分類がなされることが多い．しかし，GFRの低下が，末期腎不全のみならず心血管イベントの独立したリスクファクターであることが確認され（いわゆるCKDの概念），腎臓疾患の診療において，eGFRを用いたCKDの診断と病期分類が主に使われるようになると，現行の腎症の病期分類に該当しない症例が多数存在することが明らかにな

り，問題となっている．つまり，有意なアルブミン尿や蛋白尿を認めなくても腎機能の低下（GFRの低下）を示す症例（1型, 2型糖尿病においても）や，ネフローゼレベルの蛋白尿を呈してもeGFRが低下していない症例が存在する．よって，糖尿病や腎症患者の予後を知り，的確に治療するためには，微量アルブミン尿/顕性蛋白尿とeGFR低下の関係を，末期腎不全に至る腎機能の低下のみならず，心血管障害の発症に関しても，より詳細に検討する必要があると考えられる．そのような現状を踏まえ，2012年に改定されたわが国のCKDの病期分類には，アルブミン尿，蛋白尿を含んだものに改定された（表II-1-2 p.31を参照）．今後，糖尿病・腎症患者を対象とした予後調査を施行し，アルブミン尿・蛋白尿とeGFRが一体化した糖尿病性腎症病期分類の作成が期待される．

2 早期腎症の管理—集約的治療によるアルブミン尿減少の重要性

デンマークのSteno-2研究において，微量アルブミン尿を呈する糖尿病患者に対して，血糖・血圧・脂質・抗血小板等の集約的治療を行うと，腎症の進展（アルブミン尿の増加や腎機能の低下）のみならず，心血管イベントの合併が抑制されることが確認された．つまり，早期腎症に対して血糖・血圧・脂質を集約的かつ厳格に管理することが，腎不全や心血管合併症の予防に重要であることが示された．しかし，日本人の2型糖尿病患者において，微量アルブミン尿が改善する頻度や要因，また，アルブミン尿の改善が，心血管イベントに及ぼす要因は不明であった．

筆者らが行った微量アルブミン尿を呈し早期腎症期と診断された患者（216人）の6年間の追跡調査において，顕性腎症への進行が28%であったのに比べ，尿中アルブミン排泄量の正常化（腎症病期の改善：remission 寛解）が51%, 尿中アルブミン排泄量50%以上の減少（regression）が54%に認められた．remission/regressionに関与する因子として，①微量アルブミン尿が出現し

てからの期間が短いこと（つまり早期腎症の早期発見），②RAS阻害薬の使用，③血糖管理が良好なこと，④収縮期血圧が低いことの4因子が抽出された．さらに，ガイドラインに準じた血糖・血圧・脂質の治療目標値の達成度から解析すると，より多くの治療目標に到達すればするほどremission/regressionの可能性が増加することが明らかになった．また，さらに追跡期間を8年に延長した検討において，腎症の病期が改善した群は，病期に変化がみられなかった群や病期が進行した群に比較して，年間eGFR減少量は有意に抑制されているとともに，心血管イベントに関しても，その発症率は有意に減少していた．また，アルブミン尿排泄量で評価しても，尿中アルブミン排泄量が，50%以上改善した群では，改善しなかった群に比べて，心血管イベントの発症率は有意に抑制されていた．

以上の結果より，筆者らが行っている通常の2型糖尿病の診療において，微量アルブミン尿を測定し，腎症をより早期から診断し，ガイドラインに準じて血糖・血圧・脂質を集約的に治療すれば，微量アルブミン尿が減少し腎症のremission/regressionが期待されるばかりでなく，アルブミン尿が減少すれば，腎機能の保持ばかりでなく，心血管イベントのリスクも低下する可能性が高いことが明らかになった．しかし，筆者らの検討のみならず，さらに強力な集約的治療を行ったSteno-2研究においても，血糖の目標達成率（15%前後）が低く，現状での血糖管理の困難さが示唆されている．また，腎機能が低下した患者は，低血糖の頻度が高いことが知られており，また，経口薬のほとんどが腎機能低下症例に対して禁忌，もしくは投与量の減量が必要であり，注意すべきである．今後，血糖の管理においては，新しいインスリンアナログ製剤や，経口血糖降下薬に基礎インスリン注射との併用を行うbasal supported oral therapy（BOT）の普及，低血糖や体重増加をきたしづらいといわれているDPP 4阻害薬やGLP-1アナログ等の使用が腎症患者の血糖管理の改善に貢献する可能性に期待したい．

3 糖尿病性腎症にpoint of no returnは存在するのか？ 顕性腎症はいかに管理すべきか？

蛋白尿陽性の顕性腎症まで病期が進行するとGFRが年間に2〜20 mL/分低下し，半数以上の症例で，10年以内に末期腎不全に陥ることが臨床の現場にて多く経験される．さらに，顕性腎症に対してARBの有効性を示したRENAAL studyにおいても〔2年間の観察にて，absolute risk reduction 4.3%, number needed treatment (NNT) 23.3%であり，23人治療して1人の腎不全予防効果がある〕，治療の効果は大きくなく，外的妥当性の点から，実際の臨床の場においては，さらにNNTが増加することが考えられ，顕性腎症まで病期が進行すると，現状では，腎症の進展阻止は困難ではないかと考えられる．

最近，顕性腎症期においても，厳格な血糖・血圧・蛋白制限を含む食事療法にて蛋白尿が減少し，腎症のremissionが得られた症例が報告されつつある．Rossingらは，79人のネフローゼ症候群を呈している2型糖尿病患者において，収縮期血圧が低下した（24 mmHg以上）患者で高率に蛋白尿が減少し（1日蛋白尿0.85 g/日未満），蛋白尿が減少すると末期腎不全への進行や死亡のリスクが有意に低下したことを報告している．さらに，RENAAL研究においても，ARB治療により，アルブミン尿が減少すると，末期腎不全のみならず心血管障害のリスクが軽減することが示されている．よって，顕性腎症期においても厳格な治療，特に血圧管理を行い，蛋白尿の減少を図れば患者の予後が改善する可能性が高いと考えられる．

しかし，筆者らの検討において〔2003年7月から2004年7月に筆者らの施設に入院した，2型糖尿病顕性腎症患者34人．男性18人，女性16人，平均年齢は63.2歳．腎機能は，血清Cr 3.58±3.07 mg/dL（平均±標準偏差），24時間Ccr 26.5±26.6 mL/分，1日尿蛋白排泄量3.0±3.1 g/日．血糖管理は，HbA1c 7.7±1.6%〕，約

58%の症例にACE阻害薬またはARBもしくは両剤が投与され，また，44.1%の症例に3剤以上（67.6%が2剤以上）の降圧薬が処方されているのにもかかわらず，収縮期血圧159±33 mmHg，拡張期血圧82±18 mmHgと高値を呈しており，ガイドラインが推奨する血圧管理目標130/80 mmHg未満を満たすものは14.7%しか存在しなかった．つまり，蛋白尿が増加し腎機能が低下すると，多数の降圧薬を用いても十分な降圧が得られないのが現状と考えられる．よって，十分な降圧を得るためには，顕性腎症が進行し，蛋白尿の増加や，腎機能低下が生じる前に，血圧管理を中心とした集約的治療を開始することが重要であると考えられる．特に筆者は，保険診療内の降圧薬の使用等の観点からみて，現在の一般診療のレベルでは，1日尿蛋白排泄量1g程度が，顕性腎症の臨床的point of no returnと考えている．

血圧等を厳格に管理する集約的治療を行った大規模臨床試験を行ったが予想に反して集約的治療の効果が認められないことが相次いで報告された（ACCORD, ADVANCE, VADT研究）．また，2型糖尿病患者において厳格血糖管理は，アルブミン尿減少効果はあるが，末期腎不全進展抑制効果はみられないといったメタ・アナリシスも報告された[11]．これらの研究において集約的治療の効果がみられないのは，糖尿病罹病期間が長い病期の進んだ糖尿病患者が含まれているからではないかと考えられており，欧米では，患者の病態に合わせた個別化治療をすべきという見地から新しい糖尿病の血糖管理方法の提言を行っている[12]．糖尿病透析指導管理料（月1回350点）が請求できるようになった今，血圧・血糖・脂質等の管理を患者の病態に合わせた細心の治療が，糖尿病性腎症の患者の腎・生命予後の改善に必要であると考える．

〔杉本俊郎〕

9 Perspective

糖尿病・糖尿病性腎症の治療は個別化の時代へ

2008年以降，2型糖尿病患者に対して，血糖・

《文献》

1) 日本糖尿病学会 編：科学的根拠に基づく糖尿病診療ガイドライン 改訂第2版．南江堂，2007.
2) 日本腎臓学会 編：エビデンスに基づくCKD診療ガイドライン2009．東京医学社，2009.
3) 日本腎臓学会 編：CKD診療ガイド2009．東京医学社，2009.
4) 腎疾患の食事療法ガイドライン改訂委員会 編：慢性腎臓病に対する食事療法基準2007年版．日腎会誌，49：871-878, 2007.
5) 糖尿病診断基準に関する調査検討委員会 編：糖尿病の分類と診断基準に関する委員会報告．糖尿病，53：450-467, 2010.
6) 日本腎臓学会 編：糖尿病性腎症．日腎会誌，49：465-498, 2007.
7) Bakris GL : Overview of Diabetic nephropathy. UptoDate 2010.
8) Tervaert TW, et al. : Pathologic classification of diabetic nephropathy. J Am Soc Nephrol, 21 : 556-563, 2010.
9) Yokoyama H, et al. : Japan Diabetes Clinical Data Management Study Group. Microalbuminuria is common in Japanese type 2 diabetic patients: a nationwide survey from the Japan diabetes clinical data management study group (JDDM 10). Diabetes Care, 30 : 989-992, 2007.
10) de Galan BE, et al. : Lowering blood pressure reduces renal events in type 2 diabetes. J Am Soc Nephrol, 20 : 883-892, 2009.
11) Coca SG, et al. : Role of intensive glucose control in development of renal end point point in type 2 diabetes mellitus. systemic review and meta-analysis. Arch Intern Med, 172 : 1761-1769, 2012.
12) Inzucchi SE, et al. : Management of hyperglycemia in type2 diabetes: a patient-centered approach. Position statement of the American Diabetes Association (ADA) and the European 11Association for the study of Diabetes (EASD). Diabetes Care, 35 : 1364-1379, 2012.

11 ループス腎炎

1 診断

全身性エリテマトーデス（SLE）の診断およびループス腎炎の病型決定のため，以下の検査を行う．

① 試験紙法，尿定性（尿蛋白，潜血），尿沈渣，尿蛋白定量（随時尿も可）g/g・Cr．

② 血算・白血球分画，血液生化学（血清総蛋白，γ-グロブリン，A/G比，クレアチニンなど），抗核抗体定性・定量，抗二本鎖DNA（dsDNA）抗体，抗Sm抗体，抗リン脂質抗体（抗カルジオリピン抗体，ループスアンチコアグラント，梅毒反応），血清補体価（C3，C4，CH50）

③ 腹部エコー，胸部X線

表VI-11-1に従いSLEの診断を確定し，0.5g/日以上か随時尿定性3+の蛋白尿，または細胞性円柱の存在をもって腎障害と認識する（表VI-11-1，項目7）．古いがWallaceらの診断基準（表VI-11-2）もあり[1]，感度95%以上とされている[2]．

ループス腎炎 Lupus Nephritis（LN）の病型は，SLEの予後や治療方針に影響するとの報告も多く，実際には寛解導入療法後の維持療法への移行を再燃なくスムーズに行うためにも腎生検を考慮する．

■ 表VI-11-1 米国リウマチ学会によるSLEの分類基準（1997年改訂）

基準項目	定義
1. 頬部皮疹	頬隆起部状の慢性紅斑．鼻唇溝には出ない傾向
2. 円板状皮疹	隆起した紅斑，角化鱗屑，毛嚢塞栓を伴う
3. 日光過敏	日光曝露による異常反応としての皮疹
4. 口腔潰瘍	口腔または鼻咽頭粘膜．通常は無痛であることが多い
5. 関節炎	2領域以上の非破壊性関節炎
6. 漿膜炎	a．胸膜炎 b．心外膜炎
7. 腎障害	a．尿蛋白>0.5g/日 または>3+ b．細胞性円柱
8. 神経障害	a．痙攣 b．精神症状（ともに他の誘因がないもの）
9. 血液異常	a．溶血性貧血　網状赤血球の増加を伴う b．白血球<4,000/μL（2回以上） c．リンパ球<1,500/μL（2回以上） d．血小板<10万/μL（2回以上）
10. 免疫異常	a．抗DNA抗体 b．抗Sm抗体 c．抗リン脂質抗体：IgGまたはIgMクラス抗カルジオリピン抗体，またはループスアンチコアグラント，または6カ月以上の梅毒反応偽陽性
11. 抗核抗体陽性	
以上11項目のうち4項目以上存在すれば，SLEと診断する．a～dは，いずれか1つあればよい．		

（Mark C. Hochberg：Arthritis Rheum, 40：p.1725, 1997より改変）

■ 表VI-11-2　ループス腎炎の定義（Wallaceら）

(A)の1つまたは(B)の3つを満たす
(A)
① 腎生検におけるループス腎炎
② 活動性SLEにおいて1年間のCcr低下が30%以上
③ 尿蛋白が1g/日以上
(B)
① 1年間に血清アルブミン3g/dL以下
② 蛋白尿定性2+以上
③ 卵円形脂肪体，顆粒・硝子・赤血球円柱
④ 5個以上/HPF以上の持続性血尿

（Wallace DJ, et al.: JAMA, 245: p.934-938, 1981 より改変）

2　治療のポイント

① 速やかな寛解導入，寛解維持．
② 合併症（感染症，脳・心血管病変，骨病変など）の予防と対策．
③ 治療薬による副作用の軽減．

3　定義と概念

　SLEは代表的な臓器非特異的自己免疫疾患で，免疫異常による自己抗体産生や多彩な臓器障害を特徴とする急性増悪を伴う慢性炎症性疾患である．さまざまな遺伝的要因を背景とし，これに感染症，性ホルモン，紫外線曝露，薬剤などの環境要因が加わって発症すると考えられている．SLEに伴う糸球体腎炎はLNと呼ばれ，臓器障害の中で最も高頻度なばかりでなく，その重症度が重要な予後規定因子であることが知られている．現在，LNは病型に重症度や活動性を考慮して組織病理学的に分類され，その基準としてWHOによる分類や，2003年のInternational Society of NephrologyおよびRenal Pathology Society（ISN/RPS）による分類[3]が使用されている．

　なお，SLEの腎合併症にはLN以外にSLE血管病変があり，抗リン脂質抗体症候群 antiphospholipid syndrome（APS）が重要である．SLE患者の30〜40%で抗リン脂質抗体の産生が認められ，APSを合併すると言われている．APSによる腎障害として，腎動脈血栓症（突然の重症高血圧や腰背部痛，血尿・腎機能障害），腎静脈血栓症（急に発症する大量の蛋白尿や腎機能の増悪），血栓性微小血管症 thrombotic microangiopathy（腎機能障害，高血圧の合併）がある．

　LNの診断にあたってはSLEの診断がまずは重要であり，各項目の症状があるときは他の膠原病に注意して鑑別を行う[4]．

4　疫学

　わが国においてSLEは関節リウマチに次いで多い膠原病であり，2008年末における特定疾患医療受給者証所持者数は55,021人（男女比1：8.4，人口10万人当たり43.1人），2011年末の透析導入患者における原疾患として，LNは283人（全導入患者の0.7%，平均年齢62.03歳）であった．SLEにおけるLNの累積発症率は白人14%，アフリカ人種51%に対し，アジア人種55%とされる[5]．

5　病態

　SLEの病態は多彩であり，複数の遺伝的要因，性ホルモン，感染症や薬剤の服用など環境因子が関連する．自己免疫発生に関わる因子として，最近Toll-like receptors（TLRs）が注目されている．TLRsはウイルスを含むさまざまな病原体由来成分（pathogen-associated molecular patterns, PAMPs）を認識する受容体であるが，それらを介するシグナルは慢性炎症や自己免疫現象を促進・持続させることが知られている．また，PAMPsは免疫寛容を破綻させ，自己反応性T細胞・B細胞を活性化する．これらの結果，抗二重鎖DNA抗体を含む多種多様な自己抗体が産生され，自己抗原と反応して免疫複合体を形成し，血中の補体成分を活性化・消費し，血清補体価が低下する[5]．

　補体関連因子のさまざまな異常（C1q欠損症など）が，食細胞によるアポトーシス小体の処理を

障害し，これらに含まれる変性した自己抗原が自己抗体産生を促してSLE発症に関わる．

一方，個々の自己抗体とLNとの関連については，抗nucleosome抗体や抗dsDNA抗体が解析されている．DNAと抗DNA抗体との免疫複合体が糸球体に沈着したり，糸球体に沈着したヌクレオソームに対する抗体が局所で免疫複合体を形成する．α-actininはアクチンフィラメントを束ね架橋する蛋白であり，糸球体においても発現が認められている[6]．SLE症例における抗dsDNA抗体はα-actininと交差反応し，免疫複合体が形成される[7]．これらの機構により糸球体に沈着・形成された免疫複合体が補体を活性化し，顆粒球などの炎症細胞を動員・活性化することでLNが発症する．一部の症例では，抗好中球細胞質抗体（ANCA）が半月体を伴うLNでの病原性が報告されている．これらのほかに，凝固系，脂質異常症，酸化ストレス，サイトカイン，過濾過などの諸因子が組み合わさってLNの多彩な病像を形成している[5]．

6 症状・症候・臓器障害

① 全身症状（持続性発熱，全身倦怠感，食欲不振，体重減少）
② 皮膚症状（顔面の蝶形紅斑，円板状紅斑，光線過敏症，皮膚潰瘍，口腔・鼻粘膜潰瘍，指尖壊死，脱毛，Raynaud現象）
③ 関節・筋症状（関節破壊のない多発関節炎，筋痛・筋力低下）
④ 腎症状（蛋白尿，血尿，多彩な円柱尿，ネフローゼ症候群，浮腫，高血圧）
⑤ 心・肺症状（心外膜炎，心臓弁膜症，心筋炎，胸膜炎，間質性肺炎，肺高血圧症，肺出血，肺梗塞，心雑音，胸痛，咳，呼吸困難）
⑥ 中枢神経症状（髄膜炎，脳血管障害，頭痛，痙攣，意識障害，精神症状，認知障害）
⑦ 血液・凝固異常（貧血，白血球減少，血小板減少，血栓症，習慣性流産）
⑧ 消化器症状（腹膜炎，腸炎，腸粘膜潰瘍，膵炎，肝炎，下血，イレウス，腹痛，急性腹症）
⑨ その他（リンパ節腫脹，脾腫，膀胱炎，無月経，網膜病変）

各々の頻度については報告により差があるが，全身症状，関節・筋症状，皮膚症状，腎症状，中枢神経症状などの頻度が高い．わが国における調査結果を表VI-11-3にあげる[8]．

7 検査・組織病理学的分類

1 尿検査

血尿，蛋白尿のほか，尿沈渣で赤血球，白血球，顆粒円柱，赤血球円柱，白血球円柱など多彩な尿所見（telescope様所見）をみる．経過中，蛋白尿は54%に認められる（3.5g/日以上37%，3.5g/日以下17%）[8]．

2 血液検査

BUN，血清Crの上昇，Ccrの低下で腎機能低下が評価される．蛋白尿が大量であれば血清アルブミン値が低下し，ネフローゼとなる．免疫グロブリンの上昇，血清補体価（C3，C4，CH50）の低下，自己抗体の上昇が認められる．このうち血清補体価や抗dsDNA抗体価は活動性と相関し[9,10]，治療効果の判定や再燃の目安となる．

3 腹部エコー検査

両側腎サイズ，腎皮質エコー輝度は腎疾患の進行度に関する情報となるが，他の原発性腎炎と比較し，腎機能の低下と必ずしも腎皮質の状態やサイズは並行しないことも多い．ドプラエコーは深部静脈血栓症の診断に有用で，急速な腎機能低下の鑑別に使用する．

4 腎生検

光学顕微鏡：さまざまな程度の管内増殖・管外増殖性病変，メサンギウム増殖・硬化性病

■ 表 VI-11-3　SLE（1,087 例）の臨床症状

	膠原病家族内発症	20%	皮膚症状	蝶形紅斑	69%
	薬物過敏症	26		斑点状丘疹	13
	日光過敏症	40		DLE	16
	発　熱	77		脱毛	48
腎症状	蛋白尿（3.5 g/日以上）	37		口腔内潰瘍	41
	蛋白尿（3.5 g/日以下）	17		紫斑	14
	赤血球尿	95		蕁麻疹	23
	尿円柱	74		水疱形成	6
	浮　腫	43		色素沈着	18
	BUN 増加	62		青色皮斑	5
	Cr 増加	41		皮膚潰瘍	6
	腎生検（203 例）			指趾壊疽	3
	Ⅰ：正常ないし微少変化型	22		皮下結節	5
	（normal or minimal）			皮膚石灰化	1
	Ⅱ：メサンギウム型	17		血栓性静脈炎	4
	（mesangial alterations）			結節性紅斑	3
	Ⅲ：巣状分節性型	19		Raynaud 現象	49
	（focal segmenhtal）		関節・筋	関節痛（炎）	88
	Ⅳ：びまん性増殖型	22		関節変形	6
	（diffuse proliferative）			無菌性骨壊死	10
	Ⅴ：膜性型	19		筋肉痛（炎）	31
	（diffuse membranous）		心・肺症状	心雑音	14
	Ⅵ：硬化型	2		心外膜炎	6
	（advanced sclerosing）			心筋炎	2
精神・神経症状	精神症状	20		L-S 型心膜炎（剖検）	6
	痙攣発作	7		心電図異常	35
	意識消失	5		高血圧	38
	片麻痺	3		胸膜炎	10
	末梢神経障害	7		肺臓炎	5
	髄液障害	14		肺高血圧症	2
	脳波異常	27		拡散障害	17
	CT 異常	27		拘束性障害	8
	眼底異常	22	消化器症状	急性腹症	5
検査所見	赤沈亢進	91		腹膜炎	1
	貧血	68		イレウス	1
	溶血性貧血	11		肝腫	11
	白血球減少	58		脾腫	3
	血小板減少	23		リンパ節腫大	29
	高 γ-グロブリン血症	65	抗核抗体	抗核抗体（蛍光抗体法）	97
	CRP 陽性	69		抗 DNA 抗体（RIA）	67
	リウマトイド因子	34		抗 dsDNA 抗体（IgG）（151/326）（ELISA）	46
	Wessermann 反応疑陽性	16		抗 ssDNA 抗体（IgG）（244/315）（ELISA）	78
	ループス抗凝固因子（151/349）	43		LE 因子（443/942）	47
	カルジオリピン抗体（177/349）	51		抗 U1-RNP 抗体（296/850）	35
	クリオグロブリン	7		抗 Sm 抗体（161/866）	19
	C3 低下	60		抗 SS-A 抗体（333/778）	43
	C4 低下	56		抗 SS-B 抗体（64/781）	8
	CH50 低下	62		抗 PCNA 抗体（6/226）	3
				抗 Ki 抗体（24/131）	18

（橋本博史：治療，84：p.1724-1729, 2002 より）

■ VI. 糸球体疾患

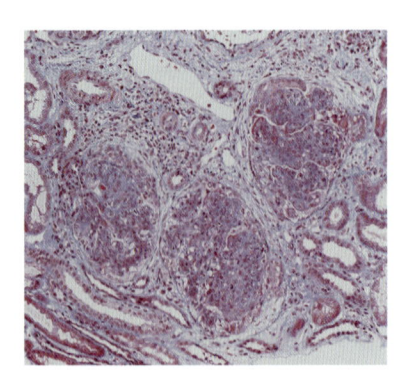

■ 図 VI-11-1　びまん性ループス腎炎：class IV の光学顕微鏡所見（マッソン染色）

3個の糸球体とも著明な増殖性病変を認め，一部に半月体形成もある．
（湯村和子監修：臨床のための腎病理．p.152, 日本医事新報社, 2010 より）

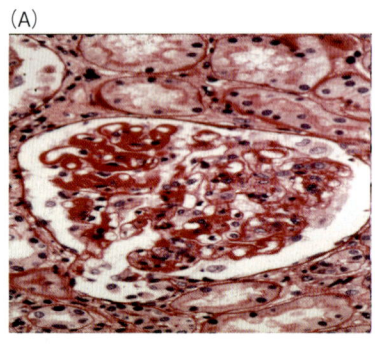

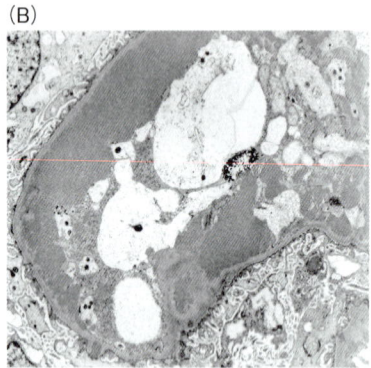

(A)
(B)

■ 図 VI-11-2　光学顕微鏡所見
(A) ワイヤーループ病変の光学顕微鏡所見（PAS 染色）：基底膜内皮側によって沈着物が認められる．
(B) びまん性ループス腎炎の内皮下沈着物所見：内皮下沈着物にムラが認められ，血管内腔は狭小化している．（電子顕微鏡観察倍率：3,500倍）
（湯村和子監修：臨床のための腎病理．p.159, 日本医事新報社, 2010 より）

変，壊死性病変，血管内病変，尿細管間質病変をみる．LN ではこれらの複数が組み合わさって認められる．代表的びまん性 LN 像を示す（図 VI-11-1）．大量の内皮下沈着物を反映したワイヤーループ病変（図 VI-11-2-(A)），ヘマトキシリン体（白血球に貪食された変性核成分），硝子様血栓（血管腔内の免疫グロブリン凝集物）は LN に特異的とされる．免疫グロブリン陰性の硬化性病変は，抗好中球細胞質抗体（ANCA）との関連が示唆されている[5]．

免疫蛍光染色：さまざまなクラスの免疫グロブリン（IgG, IgM, IgA）や補体成分（C3, C4, C1q），凝固成分が多彩に証明される．免疫グロブリンで IgG は多くの LN に認められ，IgM，IgA の順でこれに続く．補体成分で C1q の沈着は LN に特異性が高い．

電子顕微鏡：沈着物は内皮下，メサンギウム，上皮下に多彩に認められ，免疫蛍光染色の所見と一致する．沈着物は時に指紋様構造を呈する．また，内皮細胞内にミクソウイルス様の管状顆粒状構造物 tuboreticular inclusion も認められる．（図 VI-11-2-(B)）

腎生検による組織病理学的分類は，現在 ISN/RPS 2003 年分類が使用されている（表 VI-11-4）．

5　組織分類と予後との関連

Contreras らの検討（3年間）では腎不全への進行は II 型が 5％，V 型が 18％ に対し，III，IV 型はそれぞれ 30％，32％ であった．全例が末期腎不全に至ったわけではないが，III，IV 型および V 型の III・IV 型合併例は概して進行性であった[12]．III 型の 2/3 が IV 型に進行するとされ，これらは一連の病型として考える必要がある．V 型から IV 型への進行は 18％ であったが[5]，V 型では難治性ネフローゼ状態が問題となる症例が多いが，原発性膜性腎症より治療効果が期待できる．

8　治　療

治療方針を図 VI-11-3 に示す[13]．

■ 表VI-11-4　LNの組織分類（ISN/RPS）

Class I：軽微メサンギウム変化
光学顕微鏡にてほぼ正常だが，免疫グロブリンの沈着がある

Class II：メサンギウム増殖性ループス腎炎
光学顕微鏡にてメサンギウム細胞増殖と基質の増加がみられる．蛍光抗体法や電子顕微鏡でわずかな上皮下または内皮下沈着物がみられてもよいが，光学顕微鏡では認められない（光学顕微鏡で少しでも内皮下沈着物があればClass IIIかIVに，上皮下沈着物があればClass Vに分類する）

Class III：巣状ループス腎炎
全糸球体の50％未満に管内・管外病変が存在する．病変は全節性でも分節性でもよく，活動性でも慢性でもよい．メサンギウム病変の有無は問わない．典型的には内皮下沈着物は巣状である
　　　III（A）：　活動性病変のみ（巣状増殖性ループス腎炎）
　　　III（A/C）：活動性および慢性病変（巣状増殖性硬化性ループス腎炎）
　　　III（C）：　慢性病変のみで糸球体の瘢痕をみる（巣状硬化性ループス腎炎）

Class IV：びまん性ループス腎炎
全糸球体の50％未満に管内・管外病変が存在する．病変は全節性でも分節性でもよく，活動性でも慢性でもよい．メサンギウム病変の有無は問わない．典型的には内皮下沈着物はびまん性である

　病変のある糸球体の50％以上が分節性病変ならば，びまん性分節性（IV-S）とする
　病変のある糸球体の50％以上が全節性病変ならば，びまん性全節性（IV-G）とする
　（個々の糸球体において，glomerular tuftの病変部分がそのtuftの半分以下のとき分節性病変とし，それ以上のとき全節性病変とする）
　　　IV-S（A）：活動性病変のみ（びまん性分節性増殖性ループス腎炎）
　　　IV-G（A）：活動性病変のみ（びまん性全節性増殖性ループス腎炎）
　　　IV-S（A/C）：活動性および慢性病変（びまん性分節性増殖硬化性ループス腎炎）
　　　IV-G（A/C）：活動性および慢性病変（びまん性全節性増殖硬化性ループス腎炎）
　　　IV-S（C）：慢性病変のみ（びまん性分節性硬化性ループス腎炎）
　　　IV-G（C）：慢性病変のみ（びまん性全節性硬化性ループス腎炎）

Class V：膜性ループス腎炎
上皮下の免疫複合体とそれに続発する変化が光学顕微鏡，蛍光抗体法，電子顕微鏡で認められるもの．メサンギウム病変の有無は問わない．Class III，IVと共存することもあり，その場合は上皮下沈着物がびまん性かつ全節性に認められるものをいう

Class VI：進行性硬化性ループス腎炎
90％以上の糸球体が全節性に硬化しているもの

活動性病変 active lesion
　内腔狭小化を伴う管内細胞増加
　核の崩壊像 karyorrhexis
　フィブリノイド壊死
　糸球体基底膜の破裂
　細胞性・線維細胞性半月体形成
　光顕で確認できるワイヤーループ病変
　血管内腔の免疫グロブリン凝集 hyaline thrombi

慢性病変 chronic lesion
　糸球体硬化分節性または全節性
　線維性癒着
　線維性半月体

（Weening JJ, et al.: Kidney Int, 65: p.521-530, 2004 より改変）

1 寛解導入療法（図VI-11-4）

LNの病型に注目した寛解導入療法につき概説するが，腎外臓器病変の程度により治療方針や薬剤用量は異なる．治療効果の指標としては症状，尿蛋白・尿所見，腎機能，血清補体価，抗dsDNA抗体価，血清蛋白（免疫グロブリン値）などが用いられる．

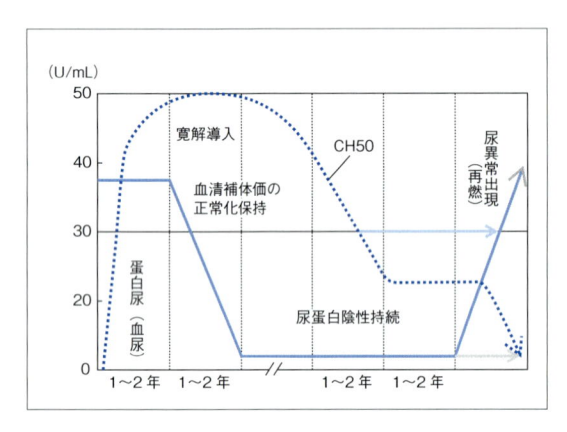

■ 図VI-11-3 ループス腎炎の治療方針
（寛解導入・再燃防止）
（湯村和子ほか：診断と治療，88：p.1144-1152, 2000 より）

❶ 副腎皮質ステロイド（ステロイド薬）

抗炎症作用と免疫抑制作用とを併せ持つ寛解導入療法の基本的薬剤である．

1．用量と投与方法

WHO（またはISN/RPS）I，II型に対しては，プレドニゾロン（PSL）0.5 mg/kg/日による初期治療を行う．

WHO（またはISN/RPS）III，IV，V型に対しては，大量の経口ステロイド薬投与（PSL 0.8〜1.2 mg/kg/日）が行われる．IV型や大量の蛋白尿，急速進行性糸球体腎炎（RPGN）を呈する場合，最初にメチルプレドニゾロン（0.5〜1 g/日，3日間）パルス療法を行うことも多い．初期投与量を3〜6週間継続投与後，前述の項目を指標としながら，2〜3週ごとに10%ずつ減量して5〜15 mg/日（0.1〜0.3 mg/kg/日）の維持量を目標とする．改善がみられない場合は，20%の増量やパルス療法の再試行，免疫抑制薬の併用を行う．

2．副作用の軽減

ステロイド薬には消化管潰瘍，耐糖能異常，易感染性，精神症状，血栓症，骨障害，副腎機能不

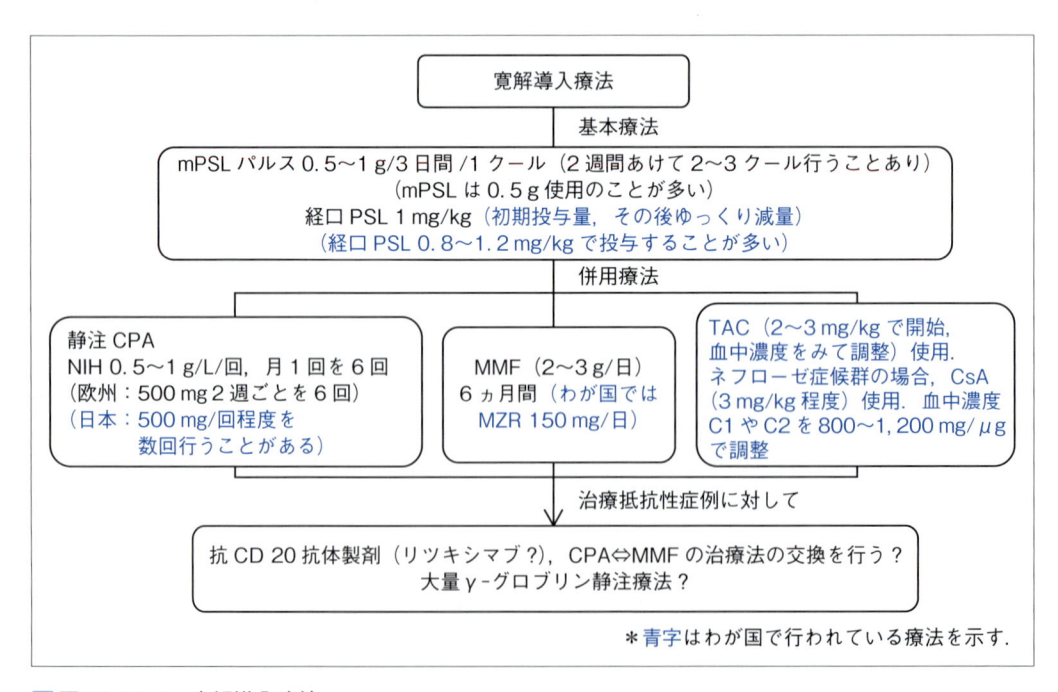

■ 図VI-11-4 寛解導入療法

（Waldman M, et al.：Kidney Int, 70：p.1403-1412, 2006 より改変）

全などの重大な副作用があり，対策として投与法の工夫（隔日投与など）や，再燃に配慮しながら可及的減量，予防的薬物投与などを行う．

❷ 免疫抑制薬

ステロイド薬単独と比べ，免疫抑制薬の併用が長期予後を改善させることが知られている[5]．

1. シクロホスファミド

シクロホスファミド（CPA）は抗腫瘍薬（抗癌薬）の一種であるが，顆粒球に加えリンパ球（特にB細胞）を抑制するため，高度のLNにおいてステロイド薬と併用される．経口投与では1 mg/kg/日程度を3ヵ月程度使用する．CPAパルス療法は，0.5～1.0 g/m^{2}を月1回～年4回点滴静注する．CPAパルス療法はステロイド薬単独療法と比較し，腎機能保持効果は優れていた[14]．最近の報告ではステロイドパルス療法，CPAパルス療法，およびこれらの併用療法を比較し[15]，ステロイド薬単独に比べ，後2者はLN寛解率は高かったが，副作用として無月経，上皮異形成（発癌），感染症などの頻度も高かった．また，CPA総投与量が10 g以上を超えると癌が発生しやすくなる．このようなことからも若い女性患者への投与は懸念される．

わが国においては，最近CPAパルス療法が難治性LNでの適応に認可されたが，このような治療を，寛解導入療法として選択すべきかどうかは，意見の分かれるところである．多くの腎臓専門医は，選択していないことが多い．

2. ミコフェノール酸モフェチル

ミコフェノール酸モフェチル（MMF）はinosine monophosphate dehydrogenase（IMPDH）の阻害薬で，B細胞およびT細胞を抑制する．ステロイド薬と併用され，1～3 g/日を分2とし経口投与する．Ginzler[16]はステロイド薬にMMF（1～3 g/日）またはCPA静注（0.5～1 g/m^2）を追加する2群を比較した．その結果，MMF群はCPA群より完全寛解率は高く，感染症は少なかった．MMF群で多かった副作用は下痢であった．一方，Appelらの報告[17]では，MMFとCPA静注は寛解導入率，副作用においてほぼ同等であった．MMFは現在保険適用が移植領域に限られているが，寛解導入療法として選択できる可能性のある免疫抑制薬である[18]．寛解維持目的では量を少なくして使用される．

3. シクロスポリン

シクロスポリン（CsA）はカルシニューリン阻害薬の一種で，IL-2産生を抑制する．ステロイド抵抗性ネフローゼ症候群を呈する場合，保険適用となる．成人では1.5～3 mg/kg/日を分割投与するか朝1回投与し，朝服薬前トラフレベルを100～150 ng/mLか，服用2時間後レベルを600～800 ng/mLとする．CsAはステロイド抵抗性LNで特に高度の尿蛋白を呈する症例[19]や，膜性LNへの効果が認められているが[20]，減量に伴う再燃が問題となる．ネフローゼ症候群で保険適用で使用可能である．

4. ミゾリビン

ミゾリビン（MZR）はわが国で開発され，選択的にIMPDHを阻害するプリン代謝拮抗薬である．現在LNおよびネフローゼ症候群に保険適用がある．LNの治療薬としては主としてステロイド薬や他の免疫抑制薬と併用して用いられる．MZR併用群では，慢性病変や糸球体内炎症細胞の軽減[21]，寛解期間の延長[22]，蛋白尿軽減，ステロイド薬減量効果が認められ，早期から併用することで再燃抑制効果が期待されている[23]．

投与用法は150 mg/日を分3であるが，最近，より高い免疫抑制効果を得るため，150 mgを朝1回投与したり，300 mgを朝1回投与/隔日とする工夫がある．また，小児LNでの週2回の高用量MZR療法で効果を認めたとの報告もある[24]．寛解導入療法にも，新たにLNに保険適用されたタクロリムス（TAC）との併用で使われることが多くなってきているが，少量のステロイド薬との併用による寛解維持療法に適している．

5. タクロリムス

TACはカルシニューリン阻害薬の一種で，わが国では臓器移植に加えLNにも保険適用が追加された．ステロイド薬と併用して使用され，SLE活動性（SLEDAI）軽減，ステロイド薬減量効

図 VI-11-5 寛解維持療法

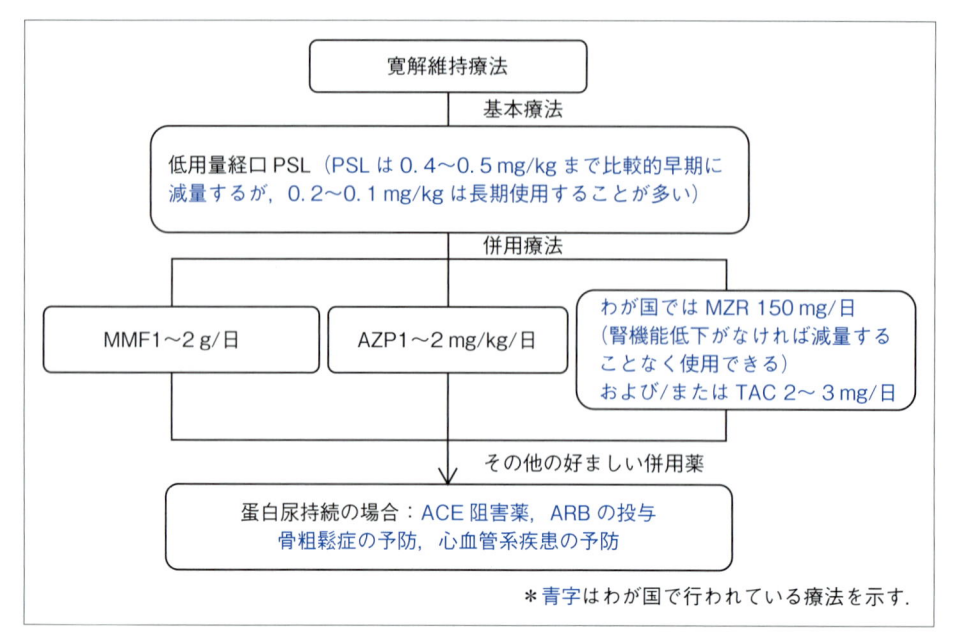

```
                        寛解維持療法
                            │ 基本療法
            ┌───────────────┴───────────────┐
            │ 低用量経口 PSL（PSL は 0.4〜0.5 mg/kg まで比較的早期に
            │ 減量するが，0.2〜0.1 mg/kg は長期使用することが多い）
            └───────────────┬───────────────┘
                            │ 併用療法
      ┌─────────────────────┼─────────────────────┐
      │                     │                     │
  MMF1〜2 g/日         AZP1〜2 mg/kg/日      わが国では MZR 150 mg/日
                                            （腎機能低下がなければ減量する
                                            ことなく使用できる）
                                            および/または TAC 2〜3 mg/日
                            │
                            │ その他の好ましい併用薬
                            ▼
            蛋白尿持続の場合：ACE 阻害薬，ARB の投与
                    骨粗鬆症の予防，心血管系疾患の予防

                            ＊青字はわが国で行われている療法を示す．
```

（Waldman M, et al.: Kidney Int, 70 : p.1403-1412, 2006 より改変）

果[25]，蛋白尿や補体価の改善[26,27]が示されている．TAC は 2〜3 mg/日を分 1 夕食後に経口投与し，翌日の午前（内服後 12 時間）のトラフレベル値を 5〜10 ng/mL とする．寛解導入療法に適していると考えられ，長期使用に関しては今後の検討が必要である．

6．アザチオプリン

アザチオプリン（AZ）は代謝拮抗薬の一種で，プリンヌクレオチド生合成を阻害し，リンパ球（特に T 細胞）を抑制する．現在，保険適用は臓器移植や炎症性腸疾患に限られる．1 mg/kg/日程度を経口投与する．諸外国では重症 LN に併用して用いられるほか，寛解維持目的で投与されるが，わが国で用いられることは少ない．

❸ 血漿交換療法

重症例で自己抗体，特に抗 dsDNA 抗体の除去目的で施行される．通常，免疫抑制療法と併用されるが，ステロイド薬と免疫抑制薬（CPA）による免疫抑制療法に追加しても明らかな差は認められず[28]，適応は限定されている[29]．

❹ リツキシマブ（抗 CD 20 抗体製剤）

リツキシマブは B 細胞を特異的に抑制する生物学的製剤であるが，現在，LN への保険適用はない．標準治療抵抗例に対して投与された報告があり，短期間での効果が認められた[30]．しかし，副作用として進行性多巣性白質脳症脳炎の報告があり，米国でも慎重投与となっている．

❺ 併用薬

蛋白尿改善のための ARB，ACE 阻害薬や抗血小板薬，血栓症予防・治療のためのアスピリン，ワルファリン，骨粗鬆症予防のためのビスホスホネート製剤，消化管潰瘍予防目的の PPI・H_2 ブロッカー，脂質異常症合併例ではスタチン系薬剤，ニューモシスチスをはじめとした感染症予防のための ST 合剤などの併用を考慮する．

2 寛解維持療法（図 VI-11-5）

急性・活動期から 6 ヵ月加療した時点で，腎生検所見や腎機能，尿蛋白量のほか尿所見などを再考してステロイド減量や薬剤併用を検討する．

❶ ステロイド薬

6 ヵ月の時点で，ステロイド薬は初期の約半量となっていることが多い．尿所見，抗核抗体，血清補体価（CH50，C3）を定期的に測定し再燃に

注意しながら，ステロイド薬を減量する．血清補体価の正常保持が蛋白尿陰性保持につながり，ステロイド薬の減量が早すぎると再び補体価が低下し尿所見が悪化する．ステロイド薬は5～15 mg/日の維持量を目標とし，可及的減量を試みるが，この目的もあって免疫抑制薬の併用を考慮する．

❷ 免疫抑制薬（寛解導入療法の項参照）

ステロイド薬減量に伴い，免疫抑制薬の併用を行う．MZR 150 mg/日，TAC 3 mg/日が用いられ，ネフローゼ症候群を呈する症例では，CsAも用いられる．その他，AZ 1～2 mg/kg/日，MMF 1～2 g/日も用いられることがある（図 VI-11-5）．

❸ 併用薬

寛解導入期と同様，ARB，ACE 阻害薬，抗血小板薬，ワルファリン，ビスホスホネート製剤，PPI・H_2ブロッカー，スタチン系薬剤，ST 合剤などの併用を考慮する．ステロイド薬減量に伴い，これらも減量・中止できる場合があるが，症例により判断する．

3 妊娠・出産

LN 患者でも病状安定していれば妊娠・出産は可能である．腎機能正常・軽度低下例で，病態がステロイド維持量（PSL 10 mg/日以下）にて10ヵ月以上寛解していること，重篤な臓器病変がないことなどが妊娠容認条件としてあげられ，さらに抗リン脂質抗体，抗 SS-A 抗体，抗 SS-B 抗体が陰性であり，免疫抑制薬の併用がないことが望ましい[31,32]．一方，妊娠・出産は SLE 発症の誘因や増悪因子となりうる．

SLE 患者の妊娠においては，正常妊娠に比べ流産を含めた子宮内胎児死亡や新生児死亡の危険が 1.5～2.5 倍高いと報告されている．また，SLE の活動性，妊娠前高血圧の存在，抗リン脂質抗体の存在，腎機能低下，大量の蛋白尿などが母胎・児のリスクとなる[31]．

妊娠中の SLE 活動性は症例により軽快・増悪がある．蛋白尿の程度は妊娠後期では増悪傾向がある．分娩後の活動性は増悪することが多いため，分娩直後より分娩前の2～3倍への増量を念頭に置き，再燃に注意しながら急速な減量は避け，約7日ごとに10% ずつ減量して妊娠前投与量を目標とする．授乳は新生児への移行を考慮し PSL 20 mg/日以下となるまで禁止する[32]．

4 腎代替療法・腎移植

LN は血液透析（HD）や腹膜透析（PD）に至ると病勢は低下し，投薬量は減量できるといわれているが必ずしもそうではない症例もあり，原疾患が SLE であることは忘れず管理することが肝要である[33]．

SLE は動脈硬化や心血管病変の合併率が高いため，腎代替療法期でもこれらの管理を十分に行う．

腎移植においては，SLE の活動性や心血管病変，抗リン脂質抗体，抗リンパ球抗体，骨塩量低下の有無に注意し，移植の適応や移植前後の投薬の参考にする．移植後の LN 再発や SLE 病勢再燃は少なく，LN は注意して行えば腎移植のよい適応とされている[34]．

9 予 後

SLE 全体の予後は，中枢神経病変，肺病変，重症の溶血性貧血・血小板減少症，血管炎，LNなどが影響する．腎生存率は10年までは80～90% であるが，Ⅳ型やネフローゼ型は予後不良である[35]．尿蛋白陰性の治療継続で腎不全への移行は少なくなってきている．感染症の予防や，動脈硬化症の予防が SLE の生命予後改善に重要である．

10 Perspective

海外では，MMF の使用や免疫抑制薬の併用療法，多くの生物学的製剤（分子標的製剤）が SLE の治療に使用され，成果をあげつつある[36]．

わが国では，multitarget 療法として，いずれもループス腎炎の保険認可されているカルシニュ

■ VI. 糸球体疾患

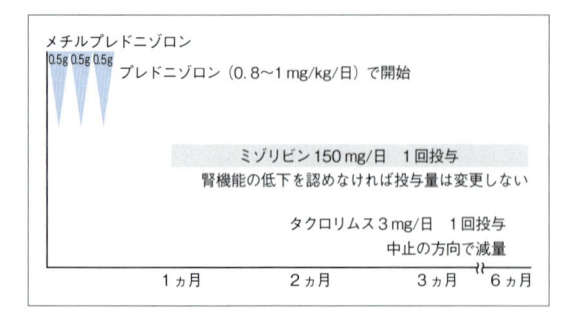

図 VI-11-6 ループス腎炎における新しい治療戦略のプラン

ーリン・インヒビターのタクロリムスとプリン代謝拮抗薬の免疫抑制薬を併用し，尿異常の改善，検査所見の改善が短期で認められ[37]，ステロイド薬の迅速減量を可能にしている．今後，このようなLNの治療法が普及すると考えられる[38]（図 VI-11-6）．

〔濱野慶朋，湯村和子〕

《文　献》

1) Wallace DJ, et al. : Systemic lupus erythematosus-survival patterns. Experience with 609 patients. JAMA, 245 : 934-938, 1981.
2) Dooley MA : Clinical and laboratory features of lupus nephritis. in Dubois' Lupus Erythematosus. 7th ed, ed by Wallace DJ, p. 1112-1130, Lippincott Williams and Wilkins, 2007.
3) Weening JJ, et al. : The classification of glomerulonephritis in systemic lupus erythematosus revisited. Kidney Int, 65 : 521-530, 2004.
4) 濱野慶朋ほか：ループス腎炎．腎と透析，68：53-58，2010．
5) Ortega LM, et al. : Review : Lupus nephritis : pathologic features, epidemiology and a guide to therapeutic decisions. Lupus, 19 : 557-574, 2010.
6) Yang C : Glass WF 2nd. Expression of alpha-actinin-1 in human glomerular mesangial cells in vivo and in vitro. Exp Biol Med (Maywood), 233 : 689-693, 2008.
7) Lupus 2010-64 Zhao Z, et al. : Cross-reactivity of human lupus anti-DNA antibodies with alpha-actinin and nephritogenic potential. Arthritis Rheum, 52 : 522-530, 2005.
8) 橋本博史：全身性エリテマトーデス．治療，84：1724-1729，2002．
9) 湯村和子ほか：ループス腎炎の尿異常．診断と治療，88：1144-1152，2000．
10) 堀内孝彦ほか：膠原病の進歩と病態解析7．補体．日内誌，87：2427-2433，1998．
11) 湯村和子監修：臨床のための腎病理，p.159，日本医事新報社，2010．
12) Contreras G, et al. : Factors associated with poor outcomes in patients with lupus nephritis. Lupus, 14 : 890-895, 2005.
13) 湯村和子：全身性エリテマトーデスによる腎障害．今日の治療指針2008年版，p. 453-456，医学書院，2008．
14) Boumpas DT, et al. : Controlled trial of pulse methylprednisolone versus two regimens of pulse cyclophosphamide in severe lupus nephritis. Lancet, 340 : 741-745, 1992.
15) Gourley MF, et al. : Methylprednisolone and cyclophosphamide, alone or in combination, in patients with lupus nephritis. A randomized, controlled trial. Ann Intern Med, 125 : 549-557, 1996.
16) Ginzler EM, et al. : Mycophenolate mofetil or intravenous cyclophosphamide for lupus nephritis. N Engl J Med, 353 : 2219-2228, 2005.
17) Appel GB, et al. : Aspreva Lupus Management Study Group. Mycophenolate mofetil versus cyclophosphamide for induction treatment of lupus nephritis. J Am Soc Nephrol, 20 : 1103-1112, 2009.
18) Ponticelli C, et al. : Induction and maintenance therapy in proliferative lupus nephritis. J Nephrol, 23 : 9-16, 2010.
19) Moroni G, et al. : Cyclosporine (CsA) in lupus nephritis : assessing the evidence. Nephrol Dial Transplant, 24 : 15-20, 2009.
20) Austin HA 3rd, et al. : Randomized, controlled trial of prednisone, cyclophosphamide, and cyclosporine in lupus membranous nephropathy. J Am Soc Nephrol, 20 : 901-911, 2009.
21) Tanaka H, et al. : Mizoribine attenuates renal injury and macrophage infiltration in patients with severe lupus nephritis. Clin Rheumatol, 29 : 1049-1054, 2010.
22) Tanaka Y, et al. : Japanese Study Group for Renal Disease in Children. Combination therapy with steroids and mizoribine in juvenile SLE : a randomized controlled trial. Pediatr Nephrol, 25 : 877-882, 2010.
23) Yumura W, et al. : Effects of long-term treatment with mizoribine in patients with proliferative lupus nephritis. Clin Nephrol, 64 : 28-34, 2005.
24) Tanaka H, et al. : Mizoribine intermittent pulse protocol for induction therapy for systemic lupus erythematosus

25) Kusunoki Y, et al. : Tacrolimus therapy for systemic lupus erythematosus without renal involvement : a preliminary retrospective study. Mod Rheumatol, 19 : 616-621, 2009.
26) Miyasaka N, et al. : Efficacy and safety of tacrolimus for lupus nephritis : a placebo-controlled double-blind multicenter study. Mod Rheumatol, 19 : 606-615, 2009.
27) Szeto CC, et al. : Tacrolimus for the treatment of systemic lupus erythematosus with pure class V nephritis. Rheumatology, 47 : 1678-1681, 2008.
28) Lewis EJ, et al. : A controlled trial of plasmapheresis therapy in severe lupus nephritis. The Lupus Nephritis Collaborative Study Group. N Engl J Med, 326 : 1373-1379, 1992.
29) 湯村和子：ループス腎炎治療における血漿交換療法の有用性．日本アフェレシス学会誌6：372-378, 1997.
30) Moroni G, et al. : Rituximab monotherapy for remission induction of proliferative lupus nephritis flares : description of 3 cases. J Nephrol, 23 : 357-361, 2010.
31) 日本腎臓学会 編：腎疾患患者の妊娠に関する診療の手引き．p. 9, 2007.
32) 橋本博史：VII章 臨床病態と治療・管理 11. 妊娠・出産．全身性エリテマトーデス臨床マニュアル，p. 268-280, 日本医事新報社，2006.
33) Okano K, et al. : Analysis of lupus activity in end-stage renal disease treated by hemodialysis. Intern Med, 40 (7) : 598-602, 2001.
34) Rietveld A, et al. : Renal replacement therapy in lupus nephritis. Nephrol Dial Transplant, 23 : 3056-3060, 2008.
35) 橋本博史：VII章 臨床病態と治療・管理 3. 腎症（ループス腎炎）．全身性エリテマトーデス臨床マニュアル，p. 162-176, 日本医事新報社，2006.
36) 湯村和子：腎障害をきたす全身性疾患-最近の進歩 II. 自己免疫疾患 1. 全身性エリテマトーデス．日内会誌，100 : 1227, 2011.
37) Nomura, et al. : Efficacy and safety of multitarget therapy with mizoribine and tacrolimus for systemic lupus erythematosus with or without active nephritis. Lupus in press, 2012.
38) 湯村和子：全身性エリテマトーデス．日内会誌，100：1227-1236, 2011.

Column

膠原病・RA・オーバーラッピング症候群と腎障害

膠原病に伴う腎障害を，RAを中心に概説する．

1 RA

わが国におけるRA罹患患者数は多く（約200人に1人），しかも中高年からの発症が主であり腎障害の合併に注意が必要である．腎障害は，RA自体に起因するもの（メサンギウム増殖性腎炎・アミロイドーシスなど）とRAへの投薬に伴うもの（NSAIDsによる尿細管間質障害，DMARDによる膜性腎症など）があげられる．

わが国のKosekiらは，235人の早期RA症例を調べ，42ヵ月の観察期間で持続的血尿は18%，持続的蛋白尿は7%，血清Cr上昇は6%に認めた[1]．最近では，Methotrexate and Renal Insufficiency（MATRIX）studyにおいて，血尿・蛋白尿はそれぞれ16%および17%，血清Cr上昇は18%と報告されている[2]．

腎生検による組織学的診断について，HelinらはRA自体またはRA診療に関連する腎障害のうち腎生検を行った110例を観察し，メサンギウム増殖性腎炎36%，アミロイドーシス30%，膜性腎症17%，巣状増殖性糸球体腎炎4%，微小変化3%，尿細管間質性腎炎1%としている[3]．わが国のNakanoらは，第2位と第3位が逆転しているものの，やはり上述の上位3者が高頻度と報告している[4]．

RA自体による腎障害として，メサンギウム増殖性腎炎が多いことは前述した．その半数はメサンギウム領域のIgA沈着を伴うが，Korpelaらによれば，免疫蛍光染色で最も多い所見はメサンギウム領域のIgM沈着であることを見いだし，また糸球体のIgA沈着はRAの重症度や血中IgAレベルと相関し，糸球体のIgM沈着はIgMクラスリウマチ因子レベルと相関するので，RAにおけるメサンギウム増殖性腎炎はリウマチの関節外症状と考えるべきとしている[5]．血尿がRAの活動性を示すCRPと相関があることも，それの傍証かもしれない[1]．

アミロイドーシスは罹病期間の長い症例に認められる．臨床的には蛋白尿やネフローゼ症候群を呈し，進行性の腎機能低下を認め，組織学的にはAA型アミロイドの沈着が糸球体係蹄壁・メサンギウム・小血管・尿細管周囲に認められる．腎外症状としては消化管症状（下痢・吸収障害）などがある．消化管内視鏡によるスクリーニングではRAにおけるアミロイドーシスの合併は5〜15％程度とされている[6]．AA型アミロイドは，血清アミロイドA蛋白（SAA）に由来する．これは急性炎症蛋白なので，RAの活動性が長期間持続すると発症する．最近，Kurodaらは，生物学的製剤がRAにおけるアミロイドーシスの生命予後改善や透析導入回避に有用なことを示した[7]．生物学的製剤による抗TNF-α療法により，胃粘膜のアミロイド沈着が軽減し腎機能も改善した症例もある[8]．

RAの治療薬剤による腎障害は，血行障害や尿細管障害により，急性発症で尿所見は乏しいが血清Crの上昇が速く，しばしば急性腎障害を呈する病態と，尿異常，特に蛋白尿が腎機能低下に先んじて認められる病態とに分類でき，前者の原因薬剤はNSAIDs，シクロスポリンやタクロリムスが典型的である．後者は金製剤，ブシラミンやD-ペニシラミンによる糸球体腎炎が典型的で，わが国ではブシラミンによる膜性腎症の頻度が高い[9]．

NSAIDsはシクロオキシゲナーゼ阻害によりプロスタグランジン産生を抑制し，特に腎髄質における血流障害を招いて急性腎障害の原因となる．また，アレルギー機序により血清IgE上昇・好酸球増多を伴う急性尿細管間質性腎炎をきたし，時に微小変化型ネフローゼ症候群を合併する．NSAIDsの長期連用による特殊な腎合併症として腎乳頭壊死がある．

金製剤，D-ペニシラミン，ブシラミンによる膜性腎症は，投与開始2〜3ヵ月後以降の発症が多い．原因薬剤の中止により軽快するが，寛解には長期間を要し，1年以上のこともある．

2 Sjögren症候群

Sjögren症候群は涙腺・唾液腺などの外分泌腺に慢性炎症を起こす自己免疫疾患である．その腎障害には尿細管間質性腎炎・尿細管機能障害がある．無症候のことが多いが，遠位尿細管性アシドーシスをきたすと，低K血症による筋力低下や，骨からのCa動員により骨軟化症や高Ca尿症による尿路結石を合併する[10]．

3 多発性筋炎・皮膚筋炎

特徴的な腎障害はないが，ミオグロビン尿による急性腎障害に注意する．ほかにメサンギウム増殖性糸球体腎炎や膜性腎症の合併例が報告されている[10]．

4 オーバーラッピング症候群

オーバーラッピング症候群は，診断可能な2つ以上の膠原病が同時に存在する病態をいう．併存する膠原病としては，SLE，強皮症，多発性筋炎・皮膚筋炎，Sjögren症候群などがあり，これらに伴う腎症を念頭に置き，診断・治療方針決定のため腎生検による組織学的診断を考慮する[11]．

〔濱野慶朋，湯村和子〕

参考文献

1) Koseki Y, et al. : A prospective study of renal disease in patients with early rheumatoid arthritis. Ann Rheum Dis, 60 : 327-331, 2001.
2) Karie S, et al. : Kidney disease in RA patients : prevalence and implication on RA-related drugs management : the MATRIX study. Rheumatology (Oxford), 47 : 350-354, 2008.
3) Helin HJ, et al. : Renal biopsy findings and clinicopathologic correlations in rheumatoid arthritis. Arthritis Rheum, 38 : 242-247, 1995.
4) Nakano M, et al. : Analysis of renal pathology and drug history in 158 Japanese patients with rheumatoid arthritis. Clin Nephrol, 50 : 154-160, 1998.
5) Korpela M, et al. : Mesangial glomerulonephritis as an extra-articular manifestation of rheumatoid arthritis. Br J Rheumatol, 36 : 1189-1195, 1997.
6) 寺井千尋：関節リウマチにおける臨床的に意味のある腎障害の診断とその対策．分子リウマチ治療，3 : 92-96, 2010.
7) Kuroda T, et al. : Treatment with biologic agents improves the prognosis of patients with rheumatoid arthritis and amyloidosis. J Rheumatol, 39 : 1348-1354, 2012.
8) Kuroda T, et al. : Effective anti-TNF-alpha therapy can induce rapid resolution and sustained decrease of gastroduodenal mucosal amyloid deposits in reactive amyloidosis associated with rheumatoid arthritis. J Rheumatol, 36 : 2409-2415, 2009.
9) 福岡利仁ほか：抗リウマチ薬による薬物性腎障害．医学のあゆみ，215 : 541-548, 2005.
10) 十倉健彦ほか：膠原病・リウマチ性疾患と腎障害．総合臨床，56 : 2083-2086, 2007.
11) 林絵利ほか：XII 各種病態にみられる腎障害　膠原病，血管炎　重複（オーバーラップ）症候群．別冊日本臨床　新領域別症候群シリーズ　No.18　腎臓症候群（第2版）下　―その他の腎臓疾患を含めて―, p.540, 日本臨牀社, 2012.

全体として以下の文献を参考にした．

12) Anders HJ, et al. : Renal co-morbidity in patients with rheumatic diseases. Arthritis Res Ther, 13 : 222, 2011.

12 血管炎に伴う糸球体障害

　血管炎は，血管壁の炎症をきたす疾患の総称であり，炎症により血管壁の破綻や血流障害を生じ，出血や臓器の虚血，壊死をきたす．1994年に提唱されたChapel Hill分類[1]では，血管炎を障害血管のサイズで大型（大動脈とその分枝），中型（中動脈，小動脈），小型（細動脈，毛細血管，静脈）の3つに分け，さらに臨床所見や障害臓器，免疫・組織学的特徴などにより個々の疾患に分類している．腎臓では，腎動脈から糸球体毛細血管へと至る間にさまざまなサイズの血管が存在するが，本項では，主に糸球体を含む小型血管を障害する，①Wegener肉芽腫症（GPA），②Churg-Strauss症候群（EGPA），③顕微鏡的多発血管炎，④Henoch-Schönlein紫斑病性腎炎，⑤クリオグロブリン血症性腎炎について解説する．

1 Wegener肉芽腫症

1 概　念

　Wegener肉芽腫症は，①鼻，眼，耳，上気道と肺に起こる壊死性肉芽腫性炎，②壊死性半月体形成性糸球体腎炎（図VI-12-1），③全身の中・小型血管の壊死性肉芽腫性血管炎の3つを臨床病理学的特徴とする疾患であり，抗好中球細胞質抗体（ANCA）の1つであるproteinase3（PR3）-ANCAが70〜80％に陽性を示す．

2 疫　学

　30〜60歳代の発症が多く，性差はみられない．厚生労働省研究班の調査では，年間の医療施設受診者数は670人と報告されている．

3 病　因

　PR3-ANCAと炎症性サイトカインの存在下に好中球が活性化されて血管壁に固着し，この好中球から活性酸素や蛋白分解酵素が放出されて血管炎や肉芽腫性炎症を起こすと考えられている．

4 症　状

　上気道の症状として，膿性鼻漏，鼻出血，鞍鼻，中耳炎，視力低下，咽喉頭潰瘍を，肺症状として，血痰，呼吸困難を，腎症状として急速進行性腎炎症候群を認め，発熱や体重減少などの全身症状を伴う．

5 診　断

　厚生労働省による診断基準を表VI-12-1に示す．前述の症状や組織所見を参考に，判定基準，識別診断により診断される．

6 治　療

　副腎皮質ステロイド薬とCPAなどの免疫抑制薬の併用療法で治療を開始するが，免疫抑制薬の有効性が高いとされている．急速進行性腎炎症候群を呈する場合には，年齢や透析療法の有無により免疫抑制薬の投与量の調整を必要とする．寛解

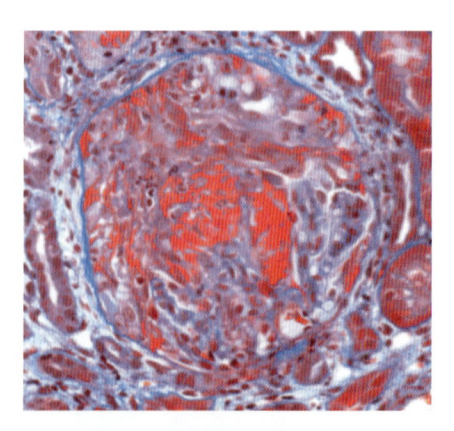

図VI-12-1　壊死性半月体形成性糸球体腎炎（Wegener肉芽腫症）

■ 表 VI-12-1　Wegener 肉芽腫症の診断基準

1. 主要症状	

(1) 上気道（E）の症状
　　E：鼻（膿性鼻漏，出血，鞍鼻），眼（眼痛，視力低下，眼球突出），耳（中耳炎），口腔・咽頭痛（潰瘍，嗄声，気道閉塞）
(2) 肺（L）の症状
　　L：血痰，咳嗽，呼吸困難
(3) 腎（K）の症状
　　血尿，蛋白尿，急速に進行する腎不全，浮腫，高血圧
(4) 血管炎による症状
　　① 全身症状：発熱（38℃以上，2週間以上），体重減少（6ヵ月以内に6kg以上）
　　② 臓器症状：紫斑，多関節炎（痛），上強膜炎，多発性神経炎，虚血性心疾患（狭心症・心筋梗塞），消化管出血（吐血・下血），胸膜炎

2. 主要組織所見

① E，L，K の巨細胞を伴う壊死性肉芽腫性炎
② 免疫グロブリン沈着を伴わない壊死性半月体形成性糸球体腎炎
③ 小・細動脈の壊死性肉芽腫性血管炎

3. 主要検査所見

proteinase3（PR3）-ANCA（蛍光抗体法で cytoplasmic pattern，C-ANCA）が高率に陽性を示す

4. 判　定

(1) 確実 definite
　　(a) 上気道（E），肺（L），腎（K）のそれぞれ1臓器症状を含め主要症状の3項目以上を示す例
　　(b) 上気道（E），肺（L），腎（K），血管炎による主要症状の2項目以上および，組織所見①，②，③の1項目以上を示す例
　　(c) 上気道（E），肺（L），腎（K），血管炎による主要症状の1項目以上と組織所見①，②，③の1項目以上および C（PR3）-ANCA 陽性の例
(2) 疑い probable
　　(a) 上気道（E），肺（L），腎（K），血管炎による主要症状のうち2項目以上の症状を示す例
　　(b) 上気道（E），肺（L），腎（K），血管炎による主要症状のいずれか1項目および，組織所見①，②，③の1項目を示す例
　　(c) 上気道（E），肺（L），腎（K），血管炎による主要症状のいずれか1項目と C（PR3）-ANCA 陽性を示す例

（吉田雅治ほか：中・小型血管炎の臨床に関する小委員会報告．厚生省特定疾患免疫疾患調査研究班 難治性血管炎分科会 平成10年度報告書，p.239-246，1999 より）

した後には，ステロイド薬または免疫抑制薬のいずれかによる維持療法を継続する．

7 予　後

　早期に診断し治療することで寛解に導けるが，薬剤の減量，中止で再発し，長期に免疫抑制療法を必要とする．また，敗血症や肺感染症による死亡が多く，感染症に対する注意が必要である．

2 Churg-Strauss 症候群

1 概　念

　Churg-Strauss 症候群は，気管支喘息やアレルギー性鼻炎などの前駆症状と，好酸球増多を伴う全身性血管炎であり，血管炎は顕微鏡的多発血管炎とほぼ同一レベルの血管に起こる．炎症組織に好酸球浸潤がみられるのが特徴である．末梢神経炎，紫斑，消化管潰瘍，脳梗塞，脳出血，心筋梗塞，心外膜炎などの臨床症状を呈し，アレルギー

性肉芽腫性血管炎とも呼ばれる．

2 | 疫　学

30～60歳に好発し，男女比は4：6でやや女性に多い．厚生労働省研究班の調査では，年間新規患者数は約100人，医療施設受診者は約1,800人と推定されている．

3 | 病　因

気管支喘息，アレルギー性鼻炎，好酸球増多を呈することから，何らかのアレルギー機序により発症すると考えられている．約70％がmyeloperoxidase（MPO）-ANCA陽性を示すことから，前駆症状時にはT細胞や好酸球が中心的に作用し，全身性血管炎の発症時にはANCAが重要な役割を果たしていると考えられる．

4 | 症　状

気管支喘息あるいはアレルギー性鼻炎が先行し，その後，血管炎による症状として，発熱，体重減少，多発性単神経炎，筋痛・関節痛，紫斑，胃・腸の消化管出血，肺の網状陰影や小結節状陰影，心筋梗塞や心外膜炎，脳梗塞・脳出血などがみられる．腎病変の合併頻度は45％程度で，病理組織学的には，壊死性半月体形成性糸球体腎炎を呈し，組織への好酸球浸潤が目立つ．

5 | 診　断

先行する気管支喘息，末梢血好酸球数増多（800/μL以上），血管炎症状を認め，さらに皮膚や腓腹神経，腎などで壊死性全層性血管炎が，あるいは腎糸球体に壊死性半月体形成性糸球体腎炎が証明されると確定診断となる．

6 | 治　療

副腎皮質ステロイド療法が第1選択であり，重症例では，メチルプレドニゾロンパルス療法やCPAなどの免疫抑制薬を併用する．また，治療抵抗性の神経障害に対して高用量γグロブリン静注療法が，2010年1月より保険適用となった．

7 | 予　後

寛解率は約80％で，10～35％に再発が認められる．また，5年生存率は60～97％で，1g/日以上の蛋白尿，血清Cr値1.58 mg/dL以上の腎機能障害，消化管病変，心筋障害，中枢神経病変の5項目が予後不良因子と考えられ，複数の項目を満たす場合には死亡率の増加が示され，特に心筋障害が独立したリスクファクターとされている．

3 顕微鏡的多発血管炎

1 | 概　念

顕微鏡的多発血管炎は，糸球体を含む小型血管（細動脈，毛細血管，静脈）を主体とした血管炎で，細動脈では壊死性全層性血管炎を，糸球体では免疫複合物の沈着を伴わない壊死性半月体形成性糸球体腎炎を示す．

2 | 疫　学

厚生労働省進行性腎障害研究班の報告では，平均発症年齢は65.6±11.1歳で，性差はない．発症率については，厚生労働省血管炎研究班の調査によると，年間100万人当たり発症患者数は13.8人であった．

3 | 病　因

MPO-ANCA陽性率が90％と高く，ANCAの疾患への関与が強く示唆されている．

4 | 症　状

フィブリノイド壊死性糸球体腎炎の頻度が高く，尿潜血，尿蛋白の出現とともに腎機能の急速な悪化を呈する．さらに，発熱，体重減少，易疲労感などの全身症状や，皮下出血斑，皮膚潰瘍，網状皮斑などの皮膚病変，多発性単神経炎，消化管出血などが認められる．また，約50％に肺毛細血管炎による間質性肺炎や肺胞出血などの肺病変を合併し，咳嗽や労作時呼吸苦，血痰，喀血な

どの症状を示す．

5 診 断

ANCA陽性の診断的意義は高いが，確定診断のためには，腎臓や皮膚，肺などの障害臓器の生検により，免疫複合体の沈着を伴わない壊死性全層性血管炎あるいは壊死性半月体形成性糸球体腎炎を証明することが必要となる（表VI-12-2）．

■ 表VI-12-2　顕微鏡的多発血管炎の診断基準

1. 主要症候
① 急速進行性糸球体腎炎
② 肺出血，もしくは間質性肺炎
③ 腎・肺以外の臓器症状：紫斑，皮下出血，消化管出血，多発性単神経炎など
2. 主要組織所見
細動脈・毛細血管・後毛細血管細静脈の壊死，血管周囲の炎症性細胞浸潤
3. 主要検査所見
① MPO-ANCA陽性
② CRP陽性
③ 蛋白尿・血尿，BUN，血清Cr値の上昇
④ 胸部X線所見：浸潤陰影（肺胞出血），間質性肺炎
4. 判定
① 確実 definite
(a) 主要症候の2項目以上を満たし，組織所見が陽性の例
(b) 主要症候の①および②を含め2項目以上を満たし，MPO-ANCAが陽性の例
② 疑い probable
(a) 主要症候の3項目を満たす例
(b) 主要症候の1項目とMPO-ANCA陽性の例
5. 鑑別診断
① 結節性多発動脈炎
② Wegener肉芽腫症
③ アレルギー性肉芽腫性血管炎〔Churg-Strauss症候群（EGPA）〕
④ 川崎病血管炎
⑤ 膠原病（SLE，RAなど）
⑥ Henoch-Schönlein紫斑病性血管炎

（吉田雅治ほか：中・小型血管炎の臨床に関する小委員会報告．厚生省特定疾患免疫疾患調査研究班 難治性血管炎分科会 平成10年度報告書, p.239-246, 1999より）

6 治 療

2011年に示された急速進行性腎炎症候群の診療指針では，臨床学的重症度と年齢，透析療法の有無により分類し，経口副腎皮質ステロイド薬とステロイドパルス療法，CPAなどの免疫抑制薬の併用について細かく規定している[2]．

7 予 後

寛解率は約80％で，8～41％に再発がみられ，5年生存率は45～75％との報告がある．高齢者が多く感染症による死亡が多い．

4 Henoch-Schönlein紫斑病性腎炎

1 概 念

皮膚，消化管，関節，腎臓の小型血管（毛細血管，細動脈）にIgAの沈着を伴う血管炎を生じ，皮膚の点状出血斑や腹部症状（腹痛，下血），関節痛を呈する．

2 疫 学

10歳以下の小児に好発し，2：1で男児に多い．発症率は，人口10万人に対して小児15～22人，成人1.3人とされている．腎炎の合併については，小児で20～50％，成人で50～80％と成人での合併率が高い．

3 病 因

Henoch-Schönlein紫斑病性腎炎（HSPN）は，IgA腎症と同様に血中でIgAを含む免疫複合体が高値を示し，糸球体にはIgA1が主に沈着する．IgA1分子はそのヒンジ部にO結合型糖鎖を有するが，HSPNではIgA1ヒンジ部のガラクトースなどが減少した糖鎖不全が報告されている[3]．糖鎖不全IgA1は多量体を形成しやすく，これが糸球体に沈着し腎炎が発症すると考えられている．

4 症 状

上気道感染後に下肢点状出血斑，腹部症状（腹痛，消化管出血），関節症状（関節痛，関節腫脹），血尿を伴う腎炎として発症する．腎炎の発症は，小児で20～50％，成人で50～80％と成人での合併率が高く，腎炎の症候としては，肉眼的から顕微鏡的までの血尿と蛋白尿で，ネフローゼ症候群を呈することもある．

5 診 断

臨床症状に加え，皮膚生検でIgA沈着を伴う白血球破砕性血管炎 leukocytoclastic vasculitis が確認されればHSPNの診断が可能である．さらに，腎生検で，IgA沈着を伴う種々の程度のメサンギウム増殖性腎炎（図VI-12-2）を認めることでHSPNと診断する．HSPNは，半月体形成（図VI-12-2(B)）を伴うことが多い．腎組織分類は International Study of Kidney Disease in Childhood（ISKDC）分類が用いられている（表VI-12-3）．また，HSPNと同様の紫斑を呈し，糸球体にIgA沈着を認める腎炎としてMRSA関連腎炎があげられる．MRSA感染症の既往がある場合にはMRSA関連腎症を疑う．

6 治 療

尿所見や腎機能，腎生検組織障害の程度により治療法を選択する．軽症例では，自然寛解することもあり経過観察のみで対応するが，ネフローゼ症候群を呈する場合や半月体形成率が高く急速進行性腎炎症候群を呈する場合などには，副腎皮質ステロイド薬や免疫抑制薬による治療法が有効と考えられている．

7 予 後

短期間の腎機能の予後は良好で，多くは数週間

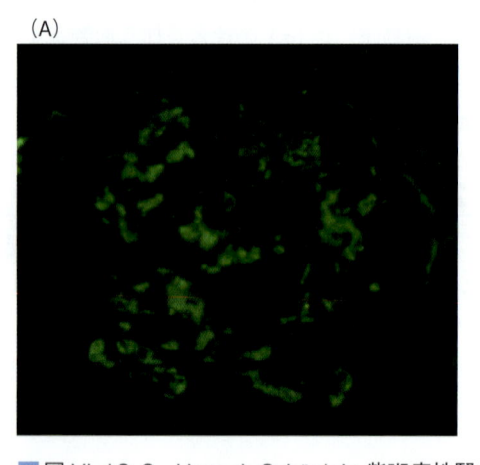

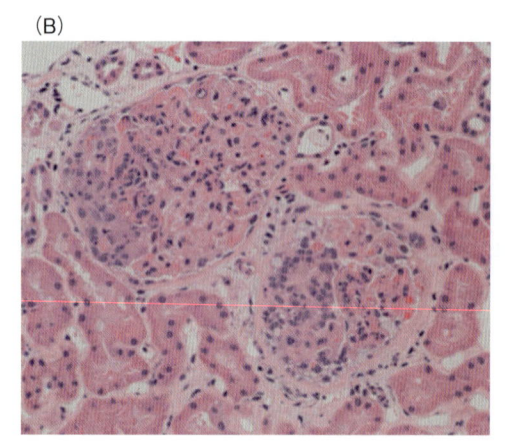

■ 図VI-12-2　Henoch-Schönlein 紫斑病性腎炎
(A) 蛍光抗体法 – IgA
(B) 半月体形成性糸球体腎炎

■ 表VI-12-3　Henoch-Schönlein 紫斑病性腎炎の病理組織分類（ISKDC）

Grade I	糸球体は微小変化のみ
Grade II	メサンギウム細胞増殖のみを呈する
Grade III	①巣状，または②びまん性メサンギウム増殖を認め，50％未満に半月体を伴う，ないし分節性に血栓，壊死，硬化病変を認める
Grade IV	IIIと同様のびまん性メサンギウム増殖を認め，50～75％に半月体を伴う
Grade V	III，IVと同様のメサンギウム増殖を認め，75％以上に半月体を伴う
Grade VI	膜性増殖性糸球体腎炎類似病変を呈する

(Heaton JM, et al.: Histopathology, 1：93-104, 1977 より)

で回復する．一方，再発例や持続例が5〜20%程度に認められ，10年目の腎生存率は，成人，小児ともに75%程度との報告もある[4]．特に，成人発症例やネフローゼ症候群を呈する症例，半月体形成率が高い症例では予後が不良である．

5 クリオグロブリン血症性腎炎

1 概 念

クリオグロブリンとは，空腹時に採血した血液を37℃で血清分離し，その血清を冷所（4℃）に放置することで24〜48時間後に沈殿し，加温により再溶解する物質である．C型肝炎などの感染症や自己免疫疾患，血液疾患などでみられ，腎病変の合併もみられる．クリオグロブリンを構成する免疫グロブリンの組成によりI型からIII型に分類される[5]．I型は単クローン性の免疫グロブリンのみで構成され，II型はリウマチ因子活性を持つ単クローン性免疫グロブリンと多クローン性免疫グロブリンで，III型はリウマチ因子活性を持つ2種類以上の多クローン性免疫グロブリンにより構成されており，II型，III型は混合型クリオグロブリン血症と呼ばれる（表VI-12-4）．

2 疫 学

クリオグロブリン血症患者全体の60〜90%はHCV関連クリオグロブリン血症であり，HCV感染者のクリオグロブリンの陽性率は40〜60%で，そのうち15〜20%が血管炎を発症するとされている．

3 病 因

I型では，免疫グロブリン同士が生化学的に結合する．II型，III型の混合型クリオグロブリン血症では，細菌やウイルスなどの外来抗原，核内物質やLDLなどの内因性抗原が持続的にIgG産生を刺激する．次に，この多クローン性IgGが抗原となり，II型では単クローン性IgMが，III型では多クローン性IgMが産生される．このIgG，IgMが結合し，クリオグロブリンを形成する．クリオグロブリンは，血管壁に付着し補体活性化を介して障害を起こす．

4 症 状

紫斑やRaynaud現象，皮膚潰瘍などの皮膚病変，関節痛，末梢神経炎などに加え，多彩な腎炎症状を呈する．無症候性蛋白尿・血尿が50%，急性腎炎症候群が25%，ネフローゼ症候群が20

■表VI-12-4　クリオグロブリン血症の分類

免疫グロブリンの組成	疾 患
type 1 monoclonal Ig：IgM 52%, IgG 33%, IgA 10%, BJP 5%	多発性骨髄腫 Waldenströmマクログロブリン血症，良性M蛋白血症
type 2 polyclonal IgG：+monoclonal IgMκRF, IgM-IgG 86%, IgG-IgG 9%, IgA-IgG 5%	HCV感染，HBV感染，Sjögren症候群 悪性腫瘍：慢性リンパ性白血病，悪性リンパ腫，Bリンパ球性腫瘍 本態性
type 3 polyclonal IgG：+polyclonal IgM RF	感染：HCV，HBV，EBウイルス，サイトメガロウイルス 自己免疫疾患：SLE，RA，Sjögren症候群，自己免疫性肝炎，原発性胆汁性肝硬変 本態性

（城 謙輔：腎と透析，55，増刊号：88-93，2003より）

％で ARF は 5% 程度とされている．

5 診　断

　血清中からクリオグロブリンを検出する．検査所見では，低補体血症が特徴的であり，C4，CH50 の高度低下と C3 の軽度低下を認める．腎病理所見では，糸球体は膜性増殖性糸球体腎炎の像を呈し，約 30％ で小型動脈に壊死性血管炎を認める．蛍光抗体法では，糸球体にクリオグロブリンの構成成分に一致した IgG や IgM などの免疫グロブリンと C3 などの補体の沈着を認める．電子顕微鏡所見は，糸球体係蹄内皮下に高電子密度物質の沈着を認め，その微細構造は，構成される免疫グロブリンによって異なるが，典型例では長さ 100〜180 nm，幅 20 nm のシリンダー様構造物が認められる．

6 治　療

　C 型肝炎や自己免疫疾患，血液疾患などの原因疾患に対する治療が基本であるが，副腎皮質ステロイド薬や免疫抑制薬による免疫抑制療法やクリオグロブリン除去を目的とした血漿交換療法も行われる．

7 予　後

　ネフローゼ症候群が持続する場合や初診時にすでに腎機能が低下している場合には，予後は不良である．

6 Perspective

　血管炎の治療は，現在のところ副腎皮質ステロイド薬と CPA などの免疫抑制薬の併用が主流であるが，感染症などの有害事象の頻度は高い．近年は関節リウマチなどで使用されている生物学的製剤による治療が模索されている．B リンパ球表面の CD 20 抗原に対するキメラ型抗 CD 20 モノクローナル抗体であるリツキシマブは，B リンパ球にアポトーシスを引き起こすとともに，その細胞障害機序により ANCA を抑制できると考えられている．44 例の ANCA 関連血管炎を対象としたリツキシマブと CPA 静注パルス療法との比較研究では，リツキシマブの寛解導入率は CPA を超える優位性はなく，安全性も同等であった[6]．

〔佐野　隆，鎌田貢壽〕

《文　献》

1) Jennet JC, et al. : The proposal of an international consensus conference. Arthritis Rheum, 37 : 187-192, 1994.
2) 急速進行性糸球体腎炎診療指針作成合同委員会：急速進行性腎炎症候群の診療指針．日腎会誌，44 : 55-82, 2002.
3) Lau KK, et al. : Serum levels of galactose-deficient IgA in children with IgA nephropathy and Henoch-Schönlein purpura. Pediatr Nephrol, 22 : 2067-2072, 2007.
4) Coppo R, et al. : Long-term prognosis of Henoch-Schönlein nephritis in adults and children. Italian Group of Renal Immunopathology Collaborative Study on Henoch-Schönlein purpura. Nephrol Dial Transplant, 12 : 2277-2283, 1997.
5) Brouet JC, et al. : Biologic and clinical significance of cryoglobulins. A report of 86 cases. Am J Med, 57 : 775-788, 1974.
6) Jones RB, et al. : Rituximab versus cyclophosphamide in ANCA-associated renal vasculitis. N Engl J Med, 363 : 211-220, 2010.

13 抗糸球体基底膜疾患とGoodpasture症候群

抗GBM疾患は，抗GBM抗体により発症する腎炎である．臨床経過としては急速進行性腎炎症候群を呈する疾患の1つにあげられる．抗GBM疾患の中で，肺胞出血を呈するものをGoodpasture症候群と呼んでいる．

急速進行性糸球体腎炎（RPGN）は，WHOにより，「急性あるいは潜在性に発症する肉眼的血尿，蛋白尿，貧血，急速に進行する腎不全症候群」と定義されており，病理学的には多数の糸球体に細胞性から線維細胞性の半月体の形成を認める壊死性半月体形成性糸球体腎炎 necrotizing crescentic glomerulonephritis が典型像となる．しかし，半月体形成性糸球体腎炎以外の臨床経過をたどる疾患もあり，前述の定義を満たし，腎炎様の尿所見を伴い，急速な腎機能の悪化により末期腎不全まで進行する疾患は，臨床的にRPGNとして取り扱われる．

抗GBM抗体による腎臓および肺の臓器障害によって，RPGNの経過をとるため，早期発見，早期治療が腎不全への移行を防止するためにも望まれる．

1 診 断

1999年にNC1ドメインを固相化したELISA試薬がわが国で保険適用検査となり，抗GBM疾患の血清学的診断が容易になった．RPGNにおいて，抗GBM抗体を証明できれば，抗GBM疾患の診断は確定する．抗GBM抗体が存在し，RPGNに肺胞出血を伴った場合をGoodpasture症候群と呼ぶことが一般的である．ELISAによる抗GBM抗体の検出は，感度65～100%，特異度95～100%といわれ，抗体量が少ない場合は，偽陰性となる場合がある．血清抗GBM抗体が陰性であっても，腎生検において蛍光抗体法（IgG）において糸球体係蹄壁に線状に染色される抗GBM抗体腎炎が報告されている．このため，抗GBM抗体の存在の有無を再度確認する必

表VI-13-1 半月体形成性糸球体腎炎の分類と特徴

一次性（腎に限局するもの）	
1. pauci-immune型	IgGや補体の沈着なし
2. 免疫複合体型	IgG顆粒状沈着
3. 抗GBM抗体型	IgG線状沈着
4. 混合型	
二次性（全身疾患に伴うもの）	
1. Goodpasture症候群	
2. Henoch-Schönlein紫斑病性腎炎	
3. ループス腎炎	
4. 全身性壊死性血管炎	
a．顕微鏡的多発動脈炎	小～細動脈の壊死性血管炎 高齢者発症が多い
b．アレルギー性肉芽腫性血管炎	喘息，好酸球増多，壊死性肉芽腫
c．Wegener肉芽腫症	中・小動脈の壊死性血管炎 上気道と肺の肉芽腫性病変
5. 溶連菌感染後急性糸球体腎炎	

（厚生労働省特定疾患進行性腎障害に関する調査研究班報告急速進行性腎炎症候群分科会：日腎会誌，53：509-555，2011より改変）

■ VI. 糸球体疾患

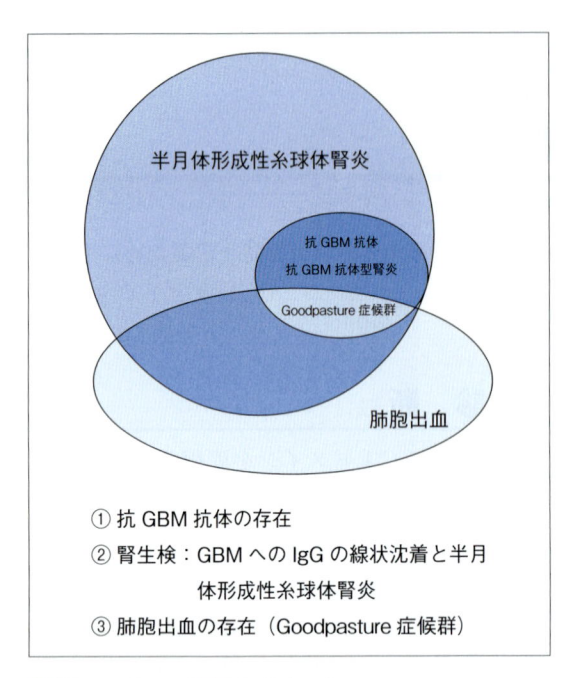

■ 図VI-13-1　診断のポイント

① 抗GBM抗体の存在
② 腎生検：GBMへのIgGの線状沈着と半月体形成性糸球体腎炎
③ 肺胞出血の存在（Goodpasture症候群）

■ 図VI-13-2　抗GBM抗体型RPGN症候群の治療指針

抗GBM抗体型RPGN症候群
↓
血漿交換療法
＋
経口副腎皮質ステロイド 40〜60 mg/日

※重症例でステロイドパルス療法
　メチルプレドニゾロン 500〜1,000 mg 数クール
　またはシクロホスファミド 1〜2 mg/kg/日

※高度腎機能障害があり，緩徐な進行を示す例など，症例によっては保存的治療を選択する

（松尾清一ほか：日腎会誌，53：509-555，2011 より改変）

要がある場合もある[1]．

腎生検所見では，光学顕微鏡上は半月体形成性糸球体腎炎を示すが，糸球体の巣状増殖性変化から半月体形成までさまざまな像を呈する．また，蛍光抗体染色では特徴的な係蹄壁に沿う線状のIgGの沈着を認める．半月体形成性糸球体腎炎の分類と特徴を表VI-13-1に示す．

肺胞出血あるいは間質性肺炎などの肺疾患に，RPGNを呈する症候群は，Goodpasture症候群以外に抗好中球細胞質抗体（ANCA）関連疾患〔顕微鏡的多発動脈炎・結節性多発動脈炎，Wegener肉芽腫症（GPA）〕や全身性エリテマトーデス（SLE）や悪性関節リウマチ（MRA），本態性クリオグロブリン血症を鑑別する必要がある．

診断のポイントとしては，① 抗GBM抗体の存在，② 腎生検にて，GBMへのIgGの線状沈着と半月体形成性糸球体腎炎，③ 肺胞出血の存在（Goodpasture症候群）があげられる（図VI-13-1）．

2 治療のポイント

治療の基本は，腎症の早期の段階で診断し，急速に抗GBM抗体を除去することにある．RPGN症候群の基本方針では，原疾患に対する治療として，血漿交換療法と免疫抑制療法（ステロイドパルス療法＋免疫抑制薬）の併用療法を原則とする．しかし，緩徐な腎機能悪化スピードを呈した高度腎障害例では，積極的な免疫抑制薬治療を行わず，保存的治療で対応する場合もある（図VI-13-2）[2]．

3 定義と概念

本症は，腎糸球体と肺胞の基底膜に対する自己抗体すなわち，抗GBM抗体による自己免疫性疾患であり，急速に進行する半月体形成性糸球体腎炎に肺胞出血などを合併する予後不良の疾患である．

1919年，Goodpastureは肺胞出血と増殖性糸球体腎炎を呈したインフルエンザ様疾患にて死亡した18歳男性の報告を初めて行っており[3]，1958年，StantonとTangeは同様の症状・経過を呈した21症例をまとめ，肺胞出血を伴うRPGNをGoodpasture症候群と命名した[4]．

本症は，抗GBM抗体が腎，肺組織へ結合することにより発生する．肺胞壁基底膜と腎GBMが抗GBM抗体に対して交差反応性を有していることから，腎糸球体と肺胞の障害が生じる．また，抗原は，基底膜を構成するIV型コラーゲンのNC1ドメインを構成するα3鎖にある．通常，抗原部位は表出していないが，ウイルス感染や有機溶媒，四塩化炭素吸入などの曝露により肺胞壁が障害されると自己抗体が産生され発症すると考えられている．肺胞出血主体で腎症状の軽度な症例や，逆にRPGNのみで肺胞症状を示さない症例なども存在する．

4 疫 学

抗GBM抗体による半月体形成性糸球体腎炎の発症は，欧米では腎生検施行例の3%以下と報告されている．わが国での発症率は，半月体形成性糸球体腎炎の10%程度（年間20〜30例程度）と推定され，欧米に比較して低いと考えられている．わが国では，ANCA関連RPGNは1993年以降急激に増加しているが，抗GBM抗体型は比較的，発表症例数の変動は少ない．

欧米では抗GBM抗体型RPGNは，比較的若年で腎機能障害の比較的軽度な症例が含まれるのに対し，2002〜2008年に報告された抗GBM抗体型腎炎患者のプロファイルによると，わが国では59.8±15.6歳と年齢が高い上，初診時の腎機能は血清Cr値の平均で6.54±5.24mg/dLと腎機能の高度低下例が大半である[5]．また，腎生検所見でも半月体形成率77.6±24.3%と高度の障害を呈している[6]．

5 病 態

1 基底膜の構造

生体組織の基底膜の主成分は，IV型コラーゲンから構成される．IV型コラーゲンは，α鎖からなる3つのサブユニットで構成され，三重らせん構造を持つ．現在，サブユニットはα1鎖からα6鎖までの6つ発見されている．α1鎖およびα2鎖は第13染色体，α3鎖およびα4鎖は第2染色体，α5鎖およびα6鎖はX染色体上に互いに隣接して存在する．α鎖のN末端側のGly-X-Yの繰り返し構造を持つ約1,400残基のコラーゲンドメインとなり，N端から7S，中央らせん域（TH），C末端側の約230残基のNC1ドメイン non-collagenous 1 domain (NC 1 domain) の3領域に分けられる（図VI-13-3）．

通常は，GBMはIV型コラーゲン，ラミニン，ヘパラン硫酸プロテオグリカンなどで主に構成される．

GBMのIV型コラーゲンはα1鎖-α1鎖-α2鎖とα3鎖-α4鎖-α5鎖のサブユニットから構成される三重らせん構造（protomer）からなる．protomerはC末端でNC1同士がNC1-to-NC1のdimer（二量体）を形成し，N末端では4つのprotomerがtail-to-tailのtetramer（四量体）を

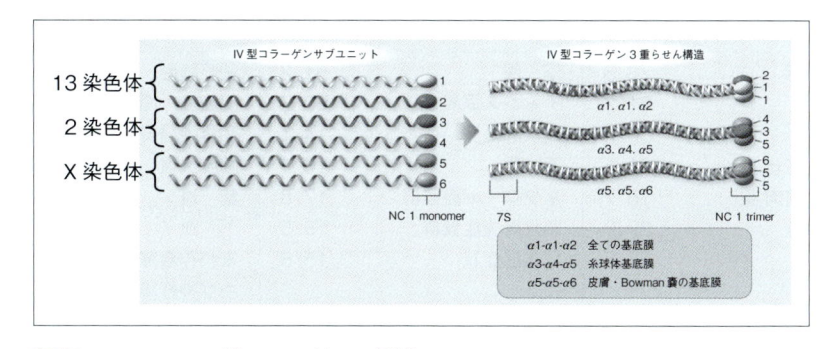

■ 図VI-13-3 IV型コラーゲンの構造
(Scott J, et al.: Type IV collagen: A network for development, differentiation, and disease. Advances in Developmental Biology, 15: 1-64, 2005. より改変)

■ VI. 糸球体疾患

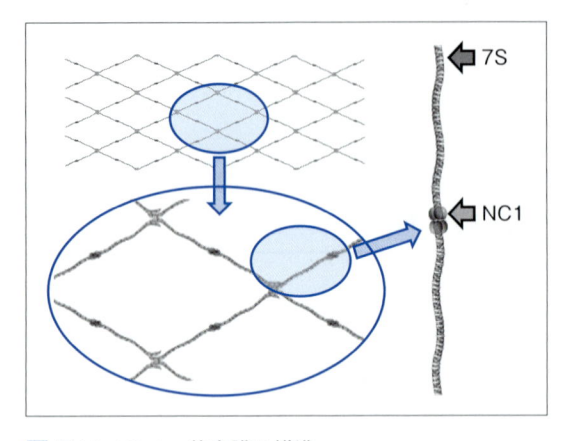

■ 図 VI-13-4　基底膜の構造
（松尾清一ほか：医学のあゆみ，171：530-534，1994 より改変）

形成することで，網目状の立体構造を構成する（図 VI-13-4）[7]．

2 抗 GBM 抗体

抗 GBM 抗体は IgG クラスが主体であるが，IgA や IgM クラスも関与する場合がある．また，エピトープはIV型コラーゲンの α3 鎖の NC 1 ドメインにある．

抗 GBM 抗体が産生される機序として，通常は露出していない NC 1 ドメインが，インフルエンザウイルス感染や炭化水素，C1，有機溶媒，喫煙などの外因性物質に曝露することにより抗原が提示され免疫反応が生じる[8,9]．また，遺伝的素因として HLA-DR 15 および DR 4 を有する患者においてリスクが増加する．一方，HLA-DR 7 およびDR 1 を有する患者においてはリスクが低下するとの報告がある[10]．

また，本疾患の患者のT細胞が α3 鎖の NC 1 ドメインと反応することがわかり，自己反応性T細胞が本疾患の進行に関与していると考えられている．

6 症　状

本症出現前に上気道感染やインフルエンザ様症状を示す例もあるが，必発ではない．初発症状は，炎症に伴う全身倦怠感，易疲労感，発熱，脱力，食欲不振，体重減少などの非特異的な症状が先行し，検診などで発見される場合もある．その後，腎症状（乏尿，無尿，血尿，浮腫，急速進行性腎機能障害），肺症状（咳嗽，喀痰，血痰，労作性呼吸困難）が出現することが多い．RPGN における臨床症状を表 VI-13-2 に示す．

7 検査（病理）

初期の臨床所見では，血尿や蛋白尿を呈する．尿沈渣では赤血球円柱や変形赤血球を認める．血液検査では，白血球増加，血小板増加，CRP の上昇，赤沈の亢進など炎症に伴う所見が認められる．また，腎機能については，初発時から腎機能障害を呈している症例も多い．蛋白尿や血尿のみで，腎機能障害を認めない症例もあるが，急速に

■ 表 VI-13-2　RPGN 症候群における初発症状

前駆症状 （%）		腎症状・尿所見 （%）		腎外症状 （%）	
全身倦怠感	73.6	浮　腫	51.2	肺野陰影	42.4
発　熱	51.2	チャンス尿異常	60.7	関節痛・関節炎	12.7
食思不振	60.2	肉眼的血尿	14.1	間質性肺炎	24.5
上気道炎症状	33.5	乏　尿	16.4	肺胞出血	10.4
関節痛・筋肉痛	18.7	ネフローゼ症候群	17.8	紫　斑	11.6
悪心・嘔吐	29.0	急性腎炎症候群	18.5	下　血	4.0
体重減少	33.5	尿毒症症状	15.8	末梢神経障害	11.1
				中枢神経障害	4.6
				心疾患	10.4
				紅　斑	4.6

（厚生労働省特定疾患進行性腎障害に関する調査研究班報告急速進行性腎炎症候群分科会：日腎会誌，53：p.509-555，2011 より改変）

腎機能障害が進行することが多い．末期には腎不全悪化のために高 Na 血症や高 K 血症などを呈する．

血中より抗 GBM 抗体の存在を証明する．約 10〜38％では，抗 GBM 抗体とともに ANCA（主に MPO-ANCA）が陽性になる．

1 腎生検所見

光学顕微鏡所見：半月体形成を主体とする巣状分節性増殖性糸球体腎炎を呈する．初期の半月体は，上皮細胞の増殖と T リンパ球，単球，多核球の浸潤を認める細胞性半月体を呈する．一方，陳旧性半月体は，大部分は，線維芽細胞様の紡錘細胞により構成され，まれに白血球浸潤を認める．

全周性半月体形成を認める場合もあり，壊死性病変やフィブリノイドの析出を認める．PAM 染色では，GBM や Bowman 嚢基底膜の一部の断裂や破壊像を認める場合がある（図 VI-13-5）．

蛍光顕微鏡所見：GBM に沿って IgG の線状沈着を認める（図 VI-13-6）．

電子顕微鏡所見：GBM の断裂，融解，上皮細胞の剥離，内皮細胞腔の拡大，好中球や単核球浸潤が認められる．一般的には，electron dense deposit は認められない（図 VI-13-7）．

8 治療

抗 GBM 抗体型 RPGN 症候群の治療指針を図 VI-13-2 に示す[2]．

抗 GBM 抗体型 RPGN の治療に際し，最も重要なことは，腎機能障害の軽度なうちに，しかも糸球体の半月体形成率の低い段階での早期発見および積極的な治療である．

早期発見症例に対しては積極的な血漿交換療法と免疫抑制療法が基本となる．なお，わが国では，RPGN に対する血漿交換療法は，ループス腎炎に伴う RPGN に対してのみ保険適用がある．

血漿交換は連日もしくは隔日で 2〜3 週間，もしくは抗 GBM 抗体が陰性化するまでが目安となる．副腎皮質ステロイドに関しては，経口副腎皮

半月体形成性糸球体腎炎

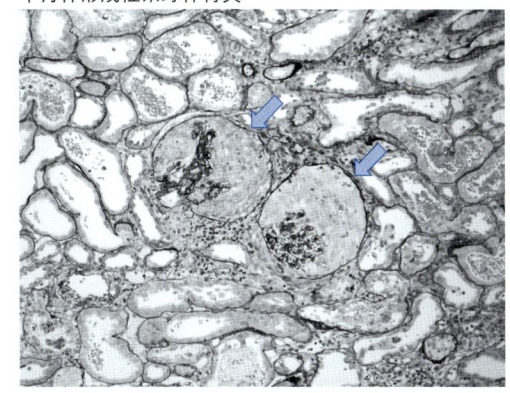

■ 図 VI-13-5　光学顕微鏡所見

半月体形成性糸球体腎炎におけるリニアパターンの IgG 沈着

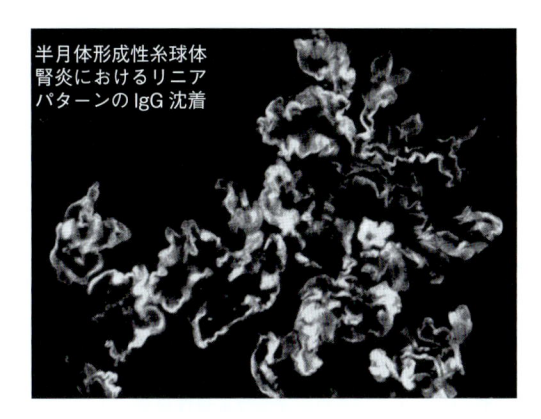

■ 図 VI-13-6　蛍光顕微鏡所見（IgG）

半月体形成性糸球体腎炎における GBM の途絶

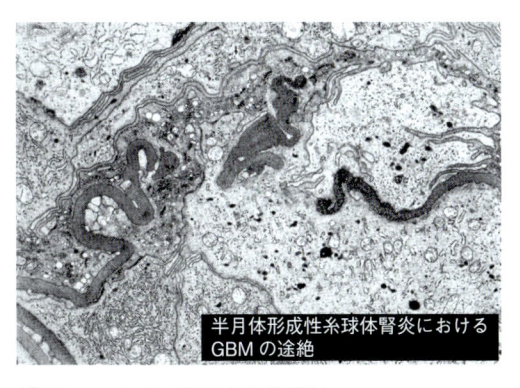

■ 図 VI-13-7　電子顕微鏡所見

質ステロイド（40〜60 mg/日）を投与し，経過をみながら投与量を漸減する．重度例に対しては，ステロイドパルス療法（MP500〜1,000 mg/日，3 日間静注）を数クール施行する．免疫抑制薬に関しては，経口副腎皮質ステロイドのみでは効果が不十分ないしは副腎皮質ステロイド投与量

■ VI. 糸球体疾患

の漸減困難な症例では，免疫抑制薬（CPA1～2 mg/kg/日）の併用を行う．腎機能低下例にはCPAの併用は施行せず，抗GBM抗体価をモニターしながら，ステロイドパルス療法および副腎皮質ステロイドの内服治療にとどめるべきとされている．

肺胞出血あるいは腎機能増悪例ではステロイドパルス療法（MP500～1,000 mg/日，3日間静注）と強力な血漿交換（2～3 L/日）および免疫抑制薬投与を行う．また，ヘパリンによる抗凝固療法は新鮮な肺胞出血があるときには禁忌であるが，それ以外の場合では腎機能の保全を目的として行われる．

後療法は，経口副腎皮質ステロイド（0.6～

■ 表 VI-13-3　RPGN症候群の臨床病型と頻度

	1998年以前 症例数	%	1999～2001年 症例数	%	2002年以降 症例数	%	全体 症例数	%
一次性								
半月体形成性糸球体腎炎								
抗GBM抗体型半月体形成性腎炎	39	4.4	20	6.2	22	3.9	81	4.6
免疫複合体型半月体形成性糸球体腎炎	26	2.9	3	0.9	6	1.1	35	2
Pauci-immune型半月体形成性糸球体腎炎	345	39	151	47	249	43.9	745	42
混合型半月体形成性糸球体腎炎	19	2.1	5	1.6	7	1.2	31	1.7
分類不能な一次性半月体形成性糸球体腎炎	14	1.6	2	0.6	12	2.1	28	1.6
半月体形成を伴う糸球体腎炎								
膜性増殖性糸球体腎炎	9	1	2	0.6	4	0.7	15	0.8
膜性腎症	2	0.2	2	0.6	1	0.2	5	0.3
IgA腎症	25	2.8	9	2.8	9	1.6	43	2.4
非IgA型メサンギウム増殖性糸球体腎炎	4	0.5	2	0.6	2	0.4	8	0.5
その他の一次性糸球体腎炎	2	0.2	0	0	1	0.2	3	0.2
全身性								
Goodpasture症候群	14	1.6	5	1.6	8	1.4	27	1.5
全身性エリテマトーデス	50	5.7	5	1.6	11	1.9	66	3.7
Wegener肉芽腫症	23	2.6	9	2.8	14	2.5	46	2.6
顕微鏡的多発血管炎	157	17.8	58	18.1	129	22.8	344	19.4
その他の壊死性血管炎	6	0.7	5	1.6	4	0.7	15	0.8
紫斑病性腎炎	18	2	5	1.6	13	2.3	36	2
クリオグロブリン血症	5	0.6	3	0.9	4	0.7	12	0.7
関節リウマチ	18	2	2	0.6	4	0.7	24	1.4
悪性腫瘍	2	0.2	1	0.3	0	0	3	0.2
その他の全身性疾患	22	2.5	9	2.8	9	1.6	40	2.3
感染症								
溶連菌感染後糸球体腎炎	8	0.9	2	0.6	0	0	10	0.6
感染性心内膜炎，シャント腎炎	1	0.1	2	0.6	3	0.5	6	0.3
C型肝炎ウイルス	1	0.1	1	0.3	0	0	2	0.1
その他	13	1.5	2	0.6	5	0.9	20	1.1
薬剤性	7	0.8	1	0.3	2	0.4	10	0.6
その他	7	0.8	1	0.3	9	1.6	17	1
不明	47	5.3	14	4.4	39	6.9	100	5.6
全体	884	100	321	100	567	100	1,772	100

GBM：glomerular basement membrane
（厚生労働省特定疾患進行性腎障害に関する調査研究班報告急速進行性腎炎症候群分科会：日腎会誌，53：p.509-555, 2011 より改変）

1.0 mg/kg/日）とし，3ヵ月をめどにCPAの併用を行う．治療効果が得られればステロイドは減量し，抗GBM抗体の産生が6〜9ヵ月で自然に収まるため，低用量のステロイドや毒性の低いアザチオプリンを維持療法として使用する．

寛解後の抗GBM抗体型RPGNの再発・再燃は非常にまれである．再発時の治療は，初期治療と同等で，ステロイドパルス療法を中心に，血漿交換療法やCPAの併用を検討する．

感染症として，細菌，真菌，HZV，ニューモシスチス感染などの報告が多く，特にリンパ球減少時には，ニューモシスチス感染は生存率を大きく左右する．免疫抑制療法中の日和見感染予防にはST合剤（バクタ®2錠/回，週3回）の投与が推奨される．また，抗真菌薬の予防投与も考慮される．

9 予後

これまでの抗GBM抗体型RPGNに対する治療報告に関する報告が行われている（表VI-13-4）．

無治療での死亡率は75〜90%と高く，1970年代には腎摘出やさまざまな程度の免疫抑制薬の投

表VI-13-4 抗GBM抗体型RPGNに対する治療報告

著者	年	研究方法	症例数	治療方法	肺胞出血(%)	1年生存率(%)	1年腎生存率(%)	Evidence level
Benoit FL, et al	1964	症例集積	52	なし	100	4	2	3
Proskey AJ, et al	1970	症例集積	56	免疫抑制薬	100	77	23	3
Wilson CB, Dixon FJ	1973	症例集積	53	免疫抑制薬	60	53	13	3
Beirne GJ, et al	1977	症例集積	29	免疫抑制薬	54	42	17	3
Teague CA, et al	1978	症例集積	29	免疫抑制薬+血漿交換	100	64	31	3
Briggs WA, et al	1979	症例集積	18	免疫抑制薬	61	84	22	3
Peters DK, et al	1982	症例集積	41	免疫抑制薬+血漿交換	56	76	39	3
Simpson JJ, et al	1982	非ランダム化比較試験	8	なし	100	75	25	2A
			4	免疫抑制薬	100	100	50	
			8	免疫抑制薬+血漿交換	100	88	63	
Walker RG, et al	1985	症例集積	22	免疫抑制薬+血漿交換	62	59	45	3
Johnson JP, et al	1985	非ランダム化比較試験	9	経口副腎皮質ステロイド+CPA	不明	89	22	1B
			8	経口副腎皮質ステロイド+CPA+血漿交換	不明	100	75	
Savage CO, et al	1986	症例集積	108	免疫抑制薬+血漿交換	52	78	20	3
Herody M, et al	1993	症例集積	29	経口副腎皮質ステロイド+CPA+AZ	50	93	41	3
Merkel F, et al	1994	症例集積	35	経口副腎皮質ステロイド+CPA+血漿交換	57	89	29	3
Daly C, et al	1996	症例集積	40	免疫抑制薬+血漿交換	67	不明	20	3
Li FK, et al	2004	症例集積	10	免疫抑制薬+血漿交換	40	70	15	3
Cui Z, et al	2005	症例集積	97	免疫抑制薬+血漿交換	58	92	22	3

CPA：シクロホスファミド，AZ：アザチオプリン
（厚生労働省特定疾患進行性腎障害に関する調査研究班報告急速進行性腎炎症候群分科会：日腎会誌，53：p.509-555，2011より改変）

与も行われたが,患者の47%が1年以内に死亡し,生存例でも40%が腎死に至り,きわめて予後不良であった.その後,副腎皮質ステロイドやCPAなどの免疫抑制療法が行われ,さらに血漿交換療法も行われた結果,治療成績の向上をみている(表VI-13-4).特に肺胞出血の合併症例に対しては,血漿交換療法やステロイドパルス療法の施行により肺胞出血は速やかに消失することが多く,本疾患の生命予後は著明に改善した.しかし,RPGNの死亡原因としては55.9%の患者が感染症によるものである.また肺,呼吸器系の合併症による死亡例も多く,注意が必要である(表VI-13-5).

抗GBM抗体型RPGNでは,1999年に抗GBM抗体検査が保険収載され,早期発見早期治療が可能になり,生命予後の若干の改善は認めるものの,腎予後はいまだきわめて不良である.治療開始時無尿例,腎機能低下例(血清Cr値6 mg/dL以上),腎生検所見での半月体形成率50%以上の症例では,腎機能の改善は困難であり,副腎皮質ステロイドとCPAの併用は血漿交換療法の施行の有無にかかわらず,感染症などの日和見感染のリスクを高め,生命予後不良となる.しかしこのような症例のなかでも,発症からの期間が短く病理組織学的にも線維性半月体や間質の線維化が軽度であれば腎機能の改善を認める場合もあるため,腎生検を施行して治療適応の是非を確認することが望ましい.

また,腎症状は大部分の症例において進行性であり数週間から数ヵ月のうちに腎不全に移行し,腎生存率は6ヵ月時点で20〜54.5%との報告もあるが,2002年以降に治療したC期の血清Cr値6 mg/dL以上の症例では血漿交換療法が積極的に実施されており,生命予後に有意差はないものの腎機能の改善する症例がみられている(表VI-13-6).

10 Perspective

わが国では,諸外国と比較し,抗GBM抗体型

表VI-13-5 RPGN症候群における死因

	1998年以前		1999〜2001年		2002年以降	
対象患者数(人)	884		321		568	
死亡患者総数(人)(%)	351	39.71	110	34.27	102	17.96
平均経過観察期間(月)	59.4		36.8		17.5	
感染症(人)(%)	169	48.10	42	38.20	57	55.90
播種性血管内凝固症候群(人)(%)	57	16.20	18	16.40	16	15.70
呼吸不全(人)(%)	102	29.10	27	24.50	25	24.50
感染性肺炎(人)(%)	109	31.10	20	18.20	28	27.50
原疾患に伴う肺病変(人)(%)	32	9.10	5	4.50	4	3.90
間質性肺炎(人)(%)	37	10.50	16	14.50	20	19.60
肺胞出血(人)(%)	48	13.70	8	7.30	12	11.80
脳出血(人)(%)	18	5.10	5	4.50	4	3.90
クモ膜下出血(人)(%)	4	1.10	1	0.90	2	2.00
うっ血性心不全(人)(%)	35	10.00	14	12.70	6	5.90
急性心筋梗塞(人)(%)	3	0.90	6	5.50	1	1.00
消化管出血(人)(%)	33	9.40	15	13.60	7	6.90
多臓器不全(人)(%)	36	10.30	17	15.50	12	11.80
その他(人)(%)	17	4.80	27	24.50	16	15.70

(厚生労働省特定疾患進行性腎障害に関する調査研究班報告急速進行性腎炎症候群分科会:日腎会誌,53:p.509-555, 2011より改変)

表 VI-13-6　抗 GBM 抗体型 RPGN の治療

治療開始時の 血清 Cr 値	治療法		症例数	血漿交換 療法あり	生存率（%）		腎生存率（%）	
					6ヵ月	12ヵ月	6ヵ月	12ヵ月
6 mg/dL 未満	1998 年以前	免疫抑制薬使用なし	0					
		免疫抑制薬使用あり	12	7	83.3	83.3	58.3	58.3
	1999〜2001 年	免疫抑制薬使用なし	1	1			0	0
		免疫抑制薬使用あり	9	5	85.7	85.7	66.7	66.7
	2002 年以降	免疫抑制薬使用なし	2	0			50	50
		免疫抑制薬使用あり	10	3	66.7	66.7	80	80
6 mg/dL 以上	1998 年以前	免疫抑制薬使用なし	5	6	66.6	66.6	20	20
		免疫抑制薬使用あり	24	14	93.8	87.5	54.5	45.5
	1999〜2001 年	免疫抑制薬使用なし	2	1	50	50	0	0
		免疫抑制薬使用あり	11	5	85.7	85.7	54.5	54.5
	2002 年以降	免疫抑制薬使用なし	3	0	100	100	0	0
		免疫抑制薬使用あり	11	10	50	40	50	50

（松尾清一ほか：日腎会誌，53：p.509-555, 2011 より改変）

腎炎は頻度の少ないまれな疾患である．腎症が進行した場合の予後は悪く，早期の診断が必要となる．

臨床的に病勢がコントロールされると，その後の再燃は少ないとされており，抗 GBM 抗体の吸着や，ヘルパー T 細胞の CD28-B7 共刺激経路をブロックすることにより半月体形成性糸球体腎炎の進展抑制を行う試みがなされている．また，CPA を中心とした免疫抑制療法では，感染症に伴う死亡が多く，感染症などの合併症や総投与量を減らし，十分な臨床効果が得られる治療法として，CPA 間欠静注療法やミコフェノール酸モフェチル等の検討が行われている．

抗 GBM 抗体に対する血漿交換療法は保険適用の問題もあり，実施率が低いこともわかっており，今後，わが国における治療実績および治療効果を示すエビデンスを確立する必要がある．RPGN を認めたときは本症例を念頭に置き，疑わしい場合は，抗 GBM 抗体の検索と腎生検による腎炎の評価を行い，早期治療が望まれる．

〔島　芳憲〕

《文　献》

1) 有村義宏：半月体形成性糸球体腎炎．腎と透析，62：38-40, 2007.
2) 松尾清一ほか：急速進行性腎炎症候群の診療指針 第2版．日腎会誌，53：509-555, 2011.
3) Goodpasture EW : The Significance of Certain Pulmonary Lesions in Relation To the Etiology of Influenza. Am J Med Sci, 158 : 863-870, 1919.
4) Stanton MC, et al. : Goodpasture's syndrome (pulmonary haemorrhage associated with glomerulonephritis). Australas Ann Med, 7 : 132-144, 1958.
5) 清水芳男ほか：抗糸球体基底膜抗体型腎炎　治療法とアウトカムの検討．Nephrology Frontier, 8：203-211, 2009.
6) 小山哲夫ほか：RPGN の早期発見・早期治療に関する研究—指針・治療法の試案—．厚生省特定疾患進行性腎障害調査研究班 平成11年度研究業績：66-88, 2000.
7) 松尾清一ほか：糸球体基底膜と糸球体腎炎．医学のあゆみ，171：530-534, 1994.
8) Brenner BM : Brenner & Rector's The Kidney. 8th ed. 2008, Anonymous
9) 杉本恒明：内科学 第9版，矢崎義雄 編，p.120-1241, 朝倉書店，2007.
10) Fisher M, et al. : Susceptibility to anti-glomerular basement membrane disease is strongly associated with HLA-DRB1 genes. Kidney Int, 51 : 222-229, 1997.

■ VI. 糸球体疾患

14 感染に伴う糸球体疾患（MRSA，細菌感染，ウイルス：肝炎ウイルスやHIV，その他）

　細菌，ウイルス，真菌，寄生虫を含むさまざまな感染症は糸球体疾患を発症することがある．感染症に関連する糸球体疾患の多くは，免疫複合体型糸球体腎炎を呈することが知られており，代表的な感染症とその腎病理組織所見の関連性を表VI-14-1 に示した．発展途上国や熱帯地域など疫学的特徴を持つのもこの疾患群の特徴であり，諸外国の教科書に出てくるすべての糸球体疾患が必ずしもわが国の腎臓専門医の対象疾患というわけではない．

　感染症関連糸球体疾患の多くは，感染生物由来の外来抗原とそれに対する抗体との免疫複合体形成や，ウイルスの糸球体構成細胞への直接感染など，ある程度共通した機序により発症する．特に免疫学的発症機構の場合，感染症自体の罹患時期や罹病期間とも密接な関連性を持つ．B型肝炎ウイルス hepatitis B virus（HBV）を例にとると，急性B型肝炎では血清病腎炎モデル様の急性メサンギウム増殖性糸球体腎炎を呈し糸球体腎炎は自然寛解する．一方，HBVキャリアでは小児は膜性腎症，成人は膜性腎症あるいは膜性増殖性糸球体腎炎といった慢性糸球体腎炎像を呈する．

　本項では，代表的な細菌感染症関連糸球体腎炎として，メチシリン耐性黄色ブドウ球菌（MRSA）関連腎炎，感染性心内膜炎に伴う糸球体腎炎を，ウイルス感染症関連糸球体腎炎として，HBV関連糸球体腎炎，ヒト免疫不全ウイルス（HIV）関連腎症を取り上げる．C型肝炎ウイルス（HCV）関連糸球体腎炎に関しては，P.455のコラム「クリオグロブリン血症」を参照されたい．

1 細菌感染に伴う糸球体腎炎

1 MRSA 関連腎炎

❶ 診断（診断基準）

　持続する MRSA 感染症に腎障害を併発した際に，MRSA 関連腎炎を疑い，可能なら腎生検により病理組織学的診断を行う．MRSA 感染後，多くの症例で10週以内（平均5.4週）に発症する[1]．臨床症候はネフローゼレベルの蛋白尿を伴う急速進行性糸球体腎炎（RPGN）を呈することが多い．典型的な腎病理組織所見はIgA沈着型のびまん性増殖性腎炎である．MRSA 感染症の改善に呼応する腎障害の改善の確認が確定診断となる．

❷ 治療のポイント

　糖尿病，肝硬変などの基礎疾患を有する悪性腫瘍の術後に，その術後合併症としての各種MRSA 感染症（腹腔内膿瘍，術後肺炎など）を呈している症例がほとんどである．これら難治性MRSA 感染症の鎮静化が腎炎治療の中心となる．

❸ 定義と概念

　1995年に Koyama らは，MRSA 感染中または感染後に，ネフローゼレベルの蛋白尿を伴い急速進行性に腎機能低下を呈する，感染後腎炎を報告した[1]．その後，同様の報告が散見されるに至り，これらの腎炎は MRSA 関連腎炎と呼称されている．MRSA 関連腎炎における高 IgA 血症や腎病理組織所見における IgA の糸球体内沈着から，本症は紫斑病性腎炎と並び IgA 関連腎炎の1つとみなし得る．また，その発症にスーパー抗原としての MRSA の外毒素（staphylococcal enterotoxins；SEs）の関与が示唆され，この新しい腎炎をスーパー抗原関連腎炎（SARN）とも呼ぶことを提唱している．

14. 感染に伴う糸球体疾患

表VI-14-1 感染症に伴う糸球体疾患典型例の臨床および病理組織学的特徴

感染症	感染期間	臨床症候群	免疫学的特徴	病理組織	治療	わが国での発症数の動向
細菌						
MRSA関連腎炎	10週以内	RPGN NS	スーパー抗原	びまん性増殖性腎炎 半月体形成性糸球体腎炎 IgAの優位な沈着	抗MRSA薬	減少傾向にある
感染性心内膜炎に伴う糸球体腎炎	緑色レンサ球菌：亜急性 黄色ブドウ球菌：急性	RPGN CGN NS	低補体血症 (classical pathway活性化) クリオグロブリン血症 時にPR3-ANCA陽性	巣状壊死性糸球体腎炎 びまん性管内増殖性糸球体腎炎 膜性増殖性糸球体腎炎Ⅰ型	抗菌薬	一定数の発症あり
シャント腎炎 (水頭症治療：脳室-心房シャント)	表皮ブドウ球菌他：慢性	CGN NS	低補体血症 (classical pathway活性化) クリオグロブリン血症 時にPR3-ANCA陽性	膜性増殖性糸球体腎炎Ⅰ型	抗菌薬 シャント抜去	まれである
溶連菌感染後急性糸球体腎炎	A群β溶血レンサ球菌：数週間	AGN	低補体血症 (alternative pathway活性化) ASO, ASK高値	管内増殖性糸球体腎炎	抗菌薬 保存的療法	最もポピュラーである 減少傾向にある
ウイルス						
HBV関連糸球体腎炎	慢性	CGN NS	低補体血症 (classical pathway活性化)	膜性腎症 膜性増殖性糸球体腎炎Ⅰ型	抗HBV療法 副腎皮質ステロイド	減少傾向にある
HCV関連糸球体腎炎	慢性	CGN NS	混合型クリオグロブリン血症 低補体血症 (classical pathway活性化)	膜性増殖性糸球体腎炎Ⅰ型	抗HCV療法 副腎皮質ステロイド 抗CD20モノクローナル抗体	不変
HIV関連腎症	慢性 (感染症後期)	CGN NS		巣状糸球体硬化症 (collapsing variant)	HAART療法 副腎皮質ステロイド RAS阻害薬	まれである
その他						
梅毒関連糸球体腎炎	慢性	CGN NS		膜性腎症	抗菌薬	減少傾向にある

RPGN：急速進行性糸球体腎炎, NS：ネフローゼ症候群, CGN：慢性糸球体腎炎, AGN：急性糸球体腎炎

■ VI. 糸球体疾患

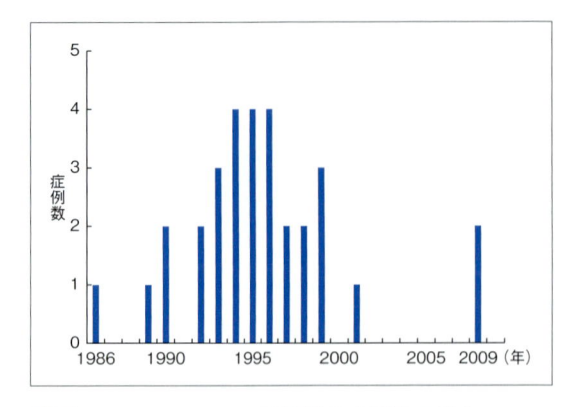

■ 図VI-14-1　MRSA関連腎炎症例数の動向
　　　　　　（筑波大学腎臓内科グループ腎生検例）
（Usui J, et al.: Clin Exp Nephrol, 15：184-186, 2011 より）

しかし，MRSA以外の黄色ブドウ球菌関連腎炎，MRSAを含む黄色ブドウ球菌関連紫斑病性腎炎などとの鑑別診断は必ずしも容易ではない．現時点では黄色ブドウ球菌感染症関連腎炎と包括するのが妥当かもしれない．腎生検が実施できない場合には，前述の疾患を含め，感染症関連クリオグロブリン血症に伴う糸球体疾患や感染症関連尿細管間質性腎炎などとの臨床上の鑑別診断が容易ではないこともしばしばである．

❹ 疫　学

近年，複数のMRSA治療薬が開発，販売され，MRSAの治療は進歩し，長期感染症例は減少している可能性がある．筑波大学腎臓内科グループで腎生検（ネクロプシー，剖検腎含む）により診断されたMRSA関連腎炎は，1986年より2009年12月までの時点で31症例である（図VI-14-1）[2]．腎生検実施症例に限った考察ではあるが，その大半の症例は1996年以前に発症しており，2000年以降の発症は数症例のみと近年のMRSA感染症への徹底した各施設での対策に伴い，明らかに発症数は減少傾向にあることが推察される．この疫学結果は，先進諸国での減少が報告されている溶連菌感染後急性糸球体腎炎（PSAGN）などと同様，MRSA関連腎炎も，遷延する深部膿瘍などの感染症制御の有効性を示唆するものである．

❺ 病　態

1989年にWhiteらは，各種細菌が産生する外毒素の一部で，ごく微量で短時間のうちに莫大な数のT細胞をある選択性をもって活性化する能力を持ったスーパー抗原と呼ばれる外毒素が存在することを報告した[3]．本抗原に特異性を有するT細胞を活性化し，かつ間接的にB細胞を活性化することにより，自己免疫性疾患，炎症性疾患，各種感染症の発症に関与している．通常の抗原認識と異なり，スーパー抗原は，抗原提示細胞 antigen presenting cell（APC）によりプロセシングされず，APC上に表現される主要組織適合遺伝子複合体 major histocompatibility complex（MHC）クラスII分子のα鎖，β鎖複合体の通常の抗原ペプチド提示溝とは異なる外側部に直接結合する．T細胞側は，T細胞受容体Vβ領域（TCR-Vβ region）エレメントの外側部を介して結合する．すなわち，①APCによる抗原の取り込みやプロセシングを必要としない，②MHC拘束性がない，③特定のVβを有するすべてのT細胞を活性化するため，きわめて多くのT細胞が一挙に活性化されることになる．MRSAの産生する外毒素がスーパー抗原としてT細胞を活性化し，サイトカインの過剰な産生・放出により，T細胞のみならずB細胞をも活性化し，IgG，IgAのポリクローナルな過剰産生をもたらす結果，免疫複合体の形成を生じ，本症が惹起されるものと推察されている．

❻ 症　状

腎臨床症候は，自験例26例の解析によると，急速進行性腎炎症候群かつネフローゼ症候群を呈する場合が過半数を占め（54%），ほかはネフローゼ症候群19%，急性腎炎症候群15%，急速進行性腎炎症候群12%であった．腎障害は発症時すでに高度の腎機能障害に進行している症例も少なくなく，乏尿・無尿，浮腫，高血圧などを認める．末期腎不全に至っている場合には，尿毒症症状を呈する．

アナフィラクトイド紫斑が約3割で認められる．また，基礎疾患および感染症に起因する各種

症状がみられる.

❼ 検査（病理）

尿検査では，ほぼ全症例で顕微鏡的血尿を認め，時に肉眼的血尿を呈する場合がある．ネフローゼレベルを含めて種々の程度の蛋白尿がみられ，低蛋白血症による浮腫を呈する場合も少なくない．また，尿沈渣にて赤血球円柱のみならず，白血球円柱，顆粒円柱や蝋様円柱などの各種円柱が認められることが多い．

血液検査では，炎症反応として，白血球数増加，血小板数増加，赤沈の亢進，血清 CRP 高値がみられる．低蛋白・アルブミン血症を伴う進行性腎機能低下（BUN 高値，血清 Cr 高値）を認めることが多い．

免疫学的検査では，血清 IgG・IgA 値高値（ポリクローナル），IgG 型・IgA 型免疫複合体高値がみられるものの，血清補体価正常ないし軽度上昇，リウマトイド因子，抗核抗体，抗 DNA 抗体，抗好中球細胞質抗体，クリオグロブリンは陰性である．

末梢血リンパ球サブセットでは，活性型 CD4 陽性リンパ球の増加が認められ，TCR-Vβ region のうち，TCR-Vβ5.1, 6.7, 8 family 陽性細胞の割合が高率である．血清サイトカインでは，IFN-γ，TNF-α，IL-1β，IL-2，IL-6，IL-8，IL-10 などが高値である．

細菌学的検査では，MRSA の菌種はコアグラーゼ II 型である．産生される毒素は主として SE-C，SE-A，toxic shock syndrome toxin-1（TSST-1）である．

腎病理組織所見は，光学顕微鏡所見では，糸球体病変としては，半月体形成を伴うびまん性メサンギウム増殖または管内増殖性糸球体腎炎の像を呈する（図 VI-14-2）．尿細管・間質では，高頻度に間質炎（炎症細胞浸潤を伴う間質浮腫）および尿細管炎が観察される．血管炎はみられない．

蛍光抗体法では，IgA がメサンギウム領域に陽性となると同時に（図 VI-14-3），末梢係蹄壁への沈着を認める．その他，IgG，C3 が同様に陽性となることが多い．腎組織内に外毒素 SEs の局在は確認されていない．

電子顕微鏡所見は，7 例の自験例の解析では，メサンギウム領域（89%）を中心に，糸球体基底膜内皮下（78%）や上皮下（56%）にも高電子密度沈着物が観察される．種々の程度の糸球体基底膜障害を伴っていることが多い．

アナフィラクトイド紫斑の皮膚生検は，自験例 5 例の光学顕微鏡所見では，白血球破砕血管炎 leukoclastic vasculitis が観察される．免疫染色所見では，血管壁に IgA 沈着陽性である．

❽ 治　療

抗 MRSA 抗菌薬投与が治療の基本である．バンコマイシン，アルベカシン，テイコプラニン，リネゾリドなどを腎機能に応じた投与量に調節し使用する．副腎皮質ステロイドや免疫抑制薬の投与は MRSA 感染症のコントロールを悪化させる

■ 図 VI-14-2　MRSA 関連腎炎剖検例，腎生検光学顕微鏡所見（PAM 染色，×100）
びまん性に半月体形成，巣状に係蹄壊死や管内増殖が観察される．

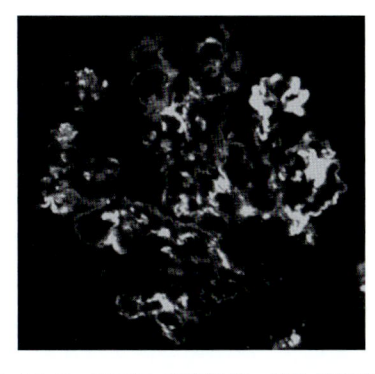

■ 図 VI-14-3　MRSA 関連腎炎，腎生検蛍光抗体直接法（抗 IgA 染色，×200）
メサンギウム領域および一部係蹄に陽性像がみられる．

■ VI. 糸球体疾患

可能性があり，その使用には熟慮する必要がある．基本的に，MRSA 感染症の陰性化が確認されていない場合はその投与は禁忌である．

❾ 予　後

約 20% の症例が末期腎不全に至っており，その場合は透析療法を施行する．

2 感染性心内膜炎に伴う糸球体腎炎

感染性心内膜炎に合併する腎障害として，免疫複合体型糸球体腎炎，敗血症を伴う腎梗塞，腎皮質壊死，腎膿瘍，尿細管間質性腎炎，薬剤性腎障害があり，これらが単独ではなく併発していることもしばしばである．免疫複合体型糸球体腎炎の発症に関して，緑色レンサ球菌による心内膜炎では，急性心内膜炎への合併はまれであり，その多くは亜急性心内膜炎の場合に糸球体腎炎を発症する．しかし，近年増加傾向にある黄色ブドウ球菌では亜急性心内膜炎以外に急性心内膜炎にも糸球体腎炎を発症する．また，近年免疫複合体型糸球体腎炎は減少し，pauci-immune 型の血管炎による糸球体疾患が増加しているとの報告がある[5]．ここでは古典的な免疫複合体型糸球体腎炎の特徴を述べる．

血液検査では，低補体血症（CH50, C3, C4 の低下）がみられ，免疫複合体の過剰形成がその発症に関与している可能性が示唆されている．その他，リウマチ因子高値を伴う III 型クリオグロブリン血症，前述のスーパー抗原の関与が示唆されている．また，プロテアーゼ 3-抗好中球細胞質抗体（PR 3-ANCA）が陽性となることがある．

腎臨床症候は，顕微鏡的血尿と軽度蛋白尿を呈することが多く，しばしば腎機能低下を伴う．時に急速進行性腎炎症候群やネフローゼ症候群を呈することがある．

腎病理組織所見は，光学顕微鏡所見では，急性心内膜炎の場合，管内増殖性糸球体腎炎を呈し（図 VI-14-4），亜急性心内膜炎の場合，巣状壊死性糸球体腎炎，膜性腎症，I 型膜性増殖性糸

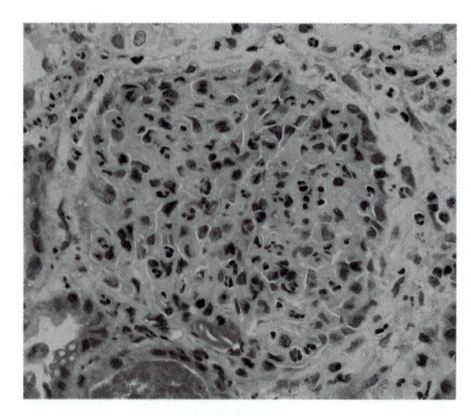

■ 図 VI-14-4　急性心内膜炎に伴う管内増殖性糸球体腎炎，腎生検光学顕微鏡所見（HE 染色，×400）

球体腎炎などを呈することが多い．半月体形成，係蹄壊死，血栓などをしばしば認める．蛍光抗体法では，びまん性かつ全節性に IgM, IgG, C3 の沈着がみられることが多いが，前述の巣状壊死性糸球体腎炎では pauci-immune 型を示すことがある．電子顕微鏡では，内皮下，メサンギウム，上皮下に高電子密度沈着物が散見される．上皮下沈着物は時に hump 様のことがある．

これらの臨床情報および検査所見から総合的に診断する．糸球体腎炎の治療として感染性心内膜炎の治療が中心であり，通常 4～6 週間の抗菌療法が必要となる．治療により血清 C3 の正常化が得られれば，腎予後は良好とされている[6]．半月体形成を呈するような RPGN では，抗菌療法とともに，副腎皮質ステロイドの投与や血漿交換療法の併用を慎重に検討する．感染性心内膜炎の生命予後は，腎不全を伴うとより不良となることが知られている[6]．

3 ウイルス感染症に伴う糸球体腎炎

1 HBV 関連糸球体腎炎

HBV 関連糸球体腎炎は，通常，垂直感染した慢性 B 型肝炎キャリアの経過中に発症する．以前は多くは小児男児例であり，小児の膜性腎症の

ほとんどを占めていた．しかし，HBVに対するワクチン接種の普及により糸球体腎炎の発症は減少している．HB抗原に対する抗体が出現するseroconversionが起こった際に，大量の免疫複合体が血中に産生され糸球体に沈着することで免疫複合体型糸球体腎炎を発症すると考えられている．分子量のより小さいHBe抗原を含む免疫複合体はサイズが小さく上皮下に沈着し膜性腎症を呈し，HBs抗原を含む免疫複合体はサイズが大きくメサンギウム領域に沈着することが知られており，抗原の違いから異なる病理組織所見を呈する．

小児例の典型例は，臨床症候はネフローゼ症候群を呈し，病理組織学的に膜性腎症である．血液検査ではHBs抗原あるいはHBe抗原が陽性である．多くの症例で免疫複合体が陽性であり，低補体血症（CH50, C3, C4の低下）をしばしば認める．続発性膜性腎症であり，病理組織学的に糸球体上皮下沈着以外に，基底膜内，内皮下，メサンギウム領域に多彩な沈着物がみられる．成人例では，膜性腎症の所見以外に，I型膜性増殖性糸球体腎炎の病理組織像を呈することが多い．

血清学的にHBV感染が確認され，病理組織学的にHBe抗原（上皮下），HBs抗原（内皮下からメサンギウム領域）やHBV DNAの局在が証明できれば，HBV関連糸球体腎炎と診断できる．しかし，すべての施設でHB抗原の糸球体沈着を証明することは必ずしも容易なことではなく，HBV感染症の患者で膜性腎症や膜性増殖性糸球体腎炎を認めた場合にはHBV関連糸球体腎炎を第1に考えるのが一般的である．

治療として，小児膜性腎症の場合，seroconversionによりHBe抗原が消失するとともにHBV関連糸球体腎炎は寛解することが多い．成人例で腎炎が遷延する場合，抗HBV療法が必要となる．ラミブジンやインターフェロン-αなどの抗HBV療法の有効性の報告はいずれも小規模症例の解析であるが，近年報告されたメタアナリシスの結果からも抗HBV療法が有効であると結論づけられている[7,8]．抗HBV療法に短期副腎皮質ステロイドの併用の有効性の報告があるが[9]，HBV増殖や薬剤減量時の再活性化など副腎皮質ステロイドや免疫抑制薬の投与は慎重に検討すべきである．

2 HIV関連腎症

HIV感染症には，糸球体疾患以外に，血栓性血小板減少性紫斑病や薬剤性を含む尿細管間質性腎炎などのさまざまな腎障害が合併し，一般にHIV関連腎症と呼ばれている．HIV関連腎症は黒人に多く，白人や黄色人種にはまれであり，その発症に遺伝的素因の関与が示唆されている．わが国ではその経験がいまだ少ないと思われるが，腎疾患の症例検討会ではしばしば報告がなされている．その典型例な腎臨床症候は，HIV感染症後期（後天性免疫不全症候群発症期）に軽度～高度の蛋白尿を呈しながら進行性腎障害から末期腎不全に至る．HIV関連腎症発症時には末梢血液CD4細胞数は$200/\mu L$以下であることが多い．病理組織学的に，糸球体病変として，虚脱型亜型collapsing variantを代表とする巣状糸球体硬化症を呈し，非糸球体病変として，尿細管の微小囊胞化や間質炎・間質線維化がみられる．HIVの糸球体上皮細胞への感染が証明されており，糸球体上皮細胞障害へのウイルスの直接的関与が示唆されている[10]．蛍光抗体法では沈着はみられないが，電子顕微鏡所見では，糸球体上皮細胞障害以外に，糸球体内皮細胞の細胞質内にループス腎炎が高頻度に確認できる網状管状封入体tubuloreticular inclusion, virus-like particleを認めることがある（図VI-14-5）．その他，巣状糸球体硬化症を呈する典型的なHIV関連腎症以外に，IgA腎症，膜性腎症，膜性増殖性糸球体腎炎，ループス腎炎様といった免疫複合体型糸球体腎炎の合併が報告されている[11]．

治療として，HIVに関する多剤併用療法highly active antiretroviral therapy（HAART）によるHIV関連腎症への有効性がある[12]．副腎皮質ステロイド，免疫抑制薬の投与による腎障害の改善やRAS阻害薬の投与による腎機能保護効果の

■ VI. 糸球体疾患

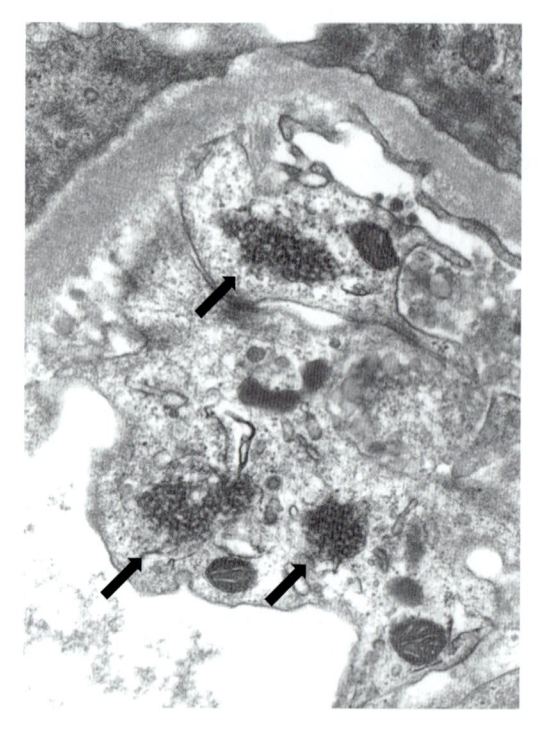

図 VI-14-5　HIV 関連糸球体腎症，腎生検電子顕微鏡所見
内皮細胞細胞質内に網状管状封入体が観察できる（矢印）．倍率×15,000．

4 Perspective

　MRSA 関連腎炎は発症数が少ないものの，総合病院での診療では，時に遭遇する感染症関連の糸球体疾患である．患者の全身状態が悪いことが多く，腎生検の実施が不可能なことがしばしばであり，末梢血リンパ球の TCR の拘束性の確認など，より簡便かつ安全な診断法の開発が望まれる．

　2004 年に Koyama らは，IgA 腎症の発症と黄色ブドウ球菌感染との関連性を報告した[4]．IgA 腎症の 68.1％ および MRSA 関連腎炎の 75％ の症例の糸球体内に 35 KDa の黄色ブドウ球菌膜エンベロープ抗原が局在していることを証明した．すなわち，MRSA 関連腎炎では，MRSA の外毒素がスーパー抗原として IgA の過剰産生に寄与しているのみならず，MRSA 菌体自体が免疫複合体の構成抗原に深く関わっている可能性を示している．MRSA 関連腎炎に関する理解は IgA 腎症発症機構の解明につながる糸口となる可能性があり，引き続き症例の蓄積およびその検討が重要である．

〔臼井丈一，山縣邦弘〕

報告も散見される[11]．

《文　献》

1) Koyama A, et al. : Glomerulonephritis associated with MRSA infection: a possible role of bacterial superantigen. Kidney Int, 47 : 207-216, 1995.
2) Usui J, et al. : Methicillin-resistant *Staphylococcus aureus*-associated glomerulonephritis on the decline : Decreased incidence since the 1990s. Clin Exp Nephrol, 2010 in press.
3) White J, et al. : The V bête-specific superantigen staphylococcal enterotoxin B : stimulation of mature T cells and clonal deletion in neonatal mice. Cell, 56 : 27-35, 1989.
4) Koyama A, et al. : Staphylococcus aureus cell envelope antigen in a new candidate for the induction of IgA nephropathy. Kidney Int, 66 : 121-132, 2004.
5) Nachman PH, et al. : Primary Glomerular Disease (Acute post-streptococcal glomerulonephritis (PSGN)). Brenner & Rector's the kidney. 8th ed, ed by Brenner BM, p. 1019-1024, WB Saunders, 2008.
6) Rodriguez-Iturbe B, et al. : Glomerular diseases associated with infection. Comprehensive clinical nephrology. 3rd ed, ed by Feehally J, et al. p. 305-318, Mosby Elsevier, 2007.
7) Fabrizi F, et al. : Meta-analysis : anti-viral therapy of hepatitis B virus-associated glomerulonephritis. Aliment Pharmacol Ther, 24 : 781-788, 2006.
8) Zhang Y, et al. : Treatment of hepatitis B virus-associated glomerulonephritis : a meta-analysis. World J Gastroenterol, 16 : 770-777, 2010.
9) Lin CY : Clinical features and natural course of HBV-related glomerulopathy in children. Kidney Int Suppl, 35 : S46-53, 1991.
10) Marras D, et al. : Replication and compartmentalization of HIV-1 in kidney epithelium of patients with HIV-associated nephropathy. Nat Med, 8 : 522-526, 2002.
11) De Silva TI, et al. : HIV-1 infection and the kidney : an evolving challenge in HIV medicine. Mayo Clin Proc, 82 :

1103-1116, 2007.
12) Atta MG, et al. : Antiretroviral therapy in the treatment of HIV-associated nephropathy. Nephrol Dial Transplant, 21 : 2809-2813, 2006.

Column

クリオグロブリン血症

クリオグロブリン血症は糸球体腎炎を伴うことが知られており、その病理は膜性増殖性糸球体腎炎を呈することが多い。クリオグロブリンとは体温（37℃）より低温で沈殿し、加温により再溶解する免疫グロブリンである。その原因は多岐にわたり、感染症（肝炎ウイルス）、全身性エリテマトーデスなどの膠原病、悪性腫瘍など原因が明らかな場合と、原因不明の本態性クリオグロブリン血症である。以前、本態性クリオグロブリン血症とされていた症例の多くがHCV陽性であることが近年明らかとなっており、おそらく腎臓専門医にとってHCVに関連したクリオグロブリン血症が一般的である。

クリオグロブリン血症は免疫グロブリンの組成により3型に分類される。パラプロテイネミアにおけるモノクローナルIgGまたはIgMで構成されるⅠ型、リウマチ因子活性を持つモノクローナルIgMとポリクローナル免疫グロブリン（通常IgG）で構成されるⅡ型、リウマチ因子活性を持つポリクローナルIgMとポリクローナル免疫グロブリンで構成されるⅢ型であり、Ⅱ型、Ⅲ型を一般に混合型クリオグロブリン血症と呼ぶ。混合型クリオグロブリン血症は、基本的に免疫グロブリンと抗グロブリン抗体やリウマチ因子で構成される免疫複合体である。HCV関連クリオグロブリン血症は慢性C型肝炎の約50%にみられ一般的であり、混合型クリオグロブリン血症である[13]。しかし、クリオグロブリンの検出には十分な注意が必要である。多量であるⅠ型と比べ、混合型は50〜500 mg/dLと少量であり、通常の外来採血（空腹時、抗凝固薬非添加）では検出できないこともある。これは多くの病院が外部業者への委託検査を行っている現状から致し方ない。一般的な病院の採血室や検査科の環境では、採血、血液凝固、血清の遠心分離の操作間で37℃を保持できる保証はなく、検出感度が低下する可能性が出てくる。また、一般的に血清は冷却後48〜72時間で沈殿の有無を判定するが、混合型では沈殿の確認まで1週間前後の長時間を要する場合があり注意が必要である。そのため、可能な限り特殊検体として個別測定をすることが望ましい。

HCV関連クリオグロブリン血症の場合、低補体血症を伴うネフローゼ症候群を呈する。その他の全身症状として、多関節痛、アナフィラクトイド紫斑、Raynaud現象、皮膚潰瘍などがみられる。ネフローゼ症候群に尿潜血を伴う。低補体血症は古典的経路の活性化を示し、血清CH50, C3, C4のいずれも低下することが多い。おそらく腎臓専門医にとって、血清CH50低下、高IgM血症、リウマチ因子陽性といった異常値が、本疾患を疑うきっかけとなる。

腎病理組織所見は、光学顕微鏡所見では、分葉化や鍍銀染色で糸球体係蹄の二重化像を呈する膜性増殖性糸球体腎炎Ⅰ型である。蛍光抗体法では、IgG, IgMなどのクリオグロブリンの構成分子以外にC3, C1q, C4など補体の沈着もみられる。組織学的な確定診

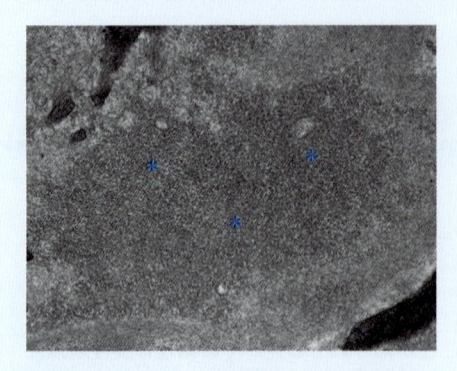

■ 図 VI-14-6　HCV 関連クリオグロブリン血症に伴う腎症，腎生検電子顕微鏡所見
内皮下に organoid structure（管腔状・細顆粒状の構造物）が観察できる（＊）．倍率×8,000．

断，原発性膜性増殖性糸球体腎炎 I 型との鑑別診断には電子顕微鏡所見が必要であり，内皮下に特徴的な管腔状・細顆粒状の構造物の集合体（organoid structure）が確認できる（図 VI-14-6）．

HCV 関連クリオグロブリン血症の治療は，HCV に対する原因療法がその基本となり，ペグインターフェロン-α とリバビリンの併用療法の有効性が報告されている[14]．その他，副腎皮質ステロイドや抗 CD 20 モノクローナル抗体による免疫抑制療法，RAS 阻害薬，クリオグロブリンを除去するアフェレシス療法も行われる[15]．

〔臼井丈一，山縣邦弘〕

参考文献

1) Akriviadis EA, et al. : Prevalence of cryoglobulinemia in chronic hepatitis C virus infection and response to treatment with interferon-alpha. J Clin Gastroenterol, 25 : 612-618, 1997.
2) Alric L, et al. : Influence of antiviral therapy in hepatitis C virus-associated cryoglobulinemic MPGN. Am J Kidney Dis, 43 : 617-623, 2004.
3) Kamar N, et al. : Treatment of hepatitis C-virus-related glomerulonephritis. Kidney Int, 69 : 436-439, 2006.

15 異常蛋白血症とアミロイドーシス

1 定義と概念

異常蛋白（パラプロテイン）血症とは，形質細胞などによって過剰に産生された免疫グロブリンまたはその構成成分が，「異常蛋白」として血中に存在する状態で，単クローン性免疫グロブリン血症（MG）とも呼ばれる．この異常蛋白はM蛋白とも呼ばれ，電気泳動のγグロブリン分画に幅の狭いピークとして認められる．多発性骨髄腫，悪性リンパ腫など形質細胞異常を伴う場合と，異常を伴わない場合 monoclonal gammopathy of undetermined significance（MGUS）がある．

パラプロテイン血症は腎臓を中心に多彩な臓器障害を生じる．パラプロテイン血症の多くには血液疾患が潜在し，腎障害・造血細胞異常と相関関係がある（図 VI-15-1）[1]．

パラプロテイン血症による腎障害は，組成の違いにより，糸球体に沈着する場合，尿細管管腔内で円柱を形成する場合，尿細管で再吸収後に尿細管基底膜に沈着する場合がある．

パラプロテイン血症による腎障害

① 形質細胞異常を伴う疾患群
 1．骨髄腫腎（軽鎖円柱腎症）
 2．モノクローナル性免疫グロブリン沈着症（MIDD）（AL/AH アミロイドーシス，LCDD, LHCDD, HCDD などの総称）
 3．イムノタクトイド糸球体症/フィブリラリー腎症（ITG/FGN）
 4．POEMS 症候群（Crow-Fukase 症候群）
② 慢性リンパ増殖性疾患（Waldenström macroglobulinemia）

A：腎臓（糸球体沈着症）
1．AL/AH アミロイドーシス
2．モノクローナル性免疫グロブリン沈着症（non-amyloid immunoglobulin deposition disease：MIDD）
 a．L 鎖沈着症（Light chain deposition disease：LCDD）
 b．L 鎖 H 鎖沈着症（Light and heavy chain deposition disease：LHCDD）
 c．H 鎖沈着症（Heavy chain deposition disease：HCDD）
3．円柱腎症 Cast nephropathy
4．イムノタクトイド糸球体症 Immunotactoid glomerulopathy/フィブリラリー腎症 Fibrillary glomerulonephritis
5．足細胞，尿細管，円柱への結晶 crystals 沈着

B：血清・尿（異常蛋白血症/尿症）
1．M 蛋白血症，POEMS 症候群
2．Bence Jones 蛋白（血中または尿中）
3．マクログロブリン血症（モノクローナル IgM）
4．多クローン性高γグロブリン血症
5．クリオグロブリン血症
6．H 鎖病

C：造血器（骨髄・リンパ節）
1．形質細胞腫 plasmacytoma
2．形質細胞増殖症 plasma cell dyscrasia
3．慢性リンパ性白血病 Chronic lymphocytic leukemia，リンパ増殖性疾患（リンパ腫）lymphoproliferative disorder（lymphoma）

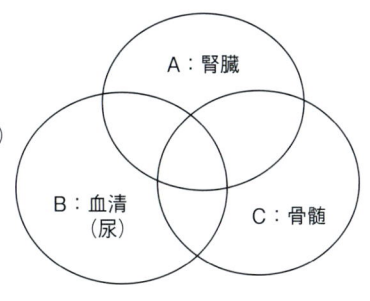

■ 図 VI-15-1　異常蛋白血症と腎障害・造血細胞異常との相関関係

(Joh K : Pathol Int, 57 : 551-565, 2007 より)

■ VI. 糸球体疾患

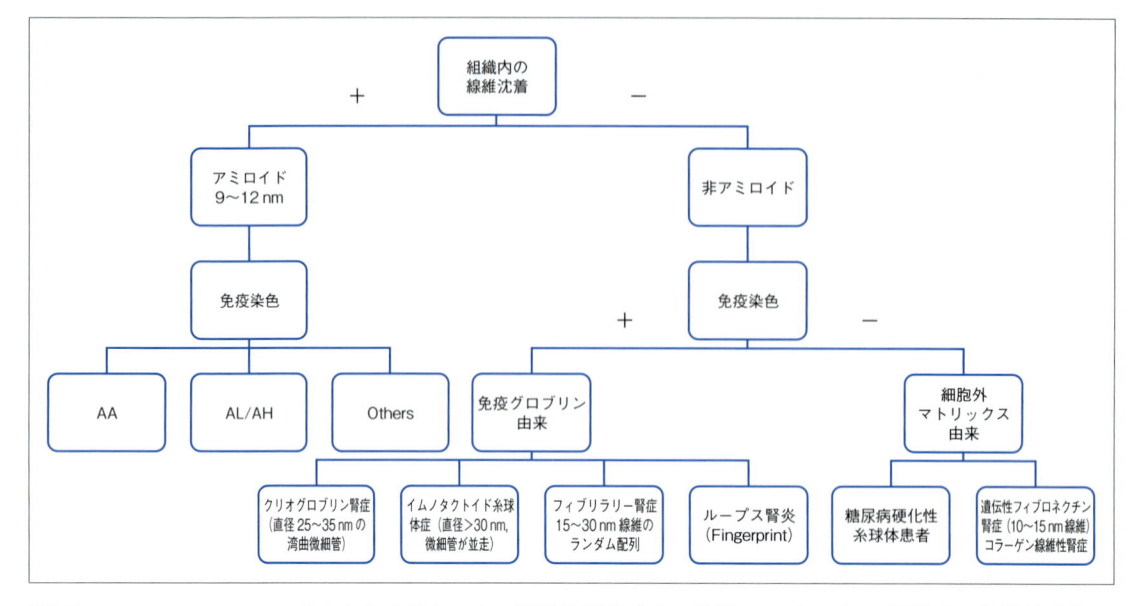

■ 図 VI-15-2　Congo-red 染色と免疫染色による腎臓線維沈着症の診断アルゴリズム，腎臓内の繊維性沈着，Congo- 染色

(Joh K : Pathol Int, 57 : 551-565, 2007 より)

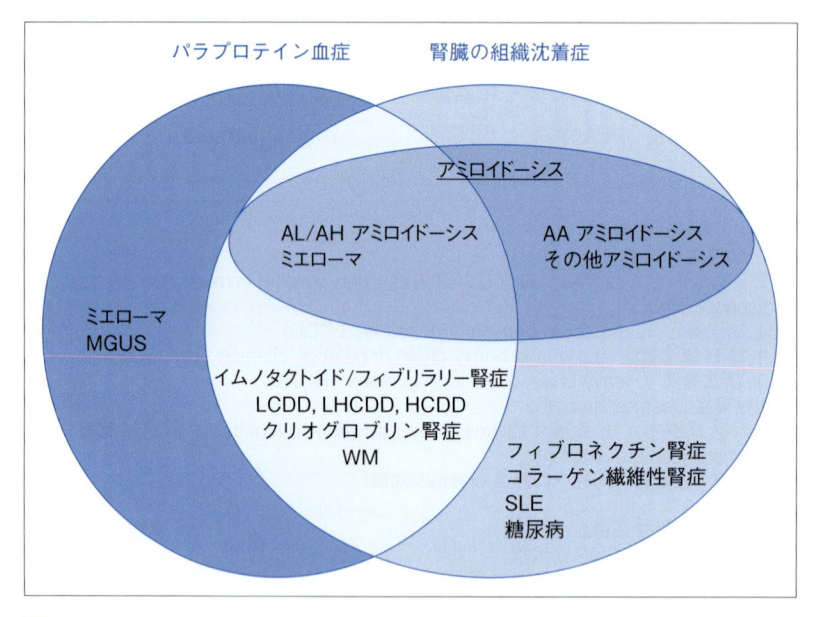

■ 図 VI-15-3　アミロイドーシスとその周辺疾患

MGUS : monoclonal gammopathy of undetermined significance, LCDD : light chain deposition disease, LHCDD : light & heavy chain deposition disease, HCDD : heavy chain deposition disease, WM : Waldenstrom macroglobulinemia, SLE : systemic lupus erythematosus

③ クリオグロブリン血症性腎症（CG）

M 蛋白血症に合併する腎疾患は円柱腎症，AL アミロイドーシス，MIDD，CG の 4 疾患の頻度が高く，報告により多少の違いはあるが各々 10〜15％ と報告されている[2]．これらの腎病変の多くは線維沈着を示す．線維形態は一様でなく，Congo-red 陽性か否かでアミロイド，非アミロイドを鑑別し，その後の病理学的形態で疾患分類す

る（図VI-15-2）[3]．

また，主要疾患であるアミロイドーシスは，パラプロテイン血症を伴うALアミロイドーシスと，伴わない続発性アミロイドーシス・遺伝性アミロイドーシス等が存在する（図VI-15-3）．

2 各疾患とその特徴

この項では腎臓医が遭遇しやすいパラプロテイン血症による腎疾患について概説する．ただし骨髄腫の腎病変は「VII-6 ミエローマ（骨髄腫腎）p.500」を参照のこと．

1 アミロイドーシス

アミロイドーシスは，血中の前駆体より生じたアミロイド線維（不溶性蛋白）が，βシート構造を持ったポリペプチドとして全身諸臓器の細胞外に沈着し，臓器障害を生じる疾患群の総称である[3]．すべてのアミロイド線維は25 kDのamyloid P component（AP）と呼ばれる糖蛋白に結合する特徴がある．現在ヒトで25種類，動物で8種類以上のアミロイド前駆蛋白が同定されている．ALアミロイドーシスにおけるL鎖，AAアミロイドーシスにおける血清amyloid A（SAA），透析アミロイドーシスにおけるβ_2-ミクログロブリン（MG），Alzheimer病におけるAβ蛋白，heritable amyloidosisにおけるTTRなどが知られている（表VI-15-1）．

❶ 疫 学

罹患率は健常人の6万人に1人とまれであるが，ネフローゼ症候群の1〜5％を占める[4]．先進国では約7割がALでAAは5％以下であるが，発展途上国ではAAの頻度が高い．ALアミロイドーシスは骨髄細胞異常を伴う場合と伴わない場合がある．全身性ALアミロイドーシスの無治療の平均予後はきわめて不良であるが，近年の早期発見と治療法の進歩により疾患予後は改善しつつある．予後悪化因子として心臓病変のほか末梢血形質細胞＞500,000/L，循環plasma cell＞1％，血中β_2-MG≧2.7 ug/mL，骨髄plasma cell＞10％がある[5]．尿蛋白量と生命予後との強い相関関係は明らかでない．

AAアミロイドーシスは，リウマチ性疾患，慢性感染症，腫瘍疾患など慢性炎症状態に続発する．炎症などで増加する急性期蛋白SAAを前駆体としたAA蛋白が，全身諸臓器に沈着する．SAAの持続上昇，遺伝子多型，代謝異常などが病態に関与している．

❷ 臨床所見

主な障害臓器は腎臓，心臓，肝臓，消化管，神経である．症例によって障害臓器分布は異なるが，腎障害の頻度は高い．

■ 表VI-15-1 アミロイドーシスの分類

I. 全身性アミロイドーシス		II. 限局性アミロイドーシス	
病型	アミロイド蛋白	病型	アミロイド蛋白
1. 免疫細胞性アミロイドーシス		1. 脳アミロイドーシス	
a）ALアミロイドーシス	AL（L鎖：κ, λ）	a）アルツハイマー型	Aβ（アミロイド前駆蛋白）
b）AHアミロイドーシス	AH（Ig γ）	b）アミロイドアンギオパチー	Aβ
2. 反応性アミロイドーシス	AA	c）遺伝性アミロイド脳出血	Aβ/Acys
3. 家族性アミロイドーシス		d）プリオン病	Ascr（プリオン蛋白）
a）FAPI〜IV	ATTR/AApoA1/AGel1	2. 内分泌アミロイドーシス	
b）家族性地中海熱	Apo SAA	a）甲状腺髄様癌	Acal（カルシトニン）
c）Muckle-Wells syn.	AA	b）限局性心房性アミロイド	AANF
4. 透析アミロイドーシス	Aβ2MG	3. 皮膚アミロイドーシス	AD
5. 老人性TTRアミロイドーシス	ATTR（トランスサイレチン）	4. 限局性結節性アミロイドーシス	AL（κ, λ）

（難病情報センターHP http://www.nanbyou.or.jp/entry/207）

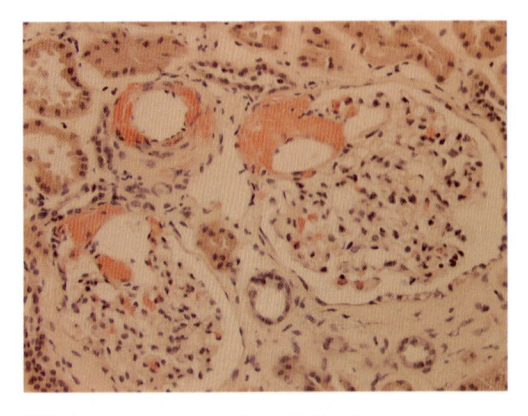

■ 図VI-15-4　ALアミロイドーシス（Congo Red染色）

異常蛋白の検出　血液・尿の免疫電気泳動が一般的（免疫固定法のほうが感度がよい）．また血中free light chain κ/λ比も有用である．

腎　臓　腎機能障害と蛋白尿が2大特徴で，尿中BJPを伴ったmassiveな蛋白尿を呈することが多い．尿潜血を伴う場合もある．異常蛋白を伴うネフローゼ症例では，全身検索とともに，積極的に確定診断（組織診断）を行い，早期治療を開始することが予後向上につながる．

心　臓　心室中隔も含めた左室壁全体の肥厚による心不全や不整脈が特徴．左室肥大かつlow voltageの心電図を認めた場合は心アミロイドーシスを考慮する．また造影MRIによる心筋のdelayed enhancementも心アミロイドーシスの早期診断に有用である[6]．

その他　肝臓（ALP上昇や門脈・胆管圧迫を伴った肝腫大），消化管（吸収不良症候群や便秘），神経（自律神経・末梢神経障害），皮膚病変（皮膚脂肪生検の感度は52％，特異度99％），凝固異常（第X因子欠乏が原因），巨舌，関節腫脹（AL，TTR，$β_2$-MGに多い）などもアミロイドーシスを疑う重要な臨床所見である．

❸ 病　理

アミロイドーシスは組織診断が唯一の確定診断法である．アミロイド共通の特徴として，①光学顕微鏡標本での無構造なヒアリン状物質，② Congo-red陽性（図VI-15-4）かつ偏光顕微鏡にて緑色複屈性，③免疫染色にてserum amyloid P陽性，④電子顕微鏡で直径8〜10 nmの針状細線維構造がある．

アミロイド同定後の病型鑑別は，各種前駆蛋白（例えばALアミロイドーシスの場合はκλ）の免疫染色にて行う．また過マンガン酸カリウム処理にてCongo-red染色の染色性が消失すればAAアミロイドーシス，陽性のままであれば非AAアミロイドーシス（ALアミロイドーシスなど）と診断できる．

アミロイドはすべての血管に沈着しうるが，ALアミロイドーシスでは細動脈（80％），動脈，peritubular capillary（50％），veinの順に沈着頻度が高い[7]．一方AAアミロイドーシスの場合，糸球体内の血管極を含めたメサンギウム領域に結節性沈着や半月体形成を示す場合が多く，腎血管病変は軽度である．通常，炎症細胞浸潤は認めない．

❹ アミロイドーシスの治療

全身性ALアミロイドーシスに対する化学療法は，歴史的にはコルヒチン，MP療法（メルファラン＋プレドニゾロン），VAD療法（ビンクリスチン＋アドリアマイシン＋デキサメタゾン）などが行われてきたが，近年ではMD療法（メルファラン＋デキサメタゾン）療法やhigh-doseメルファラン＋自己末梢血幹細胞移植（HDM＋SCT）が多く行われている．欧米では骨髄腫の治療薬であるサリドマイド，ボルテゾミブ，レナリドミドの有用性が報告されている．現時点で最も有効性が高いと考えられる治療法はHDM＋SCTである[8,9]．昨今のHDM＋SCTとMDの前向き比較試験では両者の治療効果は同等であったが[10]，この論文ではHDM＋SCTの周術期死亡がわが国に比べて高く，結果を吟味する必要がある．HDM＋SCTは治療侵襲の点から術前評価が重要であるが，治療後にネフローゼの完全寛解や腎病理像・心機能が改善する症例もあり[11]，治療適応基準を満たす場合は積極的に検討する価値がある．HDM＋SCT非適応例にMD療法を検討し，セカンドラインとしてデキサメタゾン療法やサリドマイド＋デキサメタゾン療法などを考慮す

る[8,9]．造血器疾患の治療は日進月歩であり，今後さらに選択肢が増えていくことが期待される．なお化学療法を施行する上では，予防薬投与を含めた感染対策は必須である．

　AAアミロイドーシスは，原疾患の治療を行い，SAAを10 ug/mL以下にコントロールすることが重要である[12]．組織沈着に対してdimethylsulfoxide（DMSO）が有用とされるが，薬物臭などの理由からあまり行われていない．原疾患の大半を占める関節リウマチ（RA）の場合，メトトレキサートや生物学的製剤による厳格な病勢管理により，新規AAアミロイドーシスは減少している．

　また各沈着臓器に対する治療として，腎機能障害例では，安静・食事療法（塩分制限）とACE阻害薬を中心とした適切な血圧管理，心不全では，β遮断薬，ACE阻害薬による心保護と利尿薬による適切なvolume管理も重要である．

　このように，AL，AAアミロイドーシスの治療は，近年の治療法の進歩により，従来の「進行遅延」を目的とした治療から「寛解・改善」を目指した積極的治療の時代に入っている．

2 LCDD, LHCDD, HCDD

　形質細胞異常によりmonoclonal globulinが全身諸臓器に沈着する疾患である．ALアミロイドーシスと似た臨床病態を示すため，あわせてMIDDと総称する．Congo-red染色陰性で，アミロイド線維構造ではなく顆粒状沈着を示す点が，アミロイドーシスとの相違点である．

❶ L鎖沈着症（LCDD）

　monoclonalなL鎖が沈着する．ミエローマやリンパ増殖性疾患が潜在していることが多い．

疫　学　原疾患の65％がミエローマで，腎障害は96％に合併する．腎予後の中央値は2.7年，生命予後の中央値は4.1年である[11]．臨床症状はALアミロイドーシスと類似し，腎障害（75％），ネフローゼ（23～75％），尿潜血（40％），Fanconi症候群，心不全，肝障害などを示す．

病　理　光学顕微鏡上，結節性病変を呈する．増殖したlight chainが糸球体や尿細管周囲に沈着する．尿細管周囲沈着は特徴的所見で，これらは蛍光染色にてIgG陽性，κ or λ陽性（κ鎖沈着が多い），電子顕微鏡で顆粒状沈着を示す．

治　療　ALアミロイドーシスに準じた治療を行うが，ALアミロイドーシスに比べて治療反応性は良好であり，比較的低侵襲な治療（MP療法）が選択されることが多い．ただしミエローマに注意してフォローする．生命予後因子として年齢，ミエローマ合併，腎外病変の有無がある[13]．

❷ H鎖沈着症（HCDD）・L鎖H鎖沈着症（LHCDD）

　monoclonalなH鎖もしくはL鎖＆H鎖が沈着する．純粋なHCDDはきわめてまれで，多くはLHCDDを呈する．病理にて糸球体内結節様病変を示し，蛍光染色でIgG陽性・$\kappa\lambda$陰性，電子顕微鏡にてGBMとメサンギウムの両者にdepositを示すのが特徴である[14]．H鎖染色（γ, αなど）にて確定診断する．臨床症状や治療法はLCDDとほぼ同様である．

3 イヌノタクトイド糸球体症/フィブラリー腎症（ITG/FGN）

　FGNの概念は1977年にRosenmannらがIgG，C3陽性，Congo-red陰性の「アミロイド様」線維沈着症として報告したことに始まる．線維直径が30 nm未満の場合をFGN，直径30 nm以上で中心にhallowを伴うparallel array構造を有する場合をITGという．FGNとITGは病理学的・臨床的・生化学的に類似点が多いため，両者を同一疾患ととらえる考え方もある．しかし次のように多くの異なった特徴があるため，本項ではITG/FGNと表現する．

❶ ITG/FGNの疫学・臨床所見

　FGN発症頻度は1％前後，ITGは0.1～0.3％とまれな疾患である．全例蛋白尿を有し，半数以上がネフローゼ症候群を呈するが，臨床症状のみでほかの疾患と区別することは難しい．半数以上の症例で腎障害を有し，FGNの半数が2～4年以内に腎不全に至る．一方ITGの予後はやや よ

い[15]）．腎外病変はまれである．FGN は単独発症例がほとんどだが，ITG の多くは造血疾患，リンパ増殖性疾患が潜在する[1]）．

❷ ITG/FGN の病理

光学顕微鏡上はメサンギウム領域の拡大と GBM 肥厚を示し，メサンギウム，上皮下，内皮下に沈着物を伴う．沈着物は電子顕微鏡上直径 18～35 nm（FGN）または 35～50 nm（ITG）で長さ 1,000～1,500 nm の線維構造を示す．蛍光染色は多様性があるが IgG，C3 陽性を示すことが多い．線維成分に amyloid P を含むことからアミロイドと類似した病態が考えられている．治療はプレドニゾロンやシクロホスファミド，血漿交換などが選択されるが，治療法は確立されていない．腎移植は有用とされる．

4 POEMS 症候群

多発性神経障害，肝脾腫，内分泌障害，M 蛋白血症，皮膚病変を伴う plasma cell dysplasia で，頭文字をとって POEMS 症候群と呼ぶ（polyneuropathy, organomegaly, endocrinopathy, M protein, skin lesion）．1956 年に Crow らが報告して以来，200 例以上の報告例がある．

臨床症状 多発性神経障害はほぼ必発で，浮腫，体液貯留，色素沈着，リンパ節腫大を伴い，M 蛋白血症を有する場合は本疾患を疑う．蛋白尿，尿潜血は軽微なことも多い．

病　理 糸球体は MPGN 様病変を呈するが，内皮細胞障害が強く，メサンギウム融解を認めるのが特徴．免疫染色は通常陰性である．

治　療 異常形質細胞によるサイトカインが原因と考えられており，ミエローマに準じた化学療法を行う．

5 Waldenström macroglobulinemia

1944 年に Waldenström により報告されたリンパ増殖性疾患で，IgM 産生形質細胞異常による IgM monoclonal gammopathy を示す．

疫　学 発症率は 100 万人に 6.1 人，白人高齢者に多く，約 2 割がアミロイドーシスに移行する．

臨床症状 貧血，過粘症候群，赤沈亢進，脾腫，蛋白尿，消化管出血が主な症状である．腎障害を有する症例は 15% と比較的少ない[16]）．約 7 割が BJP 陽性を示す．クリオグロブリンは 10～20% で陽性．

病　理 光学顕微鏡では内皮下に PAS 陽性沈着物を認め，蛍光染色にて IgM，IgG 陽性を示す．電子顕微鏡は無構造な EDD を伴う．

治　療 MP 療法などの化学療法や，血漿交換などを行う．

6 クリオグロブリン腎症

クリオグロブリンは，寒冷下（通常 4℃）で沈殿し 37℃ で可溶化する異常蛋白で，全身諸臓器に血栓や血管炎を生じる．クリオグロブリン陽性患者の 21～29% に腎疾患が合併する[17]）．monoclonal IgM による type 1（10～15%）（原因はミエローマ等），polyclonal IgG + monoclonal IgM による type 2（50～60%）（原因は膠原病や肝炎等），polyclonal IgG + polyclonal IgM による type 3（25～30%）（原因は膠原病や感染症等）に分類される．

臨床症状 肝脾腫や低補体血症を合併し，増悪寛解を繰り返す Raynaud 現象，紫斑や末梢神経障害を伴う腎障害患者をみたときは積極的に疑う必要がある．尿蛋白・尿潜血を伴うが，ネフローゼ（20% 前後）や末期腎不全に至る症例は少ない[18]）．

病　理 光学顕微鏡では MPGN type 1 像を示し，毛細血管内に hyaline 血栓を伴うのが特徴である．約 1/3 で血管炎が観察される．蛍光染色では IgG，C3 そして多くは IgM が係蹄壁や血栓で陽性となる．電子顕微鏡では並走する直径 300Å の幅広い（10～25 nm）環状管状構造物を認める．

治　療 プレドニゾロンを中心とした免疫抑制薬を用いる．血漿交換を併用する場合もある．

7 MGUS に伴う腎障害

Kyle らの 1384 例の検討によれば，MGUS は 8.3% がリンパ性悪性疾患，5.4% が骨髄腫，1.4% がリンパ腫，0.7% がアミロイドーシス，0.5%

が原発性マクログロブリン血症に進展する「前癌状態」と考えられている[20]．しかしMGUSから骨髄腫やALアミロイドーシスに進展する頻度は年間1％前後と低く（ref2, 3），"積極的に"治療すべき病態ではないと考えられていた．しかし，MGUS自体が悪性疾患ではなくとも，MGUSに関連した腎障害が患者予後に大きく影響することが明らかとなるにつれ（ref10, 12, 16），早期治療介入が必要と考えられるようになり，"monoclonal gammopathy of renal significance（MGRS）"の概念が近年提唱されている[21]．

4 Perspective

パラプロテイン血症に伴う腎障害およびアミロイドーシスは，多数の疾患が混在し，しかも腎疾患（線維沈着症）と血液疾患の境界領域であるため，理解するためには両者の知識が欠かせない．また全身性疾患であることから，診断や治療に際しては診療科の垣根を越えた集学的な治療が必要である．近年の血液疾患や膠原病疾患の治療薬の進歩は著しく，今後これらの疾患予後や臨床病態は大きく変化する可能性を秘めている．

〔星野純一，乳原善文〕

《文献》

1) Joh K : Pathology of glomerular deposition diseases. Pathol Int, 57 : 551-565, 2007.
2) Paueksakon P, et al. : Monoclonal gammopathy : significance and possible causality in renal disease. Am J Kidney Dis, 42 : 87-95, 2003.
3) Korbet SM, et al. : The fibrillary glomerulopathies. Am J Kidney Dis, 23 : 751-765, 1994.
4) Husby G : Amyloidosis. Semin Arthritis Rheum, 22 : 67-82, 1992.
5) Ogg CS, et al. : Presentation and course of primary amyloidosis of the kidney. Clin Nephrol, 15 : 9-13, 1981.
6) Pardanani A, et al. : Circulating peripheral blood plasma cells as a prognostic indicator in patients with primary systemic amyloidosis. Blood, 101 : 827-830, 2003.
7) Perugini E, et al. : Non-invasive evaluation of the myocardial substrate of cardiac amyloidosis by gadolinium cardiac magnetic resonance. Heart, 92 : 343-349, 2006.
8) Watanabe T, et al. : Morphological and clinical features of renal amyloidosis. Virchows Arch A Pathol Anat Histol, 366 : 125-135, 1975.
9) Palladini G, et al. : Treatment with oral melphalan plus dexamethasone produces long-term remissions in AL amyloidosis. Blood, 110 : 787-788, 2007.
10) Rosenzweig M, et al. : Light chain（AL）amyloidosis : update on diagnosis and management. J Hematol Oncol, 4 : 47, 2011.
11) Jaccard A, et al. : High-dose melphalan versus melphalan plus dexamethasone for AL amyloidosis. N Engl J Med, 357 : 1083-1093, 2007.
12) Hoshino J, et al. : Pathologic improvement after high-dose melphalan and autologous stem cell transplantation for primary systemic amyloidosis. NDT plus, 6 : 414-416, 2008.
13) Gillmore JD, et al. : Amyloid load and clinical outcome in AA amyloidosis in relation to circulating concentration of serum amyloid A protein. Lancet, 358 : 24-29, 2001.
14) Pozzi C, et al. : Light chain deposition disease with renal involvement: clinical characteristics and prognostic factors. Am J Kidney Dis, 42 : 1154-1163, 2003.
15) Soma J, et al. : Immunoglobulin gamma3-heavy-chain deposition disease: report of a case and relationship with hypocomplementemia. Am J Kidney Dis, 43 : E10-16, 2004.
16) Fogo A, et al. : Morphologic and clinical features of fibrillary glomerulonephrisis versus immunotactoid glomerulopathy. Am J Kidney Dis, 22 : 367-377, 1993.
17) Argani I, et al. : Macroglobulinemic nephropathy. Acute renal failure in macroglobulinemia of Waldenstrom. Am J Med, 36 : 151-157, 1964.
18) Brouet JC, et al. : Biologic and clinical significance of cryoglobulins. A report of 86 cases. Am J Med, 57 : 775-788, 1974.
19) D'Amico G, et al. : Renal involvement in essential mixed cryoglobulinemia. Kidney Int, 35 : 1004-1014, 1989.
20) Kyle RA, et al. : A long-term study of prognosis in monoclonal gammopathy of undetermined significance. N Engl J Med, 346 : 564-569, 2002.
21) Leung N, et al. : Monoclonal gammopathy of renal significance（MGRS）: when MGUS is no longer undetermined or insignificant. Blood, 2012.

■ VI. 糸球体疾患

16 遺伝性疾患

　約30年前，Brenner & Rectorによる"The Kidney"の初版が発売されて以来，腎疾患領域に分子生命科学的アプローチが導入され，さまざまな解析がなされてきた．2000年以降ヒトゲノム配列の解析がなされたことで，その影響はさらに大きくなり，新しい診断基準，概念，治療，予防などへの貢献が期待されている．本項では，腎疾患領域における代表的な遺伝性疾患である，Fabry病 Fabry disease，Alport症候群 Alport syndrome，菲薄基底膜症候群（T-GBM）を取り上げ，最新のトピックスを交えながら紹介していく．

1 Fabry病

　細胞内ライソゾーム中の加水分解酵素であるα-ガラクトシダーゼA（α-GalA）活性の先天的欠損あるいは低下により，グロボトリアオシルセラミド（GL-3）が蓄積することで組織・臓器障害が起こる，ライソゾーム蓄積症の一種である（図VI-16-1）．X染色体長腕（Xq22.1）にあるα-GalA遺伝子の異常が原因である．罹患率は40,000～117,000人に1人程度と推定されている[1]が，人種や地域性などでばらつきがみられる．わが国においては透析患者でのスクリーニングの結果，男性0.2～1.2%，女性0～0.3%と報告されている[2]．

　主症状としては，①神経症状（四肢の疼痛発作，発汗減少・無汗症など），②皮膚症状（びまん性体幹被核血管腫など），③眼症状（角膜混濁など），④心血管障害（左室肥大・心不全・脳梗塞など），⑤腎障害（慢性腎不全）など．その他，耳症状や消化器症状を認めることがある．X連鎖性の遺伝形式であり，男性は「古典型」と表現される主症状すべてを示すことが多く，ヘテロ接合性である女性の場合は，軽症から古典型までさまざまな表現型をとる．原因変異に関しては家系ごとに異なるため，変異の特定には困難を要する．稀少疾患でありながら，腎不全を引き起こす2つのライソゾーム蓄積症の1つ（もう1つはcystinosis）であり，腎臓内科医にとって重要な疾患である．Fabry病の治療に関して，従来は対症療法のみであった．近年，遺伝学的技術を用いヒト培養細胞から生産されたα-GalAを補充する酵素補充療法（ERT）を行い，GL-3の蓄積を防ぎ，各種臓器障害の進行遅延ならびに発症予防が行えるようになった．

2 Alport症候群

　タイプIVコラーゲンの変異による遺伝性の腎疾患である．通常の糸球体基底膜はタイプIVコラーゲンのα3-α4-α5鎖が集合体として発現しているが，Alport症候群の場合，*COL4A3/A4/A5*の遺伝子変異があると，これらのタイプIVコラーゲンが正常に発現せず糸球体基底膜の厚さを変化させ（肥厚と菲薄の両パターンが認められる），腎障害を引き起こす．Alport症候群の80%

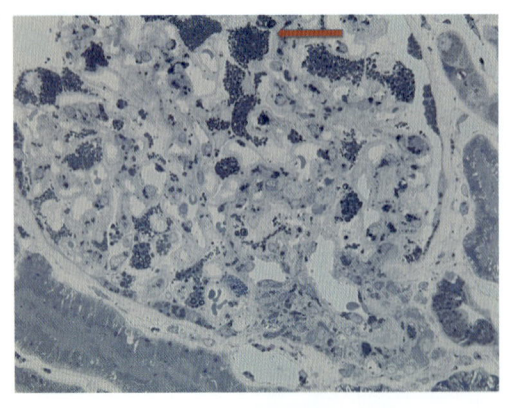

■ 図VI-16-1　Fabry病の腎組織
　　　　　　　（トルイジンブルー染色）
赤い矢印の部分にGL-3の蓄積がみられる．

はCOL4A5の突然変異に伴うX連鎖性の遺伝形式である．残りの大部分は2番染色体上に位置するCOL4A3とCOL4A4の突然変異による常染色体劣性遺伝形式を示すが，非常にまれながらも同遺伝子における常染色体優性遺伝形式の家系も存在する．その他，難聴・眼病変を合併するが，基本的には異質性が高くさまざまな表現型が存在する．罹患率は50,000人に1人と報告されている[3]が，スウェーデンなどでは末期腎不全患者の約2%を占めるとの報告[4]もある．わが国では遺伝子検査を含めた確定診断に至らないケースが多く，罹患率に関してははっきりしていない．

Alport症候群に特別な治療法はなく，CKDに対しては通常のCKDの対症療法を行うとされてきた．しかし，分子生命科学の進歩に伴い幹細胞stem cellを使ったタイプIVコラーゲンの再構築ならびに組織障害の改善が報告[5]され，根本的な治療方法として期待されている．また，末期腎不全での腎移植に関しては，まれにタイプIVコラーゲンに対する自己抗体での移植後腎炎post-transplant anti-GBM nephritisがみられる．丁寧な家族歴の問診，診察によりAlport症候群を疑ったら，腎生検の前に皮膚生検で確定診断をつけることも可能である．

3 菲薄基底膜症候群

糸球体基底膜のびまん性の菲薄化を特徴とする遺伝疾患で，良性の家族性血尿に含まれる．血尿を主訴とする尿所見の異常を示すが，一般的には腎不全に進行することはないとされている．また，腎外病変を示すことはない．その原因遺伝子としてAlport症候群であげたCOL4A4（タイプIVコラーゲンに関する遺伝子で2番染色体上に認める）が同定され，その多くは常染色体優性遺伝形式をとる[6]．良性の家族性血尿を示す家系のうち，COL4A4の変異を認めるのは一部である．他の原因遺伝子が存在するのか，COL4A4の他のアリルなのかは判明していない．症状は小児期より顕微鏡的血尿を指摘され，腎生検で糸球体基底膜の菲薄化以外の所見を認めなければ確定診断となるが，家系に腎不全患者がいる場合や蛋白尿がみられる場合は，Alport症候群との鑑別を再度検討する．治療方針に関しては蛋白尿がなければ経過観察を行う．

4 Perspective

現在，さまざまな領域でまれな遺伝性疾患・家族性疾患に対し最新の分子遺伝学的手法を用い，その病因を知ることでありふれた疾患common diseaseへの応用につながると考えられている．しかし，腎疾患領域において2012年末まで診断にインパクトを与えるほどの報告はない．臨床上，腎疾患領域において遺伝学的検討が一般的になされていると言いがたいこともその理由の1つであろう．今後，先にあげたまれな疾患の結果から糸球体疾患，囊胞性疾患，電解質異常や高血圧などのありふれた疾患のさらなる診断基準や予後予測に役立つことが期待されるが，そのためには日常の臨床から遺伝学検討に留意する必要がある．

〔谷津圭介，平和伸仁〕

《文献》

1) Desnick R, et al. : α-Galactosidase A deficiency : Fabry diseas. Metabolic and Molecular Bases of Inherited Disease, 8th ed. p. 3733-3774, McGrow Hill, 2001.
2) 日本ファブリー病フォーラム世話人監修：ファブリー病診断治療ハンドブック2009 第1版．A・M・S, 2009.
3) Levy M, et al. : Estimating prevalencein single-gene kidney diseases progressing to renal failure. Kidney Int, 58 : 925-943, 2000.
4) Persson U, et al. : Alport syndrome in southern Sweden. Clin Nephrol, 64 : 85-90, 2005.
5) Sugimoto H. et al. : Bone-marrow-derived stem cells repair basement membrane collagen defects and reverse genetic kidney disease. Proc Natl Acad Sci USA, 103 : 7321-7326, 2006.
6) Lemmink HH, et al. : Benign familial hematuria due to mutation of type IV collagen α4 gene. J Clin Invest, 98 : 1114-1118, 1996.

17 糸球体疾患を起こす薬剤

1 糸球体障害による臨床症状

糸球体は細胞（上皮細胞，メサンギウム細胞，内皮細胞）とマトリックス（メサンギウム，基底膜）によって毛細血管網を形成するという高度に分化した構造をしている．これらの構造のどれかが障害されると特別な臨床症状を呈することになる．例えばpodocyteが障害されるとネフローゼ症候群を呈し，基底膜が障害されると蛋白尿の有無はともあれ血尿を認め，より破壊的な変化（壊死性，半月体形成性）を伴う急性変化が起こると急速進行性糸球体腎炎がみられる．成熟した糸球体において，podocyteは最終分化した細胞であり，選択透過性，糸球体基底膜の合成，糸球体毛細血管開存の維持などに重要な役割を果たしている．これまで超微細構造や濾過機能などについてかなりのことがわかってきているが，特定の薬剤がどのようにpodocyteを障害するのか不明な点も多い[1]．

2 薬剤性糸球体障害（表VI-17-1）

内皮細胞障害を起こす薬剤によって血栓性微小血管症（TMA）が惹起されうる．この原因薬剤は多く，抗がん薬や免疫抑制薬の他，ベバシズマブやソラフェニブ，スニチニブでの抗血管新生療法でも蛋白尿やTMAが進展することがある．

糸球体障害を起こしうる薬剤の一例としてインターフェロンαがある．これは微小変化型や，臓側上皮過形成を伴う巣状分節性の硝子化，半月体形成性腎炎や膜性腎症といった複数の腎障害と

■表VI-17-1 糸球体障害を起こす薬剤

糸球体障害							血管障害
GN（免疫反応による）	MCD	MN	FSGS	NCGN, ANCA associated GN	その他の蛋白尿	TMA
NSAIDs COX-2 阻害薬 アセトアミノフェン アスピリン カプトプリル リチウム ペニシリン ペニシラミン ヒドララジン 金製剤 アクタリット ブシラミン ロベンザリット シクロスポリンA タクロリムス インターフェロン パミドロネート 水銀 ヘロイン	NSAIDs COX-2 阻害薬 インターフェロン製剤 リチウム パミドロネート	金製剤 ペニシラミン ブシラミン 抗 TNFα 製剤 リチウム カプトプリル NSAIDs インターフェロン ヒドララジン 水銀 ホルムアルデヒド トリメタジオン プロベネシド フォスカネット	パミドロネート リチウム ヘロイン シロリムス インターフェロン	プロピルチオウラシル インフリキシマブ ペニシラミン インターフェロン	ピューロマイシン アドリアマイシン 水銀 エチレングリコール 四塩化炭素	シクロスポリン タクロリムス キニーネ 抱合型エストロゲン チクロピジン クロピドグレル バラシクロビル ブレオマイシン シスプラチン マイトマイシンC 5-FU ゲムシタビン インターフェロン ベバシズマブ ソラフェニブ スニチニブ

文献1)〜7) から改変

■表 VI-17-2 薬剤性腎障害における，患者に関連した危険因子

- 絶対的もしくは相対的な循環血液量低下
- 年齢（60歳以上）
- 糖尿病
- 腎障害を起こしうる物質に複数暴露されること
- 心不全
- 敗血症
- 腎機能障害があること（GFR＜60 ml/min/1.73 m^2）

（Naughton CA：Am Fam Physician, 78：743-750, 2008 より改変）

■表 VI-17-3 薬剤性腎障害を防ぐ一般的な方法

- 成人では Cockcroft-Gault の式，小児では Schwartz の式を用いて投与量を調整する
- 新しい薬剤を投与する時には患者の腎機能を評価する（MDRD の式などを用いて）
- 腎毒性をもたらす組み合わせを避ける
- 薬物療法を開始する前に，腎毒性に関する危険因子を補正する
- 腎障害を起こしうる薬剤を投与する前および投与中に，適切な輸液を行う
- もし可能であれば，効果が同等で腎毒性を有しない薬物を用いる

MDRD：Modification of Diet in Renal Disease
（Naughton CA：Am Fam Physician, 78：743-750, 2008 より改変）

関連がある．

他にも，担癌患者の高カルシウム血症に対してビスフォスフォネート製剤である pamidronate を投与していた患者にネフローゼ症候群を併発し，腎生検で collapsing type の巣状分節性糸球体硬化症（FSGS）と広範囲の尿細管障害を認めたケースが報告されている[2]．糸球体上皮細胞と破骨細胞の細胞構造学的な類似性や，ビスフォスフォネートと T 細胞リガンドとの相同性から，インターフェロンγの産生や他のサイトカインによる糸球体上皮細胞障害が推測されている．pamidronate の中止だけではネフローゼは改善せず，維持的な腎代替療法を必要とすることもある[3]．

Drug-induced SLE は米国では SLE 症例の 10% に達するという報告がある[4]．原因薬剤の中で主なものとしてはプロカインアミド，ヒドララジン，イソニアジド，メチルドパ，クロルプロマジン，キニジンやプロピルチオウラシルなどがある．巣状もしくはびまん性の増殖性変化が一般的で，免疫沈着物を伴ってメサンギウム領域や血管内で細胞増殖が目立つこともある．

薬剤性糸球体障害では，原因薬剤の中断によって通常は臨床症状が改善する．しかし回復には数ヶ月～数年かかる場合もあり，特に金製剤に伴う腎障害では回復まで長時間を要することが多い．薬剤性腎障害においては患者に関連した危険因子（表 VI-17-2）に留意することが大切である．また，あくまで一般的な方法ではあるが，表 VI-17-3 に示す手法を用いて可能な限り腎障害を回避したい．

〔小山雄太〕

《文献》

1) Loh AH and Cohen AH：Drug-induced kidney disease—Pathology and current concepts. Ann Acad Med Singapore, 38：240-250, 2009.
2) Markowitz G, et al.：Collapsing focal segmental glomerulosclerosis following treatment with high dose pamidronate. J Am Soc Nephrol, 12：1164-1172, 2001.
3) Choudhury D and Ahmed Z：Drug-associated renal dysfunction and injury. Nat Clin Pract Nephrol, 2：80-91, 2006.
4) Hess EV：Drug-induced lupus. Curr Opin Rheumatol, 3：809-814, 1991.
5) Perazella MA：Renal vulnerability to drug toxicity. Clin J Am Soc Nephrol, 4：1275-1283, 2009.
6) Perazella MA：Toxic nephropathies：Core Curriculum 2010. Am J Kidney Dis, 55：399-409, 2010.
7) Naughton CA：Drug-induced nephrotoxicity. Am Fam Physician, 78：743-750, 2008.

第VII編

尿細管間質疾患

1 尿細管間質疾患総論

1 尿細管間質の構造と機能

すべての尿細管は，尿細管上皮細胞と基底膜から構成されている．尿細管は糸球体とともにネフロンの構成単位であり，その構造と機能から，近位尿細管，Henle ループ，遠位尿細管，そして集合管とに分けられる．

腎臓の間質は腎臓の中で糸球体および尿細管からなるネフロン，血管，およびリンパ管を除いた構造を指す．尿細管基底膜，Bowman 嚢基底膜，そして血管基底膜に囲まれた部位で，線維芽細胞や樹状細胞などの細胞成分とコラーゲンをはじめとした構造物から構成されている．腎生検組織では間質は尿細管の間のわずかな領域で，正常の場合には構成成分をはっきりと見ることはできない．

腎生検標本で見ると腎臓のほとんどは尿細管で占められている．尿細管は糸球体で濾過された原尿から必要な物質を再吸収し，不要な物質を分泌により体内から取り除くという，体液恒常性の維持のための中心的な役割を演じている．尿細管各部位での細胞の構造はそれぞれ異なっており，部位により独自の機能がある．間質も多彩な機能を有し，主たるものは糸球体，尿細管，血管・リンパ管の支持と，尿細管と血管・リンパ管との間の物質輸送の仲介を行っている．

尿細管・間質はその多彩な働きにより腎機能維持の中心的役割を担っており，尿細管・間質の障害度は GFR ともよく相関することが知られている．

2 尿細管間質疾患

尿細管と間質の病変は相互に影響し，両者の機能的・形態的障害は共存するため，両者の障害は区別できない．したがって，尿細管と間質の疾患は一括して尿細管間質疾患として扱われている．

腎臓の構造上，糸球体疾患や血管系の疾患，さらに下部尿路疾患からの障害が容易に波及するため，これらの障害に伴って二次的に尿細管間質疾患がみられる場合も多い．尿細管・間質に直接障害が加わって病変を生じた場合は，一次性尿細管間質疾患と呼ばれる．この一次性尿細管間質疾患には，尿細管間質性病変のみの場合と Sjögren 症候群のように全身性疾患の部分症としてみられるものとがある．

■ 表 VII-1-1　尿細管間質疾患の枠組み

原　因
特発性
薬剤性
その他（表 VII-1-3 p. 473 参照）
一次性か二次性か
尿細管・間質自体の疾患
糸球体・血管障害および下部尿路系疾患の波及
全身性疾患の部分症
機能的診断名（尿細管機能が主体）
腎機能全般の障害；AKI，CKD ステージ
近位尿細管機能
腎性糖尿病，II 型（近位型）RTA，
Fanconi 症候群など
遠位部尿細管機能
腎性尿崩症，I 型（遠位型）RTA など
病理学的診断名
AIN
CIN
ATN
肉芽腫性尿細管間質性腎炎
その他
症候群的診断名
Fanconi 症候群
Liddle 症候群
Bartter 症候群
Gitelman 症候群
その他
経　過
急性
慢性

表VII-1-2 腎毒素によるAKIのメカニズム

直接的な腎毒性
  尿細管上皮細胞障害
    AIN（例：アミノグリコシド）
    浸透圧性ネフローゼ（例：高浸透圧輸液，免疫グロブリンの血管内投与）
  間質性腎炎
    急性アレルギー性間質性腎炎（例：ペニシリン）
    CIN（例：カルシニューリン阻害薬）
    腎乳頭壊死（例：NSAIDs）
  糸球体疾患
    糸球体腎炎（例：金製剤，ペニシラミン，ACE阻害薬）
    腎血管炎（例：ヒドララジン）
  閉塞性尿路疾患
    結晶性腎症（例：アシクロビル，インジナビル）
間接的な腎毒性
  腎臓内血流低下（例：ACE阻害薬，NSAIDs）

（Pannu N, et al.：Crit Care Med, 36［Suppl.］：S216-S223, 2008 より改変）

　尿細管間質疾患の疾患分類は非常に多い．その主なものは，機能的な面，病理学的な面，そして原因を切り口とした診断名になっている（表VII-1-1）．薬剤は時により腎毒素として振る舞い，種々のメカニズムで腎障害をもたらし（表VII-1-2)[1]，尿細管・間質もその標的となることが多い．

　尿細管間質疾患の機能的診断名は，腎機能障害がある場合には腎不全としてとらえられる．また腎機能障害がなくても各部の尿細管の機能障害から分類されており，尿細管機能異常症として臨床的にはとらえられている．糸球体疾患と同様に機能的診断名では，常にその原因や構造的な診断名との関連を考慮しなければならない．

　病理学的な診断名は，ほとんどが尿細管間質性腎炎と呼ばれる．これは種々な原因（表VII-1-3）による障害によって，ほぼ同一の組織学的な変化を生じるためである．この共通した組織変化のため，尿細管間質性腎炎では病理学的評価により原因を判断することは難しい．尿細管間質性腎炎は経過による形態学的変化から，急性と慢性とに区別される．また，虚血などにより尿細管細胞の壊死がみられる場合には尿細管壊死と呼ばれる．

　尿細管間質疾患では，無症状のものから，アシドーシスなど体液組成の異常，多尿などの尿量の異常，GFRの低下，そして尿沈渣異常など多彩な症候を呈するものまでさまざまである．この中で尿細管の機能異常による特徴的な症状や検査異常を呈する場合にはFanconi症候群やBartter症候群などの症候群的な病名が使用される．また，GFRの低下や尿沈渣異常など症候により尿細管間質疾患であることがはっきりしない場合には，診断が確定するまでは糸球体疾患の症候群的な病名が使用される場合もある．

　このように，尿細管間質疾患では，多数の切り口から診断名がつけられている．最終的には，臨床的に原因を明らかにして，その原因によって診断名がつけられている．尿細管間質疾患の原因は非常に多数あるが，遺伝性尿細管疾患では多くのもので遺伝子レベルでの異常まで明らかにされてきている．同一原因でも，薬物性尿細管間質性腎炎などでは，直接的な障害のみならず免疫学的機序を成因とする場合もあり注意が必要となる．

表 VII-1-3 尿細管間質疾患の原因

血流障害	急性　ATN，NSAIDs，血管系・糸球体疾患の影響 慢性　血管系・糸球体疾患の影響，鎮静薬
感染症	急性腎盂腎炎；細菌（腎盂腎炎の原因細菌のほか，リケッチア，レプトスピラなど） 　　　　　　ウイルス（HCV，EBウイルス，サイトメガロウイルス，アデノウイルス，BKウイルス，HIV） 　　　　　　真菌 慢性腎盂腎炎；膀胱尿管逆流の合併が多い 特殊な感染症；結核，MACなど 全身感染症に伴う免疫学的機序による尿細管間質障害
免疫学的機序	アレルギー性 AIN（薬剤がハプテンとして作用） 膠原病に伴うもの；Sjögren 症候群，SLE 肉芽腫性疾患；サルコイドーシス，Wegener 肉芽腫（GPA） ブドウ膜炎を伴う尿細管間質性腎炎 抗尿細管基底膜抗体腎炎
有害物質	内因性　Bence-Jones 蛋白（骨髄腫腎） 　　　　ミオグロブリン，ヘモグロビンなど 重金属　カドミニウム，鉛，水銀，シスプラチン 薬剤　　アミノグリコシド系抗菌薬，アムホテリシンB，シクロスポリン， 　　　　ゲルマニウム，リチウム，アリストロキア酸（Chinese herbs nephropathy）
遺伝性	嚢胞形成性腎疾患；ADPKDなど チャネル異常；Liddle 症候群はじめ多数 ミトコンドリア異常症など
代謝性	低K血症 高Ca血症 その他；高尿酸血症，高蓚酸血症
閉塞性尿路障害	前立腺肥大，逆流性腎症，尿路結石，悪性腫瘍など
その他	放射線腎症 バルカン腎症

3 尿細管間質疾患の発症と進展

尿細管間質疾患の発症には，免疫学的機序が関与する場合としない場合があるとされる．免疫学的機序に関しては，尿細管基底膜（TBM）に対する抗体や免疫複合体の沈着を主とした液性免疫機序のほか，T細胞性の過剰な免疫反応や細胞障害性T細胞による直接的な障害などの細胞性免疫機序が想定されている．免疫機序が関与しないものとしては，尿路腔に漏出したアルブミンや活性化した補体成分，LDLなどが尿細管上皮細胞に直接影響を及ぼし，それによって MCP-1 やTNF-α，IL-6，TGF-β などが産生され発症するとされている（図VII-1-1)[2]．最近の知見に関しては別項（VII-2および3 p.477〜487）に譲るが，近年は尿細管間質疾患の発生や腎不全の進行に関して慢性低酸素症が関与しているとする報告が多く（図VII-1-2)[3,4]，腎移植後やネフローゼ症候群の維持療法で使用されることが多くなったカルシニューリン阻害薬による腎障害も，急性期障害は輸入細動脈の収縮による腎血流低下機序が主因である（TMA や尿細管の空胞変性も同時に関与）．

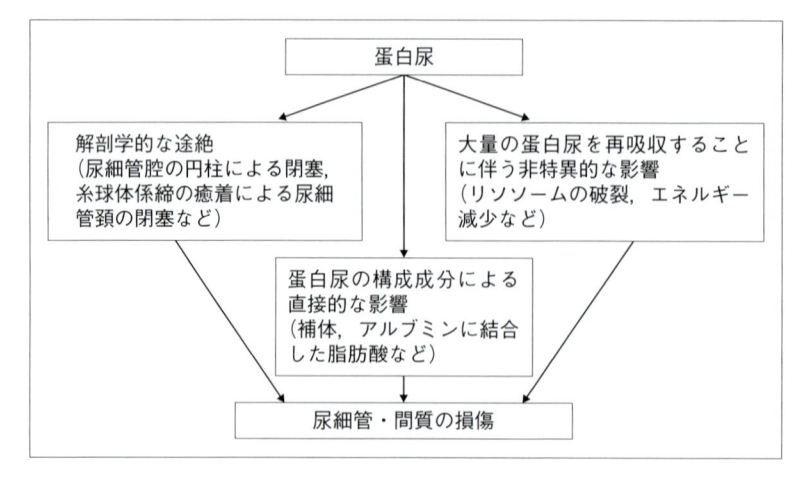

■ 図 VII-1-1　蛋白尿が尿細管間質障害を惹起する機序
(Nangaku M : Intern Med, 43 : 9-17, 2004 より改変)

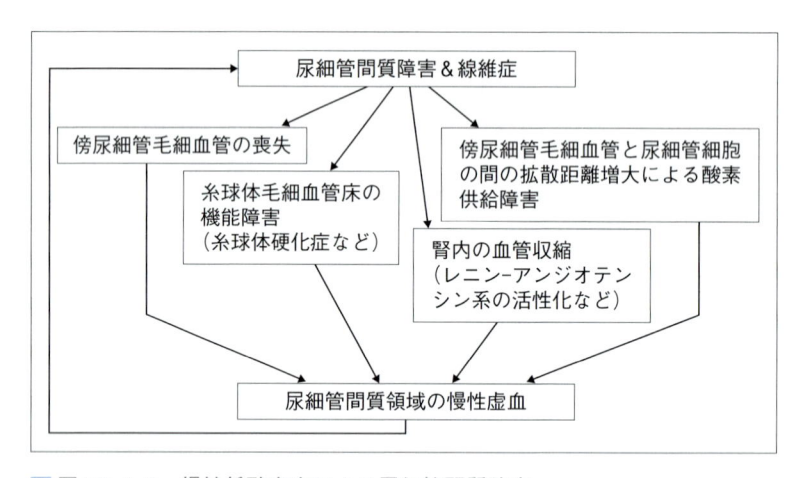

■ 図 VII-1-2　慢性低酸素症による尿細管間質障害
(Nangaku M : Intern Med, 43 : 9-17, 2004 より改変)

4　どのような場合に尿細管間質疾患を疑うか

尿細管間質疾患は無症状のものもある．多くは尿異常，体液異常，腎機能異常のいずれかが診断の糸口となる．糸球体腎炎との鑑別を要することもあり，臨床的には表 VII-1-4 にあげたような指標をもとに鑑別することが多い[5]．

1　尿異常

・尿量に異常のあるとき（無尿，乏尿，多尿）には尿細管間質疾患の可能性がある．
・尿沈渣で多数の尿細管上皮細胞，上皮円柱，

■ 表 VII-1-4　糸球体腎炎と間質性腎炎の特徴

特徴	糸球体腎炎	間質性腎炎
蛋白尿	>3 g	<1.5 g
尿沈渣	細胞/赤血球円柱が多い	細胞/赤血球円柱は少ない
Na 保持	後期まで正常	Na 喪失
貧血	後期まで中等度	腎不全に相関，重症
高血圧	よくみられる	多くない
アシドーシス	正クロール性	高クロール性
尿酸	軽度上昇	高度上昇
尿量	正常	増加

(南学正臣ほか 監訳：シュライアー腎臓病と病態生理，p.409-445, メディカル・サイエンス・インターナショナル，2011 より改変)

顆粒円柱が認められる場合，尿細管上皮細胞が障害を受けている可能性がある．尿細管壊死ではこれらの出現が高度のため，muddy brown 尿となる．
・白血球円柱を伴う白血球尿の存在は尿細管間質もしくは糸球体の高度の炎症を示唆する．

2 | 体液異常

水・電解質異常，酸塩基平衡障害では，常に尿細管機能異常の可能性を考えなければならない．

3 | 腎機能障害が認められるとき

・尿所見に異常がなく，腎機能障害のみがみられる場合には，尿細管間質疾患もしくは血管系の疾患が疑われる．
・病理学的には，腎機能障害の程度は糸球体障害の程度よりも尿細管・間質の障害度と強く関連するといわれている．

5 | 尿細管間質疾患を疑った場合にどうするか

・尿細管各部の機能的な異常か，尿細管・間質全般の異常かを判断する．
・尿細管機能異常症では，それぞれの疾患に適した検査を行う．
・全般的な尿細管・間質の異常が疑われる場合には，第一に薬剤性（表 VII-1-5）を疑い，服薬歴を検索する[6]．さらに，感染症の有無の検索も重要である．
・尿中好酸球，尿細管性蛋白（NAG, $α_1$-MG, $β_2$-MG）などを評価する．
・画像検査では腎尿路系の形態や機能異常（特に膀胱尿管逆流）の有無を調べるとともに，尿細管間質疾患の原因となる全身性疾患の有無を検索する．
・原因や診断が明らかでない場合には腎生検を行う．

AIN を疑ったときのフローチャートを図 VII-1-3 に示した[7]．

■ 表 VII-1-5　薬剤性急性間質性腎炎での臨床/検査所見

症　状
・無症状
・発熱，悪寒，倦怠感，食欲不振
・関節痛，関節炎
・筋肉痛，筋炎
・側腹部痛

徴　候
・正常所見
・発熱
・皮疹
・リンパ腺腫大
・側腹部の圧痛もしくは腫瘤触知（腫大した腎）

検査所見

血　液
・BUN および Cr 上昇
・好酸球増多
・電解質・酸塩基平衡異常
・肝機能障害
・赤沈亢進あるいは CRP 上昇
・貧血
・血清 IgE 値上昇

尿
・尿試験紙
潜血陽性
白血球エステラーゼ陽性
蛋白尿陽性
・顕微鏡的尿検査
赤血球，白血球，尿細管細胞
白血球円柱，尿細管細胞円柱，顆粒円柱
尿中好酸球陽性

（Perazella MA, et al.：Nat Rev Nephrol, 6：461-470, 2010 より改変）

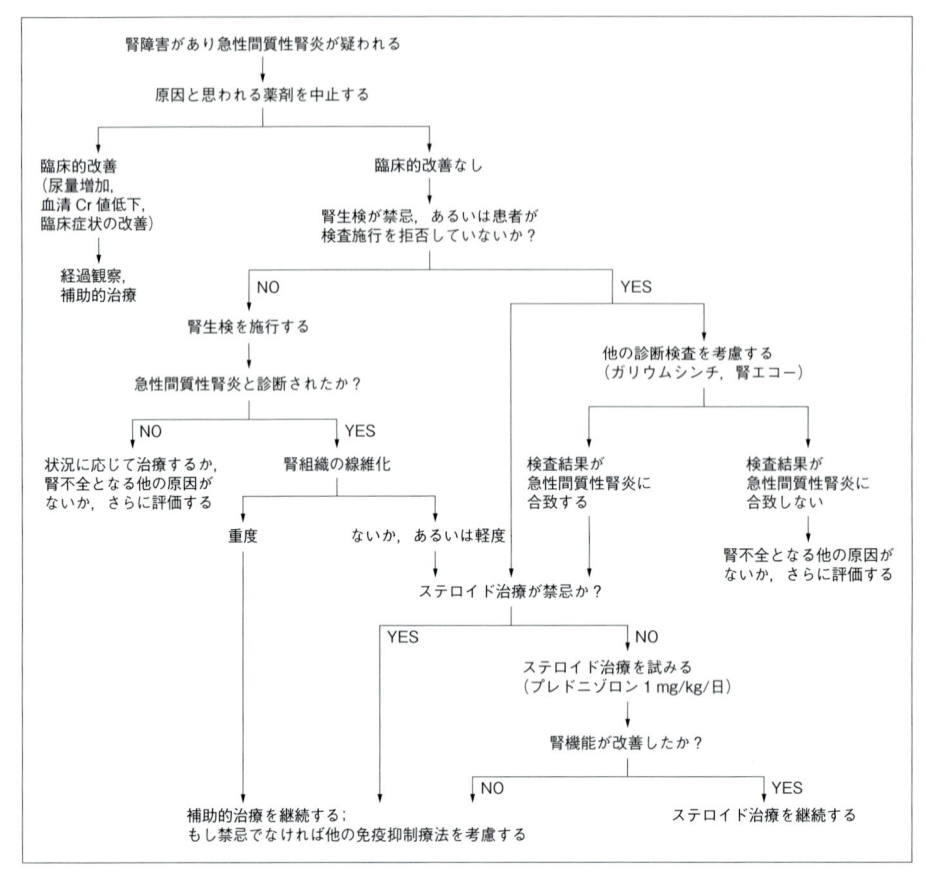

■ 図 VII-1-3 急性間質性腎炎の診断とマネジメント
（Kodner CM, et al.：Am Fam Physician, 67：2527-2534, 2003 より改変）

6 Perspective

・早期発見のためのマーカー
・ステロイド以外の治療薬
・血清学的もしくは病理組織学的な原因の推定あるいは特定

といった事項の解明が待たれる．

〔小山雄太〕

《文献》

1) Pannu N, et al.：An overview of drug-induced acute kidney injury. Crit Care Med, 36 [Suppl.]：S216-S223, 2008.
2) Nangaku M：Mechanisms of tubulointerstitial injury in the kidney：final common pathways to end-stage renal failure. Intern Med, 43：9-17, 2004.
3) Nangaku M：Chronic hypoxia and tubulointerstitial injury：a final common pathway to end-stage renal failure. J Am Soc Nephrol, 17：17-25, 2006.
4) Rodriguez-Iturbe G, et al.：The role of tubulointerstitial inflammation in the progression of chronic renal failure. Nephron Clin Pract, 116：c81-c88, 2010.
5) 南学正臣ほか 監訳：第11章 慢性腎臓病：症状と発症機序．シュライアー腎臓病と病態生理, p.409-445, メディカル・サイエンス・インターナショナル, 2011.
6) Perazella MA, et al.：Drug-induced acute interstitial nephritis. Nat Rev Nephrol, 6：461-470, 2010.
7) Kodner CM, et al.：Diagnosis and management of acute interstitial nephritis. Am Fam Physician, 67：2527-2534, 2003.

2 急性間質性腎炎

急性間質性腎炎（AIN）とは，腎臓の主だった機能である濾過や再吸収を行う糸球体，尿細管およびこれらに血流を送る血管（これらを合わせてネフロンという）以外の構成成分である間質を中心に急速に炎症性の細胞浸潤と浮腫をきたす疾患群である．しばしば腎機能が急速に低下する一群の疾患で，急性腎障害（AKI）の原因疾患の1つである．

1 頻度

ある報告では，腎生検症例の1〜3％を占めるとされているが，AKIにおける頻度はさらに高く，15〜27％とされる．しかし，実際の頻度については，腎生検を行わずに軽快してしまう症例や，何らかの腎障害のサインを呈さない場合など診断に至っておらず，さらに高いことが予測される[1]．

2 原因

AINの原因としては，表VII-2-1のようなものが主体であるが，薬剤によるものが70％以上を占める．そのうち特に抗菌薬によるものが40％である．従来多くの原因を占めていた感染症によるものは15％程度で，さらに特発性といわれる一群が7％程度を占める．この特発性の中には免疫学的機序が比較的明らかとなった，抗尿細管基底膜（TBM）抗体腎炎や，ブドウ膜炎を伴った間質性腎炎（TINU）などが含まれる．サルコイドーシスなど，肺や他の臓器にも障害を起こす疾患で，腎においては間質性腎炎を引き起こす二次性のAINは0.8％にすぎないとされている[2]．

3 AINの発症機序

1 薬剤性間質性腎炎

前述したように最も頻度の高い疾患である．その発症機序として図VII-2-1に示すように，4種の可能性が考えられる．第1として，普通，尿細管上皮細胞は薬剤を取り込んで，分解する能力があるが，ある種の薬剤はTBMを構成する蛋白と結びついて，一種のハプテンとして働き，異常免疫反応が起こると考えられる．第2として，薬剤

■ 表VII-2-1 腎生検で診断されたAINの原因

薬剤	抗菌薬	アンピシリン，セファロスポリン，シプロフロキサシン，クロキサシリン，メチシリン，ペニシリン，リファンピシン，スルフォンアミド，バンコマイシン
	消炎鎮痛薬	（NSAIDs）
	その他	アロプリノール，アシクロビル，ファモチジン，フロセミド，オメプラゾール，フェニトイン
感染症	細菌	ブルセラ，カンピロバクター，大腸菌，レジオネラ，サルモネラ，黄色ブドウ球菌，溶連菌，エルシニア
	ウイルス	サイトメガロウイルス，EBウイルス，ハンタウイルス，HIV，ポリオーマウイルス，C型肝炎ウイルス
	その他	レプトスピラ，Tb菌，マイコプラズマ，リケッチア，シストソーマ，トキソプラズマ
特発性		抗TBM抗体腎炎，TINU
全身性疾患をなすもの		サルコイドーシス，Sjögren症候群，全身性エリテマトーデス

（Praga M, et al.: Kidney Int, 77 : 956-961, 2010 より改変）

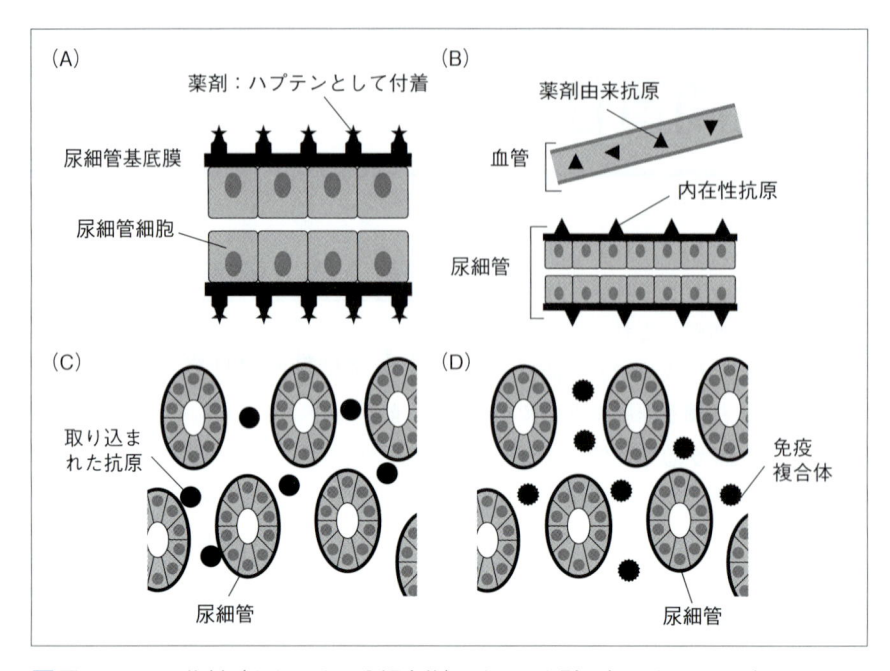

■ 図VII-2-1　薬剤（またはその分解産物）がAINを引き起こすメカニズム
(A) 正常尿細管基底膜（TBM）に薬剤が付着してハプテンとして働く．
(B) ある種の薬剤はTBMの正常成分と近似性を有しており，この薬剤に対する免疫反応がTBMの近似抗原に反応して免疫反応を起こす．
(C) TBMや間質に結合して取り込まれた薬剤が免疫反応を起こす．
(D) 薬剤とその抗体とが免疫複合体を形成して，間質に沈着する．

(Rossert J : Kidney Int, 60 : 804-817, 2001より改変)

がTBMまたは間質の内在性物質と近似していることで，この薬剤に対する免疫反応（抗体産生）が薬剤にではなく，近似している内在性抗原に向けられて炎症をきたす．第3としては，薬剤が間質に取り込まれ，ここで炎症を起こす．第4は血中で薬剤がその抗体と免疫複合体を形成して，これが間質に沈着して炎症を起こす，などが考えられている[3]．一方，後に述べるように本疾患が起こる際，腎臓以外の全身症状として，皮疹，発熱，関節痛などが起こるが，これらは全身の過敏性免疫反応を薬剤がきたしたと考えられ，腎にもこれが波及していることも事実である．

2 特発性間質性腎炎

頻度は比較的低いが，その発症機序に関してはよく研究されている．尿細管に常に内在している成分が，何らかのきっかけで表出され，血中に流出して抗原として認識される．遠位尿細管から分泌されるTamm-Horsfall蛋白や，近位尿細管基底膜の刷子縁蛋白であるmegalinは，よく知られた内在性抗原で，これを動物に静注すると，AINをきたすことが知られている．一方，TBMに対する自己抗体が検出される抗TBM抗体腎炎の場合，TBMを構成する蛋白成分のいくつかが抗原となっていることがわかっており，その解析も進んできた．しばしば，抗TBM抗体腎炎では同時に糸球体における膜性腎症を合併していることも知られており，糸球体基底膜（GBM）の構成蛋白と共通する成分でもあることがうかがわれる．

3 AIN増幅に関与する免疫機序と組織障害性線維化の進行機序

抗TBM抗体を原因とするAINや一部の薬剤（メチシリンが代表的）に対する抗原抗体反応性AINなどは，液性免疫による免疫複合体がその主体であるが，他のほとんどのAINはこれらの免疫複合体が証明されることのない細胞性免疫機序が働いて増悪をきたす．遺伝的に規定された背

景も関与するが，何らかの抗原が間質尿細管に提示され，これに対してヘルパーT細胞が活性化し，遅延型反応や細胞傷害を引き起こすエフェクターT細胞に刺激が及ぶ．これらのT細胞やマクロファージ活性化は多くの炎症性サイトカインやケモカインを誘導し，さらなる炎症細胞の動員と，同時に早期から修復過程としての線維原性サイトカインであるTGF-βなどによる間質の線維化，尿細管の萎縮が始まる．これらは進行して腎機能低下につながる．これらの動員は抗原刺激が繰り返されると慢性化し，慢性間質性腎炎（CIN）をきたす．

4 臨床症状

薬剤が原因となる近年のAINでは，全身症状として薬物アレルギー反応に伴うものが特徴的である．すなわち，皮膚発疹，発熱，関節痛などである．一方，血液検査所見では，高頻度に好酸球増加がみられ，他の炎症所見も陽性となる．尿所見では従来メチシリンによる薬剤性間質性障害などがその中心であったケースでは肉眼的血尿が頻繁に認められたが，最近の症例をまとめた表VII-2-2[2]にも示すように，最近の多彩な薬剤によるものがその原因となってから，肉眼的血尿はまれとなった．またこれらの血尿では一般に糸球体腎炎のときにみられる赤血球円柱を伴うことはまれである．また蛋白尿もネフローゼ症候群をきたすような高度なものはまれである．一方，頻繁にみられるのは，好中球を交えた細胞性円柱である．さらに近年のバイオマーカーの検討からも，尿細管細胞障害を意味するNAGやL-FABPの異常増加が認められる．腎機能は急速に低下することが多く，時として透析療法が必要となる．また，感染症に伴うAINでは，その感染症自体の症状が前面に出るため，AINの症状としては腎機能低下が中心となる．

また，画像では一般に腫大した腎臓が両側ともに認められるのが普通であり，時として皮髄の境界は不明瞭となる．

■ 表VII-2-2 急性間質性腎炎の初診時の臨床所見と検査所見の頻度

	症　状	%
腎機能低下	急性腎不全	100
	急性腎不全（透析要）	40
全身症状	関節痛	45
	発熱	36
	湿疹	22
	好酸球増加	35
尿所見	顕微鏡的血尿	67
	肉眼的血尿	5
	血球尿	82
	非ネフローゼ性蛋白尿	93
	蛋白尿>3.5g/日	2.5
	ネフローゼ症候群	0.8

（Baker RJ, et al.：Nephrol Dial Transplant, 19：8-11, 2004より改変）

5 病理学的所見

AINでは一般にびまん性に，時として部分的に炎症性の細胞浸潤が広範囲に認められるのが普通である（図VII-2-2）．これらの細胞は主にはリンパ球やプラズマ細胞で，時として好中球も動員される．マクロファージの浸潤が多いのも特徴で，薬剤性等の場合，好酸球の集積もしばしば認められる．急性期では巨細胞の出現は一般にまれであるが，ある種の疾患（サルコイドーシスや結核など）では肉芽腫性病変をきたすことで知られている．しかしこの所見は疾患特異的というわけではなく，ウイルス感染症など他の要因による急性発症でもみられる所見である（図VII-2-3）．これらの細胞浸潤は間質のみならず，尿細管細胞内にも及んで尿細管炎の所見を呈し，また細胞浸潤の進展が急速であると尿細管を破壊する．一方，これらの激しい尿細管間質病変に比較して，急性期には一般に糸球体は無傷であることが多く，加齢変化などがなければ硬化していることは少ない．しかし，時には急激な間質細胞浸潤が糸球体も巻き込んで破壊することもある．血管病変は血管炎から発症した疾患でない限り，一般には認められることはない．

蛍光抗体法では，一般に特異的な免疫グロブリ

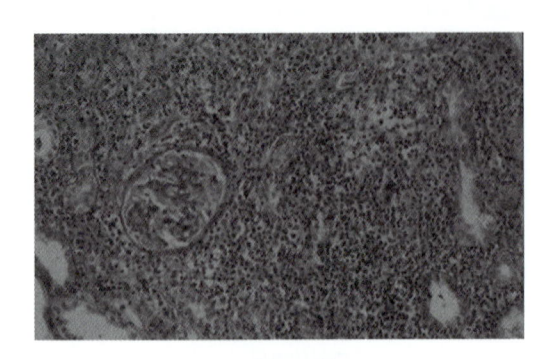

■ 図 VII-2-2 AIN の間質細胞浸潤像

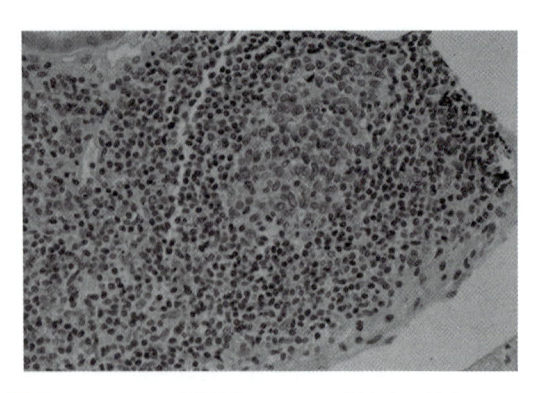

■ 図 VII-2-3 C 型肝炎ウイルス感染症に伴う AIN にみられた肉芽腫病変

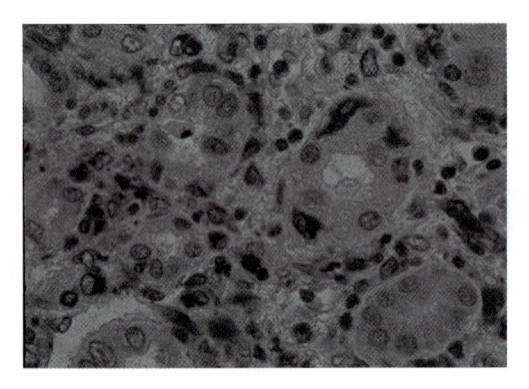

■ 図 VII-2-4 AIN における広範なマクロファージ（CD68 染色）浸潤

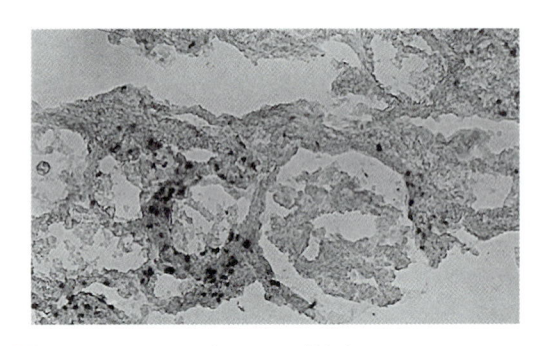

■ 図 VII-2-5 EB ウイルス感染症による AIN で間質細胞に証明された EB ウイルスのゲノム

ンの沈着は認められることは少ないが，抗 TBM 抗体腎炎では，TBM に沿って IgG と補体 C3 が顆粒状に，時には TBM に沿って線状に沈着をきたしていることがある．この疾患に特異的ではあるが，まれに薬剤性でも，前述したように TBM の構成成分で薬剤の近似性による免疫反応が起こった場合など，線状の IgG の沈着が認められることがある．また，浸潤しているリンパ球のサブタイプの免疫染色で，CD4, CD8 が陽性となっており，CD68 陽性細胞であるマクロファージが証明されることも多い（図 VII-2-4)[4]．

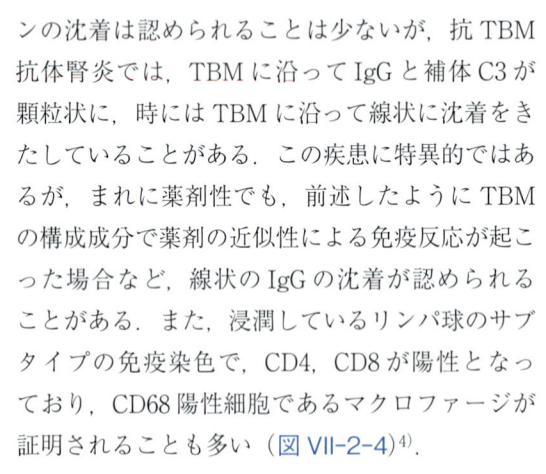

これらは病態の説明に有用であるが，治療に直結するものではなく診断に不可欠とはいえない．電子顕微鏡では，免疫複合体間質性腎炎では，間質に高電子密度物質の沈着を認める場合があるが，全体の中に占める頻度は低い．またある種の感染症では，特異的な細菌や真菌の染色でその感染が証明されることがあり，疑わしい場合は積極的に特殊染色を行う．さらに最近の遺伝子検索で感染源のゲノムも証明ができるようになり，これらの手段も有効である（図 VII-2-5)[4]．

一方，AIN の急性期から組織修復のための線維化はすでに起こっており，場合によっては糸球体硬化も始まっている．これらの硬化病変の進行を阻止することが，予後に関与する．

6 治　療

1 保存的治療

薬剤が原因である場合が多いため，これらが疑われる場合まず薬剤を中止する．メチシリン等の

薬剤の場合，経過は良性で，予後もよかった．近年さまざまな薬剤による腎症が報告されるようになり，また背景も複雑となり，必ずしも使用した薬剤量や期間と腎障害の程度とは相関しないことが報告されている．さらに，疑わしい薬剤を中止しただけで完全寛解が得られないことも多く，長期的な観察では薬剤性でも予後は30%程度は不可逆性腎不全となることを報告している．

2 ステロイド治療

AINに対する治療で，薬剤性の場合には，ステロイド治療の効果の承認は十分になされているとはいえない．前向き研究はほとんどなく，後ろ向き研究での薬剤性AINのステロイドと他の保存的治療（薬剤中止のみ）との比較では，議論が分かれている[5]．一般に早期に治療した場合（発症7日以内）は，ステロイド治療の効果はよいとされており，腎生検で多くの細胞浸潤を認めるものでは，ステロイドによりこれらの細胞浸潤が除去されるとされている．その意味で，ステロイド治療は早期に大量を使用して，副作用が出るまでに治療を終えるというスタンスが有効であるようで，GonzalezのグループではAIN剤性AINでは発症7日以内に，メチルプレドニゾロン250 mgのパルス療法を3日間行った後，0.5～1 mg/kg/日のプレドニゾロンで後療法を開始し，早期に漸減して4～6週間で治療を終えるというプロトコールを紹介している[1]．

一方，特発性AINであるTINUや自己免疫性AINではステロイドおよびこれが不十分な場合，免疫抑制薬や自己抗体を除去する血漿交換などが治療の中心である．一般にこれらのAINのステロイドに対する反応性はよいとされているが，時として長期に，頻回に繰り返されることもあり，慢性に移行することが避けられない場合もある．

7 Perspective

近年，生物学的製剤など新薬の開発は多岐にわたって進み，治療歩幅は広がったが，それに応じて急性の免疫反応をきたす新たなAINの発生も今後予想される．また地球規模で広がる新たな感染症のまん延は，その原因を特定しにくいAINをもたらす可能性がある．急速に進行するAINではその治療も急を要するが，原因の検索や予防に対しては，新たに可能になるであろう分子生物学的手法も用いたオーダーメイドの検索や治療の開発が望まれる．

〔武曾惠理〕

《文献》

1) Praga M, et al. : Acute interstitial nephritis. Kidney Int, 77 : 956-961, 2010. Epub Mar 24 2010.
2) Baker RJ, et al. : The changing profile of acute tubulointerstitial nephritis. Nephrol Dial Transplant, 19 : 8-11, 2004.
3) Rossert J : Drug-induced acute interstitial nephritis. Kidney Int, 60 : 804-817, 2001.
4) Muso E, et al. : Epstein-Barr virus genome-positive tubulo-interstitial nephritis associated with Kawasaki disease-like coronary aneurysms. Clin Nephrol, 40 : 7-15, 1993.
5) Clarkson MR, et al. : Acute interstitial nephritis : clinical features and response to corticosteroid therapy. Nephrol Dial Transplant, 19 : 2778-2783, 2004. Epub Aug 31 2004.

■ VII. 尿細管間質疾患

3 慢性間質性腎炎

　慢性間質性腎炎（CIN）とは，腎のネフロン以外の部位（間質）に慢性に炎症とそれに対する修復を繰り返すことで組織の線維化をきたして，しばしば腎機能が緩徐ながら不可逆的に低下する一群の疾患で，CKDの原因疾患の1つである．

1 頻　度

　筆者らの施設での3年間の腎生検症例のうち，一次性腎疾患279例における間質性腎炎の頻度は12症例（4.3％）であり（図 VII-3-1），他の糸球体疾患などに比べ決して頻度は高くない．日本透析医学会での透析導入統計でも主要透析導入原因疾患にあげられていないが，慢性に進行するため，しばしば腎生検を行うことなく，腎機能低下となることがあり，必ずしも確定診断が得られていないことも多い．時に急性間質性腎炎（AIN）からCINへ移行することもあるが，潜在性に進行して，急性期が不明のCINもある．

2 原　因

　前述したようにしばしばAINから進行する場合もあり，その原因もAINと重なる場合がままある（表 VII-3-1）．すなわち，頻度の高いものは，感染症，薬剤であるが，特に薬剤に関しては，消炎鎮痛薬（NSAIDs）や抗うつ薬のリチウムが頻度が高い．さらに尿路閉塞症，膀胱尿管逆流が，その原因となる．また，特発性免疫反応（液性，細胞性）も慢性間質性炎症を引き起こす．炎症を最初の機序としないが，形質細胞異常症，代謝異常，重金属曝露，先天性尿細管形成異常症も尿細管間質性腎炎をきたす．また，糸球体，血管の疾患は二次性に尿細管間質炎を惹起して，結果的に全腎の硬化をきたすが，本項では，最初に間質，尿細管に主として炎症をきたす疾患について述べる[1]．

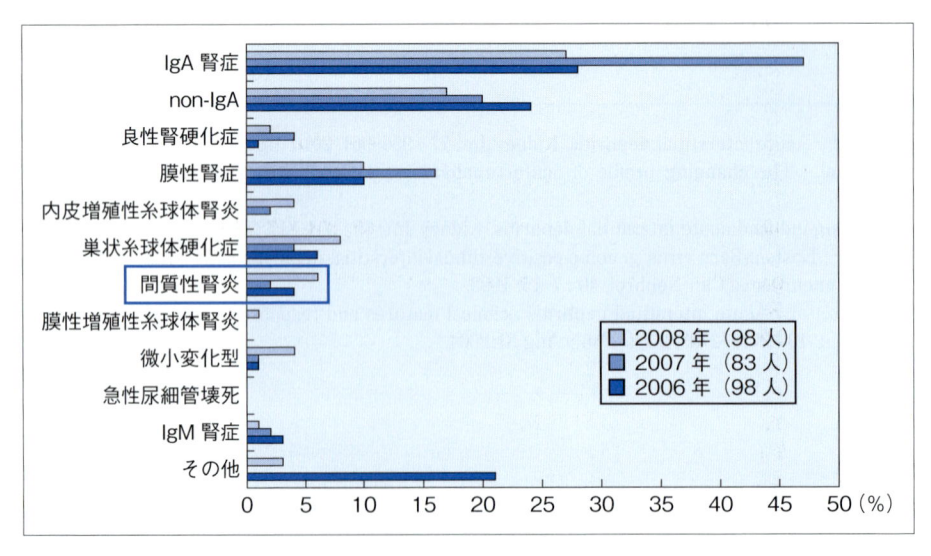

■ 図 VII-3-1　腎生検患者の一次性腎疾患の疾患別頻度

（2006～2008年の北野病院の腎生検症例より）

表 VII-3-1　腎生検で確立された間質性腎炎の原因

薬剤	抗菌薬	アンピシリン，セファロスポリン，シプロフロキサシン，クロキサシリン，メチシリン，ペニシリン，リファンピシン*，スルフォンアミド，バンコマイシン
	消炎鎮痛薬	NSAIDs*
	その他	アロプリノール*，アシクロビル，ファモチジン，フロセミド*，オメプラゾール*，フェニトイン，リチウム*
感染症	細菌	ブルセラ，カンピロバクター，大腸菌，レジオネラ，サルモネラ，黄色ブドウ球菌，溶連菌，エルシニア
	ウイルス	サイトメガロウイルス*，EB ウイルス*，ハンタウイルス，HIV*，ポリオーマウイルス
	その他	レプトスピラ，Tb 菌*，マイコプラズマ，リケッチア，シストソマ，トキソプラズマ
特発性		抗 TBM 抗体腎炎*，TINU*
全身性疾患をなすもの		サルコイドーシス*，Sjögren 症候群*，全身性エリテマトーデス*，IgG 4 関連腎臓病*

*慢性間質性腎炎をきたしやすい原因．
(Praga M, et al.: Kidney Int, 77 : 956-961, 2010 より改変)

3　発症機序

　薬剤性 CIN でも，発症機序は図 VII-2-1 (p.478) で述べた機序が考えられるが，特に頻度の高い NSAIDs に対する反応は，急性腎不全の原因となる腎内プロスタグランディン (PG)，特に PGI 2 や PGE 2 産生に関与するシクロオキシゲナーゼの阻害薬としての腎降圧系への拮抗作用よりも，薬剤への過敏反応が長期にわたる使用で遷延している状態と考えられる．近年，長期に使用することが多くなったカルシニューリンによる間質性障害は，間質の縞状の線維化をきたすことで知られているが，尿細管細胞の薬剤取り込み後の変性による崩壊と，カルシニューリンによる微小血管のヒアリン変性と収縮がもたらす組織の虚血がその病態の中心で，純粋な意味の炎症ではない．

　一方，免疫学的機序による抗 TBM 抗体腎炎などは慢性化することもしばしばあり，その機序は AIN と同様，抗 TBM 抗体による in situ での免疫反応，さらに TBM の一部の成分に対する抗体との免疫複合体の TBM での沈着など，液性免疫を主とした CIN の発症機序である．近年話題となっている IgG4 関連腎臓病では，自己免疫性膵炎などに随伴することから，SLE など全身疾患による二次性間質性腎炎とも考えられるが，しばしば腎の間質にのみ炎症所見を呈することも報告されており，その発症機序として，抗原は不明ながら，前述した免疫複合体の TBM への沈着が原因とも考えられている[2]．サルコイドーシスや TINU では細胞性免疫を中心とする T 細胞反応がその間質炎の発症機序となっていることは「VII-2 急性間質性腎炎」p.477 でも述べた．

　一方，どのような発症原因によるものであれ，CIN の特徴である，遷延する炎症による組織の線維化と尿細管の萎縮病変をきたす機序には，虚血や活性酸素の誘導などさまざまな可能性が考えられるが，免疫学的機序として，崩壊した尿細管細胞からマクロファージコロニー刺激因子 (M-CSF) や血小板由来増殖因子 (PDGF)，TGF-β などの炎症性サイトカイン，ケモカインおよび線維化誘導サイトカインが分泌され，これらが引き金となってさらにマクロファージや炎症細胞が呼び込まれる病態が考えられている．TGF-β の誘導は線維芽細胞からコラーゲンなど細胞外基質の産生を促し，線維化を亢進させる．この線維芽細胞のもとになる細胞として，活性化した尿細管上皮細胞の移行 epithelial-mesenchymal transformation (EMT) が提唱されたが，これについては議論があるところで，確定的ではない．

4　臨床症状

　CIN では緩徐に進行する腎機能低下に伴う所見が主で，薬剤によるものであっても AIN にみられるようなアレルギー反応をきたすことはまれ

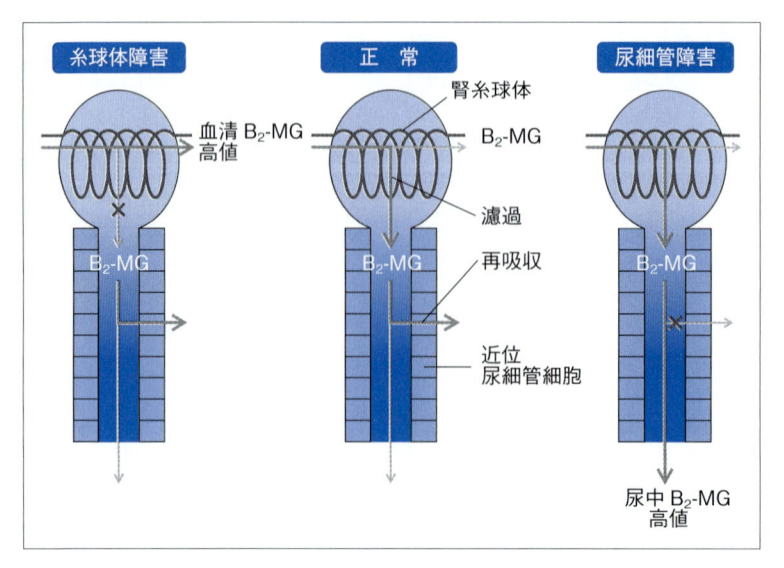

■ 図 VII-3-2　腎疾患時における β_2-MG の動態

である．慢性感染症による間質性腎炎では，原因となる感染症の症状が出る．検尿異常は CIN の場合，蛋白尿も軽微であることも多く，ネフローゼ症候群が発症することはまれで，血尿は軽微であり見逃されることが多い．円柱では細胞性円柱は比較的まれで，顆粒円柱や蝋様円柱が中心となる．また，しばしば間質のみならず，尿細管も侵されており，近位尿細管が侵される場合，低 K 血症やアミノ酸尿，糖尿などの所見があり，遠位尿細管が中心となって侵される場合，尿濃縮障害が認められる．

しかし一般にびまん性の間質性腎炎が起こるため，近位，遠位ともに障害されることが多く，これらによる尿細管性アシドーシスは近位，遠位型同時に発症することが多い．尿細管機能異常を表すマーカーとしては，尿細管細胞崩壊時に出現する U-NAG の発現は時として陰性となることも多く，それにもかかわらず β_2-MG が尿中で異常高値をきたすこともしばしばみられ，荒廃した尿細管による再吸収障害のマーカーとして有用である（図 VII-3-2）．

免疫学的には，IgG4 関連腎臓病など特殊な間質性腎炎は，特発性であるか否かは議論のあるところであるが，血清高 IgG4 血症や補体低下などが特徴的であり，診断の助けとなる．また，エコー所見では，一般的に両側腎の萎縮と表面不整像がみられ，皮髄の境界は不明瞭となり，しばしば石灰化像もみられる．前述の IgG4 関連腎臓病では造影 CT で腎に多発性腫瘤形成性に造影不良域を認める．

5 病理学的所見

光学顕微鏡的に CIN に特徴的な所見は，間質にびまん性に広がる線維化病変で，炎症細胞浸潤の浸潤はしばしば部分的である．びまん性に時として部分的に炎症性の細胞浸潤が広範囲に認められるのが普通である（図 VII-3-3）．これらはリンパ球，マクロファージ，形質細胞からなり，慢性経過を表す肉芽腫性病変をきたしている場合，類上皮細胞や巨細胞が特徴的に出現する（図 VII-3-4）．この病変をきたす原因として，表 VII-3-2 のようなものがあるが，特徴的な感染症である結核では，乾酪壊死を伴っており，特殊染色で菌体が証明される．慢性に進行する間質性腎炎では尿細管の萎縮が特徴的であり，糸球体は AIN では比較的温存されているが，CIN では血流障害により糸球体も虚血をきたし，Bowman 嚢も多層化して肥厚し，その機能低下を免れていない（図 VII-3-5）．また萎縮尿細管の形態もさ

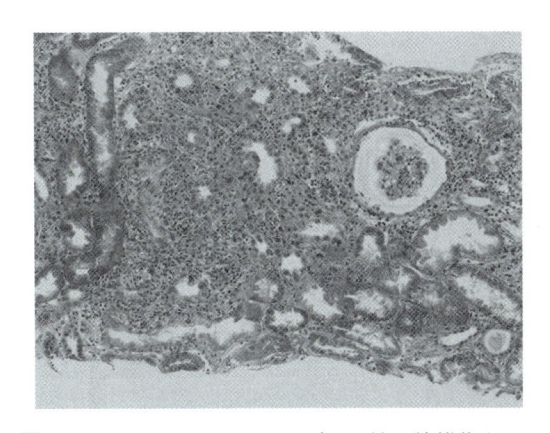

■図 VII-3-3　CIN におけるびまん性の線維化を伴った間質細胞浸潤

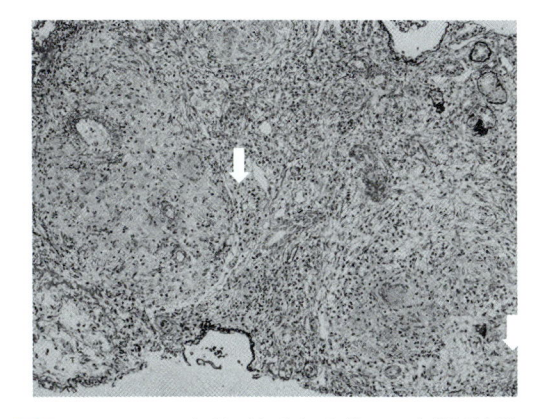

■図 VII-3-4　巨細胞（矢印）を伴った肉芽腫性間質性腎炎

■表 VII-3-2　肉芽腫性間質性腎炎をきたす原因

感染	結核
	真菌症
	ブルセラ
	寄生虫
薬剤	サルファ剤
	ペニシリン
	フルオロキノロン
	バンコマイシン
	ゲンタマイシン
	ニトロフラントイン
	アロプリノール
	フロセミド
	ヒドロクロロチアジド
	オメプラゾール
	ラモトリギン
	NSAIDs
	ビスホスホネート
	ジフェニルヒダントイン
	カルバマゼピン
	オキシコドン
特発性	TINU
二次性	サルコイドーシス
	Wegener 肉芽腫症（GPA）
	痛風
	コレステロール肉芽腫症

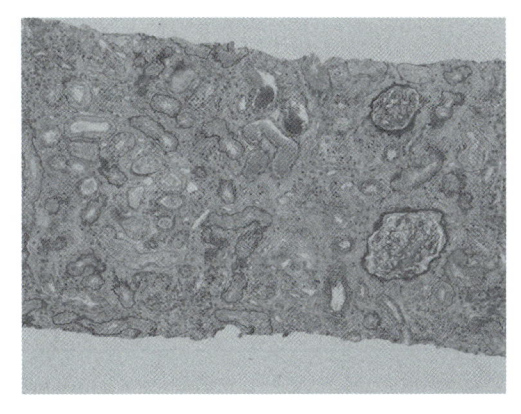

■図 VII-3-5　間質のびまん性の線維化と萎縮尿細管，および萎縮糸球体

まざまで，いわゆる古典的な尿細管萎縮を呈する．TBM の多層化した尿細管（図 VII-3-6（A)）は，近位尿細管由来とされている．一方，TBM が薄くなり上皮細胞が分泌細胞様となって内腔が不明瞭になった変性した尿細管の集族像もみられることがあり（図 VII-3-6（B)），これらは遠位尿細管由来とされているが，まだ明らかではない．

さらに集団で尿細管が崩壊した部分では，キャストなどにより内腔が拡張した尿細管の集落ができ，甲状腺状を呈することもある．慢性に尿細管崩壊が進む一方，代償性に拡張した尿細管も出現する．血管病変は動脈硬化性で，内膜の肥厚が著明となるのが一般的である．蛍光抗体法では，AIN と同様に CIN でも抗 TBM 抗体腎炎では，特徴的な IgG と C3 の TBM に沿った陽性像が認められるが，萎縮した尿細管にはしばしば C3 のみが線状に沈着するので，免疫複合体尿細管炎との区別が必要である．間質の線維化が，この病態の本体であるが，これらを形成する細胞外基質の本体は，主にはコラーゲン線維で特に I 型，III

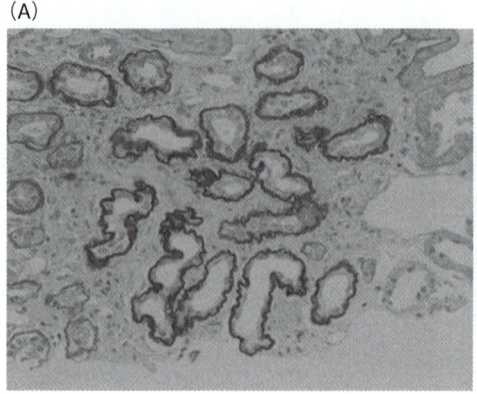

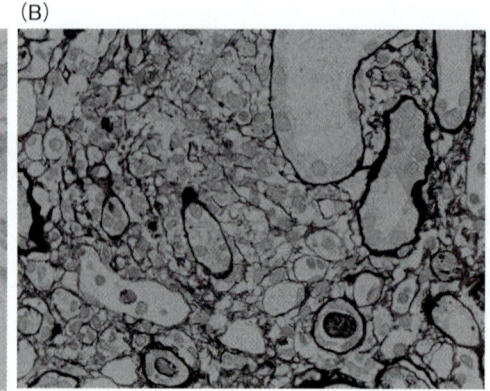

■ 図 VII-3-6　CIN にみられる萎縮尿細管
(A) TBM が多層化して肥厚した萎縮尿細管.
(B) 菲薄化した TBM を呈する萎縮尿細管.

型が，間質の線維芽細胞由来である．電子顕微鏡的検索は，CIN の病態には特異的な所見が少なく，必須ではないが，萎縮した基底膜直下に電子密度の濃い顆粒状沈着物がみられるため，免疫複合体の高電子密度沈着物との区別を要する．

6 治　療

1 保存的治療

原因となる薬剤の中止が必要であることは AIN と同様であるが，CIN の原因となる薬剤はしばしば長期に使用する必要や中毒性のあるものが多く，中止に困難をきたす場合もある．感染症が原因の場合，直ちにその治療を開始する．

2 免疫学的治療

抗 TBM 抗体腎炎や免疫複合体による CIN には，ステロイドをはじめとする免疫抑制治療を行う．AIN と異なり，急速に進行する腎不全はまれであり，ステロイド治療が必ずしも病態の改善をもたらすエビデンスが明らかでない疾患も多く，かえって間質の線維化を促進するという報告もある．サルコイドーシスなど，慢性に進行している場合，腎機能低下が急速に早まり，腎生検で間質のリンパ球浸潤が多くなったときにのみ，少量のステロイド治療を一時的に投与することがある．一方，IgG4 による尿細管間質性腎炎では，ステロイドに対する反応性は良好とされており，診断がついた場合，治療を開始する．

3 間質線維化の進展阻止治療

間質の線維化や崩壊し萎縮した尿細管を元通りにすることは不可能であることが多く，診断がついた時点で，それ以上の進展を防ぐことが治療の目標となる．原因となる薬剤の中止や感染症の治療に並行して，線維化を推進する TGF-β やその下流にある CTGF を阻止する薬剤としては，これらの活性化したマクロファージや尿細管細胞からの分泌を促進するとされるアンジオテンシン II の作用を阻止する．アンジオテンシン II 受容体拮抗薬（ARB）やアンジオテンシン変換酵素（ACE）阻害薬などの少量長期使用が，その降圧効果とは別に，線維化阻止作用として有効とされている．

また，凝固亢進阻止や組織循環改善を期して，抗凝固療法，抗血小板療法は，間質の虚血による線維化亢進を防ぐ可能性があり，長期に使用されることがある．近年，脂質の組織障害性は心血管系で重要視されているが，腎においても同様で，特に蛋白尿の洗礼を受ける尿細管では，蛋白のみならず脂肪尿からも尿細管上皮の活性化を受け，その変性を強めることが知られている．脂質異常を是正するスタチンは，その脂質異常是正効果に

加えて，細胞サイクルの亢進による線維化を抑制する働きもあり，長期治療に期待が寄せられている．

7 Perspective

CINの問題の1つはしばしば尿所見に乏しく，ゆっくり進行するため発見が遅れることである．今後の課題は早期発見のための従来にないバイオマーカーの開発などが期待される．一方，最近のトピックスとしてIgG4関連腎臓病などわが国から発信された新たな免疫異常を伴うCINの概念の確立もあり，グローバルにもまだまだ未解決な病変が多くあると考えられるが，情報の共有を進めて解決に進むことが期待される．

〔**武曾恵理**〕

《文　献》

1) Tibor N, et al. : Acute and Chronic Tubulointerstitial Nephritis. chapter 23, Heptinstal's pathology of the kidney. 6th ed, p. 1084-1119, 2007.
2) Saeki T, et al. : Clinicopathological characteristics of patients with IgG4-related tubulointerstitial nephritis. Kidney Int, 18 : 2010 [Epub ahead of print].

4 尿細管性アシドーシス

1 定義

尿細管での酸塩基平衡調整機能の異常により，代謝性アシドーシスを生じる疾患を尿細管性アシドーシスと総称する．体内で酸が産生されると，重炭酸を中心とした緩衝系により体内のpHが維持される．その後，酸は実質的に腎で排泄されるが，この際に緩衝によって失われた重炭酸も同時に腎で再生することによって，体内のホメオスタシスは維持されている．これらの反応に尿細管は中心的な役割を果たしており，その障害は高Cl血性代謝性アシドーシスをきたす．尿細管性アシドーシスには，臨床的な差異から次の3つのサブグループが存在する．

① 遠位尿細管性アシドーシス（Ⅰ型尿細管性アシドーシス）
② 近位尿細管性アシドーシス（Ⅱ型尿細管性アシドーシス）
③ 低アルドステロン症（Ⅳ型尿細管性アシドーシス）

本項では尿細管性アシドーシスの機序とともに，それぞれの疾患における特徴や鑑別について述べる．

2 腎における酸塩基平衡

体内では主に，含硫アミノ酸（メチオニン，シスチンなど）や陽イオン性アミノ酸（アルギニン，リジンなど）の代謝により酸が産生される．水素イオンは蛋白を変性させ機能不全を起こすため，血中ではその濃度が容易に増減しないための防御機構が備わっている．通常の欧米食では50〜100 mEq/日（1〜1.5 mEq/kg/日）の酸が産生され，これら不揮発性酸の代謝は次のような2段階で行われる．

❶ 緩衝作用

不揮発性酸が産生されると，重炭酸をはじめとする緩衝系によりpHが維持される．その際，1分子の水素イオンが産生されるごとに下記の平衡が右にシフトし，同量の重炭酸が失われる．

$H^+ + HCO_3^- \rightarrow H_2CO_3 \rightarrow H_2O + CO_2$

ここで水素イオンは完全に消去されたわけではなく，緩衝によって水素イオンが反応性の低い分子（水と二酸化炭素）に変換されたにすぎない．ホメオスタシスを維持するためには実質的な酸の排泄と重炭酸イオンの再生が必要だが，これらの反応は腎において行われている．

❷ 腎よりの実質的な酸排泄

図 VII-4-1 は近位尿細管細胞における重炭酸再吸収と水素分泌の細胞モデルである．重炭酸イオンはほとんどすべてが糸球体で濾過されるため，GFRが100 mL/分と仮定すると約3,500 mEqの重炭酸イオンが1日で濾過される計算となる．体内重炭酸総量は約290 mEqであり，濾過された重炭酸イオンが尿細管からほぼ100%再吸収されなければ容易に重炭酸イオン欠乏を起こすことが想像される．図 VII-4-1 のような過程を経て，近位尿細管では濾過された80〜90%の重炭酸イオンが再吸収される．したがって正常な状態では，遠位での重炭酸再吸収は10〜20%にすぎず，近位尿細管が重炭酸再吸収において重要な役割を担っていることがわかる．また図 VII-4-1 で注目すべきは，一見水素イオン分泌が行われているように見えるが，ほとんどすべてが重炭酸イオン再吸収のために使われている．したがって，近位尿細管では実質的な水素イオンの分泌は行われていない．

図 VII-4-2 は皮質集合管-A型間在細胞における水素分泌モデルであるが，ここで実質的な水素イオンの分泌が行われている．この際，1分子の

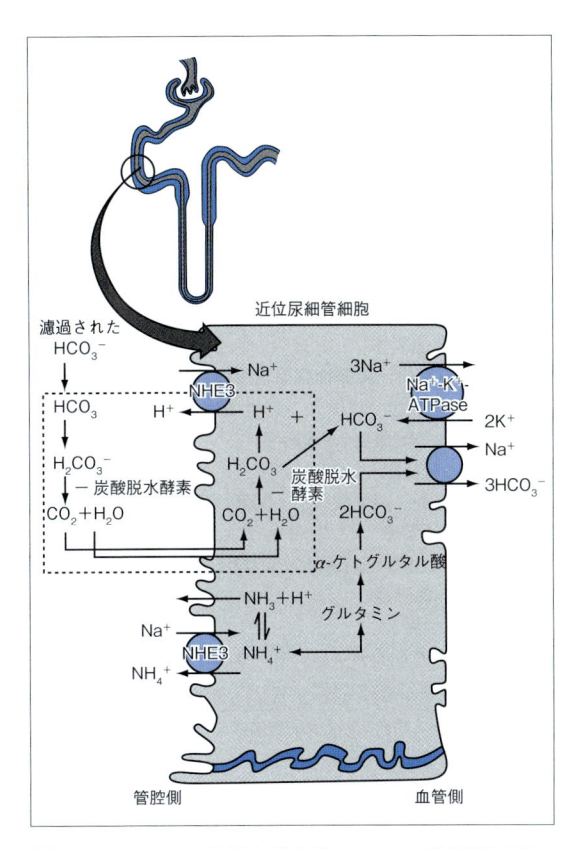

■図 VII-4-1　近位尿細管細胞における重炭酸再吸収と水素分泌の細胞モデル
（黒川 清 監訳：体液異常と腎臓の病態生理 第2版, p.113-155, メディカル・サイエンス・インターナショナル, 2007 より）

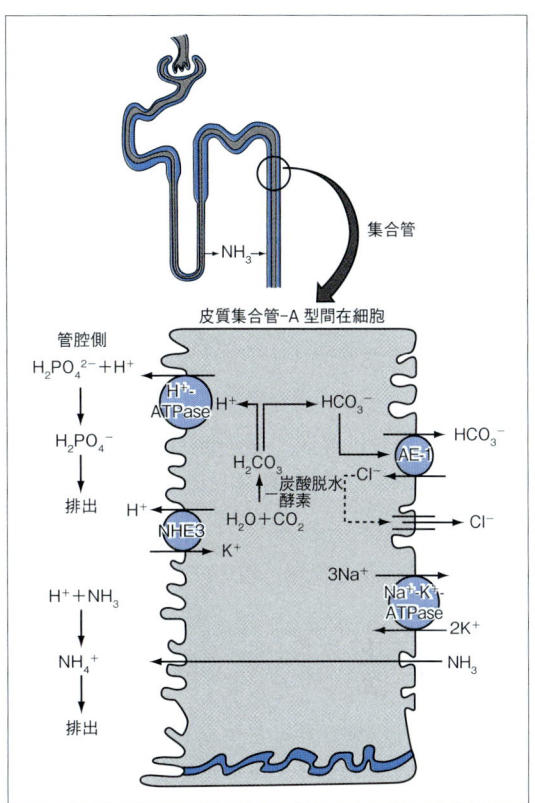

■図 VII-4-2　皮質集合管-A 型間在細胞における水素分泌モデル
（黒川 清 監訳：体液異常と腎臓の病態生理 第2版, p.113-155, メディカル・サイエンス・インターナショナル, 2007 より）

水素イオンが排泄されると同量の重炭酸が体内に再吸収されていることが重要な点である．また図VII-4-2 において，水素イオンはリン酸やアンモニウムイオンと結合して排泄されていることがわかる．これらは尿の緩衝剤であり，これら緩衝剤が必要となるのは，尿 pH は 4.5 以下になれないことに起因している．すなわち尿 pH がこれ以上低くなると（尿中水素イオン濃度が高くなると），尿細管腔内から間質へ水素イオンの逆拡散を起こしてしまうからである[1]．しかし，pH 4.5 の水素濃度はわずか 0.03 mEq/L であり，この濃度で 1 日酸摂取量である 50〜100 mEq の水素イオンを排泄するとなると約 1,500〜3,000 L もの尿が必要となる．そのためリン酸をはじめとした滴定酸とアンモニウムが緩衝剤として働き，pHを高い状態に維持するのである．滴定酸の排泄は通常 10〜40 mEq/日であり，これ以上の酸負荷に対応できない．一方，アンモニウムイオンは酸負荷に対し1日 300 mEq 以上に増産することができ，酸排泄において重要な働きを担っている．

アンモニウムイオンは近位尿細管細胞において，体内が酸性になるとグルタミンから産生される．1分子のグルタミンから2分子ずつのアンモニウムイオンと重炭酸イオンが合成され，いったんアンモニウムイオンは尿中に排泄されるものの，Henle ループの Na-K-2Cl 共輸送体 type 2 を介して間質内に再吸収される．その後，集合管で再び分泌され，尿の緩衝剤として働く．しかし，集合管において尿酸性化がないと間質内のアンモニウムイオンは体内循環に戻り，肝臓で尿素へと代謝される．したがって，尿酸性化がないと産生されたアンモニウムイオンは尿中に排泄されな

3 病因・病態

1 遠位尿細管性アシドーシス（Ⅰ型尿細管性アシドーシス）

遠位尿細管性アシドーシスは水素イオンの排泄障害が病因である．その機序は大きく分けて3種類ある．1つ目は水素イオンの分泌障害によるものであり，H^+-ATPase障害による水素排泄障害（secretory defect）による．2つ目は水素イオン透過性亢進によるもの（permeability defect）である．この場合，水素イオン分泌能は保たれているが，分泌された水素イオンが間質へ逆拡散してしまうため，結果として水素イオン排泄障害が起こる．3つ目は集合管におけるNa再吸収低下による電位依存性水素イオン分泌障害（voltage defect）である．集合管における水素分泌は，集合管におけるNa再吸収が起こることで細胞内と管腔内の電気的勾配が発生し，管腔内が陰性荷電することでKイオンおよび水素イオン分泌が起こる．したがって，脱水により近位尿細管においてNa再吸収が亢進し集合管へ到達するNaイオンが減少すると，酸分泌障害が起こる．この際には，Kイオン分泌障害も伴うため，高K血症となる．これは高度脱水や循環血漿量が少なくなる心不全やネフローゼ症候群，肝硬変などで起こりうる[2]．

遠位尿細管性アシドーシスでは，近位尿細管性アシドーシスと比較して重篤な低K血症を起こしやすい．それは通常，遠位尿細管におけるNa再吸収に伴い管腔内が陰性荷電することでKイオンと水素イオンが分泌されるが，水素イオン分泌障害があるためKイオンの分泌量が多くなることによる．

遠位尿細管性アシドーシスの原因を表VII-4-1に示す[3]．成人発症で多いのは，Sjögren症候群や関節リウマチをはじめとした自己免疫疾患である．

表VII-4-1 遠位尿細管性アシドーシスの原因

1. 一次性
   遺伝子異常によるもの
   AE1異常，H^+-ATPase異常
2. 二次性
   a) 自己免疫疾患
      Sjögren症候群，慢性活動性肝炎，原発性胆汁性肝硬変，慢性甲状腺炎，血管炎，クリオグロブリン血症
   b) Ca代謝異常
      高Ca血症，原発性副甲状腺機能亢進症，甲状腺機能亢進症，ビタミンD中毒，海綿腎，原発性高シュウ酸尿症，Fabry病
   c) 他の腎疾患
      腎盂腎炎，間質性腎炎，閉塞性尿路障害，移植腎
   d) 遺伝性疾患
      糖尿病，Ehlers-Danlos症候群，Marfan症候群，鎌状赤血球症
   e) 薬物性腎炎
      水銀，アムホテリシンB，リチウム，鎮痛剤，トルエン

（下条文武 監修：専門医のための腎臓病学 第2版．p.556-563, 医学書院，2009より改変）

幼少期発症では遺伝的な障害が多く，H^+-ATPaseの障害やCl^--HCO_3^-共輸送体の障害で起こる．

症状は重篤な低K血症となることもあり，筋力低下や呼吸筋麻痺を起こすこともある．また近位尿細管性アシドーシスと同様，アシデミアに伴う骨による緩衝作用により，尿中Ca排泄が亢進する．しかしクエン酸の尿中排泄が低下していること，尿酸性化ができないことにより，尿路結石や腎結石症の頻度が高い．

2 近位尿細管性アシドーシス（Ⅱ型尿細管性アシドーシス）

近位尿細管性アシドーシスの病因は，近位尿細管における重炭酸イオンの再吸収障害である．近位尿細管で重炭酸イオンが再吸収されないことにより，より遠位における重炭酸イオン再吸収が亢進し，最終的に新しい重炭酸濃度のレベルに落ち着く（12～18 mEq/L）．そのため体内の重炭酸イオン濃度がある閾値に達すると，それ以上のアシドーシスの進行は起こらず，進行はセルフリミテ

ッドといえる．尿pHもその閾値までアシデミアが進行すると，より遠位ネフロンでの重炭酸再吸収が十分に行われ，また酸分泌も正常であるため，pH＜5.3となることも可能である[2]．

本症では重炭酸イオンが尿中に多く残存するため，尿細管腔内が陰性荷電する．そのため陽イオンであるNaイオンが管腔内に多く引き寄せられ，Na再吸収障害が起こり，細胞外液量低下，レニン-アンジオテンシン-アルドステロン（RAA）系亢進を惹起する．その結果，高Cl血症性代謝性アシドーシスとともに低K血症が起こる．

近位尿細管性アシドーシスの原因を表VII-4-2に示す[3]．幼少期発症の場合，遺伝的な障害が疑われる．Na^+-HCO_3^-共輸送体や炭酸脱水酵素の遺伝的な活性低下は，近位尿細管性アシドーシスを惹起する．またシスチン血症やイホスファミドによる化学療法も原因となりうる．全般的な近位尿細管機能障害の一症状としての重炭酸イオン再吸収障害も起こりうる．これはFanconi症候群と呼ばれ，近位尿細管における再吸収障害のため，低P血症，腎性尿糖などを伴う．

症状は低K血症に伴う症状のほかに，アシデミアによる骨の緩衝作用のため，骨よりのCa溶出が起こる．そのため小児では骨軟化症やくる病を起こし，成人でも偽骨折を起こす．しかしCa排泄亢進にもかかわらず，腎石灰化症が少ない．その理由としては，Caと結合して可溶性を亢進させるクエン酸の排泄が保たれること，また遠位尿細管での尿酸性化が保たれていることが尿中のリン酸カルシウムの溶解を増加させていることが考えられている．

3 低アルドステロン症（IV型尿細管性アシドーシス）

アルドステロンは集合管主細胞に存在する上皮型Naチャネル〔epithelial Na^+ channel（ENaC）＝アミロライド感受性Naチャネル〕を活性化させ，管腔内から細胞内へNa^+を再吸収する．それに伴い管腔内が陰性荷電し，その電気的勾配を介してH^+とK^+分泌を行っている．したがって，アルドステロン作用が低下する病態においては電

■ 表VII-4-3　低アルドステロン症の原因

1．アルドステロン欠乏 　a）グルココルチコイド欠乏を伴う 　　Addison病，両側副腎摘除，21β-ヒドロキシラーゼ欠乏症 　b）グルココルチコイド欠乏を伴わない 　　遺伝性アルドステロン合成欠如：コルチコステロン・メチルオキシダーゼ欠乏症 　　アルドステロン分泌不全：ヘパリン投与 　　低レニン性低アルドステロン症（GFR低下を伴う）：糖尿病腎症，間質性腎炎，尿路閉塞，移植腎．SLE，多発性骨髄腫，薬剤（βブロッカー，NSAIDs） 　　アンジオテンシンII不足：ACE阻害薬，ARB 2．アルドステロン抵抗性 　　偽性低アルドステロン症1型 　　薬剤（スピロノラクトン，アミロライド，トリアムテレン） 3．アルドステロン反応性の低下 　a）電位不足 　　偽性低アルドステロン症II型，間質性腎炎（GFR低下を伴う） 　b）水素イオンポンプ異常 　　閉塞性尿路障害

■ 表VII-4-2　近位尿細管性アシドーシスの原因

1．一次性 　a）原発性 　b）酸塩基調節酵素の遺伝子異常 　　CA II活性低下，NBC-1活性低下 2．二次性 　a）遺伝性疾患 　　シスチン尿症，Lowe症候群，Wilson病，チロシン血症，ガラクトース血症，遺伝性果糖不耐症 　b）Ca代謝異常 　　副甲状腺機能亢進症，ビタミンD欠乏症，ビタミンD依存症 　c）他の腎疾患 　　多発性骨髄腫，アミロイドーシス，移植腎，ネフローゼ症候群，Sjögren症候群 　d）薬物性，中毒性腎症 　　変性テトラサイクリン，ストレプトゾトシン，鉛，水銀，カドミウム

（下条文武 監修：専門医のための腎臓病学 第2版．p.556-563，医学書院，2009より改変）

（下条文武 監修：専門医のための腎臓病学 第2版．p.556-563，医学書院，2009より改変）

気的勾配が作られないため，高 K 血症を伴った代謝性アシドーシスを呈する．その原因を表 VII-4-3 に示す[3]．低アルドステロン症は，アルドステロン分泌低下によるものと尿細管におけるアルドステロン反応性低下の 2 つのパターンに大別される．両者とも腎機能障害に伴う尿細管機能障害の結果として起こることが多い．

本症では高 K 血症となるため，近位尿細管よりのアンモニウムイオン産生が減少する．アンモニウムイオン産生障害もアシドーシスの増悪因子となるが，アルドステロン非依存性水素分泌は保たれるため，他の尿細管性アシドーシスのように著明な代謝性アシドーシスはきたさないことが多い．

4 鑑別

アニオンギャップ（AG）非開大性代謝性アシドーシスがあれば，本症の可能性を考える．しかし，尿細管性アシドーシス以外に下痢やトルエン吸入でも AG 非開大性代謝性アシドーシスを起こすため注意が必要である（表 VII-4-4）[2]．

❶ 尿 pH

腎機能が正常な場合，アシデミアの存在下では尿 pH は 5.3 以下となる．しかし，遠位尿細管性アシドーシスでは尿酸性化障害があるため，アシデミア存在下であっても尿 pH は 5.5 以上となる．近位尿細管性アシドーシスでは尿酸性化障害は保たれるため，未治療の状態では尿 pH は 5.3 以下になる．しかし治療としてアルカリ製剤を内服すると閾値を超えた重炭酸イオンが排泄されるため，尿 pH は 5.5 以上となる．

尿細管性アシドーシス以外でもアシデミアや低 K 血症が慢性的に持続する場合には，アシデミアがあっても尿 pH が 5.3 以上になることがある．その理由は，慢性的に経過したアシデミアではアンモニウムイオン産生が十分に亢進し，尿中水素イオンが緩衝されるからである．特に低 K 血症では，K イオンが細胞内から細胞外へシフトするとともに水素イオンが電気的中性を保つために細胞内にシフトし，細胞内アシドーシスになる．これが近位尿細管細胞で起こるとアンモニウムイオン産生が亢進し，尿 pH は上昇しやすくなる．このため，慢性下痢等のため代謝性アシドーシスに加え低 K 血症があると尿 pH は 5.5 以上となり，尿細管性アシドーシスと見間違えることがある．また尿素を分解する微生物による尿路感染症や，重篤な脱水により RAA 系が亢進しているときは尿 pH が上昇するため，尿 pH のみでは尿細管障害とその他の疾患の鑑別は不十分である．

■ 表 VII-4-4　尿細管性アシドーシス鑑別点

	近位尿細管性アシドーシス	遠位尿細管性アシドーシス permeability defect 型	遠位尿細管性アシドーシス secretory defect 型	低アルドステロン症
血清 K 値	low	low	low	high
血清重炭酸濃度	12～18	8～15	8～15	17 以上
尿 pH（未治療）	さまざま	5.3 以上	5.3 以上	5.3 以下
尿中アンモニア排泄	さまざま	低下	低下	低下
塩化アンモニウム負荷後尿 pH	5.3 以下	5.3 以上	5.3 以上	5.3 以下
FEHCO$_3$（アルカリ負荷時）	>15	<5	<5	<5
尿中-血中二酸化炭素分圧差	>25	>25	ほぼ 0	>25
クエン酸排泄	正常	低下	低下	正常
腎結石症	−	＋	＋	−
骨軟化症	2＋	＋	＋	−
重炭酸治療量	大量（10～15 mEq/kg/日）	通常量（1～1.5 mEq/kg/日）	通常量（1～1.5 mEq/kg/日）	通常量（1～1.5 mEq/kg/日）
フルドロコルチゾン	−	−	−	＋

（P. Reddy：Int J Clin Pract, 65：350-360, 2001 より改変）

❷ 尿中アニオンギャップ・尿浸透圧ギャップ

尿 pH は前述のようにさまざまな条件に左右されるため，それだけでは判断できない．そこで尿中アンモニウムイオンを測定することで，尿酸性化の程度をみることができる．代謝性アシドーシス存在下で尿酸性化能が正常であると，尿よりの酸排泄が亢進するため，尿中アンモニウムイオンは増加する．一方，尿酸性化障害があると，前述のとおり尿中アンモニウムイオンは体内循環に戻り肝臓で代謝されるため，尿中アンモニウムイオンは減少する．したがって，尿酸性化障害のある遠位尿細管性アシドーシスでは尿中アンモニウムイオンは減少し，それ以外の AG 非開大性代謝性アシドーシスでは増加する．尿中アンモニウムイオンは直接的に測定することは難しいため，尿中アニオンギャップ（UAG）測定と尿浸透圧ギャップ（UOG）の測定により，間接的に尿中アンモニウムイオンを推算する．

UAG は次の式で表される．

$$UAG = U\text{-}Na^+ + U\text{-}K^+ - U\text{-}Cl^-$$

健常な状態では通常 UAG は正の値を取る（約 20〜90）．アンモニウムイオンが増産されている環境下では，NH_4Cl の形で尿中に排泄されるため，$U\text{-}Cl^-$ が増加する．そのため，尿酸性化が正常であれば UAG は負の値を取る．

また，尿 NH_4^+ 濃度は UAG から次の式で推算できる．

$$U\text{-}NH_4^+ (mEq/L) = (-0.8 \times UAG) + 82$$

UOG でもアンモニウムイオン産生量を推定できる．実測の尿浸透圧は，尿中の主な陽イオンが Na^+，K^+，NH_4^+ であることから，

（実測尿浸透圧）= $2 \times (U\text{-}Na^+ + U\text{-}K^+ + U\text{-}NH_4^+)$
　　　　　　　$+ UUN/2.8 + Glu/18$

である．しかし計算尿浸透圧は，$U\text{-}NH_4^+$ は実測できないことから，

（計算尿浸透圧）= $2 \times (U\text{-}Na^+ + U\text{-}K^+) + UUN/2.8$
　　　　　　　$+ Glu/18$

となる．したがって，

$UOG =$（実測尿浸透圧）−（計算尿浸透圧）$= 2 \times NH_4^+$

となる．健常な状態では通常 UOG は 80〜100 程度の値を取り，重篤なアシデミアが存在する状況では 400〜600 の値を取りうる．しかし，アンモニウムイオン排泄障害のある場合，アシデミア存在下でも UOG は 40 以下となる[4]．

UAG，UOG を尿酸性化の指標として使用する際，尿中 Na 濃度が 25 mEq/L 以上であることを確認する必要がある．それは，中等度〜高度脱水が存在すると Na^+，Cl^- 再吸収が亢進し，集合管における Na 濃度が低下するからである．また，集合管での水素イオン分泌には管腔内と細胞内の Na^+ 再吸収を必要とするため，脱水により集合管での Na 濃度が低下すると水素分泌が低下し，アンモニウム分泌も低下するためである．したがって，中等度以上の脱水がある場合は，UAG または UOG を使用した尿細管性アシドーシスの診断には注意が必要である．また，尿素を分解する微生物による尿路感染症の存在がある場合も尿中アンモニウムイオンが増加し，酸排泄障害がマスクされる可能性がある．

❸ $FEHCO_3$

近位尿細管性アシドーシスでは近位での重炭酸イオン再吸収ができないため，遠位での重炭酸イオン再吸収が亢進している．HCO_3^- 濃度が 12〜18 mEq/L 以下になると遠位からの重炭酸再吸収亢進のために，それ以上 HCO_3^- 濃度は下がらない．それはあたかも，新たな重炭酸イオン濃度が設定されたかのような状態であり，その閾値を超えて血中重炭酸濃度が低下すると，実質的に濾過されたすべての重炭酸イオンを再吸収することができる．したがって，そのような閾値を超えたアシデミアの状況下では尿 pH は 5.5 以下になりうる．しかし，治療などにより閾値以上の重炭酸イオンが体内に入ると，著明な重炭酸尿となり，たちどころに尿はアルカリ化されてしまう．

このことを利用し，重炭酸を 0.5〜1.0 mEq/kg/時で点滴静注し，血中重炭酸イオン濃度を 18〜20 mEq/L まで上昇させることで，尿細管性アシドーシスの病型を推定することができる．すなわち近位尿細管性アシドーシスでは著明な重炭

酸尿となり，遠位尿細管性アシドーシスでは重炭酸再吸収は保たれるため，重炭酸排泄は増加しない．それは次の式〔fractional excretion of bicarbonate（FEHCO₃）〕で鑑別できる[5]．

$$\mathrm{FEHCO_3} = \frac{(尿中\ HCO_3\ 濃度) \times (血清\ Cr\ 濃度)}{(血清\ HCO_3\ 濃度) \times (尿中\ Cr\ 濃度)}$$

健常者で尿 pH が酸性の場合には，FEHCO₃ は 0% である．近位尿細管性アシドーシスでは尿中 HCO₃ は著明に増加するため，FEHCO₃ は 15〜20% まで上昇する．一方，遠位尿細管性アシドーシスでは血清 HCO₃ 濃度が 18〜20 mEq/L まで上昇しても近位尿細管より重炭酸再吸収がなされるため，FEHCO₃ は 3% 以下の上昇にとどまる．

❹ 塩化アンモニウム負荷試験

塩化アンモニウム負荷試験は，塩化アンモニウムを内服することで体内を酸性化する方法である．健常者ではこの酸負荷に対し尿中酸排泄が亢進するため，尿 pH は 5.5 以下に低下する．重炭酸再吸収障害がメインである近位尿細管障害では，酸分泌能は保たれているため尿 pH は 5.3 に下がるが，酸分泌障害のある遠位尿細管性アシドーシスでは尿 pH は 5.3 以下に低下しないことで鑑別を行う[6]．しかし，塩化アンモニウム内服によって悪心・嘔吐などの症状が出現し継続できないことがある．

❺ フロセミド/フルドロコルチゾン負荷試験

ループ利尿薬およびフルドロコルチゾンを内服投与することにより鑑別を行う．ループ利尿薬より遠位への Na イオン到達が増加し，集合管での Na 再吸収が増えることで，H⁺ および K⁺ 排泄が増加する．さらにフルドロコルチゾンで集合管における Na 再吸収を増加させることで，H⁺ および K⁺ 排泄を増強させる．したがって，酸分泌障害のない健常者や近位尿細管性アシドーシスでは尿 pH は 5.5 以下になるが，酸分泌障害のある遠位尿細管性アシドーシスでは尿 pH は 5.5 以上のままである．

❻ 尿中二酸化炭素分圧

遠位尿細管性アシドーシスにおいて，H⁺-ATPase 障害か，水素イオン透過性亢進によるものかは尿中 CO₂ 濃度を測定することで推測できる．通常，水素イオン分泌が正常であれば管腔内で，

$$H^+ + HCO_3^- \rightarrow H_2CO_3 \rightarrow H_2O + CO_2$$

という反応が右にシフトする．このため，尿細管より水素分泌が保たれていれば二酸化炭素分圧（pCO₂）は血中より高くなるはずである．正常では（尿中 pCO₂）−（血中 pCO₂）は 25 mmHg 以上となる．ここで水素イオン排泄障害があれば，血中と尿中 pCO₂ は近い値となる．一方，水素分泌自体が維持される．水素イオン透過亢進では尿中と血中 pCO₂ の差は 25 mmHg 以上に保たれる．それによって鑑別することが可能である．

5 治療

1 遠位尿細管性アシドーシス

通常成人では，摂取される水素イオンを打ち消す程度のアルカリ製剤を補充することで改善を認める．遠位尿細管性アシドーシスでは酸排泄障害があり，尿を酸性化することができない．したがって尿 pH が高い状態でも，より多く酸排泄が行われるようにするためには，より多くの緩衝剤が必要となる．通常の欧米食では 1〜1.5 mEq/kg/日程度の水素イオンを摂取することとなるので，1〜2 mEq/kg/日程度の重炭酸ナトリウム製剤，またはクエン酸ナトリウム/クエン酸カリウム製剤を補充する．それによって新しい尿路結石や腎結石症の予防になるとともに，緩衝作用による骨吸収が抑えられ骨塩減少の予防になり，低 K 血症も改善する．クエン酸カリウム単剤，またはクエン酸カリウム＋クエン酸ナトリウム合剤が使用される．

また voltage defect 型遠位尿細管性アシドーシスでは，K 高値であるためクエン酸カリウムは使用すべきでない．遠位尿細管への Na イオン到達障害が原因であるので，高 Na 食＋低 K 食が治療となる．

2 近位尿細管性アシドーシス

　近位尿細管性アシドーシスは遠位尿細管性アシドーシスよりも治療が困難である．近位尿細管性アシドーシスでは，重炭酸イオンが排泄されるセットポイントが低くなっており，重炭酸を補充しても著明な重炭酸尿となり排泄されてしまう．したがって代謝性アシドーシスの補正には 10～15 mEq/kg/日という，遠位尿細管性アシドーシスの 10 倍近くのアルカリを必要とする．また著明な重炭酸尿は尿細管腔内を陰性荷電するため，Na 排泄が亢進する．そのため RAA 系亢進から K イオンはさらに排泄亢進する．したがって，クエン酸カリウムが用いられることが一般的である．

3 低アルドステロン症（Ⅳ型尿細管性アシドーシス）

　原因によって適切な治療は異なる．重曹はアシドーシスの補正とともに K の細胞内へのシフトも期待できる．しかし前述のとおり，本病態では腎機能障害をベースに持つ場合も多く，Na 負荷による浮腫に注意が必要である．フルドロコルチゾン（フロリネフ®）は鉱質コルチコイド作用が強い合成コルチコステロイドであり，低レニン性低アルドステロン症に用いられる．しかし，腎機能障害に伴う高血圧や浮腫により使用しにくい背景がある場合も多い．そのため低 K 食によるコントロールや，ループ利尿薬，サイアザイド系利尿薬の併用が行われることがある．原発性副腎不全ではヒドロコルチゾンによる治療が必要となる．

〔座間味　亮〕

《 文　献 》

1) 黒川 清 監訳：体液異常と腎臓の病態生理 第 2 版．p. 113-155, メディカル・サイエンス・インターナショナル, 2007.
2) P. Reddy：Clinical approach to renal tubular acidosis in adult patients. Int J Clin Pract, 65：350-360, 2011.
3) 下条文武 監修：専門医のための腎臓病学 第 2 版 p. 556-563, 医学書院, 2009.
4) Michael Emmett MD：Urine anion and osmolal gaps in metabolic acidosis, Up To Date.
5) Michael Emmett MD：Etiology and Diagnosis of distal (type1) and proximal (type2) renal tubular acidosis, Up To Date.
6) Asghar Rastegar：Attending Rounds：Patient with Hypokalemia and Metabolic Acidosis：Clin J Am Soc Nephrol, 6：2516-2521, 2011.

5 Sjögren 症候群

　Sjögren 症候群は，涙腺，唾液腺など外分泌腺へのリンパ球浸潤を主体とする自己免疫疾患で，中年女性に好発する．免疫組織染色による所見では浸潤リンパ球の多くは CD4 陽性 T 細胞であり，周囲に B 細胞浸潤も認められる．

　Sjögren 症候群は，他の膠原病合併がない原発性 Sjögren 症候群と，関節リウマチ（RA），全身性エリテマトーデス（SLE）などの膠原病を合併する続発性 Sjögren 症候群に分類される．原発性 Sjögren 症候群の症状は，腺症状である眼・口腔乾燥と，それ以外の腺外症状に分けられる．腺外症状として，関節炎，間質性腎炎，腎尿細管性アシドーシス，間質性肺炎，慢性甲状腺炎，自己免疫性肝炎，原発性胆汁性肝硬変など多彩な臓器病変を合併する（図 VII-5-1）[1]．また，まれに B 細胞性悪性リンパ腫を発症することがある．

　涙腺・唾液腺を侵す慢性炎症性疾患として Mikulicz 病があり，以前は Sjögren 症候群の亜型とされていたが，最近の研究により，Mikulicz 病は高 IgG4 血症や IgG4 陽性形質細胞の浸潤を特徴とする IgG4 関連疾患と位置づけられ，区別されている[2]．

1　病　因

　発症機序は，抗原特異的免疫応答，抗原非特異的免疫応答が関与していると考えられている（図 VII-5-2）[1]．先行因子として，EB ウイルス，HTLV-I，コクサッキーウイルスなどのウイルス感染症や熱ショック蛋白を産生するさまざまな感染症が考えられている．感染症により唾液腺組織が壊れることで炎症が誘導され，壊れた細胞から

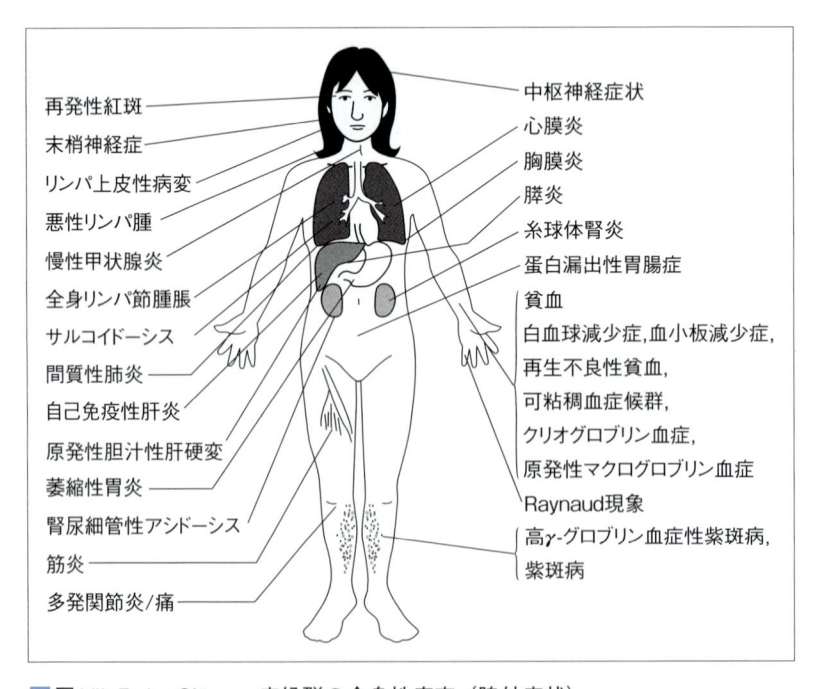

■図 VII-5-1　Sjögren 症候群の全身性病変（腺外症状）
（住田孝之：リウマチ病学テキスト，p. 206-213，診断と治療社，2010 より）

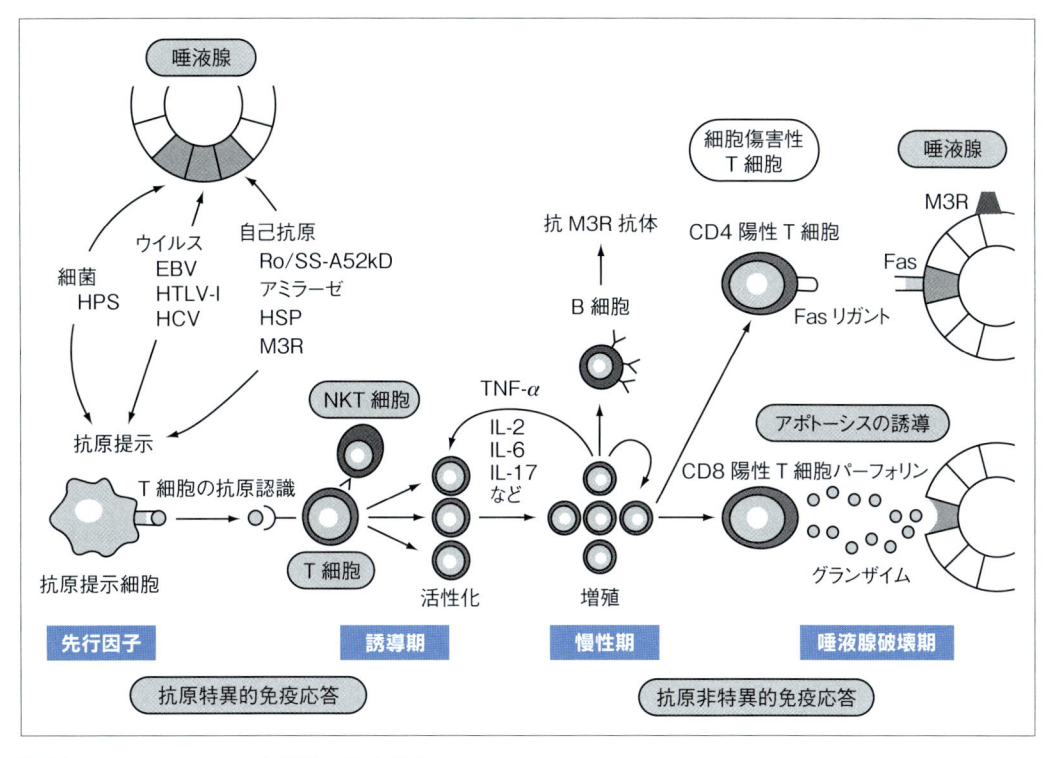

■ 図 VII-5-2　Sjögren症候群の発症機序

(住田孝之：リウマチ病学テキスト，p.206-213，診断と治療社，2010より)

自己抗原が流出し，抗原提示細胞や唾液腺上皮細胞に抗原ペプチドが提示される．自己抗原は，唾液腺特異的抗原としてムスカリン性アセチルコリン受容体3（M3R）やα-アミラーゼ，臓器非特異的抗原としてRo/SS-A52kD蛋白や熱ショック10/60蛋白が報告されている．

提示された抗原は，自己反応性T細胞により認識され，活性化されたT細胞はIL-2やIL-6などのサイトカインを産生し自己免疫応答が惹起される．免疫応答が惹起すると，抗原特異性を持たない種々のサイトカイン（IFN-γ，IL-2，IL-6，IL-10）が産生される．また，唾液腺のB細胞，マクロファージから自己抗体，炎症性サイトカインが産生され，炎症が慢性的に継続される．最終的に，誘導された細胞傷害性T細胞により唾液腺上皮細胞や腺房細胞がアポトーシスに陥り，唾液腺の破壊が進行する．

2 診断基準

日本では厚生省（現・厚生労働省）特定疾患免疫疾患調査研究班によるSjögren症候群改訂診断基準が用いられている．しかし，最近になりAmerican College of Rheumatology（ACR）よりSjögren症候群の新分類基準が提唱された（表VII-5-1）[3]．

3 検査所見

❶ 一般検査

CRP陽性，赤沈亢進など炎症反応が陽性であり，高γ-グロブリン血症が60〜80％に認められる．特にγ-グロブリンの中でIgG，IgAが増加しており，またクリオグロブリン（IgM-IgG）も検出されることがある．

貧血および白血球減少症は30〜60％の頻度でみられる．まれに血小板減少症も認められ，その

表 VII-5-1　Sjögren症候群分類基準

Sjögren症候群を疑う症状・徴候があり，以下の3項目中2項目以上を認める場合，Sjögren症候群と分類する．

1. 抗SS-A/Ro抗体 and/or 抗SS-B/La抗体 or（リウマチ因子陽性 and 抗核抗体＞320倍）．
2. 口唇唾液腺生検の結果，focus score（FS）1/4 mm² 以上の巣状リンパ球性唾液腺炎を認める．
3. 眼球染色スコア（OSS）3以上の乾燥性角結膜炎（現在は緑内障点眼を使用しておらず，過去5年間に角膜手術 or 眼瞼美容形成術をしていない患者）．

以下の疾患を以前に診断されている場合，臨床的特徴が重複したり，基準に含まれる試験への影響があるため，Sjögren症候群の研究・治験からは除外する．
頭頸部放射線治療の既往
C型肝炎
後天性免疫不全症候群（AIDS）
サルコイドーシス
アミロイドーシス
移植片対宿主病
IgG4関連疾患

(Shiboski SC, et al. : Arthritis care res, 64 : 475-487, 2012 より)

中には特発性血小板減少性紫斑病の合併もある．

❷ 免疫学的検査

抗核抗体が80～90％に検出される．また，Sjögren症候群の代表的な自己抗体として抗SS-A/Ro抗体や抗SS-B/La抗体がある．原発性Sjögren症候群における陽性率は，抗SS-A/Ro抗体が50～70％，抗SS-B/La抗体が20～30％となり，続発性Sjögren症候群を有するSLE，RA，全身性強皮症，多発性筋炎・皮膚筋炎などの膠原病においてはそれぞれ陽性率が異なる．抗SS-A/Ro抗体は他の膠原病でも比較的高率に検出され，抗SS-B/La抗体がSjögren症候群に対する疾患特異性が高い．

また，一部のSjögren症候群では抗ミトコンドリア抗体，抗セントロメア抗体が検出され[4]，さらに抗M3R抗体，抗α-フォドリン抗体も新たな自己抗体として注目されている[5]．

❸ 特殊検査

ガム試験による唾液分泌量低下，Schirmer試験による涙液分泌量低下を評価する．

唾液腺造影では唾液腺全体にびまん性に点状・斑状陰影が認められ，$^{99m}TcO_4^-$を用いた唾液腺シンチグラフィでは耳下腺，顎下腺に集積がみられる．

Sjögren症候群が臨床的に疑われた場合，小唾液腺，涙腺の生検を行い，導管周囲に50個以上のリンパ球浸潤を認めれば病理学的に陽性所見となる．

4 Sjögren症候群の腎病変

Sjögren症候群に腎病変の合併する頻度は20～70％と報告によって異なる．間質性病変の合併が多く，糸球体病変の頻度は少ないが，膜性増殖性糸球体腎炎，巣状糸球体硬化症，膜性腎症，クリオグロブリン腎症の報告がある[6]．

間質性腎炎における腎機能障害には，尿濃縮低下（50％），尿細管性アシドーシス（18～33％）がある．ただし，間質性腎炎を伴わない尿細管性アシドーシスも発症することが知られている．尿細管性アシドーシスは，遠位尿細管性アシドーシスが特徴的であり，Fanconi症候群を含めた近位尿細管性アシドーシスの頻度は比較的少ない．これらにより電解質異常が生じると，多飲，多尿，口渇が出現し，進行すると腎性尿崩症を呈する．低K血症による四肢麻痺，Ca・P代謝異常による腎石灰化症，腎軟化症などを呈する場合もある．

尿検査では，蛋白尿の出現頻度は低く，$β_2$ミクログロブリン，N-アセチル-$β$-D-グルコサミニダーゼが上昇する．

腎組織像は腎間質へのTリンパ球，形質細胞浸潤による尿細管間質性腎炎が特徴的であり，唾液腺へのCD4⁺Tリンパ球浸潤と共通の免疫異常が推測されている[7]．尿細管の変性，萎縮が認められ，慢性病変が多いが急性病変をきたすこともある．

集合尿細管のα間在細胞ではCO_2とH_2Oから炭酸脱水酵素の作用によりH^+とHCO_3^-を産生し，HCO_3^-はCl^-/HCO_3^- exchangerにより血管腔へ，H^+はH^+-ATPase，H^+-K^+ATPaseにより尿細管腔へ放出される．遠位尿細管性アシドーシスは，集合尿細管において炭酸脱水酵素，H^+-AT-

Paseが自己抗体により阻害され，酸排泄障害が低下するため起こると考えられている[8,9]．

5 Sjögren症候群の治療

治療は腺外症状の有無により異なる．腺症状だけであれば，ドライアイやドライマウスに対する対症療法が治療の主体となるが，腺外症状を認める場合は，ステロイドや免疫抑制薬の適応となる．腎障害，すなわち間質性腎炎，尿細管障害，糸球体病変が疑われるときには，適切な治療法を選択するため，腎生検の必要性についても検討する．

間質性腎炎の進展に伴い，遠位尿細管が障害され，尿の濃縮力が低下し，H^+の排泄障害も引き起こされる．さらに近位尿細管のHCO_3^-の再吸収障害も加わり，尿細管性アシドーシスの状態となる．

間質性腎炎により腎機能障害が急速に進行する場合には，プレドニゾロン（PSL）換算で30 mg/日程度の中等量のステロイドを投与する．しかし，間質性腎炎を伴わない尿細管障害に対しては，ステロイド単独では効果不十分な場合もあり，$HCO_3^- \leq 20$ mEq/L，低K血症があれば炭酸水素ナトリウムを投与し代謝性アシドーシスの補正を行う．

SLEと同様に糸球体腎炎が出現することがあり，しばしばSjögren症候群で認められるクリオグロブリンが関与していることもある．腎機能障害や著明な蛋白尿が持続する場合には，中等～大量のステロイドを投与し，反応性が乏しい場合にはシクロホスファミド（CPA）を50～100 mgを投与するか，大量間欠静注療法（IVCY）を考慮する．

最近，TNF-αやB細胞に対する生物学的製剤の報告があるが，有効性はまだ確立されておらず，今後の検討が必要である[10,11]．

6 Perspective

ACRよりSjögren症候群の新分類基準が提唱されたことから，今後は国際統一基準として日本においても普及し，診断精度の向上により早期診断・早期治療につながると思われる．

また，Sjögren症候群の治療については対処療法が主体であったが，T細胞・B細胞の関与など病態の解明が進展し，免疫抑制薬や生物学的製剤の有効性が報告されるようになり，新たな治療法として期待される．

〔小禄雅人，安田　隆〕

《文　献》

1) 住田孝之：Sjögren症候群．リウマチ病学テキスト，日本リウマチ学会 生涯教育委員会 編，p. 206-213，診断と治療社，2010．
2) Masaki Y, et al. : Proposal for a new clinical entity, IgG4-positive multiorgan lymphoproliferative syndrome:analysis of 64 cases of IgG4-related disorders. Ann Rheum Dis, 68 : 1310-1315, 2009.
3) Shiboski SC, et al. : American College of Rheumatology classification criteria for Sjögren's syndrome : A data-driven, expert consensus approach in the Sjögren's international collaborative clinical alliance cohort. Arthritis care res, 64 : 475-487, 2012.
4) Pillemer SR, et al. : Centromere protein C is a target of autoantibodies in Sjögren's syndrome and is uniformly associated with antibodies to Ro and La. J Rheumatol, 31 : 1121-1125, 2004.
5) Naito Y, et al. : Muscarinic acetylcholine receptor autoantibodies in patients with Sjögren's syndrome. Ann Rheum Dis, 64 : 510-511, 2005.
6) Maripuri S, et al. : Renal involvement in primary Sjögren's syndrome.Clin J Am Soc Nephrol, 4 : 1423-1431, 2009.
7) Matsumura R, et al. : Immunohistochemical identification of infiltrating mononuclear cells in tubulointerstitial nephritis associated with Sjögren's syndrome. Clin Nephrol, 30 : 335-340, 1988.
8) Takemoto F, H, et al. : Autoantibodies against carbonic anhydrase II are increased in renal tubular acidosis associated with Sjögren's syndrome. Am J Med, 118 : 181-184, 2005.
9) Han JS, et al. : Secretory-defect distal renal tubular acidosis is associated with transporter defect in H(+)-ATPase and anion exchanger-1. J Am Soc Nephrol, 13 : 1425-1432, 2002.
10) Meijer JM, et al. : The future of biologic agents in the treatment of Sjögren's syndrome. Clin Rev Allerg Immunol, 32 : 292-297, 2007.
11) Meijer JM, et al. : Effectiveness of rituximab treatment in primary Sjögren's syndrome. Arthritis Rheum, 62 : 960-968, 2010.

6 ミエローマ（骨髄腫腎）

骨髄腫は，形質細胞の腫瘍性増殖により，モノクローナルな単クローン性免疫グロブリンの異常増殖（M蛋白），造血障害，骨溶解，過粘稠血症候群，易感染性などを主症状とする疾患である．

疾患頻度は比較的高く，全悪性腫瘍の1％，血液系腫瘍の10％を占める．

骨髄腫における腎障害の頻度は50％以上と高く[1]，原因は多岐にわたる．骨髄腫腎 myeloma kidney のほかに，過粘稠血症候群，血管内脱水，高Ca血症，高尿酸血症，利尿薬，抗菌薬，NSAIDs，造影剤，感染症など多くの因子が複雑に関与している．

骨髄腫腎は，
① L鎖/H鎖による腎障害
　L鎖による円柱腎症 cast nephropathy →狭義の骨髄腫腎
　急性尿細管障害 acute tubular damage
　inflammatory tubular interstitial nephritis
② その他の骨髄腫腎
　AL/AH アミロイドーシス
　LCDD/LHCDD/HCDD（light chain/light & heavy chain/heavy chain deposition disease）
　その他（クリオグロブリン腎症など）

に大別できる．疾患頻度は Nasr らの骨髄腫190例の報告によると，円柱腎症（33％），MIDD（22％），アミロイドーシス（21％），急性尿細管障害（9％）である[2]．

1 円柱腎症

円柱腎症 cast nephropathy（図VII-6-1）の歴史は古く，1899年の Ellinger の報告に始まる．骨髄腫患者の40〜60％以上に合併するきわめて頻度の高い疾患である[3]．L鎖産生量が多く，血管内脱水を有する患者に発症しやすい．

❶ 臨床所見

骨髄腫としての症状（血中総蛋白/アルブミン比上昇など）に合わせて，尿BJP陽性で，遠位尿細管障害を主体とした腎障害を示す．蛋白尿は主として単クローン性の軽鎖蛋白（非アルブミン性）からなるため，尿蛋白定性/定量の乖離を認める．高度のアルブミン尿を呈する場合は，アミロイドーシスなど他疾患の合併を疑う．ほとんどの症例で血清と尿の免疫電気泳動にてM蛋白を認め，骨髄生検にて形質細胞の増加を認める．

❷ 病理

遠位尿細管や Henle ループの上行脚を中心に，好酸性で protein rich な円柱 cast を認め，その周囲の尿細管上皮は，通常萎縮性でしばしば炎症細胞や多核巨細胞を伴う．多核巨細胞の存在はこの病態の特徴的な所見である．尿細管基底膜の肥厚・間質の線維化を認めることもある．この cast はL鎖・Tamm-Horsfall 蛋白・近位尿細管片から構成されている．cast の形成機序として，近位尿細管障害によりL鎖の再吸収量が低下した場合や，再吸収量を上回るL鎖が存在した場合に，過剰なL鎖が Henle に流入し，Henle ループの上行脚の Tamm-Horsfall 蛋白と凝集して cast が生じると考えられている[4]．通常，糸球体

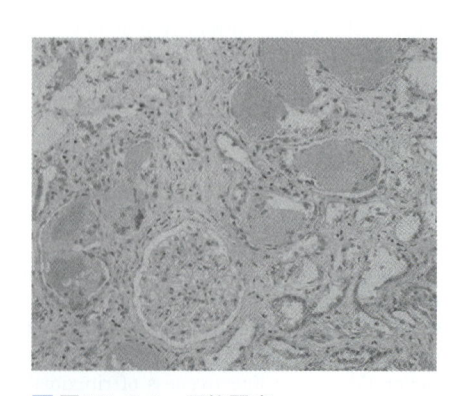

■ 図VII-6-1　円柱腎症

病変や血管病変は示さない．cast は集合管に存在することが多いため，腎生検検体に髄質が含まれていない場合は見落とすことがある．蛍光染色にて cast 内の L 鎖（κ または λ）の存在を確認できる．電子顕微鏡は顆粒状高電子密度沈着物（EDD）を示すことが多い．

❸ 治 療

骨髄腫円柱腎症 myeloma cast nephropathy に対する治療は，①L 鎖産生抑制，ならびに②尿量増加と血中 L 鎖濃度希釈の 2 本立てである．すなわちデキサメタゾンをベースに，ボルテゾミブ，サリドマイドなどを組み合わせた抗腫瘍薬による L 鎖産生抑制と，hydration（生食や半生食を用いて 1 日約 3 L の尿量を目標とする）である．心不全や無尿患者の場合には輸液量を調節する．そのほか，L 鎖除去を目的として血漿交換（7～10 日間に 5～7 回）を行う場合もある．血漿交換の臨床的有用性は賛否両論あるが，L 鎖減少効果は確認されている．血漿交換を行う際はデキサメタゾンと併用することが多い．また尿アルカリ化（pH 6.0 以上）やループ利尿薬の中止（尿細管の NaCl 濃度の上昇を抑えるため）も，L 鎖・Tamm-Horsfall 蛋白の共凝集抑制に有効とされている．

❹ 予 後

腎障害は骨髄腫の予後予測因子である．血清 Cr 1.5 mg/dL 以下の症例の 1 年生存率は 80% であるのに対し，血清 Cr 2.3 mg/dL 以上の場合は 50%，透析導入に至った場合は 45% に低下する[5]．腎障害の進行速度は，BJ 蛋白の存在と，診断時の腎機能に左右される[6]．化学療法にて L 鎖産生抑制可能であった症例の生存期間中央値は，47 カ月に改善する[7,8]．

2 急性尿細管障害

前述のように，骨髄腫では，NSAIDs，造影剤，抗菌薬などによる薬剤や，骨髄腫腎に伴う高 Ca 血症，高尿酸血症，血管内脱水などさまざまな原因により急性尿細管障害を合併しやすい．L 鎖が近位尿細管障害を生じ，円柱を伴わない腎障害（light chain proximal tubulopathy）を伴うことがあり，Fanconi 症候群を招く場合がある．近位尿細管障害主体である点が円柱腎症と異なる．

❶ 臨床所見

急性の腎機能障害と，近位尿細管障害による尿細管アシドーシス（RTA）II 型を呈する（アミノ酸尿・リン酸尿・尿糖・蛋白尿・アシドーシスなど）．尿中白血球・尿中好酸球を認める場合がある．一般に蛋白尿は 2 g/day 以下の非アルブミン尿である．

❷ 病 理

光学顕微鏡は通常の ATN と同様に近位尿細管障害像を示す．尿細管の不規則な拡張，上皮細胞の扁平化，刷子縁の消失，上皮細胞の剥離などである．蛍光染色で尿細管に κ 鎖をみることがある．

❸ 治療法・予後

円柱腎症と同様．抗腫瘍薬（デキサメタゾンなど）による原病の治療と，hydration である．

❹ その他

近年，近位尿細管障害を伴わないまだら尿細管炎として，inflammatory tubular interstitial nephritis が提唱されている．これは ATN と類似した疾患概念であるが，近位尿細管障害や円柱腎症を伴わずに，まだらの尿細管間質の炎症細胞浸潤と尿細管基底膜の κ 染色陽性を呈する点が特徴とされる．骨髄腫による急性尿細管障害の場合でも近位尿細管に κ・λ 両方が染色性を示す場合もあるが，κ あるいは λ の一方のみ染色性を示す場合は本症の存在を疑う．L 鎖による尿細管基底膜障害により，サイトカインが放出され炎症細胞が浸潤する機序が考えられている[9]．

3 AL/AH アミロイドーシス

骨髄腫患者の 7% 前後に発生する[3]．一方，AL アミロイドーシス患者の約 10% に骨髄腫が併発する．骨髄腫患者で腎障害が軽度の割にネフローゼ症候群が強い場合や，高度のアルブミン尿を認める場合，心不全などの多臓器疾患を合併した場

合にアミロイドーシスの併発を疑い精査する必要がある．なお円柱腎症とALアミロイドーシスの両者を合併した場合の予後は不良である．詳細は「VI-15．異常蛋白血症とアミロイドーシス」の「1．アミロイドーシス」p.459を参照．

4 LCDD/LHCDD/HCDD

骨髄腫患者全体からみると合併頻度は5%と比較的まれである[3]が，LCDDの原疾患の66%がミエローマであり，LCDDはミエローマと比較的関係が深い．LHCDD/HCDDはまれである．詳細は「VI-15．異常蛋白血症とアミロイドーシス」p.457を参照．

5 Perspective

骨髄腫患者の腎障害の頻度は高く，原因は骨髄腫腎のほかに，過粘稠血症候群，血管内脱水，高Ca血症，高尿酸血症，利尿薬，抗菌薬，NSAIDs，造影剤，感染症と多岐にわたるため，症例ごとに異なった治療方針を立てる必要がある．症例に応じ，まず血管内脱水の是正・高尿酸血症や高Ca血症の是正・NSAIDs/抗菌薬の中止・RAS阻害薬の中止などを考慮する．腎障害は生命予後の関連因子であり，患者ごとに適切な治療方針を立てる必要がある．

〔星野純一〕

《文献》

1) Kyle RA : Multiple myeloma: review of 869 cases. Mayo Clin Proc, 50 : 29-40, 1975.
2) Nasr SH, et al. : Clinicopathologic correlations in multiple myeloma : a case series of 190 patients with kidney biopsies. Am J Kidney Dis, 59 : 786-794, 2012.
3) Ivanyi B : Renal complications in multiple myeloma. Acta Morphol Hung, 37 : 235-243, 1989.
4) Huang ZQ, et al. : Biochemical interaction between Tamm-Horsfall glycoprotein and Ig light chains in the pathogenesis of cast nephropathy. Lab Invest, 73 : 810-817, 1995.
5) Winearls CG : Acute myeloma kidney. Kidney Int, 48 : 1347-1361, 1995.
6) Uchida M, et al. : Renal dysfunction in multiple myeloma. Intern Med, 34 : 364-370, 1995.
7) Korzets A, et al. : The role of continuous ambulatory peritoneal dialysis in end-stage renal failure due to multiple myeloma. Am J Kidney Dis, 16 : 216-223, 1990.
8) Iggo N, et al. : Chronic dialysis in patients with multiple myeloma and renal failure: a worthwhile treatment. Q J Med, 73 : 903-910, 1989.
9) Gu X, et al. : Light-chain-mediated acute tubular interstitial nephritis: a poorly recognized pattern of renal disease in patients with plasma cell dyscrasia. Arch Pathol Lab Med, 130 : 165-169, 2006.

7 Bartter 症候群と Gitelman 症候群

　Bartter 症候群（BS）と Gitelman 症候群（GS）は代謝性アルカローシス，低 K 血症を呈する遺伝性尿細管疾患である．前者は新生児〜小児期に発症し，比較的重症であるのに対し，後者は小児〜成人期に発症し，比較的軽症である．1962 年に Bartter が BS について報告，1966 年に Gitelman が BS の類似疾患として GS を報告した．しかし，長い間，両疾患が混同され，多くの症例に「Bartter 症候群」という診断名がつけられていた．1990 年代に，Lifton らのポジショナルクローニングの結果，小児にみられる重症型＝BS＝フロセミド投与時に似た病態＝フロセミド感受性 Na-K-2Cl 共輸送体の異常，成人発症の軽症型＝GS＝サイアザイド投与時に似た病態＝サイアザイド感受性 Na-Cl 共輸送体の異常というクリアカットな分子病態が明らかになった．その後，BS，GS を起こす他の原因遺伝子がみつかり，これらの遺伝子の機能解明により，尿細管におけるチャネル，トランスポーターの生理機能に多くの知見が加えられた．一方で，BS，GS は当初考えられていたより多様な疾患群であることが明らかとなり，BS 類縁疾患を inherited salt-losing tubulopathies として障害されたネフロンセグメントにより病型分類するという，新たな提案も行われている[1]．

1　BS と GS の病態の共通点と相違点

　BS と GS の共通点は，低 K 血症，代謝性アルカローシス，脱水傾向，低血圧〜正常血圧，レニン-アルドステロン系の亢進である．相違点として，BS では新生児〜小児期の発症で比較的重症であるのに対し，GS では小児〜成人期の発症で，比較的軽症である．低 Mg 血症は GS で高頻度にみられるが，BS では必発ではない．また，BS では正常〜高 Ca 尿症であるのに対し，GS では低 Ca 尿症を認める．GS はループ利尿薬投与時に酷似した病態であり，Henle ループの太い上行脚（TAL）での NaCl 再吸収障害が病因である．一方，GS では，サイアザイド投与時に酷似した病態であり，遠位曲尿細管（DCT）での NaCl 再吸収障害が病因である（表 VII-7-1）．

表 VII-7-1　Bartter 症候群と Gitelman 症候群の共通点と相違点

	Bartter 症候群	Gitelman 症候群
共通点	低 K 血症 代謝性アルカローシス 脱水傾向，低血圧〜正常血圧 レニン-アルドステロン系の亢進	
相違点	新生児〜小児期の発症 比較的重症 低 Mg 血症は必発ではない 正常〜高 Ca 尿症 ループ利尿薬投与時に酷似	小児〜成人期の発症 比較的軽症 低 Mg 血症 低 Ca 尿症 サイアザイド投与時に酷似
病因	Henle ループの太い上行脚での NaCl 再吸収障害	遠位曲尿細管での NaCl 再吸収障害

2 BS類縁疾患の病型分類

臨床的にはBS類縁疾患は，発症年齢，重症度などで大きく4つの病型に分類される（表VII-7-2）．

① 新生児型BSの多くは羊水過多，出産直後より多尿，脱水，高Ca尿症，多くの場合，腎結石を認める．

② 古典的BSは通常2歳までに症状が出現するが，幼児期または小児期に診断されることが多い．症状は，多飲，多尿，脱水傾向であり，無治療の場合成長障害を伴うことがある．尿中Ca排泄は正常ないし軽度増加している程度で腎結石を伴うことは少ない．

③ 新生児型BSに感音性難聴を伴うタイプは，全身症状は新生児型BSより重症であり，時に腎機能低下を認める．腎結石は認めない．

④ GSは比較的軽症であり，新生児期には症状を認めない．小児期以降，多くは成人期に低K血症と代謝性アルカローシスで気づかれることが多い．症状としては筋肉の脱力感やけいれん，夜間多尿，多飲，多尿，口渇感，低血圧，食塩渇望などである．低Ca尿症と低Mg血症がGSの特徴だが，すべての症例に認められるわけではない．

また，これらの病型とは別に，Ca感受性受容体（CaSR）のgain-of-function変異によって生じる常染色体優性低Ca血症（OMIM 601199）の中にBS様の病態を生ずる症例があることが報告されている[2,3]．

3 BS類縁疾患の分子病態

1 新生児型BSの分子病態

新生児型BSはNa-K-2Cl共輸送体（NKCC2）をコードするSLC12A1遺伝子の異常，または，KチャネルROMKをコードするKCNJ1遺伝子の異常である．SLC12A1に異常のあるものをBS I型（OMIM 241200），KCNJ1に異常のあるものをBS II型（OMIM 601678）と呼ぶ．NKCC2はTALの管腔側膜にあり，同部におけるNa再吸収の主たるトランスポーターであり，フロセミドの標的分子でもある（図VII-7-1）．BSの病態がフロセミド投与時の病態に酷似していることから，NKCC2は当初よりBSの原因分子であると考えられていた．ROMKはTALの管腔側膜に発現し，NKCC2で再吸収されたKを管腔内へリサイクルしており，ROMKの障害により，NKCC2が二次的に障害され，BSを生ずる．髄質部TALでのNaCl再吸収は髄質の高浸透圧形成による濃縮尿の生成に重要であり，I型とII型においてはこれが障害されるため多尿が生じる．I型とII型を臨床的に区別することは難

表VII-7-2 Bartter症候群類縁疾患の分類

臨床病型	遺伝子異常に基づく病型	原因遺伝子	染色体の位置	コードされる蛋白質	障害される尿細管部位
新生児型Bartter症候群	Bartter症候群I型	SLC12A1	15q	Na-K-2Cl共輸送体（NKCC2）	TAL
	Bartter症候群II型	KCNJ1	11q24	Kチャネル（ROMK）	TAL, CCD
古典的Bartter症候群	Bartter症候群III型	CLCNKB	1q36	Clチャネル（ClC-Kb）	TAL, DCT
感音性難聴を伴う新生児型Bartter症候群	Bartter症候群IV型	BSND	1q31	barttin	TAL, tAL, DCT, 蝸牛血管条辺縁細胞
Gitelman症候群	Gitelman症候群	SLC12A3	16q13	Na-Cl共輸送体（NCCT）	DCT

（門川俊明：医学のあゆみ，216：714, 2006より）

7. Bartter症候群とGitelman症候群

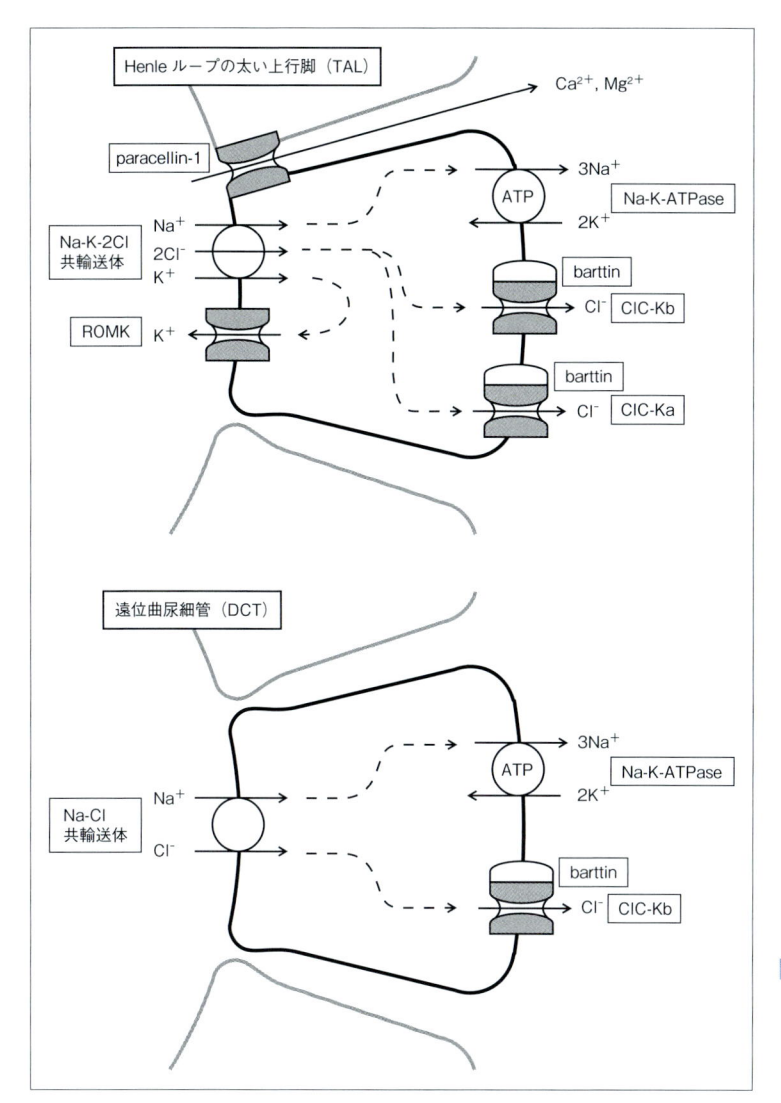

図VII-7-1 Henleループの太い上行脚と遠位曲尿細管におけるチャネルとトランスポーター
（門川俊明：医学のあゆみ，216：715，2006より）

しいが，II型の場合には，出生直後一過性に高K血症を呈することがある[4]．これは，ROMKがCCDにも発現しており，K排泄に関与しているからだと考えられている．新生児型BSプロスタグランジンではprostaglandin E_2（PGE_2）の過剰産生を認め，以前はBSの原因と考えられたこともあったが，現在では，PGE_2過剰産生はsalt depletionによる，COX-2とmicrosomal PGE_2 synthaseの発現増強による二次的なものと考えられている．

2│古典的BSの分子病態

古典的BSは，TAL基底側膜のClチャネルClC-KbをコードするCLCNKBの遺伝子異常であることが報告され，BS III型（OMIM 607374）と呼ばれている．ClC-KbはTALおよびDCTの基底側膜に発現しており，古典的BSはサイアザイドとフロセミドを同時投与したのによく似た病態を示す．TALにおいて，ClはNKCC2によって管腔より細胞内に取り込まれた後，基底側膜にあるClC-Kbを介して血管内へと輸送される．したがって，ClC-Kbの機能低下により，TALでのCl再吸収が障害され，BSを呈する．ただし，TALの基底側膜にはClC-KbとともにClC-KaやK-Cl共輸送体が発現しており，ClC-Kbの機能が低下しても，他のCl輸送経路が

存在するため，III型の尿濃縮力障害はI型，II型に比べて軽いと考えられている．また，ClC-KbはTAL以外にDCTでも発現していることから，典型的なBS様の症状を呈する症例からGS様の症状を呈する症例まで，病態は多様である．

3 感音性難聴を伴う新生児型BSの分子病態

感音性難聴を伴う新生児型BSは，barttinをコードする*BSND*遺伝子の変異によることが報告され，BS IV型（OMIM 602522）と呼ばれている．barttinは，ClC-KaおよびClC-Kbのβ-サブユニットであり，ClC-KaとClC-Kbの細胞膜へのトラフィッキングに必須である．ClC-KaとClC-Kbを単独でアフリカツメガエル卵母細胞に発現させてもCl電流が観察されないが，barttinと共発現することでCl電流が観察される．また，ClC-KaはTAL以外にも尿の濃縮に深く関わっているHenleループの細い上行脚（tAL）に強く発現しており，IV型では，III型に比べ尿濃縮力障害が著明である．

IV型では感音性難聴を合併することが特徴である．内耳で内リンパ液のK濃度を高く維持することに重要な役割を担っている蝸牛血管条辺縁細胞の基底側膜にはClC-KaとClC-Kbが発現している．基底側膜にあるNKCC1によって血液から細胞内にKを取り込まれるが，その際に共輸送されるClのリサイクルにこれらのClチャネルが必要である．barttinの機能低下により，これらのClチャネルの機能低下が生じ，リンパ液へのKの分泌障害をきたすことが，IV型における感音性難聴のメカニズムと考えられる[5]．

2004年にBS IV型の病態を呈する興味深い症例が報告された[6]．本症例ではbarttinをコードする遺伝子*BSND*には変異を認めなかったが，*CLCNKB*遺伝子の完全な欠失，*CLCNKA*遺伝子にW80C変異（*in vitro*においてCl電流が約半分に低下する）を認めた．本症例では，ClC-KaとClC-Kbの遺伝子変異が同時に起こることによってbarttinの遺伝子変異と同じ病態が生じると考えられた．

4 GSの分子病態

GS（OMIM 263800）は通常小児期に発症するが，成人になってから症状が顕著となることが多い．低Mg血症，低Ca尿症，筋脱力，テタニーが特徴であり，DCTの管腔側膜に発現するサイアザイド感受性Na-Cl共輸送体（NCCT，TSC）をコードする*SLC12A3*遺伝子の変異で起こる．NCCTはDCTにおける主たるNa，Cl再吸収を担っており，NCCT活性の低下によりGSが生じる．NCCTはサイアザイドの標的分子であり，GSの病態がサイアザイド投与時に似ていることから当初より原因遺伝子であることが推察されていた．DCTは濾過されたNaの7%を再吸収しており，TAL（濾過されたNaの30%を再吸収）に比べるとその役割は小さいので，GSはBSに比べ軽症である．

GSで特徴的なのは，低Ca尿症と低Mg血症である．特に，低Ca尿症は新生児型BSが高Ca尿症を呈するのと対比的である．BSとGSにおける，Ca，Mg異常が異なることのメカニズムは完全には解明されていないが，提唱されている仮説を紹介する．

TALにおいては，NKCC2を介して経細胞性にClが再吸収されることによって管腔内正の経上皮電位が形成され，この正電位が駆動力となって陽性荷電を持ったCaやMgが細胞間隙のparacellin-1を通って受動的に再吸収される．TALにおいては，濾過されたMgの50〜70%，Caの30%が再吸収される．新生児型BSにおけるNKCC2の機能障害は管腔内正の経上皮電位形成を障害し，CaとMgの再吸収を抑制するので，尿中へのCaとMg排泄が増加する．これが新生児型BSにおける高Ca尿症のメカニズムである．しかし，新生児型BSでは，高Ca尿症は呈するが，重篤な低Mg血症は呈さない．これは，より遠位においてMgの再吸収が代償的に亢進することによるのかもしれないが，その詳細なメカニズムは不明である．

GSで低Ca尿症をきたすメカニズムに関してはいくつかのモデルが提唱されている．尿中Ca排泄の最終調整は主にDCTで行われており，濾過されたCaの約15%が再吸収される．DCTにおけるCaの再吸収は経細胞的であり，管腔側膜のCaチャネルTRPV5を介して細胞内に入ったCaは，基底側膜のNa-Ca交換体NCX1またはCa-ATPaseを介して細胞外へ排出される．GSにおいてNCCTが障害されると細胞内のNa濃度が低下し，これが基底側膜のNa-Ca交換体を刺激し，細胞内のCa濃度が低下する．このため，管腔側膜のCaチャネルが活性化して，Caの再吸収が増加し，低Ca尿症となる．これが，従来より提唱されてきたGSにおける低Ca尿症のメカニズムである．最近では，サイアザイド投与はDCTにおけるCaの能動輸送には影響を与えず，近位尿細管におけるCaの受動輸送を増加させ，それにより低Ca尿症が生じるというメカニズムが提唱されている[7]．

DCTにおけるMgの再吸収は経細胞的であり，管腔側膜ではTRPM6がMg輸送を担っていると考えられるが，基底側膜の輸送体は明らかになっていない．TRPM6の発現減少がGSにおける低Mg血症のメカニズムとする報告もある[7]が，いまだ詳細は不明である．

4 遺伝子検査によって病型診断を行う際の問題点

BSのI〜IV型，GSというのは，原因遺伝子が明らかとなった場合の診断名である．しかし，臨床の現場では，必ずしも遺伝子異常を明らかにすることはできない．また，遺伝子異常に基づく病型と臨床病型は，必ずしも1対1で対応していない．BSのI型とII型を臨床症状から鑑別することは不可能であるし，古典的BSとGSにもオーバーラップがある．

したがって，病型を確実に診断するためには遺伝子診断が必要になる．しかし，現状としては，臨床の現場で遺伝子診断を行うには以下のような問題点がある．

① 遺伝子変異を見つける方法として，ダイレクトシークエンスが主流であるが，ダイレクトシークエンスでは，イントロンや転写調節領域の遺伝子変異，大規模な遺伝子改変は検出できない．

② BS類縁疾患の遺伝子診断は，保険が使えず，また，検査会社でも引き受けていないため，研究室レベルで行うことになる．

③ 病型と遺伝子異常が1対1で対応していないため，複数の遺伝子の異常を検索しなければならず（GSなら*SLC12A3*と*CLCNKB*，新生児型BSなら*SLC12A1*と*KCNJ1*），費用や手間も膨大なものになる．

④ たとえ，遺伝子変異が見つかっても，その変異が機能低下を起こすか断定できない場合が多い．その遺伝子変異が病因であることを証明するためには，変異体を作製し，*in vitro*において機能低下を証明しなければならない．GSではこれまでに多くの変異が*SLC12A3*遺伝子に報告されているが，*in vitro*での機能低下が証明されている変異はごくわずかである．つまり，遺伝子検査で陽性であると診断するためには，機能低下を示すことが明らかな遺伝子変異がhomozygousまたはcompound heterozygousに証明される必要がある．

5 GSとBSの鑑別診断

上記のように，臨床の現場では遺伝子診断は難しいため，臨床経過などから，新生児型BS，古典的BS，GSを鑑別することになる．その中でも，特に診断に迷うのは，GSとBSの鑑別診断であり，その点に絞ってまとめる．

1 病歴

成人期に見つかったBS様症状を呈する症例のほとんどが，GSであるが，まずは，病歴をよく聞くことが重要である．発症年齢が最大のポイン

トである．また，GS と BS は遺伝性疾患であるから，家族歴の聴取も行う．

2 Bettinelli の診断基準

臨床的には Bettinelli らが提唱した以下の診断基準が広く使われている[8]．BS では低 Mg 血症は必発ではないが，GS では血清 Mg 濃度は低値〔0.65 mmol/L（1.56 mg/dL）未満〕となる．また，BS では正常ないし高 Ca 尿症となるのに対し，GS では低 Ca 尿症〔尿中 Ca/Cr モル比＜0.10（尿中 Ca/Cr 濃度比＜0.035）〕となる．しかし，この診断基準は感度も特異度も十分なものとはいえない．また，低 Ca 尿症が濃縮尿でのみ明らかになることがあるので，低 Ca 尿症の診断を行う際には，24 時間蓄尿ではなく，早朝尿で行うことが望ましい．

3 利尿薬負荷試験

より正確な鑑別診断をする場合には，利尿薬負荷試験が有用である．低張液の大量投与下では，抗利尿ホルモンの分泌が抑制され，集合管での自由水の再吸収がゼロとみなせる．このような状態において，fractional free water clearance（FFWC，$C_{H_2O}/C_{H_2O}+C_{Cl}$）は TAL 以遠での NaCl 再吸収率を意味する．健常人の最大水利尿時の FFWC は 80〜90％であり，BS では 20〜65％と強く障害されているのに対し，GS では 69.7±4.1％と軽度低下にとどまる[9]．さらに，ループ利尿薬またはサイアザイド系利尿薬を投与することにより障害の部位を特定することができる．GS ではフロセミドに対する反応はあるが，サイアザイドに対する反応が欠如ないし低下する．BS ではサイアザイドに対する反応はあるが，フロセミドに対する反応が欠如ないし低下する．

ただし，この方法においても，古典的 BS と GS を必ずしも鑑別できるわけではない．古典的 BS の原因である ClC-Kb は TAL のみならず，DCT にも発現しており，ClC-Kb の機能低下は TAL と DCT の 2 つのセグメントの機能障害を示すため，*CLCNKB* の遺伝子異常は BS と GS

■ 表 VII-7-3　Gitelman 症候群の診断において Bartter 症候群との鑑別に重要なポイント

ルーチン検査	●病歴の聴取 ●低 Mg 血症〔0.65 mmol/L（1.56 mg/dL）未満〕 ●低 Ca 尿症〔早朝尿の尿中 Ca/Cr モル比＜0.10（尿中 Ca/Cr 濃度比＜0.035）〕
利尿薬負荷試験	●FFWC 基礎値の軽度低下 ●フロセミドへの反応性は正常 ●サイアザイドへの反応性の低下または欠如
遺伝子検査	●*SLC12A3* ●場合によっては *CLCNKB* も

（門川俊明：医学のあゆみ，216：718, 2006 より）

の混合型の病態を示し，病態が多様であることが指摘されている．事実，最近報告された，*CLCNKB* 遺伝子の異常を認めた 5 例の利尿薬負荷試験では，フロセミドに対する反応は正常であるが，サイアザイドに対する反応が欠如し，GS と全く同じ結果となったことが報告された[10]．

GS の診断について表 VII-7-3 にまとめる．現状としては，GS の診断においては，Bettinelli の診断基準を使うのが現実的であろう．しかし，研究レベルでは，尿細管機能検査や遺伝子検査も積極的に行って，より多くの症例を積み重ね，表現形と遺伝子異常の関連づけをより正確に行っていく必要がある．

6 治療

BS と GS は遺伝性尿細管疾患のため，対症療法が中心となる．

新生児型 BS は最も重篤であるため，脱水の治療，電解質の補正，代謝性アルカローシスの治療をしながら，長期的に，発育障害の改善，腎機能の保持を目標とする．輸液により NaCl および水分を補充するとともに，K の補正を行う．生後しばらくは，輸液療法が必要であるが，その後は，経口 K 製剤，スピロノラクトンの投与を行う．また，新生児型 BS は血中 PG が高値となってい

ることが多く，PG合成阻害薬であるインドメタシンの投与が有効である．ただし，長期投与となるため，腎障害を念頭に置き，投与量には細心の注意が必要であるとともに，未熟児・新生児の生直後への投与は避ける必要がある．

古典的BSでも，新生児型BSと同様に，対症的に対応する．低Mg血症が存在する場合には，Mgの補充を行う．

GSの場合，基本的には，予後は良好と考えられており，対症的にKの補充，Mgの補充を行う．また，スピロノラクトンも用いられることが多い．Mgの補充においては，わが国で使用可能なMg製剤は酸化Mg，硫酸Mgで，塩化Mgは使用できない．酸化Mgの場合，緩下剤であるため下痢の副作用があり，Mgの補正には難渋することが多い．

7 Perspective

最近のNozuらの報告[10]により，最も鑑別能力が高いと考えられていた利尿薬負荷試験でさえ，古典的BSとGSを鑑別することはできないということが明らかとなった．つまり，利尿薬負荷試験の役割は，古典的BSとGSを鑑別することではなく，機能異常のあるネフロンセグメントが，TALかDCTかを区別できるだけであるといえる．そこで，BS類縁疾患の疾患概念を，これまでのようにBSとGSに分けるのではなく，Seyberthらが提唱するように，障害されているネフロンセグメントで分けるのが合理的だと考えられる．Seyberthら[1]は，BS類縁疾患をsalt-losing tubulopathiesと規定し，①低K血症を伴うDCT障害型（GSと古典的BS），②より重篤で多尿を伴うループ障害型（新生児型BS），③最も重篤でループとDCTの両方が障害された型（感音性難聴を伴う新生児型BS）の3つのタイプに分類した．今後，この分類に沿って，多くの知見が積み重ねられることになると考えられる．

〔門川俊明〕

《文 献》

1) Seyberth HW : An improved terminology and classification of Bartter-like syndromes. Nat Clin Pract Nephrol, 4 : 560-567, 2008.
2) Vargas-Poussou R, et al. : Functional characterization of a calcium-sensing receptor mutation in severe autosomal dominant hypocalcemia with a Bartter-like syndrome. J Am Soc Nephrol, 13 : 2259-2266, 2002.
3) Watanabe S, et al. : Association between activating mutations of calcium-sensing receptor and Bartter's syndrome. Lancet, 360 : 692-694, 2002.
4) Jeck N, et al. : Functional heterogeneity of ROMK mutations linked to hyperprostaglandin E syndrome. Kidney Int, 59 : 1803-1811, 2001.
5) Estévez R, et al. : Barttin is a Cl-channel beta-subunit crucial for renal Cl-reabsorption and inner ear K^+ secretion. Nature, 414 : 558-561, 2001.
6) Schlingmann KP, et al. : Salt wasting and deafness resulting from mutations in two chloride channels. N Engl J Med, 350 : 1314-1319, 2004.
7) Nijenhuis T, et al. : Enhanced passive Ca^{2+} reabsorption and reduced Mg^{2+} channel abundance explains thiazide-induced hypocalciuria and hypomagnesemia. J Clin Invest, 115 : 1651-1658, 2005.
8) Bettinelli A, et al. : Genetic heterogeneity in tubular hypomagnesemia-hypokalemia with hypocalcuria (Gitelman's syndrome). Kidney Int, 47 : 547-551, 1995.
9) Colussi G, et al. : Abnormal reabsorption of Na^+/Cl^- by the thiazide-inhibitable transporter of the distal convoluted tubule in Gitelman's syndrome. Am J Nephrol, 17 : 103-111, 1997.
10) Nozu K, et al. : The Pharmacological Characteristics of Molecular-Based Inherited Salt-Losing Tubulopathies. J Clin Endocrinol Metab. In press 2010.

8 IgG4 関連腎症

　IgG4 関連腎症は，IgG4 関連疾患 IgG4-related disease あるいは IgG4 関連全身性硬化疾患 IgG4-related systemic sclerosing disease と呼ばれる新しい疾患概念[1]における腎症であり，膵臓腫大（自己免疫性膵炎）や唾液腺腫脹（ミクリッツ病 Mikulicz disease）など多臓器の病変を伴うことが多い．その病理学的特徴は，腎での多発性の腫瘤様病変あるいはびまん性の尿細管間質性腎炎で，腎間質への IgG4 産生形質細胞浸潤と著しい線維化が観察されることである．血液検査では血清 IgG4 濃度の上昇を伴い，しばしば低補体血症を伴う．

　消化器領域において，1961 年に Sarles らにより自己免疫性膵炎（AIP）が提唱されたが，この概念はしばらく広がらず，1995 年に日本から Yoshida らにより再度提唱され，認識されるに至った．この膵炎は症状が軽く，画像診断で局所性の膵臓の腫大や膵管の不規則な狭窄を認めるためしばしば膵臓癌と診断され，外科的切除術を受けていた．AIP の同一疾患として硬化性膵炎 sclerosing pancreatitis，原発性炎症性膵炎 primary inflammatory pancreatitis, lymphoplasmacytic pancreatitis などの名称も用いられている．2001 年に Hamano らが，硬化性膵炎の患者では血清 IgG4 と IgG4 型免疫複合体が上昇しており，鑑別診断に有用であることを報告した[2]．彼らはさらに硬化性膵炎の患者で，後腹膜線維症による水腎症を合併した症例で組織に多数の IgG4 産生形質細胞の浸潤を確認し，IgG4 が関連した全身性の線維化疾患の存在を示唆した．

　一方，腎実質病変としては，2004 年に Tanaka らが自己免疫性膵炎に尿細管間質性腎炎が合併した症例を報告し，Takeda ら同年に自己免疫性膵炎に合併した尿細管間質性腎炎組織に IgG4 陽性形質細胞が浸潤している症例を報告した[3]．その後 Saeki らは IgG4 関連疾患に合併する腎病変としてびまん性の尿細管間質性腎炎のほかに，造影 CT では腫瘍状に観察されるが腎生検では間質にリンパ球と形質細胞の著明な浸潤が認められる症例のあることを報告している[4]．

1 IgG4 関連腎症の臨床像

　本疾患は，上述のように全身性疾患の部分症状として発現することが多い．他の臓器病変としては表 VII-8-1 のように Mikulicz 病，キュットナー腫瘍 Küttner tumor，硬化性胆管炎，自己免疫性膵炎，IgG4 関連リンパ節症などが報告されており，尿細管間質性腎炎の単独あるいは多臓器病変と合併などの臨床像を呈する．腎病変としての表現は腎機能の軽度低下で発見されることが多く，尿蛋白は陰性から軽度で，血尿も陰性のことが多い．しばしば低補体血症を呈し，活性経路は古典経路で C3 値の低下と，著しい C4 の低下が観察される．血清 IgG はポリクローナルに増加しており，IgG サブクラスとしては最も少ないはずの IgG4 の著明な増加が観察される．健常者の血清 IgG4 値が平均 51 mg/dL に対して，自己免疫性膵炎では 663 mg/dL であったとの報告や，IgG4/IgG 比が Sjögren 症候群では 2.8% に対し

■ 表 VII-8-1　IgG4 関連疾患

臓器	病変
涙腺，唾液腺	Mikulicz 病，キュットナー腫瘍
心，血管	炎症性腹部動脈瘤
肺	炎症性偽腫瘍
消化管	腸炎
胆嚢，膵臓	硬化性胆管炎，自己免疫性膵炎
腎，尿路	尿細管間質性腎炎，前立腺炎，後腹膜線維症
リンパ組織	IgG4 関連リンパ節炎

（Takahashi H, et al.：Autoimmune Rev, 10：2010 より改変）

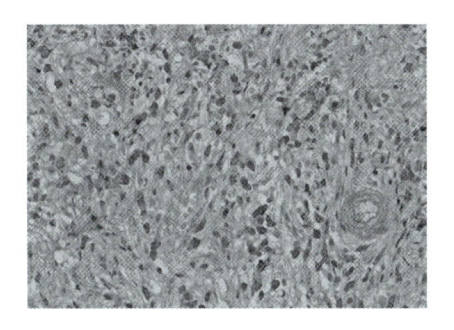

■ 図 VII-8-1　腎生検 IgG4 染色
腎間質への細胞浸潤の中に多くの形質細胞が観察され，免疫染色で IgG4 陽性細胞が多数観察される．

■ 図 VII-8-2　腎生検線維化像
腎間質線維化部位は特徴的な渦巻き模様の線維化が観察され，swirling pattern, bird eye pattern, storiform fibrosis などと表現される．

て，Mikulicz 病では 28.6% であったとの報告もある[5]．

腎生検組織所見（図 VII-8-1, 2）では，多くは尿細管間質性腎炎の所見であり，リンパ球および形質細胞の浸潤を認め，IgG4 陽性形質細胞の浸潤が特徴である．IgG4 陽性形質細胞数に関する診断基準はないが，自己免疫性膵炎では強拡大の顕微鏡観察で 3 視野で 50 以上の IgG4 陽性細胞が認められれば，70% の感度で，100% の特異度で自己免疫性膵炎と診断できるとされている．もう 1 つの組織学所見は特徴的な線維化像である．渦巻き状の線維化所見であり，swirling pattern, bird eye pattern, storiform fibrosis などと表現されている[6]．症例によっては，特徴的な尿細管間質病変に加えて糸球体に膜性腎症の所見を認めるとする報告もあるが，沈着物はわずかであり非典型である．

■ 表 VII-8-2　IgG サブクラス濃度と特性

血中 IgG サブクラス濃度
IgG1：60〜70%
IgG2：20〜30%
IgG3：5〜8%
IgG4：1〜4%
補体古典経路活性化能
IgG1, IgG3：強い，IgG2：弱い，IgG4：なし
抗体産生
IgG1, IgG3：蛋白抗原，ウイルス
IgG2：多糖体抗原（肺炎球菌）
IgG4：寄生虫

(UpToDate on line 15.3, 2007 より)

有していることを見いだした．しかもこの結合は古典的リウマチ因子である Fab-Fc 結合でなく，Fc-Fc 結合であることを示した．IgG4-IgG1 複合体が，補体の古典経路を活性させ炎症に関与する可能性が示唆されている[7]．

2　病因

多臓器へリンパ球および形質細胞が浸潤し線維化を生じる全身性疾患であるが，原因は不明である．しかも浸潤する形質細胞に多くの IgG4 産生細胞があり，血中 IgG4 値も増加する．表 VII-8-2 に示すように，健常者では IgG4 は IgG のサブクラスの中でも最も少ない抗体であり，抗原結合力も弱く補体活性能を持たず，その役割は不明な点が多い．Kawa らは，自己免疫性膵炎の患者の IgG4 が IgG1, IgG2, IgG3 との結合能を

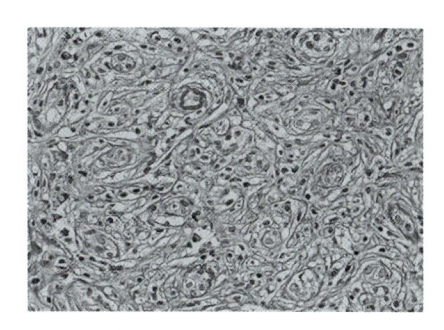

3　治療

IgG4 関連全身性硬化疾患の急性期は，副腎皮質ステロイドへの反応はきわめてよいとの報告が多い．しかし多くの症例で再発も認められており，再発例にアザチオプリンが有効であったとの報告がある．現状では，まだエビデンスとしての治療法確立には至っていない．

4 Perspective

　IgG4関連疾患は，血清IgG4濃度の増加とIgG4陽性形質細胞の組織浸潤による線維化あるいは腫瘍形成を特徴とする新たな臨床疾患単位である．

　厚生労働省のIgG4関連疾患研究班が2011年に発表した診断基準は，「① 血清IgG4濃度が135 mg/dLを超える，② IgG4陽性細胞がIgG陽性形質細胞の40%を超え，かつ，生検標本の強拡大視野当たり10個を超える」である．

　さらに日本腎臓学会IgG4関連腎臓病ワーキンググループが「IgG4関連腎臓病診療指針」[8]を発表した．

　今後IgG4関連腎症が広く認知され，症例の蓄積とともに予後および治療の反応性など詳細な臨床像が明らかにされる事が期待される．

〔遠藤正之〕

《文献》

1) Bateman AC, et al. : IgG4-related systemic sclerosing disease-an emerging and under-diagnosed condition. Histopathology, 55 : 373-383, 2009.
2) Hamano H, et al. : High serum IgG4 concentrations in patients with sclerosing pancreatitis. N Engl J Med, 344 : 732-738, 2001.
3) Takeda S, et al. : IgG4-associated tubulointerstitial nephritis complicating autoimmune pancreatitis. Nephrol Dial Transplant, 19 : 474-476, 2004.
4) Saeki T, et al. : Renal lesions in IgG4-related systemic disease. Intern Med, 46 : 1365-1371, 2007.
5) Takahashi H, et al. : The birthday of new syndrome : IgG4-related diseases constitute a clinical entity. Autoimmune Rev, 10 : 1016, 2010.
6) Saeki T, et al. : Clinicopathological characteristics of patients with IgG4-related tubulointerstitial nephritis. Kidney Int, 18 : 2010.
7) Kawa S, et al. : A novel immunoglobulin interaction in autoimmunity. Plos One, 3 : e1637. doi : 10. 1371, 2007.
8) IgG関連腎臓病ワーキンググループ：IgG関連腎臓病診療指針．日腎会誌，53 : 1062-1073, 2011.

9 高尿酸血症と腎臓

1 疾患の概要

高尿酸血症によって招来される腎障害には，① 腎結石症，②（急性）尿酸性腎症 (acute) uric acid nephropathy，③ 尿酸塩腎症 urate nephropathy がある．

病態の背景（尿酸の化学的特性）として，尿酸 uric acid と尿酸塩イオン urate- の間には次の関係がある．

$$pH = 5.35 + \log(\text{urate-}/\text{uric acid})$$

ここで urate- は水溶性であり，uric acid は不溶性である．尿酸とは urate- と uric acid の和として計測されるが，pH 7.4 の血清中では urate-/uric acid = 100 となり，ほぼ水溶性の urate- として存在することになる．一方，尿 pH は 5.4 程度まで低下し得るため，例えば pH 5.4 では urate-/uric acid = 1 であり，不溶性の uric acid が 50％を占めることになり，結石の形成につながる．

① のうち，尿酸結石は痛風患者にしばしばみられるが，関節炎がない患者にもみられる．尿酸排泄量が 1,000 mg/日を超えると腎結石症の有病率は 50％に達する．肥満や高尿酸血症は尿酸結石のみならず Ca 結石のリスクファクターと考えられているが，本項では詳述しない．

② は白血病・リンパ腫などの化学療法経過中や，急性転化期に最も頻繁にみられ，大量の細胞破壊に伴う急速な尿酸の産生増加により尿酸の糸球体濾過量（GFR）が増加し，溶解度を超えた尿酸が結晶化して尿細管腔，集合管を閉塞し生じる．ARF をきたすこともまれではない．尿酸結晶の形成促進因子としては，脱水症，アシドーシスなどがある．一方，③ は尿細管間質に尿酸塩結晶が析出・沈着して生じる腎障害を指している．痛風腎は尿酸塩腎症の典型的な表現型であり，ほぼ同義に用いられているといってよい．尿酸塩腎症の発症には高尿酸血症，高尿酸尿症，酸性尿が関わっている．酸性尿はインスリン抵抗性が背景に存在し，これを基盤とした高血圧もしばしば併存し，それによる腎硬化が病態を修飾し，腎障害が形成されると考えられる（図 VII-9-1）[1]．

2 診断指針

尿酸塩腎症の病理学的特徴は腎髄質への尿酸塩沈着であり，糸球体障害はあまりなく，尿細管障害，特に髄質機能障害が主な徴候となる．臨床的には尿濃縮障害が比較的早期から出現するとされ，腎機能低下は病変が進行してからみられる．また蛋白尿は存在しないか，あっても軽度である．痛風，高尿酸血症の長い罹病期間を経て出現する軽度蛋白尿，軽度腎障害，最大尿濃縮力低下（希釈尿の持続），また合併する高血圧の存在があれば尿酸塩腎症の存在を疑う．腎エコー上，正常では，腎髄質は皮質よりエコー輝度が低いが尿酸塩腎症ではエコー輝度が髄質＞皮質となり，hyperechoic medulla と呼ばれ，診断の参考になる．hyperechoic medulla は腎髄質に石灰化をきたす尿細管アシドーシスや副甲状腺機能亢進症などで

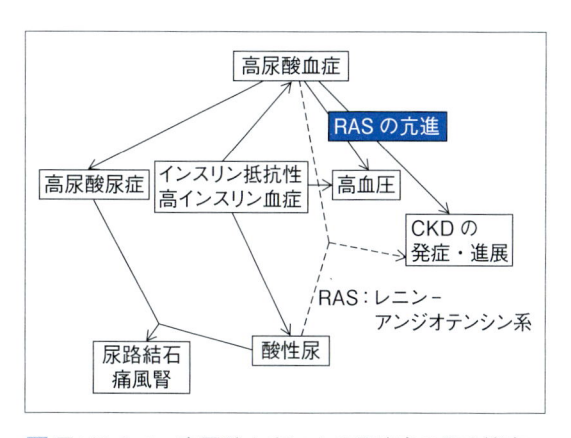

■図 VII-9-1 高尿酸血症による腎障害の発症機序
（大野岩男：総合臨床，59：263-268，2010 より）

も認められるが，臨床検査，病歴から鑑別され，およびX線撮影（単純，CT）によって石灰化が検出されるが，尿酸はX線透過性であり，陰影を形成しないので画像診断からも鑑別可能である．腎生検は腎皮質を主なターゲットとすることが多く，髄質の変化（尿酸塩の沈着や間質線維化等）が主たる尿酸塩腎症の診断にあたっては，腎生検の診断的価値は高いとはいえず，積極的な実施は勧められない．

3 基本データ

1 高尿酸血症の定義

血清尿酸値には明らかな性差が存在する．女性は男性より低値をとるが，その男女差は女性閉経後に小さくなるとされる．ここでいう基準値（正常値）はみなし健常人集団の分布から決定されるため男女で差を認めるが，尿酸が有害性を発揮するのは溶解度を超えて析出した尿酸塩urateの沈着に伴う炎症反応が生じた場合である．血漿中の尿酸溶解の限界値がほぼ7.0 mg/dLであることから，このレベルをもって正常上限と考えるのが妥当である．

「高尿酸血症・痛風の治療ガイドライン　第2版」のステートメントを示す[2]．

1. 高尿酸血症は，尿酸塩沈着症（痛風関節炎，腎障害など）の病因であり血清尿酸値が7.0 mg/dLを超えるものと定義する．性・年齢を問わない．（エビデンス2a，推奨度B）

2. 女性においては，血清尿酸値が7.0 mg/dL以下であっても，血清尿酸値の上昇とともに生活習慣病のリスクが高くなる．潜在する疾患の検査と生活指導を行うが，尿酸降下薬の適応ではない．（エビデンス2a，推奨度B）

2 高尿酸血症の頻度[2]

現在，わが国の一般健常人成人男子における高尿酸血症の頻度は約20%とされている．一方，女性では閉経前は1%程度，閉経後は3〜5%とされる．男性の高尿酸血症は時代とともにその頻度が増加してきた．1960年代は約5%，1970年代から1980年代前半にかけては約15%，1980年代後半から1990年代にかけて20%へと増加し，以後今日まで横ばいとなっている．痛風の歴史は古く，紀元前5世紀にヒポクラテスにより記載されており，飲酒などの生活習慣との関連が指摘され，帝王病とも呼ばれた．すなわち痛風は人類最古の生活習慣病という考え方もできる．わが国では明治初頭に来日したドイツ人医師ベルツが日本には痛風患者はいないと記述したとされる．

3 痛風・高尿酸血症の背景病態

痛風患者においてはしばしば，肥満，高血圧，脂質異常症，糖尿病などが集積しており，インスリン抵抗性を基盤としたメタボリックシンドロームを呈しているという側面が明らかである．高尿酸血症を対象にした場合でも，およそ80%は前述の生活習慣病を合併していることが知られている．

4 高尿酸血症の健康障害

尿酸による直接の健康障害は尿酸塩結晶沈着症によるものであり，関節炎（痛風発作），痛風結節，腎障害，尿路結石が主なものである．一方，疫学データから尿酸の関与が示唆されるが，尿酸それ自体の影響か否かについて結論が得られていないものとして心血管疾患（動脈硬化性疾患），総死亡上昇のリスクがあげられる．

わが国の成人男性において高尿酸血症の頻度は約20〜26%，一方，痛風の有病率は約1%とされており，血清尿酸値と痛風発症の定量的関係については興味が持たれるが，残念ながらわが国の報告はない．1987年米国の調査で，5年間の痛風累積発症率は血清尿酸値が7 mg/dL未満で0.1%，7 mg/dL台で2%，8 mg/dL台で4.1%，9 mg/dL以上で22%と報告されている[3]．一方，2000年の台湾からの報告では，その頻度は血清尿酸値7 mg/dL台で10.8%，8 mg/dL台27.7%，9 mg/dL台61.1%と，先に述べた米国の報告とはずいぶん隔たりがある[4]．いずれにし

ても，尿酸値が高いほど痛風発症のリスクが高いことは明らかであるが，わが国でのデータが望まれる．心血管リスクファクターとしての高尿酸血症の位置づけについては，今も決着をみていない．高尿酸血症を有すると心血管病の罹患率が高いことは確立しているが，すでに述べたように高尿酸血症患者では強力な心血管のリスクファクターである高血圧，糖尿病，脂質異常症，メタボリックシンドロームの合併頻度が高く[5]，その影響を補正した検討では尿酸値自体の関与が消失した報告と，有意な関与を認めたとする報告の両者がみられる[6]．特に男性においてはその関与がないとする報告が優勢である．わが国において広島，長崎の原爆被爆者の長期追跡集団を対象とした解析の結果，総死亡では男性で血清尿酸値8.0 mg/dL，女性では6.0 mg/dL以上で尿酸値の低い群と比較して高い死亡リスクを示したが，心血管疾患による死亡に関しては，他のリスクファクター（年齢，喫煙，飲酒，基礎疾患，BMI，血圧，総コレステロール等）を補正すると，男性では血清尿酸値の関与が消失，女性では残存したとのことである[7]．

5 高尿酸血症と腎障害の疫学

2010年に報告された正常血圧，正常腎機能健常人対象の平均観察期間59ヵ月の研究で，男性・女性ともに尿酸高値は腎機能低下の独立したリスクファクターであった[8]．

沖縄県でのコホート研究で，血清尿酸値の平均値は男性で6.4±1.4 mg/dL，女性で4.8±1.1 mg/dLであり，高尿酸血症（男性7.0 mg/dL以上，女性6.0 mg/dLと定義）の頻度は男性で31.9％，女性で13.6％であったという．Cox解析では高尿酸血症のESRDに対する補正ハザード比は男性で2.004（95％ CI 0.904〜4.444, NS），女性で5.770（95％ CI 2.309〜14.421, p＝0.0002）であり，女性においてのみ有意な独立したリスクファクターであった[9]．

4 治療方針・治療目標

1 高尿酸血症の治療

高尿酸血症の治療によって痛風発作の予防，および腎障害進行抑制が図られる．血清尿酸値，痛風や合併症の有無から考えて，尿酸降下薬の使用と，高尿酸血症に直接結びつく生活習慣の改善の組み合わせを適宜行う．

「高尿酸血症・痛風の治療ガイドライン 第2版」のステートメントを示す[2]．

1. 高尿酸血症の治療では，予後に関係する肥満，高血圧，糖・脂質代謝異常などの合併症もきたしやすい高尿酸血症の発症に関連する生活習慣を改善することが最も大切である．（エビデンス2a，コンセンサス1，推奨度A）

2. 痛風関節炎を繰り返す症例や痛風結節を認める症例は薬物療法の適応となり，血清尿酸値を6.0 mg/dL以下に維持するのが望ましい．（エビデンス2a，コンセンサス1，推奨度A）

3. 無症候性高尿酸血症への薬物治療の導入は血清尿酸値8.0 mg/dL以上を一応の目安とするが，適応は慎重にすべきである．（エビデンス3，コンセンサス2，推奨度C）

2 高尿酸血症による腎障害に対する治療

❶（急性）尿酸性腎症に対する治療

本症の臨床病像は基本的にはARFであるが，この腎不全自体は迅速かつ適切に対処することで，ほとんどの場合，病前の腎機能まで回復が可能である．まず尿量を100 mL/時以上に維持する．これには水分負荷とループ利尿薬の併用が有効である．また尿酸の融解を促す目的で尿のアルカリ化（pH 7.0以上）を併せて図る．このためには炭酸水素Na（重曹）負荷および，場合によってはアセタゾラミドの併用を行う．また同時に尿酸の産生を抑制するため，アロプリノール（尿酸生成抑制薬）も併用する．腎不全の極期には必要に応じて血液浄化療法も実施する．

表 VII-9-1　腎機能に応じたアロプリノールの使用量の目安

腎機能	アロプリノール投与量
Ccr＞50 mL/分	100〜300 mg/日
30 mL/分＜Ccr≦50 mL/分	100 mg/日
Ccr≦30 mL/分	50 mg/日
血液透析施行例	透析終了時に 100 mg
腹膜透析施行例	50 mg/日

Ccr：クレアチニン・クリアランス
腎機能低下例にアロプリノールを使用する際には，腎機能に応じてアロプリノールの用量を減じる必要がある．
(日本痛風・核酸代謝学会ガイドライン改訂委員会 編：高尿酸血症・痛風の治療ガイドライン 第2版．p.92，メディカルレビュー社，2010 より)

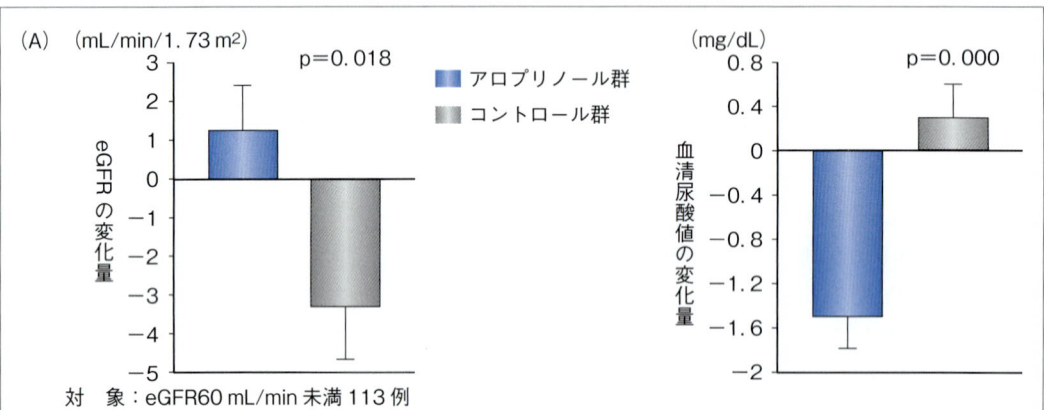

(A)
対　象：eGFR60 mL/min 未満 113 例
方　法：患者は，アロプリノール 100 mg/日投与群 57 例，コントロール群 56 例に無作為に割り付けられ，試験終了（24ヵ月経過）時の eGFR と血清尿酸値の変化量を検討
結　果：eGFR は，コントロール群では 3.3 mL/min/1.73 m² 低下したのに対し，アロプリノール群では 1.3 mL/min/1.73 m² 上昇し，両群間に有意差が認められた．
　　　　血清尿酸値は，コントロール群では 0.2 mg/dL 上昇したのに対し，アロプリノール群では 1.8 mg/dL 低下した．

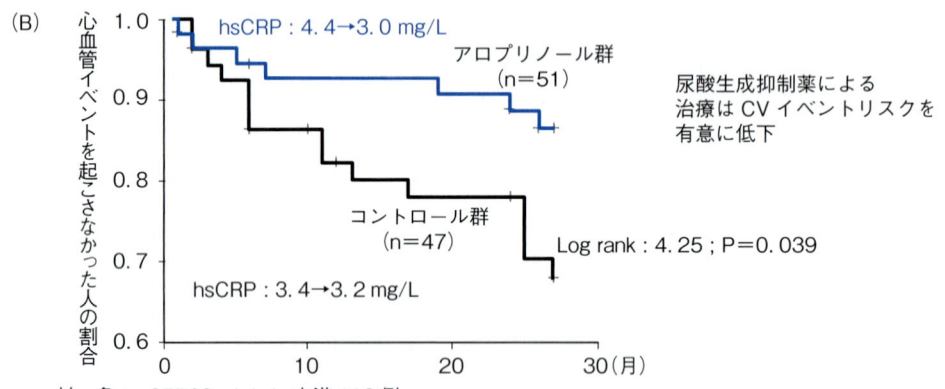

(B)
対　象：eGFR60 mL/min 未満 113 例
方　法：患者は，アロプリノール 100 mg/日投与群 57 例，コントロール群 56 例に無作為に割り付けられ，23.4±.8ヵ月のフォローアップ期間における心血管（CV）イベントの発生割合について検討
結　果：コントロール群で 15 名，アロプリノール群で 7 名が CV イベントを発症．カプランマイヤーにおいて，アロプリノール群はコントロール群よりも CV イベント発症が有意に低く（log rank：4.25，P=0.039），アロプリノールによる治療は CV イベントのリスクをコントロール群と比べて 71％ 低下させることが認められた（P=0.026）．

図 VII-9-2　CKD 進展と心血管リスクに対する尿酸生成抑制薬の効果
(A)：eGFR および血清尿酸値の変化．試験終了時の eGFR および血清尿酸値の変化量
(B)：CV イベントリスク

(Goicoechea M, et al.：Clin J Am Soc Nephrol, 5：1388, 2010 より)

❷ 尿酸塩腎症の治療方針

基本的には前述の高尿酸血症の治療・管理方針を実行する．痛風発作時にはNSAIDsの短期間比較的大量パルス療法が行われるが，腎機能保持にとって好ましくないため，尿酸値管理による痛風発作回数減少は腎機能改善に有効であるとされる[10]．コントロール不良の高尿酸血症が長期間持続する例では末期腎不全に至り，透析導入の原疾患のうち0.4％程度は痛風腎とされる．

なお，アロプリノールの活性代謝産物であるオキシプリノールは腎排泄性であり，腎機能低下によって蓄積性を示す．副作用回避のために腎機能に応じたアロプリノールの投与量調節が必要である（表VII-9-1）[2]．

2011年にわが国で使用可能となった新たな尿酸生成抑制薬フェブキソスタット（フェブリク®）は，中等度までの腎機能低下例では腎機能に応じた減量は不要であるが，CKDにおけるエビデンスは不十分である．また添付文書上は，女性における使用経験は乏しいとのことであるが，効果，副作用発現のいずれにおいても男女における差はないとの報告も多く，今後の情報集積が望まれる．

腎機能低下例では，尿酸生成抑制薬と尿酸排泄促進薬ベンズブロマロン（ユリノーム®）の少量併用も有効である．なお，尿酸排泄促進薬を処方する場合には，尿酸結石を防ぐために，尿酸の尿中濃度は可能であれば50 mg/dL以下に，また尿pHは6.4以上が望ましい。尿量を1.5 L程度とすることで，尿中尿酸濃度は概ね50 mg/dL以下となる．尿アルカリ化薬としては，重曹もしくはクエン酸カリウム＋クエン酸ナトリウム（ウラリット®）が用いられるが，後者は作用時間が長く，より適切である．重曹の使用時にはNa負荷に，ウラリット®の使用時にはK負荷となることに注意が必要である．

5 Perspective

1 尿酸降下薬による治療は腎機能低下抑制，心血管疾患予防効果を発揮するか？

腎機能低下を認めるCKD患者における尿酸低下療法の効果については，2006年に54例の高尿酸血症患者を対象とした1年間の前向き試験にてアロプリノールによる尿酸降下が腎機能低下阻止に有効であると報告された[11]．また，2010年に113人のCKD患者を対象としたアロプリノール治療の効果に関する前向きのRCTが報告され，2年間の観察期間でアロプリノール治療群においてCRP低下，腎機能低下速度遅延，さらに心血管疾患発症および入院の減少が示された（図VII-9-2）[12]．これらはいずれも国外の成績であり，また対象症例数も多いとはいえない．日本人においても尿酸低下治療が腎不全，心血管病の発症・進行を抑制するか否かを，より大規模な試験で検証することは今後の重要な課題である．また，アロプリノールのみならずフェブキソスタットや，尿酸排泄促進薬（ベンズブロマロン等）についての検証も必要である．

〔守山敏樹〕

《文　献》

1) 大野岩男：高尿酸血症と腎障害．総合臨床，59：263-268，2010．
2) 日本痛風・核酸代謝学会ガイドライン改訂委員会 編：高尿酸血症・痛風の治療ガイドライン 第2版，メディカルレビュー社，2010．
3) Campion EW, et al. : Asymptomatic hyperuricemia. Risks and consequences in the Normative Aging Study. Am J Med, 82 : 421-426, 1987.
4) Lin KC, et al. : The interaction between uric acid level and other risk factors on the development of gout among asymptomatic hyperuricemic men in a prospective study. J Rheumatol, 27 : 1501-1505, 2000.
5) Nagahama K, et al. : Hyperuricemia and cardiovascular risk factor clustering in a screened cohort in Okinawa, Japan. Hypertens Res, 27 : 227-233, 2004.
6) Wen CP, et al. : Is high serum uric acid a risk marker or a target for treatment? Examination of its independent effect in a large cohort with low cardiovascular risk. Am J Kidney Dis, 56 : 273-288, 2010.
7) Hakoda M, et al. : Serum uric acid concentration as a risk factor for cardiovascular mortality: a longterm cohort study of atomic bomb survivors. J Rheumatol, 32 : 906-912, 2005.
8) Bellomo G, et al. : Association of uric acid with change in kidney function in healthy normotensive individuals. Am J Kidney Dis, 56 : 264-272, 2010.
9) Iseki K, et al. : Significance of hyperuricemia as a risk factor for developing ESRD in a screened cohort. Am J Kidney Dis, 44 : 642-650, 2004.
10) Perez-Ruiz F, et al. : Improvement of renal function in patients with chronic gout after proper control of hyperuricemia and gouty bouts. Nephron, 86 : 287-291, 2000.
11) Siu YP, et al. : Use of allopurinol in slowing the progression of renal disease through its ability to lower serum uric acid level. Am J Kidney Dis, 47 : 51-59, 2006.
12) Goicoechea M, et al. : Effect of allopurinol in chronic kidney disease progression and cardiovascular risk. Clin J Am Soc Nephrol, 5 : 1388-1393, 2010.

10 放射線腎症

1 診 断

放射線照射前に腎障害がなく,通常 20 Gy 以上の放射線を照射された腎において,一定期間後に蛋白尿や血尿,浮腫,高血圧,腎機能低下などが起こったものをいう.

2 治療のポイント

放射線腎症が発症してしまうと根本的な治療はない.低蛋白食や減塩などを行って腎への負担を軽減することが重要である.血圧をコントロールすることも大事で,特に ACE 阻害薬もしくは ARB の投与が腎障害の進行を遅らせるとする報告もあり,試みる価値がある[1].

しかし最も重要なのは,できるだけ腎に放射線を当てないようにする,ということである.

3 定義と概念

5 週間程度の期間内に腎が 20～30 Gy 程度の放射線照射を受けると放射線腎症を発症するとされる.本来,腎は放射線に対する感受性が高く,耐容線量は低い.腎の耐容線量は,通常分割で $TD_{5/5}$(5 年後に 5% の患者が障害を起こす線量)が 23 Gy,$TD_{50/5}$(5 年後に 50% の患者が障害を起こす線量)は 28 Gy といわれている.放射線に対する感受性は個体差があり,年齢に逆比例し,小児ではさらに少ない放射線量で発症する.

両側腎への放射線照射による腎障害の予測モデル[2]によると,腎障害の起こる閾値は 15 Gy,腎症発症率 5% および 50% となる線量はそれぞれ 18 Gy,28 Gy とされている.

4 病 態

放射線によって産生される活性酸素が血管内皮細胞の DNA および RNA 合成や細胞分裂を抑制し,細胞膜輸送も抑制される.放射線腎症では血管や糸球体に泡沫細胞が認められ,活性酸素による脂質代謝異常があるものと推測されている.また腎血流の変化や濾過率の上昇によって糸球体高血圧が生じ,DNA 障害とも相まって糸球体内皮細胞やメサンギウム細胞の障害を引き起こす[3].

化学療法を併用した場合,全身照射(TBI)を行ったかどうかにかかわらず放射線腎症はその頻度が高くなる.TBI を行った後,フルダラビン,シクロスポリン,テニポシドを用いると腎障害のリスクが高まる(オッズ比は順に 6.2,5.9,10.5)[4].アドリアマイシンも放射線腎障害を増強するといわれている.TBI の線量比が 6 cGy/分未満と 6.1～9.9 cGy/分の場合,10 cGy/分以上だった場合と比較したオッズ比はそれぞれ 0.0046 および 0.083 であるとするデータもある[4].併存する要因として腎障害,糖尿病,高血圧,肝疾患,心疾患,喫煙を有する場合には腎への放射線照射に対する耐性が低下するが,これらの要因がそれぞれどのくらい関与しているかは明らかではない.

5 症 状

一般的には,急性放射線腎症と慢性放射線腎症とに大別される.

1 急性放射線腎症

20 Gy 程度の放射線曝露から 6～12 ヵ月後に発症する.特に 3 ヵ月程度の早期に発症する場合は subclinical であることが多く(表 VII-10-1),経

■ 表 VII-10-1　放射線による腎障害

カテゴリー	生理学的変化	生化学的変化
subclinical	血圧上昇 体重増加	血清 β_2-MG 増加 尿中 β_2-MG 増加 BUN 増加 血清 Cr 値増加 血清レニン増加 GFR 低下 Ccr 低下 蛋白尿 尿円柱 血尿 貧血
clinical	悪性高血圧 頭痛，浮腫，呼吸困難 倦怠感，嘔気，嘔吐 昏迷，昏睡，死亡	

（Dawson LA, et al. : Int J Radiat Oncol Biol Phys, 76 : S108–S115, 2010 より改変）

時的な変化とともに clinical な状態に移行する．高血圧は初発症状としてよくみられ，程度により悪性高血圧となることもある．この時期には溶血性貧血，血小板減少や尿毒症などの HUS に類似した病態を呈することもある．

2　慢性放射線腎症

急性放射線腎症に引き続いて慢性放射線腎症が起こる場合もあるが，急性変化を示さず長時間（10年以上のこともある）経過してから発症することもある．高血圧，貧血，倦怠感といった症状とともに腎機能低下が認められる．

6　検査（病理）

1　光学顕微鏡所見

一般的な画像検査所見を表 VII-10-2 に示した．腎組織内での電離放射線の最初のターゲットはおそらく内皮細胞であり，曝露により内皮細胞の腫大が起こる．

糸球体では，内皮細胞腫大やメサンギウム基質の増加がみられ，糸球体基底膜の二重化（電子顕微鏡所見では糸球体基底膜と内皮細胞の間にメサンギウム基質が陥入する）や糸球体係蹄の分節性壊死，管腔内の血栓形成を伴うこともある．慢性放射線腎症においては，多くの糸球体が硝子化している[5]．

血管では，内皮細胞が腫大する結果として弓状動脈などで内膜肥厚が起こり，血管の狭窄～閉塞が進行する．細動脈や小葉間動脈ではフィブリノイド壊死がみられ，泡沫細胞によって内腔が狭くなる場合もある．

尿細管自体は放射線によって尿細管上皮細胞の腫大変性や空胞形成などが起こり，尿細管上皮細胞は最終的に萎縮・剝離する．糸球体と細動脈の硝子化，尿細管萎縮，広範な間質の線維化が認められる．血管閉塞も尿細管萎縮の一因となる．

■ 表 VII-10-2　画像検査における変化

^{99m}Tc-DTPA レノグラムによる糸球体濾過および GFR の低下
^{99m}Tc-DMSA シンチグラフィーによる尿細管機能低下
[131]I 放射性馬尿酸によるシンチグラフィーでの灌流低下
CT スキャンにおける静脈内造影剤の不均等な集積
腎の萎縮

^{99m}Tc-DTPA：[99m]テクネシウムジエチレントリアミン五酢酸
^{99m}Tc-DMSA：[99m]テクネシウムジメルカプトコハク酸
（Dawson LA, et al. : Int J Radiat Oncol Biol Phys, 76 : S108–S115, 2010 より改変）

2 蛍光染色所見

通常は陰性である．IgM や C3 がメサンギウム領域や糸球体係蹄壁に沿って顆粒状に，もしくは分節性に陽性になることもある．

3 電子顕微鏡所見

上皮細胞足突起が癒合していたり，内皮細胞が糸球体基底膜から剥離して内皮下に無機質で低電子密度の沈着物を認めることがある．

7 治療

放射線腎症の進行には血行動態の異常が関与しているということと関連して，低蛋白食や減塩などを行って腎への負担を軽減し，血圧をコントロールすることが大切である．動物モデルでの実験では，ACE 阻害薬，デキサメタゾン，アセチルサリチル酸に放射線による腎障害の予防・治療効果が示されており，また ACE 阻害薬はランダム化試験で TBI 後の腎症および HUS の発症を抑制する可能性が示唆されている[6]．ACE 阻害薬もしくは ARB は，そのほかにも腎障害の進行を遅らせるとする報告もあり，試みる価値がある[1]．ほかにも，Ca 拮抗薬や PGI$_2$ アナログが血管内皮細胞の保護作用を通して治療効果を有する可能性がある．

しかし最も重要なのは，できるだけ腎に放射線を当てないようにする，ということである．腎をシールドするなどして，できれば照射線量を 20 Gy 以下にする．また，1 回線量を少なく (fractioning) したり，腎の 1/3 は照射範囲外に置くなどの対処を試みる．原疾患や治療方針で両側腎が照射範囲に入ってしまうような症例では，慢性放射線腎症の発症率をできるだけ下げるためにも 15 Gy 程度に下げるほうがよい．

8 予後

放射線腎症の多くは不可逆性である．腎不全に進行したら，保存期腎不全における治療を行って透析療法までの期間延長を図る．

9 Perspective

- どのような臨床的因子があると腎の放射線照射耐性に影響するか
- 放射線障害に対する緩和要因が何かないか
- 放射線障害をより少なくできる照射線量と照射体積との関係

などの検討課題がある．

〔小山雄太〕

《文献》

1) Moulder JE, et al.: Captopril and Losartan for mitigation of renal injury caused by single-dose total-body irradiation. Radiat Res. 175 : 29-36, 2011.
2) Cassady JR. Clinical radiation nephropathy. Int J Radiol Oncol Biol Phys, 31 : 1249-1256, 1995.
3) Crosson JT, et al.: Radiation nephritis. Renal Pathology; with clinical and functional correlations, Tisher CC, et al. ed. Lippincott Company, Philadelphia, p. 937-947, 1995.
4) Cheng J, et al.: Impact of drug therapy, radiation dose and dose rate on renal toxicity following bone marrow transplantation. Int J Radiol Oncol Biol Phys, 71 : 436-443, 2008.
5) 原田孝司ほか：放射性腎炎．日内会誌，88 : 1463-1466, 1999.
6) Cohen EP, et al.: Successful treatment of radiation nephropathy with angiotensin II blockade. Int J Radiol Oncol Biol Phys, 55 : 190-193, 2003.
7) Dawson LA, et al.: Radiation-associated kidney injury. Int J Radiat Oncol Biol Phys, 76 : S108-S115, 2010.

11 尿細管毒性物質

1 定義と概念

　腎臓は外因性の医薬品のみならず，重金属，誤飲，環境汚染物質を含めた種々の物質代謝あるいは排泄に重要な機能を有しており，ほとんどの薬剤や生体異物は腎内で1つ以上のネフロン部位で処理を受けている．腎障害は，① 心拍出量の20%にも及ぶ腎血流量のため，体内に入った毒性物質に高濃度に曝露される機会が多いこと，② 腎実質（特に皮髄境界）の組織内酸素分圧が低く，代謝速度上昇に伴う相対的虚血状態が引き起こされること，③ 尿中に排泄される物質が，尿濃縮機構のため尿細管管腔内および腎間質できわめて高濃度になることなどに起因している．いわゆる腎毒性物質として，① 治療・診断薬によるもの，② サプリメントや民間薬・市販薬によるもの，③ 環境に起因する化合物や化学物質に分類され，毒性物質によってはネフロンの種々の部位に特異的に障害をもたらすが，本項では尿細管毒性物質に関して主に記載する[1]．

2 尿細管細胞における薬物・毒物の輸送

　尿細管細胞にはミトコンドリアCYP-450酵素群やフラビン含有モノオキシゲナーゼなどの酵素が多く存在し，薬剤や毒性物質を代謝・分解する過程で，新たな毒性物質やreactive oxygen species（ROS）を生成する．細胞内に蓄積した薬剤や毒性物質は，尿細管細胞の核酸アルキル化や酸化，蛋白質の変性，脂質過酸化およびDNA鎖の断裂を引き起こし，尿細管細胞のアポトーシスあるいは壊死をもたらすと考えられている．尿細管細胞における薬物や毒性物質の輸送は，① 管腔側から間質へ輸送されるものと，② 間質から管腔側へ輸送されるものに分けられる[2]．

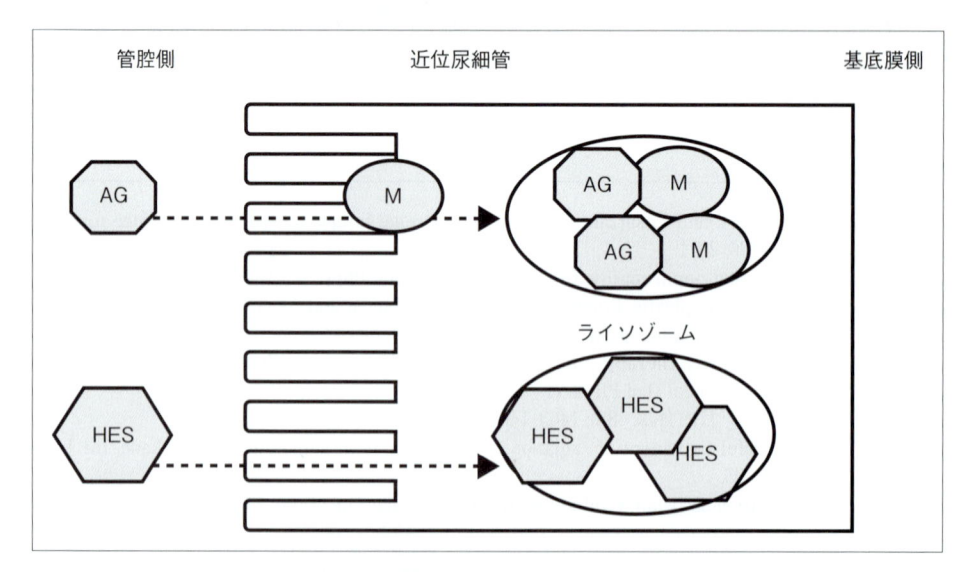

■ 図 VII-11-1　管腔側から間質への輸送
AG：アミノグリコシド，M：メガリン，HES：hydroxyethyl starch
（Perazella MA：Am J Kidney Dis, 55：399, 2010 より改変）

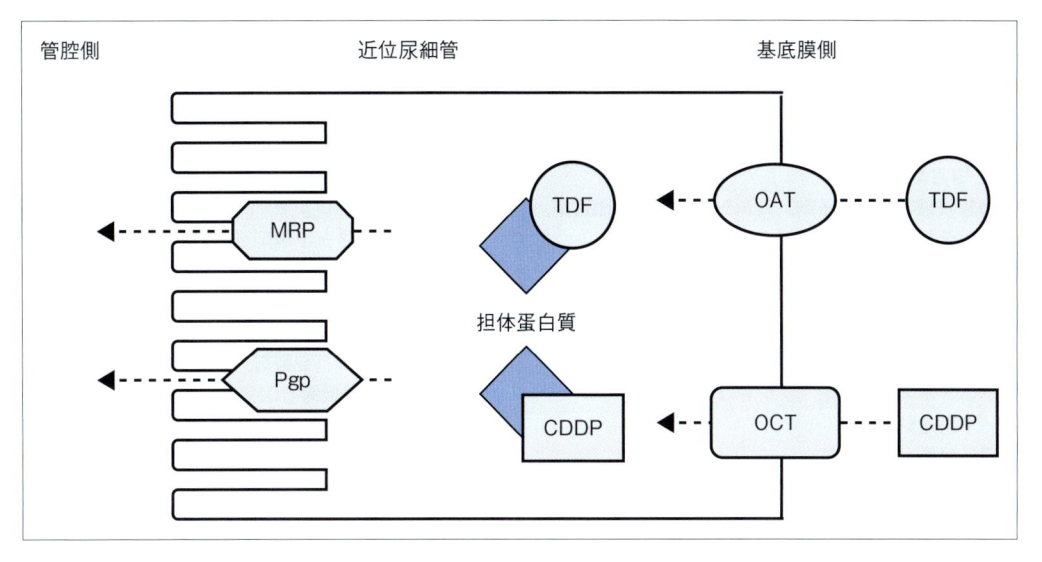

■ 図 VII-11-2　間質から管腔側への経路
TDF：テノホビル，CDDP：シスプラチン，MRP：multi-drug resistance-associated protein，Pgp：P糖蛋白，
OAT：有機アニオントランスポーター，OCT：有機カチオントランスポーター

(Perazella MA：Am J Kidney Dis, 55：399, 2010 より改変)

1 管腔側から間質への輸送

糸球体で濾過された薬物や腎毒性物質は，近位尿細管管腔側にある微絨毛から，アミノグリコシド（AG）のように陽イオンとして荷電しているものはメガリン（M）などの受容体に結合して細胞内に取り込まれる経路と，hydroxyethyl starch（HES）や大量のショ糖のように直接細胞内に取り込まれる経路を介してライソゾームに蓄積する（図 VII-11-1）．

2 間質から管腔側への経路

血管から間質へ移行した抗ウイルス薬（テノホビル等），非ステロイド性抗炎症薬（NSAIDs），抗菌薬（β-ラクタム系等），サリチル酸等のような陰性荷電している有機化合物は，尿細管細胞基底膜側に発現する有機アニオントランスポーター organic anion transporter（OAT）を介して細胞内へ取り込まれる．細胞内では担体蛋白質により管腔側まで移動し，MRP（multidrug resistance-associated protein）やP糖蛋白（P-glycoprotein）に属するトランスポーターから尿中へ分泌される．シスプラチン，アシクロビル，蛋白分解酵素阻害薬，シメチジン，キニジン，トリメトプリム等のような陽性荷電している有機化合物は，同じく基底膜側に発現する有機カチオントランスポーター organic cation transporter（OCT）により細胞内へ取り込まれ，管腔側へ運ばれMRPやP糖蛋白を介して尿中へ分泌される（図 VII-11-2）．

3 病態・症状

尿細管毒性物質は種々の異なった機序により障害をもたらすもので，臨床症候として，腎血行動態に変化をもたらすもの，腎実質障害をきたすもの，および尿路通過障害をきたすものに大別できる（表 VII-11-1）．原因物質およびその曝露量により急性，亜急性，慢性の経過をとり得る．急性および亜急性に発症した場合に，原因物質が除去され適切な治療がなされた後でも急性腎障害が原因となってCKDへ移行する例と，日常的な薬剤および毒性物質の曝露により慢性進行性の病態を呈する場合がある．

■ VII. 尿細管間質疾患

■ 表 VII-11-1　腎毒性物質により惹起され得る臨床症候

急性腎障害	腎炎・ネフローゼ症候群
腎前性腎障害をきたすもの 　NSAIDs，選択的 COX-2 阻害薬 　ACE 阻害薬，ARB 　腎血管収縮物質（昇圧剤，カルシニューリン阻害薬，アムホテリシン B 等） **急性尿細管壊死** 　抗菌薬（アミノグリコシド等） 　抗癌薬（シスプラチン，イホスファミド等） 　ビスホスホネート製剤（ゾレドロネート等） 　ヨード系造影剤 　浸透圧物質（ショ糖等） **急性間質性腎炎** 　抗菌薬（β-ラクタム系，サルファ剤等） 　NSAIDs，選択的 COX-2 阻害薬 　プロトンポンプ阻害薬，H_2 ブロッカー **結晶形成による腎障害** 　抗ウイルス薬（インジナビル，アタザナビル，アシクロビル等） 　抗菌薬（シプロフロキサシン，スルファジアジン等） 　抗悪性腫瘍薬（メトトレキサート等） 　大腸検査前処置薬（リン酸 Na 含有） 　大量ビタミン C **閉塞性腎症** 　薬剤誘発性結石（スルファジアジン，インジナビル，アタザナビル，メラミン，トピラマート等） 　後腹膜線維症（メチセルジド等） 　膀胱機能障害（抗コリン薬等） **尿細管障害** 　近位尿細管 　　抗ウイルス薬（テノホビル，アデホビル，シデホビル等） 　　抗菌薬（アミノグリコシド，期限切れのテトラサイクリン等） 　　抗癌薬（シスプラチン，イホスファミド等） 　　重金属 　　アリストロキア酸 　Henle ループ 　　抗菌薬（アミノグリコシド等） 　　抗癌薬（シスプラチン，イホスファミド等） 　遠位尿細管・集合管 　　リチウム製剤 　　抗ウイルス薬（テノホビル等） 　　重金属	**ネフローゼ症候群** 　微小変化群 　　NSAIDs 　　インターフェロン-α 　　ビスホスホネート製剤（パミドロネート等） 　　リチウム製剤 　膜性腎症 　　抗リウマチ薬（金製剤，ペニシラミン） 　　NSAIDs，選択的 COX-2 阻害薬 　　ACE 阻害薬（カプトプリル） 　巣状糸球体硬化症 　　ビスホスホネート製剤（パミドロネート等） 　　免疫抑制薬（シロリムス） 　　ヘロイン 　　リチウム製剤 　　インターフェロン **糸球体腎炎** 　血栓性微小血管障害 　　抗癌薬（ゲムシタビン，マイトマイシン C） 　　抗血管新生阻害薬（ベバシズマブ，ソラフェニブ，スニチニブ等） 　　その他（キニーネ，チクロピジン等） 　血管炎症候群 　　プロピルチオウラシル 　　シプロフロキサシン 　　アロプリノール 　　ヒドララジン **CKD** 　鎮痛剤常用 　サリチル酸製剤（メサラミン等） 　アリストロキア酸含有漢方薬 　重金属（鉛） 　一部の民間薬・サプリメント

（Perazella MA：Am J Kidney Dis, 55：399, 2010 より改変）

1 腎内血行動態を変化させて腎前性腎障害の原因となるもの

血圧低下や脱水などの腎灌流圧が低下している状態で起こり得る病態を背景にして，NSAIDs やカルシニューリン阻害薬により過剰な輸入細動脈の収縮をきたしたり，ACE 阻害薬や ARB により，輸出細動脈を不適切に拡張させることにより，GFR が急速に低下して発症する．

2 腎実質障害の原因となるもの

❶ 血管障害

血管床を障害する機序としては，薬剤・毒性物質により腎内の小動脈レベルの血管で内皮細胞障害をきたし，血栓性閉塞（血栓性微小血管障害）から溶血性尿毒症症候群（HUS）を引き起こすことが知られている．最近では癌化学療法において，血管新生を抑制する抗 VEGF 抗体による血栓性微小血管障害も報告されている[3]．

❷ 糸球体障害

糸球体障害を起こす機序としては，糸球体内皮細胞や糸球体上皮細胞に直接障害を及ぼすものと免疫複合体が関与するものがある．種々の薬剤がネフローゼ症候群の原因として報告されており，微小変化群，巣状糸球体硬化症，膜性腎症などの組織型をとる．

❸ 尿細管・間質障害

尿細管障害をもたらす原因物質は，① 近位尿細管に作用して尿細管性アシドーシスや Fanconi 症候群を引き起こすもの，② Henle ループに作用して塩類喪失や Bartter 症候群様の病態をもたらすもの，および ③ 遠位尿細管での水輸送を障害して腎性尿崩症を発現させるものに分類されるが，原因物質とその曝露量によっては急性腎障害を呈する場合もある．機序としては，直接細胞毒性を示すもののほか，有害な代謝産物の生成，代謝率上昇に伴う相対的虚血，酸化ストレス，結晶成分沈着が知られている．腎間質障害として急性薬剤アレルギーが知られているが，慢性的に直接毒性を示すものもあり，線維化をきたす原因となる．

❹ 尿路通過障害

結石形成による直接的な通過障害のほか，後腹膜線維症をきたす薬剤も知られている．自律神経作動薬では尿閉などの膀胱機能障害をきたすこともある．

3 シスプラチン腎症[4]

シスプラチン cis-diamminedichloro-platinum (II) (CDDP) は，近位尿細管（主に S3 部位）の基底膜側から細胞内に取り込まれ，DNA の構成塩基であるグアニンおよびアデニンの N-7 位に結合して DNA 鎖内に架橋を形成することにより，細胞の DNA 合成および細胞分裂を阻害する．腎皮質部の組織濃度は他の 6 倍にも達することが報告されている．近位尿細管以外にも Henle ループの上行脚に作用し，Mg 再吸収低下により低 Mg 血症をきたす．

4 アリストロキア酸腎症[5]

アリストロキア酸 I を含むウマノスズクサ科由来の生薬を服用することにより，間質に細胞浸潤を伴わない不可逆性の広範な線維化をきたすことが特徴で，薬剤中止後も腎障害は進行し末期腎不全に陥ることが多い．わが国にて発売されている漢方薬には含まれておらず，輸入品や現地で購入したものを服用して発症する．確定診断は服用漢方薬中にアリストロキア酸を証明することである．

4 検査（病理）

血液・尿検査により GFR，酸塩基平衡，水電解質バランス等の機能検査にて，障害されているネフロン部位を類推し原因物質を特定する．現在のところ，障害されたネフロン部位を特定し障害度を評価するような特異的なバイオマーカーはなく，腎生検が必要な場合もある．

5 Perspective

1 大腸検査前処置薬による ARF（急性リン酸腎症）[6]

大腸内視鏡検査では，腸管内の糞便などを完全に排出する必要があり，このうちリン酸 Na を主成分とした前処置薬にて高リン酸血症をきたし，尿細管腔にリン酸 Ca が沈着して不可逆性腎障害となることが報告されている．高齢者，循環血液量の減少，腎疾患，活動期の大腸炎のある患者，腎血流量に影響を及ぼす薬剤使用中・腎機能に影響を及ぼす薬剤使用中（利尿薬，ACE 阻害薬，ARB，NSAIDs 等）の患者では注意が必要である．

2 細胞周期と尿細管障害の転帰[7]

虚血性・腎毒性および尿路閉塞性急性腎障害の修復過程が不完全なものであると間質・尿細管領域に線維化をきたし，慢性進行性腎機能低下をきたすことが知られている．その機序として，急性腎障害後の近位尿細管細胞の多くが細胞周期 G2/M で停止しており，これらの細胞から TGF-β や connective tissue growth factor（CTGF）あるいはコラーゲンが分泌され線維化が促進されることが示された．細胞周期を調節することにより線維化を抑制する試みは初めてのものであり，この視点からの創薬開発が期待される．

3 腎間質線維芽細胞の起源とエリスロポエチン産生[8]

腎間質にはエリスロポエチン（EPO）産生細胞が存在している．最近の研究により，この細胞は腎発生時に神経堤から遊走してきて腎間質で分化して EPO を産生するが，慢性進行性腎障害時には形質転換により EPO 産生能が低下し，筋線維芽細胞となって線維化を促進することが明らかとなった．腎毒性物質はこの機序を加速させるものであり，尿細管間質疾患および腎性貧血両者に奏効する治療薬開発の方向性を示した点でユニークな研究と思われる．

〔塚本達雄〕

《文献》

1) De Broe ME, et al.：臨床家のための腎毒性物質のすべて，杉崎徹三 監訳，シュプリンガー・ジャパン，2008.
2) Perazella MA：Toxic nephropathies：core curriculum 2010. Am J Kidney Dis, 55：399, 2010.
3) Izzedine H, et al.：Angiogenesis inhibitor therapies：focus on kidney toxicity and hypertension. Am J Kidney Dis, 50：203, 2007.
4) Pabla N, et al.：Cisplatin nephrotoxicity：mechanisms and renoprotective strategies. Kidney Int, 73：994, 2008.
5) Debelle FD：Aristolochic acid nephropathy：a worldwide problem. Kidney Int, 74：158, 2008.
6) Nyberg C, et al.：The safety of osmotically acting cathartics in colonic cleansing. Nat Rev Gastroenterol Hepatol, 7：557, 2010.
7) Yang L, et al.：Epithelial cell cycle arrest in G2/M mediates kidney fibrosis after injury. Nat Med, 16：535, 2010.
8) Asada N, et al.：Dysfunction of fibroblasts of extrarenal origin underlies renal fibrosis and renal anemia in mice. J Clin Invest, 121：3981, 2011.

12 その他の尿細管間質疾患

1 ネフロン癆（図VII-12-1）

1 疾患概念と疫学

ネフロン癆は1945年に最初に記述された，小児期から慢性進行性に腎機能障害が進行する常染色体劣性遺伝形式をとる疾患群を総称した概念であり，世界各国から報告されている．わが国では小児期透析導入の3.3%を占め，米国で830万人に9人，カナダで5万人に1人といった発症頻度が示されており，小児における末期腎不全原因の5%を占める．1997年にポジショナルクローニングにより初めてネフロン癆の原因遺伝子（NPHP1/nephrocystin-1）が同定され，2009年までに機能・局在の明らかにされている9種類の遺伝子が関連していることが明らかとなっている．しかしながら，約70%の症例ではこれら遺伝子の中に異常は検出されていないため，現在も研究が進められている．特筆すべきことは，同定された遺伝子産物（nephrocystinsと総称される）が，細胞の一次繊毛primary ciliaや中心体に存在し平面細胞極性形成に重要な役割を演じていることが明らかとなり，他の疾患群として扱われてきた多発性嚢胞腎とともにciliopathyという疾患概念が確立された．一次繊毛は多くの上皮細胞が有しており，外界からのシグナル受容（光，外力，におい等）に必須であるため，nephrocystinsは進化の過程で高度に保存されており，その異常はciliaから細胞内へのシグナル伝達経路に障害をもたらすこととなる[2]．

2 原因遺伝子とその機能および局在（図VII-12-2）

❶ NPHP1

尿細管上皮細胞の細胞間接着部位（adherens junction）および基底膜との接着部位（focal adhesion）に局在し，接着関連蛋白（p130 CAS, focal adhesion kinase, tensin, filamin等）やnephrocystin-2, -3および-4と相互作用するほか，細胞分裂の際には，一次繊毛の基底小体にも移行する．

❷ NPHP2/Inversin

内臓逆位を伴うようなNPHP家系からクローニングされた遺伝子で，NPHP1等とともにβ-tubulinと結合して微小管の軸糸を構成し，細胞周期に伴って局在が変化する．

❸ NPHP3

pcyマウス（自然発症多発性嚢胞腎マウス）の原因遺伝子であり，ヒトでの異常は嚢胞腎以外に内臓逆位，多指症，中枢神経系奇形等を示し，Meckel症候群様になる．

❹ NPHP4

一次繊毛，基底小体，中心体および細胞接着部のアクチン細胞骨格に局在している．同遺伝子をknockdownしたマウスでは，多発性嚢胞腎の原因遺伝子をknockdownしたマウスと類似の変化をきたす．

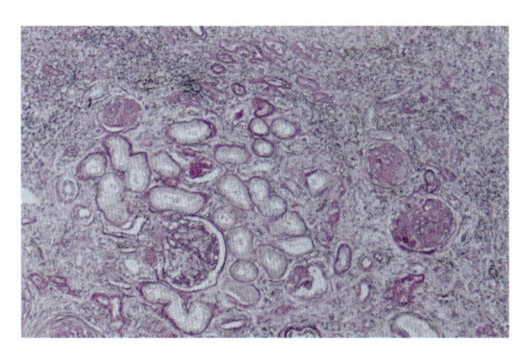

■図VII-12-1　ネフロン癆の組織
(Tsukamoto T, et al. : Clin Exp Nephrol, 12 : 82-88, 2008 より)

■ VII. 尿細管間質疾患

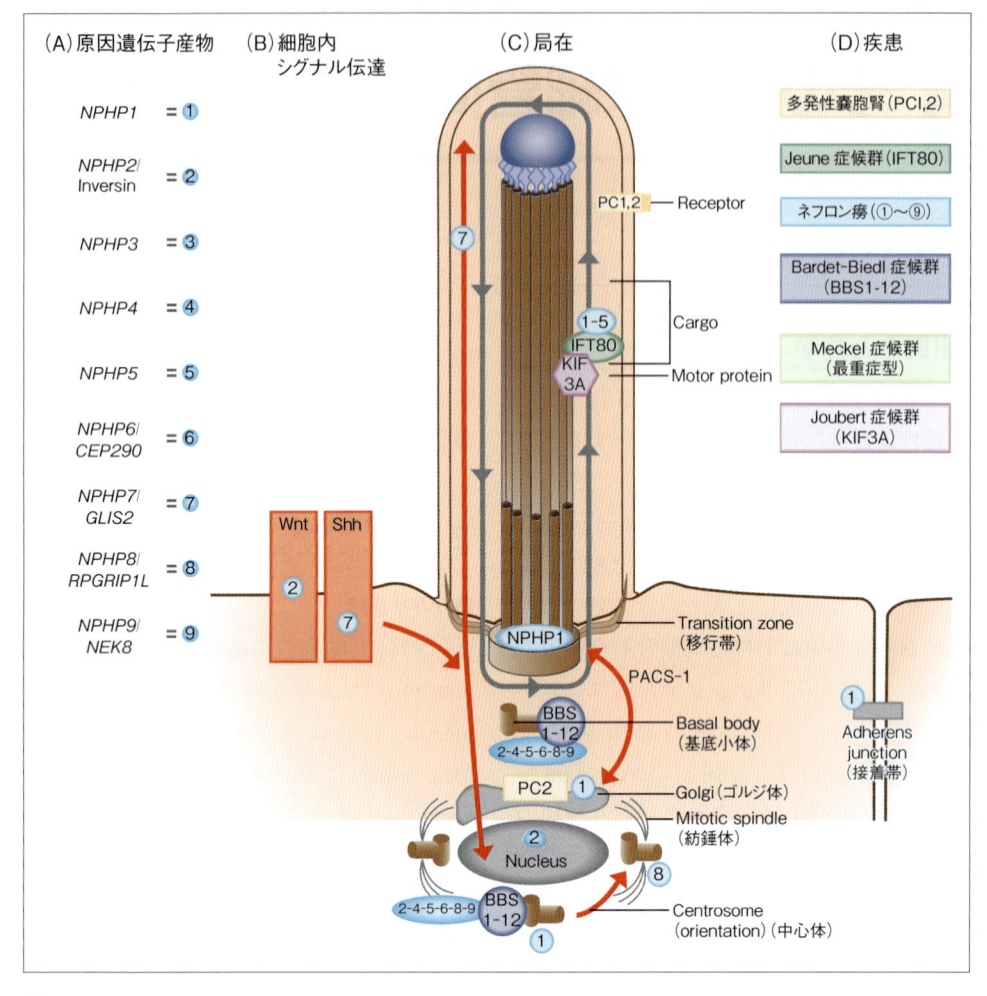

■ 図 VII-12-2　繊毛における nephrocystins の分布と局在
(Hildebrandt F, et al.: J Am Soc Nephrol, 20：23, 2009 より改変)

❺ NPHP5

Senior-Loken 症候群（網膜色素変性症を伴う NPHP）の原因遺伝子で，calmodulin や retinitis pigmentosa GTPase regulator（伴性網膜色素変性症の原因遺伝子）と直接結合している．

❻ NPHP6/CEP290

Joubert 症候群の原因遺伝子でもあるが，分裂紡錘および中心体に局在する．遺伝子変異の差により Leber 先天性黒内障や Meckel-Gruber 症候群の原因となる．

❼ NPHP7/GLIS2

NPHP7/GLIS2 は転写因子をコードしており，Glis2 変異マウスでは epithalial-to-mesenchymal transition による線維化および遠位尿細管のアポトーシスが促進されている．

❽ NPHP8/RPGRIP1L

Cerebro-oculo-renal 症候群および Meckel 症候群の原因遺伝子としてクローニングされ，nephrocystin-4 および -6 とともに基底小体や中心体に局在している．

❾ NPHP9/NEK8

細胞周期調節に重要な役割を演じている NPHP9/NEK8 に異常が生じると，繊毛や中心体に局在できなくなるため，囊胞形成すると考えられている．これは多発性囊胞腎において polycystin-1 や -2 がやはり細胞周期・増殖調節に関連していることと同様である．

3 病態と症状

末期腎不全（ESRD）に陥る時期から，①3歳以下でESRDとなるinfantile，②13歳頃にESRDとなるjuvenile，③平均19歳でESRDとなるadolescentの3つの病型に分類され，②が最も多い．10％以上の症例で腎障害以外に中枢神経系形成異常，網膜色素変性症，内臓逆位，肝線維症，骨端異常などの多彩な全身症状を伴い，腎病変としては①皮髄境界に囊胞形成が認められ，②尿細管基底膜の肥厚・断裂を示し，③尿細管間質が高度に線維化することが特徴である．尿濃縮力障害による多飲・多尿・夜尿症や貧血，成長障害を伴う慢性腎不全として発見されることが多い．尿所見は軽度蛋白尿程度であるため，エコーで形態変化に乏しく実質輝度の高い小児の腎不全を診たら本症を疑うことである．

4 鑑別診断

髄質囊胞腎 mefullary cystic kidney disease（MCKD）の病理組織像はネフロン癆に類似しているが発症年齢は成人期である．平均年齢62歳でESRDとなる MCKD1 と平均32歳でESRDとなる MCKD2 に分類され，前者の責任遺伝子は1q21に存在することが知られており，後者の責任遺伝子は Tamm-Horsfall 蛋白/uromodulin（UMOD, 16p12）であることが報告されている．変異 uromodulin は小胞体内に蓄積することにより尿細管細胞のアポトーシスを誘導することが，囊胞形成や尿細管萎縮に関与していると考えられている[3]．

5 治療と予後

腎外病変の程度に依存するが根本治療はなく，適応症例では腎移植が施行される．

6 Perspective

繊毛の異常による腎囊胞形成の機序[2]
① 尿細管が形成される際に繊毛に機能障害をきたすとWntシグナルの下流にあるβ-cateninの活性化状態が維持され，canonical pathwayから non-canonical pathway への変換ができないため，平面内細胞極性〔planar cell polarity：平面内の軸に従った極性のことで，尿細管細胞の尿腔−基底膜の垂直軸（apico-basal polarity）と対比する尿流に沿った細胞極性のこと〕を構築することができないため，縦軸（尿流）方向以外への細胞増殖が制御できず，囊胞形成に至ると考えられている．

② ヘッジホッグ（Hh）シグナルは，胎生期の形態形成に関わるシグナルとして同定された，いわゆる"モルフォゲン"の1つで，リガンドの濃度勾配によって受容細胞内のHhシグナル活性が制御されて，さまざまな表現形を発現する．ヒトのリガンドとしては，Sonic Hedgehog, Indian Hedgehog, Desert Hedgehog の3種類が同定されている．Hhリガンドが存在しない状態では，シグナルに対し抑制的に働くレセプター Patched1（Ptch1）が膜蛋白 Smoothened（Smo）の細胞膜局在を抑制し，下流のシグナル分子への伝達も阻害するため転写因子 Gli ファミリー（Gli1, Gli2, Gli3）にHhシグナルが伝わらず標的遺伝子の転写が活性化しない．NPHP7/GLIS2 の機能異常ではHhシグナルが正常に核へ伝達されず，囊胞形成に至ると考えられている．

2 ミトコンドリア異常症

1 疾患概念

ミトコンドリアはすべての細胞に存在し，ATPを産生する重要な細胞器官であるが，そのDNAはほぼ100％が母親由来であるため，種々のミトコンドリア異常症は母系遺伝をとる．腎重量は体重の1％弱であるのに，人体の消費する全エネルギーの約10％が消費されており，このうち90％は近位尿細管で消費されている．ミトコ

表 VII-12-1　ミトコンドリア異常症の臨床症状による分類

1. 三大病型
   1) 慢性進行性外眼筋麻痺（Kearns-Sayre 症候群を含む）
   2) ミオクローヌスを伴うミトコンドリア異常症 MERRF（myoclonus epilepsy associated with ragged-red fibers）
   3) 卒中様症状を伴うミトコンドリア異常症 MELAS（mitochondrial myopathy, encephalopathy, lactic acidosis, and stroke-like episodes）

2. その他の病型
   1) Leber 遺伝性視神経萎縮症
   2) Leigh 脳症
   3) Pearson 病
   4) NARP（neuropathy, ataxia and retinitis pigmentosa）
   5) MNGIE（mitochondrial neurogastrointestinal encephalomyopathy）

ンドリア内のエネルギー代謝は，電子伝達系，TCA 回路，脂質代謝系およびアミノ酸代謝系に分類されるが，電子伝達系の異常は最も直接的にミトコンドリア機能異常を示すため，電子伝達系酵素異常を本態とする一群の疾患群をミトコンドリア異常症と呼ぶ．神経・筋症状が主体となるが，肝臓，心臓，腎臓，腸管，内分泌系，造血系，皮膚にも種々の症状をきたす（表 VII-12-1）[4]．

2　病　態

神経・筋疾患や心筋疾患，糖尿病などの部分症状として出現し，一般的に血中の乳酸・ピルビン酸が高値で障害組織の電子顕微鏡検査にて膨化・変成したミトコンドリアが認められる．ミトコンドリア異常症における腎障害は，近位尿細管障害（Fanconi 症候群）および糸球体障害に大別されるが，近位尿細管障害を呈する症例が多く，急性尿細管壊死による急性腎不全も報告されている．

❶ Fanconi 症候群

糸球体濾過された電解質，アミノ酸，ブドウ糖などは近位尿細管の管腔側に発現する種々のトランスポーターにより再吸収されるが，この過程で大量の ATP が消費される．Fanconi 症候群は近位尿細管における再吸収が全般的に障害されている病態で，汎アミノ酸尿，腎性尿糖，尿細管性アシドーシス，リン酸尿，低分子蛋白尿，高尿酸尿などを呈する．

❷ Kearns-Sayre 症候群

ミトコンドリア病の中で外眼筋麻痺を伴う疾患を慢性進行性外眼筋麻痺（CPEO）といい，CPEO のうち網膜色素変性症および心伝導障害を伴うものを Kearns-Sayre 症候群と呼ぶ．腎障害としては，尿濃縮力障害，尿中 Ca・Mg 排泄増加，尿酸性化障害などの遠位尿細管障害を呈し，高レニン・高アルドステロン血症など Bartter 症候群類似の病態をとる症例が報告されている．

❸ 巣状分節性糸球体硬化症[5]

ミトコンドリア異常症で糸球体障害を呈する大半の症例では巣状糸球体硬化症（FGS）を示し，ミトコンドリア DNA の A3243G 変異を認めることが報告されている．ステロイド抵抗性ネフローゼ症候群を呈し ESRD に陥ることもある．非定型的な遺伝性腎炎や糖尿病などを伴う FGS 症例では，ミトコンドリア異常症も念頭に置くべきである．

3　治療と予後

腎障害に対する特別な治療法はなく，カルニチン，コエンザイム Q_{10}，ビタミン K，リボフラビンなどの補充や重曹，ビタミン D などの投与が行われる．神経筋疾患・心臓刺激伝導系の異常を伴うため透析導入となっても予後は不良である．

4　Perspective

パミドロン酸によるミトコンドリア障害とネフローゼ症候群[6]

悪性腫瘍の骨転移等で処方される大量のパミドロン酸製剤により，ネフローゼ症候群をきたすことが報告されている．これはパミドロン酸がメバロン酸経路を阻害することにより，糸球体上皮細胞や尿細管細胞でのミトコンドリア由来のアポトーシスが誘導されるためと考えられており，糸球

体病変はFGSで電子顕微鏡検査では糸球体上皮細胞や尿細管細胞ともに膨化・変性したミトコンドリアが認められる.

〔塚本達雄〕

《文　献》

1) Tsukamoto T, et al. : Nephronophthisis complicated with hepatic fibrosis : an autopsy case with rupture of the splenic artery after renal transplantation. Clin Exp Nephrol, 12 : 82-88, 2008.
2) Hildebrandt F, et al. : Nephronophthisis : disease mechanisms of a ciliopathy. J Am Soc Nephrol, 20 : 23, 2009.
3) Hart TC, et al. : Mutations of the UMOD gene are responsible for medullary cystic kidney disease 2 and familial juvenile hyperuricaemic nephropathy. J Med Genet, 39 : 882, 2002.
4) Niaudet P, et al. : The kidney in mitochondrial cytopathies. Kidney Int, 51 : 1000, 1997.
5) Hirano M, et al. : Renal complications in a patient with A-to-G mutation of mitochondrial DNA at the 3243 position of leucine tRNA. Internal Medicine, 41 : 113, 2002.
6) Sauter M, et al. : Nephrotic-range proteinuria following pamidronate therapy in a patient with metastatic breast cancer : mitochondrial toxicity as a pathogenetic concept? Am J Kidney Dis, 47 : 1075, 2006.

第 VIII 編

血管性疾患

1 腎の血管系疾患のとらえ方

1 腎の血管系疾患の特徴

腎の血管には，動脈，毛細血管，そして静脈があり，動脈はさらに中型の動脈（筋性動脈），小動脈，そして細動脈に区分される．腎の血管系疾患は，主としてその病態により分類されている（表VIII-1-1）．各血管系疾患は病変を生じる血管の種類や大きさがほぼ決まっており，それぞれの病態による病理学的な変化も血管の種類や大きさによってほぼ一定である（表VIII-1-2）．毛細血管は糸球体および尿細管周囲の間質に分布し，炎症によるこれらの障害は，それぞれ臨床的には糸球体腎炎，尿細管間質性腎炎としてとらえられ，後者の病理所見は peritubular capillaritis と呼ばれている．

動脈硬化に基づく腎血管疾患の臨床的な疾患名は，血圧，腎機能，そして腎動脈の粥状硬化による狭窄の有無により3つの疾患に分けられる（図VIII-1-1）．また，病理所見は，細動脈では硝子様変化，小動脈では線維性内膜肥厚，中動脈以上では粥状硬化が主である（表VIII-1-2）．

血管内皮細胞障害に基づく疾患は血栓性微小血管症（TMA）と呼ばれる疾患範疇に含まれ，種々の原因による内皮障害とそれに伴う線溶凝固系異常に起因する．病理学的には内皮細胞の腫大，内皮下腔の拡大と血管壁の肥厚，血管内血栓形成，管腔内や内膜内の細胞増殖（増殖性内膜炎）がみられる．内膜内での平滑筋細胞の増殖と線維成分の増加によりタマネギ状 onion skin lesion を呈することや，壁破壊による血管壁へのフ

■ 表VIII-1-1　腎血管系疾患の病態による分類

1. 動脈硬化 arteriosclerosis に基づく疾患
　良性腎硬化症
　粥状硬化による血管閉塞性疾患
　　虚血性腎症
　　腎血管性高血圧
　コレステロール結晶塞栓症
2. 血管内皮細胞障害に基づく疾患（TMA）
　悪性高血圧
　HUS
　TTP
　抗リン脂質症候群
　全身性進行性皮膚硬化症クリーゼ（SSc crisis）
　マイトマイシンCによる血管障害
3. 血管の炎症に基づく疾患
　結節性多発動脈周囲炎
　顕微鏡的多発血管炎
　Wegener 肉芽腫（GPA）
　Churg-Strauss 症候群（EGPA）
　SLE，その他の自己免疫性疾患
4. その他
　腎梗塞，腎動脈血栓症
　腎静脈血栓症
　腎動脈解離，腎動脈瘤
　線維性異形成
　腎動脈攣縮

■ 表VIII-1-2　腎血管障害の主な病理学的変化

病理学的変化	分　布	原　因
硝子様変化 hyaline change	細動脈	高血圧，加齢，糖尿病など
線維性内膜肥厚 fibrous intimal thickening	小動脈	高血圧，加齢など
増殖性内膜炎 proliferative endoarteritis	小動脈〜細動脈	急激な血管内皮障害
壊死性血管炎 necrotizing vasculitis （フィブリノイド壊死＋血管炎）	小動脈〜細動脈	血管壁を破壊する障害
肉芽腫性血管炎 granulomatous angiitis	小動脈〜細動脈	Wegener 肉芽腫（GPA），Churg-Straus 症候群（EGPA）
動脈炎 arteritis	大動脈〜小動脈	自己免疫，その他
粥状硬化 atherosclerosis	大動脈〜中動脈	高血圧，脂質異常症などの危険因子

■ VIII. 血管性疾患

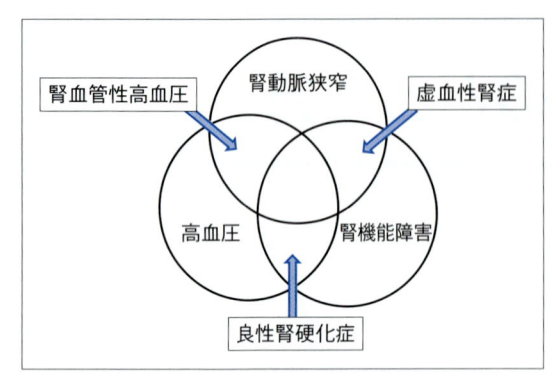

■図 VIII-1-1　動脈硬化に基づく腎疾患の考え方
腎血管性高血圧，虚血性腎症，良性腎硬化症は，臨床的には，腎動脈狭窄，高血圧，および腎機能障害がそれぞれ重なった部分の疾患概念としてとらえられる．

ィブリン沈着（壊死性血管炎）がみられることもある．高度の場合には，血小板の消費による減少や赤血球の破砕を生じ，血流障害による臓器機能不全が起こる．

血管炎も疾患により血管の分布が異なるが，病変は糸球体が主体であることが多い．病理学的には血管壁に炎症細胞浸潤障害がみられ，肉芽腫を伴うものもある．血管壁の破壊によりフィブリノイド壊死 fibrinoid necrosis と呼ばれる血管壁やその周囲にフィブリンをはじめとした血清蛋白の沈着がみられる場合には壊死性血管炎と呼ばれる．

2 腎の血管系疾患を疑うとき

腎の血管系疾患は全身性疾患に伴って生じることが多く，高血圧症などの動脈硬化の危険因子，全身的な血管炎徴候，そして TMA の症候を有する症例では，腎血管への波及がないか検索する必要がある．また，糸球体病変を伴わない限り腎の血管系疾患では尿所見に異常がみられないことが多い．したがって，原因不明の腎機能障害で尿所見が乏しい場合には，血管系疾患の存在を考慮する必要がある．腎の血管系疾患を疑った場合には，血管系疾患を生じる全身的な疾患の精査とともに，太い血管の評価にはドプラを併用した超音波検査が行われる．小動脈～細動脈の評価には腎生検が必要な場合が多い．

〔安田　隆〕

2 良性腎硬化症

1 診 断

1 診断基準

　明確な診断基準はない．一般的には，長期にわたるⅠ度からⅡ度の本態性高血圧の結果として生じる腎病変を指す．

　腎硬化症に対して降圧薬の効果を検討した African American Study of Kidney Disease and Hypertension（AASK）研究における腎硬化症の診断は，「（二次性および悪性高血圧を除く）高血圧歴を有し，高度な蛋白尿（2.5 g/日以上）および糖尿病や慢性糸球体腎炎などの基礎疾患を伴わない CKD」であった．つまり，ほかに明らかな腎疾患の既往がない長い高血圧歴を有する患者で，蛋白尿よりも高血圧の出現時期が先行する CKD 患者をみた場合に本症を考える．

2 診断のポイント

① **病歴が重要**：長い高血圧歴．高血圧発症後に蛋白尿が出現．適切な降圧治療により，蛋白尿が減少．
② **検査所見**（「7. 検査所見」p.540 を参照）：軽度な蛋白尿と沈渣正常．
③ **画像診断**：腎表面の凹凸や皮質の菲薄化を伴う腎萎縮．

2 治療のポイント

① 適切な降圧療法により腎硬化症および腎機能の悪化が軽減される．
② 降圧治療による蛋白尿減少率と腎機能障害の進行抑制効果が関連する．
③ 降圧目標は 130/80 mmHg 未満とし，蛋白尿を伴う患者には，降圧薬として ACE 阻害薬もしくは ARB が推奨される．

3 概 念

　高血圧は，癌や良性腫瘍のように組織検査で決定される診断名ではない．血圧を測定することにより，血圧基準に基づいて決定される診断名である．さらに，臓器合併症の発症頻度などのデータから血圧値の分類や高血圧基準が作成されており，時代とともにその血圧基準も変更されている[1]．現在の高血圧の分類や基準は，「Ⅸ-1. 高

表 Ⅷ-2-1　良性腎硬化症と悪性腎硬化症の鑑別

	良性腎硬化症	悪性腎硬化症
血圧値	Ⅰ〜Ⅱ度高血圧（軽度〜中等度）	古典的には拡張期血圧が 130 mmHg 以上
眼底所見	細動脈硬化，狭小化，軟性白斑	乳頭浮腫（悪性高血圧），出血，Keith-Wagener 分類Ⅲ以上
蛋白尿	軽度（1 g/日以下が多い）	中等度〜高度
血尿	基本的に認めない	しばしば認める
貧血	認めない（進行して腎不全となれば生じる）	血栓性微小血管症を発症すると溶血性貧血を生じる
腎機能	徐々に低下	急速に低下
腎　組織所見		
腎細動脈	細動脈硬化，硝子様物質の内皮下沈着	フィブリノイド壊死（壊死性細動脈炎）
小葉間動脈	内膜肥厚，内弾性板の重層化	増殖性動脈内膜炎，タマネギ皮様病変 onion skin lesion
糸球体	糸球体基底膜の蛇行，虚脱，糸球体硬化	糸球体係蹄の壊死と虚脱

血圧の疫学と診断基準」p.575のように決定されており，診察室血圧，家庭血圧，自由行動下血圧など，状況により高血圧基準は異なっている．ただし，現在でも高血圧の診断は，診察室の血圧を基になされており，家庭血圧を参考にすることが推奨されている．この基準を超える血圧に長期間曝露されることにより，腎臓の細動脈硬化病変を生じ，これに伴う腎障害を生じる．これが良性腎硬化症である．加速型-悪性高血圧といわれる拡張期血圧が120〜130 mmHg以上を認め，放置すると急速な腎機能障害，高血圧性脳症や脳出血などの臓器合併症が進行する場合は，細動脈のフィブリノイド壊死を特徴とする悪性腎硬化症を生ずる．良性腎硬化症と悪性腎硬化症の鑑別を表VIII-2-1に記載した．腎硬化症は，高血圧の早期発見と早期からの適切な治療によりその発症を予防することが可能であり，一般臨床医にとって最も重要な腎疾患の1つである．なお，虚血性腎症といわれる太い動脈の動脈硬化症による腎血流量の低下により生じる病態は，本症とは病態を分けて考える必要がある．

4 疫　学

日本人の約4,000万人は高血圧者である．腎硬化症は長期にわたる高血圧と通常関連し，腎細動脈の硬化を主体とする病変をいう．腎硬化症は糖尿病，腎炎に次いで末期腎不全に至る主要な原因疾患であり，透析導入患者の原因疾患の約1割を数えるが，近年，徐々にその比率は増加している．なお，腎硬化症の要因は，血圧値のみに依存するものではないと考えられている．アフリカ系米国人では，腎硬化症による末期腎不全の頻度が白人の4〜8倍であることが報告されており，人種による疾患感受性が異なることが報告されている．また，低体重も本症のリスクであることが指摘されている．実験動物においても腎硬化症の感受性が異なることが報告されており，遺伝的要因も本症発症に関連する可能性があり重要である．

5 病態（病理所見）

持続的な高血圧により，腎細動脈の変化を中心に腎血流の低下や糸球体・尿細管の萎縮や間質の線維化などを生じ，緩徐に進行する．

1 肉眼所見（図VIII-2-1）

腎臓は硬く，両側対称性の萎縮を示す．腎の表面は細顆粒状であり，剖検所見では皮質の菲薄化を伴うことが多い．割面では小嚢胞や楔状の皮質瘢痕を認めることがある．

2 組織所見

❶ 血管障害（図VIII-2-2〜4）

持続的な高血圧により腎臓の弓状動脈ないし小葉間動脈から輸入細動脈にかけて，内膜の線維性肥厚と内弾性板の重層化が主体の細動脈硬化病変が生じ，内腔の狭窄による糸球体の虚血性変化が生じる．血管の内膜は，1層の内皮細胞と内弾性板により構築されている．動脈硬化が進展すると，もとの内弾性板の内側に弾性線維，膠原線維，平滑筋細胞などが増生する．細動脈壁では，好酸性（HE染色でピンクに染まる）でPAS陽性の硝子様物質hyaline-like materialが内皮下に沈着（硝子様硬化）することが特徴である．良性腎硬化症では，輸入細動脈にこの変化を認めることが多い．時に硝子化した細動脈には，C3やIgMの沈着を認める．電子顕微鏡所見では内膜肥厚，細動脈硬化病変部で，膠原性基質の増生を

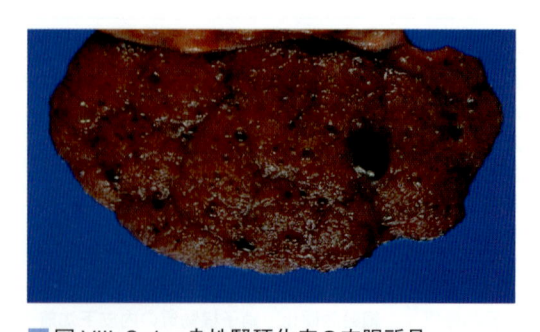

図VIII-2-1　良性腎硬化症の肉眼所見
肉眼所見は細顆粒状の腎表面を特徴とする．小嚢胞や腎萎縮も認められる．

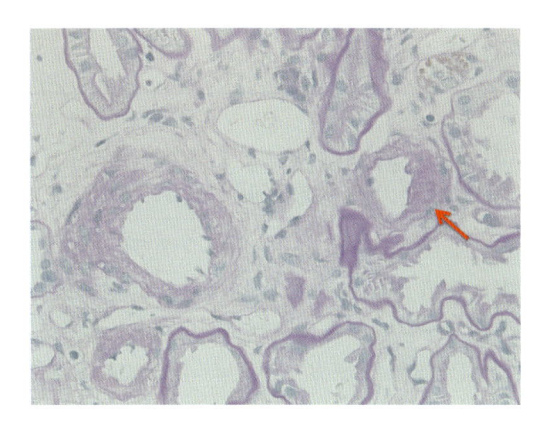

■ 図 VIII-2-2　良性腎硬化症の細動脈病変
細動脈壁では，PAS陽性の硝子様物質 hyaline-like material が内皮下に沈着（硝子様硬化）することが特徴である．

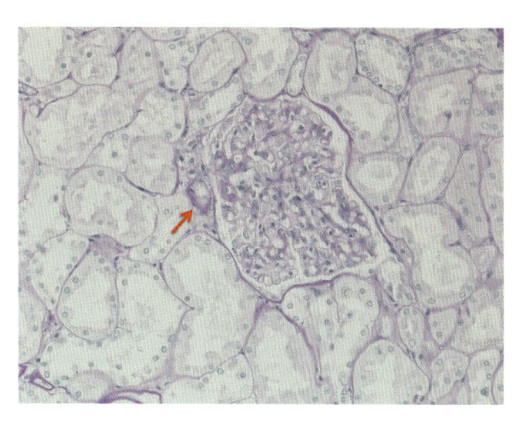

■ 図 VIII-2-3　細動脈病変
輸入細動脈に硝子様物質の沈着が認められる．

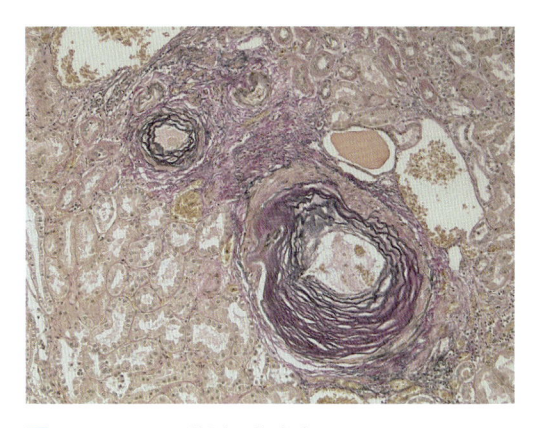

■ 図 VIII-2-4　動脈硬化病変
小葉間動脈から輸入細動脈にかけて内膜の線維性肥厚と内弾性板の重層化が主体の動脈硬化病変を認める．

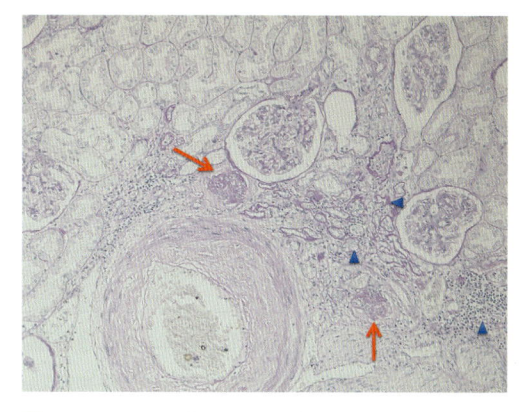

■ 図 VIII-2-5　小葉間動脈内膜の線維性肥厚と内弾性板の重層化
虚血に伴う糸球体硬化（矢印），当該ネフロンの尿細管の萎縮，消失，慢性炎症性細胞浸潤を認める（矢頭）．

認める．高い電子密度を持つ均質の物質は，光学顕微鏡における硝子様物質に相当する．

❷ 糸球体障害（図 VIII-2-5）

糸球体では，虚血に伴う内圧の低下による糸球体基底膜の蛇行（しわしわの状態）wrinkling，虚脱 collapse，軽度なメサンギウム基質の増生，巣状・球状あるいは分節性の糸球体硬化 glomerulosclerosis を生じる．硬化が進行した糸球体は全節性硬化となり，好酸性膠原性物質の蓄積（PAS陽性）の固まりとして認められる．この結果として，当該ネフロンの尿細管は高度に萎縮，消失し，間質の著しい線維化，さまざまな慢性炎症性細胞浸潤などを伴い，腎の線維化，腎機能の悪化が進行し，末期腎不全に至る．尿細管の萎縮などの尿細管間質性障害を広汎に伴う場合は，腎予後が悪い．免疫組織化学検査では，通常，沈着を認めない．

6　臨床症状

① 高血圧．
② 自覚症状はほとんどない．腎機能が低下すれば，慢性腎不全の臨床症状を呈する．
③ CKD，糖尿病があると本症は進行しやすい．
④ 白人よりも黒人に多く，遺伝的感受性に差があると考えられている（AASK研究）．
⑤ 長期の高血圧により生じる病態であるため，高血圧合併症の共存を認める．

7 検査所見

1 尿所見

蛋白尿は比較的少なく，1g/日以下のことが多い（慢性糸球体腎炎との鑑別に大切）．蛋白尿が少なければ，腎生検の適応になることは少ないが，確定診断には必須である．尿の沈渣には，あまり異常を認めない．

2 末梢血検査，生化学的所見

腎硬化症の進行の程度により，さまざまな腎機能の場合がある．早期であれば，血液生化学的な異常所見を示さない場合もあるが，腎機能は徐々に進行するため，残存腎機能に応じたCKDとしての所見を認める．腎機能が悪化すると，血清Cr・BUN値の上昇，高K血症，貧血などさまざまな所見を認める．

3 腎臓の画像診断

腹部超音波検査，腹部CTなどによる腎の形態を検討する．腎皮質の菲薄化や表面の細顆粒状の変化（凹凸），腎の萎縮などが参考となる．腎生検の可否を検討するためにも，画像検査は重要である．

4 高血圧に伴う合併症の有無の確認

① 眼底検査：動脈硬化性変化．
② 心臓超音波検査：左室肥大，左室拡張障害．
③ 頭部CT，脳MRI：無症候性脳梗塞などの脳血管疾患．
④ 頸動脈超音波検査：内膜肥厚，プラーク形成脈波伝播速度（PWV）．
⑤ 24時間自由行動下血圧測定（ABPM）

8 治療

1 適切な降圧療法による腎硬化症および腎機能の悪化の軽減

「高血圧治療ガイドライン2009」[1]および「CKD診療ガイドライン2009」[2]では，腎障害を伴う患者の降圧目標は130/80 mmHg未満である（ただしCKD診療ガイドでは130/80 mmHg以下となった）．近年，AASK研究において，降圧により腎機能障害の進行が抑制されること，特にCa拮抗薬を用いた治療では，平均141/85 mmHgよりも平均128/78 mmHgまで降圧した患者で腎機能障害の進行が抑制されることが報告された．また，腎硬化症を含めたCKD合併高血圧では，十分に降圧することが腎機能障害の進行あるいは脳血管障害合併の抑制に重要であり，降圧目標値達成のためには単剤投与にこだわらず，多剤併用投与を行うべきであるとされている．

2 降圧治療による蛋白尿減少率と腎機能障害の進行抑制効果

高リスク高血圧患者を対象としたLIFE研究のサブアナリシスでは，尿中アルブミン排泄量の減少に伴い脳血管障害の進行が抑制された[3]．また，AASK研究では，降圧治療に伴う尿蛋白量減少の程度が腎機能障害の進展を規定する要因であり，かつACE阻害薬群のほうがCa拮抗薬群やβ遮断薬群よりも，腎機能障害の進行抑制作用が強いと報告された[4]．一方，保存期腎不全患者や蛋白尿を有する患者を対象としたACE阻害薬とARBの併用療法では，ACE阻害薬あるいはARB単独治療よりも，蛋白尿がさらに低下し腎保護作用が認められるとする報告がある．しかし，高リスク患者を対象としたONTARGET研究では，ACE阻害薬とARBの併用治療によりアルブミン尿が有意に減少したが，腎予後は改善せず，必ずしもRA系のダブルブロックの意義は認められていない[5]．ACE阻害薬あるいはARBを，蛋白尿を有する本症患者に使用するメリット

は明らかであるが，併用による蛋白尿減少作用がさらなる有用性（腎保護作用）を持つかどうかは，今後のさらなる検討が必要であると考えられている．

3 | 蛋白尿を伴う患者には，降圧薬としてACE阻害薬もしくはARBを推奨

「高血圧治療ガイドライン 2009」および「CKD診療ガイドライン 2009」では，腎障害を有する高血圧にはACE阻害薬あるいはARBが第一選択となる．一方，AASK研究では顕性蛋白尿を呈する場合にはCa拮抗薬よりもACE阻害薬が腎機能障害の進行抑制に優れ，顕性蛋白尿を伴う腎硬化症においては第一選択薬としてACE阻害薬が推奨される．しかし顕性蛋白尿を伴わない患者では，ACE阻害薬の優位性は証明されていない．そこで，CKD診療ガイド 2012 では，正常蛋白尿（0.15 g/gCr 未満）の糖尿病非合併CKD患者では降圧薬の種類を問わずに患者の病態に合わせて降圧薬を選択するとされた．ACE阻害薬やARBを用いるときには，高K血症の発症に十分注意する必要がある．また，高齢者では発熱時や脱水時にCrの急激な上昇（ARF）を認めることがあり注意する．

4 | 高血圧に対する治療

良性腎硬化症の成因に高血圧が密接に関連する．よって，降圧療法に限らず，高血圧の治療として，長期にわたる生活習慣の修正（禁煙，減塩，野菜や果物の積極的摂取，コレステロールや飽和脂肪酸の制限，アルコールの制限，体重コントロール，運動）により血管リスクを低下させることは，特に大切である．

5 | CKDに対する治療

良性腎硬化症においても，腎機能が低下した場合は，食事療法（高カロリー低蛋白食），減塩，貧血，脂質異常症に対する治療，その他のCKDに対する治療は有用である．詳細は「II-4．CKDの治療-1（食事，生活指導）」p.46 を参照していただきたい．

6 | 動脈硬化に対する治療

腎硬化症では，さまざまな血管合併症を合併していることも多い．それぞれを早期に発見して，適切に治療することが必要である．基本的に生活習慣の改善は，どの動脈硬化に対しても有効である．

9 予　後

良性腎硬化症は比較的予後がよい．適切な降圧が早期より得られれば，末期腎不全に至ることは少ない．血圧のコントロールが不良である症例や発見時にすでに腎障害が進行している症例では，末期腎不全に至り透析療法が必要になる．このような症例では，維持透析療法が必要な腎不全に至る時点で全身の動脈硬化が進行しているため，慢性糸球体腎炎による腎不全症例よりも生命予後が悪い．

10 Perspective

近年，さまざまな大規模研究が発表され良性腎硬化症に対するエビデンスが蓄積されてきている．蛋白尿の量，心血管合併症の有無などからCCBやARB，ACE阻害薬を適切に選択する．診療所における血圧よりも家庭血圧，さらには24時間ABPMを用いた夜間血圧が臓器合併症と関連するといわれている．よって診療所の血圧のみならず，家庭血圧を測定することを推奨し，24時間の血圧を念頭に置いた治療を行うことが大切である．direct renin inhibitor など新しい降圧薬が開発されており，腎保護戦略に新しいエビデンスが提供されることを期待する．

〔平和伸仁，野澤昭典〕

■ VIII. 血管性疾患

《文　献》

1) 日本高血圧学会　高血圧治療ガイドライン作成委委員会　編：高血圧治療ガイドライン2009. ライフサイエンス出版, 2009.
2) 日本腎臓学会　編：エビデンスに基づくCKD診療ガイドライン2009. 東京医学社, 2009.
3) Ibsen H, et al. : Reduction in albuminuria translates to reduction in cardiovascular events in hypertensive patients:losartan intervention for endpoint reduction in hypertension study. Hypertension, 45 : 198-202, 2005.
4) Lea J, et al. : The relationship between disease : results of the African American study of kidney disease and hypertension. Arch Intern Med, 165 : 947-953, 2005.
5) Mann JFE, et al. : Renal outcomes with telmisartan, ramipril, or both, in people at high vascular risk (the ONTARGET study) : a multicentre, randomised, double-blind, controlled trial. Lancet, 372 : 547-553, 2008.

3 虚血性腎症

1 診断

　虚血性腎症（ischemic nephropathy あるいは vascular nephropathy）の明確な定義，診断基準は存在しない．原因が多岐にわたること，感度の高いスクリーニング検査がないこと，完全に否定できるほど特異度が高く侵襲性の低い検査がないこと，などのためである．臨床的には"疑うこと"が最も重要なステップであると考えられる．臨床所見として，悪性または治療抵抗性の高血圧，血圧の急激な上昇と進行，血清 Cr 値の急激な上昇，腹部血管雑音などの存在により，虚血性腎症の存在を疑うべきである．その後，血漿レニン活性，腎動脈エコー，CT アンジオグラフィ（CTA），MR アンジオグラフィ（MRA）などにより，狭窄を示唆する異常の有無をチェックすることが推奨される．必要に応じて，カプトプリル負荷レノグラムや血管造影検査を行い，原因部位の同定を行う[1]．

2 治療のポイント

　通常，腎動脈狭窄は進行性で放置すると狭窄は進行し，最終的には閉塞するとされる．両側性の場合には虚血により腎機能が廃絶するため，治療の目的は腎動脈狭窄による血流低下を改善し，腎機能低下の回復または進行を抑制することにある．腎臓内の虚血が長期間にわたり，非可逆性の変化を生じてしまうと，狭窄を改善しても腎機能の回復は困難となるため，できるだけ早期に発見し，原疾患および原因部位の迅速かつ適切な治療を行うことが重要である．

3 定義と概念

　虚血性腎症は，本質的には図 VIII-3-1 のように腎動脈が閉塞または狭窄することにより，腎臓が虚血に陥り，腎機能障害や腎萎縮が進行する病態と定義される[2]．この腎動脈狭窄は，急速に進行する閉塞性疾患と慢性に進行する狭窄性疾患に分類される（図 VIII-3-2）．

4 疫　学

　欧米では虚血性腎症が，末期腎不全の原疾患として急激に増加している[3,4]．一方，わが国における虚血性腎症の罹患率に関する報告はない[5]．しかし，その診断の困難さなどから診断されていない例も多いと考えられ，CKD 患者の相当数が虚血性腎症である可能性も推定される．

　急性虚血性腎症としては腎梗塞，ARF，コレステロール塞栓症などの急速な腎機能傷害をきたす疾患があげられ，慢性虚血性腎症としては，大動脈縮窄症，症候性血栓性腎梗塞，腎血管性高血圧，腎硬化症などの慢性進行性腎疾患があげられる．また，慢性虚血性腎症の原因疾患はすべて CKD であるが，急性虚血性腎症ではその原因疾患は CKD ではない．しかし，原疾患が解除されずに慢性化すると CKD に進行するものと推定される[6]．

5 病　態

　虚血性腎症の病態は「虚血性による低酸素状態が引き起こす組織障害」と考えられる．しかし重要なことは，狭窄側腎が自己機能を維持しようとさまざまな代償機能を作動させ，さまざまな生理活性物質を変化させることにより全身の液性バラ

■ VIII. 血管性疾患

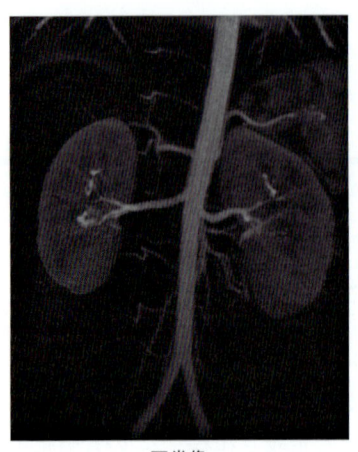

正常像　　　　　　　　狭窄像

■ 図 VIII-3-1　腎動脈狭窄症の画像所見

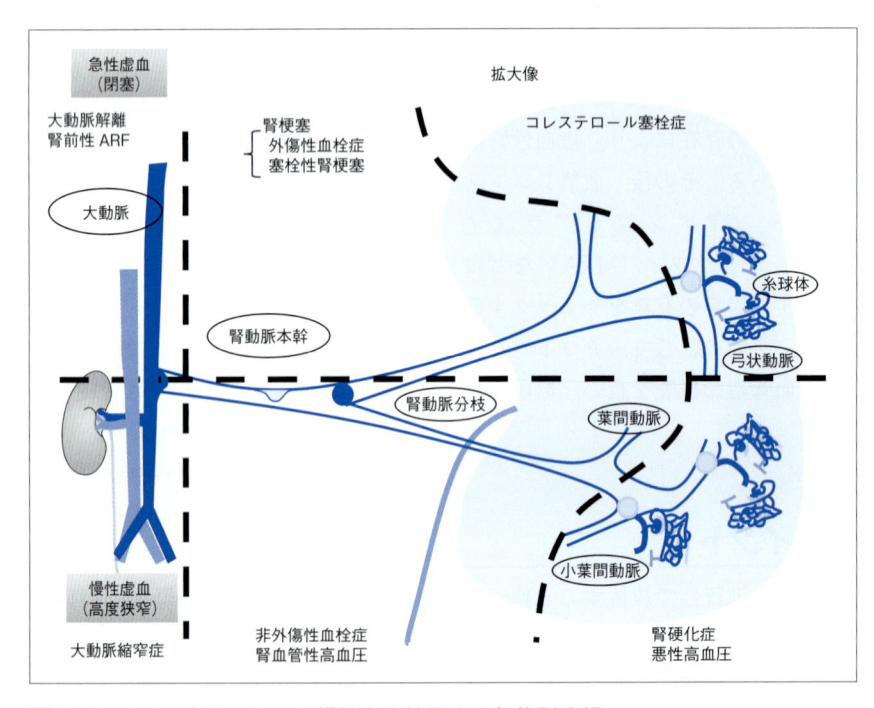

■ 図 VIII-3-2　急性あるいは慢性虚血性腎症の部位別分類

ンスがくずれ全身性の臓器障害をきたすことである．この代表的なものとしてレニン-アンジオテンシン系（RAS）の亢進があげられる．狭窄腎流出酸素濃度は正常腎流出酸素濃度よりも高いことが報告されている[7]．狭窄腎では血流量が減少しても，GFRおよび尿細管での再吸収も減少するため，腎臓酸素需要量は酸素供給量を下回り，結果として血中酸素濃度は上昇することが考えら

れる．虚血性腎症では，灌流圧が低下しているにもかかわらず，糸球体内圧はアンジオテンシンⅡ増大による糸球体輸出細動脈収縮により維持されており，その初期においてGFRは安定化しているため，発見が遅れる一因となっている．また，その初期ではGFRは安定化しているにもかかわらず，腎実質を破壊する障害がみられる．その障害は，血管収縮性プロスタグランジン，エンドセ

リン，TGF-βや多くのサイトカインによるものであり，高血圧，酸化ストレスなどが関与していることも明らかになっている[7]．

6 症　状

　急性虚血性腎症の症状は原因疾患により多彩である．大動脈解離では腹痛および背部痛，塞栓性腎梗塞や外傷性腎梗塞では，側腹部の疝痛様疼痛や発熱，悪心・嘔吐，コレステロール塞栓症では，皮膚，腎臓，消化管，中枢神経での塞栓症状（下肢や爪先の blue toe syndrome，ARF，虚血性大腸炎，脳梗塞など）により気づかれることが多い．

　慢性虚血性腎症は，自覚症状がない例も多く，加えて症候性や非外傷性の腎血栓症では徐々に腎虚血が進行するため，側副血行路が発達し，必ずしも腎機能低下を伴わないことも多い．よって症状による診断は困難であることが多い．しかし安定していた血圧が急激に上昇し進行する場合は，これらの疾患を鑑別する必要がある．

7 検査（病理）

　腎生検や剖検による臨床研究によると，腎血管性高血圧やコレステロール塞栓症では，巣状分節性糸球体硬化症（FSGS）が高率に認められることにより，虚血性腎症は FSGS の成因に関与している可能性が考えられている[8〜10]．したがって，ある意味では糖尿病性腎症も虚血性腎症の一種であると考えられ，実際，透析導入の原因疾患は糖尿病性腎症が最も多い．糖尿病性腎症例においても，腎動脈狭窄により急速に腎障害が進行する例や血圧が急上昇する例も多いため，虚血性腎症は腎硬化症や原因不明とされる症例の多くにも関与している可能性があり，腎機能障害患者を診たときには疑わなくてはいけない疾患の1つと考えられる．

8 治　療

　虚血性腎症の原疾患はさまざまであり，その原疾患の治療も多岐にわたる．そこで本項では，腎動脈狭窄症である腎血管性高血圧の治療について概説する．

　腎実質への血流を改善する治療として，①血行再建，②病態に即した内服治療による病変進行阻止と血圧のコントロールがある．狭窄部位の血行障害の改善は，腎血流改善のみならず，RAS 活性化解除による降圧効果も期待できるため，病変部での圧較差を伴う有意狭窄に対しては，血行再建術を考慮する．腎血管性高血圧の原疾患の多くは動脈硬化性狭窄であるが，未治療の動脈硬化性病変は進行性であり，その進行抑制のための介入が必要である．禁煙，生活習慣の改善，血圧，血糖および脂質コントロールを行う．腎動脈第二分枝レベルより細い血管での病変に対しては，内服療法を行う．次に各治療法について概説する．

1 血行再建術

　現在では，カテーテルを用いた経皮経管的腎動脈形成術（PTRA）が治療法の第一選択であり，PTRA の施行が困難な症例に，外科的血行再建術が考慮されている．PTRA はバルーンカテーテルを用いて行われるが，拡張後も残存狭窄を認めるような症例においては，cutting balloon や高耐圧バルーンを用いた拡張を考慮する．これら特殊バルーンでも拡張が困難な症例においてはステントの留置を考慮する．特に動脈硬化性病変では，バルーンカテーテルによる拡張のみでは拡張後短期間で50%以上もの高い再狭窄率が報告されており，現在ではステント留置を伴った PTRA が第一選択である[11]．

2 内服療法

　血行再建術の適応外の症例に対して行われる．動脈硬化性病変に対しては，主な動脈硬化の危険因子に対して介入を行うとともに降圧療法を行う．大動脈炎症候群に対しても，その病勢によら

■ VIII. 血管性疾患

ず降圧療法を行う[12]. 一般に, 高血圧による臓器障害はJ型曲線を示すといわれ, 過度の血圧降下は適切な血圧降下に比較してその臓器障害を進行させる可能性が指摘されているが, 腎不全の発症と血圧値に関しては, J型曲線がはっきりしないといわれており[13], 積極的に降圧を行うことが推奨されている.

9 予 後

わが国では虚血性腎症の疾患概念や診断名が定着していないため, その正確な予後は不明である. しかしながらわが国では, 大半の虚血性腎症が誤って診断され見逃されている可能性が高く, そのため予後がきわめて不良であると考えられる. 筆者らの検討でも, 糖尿病においては, 腎動脈狭窄を有する例では有さない例に比較して著しく予後が不良 (心血管イベント, 透析導入など) である (図VIII-3-3).

10 Perspective

虚血性腎症では, 個別の症例で肥満, 糖尿病および脂質異常症などの関連疾患を有し, さらには合併している脳梗塞や冠動脈疾患の重症度も異なるため, 治療方針の決定にはそれら関連疾患お

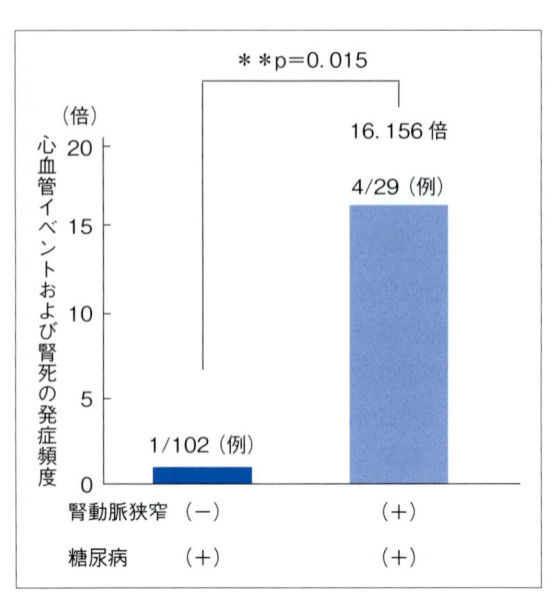

■ 図VIII-3-3 糖尿病患者における腎動脈狭窄ならびに心血管イベントおよび腎死のオッズ比

症例は, 筆者らの施設の外来あるいは入院加療を行っている糖尿病患者131例を対象とした.

よび合併疾患の病態を理解し個別の対応を行うべきであると考えられる. 高齢化に伴い今後ますます重要性が高まると予想されるが, 診断から治療に至るまで一定した見解が得られていないのが現状である.

〔岡村将史, 阿部倫明, 小川 晋〕

《 文 献 》

1) Wilcox CS : Ischemic nephropathy : noninvasive testing. Semin Nephrol, 16 : 43-52, 1996.
2) Meyrier A, et al. : Ischemic renal diseases : new insights into old entities. Kidney Int, 54 : 2-13, 1998.
3) Gransevoort RT, et al. : Trends in the incidence of treated end-stage renal failure in The Netherlands : hope for the future? Kidney Int, 60 (suppl 92) : S7-S10, 2004.
4) Sorensen VR, et al. : Stabilized incidence of diabetic patients referred for renal replacement therapy in Denmark. Kidney Int, 70 : 187-191, 2006.
5) 宮城壮太ほか：虚血性腎症. THROMBOSIS and circulation, 16 : 50-53, 2008.
6) 阿部倫明ほか：腎梗塞. THROMBOSIS and circulation, 16 : 32-38, 2008.
7) Textor S, et al. : Ischemic nephropathy/azotemic renovascular disease. Semin Nephrol, 20 : 489-502, Review, 2000.
8) Thadhani R, et al. : Preliminary description of focal segmental glomerulosclerosis in patients with renovascular disease. Lancet, 374 : 231-233, 1996.
9) Greenberg A, et al. : Focal segmental glomerulosclerosis associated with nephrotic syndrome in cholesterol atheroembolism : clinicopathological correlations. Am J Kidney Dis, 29 : 334-344, 1997.
10) Bohle A, et al. : Pathogenesis of chronic renal failure in the primary glomerulopathies, renal vasculopathies, and chronic interstitial nephritides. Kidney Int, 49 (suppl 54) : S2-S9, 1996.
11) 種本雅之：腎動脈狭窄／腎血管性高血圧／虚血性腎症. 腎と透析, 臨時増刊号：384-389, 2009.
12) 日本腎臓学会・日本高血圧学会 編：CKD (慢性腎臓病) 診療ガイド 高血圧編. 東京医学社, 2008.
13) Klag MJ, et al. : Blood pressure and end-stage renal disease in men. N Engl J Med, 334 : 13-18, 1996.

4 コレステロール塞栓症

1 病態生理

コレステロール塞栓症 cholesterol embolism は別名 atheroembolism とも呼ばれており，直径 100～200 nm の小動脈にコレステロール結晶が塞栓することによる全身性疾患である．他の疾患でもみられる非特異的な症状のため，本症が見過ごされることも多い．コレステロール塞栓症を認識する上では，末梢動脈の良好な拍動にもかかわらず，網状皮斑 livedo reticularis と blue toe の存在が認められる所見が重要である．

コレステロール塞栓症の発症には，基礎に動脈の粥状硬化の存在が必須であるが，粥状硬化の存在だけではコレステロール塞栓症は発生しない．不安定な粥状硬化プラークを崩壊させる出来事が必要であり，それらには侵襲的な放射線学的アプローチや外科的処置があり，非侵襲的なものでも抗凝固薬の投与や血栓溶解薬などが引き金となることがある．まれであるが，不安定プラークからの自然発症の報告もある．

大動脈の粥状硬化の破裂からコレステロール結晶がシャワー状に血流に入り，小動脈に塞栓して血栓形成と内皮細胞の増殖を起こし，最後に血管の線維化を引き起こす．これらは臓器に虚血あるいは多発性の小梗塞を発生させ，臓器障害さらには臓器不全を誘発する．

腹部大動脈，腸骨動脈に粥状硬化の頻度が高いので，コレステロール塞栓症も下半身に発生することが多い．すなわち下肢の虚血（blue toe），腸管の虚血による腹痛と下血，腎臓の虚血による腎機能低下である．コレステロール結晶が大動脈弓に由来すれば，眼や中枢神経系の症状を引き起こすこともある．

コレステロール塞栓症の発生頻度は不明である．発症年齢は平均 66～72 歳との報告があり，粥状硬化による心血管疾患同様に男性のほうが女性より頻度が高い（3～4：1）とされる．臨床症状の発現は，きっかけとなる処置後に直ちに発現するものから，遅れて数ヵ月後に症状が現れるものもある．ICU 入院が必要となる劇症例でも，きっかけとなる出来事は平均 2 ヵ月前であったとの報告もある．

コレステロール塞栓症は重篤な粥状硬化の結果とも考えられ，1 年以内の死亡率は 65% 以上との報告もあり，急性心筋梗塞の死亡率より高い．主な死亡原因は心筋梗塞，うっ血性心不全，大動脈瘤破裂，消化管梗塞，敗血症，悪液質などである．

2 各種臓器病変

コレステロール塞栓症は，結節性多発動脈炎など他の全身性疾患との類似性からしばしば誤診が起こる．したがって本疾患を疑うことが重要である．特に基礎にある動脈硬化性疾患や，きっかけとなり得るイベントに注意が必要である．50 歳以上の患者で，激しい下肢の疼痛（blue toe），網状皮斑，良好な末梢動脈の拍動がある患者では，他の原因が明らかになるまでは本疾患を考慮しておく必要がある．

1 皮膚病変

最も頻度が高く，診断に有用な所見は皮膚所見である[1]．それらには 50% 以上の患者に認められる網状皮斑がある（図 VIII-4-1）．紫色の網状の皮疹で足，下肢に認められることが多いが，時には躯幹や上肢にも認められることがある．患者が臥位のときには認められず，立位で現れることもあるので立位で診察することも必要である．肢端チアノーゼ acrocyanosis あるいは blue toe は

■ VIII. 血管性疾患

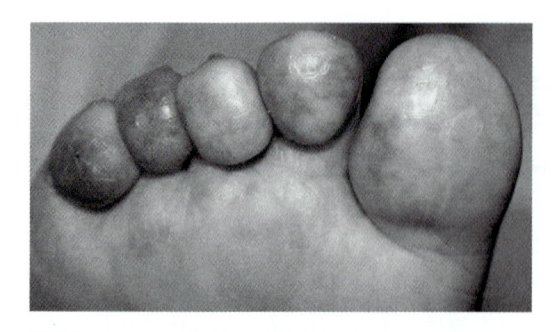

■ 図 VIII-4-1　足趾の網状皮斑 livedo reticularis

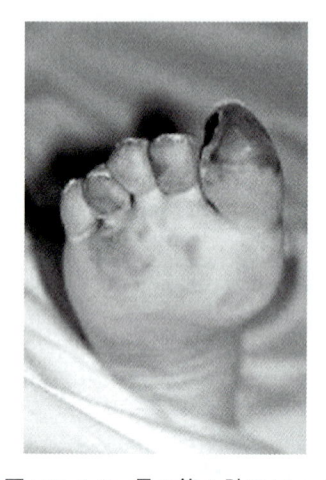

■ 図 VIII-4-2　足の第1趾の blue toe

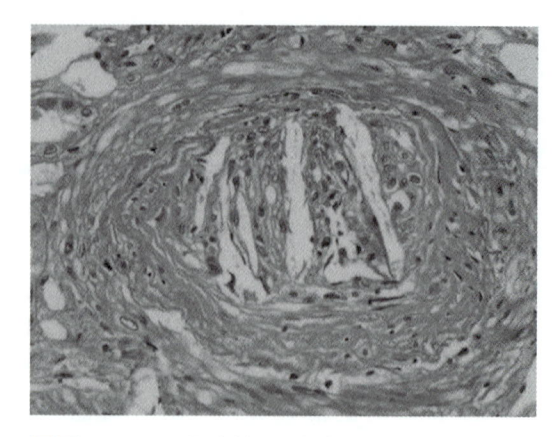

■ 図 VIII-4-3　腎生検にて観察されたコレステロール塞栓（biconvex needle-shaped ghostly cleft）

患者の28％に認められ，暗青色で疼痛を伴い，虚血性の壊死を生じることもある（図 VIII-4-2）．壊疽は35％の患者に認められ，すでに肢端チアノーゼや網状皮斑が認められている患者に合併する．壊疽は足の第1趾に発生しやすく，乾燥している．

2 腎病変

　コレステロール塞栓症は，皮膚病変以外にも多彩な徴候を示す．これらには発熱，体重減少などのほかに30〜50％に腎障害が発生する．腎皮質への血流は末端動脈であるので，腎臓での塞栓は不可逆的な糸球体機能喪失をもたらす．皮膚所見とともに進行性の糸球体濾過量（GFR）の低下が確定診断の鍵となる．腎臓に関するコレステロール塞栓症による2つの主な徴候は，高血圧とGFRの低下である．塞栓による血流の低下が，血漿レニンの増加とアンジオテンシンIIの増加をもたらし，難治性で加速性の高血圧をもたらす．

　コレステロール塞栓症におけるARFはしばしば認められ，60歳以上のARF患者259人の腎生検で，7.1％の患者にコレステロール塞栓が認められている[2]．腎障害は進行性であり，4〜6週間続く．きっかけとなる出来事から腎障害の発生までに2〜6週の間隔があることがある．侵襲的な手技の直後に腎障害が発生したときには，造影剤腎症など他の原因の鑑別が必要であり，腎生検によるコレステロール塞栓の証明は診断的価値がある．弓状動脈や小葉間動脈の結晶塞栓は内膜の急性炎症反応を惹起し，内腔の閉塞をもたらす（図 VIII-4-3）．侵襲的手技によるコレステロール塞栓症では，自然発症に比べて急性または亜急性の腎不全が発生しやすく予後も不良なことが多い．354人の患者を平均2年間経過観察した報告では，116人（33％）の患者が末期腎不全に至り，102人（28％）が死亡している[3]．

3 その他の臓器病変

　コレステロール塞栓は腸管の虚血や梗塞を引き起こすが，症状が非特異的なので他の原因と間違われることが多い．これらの徴候には腹痛，下痢，消化管出血などがある．これらの症状が腎障害とともに発生しているときには本症を疑うことが重要である．

　眼底に，黄色に明るく輝くホレンホースト斑

hollenhorst plaques が証明されることもある．

骨格筋内の動脈塞栓では強い筋肉痛を自覚する．その際，上肢に症状がなく下肢のみに疼痛があれば本症が疑われる．

内頸動脈狭窄患者に施行する頸動脈形成術の後に一過性脳虚血発作や脳梗塞が発生することもある．そのほか，コレステロール塞栓症に由来する認知症の報告もある．

3 発生原因

1 血管への侵襲性の手技

多くの患者では，各種の外科的あるいは放射線学的な手技が先行している．血管内への操作で血管内皮損傷 intimal trauma を引き起こし，コレステロール結晶の放出を引き起こす．大腿動脈経由の冠動脈造影での頻度が最も高く，カテーテルのサイズとも相関するとされる．

2 抗凝固療法と血栓溶解治療

本症の患者の30～35％に抗凝固薬の使用歴があるとされている．そのメカニズムは血管壁に蓄積されたコレステロールを覆っているフィブリンの層をはがすことと，プラーク内への出血が発生してプラークの安定性が崩れコレステロール結晶が血流に入ることであると考えられている．しかし，抗凝固治療が実際に本症を引き起こす頻度はきわめて小さいとの反論もある．

4 検査成績

約半数の患者では白血球増多が観察され，約70％の患者で発症3日以内に好酸球増多（500/μL以上）を伴う[3]．好酸球増多は1ヵ月間持続することもある．CRPの増加と血沈亢進が認められ，補体低下と抗好中球細胞質抗体陽性の報告もある．蛋白尿，血尿，各種尿沈渣（顆粒円柱，白血球円柱，赤血球円柱など）の存在は糸球体障害を示唆しており，血中尿素窒素（BUN）増加，血清Cr上昇が認められる．腹痛の訴えのある患者では肝機能，膵酵素，便潜血などの検査も必要である．

5 診 断

鑑別すべき疾患には全身性血管炎，全身性エリテマトーデス，関節リウマチ，クリオグロブリン血症，感染性心内膜炎などがある．

確定診断には病変部位の生検が有用である．皮膚生検あるいは筋生検は組織を得やすいし，感度，特異度ともに高い検査であるが，小動脈が含まれる組織が必要である．塞栓は不規則な形状で不完全閉塞であり，末梢部位の虚血型の萎縮を引き起こす．コレステロール結晶は組織の固定で溶解するので塞栓の中に針状の結晶 biconvex needle-shaped ghostly cleft が観察される（図VIII-4-3）．炎症性あるいは線維性の内膜増殖が血管閉塞をもたらし，血管周囲の炎症性部位にはしばしば好酸球の浸潤が認められる．

6 治 療

コレステロール塞栓症の予後は不良であり，治療も限られている．治療法として保存的な治療と外科的な治療がある．

保存的治療では，まず増悪因子の除去が重要であり，あらゆる種類の抗凝固治療をいったん中断し，血管内治療を避けることである．さらにリスクファクターの除去として血圧の正常化，スタチン（HMG-CoA還元酵素阻害薬）の使用でコレステロール値の正常化を図る．そのほかプロスタグランジン誘導体のprostacyclinは，血管拡張と血小板活性化因子であるトロンボキサンA2を減少させ，血流改善が期待される．炎症反応（CRP上昇，フィブリノーゲン増加，血沈亢進，補体低下）のある患者では，副腎皮質ステロイドの使用が考慮されるが，その効果は限定的である．

外科的治療としては，梗塞部位の切除や足趾切断が必要になることがある．blue toe はしばしば

切断の適応となる．そのほか塞栓のもととなる病変の同定と粥状硬化の切除，バイパスグラフト，ステントグラフトなどを行う．

コレステロール塞栓症の予防として，血管内遠位側フィルターを用いた血管操作で発症を減少することができたとする報告もある．

7 Perspective

わが国における高齢化，動脈硬化疾患の増加，血管インターベンション術の増加など，今後コレステロール塞栓症が増加するのは確実と考えられる．

本疾患はまず疑う事が重要であるが，病歴を詳細に取り，身体所見を詳しくし観察することで診断前確率は格段に高くなる．さらに組織診断が可能であれば確定診断となる．

残念ながら根本的治療法が確立していないが，早期診断にて保存的治療での病状改善も望める．今後はコレステロール塞栓を合併しない安全な血管内操作器具や血管内手技法が開発されることが期待される．

〔遠藤正之〕

《文献》

1) McGevna LF, et al. : Cutaneous manifestations of cholesterol embolism. WebMD professional, 2009.
2) Haas M, et al. : Etiologies and outcome of acute renal insufficiency in older adults : A renal biopsy study of 259 cases. Am J Kidney Dis, 35 : 433, 2000.
3) Scolari F, et al. : The challenge of diagnosing atheroembolic renal disease : clinical feature and prognostic factors. Circulation, 116 : 298, 2007.

5 血管炎

血管炎は血管壁に炎症をきたす疾患の総称であり，個々の疾患により炎症を起こす臓器や血管が異なり，それぞれ特徴的な症状や徴候を示す．

1 血管炎の機序

血管炎の発症機序については十分に解明されていないが，液性免疫や細胞性免疫の異常があげられている．最近，lysosomal membrane protein2（LAMP2）に対する抗好中球細胞質抗体（ANCA）の誘導機序が明らかにされた．大腸菌，クレブシエラの感染により菌の持つ接着分子FimHに対する抗体が産生される．FimHとLAMP2は一部のアミノ酸配列が同一であり，抗FimH抗体の一部はヒト好中球のLAMP2に結合する．これにより好中球の活性化が起こる[1]．活性化した好中球はneutrophil extracellular traps（NETs）と呼ばれるクロマチンファイバーを細胞外に放出し，流血中のDNA，proteinase3（PR3），myeloperoxidase（MPO）を捕捉する．これらの分子がtoll like receptor 9を介して形質細胞様樹状細胞，自己免疫性B細胞を活性化させる．ANCAがNETs形成を促進させることが好中球活性化を促す[2,3]．活性化好中球は血管内皮に接着し，血管内皮細胞や血管壁を障害して血管炎を起こす．これに続いて，血管内皮細胞や好中球が壊死やアポトーシスに陥り障害が進行する[4]．細胞性免疫異常は，異常な自己反応性T細胞による肉芽腫形成により血管障害をきたし，主に大血管を標的とする巨細胞性動脈炎の発症機序[5]として考えられている．

2 全身性血管炎の分類

1994年にChapel Hill分類により，血管炎が障害血管のサイズに基づき分類された[6]．この分類では，10種の血管炎を，大型血管，中型血管，小型血管に割りつけている（表VIII-5-1）．ここでの大型血管とは，大動脈および四肢，頭頸部に向かう分枝と定義され，中型血管とは，各内臓臓器に向かう主要動脈とその分枝，小型血管とは，細動脈，毛細血管，細静脈と定義されている．しかし，個々の疾患が障害する血管のサイズは重複することもあり，障害血管のサイズだけでなく，臨床所見や免疫学的所見などが診断上重要であるため，図VIII-5-1のようなアルゴリズムにより分類されている．

3 巨細胞性動脈炎と高安動脈炎

大型血管を標的とする巨細胞性動脈炎と高安動脈炎では，大動脈とその主要な分枝に肉芽腫性炎症を生じるという点で共通するが，巨細胞性動脈炎では側頭動脈に好発するという特徴がみられる．しかし，一番の違いはその発症年齢にあり，巨細胞性動脈炎ではほとんどが50歳以上に発症し，高安動脈炎では10〜20歳の発症で，50歳以上の発症は非常にまれである．

巨細胞性動脈炎は，北欧での発症が多くみられ，女性に多い（女：男＝4：1）．最も多く認められる症状は頭痛であり，約半数に側頭動脈の圧痛，腫脹，拍動の減弱がみられる．また，しばしばリウマチ性多発筋痛症を合併する．一方，高安動脈炎は，アジアに多く，圧倒的に女性に多く発症する（女：男＝9：1）．めまい，頭痛，失神などの頭部の血流低下による症状を呈し，脈拍の減弱や左右差を認める．頸部や腹部の血管雑音を聴取し，30〜75％に腎血管性高血圧を合併する．

■ VIII. 血管性疾患

■ 表 VIII-5-1　全身性血管炎の Chapel Hill 分類

障害血管	疾　　　患	定　　　義
大型血管	巨細胞動性脈炎（側頭動脈炎）	大動脈とその主要な分枝の肉芽腫性血管炎で，主に頸動脈の頭蓋外分枝を障害し，しばしば側頭動脈炎を起こす．50歳以上に好発し，リウマチ性多発筋痛症を合併する
	高安動脈炎	大動脈とその主要な分枝の肉芽腫性炎症で，50歳以下に多い
中型血管	結節性多発動脈炎（古典的結節性動脈周囲炎）	糸球体腎炎や細動脈，毛細血管，細静脈の血管炎を伴わない中，小型動脈の壊死性炎症
	川崎病	大，中，小型動脈の壊死性炎症で，粘膜皮膚リンパ節症候群と関連する．しばしば冠動脈が障害される．大動脈や静脈が障害されることがある．小児に好発する
小型血管	Wegener 肉芽腫症	気道の肉芽腫性炎症と小〜中型血管（毛細血管，細静脈，細動脈，小動脈）の壊死性血管炎で，通常，壊死性糸球体腎炎を伴う
	アレルギー性肉芽腫性血管炎（Churg-Strauss 症候群）	好酸球を伴う気道の肉芽腫性炎症と気管支喘息や好酸球増多症を伴う小〜中型血管の壊死性血管炎
	顕微鏡的多発血管炎	免疫沈着物を伴わない小型血管（毛細血管，細静脈，細動脈）の壊死性血管炎で，小，中型動脈の壊死性動脈炎を伴うことがある．壊死性糸球体腎炎の頻度が高く，肺毛細血管炎をしばしば伴う
	Henoch-Schönlein 紫斑病	IgA 主体の免疫沈着物を伴う血管炎で，小型血管を障害する．典型例では，皮膚，消化管，糸球体が障害され，関節痛や関節炎を伴う
	本態性クリオグロブリン血症	クリオグロブリン免疫沈着物を伴う血管炎で，小型血管を障害する．血清中にクリオグロブリンを認め，皮膚と糸球体がしばしば障害される
	皮膚白血球破砕性血管炎	皮膚に限局した白血球破砕性血管炎で，全身性血管炎や糸球体腎炎を伴わない

(Jenette JC, et al. : Comprehensive Clinical Nephrology. 3 rd ed. p.275-279, Mosby Elsevier, 2007 より改変)

4 川崎病

中型血管を標的とする川崎病は，5歳以下の小児に好発し，イチゴ舌，口腔，咽頭粘膜の発赤，不定形発疹，四肢の浮腫，手掌・足底の紅斑，結膜炎，非化膿性リンパ節炎などの症状を呈する粘膜皮膚リンパ節症候群を伴い，しばしば冠動脈が障害されるという特徴がみられる．

5 結節性多発動脈炎

結節性多発動脈炎は成人に好発し，中型血管を標的とするが粘膜皮膚リンパ節症候群を伴わない．

1 概　念

結節性多発動脈炎は，中型血管を中心とした血管壁の炎症性疾患であり，腎臓では，腎動脈，葉間動脈，弓状動脈，小葉間動脈が主に障害され，糸球体には炎症をきたさない．

2 疫　学

わが国での年間の新規発症症例数は50人程度で，発症年齢は平均55歳，男女比は3：1でやや男性に多いとされている．

3 症　状

炎症による全身症状と障害臓器の症状を呈する．全身症状としては，発熱，体重減少，高血圧が多く，臓器障害の症状としては，筋肉痛，関節痛，紫斑や潰瘍，腎機能障害，多発性単神経炎，脳梗塞や脳出血などに伴う中枢神経症状，消化管出血や穿孔などに伴う消化器症状などがみられる．

5. 血管炎

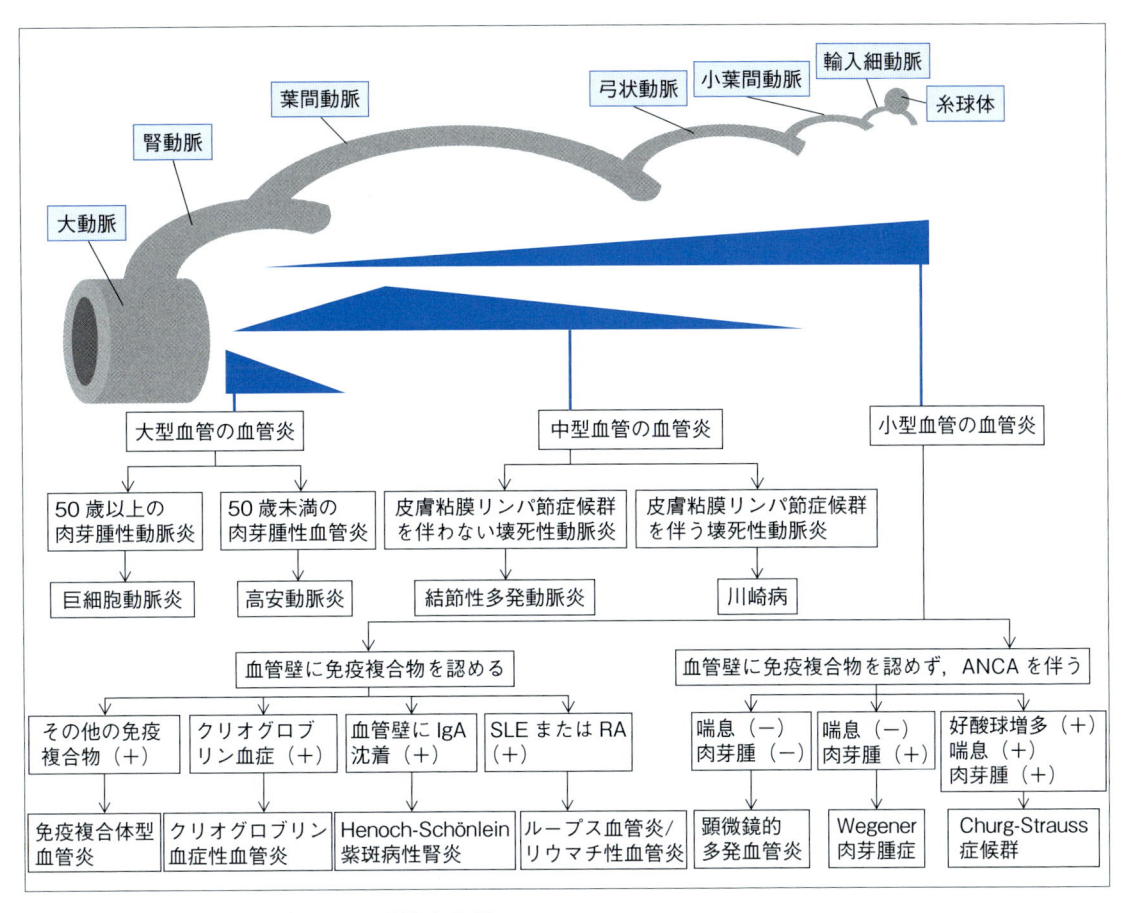

■ 図 VIII-5-1　アルゴリズムによる血管炎分類

(Jenette JC, et al. : Comprehensive Clinical Nephrology. 3 rd ed. p. 275-279, Mosby Elsevier, 2007 より改変)

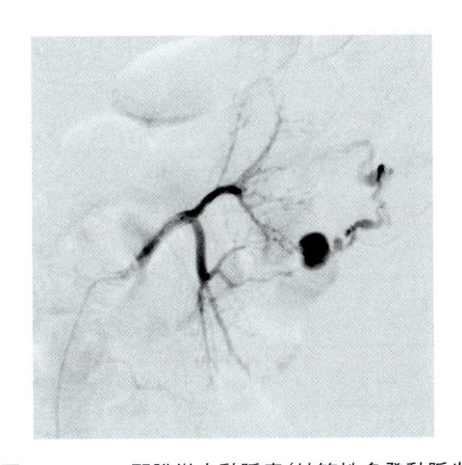

■ 図 VIII-5-2　腎臓微小動脈瘤(結節性多発動脈炎)

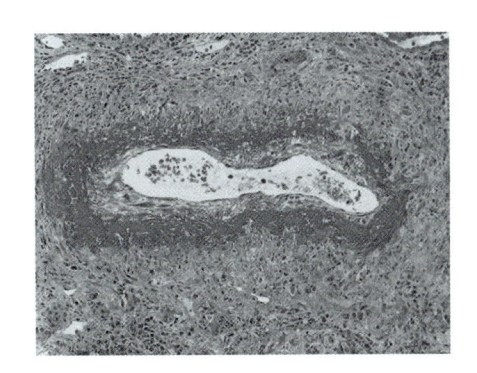

■ 図 VIII-5-3　弓状動脈のフィブリノイド壊死 (結節性多発動脈炎)

4 診 断

　血液検査では、白血球増加や CRP 高値、赤沈亢進が、尿検査では、軽度の蛋白尿、軽度の尿潜血が認められるが、特徴的な所見はない。また、血管造影検査により腎臓や腸管膜動脈に微小動脈瘤(図 VIII-5-2)が認められる。腎臓、筋肉、末梢神経などの生検組織の中型動脈壁に、好中球な

表 VIII-5-2　結節性多発動脈炎の診断基準

1. 主要症候	① 発熱（38℃ 以上，2 週以上）と体重減少（6 カ月以内に 6 kg 以上） ② 高血圧 ③ 急速に進行する腎不全，腎梗塞 ④ 脳出血，脳梗塞 ⑤ 心筋梗塞，虚血性心疾患，心膜炎，心不全 ⑥ 胸膜炎 ⑦ 消化管出血，腸閉塞 ⑧ 多発性単神経炎 ⑨ 皮下結節，皮膚潰瘍，壊疽，紫斑 ⑩ 多関節痛（炎），筋痛（炎），筋力低下
2. 組織所見	中・小動脈のフィブリノイド壊死性血管炎の存在
3. 血管造影所見	腹部大動脈分枝（特に腎内小動脈）の多発小動脈瘤と狭窄・閉塞
4. 判定	① 確実 definite 　主要症候 2 項目以上と組織所見のある例 ② 疑い probable 　a. 主要症候 2 項目以上と血管造影所見の存在する例 　b. 主要症候のうち① を含む 6 項目以上存在する例
5. 参考となる検査所見	① 白血球増加（10,000/μL 以上） ② 血小板増加（400,000/μL 以上） ③ 赤沈亢進 ④ CRP 強陽性
6. 鑑別診断	① 顕微鏡的多発血管炎 ② Wegener 肉芽腫症 ③ アレルギー性肉芽腫性血管炎 ④ 川崎病 ⑤ 膠原病（SLE，RA など） ⑥ Henoch-Schönlein 紫斑病性血管炎

（吉田雅治ほか：中・小型血管炎の臨床に関する小委員会報告．厚生省特定疾患免疫疾患調査研究班 難治性血管炎分科会 平成 10 年度報告書，p.239-246, 1999 より）

どの炎症細胞浸潤を伴うフィブリノイド壊死（図 VIII-5-3）が認められる．臨床症状，組織所見，血管造影所見により診断されるが，他の血管炎疾患の除外診断を要する（表 VIII-5-2）．

5　治療

メチルプレドニゾロンによるパルス療法を含むステロイド療法を基礎に，病状に応じて CPA を用いた免疫抑制薬の併用療法を行う．また，血管炎に伴う血管内腔の狭小化，血栓症，虚血に対して，抗血小板抑制薬や抗凝固薬，血管拡張薬が用いられる．

6　予後

早期に診断し，臓器障害が進行しないうちに治療を開始することが重要である．

6 Perspective

血管炎の分類，診断は，わが国では厚生労働省の特定疾患診断基準が用いられることが多いが，海外では，Chapel Hill 分類や米国リウマチ学会による分類基準が広く用いられている．わが国では欧米諸国に比し Wegener 肉芽腫症（GPA）の頻度が低く，顕微鏡的多発血管炎の頻度が高いことが知られているが，これは人種や環境による差の他に診断基準の違いも原因の 1 つとして考えられる．一方，いずれの診断または分類基準を用いても，あてはまらない症例や 2 つ以上の診断，分類基準を満たしてしまう症例が存在する．2007 年に Watts らは，ANCA 関連血管炎（Wegener 肉芽腫症，Churg-Strauss 症候群（EGPA），顕微鏡的多発血管炎）と結節性多発動脈炎について新しいアルゴリズムを用いた分類基準を提唱したが，これによりすべての症例をいずれかの疾患に分類することが可能であったと報告している[7]．これらを踏まえて，今後，さらなる検討が期待される．

〔佐野　隆，鎌田貢壽〕

《文　献》

1) Krain R, et al. : Molecular mimicry in pauci-immune focal necrotizing glomerulonephritis. Nature Medicine, 14 : 1088-1096, 2008.
2) Brinkmann V, et al. : Neutrophil extracellular traps kill bacteria. Science, 303 : 1532-1535, 2004.
3) Kessenbrock K, et al. : Netting neutrophils in autoimmune small-vessel vasculitis. Nature Medicine, 15 : 623-625, 2009.
4) Jenette JC, et al. : Renal and systemic vasculitis. Comprehensive Clinical Nephrology. 3 rd ed. p. 275-279, Mosby Elsevier, 2007.
5) Weyand CM, et al. : Medium- and large-vessel vasculitis. N Engl J Med, 349 : 160, 2003.
6) Jennet JC, et al. : The proposal of an international consensus conference. Arthritis Rheum, 37 : 187-192, 1994.
7) Watts R, et al. : Development and validation of a consensus methodology for the classification of the ANCA-associated vasuculitides and polyarteritis nodosa for epidemiological studies. Ann Rheum Dis, 66 : 222-227, 2007.

■ VIII. 血管性疾患

6 血栓性微小血管症

1 定義と概念

血栓性微小血管症（TMA）とは，血栓形成による末梢組織の虚血と組織障害が生じる疾患の総称であり，血小板血栓型とフィブリン血栓型に大別される．血小板血栓型としては，① 血栓性血小板減少性紫斑病（TTP），② 先天性TTP（Upshaw-Schulman症候群），③ 溶血性尿毒症症候群（HUS）がある．同様の病態は，HIV感染，薬剤性〔抗癌薬（マイトマイシンC, ゲムシタビン），抗血小板薬（チクロピジン：パナルジン®, クロピドグレル：プラビックス®），免疫抑制薬（シクロスポリン，タクロリムス），キニーネ〕，妊娠関連，分娩後，膠原病，臓器移植後，悪性高血圧症などでも生じる（表VIII-6-1）[1,2]．一方，フィブリン血栓型としては，播種性血管内凝固（DIC）がある．この場合は，最初に凝固因子が活性化され凝固による末梢組織の虚血が生じ，次に凝固因子が消費された結果，重症の出血が生じるという特徴がある．類似した病態として，脂肪塞栓となる抗リン脂質抗体症候群がある[3]．

2 診 断

TTPには，Moschkowitzの5徴候として，① 血小板減少，② 溶血性貧血（破砕赤血球を伴いCoombs test陰性），③ 腎機能障害，④ 発熱，⑤ 動揺性精神神経症状があげられている．一方，HUSについては，日本小児腎臓学会でのHUSの診断基準がある．A項目として，① 溶血性貧血（破砕赤血球を伴う貧血でヘモグロビン10 g/dL以下），② 血小板減少（血小板数10万/μL以下），③ 急性腎障害（血清Cr濃度が，年齢別基準値の97.5%以上で，各個人の健常時の値の1.5倍以上の上昇）．B項目として，① 意識障害，痙攣，頭痛などの中枢神経障害，② 肝障害や肝内胆管，胆嚢結石，膵炎，DICを合併することである．

これまでTTPとHUSは類似した臨床症状を呈するため，TTP/HUS（あるいはHUS/TTP）として取り扱われてきた．溶血性貧血（破砕赤血球を伴う）と血小板減少，微小血管症に伴う臓器障害が診断に重要であるが，原因不明の血小板減少がある場合にその他の徴候がなくとも本症を疑うことが大切である．ただしTTPで古典的（Moschkowitz）5徴候を認める症例は5%とされている[2]．最近，病態の解明が進み，TTPとHUSが異なるメカニズムで生じることがわかってきた．

3 病 態

TTPの病因として，内皮細胞から産生されるvon Willebrand factor（vWF）とその特異的分解酵素であるa disintegrin-like and metalloproteinase with thrombospondin type 1 motifs 13（ADAMTS 13）との関係が明らかになってきた．血管内皮細胞で産生されたvWFは，血管内で超巨大分子構造を持つunusually large vWF multimer（UL-vWFM）を形成する．微小血管などで生じる高ずり応力によって血小板凝集（血栓）を起こし血管を閉塞させる．一方，ADAMTS 13は，肝星細胞（責任遺伝子は染色体9q34）で産生され血中に放出される．この酵素は1427アミノ酸残基からなる1本鎖糖蛋白であるが，効果的に働くためには血管内皮細胞膜蛋白CD36に結合し，細胞表面に固相化される必要がある．Cys/Spドメインを介して基質UL-vWFMを捕捉しながら，MPドメインが基質サブユニットのTyr-Met結合を切断するという図式が提示されている（図VIII-6-1）．ADAMTS 13が正常に機能しないと，切断されないUL-vWFMは細

表 VIII-6-1　TMA の定義と分類

	定　義	コ　メ　ン　ト
1. 病態診断 TMA	毛細血管や最小動脈の内皮細胞の腫脹と内皮下腔の拡大が特徴的であり，微小血栓を生じ，結果として溶血性貧血や血小板減少症が起こる	TMA は，TTP，HUS 以外にも悪性高血圧，強皮症，抗リン脂質抗体症候群，全身性エリテマトーデス，子癇前症，放射線腎症，腎移植後拒絶，HIV 感染症，同種造血幹細胞移植，癌の全身転移，薬剤（マイトマイシン C，シクロスポリン，タクロリムス，キニーネ）で起こり得る
2. 臨床診断 1) typical HUS	志賀様毒素産生細菌の感染による下痢の後に，微小血管性溶血性貧血，血小板減少症，腎不全をきたす症候群	5 歳以下の小児に起こりやすい．小児 HUS の 90〜95%． 大腸菌 O 157：H7 株が最も多い原因菌
2) atypical HUS	下痢のない微小血管性溶血性貧血，血小板減少症，腎不全をきたす症候群	5 歳以下の小児に起こりやすい．小児 HUS の 5〜10%． 最も多い原因は，補体制御系の異常
3) TTP	成人で微小血管性溶血性貧血，血小板減少症をきたしたもので，腎不全・神経学的異常はあってもなくてもよい．ただし，全身性感染症や TMA の原因となる他の疾患がないこと	腎不全のない小児でも TTP と診断される．TTP の診断時には，血漿輸注，血漿交換が必要となる
4) congenital TTP (Upshaw-Schulman syndrome)	ADAMTS 13 の先天性欠乏によるまれな疾患	症状はどの年代でも生じる．血漿輸注が効果的である．先天性欠乏があっても臨床症状の起こらない人もいる

(George JN：Blood, 116：4060-4069, 2010 より改変)

小動脈などの高ずり応力が生じる部位で血小板凝集を起こし結果的に血小板血栓が生じることになる[1]．先天性 TTP では ADAMTS 13 に遺伝子異常があり，ADAMTS 13 活性が低下している．一方，後天的に ADAMTS 13 に対する自己抗体（inhibitor）が生じて発症することもある[4]．

一方，typical HUS は，感染症に由来し，90% 以上は病原大腸菌 O 157：H7 株である．この菌が産生する志賀様毒素〔Shiga (like) toxin；別名ベロトキシン（VT）〕は，A と B のサブユニットが各々 1 個と 5 個からなる外毒素である．血管内皮細胞と単球膜表面上に VT 受容体としてグロボトリアロシルセラミド（Gb 3）が存在している．VT がこれら細胞の Gb 3 に結合するとさまざまなサイトカインが血中に放出され，直接的，間接的に血小板を活性化し fibrinogen-fibrin/血小板血栓が生じる．またこれらサイトカインは内皮細胞障害を引き起こし，UL-vWFM を形成し，vWF/血小板血栓も生じることが示唆されている（図 VIII-6-2）[1]．

一方，下痢を伴わない atypical HUS では，補体調節因子である factor H（CFH），factor I（CFI），C3，factor B（CFB），membrane cofactor protein（MCP：CD68），thrombomodulin などの突然変異あるいは自己抗体が原因とされている．通常，補体の副経路 alternative complement pathway で形成された C3 の分解物 C3b と CFB の分解物 Bb が結合すると，C3bBb 複合体を形成する．この C3bBb 複合体は，細胞膜表面上で C3 をさらに活性化させる．すなわち補体を常に活性化するメカニズムとして重要な働きをしている．一方，補体 CFH は細胞膜表面上で C3bBb 複合体に結合する．その結果，CFI（serine protease）が結合し C3bBb を分解する．このように CFH，

■ VIII. 血管性疾患

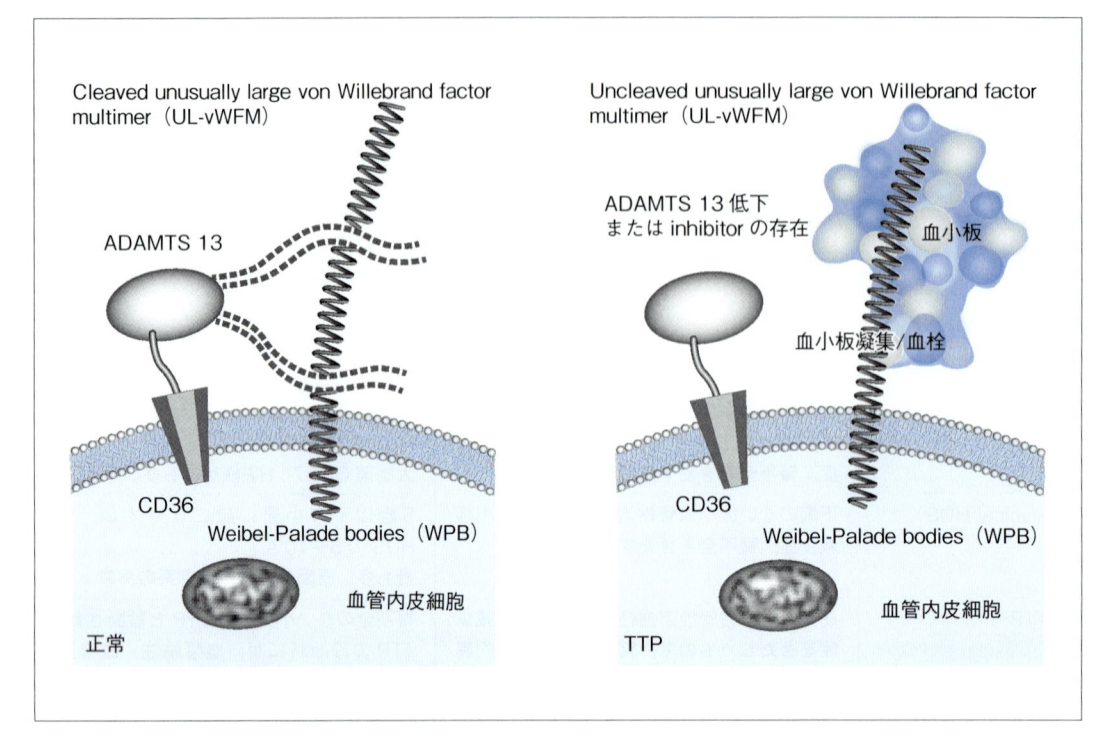

図 VIII-6-1　ADAMTS 13 の作用機序

（Moake JL : N Engl J Med, 347 : 589-600, 2002 より改変）

CFI は補体の活性化を抑制する蛋白である．CFH，CFI その他の補体関連蛋白の突然変異によって家族性あるいは散発性の atypical HUS，妊娠関連 HUS などが生じることも報告されている．さらに，CFH に対する自己抗体は，atypical HUS の約 10％ に認められている[5]．

4 疫　学

TTP は，10～40 歳代，特に 30 歳代に発症しやすいとされるが，新生児から老人までと幅広く生じる．男女比では 2：3 で女性にやや多く，発症率は人口 100 万人に 4 人と推計されている．また遺伝子異常である先天性 TTP は 100 万人に 1 人以下である．

一方，HUS は 5 歳以下の発生率は人口 10 万人に 6.1 人で，全年齢では，10 万人に 1～2 人の発生率と報告されている．感染症後の典型的な HUS は小児期（13 ヵ月〜17 歳：平均 3.44 歳）に多く，病原大腸菌 O 157 以外としては，O 26，O 103，O 111，O 145 などがある．

奈良県立医科大学の TMA に関する報告によると，1998 年から 2008 年の 10 年間で全国での登録が 919 例あった．ADAMTS 13 活性により，① 基準値の 3％ 未満群と，② 3％ 以上群に分け検討した．両群合わせて先天性が 65 例で，後天性が 854 例であった．先天性の 65 例中，ADAMTS 13 活性が欠損（活性ゼロ）しているものは 41 例で，残りの 24 例は活性がみられた．後天性の 854 例は 3 群に分類され原因不明の TTP 284 例，原因不明の HUS 106 例，二次性 TMA が 464 例であった．二次性の TMA の内訳は，薬剤，膠原病，悪性疾患，妊娠，大腸菌 O157：H7 株などであった[6]．

5 症　状

ADAMTS 13 が高度に低下した TTP では，消化器症状（腹痛，吐き気，嘔吐，下痢）が 69％，神経症状が 66％，衰弱が 63％，出血，紫斑，血

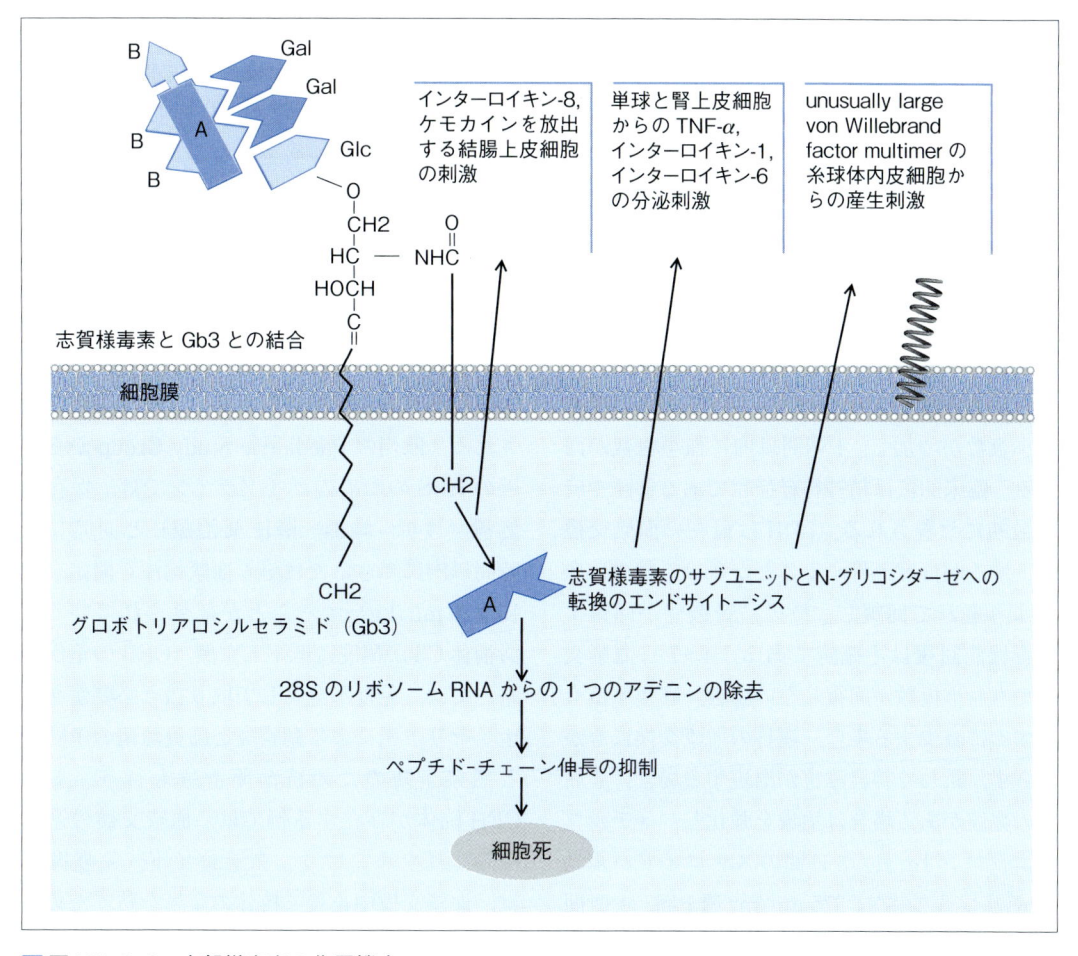

■ 図 VIII-6-2　志賀様毒素の作用機序

(Moake JL : N Engl J Med, 347 : 589-600, 2002 より改変)

尿が54％，呼吸困難，発熱，胸痛，咳がそれぞれ29％，23％，22％，9％である[2]．2001年から2002年のtypical HUSについてのわが国のサーベイランスによると，診断基準を満たした症例は72％であり，臨床症状は，発熱（37％），血性下痢（83.4％），乏尿，無尿（60.3％），肉眼的血尿（27.6％），中心神経症状（31.2％）である[7]．

陰性である．急性腎不全は9％でみられるが，46％で血清Crの上昇を認める．トロポニンTが上昇していることもある．急性心筋梗塞はまれであるが，微小血管血栓による心収縮能に関連する突然死も報告されている[2]．atypical HUSのfactor H, factor I, factor B, C3の異常の場合は補体C3の低下を伴う[5,8]．

6 検査（病理）

TTPの場合は血小板血栓となり，HUSの場合はfibrinogen-fibrin/血小板血栓が形成される．検査では溶血による間接ビリルビンの増加と破砕赤血球を伴う貧血，血小板減少，高LDH血症，ハプトグロビンの低下がみられる．Coombs testは

7 治療

1977年にTTPに対する血漿交換療法の有用性が報告されている[9]．先天性TTPでは定期的に新鮮凍結血漿（FFP）を輸注しADAMTS 13を補充する．FFP 10 mL/kgを2～3週ごとに輸注して血小板数を維持し，発症予防のための治療が

行われる．この場合，血漿交換は適応とはならない．ステロイド療法は，ADAMTS 13 inhibitor（自己抗体）を抑制することや，高度にADAMTS 13 が低下した例には有用である可能性があるが，高度な腎不全，薬剤性，O 157 感染症では使用されない．最初に FFP を輸注する．UL-vWFM の除去，inhibitor の除去，ADAMTS 13 の補給を目的として血漿交換を連日で開始する．

血漿交換の治療反応性はステロイドの有無にかかわらず血小板数で評価する．通常は 2〜3 日目で血小板数が増加し，1 週間以内に血小板数が回復する．臨床的には精神神経症状である昏睡や麻痺が最初に改善される．LDH は最初の血漿交換で低下するが再度上昇することが多い．貧血は血小板より遅れて回復し，最後に腎機能が回復する．腎機能回復は不確定である．4〜7 日血漿交換しても血小板数が回復しない場合，回復するものすぐに減少する場合，連日の血漿交換にもかかわらず，新しく神経障害が出現する場合，心筋虚血の兆候がある場合は治療を強化し，メチルプレドニゾロン 1g/日，3 日間のステロイドパルス療法やリツキシマブ 375 mg/m^2 週 1 回，4 週間投与する．inhibitor が高濃度で上昇している場合は，合併症や死亡リスクが高い．血漿交換前の血小板輸注は禁忌である．血小板数の正常化が 2 日間続いたら，血漿交換を中止する．ステロイド 1 mg/kg/日を維持し，週 2 回，2 週間で評価する．血漿交換を中止すると，活動性が残るか，血小板減少を繰り返すことがある．血小板数が 1〜2 週間減少しなくなったらカテーテルを抜去する．その後プレドニゾロンを漸減し中止する[2]．血小板輸注については，輸注した例としなかった例の予後に有意差はなかった[10]．しかし血小板が減少しているだけで，血小板輸注の適応にはならない．投与の際も症状増悪に注意する．血漿交換での合併症は，7 例（3%）が死亡し，中心静脈カテーテル感染による敗血症が 4 例，カテーテル挿入時の出血 3 例である．心停止 2 例，心タンポナーデを伴ったカテーテル挿入時のガイドワイヤーによる右室破裂 1 例，血漿のアレルギー 1 例などがある[2]．

typical HUS の治療は支持療法が主体となる．貧血に対する輸血や腎不全に対して透析療法，水・電解質の管理が必要となる．抗菌薬は必須ではない．一方，atypical HUS の治療は，補体系の異常が潜在的に存在することから血漿輸注が有用である．多くの例では，血漿輸注だけでは不十分である．特に突然変異した CFH, CFI, CFB, C3 や抗 CFH 抗体がある場合や大量の FFP の輸注に伴う心不全を予防するために，血漿交換も施行される．欧州の Paediatric Study Group からの最近の HUS のためのガイドラインでは，保存的な処置（透析，輸血，降圧薬治療）と同時に，24 時間以内にできるだけ早く血漿輸注を開始（FFP 10〜20 mL/kg）することが推奨されている．血清補体 C3 が極度に低下した例（CFB の遺伝子異常）では，免疫不全として取り扱う必要がある．ナイセリア属による髄膜炎と肺炎球菌の予防接種と感染予防のため抗菌薬治療も行う．また抗 CFH 抗体が存在する例では，血漿交換の適応となる．リツキシマブ，ステロイド，免疫抑制薬は，血漿交換中止後，抗体の産生を防ぐため施行される．

15 人の atypical HUS の例に対し腎移植を行ったフランスからの報告では，24 回の腎移植のうち，16 回（67%）は腎死となっている．16 の移植片不全のうち，50% は HUS の再発による脈管血栓症であった．また CFH 突然変異を持つ 34 人の患者のうち，26 人（76%）が移植後再発し，そのうち 81% は再発の後 1 年以内に腎死となっている．生体血縁ドナーによる腎移植は禁忌となる．肝臓で factor H が合成されることから，CFH の突然変異の場合には肝臓と腎臓の同時移植も施行され，4 年間の追跡試験で HUS 再発はなく有用性が示されている[11]．薬剤性 TTP のうち，抗血小板薬による TTP は早期に血漿交換すると予後はよい．チクロピジン（パナルジン®）は投与後 2 ヵ月間で TTP を発症することが多いが，クロピドグレル（プラビックス®）は数週間で発症する．シクロスポリンやタクロリムスによ

るTMAの治療法については，現在有効な治療法は確立していない[2]．

8 治療のポイント

TMAを呈する原疾患による．TTPについては血漿交換療法が必要となる．typical HUSについては，対症療法が中心となる．atypical HUSの治療は確立していない．

9 予後

TTPは血漿交換の治療が確立する以前は10%と予後不良な疾患であった．オクラハマregistryにおいては，261例中60例のADAMTS 13が10%未満の例では生存は47例（78%）であるが，16例（34%）で再発していた．ADAMTS 13が10%以上の201例での生存は136例（68%）で再発は5例（4%）であった[12]．typical HUSの死亡率は1.6%（2/127）であり，急性心不全と中枢神経障害で死亡している．28%は透析を必要とし，透析および中枢神経障害のリスクファクターは，低Na血症，高ALT血症，高CRP血症である[7]．atypical HUSは補体調節因子によって予後が異なる．CFH, CFI, C3の突然変異の60～70%と抗CFH抗体の30%では，死亡するか，腎機能は喪失し，再発を繰り返しCKDとなる．CFBが最も予後不良で88%が腎死に至り，CFH 20%の例では心血管系合併症のため，さらに死亡率が高い．CFH突然変異の長期予後は10年で50%であるのに比べ，CFI, C3の突然変異と抗CFH抗体の長期予後は10年で80～90%である．またMCP（CD46）の突然変異は，完全寛解する例もあり長期予後は80～90%である．再発は繰り返すが長期予後は良好で，80%の例で透析療法から離脱する[4]．

10 Perspective

TTPでは再発例の治療が問題となり，抗CD20モノクローナル抗体のリツキシマブの検討がされている．typical HUSは抗志賀様毒素抗体が動物実験ではあるが，typical HUS予防に有効で治療の可能性も示唆されている．atypical HUSはわが国において報告例はなく，今後発生頻度などの調査が必要で，欧米においては，抗C5モノクローナル抗体のエクリズマブの有効例が報告され[13]，さらに予後の改善が期待される．移植後HUSは増加する可能性があり，治療はなく今後の検討課題といえる．

〔三浦直人，今井裕一〕

《文献》

1) Moake JL : Thrombotic Microangiopathes. N Engl J Med, 347 : 589-600, 2002.
2) George JN : How I Treat Patients with Thrombotic Thrombocytopenic Purpura : 2010. Blood, 116 : 4060-4069, 2010.
3) Ruiz-Irastorza G, et al. : Antiphospholipid syndrome. Lancet, 376 : 1498-1509, 2010.
4) Lotta LA, et al. : ADAMTS13 Mutations and Polymorphisms in Congenital Thrombotic Thrombocytopenic purpura. Human Mutation, 31 : 11-19, 2010.
5) Noris M, et al. : Atypical Hemolytic-Uremic Syndrome. N Engl J Med, 361 : 1676-1687, 2009.
6) Fujimura Y, et al. : Registry Patients with Thrombo Microangiopathies across Japan : Datebase of Nara Medical University during 1998-2008. Inter Med, 49 : 7-15, 2010.
7) Kamioka I, et al. : Risk factor for developing sever clinical couse in HUS patirnts : a national survey in Japan. Pediatr Intern, 50 : 441-446, 2008.
8) Sellier-Leclerc AL, et al. : Differential impact of complement mutation on clinical characterstics in atypical hemolytic uremic syndrome. J Am Soc Nephrol, 18 : 2392-2400, 2007.
9) Bukowski RM, et al. : Plasmaphresis in the Treatment of Thrombotic Thrombocytopenic Purpura. Blood, 50 : 413-417, 1977.

10) Swisher KK, et al. : Clinical outcome after platelet transfusion in patients with thrombotic thrombocytopenic purpura. Transfusion, 49 : 873-887, 2009.
11) Loirat C, et al. : Complement and the atypical hemolytic uremic syndrome in children. Pedistr Nephrol, 23 : 1957-1972, 2008.
12) Kremer Hovinga JA, et al. : Suvival and relapse in patients with thrombotic thrombocytopenic purpura, Blood, 25 : 1500-1511, 2010.
13) Nurnberger J, et al. : Eculizumab for Atypical Hemolytic-Uremic Syndrome. N Engl J Med, 360 : 542-544, 2009.

Column

抗リン脂質抗体症候群

　抗リン脂質抗体症候群は，抗リン脂質抗体の持続的な存在下に静脈，動脈，小血管の血栓症により流産，高度の子癇前症（妊娠中の高血圧と蛋白尿），胎盤の機能不全のために早産を引き起こす．抗リン脂質抗体には，ループスアンチコアグラント（LA），抗カルジオリピン抗体，抗β_2-グルコプロテイン1（anti-β_2-GP 1）がある．抗リン脂質抗体は，内皮細胞，単球と血小板の活性を促進し，組織因子とトロンボキサンA_2の過剰産生を引き起こす．また補体の活性化が中心的役割を果たしている可能性も示唆されている．LAは他の抗リン脂質抗体よりも疾患と関連性が高いと考えられている．頻度は，全身性エリテマトーデスの約40％の症例では抗リン脂質抗体が陽性で，血栓症のイベントをきたすのは40％未満である．一般に50歳未満の脳卒中患者の5人に1人は抗リン脂質抗体が存在し，静脈血栓症患者の24％は抗リン脂質抗体が陽性との報告もある．習慣性流産は通常妊娠の1％でみられ，習慣性流産の患者の10～15％は抗リン脂質抗体症候群によるものと診断されている．胎児死亡は5％の妊娠で起こり，妊娠2～3期で発生する．在胎月齢によるが，妊娠継続は困難となる．胎児死亡は抗リン脂質抗体症候群と関連があるが，既存の高血圧症や全身性エリテマトーデス，腎臓病などが合併する場合は一概にはいえない．

　case control studyでは，control群で7％以下の子癇前症の発症が，抗リン脂質抗体陽性例では11～29％であった．前向きコホート研究の結果では，抗リン脂質抗体が高値の妊婦のうち，10～50％が子癇前症を発症し，その妊婦の10％以上は低出生体重児であったと報告されている．抗リン脂質抗体症候群の臨床症状として，20％以上でみられるものは，静脈血栓，血小板減少，流産または胎児死亡，脳卒中または脳虚血発作，片頭痛，網状皮斑である．一般的ではないが10～20％にみられるものとしては，心臓弁膜症，子癇前症あるいは子癇症，早産，溶血性貧血，冠動脈疾患がある．10％未満のまれなものには，痙攣，血管性認知症，舞踏病，網膜動脈または網膜静脈の血栓症，肺高血圧症，足潰瘍，骨壊死，抗リン脂質抗体腎症があり，1％未満と非常にまれな症状としては横断性脊髄炎，副腎出血，Budd-Chiari症候群がある．血栓症の治療は長期的な抗凝固薬で，血管イベントのある症例には，より積極的に行う必要がある．

　抗リン脂質抗体陽性の一次性血栓予防は，① 全身性エリテマトーデスで，LA陽性あるいは抗カルジオリピン抗体持続陽性例に対しては，関節リウマチやマラリアの治療薬であるヒドロキシクロロキン（プラキニル®：Plaquenil．日本では未発売）と低用量のアスピ

リン．② 妊婦の抗リン脂質抗体陽性例には低用量のアスピリンか無治療．③ 無症候性の抗リン脂質抗体陽性例には無治療か低用量のアスピリン．④ 抗リン脂質抗体を持つすべての患者に対して脈管リスクファクターの厳格な治療が必要．⑤ 高リスクな状態（手術，post partum，長時間の絶対安静）には適切な血栓予防．

また二次性血栓予防は，① 明らかな静脈イベントを持つ患者については，抗凝固療法〔目標INR（international normalised ratio）：2〜3〕．② 動脈イベントを持つ患者には，抗凝固療法（目標INR：3〜4）または抗血栓療法の併用．③ 目標INR：2〜3でも血栓イベントが出現した場合は目標INR：3〜4にするか，低分子ヘパリンによる代替療法．④ 静脈血栓を伴い，抗リン脂質抗体が1種類陽性か低力価の場合は，深部静脈血栓処置の推奨に従う．⑤ 動脈血栓を伴い抗リン脂質抗体が1種類陽性か低力価の場合は，動脈の血栓症処置の推奨に従う．

抗リン脂質抗体陽性妊婦の治療については，① 明らかな血栓がなく，初期の習慣性流産がない場合には，低用量のアスピリン単独，または未分画ヘパリン5,000〜7,500単位の12時間ごとの皮下注射，または低分子ヘパリンの通常量の皮下注射の併用．② 明らかな血栓症がない場合で，妊娠10週以上の胎児死亡，または胎盤機能不全または高度な子癇前症で34週未満の早産の場合では，低用量のアスピリンに加えて，まず未分画ヘパリン7,500〜10,000単位の12時間ごとの皮下注射から開始して，2回目は10,000単位を皮下注射し8〜12時間ごとにaPTTをコントロールの1.5倍になるように用量調節し維持する．または低分子ヘパリンの通常量を皮下注射する．③ 血栓症を伴う抗リン脂質抗体症候群の場合は，低用量のアスピリンに加えて，未分画ヘパリンを8〜12時間ごとに治療域レベル（aPTTで1.5〜2.5倍）で皮下注射する．または通常量の低分子ヘパリンを皮下注射する．全身性エリテマトーデスのない場合はaPTTで調節するが，全身性エリテマトーデスを伴う場合は，anti-factor Xa activityでモニターする．低分子ヘパリンの妊婦への投与の推奨価はまだ明らかではなく，慎重に4〜6時間ごとにanti-factor Xa activityを測定しながら行う．将来的には，低用量のアスピリンと他の抗血小板薬（ジピリダモールやクロピドグレル）の併用療法，経口抗Xa因子阻害薬（Ribaroxaban, Apixaban），直接トロンビン阻害薬（ダビガトラン），スタチン（フルバスタチン，ロスバスタチン），ヒドロキシクロロキンや抗CD20モノクローナル抗体（リツキシマブ）が検討される．

〔三浦直人，今井裕一〕

参考文献
Ruiz-Irastorza G, et al. : Antiphospholipid syndrome. Lancet, 376 : 1498-1509, 2010.

7 強皮症腎

1 診断

診断基準[1]に従い全身性強皮症（Systemic Sclerosis; SSc）を診断し，諸臓器病変の評価・重症度を判定する．全身性強皮症・診断基準を以下に示す．

大基準
・手指あるいは足趾を超える皮膚硬化（限局性強皮症※を除外）

小基準
① 手指あるいは足趾に限局する皮膚硬化
② 手指尖端の陥凹性瘢痕，あるいは手指の萎縮（外傷などによるものを除く）
③ 両側性肺基底部の線維症
④ 抗トポイソメラーゼⅠ（Scl-70）抗体または抗セントロメア抗体陽性

大基準，あるいは小基準①および②～④の1項目以上を満たせば全身性強皮症と診断する．

※皮膚に限局した強皮症で，Raynaud現象や内臓病変を認めない．20～40代に好発し，男女比は1：3．皮膚硬化病変は円形ないし線状である．

2 治療のポイント（図VIII-7-1）

腎・腎外病変と重症度を評価し，他科と連携して診療にあたる[1]．

定期受診の際，血圧測定や血液・尿検査を行い，特に急に発症する高血圧や腎機能障害を見逃さない．家庭での毎日の血圧測定を指導する．強皮症腎クリーゼ（SRC）のリスク（高用量ステロイド薬投与，ホルモン補充療法，心不全，貧血，腎毒性薬物投与）の回避・治療を行う．禁煙を指導する．

SRCを診断したら入院させ，直ちにACE阻害薬による降圧を行う．長期間の維持透析の後でも透析離脱の可能性があることを考慮する．

3 定義と概念

SScは皮膚真皮および内臓の結合組織増加（線維化）が慢性進行性に生じる疾患で，結合組織の炎症・増生，全身の小血管病変，抗核抗体産生などの自己免疫現象を基本病態とする．

強皮症はSScと限局性強皮症localized scleroderma とに大別される．後者は皮膚に限局した硬化症で，内臓病変を認めない（斑状強皮症・線状強皮症）．SScは血管障害や内臓病変を伴うもので，さらにびまん型全身性強皮症 diffuse cutaneous SScと限局型全身性強皮症 limited cutaneous SScとに分類される（表VIII-7-1）．

4 疫学

わが国におけるSSc患者は6,000人以上と推定され，皮膚硬化がごく軽度のSScを含めるとその数倍と推定される．男女比は1：9で，30～50歳代の女性に好発する．小児発症はまれである[2]．

5 病態

SScは，①線維芽細胞活性化（膠原線維の産生亢進から硬化に至る），②血管障害（Raynaud現象，皮膚潰瘍，SRCなどが生じる），③免疫異常（抗核抗体の産生）の3つが病態に関連している．

腎障害では，血管内皮細胞障害による小動脈内膜肥厚・血行障害に加え，糸球体や間質における上皮間葉形質転換・線維化，エンドセリン（ET-1）発現亢進などが関連する[3,4]．遺伝的因子として最近，エンドセリン受容体多型と病型や

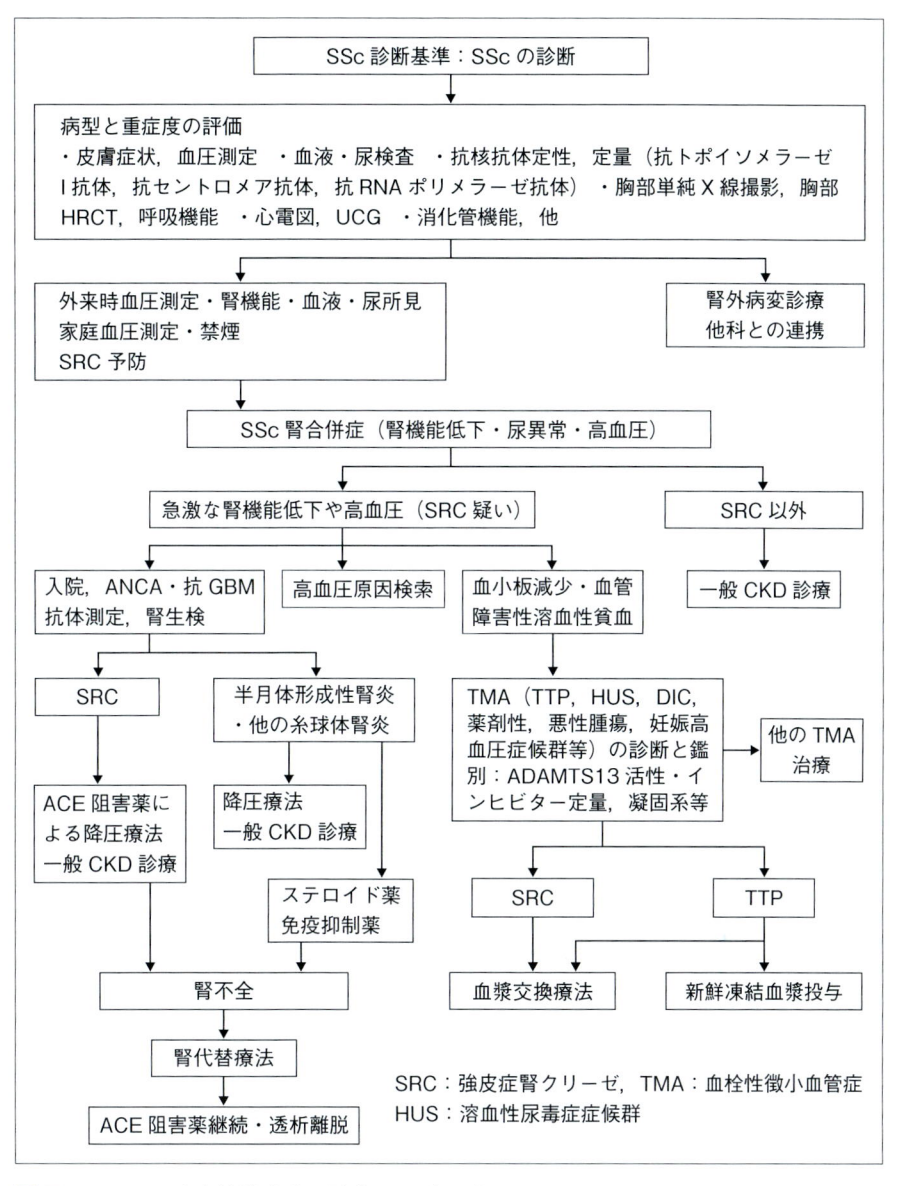

■ 図 VIII-7-1　全身性強皮症の診療アルゴリズム

抗 RNA ポリメラーゼ抗体産生との関連が報告された[5]．

6 症状（腎以外）

1 Raynaud 現象

寒冷刺激や物理的ストレス，薬剤をきっかけとして手指が蒼白・紫色，最後に赤色となる現象．初発症状として多い．

2 皮膚症状

手指・手の腫脹から始まって次第に皮膚硬化が起こり，手背，前腕，上腕，体幹へと進行する．手指は非陥凹性の腫脹や伸展障害によりソーセージ指をきたすこともある．指尖潰瘍，毛細血管拡張，爪上皮出血点，色素沈着，色素脱失，皮下石灰化などの症状がある．顔面は皺が消失し鼻がと

表 VIII-7-1 全身性強皮症の病型分類

1. びまん型全身性強皮症 diffuse cutaneous systemic sclerosis
   - 肘関節より近位にも皮膚硬化がある
   - 急速（2年以内）に皮膚硬化が進行する
   - Raynaud現象より先か，同時に皮膚硬化が進行する
   - 毛細血管が脱落し，爪上皮内出血点は進行期に消失する
   - 関節拘縮が高度で，肺・腎・心・食道に病変を伴う
   - 石灰沈着はまれ
   - 抗核抗体：抗トポイソメラーゼⅠ（抗Scl-70）抗体陽性，抗RNAポリメラーゼ抗体陽性

2. 限局型全身性強皮症 limited cutaneous systemic sclerosis
   - 皮膚硬化は肘関節より遠位
   - 緩徐（5年以上）に進行
   - Raynaud現象が皮膚硬化より先行
   - 毛細血管の蛇行・拡張があり，爪上皮内出血点は多い
   - 関節拘縮は軽度で，肺・食道に病変を伴う
   - 石灰沈着が多い
   - 抗核抗体：抗セントロメア抗体陽性
   - 皮下石灰化（calcinosis），Raynaud症状，食道蠕動低下（esophageal hypomotility），指端硬化（sclerodactyly），毛細血管拡張（telangiectasia）を特徴とするCREST症候群とほぼ同義

(LeRoy EC, et al.: J Rheumatol, 15: 202-205, 1988 より)

がってみえる．小口症・開口障害，舌萎縮・舌小帯萎縮がある．

3 肺症状

間質性肺炎，肺高血圧症，胸水貯留をきたす．これらにより乾咳や呼吸困難を自覚する．

4 消化管症状

食道蠕動低下による嚥下障害・逆流性食道炎，その他の消化管蠕動低下により便秘・イレウス・下痢・栄養障害・体重減少等を生じる．

5 心

心外膜炎（心嚢液貯留），不整脈，心不全（収縮力低下・肺性心）がある．

6 その他

骨関節症状として単純X線写真上，関節破壊のない多関節痛や指節骨無痛性融解がある．

7 腎関連症状・症候

1 強皮症腎クリーゼ

SSc腎障害の中で最も重要であり，海外の報告ではびまん型SScの12%，限局型SScの2%に合併する．

❶ 背景

発症早期のびまん型SScに多い．SRCの発症率はびまん型SSc発症後1年以内が66%，4年以内が86%とされる．

❷ 症状・症候

典型例では突発的な加速型-悪性高血圧（拡張期血圧110 mmHg以上）・進行性腎機能障害を呈する．自覚症状として頭痛・悪心・痙攣・視力障害・心不全症状（浮腫・呼吸困難）・乏尿・無尿がある．血尿・1 g/日程度までの蛋白尿・円柱尿を認める．血漿レニン活性は上昇し，高血圧性網膜症（Keith-Wegener分類Ⅲ～Ⅳ度）を認める．微小血管障害性溶血性貧血を伴う場合，貧血・血小板減少，間接ビリルビン・LDH上昇，ハプトグロビン低下をみる．

❸ 正常血圧SRC

軽度高血圧や正常血圧SRCでは，腎外血管内皮障害が重症で予後はむしろ不良であることが報告されている．一方，SScで著しい高血圧を伴わない進行性腎機能障害や溶血性貧血がある場合，ANCA関連血管炎[6]や血栓性血小板減少性紫斑病，溶血性尿毒症症候群との鑑別のため，ANCAや血漿ADAMTS 13活性測定，腎生検を考慮する[7]．

❹ SRCのリスク

発症早期のびまん型SSc，急速に進行する皮膚硬化，重度かつ広範な皮膚硬化，プレドニゾロン15 mg/日以上のステロイド薬投与[8]，ホルモン補充療法，貧血，心不全，心嚢液貯留などがSRCのリスクである．抗核抗体ではspeckled patternで，抗RNAポリメラーゼ抗体陽性がSRCと関連する．逆にdiscrete speckled patternや抗セントロメア抗体陽性は負のリスクとなる．

2 強皮症腎クリーゼ以外のCKD・腎炎・血管炎

　SRC を伴わないびまん型 SSc の 32% 程度に腎機能低下や軽度の蛋白尿を認め，腎生検にて弾性線維の増生・糸球体硬化・尿細管萎縮・間質線維化を認めることがある．また，ANCA 関連血管炎との合併が報告されている．合併例ではこれらに伴う尿異常（蛋白尿・血尿・円柱尿）や腎機能障害，高血圧を呈する．急速進行性腎炎症候群を呈する場合，SRC と ANCA 関連血管炎による半月体形成性腎炎とを鑑別する必要があり，ANCA の測定や腎生検を適宜行う．

　糸球体腎炎の合併頻度は低いが，大量の蛋白尿など腎炎を示唆する所見がある場合，腎生検を行い，糸球体腎炎との鑑別やオーバーラッピング症候群としてループス腎炎の合併を診断する．

8 検査（病理）

1 抗核抗体

　抗核抗体は多くの症例（90%）で抗陽性となる．抗トポイソメラーゼ I（抗 Scl-70）抗体陽性はびまん型 SSc に，抗セントロメア抗体陽性は限局型 SSc に関連する．抗 RNA ポリメラーゼ抗体は SRC の 59% に陽性である．このほか，抗 fibrillarin 抗体，抗 U1-RNP 抗体もしばしば陽性となる．

　その他の血液検査所見，尿異常については 7-1-2「症状・症候」を参照．

2 腎障害の発症機構

　血管内皮細胞の機能障害・腎小血管の内膜肥厚と狭小化が腎血流障害をもたらし，傍糸球体装置の過形成とレニン-アンジオテンシン系亢進により血圧上昇を生じる．加えて糸球体や間質における上皮間葉形質転換・線維化，ET-1 発現亢進，ET-1 受容体発現異常などが関連して病変が形成される[7〜9]．

3 組織所見

　SRC では，弓状動脈から小葉間動脈における内膜のムコイド肥厚・求心性内膜増殖（たまねぎ様病変）・内腔狭小化，小動脈壁のフィブリノイド壊死をみる．血管炎と違いこれらは炎症細胞の浸潤を伴わない．また，SRC では血管の中膜が菲薄化し外膜や外膜周囲の線維化を伴うことが，悪性高血圧症病変との相違点とされている[9]．また，間質の細胞外基質増生がしばしば認められる．ANCA 関連血管炎や糸球体腎炎の合併例では半月体形成や糸球体病変が加わる．

9 治療

1 強皮症腎クリーゼ

　SRC を診断したら，直ちに入院させ，ACE 阻害薬による治療を開始する（1 年生存率は ACE 阻害薬使用例 76%，非使用例 15%[7]）．短時間作用型 ACE 阻害薬（カプトプリル 6.25〜12.5 mg）を初期用量とし，血圧を頻回に測定し，数〜8 時間ごとに適宜増量（1 回量 50 mg 程度まで）しながら投与する．急激な降圧は腎機能障害や臓器虚血の原因となるため，24 時間に収縮期 20 mmHg，拡張期 10 mmHg 程度の降圧を目標とする．

　3 日間で十分な降圧を得られない場合，Ca 拮抗薬・α 阻害薬・亜硝酸薬の併用を考慮する．アンジオテンシン II 受容体拮抗薬（ARB）は ACE 阻害薬に併用して用いられる．短時間作用型 ACE 阻害薬で血圧が安定した後は，長時間作用型 ACE 阻害薬に変更可能である[9]．

　重症の微小血管障害型溶血性貧血には血漿交換療法も行われる．

　腎不全（RF）となった例では腎代替療法が施行される．血液透析・腹膜透析・腎移植いずれも選択されうるが，透析導入症例の半数が透析離脱したとする報告がある．ACE 阻害薬の継続により血液透析導入後 2 年で離脱した症例もあるた

め，透析離脱の可能性を念頭に置く必要がある．3年後以降の離脱は少ない．腎移植後のSSc再発はまれとされる[7]．

2 強皮症腎クリーゼの予防

高用量ステロイド薬や腎毒性のある薬物投与を避ける．生活指導として，禁煙や毎日の血圧測定と，高血圧の新規発症時には速やかに受診するよう指導する．

ACE阻害薬によるSRC予防効果は確立していない．

3 強皮症腎クリーゼ以外のCKD・腎疾患

腎外合併症の治療や一般CKD診療となるが，腎毒性を有する薬剤や心肺機能障害がSRCのリスクになるので注意する．ANCA関連血管炎や糸球体腎炎に対しては，ステロイド薬や免疫抑制薬による治療となる．

10 予後

SSc全体の生命予後はよく，5年生存率は80〜90％程度である．合併症別の予後は肺高血圧症やSRC合併例で劣る．海外の報告[10]ではSRC合併例の5年生存率は約60％，うち透析非離脱例のそれは20〜40％であった．

11 Perspective

ACE阻害薬はSRCの予後を改善したが，さらなる長期予後改善のため，ACE阻害薬に併用する治療法が待たれている．最近，エンドセリンとSSc病態との関連が注目されている[4,5]．新たな治療薬開発に期待したい．

〔濱野慶朋，湯村和子〕

《文献》

1) 竹原和彦ほか：全身性強皮症・診療ガイドライン．日皮会誌，117：2431-2443, 2007.
2) 難病情報センター（http://www.nanbyou.or.jp/）皮膚・結合組織疾患調査研究班（強皮症）強皮症．
3) Müller-Ladner U, et al.：Gay S. Mechanisms of vascular damage in systemic sclerosis. Autoimmunity, 42：587-595, 2009.
4) Mouthon L, et al.：Endothelin-1 expression in scleroderma renal crisis. Hum Pathol, 22：95-102, 2011.
5) Fonseca C, et al.：Endothelin axis polymorphisms in patients with scleroderma. Arthritis Rheum, 54：3034-3042, 2006.
6) Arnaud L, et al.：ANCA-related crescentic glomerulonephritis in systemic sclerosis: revisiting the "normotensive scleroderma renal crisis". Clin Nephrol, 68：165-170, 2007.
7) Penn H, et al.：Diagnosis, management and prevention of scleroderma renal disease. Curr Opin Rheumatol, 20：692-696, 2008.
8) Teixeira L, et al.：Scleroderma renal crisis, still a life-threatening complication. Ann N Y Acad Sci, 1108：249-258, 2007.
9) Denton CP, et al.：Renal complications and scleroderma renal crisis. Rheumatology, 48：iii32-35, 2009.
10) Penn H, et al.：Scleroderma renal crisis : patient characteristics and long-term outcomes. QJM, 100：485-494, 2007. Epub 2007 Jun 29.

8 腎静脈血栓症，ナットクラッカー現象

1 腎静脈血栓症

1 頻度とリスク

ネフローゼ症候群の患者は血栓症を合併するリスクが高い．成人のネフローゼ症候群の患者298例を平均10年間経過観察した報告では，1年に1.02％の血栓症の合併が認められ，健常者の約8倍であったとの報告がある．ネフローゼ症候群の発症後半年以内に限れば静脈血栓症が9.85％，動脈血栓症が5.52％の年間発症率であった[1]．無症状でも肺血流スキャンを行うと10％以上に肺塞栓が観察されたとする報告もある．

ネフローゼ症候群に伴う血栓症の中では腎静脈血栓症 renal vein thrombosis が最も頻度の高い合併症である．片側の腎静脈血栓から両側腎静脈さらには下大静脈へと伸びる血栓症もある．下肢の深部静脈血栓症や脳の矢状静脈洞の血栓症も合併する．そのほか，下肢および脳の動脈の血栓症の合併も健常者より頻度が高い．

ネフローゼ症候群に合併する血栓症では膜性腎症の患者で最もリスクが高く，膜性増殖性糸球体腎炎，微小変化型ネフローゼと続く．ネフローゼ状態を呈する期間やネフローゼの程度にも関係しているとされており，血清アルブミン値が2.0 g/dL以下で合併リスクが高まる．しかし慢性の腎静脈血栓症の合併が蛋白尿を増加させたり腎機能を悪化させるという明確な証拠はない．

2 病因

アンチトロンビンの尿中への排泄による血中レベルの低下，血清フィブリノーゲン増加，プラスミノーゲンの抑制，血小板活性の亢進などネフローゼ症候群では無症状の患者でも潜在的に過凝固状態にあり，血栓症を合併するリスクが高いとされている．

3 症状

腎静脈血栓症は多くの場合は慢性的であり無症状のことが多いが，腰部の鈍痛を訴えることもある．急性発症の場合は腎梗塞と同様の腰部疼痛を呈することがある．

4 診断

腎静脈血栓症を診断する上で，画像診断のゴールドスタンダードは選択的腎静脈造影とされているが，ドプラ超音波検査，造影CT（図VIII-8-1），MRIも有用である．しかしネフローゼ症候群の患者全員でのルーチンとしての検査は推奨されていない．ただし肺塞栓を生じたネフローゼ症候群の患者では下肢深部静脈血栓症と腎静脈血栓症の有無を検査するべきである．

5 予防

無症状のネフローゼ症候群の患者に対してルーチンに抗凝固治療を行うべき積極的エビデンスはないが，高度蛋白尿を呈する膜性腎症の患者で血清アルブミンが2.0 g/dL以下の場合は，血栓形成の予防として抗凝固治療が推奨される．

ネフローゼ状態が続いている間，ワルファリンにてINRを2から3に保つ．

腎静脈血栓症による肺塞栓を発症した患者や，血栓が大静脈まで伸びて肺塞栓の危険性のある患者では下大静脈フィルターを用いることがある．

6 治療

全身性の血栓溶解薬投与は出血のリスクを伴うので推奨されていない．急性の腎静脈血栓症には経皮的血栓除去術に加えて局所的な血栓溶解薬が有用であったとの報告もある．外科的な血栓除去

■ VIII. 血管性疾患

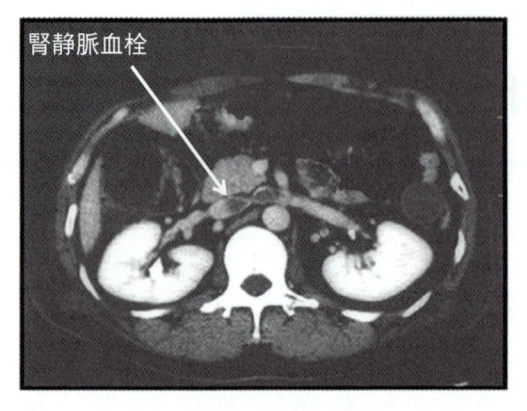

図 VIII-8-1　腎静脈血栓症の造影 CT 所見

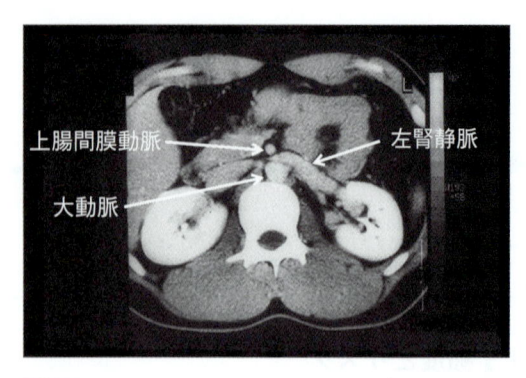

図 VIII-8-2　ナットクラッカー現象の CT 所見

術は急性両側性の腎静脈血栓症による ARF 患者で経皮的血栓除去が行えない患者に限定すべきである．

2 ナットクラッカー現象

ナットクラッカー現象 nutcracker phenomenon とは左腎静脈が下大静脈に入る手前で腹部大動脈と上腸間膜動脈に挟まれて狭窄し左腎静脈が怒張する現象をいい，left renal vein entrapment とも呼ばれている．多くの場合で血尿（顕微鏡的血尿から肉眼的血尿までさまざま）を呈する．

1 診　断

確定診断には画像検査が用いられ，腹部超音波検査，腹部 CT 検査で左腎静脈の拡張により診断される（図 VIII-8-2）．腹部超音波検査では，狭窄部位の径が 4 mm 以下あるいは拡張部位が 9 mm 以上でナットクラッカー現象ありと診断される．ドプラ検査を取り入れて左腎静脈から下大静脈への血流速度を測定し圧較差を計算することも行われる．左腎静脈の最高血流速度 Vmax が 0.8 m/秒以上あるいは圧較差 P が 3 mmHg 以上をナットクラッカー現象という．

2 病　態

左腎静脈の狭窄によって静脈圧が上昇することにより，腎実質毛細管の破綻が生じ血尿が発生すると考えられている．確定診断は左の尿管から採取された尿のみに血尿を認めることであるが，臨床上は侵襲的検査であり患者負担も大きいので実施されることは少ない．

3 鑑別診断

ナットクラッカー現象が陽性と診断された血尿を呈する患者でも，腎生検にて IgA 腎症が発見されることもまれではない．したがってナットクラッカー現象を認める患者でも，糸球体性血尿の持続や赤血球円柱を認める患者，蛋白尿の多い患者には積極的に腎生検を行い慢性糸球体腎炎が存在していないか確かめるべきである．

4 予後および治療

ナットクラッカー現象を呈する多くの症例では腎機能予後は良好であり，無治療で観察することが多い．治療として左腎静脈へのステント挿入，上腸間膜動脈あるいは左腎静脈の位置移動手術，さらには左腎の自己移植などが行われることがある．しかし，いずれの手術も腎機能予後に関してのエビデンスは確定していない．

3 Perspective

ネフローゼ症候群患者では過凝固状態が存在し，血栓症が合併する危険を念頭に置いて診療にあたる事が重要である．特に膜性腎症の患者で

2.0 g/dL以下の低アルブミン血症では可能な限り抗凝固療法を併用すべきである．納豆などの食品や他の薬品との相互作用により効果の変動があるビタミンK抑制薬のワルファリンに替わって，今後は凝固因子を直接抑制する新薬のダビガトラン，エドキサバン，リバロキサバンなどの使用が考えられる．しかしこれらの薬剤は高薬価であり患者の経済的負担の増加が予想される．個々の患者の状況に応じた最適な薬剤選択が必要となるであろう．

〔遠藤正之〕

《文献》

1) Mahmoodi BK, et al. : High absolute risks and predictors of venous and arterial thromboembolic events in patients with nephritic syndrome ; results from a large retrospective cohort study. Circulation, 117 : 224, 2008.

第 IX 編

高血圧

1 高血圧の疫学と診断基準

1 疫学

1 わが国の高血圧の有病率と血圧推移

　日本人の高血圧者は約4,000万人に上ると考えられている．わが国の第5次循環器疾患基礎調査[1])によると，30歳以上の男性の47.5%，女性の43.8%が，収縮期血圧140 mmHg以上または拡張期血圧90 mmHg以上，あるいは降圧薬服用中であり，高血圧は国民病といってもよいであろう．また，高齢化社会を迎えたわが国においては，さらなる収縮期高血圧患者の増加が考えられている．「国民健康・栄養調査」による国民の血圧水準の推移では，1965年頃を頂点として1990年にかけて低下した．この血圧の低下とともに脳卒中死亡率が低下したことが有名であり，国民の血圧水準を低下させることは重要である．

2 高血圧と心，脳，腎障害合併症の関連

❶ 脳卒中

　血圧が高いほど脳血管障害による死亡リスクが高まる（図IX-1-1）．わが国では高血圧と脳卒中との関連が強く，欧米に比較して，脳卒中死亡率・罹患率が虚血性心疾患あるいは心筋梗塞死亡率・罹患率より高頻度であることが知られている．

　脳卒中の中では，高血圧と脳出血の関連性が最も高い．しかし，脳梗塞においても血圧値と相関があることが知られている．久山町研究においても，140/90 mmHg以上の患者で脳卒中リスクが有意に高かったことが報告されている[2])．「健康日本21」のデータでは，収縮期血圧10 mmHgの上昇は，男性では約20%，女性では約15%の脳

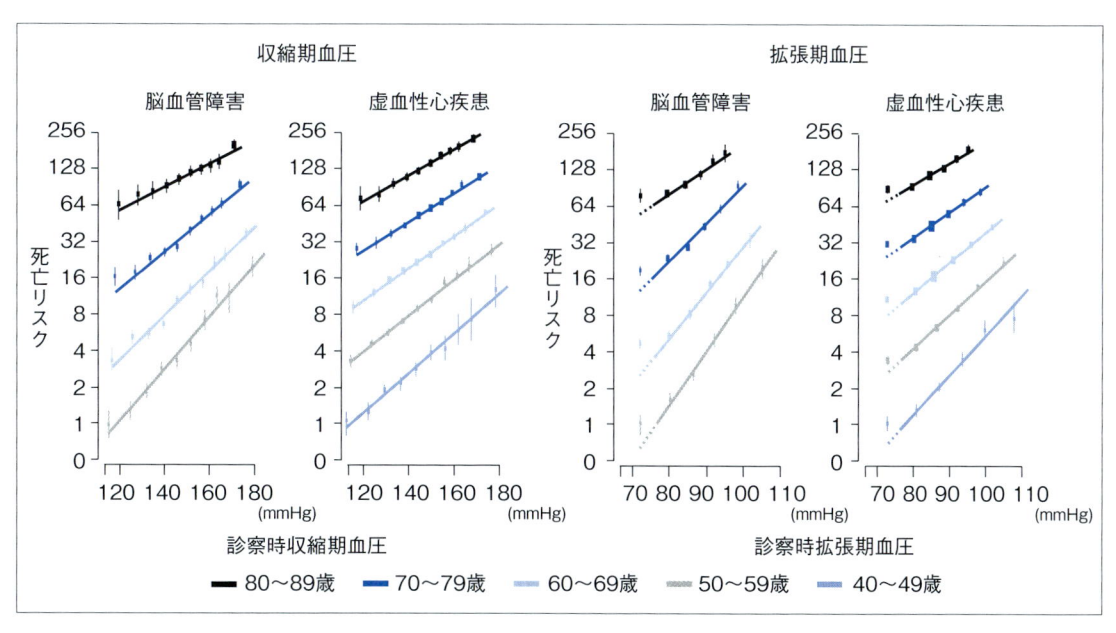

■ 図IX-1-1 年代別血圧値と脳血管障害死，虚血性心疾患死の関係
収縮期血圧，拡張期血圧ともに，上昇するほど脳血管障害，虚血性心疾患による死亡リスクが増大する．高齢者においてそのリスクは高いが，中・壮年期においても血圧値と死亡リスクが正相関する．

（Lewington S et al, Lancet 360 ; 1903-1913, 2002より改変）

卒中罹患・死亡の危険度を増す強さがあるとされている．脳卒中死亡率は，高齢者でよりリスクが高まるが，中・壮年世代においても血圧値と脳血管障害との正の相関が示されている（図 IX-1-1）．よって，どの世代においても，高血圧は脳血管障害の重要なリスクファクターである．

❷ 心疾患

虚血性心疾患による死亡も血圧値と関連している（図 IX-1-1）．脳卒中ほどの強い関連性はないが，虚血性心疾患のリスクと高血圧に関連性が報告されている．さらに，血圧が適切に管理されていないと，高血圧性心肥大を生じ，その結果として心筋拡張能障害による心不全が発症する．近年，この拡張障害による心不全は新しい病態として注目されている．一方，急性心筋梗塞のリスクファクターを検討したわが国の報告では，高血圧，喫煙，糖尿病，脂質異常症の古典的リスクファクターとともに，家族歴が有意なリスクファクターであったと報告されている．この中でも高血圧が最も重要なリスクファクターであり，高血圧を有していると心筋梗塞発症のオッズ比が約 5 倍に上昇することが明らかとなった[3]．

❸ 慢性腎臓病（腎不全）

高血圧はその程度が高いほど，末期腎不全に至る確率が高まることが知られている．また，透析導入に至る原因疾患の第 3 位が高血圧性の腎硬化症である．透析導入の原因疾患第 1 位である糖尿病や第 2 位である慢性糸球体腎炎においても，高血圧治療が腎機能悪化の最も重要な予防的治療である．つまり，高血圧は CKD のリスクファクターであり，また，CKD は高血圧のリスクファクターである．このように高血圧と CKD は，密接に関連している．一方，CKD 患者では心血管疾患による死亡・入院が多いが，高血圧の適切な治療は CKD の進行を抑制し，末期腎不全に至る速度を低下させる．なお，CKD と高血圧は，ともに心血管リスクであるため，リスクファクターが多くの面で共通する．よって，高血圧症例では CKD の存在に注意するとともに，積極的に生活習慣修正の指導を行うことが大切である．

3 わが国の高血圧の特色

❶ 食塩摂取量の過剰

わが国は，醤油や味噌による味つけ，漬物や味噌汁などの食習慣があり，欧米の食事に比較して塩分摂取量が多い．一方，多くの研究から，食塩摂取量と血圧が正の相関関係を示すことが知られている．戦後の東北地方では，現在の 2 倍以上の食塩摂取量があり，高血圧・脳卒中発症との関連性が指摘されている．減塩の浸透とともにわが国における脳出血死亡は劇的に減少した．現在のわが国の食塩摂取量は，1 日 12 g 程度となっており，低下傾向も頭打ちである．「健康日本 21」の食塩摂取量の目標値は 1 日当たり 10 g 未満であり，10 g/日を達成している人は，7〜8 g/日へさらに努力することが求められている．患者のみならず，日本人全体の減塩を目指すことは，将来の高血圧発症および生命予後を改善させる重要な施策である．

❷ 食事の欧米化と肥満

近年，食事の欧米化により，摂取カロリーの増加が著しい．そのため，子供から大人にかけて肥満度が年々上昇している．また，肥満，メタボリックシンドロームなどインスリン抵抗性の高血圧が増加している．戦後，いち早く食事の欧米化が進んだ沖縄では，最も長寿の県であったにもかかわらず，近年，男性の肥満度および糖尿病有病率が全国平均よりも増加し，平均寿命も全国平均まで低下してきている．食事の欧米化，摂取カロリーの過剰が，近年の日本の特徴である．肥満，メタボリックシンドロームに伴うインスリン抵抗性高血圧に対する対策も重要である．

2 血圧の測定と高血圧の診断

1 高血圧の鑑別と必要な検査

高血圧は，本態性と二次性では治療方針が異なることから，まずその鑑別を行う．さらに，リスクファクターの有無および心血管疾患の有無，血

圧値などからリスクステージを決定する．リスクステージにより降圧薬を用いずに生活習慣の修正を行う期間が異なるため，以下の検索は初診時に行う必要がある．

❶ 病　歴

高血圧を今までに指摘されたことがあるか，薬剤などの使用歴や副作用の有無，さらに糖尿病やメタボリックシンドローム，CKD，心血管疾患の有無を確認する．また，既往疾患やそれらに対する使用中の薬剤の内容を確認する．高血圧，糖尿病，心血管疾患などの家族歴の確認は必須である．生活習慣に関しては，修正の概念からそれらの内容を検討する．詳細は「IX-3. 生活習慣の修正」p.591で確認されたい．

❷ 身体診察

できれば血圧の測定は，安静座位の測定のほかに，初診時には血圧左右差や下肢の血圧も測定したい．また，BMI〔体重(kg)/身長(m)^2〕や腹囲を測定し，全身性肥満の程度を評価する．二次性高血圧を疑わせる所見や，心不全徴候，動脈硬化所見，脳・心血管疾患を示唆する所見も確認する．とくに腹部所見としての血管雑音を見逃さないようにする．

❸ 臨床検査

尿所見，血球検査，血液生化学所見，胸部X線写真（心胸郭比），心電図（左室肥大，ST-T変化，心房細動などの不整脈）などを行いスクリーニングする．二次性高血圧が疑われる場合には，安静臥位30分後に採血し，血漿レニン活性・アルドステロン，コルチゾール，カテコールアミン3分画などのホルモン検査が必要である．なお，腹部超音波検査によって腎臓の形態，副腎腫瘍の有無，腎動脈の狭窄の有無を，また腹部CTによって前述と同様の確認や大動脈の拡大・石灰化の有無を，頭部MRIによって無症候性脳梗塞の有無をそれぞれ確認し，心血管疾患の有無を確認することが重要である．

❹ 臓器障害の評価

心血管疾患を有している場合は，早急な薬物療法を必要とすることがあるため，リスク評価のために臓器障害の評価を行うことが必要である．

1. 脳・眼底

無症候性脳梗塞は，脳卒中発症や認知症のリスクであり，また腎機能悪化とも関連している．脳MRIによりその有無を確認することは，治療のオプションを考える上でも重要である．

眼底検査は，高血圧性の血管変化・乳頭浮腫・眼底出血の有無に加えて，糖尿病網膜症の有無など重要な情報が得られるため，適宜施行する．

2. 心　臓

12誘導心電図によって左室肥大の有無，心筋梗塞の既往，不整脈その他の情報が得られる．心臓超音波検査では，心筋の肥厚，心筋重量係数のみならず心筋の収縮能などさまざまな情報が得られるため，定期的に施行するとよい．心肥大は生命予後とも関連していることが知られているが，適切な降圧治療により左室肥大が改善する．血中脳性Na利尿ペプチド（BNP）も，体液量の貯留・心不全患者において著明に増加するため，潜在的な心不全のマーカーとして有用である．

3. 腎　臓

蛋白尿・血尿の有無，超音波検査による腎の形態に加えて，eGFRの計算や尿中アルブミン排泄率（尿中アルブミン/尿中Cr比）の測定は，心血管合併症リスクを評価する上で重要である．

4. 血　管

頸動脈エコー検査によって，内膜中膜複合体肥厚（IMT），プラーク，ならびに血管狭窄性病変などが評価でき，脳梗塞リスクが評価できる．有意所見のIMTは＞0.9 mmとし，1 mm以上の隆起性病変をプラークと呼ぶ．

足首・上腕血圧比（ABI）は，上肢と下肢の収縮期血圧の比である．ABI＜0.9は下肢血流の低下を疑わせる所見であり，認めた場合は末梢動脈疾患の有無を精査する．

脈波伝播速度（PWV）は，血管を伝わる脈波速度が血管の硬さに比例して増加することを利用した指標である．PWVは加齢と血圧の影響を受けるので，その評価には注意が必要であるが，簡便な指標であり適宜利用するとよいであろう．

2 高血圧の診断基準

❶ 高血圧の診断（血圧の閾値）

　血圧とは連続的・物理的な値であるため，高血圧の診断に用いられる血圧値は，人為的に決められるものである．高血圧と診断される血圧値は，高血圧合併症の発症リスクが高まることが明らかとなっている値が用いられている．よって，診察室血圧が 140/90 mmHg 以上で高血圧と診断する．世界中の高血圧ガイドラインとわが国の高血圧ガイドラインでは基本的に血圧基準，高血圧基準の値は一致している（表 IX-1-1，2）．わが国の久山町研究においても収縮期血圧が 120 mmHg 未満，拡張期血圧が 80 mmHg 未満の心血管疾患の累積死亡率が最も低く，収縮期血圧 140 mmHg 以上は 120 mmHg 未満に比し，また拡張期血圧 90 mmHg 以上は 80 mmHg 未満に比較して心血管疾患のリスクが有意に高いことが示されている．

❷ 血圧の測定法と診断のポイント

1 診察室（外来）血圧測定

　多くの大規模臨床試験では，診察室血圧値をもとにリスクが検討されている．よって，診察室血圧は血圧測定のゴールドスタンダードである．そこで，世界標準の血圧測定をする必要がある．血圧の測定は診察室（外来）においては，水銀圧力計，アネロイド圧力計，自動血圧計のどれを用いてもよい．カフ位置は心臓の高さとし，急速にカフを加圧し，排気速度は 2〜3 mmHg/拍あるいは秒とする．聴診法では，コロトコフ第 I 相を収縮期血圧とし，第 V 相を拡張期血圧とする．1〜2 分の間隔をあけて 2 回以上測定し，変動が少ない 2 回の測定値を平均する．高血圧の診断は，少なくとも 2 回以上の異なる機会における血圧値を用いて行う．血圧測定時は安静にし，適切な室温など環境に配慮する．測定前は喫煙，飲酒，カフェインの摂取を行わないことが必要である．

　血圧測定用のカフは，幅 13 cm，長さ 22〜24 cm のものが通常用いられているが，その長さは少なくとも上腕周囲を 80% 以上取り囲むものが推奨されている．

2 家庭血圧測定

　自動血圧計が手軽に用いられるようになり，家庭血圧の測定が可能となった．家庭血圧の測定は，診察室という特殊な状況ではなく，真の血圧を測定できる可能性があり，血圧の評価，降圧効果の確認，早朝高血圧の有無，血圧の変動性の確認，適切な降圧薬の追加時間の計画，患者意識の向上などに有用であり，高血圧患者には必須である．血圧の測定時間は，朝は起床後 1 時間以内，排尿後，座位 1〜2 分の安静後，降圧薬服用前，朝食前に，また夜は就床前，座位 1〜2 分の安静後に測定することが推奨されている（朝と寝る前の 2 回の測定）．その他，適宜測定することも降圧状態の確認に有用である．家庭血圧は，上腕で測定する機器を用いる．前腕や指で測定するタイ

■ 表 IX-1-1　異なる測定法における高血圧基準

	収縮期血圧 (mmHg)	拡張期血圧 (mmHg)
診察室血圧	140	90
家庭血圧	135	85
自由行動下血圧 　24 時間 　昼間 　夜間	 130 135 120	 80 85 70

（日本高血圧学会　高血圧治療ガイドライン作成委員会編：高血圧治療ガイドライン 2009，ライフサイエンス出版，2009 より）

■ 表 IX-1-2　成人における血圧値の分類

分類	収縮期血圧 (mmHg)		拡張期血圧 (mmHg)
至適血圧	<120	かつ	<80
正常血圧	<130	かつ	<85
正常高値血圧	130〜139	または	85〜89
I 度高血圧	140〜159	または	90〜99
II 度高血圧	160〜179	または	100〜109
III 度高血圧	≧180	または	≧110
（孤立性）収縮期高血圧	≧140	かつ	<90

（日本高血圧学会　高血圧治療ガイドライン作成委員会編：高血圧治療ガイドライン 2009，ライフサイエンス出版，2009 より）

プでは，不正確になりやすいとされている．

家庭血圧値は診察室血圧値よりも一般に低値を示す傾向にある．JNC7[5]，「高血圧治療ガイドライン 2009」および NICE2011[6] では，欧米の断面的調査やわが国の大迫研究を根拠に家庭血圧では 135/85 mmHg が高血圧の基準値であるとしている．診察室血圧が 140/90 mmHg 以上を認める場合で，家庭血圧が 135/85 mmHg 以上であれば，高血圧と診断し，リスクの層別化をした上で降圧薬治療を開始する．

❸ 24 時間自由行動下血圧測定

以前，24 時間自由行動下血圧測定（ABPM）は，特殊な施設でのみ測定可能な指標であった．しかし，近年，簡易な ABPM 測定機器が開発され，また，保険適用されたことから大幅に普及している．大規模研究においても，夜間血圧が最も予後と関連することが示されており，その重要性が認識されている．ABPM では 24 時間にわたる血圧値が検知できるので，個々人の実際の血圧値のみならず，血圧の変動性，睡眠中の血圧などの情報を得ることができる．また，ABPM は診察室高血圧の診断にとくに有用であり，診察室で高血圧が認められた場合，一度 ABPM を施行することにより，正確な診断の一助となる．「高血圧治療ガイドライン 2009」では，24 時間 ABPM 平均値で 130/80 mmHg 以上の場合を高血圧とした．一方で，NICE2011 では，家庭血圧と同様に 135/85 mmHg を高血圧基準としており，今後もデータの蓄積とともに基準は変化する可能性がある．

3 心血管疾患のリスクファクターとリスクの層別化

1 心血管疾患のリスクファクター

高血圧は脳卒中の重要なリスクファクターであり，CKD の進展因子である．しかし，心血管疾患予防のためには，高血圧のみの管理では不十分である．高血圧の管理目標は，心血管合併症の予防であるので，心血管疾患のリスクファクターを

■ 表 IX-1-3　心血管疾患のリスクファクター

高齢（65 歳以上）
喫煙
収縮期血圧，拡張期血圧レベル
脂質異常症
低 HDLC 血症（＜40 mg/dL）
高 LDLC 血症（≧140 mg/dL）
高トリグリセリド血症（≧150 mg/dL）
肥満（BMI≧25）（とくに腹部肥満）
メタボリックシンドローム
若年（50 歳未満）発症の心血管病の家族歴
糖尿病
空腹時血糖　≧126 mg/dL
あるいは
負荷後血糖　2 時間値≧200 mg/dL

（日本高血圧学会 高血圧治療ガイドライン作成委員会編：高血圧治療ガイドライン 2009，ライフサイエンス出版，2009 より）

■ 表 IX-1-4　臓器障害/心血管疾患

脳	脳出血・脳梗塞 無症候性脳血管障害 一過性脳虚血発作
心臓	左室肥大（心電図，心エコー） 狭心症・心筋梗塞・冠動脈再建 心不全
腎臓	蛋白尿（尿微量アルブミン排泄を含む） 低い eGFR*（＜60mL/分/1.73 m²） CKD・確立された腎疾患（糖尿病性腎症・腎不全など）
血管	動脈硬化性プラーク 頸動脈内膜・中膜壁厚　＞1.0 mm 大血管疾患 閉塞性動脈疾患（低い足首・上腕血圧比：ABI＜0.9）
眼底	高血圧性網膜症

＊ eGFR は日本人のための推算式．eGFR＝194×Cr$^{-1.094}$×年齢$^{-0.287}$（女性は×0.739）より得る．
（日本高血圧学会 高血圧治療ガイドライン作成委員会 編：高血圧治療ガイドライン 2009，ライフサイエンス出版，2009 より）

熟知し，そのリスクを評価する必要がある．有するリスクの数により予後が変わり，血圧治療のスピードや目標血圧が異なるため，降圧薬治療時には随時リスクファクターについて評価する必要がある．表 IX-1-3 のように，年齢，喫煙，脂質異常症，肥満，メタボリックシンドローム，心血管

疾患の家族歴，糖尿病の有無をリスクファクターとしている．

さらに，血管病を有していると，心血管疾患の発症リスクは著しく高まる．表IX-1-4のような脳，心臓，腎臓，血管，眼底などの心血管疾患は，予後を悪化させるため，必要な検査を行い，その存在を確認することが重要である．

2 リスクの層別化

高血圧の治療の開始時期は，血圧値のみでは決定されない．個々人の心血管リスク/心血管疾患の有無を適切に評価し，リスクの層別化を行う．表IX-1-5に示されるように，血圧以外の心血管リスクがない場合，リスクが2個以内，リスクが3個以上（あるいはCKD，糖尿病，臓器障害/心血管病）の場合の3段階に分け，血圧値とともにリスクの層別化を行う．低リスクでは，生活習慣の修正を3ヵ月以内で行い，それでも血圧が140/90 mmHg以上の場合には降圧薬治療を開始する．中等リスクでは，生活習慣の修正を1ヵ月以内で行い，それでも140/90 mmHg以上の場合には降圧薬治療を開始する．高リスクでは，直ちに降圧薬治療を開始する．ただし，正常高値血圧の高リスク群では，生活習慣の修正から開始し，目標血圧に達しない場合は降圧薬治療を考慮することとなっている．よって，心血管リスク，臓器障害，心血管疾患をしっかり確認することにより，生活習慣の修正にかけられる時間が異なるのである．リスクが低い場合には，生活習慣の修正を中心にじっくり管理することができる．しかし，リスクが高い場合には，早期に薬物治療を導入することにより，高血圧合併症の発症・進展の抑制に重点をシフトすることが必要である．なお，薬物療法を導入しても，生活習慣の修正を継続することを忘れてはならない．

表IX-1-5 （診察室）血圧に基づいた脳心血管リスク層別化

血圧分類 リスク層 （血圧以外の リスク要因）	正常高値血圧 130〜139/ 85〜89 mmHg	I度高血圧 140〜159/ 90〜99 mmHg	II度高血圧 160〜179/ 100〜109 mmHg	III度高血圧 ≧180/≧110 mmHg
リスク第1層 （危険因子がない）	付加リスクなし	低リスク	中等リスク	高リスク
リスク第2層 （糖尿病以外の1〜2個の危険因子，メタボリックシンドローム*がある）	中等リスク	中等リスク	高リスク	高リスク
リスク第3層 （糖尿病，CKD，臓器障害/心血管病，3個以上の危険因子のいずれかがある）	高リスク	高リスク	高リスク	高リスク

診察室血圧による血圧分類とリスクの数によりリスクを層別化する．高リスクでは直ちに降圧薬治療を開始し，中等リスクあるいは低リスクでは，生活習慣の修正をまず行い，降圧薬治療の必要性を検討する．
＊リスク第2層のメタボリックシンドロームは，正常高値以上の血圧レベルと腹部肥満（男性85 cm以上，女性90 cm以上）に加え，血糖値異常（FBS110-125 mg/dL，かつ/または糖尿病に至らない耐糖能異常），あるいは脂質代謝異常のどちらかを有するものをいう．血糖値異常と脂質代謝異常の両者を有する場合は，リスク第3層とする．
（日本高血圧学会 高血圧治療ガイドライン作成委員会 編：高血圧治療ガイドライン2009，ライフサイエンス出版，2009 より）

4 Perspective

高血圧の診断基準は血圧値と臓器合併症発症頻度のエビデンスに基づいて変更されている．昭和の時代では160/95 mmHg以上が高血圧と診断されていた．

今後も血圧の基準は変更されていく可能性がある．臨床医は最新のエビデンスを知り，かつ患者のリスクを十分把握して適切な治療ができるようにしたい．

〔平和伸仁〕

《文　献》

1) 循環器病予防研究会：第5次循環器疾患基礎調査結果．中央法規，2002.
2) 健康日本21企画検討会ほか：21世紀における国民健康づくり運動（健康日本21）について．健康日本21企画検討会・健康日本21計画策定検討会報告書．健康・体力づくり事業財団，2000.
3) Kawano H, et al. : Sex differences of risk factors for acute myocardial infarction in Japanese patients. Circulation journal : official journal of the Japanese Circulation Society, 70 : 513-517, 2006.
4) Ogihara T, et al. : The Japanese Society of Hypertension Guidelines for the Management of Hypertension (JSH 2009). Hypertension research : official journal of the Japanese Society of Hypertension, 32 : 3-107, 2009.
5) Chobanian AV, et al. : Seventh report of the Joint National Committee on Prevention, Detection, Evaluation, and Treatment of High Blood Pressure. Hypertension, 42 : 1206-1252, 2003.
6) Krause T, et al. : Management of hypertension: summary of NICE guidance. BMJ, 343 : d4891, 2011.

2 高血圧の成因と分類（本態性と二次性）

疾患の成因・病態の理解は，その疾患の治療と予防を考える上で重要である．わが国の高血圧者は約4,000万人にのぼる．その9割近くを占める本態性高血圧は複数の遺伝および環境因子がその病態に複雑に関わり，発症・維持されると考えられている．しかし，その成因・病態についてはいまだ不明な点も多い．一方，二次性高血圧は高血圧をきたす成因が明らかなもので，適切な治療により改善・治癒が期待できる高血圧である．本項では高血圧の分類を示し，次いで本態性高血圧の成因の理解のため血圧調節系を概説し，それぞれの調節系と高血圧の関わりを述べる．最後に，二次性高血圧の成因およびその診断について概説する．

1 高血圧の分類

高血圧の原因別分類を表IX-2-1に示す．本態性高血圧が大半を占める．二次性高血圧の中では腎性高血圧，内分泌性高血圧に加え，心・大動脈病変による高血圧，神経性高血圧，妊娠に伴う高血圧，薬物などによる外因性高血圧がある．

2 血圧調節系

血圧は心拍出量と末梢血管抵抗の積で規定される．この両者に影響するさまざまな因子により血圧が調節されている．Kaplanの血圧調節に関連する因子のまとめを図IX-2-1に示す[1]．生理的状態では血圧は恒常性を維持するように諸因子のバランスがとられ，一定の範囲に調節されている．何らかの原因により諸因子のバランスがくずれ，血圧の上昇が持続した病的状態が高血圧である．

交感神経系およびレニン-アンジオテンシン系（RAS）は，強力かつ重要な血圧調節系である．最終的には腎でのNa排泄異常が持続性高血圧に結びつくことが多い．

血圧調節系はお互いに密接に関連していることに加え，血圧を感知しフィードバックするシステムが生体に存在する．血圧受容体反射や腎での血圧-Na利尿曲線などのフィードバック機構により1つの調節系を抑えると，残りの調節系は逆に活性化される．例えば，Ca拮抗薬，α遮断薬，ヒドララジンなどの血管拡張薬で降圧すると，それに抗する形でNa再吸収の亢進や交感神経系の亢進が生じる．このような関係から，血管拡張薬は利尿薬やβ遮断薬と相性がよく，併用により効率的な降圧効果が期待できる．また，利尿薬は体液を減少させ，RASの亢進や交感神経系の亢進を引き起こす．そのため利尿薬は，理論的にはRA系阻害薬やβ遮断薬との相性がよい．図IX-2-1に現在治療介入可能な部位・手段を四角で囲み追記した．治療介入の次の一手を考える際の参考にされるとよい．

3 本態性高血圧の成因

本態性高血圧に関連する因子について次に述べるが，個々の症例により関与する因子およびその程度は異なると考えられる．

1 食塩過剰摂取

食塩の過剰摂取は循環血液量を増やし，前負荷を増やす．その結果，心拍出量の増加をきたし血圧が上昇する．食塩過剰摂取に伴う血圧上昇には，Na/K-ATPase阻害物質（ウアバイン様物質）の増加，1型アンジオテンシンⅡ受容体の増加など，ほかにも多くの機序が報告されている．食塩過剰摂取と高血圧の関係は疫学的研究と実験モデル動物により明らかにされている．また，逆に食塩制限により血圧が下がることも証明されて

■ 表 IX-2-1　高血圧の原因別分類

Ⅰ．本態性高血圧
　　複数の遺伝および環境因子など
Ⅱ．二次性高血圧
　1．腎性高血圧
　　1）腎実質性
　　　急性・慢性糸球体腎炎，慢性腎盂腎炎，糖尿病性腎症，多発性囊胞腎，水腎症，膠原病など
　　2）腎血管性
　　　粥状硬化，線維筋性異形成，大動脈炎症候群，腎梗塞
　　3）その他（Liddle症候群，Gordon症候群）

　2．内分泌性高血圧
　　1）ステロイドホルモン異常
　　　原発性アルドステロン症，Cushing症候群，17α- または 11β-hydroxylase 欠損症
　　2）カテコールアミン異常
　　　褐色細胞腫
　　3）RA系異常
　　　腎血管性高血圧，レニン産生腫瘍
　　4）甲状腺ホルモン異常
　　　甲状腺機能亢進症，甲状腺機能低下症
　　5）副甲状腺ホルモン異常
　　　副甲状腺機能亢進症
　　6）成長ホルモン異常（先端肥大症）

　3．心・大動脈病変による高血圧
　　1）大動脈縮窄症
　　2）大動脈弁閉鎖不全
　　3）大動脈炎症候群
　　4）大動脈粥状硬化

　4．神経性高血圧
　　1）脳圧亢進（脳腫瘍，脳炎，髄膜炎など）
　　2）脳血管障害
　　3）その他（神経血管圧迫，多発性神経炎，呼吸性アシドーシス，睡眠時無呼吸，急性ストレスなど）

　5．妊娠中毒症

　6．外因性高血圧
　　1）薬物（交感神経系刺激薬，経口避妊薬，ステロイド，NSAIDs，甘草，過剰輸液など）
　　2）薬物中断症候群（クロニジン，β遮断薬など）
　　3）中毒（鉛，タリウムなど）

　7．その他
　　多血症，カルチノイドなど

いる．ただし，食塩感受性には個体差があることもわかっており，高血圧者の約半数，正常血圧者の約1/4が食塩感受性を有するとされる．ただし，同一個体でも，高齢になったり，腎疾患や糖尿病を合併すると食塩感受性が亢進することも知られている．

2 腎Na貯留

本態性高血圧の発症・維持に腎臓の異常が大きな役割を有している．血圧-利尿曲線のリセット（Guyton[2]），虚血ネフロンからのレニンの過剰分泌（Sealeyら[3]），低出生体重などに伴う先天性のネフロン数の減少（Brennerら[4]）など，これらのすべてが腎Na貯留に関連し，高血圧発症に寄与する可能性が高い．さらに，原因遺伝子の同定された血圧異常症においても，腎・尿細管の水・電解質代謝を司る因子が多いことからも，高血圧の病態における腎の役割は大きいものと考えられる．

3 レニン-アンジオテンシン系

RA系は心拍出量と末梢血管抵抗の両者の調節に重要な役割を果たしている．RASの亢進はその両者を増加させ，血圧を上昇させる．さらに，RA系の亢進は次に述べる交感神経活動の亢進と密接な関係を持っている．また，β遮断薬によるレニン分泌の抑制，ACE阻害薬によるアンジオテンシンⅠからアンジオテンシンⅡへの変換の抑制，ARBなどRAS阻害薬の臨床での使用により，有効な降圧や高血圧合併症の抑制が得られることから，それらの因子がヒトの高血圧において重要な役割を果たすことがわかってきた．さらにレニン活性を抑制する直接的レニン阻害薬の誕生で，RASの各レベルでの抑制が可能となった．さらに，高血圧発症前のRASの抑制が血圧上昇または高血圧の発症を抑制したとの報告があり，RASの亢進は高血圧の成因としても重要である．

4 交感神経系

交感神経系は心拍出量と末梢血管抵抗を直接調

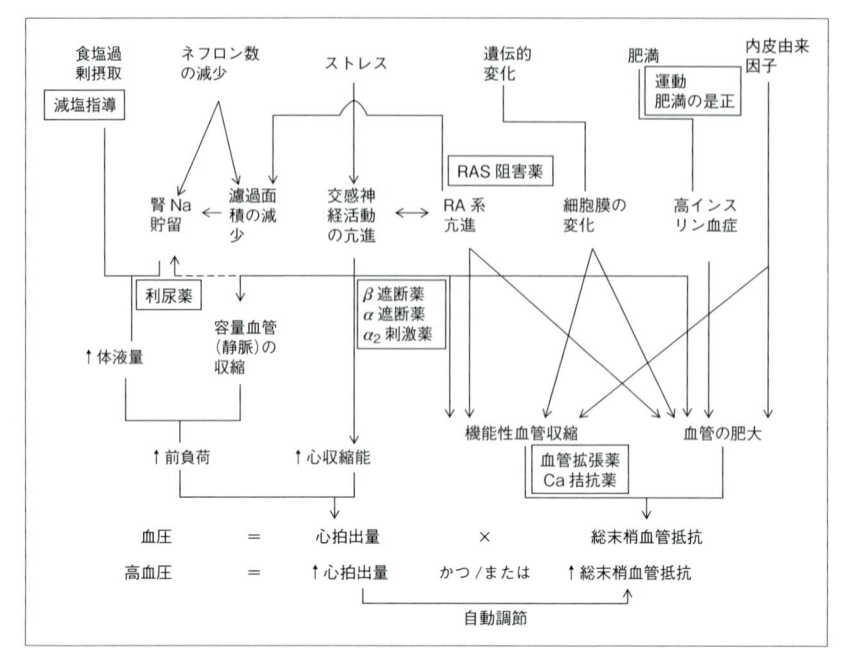

■ 図 IX-2-1 血圧調節に関連する因子
(Kaplan NM : Kaplan's Clinical Hypertension. 9 th ed. Lippincott Williams & Wilkins, 2006 より改変)

節する，血圧調節に重要なシステムである．少なくとも若年者や初期の高血圧患者では，交感神経活動の亢進が背景にあることが報告されている．交感神経活動のレベルは，血圧受容体反射と血管運動中枢をはじめとする脳内循環調節領域のニューロンの活動により調節されている．血圧受容体反射は主に短期の血圧の変化に対応して，交感神経活動を変化させ血圧を調節している．長期の血圧の調節において，交感神経系はその基礎活動レベルに応じた直接的な血圧調節に加え，腎 Na 再吸収（腎交感神経）や血管壁の肥大などに影響し，より長期的な血圧調節を行っている．血管運動中枢である吻側延髄腹外側野（RVLM）の緊張性活動を決定する脳内神経ネットワークの異常が，交感神経（特に腎交感神経）の活動亢進に結びつき，高血圧発症に重要な役割を果たすという考えがある．近年の研究は，数多くの神経ペプチド，生理活性物質の関与を示唆しているが，なかでも，脳内 RAS や酸化ストレスの亢進が注目されている．

5 肥満，メタボリックシンドローム

肥満，メタボリックシンドローム，2 型糖尿病，これらを合併している患者に遭遇する機会が日常臨床で増えてきている．肥満者には高血圧の合併頻度が高く，メタボリックシンドロームではさらに高血圧の合併が多い．肥満関連の高血圧の血行動態として体液量の増加，心拍出量の増加，高心拍出量に見合わない末梢血管抵抗が観察される．これらは交感神経活動の亢進，RA 系の亢進，レプチンの増加，インスリンの増加（インスリン抵抗性の存在），一酸化窒素（NO）産生の低下，エンドセリン-1 の増加により引き起こされると考えられている．また，肥満には後述する睡眠時無呼吸症候群（SAS）を合併することが多く，高血圧の原因となることもある．

4 二次性高血圧の成因

二次性高血圧は高血圧をきたす原因が明らかなもので，高血圧者の 10% 前後とされる．適切な治療により高血圧の治癒が期待できる場合があ

り，その診断は重要である．一般的に二次性高血圧の存在を疑うのは，①血圧レベルが非常に高い，②治療抵抗性高血圧，③安定していた血圧が急に上昇，④思春期以前に発症した高血圧，⑤高血圧の家族歴や肥満がない30歳未満発症の高血圧などがある．腎実質性高血圧，内分泌性高血圧，腎血管性高血圧がその代表的なものである．

「高血圧治療ガイドライン2009」[5]より主な二次性高血圧とその示唆する所見，鑑別に必要な検査を表IX-2-2に記す．

1 腎実質性高血圧

高血圧全体の2〜5%を占める．腎機能低下に伴うNa・水分の排泄低下が主な成因である．したがって腎実質性高血圧の診断は，腎機能の低下の証明をもってなされる．本態性高血圧者にも腎機能障害（腎硬化症）を伴うことがあるが，その鑑別には病歴が重要であり，既往に明らかな腎疾患（慢性糸球体腎炎，慢性腎盂腎炎，多発性嚢胞腎など）があり，高血圧はその腎疾患後に出現する．また，腎機能の低下とともに血圧の上昇がみられ，血圧の高さに比し強い腎障害所見を認める．血圧をコントロールすることは腎保護と心血管イベント抑制の両面で重要である．その意味で，腎機能低下（GFRの低下）や腎障害の存在（蛋白尿など）を有する場合を，CKDとして取り扱う．糸球体腎炎や糖尿病性腎症などの糸球体高血圧をきたす場合と，腎盂腎炎や多発性嚢胞腎などの間質性腎疾患や腎硬化症など一般に糸球体血圧が低値〜正常を示す場合では，降圧目標およびRAS阻害薬の積極的使用という点で治療戦略が若干異なる（前者では積極的な使用の有効性が確立している）．

2 腎血管性高血圧

高血圧者の約1%に認められる．成因は腎動脈狭窄による虚血腎からのレニン分泌の亢進である．診断は腎動脈狭窄の証明および虚血側でのレニン分泌亢進の証明をもってなされる．腎動脈狭窄をきたす主な原因とその特徴を表IX-2-3に示

表IX-2-2 主な二次性高血圧—示唆する所見と鑑別に必要な検査

原因疾患	示唆する所見	鑑別に必要な検査
腎実質性高血圧	蛋白尿，血尿，腎機能低下，腎疾患既往	血清免疫学的検査，腎超音波・CT，腎生検
腎血管性高血圧	若年者，急な血圧上昇，腹部血管雑音，低K血症	PRA，PAC，腎血流超音波，レノグラム，血管造影
原発性アルドステロン症	四肢脱力，夜間多尿，低K血症	PRA，PAC，副腎CT，負荷検査，副腎静脈採血
Cushing症候群	中心性肥満，満月様顔貌，皮膚線条，高血糖	コルチゾール，ACTH，腹部CT，頭部MRI
褐色細胞腫	発作性・動揺性高血圧，動悸，頭痛，発汗，神経線維腫	血液・尿カテコールアミンおよびカテコールアミン代謝産物，腹部超音波・CT，MIBGシンチグラフィ
甲状腺機能低下症	徐脈，浮腫，活動性減少，脂質，CPK，LDH高値	甲状腺ホルモン・自己抗体，甲状腺超音波
甲状腺機能亢進症	頻脈，発汗，体重減少，コレステロール低値	甲状腺ホルモン・自己抗体，甲状腺超音波
副甲状腺機能亢進症	高Ca血症	副甲状腺ホルモン
大動脈縮窄症	血圧上下肢差，血管雑音	胸（腹）部CT，MRI・MRA，血管造影
脳幹部血管圧迫	治療抵抗性高血圧，顔面痙攣，三叉神経痛	頭部（延髄）MRI・MRA
睡眠時無呼吸症候群	いびき，昼間の眠気，肥満	夜間睡眠モニター
薬剤誘発性高血圧	薬物使用歴，治療抵抗性高血圧，低K血症	薬物使用歴の確認

（日本高血圧学会 高血圧治療ガイドライン作成委員会 編：高血圧治療ガイドライン2009．p.98 ライフサイエンス出版，2009より）

す[6]．腎血管性高血圧の診断の手がかりとして，①30歳以下または50歳以上で発症の高血圧，②高血圧の病歴が短い，あるいは最近増悪，③III度高血圧，治療抵抗性高血圧，悪性高血圧，④他の部位に血管疾患の症状または所見，⑤ACE阻害薬またはARB開始後の血清Cr値の上昇（特に両側性），⑥腹部の血管雑音，⑦腎サイズの左右差（10 mm以上），⑧低K血症（二次性アルドステロン症による），⑨説明しがたい腎不全，うっ血性心不全，肺水腫がある．腎血管性高血圧の確定診断のための検査については，IX-6 p.612を参照されたい．

3 内分泌性高血圧

内分泌臓器の腫瘍もしくは過形成により，ホルモンの過剰をきたし生じた高血圧である．代表的なものとして原発性アルドステロン症，Cushing症候群，褐色細胞腫がある．

❶ 原発性アルドステロン症

従来考えられていたより多く，高血圧者の約3～10％を占める．成因はアルドステロン産生腺腫または副腎過形成からのアルドステロン過剰分泌である．まれに糖質コルチコイド反応性アルドステロン症，副腎癌からの過剰分泌もある．診断は①アルドステロン過剰状態の証明，②RA系非依存性のアルドステロン自律分泌の証明（機能確認検査），③副腎CT，副腎シンチグラフィ，副腎静脈サンプリングによる病型・局在診断によ

ってなされる．原発性アルドステロン症を疑う手がかりとして，①利尿薬誘発性も含む低K血症合併高血圧，②低めの血清K値かつ尿中K排泄が多い高血圧，③RAS阻害薬使用下でも血清K低値が持続する場合，④高血圧を伴う副腎偶発腫瘍，⑤40歳以下で脳血管障害などの臓器障害合併例などがある．典型的な原発性アルドステロン症患者の場合，一般検査所見として血清Na値正常上限（≒145 mEq/L），随時尿中Na/K比低値（≦1），血清Na値（mEq/L）とCl値（mEq/L）の差の開大（≧40），尿中pH高値（≧7.5）を認めることがある．アルドステロン症を疑った場合はスクリーニングとして血漿レニン活性（PRA），血漿アルドステロン濃度（PAC）を測定し，アルドステロン・レニン比 aldosterone-renin ratio を求める．原発性アルドステロン症診断の手順[5]を図IX-2-2に示す．低K血症を有さない症例，通常の画像診断では腫瘍や過形成を認めない症例（微小腺腫や微小な過形成）など，典型的な所見を有さない症例も多く存在することが知られるようになった．

❷ Cushing症候群

高血圧者の0.1～0.2％．成因はコルチゾールの過剰分泌である．過剰になったコルチゾールのミネラルコルチコイド作用，レニン基質の増加，カテコールアミン受容体感受性の亢進，昇圧物質に対する感受性の亢進により血圧が上昇する．診断は血中・尿中のコルチゾール増加の証明，コル

表IX-2-3 腎動脈狭窄をきたす主な原因とその特徴

	頻度（％）	年齢（歳）	腎動脈の病変部位	自然歴
動脈硬化症	90	>50	入口部および近位2 cm	通常は進行性，時に完全閉塞
線維筋性異型性				
内　膜	1～2	小児，若年成人	主幹腎動脈中央	大部分が進行
中　膜	10	15～50	主幹腎動脈遠位および分枝	33％が進行
外　膜	<1	15～30	主幹動脈の中央から遠位	大部分が進行

（Kaplan NM：Kaplan's Clinical Hypertension. 10th ed. Lippincott Williams & Wilkins, 2010より改変）

2. 高血圧の成因と分類

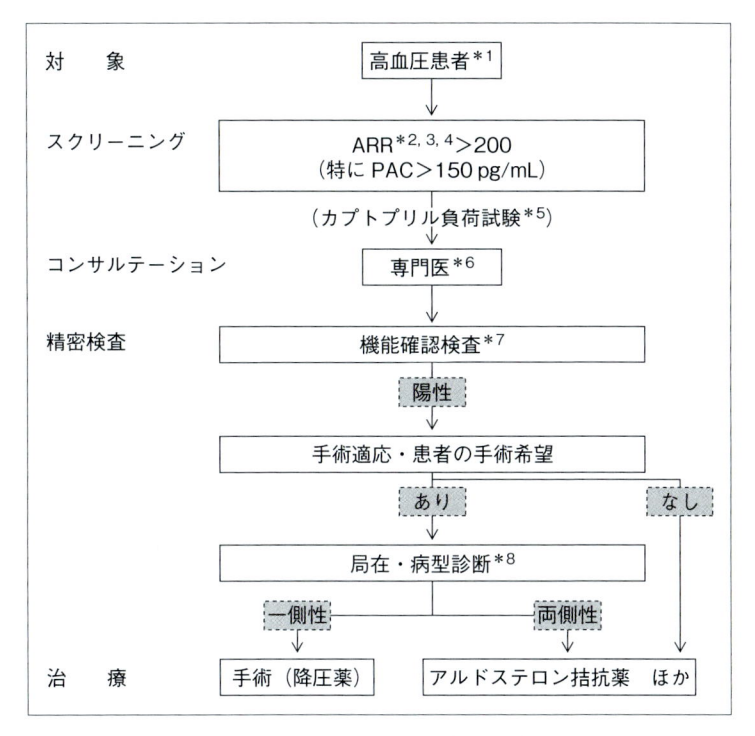

```
対　象          高血圧患者*1
                    ↓
スクリーニング    ARR*2,3,4 > 200
                （特に PAC > 150 pg/mL）
                    ↓
            （カプトプリル負荷試験*5）
                    ↓
コンサルテーション  専門医*6
                    ↓
精密検査        機能確認検査*7
                    ↓
                   陽性
                    ↓
            手術適応・患者の手術希望
                ↓        ↓
                あり      なし
                ↓
            局在・病型診断*8
            ↓        ↓
           一側性    両側性
            ↓        ↓
治　療   手術（降圧薬）  アルドステロン拮抗薬　ほか
```

図IX-2-2　原発性アルドステロン症の診断の手順

＊1：PA高頻度群を対象（できれば全例）．＊2：ARR：PAC/PRA比　＊3：降圧薬：Ca拮抗薬・α遮断薬などに変更後測定．＊4：可能な限り再検査を推奨．＊5：検査当日朝は休薬，早朝から午前9時，空腹，約30分の安静臥床後に実施．＊6：高血圧学会，内分泌学会専門医に紹介．＊7：カプトプリル負荷・フロセミド立位負荷・生食負荷のうち少なくとも1つを実施．＊8：副腎CT・副腎シンチ・副腎静脈サンプリング．
（日本高血圧学会 高血圧治療ガイドライン作成委員会 編：高血圧治療ガイドライン2009．p.105 ライフサイエンス出版，2009 より）

チゾール自律産生の証明（日内変動の消失，デキサメタゾン抑制試験でのコルチゾール抑制の欠如），副腎皮質刺激ホルモン（ACTH）依存性，非依存性を鑑別しCT，MRI画像での形態異常（副腎，下垂体，異所性）の証明をもって行う．診断の手がかりとして中心性肥満，満月様顔貌，野牛様脂肪沈着，皮膚線条および菲薄化などのコルチゾール過剰による症状，糖尿病や骨粗鬆症の合併，好酸球減少，低K血症などの検査値異常がある．また，副腎偶発腫瘍の7.5％が本症候群であったとの報告があり，副腎偶発腫瘍を認めた際には，サブクリニカルCushing症候群を含め内分泌的評価が必要である．

❸ 褐色細胞腫

高血圧者の0.1～0.2％．成因はカテコールアミンの過剰状態である．診断は血中および尿中カテコールアミン，その代謝産物の増加およびカテコールアミン産生腫瘍の画像確認によってなされる．造影剤はクリーゼを誘発する危険があるため，原則禁忌である．また，大きな腫瘍であることが多い．診断の手がかりとして動悸，発汗などの症状および発作性高血圧，労作，前屈，排尿排便，麻酔の導入，腹部圧迫などにより誘発される高血圧発作，カテコールアミン過剰による自律神経調節障害および循環血液量低下による起立性低血圧などが参考になる．多発性内分泌腫瘍症の一病変として認めることもある．アドレナリン優位であれば副腎原発，ノルアドレナリン優位であれば副腎外および悪性を考える．

❹ その他

先端巨大症，Basedow病，甲状腺機能低下症，原発性副甲状腺機能亢進症などの内分泌疾患に高

587

■ 表IX-2-4　薬剤誘発性高血圧の原因薬物と高血圧治療法

原因薬物	高血圧の原因	高血圧治療への対策
NSAIDs	腎プロスタグランジン産生抑制による水・Na貯留と血管拡張抑制，ACE阻害薬・ARB・β遮断薬・利尿薬の降圧効果を減弱．	NSAIDsの減量・中止，使用降圧薬の増量，Ca拮抗薬
カンゾウ（甘草）グリチルリチンを含有する肝疾患治療薬，消化器疾患治療薬，漢方薬，健康補助食品，化粧品など	11β水酸化ステロイド脱水素酵素阻害によるコルチゾール半減期延長に伴う内因性ステロイド作用増強を介した水・Naの貯留とK低下．	漢方薬などの減量・中止，アルドステロン拮抗薬
グルココルチコイド	レニン基質の産生増加，エリスロポエチン産生増加，NO産生抑制などが考えられるが十分には解明されていない．	グルココルチコイドの減量・中止，Ca拮抗薬，ACE阻害薬，ARB，β遮断薬，利尿薬など．
シクロスポリン・タクロリムス	腎毒性，交感神経賦活，カルシニューリン抑制，血管内皮機能障害	Ca拮抗薬，Ca拮抗薬とACE阻害薬の併用，利尿薬など．
エリスロポエチン	血液粘稠度増加，血管内皮機能障害，細胞内Na濃度増加など．	エリスロポエチンの減量・中止，Ca拮抗薬，ACE阻害薬，ARB，β遮断薬，利尿薬など．
エストロゲン　経口避妊薬，ホルモン補充療法	レニン基質の産生増加	エストロゲン製剤の使用中止，ACE阻害薬，ARB
交感神経刺激作用を有する薬物　フェニルプロパノールアミン，三環系抗うつ薬，四環系抗うつ薬，モノアミン酸化酵素阻害薬など	α受容体刺激，交感神経末端でのカテコールアミン再取り込みの抑制など．	交感神経刺激作用を有する薬物の減量・中止，α遮断薬

(日本高血圧学会 高血圧治療ガイドライン作成委員会 編：高血圧治療ガイドライン2009．p.111 ライフサイエンス出版，2009より)

血圧を認める．

4 血管性（脈管性）高血圧

　大動脈炎症候群（高安動脈炎）では非特異的大型血管炎による腎動脈の狭窄，異型大動脈縮窄症，大動脈閉鎖不全，動脈壁硬化などが高血圧に関与する．結節性多発動脈炎では腎動脈を含む全身の中小筋型動脈や細動脈の壊死性動脈炎が，全身性強皮症では腎血管の攣縮が高血圧の成因に関与する．大動脈縮窄症では，狭窄部より近位側上肢の高血圧と遠位側下肢の低血圧を認める．大動脈閉鎖不全症，動脈管開存症，動静脈瘻では1回心拍出量の増加により収縮期高血圧を呈する．

5 脳・中枢神経疾患による高血圧

　脳血管障害，脳腫瘍，脳脊髄炎，脳外傷に伴う頭蓋内圧の亢進に伴う脳虚血は，交感神経活動を亢進させ高血圧を呈する．また，RVLMの後下小脳動脈や椎骨動脈による圧迫（neurovascular compression）が神経性の高血圧の原因になる可能性が報告されている．実際，同部の外科的圧迫の解除により降圧した症例が報告されており，同部の血管による圧迫と交感神経活動の亢進を介した高血圧の関連が示唆されている．

6 睡眠時無呼吸症候群

　高血圧をきたす機序としては，周期的な低酸素に伴う交感神経の活性化，RA系の活性化，酸化ストレスや炎症反応の増加，レプチン抵抗性やインスリン抵抗性などが複合的に関与していると考えられている．診断は睡眠ポリソムノグラフィにより行い，無呼吸・低呼吸指数 apnea-hypopnea index（AHI：1時間当たりの無呼吸・低呼吸数）が5以上で睡眠時無呼吸症候群と診断する．

AHIが5〜15を軽度，15〜30を中等度，30以上を重度と分類する．昼間の眠気，強いいびき，肥満，治療抵抗性早朝高血圧（夜間高血圧を含む），左室肥大（特に診察室血圧と家庭血圧が正常例），夜間発症の心血管イベント（心房細動，心室性不整脈を含む）を，肥満を有する高血圧者での背景病態として疑う．

7 薬剤誘発性高血圧

NSAIDs，カンゾウ製剤，グルココルチコイド，シクロスポリン，エリスロポエチン，経口避妊薬，交感神経刺激薬は血圧上昇作用があり高血圧を誘発する．また，降圧薬内服中の場合は降圧効果を減弱させる．血圧管理が悪化した場合やコントロール困難な高血圧の場合，薬剤誘発性の可能性も考慮する必要がある．薬剤誘発性高血圧の原因薬物と高血圧治療法を表IX-2-4に示す[5]．

8 その他

妊娠に関連する高血圧の原因はさまざまであるが，胎盤の虚血に伴う血管作動物質の放出と高血圧の関係が存在することが示唆されている．単一遺伝子異常による遺伝性高血圧は「IX-10 高血圧と遺伝」p.629を参照されたい．

6 Perspective

近年，治療抵抗性高血圧患者への腎神経アブレーションが長期にわたり降圧を示すことが報告された[7]．今後もこのような血圧調節系への新たなアプローチが開発される可能性がある．また，高血圧関連遺伝の同定も進んでいる．本態性高血圧の成因の探究と同時に，血圧調節系の理解がますます重要になっている．二次性高血圧の場合，検査技術の進歩により診断に至る機会が増えている．適切な治療を行うことにより治癒が期待できる場合があり，疑った場合は積極的に診断のための検査を進めることが重要である．

〔山里正演，大屋祐輔〕

《文 献》

1) Kaplan NM : Kaplan's Clinical Hypertension. 9th ed. Lippincott Williams & Wilkins, 2006.
2) Guyton AC : Kidneys and fluids in pressure regulation. Small volume but large pressure changes. Hypertension, 19 : I 2-8, 1992.
3) Sealey JE, et al. : On the renal basis for essential hypertension: nephron heterogeneity with discordant renin secretion and sodium excretion causing a hypertensive vasoconstriction-volume relationship. J Hypertens, 6 : 763-777, 1988.
4) Brenner BM, et al. : Congenital oligonephropathy and the etiology of adult hypertension and progressive renal injury. Am J Kidney Dis, 23 : 171-175, 1994.
5) 日本高血圧学会 高血圧治療ガイドライン作成委員会 編：高血圧治療ガイドライン2009. p. 97-112, ライフサイエンス出版, 2009.
6) Kaplan NM : Kaplan's Clinical Hypertension. 10th ed. Lippincott Williams & Wilkins, 2010.
7) Krum H, et al : Catheter-based renal sympathetic denervation for resistant hypertension : a multicentre safety and proof-of-principle cohort study. Lancet, 373 : 1275-1281, 2009.

Column

「圧利尿曲線と血圧」

通常，血圧は一定レベルに保たれている．血圧の変動に対し，神経性調節系，RA系などの体液性調節系，腎のNa・体液量調節系が順次働き血圧は元のレベルに戻る．最後に働く腎のNa・体液量調節系が最も強力な血圧調節系である．圧利尿曲線はこの血圧と腎でのNa排泄の関係を示した曲線である（図IX-2-3）．横軸に平均血圧値，縦軸に尿中Na排泄量をプロットし曲線を作成する．曲線の傾きにより食塩感受性と非感受性者に分類できる．Guytonは圧利尿曲線の血圧の高い方（右方）への偏位をもって持続する血圧上昇の病態を説明し，右方偏位をきたす異常が高血圧の成因であると考えた（Guytonの仮説）．この仮説ではNa（体液量）バランスが血圧値を規定する唯一の変数となるが，実際は他の因子もさまざまな程度で相互に影響しながら関係している．高血圧を診る上ではその病態の探究と同時に圧利尿曲線の関係など血圧調節系の理解が大事である．

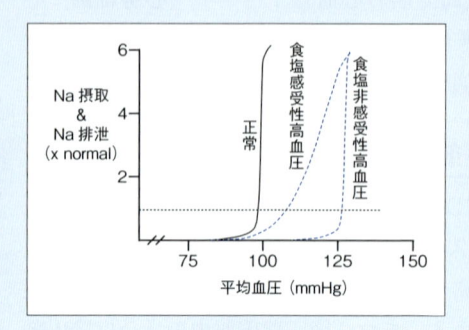

■ 図IX-2-3　圧利尿曲線
(Kaplan NM : Kaplan's Clinical Hypertension. 10th ed. Lippincott Williams & Wilkins, 2010 より改変)

〔山里正演，大屋祐輔〕

3 生活習慣の修正

　高血圧は，遺伝的要因とともに環境要因がその発症に重要な役割を果たしている．そこで，生活習慣の修正（表IX-3-1）を行うことにより，環境要因を改善すると，ある程度の降圧作用があることが知られている．生活習慣の修正は，高血圧発症予防として大切であり，また，金銭的負担も少なく高血圧の予防と治療の重要な柱の1つである．日本高血圧学会の「高血圧治療ガイドライン2009」においてもその重要性が指摘されており，低リスクおよび中等リスクの高血圧患者に対しては，薬物療法を始める前に生活習慣の修正を行うことが推奨されている．リスクの程度により，生活習慣の修正にかけることのできる期間が異なる．低リスク群では3ヵ月以内，中等リスク群では1ヵ月以内である．この期間に適切な生活習慣を身につけ，降圧薬による治療を必要としない血圧レベルになることを目標として，降圧の教育を行うことが大切である．しかし，規定の期間のうちに目標血圧まで降圧できなかった場合は，適切な降圧薬を用いた治療が必要である．降圧薬治療を導入した後においても，生活習慣の修正の継続・さらなる改善に向けて精進することにより，少量の降圧薬で良好に血圧がコントロールされる場合もある．なお，初めて高血圧を指摘され，生活習慣の修正を行う場合，比較的よく改善されることがあるが，時間とともにその生活習慣が再び乱れてくる場合がある．よって，生活習慣の修正は，すべての高血圧患者に対して，継続的に繰り返して指導することが必要である．

■ 表IX-3-1　生活習慣の修正：重要な項目について

1.	**減塩** 6 g/日未満
2.	**節酒** エタノールで男性20～30 mL/日以下，女性10～20 mL/日以下
3.	**食事療法** 野菜・果物の積極的摂取 DASH食に準じて，コレステロールや飽和脂肪酸の摂取を控える．魚（fish oil）の積極的摂取．食物繊維を多く，大豆蛋白の摂取も有効
4.	**体重管理** BMI〔体重（kg）÷身長（m）^{2}〕が25未満
5.	**運動** 心血管疾患のない高血圧患者が対象で，個別に指導された有酸素運動を中心に定期的に（毎日30分以上を目標に）行う
6.	**禁煙** タバコは百害あって一利なし．すぐに禁煙する
7.	**その他** リラクゼーション，Ca・Mg・Kのサプリメントの有用性を理解する．また，生活環境を整えて，急激な室温の変化を予防し，心血管リスクを増大する生活習慣を修正する

1　減塩

　日本人は食塩摂取量が多いことが知られている．戦後，とくに1965年頃を頂点として1990年にかけて血圧が低下しているが，その間，日本人の塩分摂取量も並行して低下していた．これは食塩と高血圧の関係を示すものと考えられている．さらに，食塩摂取量と血圧は，さまざまな民族を超えて関連することが知られており，食塩過剰摂取が高血圧のリスクとなることはINTERSALT（INTERnational study on SALT and blood pressure）[1]などの疫学研究からも明らかにされている．一方，減塩により血圧が下がることもさまざまな研究により明らかとなった[2～4]．これらの研究から6 g/日前半まで食塩摂取量を減らすと有意な降圧は得られることが明らかとなり，現時点では生活習慣の修正として食塩摂取量を6 g/日未満にすることが推奨されている．厚生労働省の平成21年報告によると，日本人の成人平均食塩摂取量は10.7 g/日（男性11.6 g/日，女性9.9 g/

日）であり漸減傾向である．しかし，6g/日と比較すると非常に高い水準であり，減塩指導の意義は大きい．なお，英国のNICEガイドラインでは，2015年までに6g/日，2025年までに3g/日の減塩を達成することにより，心血管疾患の発症を予防することを目指している．また，2011年のアメリカ心臓協会（AHA）の勧告[5]では，心血管疾患，脳卒中を予防するために食塩摂取量として3.8g/日の減塩を推奨している．

減塩を達成するには，食塩含有量の少ない食材を選ぶことが大切である．野菜や果物を多く摂取し，加工食品を減らすことが基本である．また，調理中や食事のときに塩・醤油などの調味料を少なくすることが重要で，煮物などは最後に味つけするようにして，食材の中への食塩の過剰な染み込みにも注意するなど，調理の工夫が必要である．

無作為化介入試験（RCT）では，減塩により平均収縮期血圧3.4mmHg/拡張期血圧2.2mmHg低下すると報告されたが，約1/4の症例では収縮期血圧が10mmHg以上低下している．これらの症例は，食塩感受性の高血圧患者と思われるが，日本人ではより多くの人が食塩感受性である可能性があり，減塩の効果は大きいと考えられる．また，メタアナリシスの成績では減塩1g/日ごとに収縮期血圧が約1mmHg減少するともされており，少しでも減塩できれば効果が期待できる．

近年，多くの食品に栄養表示がされている．しかし，Na表示されている場合が多く，食塩量で記載されていない場合がある．食塩量はNa表示の重さ（通常mg）の2.5倍であるので，計算の仕方を指導することも大切である．なお，食塩摂取量の正確な判定は，24時間蓄尿を施行し，尿中Na排泄量を求める必要がある．1日尿中Na排泄量（mEq）を17で割ると，食塩排泄量（g）に換算できるので，食塩摂取量が適切かどうかを確認するのに有用である．

2 節 酒

アルコール摂取の有用性・リスクに関する長期のRCTの成績はない．そこで，主にアルコール摂取に対する短期的な身体に与える影響や観察研究におけるアルコール摂取と高血圧の関連性が報告されている．日本人においても，飲酒量が多くなると高血圧発症リスクが高まることが知られている[6]．一方で，適度な量のアルコールの摂取は，心筋梗塞，脳卒中，さらに全死亡率を改善させる可能性が報告されている[7]．男性においてエタノール摂取量が約40g/日まで，女性では約25g/日までであると，非飲酒者と同等以下の死亡率と報告されており，死亡率に関してはJカーブを描いている．大量のアルコール摂取は，脳出血や癌などのリスク，死亡率が高まると考えられている．

なお，アルコール摂取量の基準となる単位を基準飲酒量standard drinkと呼び，飲酒量の目安となるといわれている．残念ながら，この基準飲酒量は国により異なる．日本の1単位は純エタノール換算20g/日であったが，基準値としては国際的に飛び抜けて高いことから，近年10g/日を1単位（ビール500mL＝2単位）として用いるようになっている．米国の1単位は14～15g/日（ビール12オンス，ワイン5オンス，80プルーフの蒸留酒1.5オンス），英国では8g/日である．このように，国による違い，時代による違いがあるため，論文を読む場合には注意が必要である．とくに英文雑誌では米国の基準を，日本の雑誌では日本酒換算での単位を用いる場合が多く，よく注意して読んでいただきたい．

なお，節酒により血圧が低下することが知られており，日本の「高血圧治療ガイドライン2009」では，男性でエタノール20～30mL/日，女性では10～20mL/日以下に抑えることを提言している．休肝日を設定することも大切であろう．

3 食事療法（減塩，節酒を除く）

これまでにさまざまな食事療法が検討されてきた．最も有名な食事療法の研究は，DASH食（Dietary Approaches to Stop Hypertension）と呼ば

れる1997年に報告された米国の研究である[8]．DASH食は基本的に果物と野菜を多く摂取し，乳製品を低脂肪性食品へと変更するとともに飽和脂肪酸と脂質を抑えた食事である．DASH食では果物と野菜を増やすことで血圧2.8/1.1 mmHgが低下し，総合的なダイエット食で5.5/3.0 mmHg低下している．高血圧群でより効果が高く，治療開始2週間で最大の効果が生じ，8週間継続した．DASH食に減塩を加えると，さらに降圧効果が高まることも報告されている．

一方，食物繊維の重要性についても昔から検討されている．25のRCTを用いたメタアナリシスでは，収縮期血圧1.15 mmHg/拡張期血圧1.65 mmHgの降圧効果が証明されている．また，大豆蛋白の降圧効果についても高血圧患者で強く認められ，非高血圧患者でも降圧効果を認めるRCTがある[9]．ただし，近年，大豆蛋白，乳蛋白質と炭水化物を用いたRCTで，大豆蛋白群と乳蛋白質群は同等の降圧効果を認めた．なお，蛋白質のすべてに降圧効果があるかどうかについては，いまだ十分なデータは揃っていない[10]．

TOHP II（The Trials of Hypertension Prevention, phase II）研究[11]では，2,382人の拡張期血圧83～89 mmHgで収縮期血圧140 mmHg未満，かつBMI 24.2～36.3と肥満傾向のある降圧薬未使用者を対象として，減量，減塩の効果を検討した．3～4年観察し，6ヵ月後には体重減少（4.4 kg）で3.7/2.7 mmHg減少，減塩（50 mmol）で2.9/1.6 mmHg減少した．3年後には，体重減少（2 kg）で1.3/0.9 mmHg，減塩で1.2/0.7 mmHg減少していた．体重が過剰な正常高値血圧者では，血圧を下げるのに体重減少と減塩が有効である．また，これらにより高血圧の発症率が低下すると考えられる．

魚の摂取と心血管リスクの低下について，近年注目されている．血圧に対するfish oil効果に関するメタアナリシスの報告もある[12]．36 trial（22 二重盲検RCT）の解析では，fish oilで収縮期血圧2.1 mmHg（95% CI：1.0～3.2；P＜0.01）/拡張期血圧1.6 mmHg（95% CI：1.0～2.2；P＜0.01）の有意な低下を認めている．なお，二重盲検の研究にのみ限定しても，収縮期血圧1.7 mmHg（95% CI：0.3～3.1）/拡張期血圧1.5 mmHg（95% CI：0.6～2.3）の有意な降圧作用を有していた．高齢者と高血圧患者では，fish oilの効果が高い傾向にあり，ω3脂肪酸を含有する魚の摂取は高血圧の予防に役立つと考えられている[13, 14]．このように，日本人の食生活は，本来，血圧に対してよい側面を有しているものがある．ただし，魚摂取時に塩分の過剰摂取にならないことに注意が必要であると思われる．

4 体重管理

肥満者では，とくに内臓脂肪が蓄積すると高血圧のリスクが高まることが知られている．よって，BMIが25以上にならないように注意することが必要である．また，中性脂肪値の上昇や耐糖能障害を合併しているとメタボリックシンドローム（Mets）の可能性も高まる．腹囲を測定し（Metsの診断には，男性85 cm，女性90 cm以上が必要），内臓脂肪の蓄積の有無を推測する．内臓肥満や耐糖能異常があると，インスリン抵抗性の状態となり，生命予後を悪化させる危険性がある．そこで，適切な体重管理が大切であり，BMI 25未満であってもBMI 22を目指した体重の管理が有用である．また，正常高値血圧の症例に対しても，減量は血圧を有意に低下させることも報告されている．TOHP II研究[11]から，体重の減少は減塩と同等以上の降圧効果を認めており，長期にわたる体重管理が大切であると考えられる．

5 運動

生活に運動を定期的に導入することは，高血圧の発症予防，血圧コントロールに有用である．しかし，高血圧患者に対して筋力を鍛える，いわゆる無酸素運動の有用性については明らかではない．血圧が高い状態でこのような負荷をかけることは，血圧の上昇のみならず心血管リスクを高め

る可能性があり容易に推奨することはできない．一方，散歩（速歩：脈拍が少し速くなる程度），体操，適度な有酸素運動は，高血圧のみならず，合併しやすい糖尿病やMetsの予防および治療に有用である．

推奨されている運動量は，1日30分以上を毎日，あるいは1時間の運動を週3回以上などであり，定期的に体を動かす必要性が指摘されている．なお，血圧値がⅡ度以下の心血管疾患のない高血圧患者が運動療法の対象者で，心血管リスクが高い可能性がある患者では，事前に運動療法の適否や強度について適切な検討が必要である．運動療法を続けるためにはモチベーションの維持が重要で，趣味や興味のあるスポーツを少しずつ始めてみるなど，個別の指導が肝要である．

6 禁煙

喫煙と高血圧の発症の因果関係については，あまり強いとは考えられていない．しかし，喫煙は強力な心血管疾患リスクであり，高血圧治療の目的でもある心血管合併症を低減させるためには，禁煙することは重要である．一方，禁煙することにより短期的・長期的に心血管リスクが低下することも知られている．また，喫煙は発癌や慢性閉塞性肺疾患（COPD），寿命などとの関連性も示されており，禁煙することが高血圧の治療のみならず健康寿命を延ばすためには必須である．

いくつかの疫学研究で喫煙と血圧上昇の関連性が報告されているが，必ずしもその関係は一定していない．なお，喫煙と短期的な血圧上昇との関連性は指摘されており，血圧測定前には正確に測定するために喫煙しないことが推奨されている．

なお，タバコの先端から出る煙や喫煙者の呼気に含有される煙を環境タバコ煙（ETS）と呼び，公衆の場ではこれらのETSをまき散らさない配慮も必要である．ETSにより非喫煙者の発癌リスクや心血管リスクを高めることが知られており，また，親の喫煙が，胎児，小児のさまざまな疾病と関連していることも知られている．

世界保健機関（WHO）ではたばこ規制枠組条約を採択し，わが国も2004年にこの条約を批准した．また，日本高血圧学会も2007年に禁煙宣言を発表し，その推進に努めている．医師には，喫煙者を見つけたら，高血圧の有無にかかわらず繰り返し禁煙指導を行うことが求められる．ニコチン依存症患者の禁煙指導には，知識の普及のみならず，禁煙治療薬のバレニクリン（チャンピックス®）や必要に応じてニコチン補充療法などの補助治療を用いながら，適切に喫煙行動を抑制することが必要である．

7 その他

1 リラクゼーション

RCTをメタアナリシスした検討では，適切にストレスを管理することで収縮期血圧3.7mmHg（95% CI：1.3～6.0）/拡張期血圧3.5mmHg（95% CI：1.9～5.1）の降圧作用が認められた．その手法には，教育，呼吸法，会話セラピー，ストレス管理法などがある．また，バイオフィードバックなど自分の脈拍や体温などの情報を視覚あるいは聴覚を介して感じる方法も用いられている．

2 コーヒー

コーヒーにはさまざまな物質が含まれているが，カフェインに関する研究以外はほとんどない．コーヒーには通常60～120 mg/150 mLのカフェインが含まれている．カフェインを摂取すると，用量依存性に，数時間にわたり血圧が上昇するといわれている．コーヒー（カフェイン）摂取による血圧への影響を検討したRCTによると，コーヒー（カフェイン入り）を飲むことにより収縮期血圧2.4mmHg（95% CI：1.0～3.7）/拡張期血圧1.2mmHg（95% CI：0.4～2.1）と有意に血圧を上昇させたという．しかし，長期にわたるカフェインの効果は明らかでなく，検討が必要である．

3 Ca, Mg および K の補給

Caの補給による降圧効果に関するメタアナリシスでは，収縮期血圧 2.3 mmHg（95% CI：0.3〜4.4）/拡張期血圧 0.8 mmHg（95% CI：-0.6〜2.1）の低下が認められた．

一方，Mgの補給では，メタアナリシスで収縮期血圧 1.0 mmHg（95% CI：-2.1〜4.1）/拡張期血圧 2.1 mmHg（95% CI：-0.7〜3.5）の低下が認められた．明らかな有害事象もなく，拡張期血圧を低下させる可能性が示されている．

KはNaの排泄に有効と考えられており，以前からその降圧作用に関して検討されてきた．1980〜90年代の報告があり，メタアナリシスで収縮期血圧 4.4 mmHg（95% CI：2.5〜6.4）/拡張期血圧 2.5 mmHg（0.7〜4.2）の降圧効果が認められている．中でも高血圧患者でよりKの降圧効果が強く，かつ食塩摂取量が多い人ほど降圧効果が高いことが示されている[15]．しかし，高血圧患者のみを対象とした8週間以上の研究のみを選択すると5試験が報告されており，そのメタアナリシスではK補充の降圧効果は優位でなかった[16]．よって，経口K摂取の降圧への意義についてはいまだに曖昧な面もある．

4 生活環境の改善

寒冷ストレスは，急激な血圧の上昇を伴うことが知られている．また，冬期には，暖かい環境から冷たい環境への移動が高血圧-心血管系合併症リスクとなることが知られている．よって，急激な環境温度の変動を起こさないように注意し，風呂やトイレ使用時には，前もって浴室，脱衣所，トイレの室温を上げておく必要がある．冷水浴やサウナは，健常人には自律神経を強化するとうたっているが，高血圧患者・心血管リスクを有する人では過剰な負荷となり，致死的なイベントを生じることがあり避けるべきである．

便秘に伴う排便時のいきみは血圧を上昇させるので，便秘予防の指導，場合によっては緩下薬の投与を行う．

便秘や性交は血圧を上昇させる．便秘傾向の人には，食物繊維の摂取の指導や，適切な排便コントロールができるように薬物の調整を試みる．性生活についても十分なリスクを評価した上で，リスクに応じた指導をする．

8 Perspective

生活習慣の修正は副作用がなく，血圧の改善のみならず心血管合併症や生命予後も改善することが知られている．そして生活習慣の修正項目についてもさまざまなガイドラインで普遍的である．臨床医はこれらの項目について必ず指導するとともに，継続的な患者サポートを忘れずに行いたい．

健康食品についてはエビデンスが明らかでないものも多い．マスコミで宣伝している高価なサプリメントの使用について相談された場合は，科学的な見地から適切なアドバイスができるように気をつけたい．

〔平和伸仁〕

IX. 高血圧

《文　献》

1) Intersalt Cooperative Research Group : Intersalt : an international study of electrolyte excretion and blood pressure. Results for 24 hour urinary sodium and potassium excretion. BMJ, 297 : 319-328, 1988.
2) Law MR, et al. : By how much does dietary salt reduction lower blood pressure? I–Analysis of observational data among populations. BMJ, 302 : 811-815, 1991.
3) The effects of nonpharmacologic interventions on blood pressure of persons with high normal levels. Results of the Trials of Hypertension Prevention, Phase I. JAMA, 267 : 1213-1220, 1992.
4) Sacks FM, et al. : Effects on blood pressure of reduced dietary sodium and the Dietary Approaches to Stop Hypertension (DASH) diet. DASH-Sodium Collaborative Research Group. N Engl J Med, 344 : 3-10, 2001.
5) Appel LJ, et al. : The importance of population-wide sodium reduction as a means to prevent cardiovascular disease and stroke : a call to action from the American Heart Association. Circulation, 123 : 1138-1143, 2011.
6) Nakamura K, et al. : The proportion of individuals with alcohol-induced hypertension among total hypertensives in a general Japanese population : NIPPON DATA 90. Hypertension research : official journal of the Japanese Society of Hypertension, 30 : 663-668, 2007.
7) Kloner RA, et al. : To drink or not to drink? That is the question. Circulation, 116 : 1306-1317, 2007.
8) Appel LJ, et al. : A clinical trial of the effects of dietary patterns on blood pressure. DASH Collaborative Research Group. N Engl J Med, 336 : 1117-1124, 1997.
9) He J, et al. : Effect of soybean protein on blood pressure : a randomized, controlled trial. Annals of internal medicine, 143 : 1-9, 2005.
10) He J, et al. : Effect of dietary protein supplementation on blood pressure : a randomized, controlled trial. Circulation, 124 : 589-595, 2011.
11) The Trials of Hypertension Prevention Collaborative Research Group : Effects of weight loss and sodium reduction intervention on blood pressure and hypertension incidence in overweight people with high-normal blood pressure. The Trials of Hypertension Prevention, phase II. Archives of internal medicine, 157 : 657-667, 1997.
12) Geleijnse JM, et al. : Blood pressure response to fish oil supplementation : metaregression analysis of randomized trials. J Hypertens, 20 : 1493-1499, 2002.
13) Mori TA, et al. : Effect of fish diets and weight loss on serum leptin concentration in overweight, treated-hypertensive subjects. J Hypertens, 22 : 1983-1990, 2004.
14) Ueshima H, et al. : Food omega-3 fatty acid intake of individuals (total, linolenic acid, long-chain) and their blood pressure : INTERMAP study. Hypertension, 50 : 313-319, 2007.
15) Whelton PK, et al. : Effects of oral potassium on blood pressure. Meta-analysis of randomized controlled clinical trials. JAMA, 277 : 1624-1632, 1997.
16) Krause T, et al. : Management of hypertension : summary of NICE guidance. BMJ, 343 : d4891, 2011.

4 降圧治療

1 治療の意義・目的

　高血圧治療の目的は，血圧の高い状態が持続することによって発生する心負荷や血管変化を抑制し，心不全や心筋梗塞，脳卒中など，各種心血管病の発症を予防するところが主である．また，高血圧は腎疾患の進行・増悪因子としてもきわめて重要であり，血圧のコントロールは腎疾患の治療においても大きな注意が払われるべきである．高血圧の治療については日本高血圧学会編「高血圧治療ガイドライン 2009」[1]（JSH2009）および日本腎臓学会・日本高血圧学会編「CKD（慢性腎臓病）診療ガイド 高血圧編」（CKD診療ガイド）に詳述されており，本項ではJSH2009に沿って概説する．

2 治療開始の目安

　高血圧患者を診た場合，二次性高血圧を除外し，リスクファクター，臓器障害，心血管病，合併症を評価し，リスク分類を行う（表IX-1-5 p.580 JSH2009におけるリスク分類参照）．ハイリスク症例ほど治療によって得られる効果は大きい．合併症がない症例であっても，II度高血圧で何らかのリスクファクターを有する症例は高リスク群である．また，III度以上の高血圧ではリスクファクターの有無によらず高リスク群となる．また，糖尿病，CKDあるいは臓器障害/心血管病をすでに有する症例，リスクファクターを3個以上有する症例は正常高値血圧であっても高リスク群となる．

　年齢階層に関わりなく，すべての高血圧患者が治療対象となりうる．低リスク群では生活習慣の修正を指導し，3ヵ月以内に140/90 mmHg未満

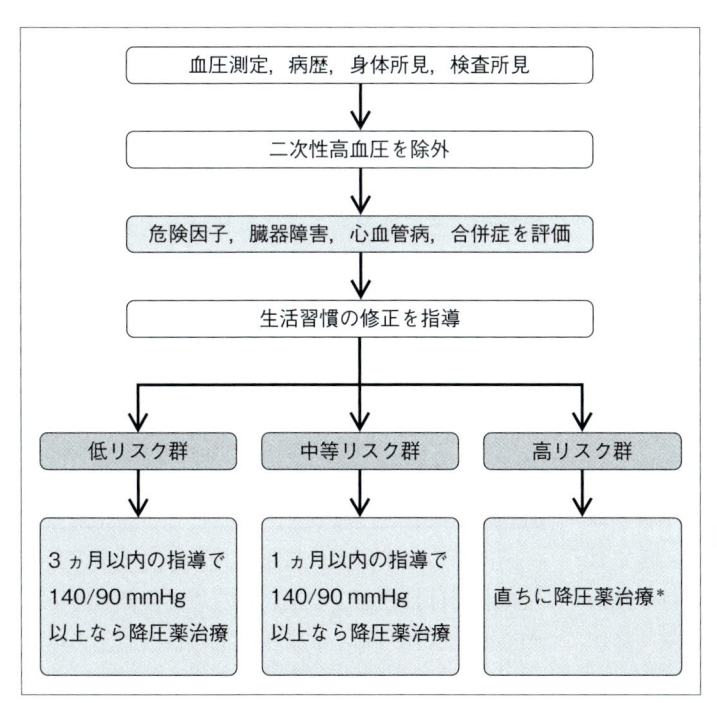

■ 図 IX-4-1　初診時の高血圧管理計画
＊正常高値血圧の高リスク群では生活習慣の修正から開始し，目標血圧に達しない場合に降圧薬治療を考慮する．
（日本高血圧学会 高血圧治療ガイドライン作成委員会 編：高血圧治療ガイドライン2009. p.25 より）

の血圧を達成できなければ降圧薬治療を開始し，中等リスク群では1ヵ月以内の降圧薬治療開始を目安とする（図IX-4-1）．高リスク群の症例では生活習慣の修正（「IX-3　生活習慣の修正」p.591参照）を指導した上で直ちに降圧薬治療を開始する．

3 降圧目標

JSH2009における降圧目標は，65歳未満の若年者・中年者で130/85 mmHg未満，65歳以上の高齢者で140/90 mmHg未満とされている．なお，130/85 mmHg未満でコントロールが良好な患者が65歳以上となったときにはコントロールを緩和する必要はない．

収縮期血圧160 mmHg以上の80歳以上の超高齢者における降圧薬治療の有効性を検討したHYVET[2]において，主要評価項目である脳卒中発症では統計学的に有意な治療効果が示されなかったが，総死亡に有意な減少がみられた．このことから，80歳以上の超高齢者であっても，II度以上の高血圧に対しては，予後改善効果が期待できると考えられる．一方で，JATOS試験の成績では，65歳以上の高齢者集団において，収縮期血圧を140 mmHg未満まで厳格に降圧することは，収縮期血圧を140〜160 mmHgに管理した場合と比べて心血管イベントの有意な減少は示されなかった[3]．これらの成績および高齢者においては，血管コンプライアンスや血圧調節機能の低下に伴って，血圧変動が大きくなり，潜在する臓器障害の程度も多様であることから，JSH2009では150/90 mmHgを中間目標として緩徐に降圧を進め，忍容性に問題がなければ140/90 mmHgを最終目標とすることを推奨している．

すでに糖尿病やCKD合併，または心筋梗塞後の患者ではより厳格な血圧管理により，予後の改善が期待できることから，これらの症例では130/80 mmHgを目標とする．CKDにおける高血圧治療に関しては「II-5　CKDの治療-2（降圧療法）p.52」およびCKD診療ガイドを参照のこと．

脳血管障害を有する症例の降圧目標は，ESH-ESC 2007ガイドライン[4]では同様に130/80 mmHgとされているが，JSH2009では，一般的な降圧目標を140/90 mmHgとしながらも，両側内頸動脈高度狭窄例や主幹動脈閉塞例では，過降圧による脳梗塞発症への懸念から一律の降圧目標を定めず，個々の症例ごとに脳循環不全症状の発現に注意しながら1〜3ヵ月かけて緩徐に降圧することを推奨している．また，ラクナ梗塞および脳出血例では，140/90 mmHgよりもさらに低い降圧目標を推奨している[5]．

降圧目標は症例ごとのリスクを勘案して設定されるものであり，重い合併症やリスクファクターを有する症例では，年齢階層による降圧目標よりも，合併症，リスクファクターを優先して降圧目標を設定するのが妥当である．例えば140/90 mmHg未満が目標となる65歳以上の高齢者であっても，糖尿病や心筋梗塞後の症例では原則としてより厳しい130/80 mmHgを目標とする．

家庭血圧と診察室血圧の乖離がある場合は，家庭血圧のほうが患者の日常的な血圧の状態を表していると考えられ，予後の予測の観点で後者より優れているとされている[6]ため，家庭血圧を重視して治療を行う．この際に，診察室血圧と家庭血圧では高血圧の診断基準が異なることから，家庭血圧が140/90 mmHg未満であっても，コントロール不十分である可能性には留意が必要である．家庭血圧を指標とした降圧目標は介入試験によるデータが乏しく，今後の研究を待たなければならないが，JSH2009では暫定的に収縮期/拡張期とも診察室血圧より一律5 mmHg低い値を目標として示している（表IX-4-1）．

4 薬物療法

国内での臨床研究の結果などから，日本人高血圧患者では目標血圧の達成のために複数の降圧薬が必要とされ，ガイドライン上の目標血圧の達成率も高くはない現状にある．そのため，適切な薬

表 IX-4-1 降圧目標

	診察室血圧	家庭血圧
若年者・中年者	130/85 mmHg 未満	125/80 mmHg 未満
高齢者	140/90 mmHg 未満	135/85 mmHg 未満
糖尿病患者 CKD患者 心筋梗塞後患者	130/80 mmHg 未満	125/75 mmHg 未満
脳血管障害患者	140/90 mmHg 未満	135/85 mmHg 未満

注：診察室血圧と家庭血圧の目標値の差は，診察室血圧140/90 mmHg，家庭血圧135/85 mmHgが，高血圧の診断基準であることから，この2者の差を単純に当てはめたものである．
(日本高血圧学会 高血圧治療ガイドライン作成委員会 編：高血圧治療ガイドライン2009. p.11 より)

剤選択および用量設定は重要である．国内で使用されている降圧薬はCa拮抗薬，RAS阻害薬（ACE阻害薬，ARB），利尿薬（チアジド系利尿薬およびチアジド類似薬，ループ利尿薬，K保持性利尿薬），β遮断薬，α遮断薬，中枢性交感神経抑制薬などがあり，比較的最近レニン阻害薬（アリスキレン）も使用可能となった．それぞれの薬剤の特徴については後述するが，このうち，初期治療薬として推奨されているのはCa拮抗薬，ACE阻害薬，ARB，利尿薬，β遮断薬である．

薬剤同士の比較で，総死亡や合併症に対する特定の薬剤の有効性を示した臨床試験，臨床研究も報告されているが，こうした試験は，最終的に同程度の降圧水準を達成した場合の薬剤間の有効性を比較するデザインのものがほとんどであり，まずは目標血圧を達成することが重要と考えるべきである．

高血圧の薬物療法においては，24時間に及ぶ十分な降圧と，患者のアドヒアランスも考慮して，長時間作用型で1日1回投与の薬剤を選択する．

5 降圧薬の種類と特徴

降圧薬は高血圧治療に欠かせない存在であり，多くの種類が上市されていることから，その特徴の把握は診療上重要である．第一選択薬となりうる主要降圧薬の積極的適応として，JSH2009では表IX-4-2のように推奨している．次に，各種降圧薬の種類と適応，副作用などについて触れる．

1 Ca拮抗薬

血管平滑筋のCaチャネルを阻害することで血管を拡張し，強力な降圧作用を発揮する．ジヒドロピリジン系（ニフェジピン，アムロジピンなど）とベンゾチアゼピン系（ジルチアゼム），フェニルアルキルアミン系（ベラパミル）がある．ベラパミルは国内においては降圧薬としての効能が承認されていない．副作用としては反射性交感神経緊張に伴う頻脈がみられるが，長時間作用型の薬剤では軽減される．ほかに，頭痛，潮紅，浮腫，歯肉増生が知られている．また，ジヒドロピリジン系以外のCa拮抗薬では徐脈等の心抑制作用を示すため，頻脈例に適応になると同時に，徐脈や心不全例には適さない．

Ca拮抗薬は主にL型Caチャネルを抑制し，輸出細動脈に対する拡張作用が弱いことから，全身血圧の降圧が不十分である場合，尿蛋白の増加をきたすことがある．一部の薬剤ではL型またはT型Caチャネルに対する効果で糸球体輸出細動脈を拡張し，尿蛋白を減少させるものが知られているが，患者集団での腎予後に対する有効性は示されていない．

2 RAS阻害薬

ACE阻害薬およびARBの2種類があり，両剤とも心不全の増悪や，心房細動の発症予防，尿蛋白減少，腎不全進展抑制などに有効とされる．RASの抑制により糸球体高血圧の改善をもたらすことから，各種腎疾患によい適応となる一方で，両側腎動脈狭窄症例，片腎または機能的片腎の健側腎動脈狭窄では，急速なGFRの低下をきたすことがあり禁忌である．また，いずれも催奇形性が指摘されており，妊婦に対して投与禁忌である．

表 IX-4-2　主要降圧薬の積極的適応

	Ca拮抗薬	ARB/ACE阻害薬	利尿薬	β遮断薬
左室肥大	●	●		
心不全		●*1	●	●*1
心房細動（予防）		●		
頻脈	●*2			●
狭心症	●			●*3
心筋梗塞後		●		●
蛋白尿		●		
腎不全		●	●*4	
脳血管障害慢性期	●	●	●	
糖尿病/MetS*5		●		
高齢者	●*6	●	●	

*1：少量から開始し，注意深く漸増する．　*2：非ジヒドロピリジン系Ca拮抗薬　*3：冠攣縮性狭心症には注意．　*4：ループ利尿薬　*5：メタボリックシンドローム　*6：ジヒドロピリジン系Ca拮抗薬

（日本高血圧学会 高血圧治療ガイドライン作成委員会 編：高血圧治療ガイドライン2009. p.39 より）

CKDで尿蛋白減少を期待して使用する場合，尿蛋白と血圧をモニターしながら増量し，認容性があれば，上限用量まで増量してよい．高K血症および血清Crの上昇には注意が必要である．

ACE阻害薬はアンジオテンシンⅠからアンジオテンシンⅡへの転換を阻害し，RASを抑制する一方，カリクレイン・キニン系の賦活化によって降圧作用を発揮する．臓器障害や心血管合併症の抑制効果が，Ⅰ型糖尿病性腎症や慢性糸球体腎炎への治療効果につながると報告されている．頻度の高い副作用として空咳があり，高齢者の誤嚥性肺炎の防止に有用との知見もある．まれな副作用として血管浮腫が報告されている．

ARBはアンジオテンシンⅡ受容体に対して拮抗することで，RASを抑制し，カリクレイン・キニン系に影響しないため空咳の副作用がない．Ⅱ型糖尿病の発症抑制や腎症の進展抑制にいくつかのエビデンスがある．

3 利尿薬

❶ チアジド系利尿薬およびチアジド類似薬

遠位尿細管におけるNa再吸収を抑制することにより，体内に貯留したNaを排泄させ，降圧作用を発揮する．高齢者，低レニン性高血圧，腎疾患，インスリン抵抗性等の状態で降圧効果が期待できる．副作用として，起立性低血圧，低K血症，高尿酸血症，耐糖能低下がある．本剤の国内添付文書上の用法用量は，多くがCa拮抗薬登場以前に承認されたものであり，強力な降圧手段がほかになかった背景もあり，高用量に偏った記載となっている．現在はRAS阻害薬との併用で標準用量の1/4〜半量でも有効な降圧が得られるため，低用量での使用が勧められる．高尿酸血症や脂質代謝に与える悪影響などの副作用が敬遠され，国内ではあまり多用されていなかったが，PROGRESSやALLHAT[7]により心血管イベントの抑制効果が見直され，また，低用量での使用により副作用が軽減できること，低用量配合剤が開発されたことから，使用頻度は増加している．

❷ ループ利尿薬

Henleループ上行脚でのNaCl再吸収を抑制し，腎不全症例でも強力な利尿作用を発揮するが，降圧効果はチアジド系に劣る．病態によっては低用量のチアジド系利尿薬と併用されることもある．副作用としては低Na血症，Ca喪失に伴う骨粗鬆症，低K血症などがある．

❸ K保持性利尿薬・アルドステロン拮抗薬

アミロライド感受性上皮型Naチャネルの抑制（トリアムテレン）およびアルドステロン受容体の拮抗作用（スピロノラクトン，エプレレノン）

により遠位尿細管および接合集合管で，K の喪失を伴わない Na 利尿効果を発揮する．スピロノラクトンは受容体選択性が低く，プロゲステロン受容体への副作用として女性化乳房，月経異常などが発現することがあるが，受容体選択性の高いエプレレノンでは頻度が低いことが期待されている．

以上の特徴を踏まえて，血清 Cr 値が 2.0 mg/dL 未満の腎機能が温存されている患者ではチアジド系を投与し，腎機能が低下した症例では長時間作用型のループ利尿薬を選択する．K 保持性利尿薬を投与するにあたっては高 K 血症に注意が必要である．エプレレノンは糖尿病性腎症早期以降の症例で禁忌とされている．

4 β遮断薬

交感神経 β 受容体遮断作用により心拍数，心拍出量の低下，レニン分泌の抑制などの作用がある．虚血性心疾患合併例や甲状腺機能亢進症などによる高拍出型の高血圧症例，頻脈例，若年例などに用いられる．糖・脂質代謝に悪影響があるとされているが，α 作用を有するカルベジロールでは影響が少ないとするデータもある．左室収縮能低下症例に用いる場合，用量を一般の高血圧症の 1/8 程度から開始し，認容性をみながら慎重に漸増する必要がある．気管支喘息等の閉塞性肺疾患，褐色細胞腫に対する単薬投与や高度徐脈およびブロック症例には禁忌または慎重投与となっている．また，本カテゴリーに属するアテノロールは腎不全症例で蓄積性が高く，高度徐脈をきたして救急受診する例が散見されるため，腎機能障害を有する症例では他剤への変更を検討すべきである．

5 α遮断薬

交感神経 α_1 受容体を遮断することで血管平滑筋を弛緩させる．副作用として起立性低血圧，動悸などがみられる．また，褐色細胞腫の術前治療に使用される．ALLHAT での心不全増加による中断以降，第 1 選択としては使用されなくなったが，その作用機序から，前立腺肥大による排尿障害例に対する改善効果を期待した選択や，早朝高血圧に対しても用いられる．

6 その他の降圧薬

血管拡張薬のヒドララジンは即効性で妊婦への投与に規制がないため，妊娠高血圧に使用される一方，長時間作用型の薬剤が多く登場した現在では他の用途での使用頻度は低い．同様に中枢性交感神経抑制薬であるメチルドパも妊娠高血圧に使用される．末梢性交感神経抑制薬のレセルピンは交感神経末端のノルエピネフリンを枯渇させることで，降圧効果を発現する．中枢性交感神経抑制薬では眠気，口渇，倦怠感，末梢性交感神経抑制薬では抑うつ，Parkinson 症候群，胃潰瘍など副作用が多く，他剤を使用できる現在は使用されなくなってきている．

7 直接的レニン受容体拮抗薬

直接的レニン受容体拮抗薬（DRI）は，米国では 2007 年，日本では 2009 年に上市されたばかりの新しい薬剤であり，治療上の位置づけはまだ確定していない．生物学的可用性が 2〜3% と低く，特に高用量で下痢などの副作用を認めるほか，血中半減期が 35 時間前後で長いといった特徴を有する．シクロスポリンとの併用で血中濃度が増大するため併用禁忌となっている．ほかにもベラパミルやアトルバスタチンなど，薬物相互作用が比較的多い．

6 併用療法と降圧配合剤

降圧薬を併用することにより，単独で使用するよりも効果的に降圧することができる．併用は各薬剤の降圧作用に対する代償機転を打ち消し合う，あるいは，副作用を軽減するような組み合わせが推奨される（図 IX-4-2）．

降圧治療は原則として単剤を低用量で開始することが基本となっているが，日米欧各国のガイドラインで II 度以上の高血圧や臓器障害の程度により，早期の降圧を目指して初期から併用療法を

検討することとされている．しかし，米国では処方箋の有効期限が12ヵ月あり，期限内に何度でも同一処方で薬剤の交付を受けられる環境にある一方，日本国内では投薬開始時の高血圧症例における再受診はおおむね2週間〜1ヵ月後であり，国内において降圧薬を2剤同時に開始することの意義は欧米と同じではない点には留意が必要である．特に高齢者や頭蓋内主幹動脈狭窄を有する症例などでは緩徐な降圧を心がける．

併用療法による降圧効果に関するエビデンスは，各種降圧配合剤開発時の臨床試験を中心にある程度提供されている一方，特定の併用療法で生命予後や心血管合併症の発症が改善するかどうかについては，PROGRESSでACE阻害薬と利尿薬併用の脳血管障害再発予防効果が示唆されたこと，ONTARGETでのACE阻害薬とARBの併用が明らかな相乗効果を証明できなかったことなど，少数の知見が存在するだけである．現在レニン阻害薬であるアリスキレンとARBの併用で心不全や腎機能障害をエンドポイントとした臨床試験が進行中である．

降圧配合剤の利点として，内服錠数が減ることにより，特に高齢者などでは服用の手間が省かれることから，治療に対するアドヒアランスの改善を期待できるケースもある．

低用量利尿薬（チアジド系）を含む降圧配合剤は半錠処方や粉砕分包の煩雑さを解消した一方で，利尿薬処方の敷居が下がったことから，処方件数の増大に伴って重篤な低Na血症の報告例が相次いだため（頻度不明），添付文書の改訂が行われた．特に低用量利尿薬を含む配合剤にループ利尿薬を併用するときには，注意が必要である．配合剤の使用においては，安易に強力な1剤として考えず，配合された一つひとつの成分の特質に対する配慮が重要である．

7 治療抵抗性高血圧

JSH2009では，利尿薬を含む3剤以上の降圧薬を投与してなお管理目標血圧を達成できない症例

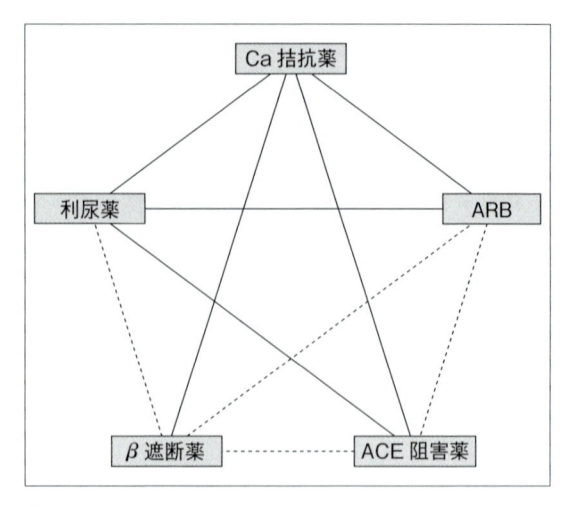

■図IX-4-2　2剤の併用
推奨される併用を実線で示す．
(日本高血圧学会 高血圧治療ガイドライン作成委員会 編：高血圧治療ガイドライン2009．p.42より)

を治療抵抗性高血圧と定義している．しかし，わが国では利尿薬の使用頻度が低いことから，この定義に沿った治療抵抗性高血圧は必ずしも臨床の実態を表していない可能性があり，利尿薬を投与されていなくても，複数の降圧薬による治療で管理目標血圧を達成できない症例も管理不良例として取り扱うのが現実的である．

高血圧治療におけるコントロール不良と治療抵抗性の要因と対策を表IX-4-3に示す．管理不良例への対応として，まず，カフ幅の不適合や偽性高血圧，白衣現象などの血圧測定上の問題を除外した上で，服薬状況を確認する．治療へのアドヒアランス改善への対策として，JSH2009では長期服用に対する不安の除去，副作用，経済的問題，投薬スケジュールと患者の生活リズムの不一致などに対応をとるとしている．

患者側の問題として代表的なものは肥満，過度の飲酒，睡眠時無呼吸症候群，食塩摂取過剰，腎障害の進行，二次性高血圧等があげられるが，これらについては「IX-2　高血圧の成因と分類」p.582と「IX-3　生活習慣の修正」p.591の各項に譲る．

適切でない薬剤選択でも管理不良となりうる．利尿薬を投与していない例では，投与が可能であ

れば開始する．チアジド系利尿薬の効果が期待できない血清 Cr 値 2.0 mg/mL 以上の症例でなければ，チアジド系利尿薬を標準用量の半量程度から投与する．また，併用療法の組み合わせが適切であるかどうかを点検し，薬効の類似した薬剤が重複している場合，異なる作用機序の組み合わせに改める．降圧薬以外の処方で，血圧を上昇させる，または降圧薬の作用と拮抗する薬剤が投与されていないか確認し，可能であれば中止する．

また，血圧が良好にコントロールされていても4剤以上を必要とする症例は，治療抵抗性症例と同様に臓器障害や合併症の評価および治療を行うべきである．

8 Perspective

アリスキレンならびにアジルサルタン承認以降，新薬の開発は頭打ちとなっており，降圧配合剤の開発も一段落した感がある．そうしたなかでも新薬の可能性としてはアンジオテンシンIIに対する抗体産生を誘導する技術が開発中である．アリスキレンは既存の RAS 阻害薬による治療への上乗せ効果をみた ALTITUDE 試験で有害事象の増加のため中断され，併用に厳しい制限がか

表 IX-4-3　高血圧治療におけるコントロール不良と治療抵抗性の要因と対策

要因	対策
血圧測定上の問題 　小さすぎるカフ（ゴム囊）の使用 　偽性高血圧	カフ幅は上腕周囲の 40%，かつ長さは少なくとも上腕周囲を 80% 取り囲むものを使用 高度な動脈硬化に注意
白衣高血圧，白衣現象	家庭血圧，自由行動下血圧測定
アドヒアランス不良	十分な説明により長期服用薬に対する不安を取り除く．副作用がでていれば，他剤に変更 繰り返す薬物不適応には精神的要因も考慮，経済的問題も考慮 患者の生活に合わせた服薬スケジュールを考える．医師の熱意を高める
生活習慣の問題 　肥満の進行 　過度の飲酒	カロリー制限や運動について繰り返し指導 エタノール換算で男性 20〜30 mL/日以下，女性 10〜20 mL/日以下にとどめるよう指導
睡眠時無呼吸症候群	CPAP など
体液量過多 　食塩摂取の過剰 　利尿薬の使い方が適切でない 　腎障害の進行	減塩の意義と必要性を説明．栄養士と協力して繰り返し指導 3 種以上の併用療法では，1 剤を利尿薬にする．血清 Cr 値 2 mg/dL 以上の腎機能低下例ではループ利尿薬を選択，利尿薬の作用持続を図る 減塩の指導と，上に述べた方針に従い，利尿薬を用いる
降圧薬と拮抗する，あるいはそれ自体で血圧を上昇させうる薬物の併用や栄養補助食品の使用	経口避妊薬，副腎皮質ステロイド，非ステロイド性抗炎症薬（選択的 COX-2 阻害薬を含む），カンゾウを含む漢方薬，シクロスポリン，エリスロポエチン，抗うつ薬などを併用していれば，その処方医と相談し，可能なかぎり中止あるいは減量する 各薬物による昇圧機序あるいは相互作用に応じた降圧薬を選択
作用機序の類似した降圧薬を併用	異なる作用機序を持ち，かつ相互に代償反応を打ち消しあうような降圧薬を組み合わせる
二次性高血圧	特徴的な症状・所見の有無・スクリーニング検査

（日本高血圧学会 高血圧治療ガイドライン作成委員会 編：高血圧治療ガイドライン 2009．p. 44 より改変）

かることとなった.一方,デバイスを用いた治療では,最近腎臓交感神経焼灼術が国内で実施されるようになり,その有効性が話題となっている.また,頸動脈洞の圧受容体を電気刺激することで降圧を図るデバイスも開発が進められている.

〔又吉哲太郎,大屋祐輔〕

《文 献》

1) 日本高血圧学会 高血圧治療ガイドライン作成委員会 編:高血圧治療ガイドライン2009.ライフサイエンス出版,2009.
2) Beckett NS, et al. : Treatment of Hypertension in Patients 80 Years of Age or Older. N Engl J Med, 358 : 1887-1898, 2008.
3) JATOS Study Group : Principal Results of the Japanese Trial to Assess Optimal Systolic Blood Pressure in Elderly Hypertensive Patients (JATOS). Hypertens Res, 31 : 2115-2127, 2008.
4) The Task Force for the Management of Arterial Hypertension of the ESH-ESC : Management of Arterial Hypertension of the European Society of Hypertension. 2007 Guidelines for the Management of Arterial Hypertension. J Hypertens, 25 : 1105-1187, 2007.
5) Arakawa S, et al. : Blood pressure control and recurrence of hypertensive brain hemorrhage. Stroke, 29 : 1806-1809, 1998.
6) Ohkubo T, et al. : Ohasama Study. How many times should blood pressure be measured at home for better prediction of stroke risk? Ten-year follow-up results from the Ohasama study. J Hypertens, 22 : 1099-1104, 2004.
7) ALLHAT Collaborative Research Group : Major outcomes in high-risk hypertensive patients randomized to angiotensin-converting enzyme inhibitor or calcium channel blocker vs diuretic. JAMA, 288 : 2981-2997, 2002.

5 腎実質性高血圧

1 定義，概念，疫学

　高血圧患者の大部分は原因が明らかでない本態性高血圧であるが，一部は原因となる基礎疾患や外的要因を有する二次性高血圧であり，その中で腎実質性疾患による腎障害に伴って発症する腎実質性高血圧の頻度が最も高く，高血圧患者全体の約5％を占める．腎臓におけるNa排泄の障害は，末梢血管抵抗の増加とともに，高血圧の主要な成因である．また，腎臓は脳や心臓とともに高血圧の標的臓器の1つでもあり，本態性高血圧においても病期が進んで腎機能が障害されると，高血圧の病態に腎実質性高血圧の要素が加味されるようになる．

2 診　断

　腎実質性高血圧の診療に際しては，まず，その病態を把握すること，すなわち，原因である腎疾患を認識し，腎障害の程度を評価することが，適切な治療を行うための第一歩である．表IX-5-1にあげたように，腎障害をきたす多くの疾患が腎実質性高血圧の原因となる．これらの中で，わが国において頻度が多い疾患は慢性糸球体腎炎と糖尿病性腎症である．また，高血圧の結果として生じる腎硬化症による腎障害も，すでに存在する高血圧の病態に腎実質性の要素を加え，悪循環を形成する．腎実質性高血圧の原疾患は高血圧とともに診断されている場合も多いが，高血圧患者において腎機能の低下，1g/日以上の蛋白尿や血尿が認められる場合には，基礎疾患として腎硬化症以外の腎疾患が存在する可能性を検索するべきである．

　糖尿病患者の約50％には高血圧が合併し，糖尿病性腎症はその主な要因となる．また，高血圧が存在すると糖尿病性腎症の進行が促進される．

近年，わが国では糖尿病性腎症により末期腎不全に至る症例は増加の一途をたどり，1998年以降は透析導入の原因疾患として第1位となっている[1]．多くの場合，5年以上の糖尿病罹患歴や糖尿病性網膜症，神経症などが合併することから，糖尿病性腎症が診断される．糖尿病性腎症の病期分類では，尿中アルブミン排泄の増加が早期の指標となる（VI-10参照 p.408）．他疾患との鑑別上，腎生検が行われた場合には，細胞外基質蛋白の蓄積により，糸球体の結節性病変やメサンギウム領域の拡大（びまん性病変）が観察される．

　持続的に1g/日以上の蛋白尿や血尿が認められる場合には，慢性糸球体腎炎（CGN）の可能性を想定し，膠原病などの原疾患の検索や腎マクロ画像の評価に加え腎生検による病理組織学的な診断を進めることを考慮する．わが国の成人に多いCGNはIgA腎症や膜性腎症などであるが，腎

■ 表IX-5-1　腎実質性高血圧の原疾患の分類

急性腎疾患
急性糸球体腎炎
急性尿細管壊死：虚血性，薬剤性など
急性尿路閉塞：尿路結石など
妊娠中毒症

慢性腎疾患
慢性糸球体腎炎
慢性腎盂腎炎
全身性疾患に伴う腎障害
代謝性疾患：糖尿病性腎症，痛風腎，
腎アミロイドーシスなど
膠原病：全身性エリテマトーデス，強皮症，
結節性多発動脈炎など
多発性骨髄腫
多発性嚢胞腎
水腎症：結石，腫瘍，前立腺肥大，後腹膜線維症，
膀胱尿管逆流など
薬剤性腎障害：消炎沈痛薬，抗菌薬など
腎移植後

組織所見による診断とともに血液・尿検査所見，免疫学的所見などから病型，病状を判断し，ステロイドや免疫抑制薬の適応など集学的な治療方針を考える．その中で厳格な血圧コントロールは非常に重要な位置を占める．

腎硬化症においては加齢と高血圧の持続により，小動脈や糸球体など血管系を中心に硬化性の病変が生じる．多くの高血圧患者における腎臓の病変は，良性腎硬化症と称され，急速な腎機能低下をきたすことは少ない．病理学的な評価が行われることは少ないが，良性腎硬化症の組織病変は細小動脈レベルの血管系を中心として起こり，線維性の内膜肥厚や硝子様細動脈硬化などの所見を呈する．1 g/日以上の蛋白尿や肉眼的な血尿が認められることは少ない．糖尿病の影響がなく，年齢や高血圧の罹患歴，眼底病変や心肥大など腎臓以外における高血圧性臓器障害や脳血管障害，冠動脈疾患，閉塞性動脈硬化症（ASO）などの動脈硬化性疾患の存在から，腎硬化症による腎障害，二次性高血圧を推定，診断する．このような臓器障害や動脈硬化性病変の存在が予後に大きな影響を与えることを認識しなければならない．

慢性腎盂腎炎は，尿路感染に起因して，頻尿，細菌尿，側腹腰背部不快感，微熱などの症状を呈することがあり，尿細管間質障害が進行すると高血圧とともに尿濃縮能低下，高K血症，アシドーシスなどの所見が認められ，脱水による腎前性腎不全に陥りやすい．1 g/日以上の蛋白尿が認められることは少ないが，膀胱-尿管逆流や前立腺肥大など泌尿器科的な診断，評価も重要である．

多発性嚢胞腎では肝臓，膵臓とともに両側腎臓に嚢胞が多発し，50〜60歳代で末期腎不全へと進行する．80〜90%は第16番染色体短腕に異常が存在し，常染色体優性遺伝を示すPKD1である．家族歴が手がかりとなり，超音波やCTなどのマクロ画像検査により診断は明らかである．蛋白尿が著明となることは少ないが，しばしば血尿が認められる．早期より高血圧を呈することが多く，これには嚢胞により圧迫され虚血が起こった腎組織からレニンが分泌されることが関与する．

約10%に脳動脈瘤が合併するため，そのスクリーニングとともに頭蓋内下出血を予防する上で，厳格な血圧のコントロールが望まれる．

3 病 態

高血圧およびそれに基づく腎内血行動態の変化のほかに，腎障害の進行には，メサンギウムへの高分子量物質の沈着，免疫学的異常，糸球体内血液凝固異常や活性酸素（フリーラジカル）など，多くの因子が関与すると推定されている．その中で，糸球体毛細血管圧の亢進，すなわち糸球体高血圧が糸球体硬化および腎障害の進行の過程において重要な因子であると考えられている[2]．糸球体毛細血管圧の上昇と糸球体硬化進展との関係を図IX-5-1に示す．諸種の腎疾患において糸球体が障害されネフロン数が減少すると腎血流量（RBF）および腎血漿流量（RPF）は低下するが，残存する糸球体毛細血管圧が代償的に上昇し，糸球体1つ当たりの濾過量が増加して，全体としてのGFRは保たれる．しかし，この糸球体毛細血管圧の上昇，すなわち糸球体高血圧が持続すると，メサンギウム細胞の障害や糸球体の肥大が生じ，最終的には糸球体は硬化に陥り，糸球体の機能は廃絶する．そして，残存する糸球体に対する負荷がさらに増加することになる．この悪循環を断ち切り腎障害の進行を抑制するためには，単に全身的な動脈血圧をコントロールするだけで

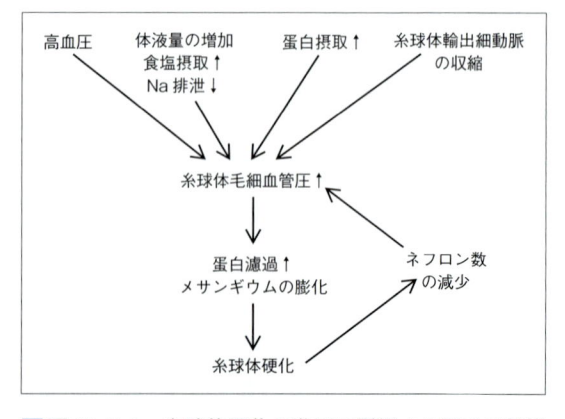

■図IX-5-1 糸球体硬化の進展に影響する因子の関係

なく，腎内の微小循環動態を考慮し，糸球体毛細血管圧の亢進を改善することが重要であると考えられる．全身的な高血圧および諸種の腎疾患によるネフロン数の減少のほかに糸球体毛細血管圧の上昇に寄与する因子としては，糖尿病や食塩，蛋白質の過剰摂取などがあげられる．

4 症　状

腎実質性高血圧においては，高血圧に加え，腎障害の程度により浮腫や貧血などの腎不全症状が出現する．また，特に血圧コントロール不良の状態が長く持続した場合には，眼底病変による視力障害，心肥大による心不全症状，脳血管障害による神経症状や末梢動脈病変による虚血症状などが起こり得る．

5 検　査

腎実質性高血圧の診療に際しては，腎障害の程度，すなわち残存する腎機能を正確に把握することが重要である．臨床で腎機能，腎障害の評価のために行われる検査はさまざまあるが，いずれも腎臓の多彩な生理機能の一面を反映するものであるため，目的や腎障害の程度に応じて適切な検査を選択することが肝要である．

腎障害が進行する過程において，糸球体や血管系の病変により RBF および RPF が減少するが，早期の段階では糸球体濾過率（FF）の増加により代償され，GFR が低下するには至らない．しかし，障害が進行し機能しないネフロンが多くなると GFR が低下し，さらには尿細管障害による尿濃縮能の低下や蛋白尿が出現する．

RPF は標準的にはパラアミノ馬尿酸（PAH）のクリアランスにより測定される．より簡便には，フェノールスルホンフタレイン（PSP）試験の15分値がおおむね PAH クリアランスに相関するが，尿量，残尿，浮腫などの影響を受けるため正確性は劣る．^{99m}Tc-mercaptoacetyltriglycine（MAG3）を用いたレノグラムでは，RPF とともに腎排泄機能や尿路の通過状態などが総合的に評価される．

全身の筋肉で産生される Cr は，糸球体を濾過した後，尿細管においてはほとんど再吸収や分泌を受けないため，臨床における GFR の評価には内因性の Ccr が用いられることが多い．しかし，尿中 Cr 排泄の変動や採尿の不確実性などの影響により測定誤差は25％に及ぶため，測定を繰り返して評価を行うべきである．また，血中 Cr が上昇すると尿細管における Cr 排泄が無視できなくなり，Ccr による GFR の評価の正確性が落ちる．これに比べて外因性に投与したイヌリンのクリアランス（Cin）は尿量や血中濃度による影響を受けにくく，GFR の測定に理想的である．しかし，Cin の施行は簡便ではなく，発熱などの副作用をきたす可能性もあるため，容易には行いがたい．血清 Cr 濃度は外来においても容易に測定し得る指標であるが，GFR が50％以下に低下しないと有意な上昇を示さないため，早期の腎障害の評価には適当でない．血清 Cr が酵素法で測定されるようになってから精度が向上し，わが国でも日本腎臓学会により下式のような計算式が作成され[3]，年齢と血清 Cr から eGFR が算出されるようになったが，GFR が 50 mL/分/1.73 m^2 以上の領域では eGFR と Cin の相関が良好でない．

eGFR（mL/分/1.73 m^2）= 194× 血 清 Cr$^{-1.094}$ × 年齢$^{-0.287}$（女性では×0.739）

分子量 11,600 の血漿蛋白である $β_2$-ミクログロブリンは糸球体において自由に濾過されるため，GFR が低下すると血中濃度が上昇する．しかし，諸種の感染症や膠原病，悪性腫瘍などにおいても，GFR とは関係なく上昇するため，特異的な GFR の指標ではない．これに対し，全身の有核細胞で housekeeping 的に産生されるシスタチン C の血中濃度は，体格や炎症による影響が少なく，Cr よりも早期の腎障害において上昇する指標として有用性が期待される．

尿蛋白は腎障害のスクリーニング検査として手軽に施行できるが，早期の腎障害では検出されず，また，尿蛋白の排泄量は必ずしも腎障害の程

度とは並行しない．これに対し分子量69,000のアルブミンは，より早期の腎障害において尿中排泄が増加する．すなわち，30〜300mg/日程度の微量アルブミン尿は，蛋白尿として定性的に認知される以前の段階において，RPFの減少に対しGFRを維持する代償性の糸球体毛細血管圧の上昇を反映し，特に糖尿病性腎症などにおいて早期の腎障害を検知する指標となる可能性が注目されている．

図IX-5-2は腎障害の進行に伴う各種の腎機能の指標の推移を図示したものである．腎障害の初期においては糸球体，血管系の機能的，器質的変化によりRBF，RPFが減少するが，FFの増加により代償されGFRは保たれる．この時期における腎障害の評価には，PAHやイヌリン，CcrによるRPF，GFRの正確な測定が必要とされる．より簡便には微量アルブミン尿を測定することにより，定量性には乏しいが早期の腎障害の存在が推定される．腎障害が進行してネフロン数が減少し，GFRが低下した場合には，内因性のCcrを繰り返すことにより，おおむね定量的に腎障害の程度が評価される．この時期においては血清シスタチンCの測定が血清Crよりも鋭敏にGFRの低下を反映する指標になると思われる．さらに腎障害が進行し，GFRが50%以下になると血清Cr濃度が上昇するとともに，CcrによるGFRの測定が不正確となる．この時期においては，むしろ血清Cr値の変動のほうが正確にGFRの変化を反映する．

このように，腎実質性高血圧において残存する腎機能を評価するに際しては，腎障害の程度に応じて適切な検査方法を選択することが重要である．

6 治療

eGFRが60mL/分/1.73m^{2}未満の腎機能低下や，蛋白尿など腎障害の所見が持続的に認められる場合はCKDとされるが，日本高血圧学会による「高血圧治療ガイドライン2009（JSH 2009）」[4]で示されているCKDにおける高血圧の治療指針

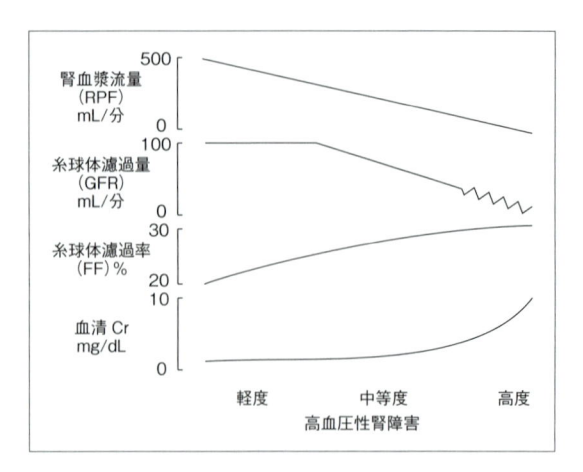

■図IX-5-2 腎障害の進行に伴う腎血漿流量，糸球体濾過量，糸球体濾過率および血清Cr濃度の推移

を参照されたい（II-5参照 p.53）．降圧薬としてレニン-アンジオテンシン（RAS）阻害薬を優先的に選択することと，厳格な降圧目標を達成することが主な要点である．

1 降圧目標

腎障害の増悪因子としては高血圧が大きく寄与するため，腎実質性高血圧の治療においては特に厳密に血圧をコントロールすることが重要である．140/90mmHg未満の正常血圧域においても，血圧が低いほど腎障害の進展が抑制されることが確認されており[5]，130/80mmHg未満を降圧目標として厳格な血圧コントロールを行う．血圧とともに蛋白尿も腎障害の進展を促進する因子として重要であり，1g/日以上の蛋白尿が認められる場合には降圧目標をさらに厳格な125/75mmHg未満に下げる．

2 非薬物療法

腎実質性高血圧においては，圧-利尿曲線が右方にシフトしているためにNa排泄が障害され，高血圧の成因の中で体液量の増加が大きな位置を占めていることが多い．したがって，高血圧に対する非薬物療法の中でも，十分に食塩摂取を制限することが重要である．生命の維持に必要とされる食塩は1g/日以下であり，食塩の摂取はでき

る限り少ないほうが望ましい．JSH2009では食塩摂取量の目標を6g/日未満としている．

蛋白の摂取が多いと，その代謝産物である窒素化合物が増加するとともに，糸球体輸入細動脈が拡張して糸球体毛細血管圧が上昇する．糖尿病性腎症においては，1日の蛋白摂取量を0.5～1.0g/kgに制限することによって，長期的に腎機能の増悪が抑制されることが報告されている[6]．しかし，その他の腎疾患においては低蛋白食の腎障害に対する抑制効果は明らかなものではないようである[7]．

3 薬物療法

糸球体における血行動態を考える場合，輸出細動脈の血管抵抗の調節にはアンジオテンシンIIが大きな影響を与えており，アンジオテンシンII受容体拮抗薬（ARB）やアンジオテンシンII産生を抑制するACE阻害薬などのRAS阻害薬は，輸入細動脈に比べて輸出細動脈のほうを優位に拡張する．したがって，図IX-5-3に示すように，糸球体高血圧の改善を考える上では，RAS阻害薬は糸球体毛細血管圧を減じるのに有効であり，高血圧における長期的な腎機能の保持に有利であることが考えられる．事実，糖尿病性腎症やCGNのように通常1g/日以上の尿蛋白が排泄され，腎障害の進展に糸球体毛細血管圧の上昇が寄与する病態においては，RAS阻害薬が他の降圧薬に比べて長期的に腎障害の抑制に優れることが示されている[8]．しかし，腎硬化症，多発性嚢胞腎，間質性腎障害など蛋白尿が少ない腎疾患においては，RAS阻害薬が他の降圧薬に比べ腎保護作用に優れるかは明らかでなく，降圧効果に重点を置いて治療を進める．RAS阻害薬投与によるGFRの減少は通常可逆的であるが，30％以上血清Crが上昇したり，血清Kが5.5mEq/Lを超える場合には，減量・中止を考慮する．特に多くのACE阻害薬は腎排泄性であるため，腎障害時には投与量に注意を要する．

腎実質性高血圧において食塩制限のみではNaの貯留，体液量の増加が十分に改善しない場合には，利尿薬が病態に即した降圧薬である．血清Crが2mg/dLを超えるとサイアザイド系利尿薬は無効であるため，ループ利尿薬を用いる．治療抵抗性の体液貯留に対しては，ループ利尿薬の持続静注やサイアザイド系利尿薬とループ利尿薬の併用が試みられることもある[9,10]．

血管平滑筋の細胞内へのCaイオンの流入を阻害して血管を拡張するCa拮抗薬は，主として肝臓で代謝され，重篤な副作用が少なく，降圧効果が確実であるため腎実質性高血圧に対してもよく

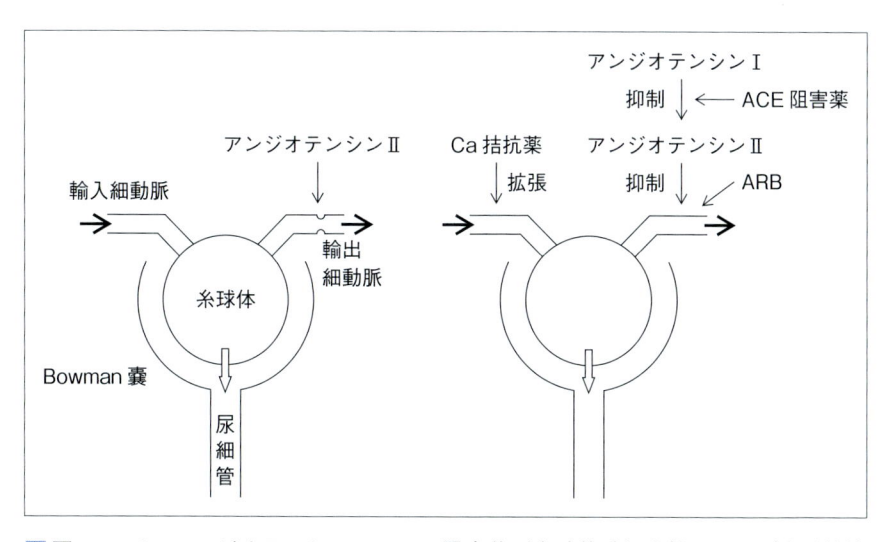

■図IX-5-3　アンジオテンシンII，ACE阻害薬が糸球体毛細血管圧および糸球体濾過に与える影響

用いられる降圧薬である．しかし，ジヒドロピリジン系のCa拮抗薬は，糸球体の輸出細動脈よりも輸入細動脈のほうをよく拡張するため，降圧効果の割には糸球体高血圧の改善に有利ではなく，腎血管性高血圧などRASが亢進した病態においては，むしろ糸球体硬化の抑制に不利な場合がある可能性が指摘されている．しかし，ジルチアゼムやベラパミルなどの非ジヒドロピリジン系のCa拮抗薬では，そのような輸入細動脈に対する選択性が少なく，ジヒドロピリジン系でもエホニジピン，シルニジピンやアゼルニジピンは輸入，輸出細動脈を同等に拡張し糸球体毛細血管圧を下げ，蛋白尿を減じるのに有効であることが報告されている[11〜14]．

腎実質性高血圧においても，交感神経系が高血圧の成因に関与する成績が報告されている[15]．α遮断薬や中枢性交感神経抑制薬は腎機能に対する影響が少ないが，自律神経障害を合併する糖尿病性腎症では起立性低血圧に注意する必要がある．非選択的なβ遮断薬は，腎血管を拡張する$β_2$受容体を遮断しRBFを減少させる可能性があり，体液量の増加とともに心機能が低下している症例では，β遮断薬によってうっ血性心不全が誘発されることがある．また，アテノロールやセリプロロールなどの水溶性のβ遮断薬は，腎不全時には代謝が遷延するため，腎機能に応じ投与量を減じる必要がある．

7 予 後

腎実質性高血圧の予後は原疾患により一概にはいえないが，高血圧の存在は腎障害の進展に寄与するリスクファクターとして重要な位置を占めるため，厳格な血圧のコントロールが肝要である．近年，CKDすなわち腎疾患，腎障害が存在すると，腎不全のみならず脳卒中や冠動脈疾患など心血管疾患のリスクが高いことが認識されるようになった．循環器系の臓器障害や合併症を抑制し生命予後を向上する上で，腎実質性高血圧に対する降圧治療の重要性は高い．

8 Perspective

わが国のCKD患者数は約1千万人に及ぶと推定されており，今後も高齢化の進行により増加することが予想される．CKD患者は，腎不全のみならず，心血管疾患のハイリスク集団であり，積極的な介入を行う必要性が高い．高血圧は，腎障害進行および心血管疾患の主要なリスクファクターであり，腎実質性高血圧の病態を理解して適切な治療を行うことが重要である．

〔石光俊彦〕

《文　献》

1) 日本透析医学会 統計調査委員会 編：わが国の慢性透析療法の現況（2008年12月31日現在）．日本透析医学会，2009．
2) Hostetter TH, et al. : Hyperfiltration in remnant nephrons : a potentially adverse response to renal ablation. Am J Physiol, 241 : F 85-F 93, 1981.
3) Matsuo S, et al. : Revised equations for estimated GFR from serum creatinine in Japan. Am J Kidney Dis, 53 : 982-992, 2009.
4) 日本高血圧学会 高血圧治療ガイドライン作成委員会 編：高血圧治療ガイドライン2009．ライフサイエンス出版，2009．
5) Klahr S : The modification of diet in renal disease study. N Engl J Med, 320 : 864-866, 1989.
6) Zeller K, et al. : Effect of restricting dietary protein on the progression of renal failure in patients with insulin-dependent diabetes mellitus. N Engl J Med, 324 : 78-84, 1991.
7) Klahr S, et al. : The effects of dietary protein restriction and blood-pressure control on the progression of chronic renal disease. N Engl J Med, 330 : 877-884, 1994.
8) Sarafidis PA, et al. : Antihypertensive therapy in the presence of proteinuria. Am J Kidney Dis, 49 : 12-26, 2007.
9) Rudy D, et al. : Loop diuretics for chronic renal insufficiency : a continuous infusion is more efficacious than bolus therapy. Ann Intern Med, 115 : 360-366, 1991.
10) Wollam GL, et al. : Diuretic potency of combined hydrochlorothiazide and furosemide therapy in patients with azotemia. Am J Med, 72 : 929-937, 1982.
11) Hayashi K, et al. : Disparate effects of calcium antagonists on renal microcirculation. Hypertens Res, 19 : 31-36, 1996.
12) Fujita T, et al. : Antiproteinuric effect of the calcium channel blocker cilnidipine added to renin-angiotensin inhibition in hypertensive patients with chronic renal disease. Kidney Int, 72 : 1543-1549, 2007.
13) Ishimitsu T, et al. : Efonidipine reduces proteinuria and plasma aldosterone in patients with chronic glomerulonephritis. Hypertens Res, 30 : 621-626, 2007.
14) Nakamura T, et al. : Azelnidipine reduces urinary protein excretion and urinary liver-type fatty acid binding protein in patients with hypertensive chronic kidney disease. Am J Med Sci, 333 : 321-326, 2007.
15) Ishii M, et al. : Elevated plasma catecholamines in hypertensives with primary glomerular diseases. Hypertension, 4 : 545-551, 1983.

6 腎血管性高血圧

1 定義，概念，疫学

腎血管性高血圧は，片側あるいは両側の腎動脈の狭窄性病変による腎虚血のため惹起される全身性の高血圧と定義される．

腎血管性高血圧は全高血圧患者の1〜2%を占めると推測されているが，急性発症や重症，治療抵抗性高血圧では10〜45%と，より頻度が高い．原因としては粥状動脈硬化および線維筋性異形成が大部分を占めるが，わが国では大動脈炎症候群の頻度も高い．その他，動脈瘤，塞栓，動静脈瘻，解離性大動脈瘤，外傷，腫瘍による圧迫などにより発症することがある．粥状動脈硬化は高齢の男性に多く，線維筋性異形成は若い世代に好発し女性に多い傾向がある．大動脈炎症候群は若年の女性に多く発症する．

2 病態

早期においては，腎動脈狭窄により腎血流，灌流圧が低下すると圧受容体を介するフィードバックとともに，GFRが減少して傍糸球体に到達するNaClが減少することによりレニン分泌が刺激される．その結果として，強力な血管収縮作用を持つアンジオテンシンⅡの産生や遠位尿細管・集合管におけるNa再吸収を促進するアルドステロンの分泌が増加することが，高血圧の病態の中で中心的な役割を持つ．特に片側性の場合には患側腎からのレニン分泌亢進により血漿レニン活性（PRA）が上昇していることが多く，健側腎では圧利尿によりNa排泄が増加するため食塩感受性は示さない．しかし，両側性，単腎の腎動脈狭窄や片側性でも慢性期になるとPRAは必ずしも明らかな高値を示さず，体液量の増加や交感神経系の亢進も高血圧の維持に関与する．

3 症状

表IX-6-1に腎血管性高血圧が疑われる臨床所見を示すが，若年者の高血圧や50歳以上の男性に急に高血圧が発症した場合には，本症の可能性を考慮する．腹部の血管雑音は約50%の症例で聴取される．また，高血圧の家族歴が希薄であったり，高血圧の罹患歴の割に眼底病変や蛋白尿などの臓器障害が高度であることなども，本症を疑うきっかけとなる所見である．脳卒中，冠動脈疾患，閉塞性動脈硬化症（ASO）など全身の他の部位に動脈硬化性疾患を合併する場合には，粥状動脈硬化による狭窄病変が存在する頻度も高い．

4 検査，診断

1 血漿レニン活性

前述のごとく慢性期においては必ずしも末梢血レニン活性の亢進は認められず，また，降圧薬の中でACE阻害薬やARBなどレニン-アンジオテンシン系（RAS）阻害薬はPRAを上昇させ，β遮断薬はβ_1受容体遮断を介しPRAを抑制するた

■表IX-6-1 腎血管性高血圧を疑う手がかり

- 30歳以下または50歳以上で発症の高血圧
- 高血圧の病歴が短い，あるいは最近増悪
- Ⅲ度高血圧，治療抵抗性高血圧
- 他の部位に血管疾患の症状または所見
- ACE阻害薬またはARB開始後の血清Cr値の上昇（特に両側性）
- 腹部の血管雑音
- 腎サイズの左右差（10 mm以上）
- 低K血症（二次性アルドステロン症による）
- 説明しがたい腎不全，うっ血性心不全，肺水腫

（日本高血圧学会 高血圧治療ガイドライン作成委員会 編：高血圧治療ガイドライン2009. p.101, ライフサイエンス出版, 2009より）

め，診断上の感度，特異性は高くない．

2 カプトプリル試験

腎血管性高血圧ではカプトプリルの経口投与により PRA が著明に上昇することが特徴的であり，診断的意義の高い検査であるが，若年者はレニン分泌反応が大きい傾向があり，腎機能が低下している症例では特異性が落ちる．

3 レノグラム，腎シンチグラム

ラジオアイソトープとして ^{99m}Tc-diethylenetri-aminepentaacetic acid（DTPA）あるいは ^{99m}Tc-mercaptoacetyltriglycine（MAG3）を用いたレノグラム，腎シンチグラムでは腎臓の形態とともに腎血流，GFR の左右差が描出されるが，両側性や分岐の狭窄では陽性率が低い．カプトプリル投与により検出感度は増強される（図 IX-6-1）．

4 CT，MR アンジオグラフィ

近年，CT や MRI などの画像診断装置の解像度が向上し，経静脈的に造影剤を用いた CT アンジオグラフィ（CTA），MR アンジオグラフィ（MRA）によって非侵襲的に腎動脈の狭窄病変がよく描出できるようになっており，特に主幹部の病変は検出率が高い（図 IX-6-2）．しかし，CTA ではヨード造影剤の使用量が多く腎障害に注意が必要であり，MRA に用いられるガドリニウム造影剤は腎障害患者において全身性線維症 nephrogenic systemic fibrosis を起こすことがあることが問題になっている．

5 腎血流ドプラ

超音波の B-モードで腎動脈主幹部を描出し，ドプラ法で血流速度を測定することにより，狭窄部の収縮期流速増加や遠位部の拡張期流速増加を検出する．腎動脈と腹部大動脈の収縮期最大血流速度の比 renal-aortic ratio（RAR）が 3.5 以上の場合に 60% 以上の狭窄が存在するとされる[1]．腎血管抵抗の指標である resistive index〔RI ＝（収縮期最大血流速度－拡張末期血流速度）／収縮期最大血流速度〕は間質尿細管など腎実質線維化を反映するとともに，0.8 以上の場合は腎動脈血行再建後の腎機能回復が不良であることの予測因子となることが報告されている[2]．超音波検査は非

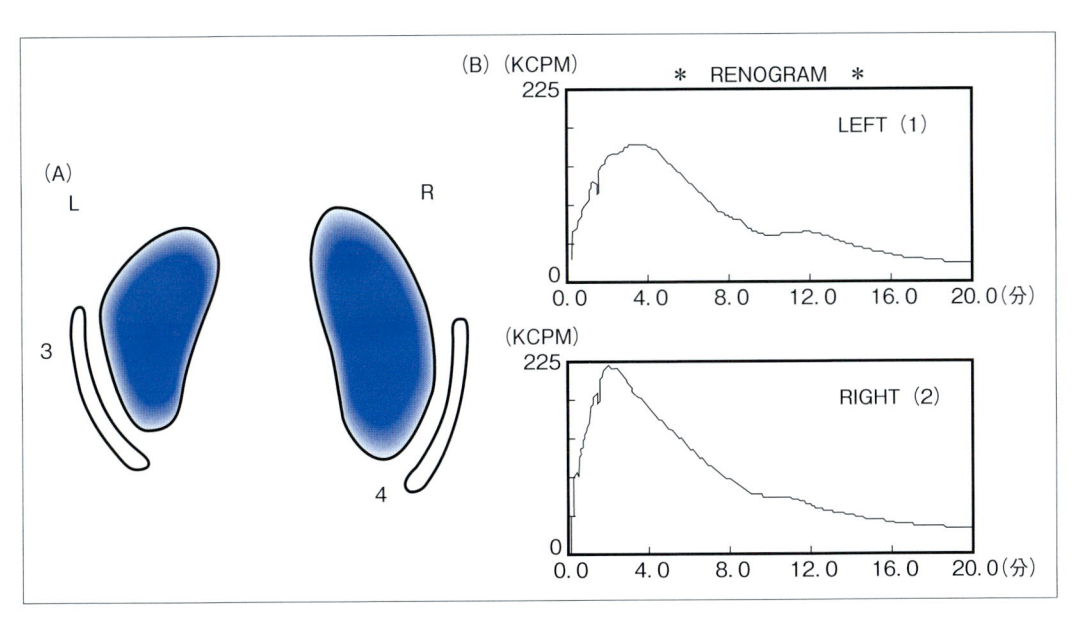

■図 IX-6-1　粥状動脈硬化性左腎動脈狭窄による腎血管性高血圧を呈した症例の核医学検査画像（75 歳，女性）

(A) 腎シンチグラム．(B) レノグラム．左腎の血流相のピークが遅延するとともに低くなっており，形態的にも左腎のサイズが小さく萎縮が起こっている．

■ IX. 高血圧

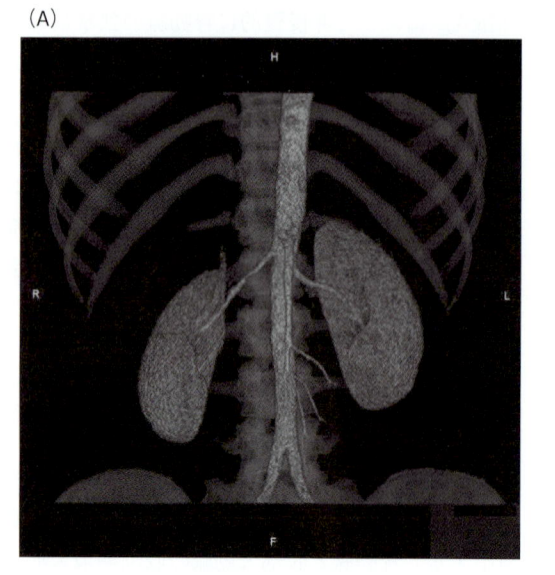

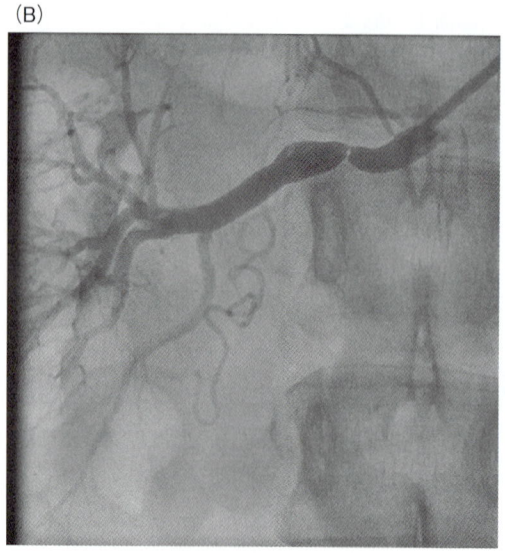

■図 IX-6-2　線維筋性異形成による腎血管性高血圧の症例の腎動脈画像（18 歳，女性）
（A）3 DCT アンジオグラフィ．右腎動脈主幹部に狭窄病変が認められる．
（B）右腎動脈造影．分節状の局所的な高度狭窄病変であることがわかる．

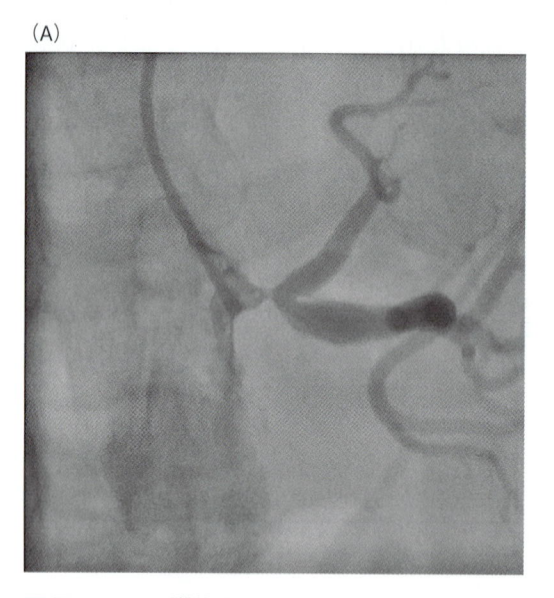

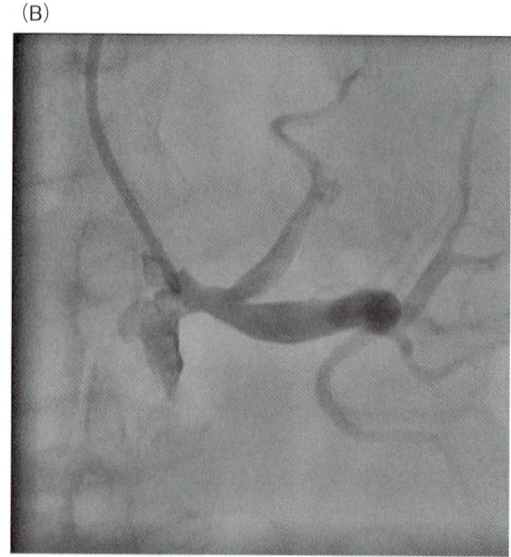

■図 IX-6-3　粥状動脈硬化による腎血管性高血圧の症例の血管造影写真（60 歳，男性）
（A）左腎動脈起始部に 90％ の狭窄が認められる．
（B）経皮経管的腎動脈形成術施行後，狭窄は 15％ にまで改善された．

侵襲的であり，腎機能に影響なく繰り返し施行することができ，両側性狭窄の検出も可能であるが，手技に習熟を要し，一側に 2 本以上の腎動脈がある場合など評価が困難な場合がある．

6 ｜ 腎静脈レニン活性

　腎静脈血 PRA の左右比が 1.5 以上で，非狭窄側では腎静脈以下のレベルの下大静脈より抑制されていれば機能的，血行力学的に患側腎動脈の狭窄が有意であると判定される．カプトプリル投与

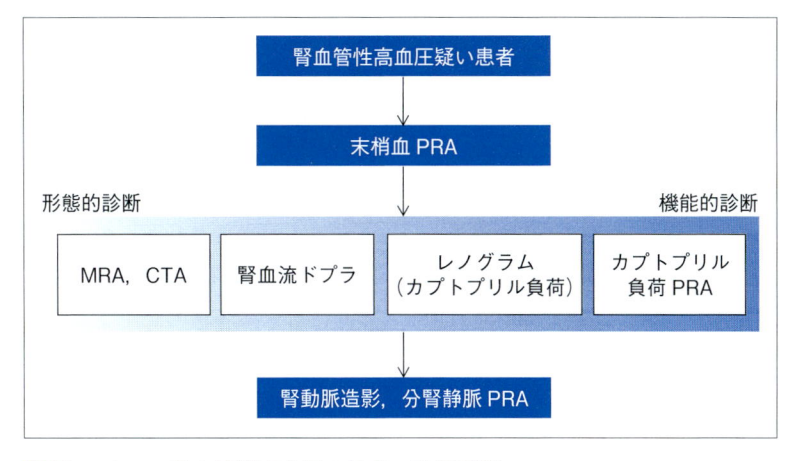

■ 図 IX-6-4　腎血管性高血圧の検査・診断手順
（日本高血圧学会 高血圧治療ガイドライン作成委員会 編：高血圧治療ガイドライン 2009.
p.101, ライフサイエンス出版, 2009 より改変）

により左右差は増強され，検出率も向上する．本法は診断のみならず予後の判定にも有用であり，腎静脈血 PRA に左右差が認められる症例では，血行再建により高率に降圧する．

7 腎動脈造影（図 IX-6-2, 3）

腎動脈狭窄の診断確定，その部位および性状を知り，治療方針を決定する上で重要な検査である．形態的には 70％以上の狭窄あるいは狭窄後拡張 poststenotic dilatation を伴った 50％以上の狭窄が有意と判定される．非侵襲的に造影剤を経静脈投与する DSA（digital subtraction angiography）によっても施行されるが，動脈カテーテルを用いた造影に比べ解像力は落ち，粥状動脈硬化による腎動脈起始部，主幹部の病変の判定は可能であるが，線維筋性異形成の末梢病変の評価は難しく，むしろスクリーニングや血行再建後の経過観察に有用である．

図 IX-6-4 に「高血圧治療ガイドライン 2009（JSH2009）」[3] に示された腎血管性高血圧の検査・診断手順を示す．病歴・身体所見より腎血管性高血圧が疑われ，末梢血 PRA が低値でない場合には，カプトプリル試験，レノグラム，腎血流ドプラ，MRA，CTA など，それぞれの施設の設備と技術に応じ非侵襲的なスクリーニング検査を行う．その結果が陽性であればさらに腎静脈血 PRA，腎動脈造影などの検査により機能的，形態的診断を確定する．

5 治　療

1 血行再建術

腎血管性高血圧に対する治療としては，可能な限り血行再建による根治を図るのが原則である．病変が 1ヵ所で短く腎動脈主幹部にある場合には，経皮経管的腎動脈形成術（PTRA：図 IX-6-3）が，外科手術に比べ侵襲が少なく適応である．特に線維筋性異形成では成功率 85％以上，治癒 50〜85％，改善 30〜35％ と成績がよく再狭窄率も 10％未満である．これに比べ，粥状動脈硬化性では成功率 70〜80％，治癒 20％，改善 50〜60％，2 年以内における再狭窄率が 15〜30％ と成績が劣る．近年，PTRA にもステント留置が進められており，薬剤溶出性ステントの導入など治療成績の向上が期待される．このように，PTRA は腎血管性高血圧に対する降圧療法としては有効性が高いが，腎機能の維持，改善について薬物治療と比較した前向き試験においては必ずしも有意な有効性は示されていない[4]．

狭窄部が長く病変が多岐にわたる場合や大動脈-腎動脈接合部の病変は PTRA の成功率が悪

く，外科的な血管バイパス手術の対象とされる．大動脈にも高度の病変が認められる場合には大動脈も含めた人工血管置換術，また腎動脈分枝末梢部の病変に対しては腎臓を摘出し体外にて血行再建後，自家移植などの術式が選択される．患側の腎臓が機能廃絶・萎縮し血行再建により腎機能の改善が望めない場合や，血行再建が不可能である場合で，なお腎臓からレニンが過剰に分泌され血圧上昇の原因となっているような場合には，腎摘出術を行うことにより高血圧の病態が改善し，血圧コントロールがよくなることが期待できる．

2 降圧薬治療

薬物療法を行う場合には，RASを抑制するACE阻害薬やARBが有効であり，これにサイアザイド系利尿薬を併用することにより90％は血圧がコントロールされる．単腎や両側性の腎動脈狭窄では，RAS阻害薬により急速な腎機能障害が起こる恐れがあるため原則として禁忌となる．β遮断薬もβ_1受容体を介するレニン分泌を抑制するが，非選択性のβ遮断薬を単独で用いると腎血流が減少する恐れがあり注意を要する．Ca拮抗薬は安全性が高く腎血管性高血圧に対しても有効である．

6 予　後

一般的に粥状動脈硬化や大動脈炎に比べ線維筋性異形成のほうが血行再建術の成績がよい．近年のわが国の成績では，血行再建術5年後において正常血圧が維持されたものは，線維筋性異形成で75％，粥状動脈硬化65％，大動脈炎67％である．これに対し，各種の降圧薬が発達し血圧をコントロールすることができるようになったが，薬物治療では腎動脈狭窄病変は改善しないため，虚血性腎障害が進行し無機能萎縮腎に陥る恐れがある．

7 Perspective

わが国においては，今後，高齢化の進行と糖尿病や脂質異常症などの生活習慣病の増加により，動脈硬化による腎血管性高血圧の症例も増加することが予想される．したがって，特に高齢高血圧患者において腎血管性高血圧の検索を進めることが望まれるが，近年，非侵襲的な画像検査が進歩しているもののスクリーニング検査として汎用できる状況にはなく，各症例において多角的なアプローチを考えるのが実際的であると思われる．

〔石光俊彦〕

《文　献》

1) Olin JW, et al. : The utility of duplex ultrasound scanning of the renal arteries for diagnosing significant renal artery stenosis. Ann Intern Med, 122 : 833-838, 1995.
2) Radermacher J, et al. : Use of Doppler ultrasonography to predict the outcome of therapy for renal-artery stenosis. N Engl J Med, 344 : 410-417, 2001.
3) 日本高血圧学会 高血圧治療ガイドライン作成委員会 編：高血圧治療ガイドライン2009. ライフサイエンス出版，2009.
4) Balk E, et al. : Effectiveness of management strategies for renal artery stenosis : a systematic review. Ann Intern Med, 145 : 901-912, 2006.

7 内分泌性高血圧

内分泌性高血圧は内分泌臓器の腫瘍や過形成によりホルモン過剰を生じ，高血圧を呈する疾患群である．内分泌性高血圧の原因は多岐にわたるが（表IX-7-1）[1]，治療抵抗性高血圧を呈することが少なくなく，またホルモンの過剰状態が持続し臓器障害が進展しやすい．しかし原因疾患の治療により血圧低下がみられ，早期の診断や治療が重要となる．

■ 表IX-7-1 主な内分泌性高血圧と高血圧の発生機序

1. 副腎性高血圧
   (1) 原発性アルドステロン症…増加したアルドステロンによるミネラルコルチコイド作用の増強，Naの再吸収亢進，循環血液量の増加，など
   (2) Cushing症候群…レニン-アンジオテンシン（RA）系の活性化，昇圧性因子に対する血管反応性の増強，カリクレイン-キニン系の阻害，NOやプロスタグランジンI_2などの血管拡張性因子の産生抑制，過剰なコルチゾールによるミネラルコルチコイド作用の発現，など
   (3) 褐色細胞腫…カテコールアミンのα受容体刺激による血管収縮作用，β受容体刺激による心拍出量の増加，耐糖能異常や脂質異常症の合併，など
   (4) 先天性副腎皮質過形成（11β-水酸化酵素欠損症，17α-水酸化酵素欠損症）…増加したDOCやコルチコステロンによるミネラルコルチコイド作用の増強
   (5) DOC産生腫瘍やコルチコステロン産生腫瘍…増加したDOCやコルチコステロンによるミネラルコルチコイド作用の増強
2. 腎血管性高血圧
3. 甲状腺疾患
   (1) 甲状腺機能亢進症…甲状腺ホルモンによる心収縮力および心拍数の増加，循環血液量の増加，など
   (2) 甲状腺機能低下症…体液量の増加，末梢血管抵抗の上昇，動脈硬化の進展，など
4. 先端巨大症…成長ホルモンやインスリン様成長因子の過剰による腎尿細管でのNaの再吸収の亢進，循環血液量の増加，末梢血管抵抗の上昇，睡眠時無呼吸症候群の合併，など
5. 原発性副甲状腺機能亢進症…高Ca血症，RA系の活性化，副甲状腺ホルモンの過剰，腎機能障害，など
6. レニン産生腫瘍…レニン産生の亢進，RA系の活性化，など

（猿田享男：medicina, 46：906-910, 2009 より改変）

1 原発性アルドステロン症

原発性アルドステロン症 primary aldosteronism（PA）は，アルドステロン過剰分泌により高血圧症や低レニン血症，低K血症，低Mg血症，代謝性アルカローシスを呈する症候群で，男：女＝1：1.5，30〜50歳が好発年齢である．近年，従来よりも高頻度であることが報告され，高血圧患者の5〜15%を占めるという報告もある[2]．

臨床症状は，低K血症のための筋力低下や四肢麻痺，尿の濃縮力低下による多尿，代謝性アルカローシスによるCa^{2+}濃度の低下や低Mg血症によるテタニーなどである．病型分類としては，アルドステロン産生腺腫（APA），両側性副腎過形成による特発性アルドステロン症が約95%と大部分を占める．

①低K血症，②II度以上の高血圧症，③治療抵抗性高血圧，④高血圧症合併の副腎偶発腫瘍，⑤40歳以下で脳血管障害などの臓器障害合併例では，PAの積極的なスクリーニングを行う必要がある．まず血漿レニン活性（PRA），血漿アルドステロン濃度（PAC）の測定を行う．PRAやPACは体位や採血時刻，食塩摂取量，降圧薬などの影響を受けるため，可能であれば，降圧薬の投与や食事制限を行わず，早朝空腹時に30分以上安静臥床してから採血を行うことが望ましい．PRA，PACやPAC/PRA比（aldosterone to renin ratio：ARR）がスクリーニングに有用である．

PAでは低PRA，高PACとなり，ARRは高値を示す．高血圧治療ガイドライン[3]では，カットオフ値はARR＞200が目安とされ，陽性の場合はアルドステロン自律性分泌評価検査（カプトプリル負荷試験，フロセミド立位負荷試験，生理食塩水負荷試験）の少なくとも1つ以上，日本内分泌学会による原発性アルドステロン症の診断ガイドラインでは2つ以上行うことが推奨されている．また，PAの自律性分泌を評価するうえで，迅速副腎皮質刺激ホルモン（ACTH）負荷試験が感度，特異度ともに優れていることが報告されている[4]．

PAの局在診断は治療方針の決定のために重要で，CTやMRI，[131]I-アドステロールシンチグラフィ，副腎静脈サンプリングadrenal venous sampling（AVS）などを用いる．CT上，腫瘍を認めないものも多数あり[5]，ACTH負荷AVSにて局在診断を行うことが望ましい．

治療はAPAなどの片側性病変であれば手術療法が第一選択となり，近年では腹腔鏡下副腎摘出術が普及している．両側性副腎病変や手術不能例には，薬物療法（アルドステロン拮抗薬など）が選択される．

2 Cushing症候群

Cushing症候群（CS）はグルココルチコイドの慢性的な過剰により，多彩な臨床症状を呈する症候群で，男：女＝1：4，好発年齢40～50歳である．ACTH依存性CSには下垂体腺腫によるCushing病や異所性ACTH産生腫瘍などがあり，ACTH非依存性CSには副腎腺腫や副腎癌，ACTH非依存性大結節性副腎過形成，原発性副腎皮質小結節性異形成などが分類される．また，外因性としてステロイドの投与により医原性にも発症する．

CSの特異的臨床所見としては，①満月様顔貌，②中心性肥満・水牛様脂肪沈着，③伸展性皮膚線条，④皮膚の菲薄化・皮下溢血，⑤近位筋萎縮による筋力低下，⑥小児における肥満を伴った成長遅延などがある．わが国における疫学調査では，CS患者の約80％に高血圧症を合併し，その他，耐糖能異常や脂質異常症，凝固系亢進，重症感染症，骨粗鬆症に伴う骨折や精神症状の合併が多く，心血管系合併症のリスクが高い．

CSのスクリーニングにはまず，血中コルチゾール値，ACTH値や尿中遊離コルチゾール値の測定を行う．CSでは血中および尿中遊離コルチゾール値は，正常もしくは増加を示し，日内変動が消失する．さらに，少量デキサメサゾン抑制試験（0.5 mgあるいは1 mg）を行い，血中ACTHの基礎値が10 pg/mL以上であればACTH依存性CS，10 pg/mL未満であればACTH非依存性CSを考え，大量デキサメサゾン抑制試験（8 mg）や副腎皮質刺激ホルモン放出ホルモン（CRH）負荷試験，メチラポン負荷試験，デスモプレシン（DDAVP）負荷試験などを用いて，各病型の鑑別を進める．

Cushing病では，微小腺腫の割合が多くMRIでの腫瘍陽性率は高くなく，下垂体静脈洞・海綿静脈洞サンプリングも考慮する必要がある．異所性ACTH産生腫瘍は肺癌が約半数を占め，胸腺腫，膵ランゲルハンス島腫，甲状腺髄様癌などがある．ACTH非依存性CSでは，CTやMRI，[131]I-アドステロールシンチグラフィなどで副腎の病変の検索や性状および機能的な評価を行う．

治療は，①下垂体腺腫→経蝶形骨洞的下垂体腺腫摘出術，②副腎腺腫→副腎摘出術，③異所性ACTH産生腫瘍→腫瘍摘出術，が第一選択である．副腎癌の場合にも副腎摘出術が第一選択であるが，術後のアジュバント治療（ミトタン）が有用と報告されている．手術不能例や効果不十分な場合には放射線療法や薬物療法が行われる．術後には，視床下部-下垂体-副腎系が回復するまでステロイド補充療法が必要となることがあり，副腎クリーゼの発症に注意する．両側性病変の場合には両側副腎摘出術が行われるが，術後は永続的なステロイドの補充が必要となるため，症例によっては片側副腎摘出術や亜全摘術などが選択される．原因疾患の治療により血圧は下降することが

多いが，高血圧が持続する場合にはACE阻害薬やアンジオテンシンII受容体拮抗薬（ARB），Ca拮抗薬，利尿薬などの降圧薬を併用する．

3 褐色細胞腫

　副腎髄質や傍神経節などのクロム親和性細胞より発生するカテコールアミン産生腫瘍である．2009年の疫学調査では，わが国における推計患者数は約3,000人と報告されている．男女差はなく，発症年齢は40〜70歳代が多いが，小児や高齢者でも認められる．

　臨床症状は，5Hすなわち高血圧，高血糖，代謝亢進，頭痛，発汗過多の5徴候が典型的である．60〜90%の症例で高血圧（発作型が約40%，持続型が約60%）を呈する．合併症として虚血性心疾患や心不全，不整脈，脳卒中，クリーゼなどがある．造影剤や制吐薬，三環系抗うつ薬，β遮断薬の単独投与はクリーゼを誘発する可能性があり，注意が必要である．耐糖能異常や脂質異常症の合併も高頻度に認め，持続するカテコールアミン過剰により臓器障害が発症・進行しやすい．副腎外発生，悪性，両側性，家族性を約10%に認め，副腎外発生例では悪性頻度が高い．多発性内分泌腫瘍（MEN）2型やvon Hippel-Lindau病，神経線維腫症1型，遺伝性褐色細胞腫/パラガングリオーマ症候群などは家族性に発症し，近年その原因遺伝子が同定されている．

　スクリーニング検査として，血中および尿中カテコールアミン，尿中メタネフリン・ノルメタネフリンなどの測定を行う．薬剤負荷試験は安全性や感度・特異度の点から最近ではあまり推奨されないが，ノルアドレナリン高値の例ではクロニジン負荷試験が鑑別診断に有用である．

　大半が2cm以上の腫瘍であり，局在診断には，CTやMRI，[131]I-MIBGシンチグラフィ，[18]F-FDG-PETなどが有用である[6]．ヨード造影剤の使用は著明な昇圧をきたす可能性があるため，本疾患が疑われる場合には原則禁忌である．MRIでは，T1強調画像で低信号，T2強調画像で高信号を呈する．

　治療の第一選択は外科的腫瘍摘出術である．血圧コントロール不良の場合の外科手術はリスクが高く，術前には適切な血圧コントロールと循環血漿量の減少を補正しておく必要がある．血圧コントロールには，まずα遮断薬を十分投与し，それでも難渋する場合にはCa拮抗薬やACE阻害薬，ARBを併用する．頻脈や不整脈にはβ遮断薬あるいはα・β遮断薬を併用する．悪性褐色細胞腫でも外科的腫瘍摘出術が中心となるが，手術不能例や術後の転移巣に対してシクロホスファミド，ビンクリスチン，ダカルバジンを用いた併用化学療法や[131]I-MIBG内照射療法が行われる．

4 先天性副腎皮質過形成

　先天性副腎皮質過形成のなかで高血圧を呈する病型として，11β-水酸化酵素欠損症と17α-水酸化酵素欠損症があげられる．

　11β-水酸化酵素欠損症では男性ステロイド産生が増加し，性早熟や男性化徴候がみられる．また，デオキシコルチコステロン（DOC）の過剰により低レニン性高血圧，低K血症，代謝性アルカローシスを呈する．

　17α-水酸化酵素欠損症では性ステロイドの合成低下による性腺機能障害とDOCやコルチコステロンなどのミネラルコルチコイド過剰による高血圧がみられる．

　治療の原則はグルココルチコイドの補充である．

5 甲状腺機能亢進症

　甲状腺ホルモンの過剰状態をきたした病態であり（代表的疾患：Basedow病），1/3の症例で高血圧症を合併する．

　臨床症状としてはMerseburgの3徴（甲状腺腫，眼球突出，動悸）や浮腫，下痢，発汗過多，手指振戦，心房細動の合併，脈圧の増大などがある．

　甲状腺刺激ホルモン（TSH）や甲状腺ホルモ

ンの測定，甲状腺自己抗体の有無，超音波検査やシンチグラフィなどが診断に役立つ．

治療は甲状腺機能の正常化であり，抗甲状腺薬の投与などによる甲状腺ホルモンの正常化に伴い血圧が低下することが多い．動悸や頻脈，収縮期高血圧にはβ遮断薬が有効である．

6 甲状腺機能低下症

甲状腺が炎症などで破壊され甲状腺ホルモンの低下状態をきたした病態であり（代表的疾患：橋本病），20～25％に高血圧（収縮期血圧＜拡張期血圧の上昇）を認める．臨床症状としては，低体温，便秘，浮腫，認知症，筋力低下や関節痛などを呈する．

甲状腺腫，高コレステロール血症，CPK上昇などがみられる場合には積極的にスクリーニングを行うことが重要である．

治療は主に甲状腺ホルモン補充療法である．治療により血圧は低下することが多いが，降圧が不十分な場合には，Ca拮抗薬やACE阻害薬，ARBなどの降圧薬を使用する．

7 先端巨大症

成長ホルモン（GH）の過剰分泌によって生じ，大部分はGH産生下垂体腺腫が原因となる．30～40％に高血圧を認め，non-dipper型を呈することが多い．

先端巨大症様顔貌変化（眉弓部の膨隆，鼻・口唇の肥大，下顎の突出など）や四肢末端の肥大，巨大舌などの身体徴候に加えて，血中GHやIGF-1の高値，経口ブドウ糖負荷試験におけるGHの抑制欠如，下垂体腫瘍の存在などから診断する．

治療の第一選択は経蝶形骨洞的下垂体腫瘍摘出術である．手術不能例や効果不十分な場合には薬物療法（オクトレオチド，ペグビソマント，ブロモクリプチン，カベルゴリンなど）や放射線療法を行う．降圧が不十分であれば，Ca拮抗薬やRAS阻害薬などを使用する．

8 原発性副甲状腺機能亢進症

副甲状腺の腺腫や過形成，癌などから副甲状腺ホルモンが過剰分泌されることにより生じ，約20％に高血圧を合併する．心血管系疾患による死亡率が有意に高く，診断や治療が重要である[7]．臨床上，①化学型（高Ca血症のみ），②腎型（再発性の尿路結石を主体），③骨型（X線での骨病変を主体）に分類される．

病型および局在診断には超音波検査や^{99m}Tc-MIBIシンチグラフィが有用である．本症はMENの一部として発症することがあり，その場合は過形成と判断できる．

治療には病的副甲状腺の外科的摘出術が有効である．手術非適応例や術後再発例には病態に応じた内科的治療が行われる．

9 レニン産生腫瘍

腎傍糸球体細胞から発生する傍糸球体細胞腫と，腎以外の組織から発生する異所性レニン産生腫瘍に分類される．まれな疾患であるが，高レニン高アルドステロン性高血圧を呈する場合には腎血管性高血圧や腎性高血圧，悪性高血圧との鑑別が必要となる．

診断にはレニンの自律性分泌と腫瘍の証明が重要である．

治療の第一選択は腫瘍摘出術で，手術不能例ではRAS阻害薬を中心に血圧コントロールを行う．

10 Perspective

近年，内分泌性高血圧は従来考えられていたよりも高頻度であることが明らかとされ，特に若年発症の高血圧や治療抵抗性高血圧の場合はその頻度が多い．内分泌性高血圧は原因疾患に対する治療により血圧低下がみられることが多いが，一方で放置すると臓器障害が進行しやすいことから，

適切な診断と治療が重要となる.

すなわち,高血圧の診療では内分泌性高血圧の可能性も念頭において検査や治療を行っていく必要がある.

〔髙見勝弘,有馬秀二〕

《文　献》

1) 猿田享男:内分泌性高血圧症の鑑別. medicina, 46:906-910, 2009.
2) Rossi GP, et al.: PAPY study investigators. A prospective study of the prevalence of primary aldosteronism in 1125 hypertensive patients. J Am Coll Cardiol, 48:2293-3000, 2006.
3) 日本高血圧学会 高血圧治療ガイドライン作成委員会 編:高血圧治療ガイドライン2009. ライフサイエンス出版, 2009.
4) 大村昌夫ほか:原発性アルドステロン症を見逃さないための検査法. 臨床病理, 54:1157-1163, 2006.
5) Omura M, et al.: Clinical Characteristics of aldosterone-producing microadenoma, macroadenoma, and idiopathic hyperaldosteronism in 93 patients with primary aldosteronism. Hypertens Res, 29:883-889, 2006.
6) Timmers HJLM, et al.: Superiority of fluorodeoxyglucose positron emission tomography to other functional imaging techniques in the evaluation of metastatic SDHB-associated pheochromocytoma and paraganglioma. J Clin Oncol, 25:2262-2269, 2007.
7) Palmer M, et al.: Mortality after surgery for primary hyperparathyroidism: a follow-up of 441 patients operated on from 1956 to 1979. Surgery, 102:1-7, 1987.

■ IX. 高血圧

8 高血圧緊急症

1 疾患概念と疫学

　高血圧緊急症は，血圧の高度の上昇により脳，心，腎，大血管などの標的臓器に急性かつ進行性の障害が生じている病態である．表IX-8-1に高血圧緊急症を呈する病態や疾患を示す．臓器障害の急速な進行がない場合は高血圧切迫症として扱われるが，高血圧の病歴が長く慢性の臓器障害がみられる場合も多いことから明確な区別ができないこともある．直ちに降圧治療を開始しなければ死に至る重篤な状態である．一方で，血圧がこれらのレベルに達していたとしても，進行性あるいは慢性の臓器障害がなければ，緊急降圧の対象とはならない．

　米国合同委員会（Joint National Committee）によると「収縮期血圧＞179 mmHg あるいは拡張期血圧＞109 mmHg で急速な臓器障害を伴う高血圧」と定義され[1]，わが国のガイドラインでも血圧による明確な基準はないものの，多くは180/120 mmHg 以上の著明な高血圧を呈するとされる[2]．

　本症は各種降圧薬の進歩により減少傾向にはあるが，高血圧患者のうち約1％が本症へ進展すると推定されている．

2 代表的な疾患とその病態

1 高血圧性脳症

　急激または著しい血圧上昇により脳血流の自動調節能が破綻し，脳浮腫や出血，微小梗塞を生じる状態である．個々の症例や合併症の有無による差異はあるものの長期の高血圧者では220/110 mmHg 以上，正常血圧者では160/100 mmHg 以上で発症しやすいとされている．最も重篤な高血圧緊急症であり，適切に治療されなければ死に至る．

　自他覚症状としては，徐々に悪化する頭痛，悪心・嘔吐，意識障害，痙攣などがあげられる．著しい高血圧とこれらの症状がみられれば，本症を積極的に鑑別すべきである．緊急降圧が原則として禁忌である脳卒中との鑑別が重要であり，本症では巣症状がまれであることが鑑別点となる．画像検査では，頭部 MRI において頭頂〜後頭葉の

■ 表 IX-8-1　高血圧緊急症

● 乳頭浮腫を伴う加速型-悪性高血圧
● 高血圧性脳症
● 急性の臓器障害を伴う重症高血圧*
アテローム血栓性脳梗塞
脳出血
くも膜下出血
頭部外傷
急性大動脈解離
急性左心不全
急性冠症候群（急性心筋梗塞，不安定狭心症）
急性または進行性の腎不全
● 脳梗塞血栓溶解療法後の重症高血圧*
● カテコールアミンの過剰
褐色細胞腫のクリーゼ
モノアミン酸化酵素阻害薬と食品・薬物との相互作用
交感神経作動薬の使用
降圧薬中断による反跳性高血圧
脊髄損傷後の自動性反射亢進
● 子癇
● 手術に関連したもの
緊急手術が必要な患者の重症高血圧*
術後の高血圧
血管縫合部からの出血
● 冠動脈バイパス術後高血圧
● 重症火傷
● 重症鼻出血

加速型-悪性高血圧，周術期高血圧，反跳性高血圧，火傷，鼻出血などは，重症でなければ切迫症の範疇に入りうる．
＊ここでの「重症高血圧」は，各病態に応じて緊急降圧が必要な血圧レベルが考慮される．
（日本高血圧学会 高血圧治療ガイドライン作成委員会 編：高血圧治療ガイドライン 2009. p. 91 より）

622

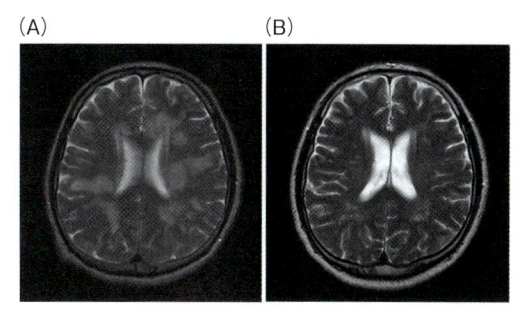

■図 IX-8-1　高血圧性脳症（T2 強調画像）
(A) 治療前（左），(B) 治療後（右）

白質に血管性浮腫の所見を認めることが多い（図IX-8-1）．また MRI 画像の apparent diffusion coefficient（ADC）map では，血管性浮腫を反映して ADC 高値の病変が描出される点が脳梗塞とは異なる．

脳浮腫をきたしている場合は可及的速やかに対処すべきである．脳圧の亢進は時間とともに健常脳組織を傷害し，脳ヘルニアに至る場合もある．バイタルサインの連続的なモニターを必要とするため，原則的に患者を集中治療室に入院させ治療を開始すべきである．降圧薬は持続静注にて投与し，直接動脈圧をモニターしつつ，最初の 2〜3 時間で 25％ 程度の降圧がみられるように投与量の調節を行う．一般には，ニカルジピン，ジルチアゼムやニトロプルシドが使用される．短時間での過度の降圧により，脳およびその他の臓器の虚血が生じる危険性があるため，血圧値には厳重な監視が必要である．

2　高血圧性急性左心不全

長期の高血圧罹患歴がある患者では，圧負荷（後負荷）に対する代償機序である心肥大が起こっており，拡張機能障害を有することが多い．拡張機能障害例では左房から左室への拡張期流入が障害され，左房圧上昇による顕性心不全を生じやすい．高血圧性心不全では全身血管抵抗の急激な上昇により，さらなる後負荷の増大が起こり，結果として肺水腫を呈するようになる．

高度の血圧上昇によって生じた肺水腫を伴う高血圧性急性左心不全は，直ちに治療を開始する必要がある．治療においては後負荷の軽減を図ることが重要である．使用薬剤としては後負荷とともに静脈系も拡張させ前負荷を軽減するニトロプルシドが理論的に好ましいが，血管拡張作用の強いニカルジピンも有用である．ニトログリセリンの降圧作用はやや弱いが，虚血性心疾患に伴う場合に有用である．これらと同時に肺うっ血が強い場合には，フロセミドやカルペリチド（α 型ヒト心房性 Na 利尿ポリペプチド製剤）を併用する．内服が可能であれば，早期からのレニン-アンジオテンシン系（RAS）阻害薬を使用すべきである．

3　重症高血圧を合併した急性冠症候群（急性心筋梗塞，不安定狭心症）

高血圧は動脈硬化の一因であり，虚血性心疾患のリスクファクターとして重要である．狭心症から急性心筋梗塞までの一連の病態は，総称して急性冠症候群と呼ばれる．重症高血圧を伴った急性冠症候群では，心筋酸素需要の増加が心筋虚血を助長することから，これらの発症時には厳格な血圧コントロールが必要である．狭心症発作にはまず亜硝酸薬の舌下投与，口腔内噴霧を行う．また降圧とともに心筋酸素需要量の減少，冠血流量の増加を図る目的でニトログリセリンを持続静注する．

心筋梗塞発症後では，早期からの ACE 阻害薬や β 遮断薬の投与が予後改善に有用とされている．SAVE 研究においては，心筋梗塞急性期からの ACE 阻害薬投与が左室リモデリングの抑制を介し，左心機能を改善させることが示されている[3]．メタアナリシス[4]においても ACE 阻害薬は心筋梗塞の 2 次予防や生命予後の改善に有用であることが明らかとなっている．β 遮断薬は主に $β_1$ 受容体を遮断することで心筋酸素消費量を減少させ，急性心筋梗塞患者の梗塞サイズを縮小する．さらに，再梗塞発生率を減少させることも示されている．ISIS 研究[5]をはじめとしたさまざまな研究により，発症直後からの β 遮断薬投与は，急性期および慢性期の合併症発生率と死亡率を減少させることが報告されている．特に Soriano ら[6]

の検討ではβ_1選択性があり，内因性交感神経刺激作用（ISA）や膜安定化作用（MSA）のない脂溶性のβ遮断薬がより有効とされている．したがって，現在ではこれらの薬剤は心筋梗塞症例において基本薬として位置づけられている．β遮断薬が使用できない場合や降圧が不十分な場合はジルチアゼムを用いる．

4 大動脈解離

大動脈解離は大動脈中膜が変性や壊死により2層に解離することにより生じる．偽腔を形成することにより，脳，心，腎，腸管などの重要臓器への血流障害を引き起こす．また，大動脈壁の脆弱化のために破裂の危険もあることから，高血圧の合併症として依然死亡率が高い疾患である．高血圧が必ずしも著明でなくとも，解離の進展を防ぐために強力な降圧が必要である．大動脈解離が疑われた段階から治療を開始し，確定診断のための検査も降圧治療下に行う．重要臓器の虚血症状・所見に注意しながら収縮期血圧を可能な限り100〜110 mmHgに，左室駆出速度を抑えるために心拍数を60/分以下に保つ．具体的には血管拡張薬（ニカルジピン，ニトロプルシド，ニトログリセリン）とβ遮断薬（プロプラノロール）の併用を行う．ジルチアゼムも有用である．血管拡張薬は反射性頻脈を引き起こすことがあり，β遮断薬と併用することが望ましい．

5 褐色細胞腫クリーゼ

褐色細胞腫はカテコールアミンの過剰分泌が生じることにより，高血圧や代謝亢進を示す疾患である．褐色細胞腫クリーゼはカテコールアミンのα作用によって著しい血管収縮が起きるために生じる，急激な血圧上昇と臓器虚血を伴った発作性の病態である．したがって，治療にはα遮断薬であるフェントラミンを用いる．フェントラミン2〜5 mgを血圧が落ち着くまで5分ごとに静注する．初回量の静注後は，持続性静脈内注入を行ってもよい．同時に選択的α遮断薬の内服を開始する．頻脈に対してはβ遮断薬が有効であるが，腫瘍からのカテコールアミン分泌を刺激する可能性があるために十分量のα遮断薬を投与した後に用いる．

6 加速型-悪性高血圧

次章を参照されたい．

3 治療の一般論

高血圧緊急症では入院治療が原則であり，観血的に血圧をモニタリングしながら，経静脈的に降圧を図ることが望ましい．必要以上の急速で過剰な降圧は，臓器灌流圧の低下を招く可能性があり，降圧目標として始めの1時間以内では平均血圧で25%以上の降圧はしないことが重要である．次の2〜6時間では160/100〜110 mmHgを目標とする．しかし，大動脈解離や急性冠症候群，以前には血圧が高くなかった例での高血圧性脳症（急性糸球体腎炎，子癇など）などでは，治療開始の血圧レベルおよび降圧目標も低くなる．

4 Perspective

高血圧緊急症は直ちに治療を開始しなければ，不可逆的な臓器障害を引き起こし，死に至る可能性がある．そのため，治療開始時には高血圧緊急症をきたすさまざまな病態を的確に見きわめることが重要となる．

近年の著しい降圧薬の進歩に伴い，治療薬の選択肢も増えているなか，コントロールが不十分である例も少なくない．高血圧緊急症の基礎疾患に対しても積極的な治療が望まれる．

〔中野志仁，谷山佳弘，有馬秀二〕

《文　献》

1) Chobanian AV, et al. : National Heart, Lung, and Blood Institute Joint National Committee on Prevention, Detection, Evaluation, and Treatment of High Blood Pressure; National High Blood Pressure Education Program Coordinating Committee. The Seventh Report of the Joint National Committee on Prevention, Detection, Evaluation, and Treatment of High Blood Pressure : the JNC 7 report. JAMA, 289 : 2560-2572, 2003.
2) 日本高血圧学会 高血圧治療ガイドライン作成委員会 編：高血圧治療ガイドライン2009. ライフサイエンス出版, 2009.
3) Pfeffer MA, et al. : Effect of captopril on mortality and morbidity in patients with left ventricular dysfunction after myocardial infarction. Results of the survival and ventricular enlargement trial. The SAVE Investigators. N Engl J Med, 327 : 669-677, 1992.
4) ACE Inhibitor Myocardial Infarction Collaborative Group. Indications for ACE inhibitors in the early treatment of acute myocardial infarction : systematic overview of individual data from 100,000 patients in randomized trials. Circulation, 97 : 2202-2212, 1998.
5) First International Study of Infarct Survival Collaborative Group. Randomised trial of intravenous atenolol among 16 027 cases of suspected acute myocardial infarction : ISIS-1. Lancet, 2 : 57-66, 1986.
6) Soriano JB, et al. : Grobbee DE Increased survival with beta-blockers : importance of ancillary properties. Prog Cardiovasc Dis, 39 : 445-456, 1997.

9 加速型-悪性高血圧

1 疾患概念

悪性高血圧は，著しい血圧上昇（通常，拡張期血圧が120〜130 mmHg以上）のために生じる予後不良の病態である．腎機能障害が急進行し，放置すると全身状態が急激に増悪する．最終的には心不全，高血圧性脳症や脳出血などを発症する．効果的な降圧治療がなかった時代には，悪性腫瘍と同様の予後であったことから悪性高血圧と呼ばれた経緯がある．近年，降圧薬の発展により発症頻度は年間10万人当たり1〜2人と減少した[1]ものの，CRFへ移行する例や血管系イベントにより死亡する例も少なくない．

従来は眼底所見にて乳頭浮腫を伴う悪性高血圧と，出血や滲出性病変のみを伴う加速型高血圧を区別していたが，両者の臓器障害の進行や生命予後に差がないため，最近はまとめて加速型-悪性高血圧と呼ばれる．高血圧発症時から血圧が高いこと，降圧治療の中断，長期にわたる精神的・身体的負荷が本症の発症に関与するが，腎実質性や腎血管性高血圧など二次性高血圧も原因となり得る．

2 病態

加速型-悪性高血圧の発症機序については，はっきりとは解明されていないものの，慢性的な高血圧状態が背景となっていることが多く，進行した血管内皮機能障害が病態形成に重要である．

血圧は心拍出量と全身血管抵抗で規定され，レニン-アンジオテンシン-アルドステロン系（RAAS）をはじめとするさまざまな血管作動性物質による調節がなされる．これらの物質の中には，血管拡張因子として内皮細胞より分泌されるNOやプロスタサイクリン（PGI2），血管収縮因子としてエンドセリンやアンジオテンシンIIなどがあげられる．これらの因子のアンバランス，特に血管収縮因子の機能亢進あるいは血管拡張因子の機能減弱による全身血管抵抗の急激な上昇が病態形成の機転となる（図IX-9-1）．

急激な血圧上昇は機械的ストレス（機械的伸展）や血管内皮細胞障害を引き起こす．続いて血管透過性の亢進に伴いフィブリノーゲンをはじめとした血漿蛋白の血管壁への滲出や沈着，血小板凝集と凝固系の活性化，血管平滑筋のネクローシスが生じる[2]．これらの病変は，腎においては主に弓状動脈から輸入細動脈にみられ，その結果，血管内腔の著しい狭窄をきたすことで糸球体血流量は減少し，傍糸球体細胞からのレニン産生が増加する．また，血圧上昇は圧利尿機序によるNaおよび水の尿中排泄を増加させるため，血管内脱水の状態となる．主にこの2つのプロセスが腎をはじめとした各種臓器の虚血をもたらし，さらなる血管作動性物質の産生，分泌という悪循環を形成し，臓器障害を進展させる[3]．

この過程では血管内皮障害と血管内凝固が促進されることにより，血栓性微小循環障害を生じ，

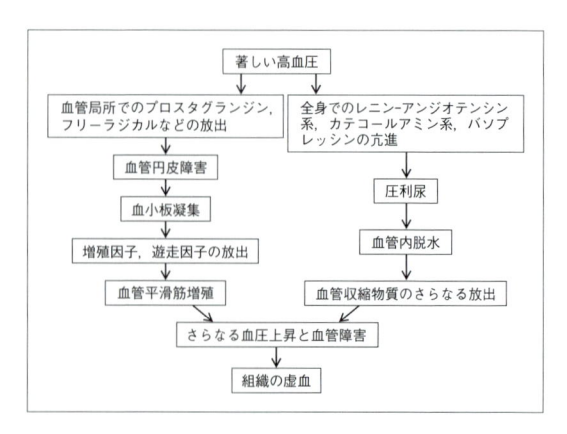

■図IX-9-1　加速型-悪性高血圧の病態
(Kaplan NM : Kaplan's Clinical Hypertension. 9th ed. p.452-453, Lippincott Williams & Wilkins, 2006より改変)

溶血性尿毒症症候群（HUS）/血栓性血小板減少性紫斑病（TTP）と同様の病態を呈する場合もある．

本症では，RAASが病態の中心的役割を果たす．糸球体血流量の低下に伴うレニン産生亢進や組織内でのRAAS活性化により，アンジオテンシンIIが増加する．アンジオテンシンIIは直接的に，あるいは血圧上昇作用を介して，血管内皮細胞障害や臓器虚血を進展させることから，後述のようにACE阻害薬やARBを用いたレニン-アンジオテンシン系（RAS）の抑制が治療において重要となる．

3 症 状

高度の高血圧により眼，脳，心，腎が臓器障害の標的となることが多く，これらの臓器に由来する症状が特徴的である（表IX-9-1）．眼症状として眼底出血や乳頭浮腫による視力障害，神経症状として頭蓋内圧亢進に伴う頭痛や悪心，嘔吐，時に意識障害や痙攣発作がみられる．高血圧性心不全の症状として動悸や息切れが出現する．腎機能障害は進行性に認められ，ARFないしRPGNの経過をたどる．

4 病理学的特徴

加速型-悪性高血圧による腎病変は，病理学的に悪性腎硬化症と呼ばれる．

慢性高血圧では腎の萎縮傾向がみられるのに対し，悪性腎硬化症では病態が急速に進行するため，正常もしくはむしろ腫大していることもある．顕微鏡的には，著しい高血圧のために細小動脈の血管内皮障害が起こる．血管平滑筋細胞の部分的な壊死や増殖，フィブリノーゲンを含むアルブミン，免疫グロブリン，補体など血漿由来物質の沈着，血小板の沈着が起こり，フィブリノイド壊死が形成される．これは本症に特徴的であり，血管炎とは異なり通常は炎症細胞浸潤を伴うことは少ないが，フィブリノイド壊死に伴い半月体形成や分節状のメサンギウム増殖をみることもある．また中膜平滑筋細胞由来の紡錘状の細胞が求心性に層状に増生し，その間にコラーゲン様物質が多層に輪状となってみられ，onion skin lesionと呼ばれる増殖性動脈内膜炎の像を呈することもある．これらフィブリノイド壊死や増殖性動脈内膜炎を特徴とする血管病変により血管内腔は狭小化しており，時に破砕赤血球や血栓といった血栓性微小血管症の所見を呈することもある．

糸球体における変化として急性期には毛細血管壁は浮腫状に肥厚するが，急性期を過ぎると基底膜は皺状を呈するようになる（wrinkling）．また，糸球体虚血を反映したメサンギウム融解や傍糸球体細胞の増殖を認めることもある．近位尿細管は糸球体虚血により萎縮ないし消失する．

5 治療と予後

加速型-悪性高血圧に対する治療としては，静注薬あるいは内服薬による十分な降圧が重要である．ただし，急速な降圧は臓器灌流圧の低下を招く可能性があるため，正常血圧まで降下させるには1週間以上かける．特に最初の24時間の降圧は，拡張期血圧100～110 mmHgまでにとどめることが望ましい．圧利尿による体液量減少とRAASの亢進が病態を悪化させていることから，ACE阻害薬やARBといったRAS阻害薬が有用である．しかしながら，過度の降圧をきたすことがあるため少量から開始し，血圧など血行動態の指標，血清Crや電解質などの検査値を十分に観察していくことが重要である．高血圧性心不全を

■ 表IX-9-1 加速型-悪性高血圧の臨床所見

1. 拡張期血圧：120～130 mmHg以上
2. 眼底所見：乳頭浮腫，網膜浮腫，網膜出血，軟性白斑
3. 脳神経症状：頭痛，悪心・嘔吐，意識障害，痙攣
4. 心不全症状：息切れ，動悸，胸痛
5. 腎症状：血尿，ヘモグロビン尿，蛋白尿，腎不全
6. その他：溶血性貧血，破砕赤血球，血小板減少
7. レニン-アンジオテンシン-アルドステロン系亢進による低K血症

呈し，Na・水貯留が顕著である場合には，ループ利尿薬の使用が必要となることもある．

加速型-悪性高血圧における腎予後を規定する因子として，Robertoら[4]は蛋白尿の存在をあげている．慢性期に0.5g/日以上の蛋白尿が持続する場合には10年後の腎生存率が50%以下まで低下することが報告されており，この研究結果は血圧コントロールとともに蛋白尿を抑制することの重要性を示している．近年，本症のみならずさまざまな腎疾患において，蛋白尿が腎・心血管障害の独立したリスクファクターであることが明らかとされてきている．RAASは蛋白尿の発現メカニズムにも深く関わっており，その阻害薬による蛋白尿抑制効果が注目されている．このことから，急性期のみならず慢性期においてもRAASを積極的に阻害していくことが重要である．

6 Perspective

加速型-悪性高血圧は，進行性の臓器障害を伴うため，早期診断，早期治療が重要である．本症は降圧薬の発達にもかかわらず，いまだ発症する例も少なくない．発症機転についてはまだ不明な点も多く，今後の解明が待たれる．

病態にはRAASの過剰な亢進が深く関与しており，RAS阻害薬をはじめとした降圧薬の発達により生命予後は著しく改善している．一方で，多くの患者にCKDとしての管理が必要となり，長期予後に関する検討が待たれる．

〔中野志仁，谷山佳弘，有馬秀二〕

《文献》

1) Lip GYH, et al. : The failure of malignant hypertension to decline : a survey of 24 years' experience. J Hypertens, 12 : 1297-1305, 1994.
2) van den Born BJ, et al. : The renin-angiotensin system in malignant hypertension revisited : plasma renin activity, microangiopathic hemolysis, and renal failure in malignant hypertension. Am J Hypertens, 20 : 900-906, 2007.
3) Kaplan NM : Hypertensive crises. Kaplan's Clinical Hypertension. 9th ed. p. 452-453, Lippincott Williams & Wilkins, 2006.
4) González R, et al. : Long-term renal survival in malignant hypertension. Nephrol Dial Transplant, 17 : 3266-3272, 2010.

10 高血圧と遺伝

高血圧は，反復測定した血圧が一定の基準（時代・地域により異なるが，「IX-1. 高血圧の疫学と診断基準」p.575を参照）を超えた状態を呼び，このうち約90〜95％は原因の特定できていない本態性高血圧症である．残りの約5〜10％が単一遺伝子異常による高血圧症である．

本態性高血圧症は多因子病であり，遺伝因子と環境因子が複雑に関連して発症することはわかっていたが，環境因子と遺伝因子の相互作用の状態，関与する因子の具体的な数と質，その他不明の点が多かった．

2000年以降，ヒトゲノム配列の解析がなされたことで，新しい病因解明，治療，予防への貢献が期待され，さまざまな疾患で新たな知見が獲得できた．しかし，高血圧症に対する結果は，Wellcome Trust Case Control Consortium (WTCCC) による報告[1]をはじめ，初期のゲノムワイド相関解析 (GWAS) は，まだまだ挑戦的かつ再現性の乏しい解析結果であった．とくに，前述した2007年Nature誌で報告されたWTCCCの結果は，高血圧研究者にとってはやや失望感を与え，挑戦がいかに困難であるかを実感させた．7種類のcommon disease〔双極性障害 (BD)，冠動脈疾患 (CAD)，Crohn病 (CD)，高血圧症 (HT)，関節リウマチ (RA)，1型糖尿病 (T1D)，2型糖尿病 (T2D)〕について，14,000人に対して行ったGWASの報告である．高血圧症に関しては，GWASで有意とされる基準 ($p=5\times10^{-7}$) を満たすSNPsは同定されなかった．

一方，近い病態である冠動脈疾患に関しては，9番染色体 (9p21) にあるrs1333049が$P=1.16\times10^{-13}$の有意差を認めた．高血圧症の遺伝的解析の難しさを表している．

1 遺伝素因の疫学的研究

本態性高血圧に遺伝的素因が関与しているということは，家族歴を聴取する臨床医のみならず，一般の人々にも理解されているところである．しかし，同一家系内に特定の疾患が多発することは遺伝因子の存在を示唆するが，同一家系内では環境因子を共有する場合が多いので，必ずしも遺伝因子の存在の証明にはならない．

高血圧の遺伝率については，双生児研究により報告されている．Feinleibら[2]によれば一卵性では約55〜58％に達するが，二卵性では約25〜27％にとどまると報告されている．表IX-10-1に著名な双生児研究の遺伝率をまとめた．いずれの研究でも一卵性双生児は，二卵性双生児や兄弟間に比べて30％遺伝率が高くなっていることがわかる．前述より，一般的には約30〜70％と推測されている．

2 単一遺伝子異常による高血圧

レニン-アンジオテンシン系の異常，アドレナリン受容体異常，カリクレイン-キニン系の異常などは，以前より候補遺伝子ならびに治療ターゲットとして考えられているが，これらの因子は単

■表 IX-10-1　双生児研究における相関係数と遺伝率

収縮期血圧			収縮期血圧			文献
rMZ	rDZ	h^2	rMZ	rDZ	h^2	
0.85	0.50	0.70	0.80	0.54	0.52	3
0.55	0.25	0.60	0.58	0.27	0.61	4
0.87	0.59*	0.56	0.83	0.58*	0.50	5
0.43	0.11	0.62	0.46	0.14	0.65	6

r : intraclass or Pearson correlation twins, MZ : monozygous, DZ : dizygous, h^2 : heritability, * : Correlations from siblings rather than dizygous twins.

独では高血圧を発症するほど強いものではない．

しかし一部に，単一遺伝子異常による高血圧が先天性高血圧として報告されている．現在，先天性高血圧の遺伝子異常の部位や種類はほぼ同定され，遺伝子型に基づく降圧薬の選択まで報告されるようになった．メンデル遺伝型高血圧では，どの種類も機能的に腎遠位尿細管におけるNa移動に直接・間接的に影響することが判明している．

上皮型Naチャネル（ENaC），ミネラルコルチコイド受容体（MR），WNKキナーゼ，11β-水酸化ステロイド脱水素酵素2型（11βHSD2），アルドステロン合成酵素（CYP11B2）などが同定されている．これらの遺伝子は，本態性高血圧症の候補遺伝子としては確定した結論は出ていない．

3 高血圧のゲノムワイド相関解析

2009年Nature Genetics誌に報告された2報が第2期GWASの幕開けである．Global Blood Pressure Genetics（Global BPgen）[7]と，英国を中心とするCohorts for Heart and Aging Research in Genome Epidemiology（CHARGE）[8]からその成果が報告された．

Global BPgenコンソーシアムでは，欧州の92施設から集められた34,433人を対象としている．8個の候補領域を同定し，最も強い相関を示したのは10番染色体（10q24）にあるrs11191548であった．同SNPsを約13万人で追試したところ，収縮期血圧に対し1.16 mmHgの上昇と，高血圧に対しオッズ比1.16という影響を認めた．同SNPsが含まれる領域に17α-水酸化酵素遺伝子（CYP17A1）が存在することから，同遺伝子の関与が推測されている．

CHARGEコンソーシアムは，米国の6つの地域住民によるコホート研究（Framingham Heart StudyやAtherosclerosis Risk in Communitiesなど）を統合した29,136人を対象としたGWASであり，収縮期血圧で13個，拡張期血圧で20個の遺伝子変異（SNPs）を同定した．その中には，その後の大規模GWASでも再現性を確認される12番染色体（12q21.3）にあるATP2B1遺伝子上にあるrs2681472なども含まれている．

同時期に，韓国から一般集団約9,000人を対象としたGWASも報告[9]され，収縮期血圧，拡張期血圧でATP2B1遺伝子の関連を認められた．

GWASの結果の解釈について，いくつかの注意すべき点をあげる

① 大規模GWASには，家族データ，集団コホート，ケース/コントロールなどのデザインが含まれており，デザインに注意する必要がある．
② 相加的遺伝モデルが使われており，劣性/優性遺伝モデルの変異に関しては見逃されている可能性がある．
③ 遺伝子-遺伝子/遺伝子-環境間の相互作用に関しては，ほとんど検討されていない．
④ いくつかのGWASにおいては，候補遺伝子アプローチの要素を検出力アップのために用いている．

最近報告されたGWASで同定された結果について，表IX-10-2にまとめる．

他のcommon diseaseのゲノムアナリシスにおいてもある程度は論じられているが，とくに本態性高血圧に関してはその議論が活発である．その理由としては，はっきりとした成果が他のcommon diseaseに比して出ていないことが原因であろう．

4 ゲノムワイド相関解析のその後

ATP2B1遺伝子は，日本人集団における遺伝子多型の解析によって浮かび上がった，高血圧症に関与し得るとされた遺伝子の中の1つである．2009年に世界で初めて，ミレニアムゲノムプロジェクトの成果として発表[8]された．

その後，前述した2009年Nature Genetics誌に，数万人規模の大規模な欧州人集団，韓国人集団において，ATP2B1が最も高血圧症に感受性のある遺伝子であるという報告がなされた．

2010年以降も，数万人規模の大規模な韓国人集団[10,11]，日本人集団[12]においてもATP2B1が高血圧症に感受性のある遺伝子であると再現された．

10. 高血圧と遺伝

表 IX-10-2 最近報告された 9 つの GWAS

study (cohort)	人種	表現型	サンプル数	SNPs数	表現型	rs Number	染色体	P値	近傍の遺伝子
Cho, et al. (KARE)	A	SBP, DBP	8,842	2,156,535	SBP	rs17249754	12	9.1×10^{-7}	ATP2B1
					DBP	rs17249754	12	1.2×10^{-6}	ATP2B1
Yang, et al.	A	Young-onset HT	350	91,713	HT	rs9308945	2	7×10^{-4}	MYADML
Kato, et al.	A	HT	940	80,795	HT	rs3755351	2	1.7×10^{-5}	ADD2
Adeyemo, et al. (HUFS)	AA	SBP, DBP, HT	1,017	808,465	SBP	rs5743185	2	2.1×10^{-11}	PMS1
					SBP	rs16877320	6	3.4×10^{-9}	MYLIP
					SBP	rs17365948	8	1.6×10^{-8}	YWHAZ
					SBP	rs12279202	11	4.8×10^{-8}	IPO7
					SBP	rs11160059	14	1.5×10^{-8}	SLC24A4
Levy, et al. (FHS)	E	SBP, DBP	1,260	70,987	DBP	rs10493340	1	1.7×10^{-6}	FOXD3
					DBP	rs1963982	8	3.3×10^{-6}	ANKMY1
Org, et al. (KORA S3)	E	SBP, DBP, HT	1,977	70,987	SBP	rs12153297	5	3.46×10^{-7}	CCNG1
					HT	rs11646213	16	2.34×10^{-6}	CDH13
WTCCC	E	HT	5,000	469,557	HT	rs7961152	12	7.39×10^{-6}	BCAT1
Sabatti, et al. (NFBC 1966)	E	SBP, DBP	4,730	329,091		"No significant finding"			
Saxena, et al. (DGI)	E	SBP, DBP	2,931	386,731		"No significant finding"			
Wang, et al. (AFDS)	E	SBP, DBP	542	79,447	SBP	rs6749447	2	7.6×10^{-5}	STK39
Newton-Cheh, et al. (GBPGen)	E	SBP, DBP	34,433	~2,500,000	SBP	rs17367504	1	1×10^{-5}	MTHFR
					SBP	rs11191548	10	3×10^{-7}	NT5C2
					SBP	rs12946454	17	4×10^{-6}	PLCD3
					DBP	rs16998073	4	7×10^{-9}	FGF5
					DBP	rs1530440	10	3×10^{-6}	C10orf107
					DBP	rs653178	12	1×10^{-7}	ATXN2
					DBP	rs1378942	15	6×10^{-8}	CSK
					DBP	rs16948048	17	5×10^{-6}	ZNF652
Levy, et al. (CHARGE)	E	SBP, DBP, HT	29,136	~2,500,000	SBP	rs1004467	10	2×10^{-6}	CYP17A1
					SBP	rs381815	11	5.8×10^{-7}	PLEKH7
					SBP	rs2681492	12	3.0×10^{-11}	ATP2B1
					DBP	rs2681472	12	3.7×10^{-8}	ATP2B1
					HT	rs2681472	12	1.7×10^{-8}	ATP2B1
					SBP, DBP	rs3184504	12	5.7×10^{-7}	SH2B3
					DBP	rs9815354	3	7.8×10^{-7}	ULK4
					DBP	rs11014166	10	8.7×10^{-7}	CACNB2
					DBP	rs2384550	12	1.3×10^{-7}	TBX3
					DBP	rs6495122	15	8.1×10^{-7}	CPLX3

A: Asian ancestry, AA: Americans of African origin, E: European ancestry

(Ehret GB: Curr Hypertens Rep, 12: 17-25, 2010 より改変)

その機能や血圧に影響を与えるメカニズムに注目が集まった．in vivo で ATP2B1 と高血圧との関連を報告した論文はない．

最後に，2011年9月に Nature 誌で発表された論文[12]について簡潔にまとめておく．

同論文では，高血圧や血圧に関する白人由来のGWAS データからメタアナリシスを行い，その集団に対する血圧値への影響や合併症リスクとの関連を遺伝的リスクスコアで報告している．

28 の遺伝子領域に含まれる 29 個の SNPs が最終的に確認され，その中でも ATP2B1, FURIN, GOSR2, NPR3, NPPA/NPPB, GUCY1A3, GUCY1B3 など生理学的，分子学的に大事な 16 個の候補遺伝子について述べられている．

合併症に関して遺伝的リスクスコアで評価したところ，左室壁の厚さ，脳梗塞，冠動脈疾患の発症に関して相関を認めたが，腎機能に関するマーカーとは相関を認めなかった．血圧上昇は腎疾患の結果であり，その原因ではないと結論づけている．そしてこれらの変異が，東南アジアやアフリカに由来する人種でも観察された．

この論文のメタアナリシスでも，集団に対する血圧値への影響はわずか 1 mmHg 前後であった．本態性高血圧症の解析の困難さが改めて理解できる．

5 Perspective

SNPs を用いた大規模 GWAS により，血圧値に影響を与える遺伝素因が具体的な遺伝子として明らかになりつつある．高血圧関連遺伝子は，寄与率の低い遺伝子を含めれば数百あると推定されているが，いまだにその全貌が明らかになっていない．従来は医学的，生理学的に疾患との関わりが推定される候補遺伝子に対し，その領域に焦点を当てた限定的な解析が行われてきた．ここ数年の動向としては，遺伝子解析技術（シークエンサー，統計解析処理など）の飛躍的な進歩により，大規模サンプル，大量の SNPs による解析へと移行してきた．そして，疾患と関連を認めた領域に対し，後から意味づけを証明していくリバースジェネティクスが主流となりつつある．

その流れを鑑みても高血圧症に関して，テーラーメイド医療の実現という最終目標までに必要な疾患感受性遺伝子の同定，予防医療への応用というステップまでは，ほど遠いといわざるを得ない．

〔谷津圭介，平和伸仁〕

《文献》

1) The Wellcome Trust Case Control Consortium : Genome-wide association study of 14,000 cases of seven common diseases and 3,000 shared controls. : Nature, 447 : 661-678, 2007.
2) Feinleib M, et al. : The NHLBI twin study of cardiovascular disease risk factors : methodology and summary of results. Am J Epidemiol, 106 : 284-295, 1977.
3) McIlhany ML, et al. : The heritability of blood pressure : an investigation of 200 pairs of twins using the cold pressor tesu. Johns Hopkins Med J, 136 : 57-64, 1975.
4) Miller JZ, et al. : Familial resemblance in the blood pressure response to sodium restriction. Am J Epidemiol, 126 : 822-830, 1987.
5) Robinson WM, et al. : Genetic and nongenetic determinants of blood pressre in a southern Brazilian sample. Genet Epidmiol, 8 : 55-67, 1991.
6) Niu T, et al. : Angiotensinogen gene and hypertension in Chinese. J Clin Invest, 101 : 188-194, 1998.
7) Newton-Chef C, et al. : Genome-wide association study identifies eight loci associated with blood pressure. Nature Genet, 41 : 666-676, 2009.
8) Levy D, et al. : Genome-wide association study of blood pressure and hypertension. Nature Genet, 41 : 677-687, 2009.
9) Cho YS, et al. : A large-scale genoma-wide association study of Asian populations uncovers genetic factors influencing eight quantitative traits. Nature Genet, 41 : 527-534, 2009.
10) Hong KW, et al. : Recapitulation of two genomewide association studies on blood pressure and essential hypertension in the Korean population. J Hum Genet, 55 : 336-341, 2010.
11) Rhee MY, et al. : Novel genetic variations associated with salt sensitivity in the Korean population. Hypertens Res, 34 : 606-611, 2011.
12) Takeuchi F, et al. : Blood pressure and hypertension are associated with 7 loci in the Japanese population. Circulation, 121 : 2302-2309, 2010.

第 X 編

妊婦と腎疾患

1 通常妊娠の腎生理

1 解剖学的変化

妊娠時は，腎の長径は1～1.5cm大きくなり[1]，腎体積も30%程度増加する．これは腎血流増加に伴う血管容積の増加や尿細管容量の増加によるものである．この腎サイズの増大は，分娩後1週間以内にもとに戻る[2]．

妊娠中には尿路系が拡張するが，この尿路系の拡張には3つの原因がある．第1は黄体ホルモンの影響で，尿管の緊張度低下，尿管蠕動低下，収縮力減弱などの尿管壁の変化が起こる．第2はプロスタグランジンE2（PGE2）産生が亢進し，尿管蠕動を低下させることである[2,3]．そして第3は子宮や生殖付属器による尿管圧迫による機械的要因である．すなわち増大する子宮により尿管の伸長・屈曲・移動が引き起こされる[4]．また付属器である卵巣提索（骨盤漏斗靱帯）が腫大し，尿管を骨盤上縁で圧排することによる．場合により水腎症も起こる．尿管，腎盂の拡張は80%が右側に起こる[5]．これは解剖学的な原因による．すなわちS字結腸により子宮が右旋する結果，尿管が右腸骨動脈を横切る形となり，よじれるためである．また右側の卵巣静脈は直接下大静脈に開口するため，尿管と交差し圧迫しやすい（卵巣静脈圧迫症候群）（図X-1-1）．

尿路系の拡張は，妊娠中の無症候性細菌尿を考える上で重要である．なぜなら，拡張した尿管系は200～300mLもの尿をため込み，細菌の貯留池となりうるからである．さらに膀胱弛緩によりVURも生じやすくなる．これらのことが妊娠時の上行性腎盂腎炎のリスクを高めている．

尿路結石も非妊娠時と比べると起きやすい．妊娠中は尿中Ca排泄が亢進する．これは腸管からのCa吸収の増加によるもので，胎児のCa必要性に順応した変化である．一方，結石予防因子であるクエン酸・Mg排泄が増えないこと，尿pHは上昇しても尿量増加がないことなども結石の原因である[6]．頻尿，夜間頻尿，排尿障害，尿意切迫，腹圧性尿失禁は妊娠期間によくみられる．夜間頻尿は頻発症状で妊娠が進むにつれ増加する．夜間頻尿の主な原因は，妊婦は非妊娠時に比べ，夜間にNaと水の大部分を排泄するためであると考えられている[7]．

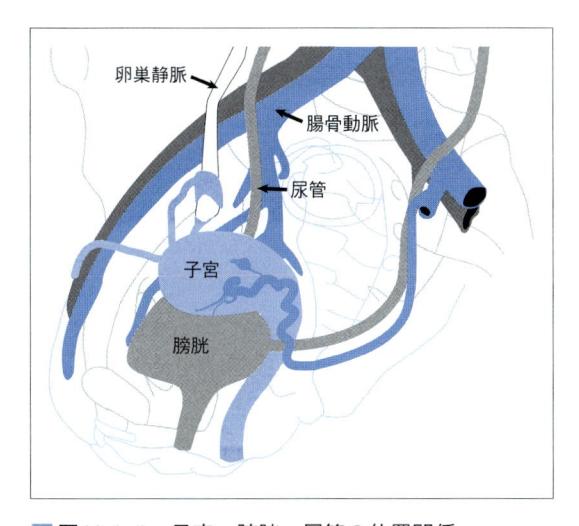

■ 図X-1-1 子宮，膀胱，尿管の位置関係

2 全身の血行動態の変化と腎臓

1 末梢血管抵抗（血管トーヌスの変化）の低下

正常妊娠の血行動態上の特徴は，動脈の弾性コンプライアンス増大と，血管抵抗低下による全身の血管拡張である．これら全身の血行動態の変化によりRPF，GFRは増大する．

妊娠時の血管抵抗の減少の原因は，プロゲステロンや，血管拡張性PGI2による．また，強力な血管弛緩因子である血管内皮細胞由来のNOが，

635

正常妊娠では産生が増加しており[2]，これが全身・腎血管拡張に寄与し，血圧を低下させていると考えられる[8,9]．NO濃度は分娩時には低下する．

リラキシンもまた，妊娠中のNOシグナルを強化するメディエーターであり血管拡張作用を有している．リラキシンはインスリンファミリーに属するペプチドホルモンで，通常は黄体から産生されているが，妊娠中はヒト絨毛性ゴナドトロピン（hCG）に反応して胎盤と脱落膜からも大量に産生される[10]．反対に，ノルエピネフリン・バソプレシンやアンジオテンシンIIなどの収縮（昇圧）ホルモンに対する生体の反応性は，妊娠中は減弱している[11]．これらの結果，妊娠中は血圧は低下する．

2 循環血漿量・血液量の増加

血漿量の増加と赤血球容量増加は，妊娠4週までに始まり，28〜34週でピークとなり30〜50%まで増加し，その後はプラトーとなる．循環血漿量の増加は，赤血球容量の増加を上回るので，相対的にヘマトクリット値は減少する（妊娠における生理的貧血）．循環血漿量の増加により，妊娠後期には500〜1,000 mmolのNaと6〜8 Lの水貯溜が認められる．そのため，妊娠中は軽度の浮腫を認めることが多い[2]．妊娠末期のかかとやひざの浮腫などは，出産近くの妊婦で多くの場合にみられる正常所見である．

3 心拍出量の増大と血圧の低下

妊娠における血行動態上の主な変化は，心拍出量の増加と全身血管抵抗・血圧の低下である．

一回心拍出量の増加と心拍数の増加により，心拍出量は妊娠初期から増加する．妊娠前に比べ妊娠中期の終わりには，心拍出量は最大30〜40%程度まで増加し，妊娠末期まで持続する．正常妊娠では，脈拍は10〜15回/分増加する．一方，心拍出量の増加にもかかわらず血管抵抗が低下するため，平均血圧はむしろ低下する[2,12,13]．血圧低下は妊娠初期からはじまり，妊娠中期には10 mmHg程度低下する[2]．

妊娠中，RAA系は亢進している[14,15]．妊娠中，レニンは非妊娠時の8倍，アンジオテンシノーゲンは3〜4倍に増加し，アンジオテンシンIIの産生は15倍に増加する．循環血漿量の増加にもかかわらずレニン分泌が増加する原因として，PGI2の産生亢進やエストロゲンの関与があり，妊娠に伴うGFR増加によるNa喪失やプロゲステロン増加によるアルドステロン作用の低下に拮抗している．またアンジオテンシンIIの濃度の増加は，妊娠中の血圧を維持する働きがある[2]．

妊娠中期以降，全身の血行動態は体位の影響を受ける．仰臥位では，増大した子宮の影響で下大静脈からの静脈還流量が低下し，心拍出量が低下する．この場合，血圧も低下することがある（supine hypotensive syndrome）[2]．

4 RPF・GFRの増加

妊娠に伴い有効腎血漿流量（ERPF）が増加する．RPFは妊娠初期から増加し，妊娠20週で最大となり通常よりも80%増大する．これらは分娩後もとに戻る[16]．RPFの増加には心拍出量の増加と腎血管抵抗の低下が関与する．しかし脳や肝臓での血漿流量は増加しないことから，心拍出量よりも，腎血管抵抗の低下が主な原因と思われる．腎血管抵抗が低下する機序は明確ではないが，尿中のPGE2，PGI2の排泄増加との関連が指摘されている[2]．またNOも血管を拡張し，腎血管抵抗を低下させている．妊娠中はRPF増加により，GFRも著明に増加する．GFRの増加は妊娠後1ヵ月以内から始まり，妊娠中期の前半にピークとなり妊娠前の150〜160%に増加し，妊娠後期まで継続する[16]．ただし，妊娠後期には体位の影響を受け，仰臥位ではsemi-Fowler位に比べて20%ほど低下する．GFRの増加は分娩後3ヵ月以内に正常に戻る．GFRが増加する機序に関して，妊娠ラットを用いた研究では単一ネフロンGFR（SNGFR）の増加とともに，糸球体血漿流量の増加，輸入細動脈と輸出細動脈での血管抵抗の低下が確認されているが，糸球体毛細血管圧の上昇は認められていない[2]．リラキシンがRPF

とGFRを増大させるとの報告がある．リラキシンは腎循環においても，エンドセリンとNOの産生を増加させ，腎の血管拡張をもたらし，腎輸入細動脈・輸出細動脈の抵抗を減弱させる．動物実験でラットのオスと去勢メスに持続的にリラキシンを投与すると，妊娠したメスと類似した腎の血行動態となる（20〜40%のRPF，GFRの増大）．これらの変化はNO合成酵素阻害薬の投与により消失する[17]．妊娠ラットの実験では抗リラキシン抗体投与や卵巣摘出により，増大したRPFやGFRは同様に消失する[18]．

5 GFR増加による血清Cr値・尿酸値の低下

生理的なGFRの上昇のため血清Cr濃度は下降し（平均で0.4 mg/dL程度），正常範囲は0.4〜0.8 mg/dLとなる．つまり血清Cr 1.0 mg/dLは，妊娠前には正常範囲かもしれないが，妊娠時には腎機能の障害ということになる．同様にBUN濃度もおよそ8〜10 mg/dLまで低下する．

子癇前症や，もともと腎障害のある女性の管理では，GFRが変化したかどうかを見極めることが重要である．注意深く血清Cr値の変化を見逃さないようにする．なおCcr測定のための24時間蓄尿は，煩雑であるだけでなく妊娠時では正確性にも欠ける[19]．妊婦では非妊婦よりも蓄尿不足も蓄尿過量も起こりやすい．妊娠中は下位尿路の拡張により尿停滞が起こっており，拡張した尿管に数百mLの尿がトラップされていて，生成尿と収集尿の間に差異が生じているためである．血清尿酸値もGFR上昇に伴い妊娠初期では低下し，低い場合には2.0〜3.0 mg/dL程度となる[20]．その後，出産までにもとのレベルまで上昇し始める．妊娠後期での尿酸値の上昇は，尿細管の吸収増加によるものである．

6 GFR増加に伴う尿蛋白増加

GFRの上昇および糸球体基底膜の透過性の上昇により，妊娠中は尿中蛋白排泄が増加する．非妊娠時の蛋白排泄は100 mg/日程度であるが，妊娠後期では180〜200 mg/日に増加し，時に試験紙法による尿検査で蛋白陽性となりうる．蛋白尿が300 mg/日以上に増加した場合は，妊娠高血圧症候群に注意が必要である．

3 水電解質バランスなどの変化

1 血清電解質の変化——血清Na濃度の低下

妊娠中は血清Na濃度が約5 mEq/L程度低下する[21]が，血清浸透圧によるADH分泌にリセットが生じているためであり，Na負荷では血清Na濃度を補正できない．また妊娠中の低Na血症は生理的なものであり，症状もなく補正する必要もない．非妊娠時には血清浸透圧が285 mOsm/kg/H_2Oを超えるとADHが分泌されるが，妊娠時には血清浸透圧が276〜278 mOsm/kg/H_2Oで分泌される．このようなリセットが生じる機序は明確にされていない．血清Na値はhCG濃度と密接に関連しているといわれ[22,23]，血清Na値は分娩後2ヵ月で自然に正常レベルに戻る．妊娠状態と同様，性周期の黄体期の女性にhCGを投与すると，口渇とADH放出に対する血清浸透圧閾値のリセットが起こる．hCGは直接にではなく，リラキシンの放出を通じてこうした変化を起こすと考えられる[17]．妊娠ラットの低Na血症は抗リラキシン抗体投与や卵巣摘出によって改善される[18]．

妊娠中であるにもかかわらず血清Na濃度が正常値を示し，多飲・多尿がある場合には，尿崩症との鑑別も必要となってくる．血清Na濃度の上昇は口渇を刺激するため，尿崩症であったとしても高Na血症は通常は起こらない[24]．

妊娠中はvasopressinase（別名oxytocinase）が胎盤で産生され，ADHの異化が4倍まで亢進している[25]．しかし一方で代償的に下垂体からのADH分泌が増加し，血漿ADHレベルは結局正常にとどまる．その結果，ほとんどの場合，多尿を呈さない．

一方，血清K濃度は非妊娠時と変わらないが，妊娠中は体液量の増加により約350 mEqのK蓄積が起こる．血漿アルドステロン濃度は増加しているが，K喪失は起こらない．

2 尿細管・間質機能の変化

GFRの増加に伴い，近位尿細管でのNa再吸収は亢進する．しかし，Na制限やNa負荷に対する腎の反応は非妊娠時と変わらない．また妊娠中は尿濃縮能が低下する．妊娠に伴う循環血漿量の増加とGFR増加による血中尿素の低下が関与するとともに，髄質でのPGE2の増加により集合管のADH感受性が低下することも尿濃縮能低下に関与する．

また妊娠中は，尿細管再吸収能が低下し，ブドウ糖，アミノ酸，βミクログロブリン（β-MG）の排泄が増加している．したがって高血糖や腎疾患がなくても尿糖やアミノ酸尿を呈することになる．

3 呼吸性アルカローシス

妊娠初期でわずかに換気が増加し，出産まで増加し続け，妊娠中は軽度の呼吸性アルカローシスを示す．pCO$_2$は約10 mmHg低下し（27～32 mmHg），pHは7.44とやや増加，血漿中のHCO$_3^-$濃度は18～20 mEq/Lとなる．妊娠中の呼吸性アルカローシスは黄体ホルモンの呼吸中枢に対する刺激によるものであり，卵胞ホルモンで増強する．

最後に正常妊娠における血行動態と代謝の適応変化を図に示す（図X-1-2）．

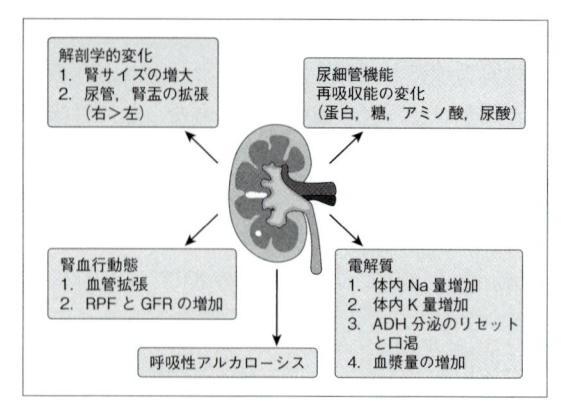

■図X-1-2　正常妊娠における血行動態と代謝の適応変化

〔日野雅予，竹本文美〕

《文献》

1) Bailey RR, et al. : Kindey length and ureteric dilatation in the puerperium. J Obstet Gynaecol Br Commonw, 78 : 55, 1971.
2) 日本腎臓学会「腎疾患患者の妊娠に関するガイドライン作成小委員会」編：腎疾患患者の妊娠に関する診療の手引き，p. 13, 2007.
3) Beydoun SN : Morphologic changes in the renal tract in pregnancy. Clin Obstet Gynecol, 28 : 249, 1985.
4) Irving SO, et al. : Managing severe loin pain in pregnancy. BJOG, 109 : 1025, 2002.
5) Rasmussen PE, et al. : Hydronephrosis during pregnancy : a literature survey. Eur J Obstet Gynecol Reprod Biol, 27 : 249, 1988.
6) Maidreanz P, et al. : Gestational hypercalcemia causes pathological urine calcium oxalate supersaturations. Kidney Int, 36 : 108, 1989.
7) Parboosingh J, et al. : Renal nyctohemeral excretory patterns of water and solutes in normal human pregnancy. Am J Obstet Gynecol, 116 : 609, 1973.
8) Danielson LA, et al. : Acute blockade of nitric oxide synthase inhibits renal vasodilation and hyperfiltration during pregnancy in chronically instrumented conscious rats. J Clin Invest, 96 : 482, 1995.
9) Deng A, et al. : Impact of nitric oxide deficiency on blood pressure and glomerular hemodynamic adaptations to pregnancy in the rat. Kidney Int, 50 : 1132, 1996.
10) Conrad KP, et al. : Role of relaxin in maternal renal vasodilation of pregnancy. Ann N Y Acad Sci, 1041 : 147, 2005.
11) Gant NF, et al. : The nature of pressor resposiveness to angiotensin II in human pregnancy. Obstet Gynecol, 43 : 854, 1974.
12) Thadhani R, et al. : Pulse pressure and risk of preeclampsia : A prospective study. Obstet Gynecol, 97 : 515, 2001.

13) Robson SC, et al. : Serial study of factors influencing changes in cardiac output during human pregnancy. Am J Physiol, 256 : H1060, 1989.
14) Döll HG, et al. : Longitudinal study of progesitins, mineralocorticoids, and glucocorticoids throughout human pregnancy. J Clin Endocrionol Metab, 68 : 863, 1989.
15) Elsheikh A, et al. : The renin-aldosterone system during normal and hypertensive pregnancy. Arch Gynecol Obstet, 264 : 182, 2001.
16) Davison JM : Overview: Kidney function in pregnant women. Am J Kidney Dis, 9 : 248, 1987.
17) Danielson LA, et al. : Relaxin is a potent renal vasodilator in conscious rats. J Clin Invest, 103 : 525, 1999.
18) Novak J, et al. : Relaxin is essential for renal vasodilation during pregnancy in conscious rats. J Clin Invest, 107 : 1469, 2001.
19) Côté AM, et al. : The 24-hour urine collecion: gold standard or historical practice? Am J Obstet Gynecol, 199 : 625.e1-6, 2008.
20) Lind T, et al. : Changes in serum uric acid concentratios during normal pregnancy. Br J Obstet Gynecol, 91 : 128, 1984.
21) Lindheimer MD, et al. : Osmoregulation of thirst and vasopressin release in pregnancy. Am J Physiol, 257 : F159, 1989.
22) Davison JM, et al. : Serial evaluation of vasopressin release and thirst in human pregnancy. Role of human chorionic gonadotrophin in the osmoregulatory changes of gestation. J Clin Invest, 81 : 798, 1988.
23) Lindheimer MD, et al. : Osmotic and volume control of vasopressin release in pregnancy. Am J Kidney Dis, 17 : 105, 1991.
24) Brewster UC, et al. : Diabetes Insipidus in the third trimester of pregnancy. Obstet Gynecol, 105 : 1173, 2005.
25) Davison JM, et al. : Metabolic clearance of vasopressin and an analogue resistant to vasopressinase in human pregnancy. Am J Physiol, 264 : F348, 1993.

2 妊娠高血圧腎症

1 診断

妊娠高血圧腎症とは，妊娠中期に高血圧と蛋白尿を伴う全身疾患で，妊娠特有の合併症である．

2 治療のポイント[1,2]

基本は薬物治療，食事指導であり，最も有効な治療は妊娠終了である．高血圧は，程度に応じメチルドパ，ラベタロール，ヒドララジン，Ca拮抗薬（ニフェジピン）を使用する．

3 定義と概念

1 定義

2005年に，妊娠高血圧症候群 pregnancy induced hypertension syndrome が新たに定義・分類された[1]．ここでは妊娠高血圧症候群とは「妊娠20週以降，分娩後12週まで高血圧がみられる場合，または高血圧に蛋白尿を伴う場合のいずれかで，かつこれらの症状が単なる偶発合併症によるものでないものをいう」が定義された．この中では 1) 妊娠高血圧（gestational hypertension），2) 妊娠高血圧腎症（preeclampsia），3) 加重型妊娠高血圧腎症（superimposed preeclampsia），4) 子癇（eclampsia）と病型分類されており，狭義の妊娠高血圧腎症は 2) にあたる．

2 概念

妊娠高血圧腎症は，妊娠20週以降に高血圧と蛋白尿を発症する症候群である．高血圧，蛋白尿，視力障害，頭痛，胃痛，血小板減少，肝障害などの所見は，腎臓，脳，肝臓などを含む標的臓器の軽度から高度の微小血管障害による[3,4]．これらの所見は妊娠の終結によって改善する．病因としては母体側，胎児側両者の要因が考えられているが，いまだ不明である．妊娠初期の胎盤の血管形成不全が胎盤機能不全/胎盤虚血を招き，母体の循環系に血管新生抑制因子が放出され母体の全身の血管の内皮細胞機能不全（障害）を起こすことが病態と考えられている[5]（図 X-2-1）．

4 疫学[1,2,5]

妊娠時の高血圧は，約10％に存在する．このうち約70％が妊娠高血圧症候群である．妊娠高血圧症候群の発生頻度は全妊婦の4〜7％である．妊娠高血圧のうち20〜50％が妊娠高血圧腎症に移行する．妊娠高血圧腎症は全妊婦の2〜3％の頻度で起こり，正常の初妊婦では2〜7％である．

妊娠高血圧腎症では，高血圧または蛋白尿のうち一方が2〜3週続いた後，片方が出現してくることが多い．発症リスクが高いのは，家族歴に妊娠高血圧腎症，高血圧，DMのある場合である．また妊婦にもともと腎疾患，肥満，METs，抗リン脂質抗体症候群，自己免疫性疾患などの疾患がある場合にもリスクが高い．これらの場合は，何らかの内皮機能の異常が母体に潜在しており，病態を引き起こしやすくしている可能性がある．

妊娠高血圧症候群の既往がある場合，多胎妊娠の場合もリスクが高い．また初産婦や，妊娠間隔が5年以上あいた場合，前回妊娠と父親が異なる場合なども，母体適応能の未熟性・免疫寛容の誘導障害があるため，発症リスクが高くなる．

5 病態[2,4,5]

妊娠高血圧腎症の原因に関しては昔からいくつ

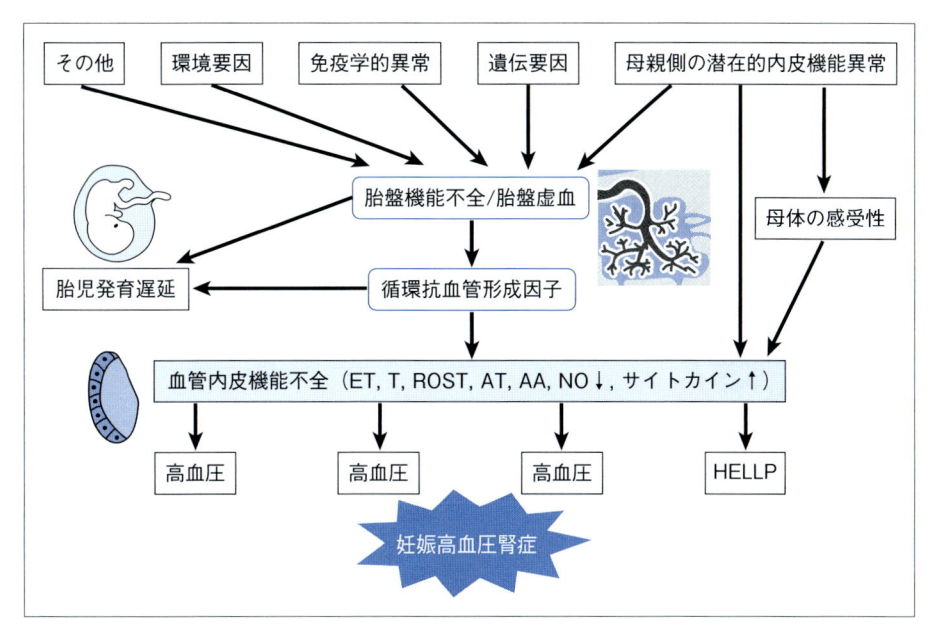

■ 図 X-2-1　妊娠高血圧腎症におけるマルチシステム異常

か想定されているが，いまだ確定していない．原因として胎盤形成不全・機能不全は重要である．正常胎盤形成では，胎盤を構成する胎児由来のトロホブラスト（絨毛細胞：正確には栄養膜細胞）が子宮に浸潤し，らせん動脈の血管壁が脱落膜を越えて子宮筋層まで浸潤したトロホブラストで置換される．その結果，血管の弾性板が破壊され，交感神経支配が消失し血管は収縮できず，常に弛緩した状態へ変化する（導管化）．これが血管壁の再構築 remodeling である．らせん動脈が導管化することにより，正常妊娠では絨毛間腔への豊富な母体血流入が確保される[2]（図 X-2-2）．

一方，妊娠高血圧腎症ではトロホブラストの子宮らせん動脈への浸潤が不十分であり，血管系の拡張ができず胎盤血流が十分供給されない（図 X-2-2）．

そのため，胎盤の循環不全，低酸素，酸化ストレスが起こる．この病的胎盤からはさまざまな内因性因子が循環血液中に分泌されるが，なかでも血管新生関連因子が放出されることが問題となる．近年のこの分野でのめざましい進歩は Flt-1 や sENG などの血管新生抑制因子の発見である[6]．VEGF はその名の通り，強力な血管新生因子である．また胎盤増殖因子（PlGF）も名前の通り胎盤トロホブラストの増殖因子であるが，血管新生因子としても作用する．これら VEGF と PlGF は共通の受容体である膜受容体結合型受容体 Flt-1 に結合し，内皮細胞内に情報を伝達している[7]（図 X-2-3）．一方，この Flt-1 には，膜結合部位を欠損する可溶型受容体 solubleFlt-1（sFlt-1 もしくは sVEGFR-1）というスプライシングバリアントが存在する．これは「デコイ」として働き，VEGF と PlGF の作用を競合的に阻害する．sENG もまた血管新生抑制因子として働くが，これも同じく血管新生作用のある TGF-β_1 の作用を競合的に阻害する．言い換えれば病的胎盤由来の sFlt-1 と sENG が，VEGF・PlGF, TGF-β と拮抗するため，VEGF と TGF-β_1 のシグナリングが内皮細胞に伝わらず，その結果，内皮の機能が維持できなくなる内皮細胞機能不全が起こる．なぜトロホブラストの子宮らせん動脈への浸潤が不十分なのかという点に関しては，最近 corin（atrial natriuretic peptide converting enzyme）や atrial natriuretic peptide の欠陥が関与しているという報告がある．

従来より正常妊娠では，強い血管収縮を起こす

■ X. 妊婦と腎疾患

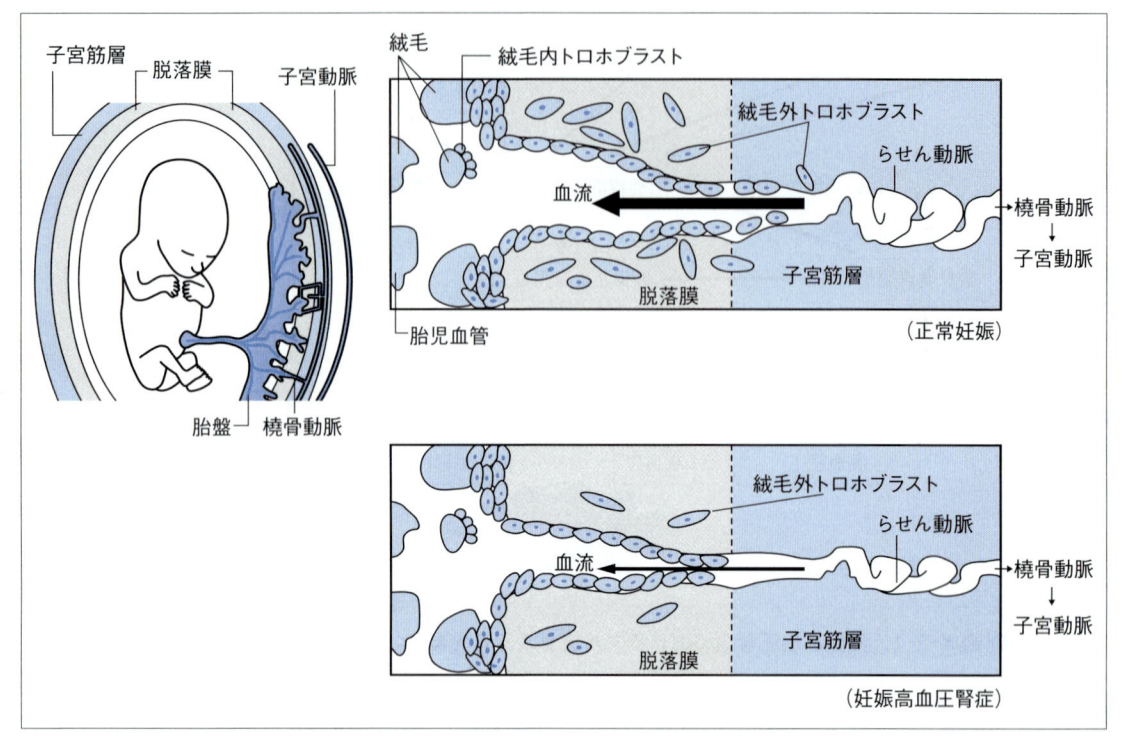

■ 図 X-2-2　正常妊娠と妊娠高血圧腎症での胎盤の比較

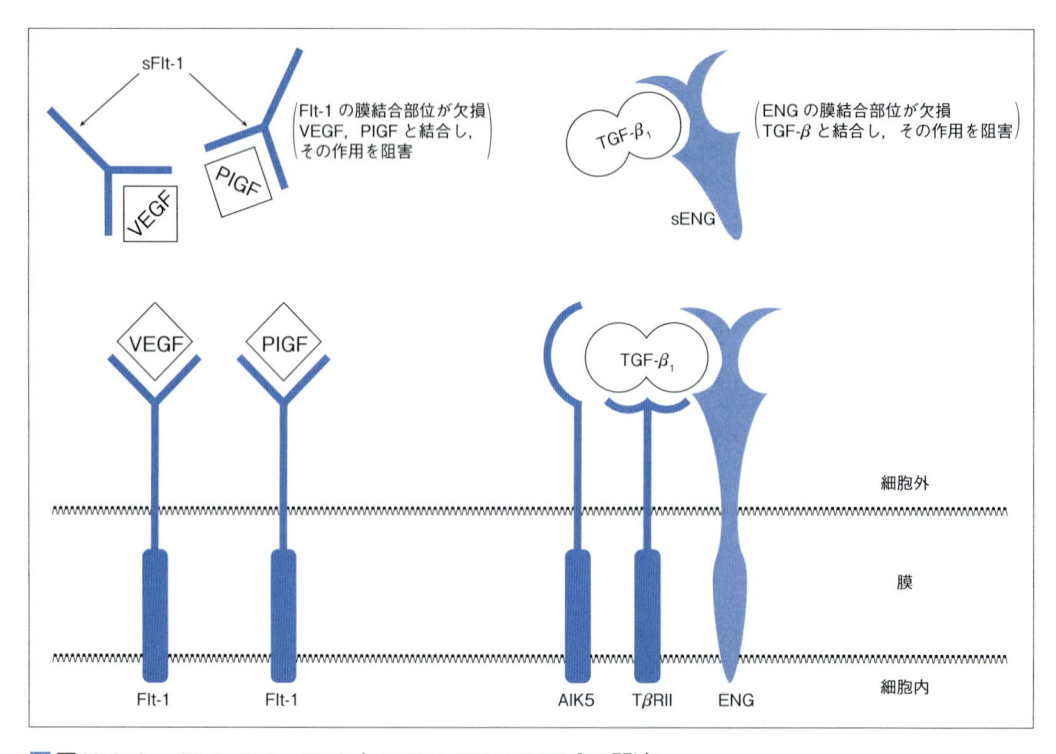

■ 図 X-2-3　sFlt-1, Flt1, sENG と VEGF, PIGF, TGF-β の関連

AT1受容体が抑制され，これが血圧の上昇抑制の原因の1つといわれていた．しかしながら，妊娠高血圧ではAT1受容体に対する強力なアゴニストとして働く抗体（AT1-AA）が存在し，これが全身の高血圧を引き起こすことが報告されている．さらにこのAT1-AAが，sFlt-1の分泌を促進させたり，活性酸素を産生させることによりトロホブラストの子宮らせん動脈への浸潤を阻害していることもわかってきた[8,9]．また抗活性酸素作用のあるヘモオキシゲナーゼ（HO）の低下や，胎盤酵素であるCOMTや2-MEの欠損も胎盤不全に関連していることがわかってきている[5,6]．このようにさまざまな原因により胎盤の機能不全，胎盤の虚血が起こり，血管新生を抑制する血管新生関連因子が病的胎盤より放出される．その結果，内皮細胞でのVEGFシグナリングが機能せず，全身の血管内皮障害を基盤とした，妊娠高血圧腎症の病態が作り上げられると考えられる．

6 症　状[1,2]

高血圧，蛋白尿，浮腫，重症例では中枢神経症状，線溶系の異常，DIC，心肺症状，肝障害と胎児異常の症状・所見がみられる．頭痛は急激な血圧上昇による脳血流動態の変化により起こるが，子癇の前兆であることもある．脳浮腫は後頭葉に起こりやすいため複視，暗点，霧視，黒内障などの視力障害が多い．肺水腫，全身浮腫，腹水などの症状は，血管内皮障害による透過性の亢進，低蛋白血症による浸透圧の低下などで起こる．黄疸，全身瘙痒感，悪心・嘔吐，上腹部痛（特に右・心窩部）がみられることもあり，肝機能検査が必要である．

HELLP症候群は凝固異常症の一病型で，溶血（H），肝酵素の上昇（EL），血小板減少（LP）を主徴とする予後不良の臓器障害である．妊娠後期に突然の蛋白尿，高血圧，上腹部痛，悪心，嘔吐，全身倦怠感などで発症する．妊娠高血圧症候群の4～12％に生じ，重症妊娠高血圧症候群の10～20％，子癇の50％に発症するとされる．

7 検　査[1,2]

1 血　圧

妊娠高血圧腎症においては，体液量の増加は正常妊娠よりも少ないが，全身の血管抵抗が上昇するため血圧が上昇してくる．妊娠初期の血圧が正常範囲でも，収縮期血圧130～139 mmHg，拡張期血圧80～89 mmHgであると妊娠高血圧症候群の発症頻度が高くなる．妊娠中期（18～26週）の平均血圧が90 mmHg以上の場合，妊娠高血圧症候群の発症の正診率は約20％であるという．

2 蛋白尿

中間尿採取で行う．時期を変えて連続陽性を確認する．随時尿での蛋白/Cr比は評価には不十分なこともあり，正確な診断には24時間蓄尿で行う．

3 血液検査所見

ヘマトクリット値，血小板数，血清Cr値，尿酸値，肝酵素値の高値は注意が必要である．妊娠高血圧腎症でのヘマトクリットの高値は循環血漿量が少ないこと，血管内皮障害により血管透過性が亢進し血漿成分が漏出して血液濃縮状態となっていることを反映している．

一般に正常妊娠ではRPF，GFRは増加し，その結果，血清Crは下降する．一方，妊娠高血圧腎症ではRPF，GFRは減少している．これは有効循環血漿量低下および糸球体係蹄内の内皮細胞の膨化 glomerular endotheliosisが原因と考えられる．血清尿酸値妊娠高血圧腎症では上昇する．これは尿酸クリアランス低下は体液量減少，GFRの低下ならびに産生量の低下を示唆するものである．

4 予知マーカーとしての検査所見

血清尿酸値やヘマトクリット値の上昇，尿中

Caの低下，超音波検査による児頭サイズなどが妊娠高血圧腎症の発症予測に用いられている[10]．妊娠24～28週の血清尿酸値が3.5mg/dL以下では本症候群は発症せず，発症に先行して尿酸値が上昇する．また妊娠28週目のヘマトクリット値が38％以上の場合，約20％に妊娠高血圧腎症が発症する．妊娠24週目の尿中Caが12mg/dL以下，または195mg/日以下の場合，本症候群の発症頻度が高く，さらに尿中Ca/Crの比が0.1以下の場合は本症候群の発症を予知できるという．児頭大横径は胎児発育遅延を早期に把握する方法で，妊娠高血圧腎症発症の4～8週前から，標準よりも10％以上低値を示すとされている．

ほかに妊娠高血圧腎症の予知マーカーとなる検査としては，血中hCGの平均値が2倍以上の上昇，細胞接着因子である血中VCAM-1，ICAM-1，P-selectin濃度の上昇，妊娠中期でのIGFBP-1の低下などがある．さらに妊娠中期にトロホブラストの進入に関与する因子であるPAI-1/PAI-2が上昇しているとする報告もある．アンジオテンシノーゲン，ACE，TNF-α，eNOSなどの遺伝子多型が有用という報告もある．

近年，血管新生関連因子を利用した妊娠高血圧腎症の明確な分類や，妊娠中の高血圧，蛋白尿を起こす他の疾患との鑑別の試みが行われている．これは従来の症状・所見による妊娠高血圧腎症の分類，鑑別が不十分なためであり，より病態に即した血管新生関連因子をその診断に取り入れようとするものである．また血管新生関連因子を発症予測に使った，大規模な臨床研究が次々と行われている．使用されるのは妊婦の血清sFlt-1，血清sENG，尿中PlGF，sFlt-1/PlGF比などである．血清sENGは発症2，3ヵ月前から，血清sFlt-1は発症5週前から上昇すること，PlGFは妊娠高血圧腎症では，妊娠初期から妊娠中期の前半で減少していることなどがわかってきた．さらに妊娠初期の血清sENG濃度の上昇やsFlt-1/PlGF比の増加で，妊娠高血圧腎症のハイリスク群の抽出が可能となった[11,12]．

5 病理組織[2,13]

病理組織の特徴は，glomerular capillary endotheliosisの所見である．内皮細胞の腫大，増生などの内皮の変化のみでなく，糸球体係蹄壁の肥厚，二重化も特徴である．係蹄の二重化は長期経過した症例でも消失しないことが多い．発症早期では糸球体係蹄の拡張と係蹄内の硝子様塞栓の形成や泡沫マクロファージの浸潤を認める．これらも内皮障害に基づく変化と考えられる．さらに上皮細胞にも変性腫大を認める．ほかに分節状硝子化，硬化，tip lesionも多い．細動脈にも硝子塞栓の形成，細動脈影内皮下の硝子化，中膜筋の変性を認め血管攣縮や内皮障害に伴う変化と考えられる．糸球体虚血のため傍糸球体装置の過形成とレニン顆粒陽性細胞の増生を認めることもある．蛍光所見ではフィブリノーゲンの沈着，IgMの沈着がみられることがある．電子顕微鏡では内皮細胞の腫大や内皮下浮腫，内皮下腔の拡大が主な所見である．メサンギウム領域に浮腫状の変化を認め，内皮下浮腫部分では新生基底膜が形成され，光学顕微鏡での二重化に相当する．上皮細胞障害も，上皮内の硝子滴変性や基底膜から部分的に剥離しつつある硝子滴変性上皮が観察される．著明な蛋白尿があっても足突起の癒合は軽微である[13]（図X-2-4, 5）．

8 治 療[1,2]

軽症妊娠高血圧症候群は，血圧，胎児心拍が安定し，症状がない場合は外来管理を行う．降圧薬投与は行わず，カロリー制限と軽度の塩分制限（7～8g/日）を行う．重症妊娠高血圧症候群はすべて入院管理が必要である．妊娠を継続する場合は34週を目標に，適切な降圧レベルを維持するよう治療する．

1 予 防[1,2]

メタアナリシスでは低用量アスピリンは，妊娠高血圧腎症の効果は著明ではないものの，有効性

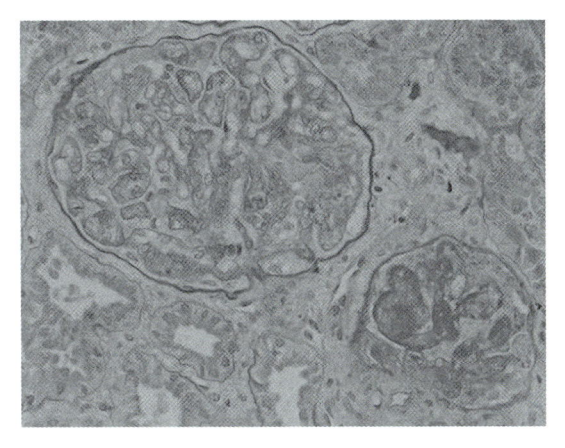

■図 X-2-4　糸球体内皮障害の光学顕微鏡像
糸球体内皮細胞の腫大，増生（endotheliosis）が特徴的である．
また糸球体係蹄内の硝子様塞栓も認めることがある．
（山口病理組織研究所・山口裕先生よりご提供）

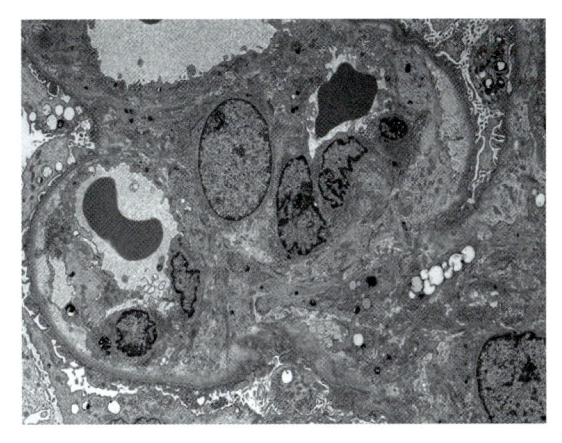

■図 X-2-5　糸球体内皮障害の電子顕微鏡像
内皮下とメサンギウム領域の浮腫，内皮下腔の拡大とメサンギウム間入が認められる．
（山口病理組織研究所・山口裕先生よりご提供）

が証明された[14]．また妊婦および胎児への安全性が確認されている．ビタミンCやビタミンEはその効果が否定された．ビタミンDは欠乏している妊婦では有効であった．

2 体液管理と食事療法[1,2]

過度の塩分制限は妊娠高血圧腎症においては高血圧を悪化させ，循環血漿量を減少させるため推奨されない．水分制限も循環血漿量減少を助長するため，肺水腫や乏尿などの特別の場合を除き行わない．体液喪失や乏尿がある場合には輸液療法・血漿補充療法は有効である．

3 蛋白尿と腎機能の管理[1,2]

軽度の蛋白尿は血圧上昇がなければ，正常妊婦と同様の管理を行う．高度の蛋白尿では高血圧の出現を監視しながら，母体の腎機能障害と低蛋白血症に伴う症状に注意する．高血圧を伴う蛋白尿症例は，厳重な母児管理が必要である．2 g/日以上の蛋白尿では，母体合併症頻度は変わらないが胎児の発育障害の頻度が高まり，5～6 g/日以上の蛋白尿では母体合併症も多くなる．

4 高血圧薬物療法[1,2]

　一般に軽症妊娠高血圧症候群には，降圧療法は原則行わない．重症化の防止になる可能性はあるが，母児の予後の改善にはつながらないためである．重症妊娠高血圧症候群では，母体の脳血管障害防止と妊娠継続のために降圧療法を行う．

　投薬開始の目安は，臨床的に母児のリスクが高まる160/110（〜100）mmHgである．血圧は下げすぎないよう，目標は155〜160/90〜100 mmHgにとどめる．なぜなら母児双方に好ましい降圧レベルは同等ではなく，母体を脳血管障害から守り腎循環を維持し，かつ胎児の恒常性維持のため胎盤循環を保つには，この血圧値が望ましいからと考えられる．180/110 mmHg以上の血圧では，収縮期は20 mmHg，拡張期は10 mmHg程度の降圧を目標にする．降圧は数日かけて緩やかに行う．一方，急激な血圧上昇（平均血圧140 mmHg以上）が10分以上続く場合，170/110 mmHg以上の急激な血圧上昇の場合には，子癇，頭蓋内出血，心血管障害，脳浮腫が出現しやすいため速やかな降圧が必要である．

5 降圧薬剤[1,2]

　妊婦にはACE阻害薬，ARBは禁忌であり，利尿薬も原則として使用しない．日本妊娠高血圧学会のガイドラインによると，第一選択は経口ヒドララジン（血管拡張薬）かメチルドパ（錠剤，中枢性α遮断薬）であり，第二選択はヒドララジン静注もしくはニカルジピン持続静注である．緊急降圧が必要な場合には第二選択薬を用いる．メチルドパは最も安全とされているが，最大効果が4〜6時間後であり速効性がない．ヒドララジン静脈注射では20〜30分後に最大の降圧をみる．ニカルジピン静注も速効性があり，血圧をモニターしながら投与量の調節が行いやすい．近年，ニフェジピン（妊娠20週以降）とラベタロールの経口投与が認可された．

9 予　後[1,2,3,5]

　妊娠高血圧腎症は妊娠・分娩のみでなく，その後の健康状態に影響を及ぼす．すなわちその後数十年の長期予後を検討した疫学検査において，高血圧，脳血管障害，虚血性心疾患，DM，脂質異常症などのMETsを発症しやすくなることが報告されている．さらに，末期腎不全の集積リスクも高いとされている[15,16]．

10 Perspective

　今後も妊娠高血圧腎症の病態発症メカニズムの解明が続くと思われ，関与する血管新生関連因子やアンジオテンシンシグナリングなどの探求とその解析もさらに進むと思われる．これらの研究成果を実際の妊娠高血圧腎症の診断，治療に結びつけるかが今後の課題と考えられる．

　具体的には診断の観点からは妊娠高血圧症候群の診断を臨床的に行うのは困難であるため，よりよい診断マーカーの探索が必要である．治療の視点からは，sFlt-1などの血管新生抑制因子減少を抗体の結合で試みる薬物療法や，アフェレーシスなどで除去する治療もオプションに加わると思われる．またその中でもスタチン製剤がその抗炎症作用，PlGF増加作用で期待され，現在外国では治験が進行中である．また妊娠高血圧症候群の治療における降圧に関し，その開始時期や降圧目標についての再考がなされている．

〔日野雅予，竹本文美〕

《文献》

1) 日本妊娠高血圧学会 編：妊娠高血圧症(PIH)管理ガイドライン2009. メジカルビュー社, 2009.
2) Maynard SE, et al.：Hypertension and kidney disease in pregnancy. Brenner and Rector's the kidney, 8th edition, Barry M. Brenner, p.1567-1595 Saunders Elsevier, 2007.
3) Maynard SE, et al.：Angiogenic factors and preeclampsia. Semin Nephrol, 31：33-46, 2011.
4) Umans JG：Obstetric Nephrology：Preeclampsia--The Nephrologist's Perspective. Clin J Am Soc Nephrol, 7：2107-2113, 2012.
5) Maynard SE, et al.：Pregnancy and the kidney. J Am Soc Nephrol, 20：14-22, 2009.
6) Maynard SE, et al.：Excess placental soluble fms-like tyrosine kinase 1(sFlt1) may contribute to endothelial dysfunction, hypertension, and proteinuria in preeclampsia. J Clin Invest, 111：649-658, 2003.
7) 甲賀かをり, 他：成因としての血管新生制御因子. 腎と透析, 71：767-770, 2012.
8) Wallukat G, et al.：Patients with preeclampsia develop agonistic autoantibodies against the angiotensin AT1 receptor. J Clin Invest, 103：945-952, 1999.
9) Granger JP, et al.：Pathophysiology of pregnancy-induced hypertension. Am J Hypertens, 14：178S-185S, 2001.
10) 御手洗哲也, 他：妊娠高血圧症候群の診断と治療. 総合臨床, 60：1431-1436, 2011.
11) Levine RJ, et al.：Circulating angiogenic factors and the risk of preeclampsia. N Engl J Med, 350：672-683, 2004.
12) Levine RJ, et al.：Soluble endoglin and other circulating antiangiogenic factors in preeclampsia. N Engl J Med, 355：992-1005, 2006.
13) 山口 裕, 他：妊娠高血圧腎症. 産科と婦人科, 78：196-200, 2011.
14) Askie LM, et al.：Antiplatelet agents for prevention of pre-eclampsia：a meta-analysis of individual patient data. Lancet, 369：1791-1798, 2007.
15) Funai EF, et al.：Long-term mortality after preeclampsia. Epidemiology, 16：206-215, 2005.
16) 成田一衛, 他：妊娠高血圧腎症の病態. 腎と透析, 71：776-779, 2012.

3 高血圧患者の妊娠

1 診 断

妊娠前または妊娠20週以前に140/90 mmHg以上の高血圧を認め，分娩後も12週以降に高血圧が持続する場合を高血圧合併妊娠と診断する[1,2]．

〈軽症，重症の診断〉

高血圧合併妊娠の重症高血圧の診断は，拡張期血圧は110 mmHg以上でほぼ意見の一致がみられるが，収縮期血圧については一定の統一した意見がなく，報告者によって160〜180 mmHgまで幅がみられる．海外の文献では"Hypertension in pregnancy"に関する血圧重症度の分類として非妊娠成人の分類を用いた検討が多い．『高血圧治療ガイドライン』（JSH2009）による妊娠高血圧症候群の重症度分類では，収縮期血圧140 mmHg以上160 mmHg未満，拡張期血圧90 mmHg以上110 mmHg未満のいずれかに該当する場合を軽症高血圧，収縮期血圧160 mmHg以上，拡張期血圧110 mmHg以上のいずれかに該当する場合を重症高血圧としている[3]．

2 治療のポイント

妊娠前に左室肥大，網膜症，腎症を含めた臓器病変の有無を評価する．妊娠後は高血圧の程度と臓器障害の有無により低リスク群と高リスク群に層別化し，各々で治療方針が異なる．低リスク群は，妊娠20週以前の血圧が軽症高血圧でほかに臓器障害を認めない場合であり，高リスク群は，妊娠20週以前の血圧が160〜180/110 mmHg以上の重症，あるいはそれ以下の軽症高血圧（140〜160/90〜110 mmHg）でも臓器障害，合併症，既往症を伴うものである[4]．

高リスク群に相当する臓器障害および既往の項目としては，周産期死亡の既往，妊娠高血圧腎症の既往，40歳以上の母体高齢，4年以上の高血圧持続，血清Cr 1.4 mg/dL以上，糖尿病（class R/F；Whiteの糖尿病妊婦の分類で，Rは増殖性網膜症あるいは硝子体出血を持つもの，Fは500 mg/日以上の蛋白尿を伴った腎症を持つもの），心拡大・心肥大，膠原病，抗リン脂質抗体症候群，網膜症がある[1]．低リスク群妊婦に対する降圧薬投与は，非投与に比して母体血圧の上昇を抑制するが，それ以外の母児予後の有益性も弊害も明らかではない．このため妊娠前からすでに降圧薬が投与され，妊娠初期血圧が140/90 mmHg未満の症例では厳重な管理のもと，薬剤の減量ないしは中止も可能である．血圧150〜160/100〜110 mmHg以上，あるいは臓器病変を併発した場合には降圧薬を再開する．一方高リスク群では，肺水腫，高血圧脳症，網膜症，脳内出血，急性腎不全などの重篤な母体合併症の危険が高くなり，胎児，新生児の予後不良因子ともなるので積極的治療が望まれる[1]．

3 概 念

妊婦が高血圧を呈する場合，妊娠前から存在する偶発合併症としての高血圧症は，英語圏ではchronic hypertensionと表現されており[2]，わが国においては「慢性高血圧」と訳されることが多い．慢性高血圧を持つ妊婦でも妊娠初期には血圧が低下し，その後，妊娠末期に血圧上昇を呈することが多く，妊娠20週以降の高血圧の病型に関する正確な鑑別は妊娠終了後12週間を経過するまで待たなければならない．

日本産婦人科学会の妊娠高血圧症候群の定義・分類によると，高血圧症は，病型分類には含めないが，一部の症例では高血圧に妊娠異常としての

病態が加わり，加重型妊娠高血圧腎症となる．この状態は慢性高血圧による母体の臓器・組織への負荷に妊娠高血圧腎症としての病態が重なるため，母児の障害が最も起こりやすい．高血圧合併妊婦の管理上，加重型妊娠高血圧腎症の早期診断は重要な留意点である[1]．

4 疫学

高血圧合併妊娠は全妊婦の 0.5～5％ であるが，最近は妊婦の高齢化と肥満の増加に伴い増加している．高血圧症は一次性高血圧が 90％ であり，残りの 10％ が二次性高血圧である[1]．

高血圧合併妊娠では加重型妊娠高血圧腎症，常位胎盤早期剥離，早産，small-for-gestational-age (SGA) 児，周産期死亡率の頻度が高くなる．表 X-3-1 に代表的な疫学結果を示す[5～10]．重症高血圧例では軽症高血圧例に比して加重型妊娠高血圧腎症，早産，SGA の発症率が高い．加重型妊娠高血圧腎症発症リスクは母体年齢，妊娠早期の蛋白尿により影響を受けない．一方，4 年以上の高血圧歴，前回妊娠で妊娠高血圧腎症を併発，拡張期血圧が 100～110 mmHg 以上で，発症リスクが高くなる．加重型妊娠高血圧腎症の慢性高血圧では，非発症の慢性高血圧に比して，早産，SGA，周産期死亡率が高い．

5 病態

血行動態に関して，whole-body impedance cardiography を用いた Tihtonen らの検討がある．慢性高血圧妊婦は全妊娠期間を通して，sys-

■ 表 X-3-1　高血圧合併妊娠における周産期リスク

著者		加重型妊娠高血圧腎症	胎盤早期剥離	早産	SGA	周産期死亡 (1,000 例当たり)
Rey (1994)	n=337	21.2%	0.7%	34.4%	15.5%	45 例
McCowan (1996)	n=155	16.7%	3.8%	20.0%	12.9%	25.8 例
Sibai (1998)	n=763	25.0%	1.5%	33.3%	11.1%	45.8 例
Chappell (2008)	n=822	21.9%	－	22.7%	27.3%	29.2 例
Bánhidy (2010)	n=1,522	17.6%	3.4%(前置胎盤分娩前出血も含む)	12.9%	12.0%(低出生体重児)	－

著者	加重型妊娠高血圧腎症あり			加重型妊娠高血圧腎症なし		
	早産	SGA	周産期死亡	早産	SGA	周産期死亡
Rey (1994)	60.0%	35.5%	10.8%	14.5%	10.5%	2.9%
McCowan (1996)	53.8%	19.2%	7.7%	13.2%	10.9%	1.6%
Sibai (1998)	56.5%	12.9%	7.8%	25.4%	10.5%	3.5%
Chappell (2008)	51.7%	48.3%	3.9%	14.6%	21.3%	2.6%

- 月森清巳：クリニカルカンファレンス 1　母体合併症　2) 高血圧．日産婦誌，62：N-105-N-113, 2010.
- Rey E, et al.: The prognosis of pregnancy in women with chronic hypertension. Am J Obstet Gynecol, 171：410-416, 1994.
- McCowan LM, et al.: Perinatal morbidity in chronic hypertension. Br J Obstet Gynecol, 103：123-129, 1996.
- Sibai BM, et al.: Risk factors for preeclampsia, abruptio placentae, and adverse neonatal outcomes among women with chronic hypertension. N Engl J Med, 339：667-671, 1998.
- Chappell LC, et al.: Adverse perinatal outcomes and risk factors for preeclampsia in women with chronic hypertension: a prospective study. Hypertension, 51：1002-1009, 2008.
- Bánhidy F, et al.: The efficacy of antihypertensive treatment in pregnant women with chronic and gestational hypertension: a population-based study. Hypertens Res, 33：460-466, 2010. より

temic vascular resistance index, pulse wave velocity, が, 健康妊婦に比して高い. 一方, 一回心拍出係数と脈圧の比で測定される動脈コンプライアンスは妊娠高血圧腎症の妊婦では低下しているが, 慢性高血圧妊婦は健康妊婦と同等であるとの結果が得られている[11,12].

6 検査

生理的ならびに生化学的検査により, 可及的早期に加重型妊娠高血圧腎症を予知することが重要である. 生理的マーカーとして妊娠22〜24週における子宮動脈の血流波形, 生化学マーカーとして血清Cr値や尿酸値増加, レニン活性の低下[13], 蛋白尿の出現がある. 研究レベルでは, angiogenic factorの異常として, soluble fms-like tyrosine kinase 1 (sFLt1)の上昇, soluble endoglin (sEng)の上昇, placental growth factor (PLGF)の低下, free VEGFの低下, sFLt1/ PLGFの上昇が妊娠高血圧腎症のリスクとして有用であるとの報告がいくつかなされているが[1,2], スクリーニングとしての臨床応用のためには, cut-off値, 測定時期を含めた検討結果が待たれる.

7 治療

1 降圧療法の適応

『妊娠高血圧症候群管理ガイドライン2009』では, 妊娠前から降圧薬を服用している高血圧合併妊婦の対応として, ①妊娠前から降圧薬を内服している場合は妊娠中も同様の薬剤を内服してもよい. ただし, ACE阻害薬, ARBやアテノロールなどのβ遮断薬は除く. ②軽症高血圧(血圧140〜160/90〜110 mmHg)合併妊娠で臓器障害のない場合は, 妊娠初期から中期頃まで生理的血圧低下を期待して妊娠初期に降圧薬を減量, または中止してもよい. しかし必ずしも血圧低下を示さない症例もあり, 厳重な管理が必要である. ③重症高血圧(血圧160〜180/110 mmHg)合併妊娠は加重型妊娠高血圧腎症, 胎児発育遅延, 胎盤早期剥離の高リスク群であるため, 妊娠初期からの降圧薬による適切な血圧コントロールの重要性について説明し, 同意を求めて理解を得る必要があると記されている[1].

2 降圧の程度

慢性高血圧合併妊娠では, 妊娠20週までの降圧をどの程度にするか議論があり, 一定の見解はない. 厳しく管理するグループでは, 拡張期血圧85 mmHg, 収縮期血圧130 mmHg以下, 緩徐に管理するグループでは, 拡張期血圧90 mmHg, 収縮期血圧140 mmHg以下としており, 今後の検討が必要とされる[14].

一方, 妊娠高血圧症候群における降圧の基本的な考え方は, 重度の高血圧による母体の危険を可及的速やかに回避しつつ, 胎児胎盤循環系, 腎循環系などにおける循環血液量を維持し, 胎児の恒常性を保つことにある[15]. 軽症高血圧を呈する妊娠高血圧症候群患者の降圧薬治療の適否, および重症妊娠高血圧症候群において至適降圧レベルに関するエビデンスは十分とはいえない. これまでのメタ解析においては, 降圧薬群ではコントロール群に比して, 臓器障害を伴わない軽症高血圧から重症高血圧への移行が50%以下に減少したが, 妊娠高血圧腎症への進展頻度はコントロール群と差がなく, さらに周産期死亡や早産にも有意差を認めなかった[3]. 重症妊娠高血圧症候群では血圧が高いだけでなく, 不安定であることが多いため, 血圧を低下させるだけでなく, 安定させることが重要である[15]. 『妊娠高血圧症候群管理ガイドライン2009』では高血圧合併妊娠の降圧目標値として, 重症高血圧症例(血圧160〜180/110 mmHg)では降圧薬投与を考慮し, 軽症高血圧を降圧目標とする. 臓器障害のある高血圧合併妊婦の場合は, 重症高血圧および軽症高血圧でも降圧薬投与を考慮し, 140/90 mmHg未満を降圧目標とする, と記されている[1].

3 降圧薬の選択

従来わが国で妊婦有益性投与として認可されていた降圧薬は，メチルドパ（中枢性α遮断薬），ヒドララジン（血管拡張薬），ニカルジピン（Ca拮抗薬）注射薬であったが，2011年にラベタロール（αβ遮断薬）と妊娠20週以降のニフェジピン（Ca拮抗薬）の使用が妊婦に対して認められた．

メチルドパは大規模な7.5年までの追跡調査で児の発育・発達に影響なしの結果が出ているが[16]，降圧作用が弱く，効果発現まで投与後4～6時間を必要とする．副作用として肝障害に注意が必要である．ヒドララジンは経口投与では降圧効果は軽度である．副作用として母体頻脈，頭痛，新生児血小板減少，急激な血圧低下による胎児機能不全に注意が必要である[1]．ラベタロールは心拍出量にほとんど影響を及ぼさずに全末梢血管抵抗を減少し，血圧を降下させる．重症の高血圧管理として海外では経静脈投与のラベタロールが第一選択薬として考慮されているが，わが国では経口薬のみしか供されていないため，高血圧緊急症治療薬として用いることはできない．Ca拮抗薬の副作用として知られていたsevere fetal acidosisや胎児死亡などは動物実験では指摘されているもののヒトではみられないこと，重症妊娠高血圧症候群にはCa拮抗薬が有効であることなどの理由により，現在ではCa拮抗薬の方がヒドララジンよりも安全で好ましいと考えられるようになった[15]．即効型のニフェジピンは児の循環動態を急激に変化させるため，その投与には十分な注意を払う必要がある[17]．ACE阻害薬，ARBは羊水過少症，先天奇形，新生児腎不全など種々の障害をもたらすことが報告されており，使用禁忌である[1]．

4 高血圧合併妊娠の分娩時期・分娩後の管理

低リスク群は分娩まで，母体における高血圧に伴う標的臓器障害（脳，心，腎，網膜など）と加重型妊娠高血圧腎症の早期発見に努めながら，厳重管理下での外来経過観察が可能である．そして母体と胎児発育状態，胎児心拍変動に異常がみられなければ自然分娩に委ねる．高リスク群である重症高血圧妊婦の場合には，臓器障害のない症例でも，妊娠36～37週までに分娩を図ることを検討する．しかしいずれにおいても，血圧上昇，蛋白尿の出現，血清Cr値や尿酸値の増加，血小板減少，肝機能障害などを呈し，加重型妊娠高血圧腎症を発症した場合には，母児の厳重な管理のもとに分娩を考慮する．高リスク症例で早発型妊娠高血圧腎症を併発し，早期に妊娠終結を迫られる場合は，児の予後を改善する目的でベタメタゾンや硫酸マグネシウム，各種降圧薬を併用しながら少なくとも妊娠34週以降まで妊娠を継続させる待機的治療を推奨する傾向にある．その際，血小板減少，肝機能障害，腎機能障害を伴う重症例，頭痛，上腹部痛，嘔気，眼閃などの母体症状，胎児発育遅延，羊水過少，胎盤早期剥離，胎児機能不全などは，妊娠ターミネーションの参考になる．

慢性高血圧妊婦は分娩終了とともに妊娠性の血管抵抗減弱が解除され，血圧上昇による臓器障害が起こる可能性がある．高リスク群では分娩後も肺水腫，高血圧脳症，腎不全のリスクがあるため，少なくとも分娩後48時間は血圧を厳重に管理する必要がある．重症高血圧が持続する症例では，分娩後1週間以上の経過観察と治療が必要になる[1]．

8 Perspective

妊婦の高齢化と肥満妊婦の増加に伴って，高血圧合併妊婦が増加しており，内科医の関わりが重要になっている．日本妊娠高血圧学会では，2014年発刊を目途に『妊娠高血圧症候群管理ガイドライン2009』の改訂作業が進められている．2011年にラベタロールと妊娠20週以降のニフェジピンの妊婦における禁忌が撤廃されたことにより，これまで推奨されてきたメチルドパとヒドララジンの経口投与から，ラベタロールとニフェジピンの経口投与にシフトすることが予想される．

〔長谷川みどり〕

《文献》

1) 三宅良明ほか：高血圧合併妊娠の管理．妊娠高血圧症候群（PIH）ガイドライン2009．日本妊娠高血圧学会 編, p. 101-113, メジカルレビュー社, 2009.
2) JimB MD, et al. : Hypertension in Pregnancy. A Comprehensive Update. Cardiology in Review, 18 : 178-189, 2010.
3) 日本高血圧学会高血圧治療ガイドライン作成委員会：高血圧治療ガイドライン2009．日本高血圧学会発行, p. 79-82, ライフサイエンス出版, 2009.
4) 日高敦夫ほか：高血圧（chronic hypertension）合併妊娠に対する降圧剤と管理のあり方―リスク層別化と管理．産婦人科治療, 96 : 1053-1062, 2008.
5) 月森清巳：クリニカルカンファレンス1　母体合併症　2）高血圧．日産婦誌, 62 : N-105-N-113, 2010.
6) Rey E, et al. : The prognosis of pregnancy in women with chronic hypertension. Am J Obstet Gynecol, 171 : 410-416, 1994.
7) McCowan LM, et al. : Perinatal morbidity in chronic hypertension. Br J Obstet Gynecol, 103 : 123-129, 1996.
8) Sibai BM, et al. : Risk factors for preeclampsia, abruptio placentae, and adverse neonatal outcomes among women with chronic hypertension. NEngl J Med, 339 : 667-671, 1998.
9) Chappell LC, et al. : Adverse perinatal outcomes and risk factors for preeclampsia in women with chronic hypertension : a prospective study. Hypertension, 51 : 1002-1009, 2008.
10) Bánhidy F, et al. : The efficacy of antihypertensive treatment in pregnant women with chronic and gestational hypertension : a population-based study. Hypertens Res, 33 : 460-466, 2010.
11) Tihtonen KM, et al. : Arterial stiffness in preeclamptic and chronic hypertensive pregnancies. Eur J Obstet Gynecol Reprod Biol, 128 : 180-186, 2006.
12) Tihtonen KM, et al. : Hemodynamic adaptation during pregnancy in chronic hypertension. Hypertens Pregnancy, 26 : 315-328, 2007.
13) August P, et al. : A prediction model for superimposed preeclampsia in women with chronic hypertension during pregnancy, Am J Obstet Gynecol, 191 : 1666-1672, 2004.
14) 竹田　省：降圧薬と高血圧管理．日産婦誌, 64 : 1399-1405, 2012.
15) 関博之：血圧の管理．日産婦誌, 64 : 1391-1398, 2012.
16) Cockburn J, et al. : Final report of study on hypertension during pregnancy : the effects of specific treatment on the growth and development of the children. Lancet, 1（8273）: 647-649, 1982.
17) 鈴木佳克ほか：妊娠高血圧症候群管理治療ガイドライン．医学のあゆみ, 241 : 1123-1128, 2012.

4 腎疾患を有する患者の妊娠

妊娠可能な女性が腎疾患を発症した場合，妊娠出産は，患者と主治医双方にとって避けられない問題である．従来は腎疾患における妊娠出産の予後は，原疾患ごと，腎機能や蛋白尿の程度を分類して報告されてきた．しかし，2002年に米国腎臓財団がCKDの概念を発表して以来，その概念の普及とともにCKD分類を用いた報告が増加してきている．

本項では，2007年に公表された日本腎臓学会編集の「腎疾患患者の妊娠―診療の手引き―」[1] を中心に，最新の知見を併せて述べる．

1 診　断

妊娠中の腎疾患には，① 妊娠前より腎疾患を指摘されている場合，② 妊娠中に腎疾患を指摘される場合，③ 妊娠中に腎疾患が進展する場合（例えばSLEの患者でループス腎炎を初めて指摘されるなど）が含まれると考えられている．

妊娠中はGFR推定式であるCoclcroft-Gault式やMDRD式では正確性を欠くため，妊娠中のGFR推定にはCcrがゴールドスタンダードとなる[2]．そのため，妊娠後のCKDの診断の際には，eGFRは使用できないので注意が必要である．

2 治療のポイント

妊娠を希望する腎疾患の患者に適切に対応するためには，妊娠中に起こりそうな合併症，および母児の予後やCKDに対して内服している薬剤の中止または変更が必要なことなどに関して，十分な説明をしっかりと行い，インフォームドコンセントを得ることが最も大切なことである．特にCKDステージ1～2では顕性蛋白尿，高血圧症，全身性疾患が基礎にある．妊娠高血圧症候群の既往がある患者，CKDステージ3～5，5Dの患者，腎移植後の患者，家族に腎疾患の既往のある患者の場合[3]，妊娠前にきちんとしたインフォームドコンセントが必要である．

その上で，疾患ごと，腎機能障害や蛋白尿の程度，高血圧の有無などによって必要な管理を行う．患者および家族が出産を希望する場合，妊娠・分娩の見通しを本人と配偶者（夫）などに説明し，① 健康な妊婦の場合と比べて生児を得る確率が低いこと，② 胎児が成熟していない妊娠中期に人工早産が必要な場合があること，③ 腎疾患の悪化をきたす場合があることなどについて十分な理解を得て妊娠の継続に協力することを原則とする．

特に腎機能の回復が期待できない中等度の腎機能障害を認める場合，妊娠の継続には慎重な判断が求められるが，本人および配偶者の挙児希望が強い場合は容易に人工中絶を勧めるべきではない．今後，末期腎不全に進行した場合や透析導入後には妊娠の可能性が低くなることから，妊娠が腎機能障害の進行を早める可能性があっても腎機能が保持されている時期に妊娠・分娩を考えることも選択肢の1つである．妊娠継続の希望が強い場合は産婦人科医と密接に連携して十分な管理を行い，できるだけ生児を得る努力をすることが勧められる．

3 定義と概念

腎機能が低下した患者の妊娠は不可能であると考えられていた時代もあったが，1990年代には「腎機能が正常か軽度低下までの腎疾患患者の妊娠では，妊娠が腎疾患の自然経過に悪影響を及ぼすことはなく，また妊娠・分娩も腎疾患により影響を受けない」という見解が広がった．実際に，

周産期および新生児医療の目覚ましい発達により，1970年代より継続して，CKD患者の周産期死亡率が低下している．

腎疾患を持つ患者の妊娠による母体リスクとして，高血圧や蛋白尿，腎機能障害の程度があり，児リスクとして帝王切開や早産，出生時低体重などがあげられる．そのため腎疾患を有する患者においては，原疾患ごと，腎機能や蛋白尿の程度や高血圧の有無による妊娠管理が必要とされている．

4 疫 学

妊娠可能年齢の女性におけるCKDの頻度は3%に達すると推定されており[5,6]，実際に米国では20〜39歳の妊娠可能年齢の女性の約3%がCKDと報告されている[7]．

5 病 態[4]

妊娠は腎疾患の自然経過にはほとんど影響を与えないが，加重型妊娠高血圧腎症の頻度が増加し，尿蛋白が時にネフローゼ症候群をきたすほど，主に妊娠後半に増加する．腎疾患のない妊娠においても，循環しているsFlt-1の増加が正常妊娠でも生じるため，増加したsFlt-1によりpodocyteの機能が損なわれることにより，軽度の尿蛋白増加が生じる[8]．それに加え，CKDや軽度の腎機能障害を持った多くの患者は，妊娠によってGFRの増加が生じる[9]．もしそうであれば，軽度の蛋白尿のある妊婦の場合，尿細管でのアルブミンの再吸収能はすでにこれ以上増やせない状態であるため，容易に蛋白尿が急激に増加しても不思議ではない．つまり，腎疾患のある妊婦が妊娠後半に尿蛋白が増加するのは，ほとんどの正常妊娠でみられる軽度の尿蛋白の増加の誇張であり，腎機能障害を示していることはまれなのかもしれない．

従来からループス腎炎は妊娠・分娩が増悪因子であることが知られているが，多くは軽症である．MPGNは，妊娠中にしばしば高度の尿蛋白と進行性の経過を示す．IgA腎症やFGSについては，意見の分かれるところだが，妊娠・分娩が腎症の悪化にはそれほど関与せず，血圧管理が重要という考えも提唱されている．

6 症 状

ネフローゼ症候群であれば浮腫，CRFであれば全身倦怠感などが認められるが，正常妊娠でも同様の症状がみられるため，鑑別が難しい．SLEも同様で正常妊娠にみられる諸症状（全身倦怠感，手足の浮腫，腰痛などの関節痛，息切れ，手のしびれ，皮膚の変化）と類似している．

7 検査（病理）

健康な妊婦と同様に血圧，体重測定を行う．尿検査は妊娠中でも腎の状態を簡便かつ的確に判断する方法として重要である．蛋白尿は24時間蓄尿による定量法にて300 mg/日以上の尿蛋白を認めるものと診断する．尿中蛋白/Crは随時尿を用いた蛋白尿の定量に有用とされている．妊娠可能年齢の女性の血清Cr値は0.7〜0.8 mg/dLであり，妊娠中は0.4〜0.6 mg/dLに低下する．妊娠で血清Crが低下しない場合（0.60〜0.79 mg/dL），腎機能低下が疑われる．BUNの正常値は8〜2 mg/dLであるが，妊娠中は低値となるため，BUNが13 mg/dL以上の場合は腎機能障害を疑う．

妊娠中に出現した腎症状が妊娠高血圧腎症によるものか，CGNによるものかを最終的に鑑別するのは腎生検である．適応については，①妊娠30〜32週以前で，②妊娠によって腎機能が悪化しており，③妊娠高血圧腎症以外の疾患が考えられ，④分娩以外の治療が考慮される場合である，とLindheimerらは指摘している[10]．しかし妊娠中に腎生検を施行することは，母児のリスクを考慮すると慎重でなければならない．

8 治療

慢性腎炎症候群・ネフローゼ症候群患者が妊娠した場合には，まず胎児への影響を考慮して，ACE阻害薬，ARB，抗凝固薬（ワルファリン）などの服用を中止する．妊娠中は血圧，尿異常，腎機能の推移を注意深く見守る．中等度，高度の腎機能低下例では，ハイリスク妊娠に対応できる産科とNICUを有する施設での管理を行う．ネフローゼ症候群の再発・再燃による尿蛋白増加がみられた場合にはステロイド療法を再開または強化する．

血清Cr値3.5～4.5 mg/dL以上，BUN 50 mg/dL以上になった場合，透析導入を考慮する．透析患者の妊娠では，透析回数を増やし透析時間を20時間/週以上にする．ダイアライザーはEOGやホルマリンによる滅菌以外の生体適合性の高いものを選択する．透析前のBUN値を50 mg/dL未満に保つことを目標とする．透析回数の増加により透析間の体重増加を抑え，時間当たりの除水量を少なくする．ヘモグロビン値は8 g/dL以上，ヘマトクリット値は30～35％を目標とする．妊婦はアルカローシスになりやすいので血清Ca濃度をモニターする．腎移植患者の妊娠では，血圧の管理を厳重に行いシクロスポリンやタクロリムスの血中濃度を頻回にモニターする．

主な腎疾患の妊娠許可基準を以下に示す．

1 IgA腎症

IgA腎症では腎機能正常～軽度低下で安定した経過であれば，妊娠は差し支えない．他の慢性腎炎同様に腎機能中等度低下（Ccr 51～71 mL/分）以下の場合は原則として妊娠は勧められない．進行性の場合は治療を先行し，原則的に治療を中止してから計画妊娠・計画出産をすることが勧められる．ステロイド治療中では，経口プレドニゾロンで維持量は10～15 mg/日以下が望ましい．

2 ネフローゼ症候群

ネフローゼ症候群の存在は，胎児死亡，子宮内胎児発育遅延（IUGR），早産の危険因子であり[11,12]，ネフローゼ症候群の治療中は原則として妊娠は勧められない．完全寛解と不完全寛解Ⅰ型でCcr≧71 mL/分では，治療打ち切り後6ヵ月を経ても病態が安定していれば妊娠は差し支えない．不完全寛解Ⅰ型でCcr≦70～51 mL/分と不完全寛解Ⅱ型でCcr≧71 mL/分では原則として妊娠は勧められない．不完全寛解Ⅱ型でCcr≦50 mL/分と治療無効例では妊娠は勧められない．

3 多発性囊胞腎

1970年以前の報告ではPKD患者の妊娠は母児ともにきわめて不良とされていたが，最近の報告では血圧が正常なPKD患者が生児を得る確率は健常者と変わらないとされている[13]．PKD患者では妊娠を契機に高血圧を発症することが多く[14]，妊娠による腎機能悪化の頻度が高いと報告されている．腎機能が中等度以上障害されている場合は原則として妊娠は勧められない．

4 ループス腎炎

ループス腎炎では流産，子宮内胎児死亡，新生児死亡などの児の危険性も高く[15]，抗SS-A抗体，抗SS-B抗体を持つ母親から生まれた新生児では，新生児ループスの出現や心伝導系の異常をみることがある．そのため，ループス腎炎では，病態が安定していてステロイド薬の維持量がプレドニゾロンで10 mg/日以下で腎機能正常～軽度低下例では妊娠の可否を慎重に判断することになる．ループス・アンチコアグラント，もしくは抗リン脂質抗体が認められる場合は流早産，死産を反復することがある．

5 糖尿病性腎症

母児ともにリスクが高いため，妊娠中は厳格な血糖コントロールが必要で，DMと妊娠の専門のチームを持つ施設での管理が推奨される．1型糖

尿病では腎症第2期，2型糖尿病では顕性腎症前期（第3期A）まで妊娠は許容できるが，慎重な判断が求められる．妊娠前や妊娠間にACE阻害薬やARBの使用と厳格な血糖コントロールにより蛋白尿が改善し，よい妊娠結果を得ており，複数回の妊娠も可能となってきている[16,17]．顕性腎症後期（第3期B）および腎不全期では妊娠は勧められない．

6 | 透析患者

維持透析患者では，自然流産が約半数にみられ，生児が得られる確率は1/4と少なく，IUGRが多い．母体の予後は良好で死亡例はまれであるが，妊娠中の高血圧合併症頻度が高い．透析患者の場合，原則として妊娠は勧められない．

7 | 腎移植患者

腎移植後1年以上経過し，妊娠前の移植腎機能が良好で安定していれば妊娠は差し支えない．

9 予後

Nevisら[18]は，過去40年の4,917論文から厳選した13論文をまとめており，CKDのある妊婦はない妊婦と比べ，母体リスク（妊娠高血圧症候群，子癇，死亡），胎児の予後リスク（満期前出産，低出生時体重児）ともに約2倍とした．

また，Piccoliら[19]はCKD患者の妊娠176例についてCKDステージごとの母体胎児予後を報告している．この報告によると妊娠合併症はCKDのステージが上がるごとに多くなるが，ステージ1でさえ，帝王切開，満期前出産，在胎週数，出生時体重の項目でコントロール群と有意差を持っていた．CKDを有すること自体が妊娠合併症のリスクであることがわかる．

Edipidis[20]は，妊娠中・分娩後の腎機能低下について，妊娠前の血清Crごとにまとめた．それによると，① sCr＜1.4 mg/dLでは，妊娠中，分娩後6ヵ月でそれぞれ2％，10％の患者で腎機能低下がみられ，② 1.4≦sCr＜2.0 mg/dLでは，妊娠中40％，分娩後6ヵ月20％，③ sCr≧2.0 mg/dLでは，妊娠中70％，分娩後6ヵ月50％で腎機能低下がみられた．Davisonら[21]も腎機能を3群に分け妊娠による腎機能低下を検討している．軽度腎機能障害群（sCr＜1.4 mg/dL）では約1/4の症例で妊娠中に腎機能低下や高血圧などが生じたが，分娩後の経過でも腎機能悪化や高血圧を認めたのはきわめて少数であった．しかし，中等度腎機能障害群（1.4≦sCr＜2.8 mg/dL）では，約半数の症例で妊娠中に問題が生じ，約1/4の症例では分娩後にも腎機能悪化を認めた．高度腎機能障害群（sCr≧2.8 mg/dL）では，他の2群と比し腎機能悪化が高頻度であった．

10 Perspective

2007年に公表された日本腎臓学会編集の「腎疾患患者の妊娠—診療の手引き—」で用いられた腎機能区分と，現在用いられているCKDの腎機能区分は微妙に異なっている．そのため，今後CKD重症度分類と整合性を持たせた新たな腎疾患患者の妊娠のガイド作成が急務であり，日本腎臓学会では改訂作業が進められている．

〔岩津加奈，岩津好隆，竹本文美〕

《文　献》

1) 日本腎臓学会 編：腎疾患患者の妊娠─診療の手引き─. 東京医学社, 2007.
2) Rule AD, et al. : Using serum creatinine to estimate glomerular filtration rate : accuracy in good health and in chronic kidney disease. Ann Intern Med, 141 : 929-937, 2004.
3) Bramham K, et al. : Pre-pregnancy counseling fpr women with chronic kidney disease. J Nephrol, 25 : 450-459, 2012.
4) Davison JM, et al. : Pregnancy and Chronic Kidney Disease. Semin Nephrol, 31 : 86-99, 2011.
5) Williams D, et al. : Chronic kidney disease in pregnancy. BMJ, 336 : 211-215, 2008.
6) Hou S : Historical perspective of pregnancy in chronic kidney disease. Adv Chronic Kidney Dis, 14 : 116-118, 2007.
7) Coresh J, et al. : Prevalence of chronic kidney disease in the United States. JAMA, 298 : 2038-2047, 2007.
8) Lindheimer MD, et al. : Interpreting abnormal proteinuria in pregnancy : the need for a more pathophysiological approach. Obstet Gynecol, 115 : 365-375, 2010.
9) Kartz AI, et al. : Pregnancy in women with kidney disease. Kidney Int, 18 : 192-206, 1980.
10) Lindheimer MD, et al. : Renal biopsy in pregnancy-induced hypertension. J Reprod Med, 15 : 189-194, 1975.
11) Barcelo P, et al. : Successful pregnancy in primary glomerular disease. Kidney Int, 30 : 914, 1986.
12) Hemmelder MH, et al. : Proteinurea : A risk factor for pregnancy-related renal function decline in primary glomerular disease? Am J Kidney Dis, 26 : 187-192, 1992.
13) Chapman AB, et al. : Pregnancy outcome and its relationship to progression of renal failure in autosomal dominant polycystic kidney disease. J Am Soc Nephrol, 5 : 1178-1185, 1994.
14) Mulutinivic JJ. FP, et al. : Fertility and pregnancy complications in woman with autosomal polycystic kidney disease. Obstet Gynecol, 61 : 566-570, 1983.
15) Ostensen M : Sex hormones and pregnancy in rheumatoid arthritis and systemic lupus erythenatosus. Ann NY Accad Sci, 876 : 131-143 ; discussion 144, 1999.
16) 佐中眞由美：糖尿病成人症の妊娠許可基準. 腎と透析, 69 : 673-677, 2010.
17) Hod M, et al. : Diabetic nephropathy and pregnancy : the effect of ACE inhibitor prior to pregnancy on fetomaternal outcome. Nephrol Dial Transplant, 10 : 2328-2333, 1995.
18) Nevis IF, et al. : Pregnancy outcomes in woman with chronic kidney disease : a systematic review. Clin J Am Soc Nephrol, 6 : 2587-2598, 2011.
19) Piccoli GB, et al. : Pregnancy in CKD : whom should we follow and why? Nephrol Dial Transplant, 27 : iii111-118, 2012.
20) Edipidis K : Pregnancy in woman with renal disease. Yes or no? Hipocratia, 15 : 8-12, 2011.
21) Davison AM, et al. : Pregnancy in patients with underling real disease. Oxford Textbook of Clinical Nephrology. 2nd ed, In : Cameron JS, et al. (eds), p. 2327-2348, Oxford University Press, 1998.

5 妊婦に生じた腎障害の管理

妊婦に生じる腎障害には，① 妊娠高血圧腎症，② 腎炎・腎不全・透析および腎移植後の妊婦に起こるもの，③ 高血圧症合併の妊婦に起こるもの，④ 尿路感染症や尿路結石症，さらには ⑤ さまざまな原因により起こる急性腎不全など多岐[1～3]にわたっているため，それぞれへの対応および管理が求められる．上記①～③については他項に譲り，本項では主に④，⑤について述べる．

1 尿路感染症[4,5]

妊娠中高頻度にみられる[6]．これは「X-1 通常妊娠の腎生理」（p. 635）にあるように，妊娠による子宮増大や卵巣静脈の怒張による腎尿路系の圧迫あるいはプロゲステロン増加による尿管の拡張，すなわち弛緩から蠕動運動が弱まり，膀胱尿管逆流が増大するため起こりやすい．

1 腎盂腎炎

❶ 診断（診断基準）

突然の 39℃ 以上の高熱，悪寒，悪心，嘔吐，倦怠感，腰背部痛（CVA 叩打痛），血尿，混濁尿がある．膀胱炎がある場合は排尿痛や頻尿などの症状が先行することがある．

■ 表 X-5-1　尿培養

培養所見	症例数*（％）(N＝656)	培養陽性（％）
Escherichia coli	425(65)	72
Klebsiella-Enterobacter group	137(21)	23
Proteus species	21(3)	4
other uropahtogens	6(1)	1
sterile or unsatisfactory	39(6)	
lost	28(4)	

＊656 例中，589（90％）例が培養陽性であった．
(Duff P : Obstetrics. Normal and problem pregnancies. 5th ed. ed by Gabbe SG, et al., p. 1233-1248, Churchill Livingstone, 2007 より)

❷ 治療のポイント

腎機能低下の原因ともなるため，積極的に尿検査，培養を行い，抗菌薬を投与する．

❸ 定義と概念

妊娠中に起こる上記症状を伴う腎盂腎炎である．

❹ 疫学

妊娠中期以降に発症することが多く[7]，妊婦の 1～2％ に生じる[4,8]．

❺ 病態

無症候性細菌尿との関連性がある．子宮による尿管の圧迫は，解剖学的に右側に著明で，腎盂腎炎の発症も右側に多い[9]．原因菌としては大腸菌が大半であり，次に *Klebsiella* が多い（表 X-5-1）[1,9,10]．

❻ 症状

突然の 39℃ 以上の高熱，悪寒，悪心，嘔吐，倦怠感，腰背部痛（CVA 叩打痛），血尿，混濁尿がある．膀胱炎がある場合は排尿痛や頻尿などの症状が先行することがある[9]．Gilstrap ら[10]の

■ 表 X-5-2　症状および臨床所見

症状と所見	症例数	（％）
現症状		
背部痛と悪寒	539	82
下部尿路症状	263	40
嘔気，嘔吐	154	24
臨床所見		
発熱（＞38.3℃）	552	84
発熱（＞40℃）	80	12
CVA 圧痛		
右側	352	54
両側	175	27
左側	103	16
総症例数	656	

CVA : costovertebral angle
(Duff P : Obstetrics. Normal and problem pregnancies. 5th ed. ed by Gabbe SG, et al., p. 1233-1248, Churchill Livingstone, 2007 より)

656例の報告（表X-5-2）によれば，38.3℃以上の発熱を84%に認め，背部痛（特に右側のCVA tenderness 54%）と悪寒が82%と多く，その次には下部尿路症状の排尿困難や尿意頻数がみられる．

❼ 検査（病理）

尿道口清拭後の中間尿にて，白血球数が強拡大（×100）で10^5以上（膿尿）あり，また尿培養で1 ml中，10^5コロニー以上の細菌を有意とするが，10^5コロニー未満だからといって存在は否定できず，少なくとも2回のコロニー算定を行う．なお，カテーテル尿では1 ml中10^2コロニー以上を陽性とする[9]．その他，血中の白血球数，CRP，菌血症の有無を確認する．

腹部エコーやCTなどで腎臓腫大，腎盂，腎杯，尿管の拡張をみる．また，子宮以外に結石など尿路閉塞の原因がないかを調べる．

病理的には腎杯の炎症，壊死，変性をみる．

❽ 治療

入院安静，十分な補液，内服よりもペニシリンやセフェム系抗菌薬（表X-5-3）の静脈内投与が必要で，少なくとも7～10日間は投与を行う．大腸菌が70～90%と大部分を占めるため，尿培養の結果を待たず抗菌薬を開始するが，2～3日で効果がみられない場合は他剤への変更が望まれる．また結石による閉塞，腎周囲膿瘍，敗血症の存在など他の原因によるものの鑑別診断も重要である[1,11,12]．症状軽快後も2～3週間の経口投与を続けるが[5]，20%に再発がみられる[1]．

❾ 予後

治療の遅れにより，敗血症，まれに急性腎不全を起こしたり，絨毛膜羊膜炎による前期破水や子宮収縮による早産や低出生体重児の危険性もある[1,7,8]ため，注意が必要である．またエンドトキシン血症は血小板減少，FDP上昇，血管内凝固亢進，溶血やARDSを起こすという報告[8,13]がある．なお，腎盂腎炎は腎髄質から乳頭部付近の壊死を生じ，急速に腎不全状態となる腎乳頭壊死合併の原因疾患でもある．

❿ Perspective

最近，細菌性感染症に特異度の高い炎症マーカーとしてプロカルシトニンがある．これは，エンドトキシン，IL-6，CRPと比べて診断に優れ，ウイルス感染症や自己免疫疾患では増加しない．

■ 表X-5-3 妊婦に使用できる抗菌薬

抗菌薬	薬剤危険度 （安全）ABCDX（危険）	使用上の注意	危険度 （数字が大きいほど危険度大）
アモキシシリン	B	妊娠中の使用は安全である．	1
ペニシリン	B	妊娠中の使用は安全である．	1
セファロスポリン	B	妊娠中の使用は安全である．	1
エリスロマイシン	B	妊娠中の使用は安全である． ただしestolate ester製剤は避けるべきである．	1
バンコマイシン （4ヵ月目以後）	C	胎児への耳毒性の可能性のため，本剤が必要なときにのみ使用されるべきである．	―

＊FDA（米国食品医薬品局）pregnancy cagtegories
The following definitions have been established to assign drugs to appropriate categories for use in pregnant women.（Modified and reproduced form FDA Drug Bulletin, 1982 ; 12 : 24）
Regardless of the designated Pregnancy Category or presumed safety, no drug should be administered during pregnandy unless it is clearly needed.
A：比較臨床試験において危険性が示されない
B：人での危険性を示すエビデンスなし
C：危険性を除外することができない
D：危険性の確かな証拠
X：妊婦への禁忌

（日本腎臓学会編：腎疾患患者の妊娠 診療の手引き．p. 102, 102, 2007より改変）

2 膀胱炎

❶ 診断（診断基準）および定義，概念
妊娠中に起こる排尿時および排尿後の疼痛，残尿感，頻尿である．

❷ 治療のポイント
下部尿路の感染は腎盂腎炎の原因となるため，適切な対応が望まれる．

❸ 疫学
発症頻度は1～2％で，妊娠16～28週未満の妊娠中期に最も多い[7]．

❹ 病態
無症候性細菌尿との関連が高い．また，腎盂腎炎を合併することもある．

❺ 症状
排尿時および排尿後の疼痛，残尿感，頻尿がある．腎盂腎炎を合併すると発熱も起こる．

❻ 検査（病理）
血尿や尿沈渣で膿尿，あるいは尿培養による細菌尿の検出を行う．

❼ 治療
水分摂取，保温および大部分をカバーする大腸菌に効果のあるペニシリンやセフェム系の抗菌薬を7～10日間内服する[7]．

❽ 予後
妊娠経過中，尿路感染を繰り返す危険性が高いため，定期的な尿沈渣および培養を行うことが勧められている[14]．

3 無症候性細菌尿

❶ 診断（診断基準）
症状はないが，尿沈渣で白血球尿が持続し，尿培養で 10^5/ml 以上の有意菌を持続的に認めれば診断する．

❷ 治療のポイント
膀胱炎や腎盂腎炎になるリスクが高い[1,9,15,16]．よって妊娠初期に積極的な治療が望まれる[17]．

❸ 定義と概念
妊娠中にみられ，上記診断基準を満たす．

❹ 疫学
妊婦の2～10％にみられる．

❺ 病態
原因菌として70％以上を大腸菌が占め，その他 *Klebsiella*，*Proteus*（特に糖尿病や尿路閉塞合併時），*Enterococci* などをみる[18]．

❻ 症状
無症候性である．

❼ 検査（病理）
妊娠初期に尿沈渣によるスクリーニングが必要で，白血球尿があれば，尿培養が必要である．

❽ 治療
有意な細菌を認めた場合，ペニシリン，セフェム系抗菌薬の投与を行う．

❾ 予後
膀胱炎や腎盂腎炎になるリスクが高いのみならず，妊娠中毒症，早産や低出生体重児の原因になるとの報告がみられる[15]．

2 尿路結石症[18,19]

❶ 診断（診断基準）
強い腹痛や背部痛があり，血尿の有無を確認する．

❷ 治療のポイント
速やかに点滴と鎮痛薬投与を行う．

❸ 定義と概念
妊娠中に上記症状を呈する．

❹ 疫学
0.03～1％に起こる[18]．妊娠時と非妊娠時はほぼ同程度でカルシウム結石が大半で，次に *Pro-*

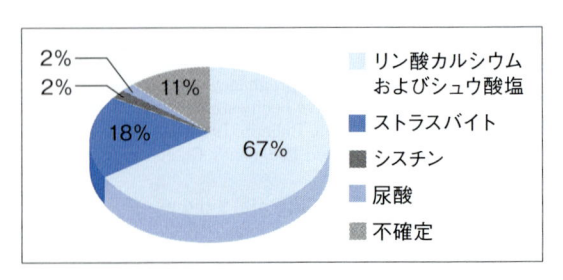

■ 図 X-5-1 腎結石の成分
（Chugh KS, et al. : Ren Fail, 16 : p. 37-47, 1994 より）

teus, Klebsiella, Pseudomonas 感染が原因で起こるストルバイト結石（リン酸マグネシウムアンモニウム結石）が多い（図 X-5-1）.

❺ 病態
生理的な腎盂の拡張や尿管の肥大などがあり，腎臓内結石が尿管に落下し，起きやすい．

❻ 症状
結石の通過刺激により尿管痙攣が起こり，腎疝痛が起こる．しかし，妊娠の影響によるものとの鑑別は困難である．

❼ 検査（病理）
腹部エコーで水腎症や腎内結石，まれに尿管結石を認めるが，妊娠による影響との鑑別は難しい．感染時には尿培養で原因菌をみつける．

❽ 治療
輸液と鎮痛薬を投与する．尿路感染症合併時には抗菌薬投与を行う．尿量のモニターをし，腎機能を評価する．腎結石嵌頓，腎機能増悪，治療抵抗性であれば，外科的処置，例えばステント挿入を伴う膀胱鏡も考慮される[20, 21]．

❾ 予後
50〜80％は自然に排出するが，残り10〜20％は結石を保有し，尿路感染症を併発する．妊娠後も画像的に経過観察が必要である[18]．

3 急性腎不全

妊婦に起こる急性腎不全には，急性腎盂腎炎，妊娠高血圧症候群，HELLP（hemolysis, elevated liver enzymes, low platelet）症候群，子宮出血，感染流産，腎皮質壊死，分娩後急性腎不全，急性妊娠脂肪肝などがあげられる[16, 22]．

1 急性尿細管壊死
原因として妊娠高血圧症候群，HELLP症候群，胎盤早期剥離，感染流産，産科的原因による大量出血などがあげられる．妊娠の中断や原因疾患治療，透析の必要性もある．

2 腎皮質壊死

❶ 診断（診断基準）および定義と概念
妊娠中，あるいは分娩終了直後から産道の回復までの期間，すなわち約6週間である産褥期に起こるまれな疾患であり，肉眼的血尿，発熱，側腹部痛，急性腎不全をみる．

❷ 治療のポイント
生命予後不良のため，積極的な基礎疾患治療および透析が必要である．

❸ 疫学，病態
成人女性の約半数が妊娠の合併症に続発したものであり，妊娠後期の産科的合併症，すなわち胎盤早期剥離に伴う大量出血によるショック，敗血症性流産，preeclampsia重症，羊水塞栓，死亡胎児の子宮内遺残などに伴って発症し[7]，その割合は37％を占める[23]．

❹ 症状
乏尿あるいは突然の無尿，肉眼的血尿，発熱，側腹部痛をみる．

❺ 検査（病理）
尿検査にて蛋白，赤血球，白血球，円柱を，血液検査でBUN，Cr上昇や電解質異常を認め，その他原疾患に応じた検査異常（例えば敗血症，DICなど）を示す．最近は腎生検や腎動脈造影よりも，造影CT，MRIにて腎皮質の虚血像をみることが多い[24, 25]．またCa沈着をX線画像にてみることもある．病理組織学的には，腎細動脈障害による皮質の凝固壊死と血栓形成がみられる．

❻ 治療
基礎疾患に準じた治療と人工透析が必要である．

❼ 予後
腎皮質壊死は不可逆的のため腎予後は不良であり，生命予後も不良である．

3 分娩後急性腎不全 [7, 22]

❶ 診断（診断基準）および定義と概念
別名，分娩後溶血性尿毒症症候群という．突然に高血圧症，血液凝固異常，微小血管症性溶血性貧血を発症する．

❷ 治療のポイント
それぞれの症状に準じた対症療法が望まれる．

❸ 疫学，病態
産褥期にみられ，ウイルス感染が先行する．

❹ 症状
高血圧症，出血傾向，乏尿・無尿に伴う頭痛，嘔気，嘔吐などの尿毒症症状がみられる．

❺ 検査（病理）
赤血球破砕像，血小板減少，血中 FDP 上昇がみられる．病理組織では，糸球体係蹄内の血栓形成やフィブリン沈着，細動脈のフィブリノイド壊死を呈する．

❻ 治療
人工透析，抗凝固薬，抗血小板薬，プロスタサイクリン（PGI$_2$），血漿交換療法，新鮮凍結血漿投与などが行われる．

❼ 予後
治療が奏効しなければ予後不良である．

4 | 急性妊娠脂肪肝（急性黄色肝萎縮症）[26]

❶ 診断（診断基準）および定義と概念
Moore により 1956 年に命名された概念で，妊娠 28～40 週の末期に発症し肝不全に至る．

❷ 治療のポイント
早期の診断，全身管理を含む治療が望まれる．

❸ 疫学
頻度は 9,600～13,000 例に 1 例といわれている．

❹ 病態
肝不全とともに，腎不全は重篤ではないものの 60％ に起こる[27]．初産婦，双胎に多く，妊娠高血圧症候群との合併が多い．

❺ 症状
発熱，頭痛，悪心，嘔吐，腹痛，瘙痒を伴わない黄疸，肝性昏睡，DIC や腎障害を起こす．

❻ 検査（病理）
肝機能検査で閉塞性黄疸パターンを示す．腎障害時には尿量減少，尿蛋白，円柱を認め，高 Cr 血症，高尿酸血症をきたす．病理組織上，肝細胞内や腎尿細管細胞に脂肪変性や壊死を認める．糸球体内血栓もまれに報告される[28]．

❼ 治療
早期に診断し，急速遂娩が原則である．DIC など凝固系の異常を呈している場合には，母体の全身管理も必要である．

❽ 予後
母子ともに致命的で予後不良である．

5 | 腎後性腎不全
妊娠子宮による両側尿管閉塞のため起こる．

〔笹冨佳江〕

《文献》

1) Lindheimer MD, et al. : The normal and diseased kidney in pregnancy. Diseases of the kidney. 6th ed. ed by Schrier RW, et al., p. 2063-2097, Little Brown, 1997.
2) Davison JM : Renal Complications that may occur in pregnancy. Oxford textbook of clinical nephrology. 3rd ed. ed by Davison AM, et al., p. 2233-2242, Oxford University Press, 2005.
3) Paller MS : Renal diseases. Medical complications during pregnancy. 5th ed. ed by Burrow GN, et al., p. 237-254, WB Saunders, 1999.
4) 武内享介ほか：18. 産科感染症の管理と治療　5) 尿路感染症．日産婦誌，60：N-122，2008.
5) 阿部信一：20. 妊娠中毒症　腎疾患と妊娠．専門医のための腎臓病学，下条文武ほか 編，p. 381-386，医学書院，2002.
6) Loughlin KR : Management of urologic problems during pregnancy. Urology, 44 : 159-169, 1994.
7) 日本腎臓学会 編：IV. 妊娠中の注意すべき合併症．腎疾患患者の妊娠　診療の手引き，p. 66-68，東京医学社，2007.
8) Cunningham FG, et al. : Urinary tract infections complicating pregnancy. Clin Obstet Gynecol (Bailliere), 8 : 353-373, 1994.
9) Duff P : Maternal and perinatal infection. Obstetrics. Normal and problem pregnancies. 5th ed. ed by Gabbe SG, et al., p. 1233-1248, Churchill Livingstone, 2007.
10) Gilstrap LC, et al. : Acute pyelonephritis in pregnancy : an anterospectuve study. Obstet Gynecol, 57 : 409-413,

1981.
11) Duff P : Maternal and perinatal infection. Obstetrics. Normal and problem pregnancies. 5th ed. ed by Gabbe SG, et al., p. 1233-1248, Churchill Livingstone, 2007.
12) Cunningham FG, et al. : Urinary tract infections complicating pregnancy. Coni Obstet Gynecol (Bailliere), 8 : 353-373, 1994.
13) Cox SM, et al. : Mechanisms of hemolysisi and anemia associated with acute antepartum pyelonephrotis. Am J Obstet Gynecol, 164 : 587-590, 1991.
14) Harris RE, et al. : Cystitis during pregnancy : a distinct clinical entity. Obstet Gynecol, 57 : 578-580, 1981.
15) Schieve LA, et al. : Urinary tract infection during pregnancy : its association with maternal morbidity and perinatal outcome. Am J Public Health, 84 : 405-410, 1994.
16) Whalley P : Bacteriuria of pregnancy. Am J Obstet Gynecol, 97 : 723-738, 1967.
17) Gratacos E, et al. : Screening and treatment of asymptomatic bacteriuria in pregnancy prevent pyelonephrotis. J Infect Dis, 169 : 1390-1392, 1994.
18) Mark AB, et al. : Complications in the Normal Pregnancy. Comprehensive Clinical Nephrology. 2nd ed. ed by Richard JJ, et al., p. 567-581, Mosby, 2003.
19) 三橋直樹：8. 合併症妊娠の管理と治療 2. 急性腎不全. 日産婦誌, 60：N-26, 2008.
20) Ulvik NM, et al. : Ureteroscopy in pregnancy. J Urol, 154 : 1660-1663, 1995.
21) Scarpa RM, et al. : Diagnosis and treatment of ureteral calculi in pregnancy with rigid ureteroscopes. J Urol, 155 : 875-877, 1996.
22) Fogo AB : Renal Diseases in pregnancy. HEPTINSTALL'S PATHOLOGY OF THE KIDNEY. 6th ed. ed by Jennette JC, et al., p. 765-802, Lippincott Williams & Wilkins, 2007.
23) Chugh KS, et al. : Acute renal cortical necrosis-a study of 113 patients. Ren Fail, 16 : 37-47, 1994.
24) Jeong JY, et al. : MR findings of renal cortical necrosis. J Comput Assist Tomogr, 26 : 232-236, 2002.
25) Kim HJ. Bilateral renal cortical necrosis with the changes in clinical features over the past 15 years (1980-1995). J Korean Med Sci, 10 : 132-141, 1995.
26) 荒木 勤：22. 肝・胆道疾患 急性妊娠脂肪肝. 改訂第21版 最新産科学 異常編, p.214, 文光堂, 2008.
27) Grunfeld JP, et al. : Acute renal failure in pregnancy. Kidney Int, 18 : 179, 1980.
28) Kalil ME, et al. : Acute fatty liver of pregnancy. Arch Intern Med, 113 : 63, 1964.

第 XI 編

薬剤と腎

1 薬物使用の原則

いかなる薬剤を使用するときにも，原則としてその薬剤の特性を理解しておくことが必要であることはいうまでもない．しかし，法律的に理解しておかなければならない添付文書を隅々まで読んだ上で処方することは滅多にない．法律的にと書いたのは，何らかのインシデンスが生じその原因が薬剤処方にある場合，添付文書に書かれている注意事項が守られていることが必須だからである．

昨今さまざまな新たな薬剤が登場し，大きな成果をあげていることは喜ばしいが，それだけ処方する我々も知識を更新していかなければならない．

本項では，薬剤と腎との関係で注意すべきこと，薬剤使用の原則について述べる．

薬剤と腎との関係では2つに分けて考える．1つは薬剤の副作用としての腎障害，もう1つは腎障害のある患者に薬剤を投与するときの留意点である．薬物代謝の変化から副作用の出現頻度が増加し，正常患者では滅多に生じない副作用が発現することがあるからである．また透析患者では，透析という行為により薬剤の代謝に変化が生じるので投与法を厳密に考慮する必要がある．

1 薬物使用の原則

薬物を使用する際，腎臓との関連で考えておくべき事柄としては表 XI-1-1 がある．これらの事項を正しく理解することは，薬剤が腎障害を生じる際でも腎障害患者に薬剤を投与する際にも大切であり，本項ではこれらについて述べる．

■ 表 XI-1-1　腎と薬剤との関連で考慮すべき点

1. 腎機能
2. 血漿アルブミンの変化（薬剤の蛋白結合率の変化，遊離型薬剤の変化）
3. 腹水，浮腫など血管外体液の増加（分布容積の変化）
4. 肝機能

2 薬物代謝

薬物の代謝を知ることは，その薬剤の処方方法を理解する上で，また副作用を理解する上で大切であるので最初に述べる．

薬剤は経口投与の場合，消化管から吸収され，肝臓で代謝され全身に至るが，一部の薬剤は門脈から最初に肝で処理されてしまう（初回通過効果）．薬剤は肝臓でさらに代謝を受け胆汁排泄されるか，腎から濾過あるいは尿細管で代謝され尿中に排泄される．単純拡散により細胞内外を移動するものもあるが，消化管上皮細胞，肝細胞，腎尿細管細胞での薬剤の取り込み，排泄に関与する輸送担体（transporter），細胞内で薬剤を代謝する酵素が次々と判明している．これらの中で共通の大切な分子として PEPT（peptide transporter），OCT（organic cation transporter），OAT などの薬剤の輸送担体が存在し，血管側から取り込むものと細胞内から管腔側へ輸送するものがある．これらの特徴として1つの輸送体が多数の薬剤に機能する．また排泄の際にp糖蛋白が重要な役割を果たしている．小腸，肝，腎における輸送担体について簡略な図を示す（図 XI-1-1〜3)[1]．

またシトクロム P-450 は肝，小腸細胞内で薬物代謝の代表的な酵素群であるが，特に薬物代謝の 50% 以上に関わっているとされるシトクロム P-450 3A4（Cyp3A4）は最も重要な酵素である．これらの輸送担体や酵素は臓器共通なものが少なくないが，輸送系としては血中より，血管側（側底側）に存在する輸送体により細胞内に入り代謝酵素により薬剤が代謝され，さらに管腔側の輸送担体により胆汁あるいは尿中に排泄されるという経路が基本である．吸収されるときも同様な過程の逆を経るが輸送担体は異なる．したがって消化

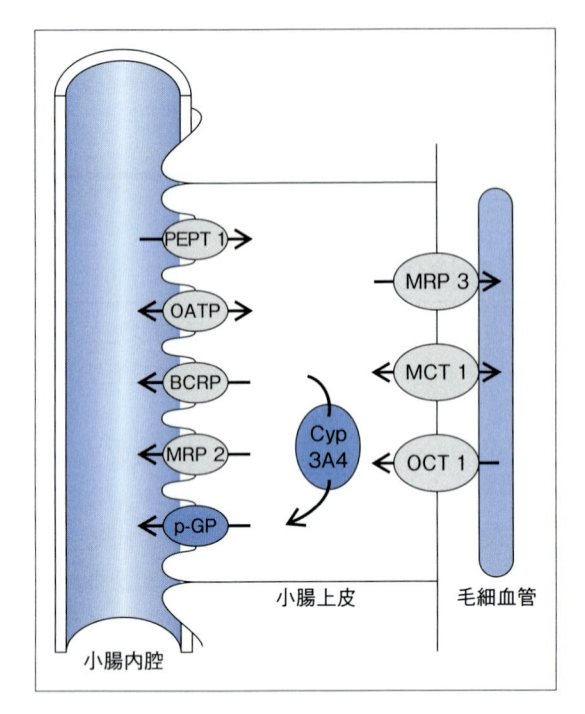

■ 図 XI-1-1　小腸での薬物代謝

小腸，肝，腎における薬剤輸送担体．側底側と管腔側に局在する．PEPT：peptide transporter, OATP：organic anion transporting polypeptide, BCRP：breast cancer resistance protein, MRP：multidrug-resistance associated protein, p-GP：P-glycoprotein, MCT：monocarboxylate transporter, OCT：organic cation transporter, Cyp3A4：シトクロム P-450 3A4

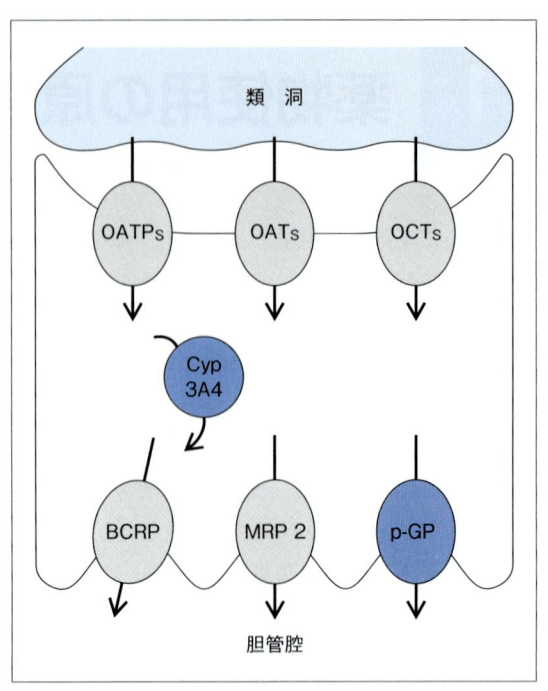

■ 図 XI-1-2　肝での薬物代謝

OAT：organic anion transporter

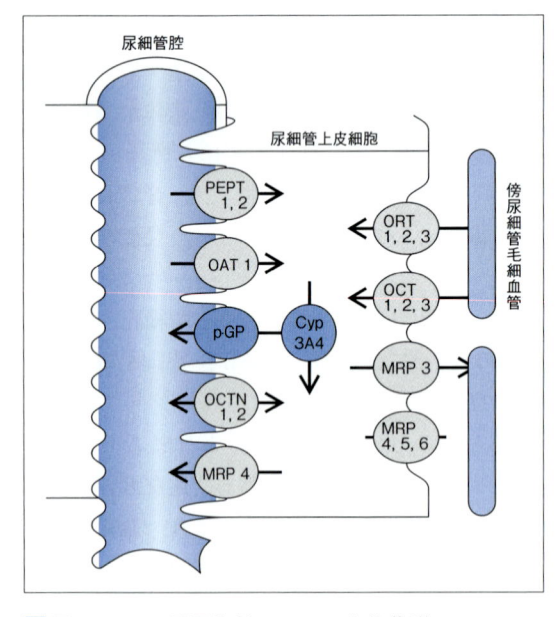

■ 図 XI-1-3　腎尿細管における薬物代謝

管，肝臓，腎臓に障害があれば薬物代謝は大きく変化することになる．

　有効成分である未変化体あるいは代謝物は血中で一部が蛋白（主にアルブミン）と結合するが，薬効を呈するのは主として遊離型の薬剤である．どれだけの割合が蛋白に結合するかが蛋白結合率で薬剤ごとに調べられている．蛋白結合率は蛋白代謝，特にアルブミン代謝と関連しており，アルブミン代謝の変化する腎疾患では影響を受ける．

　腎では特に蛋白と結合していない部分が糸球体から尿中に直接濾過されるもの（主として未変化体の多くが投与後，比較的短時間で濾過される．この場合，尿細管側から再吸収されて腎を障害することがある）と，血中から尿細管細胞内に取り込まれ代謝を受けて尿中に分泌されるものがある．添付文書には胆汁排泄と尿中排泄の割合が書かれている．

3　薬剤による腎障害

　薬剤による腎障害は疑ってみない限りわからな

いことが多く，腎障害が生じて初めて疑うことが多い．気づかれないまま不可逆な腎障害を生じることが少なくない．昨今では新規の薬剤が増えていること，高齢化に伴い潜在的な腎機能が低下している患者が多いこと，多剤使用による予期せぬ腎障害が生じる可能性が高まっていることなどから薬剤性腎障害は増加していると考えられており，早急にガイドラインを整備する必要性が叫ばれている．現在，厚生労働省が重篤副作用疾患別対応マニュアル一覧としてホームページに掲載しており，参考になる（http://www.mhlw.go.jp/topics/2006/11/tp1122-1.html）．そこでは薬剤性腎障害をARF（現在ではAKI），間質性腎炎，ネフローゼ症候群に分けて掲示している．

4 薬剤による腎障害の頻度と腎障害のタイプ

　実際にどのような頻度で，どのような腎障害が起こっているかのデータはきわめて少ない．薬剤性腎障害が発見しにくいことと，新たな薬剤の開発などにより薬剤が次々と変化していくことに原因がありそうだ．

　1989年から2001年に行われた厚生省の報告[2]があるがすでに古くなっており，現在の状況とはかなり異なっていると考えられるが，そこでの腎障害を生じる薬剤の割合を表XI-1-2に示す．この中で非ステロイド性抗炎症薬（NSAIDs）に選択的COX-2阻害薬が出現していること，当時の抗潰瘍薬は主としてH_2ブロッカーであることが最近の事情と異なっている．またレニン-アンジオテンシン系（RAS）阻害薬の急速な投与拡大により，それによる腎障害も看過できない．

　一方，どのような腎障害のタイプを呈するかについて表XI-1-3に示すが，最近の投薬を反映した新しいデータの集積が待たれる．この中で注目すべきは最も多い腎機能低下で，尿所見がほとんどなく，いつの間にか腎機能が障害されているというものである．逆にみれば尿所見や自覚症状がない腎機能障害をみたとき，薬剤性腎症を疑うこ

■ 表XI-1-2　腎障害を生じやすい薬剤

1.	抗菌薬	36.3%
2.	NSAIDs	17.1
3.	抗腫瘍薬	10.3
4.	抗リウマチ薬	9.0
5.	抗てんかん薬	3.0
6.	抗潰瘍薬	2.6
7.	造影剤	2.1
8.	生物学的製剤	2.1
9.	利尿薬	2.1
10.	その他	15.4

（厚生省医薬安全局対策研究会：症状別副作用報告の概要　第2集．p. 1245-1251, エルゼビア・ジャパン，1998より）

■ 表XI-1-3　薬剤性腎障害の病型

1.	急性腎不全	27.4%
2.	腎機能障害	33.8
3.	無尿，乏尿	8.4
4.	蛋白尿，血尿	17.7
5.	ネフローゼ症候群	8.9
6.	間質性腎炎	1.7

（厚生省医薬安全局対策研究会：症状別副作用報告の概要　第2集．p. 1245-1251, エルゼビア・ジャパン，1998より）

との重要性が理解できる．いずれにしても，昨今提唱されているCKDのスクリーニングである尿検査とeGFRのチェックがほとんどの場合，薬剤性腎症の早期診断に結びつく．

5 薬剤性腎症のタイプと診断および治療

　薬剤性腎症には薬剤が直接腎を障害する型とアレルギー型（主に間質性腎炎）および糸球体腎炎を呈するタイプに分類される．完全ではないが基本的な診断ロジックをチャート（図XI-1-4）で示す．また腎障害の頻度の高い薬剤について表XI-1-4に列挙する．

　腎障害を生じる機序については「XI-2. 機序と原因」p.677で，注意すべき薬剤については個別に述べるので各タイプについて略記する．

1 直接障害型

　薬剤が代謝される際，尿細管細胞を障害するタ

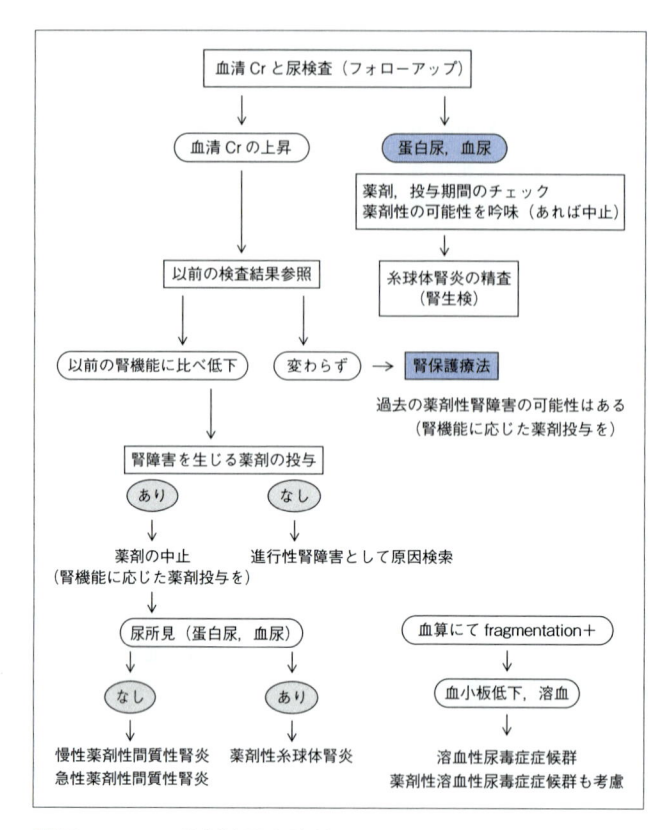

■図 XI-1-4 薬剤性腎症診断チャート

イプはかなり多いと考えられるが，高度 AKI に至らなければ目立った尿所見も示さず自覚症状も乏しいため，腎機能低下のみがみられることが多い．投与する薬剤が腎障害を生じ得るという自覚を持って投与しモニターすることが大切である．

❶ 診　断

無尿，乏尿のような高度 AKI 症状を呈する場合，診断は難しくないが，腎機能障害を認めたとき薬剤性であるかどうかについては，投与した薬剤について検討し腎障害を生じ得るものかどうかを検索することが第一である．特に投与と腎機能の変化を時間的に詳細に検討する必要がある．シスプラチンのように長期間にわたり障害が持続することがあり，薬剤ごとにどのような経過で障害が起こるかを文献および添付文書で確認することも必要となる．尿中 N-アセチル-β-D-グルコサミニダーゼ（NAG）の増加や β_2-ミクログロブリン（β_2-MG）の増加は参考になるが，尿細管障害の指標であり薬剤性腎症の特異的診断にはならない．形態的には急性期には腎腫大がみられるが，慢性期には萎縮する．腎生検の適応については意見が分かれるところであるが，他の腎疾患の除外という点では意味がある．尿細管障害が中心で高度 AKI をとるものは急性尿細管壊死がみられることが多い．

❷ 治　療

高度 AKI を呈した場合はその治療が主体となる．いずれにしても薬剤を中止することが必要である．

2 尿細管閉塞

薬剤未変化体あるいは代謝物の蛋白未結合部分が，糸球体から濾過されて尿細管内に入り尿細管障害を生じる．

❶ 診　断

まず原則として薬剤の特性を知っておく必要があるが，投与後比較的早期に起こるので尿所見や腎機能を必ずチェックし，異常が認められたら薬

表 XI-1-4　腎障害を生じやすい薬剤のタイプ別分類

直接障害型	
抗菌薬	β-ラクタム系, アミノグリコシド系, カルバペネム系, グリコペプチド系, ニューキノロン系
抗真菌薬	
抗結核薬	リファンピシン
抗腫瘍薬	
免疫抑制薬	シクロスポリン, タクロリムス
NSAIDs	
抗ウイルス薬	アシクロビル
造影剤	
尿細管閉塞	
抗腫瘍薬	メトトレキサート
サルファ薬	サラゾスルファピリジン
糸球体腎炎	
抗リウマチ薬	金製剤, D-ペニシラミン, ブシラミン
NSAIDs	
アレルギー型腎障害	
抗菌薬	β-ラクタム系, ニューキノロン系, サルファ薬, テトラサイクリン系
抗結核薬	リファンピシン
抗潰瘍薬	H_2 ブロッカー, オメプラゾール
抗てんかん薬	
溶血性尿毒症症候群	
抗腫瘍薬	マイトマイシンC, ゲムシタビン
免疫抑制薬	シクロスポリン
虚血による腎障害	
免疫抑制薬	シクロスポリン, タクロリムス
NSAIDs	
ヨード系造影剤	

剤性を考える.

❷ 治　療

治療より予防が大切で, これらの薬剤は十分尿量を確保し, 尿中での濃度が上昇しないようにすることが必要となる. また薬剤によっては, 尿をアルカリ化することで析出を減少させることができる.

3 アレルギー性薬剤性腎障害

アレルギー性の腎障害は薬剤投与量とは無関係に生じる. 主として尿細管間質性腎炎で, 急性の場合も慢性の場合もありうる. 急性の場合, 発熱, 発疹など全身症状を伴うことがしばしばある.

❶ 診　断

やはり投与薬剤が腎障害を起こした報告がないかの調査と, 腎障害発症時期, 薬物投与時期を検討し, 可能性を考える. 尿中 NAG や $β_2$-MG の上昇はありうるが, 尿中好酸球増多が参考になる. 末梢血中好酸球増多を認めることも多い. Ga シンチグラムが陽性になることが多く参考になる. 腎生検は診断困難な場合, あるいは他疾患の除外のため行われるが, 尿細管間質性腎炎を呈することがほとんどである.

❷ 治　療

まず投与薬剤の中止が第一である. 経過や腎生検所見により副腎皮質ステロイド投与の適応を考える.

4 糸球体腎炎を呈する薬剤性腎症

薬剤投与中に蛋白尿, 血尿を生じ, 糸球体腎炎を発症することがある. 時にネフローゼ症候群を呈する.

❶ 診　断

糸球体腎炎を生じることのある薬剤は比較的限られているので, 薬剤投与中に蛋白尿, 血尿を生じたとき, まず投与薬剤に蛋白尿, 血尿を生じた報告がないかを調べる. 次に薬剤投与時期と尿異常発症に関連がありそうか検討する. 以前の尿異常についての既往歴も参考になる. ネフローゼ症候群や高度の蛋白尿を認める場合, 腎生検が勧められる. 腎生検所見では膜性腎症と微小変化群が多いが, 薬剤に特異的な所見はない.

❷ 治　療

基本的には薬剤中止で改善することが多いが, 膜性腎症や微小変化群が明らかになったときには副腎皮質ステロイド治療が行われることが多い.

5 溶血性尿毒症症候群

まれにマイトマイシンC, シクロスポリン, ゲムシタビンなどを投与中に破砕赤血球を伴う溶

血, 血小板減少, 腎機能障害（尿所見はさまざま）を認めることがある. これらの投与中止後6カ月以上を経てから発症した報告もあるので時期に注意する. これが疑われたら薬剤を中止する.

6 高Ca血症によるAKI

昨今, 骨粗鬆症に対して活性型ビタミンD製剤が高用量（1μg）投与され続け, 特に高齢者で高Ca血症を生じ, AKIや意識障害を生じた例を多数経験している. 原因不明のAKIで高Ca血症を認めたとき, 活性型ビタミンD製剤が投与されていないか確認する. 高度の高Ca血症は腎血管攣縮とNa利尿による体液量減少を生じ, AKIを生じるとされる. これは可逆的であるが長期に続くと腎石灰化を生じ, 慢性の障害に至る.

7 虚血による腎障害

NSAIDsやシクロスポリンは血管収縮による虚血により腎障害を生じるとされるが, 実際機序は単純ではない.

8 複合的原因による腎障害

薬剤による腎障害は, 前述した障害が複合的に生じることが少なくない. また複数の薬剤の相互作用にも注意が必要である. 例えばNSAIDsを投与中は他の薬剤の腎症が発症しやすい.

9 全身性副作用による腎障害

抗甲状腺薬によるANCA関連血管炎の一症状としてANCA関連腎炎が生じることや, 薬剤による全身性エリテマトーデスによるループス腎炎などが含まれる.

6 腎障害患者に対する薬物投与

薬剤投与にあたっては, まず腎機能を的確に把握すること, その薬剤の特性を知っておくことが必須である.

❶ 腎機能の把握

「XV. 腎の基本的な構造と機能」p.815を参照のこと. 残念ながら現時点で薬剤投与方法をeGFRをもとに記載した添付文書は少ない. 今後徐々にeGFRに基づいた投与法が標準となっていくと推測される. 現在ではCcrに基づいた投与法, Ccrの推測式であるCockcroft-Gault式による投与法の記載が多いので, これらの意義を理解しておくことが必要である.

Cockcroft-Gault式

男性：Ccr(mL/分) = [(140－年齢)×体重(kg)]/[72×血清Cr値(mg/dL)]

女性：Ccr(mL/分) = [(140－年齢)×体重(kg)×0.85]/[72×血清Cr値(mg/dL)]

また高齢者は, それだけで腎機能障害があると考えるべきである. 加えて糖尿病患者, NSAIDs, 利尿薬を使用中の患者なども薬剤性腎障害のリスクが高い.

❷ 薬剤の特性

それぞれの薬剤の情報はすべて添付文書にあるといっていい. 報告のあがったすべての副作用が書かれているだけでなく, 薬剤の特性がすべて網羅されている. 添付文書を集めたものが毎年刊行される「日本医薬品集」であり, 手元に置いておくとよい. 添付文書に沿って薬剤の特性を理解するとき次の点に注意する.

❸ 有効成分, 分子量

一般名や分子構造からその特性を推測することは難しいと思われるが, Na塩かK塩か, 金属が含まれるか, 生物製剤か, 添加物は何かなどがわかる. 分子量がわかっていれば透析で除去されるかどうかも推測できる.

❹ 分布容積

体内に入った薬剤が体内にどのくらい分布するかを表したものである. 考え方は単純で, 体内薬物量を血中濃度で割ったものである. 意味としては薬物が広く分布すれば, 特に細胞内にも入っていれば分布容積は拡大し, 血漿中にとどまれば小さくなる. 単位はLで目安として50L以上であれば体内に広く分布し, 15L以下であれば主として血漿中に存在することになる. 添付文書には体重（kg）単位で記載されている. 成書によっ

ては体表面積単位で記載されている．当然，蛋白結合率が高ければ血漿中に存在しやすくなり，分布容積は小さくなる．浮腫が著明であると体液量は増えるため，薬剤の分布量が変化する．

❺ 半減期

半減期はほとんどの薬剤で添付文書に記載がある．薬剤のある濃度から1/2の濃度になるのに要する時間であり，分布容積とともに薬剤の特性の理解に役立つ．

❻ AUC

体内で利用された総薬物量を意味し，血中濃度を時間で積分したもので，薬物血中濃度の時間的推移の面積を求めたものである．最近ではTDMとともに薬剤投与計画の基本データとすることがある．

❼ バイオアベイラビリティ

経口投与の場合，投与量のうちどれだけが血中に入ったかを表す．したがって消化管での吸収，門脈から肝臓でどれだけ処理されたかに依存する．ネフローゼ症候群で腸管に浮腫がみられるときには腸管吸収が阻害されることがある．

❽ 蛋白結合率

血中でどれだけの薬物が蛋白（主にアルブミン）に結合しているかを示す．遊離型の薬剤が組織へ移行し，薬効を持つことがほとんどである．当然，蛋白結合率が高ければ透析で除去されにくい．ネフローゼ症候群で低アルブミン血症があると蛋白結合に変化が生じ，遊離型の薬剤が増える．

❾ 脂溶性か水溶性か

脂溶性のほうが細胞を通過しやすいが，初回肝臓を通過する際の代謝（初回通過効果）を受けやすい．一方，水溶性では吸収はされにくいが初回通過効果は受けにくい特徴がある．

❿ 肝排泄か腎排泄か

尿中未変化体排泄率が60%以上のものを腎排泄型薬剤といい，それ以下のものを肝排泄型薬剤という．完全な肝排泄型は少なく，肝排泄型が腎機能障害時に通常用量投与できるとは限らない．

以上の特性はすべての薬剤で添付文書に書かれているわけではないが，これらのデータからある薬剤を腎機能障害患者に投与する際に，どんな注意が必要かを示唆してくれる．

7 腎障害患者の薬物投与の実際

腎障害患者に薬剤を投与する際に注意すべきことは，以下のことである．

1 腎機能の的確な把握

前述したが現在，腎機能の指標としてeGFRが一般的となってきており，今後その方向に変わっていくと考えられる．しかし現時点では添付文書や成書にはCcr（Cockcroft-Gault式換算を含む）により，正常，60～80，40～30，30～20，10以下 mL/分を区切りの目安として投与方法が記載されているものが多い．これらは厳密なものではなく，現在CKDのステージ分類2～5に相当すると考えてよいと思う．

2 投与薬剤の情報の入手

最も大切である．いくら添付文書のデータを理解しても，これまで蓄積された使用経験に基づく情報に勝るものはない．複数の成書が出ているので参考にする．「日本医薬品集」[3]に記載された薬品で腎機能障害時禁忌とされている薬剤は37品目（表 XI-1-5），慎重投与は161品目である．一般論として腎機能障害時禁忌薬を知識なく投与して何らかの有害事象が生じた場合，法的責任を問われる可能性があるので，よほど理由がない限り，さらに患者の同意を得ない限り投与すべきではない．すなわち腎機能障害を把握したら，新たに薬剤を投与する際，禁忌でないことを確認すべきである．慎重投与とされている薬剤については，さらに情報を入手してどんなことが起きうるか，そのモニターはどうすべきかを確認してから投与する．もちろん投与方法の検討も必要である．

3 薬剤の選択

原則として投与方法が確立しており，かつ投与経験のある薬剤を選択する．これには成書が役立つ．

表 XI-1-5　添付文書に禁忌とされている薬剤

腎機能障害患者の禁忌薬
アスパラギン酸カリウム・マグネシウム，アセトヘキサミド，インドメタシン，エダラボン，L-アスパラギン酸カリウム，塩化カリウム，塩酸ジフェニドール，塩酸ジフェンヒドラミン・臭化カルシウム，塩酸タムスロシン，塩酸ピオグリタゾン，塩酸ブホルミン，塩酸ブレオマイシン，塩酸メトホルミン，クリアミンA，クリアミンS，クロルプロパミド，グリクラジド，グリクロピラミド，グリブゾール，グリベンクラミド，グリメピリド，グルコン酸カリウム，酢酸カリウム，サムセット，臭化カリウム，臭化カルシウム，臭化ナトリウム，酒石酸エルゴタミン・無水カフェイン，セチロ，トルブタミド，ニコランジル，ニトロプルシドナトリウム，フェノフィブラート，ベンズブロマロン，ホパンテン酸カルシウム，リバビリン，硫酸ブレオマイシン，硫酸ペプロマイシン

無尿患者の禁忌薬
アセタゾラミド，インダパミド，塩化カリウム，カンレノ酸カリウム，サムセット，d-ソルビトール，トリパミド，デフェロキサミン，ループ系利尿薬，サイアザイド系利尿薬・降圧薬，トリアムテレン

透析患者の禁忌薬
ドロキシドーパ，ベザフィブレート，デフェロキサミン

(日本医薬品集フォーラム：日本医薬品集 医療薬2011年版．じほう，2010 より改変)

表 XI-1-6　TDM が行われる薬剤

ジギタリス製剤	ジゴキシン，ジギトキシン
テオフィリン	
抗不整脈薬	プロカインアミド，N-アセチルプロカインアミド，アプリンジン，ジソピラミド，リドカイン，塩酸ピルジカイニド，プロパフェノン，メキシレチン，フレカイニド，キニジン，コハク酸シベンゾリン，アミオダロン，ピルメノール
抗てんかん薬	フェノバルビタール，ニトラゼパム，プリミドン，ジアゼパム，フェニトイン，遊離フェニトイン，カルバマゼピン，遊離カルバマゼピン，ゾニサミド，エトスクシミド，アセタゾラミド，バルプロ酸ナトリウム，遊離バルプロ酸ナトリウム，トリメタジオン，クロナゼパム，クロバザム，スルチアム
抗菌薬	ゲンタマイシン，アミカシン，ストレプトマイシン，トブラマイシン，アルベカシン，バンコマイシン，テイコプラニン
免疫抑制薬	シクロスポリン，タクロリムス
抗腫瘍薬	メトトレキセート

4 投与方法の検討

　必要性の乏しい薬剤はもとより，有効性の確立されていない薬剤もできる限り投与を避ける．解熱鎮痛薬のように可能なものは頓用にする．抗菌薬のように血中濃度を維持する必要があるものは代謝を考えて投与量と投与間隔を設定する．薬物血中濃度モニタリング（TDM）が可能なものはそれに基づいて投与設計を行う．なおTDM可能な薬剤について表XI-1-6に列挙する．

5 相互作用

　多剤投与の際，相互作用にも留意する．添付文書を参考にする．

8 末期腎不全患者の薬剤投与

　末期腎不全患者では透析療法による薬剤除去が加わるため，薬剤投与方法を根本的に考え直す必要がある．血液透析と腹膜透析では薬剤の除去が全く異なっており，腹膜透析でのデータはきわめ

1. 薬物使用の原則

表 XI-1-7 腎機能障害時に通常量投与可能な薬剤

中枢系	ベンゾジアゼピン系，カルバマゼピン，クロナゼパム，バルプロ酸，フェニトイン，ドネペジル，プロポフォール
心血管系	ドパミン，ドブタミン，アミノフィリン，アプリンジン，アミオダロン，プロパフェノン，リドカイン，ニコランジル，ニトログリセリン，イソソルビド，βブロッカー，$\alpha\beta$ブロッカー，Ca拮抗薬，ループ系利尿薬，ヒドララジン，プラゾシン，ドキサゾシン
脂質系	コレスチミド，プロブコール
呼吸器系	エフェドリン，エプラジノン，クロペラスチン，チペピジン，メトルファン，アンブロキソール，ブロムヘキシン，カルボシステイン，プロカテロール，テオフィリン，サルブタモール
消化管系	プロトンポンプインヒビター，テプレノン，セトラキサート，ドンペリドン，トロピセトロン，ロペラミド，ベルベリン，乳酸菌製剤，センノシド，ピコスルファート
ホルモン薬	ステロイド，チアマゾール，プロピルチオウラシル
抗血小板薬	ジピリダモール，チクロピジン，シロスタゾール，プロスタグランジン製剤
肝臓	グリチルリチン
糖尿病薬	アカルボース，ボグリボース，エパルレスタット
抗菌薬	アジスロマイシン，エリスロマイシン，クリンダマイシン，ロキシスロマイシン，ミノサイクリン，ドキシサイクリン，セフォペラゾン
抗結核薬	リファンピシン
抗真菌薬	アムホテリシンB，ミコナゾール，イトラコナゾール，ミカファンギン
抗ウイルス薬	ザナミビル
水溶性ビタミン薬	
抗アレルギー薬	

て少ないことを理解しておく．透析患者特有の禁忌薬は少なく表 XI-1-5 に記す．血液透析においても透析方法（時間，透析膜）により薬剤の除去は異なっていることも考慮する必要がある．持続式血液濾過透析（CHDF）の施行中は大きく薬物代謝が異なる．

透析で薬剤がどの程度除去されるかは薬物の特性である程度わかるが，さまざまな条件が異なっているため，これまでの投与経験に基づいた情報を参考に投与することが望ましい．具体的には，透析患者に対する薬剤投与に関する成書を参考にすべきである．

体内薬剤濃度は透析終了後が最低となるため，透析終了後に薬剤を投与するのが原則である．

TDMを参考にするときは透析終了後に薬剤が組織から血中に移行するため，終了時の血中濃度は低く出すぎることがあり，透析前の濃度を参考にしたほうがよいこともある．

ここでは紙面の都合で透析患者に対する薬物投与について詳述することができないので，参考となる成書をあげておく[4~9]．また腎機能障害や透析患者で通常量投与できる薬剤を表 XI-1-7 に列挙しておく[4~9]．

9 Perspective

薬物と腎はきわめて関係が深い．CKDのスクリーニングと同様，いかなる薬剤でも投与中は尿検査とeGFRのチェックが大切であること，また，これらの検査が腎機能障害の早期把握に直結することを強調しておきたい．

〔深津敦司〕

■ XI. 薬剤と腎

《文　献》

1) 乾　賢一 編：薬物トランスポーター 活用ライブラリー．羊土社，2009．
2) 厚生省医薬安全局対策研究会：症状別副作用報告の概要 第2集．p. 1245-1251，エルゼビア・ジャパン，1998．
3) 日本医薬品集フォーラム：日本医薬品集 医療薬2011年版．じほう，2010．
4) 乾　賢一ほか 編：腎機能別薬剤使用マニュアル．じほう，2003．
5) 富野康日己 編：腎機能低下患者への薬の使い方．医学書院，2002．
6) 平田純生 編：透析患者への投薬ガイドブック．じほう，2003．
7) 腎不全時の薬物使用．臨牀透析2000.2増刊．日本メディカルセンター，2007．
8) 深川雅史ほか 編：腎機能を考えた安全な処方．医薬ジャーナル社，2006．
9) 平田純生 編：腎不全と薬の使い方Q＆A．じほう，2005．

2 機序と原因

1 薬剤性腎障害の発生機序

近年，高齢化，新規薬剤の導入，多剤の薬剤投与などの理由から，薬剤による腎障害が問題になっている．ここではその機序について考察するが，原因が不明のものも少なくなく，また複合的な原因のものもあり，必ずしも単純には述べられない．薬剤による腎障害は薬剤が直接腎に作用して生じる障害と，アレルギー反応により生じる障害および糸球体腎炎型に大きく分かれる．

直接障害するタイプは，代謝過程において異なる部位で種々の機序で障害が生じるが，複数の部位で同時に障害を起こすこともある．

腎での薬物の代謝過程は「XI-1. 薬物使用の原則」p.667で述べたが，腎を通過する薬剤という観点から障害部位を含めて図XI-2-1に示した．多くの薬剤の未変化体，特に分子量の小さいもの，蛋白と結合していない薬剤，水溶性の薬剤は循環血中から糸球体輸入動脈を経て係蹄壁を通過して尿細管内に濾過される．濾過された薬剤はそのまま尿中に排泄されるが，一部は尿細管管腔側の輸送体により尿細管細胞内に取り込まれる．尿細管を通過する薬剤は尿中にあって浸透圧や濃度，pHの変化を受ける．一方，傍尿細管毛細血管に達した薬剤は，尿細管足底側にある輸送体により細胞内に取り込まれ，代謝を受けて管腔側に局在する輸送担体によって糸球体に入り尿中に排泄される．

このような過程で薬剤は腎を経由するが，その際に生じる腎障害を障害部位ごとに分類すると，①糸球体から濾過された薬剤が，尿管腔から尿細管細胞膜を障害する，あるいは尿管腔から尿細管上皮細胞に取り込まれて尿細管を障害するタイプ，②血管側から薬物が輸送担体により尿細管細胞に取り込まれ代謝を受けるが，そのときに尿細管を障害するタイプ，③尿管腔にて析出あるいは結晶を生じ尿管腔を閉塞して生じるタイプがある．

なぜ薬剤による障害を受けやすいのか，その理

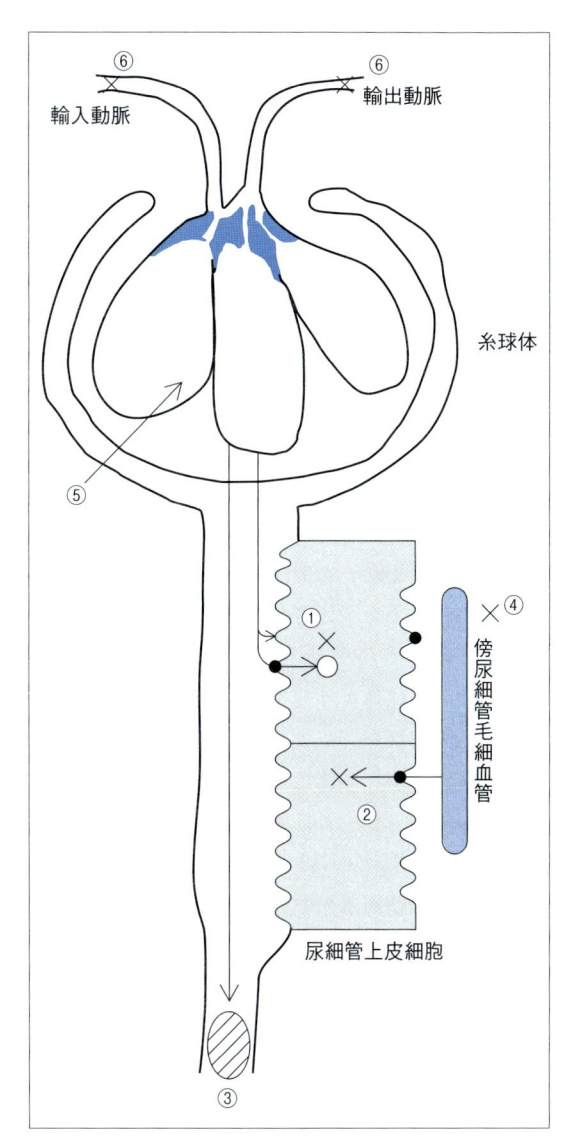

■ 図 XI-2-1　薬剤性腎障害の発生部位
① 尿細管上皮細胞管腔側，② 尿細管細胞内，③ 尿細管閉塞，④ アレルギー性間質性腎炎，⑤ 糸球体腎炎（ネフローゼ症候群），⑥ 虚血．

由について次に列挙する．
① 血流量が豊富であり，小分子の多くが糸球体で濾過され尿細管で再吸収されている．
② GFR 1日約150Lが尿量1〜1.5Lと100倍以上に濃縮されることから，濃縮により尿中薬剤濃度が増加する．
③ 尿細管の血管側，管腔側のトランスポーターにより細胞内に薬剤が濃縮される．
④ 尿細管細胞中の代謝（P-450）により障害物質を生成する．
⑤ 尿中pHの変化（主に酸性化）による薬剤の析出や結晶化．

いずれも腎に特異的な機能であり，薬剤による腎障害が生じるゆえんである．

2 糸球体から濾過されて尿細管障害を生じる薬剤

小分子で蛋白結合の少ない薬剤は，未変化のまま糸球体からほとんど濾過される．典型的な薬剤がアミノグリコシド系抗菌薬である．代表的なアミノグリコシド系抗菌薬である硫酸アミカシンを例にとると，これは分子量782，水溶性で分布容積0.21 L/kgと低く，蛋白結合率は0%とされている．これらから予想されるように尿中排泄率は静注後6時間で68%ときわめて高い．硫酸アミカシンは，糸球体より速やかに濾過されて尿細管に至る．尿細管を経て大部分は尿中に排泄されると考えられるが，一部は近位尿細管に再吸収され細胞内のライソゾームに蓄積され，細胞障害を生じると考えられている[1,2]．尿細管細胞での再吸収量には限界があるので腎毒性を最小限にするため，尿中の薬物濃度を高くして総再吸収量を減らす目的で，1日単回投与が推奨されている[3,4]．また詳細な障害機序は不明だが，ループ系利尿薬などと併用すると腎毒性が増悪することが経験的にわかっている．詳細は「XI-3. NSAIDs」p.684で述べる．

アムホテリシンBは最も古くから使用されている抗真菌薬であり，臨床的に大きな成果をあげてきた．しかしアムホテリシンBは細胞膜を障害する（穿孔する）ことにより真菌に抗菌的に作用するが，尿細管にも障害を生じることが問題となっていた．細胞膜の脂質（コレステロール）に作用するとされている[5]．

3 尿細管

尿細管障害を生じる代表的な薬剤であるシスプラチンを例にあげる．シスプラチンは抗腫瘍薬として古くから広範囲に使用されており，比較的研究が進んでいる．実験腎炎としてのシスプラチン腎症があるくらいである．

シスプラチンは分子量300と小さく水溶性ではあるが，難溶性で蛋白結合率は90%と高い．胆汁排泄率は10%以下で未変化体の30%は尿中に排泄される．組織内に長期間とどまるとされる．その代謝は完全に解明されているわけではないが，蛋白結合率が高く，糸球体から濾過される未変化体は多くないと考えられる．シスプラチンは輸送担体による能動輸送と拡散による移動の両方があると考えられてきたが，最近の研究から尿細管足底側ではOCT 2が主たる輸送担体と考えられている．管腔側の輸送担体は現時点では不明であるが，管腔側での輸送は受けにくく，このことが障害の発生を助長していると考えられる[6]．輸送担体はプラチナ製剤すべてで共通ではないと考えられている．プラチナ製剤はDNAのグアニン，アデニンに白金架橋をつくり，その合成を阻害することにより抗腫瘍作用を示す．シスプラチンは前述のような代謝にて尿細管細胞に蓄積すると考えられる．特に近位尿細管終末部が障害を受けやすい[7,8]．

作用機序としては腫瘍細胞に作用する機序と同様と考えられるが，現時点では証明されていない．障害過程において活性酸素が関与しているとの報告が多数ある[9,10]．またシスプラチンは細胞膜にも作用し，細胞膜の障害から細胞のアポトーシスを生じることもある[11,12]とされ，このことが拡散によるシスプラチンの輸送の一部として反映

されたと考えられる．また未変化体の一部は短時間に糸球体から濾過されるが，尿細管管腔側の細胞膜を直接障害している可能性があり，本剤の急性腎障害の一因とも考えられる．取り込まれたプラチナは長期間腎内にとどまることがあり，投与終了4ヵ月後にも腎内にプラチナの存在が報告されている[13]．プラチナが壊死あるいはアポトーシスに至らない尿細管細胞に残留するのか，貪色細胞内に存在するのかは不明である．

シスプラチンはそれ自身が細胞障害性に働く抗腫瘍薬であるが，ほかに尿細管細胞に取り込まれ，蓄積あるいは毒性を呈する代謝物に変化するために尿細管細胞を障害する薬剤がある．

初期のセフェム系抗菌薬であるセファロリジンは，高用量での腎毒性が報告されている．セファロリジンは尿細管足底側からOAT 1, 3により細胞質内に取り込まれるが，管腔側の輸送担体は明らかでない．管腔側への輸送が滞りやすく，細胞内において活性酸素を介した障害が生じるとされている[14]．ミトコンドリアシトクロムCオキシダーゼを抑制させるという報告がある[15]．

4 尿細管閉塞を生じる薬剤

尿細管内で結晶化を析出し尿細管閉塞を生じて腎障害を起こす薬剤としてメトトレキサート，サルファ剤，アシクロビルなどが知られている．

メトトレキサートは葉酸代謝拮抗薬で葉酸需要の高い腫瘍細胞に働く抗腫瘍薬であるが，分布容積は150 mL/kgと狭く，蛋白結合率は50%であり，肝臓で代謝される．尿中未変化体排泄率は6時間で88%と高率である．代謝物も排泄は主として尿中である[16]．また透析による除去はほとんどないとされる．メトトレキサートは尿中で特に酸性条件で析出しやすい[17]．酸性下ではアルカリのときより10倍析出しやすいとされる．このためメトトレキサート投与時には十分な補液により尿の濃縮を避けることと，尿のアルカリ化が必要である．サルファ剤はスルフォン基を持つ抗菌薬であるが，主として代謝物であるアセチル体が特に酸性下で析出しやすい．メトトレキサートと同様の注意が投与の際に必要である．

アシクロビルはヘルペスウイルスに対する抗ウイルス薬であるが，蛋白結合率20〜30%で不溶性，尿中未変化体排泄率は48時間で70〜76%ある．高用量の投与で尿細管内で析出しやすい[18]．この薬剤も酸性で析出しやすい．

5 虚血による腎障害

虚血によるとされる腎障害を生じる薬剤にNSAIDs，シクロスポリン，タクロリムス，ヨード系造影剤がある．これらの薬剤は腎血管（動脈系）の収縮により腎内の虚血を生じ，腎機能障害を起こすとされているが，単独の機序でなく複合的な機序で生じると考えられている．

NSAIDsは炎症部位において図XI-2-2に示すようにアラキドン酸代謝経路のプロスタグランジン産生を抑制して，抗炎症，鎮痛効果を示す薬剤でシクロオキシゲナーゼ（COX)-1の作用を阻害する．この際，血管拡張作用のあるプロスタグランジンの産生を抑制するため，血管収縮が生じ虚血に至るとされている[19]．またNSAIDsのNa貯留作用も腎障害に関与している可能性がある．最近では炎症部位に特異的に働くCOX-2を特異的に阻害する新たな抗炎症薬が開発されている．これは虚血という点では有効と考えられるが，アレルギー性の腎障害が生じた報告があり，必ずしも安全とはいえない．腎内ではCOX-1は豊富に発現しているが[20]，COX-2の発現も少量認められている[21]．NSAIDsは後述するように，虚血のみでなくアレルギー性の尿細管間質性腎炎や乳頭壊死，糸球体腎炎（ネフローゼ症候群）を生じることがあり，単純に腎障害を虚血だけで説明することはできない．

シクロスポリンは最近ではTDMが行われることや，移植医療での成果により治療経験が集積したことから，高度の虚血性の腎障害が生じる頻度は低下した．シクロスポリンは血管内皮細胞でプロスタグランジン/トロンボキサンA2合成に作

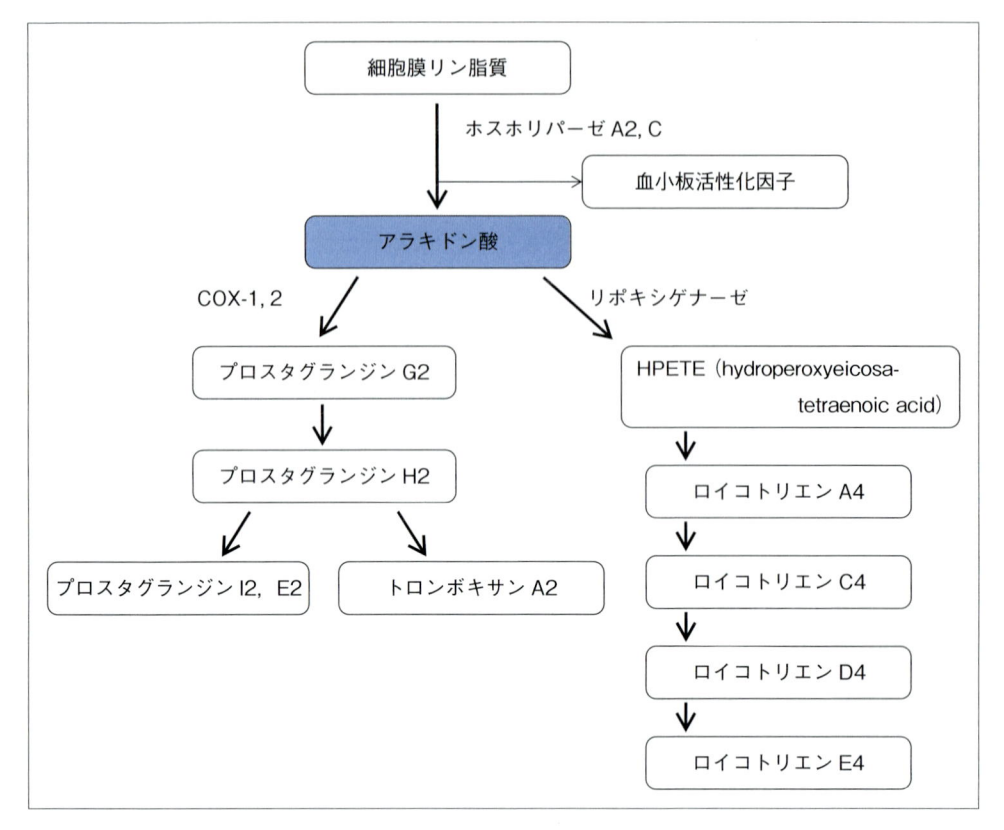

■ 図 XI-2-2　アラキドン酸代謝経路

用して虚血を生じるとされている．主として糸球体輸入動脈に作用するとされる[22, 23]．病変が進むと，病理的には細動脈の硝子化がみられるようになる．また内皮障害が高度になると血栓性微小血管障害，ひいては溶血性尿毒症症候群を呈することもある．また移植腎の経験から，シクロスポリンは尿細管に直接作用して腎毒性を生じることも報告されている[24, 25]．同じカルシニューリン阻害薬（CNI）であるタクロリムスも同様と考えられている．

ヨード系造影剤による AKI は常に臨床医にとって問題となる．詳細は「XI-6. 造影剤」p.704 に述べる．ヨード系造影剤による腎障害の成因は複合的なものと考えられるが，虚血もその一因とされる．造影剤投与後の腎内の血流を調べた研究では，血流量については一定の結論は出ていない．一般的には血管攣縮，浸透圧増加，過粘稠度などから酸素消費量の多い腎髄質外層に虚血を生じることが一因と考えられている．

6 アレルギー性腎障害

アレルギー性の薬剤性腎症は急性にも慢性に生じる．表 XI-2-1 に急性間質性腎炎を生じやすい薬剤を示す．急性の薬剤性腎症の多くは，病理学的には間質に T 細胞が主として浸潤することから細胞性過敏反応によると考えられているが，一部はハプテン[26]となって抗原性を持ち，液性免疫による反応を生じる場合もある．

約 30% の薬剤性腎症が抗菌薬によるものである．βラクタム系抗菌薬はβラクタム環を持った抗菌薬でセファロスポリン系，ペニシリン系などが属する．βラクタム系薬剤は体内で蛋白と結合し，ハプテンとして作用し過敏反応を生じる．アナフィラキシーを生じることが多く，腎では急性間質性腎炎を発症する．NSAIDs は好酸球の浸潤

表 XI-2-1　アレルギー性間質性腎炎を生じる薬剤

βラクタム系抗菌薬
　サルファ剤：スルファサラジン
　ニューキノロン系抗菌薬：シプロフロキサシン，オフロキサシン
　テトラサイクリン系抗菌薬：ミノサイクリン
　抗結核薬：リファンピシン
NSAIDs
　抗潰瘍薬：オメプラゾール，シメチジン，ファモチジン
　抗てんかん薬：バルプロ酸

がみられ，IgEを介するアレルギー反応による急性間質性腎炎を生じる[27〜29]．先に述べたようにNSAIDsはCOX-1を阻害することによりプロスタグランジンの生成を抑制するが，この際，炎症性ロイコトリエンの産生を促すこともアレルギー反応に関与しているとされる．NSAIDsは慢性の間質性腎炎を生じるが，その機序はまだ解明されていない．長期間NSAIDsを服用することによる急性の炎症が繰り返し生じるのか，虚血が関与しているのか現時点では不明である．

慢性間質障害の1つとして，古くから指摘されている鎮痛薬性腎症がある．フェナセチン，アスピリンなどの鎮痛薬を長期間服用するといわゆる鎮痛薬性腎症，乳頭壊死を生じることがある[30]．フェナセチンは使用中止となっている．これらの薬剤は長期投与で腎乳頭部に集積しやすく，アリール化や活性酸素の影響で乳頭壊死を生じるとされる．

Chinese herb nephropathyとして話題となった漢方薬の中のアリストロキア酸は，DNA付加体を形成して細胞障害を生じると考えられている[31]．

7　糸球体腎炎を生じる薬剤

薬剤使用中に蛋白尿，血尿を呈する糸球体腎炎を発症することがある．古くから知られているものに抗リウマチ薬である金製剤，D-ペニシラミンがある．ネフローゼ症候群を呈することが多く，病理学的には膜性腎症の所見を認める．膜性腎症は糸球体上皮下に免疫沈着物を生じる腎炎であるが，その生成機序が最近わかってきた．過去の報告から循環血中で免疫複合体を形成し，糸球体に沈着するcirculating immune complex型の機序と糸球体に抗原が局在，あるいはほかから糸球体内に抗原が沈着し，その抗原に対して抗体が反応するin situ型の機序が考えられている．原発性の膜性腎症に関しては，近年，糸球体上皮細胞膜上に局在するM型ホスホリパーゼA2受容体に対する抗体がその原因としてクローズアップされている[32]．しかし現時点で，薬剤性膜性腎症に関する責任抗原や発症機序については不明である．金は免疫調節薬としてB細胞の活性抑制を目的として使用され，慢性関節リウマチに広く使われてきたが，B細胞の活性抑制と反して水銀やカドミウムなどのほかの重金属と同様に多クローン性活性化polyclonal activationを生じ，自己抗体産生によって膜性腎症が発症する可能性が示唆されている[33]．また金が尿細管に蓄積し，尿細管細胞の障害により抗原性が出現し抗体産生が生じるとの説もあるが，現時点では推測の域を出ない．ペニシラミンは亜鉛や銅のキレート剤として使われているが，免疫調節作用を持ち慢性関節リウマチにも投与されてきた．ペニシラミンによるANCA関連腎症[34]やGoodpasture症候群[35]も報告されており，やはり自己抗体産生に関与していることが示唆されるが詳細はわかっていない．

NSAIDsもネフローゼ症候群を発症する薬剤として注意を要する．NSAIDsは前述のようにアレルギー性の機序や虚血によっても腎障害を生じるので，これらが複合的に生じることが少なくない．NSAIDsによるネフローゼ症候群の組織型は微小変化群が多いが，膜性腎症を生じることもある．前述のアラキドン代謝でのCOX-1の阻害によって生じる炎症性ロイコトリエンが，Tリンパ球の活性化を通じて糸球体基底膜の透過性を高めることが示唆されているが，基底膜の透過性だけで多量の蛋白尿を生じ得るかについては疑問が多い．

以上，薬剤による腎障害の発症機序については

まだまだ未解明な点が多く，発症機序からの薬剤性腎症の治療や予防法の確立にはほど遠い感がある．やはり現実的な臨床知見から薬剤による腎障害の予防と治療を心がけたい．

く，さらにこれらが複合的に関与していることも多い．薬剤ごとに起こり得る発症機序を理解することにより，腎症の予防，早期発見，治療（まずは投与中止）に役立つと考える．

〔深津敦司〕

8 Perspective

薬剤性腎症の発症機序は前述のように単一でな

《文献》

1) Silverblatt FS, et al. : Autoradiography of gentamicin uptake by the rat proximal tubule cell. Kidney Int, 15 : 335-345, 1979.
2) Ford DM, et al. : Apically and basolaterally internalized aminoglycosides co-localize in LLC-PK 1 lysosomes and alter cell function. Am J Physiol, 266 : C52-57, 1994.
3) Nicolau DP, et al. : Experience with an once-daily aminoglycoside program administered to 1284 adult patients. Antimicrob Agents Chemothera, 39 : 650-655, 1995.
4) McCormic JP : An emotional based medicine approach to monitoring once-daily aminoglycosides. Pharmacother, 20 : 1524-1527, 2000.
5) Brajtburg J, et al. : Amphotericin B : current understanding of mechanisms of action. Antimicrob Agents Chemother, 34 : 183-188, 1990.
6) Yokoo S, et al. : Differential contribution of organic cation transporters, OCT 2 and MATE 1 in platinum agent-induced nephrotoxicity. Biochem Pharmacol, 74 : 477-487, 2007.
7) Safirstein R, et al. : Cisplatin nephrotoxicity : insights into mechanism. Int J Androl, 10 : 325-346, 1987.
8) Safirstein R : Cisplatin nephrotoxicity in rats : defect in papillary hypertonicity. Am J physiol, 245 : F175-185, 1981.
9) Brozovic A, et al. : The relationship between cisplatin-induced reactive oxygen species, glutathione, and BCL-2 and resistance to cisplatin. Curr Rev Toxcol, 40 : 347-359, 2010.
10) Chirino YI, et al. : Role of oxidative and nitrosative stress in cisplatin-induced nephrotoxicity. Exp Toxicol Pathol, 61 : 223-242, 2009.
11) Rebillard A, et al. : Cisplatin cytotoxicity : DNA and plasma membrane targets. Curr Med Chem, 15 : 2656-2663, 2008.
12) Tsuruya K, et al. : Direct involvement of the receptor-mediated apoptotic pathways in cisplatin-induced renal tubular cell death. Kidney Int, 63 : 72-82, 2003.
13) Poirier MC, et al. : Persistence of platinum-ammine-DNA adducts in gonads and kidneys of rats and multiple tissues from cancer patients. Cancer Res, 52 : 149-153, 1992.
14) Cojocel J, et al. : Cephaloridine-induced lipid peroxidation initiated by reactive oxygen species as a possible mechanism of cephaloridine nephrotoxicity. Biochim Biophys Acta, 834 : 402-410, 1985.
15) Kiyomiya K : Cephaloridine-Induced Inhibition of Cytochrome c Oxidase Activity in the Mitochondria of Cultured Renal Epithelial Cells (LLC-PK$_1$) as a Possible Mechanism of Its Nephrotoxicity. Toxicol Applied Pharmacol, 167 : 151-156, 2000.
16) Hande KR : Pharmacology and pharmacokinetics of high dose methotrexate in man. Clinical pharmacology of antineoplastic drugs, ed by Pine HM, Elsevier, 1978.
17) Thierry IFX, et al. : Acute renal failure after high dose methotrexate and plasma exchange in methotrexate removal. Nephron, 51 : 416-417, 1989.
18) Sawyer MH : Acyclovir-induced renal failure. Clinical course and histology. Am J Med, 84 : 1067-1071, 1988.
19) Brater DC : Effects of nonsteroidal anti-inflammatory drugs on renal function : Focus on cyclooxygenase 2-selective inhibition. Am J Med, 107 : 65s-70s, 1999.
20) Qi Z, et al. : Opposite effects of cyclooxigenase 1 and-2 activity on the pressor response to angiotensin II. J Clin Invest, 110 : 61-69, 2002.
21) Halo CM, et al. : Dehydration activates an NF-kappaB-driven, COX II dependent survival mechanism in renal medullary interstitial cells. J Clin Invest, 106 : 973-982, 2000.
22) Myers BD : Cyclosporine nephrotoxicity. Kidney Int, 30 : 964-974, 1986.

23) Kahan BD : Cyclosporine nephrotoxicity : pathogenesis, prophylaxis, therapy and prognosis. Am J Kidney Dis, 8 : 323-331, 1986.
24) Justo P, et al. : Intracellular mechanisms of cyclosporin A-induced tubular cell apoptosis, J Am Soc Nephrol, 14 : 3072-3080, 2003.
25) Carvalho da Costa M, et al. : Cyclosporin A tubular effects contribute to nephrotoxicity : role for Ca^{2+} and Mg^{2+} ions. Nephrol Dial Transplant, 18 : 2262-2668, 2003.
26) Berkes EA : Anaphylactic and anaphylactoid reactions to aspirin and other NSAIDs. Clin Rev Allergy Immunol, 24 : 137-148, 2003.
27) Joh K, et al. : Drug-induced hypersensitivity nephritis : lymphocyte stimulation testing and renal biopsy in 10 cases. Am J Nephrol, 10 : 222-230, 1990.
28) Wilson CB : Study of the immunopathogenesis of tubulointerstitial nephritis using model systems. Kidney Int, 35 : 938-953, 1989.
29) Neilson EG : Pathogenesis and therapy of interstitial nephritis. Kidney Int, 35 : 1257-1270, 1989.
30) Brix AE : Renal papillary necrosis. Toxicol Pathol, 30 : 672-674, 2002.
31) Mei N, et al. : DNA adduct formation and mutation induction by aristolochic acid in rat kidney and liver. Mutat Res, 602 : 83-91, 2006.
32) Beck LH Jr, et al. : Membranous nephropathy : recent travels and new roads ahead. Kidney Int, 77 : 765-770, 2010.
33) Druet P : Contribution of immunological reactions to nephrotoxicity. Toxicol Lett, 46 : 55-64, 1989.
34) Karpinski J, et al. : D-penicillamine-induced crescentic glomerulonephritis and antimyeloperoxidase antibodies in a patient with scleroderma. Case report and review of the literature. Am J Nephrol, 17 : 528-532, 1997.
35) Derk CT, et al. : Goodpasture-like syndrome induced by D-penicillamine in a patient systemic sclerosis : report and review of the literature. J Rheumatol, 30 : 1616-1620, 2003.

3 NSAIDs

1 NSAIDsとは

　NSAIDs には非ステロイド系の抗炎症作用，鎮痛作用を持つすべての薬剤が含まれる．

　NSAIDs はさまざまな薬剤の中でも最も高頻度に，時に長期間使用される薬剤である．それゆえに副作用の発生頻度は低くても，実際の副作用の発生頻度はかなり高い（「XI-1. 薬物使用の原則」p. 667 参照）[1]．特に整形領域では慢性の疼痛に長期間投与されることが多く，副作用が問題になる．本項では NSAIDs による腎障害についてと，腎障害のある患者に対する NSAIDs 投与の注意点を述べる．

2 種　類

　NSAIDs に分類される薬剤を表 XI-3-1 に示す．「XI-2. 機序と原因」p. 677 で述べたごとく NSAIDs はシクロオキシゲナーゼ（COX）を阻害することにより，炎症部位で疼痛や炎症を生じさせるプロスタグランジンを抑制することで抗炎症，鎮痛作用を示す．COX には，全身に分布する COX-1 と炎症部位に特異的に発現が増強する COX-2 がある．多くの NSAIDs が COX-1 阻害薬であるが，最近 COX-2 を特異的に阻害する薬剤が開発された．COX-1 阻害薬にはプロピオン酸系，酢酸系，オキシカム系，塩基系がある．

　サリチル酸は歴史的に最も古い鎮痛薬であるが，COX をアセチル化することで不可逆的に阻害する．血小板でも働くため，アセチルサリチル酸は血小板凝集抑制薬として広範に使われている．

　アセトアミノフェンは，腎機能障害がある場合に比較的安全ということで好んで鎮痛解熱薬として使用されている．この薬剤は COX 阻害作用を示すが，抗炎症作用がないという点で NSAIDs には原則含まれない．中枢に存在するという COX-3 を阻害する報告[2]があるが確認されていない．

表 XI-3-1　NSAIDs の種類

COX 非選択性
　プロピオン酸系
　　イブプロフェン，アミノプロフェン，ロキソプロフェン，ナプロキセン，ケトプロフェン，チアプロフェン酸
　酢酸系
　　インドメタシン系，フェニル酢酸系
　オキシカム系
　　ピロキシカム，アンピロキシカム，ロルノキシカム
　塩基系
　　チアラミド
COX-2 選択性
　セレコキシブ
サリチル酸
　アスピリン

3 薬物代謝

　ほとんどの NSAIDs は消化管からの吸収が良好で（バイオアベイラビリティ 80％ 以上，添付文書，インタビューフォームによる），肝臓の CYP 3A，CYP 2C ファミリーで代謝される．一部は肝から胆汁中に排泄された後，消化管から再度吸収される．腎が主要排泄経路である．蛋白結合率は 98〜99％ ときわめて高い．

　プロドラッグとしてはロキソプロフェン，インドメタシンファルネシル，アンピロキシカムがある．ここでは，最も投与頻度の高いロキソプロフェンの代謝について述べる．ロキソプロフェンは未変化体で消化管から吸収された後，活性体である trans-OH 体に変換される．未変化体は分子量 304 で水溶性である．蛋白結合率は未変化体 97

%，活性体 93％ と高い．排泄としてはグルクロン酸抱合体として 12 時間で約 60％ が尿中に排泄される．体内分布，代謝経路などの詳細は不明である（添付文書およびインタビューフォームより）．

腎機能障害時の NSAIDs の代謝変化についての具体的な報告は少ないが，未変化体や活性代謝物の血中での分布が増加することは推測できる．

4 腎以外の副作用

NSAIDs にはほぼ共通した副作用がある．腎障害については後述するため，その他の臓器に対する副作用について述べる．腎機能障害のある患者については，より高頻度にこれら副作用が出る可能性があるため，十分把握しておく必要がある．

❶ 消化性潰瘍

潰瘍に至らない急性胃，十二指腸粘膜病変も含めて最も頻度の高い副作用である．消化性潰瘍の既往のある患者への投与は禁忌になっている．COX-1 によりプロスタグランジン E2 が産生され，胃酸分泌抑制，粘膜血流量増加などを介して粘膜を保護するが，これが抑制されることにより粘膜障害が生じると考えられている．

❷ 出血傾向

アセチルサリチル酸は不可逆的に血小板凝集を阻害するが，ほとんどの NSAIDs にも可逆的とされる凝集抑制作用がある．1 週間以上服用している例では注意を要する．

❸ 肝障害

投与後数ヵ月以内に生じる[3]．

❹ 喘息

アスピリン喘息がよく知られているが COX-2 阻害薬ではほとんど報告がなく，COX-1 阻害が発症に関与していると考えられている．

5 他の薬剤との相互作用

NSAIDs は他の薬剤との相互作用についての報告が多く，見逃せない．NSAIDs は蛋白結合率が高いため，他の薬剤の蛋白結合率に影響する．つまり薬効がある遊離型薬剤濃度に影響することから，相互作用に留意することが大切である．

❶ クマリン系抗凝固薬

NSAIDs の血小板凝集抑制作用が出血傾向を助長する．

❷ スルホニル尿素薬

糖尿病に使われるスルホニル尿素薬とは蛋白結合で競合し，過剰な血糖下降をきたすことがある．

❸ ニューキノロン系抗菌薬

ニューキノロン系抗菌薬は中枢で GABA の受容体結合を阻害し，痙攣を起こすことがあるが，NSAIDs はその阻害作用を強めるとされる．

❹ メトトレキサート

メトトレキサートは葉酸代謝拮抗薬で抗腫瘍薬として使われるが，最近では低用量で慢性関節リウマチ（RA）にも投与されるようになった．RA ではほとんどの症例に NSAIDs が使用されるため，その相互作用が問題になる．NSAIDs との併用による腎血流量の低下によりメトトレキサートの排泄が遅延し，メトトレキサートの効果が増強されるためとされる．メトトレキサートの副作用の腎機能障害，骨髄障害，肺病変に注意をする必要がある．

❺ サイアザイド系利尿薬

NSAIDs はサイアザイド系利尿薬の効果を減弱することがある．

RAS 阻害薬と NSAIDs の併用で，腎機能障害の進展が報告されている．

NSAIDs を投与時，腎についてどのような点で注意すべきかを以下にあげる．

1) 他の薬剤使用時と同様，腎機能を把握する．
2) 高齢者[4]，糖尿病患者，肝不全患者，RAS 阻害薬投与中患者では副作用が出やすいことを認識する．
3) それぞれの NSAIDs の特性を理解する．（長時間型か短時間型か．プロドラッグかどうか）
4) アセトアミノフェンは COX-1, 2 の阻害作用はなく，それに伴う副作用も基本的にはな

いが，長期使用で腎乳頭壊死を生じる可能性がある．

6 NSAIDsによる腎機能障害

「XI-2．機序と原因」p.677の項でNSAIDsの腎機能障害の発生機序として，①虚血，②アレルギー性間質性腎炎，③糸球体腎炎，があることを述べた．これらは独立して起こることも複合的に起こることもある．高度の蛋白尿を呈しながら尿細管間質性腎炎が生じていることが多い．ここではNSAIDsを投与している患者に起こりうることを臨床面から考察する．

NSAIDsの腎機能障害は発症機序からしても，病理学的にはさまざまな形をとり，臨床的にも種々の症候を呈する．

1 AKI

NSAIDs投与後，短期間で腎機能障害を生じることがある．この急性の腎機能障害は，NSAIDsのプロスタグランジン産生抑制から生じる虚血によって生じるとされている．したがって腎前性のAKIの経過をとる．

❶ 臨床徴候と診断
1) まずNSAIDsが原因ではないかと疑うこと．
2) 投与後，数日以内に乏尿となる．
3) 高K血症を呈することが多い．
4) %Na分画排泄率は1%以下がほとんど．

❷ 治療と予防
まず薬剤を中止して経過を注意深くみることで回復することが多い．腎機能が正常の患者にNSAIDsを投与したとき，腎血流量やGFRはほとんど変化しないとされているが，脱水，心拍出量が低下した状態，肝硬変などではNSAIDsにより腎血流量が低下することが知られており，これらの状況下でNSAIDsを投与したときにAKIが生じやすい．予防としては異常な状態での投与を避けることや，十分な水分摂取で脱水を改善しておくことが肝要である．抗炎症作用はないが疼痛や発熱に対し，COX-1阻害作用のないアセトアミノフェンの使用が比較的安全である．またプロドラッグやCOX-2阻害薬の使用は有効であると考えられるが，AKIを生じたとする報告があり油断はできない．

2 急性間質性腎炎

NSAIDsの腎機能障害として最も高頻度な型で，アレルギー性機序と考えられるが多くの場合蛋白尿を認め，糸球体腎炎を合併している[5]．全身的な症状としては発熱，発疹，関節痛などを認めることがあるが，まったく症状がなく，ただ腎機能障害のみが前面に出ることもある．NSAIDsによる薬剤性腎症の発症頻度は，新たなNSAIDsの開発や副作用報告による啓蒙などにより決して高いものではないが，NSAIDsの投与される頻度が他の薬剤などに比べきわめて多いことから，急性間質性腎炎（AIN）の原因としては高頻度である．アレルギー症状を認める場合，薬剤性アレルギー性腎障害を疑うことは比較的容易であるが，伴わない場合はいつの間にか腎機能が低下している，あるいは検診で尿蛋白が指摘されたということも多い．選択性COX-2阻害薬でも報告がある[6]．

❶ 臨床徴候と診断
1) 薬剤投与後，数日から数ヵ月後に発症する．薬剤投与開始後かなり経って初めて症状が出ることが少なくない点で，他の薬剤が原因のAIN（通常4週間以内に発症）と異なる．
2) 発熱，発疹，関節痛などのアレルギー症状は7～10%程度と多くない．
3) 尿中に1%以上の好酸球を認める例はAIN全体では60～70%であるが，NSAIDsによる間質性腎炎では5%以下と少ない．同様に血中好酸球増多を認めるのは20%以下である．
4) 約90%に1g/日以上の蛋白尿を認める．
5) 経過によるが，腎機能障害を認める時期にガリウムシンチグラムで陽性所見を示す．
6) 腎生検は有用で尿細管間質にリンパ球や単

球，好酸球などの浸潤を認める．好酸球が有意になることは少ない．糸球体は微小変化群のことが多い．
7）形態的には，急性期には腎は腫大することが多い．

これらをまとめると，NSAIDs による急性の腎障害は NSAIDs 投与後数ヵ月経っても起こることがあり，アレルギー症状を呈する例は少なく[5]，腎機能障害に加えて中等度から高度の蛋白尿を生じることが多いということである．

実際，臨床の場においては，1 g/日以上の蛋白尿を認め，軽度から高度の腎機能障害を認めた場合，他の腎疾患との鑑別が必要になる．その場合まず NSAIDs を投与しているか，投与した既往はないかを確認する．NSAIDs による腎症の可能性があるようなら，ガリウムシンチグラムは特異的ではないが間質の炎症の診断に有用である．最終的に腎生検を必要とすることが多い．

❷ 治療と予後

NSAIDs の投与中止とともに回復することが多いが，完全に回復する例は多くない．

ガリウムシンチグラムで高度の炎症が疑われる場合や，腎生検にて高度の細胞浸潤，尿細管間質障害が認められた場合，副腎皮質ステロイドを投与する場合がある[7]．しかし，NSAIDs による間質性腎炎に対するステロイド療法の有効性についてのエビデンスは乏しい．

3 急性腎乳頭壊死

以前，鎮痛薬フェナセチンを長期に服用することにより腎乳頭壊死を生じ AKI を起こす例が短期間に発生したため，2001 年供給停止になった．フェナセチンは耽溺性があるため長期濫用に陥りやすく，加えて発癌性が問題となったこともあり，現在では実質的に使用されていない．急性腎乳頭壊死は腎乳頭部の壊死病変を単独に起こすことはなく，ほとんどの例で間質性腎炎を合併している．このような病態を鎮痛剤腎症と呼んでいる．アセトアミノフェンはフェナセチンの代謝物であるが，耽溺性は少ないため単独で腎乳頭壊死を起こすことはほとんどない．しかしアセトアミノフェン，アスピリンやピリン系薬剤（スルピリンなど）を併用して服用した場合，腎乳頭壊死を生じることがある[8,9]．アセトアミノフェンは腎乳頭部に集積しやすく，この部位でプロスタグランジン H 合成酵素により酸化的代謝を受ける[10]．この際に生じる活性酸素はグルタチオンによって保護される．一方アスピリンはサリチル酸に代謝された後，これも腎乳頭部に集積され，さらにグルタチオンを消耗する．加えて COX-1 の阻害による虚血が加わって腎乳頭壊死が生じるとされている．

❶ 診 断

腎乳頭壊死は比較的急性に生じ，予後も悪かったが，フェナセチン販売が中止になってから，急性の経過を示さない例がみられるようになった．症候としては無症状のことが少なくなく，徐々に進行する腎機能障害が主体となる．腎盂造影で腎杯の変形がみられることが特徴であるが，造影検査はこの状態ではしないほうがよいと思われる．CT で腎盂に変形が認められることがある．尿中に脱落した腎乳頭の細胞塊がみられることがある．

❷ 治療と予後

薬剤の投与中止が第一である．腎乳頭の傷害の程度により腎予後が決まる．アセトアミノフェンは比較的安全と前述したが，原則頓用とし長期的使用は避けるべきである．またアスピリンなどとの併用も避けるべきである．

4 糸球体腎炎

NSAIDs による糸球体腎炎は間質性腎炎を合併して生じることが多いが，糸球体腎炎が主体としてみられることがある．多くはネフローゼ症候群を呈し，尿所見として血尿がみられることは少ない．組織学的には微小変化群が多い[5,11,12]．光学顕微鏡では異常所見はみられず，電子顕微鏡で広範な糸球体上皮細胞の足突起の癒合がみられる．アラキドン酸代謝において COX-1 が阻害されるために，炎症性のロイコトリエンが糸球体の透過性を亢進するという機序が想定されているが，明

らかでない．
まれに膜性腎症を生じた報告がある[13, 14]．

❶ 診　断

糸球体腎炎が全面的に出ることはまれで，多かれ少なかれ間質性腎炎の症候を伴っていることが多い．尿中 NAG や β_2-MG の増加は参考になる．薬剤の中止とともに蛋白尿が劇的に改善した場合を除き，多くの場合腎生検が施行される．

腎生検では微小変化型あるいは典型的な膜性腎症の所見を呈し，一次性のそれとの鑑別は難しい．しかし尿細管間質性腎炎の所見（間質への細胞浸潤，尿細管変性など）がみられることが多い．

❷ 治療と予後

多くの例で，薬剤の投与中止で糸球体腎炎の改善がみられる．高度のネフローゼ症候群や間質性腎炎を伴うとき，2～4 週間で改善がみられないときは副腎皮質ステロイドを投与することもある．

7 投与の実際

1 腎機能正常患者に対する NSAIDs の投与

いかなる NSAIDs も，投与中は腎機能障害をきたしていないかモニターする必要がある．腎機能障害が出現しないと早期に発見できないことも多いが，血清 Cr の変化と尿所見は必須のモニター項目といえる．さらに表 XI-3-2 に示すような各 NSAIDs の特性を理解して，有効最少量，最短期間投与を心がけることが必要である．頓用投与も勧められる．抗炎症作用を期待して長期に投与する場合は特に，腎以外の副作用にも十分留意する．さらに他の薬剤との併用の際は相互作用に留意する．

2 腎機能障害患者に対する NSAIDs の投与

腎機能の把握を的確にすること，高齢者，脱水状態，糖尿病患者，心機能障害患者，肝障害患者，利尿薬服用中患者，RAS 阻害薬服用中患者につ

■ 表 XI-3-2　NSAIDs の特性

COX 非選択性		
プロピオン酸系		
	イブプロフェン	軽度の発熱，疼痛，炎症に有効．胃腸障害は少ない
	ナプロキセン	軽度の発熱，疼痛，炎症に有効
	ロキソプロフェン	軽度の発熱，疼痛，炎症に有効．プロドラッグ
酢酸系		
	インドメタシン	他の NSAIDs の使用が困難なときに使用．軽度の発熱，疼痛，炎症に有効．胃腸障害は多い
	ジクロフェナク	中等度の疼痛および急性，慢性炎症に有効
	スリンダク	急性，慢性疼痛，炎症に有効．肝障害がやや多い
オキシカム系		
	ピロキシカム	慢性疼痛，炎症に有効．胃腸障害は多め
	メロキシカム	慢性疼痛，炎症に有効で間節リウマチにも使われる 解熱作用はない．少量では COX-2 選択性が高い
COX-2 選択性		
	セレコキシブ	わが国初の COX-2 選択性．慢性疼痛，炎症に有効 胃腸障害は少ない．血小板への影響はない
サリチル酸		
	アスピリン	慢性疼痛，炎症に使われたが最近は少ない 胃腸障害は多い．血小板凝集抑制は非可逆的

■ 表 XI-3-3　各 NSAIDs の使用時の注意点

薬　剤	腎不全時の使用法	半減期（時間）	排　泄
イブプロフェン	重篤な腎障害で禁忌 腎障害，腎血流障害で慎重投与	1.8	尿中 60% （代謝物のみ）
ナプロキセン	同　上	14	尿中 61.5% （24 時間）
ロキソプロフェン	同　上	1.25	尿中未変化体 16% 活性代謝物 16% （8 時間）
インドメタシン	同　上	4.5～7.2	尿中 60%（48 時間） 糞中 30%（96 時間）
ジクロフェナク	同　上	1.2	尿中 60%（96 時間） 糞中 30%（96 時間）
スリンダク	同　上	二相性 4～12，12～48	尿中 30～35%
ピロキシカム	同　上	48	尿中 30%
メロキシカム	同　上	19.6	糞不明
セレコキシブ	同　上	5～9	尿および糞
アスピリン	腎障害で慎重投与	約 2	尿中 90%（24 時間）

成書によれば上記すべての薬剤において GFR 10 mL/分以上のときは常用量を慎重投与，10 mL/分以下のときは原則禁忌．しかし末期腎不全で腎機能が廃絶しているときは，使用可能としている．実際的には透析患者は原則禁忌と考えない．

（添付文書および日本病院薬剤師会のインタビューフォームより）

いては，腎機能障害患者と同様の注意が必要である．高齢者では COX-2 選択性 NSAIDs でも CKD の進行を認めたという報告もある[15]．添付文書や成書に記載された各 NSAIDs の腎機能障害時の投与方法を表 XI-3-3 に示す．添付文書によると，ほとんどすべての NSAIDs に共通なものとして，蛋白結合率が高く（90% 以上），透析ではほとんど除去されない．重篤な腎機能障害では投与禁忌，腎機能障害あるいは腎血流障害で慎重投与となっている．実際には表 XI-3-3 に示すように，CKD ステージ 4 までは常用量を使うことが少なくない．ただし腎機能，尿所見のモニター，他の副作用発現の厳重監視，最少量，最短期間投与に留意しなければならない．また末期腎不全では禁忌となっているが，経験に基づいて透析患者では腎機能は廃絶していると考えて常用量を投与することが少なくない．もちろん禁忌薬にな

っているので，細心の注意をもって副作用に注意する必要がある．また残腎機能がある場合はさらなる注意が必要である．

8 Perspective

NSAIDs は特に高齢者の腰痛などに漫然と使われていることが多い．症状のないままいつの間にか腎機能が低下していたり蛋白尿が出現して，初めて NSAIDs の副作用に思い至ることが少なくない．NSAIDs を 1 週間以上投与する場合は，必ず腎機能を確認することが大切で，投与後も血清 Cr，尿蛋白はモニターする必要がある．COX-2 阻害薬はより安全と考えられるが，今後の副作用報告に留意すべきである．

〔深津敦司〕

《文献》

1) Whelton A, et al. : Nonsteroidal anti-infalammatory drugs : Effects on kidney function. Clinical nephrotoxins. Renal injury from drugs and chemicals. 1st ed, ed by Dezbroe et al., Kluwer, 1998.
2) Willoughby DA, et al. : COX-1, COX-2, and COX-3 and the future treatment of chronic inflammatory diseas. Lancet, 355 : 646-648, 2000.
3) Garcia Rodriguez LA, et al. : Acute liver injury associated with nonsteroidal anti-inflammatory drugs and the role of risk factors. Arch Intern Med, 154 : 311-316, 1994.
4) Schneider V, et al. : Association of selective and conventional nonsteroidal antiinflammatory drugs with acute renal failure : A population-based, nested case-control analysis. Am J Epidemiol, 164 : 881-889, 2006.
5) Abraham PA, et al. : Glomerular and interstitial disease induced by nonsteroidal anti-inflammatory drugs. Am J Nephrol, 4 : 1-6, 1984.
6) Alper AB Jr, et al. : Nephrotic syndrome and interstitial nephritis associated with celecoxib. Am J Kidney Dis, 40 : 1086-1090, 2002.
7) Neilson EG : Pathogenesis and therapy of interstitial nephritis. Kidney Int, 35 : 1257-1270, 1989.
8) Nanra RS, et al. : Analgesic nephropathy : etiology, clinical syndrome, and clinicopathologic correlations in Australia. Kidney Int, 13 : 79-92, 1978.
9) Buckalew VM Jr : Habitual use of acetaminophen as a risk factor for chronic renal failure : a comparison with phenacetin. Am J Kidney Dis, 28 : S7-13, 1996.
10) Duggin GG : Combination analgesic-induced kidney disease : the Australian experience. Am J Kidney Dis, 28 : S39-47, 1996.
11) Clive DM, et al. : Renal syndromes associated with nonsteroidal antiinflammatory drugs. N Engl J Med, 310 : 563-572, 1984.
12) Lomvardias S, et al. : Nephrotic syndrome associated with Sulindac. N Engl J Med, 304 : 424, 1981.
13) Radford MG Jr, et al. : Reversible membranous nephropathy associated with the use of nonsteroidal anti-inflammatory drugs. JAMA, 276 : 466-469, 1996.
14) Campistol JM, et al. : Reversible membranous nephritis associated with diclofenac. Nephrol Dial Transplant, 4 : 393-395, 1989.
15) Gooch K, et al. : NSAID use and progression of chronic kidney disease. Am J Med, 120 : 280, e1-7, 2007.

4 抗菌薬

　抗菌薬は腎障害を生じる，最も頻度の高い薬剤である．当然，腎障害を避けるために，最少量で最も有効な投与を行うための投与設計をたてる必要があるが，微生物の特性，薬物の特性，対象臓器（感染部位）へのデリバリー，生体の状態（腎，肝機能，免疫機能など）の4方向から検討する必要がある．ここでは各種抗菌薬がどのような腎障害を生じるか，その予防と対処をいかにすべきかという点と，腎障害がある患者への抗菌薬の投与方法について述べる．

1 各種抗菌薬の特性と腎障害

　表XI-4-1に現在頻繁に使用されている抗菌薬の一覧を示す．

1 β-ラクタム系抗菌薬

　β-ラクタム系抗菌薬は最も頻繁に使用されている抗菌薬で，β-ラクタム環を持つことがこの系の共通点である．細菌細胞膜表面上の酵素を不活化し，細胞合成を阻害することにより抗菌作用を示す．この系統の抗菌薬に耐性を生じる機序は，①β-ラクタマーゼ産生，②これらの抗菌薬が結合する細菌細胞内蛋白の変異，③薬剤の細菌細胞膜の通過阻害の3種がある[1, 2]．β-ラクタム系抗菌薬は急性間質性腎炎（AIN）を生じることがある[3]．また，セファロスポリン系抗菌薬はアミノグリコシド系抗菌薬と併用するとその腎毒性を誘発しやすい．β-ラクタム系抗菌薬の多くは腎排泄で，その抗菌効果は時間依存性であるため有効濃度を維持する必要があり，腎障害時には投与法の調節が必要である．

　最も歴史のあるペニシリン系抗菌薬は，初期のペニシリンGから第2世代のアンピシリン，アモキシシリン，第3世代のカルベニシリン（わが国では現在発売中止），第4世代のピペラシリンと開発されてきている．第2世代は内服可能の広域ペニシリンであるがβ-ラクタマーゼに弱い．アンピシリンにβ-ラクタマーゼの阻害薬を加えた製剤もある．ピペラシリンはβ-ラクタマーゼ耐性で緑膿菌に有効である．ペニシリン系抗菌薬はアレルギー反応を惹起することは周知のとおりであるが，アレルギー性機序のAINを生じることがある．一般的にペニシリン系抗菌薬は半減期が短く，腎機能正常の患者では6時間ごとの投与が原則である．ペニシリン系の多くは尿中排泄され，腎機能障害では用量調節が必要であるが，公表されている代謝関係のデータは意外に少ない．

　セファロスポリン系抗菌薬は最も広範に使用されており，広いスペクトラムと比較的高い安全性を有する．表XI-4-2に示すように世代によって分類されることが多いが，細菌に対する感受性に相違があり，選択の基準となる．第1世代はグラム陽性球菌に有効である．第2世代はグラム陽性球菌（第1世代より若干劣る），グラム陰性桿菌のいずれにも有効であるが，菌種によって有効な薬剤を選択する必要がある．第3世代はグラム陰性桿菌のβ-ラクタマーゼにより耐性となった腸

■ 表XI-4-1　抗菌薬の種類

β-ラクタム系
ペニシリン系
セファロスポリン系
カルバペネム系
モノバクタム系
β-ラクタマーゼ阻害薬
アミノグリコシド系
テトラサイクリン系
クロラムフェニコール系
マクロライド系
グリコペプチド系
キノロン系
サルファ剤

■ 表XI-4-2　セファロスポリン系抗菌薬

第1世代	セファドロキシル*，セファゾリン，セファレキシン*，Cefradine*
第2世代	セファクロル*，セフォテタン，セフォキシチン，セフプロジル，セフロキシム*，ロラカルベフ*
第3世代	セフジニル*，セフジトレン*，セフィキシム*，セフォペラゾン*，セフォタキシム，セフポドキシム*，セフタジジム，セフチブテン*，セフゾキシム，セフトリアキソン
第4世代	セフェピム

*経口剤

内桿菌に有効であるが，グラム陽性球菌に対してはやや効力が落ちる．第4世代はグラム陽性球菌および緑膿菌の属するシュードモナス科に有効である．したがって，対象の細菌に対する感受性の検査が必要である．

腎障害時の投与法については，後述のバンコマイシンと基本的には同様である．セファロスポリン系抗菌薬はアレルギーが最も重要な副作用であるが，AINを生じることがある．その頻度はセファロチンが最も多く，セファレキシン，cephradine，cefoxitin，セファゾリンの順となっている[4]．

2　アミノグリコシド系抗菌薬

アミノグリコシド系抗菌薬は，腎毒性のリスクが最も高い抗菌薬である．アミノグリコシド系抗菌薬は細菌の細胞内に入りリボソームRNAに結合し，蛋白合成を阻害することにより殺菌効果を示す[5]．このため，アミノグリコシド系抗菌薬は血中濃度が有効濃度以下になっても殺菌効果を示す〔抗菌薬治療効果（PAE）〕が特徴である[6]．またアミノグリコシド系抗菌薬は濃度依存性に有効性を示す[7]．このことは腎障害の予防や腎障害患者への投与に大変重要であり，1日1回投与が推奨される理由である．また，腎からみると，アミノグリコシド系抗菌薬は糸球体から濾過され尿細管で一部が再吸収されて尿細管細胞内で障害性を呈するが，再吸収量は上限があるので1回投与で再吸収量を最少限にするという意図もある．

アミノグリコシド系抗菌薬による腎障害は投与開始後1週間程度で現れるが，急性尿細管壊死による乏尿を生じることは少なく，非乏尿性AKIを呈することが多い．近位尿細管だけでなく，遠位尿細管障害も加わって水再吸収が障害されるためといわれる[8]．このため低Mg血症，低P血症，低K血症，低Ca血症を伴うことがある．腎障害は通常アミノグリコシド系抗菌薬の投与中止とともに回復することが多い．ただし高齢者，長期投与，心不全，敗血症などで不可逆的障害を生じることがある．アミノグリコシド系抗菌薬の中ではゲンタマイシンが最も高頻度で腎障害を生じ，以下トブラマイシン，アミカシンとなっている[9,10]．

3　テトラサイクリン系抗菌薬

テトラサイクリン系抗菌薬は30Sリボソームユニットに結合し，mRNA-リボソーム複合体の形成を阻害し蛋白合成を障害する薬剤[11]で，日本ではミノサイクリンとドキシサイクリンが使用できる．これらは静菌的に細菌に作用するとされるがクラミジアやマイコプラズマ，レプラにも有効である[12]．ミノサイクリンは未変化体が11%尿中に排泄されるが，代謝物は糞中に排泄される．ドキシサイクリンもほとんどが糞中排泄である．これらは腎障害を生じることは少ないが，有効期限切れのミノサイクリンで腎障害が生じた例が報告されている．また，蛋白合成を抑制することから高窒素血症を増悪させることがある．

4　マクロライド系抗菌薬

マクロライド系抗菌薬は50Sリボソームサブユニットに結合し，結果的に蛋白合成を抑制する薬剤で[13]，静菌的に作用し，現在ではクラリスロマイシン，アジスロマイシンがよく使われる．マイコバクテリア感染症の第1選択薬である．クラリスロマイシンの20〜30%は未変化体で尿中に排泄されるとされるが，アジスロマイシンはほぼ糞中排泄とされる．これらの薬剤による腎障害は

少ないとされる．

5 グリコペプチド系抗菌薬

グリコペプチド系抗菌薬は現在のところバンコマイシンとテイコプラニンが使用されている．これらはメシチリン耐性黄色ブドウ球菌（MRSA）に有効なことから，その使用は限定されているが，MRSA感染の増加とともに使用頻度は高くなっている．バンコマイシンはD-alanyl-D-alanineに強く結合して細胞壁の合成を阻害する．未変化体が主として尿中に排泄され糸球体濾過量（GFR）に依存する[14]．濃度依存性であり，MRSAに対しトラフ濃度を維持する必要があり，厳密な投与調節が必要である．バンコマイシンの腎毒性の機序については十分解明されていない．活性酸素が関与しているとされる[15]が過剰投与，長期投与により発生頻度が増加する[16]．テイコプラニンの作用機序はバンコマイシンと同様であるが，半減期が長い．排泄は腎（80％）で蛋白結合率は90％以上と高く，バンコマイシンより腎障害は少ないとされる．詳しい代謝経路は報告されていない．腎障害患者に対し，両者とも薬物血中濃度モニタリング（TDM）を用いて投与計画を作る．

6 キノロン系抗菌薬

キノロン系抗菌薬はキノロン骨格を持つ合成抗菌薬で，初期のナリジクス酸は尿中移行がよく，尿路系感染症に使われた．1984年以降，広い抗菌スペクトラムを持った新たな抗菌薬が開発され，ニューキノロン系と呼ばれている．ニューキノロン系抗菌薬は細胞核内のDNAジャイレースあるいはトポイソメラーゼに作用してDNA合成を阻害することにより，抗菌作用を有する．濃度依存性であり，腎機能正常患者でレボフロキサシンの投与法が500 mg 1日1回投与になったのは最近のことである．よく使われるレボフロキサシンは蛋白結合率26〜36％で，未変化体の90％が尿中に排泄される．NSAIDsとの併用により，中枢系副作用が出現しやすいことが添付文書で報告されている．腎障害としてはAINを生じることが，特にシプロフロキサシンで報告されている．この場合，NSAIDsのAINと比較して，全身症状や尿中好酸球増加などアレルギー症状が前面に出やすい．

7 サルファ剤

スルファニルアミド基を持った抗菌薬で葉酸合成を阻害する．不溶性で尿細管内で結晶を作って腎障害を生じるとされる[17]．現在ではスルファメトキサゾール・トリメトプリム（ST合剤）として，主にカリニ肺炎予防に投与されることがほとんどで腎障害の報告は少ない．

2 腎障害患者に対する抗菌薬投与の実際

1 抗菌薬投与の基本的な考え方

抗菌薬が対象臓器における感染病巣に対し有効であるためには，十分な量の抗菌薬が十分な時間到達しなければならない．当然のことながら，選択した抗菌薬が細菌に感受性があることが前提である．血中から対象臓器に移行するために，移行のよい臓器と悪い臓器がある．したがって，移行の悪い臓器には血中濃度を高めることにより対象臓器へ必要量を到達させる．このとき腎疾患患者では浮腫をきたしていることが多く，つまり血管外体液貯留が多い場合，薬剤の分布容積が変化する．また，低アルブミン血症があると蛋白結合率が低下し，活性遊離体が増加することが想定される（図XI-4-1）．これらを考慮の上，投与薬剤の血中濃度がどれくらいが適当かを判断する．TDMが参考にできればよいが，TDMができない薬剤においても考え方は同じである．TDMが保険適用になっている抗菌薬を表XI-4-3に示す．

抗菌薬投与にあたっての留意事項を列挙する．
① まず感染臓器の特定と抗菌薬の移行性を考える．
② 細菌の同定と感受性のチェック．

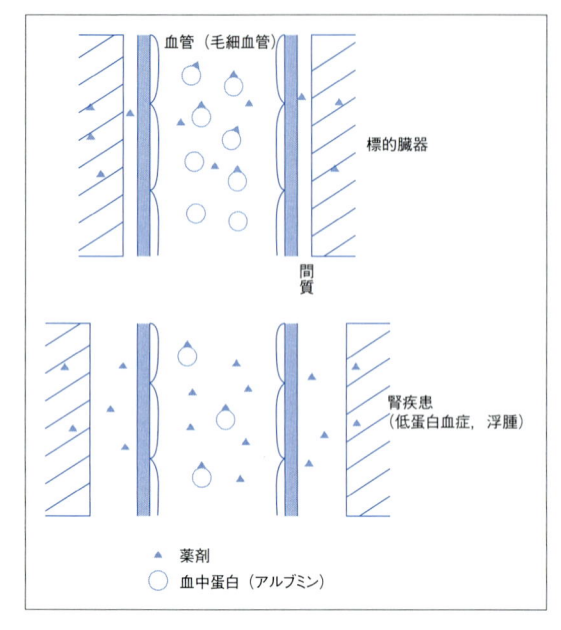

■ 図 XI-4-1　低アルブミン，浮腫があるときの薬剤体内分布

■ 表 XI-4-3　TDM が保険適用になっている抗菌薬

ゲンタマイシン，アミカシン，ストレプトマイシン，トブラマイシン，アルベカシン，バンコマイシン，テイコプラニン

③ 抗菌薬を選択．
④ 抗菌薬が濃度依存性か時間依存性か確認．アミノグリコシド系抗菌薬は濃度依存性であり，β-ラクタム系の多くは時間依存性である．
⑤ PAE を持つかどうか確認．
⑥ 腎機能を確認の上，投与方法を設計．実際には複数の添付文書，成書を参考にする．
⑦ 投与後，副作用のチェック，有効性の確認，TDM，投与方法の再検討．

比較的使用頻度の高いアミカシンとバンコマイシンについての投与設計例を図 XI-4-2〜4 に示した．バンコマイシンは時間依存性でありトラフ値を一定以上に保つ必要があるが，ピーク値は高い必要がないばかりか，高すぎると副作用を助長する．TDM を確認しながら投与時期と濃度を確認し，治療域を維持する．透析直後の血中濃度が最低となるが，透析後数時間でリバウンド現象があるので透析前値をトラフとする．血液透析（HD）患者での投与方法の例を図 XI-4-3 に示した．

アミカシンは PAE を持つので，1 日 1 回の投与で短時間のピークを作れば抗菌効果は十分得られる．アミカシンの副作用が懸念される症例では，できるだけ投与を避けるのが望ましいが，投与 30 分後に HD を行って過剰な薬剤を除去する方法も考えられる．

以上，腎障害時の抗菌薬の使用法について述べたが，使用経験の少ない薬剤を使用するよりも，使用経験の多い薬剤，情報の多い薬剤を優先するのが最も安全な投与法である．

2 抗ウイルス薬

抗ウイルス薬は現在日本では表 XI-4-4 に示す薬剤が使われている．

ヘルペスウイルス感染では，特に帯状疱疹の頻度が圧倒的に多いと思われるが，使われるアシクロビルはウイルス感染細胞内で三リン酸体となり，ウイルス DNA 内に取り込まれその合成を阻害する[18]．バイオアベイラビリティは比較的低く（15〜20％），重篤な場合，静脈内投与のほうが有効である．蛋白結合率は 15％ と低い．バラシクロビルはアシクロビルのプロドラッグで，バイオアベイラビリティは約 55％ と良好である．ファムシクロビルはバイオアベイラビリティが 77％ と高率で，腎障害時の減量は必要であるが，中枢系の副作用はほかより少ないとされる．ガンシクロビルも同様の機序で作用するが，サイトメガロウイルスに有効である[19]．これらの薬剤はまれに AKI を生じることが報告されている．いずれも多くの未変化体が尿中に排泄されること，半減期が短いため頻回に投与する必要があることが発症に関係する．腎障害の発症機序は尿細管内で高濃度となった場合に結晶化し，尿細管を閉塞することが示唆されている[20]．したがって，これらの薬剤の服用時には十分な水分摂取が必要である．

大部分の未変化体が尿中に排泄されるため，腎障害時には投与方法の変更が必要である．用量の減少，投与間隔の延長を腎機能に応じて行わなけ

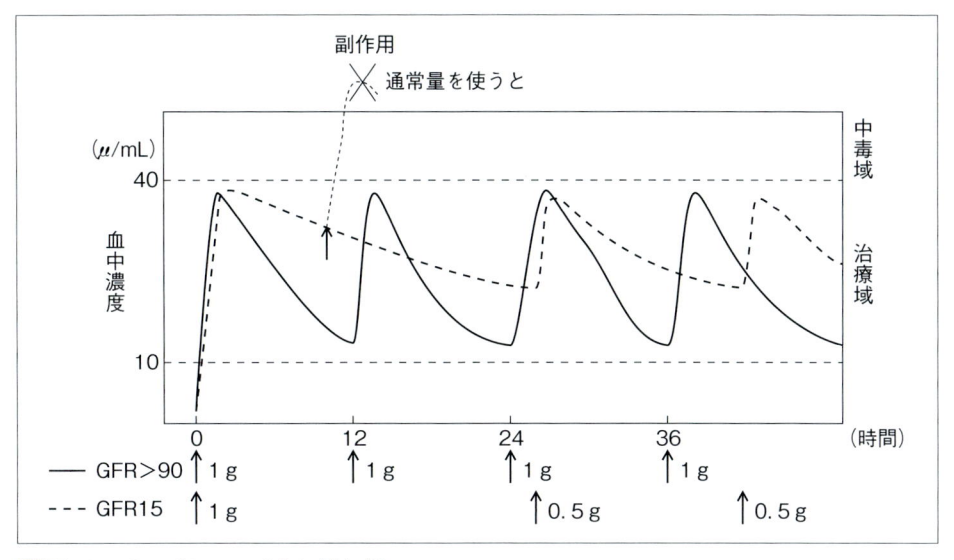

図 XI-4-2　バンコマイシン投与例

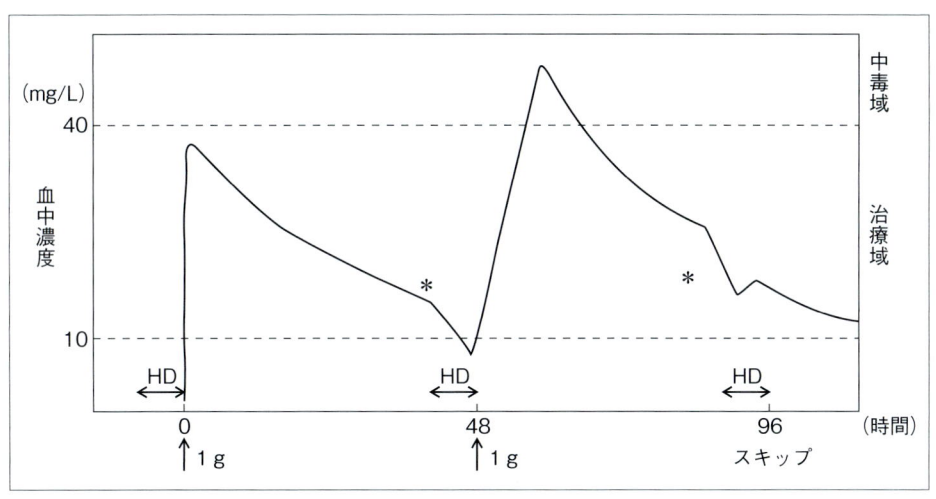

図 XI-4-3　血液透析患者に対するバンコマイシン投与例
＊血中濃度測定

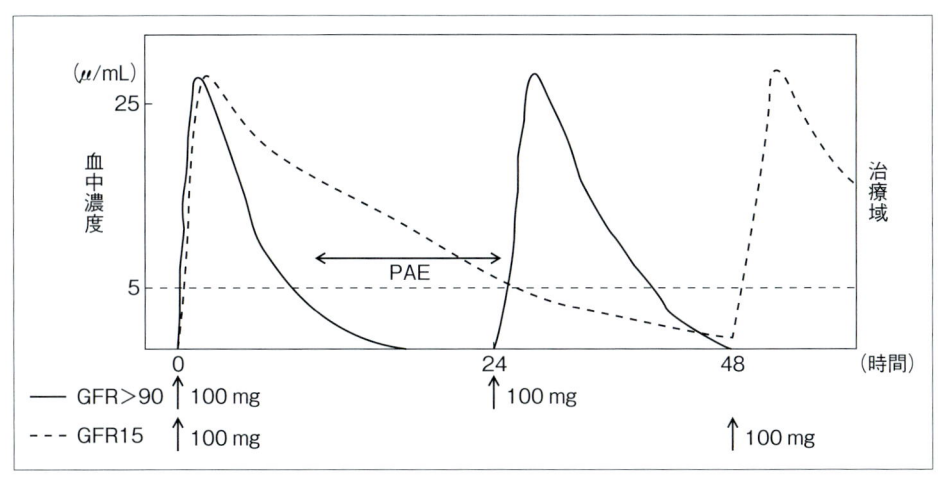

図 XI-4-4　アミカシン投与例

■ 表 XI-4-4　ウイルスと有効な抗ウイルス薬

ウイルス	抗ウイルス薬
ヘルペスウイルス	アシクロビル, バラシクロビル, ファムシクロビル, ビダラビン
サイトメガロウイルス	ガンシクロビル
インフルエンザウイルス	アマンタジン, オセルタミビル, ザナミビル
B型肝炎ウイルス	ラミブジン
C型肝炎ウイルス	リバビリン

ればならない．過量投与では副作用の1つである中枢神経系症状が出現しやすい．筆者らも，末期腎不全患者で十分減量投与しても意識障害を生じた例を複数経験している．投与後の厳重な観察が必要である．また帯状疱疹の場合，早期でないとその効果は期待できない．したがって投与開始の時期，程度によって本当に投与が必要であるか検討しなければならない．過剰投与の際，これらの薬剤はHDで一部除去可能であるが，その有効性は確立していない．

インフルエンザに対する薬剤としてアマンタジンはA型に有効であるが，ウイルスの耐性ができやすいため最近ではあまり投与されない．中枢系の副作用が比較的高頻度に起こる．ノイラミニダーゼ阻害薬のオセルタミビルはインフルエンザAに有効であり，耐性は少なかったが近年耐性株の報告がある．オセルタミビル自体の腎毒性は少なく，副作用としては中枢系のものが多い．腎排泄型であり，腎機能に合わせて減量する必要がある（添付文書より）．透析患者では75 mg 1回のみの内服で5日間抗ウイルス効果があるとされる．

ザナミビルはノイラミニダーゼ阻害薬で吸入薬である．腎障害の副作用の報告は見当たらない．腎排泄であるが腎障害でも減量は不要とされる．ラミブジンはインターフェロンとともに慢性B型肝炎治療のスタンダードである．ラミブジンの腎障害の報告は少ないが，腎障害ではその程度に応じて減量が必要である．

リバビリンは古くから抗ウイルス薬として使用されたが，近年ではインターフェロンとともに慢性C型肝炎治療の基本となっている．リバビリン自体の腎毒性の報告はほとんどないが，Ccr 50 mL/分以下の腎障害では使わないよう勧告されている．

3 抗真菌薬

抗真菌薬にはポリエン系，アゾール系，キャンディン系がある（表XI-4-5）．

ポリエン系のアムホテリシンBは最も古くから真菌に対して使われてきたが，その代謝はいまだ不明な点が多い．真菌細胞膜のエルゴステロールと結合し小孔をつくることから抗菌活性を示す．正確な排泄経路はわかっておらず，半減期は約2週間と長い．蛋白結合率は95%と高い．アムホテリシンBの腎毒性は以前から知られている．投与時には十分な補液が必要である．投与時に発熱，頭痛などの症状を伴うことも多い．腎障害では禁忌とされている．

アゾール系はシトクロムP-450を阻害し，細胞膜に必要なエルゴステロールの合成を抑制することで抗菌作用を示す．

イミダゾール系のミコナゾールは注射薬としてはあまり使われなくなった．トリアゾール系のフルコナゾールはカンジダやクリプトコックスに有効で，主として腎排泄であるが正確な代謝経路は不明である．腎症が生じた報告はあるがまれとされている．腎障害時には減量が必要である．HDで除去できる．CYP 3A4を阻害するため，併用薬には注意が必要である．イトラコナゾールは内服剤のみであるがアスペルギルスにも有効である．腎障害の報告は少なく，腎障害時も通常量投与できる．HDでは除去できない．

キャンディン系のミカファンギンは細胞膜構成成分の1,3βDグルカンの合成を阻害する新しい抗真菌薬で，カンジダとアスペルギルス属に有効である．排泄は主として糞中（71%）で蛋白結合率は99%と高い．腎障害の報告はあるが少ない．腎障害時も通常量投与可能である．

表 XI-4-5 抗真菌薬の分類

ポリエン系	アムホテリシン B
アゾール系	イミダゾール系：ミコナゾール トリアゾール系：フルコナゾール，イトラコナゾール アリルアミン系：テルビナフィン
キャンディン系	ミカファンギン

4 抗結核薬

　抗結核薬として現在多く使用される薬剤（その作用機序）はイソニアジド（INH，細胞壁ミコール酸合成阻害），リファンピシン（RNA ポリメラーゼ阻害），ピラジナミド（細胞壁合成阻害），硫酸ストレプトマイシン（蛋白合成阻害），エタンブトール（核酸合成阻害）があり，通常複数剤が同時投与される．イソニアジドは肝障害を生じる頻度は高いが，腎障害はきわめて少ない．主要排泄経路は尿中のため腎障害では減量の必要があり，投与間隔を延長する方法がよく行われる．リファンピシンはアレルギー性間質性腎炎を生じることがあり，投与中腎機能と尿のモニターが必要である．代謝経路は正確には不明である．腎障害でも通常量投与する．エタンブトールは 24 時間で 54％ が尿中排泄される．副作用としての腎障害は少ないが，腎障害時には投与量減量および投与間隔の延長が必要である．硫酸ストレプトマイシンの腎毒性は有名であり，腎機能障害時には原則使用しないほうがよいが，投与が必要なときは減量および厳重な副作用のモニターが必要である．

3 Perspective

　感染症は時に重症化し生命を脅かす．抗菌薬は感染病原体，感染臓器に対し必要最小限を必要期間投与しなければ治療効果が期待できないどころか副作用だけが前面に出ることになりかねない．救命のために腎障害に目をつぶるという選択をせざるを得ない場合もあり得る．感染源，宿主の状態，薬剤の性質を十分検討し適切に対応することが肝要である．

〔深津敦司〕

《 文　献 》

1) Gold HS, et al.：Antimicrobial-drug resistance. N Engl J Med, 335：1445-1453, 1996.
2) Pitout JD, et al.：Antimicrobial resistance with focus on beta-lactam resistance in gram-negative bacilli. AM J Med, 103：51-59, 1997.
3) Ditlove J, et al.：Methicillin nephritis. Medicine, 56：483-491, 1977.
4) Appel GB, et al.：The nephrotoxicity of antimicrobial agents. N Engl J Med, 296：663-670, 1977.
5) Fourmy, D et al.：Structure of the A site of Escherichia coli 16S ribosomal RNA complexed with an aminoglycoside antibiotic. Science, 274：1367-1371, 1996.
6) Fantin, B et al.：Factors affecting duration of in-vivo postantibiotic effect for aminoglycosides against gram-negative bacilli. J Antimicrob Chemother, 27：829-836, 1991.
7) McLean AJ, et al.：Bactericidal effect of gentamicin peak concentration provides a rationale for administration of bolus doses. J Antimicrob Chemother, 32：301-305, 1993.
8) Meyer RD：Risk factors and comparisons of clinical nephrotoxicity of aminoglycosides. Am J Med, 80：119-125, 1986.
9) Smith CR, et al.：Double-blind comparison of the nephrotoxicity and auditory toxicity of gentamicin and tobramycin. N Engl J Med, 302：1106-1109, 1980.
10) Lerner AM, et al.：Randomised, controlled trial of the comparative efficacy, auditory toxicity, and nephrotoxicity of tobramycin and netilmicin. Lancet, 1：1123-1126, 1983.
11) Schnappinger D, et al.：Tetracyclines：antibiotic action, uptake, and resistance mechanisms. Arch Microbiol, 165：359-369, 1996.
12) Klein NC, et al.：Tetracyclines. Med Clin North Am, 79：789-801, 1995.
13) Rapp RP, et al.：New macrolide antibiotics: usefulness in infections caused by mycobacteria other than Mycobacterium tuberculosis. Ann Pharmacother, 28：1255-1263, 1994.
14) Matzke GR, et al.：Pharmacokinetics of vancomycin in patients with various degrees of renal function. Antimi-

crob Agents Chemother, 25 : 433-437, 1984.
15) Naghibi B : The effect of 2,3-dihydroxybenzoic acid and tempol in prevention of vancomycin-induced nephrotoxicity in rats. Toxicology, 232 : 192-199, 2007.
16) Pritchard L, et al. : Increasing vancomycin serum trough concentrations and incidence of nephrotoxicity. Am J Med, 123 : 1143-1149, 2010.
17) Dowlin HF, et al. : Toxic reactions following therapy with sulfapyridine, sulfathiazole, and sulfadiazine. JAMA, 121 : 1190-1194, 1943.
18) Fyfe JA, et al. : Thymidine kinase from herpes simplex virus phospho-rylates the new antiviral compound, 9-(2-hydrox-yethoxymethyl) guanine. J Biol Chem, 253 : 8721-8727, 1978.
19) Smee DF, et al. : Anti-herpesvirus activity of the acyclic nucleoside 9-(1, 3-dihydroxy-2-propoxymethyl) guanine. Antimicrob. Agents Chemother, 23 : 676-686, 1983.
20) Berns JS, et al. : Renal aspects of therapy for human immunodeficiency virus and associated opportunistic infections. J Am Soc Nephrol, 1 : 1061-1080, 1991.

5 抗悪性腫瘍薬

腎が薬剤排泄の主要経路の1つであることを考えると，抗悪性腫瘍薬は腎障害を生じる頻度が高い．また腎障害により投与薬剤の代謝が変わり，副作用が発生しやすくなる．したがっていかなる場合においても抗悪性腫瘍薬を投与する際は，腎機能のチェックが必須である．抗悪性腫瘍薬の対象疾患はいうまでもなく，生命予後を直接左右するため，腎障害をある程度覚悟の上で投与することもある．したがって抗悪性腫瘍薬の投与設計において，腎機能をどのようにモニターしていくか，腎障害のある患者に対してどの薬剤を選択しどのような投与方法をとるか，腎機能チェックはどうするかについて，担当医と腎臓内科医が十分討議する必要がある．また抗悪性腫瘍薬のほとんどは薬物血中濃度モニタリング（TDM）が行われていない．したがって腎障害の予防と発見，腎障害患者での副作用のチェックは症候，血液検査（特に血清Cr）および尿検査によることになる．本項では腎障害を発症しやすい薬剤について述べ，次に腎障害のあるときの抗悪性腫瘍薬の投与について述べる．

なお，抗悪性腫瘍薬を使用する際，薬剤以外に腎障害を生じやすくする病態に留意する必要がある．担癌患者は腫瘍自体あるいは栄養障害により，血管内脱水に陥りやすいこと，また腹水や胸水など血管外体液貯留による分布容積の変化，さらには低蛋白血症による遊離，すなわち活性を持つ薬剤成分の増加などが抗悪性腫瘍薬の腎障害の惹起に影響する．また腹部の悪性腫瘍は腎を圧迫（compression syndrome）あるいは尿路系への浸潤，圧排により水腎を生じる可能性も考慮に入れておく．抗悪性腫瘍薬同士あるいは他の薬剤との相互作用を確認しておくことも必要である．

1 抗悪性腫瘍薬の種類と腎障害を発症しやすい薬剤

表XI-5-1に抗悪性腫瘍薬の種類と腎障害の発症が報告されている薬剤を列挙した．太字で示した薬剤は，投与中の腎障害に注意する必要がある．

一方，薬剤面からみると表XI-5-2に示したような腎障害が報告されている．

❶ AKI

抗悪性腫瘍薬投与中あるいは投与後，臨床的にAKIすなわち数日から数週間，時には数ヵ月で，腎障害の進行をみることがある．ほとんどの場

■ 表XI-5-1　代謝拮抗薬

・葉酸代謝拮抗薬 　**メトトレキサート** ・ピリミジン代謝拮抗薬 　フルオロウラシル（5-FU） ・プリン代謝拮抗薬 　アザチオプリン，メルカプトプリン（6-MP） ・リボヌクレシチドレダクターゼ阻害薬 　ヒドロキシカルバミド ・ヌクレオシドアナログ 　シタラビン，**ゲムシタビン** ・アルキル化薬 　**シクロホスファミド**，**イホスファミド**， 　メルファラン ・白金製剤 　**シスプラチン**，**カルボプラチン**， 　オキサリプラチン ・抗生剤 　**マイトマイシンC**，ブレオマイシン ・トポイソメラーゼ阻害薬 　イリノテカン，ドキソルビシン ・微小管重合阻害薬 　ビンクリスチン ・微小管脱重合阻害薬 　パクリタキセル，ドセタキセル ・生物製剤 　リコンビナントインターロイキン-2， 　インターフェロンα

■ 表 XI-5-2　抗悪性腫瘍薬と腎障害

薬剤	腎障害	原因
メトトレキサート	AKI	尿細管内結晶析出
ゲムシタビン	血栓性尿毒症症候群	内皮細胞障害
シスプラチン カルボプラチン	AKI	尿細管障害
シクロホスファミド	出血性膀胱炎	
イホスファミド	出血性膀胱炎	
マイトマイシン C	血栓性尿毒症症候群	内皮細胞障害

合，尿試験紙でスクリーニグできるような尿所見を呈さず，腎障害（具体的には血清 Cr 値の上昇）という臨床経過をとる．

1　メトトレキサート

　メトトレキサートは葉酸代謝拮抗薬であるが，高用量で投与後 AKI を生じることがある．最近では抗リウマチ薬としても広範囲に使用されるようになった．メトトレキサートが尿細管内で析出し，尿細管閉塞と尿細管障害を生じるために起こる[1]．特に酸性ではアルカリ性の約 10 倍析出しやすいという[2]．また腎障害は血清中のメトトレキサートの濃度が高いほど起こしやすい[1,3]．メトトレキサートは半減期が約 2 時間で，ほとんど尿中に排泄される．このため尿細管障害を防ぐため大量の輸液，特に炭酸水素ナトリウムを加えた点滴を行うことが勧められる．メトトレキサートの AKI はほとんど可逆性とされる．

2　シスプラチン

　AKI を生じる機序は同一ではない．薬剤により特徴があるので，投与時に理解しておかなければならない．白金含有アルキル化薬は DNA に共有結合して DNA 合成を阻害する抗悪性腫瘍薬であるが，その代表であるシスプラチンは最も広範囲に使用される代表的な抗悪性腫瘍薬で，腎障害については広く知られている．逆説的にいえば腎が耐えられるだけシスプラチンを使えるという腫瘍学者もいる．シスプラチンの腎障害は発症が投与後数日から数ヵ月後になることもあるので，常に腎機能のチェックを怠ってはいけない．腎障害は用量依存性で蓄積性もある．多くは非乏尿性で，時に低 Mg 血症を伴うことが特徴である[4]．予防としては，十分な補液で尿量を確保することが第 1 である．シスプラチンの効果は濃度依存性で，ピーク値が高いと AKI のリスクとなる．血液透析（HD）による除去率の詳細なデータはないが，除去可能とされる．また蛋白結合率は 98% と高い．したがってリスクの高い患者に対しては，投与後早期に HD によりシスプラチンを除去するという方法が行われることがある．AKI が疑われたらシスプラチン投与は中止するのが原則である．腎障害は不可逆的なことが多い．

3　カルボプラチン

　シスプラチンより腎毒性が少ない[5,6]とされるカルボプラチンは，腎機能の程度に応じて投与量を設定する Calvert の式がある（次ページ参照）．また新しい白金系抗悪性腫瘍薬オキサリプラチンも腎障害が少ないとされるが，まだ詳細なデータは得られていない．

4　マイトマイシン C，ゲムシタビン

　徐々に進行する腎障害に血小板減少，溶血が加わって血栓性尿毒症症候群を生じる薬剤としてマイトマイシン C[7,8]，ゲムシタビンがある．マイトマイシン C は長期間（6 ヵ月以上）使用例で発症し，時にさらに 6 ヵ月以上経過して発症する例もある[8,9]．内皮細胞障害による血栓性微小血管障害によるとされる[10]．血栓性尿毒症症候群に対し血漿交換が有効であったという報告[11,12]があるが，確立されていない．ゲムシタビンによる血栓性尿毒症症候群は近年報告例が集積しているが，まだまとまった報告はなされていない．筆者らの 7 例の経験では投与中止により腎障害の進行は抑制され，徐々に改善する例が多い．

5　シクロホスファミドとイホスファミド

　腎障害とは離れるが，尿路系の異常を生じるこ

とがある抗癌薬としてシクロホスファミドとイホスファミドがある．シクロホスファミドは抗悪性腫瘍薬としてだけではなく，最近は膠原病や糸球体腎炎（特に ANCA 関連血管炎）の治療に積極的に使用されるようになってきた．特にパルス療法が主体となっている．パルス療法のほうが副作用が少ないとの報告がある[13]．これらの抗悪性腫瘍薬は肝臓での代謝物であるアクロレインが尿中に排泄され，膀胱内で粘膜を刺激し，結果として出血性膀胱炎を生じる．頻度としては多いものではないが，イホスファミドのほうが多いとされる[14]．投与量が多く，長期間にわたる場合，移行上皮癌の発生が報告されている[15]がイホスファミドではないようである．硫酸メルカプトエタン（メスナ）がアクロレインと結合して無毒化するので，シクロホスファミドを大量投与するときは同時に投与される．また十分な補液による尿量の確保も重要である．シクロホスファミドは抗利尿ホルモン作用を増強する作用があり，その結果，低 Na 血症を生じることがある．薬剤の他の副作用である嘔吐や多量の補液が低 Na 血症を助長することがあるので，電解質バランスに注意する必要がある．

6 生物製剤

最近さまざまな生物製剤が登場してきているが，いまだ十分なデータがなく，今後その腎毒性について検討が必要である．これまでのところ，腎細胞癌や悪性黒色腫に使用されるリコンビナントインターロイキン-2 投与後に腎障害が発生した報告[16]があるが，血管透過性亢進による血管内脱水によるものと推測されており，可逆性と考えられている．またインターフェロン α でネフローゼ症候群（組織的には微小変化群）[17]や血栓性微小血管炎が生じたという報告がある[18]．

2 腎障害患者への投与の注意

次に腎障害患者に対する抗悪性腫瘍薬の投与について述べる．多くの抗悪性腫瘍薬の未変化体や

■ 表 XI-5-3　表 XI-5-1 の抗悪性腫瘍薬で腎障害時に投与方法の変更が必要なもの

メトトレキサート，シタラビン，シスプラチン，カルボプラチン，シクロホスファミド，イホスファミド，メルファラン，マイトマイシン C，ブレオマイシン，イリノテカン

代謝物は腎から排泄される．したがって腎障害患者で腎障害の進行と他の重篤な副作用を防ぐため用量，用法の調節が必須となる．表 XI-5-1 に掲げた抗悪性腫瘍薬の中で，投与方法の調節が報告されている抗悪性腫瘍薬を表 XI-5-3 に列挙した．

1 メトトレキサート

メトトレキサートは Aronoff らの方法[19]（小児を含む），Kintzel らの方法[16]が報告されている．これらでは Ccr で 10〜30 mL/分以下で使用しないよう勧告している．またメトトレキサートは HD では除去されない．併用禁忌はあげられていないが，相互作用に注意すべき薬剤として NSAIDs（腎血流低下による排泄遅延），ペニシリン（腎排泄阻害），プロベネシド（同）などがある．

2 シスプラチン，カルボプラチン

シスプラチンに関しては Aronoff らが Ccr 10〜50 mL/分で通常量の 75%，Ccr 10 mL/分以下で 50%，HD，腹膜透析（PD）では 50% の使用を報告している．カルボプラチンの腎障害時の投与量として Calvert の式が有名である．

投与量(mg) = 目標 AUC(mg/mL×分) ×（GFR＋25）

現実的には，

Ccr 40〜60 mL/分で 250 mg/m^2
Ccr 15〜40 mL/分で 200 mg/m^2
Ccr 15 mL/分以下はガイドラインなし

という数値が FDA で認められている．透析に関しては HD で通常量の 50%，PD で 25% 投与が推奨されている[19]．

3 シクロホスファミド，イホスファミド

シクロホスファミドに対してAronoff らは Ccr 10 mL/分以下で通常量の 75% 投与を推奨し，HD 患者では通常量の 50%，PD 患者では 75% がよいとしている．なお HD にて 20〜50% が除去される．併用禁忌としてペントスタチン，相互作用のある薬剤としてアロプリノール（半減期延長，骨髄抑制頻度増加），フェノバルビタール（活性化促進），インスリン，スルホニル尿素（インスリン抗体産生抑制による血糖低下）が報告されている．

イホスファミドに対しては Ccr 10 mL/分以下で通常量の 75%，透析患者でも同様としている．

4 メルファラン

メルファランは主に多発性骨髄腫に使用され，Aronoff らによれば，

　Ccr 10〜50 mL/分で通常量の 75%
　Ccr 10 mL/分以下で通常量の 50%

の投与が推奨されている．

5 マイトマイシンC

マイトマイシンC は Ccr 1 mL/分以下で通常量の 75%，HD で通常量の 75% を使用するとの報告がある[6]．

6 ブレオマイシン

ブレオマイシンについては FDA の認めた投与方法が報告されており，次のとおりに細かく決められている．

Ccr 50 mL/分以上で通常量
Ccr 40〜50 mL/分で通常量の 70%
Ccr 30〜40 mL/分で通常量の 60%
Ccr 20〜30 mL/分で通常量の 55%
Ccr 10〜20 mL/分で通常量の 45%
Ccr 5〜10 mL/分で通常量の 40%

7 イリノテカン

イリノテカンの腎排泄はわずかであるが，腎障害で減量すべきとの報告がある[20]．相互作用として CYP3A4 阻害薬および誘導薬があげられている．

抗悪性腫瘍薬の使用にあたって腎障害の発症の予防と発見に努め，腎障害時の投与方法に注意を払うことは当然であるが，肝障害の有無や薬剤の相互作用についても十分理解しておく必要がある．

3 Perspective

抗悪性腫瘍薬の対象疾患はいうまでもなく悪性腫瘍であり，腎障害を含む副作用の発現は十分承知の上で投与される．白金製剤などは腎機能が維持できる限り，いい換えれば腎が耐えられるだけ投与することもある．腎機能の把握が的確にできていなかったために予期せぬ副作用が生じる事態は避けなければならない．

また血液透析患者に対する化学療法はいまだ経験が少なく文献を頼りに行っているのが現状である[21]．

〔深津敦司〕

《文献》

1) Abelson HT, et al. : Methotrexate-induced renal impairment : clinical studies and rescue from systemic toxicity with high-dose leucovorin and thymidine. J Clin Oncol, 1 : 208-216, 1983.
2) Pitman SW, et al. : 3rd. Weekly methotrexate-calcium leucovorin rescue: effect of alkalinization on nephrotoxicity; pharmacokinetics in the CNS; and use in CNS non-Hodgkin's lymphoma. Cancer Treat Rep, 61 : 695-701, 1977.
3) Widemann BC, et al. : Understanding and managing methotrexate nephrotoxicity. Oncologist, 11 : 694-703, 2006.
4) Ries F, et al. : Nephrotoxicity induced by cancer chemotherapy with special emphasis on cisplatin toxicity. Am J Kidney Dis, 8 : 368-379, 1986.
5) McDonald BR, et al. : Acute renal failure associated with the use of intraperitoneal carboplatin: a report of two

cases and review of the literature. Am J Med, 90 : 386-391, 1991.
6) Vogelzang NJ : Nephrotoxicity from chemotherapy : prevention and management. Oncology (Williston Park), 5 : 97-102, 1991.
7) Cantrell JE Jr, et al. : Carcinoma-associated hemolytic-uremic syndrome : a complication of mitomycin C chemotherapy. J Clin Oncol, 3 : 723-734, 1985.
8) Poch E, et al. : Silent renal microangiography after mitomycin C therapy. Am J Nephrol, 10 : 514-517, 1990.
9) Groff JA, et al. : Endotheliopathy : a continuum of hemolytic uremic syndrome due to mitomycin therapy. Am J Kidney Dis, 29 : 280-284, 1997.
10) Cattell V : Mitomycin-induced hemolytic uremic kidney. An experimental model in the rat. Am J Pathol, 121 : 88-95, 1985.
11) Garibotto G, et al. : Successful treatment of mitomycin C-associated hemolytic uremic syndrome by plasmapheresis. Nephron, 51 : 409-412, 1989.
12) Poch E, et al. : Treatment of mitomycin-C-associated hemolytic uremic syndrome with plasmapheresis. Nephron, 55 : 89-90, 1990.
13) de Groot K, et al. : EUVAS (European vasculitis study group) : The value of pulse cyclophosphamide in ANCA-associated vasculitis: meta-analysis and critical review. Nephrol Dial Transplant, 16 : 2018-2027, 2001.
14) Coehen MH, et al. : Phase 1 clinical trial of isphosphamide. Cancer Chemother Rep, 59 : 751-755, 1975.
15) Fernandes ET, et al. : Cyclophosphamide associated bladder cancer_a highly aggressive disease : analysis of 12 cases. J Urol, 156 : 1931-1933, 1996.
16) Guleria AS, et al. : Renal dysfunction associated with the administration of high-dose interleukin-2 in 199 consecutive patients with metastatic melanoma or renal carcinoma. J Clin Oncol, 12 : 2714-2722, 1994.
17) Selby P, et al. : Nephrotic syndrome during treatment with interferon. Br Med J (Clin Res Ed), 290 : 1180, 1985.
18) Zuber J, et al. : Alpha-interferon-associated thrombotic microangiopathy: a clinicopathologic study of 8 patients and review of the literature. Medicine (Baltimore), 81 : 321-331, 2002.
19) Aronoff GR, et al. : Drug Prescribing in Renal Failure : Dosing Guidelines for Adults and Children. 5th ed. p. 101, American College of Physicians, 2007.
20) Kintzel PE, et al. : "Anticancer Drug Renal Toxicity and Elimination: Dosing Guidelines for Altered Renal Function," Cancer Treat Rev, 21 : 33-64, 1995.
21) Janus N, et al. : Proposal for dosage adjustment and timing of chemotherapy in hemodialyzed patients. Ann Oncol, 21 : 1395-1403, 2010.

6 造影剤

　ヨード系造影剤は古くから診断に利用され，医学的には大きな貢献を果たしてきたが，初期のものではショックをはじめとする生命に関わる副作用に直面し，医師が大変神経質になって投与していた．しかし造影剤の改良により低浸透圧，非イオン性の造影剤が主流となり，致死的な副作用は激減した．と同時にいわゆる造影剤腎症と呼ばれる腎障害がクローズアップされてきた．ヨード系造影剤はエコー検査やMRIの進歩で使用が限定されるようになってきたが，現在でもカテーテル検査やインターベンションでは必須であり，それによる腎障害は問題として残っている．最近得られた造影剤腎症の知見は，ほとんど冠動脈をはじめとする血管造影での臨床研究に基づいている．しかしいまだにその発症機序は解明されておらず，対処法も確立されていない．本項では造影剤による腎障害の現状を，特にヨード系造影剤およびガドリニウム系造影剤を中心に述べる．

1 造影剤腎症の定義と診断

　造影剤腎症は投与後短時間で生じるとされる．一般的定義として広く採用されているのは，造影剤投与後48時間以内に血清Cr値が0.5 mg/dL以上の上昇，あるいはベースラインから25%以上の上昇とされている[1]．おそらく腎障害は投与直後から始まっていると考えられているが，血清Crの変化は筋で生成されたCrがGFRの低下により血清中で増加するまでに24時間以上要するという限界がある．より動きの迅速なシスタチンCを使って24時間で測定したほうが，より早く検知できるという報告もある[2]．一般的ではないが，冠動脈造影後に複数の因子を使ってスコア化して腎障害の程度を調べた報告がある[3,4]．

　比較的重篤な腎障害例は造影剤投与後2〜3日で乏尿となり，血液透析（HD）を必要とすることがある．しかし一般的にはほぼ可逆性で，回復するが腎機能障害が残存することも少なくない[1]．

2 ヨード系造影剤の改良

　ヨード系造影剤はベンゼン環にヨードがついたものであり，カルボキシ基がついて水溶性となってイオン化造影剤となるが，高い浸透圧を示す（初期の造影剤）．カルボキシ基の代わりに水酸基を含んだ側鎖を結合することにより，非イオン化造影剤が開発された．最近使用されている造影剤は非イオン性低浸透圧性のものである．近年2つのベンゼン環を結合することで造影効果を改善し，さらに非イオン化したダイマーが利用できるようになった（イオジキサノール）．しかしダイマーは粘稠度が高いという欠点がある．現時点でどれが有効であるかということについては結論は出ていない[5]．

3 造影剤腎症の発症機序

　造影剤腎症がどのように生じるかははっきりとはわかっていない．動物実験やヒト腎の循環動態の研究から，2つの機序が想定されている．

　1つは造影剤で生じる血管攣縮による虚血が原因とされる．造影剤腎症で%Na排泄率は1%以下を示すことが多く，腎前性要素が強いとされていた．ヒトにおける馬尿酸クリアランスで腎血流を調べ造影剤で減少した報告がある[6]．ラットにおいて造影剤投与後GFRは低下するが，プロスタグランジンが保護的に働くもののエンドセリンによる血管収縮が強く作用するとされる[7]．これまでさまざまな血管拡張性薬剤による造影剤腎症の予防が行われてきたが，明らかに有効とされ

ているものはない．

　造影剤腎症のもう1つの機序は，造影剤が尿細管細胞を障害するというものである．造影剤の大部分は糸球体から濾過され尿細管に入るが，尿細管を障害する原因が直接の毒性なのか粘稠度の問題か，活性酸素が主因なのかはわかっていない．少なくとも通常，薬剤などでみられるような急性尿細管壊死とは臨床的にも病理的にも異なっている．酸素消費量が多く，虚血に最も脆弱とされる髄質外層の障害が強いとされ，血管収縮による虚血なのか，活性酸素による障害か，あるいはその両者が原因かは不明である[8]．

　どの程度の割合で造影剤腎症が生じるかは，報告によりまちまちで数%から50%に及ぶ．Mehlanらの冠動脈撮影後の報告では2〜25%としている[3]．

　造影剤腎症の生じやすい病態については報告が多く，リスクファクターとしてもともとの腎機能障害，糖尿病，心不全および低拍出量症候群，脱水，多発性骨髄腫，NSAIDsやARB投与中があげられる．しかし，糖尿病でも腎機能が正常の場合，リスクファクターにならないという意見もある[9,10]．

　臨床症状としては造影剤投与後数日から1週間程度の間に腎機能低下（血清Cr上昇）が生じるが，非乏尿性の場合が多く，自覚症状も少ない．尿所見もほとんど異常を認めないことが多い．ベースの腎機能が悪いほど，腎機能低下は深刻で透析を要する例もある．McCulloughらの冠動脈造影後のデータではAKIを生じた患者は14.4%で，HDを必要としたのは0.8%だったとしている[11]．

　造影剤腎症は造影剤投与後短時間で生じるものと考えられ，発症後の治療法はなく対症的な治療とならざるを得ない．したがって最も大切なことは予防である．

4 造影剤腎症の予防

　造影剤腎症の予防を考えるにあたって，使用する造影剤の特性と使用量についての報告は多くない．非イオン性等浸透圧性造影剤の使用が最も腎障害のリスクが少ないと予想されるが，他の造影剤との比較臨床試験のデータは少ない．以前の高浸透圧性造影剤やイオン性造影剤との低浸透圧性，非イオン性造影剤との比較臨床試験結果は複数報告されている．イオジキサノール（非イオン性等浸透圧性）とイオヘキソール（非イオン性低浸透圧性）をCKD患者に投与したところ，前者のほうが腎障害が少なかったという[12]．現実的には現在，非イオン性低浸透圧性造影剤が多く使用されており，造影剤の選択についての結論はまだ出ていない．

　造影剤の投与量とリスクファクターとの関係では，いくつかの報告で投与量依存性であったとされている[13,14]．

　造影剤腎症の原因の1つに活性酸素が関与しているとされることから，抗酸化剤であるN-acetylcysteine（NAC）の前投与が腎症の発症予防に有効であったとする結果が，動物実験[15]および臨床研究[16]から出されている．しかし懐疑的な結果もある[17,18]．これらに加え，わが国ではNACは液状の去痰薬としてしか販売されておらず，現実的にはほとんど投与されていない．

　ヨード系造影剤はHDにより多くが除去可能であるが，造影剤投与後に予防的にHDを行うことの有効性については否定的な見解が出ている[19,20]．

　最も有効な予防方法は，十分な水分投与である．経口の水分摂取でよいか積極的に静脈内投与がよいかの結論は出ていないが，十分な水分投与が必要であることに違いはない[21,22]．加えて輸液の際，生理食塩水を投与する群と1/2生理食塩水を投与する群を比較したところ，生理食塩水投与群のほうが腎障害が少なかったことから等張液の投与がより有効と考えられる[23]．

　活性酸素による障害を予防する目的で，重炭酸液の生理食塩水への追加投与については有効とする報告[24]と有効性を認めない報告があるが，有害とする報告は見当たらない[25,26]．またマニトール

や利尿薬による尿量確保についても，有効性には疑問がある[27]．

5 血液透析患者について

造影剤の例としてイオパミドールのインタビューフォームでは蛋白結合はほとんどなく分布容積は0.1 L/kgと小さく，通常のHD 4時間で70〜80％除去可能で，腹膜透析（PD）では1週間で36.3〜80.3％とされている．尿中と透析液中を合わせると75.2％除去とされているので，残りは通常の排泄経路とは異なる胆汁排泄が行われていると考えられる．このような代謝経路の変化が全身に及ぼす影響はわかっていない．

これらをまとめると，造影剤腎症の予防に有効な手段は，十分な補液以外は不明確である．その原因としてまず造影剤による腎障害の程度が不明瞭であること，造影剤の投与方法にばらつきがあること，対象が均一でないことなどが考えられる．しかしコンセンサスとして現時点で造影剤を投与する上で，造影剤腎症を考慮の上，注意すべき点をまとめるとすれば次のようになる．

1) 造影剤を投与する患者がハイリスク群に該当しないか考える．
   腎機能低下，糖尿病，心不全，骨髄腫，脱水，NSAIDs, ARB投与中患者に注意．
   これらに該当する場合，適応を十分考慮しほかに適当な検査がないか考える．
2) やむを得ず造影剤投与が必要な場合，できるだけ非イオン性低浸透圧性造影剤を選び最小限投与を心がける．
3) 術前，術中，術後に十分な輸液，特に等張液の投与を行う．重炭酸液を加えてもよい．
4) 利尿薬，マニトール，術後HDの有効性は認められていない．
5) HD患者の場合，現時点ではできるだけ透析前に検査を終了して早い時期にHDを行う方法が合理的と考えている．それが難しければ通常のスケジュールの透析でもよい．PDについてはそのまま続行する．
6) Solomonらによる造影剤使用の際の腎障害リスク軽減のためのアルゴリズムを図XI-6-1

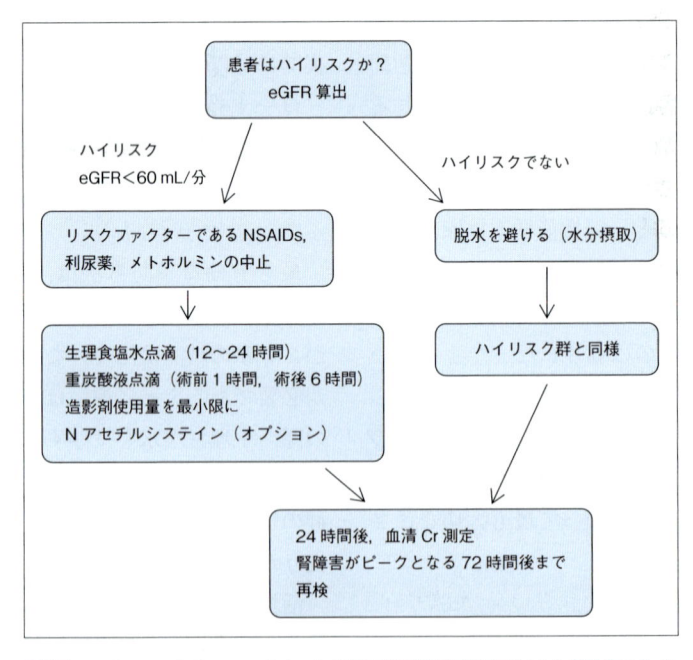

■図XI-6-1　Solomonらによる造影剤腎症発症リスク軽減のためのアルゴリズム

(Solomon R, et al. : Circulation, 122 : p.2451, 2010より改変)

に示す[28]．実際はこれを参考に，それぞれの患者に適した方法を選択すればよい．

6 ガドリニウム系造影剤

ガドリニウムは分子量64，希土類に属する元素で，そのものでは不溶性で腎毒性を持つ．ガドリニウム系造影剤はガドリニウムをキレートした状態にした MRI 検査に使用される高浸透圧性の造影剤で，当初はヨード系造影剤と異なって腎障害を惹起しないため腎疾患患者に使えるとされていた．しかし，いわゆる腎性全身性線維症（NSF）が腎機能障害患者，特に末期腎不全患者に発症する例[29]が相次いで報告され，腎機能障害患者での使用を控えるよう勧告が相次いで出された．2007年に Europian Society of Urogenital Radiology から，またわが国では2008年に日本医学放射線学会，日本腎臓学会合同のガイドラインが出され，いずれもホームページで閲覧可能である．

ガドリニウム系造影剤を投与することによる腎障害の発症はほとんど認められない．したがって，ここでは NSF を中心に最近の知見をまとめる．

1 NSF の病態

ガドリニウム系造影剤を投与した透析患者の四肢，体幹に皮膚線維症を伴う皮膚硬化病変が生じた症例が報告された[29]のち，筋，肺，心臓にも線維化が生じる全身性疾患であることがわかり[30]，NSF と呼ばれるようになった．この疾患は透析患者のみでなく，腎障害患者（通常 GFR＜30 mL/分）にも発症する．発生頻度は各国で調査中であるが低いと考えられる[31]．確立されたエビデンスはないが，PD 患者のほうが HD 患者より頻度が高い[32]，エリスロポエチン製剤が発症に関与する[33]，用量依存性の可能性がある[34]などの報告がある．通常，造影剤投与後2～4週で発症するが，2日後あるいは18ヵ月後に発症した例もある[35,36]．

発症機序に関してはいまだ不明であるが，骨髄由来の CD 34+ 線維細胞が循環血中に増え臓器に浸潤して，線維化を生じるとされる[37,38]．組織内で浸潤細胞や線維細胞が産生する TGF-β が線維化に関与しているとされるという報告もある[39]．

典型的な症状としては下肢に始まる皮膚硬化が上行し上肢，体幹に及ぶ．浮腫を伴うこともある．他の症状としては筋硬結，進行すると皮膚硬化による関節運動障害，肺，心筋などに線維化を生じることがある．

診断は通常皮膚生検で行われ，線維細胞の増殖と線維化が認められる．全身性硬化症が鑑別診断にあげられる．

現在のところ有効な治療は報告されていない．

予後は決してよいものではなく，28% は不変，20% は中等度改善，28% が死亡したとする報告がある[37]．

現時点でのガドリニウム系造影剤の投与に関する注意事項を，ガイドラインにも照らし合わせてまとめると次のようになる．

1) eGFR＜30 mL/分以下の患者には原則ガドリニウム系造影剤を使った検査は行わない．
2) eGFR 30～60 mL/分の場合はできれば避ける．検査結果が十分利益があると考えられる場合は，患者に危険性を説明した上で実施する．
3) ガドテリドールが比較的安全性が高いが，最小限の投与で行う．
4) eGFR＜30 mL/分で使用せざるを得ない場合（術前の必須検査など），投与後 HD により除去することにより，発症を回避できる可能性がある（エビデンスはない）．PD による除去はきわめて遅く期待できない[40]．

7 蛍光眼底造影剤

腎機能障害患者に蛍光眼底造影剤（フルオレセイン）を使用してよいかという問い合わせが時にある．蛍光眼底造影剤による，高頻度で重篤な副

作用はアレルギー性のショックである．フルオレセインは腎，肝の両排泄で腎機能障害時に排泄遅延が生じる．しかし，フルオレセインで腎障害が生じた報告や腎機能障害による排泄遅延がアレルギーの増悪をはじめ，何らかの事象を生じた例の報告は見当たらない．末期腎不全患者で検査中，眼底の蛍光が強かったという報告がある．検査が可能な最少量を使用するよう勧めている．

昨今広く理解されるようになり，腎障害があるリスクの高い患者には注意深く投与されるようになってきた[41]．しかしその発症機序は十分解明されておらず，発症後に治療も確立されていない．現時点では検査の適応を含め予防が第一と考えられる．ガドリニウム系造影剤についてもガイドライン[42]が出されているが，NSF の発症頻度は低く，どのような予防ができるかや治療についてのエビデンスは確立されていない．

〔深津敦司〕

8 Perspective

ヨード系造影剤腎症はガイドラインが出され，

《文 献》

1) Reed M, et al. : The relative renal safety of iodixanol compared with low-osmolar contrast media. JACC Cardiovasc Interv, 2 : 645-654, 2009.
2) Chertow GM, et al. : Mortality after acute renal failure : models for prognostic stratification and risk adjustment. Kidney Int, 70 : 1120-1226, 2006.
3) Mehran R, et al. : A simple risk score for prediction of contrast-induced nephropathy after percutaneous coronary intervention : development and initial validation. J Am Coll Cardiol, 44 : 1393-1399, 2004.
4) Brown JR, et al. : Serious renal dysfunction after percutaneous coronary interventions can be predicted. Am Heart J, 155 : 260-266, 2008.
5) Persson PB, et al. : Pathophysiology of contrast medium-induced nephropathy. Kidney Int, 68 : 14-22, 2005.
6) Russo D, et al. : Early effects of contrast media on renal hemodynamics and tubular function in chronic renal failure. J Am Soc Nephrol, 6 : 1451-1458, 1995.
7) Cantley LG, et al. : Role of endothelin and prostaglandins in radiocontrast-induced renal artery constriction. Kidney Int, 44 : 1217-1223, 1993.
8) Heyman SN, et al. : Regional alterations in renal haemodynamics and oxygenation : a role in contrast medium-induced nephropathy. Nephrol Dial Transplant, 20 (Suppl 1): i6-11, 2005.
9) Parfrey PS, et al. : Contrast material-induced renal failure in patients with diabetes mellitus, renal insufficiency, or both. A prospective controlled study. N Engl J Med, 320 : 143-149, 1989.
10) Rudnick MR, et al. : Nephrotoxicity of ionic and nonionic contrast media in 1196 patients : a randomized trial. The Iohexol Cooperative Study. Kidney Int, 47 : 254-261, 1995.
11) McCullough PA, et al. : Acute renal failure after coronary intervention : incidence, risk factors, and relationship to mortality. Am J Med, 103 : 368-375, 1997.
12) Aspelin P, et al. : Nephrotoxic effects in high-risk patients undergoing angiography. N Engl J Med, 348 : 491-499, 2003.
13) Cigarroa RG, et al. : Dosing of contrast material to prevent contrast nephropathy in patients with renal disease. Am J Med, 86 : 649-652, 1989.
14) Lautin EM, et al. : Radiocontrast-associated renal dysfunction : incidence and risk factors. AJR Am J Roentgenol, 157 : 49-58, 1991.
15) Meyer M, et al. : N-acetylcysteine-enhanced contrast provides cardiorenal protection. J Am Coll Cardiol Cardiovasc Interv, 2 : 215-221, 2009.
16) Briguori C, et al. : Standard vs double dose of N-acetylcysteine to prevent contrast agent associated nephrotoxicity. Eur Heart J, 25 : 206-211, 2004.
17) Trivedi H, et al. : High-dose N-acetylcysteine for the prevention of contrast-induced nephropathy. Am J Med, 122 : 874, e9-15, 2009.
18) Kshirsagar AV, et al. : N-acetylcysteine for the prevention of radiocontrast induced nephropathy : a meta-analysis of prospective controlled trials. J Am Soc Nephrol, 15 : 761-769, 2004.
19) Cruz DN, et al. : Extracorporeal blood purification therapies for prevention of radiocontrast-induced nephropathy

: a systematic review. Am J Kidney Dis, 48 : 361-371, 2006.
20) Rudnick MR, et al. : Nephrotoxic risks of renal angiography : contrast media-associated nephrotoxicity and atheroembolism_a critical review. Am J Kidney Dis, 24 : 713-727, 1994.
21) Barrett BJ : Contrast nephrotoxicity. J Am Soc Nephrol, 5 : 125-137, 1994.
22) Pannu N, et al. : Prophylaxis strategies for contrast-induced nephropathy. JAMA, 295 : 2765-2779, 2006.
23) Weisbord SD, et al. : Prevention of contrast-induced nephropathy with volume expansion. Clin J Am Soc Nephrol, 3 : 273-280, 2008.
24) Merten GJ, et al. : Prevention of contrast-induced nephropathy with sodium bicarbonate : a randomized controlled trial. JAMA, 291 : 2328-2334, 2004.
25) Recio-Mayoral A, et al. : The reno-protective effect of hydration with sodium bicarbonate plus N-acetylcysteine in patients undergoing emergency percutaneous coronary intervention : the RENO Study. J Am Coll Cardiol, 49 : 1283-1288, 2007.
26) Brar SS, et al. : Sodium bicarbonate vs sodium chloride for the prevention of contrast medium-induced nephropathy in patients undergoing coronary angiography : a randomized trial. JAMA, 300 : 1038-1046, 2008.
27) Majumdar SR, et al. : Forced euvolemic diuresis with mannitol and furosemide for prevention of contrast-induced nephropathy in patients with CKD undergoing coronary angiography : a randomized controlled trial. Am J Kidney Dis, 54 : 602-609, 2009.
28) Solomon R, et al. : Contrast-induced acute kidney injury. Circulation, 122 : 2451-2455, 2010.
29) Galan A, et al. : Nephrogenic systemic fibrosis (nephrogenic fibrosing dermopathy). Curr Opin Rheumatol, 18 : 614-617, 2006.
30) Kuo PH, et al. : Gadolinium-based MR contrast agents and nephrogenic systemic fibrosis. Radiology, 242 : 647-649, 2007.
31) Deo A, et al. : Nephrogenic systemic fibrosis : a population study examining the relationship of disease development to gadolinium exposure. Clin J Am Soc Nephrol, 2 : 264-267, 2007.
32) Nephrogenic fibrosing dermopathy associated with exposure to gadolinium-containing contrast agents-St. Louis, Missouri, 2002-2006. MMWR, 56 : 137-141, 2007.
33) Hope TA, et al. : Nephrogenic systemic fibrosis in rats treated with erythropoietin and intravenous iron. Radiology, 253 : 390-398, 2009.
34) Broome DR, et al. : Gadodiamide-associated nephrogenic systemic fibrosis : why radiologists should be concerned. AJR Am J Roentgenol, 188 : 586-592, 2007.
35) Grobner T : Gadolinium_a specific trigger for the development of nephrogenic fibrosing dermopathy and nephrogenic systemic fibrosis ? Nephrol Dial Transplant, 21 : 1104-1108, 2006.
36) Marckmann P, et al. : Nephrogenic systemic fibrosis : suspected causative role of gadodiamide used for contrast-enhanced magnetic resonance imaging. J Am Soc Nephrol, 17 : 2359-2362, 2006.
37) Mendoza FA, et al. : Description of 12 cases of nephrogenic fibrosing dermopathy and review of the literature. Semin Arthritis Rheum, 35 : 238-249, 2006.
38) Cowper SE, et al. : Nephrogenic fibrosing dermopathy. Am J Dermatopathol, 23 : 383-393, 2001.
39) Jiménez SA, et al. : Dialysis-associated systemic fibrosis (nephrogenic fibrosing dermopathy) : study of inflammatory cells and transforming growth factor beta1 expression in affected skin. Arthritis Rheum, 50 : 2660-2669, 2004.
40) Joffe P, et al. : Pharmacokinetics of gadodiamide injection in patients with severe renal insufficiency and patients undergoing hemodialysis or continuous ambulatory peritoneal dialysis. Acad Radiol, 5 : 491-502, 1998.
41) 腎障害患者におけるヨード造影剤使用に関するガイドライン
http://www.jsn.or.jp/guidline/pdf/CIN_2012.pdf
42) 腎障害患者におけるガドリニウム造影剤使用に関するガイドライン
http://www.jsn.or.jp/jsn_new/news/guideline_nsf_090902.pdf

7 漢方薬とハーブ

1 漢方薬

　漢方薬はわが国では一部のものが保険適用されており，通常の処方として投与されている．一方で，漢方専門薬局や民間療法として独自に投与されている漢方薬も少なくない．漢方薬はその処方の根拠が西洋医学とは異なっているため，西洋医学の理論で理解するのは難しいが，わが国の大手薬品メーカーにより成分分析が進められている．一般的に漢方薬は，伝統中国医学の経験に基づいて生薬を組み合わせて作られる．われわれも含め，生薬全体を漢方薬と考えてしまいがちであるが，誤解ということである．保険適用されている漢方薬製剤は成分分析がかなり行われており，副作用調査も不十分ながら行われているが，個々に生薬を輸入して，複数組み合わせて投与される実態があり，その副作用の実際が完全には把握されていないのが現状である．
　1991年，ベルギーで漢方薬の成分であるアリストロキア酸によると考えられている重篤な間質性腎炎の集団発症が報告されて以来，Chinese herb nephropathyとして広く知られるようになった．その結果Chinese herb nephropathyの臨床的，基礎的研究が進み，原因がかなり特定できるようになった．漢方薬にはさまざまな成分が含まれ，またロットによって成分が異なることもあって，表面に出ていない副作用がある可能性が十分ある．本項ではChinese herb nephropathyについて触れた後，通常の処方で投与されている漢方薬の腎との関連について触れる．

2 Chinese herb nephropathy

　1991年，ベルギーにてダイエット薬として投与された漢方薬を服用した女性に，末期腎不全に至る腎障害を発症した例が多数報告された[1]．この腎障害は進行性で，多くが末期腎不全に至っている．その後，世界中で類似の腎障害発症例が次々と報告され[2]，わが国でも輸入生薬（広防已）の投与により，末期腎不全を生じた例が見つかっている[3]．
　Chinese herb nephropathyの原因が完全に解明されているとはいえないが，成分分析や動物実験から，*Aristrochia fangchi*という植物に含まれるアリストロキア酸が原因と考えられるようになった．ウサギ[4]やラット[5]にアリストロキア酸を投与すると，ヒトと類似の間質性腎炎を発症することが示された．またアリストロキア酸は，長期使用で尿路系の悪性腫瘍を高率に発症することも判明した[6,7]．アリストロキア酸はDNAに作用して付加体を作り，腎構成細胞を傷害することが示され，このことが尿路系悪性腫瘍の発症と関係すると考えられている[8]．一方，アリストロキア酸を服用した患者で腎障害が発症しない例も多くあり，この物質だけが成因であるかどうか不明な点もある．
　病理的には，高度の間質線維化と尿細管萎縮を認める．多くは進行性で末期腎不全に至り，治療法は確立されていない．わが国においては，関西地方において関木通という中国の生薬を配合した健康食品による腎障害の発症が報告されて以来，同様の症例が報告されている．現在も個人あるいは薬局による輸入漢方薬の中には，アリストロキア酸が混入している可能性があり，インターネットを通じての輸入が容易になった今日，進行性腎障害をみたときは十分な問診によりその可能性を考慮する必要がある．

3 漢方薬と偽アルドステロン症

漢方薬はさまざまな生薬を混合し，症状に合った薬剤を調合するが，最も多く使用されるのが甘草である．甘草属はマメ科に属する多年草で，グリチルリチン酸がその有効成分である．含有量は栽培法により不安定であったが，近年，大量栽培が可能となり安定した．甘草は痛み，こり，咳などに有効とされ，多くの漢方薬の基本となっており，約7割の漢方薬に含まれている．したがって複数の種類の漢方薬を服用すると，甘草の投与量が過量になることがある．

1968年，Connらによりリコリス（甘草を含み甘味を持つ）による偽アルドステロン症の報告[9]以来，多くの発症例があり，わが国でも2006年に厚生労働省が「重篤副作用疾患別対応マニュアル」を公表している[10]．

グリチルリチン酸は，グリチルレチン酸へ加水分解されて吸収される．これがコルチゾン様作用を持つことから，抗炎症作用を有すると考えられている．一方，腎におけるコルチゾールからコルチゾンへの変換酵素を阻害するためコルチゾールが蓄積し，これがアルドステロンと同様の作用を持つためアルドステロン症と類似した症状を呈する．

アルドステロン作用が過剰に発現するため，腎尿細管においてNa貯留，K過剰排泄が生じる．症状としては，体液貯留（浮腫）やそれによる高血圧，低K血症とそれによる脱力，四肢麻痺などがある．

甘草の投与量が多いほど発症しやすいと考えられるが，投与後の発症は数日から数年と報告されており，投与量だけがリスクファクターというわけではない．甘草の1日2.5g以上の投与で発症しやすいとされるが，慢性例では1日1.5〜2gでも発症している．参考のため，表XI-7-1に代表的漢方薬の1日投与量に含まれる甘草の量を示す．ループ系やサイアザイド系利尿薬を併用すると発症を助長する．

診断は基本的には原発性アルドステロン症に準

■ 表 XI-7-1 代表的漢方薬の甘草含有量（1日投与量当たり）

漢方薬名	甘草含有量（g）
芍薬甘草湯	5.0〜6.0
小青竜湯	3.0
半夏瀉心湯	2.5〜3.0
乙字湯	2.0〜3.0
温経湯	2.0
葛根湯	2.0
柴苓湯	2.0
柴朴湯	2.0
小柴胡湯	2.0
麦門冬湯	2.0
補中益気湯	1.5
十全大補湯	1.0〜1.5
六君子湯	1.0〜1.5
加味帰脾湯	1.0

じるが，当然，副腎の腫瘍は存在しない．検査所見としては高血圧，低K血症，尿中K排泄量増加，代謝性アルカローシス，低レニン血症を呈する．

治療としては，まず疑われる漢方薬を中止することが第一である．低K血症の程度や症状（不整脈など）によって緊急を要する場合，Kの投与も必要となる．抗アルドステロン薬（スピロノラクトン）投与も有効である．

4 腎障害患者への漢方薬の投与

わが国の漢方薬メーカーのインタビューフォームを見ると，腎障害患者で禁忌になっているものはなく，葛根湯や防風通聖散などほんの一部の薬剤が腎障害患者に慎重投与となっているのみである．多数の成分が含まれているため，排泄経路や透析性などがわかっている製剤はない．前述したように，甘草を含むすべての製剤で偽アルドステロン症の発症に注意するよう警告している．現実的に腎障害患者にどの程度使われているのか不明であるが，文献的に調べてみると，透析患者を含めて重篤副作用の報告は前述の偽アルドステロン症のほか，小柴胡湯による肺線維症，肝障害が散見される以外は少ない．このことから安全性が高

いとはいえない．ほとんどすべてのインタビューフォームで，"本剤は使用成績調査等の副作用発現頻度が明確となる調査を実施していないため，発現頻度は不明である"と記載されており，副作用の実態はわかっていない．とくに末期腎不全の状態で，代謝の変化や薬剤の相互作用についての研究報告はほとんどみられない．

漢方薬は長い歴史の中で副作用が起きないよう工夫されてきたというものの，高度の腎機能障害患者が対象になってきた可能性は少ないと考えられ，漢方薬を投与する際は厳重なモニターが必要と思われる．

5 薬剤間相互作用

漢方薬においても相互作用は重要な問題と考えられるが，十分な研究がなされていない．漢方薬間においては前述した甘草の過量投与をはじめ，経験的に併用が注意されるべき組み合わせが存在している．漢方薬と一般薬との相互作用は，いまだ未知の点が多いといわざるを得ない．柴胡とインターフェロンは間質性肺炎を生じる危険性があり，禁忌となっている．そのほか，腎疾患分野で関係がありそうな相互作用の報告には以下のものがある．

St. John's wort（セイヨウオトギリソウ）は比較的よく研究されており，その成分のhyperforinがCYP3A4を誘導し，それによる競合によりワルファリン，シクロスポリン，テオフィリン，シンバスタチン，ジゴキシンなどの作用が減弱することが知られている[11,12]．この植物はわが国では薬剤として使用されておらず，健康食品に含まれている可能性がある．

6 Perspective

学会レベルの多くの報告をみると，多くの漢方薬が末期腎不全を含むさまざまな病態に有効であったというものが多いが，安易に漢方薬を投与することは慎むべきである．いずれにしても漢方薬については不明な点が多いため，投与したときの情報を今後集積していく必要がある．

〔深津敦司〕

《文献》

1) Vanherweghem JL, et al. : Rapidly progressive interstitial renal fibrosis in young women : association with slimming regimen including Chinese herbs. Lancet, 341 : 387-391, 1993.
2) Debelle FD, et al. : Aristolochic acid nephropathy : a worldwide problem. Kidney Int, 74 : 158-169, 2008.
3) 森本靖彦ほか：甘草製剤による偽アルドステロン症のわが国における現状．和漢医薬学会誌, 8：1-22, 1991.
4) Cosyns JP, et al. : Chronic aristolochic acid toxicity in rabbits : a model of Chinese herbs nephropathy? Kidney Int, 59 : 2164-2173, 2001.
5) Debelle FD, et al. : Aristolochic acids induce chronic renal failure with interstitial fibrosis in salt-depleted rats. J Am Soc Nephrol, 13 : 431-436, 2002.
6) Cosyns JP, et al. : Urothelial lesions in Chinese-herb nephropathy. Am J Kidney Dis, 33 : 1011-1017, 1999.
7) Nortier JL, et al. : Urothelial carcinoma associated with the use of a Chinese herb（Aristolochia fangchi）. N Engl J Med, 342 : 1686-1692, 2000.
8) Lord GM, et al. : Urothelial malignant disease and Chinese herbal nephropathy. Lancet, 358 : 1515-1516, 2001.
9) Conn JW, et al. : Locorice-induced pseudoalsoteronism. JAMA, 205 : 492-496, 1968.
10) 厚生労働省：重篤副作用疾患別対応マニュアル　偽アルドステロン症．2006.
11) Mills E, et al. : Interaction of St John's wort with conventional drugs : systematic review of clinical trials. BMJ, 329 : 27-30, 2004.
12) Eich-Höchli D, et al. : Methadone maintenance treatment and St. John's Wort-a case report. Pharmacopsychiatry, 36 : 35-37, 2003.

第 XII 編

遺伝性・先天性疾患

遺伝性腎疾患の原因遺伝子一覧

疾　患	原因遺伝子（略号）	遺伝子座
【糸球体疾患】		
先天性ネフローゼ症候群		
フィンランド型	nephrin（NPHS 1）	19q13.1
Pearson 症候群	laminin β_2（LMB 2）	3p14-22
diffuse mesangial sclerosis	Wilms tumor gene 1（WT 1）	11p13
	phospholipase C epsilon protein（PLCE 1）	10q23.32-24.1
infantile sialic acid storage disorder	sialin（SLC17 A5）	6p14-15
遺伝性巣状糸球体硬化症		
常染色体優性	a-actinin-4（ACTN 4）	19q13
	canonical transient reveptor protein 6（TRPC 6）ion channel（TRPC 6）	11q
	CD2-associate protein（CD2 AP）	6p12
常染色体劣性	podocin（NPHS 2）	1q25-31
	phospholipase C epsilon（PLCE 1）	10q23.32-24.1
	coenzyme Q2 homologue, prenyltransferase（COQ 2）	4q21.22
	integrin β_4（ITG β_4）	17q25.1
hereditary multiple exostoses	86.3 kD endoplasmic reticulum-localized type II	
	transmembrane glycoprotein（EXT 1/2）	8q24.11-24.13
Alport 症候群		
X 染色体性	IV型 collagen α_5 鎖（COL4 A5）	Xq22
常染色体劣性または優性	IV型 collagen α_3 鎖（COL4 A3） or	
	IV型 collagen α_4 鎖（COL4 A4）	2q35-37
IgA 腎症　常染色体優性	?	6q22-23
MPGN type II	Factor H（CFH）	1q32
lipoprotein glomerulopathy	Apolipoprotein E（APOE）	19q13.2
atypical HUS	Factor H（CFH）	1q32
	Factor I（CFI）	4q25
	Membrane cofactor protein（MCP）	1q32
familial TTP	ADAM metallopeptidase with thrombospondine	
	type 1 motif, 1313（ADAMTS 13）	9q34
【尿細管機能異常症】		
autosomal recessive renal glucosuria	Na^+/gucose cotransporter（SLC5 A2）	16p11.2
高シュウ酸尿症		
type I	alanine : glyoxylate aminotransferase（AGT）	2q36-37
type II	glyoxylate reductase/hydroxypyruvate reductase（GRHPR）	9q11
シスチン尿症		
type I	amino acid transporter（rBAT heavy chain）（SLC3 A1）	2p16.3
type non-I	amino acid transporter（rBAT light chain）（SLC7 A9）	19q13.1

疾　患	原因遺伝子（略号）	遺伝子座
hypoxanthine-guanine phosphoribosyl-transferase deficiency	hypoxanthine-guanine phosphoribosyltrans-ferase（HPRT 1）	Xq26.1
adenine phosphoribosyltransferase deficiency	adenine phosphoribosyltransferase（APRT）	16q24.3
xanthine dehydrogenase/xanthine oxidase deficiency	xanthinedehydrogenase/xanthine oxidase（XO）	2q22
Fanconi-Bickel syndrome	glucose transporter 2（GLUT 2）	3q26.1-26.3
痛風	ATP-binding cassette, sub-family G, member 2（ABCG 2）	4q22
Dent病（特発性尿細管性蛋白尿症）	chloride channel-5（CLCN 5）	Xp11.22
	oculocerebrorenal syndrome-1（OCRL-1）	Xq25-26
腎性低尿酸血症		
type 1	urate transporter 1（SLC22 A12）	11q13
type 2	glucose transporter 9（SLC2 A9）	4p16-15
familial juvenile hyperuricemic nephropathy（autosomal dominant medullary cystic kidney disease type 2）	uromodulin（UMOD）	16p12
家族性低Ca尿性高Ca血症	calcium-sensing-receptor（CASR）	3q13.3-21
家族性高Ca尿性低Ca血症	calcium-sensing-receptor（CASR）	3q13.3-21
Liddle症候群	amiloride-sensitive Na channel（SCNN 1A）（gain of function）	
	β or γ subunit	16q12.2-13.11
Bartter症候群		
type 1（neonatal）	bumetanide-sensitive Na-K-2Cl cotransporter（SLC12 A1）	15q15-21
type 2（neonatal）	ATP-sensitive K channel（KCNJ 1）	11q24
type 3（classic）	renal chloride channel（CLCNKB）	1q36
type 4（deafness, renal failure）	barttin（BSND）	1p31
type 5	calcium-sensing-receptor（CASR）	3q13.3-21
Gitelman症候群	thiazide-sensitive Na-Cl cotransporter（SLC12 A3）	16q13
腎尿細管性アシドーシス		
persistent isolated pRTA	Na^+/HCO_3^- cotransporter（SLC4 A4）	4q21
dRTA		
autosomal dominant	Cl^-/HCO_3^- exchanger（SLC4 A1）	17q21-22
autosomal recessive	H^+-ATPase, B1 subunit（ATP6 V1B1）	2q13
	H^+-ATPase, a4 subunit（ATP6 V0A4）	7q33-34
dRTA+pRTA		
炭酸脱水酵素II異常症	carbonic anhydrase II（CA 2）	8q22
低P血症性くる病		
X染色体性	neutral endopeptidase family of proteins（PHEX）	Xp22.1
常染色体優性	fibroblast growth factor（FGF 23）	12p1
hyperostosis-hyperphosphatemic syndrome（HHS）	a peptide involved in mucin-type O-glycosylation（GALNT 3）	
autosomal dominant hypomagnesemia	Na^+, K^+-ATPase γ subunit（FXYD 2）	11q23
	hepatocyte nuclear factor 1 homeobox B（HNF 1B）	17q12
	voltage gated K channel Kv1.1（KCNA 1）	12p13

遺伝性腎疾患の原因遺伝子一覧

疾　患	原因遺伝子（略号）	遺伝子座
familial hypomagnesemia with hypercalciuria and nephrocalcinosis	Mg^{2+} channel, paracellin-1 （CLDN 16）	3q27
familial hypomagnesemia with hypercalciuria and nephrocalcinosis with ocular manifestaiton hypomagnesemia with secondary hypocalcemia	caludin-19 （CLDN 19） long transient receptor potential channel （TRPM 6）	1p34.2 9q22
isolated recessive hypomagnesemia with normocalciuria	epidermal growth factor （EGF）	4q25
EAST（epilepsy, ataxia, sensorineural deafness and tubulopathy	K channel Kir4.1 （KCNJ 10）	1q22-23
偽性低アルドステロン症Ⅰ型		
常染色体劣性	amiloride-sensitive Na channel （SCNN 1A）（loss of function）	
	α subunit （SCNN 1B）	12p13.1-ter
	β or γ subunit （SCNN 1G）	16q12.2-13.11
常染色体優性	mineralocorticoid receptor （NR3 C2）	4q31.1
偽性低アルドステロン症Ⅱ型（Gordon症候群）		
	serine-threonine kinase WNK 1 （gain of function）	12p13
	serine-threonine kinase WNK 4 （loss of function）	17p11
腎性尿崩症		
Ⅰ型	V2 receptor （AVPR 2）	Xq28
Ⅱ型	aquaporin-2 （AQP 2）	12q13
nephrogenic syndrome of inappropriate antidiuresis	V2 receptor （AVPR 2）（gain of function）	Xq28
ミトコンドリア異常症	mitochondria genome	mitochondria
【代謝異常症】		
シスチン症	cystinosin （CTNS）	17p13
原発性高蓚酸尿症Ⅰ型	alanine : glyoxylate aminotransferase （AGXT）	2q37.3
APRT 欠損症	adenine phosphoribosyltransferase （APRT）	16q24.2-qter
Fabry 病	α-galactosidase A （GLA）	Xq22
Wilson 病	P-type ATPase 関連銅輸送蛋白 （ATP 7B）	13q14
【その他の遺伝性腎疾患】		
nephronophthisis（NPH）		
NPH 1（juvenile）	nephrocystin-1 （NPHP 1）	2q13
NPH 2（infantile）	nephrocystin-2, inversin （NPHP 2）	9q22
NPH 3（adolescent）	nephrocystin-3 （NPHP 3）	3q21
NPH 4（juvenile）	nephrocystin-4 （NPHP 4）	1q36
NPH 5（juvenile or adolescent）	nephrocystin-5 （NPHP 5）（ICQB 1）	3q21.1
NPH 6（Joubert syndrome）	nephrocystin-6 （NPHP 6）（CEP 290）	12q21.32-21.33
NPH 7	nephrocystin-7 （NPHP 7）（GLIS 2）	16p
autosomal dominant medullary cystic kidney disease		
MCKD 1	medullary cystic kidney disease 1 （MCKD 1）	1q21
MCKD 2	Tamm-Horsfall protein, uromodulin （UMOD）	16p12
familial juvenile hyperuricemic nephropathy（FJHN）	Tamm-Horsfall protein, uromodulin （UMOD）	16p12
glomerulocystic kidney disease（GCKD）	Tamm-Horsfall protein, uromodulin （UMOD）	16p12

XII. 遺伝性・先天性疾患

疾　患	原因遺伝子（略号）	遺伝子座
Lowe 症候群	oculocerebrorenal syndrome-1（OCRL-1）	Xq25-26
爪・膝蓋骨症候群	LIM homeobox transcription factor 1, beta（LMX 1B）	9q34
多嚢胞腎		
常染色体劣性（ARPK）	polyductin/fibrocystin（PKHD 1）	6p12-21.1
常染色体優性（ADPK）	polycystin-1（PKD 1）	16p13.3
	polycystin-2（PKD 2）	4q13-23
von Hippel-Lindau 病	VHL 病癌抑制遺伝子（VHL）	3p25
tuberous sclerosis complex（TSC）		
TSC 1	hamartin（TSC 1）	9q34
TSC 2	tuberin（TSC 2）	16p13
Drash 症候群，Wilms 腫瘍		
	Wilms tumor 1（WT 1）	11p13
	Wilms tumor 2（WT 2）	11p15.5
	Wilms tumor 3（WT 3）	16q
coloboma, renal anomalies and VUR (renal cloboma syndrome)	paired box gene 2（PAX 2）	10q24-25
VUR	roundabout, axon guidance receptor, homologue 2（ROBO 2）	3p12.3
Kallmann sydnrome	Kallman syndrome 1 sequence（KAL-1）	Xp22.3
	Kallman syndrome 2 sequence（KAL-2）	8p12
Townes-Brocks syndrome	zinc finger transcription factor（SALL 1）	16q12.1
branchio-oto-renal（BOR）syndrome	eye absent homolog 1（EYA 1）	8q13.3
facio-oculo-aoustic-renal syndrome, Donnai-Barrow syndrome	megalin（LRP 2）	2q23.3-31.1
hypoparathyroidism, deafness and renal dysplasia（HDR）syndrome	GATA-binding family of transcription factor（GATA 3）	10p14-pter
autosomal recessive renal tubular dysgenesis		
	angiotensinogen（AGT）	1q42
	renin（REN）	1q32
	angiotensin converting enzyme（ACE）	17q23
	angiotensin II receptor type 1（AGTR 1）	3q24
	angiotensin II receptor type 2（AGTR 2）	Xp22
Muckle-Wells syndrome	cold autoinflammatory syndrome 1（CIAS 1）	1q44

〔五十嵐　隆〕

1 糸球体の遺伝性・先天性疾患

1 Alport 症候群

1 定義と概念

　Alport 症候群は感音性難聴を伴う遺伝性進行性腎炎である．1902 年，Guthrie が家族性血尿として Lancet に報告したのが最初であるが，その後 Alport が難聴の合併や男女間で重症度に差があることなどを明記の上，報告したことからこの名がつけられた．頻度はおよそ 5,000 人に 1 人（米国）であり，末期腎不全に至る患者のうち 0.3％ 程度を占める．遺伝形式は患者の約 85％ が X 染色体性遺伝（XLAS）であるが，常染色体劣性遺伝形式（ARAS：約 15％）および常染色体優性遺伝形式（ADAS：数％）も存在する．

　Alport 症候群患者の腎組織では，糸球体基底膜に後述する特徴的な変化が認められる．その変化は糸球体基底膜を構成する IV 型コラーゲンの欠如（構造異常）により生じることが明らかとなった．1990 年に初めて IV 型コラーゲン遺伝子の変異が明らかにされ，それ以来多数の遺伝子変異が報告されている．

2 病　態

　本症候群の病因となる糸球体基底膜は，IV 型コラーゲンを基本骨格に，ラミニン，プロテオグリカン，エンタクチンなどがそれぞれ結合して構成されている．IV 型コラーゲンは 6 種類の α 鎖（$\alpha_1 \sim \alpha_6$）のうち，3 種類が規則正しく組み合わされて triple helix 構造をなすが，その組み合わせは各臓器・器官により一定で，たとえば腎糸球体基底膜の場合は α_3-α_4-α_5，皮膚基底膜および Bowman 嚢の場合は α_5-α_5-α_6 となる[1]．各 α 鎖は，NC1 ドメイン（240 アミノ酸残基），コラーゲンドメイン（1,400 アミノ酸残基），7S ドメイン（15-20 アミノ酸残基）の 3 つのドメインから構成される．さらに NC1 ドメイン同士，7S ドメイン同士が結合することにより，高次の網目状構造を形成している．また，コラーゲンドメインでは「グリシン-X-Y（G-X-Y）」というアミノ酸構造の繰り返しが特徴的である．

　XLAS は，Xq22 領域に存在する IV 型コラーゲン α_5 鎖（COL4 A5）の遺伝子（COL4 A5）の異常により，また ARAS，もしくは ADAS は 2q35-37 領域に存在する IV 型コラーゲン α_3 鎖（COL4 A3）の遺伝子（COL4 A3）あるいは IV 型コラーゲン α_4 鎖（COL4 A4）の遺伝子（COL4 A4）の異常により発症する．これらの異常は糸球体基底膜の網目状構造の構築を阻害し，蛋白尿・血尿の原因となる．また，これらの IV 型コラーゲン α 鎖は耳や眼水晶体にも存在するため，感音性難聴や眼科的異常の原因にもなり得る．

3 症　状

　病初期には血尿が唯一の所見である．血尿は持続性の顕微鏡的血尿で，乳幼児健診で発見されることも多い．発熱時などに肉眼的血尿を伴うこともある．蛋白尿は後に加わり，進行とともに増加する．男性 XLAS 患者の場合，腎機能は通常思春期前後から低下し始め，40 歳までに約 90％ が末期腎不全に至る[2]．女性 XLAS 患者の場合は一般に進行が緩徐で，40 歳までに末期腎不全に至るのは約 12％ との報告がある[3]．ARAS 患者の臨床経過は男性 XLAS 患者のそれとほぼ同様と考えられており，筆者らの検討でも 15 歳までに約 70％ が末期腎不全に至るという結果であった．ADAS 患者の臨床像は比較的軽症で，腎不全に移行するのは非常にまれか，もしくは高齢になってからと考えられる．

　男性 XLAS 患者の約 85％，女性 XLAS 患者の

約20%に感音性難聴を合併する．10歳頃に4,000〜8,000 Hzの高周波領域における聴力低下が出現し，進行性に増悪する．眼科的異常としては円錐水晶体や白内障などの報告が多い．またXLAS患者の2〜5%に食道などの平滑筋腫を合併する．*COL4 A5* とそれに隣接する *COL4 A6* に広範囲欠失を有する場合に合併しやすい[4]．

4 診 断

以下の項目を満たした場合は，本症候群の可能性がきわめて高い．すなわち，①持続性の血尿がある，②本症候群と確定診断が可能な家族歴を有する（難聴を伴った若年の末期腎不全患者など），③眼科的異常を有する，④高音域の感音性難聴を有する，である．しかしながら，前述のとおり腎外異常を合併しない本症候群も決してまれではなく，また家族歴がなくとも発端者である可能性も否定できない．したがって本症候群の確定診断は腎生検を行い，特異的変化の有無によって行われるべきである．Alport症候群の遺伝子診断であるが，現在のところわが国では商業ベースでは行われていない．

5 病理所見

電子顕微鏡所見は本症候群に特異的であり，必須である．免疫組織学的所見も診断の補完に非常に有用である．

❶ 光学顕微鏡所見

特異的な所見は存在しない．病初期の糸球体はほぼ正常である．やがて軽度のメサンギウム細胞の増殖とメサンギウム基質の増加がみられるようになり，高度蛋白尿が出現する時期になると，分節性硬化が出現する．病初期の尿細管・間質もほぼ正常である．糸球体の変化に伴い尿細管の変性萎縮，間質への泡沫細胞 foam cell の出現などが認められる．これらはすべて非特異的な所見である．

❷ 電子顕微鏡所見

特異的所見として，糸球体基底膜は不規則に肥厚し，糸球体基底膜緻密層は数層に分裂して（lamellation）網目状の変化（splitting）を認める[5]．また，糸球体基底膜の菲薄化も本症候群に特異的である（図XII-1-1）．つまり本症候群の糸球体基底膜は網目状変化のため肥厚した部分，異常に薄い部分，正常な部分が混在した様相を呈するが，腎炎の進行とともに肥厚した糸球体基底

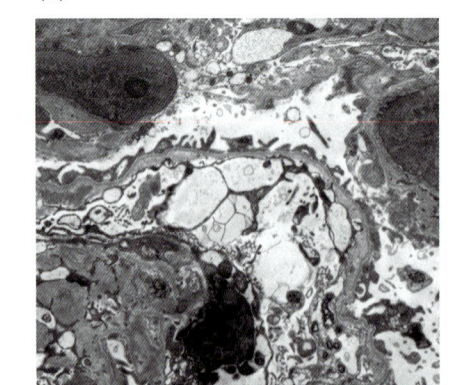

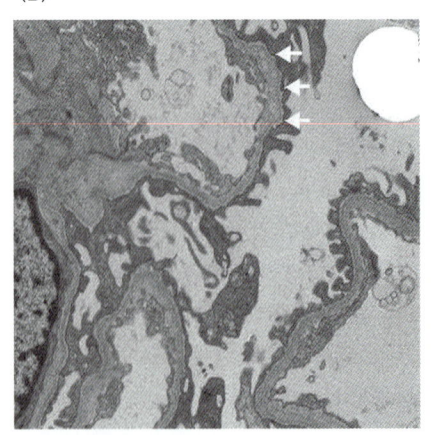

■ 図XII-1-1　腎組織における電子顕微鏡所見
（A）X染色体連鎖型Alport症候群（XLAS）3歳男性．糸球体基底膜の菲薄化を認める．しかし，若年であるため，層状変化，網目状変化などは認めていない．
（B）X染色体連鎖型Alport症候群（XLAS）16歳男性．糸球体基底膜の不規則な肥厚や菲薄化，糸球体基底膜緻密層の網目状変化（矢印）を認める．

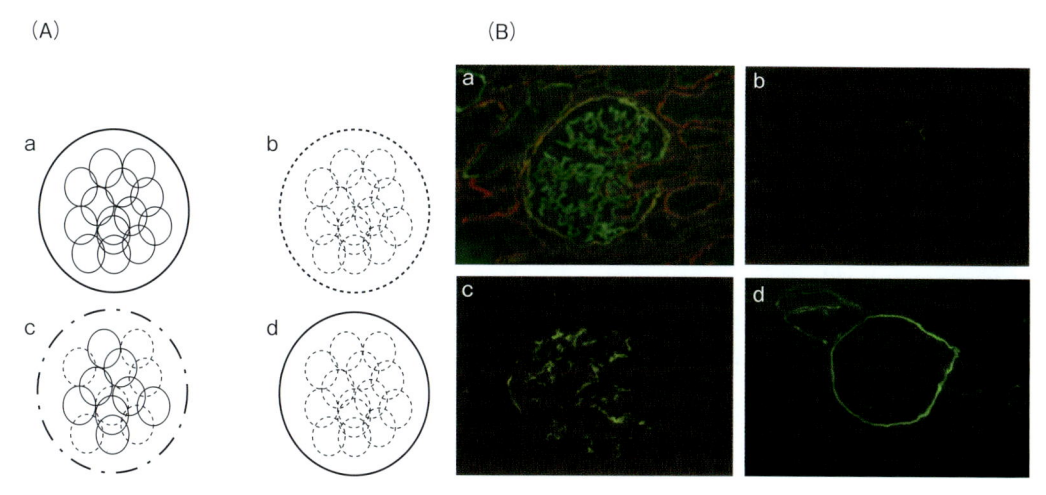

■ 図 XII-1-2　腎組織および皮膚組織における分子構造と免疫染色所見
(A)　腎糸球体における α₅ 染色結果の模式図.
　　a：正常もしくは ADAS, b：男性 XLAS, c：女性 XLAS, d：ARAS.
(B)　腎糸球体における α₅ 染色結果.
　　a：正常もしくは ADAS, b：男性 XLAS, c：女性 XLAS, d：ARAS.

膜が目立つようになる．ただし，これらの所見は病気の進行とともに顕著となってくるため，低年齢患者や蛋白尿を伴わない女性 XLAS 患者においては基底膜の菲薄化のみの所見を呈する場合があり，注意を要する．

❸ 免疫組織学的所見

抗 IV 型コラーゲン α₅ 鎖抗体を用いて免疫染色を行うと，男性 XLAS 患者の糸球体基底膜および Bowman 嚢は完全に陰性となるのが一般的である．一方，女性 XLAS 患者の場合はモザイク状に陽性に染色される．ARAS 患者では糸球体基底膜は陰性，Bowman 嚢は陽性となり，また ADAS 患者では糸球体基底膜，Bowman 嚢ともに正常に染色される（図 XII-1-2）[6]．

IV 型コラーゲン α₅ 鎖は皮膚上皮基底膜にも発現しているため，免疫組織学的診断は皮膚生検組織でも一部有用である．すなわち男性 XLAS 患者の皮膚上皮基底膜は完全に陰性，女性 XLAS 患者の場合はモザイク状に陽性に染色されるのが典型的である．

男性 XLAS では 10〜20% の症例で，減弱はあるものの糸球体基底膜および Bowman 嚢に α₅ 鎖の発現を認める．さらに女性 XLAS では腎組織および皮膚基底膜でほぼ完全な発現を認める症例も存在する．そのため，「α₅ 鎖が陽性であればXLAS を否定できる」ということにはならない．免疫組織学的所見はあくまでも診断の補完として利用すべきである．

6　治　療

現在のところ根治療法は存在しない．腎炎の進行遅延を目的とした保存的加療と，CKD ステージに応じた一般的治療が行われる．

❶ RAAS 阻害薬

Gross らは *COL4 A3* ノックアウトマウスにACE 阻害薬を投与し，より早期から長期間投与した群で蛋白尿抑制効果と生存期間の延長を認めたと報告した．また *in vivo* でも同様に蛋白尿減少効果と腎機能の保持に効果があったことが Proesmans らによって報告されている．他の慢性腎炎では ARB による蛋白尿減少効果も報告されているため，ARB 単独，あるいは ACE 阻害薬との併用投与も効果が期待できよう．筆者らは 5 例の Alport 症候群患者に ACE 阻害薬，ARB，抗アルドステロン受容体拮抗薬による triple block 療法を行い，尿蛋白減少効果を確認した[7]．しかし，いずれにおいても十分にデザインされた controlled study は現在のところ存在せず，さら

なる症例の蓄積と臨床試験が必須である．

❷ シクロスポリン

　CallisらはAlport症候群患者にシクロスポリンを長期間投与したところ，持続した蛋白尿減少効果が得られ，加えて腎機能障害の進行をも防止する可能性があると報告した．一方Marinaらは，シクロスポリン投与によってGFRの低下を早め，長期投与ではむしろ腎毒性に伴う病理組織学的変化が生じると報告した．現在のところシクロスポリン投与に関しても十分にデザインされたcontrolled studyは存在せず，有害事象の報告もあることから推奨される治療法とはいえない．

　以上の報告・知見より，本症候群に対する加療としてまずはシクロスポリンよりACE阻害薬，ARB，抗アルドステロン受容体拮抗薬を投与し，それでも十分な効果が得られず，蛋白尿のコントロールに難渋する場合に限ってシクロスポリンの投与を考慮すべきであろう．RAAS阻害薬の投与は少量から開始し，血清Cr値の異常上昇，高K血症，咳，起立性低血圧などの副作用に注意しながら目標量まで漸増する．単剤でのコントロールが不良な場合はその他のRAAS阻害薬の併用を考慮する．シクロスポリンを使用した場合，腎毒性の評価は腎生検によって行われるべきである．

❸ 腎移植

　移植成績は他疾患と比しても遜色なく良好である．しかし，抗糸球体基底膜腎炎によって移植腎機能を喪失する患者が約3％存在することに留意する．移植腎機能喪失例はNC1ドメインの広範囲欠失例に多いとされるため，術前に遺伝子変異を同定しておくことは有意義かもしれない．

❹ その他

　難聴の進行が大きな問題となる．これについても現在のところ有効な治療法はなく，補聴器の使用など対症療法を行う．

7 Perspective

　Alport症候群の類縁疾患に，菲薄基底膜病（TBMD）がある．TBMDは，臨床的に良性家族性血尿（BFH）を呈し，反復性あるいは持続性血尿を呈する．多くは無症候性血尿であるが，感冒時などに肉眼的血尿をみる．蛋白尿は認めないか，あっても軽微で進行性ではない．通常は常染色体優性遺伝形式をとるが，孤発例もあり得る．電子顕微鏡所見はAlport症候群の場合と同様，糸球体基底膜の菲薄化を認める．

　Lemminkらは，BFHの患者の一部でARASの原因遺伝子である*COL4 A3/COL4 A4*にヘテロ接合体変異を認めたと報告した．以降，複数の報告でBFHの約40％に*COL4 A3/COL4 A4*異常が確認された．このことから現在，*COL4 A3*もしくは*COL4 A4*にヘテロ接合体変異が生じればBFHを，ホモ接合体変異あるいは複合ヘテロ接合体変異を認めればARASを発症すると考えられている．ADASとBFHとの表現型の相違は*COL4 A3/COL4 A4*の変異部位や種類，あるいはサイズによると考えられるが，詳細はいまだ不明である．Alport症候群とTBMDは連続した疾患スペクトラムと考えるのが妥当であろうが，一方で*COL4 A3/COL4 A4*に連鎖しないTBMD家系もあり，今後もさらなる検討が必要である．

〔貝藤裕史，野津寛大〕

2 Fabry病

1 Fabry病とは

　ライソゾームは，細胞の代謝回転に伴う種々の細胞内物質を分解する酵素を有する細胞小器官で，約60種の加水分解酵素が存在するとされる．Fabry病はライソゾーム蓄積症 lysosomal storage diseasesの1つで，α-ガラクトシダーゼA（α-GAL A）酵素活性の低下・欠損により，グロボトリアオシルセラミド（GL-3）〔Gb-3，CTH（ceramide trihexoside）と表記することもあり〕などの糖脂質の加水分解が滞り，全身組織のライソゾームにGL-3の病的蓄積をきたすX染色体劣性遺伝疾患である[8]．

2 | Fabry 病の病態，症状，診断，治療

❶ 病　態

α-GAL A 酵素活性の低下・欠損により全身のライソゾームにおいて GL-3 の病的蓄積が起こり，その結果，多彩な症状を呈する[9]．

❷ 症　状

生命予後を左右する重要臓器障害は，脳血管障害（若年性脳梗塞など），心症状（肥大型心筋症など），腎不全である．

その他の症状として，耳症状（難聴など），眼症状（渦巻き状角膜症など），消化器症状（腹痛，下痢など），皮膚症状（びまん性体幹被角血管腫など），末梢神経障害・自律神経障害（疼痛発作，発汗低下・無汗とそれに伴う発熱など）などがある[9]．

これらの症状の顕在化は，図 XII-1-3[10] に示したように年齢により異なることが特徴である．Fabry 病に特徴的な灰白色状の渦巻き状角膜症[8]は幼児期以降にみられるとされ，また発汗障害や被角血管腫[8]は学童期以降に出現する．疼痛発作は 2 歳頃から出現するとされ，運動，発熱，暑い気候で誘発され，数分から数時間持続する四肢に広がる激しい疼痛である（なお，この四肢疼痛は壮年期以降になると軽減・消失することが多いとされている）．一方，心障害，脳血管障害，腎障害は成人期以降に生じ，臓器不全をきたして 40～50 歳代までに死亡することが多い[9]．

❸ 性差による臨床像の違い

α-GAL A 遺伝子は X 染色体上に存在し，X 連鎖劣性遺伝形式で遺伝するため，ヘミ接合体男性は「古典型」Fabry 病を示すことが多く，ヘテロ接合体女性では軽症から重症までさまざまな症状を呈する[9]．

❹ 亜型 Fabry 病

前述の特徴的な全身症状を呈する「古典型」Fabry 病のほかに，Fabry 病で特徴的とされる症状を示さない表現型の患者群は，亜型 Fabry 病と呼ばれる．これら亜型 Fabry 病の中で，中年以後に発症し，ほとんど心臓に限局した症状を呈するものは「心型」Fabry 病，腎臓に限局した症状を呈するものは「腎型」Fabry 病と呼ばれている[9]．古典型と亜型 Fabry 病の臨床像の違いを表 XII-1-1[11] にまとめて示した．

❺ 診断のフローチャート

Fabry 病の診断フローチャートを図 XII-1-4 に示した．血漿，尿，白血球の α-GAL A 活性の測定，尿中 GL-3 の測定，そして α-GAL A 遺伝子変異の解析により，Fabry 病の確定診断がなされる[9]．

❻ 治　療

2004 年から Fabry 病に対する酵素補充療法が承認され，現在，アガルシダーゼ α およびアガルシダーゼ β の 2 酵素製剤が承認されている．これらの酵素補充療法を行った上で，各種症状への対症療法を行う[9]．

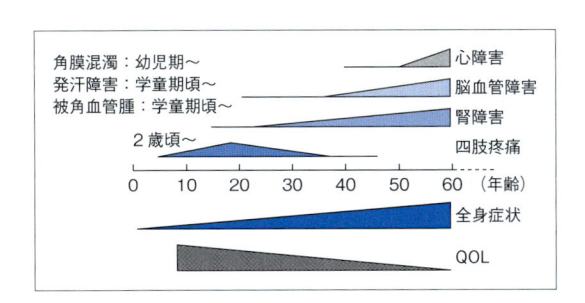

■ 図 XII-1-3　Fabry 病症状の進行モデル
（衛藤義勝：小児内科，35：1380-1383, 2003 より改変）

■ 表 XII-1-1　古典型と亜型（腎型・心型）Fabry 病の臨床像の違い

臨床症状	古典型	腎型	心型
発症年齢	4～8 歳	>25 歳	>40 歳
平均死亡年齢	41 歳	?	>60 歳
被角血管腫	++	±	−
低汗症	++	±	−
角膜混濁	++	±	−
心　臓	虚血/MI	LVH	LVH/MI
脳	TIA/Strokes	?	
腎　臓	腎不全	腎不全	蛋白尿
残存酵素活性	<1%	<5%	1～10%

MI：心筋梗塞，LVH：左室肥大，TIA：一過性脳虚血発作
（Desnick RJ：Clin Nephrol, 57：1-8, 2002 より改変）

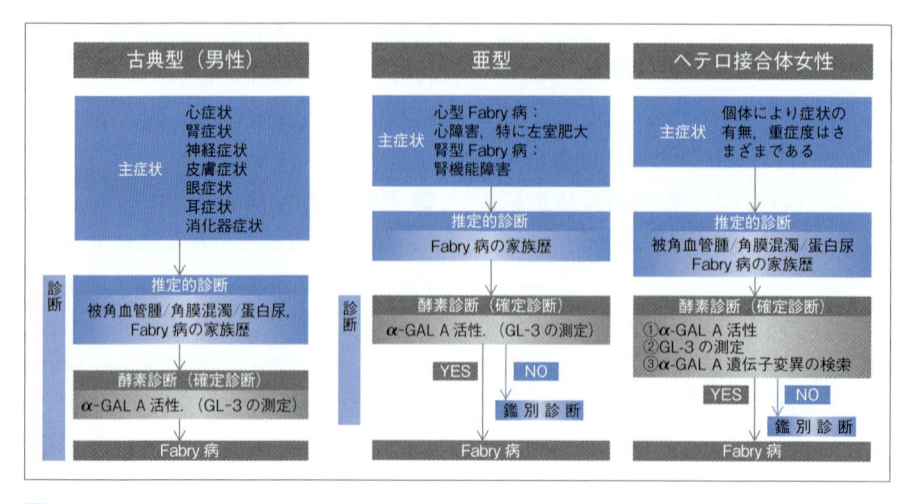

■ 図 XII-1-4　Fabry 病の診断フローチャート
(日本ファブリー病フォーラム世話人 監修：ファブリー病診断治療ハンドブック 2009．A・M・S, 2009 より改変)

3　Fabry 病の腎症状

❶ 臨床経過

　古典型 Fabry 病は，図 XII-1-3 に示したように，小児期は無症候，思春期に微量アルブミン尿と尿濃縮力の低下，20 歳以降に顕性蛋白尿が出現し，その後，蛋白尿の増加，腎機能の低下が明らかになり，そして 40〜50 歳で末期腎不全に進行するのが一般的な経過である[9]．

❷ 尿検査所見

　尿中 GL-3 の増加，また尿沈渣中に空胞化した脱落上皮細胞〔その大部分は尿細管上皮細胞で，mulberry（桑の実）細胞と呼ばれている．図 XII-1-5〕を認める．

❸ 腎病理所見

　光学顕微鏡では，糸球体上皮細胞の腫大と胞体の空胞化が特徴的であり（図 XII-1-6），空胞は他の細胞にも認められる．空胞に相当する部位にトルイジンブルーに染まる物質の沈着が観察される（図 XII-1-7）．

　電子顕微鏡では，糸球体上皮細胞，内皮細胞，メサンギウム細胞内に，渦巻き状（ミエリン状）またはシマウマの皮紋状（ゼブラ小体）封入体と表現される沈着物を多数認める（図 XII-1-8）．

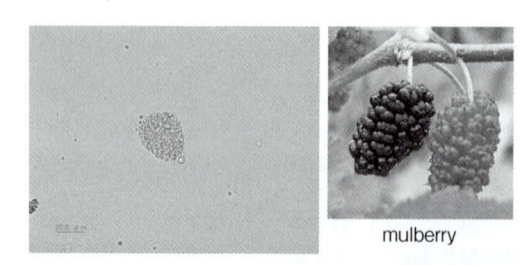

■ 図 XII-1-5　尿沈渣中の空胞化した脱落上皮細胞
(東京女子医科大学臨床検査技師・横山貴氏より提供)

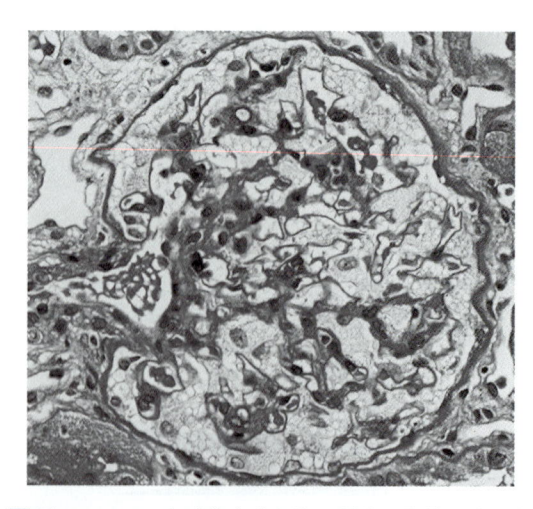

■ 図 XII-1-6　糸球体上皮細胞の腫大と胞体の空胞化（マッソン染色，200 倍）
(東京女子医科大学臨床検査技師・堀田茂氏より提供)

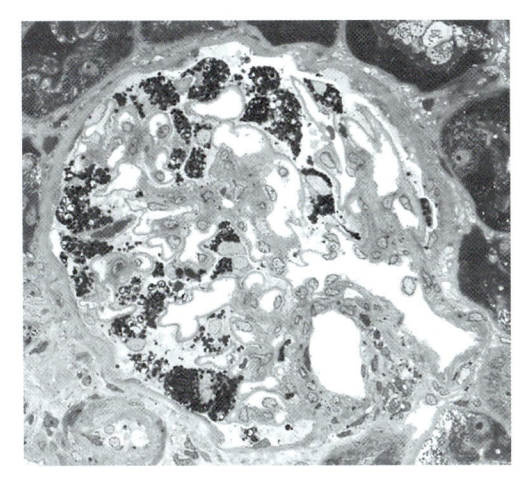

■図XII-1-7　糸球体上皮細胞の腫大と胞体の空胞化
（トルイジンブルー染色，100倍）
（東京女子医科大学臨床検査技師・堀田茂氏より提供）

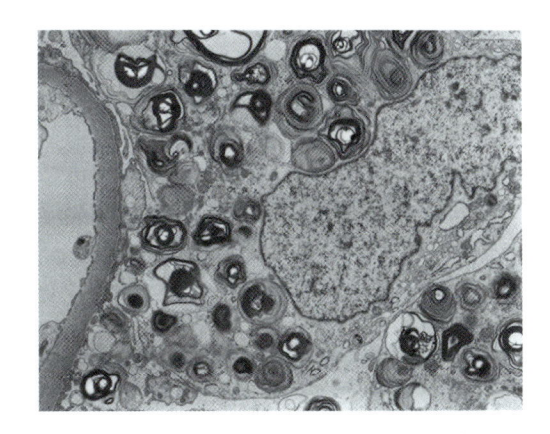

■図XII-1-8　糸球体上皮細胞の電子顕微鏡像
（5,000倍）
（東京女子医科大学臨床検査技師・堀田茂氏より提供）

❹ 顕性蛋白尿出現前の小児期～思春期 Fabry 病の腎生検所見

小児期～思春期 Fabry 病9症例〔腎生検実施年齢は平均13.5歳（7～18歳）〕の腎病理所見を検討した報告によれば，顕性蛋白尿が出現する前の段階においてすでに前述の特徴的な腎病理組織像が認められたとされている[12]．Fabry 病診断における腎生検の有用性，さらに腎障害進行抑制を目的とした小児期からの酵素補充療法の必要性が示唆される．

❺ 蛋白尿の程度と腎機能悪化との関係，酵素補充療法の効果

酵素補充療法以前の時期の Fabry 病患者を対象として腎症状の自然歴を検討した報告によれば，蛋白尿が多いほど腎機能悪化スピードが速い（年間の GFR 低下が大きい）ことが示されている（図XII-1-9）[13]．また，蛋白尿が多い（尿蛋白・Cr 比が1以上）と酵素補充療法の腎機能悪化抑制効果が低いことが示されている[14]．これらの結果より，腎機能の悪化を抑制するには，蛋白尿の程度が軽い時期から酵素補充療法を開始する必要性が示唆される．

なお，酵素補充療法単独では明らかな蛋白尿減少効果は認められないため[13]，ACE 阻害薬や ARB を投与して蛋白尿の減少を図る必要性が示されている[9,13]．

❻ 透析患者と Fabry 病スクリーニング

わが国の維持透析患者を対象としたスクリーニングの結果，男性0.2～1.2%，女性0～0.3%で Fabry 病が発見されたとされている[15]．なお，スクリーニングで発見された Fabry 病患者には，古典型のほかに「腎型」Fabry 病が含まれている．

❼ Fabry 病末期腎不全患者と酵素補充療法

Fabry 病末期腎不全患者は末期腎不全に進行していない患者に比べて，心筋梗塞，心不全，不整脈などの心血管イベントの発症や脳梗塞発症の割合が2倍以上高いことが報告されている[16]．一方，Fabry 病透析患者に対する酵素補充療法の効果を検討した報告によれば，24ヵ月間の酵素補充療法により，左室肥大の増悪は抑制され，また四肢疼痛，低汗症，腹痛・下痢が改善したとされている[17]．Fabry 病末期腎不全患者は QOL が大きく損なわれており，また生命予後的にもハイリスクであるため，酵素補充療法を行うべきとしている[9]．

❽ Fabry 病患者に対する腎移植

Fabry 病患者の腎移植では，移植された腎臓に GL-3 が蓄積し移植腎機能が低下する可能性が危惧されていた．しかし，197例の Fabry 病患者の腎移植成績を検討した報告によれば，移植腎生着率は他疾患の患者に比べて同等なことが示された[18]．一方，同報告によれば，Fabry 病移植患者

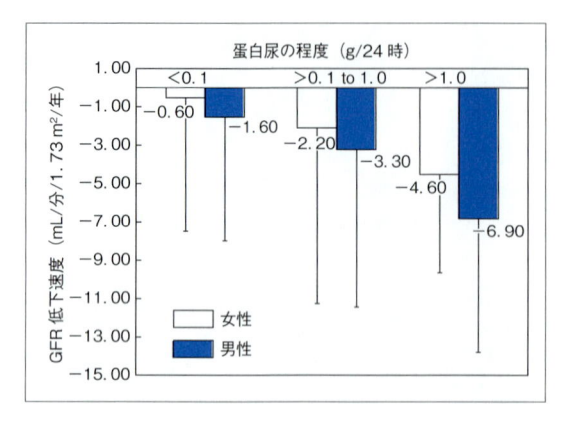

図XII-1-9 蛋白尿の程度と腎機能低下との関係
(Warnock DG, et al. : Clin J Am Soc Nephrol, 5 : 371-378, 2010 より)

の患者生存率は他疾患の患者と比べて有意に低く，主たる死因は心血管イベントであったとされている[18]．そのため，Fabry病患者の腎移植では，移植後も心血管イベント発症を抑制する目的で酵素補充療法が必要と思われる．

4 Perspective

Fabry病診療では早期診断・早期治療が求められているが，現時点では見逃し例も多いのが現状である．臨床症状が多彩で，また症状に個人差が大きいことがその理由の1つであるため，医療関係者や患者に本疾患の理解を広める必要がある．

女性のヘテロ接合体患者は，進行しない例もあれば，腎不全に陥る場合もあるため，どのような症例に，またどの時期から酵素補充療法を開始すべきかが課題である．

〔服部元史〕

3 その他（フィンランド型など）

1 診断（診断基準）

生後1年以内に発症するネフローゼ症候群は，生後3ヵ月以内に発症する先天性ネフローゼ症候群（CNS）とそれ以降に発症する乳児ネフローゼ症候群（INS）とに分類される．これら出生後早期に起こるネフローゼ症候群は，従来の臨床病理

表XII-1-2　先天性・乳児ネフローゼ症候群の分類

原発性	原因遺伝子（遺伝子座）
フィンランド型CNS（CNF）	NPHS 1（19q13.1）
びまん性メサンギウム硬化（DMS）	WT 1（11p13），PLCE 1（10q23）
巣状糸球体硬化症	NPHS 2（1q25-31），PLCE 1
Denys-Drash症候群	WT 1
Pierson症候群	LamB 2（1q31）
爪・膝蓋骨症候群	LMX 1B（9q34）
Herlitz致死型表皮水疱症	LamB 3（1q32）
中枢神経奇形症候群　Galloway-Mowat症候群	
微小変化型ネフローゼ症候群	
膜性腎症	
ミトコンドリア異常	
その他	
二次性	
感染症　　先天性梅毒，トキソプラズマ，マラリア，サイトメガロウイルス，風疹，B型肝炎，HIV	
SLE	

(Avner ED, et al. : Pediatric nephrology. 5th ed p. xvi, p. 1564, Lippincott Williams & Wilkins, 2004. およびJalanko H : Pediatr Nephrol, 24 : 2121-2128, 2009 より)

所見からの分類に，病因となり得る遺伝子の情報が加わりつつあるが，それらが1対1に対応していないため，2つの視点から病気をとらえることが必要である（表XII-1-2）[19,20]．

本項では，フィンランド型CNS（CNF）を中心に概説する．患者に遺伝子変異が存在する場合は家族（両親と兄弟）の遺伝子解析も行い，病因となりうる変異か確認する．

2 治療のポイント

CNFの場合はステロイドは無効で，物理的（腎臓摘出）または化学的（薬物）に腎機能を低下させることにより尿からの蛋白漏出を抑え，全身状態を改善することが目的となる．

3 定義と概念．疫学

1998年にCNFの原因遺伝子として同定されたNPHS 1の遺伝子産物nephrinは，8つの免疫グロブリン様モチーフと1つのIII型ファイブロネ

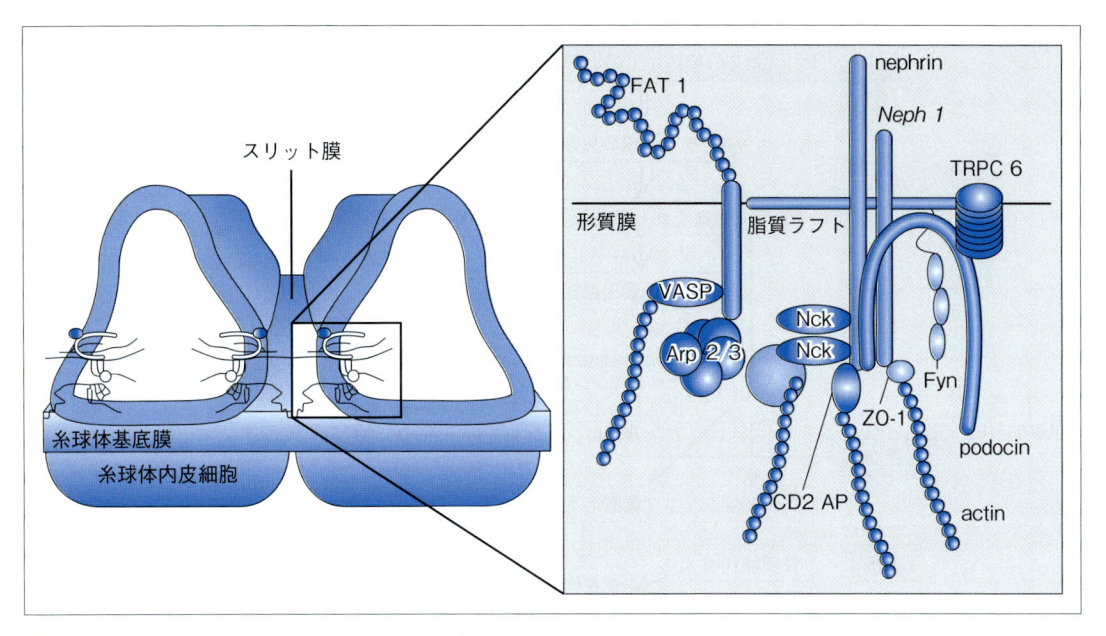

■図 XII-1-10 ポドサイト足突起の構成蛋白

(Johnstone DB, et al. : Nat Clin Pract Nephrol, 2 : 271-282, 2006 より改変)

クチン様モチーフを持つ免疫グロブリンスーパーファミリーに属する膜貫通型接着因子と考えられ，臓側糸球体上皮細胞（ポドサイト）の足突起の間のスリット膜に主に存在し，サイズバリアーの形成と同時に，AKT の活性化やアクチンの重合等シグナリング分子としても機能していると考えられている．これ以降，常染色体劣性遺伝型巣状糸球体硬化症の原因遺伝子として同定された NPHS 2 の遺伝子産物である podocin をはじめ，CD2 AP，Neph 1 など多くの分子が同定され，ポドサイトの足突起は図 XII-1-10 のような構造を呈していると推測されている[21]．これらに加え，糸球体基底膜に発現する laminin やポドサイトに発現する PLCE 1，転写因子である WT 1，LMX 1B なども含めて，多くの CNS/INS 患者で解析が行われ，原因遺伝子が解明されつつある（表 XII-1-2）．

CNF は，常染色体劣性遺伝形式をとり，現在までにわが国を含む全世界で 100 以上の変異が NPHS 1 遺伝子に同定されている[22〜25]．フィンランド家系では，94％以上の患者において Fin-major（エクソン 2 の 2bp 欠失によりエクソン 2 内で終止コドンができる），または Fin-minor（エクソン 26 のナンセンス変異）と呼ばれる変異が認められ，新生児 8,200 人に 1 人の頻度で発症するが，フィンランド家系以外ではミスセンス変異が多く，アメリカの保守派メノナイト（500 人に 1 人）を除き，頻度は低い．ミスセンス変異を導入した場合，変異 nephrin が小胞体内のみに発現し，細胞膜への輸送が阻害され，細胞表面に表出しないことが示され，発症のメカニズムの 1 つと考えられる[26]．

NPHS 1 遺伝子変異が CNS のみに認められるのに対し，NPHS 2 遺伝子変異は，CNS/INS の 1 歳以降に発症した者にも認められ，臨床重症度の幅が大きい[27]．本遺伝子の C 末端側の変異では podocin のみならず正常 nephrin の細胞膜への輸送も阻害されることが示され，発症機序の 1 つと推測される[28]．

INS の代表的疾患とされてきたびまん性メサンギウム硬化（DMS）は，Denys-Drash 症候群，Pierson 症候群，中枢神経奇形症候群などに合併するが，単一症状として発症する場合でも，WT 1 や PLCE 1 変異が病因と考えられる場合がある[29]．

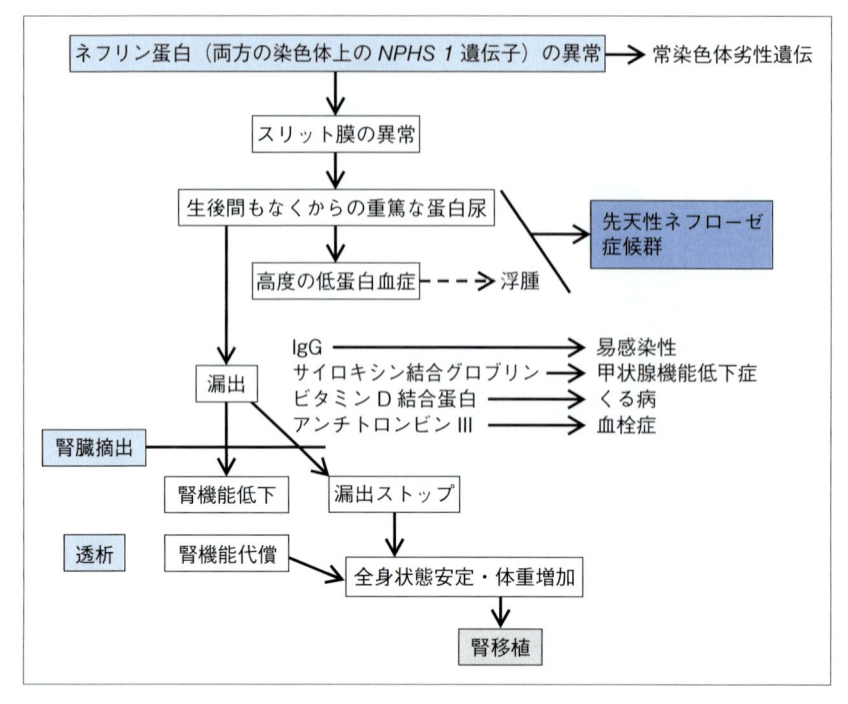

■ 図 XII-1-11　CNF の基本病態

(綾 邦彦：小児内科, 40（増刊号）：845-849, 2008 より)

4　病　態

典型的な CNF の病態を図 XII-1-11 に示す．

5　症　状

CNF では，胎生期から始まる高度の蛋白漏出により，羊水中の α-fetoprotein は上昇し，胎盤重量が出生体重の 25％ 以上の巨大胎盤となる．90％ 以上の患児で生後 1 週以内にネフローゼ症候群となり，補充をしない場合 1 g/dL 以下の高度な低アルブミン血症となる．トランスフェリン，セルロプラスミン，ビタミン D 結合蛋白，サイロキシン結合グロブリン，IgG，アポ蛋白，リポ蛋白リパーゼ，アンチトロンビン III 等の尿中への漏出，それによるリガンドの血中濃度の低下に伴い，甲状腺刺激ホルモンの上昇，マクログロブリンやフィブリノーゲン，トロンボプラスチン，凝固因子（II，V，VII，X など）の上昇，遊離脂肪酸，総コレステロール，LDL の上昇，HDL の低下が起こる．これらにより，代謝異常，重篤な細菌感染症，脂質異常症，血栓症などを発症する．生後 6 ヵ月から 1 歳までは腎機能は正常だが，4 歳までには末期腎不全に陥る．高度のネフローゼにより以前は生後 6 ヵ月までに死亡することが多かった．身体所見としては，泉門開大，鞍鼻，耳介低位，臍ヘルニア，彎曲足などがある．また，中枢神経や心臓に軽度の機能異常を認めることが多い．

移植によって改善しない運動失調/筋力低下といった神経学的異常（56 人中 4 人）やセルトリ細胞機能不全を示唆するインヒビン B の低下（8 人中 2 人）を認めることがある．

DMS は，多くは生後 3 ヵ月以降に蛋白尿が発症し，発症後数ヵ月以内に末期腎不全になる．羊水中の α-fetoprotein や胎盤重量は通常正常である．

6　検査（病理）

生後 3～8 ヵ月時には，特徴的な病理所見である尿細管の嚢胞状拡大が認められるが CNF に特異的ではない．免疫グロブリンに対する蛍光抗体所見は陰性であるが，nephrin や podocin に対す

る免疫染色が診断に有効である．腎エコー所見では，腎臓サイズは正常か大きめで，腎皮質は高エコー輝度，中心部エコーは，周囲の皮質エコーと境目がわからない．

羊水中のα-fetoproteinの上昇によるCNFの出生前診断により妊娠継続を中断した胎児21例の検討で，9例ではNPHS 1遺伝子異常はホモでなくヘテロであったという報告[30]があり，胎児腎においてはヘテロであっても蛋白漏出が起こると考えられ，遺伝子診断も併用することが必要である．日本人CNS患者も解析が進み，NPHS 1遺伝子異常が原因と考えられる症例が10例以上みつかっており[22, 24, 25]，なかでもC.2515（delC）の頻度が高い．NPHS 2遺伝子異常の症例は少なく数例程度であり，頻度の高い欧米の遺伝子背景と大きく異なる．

DMSは，びまん性のメサンギウム硬化像を認めるが，メサンギウム細胞増殖像はない．

7 治 療

Holmbergらの方法を中心に概説する．CNFでは，高度ネフローゼの管理が生命予後にとって大切である．ネフローゼ期では，浮腫の管理，栄養補給，ホルモン異常の是正，感染症への対応，血栓症予防などの対症療法を行い（表XII-1-3），体重7 kg以上になったら一側ずつもしくは両側同時に腎臓を摘出し，慢性腎不全期はPDにより維持する．これにより，体蛋白量を増加させ体重増加を促し，低蛋白，低ガンマグロブリン血症を改善した上で，体重9 kg以上になったら腎移植を行う．

ワクチン接種は，ネフローゼ期は免疫グロブリンの尿中への漏出が多いため，免疫抑制薬を使用しなければならない腎移植前の慢性腎不全期に済ませておく．

Fin-major変異を一方の染色体に，743番アミノ酸がアルギニンからシステインへ変わるミスセンス変異をもう一方の染色体に持つ患者で，電子顕微鏡所見上スリット膜が保たれており，ACE阻害薬とインドメタシンで尿中蛋白が著明に低下

■ 表XII-1-3 CNFの治療

アルブミン補充（出生時より）
- 25%アルブミン（3～4 g/kg/日）
- フロセミド（0.5 mg/kg）併用
- 血清アルブミン濃度を1.5 g/dLくらいに保つ（高すぎると，尿中の蛋白漏出増加，悪循環となる）

栄養補給
- エネルギー（130 kcal/kg/日）
- 蛋白〔4 g/kg/日（アルブミン補充以外に）〕
- 脂質（菜種油10～15 mL/日など）
- 水分（100～130 mL/kg/日）
- ビタミン〔ビタミンA, D, Eと水溶性ビタミンの補給（ビタミンEは菜種油より補給）〕
- ミネラル〔Ca, Mg, (K) の補給〕

薬物療法
- 甲状腺ホルモン補充…TSHを参考に
- 抗凝固療法…ワーファリン（観血的処置の前にはワーファリンは中止し，AT IIIの投与）
- 感染症への対応…抗菌薬やガンマグロブリン製剤の予防投与の効果が薄い
  疑った時点で予測される原因菌（ブドウ球菌や肺炎球菌といった莢膜を有する細菌が多い）に対し，有効な抗菌薬の投与
- 抗蛋白尿効果を有する薬剤…ACE阻害薬，ARB，NSAIDs（インドメタシン）

（Avner ED, et al. : Pediatric nephrology, 5th ed., Lippincott Williams & Wilkins, 2004より）

した例が報告されている．また，遺伝子異常は明らかではないが，片側腎摘出とACE阻害薬とインドメタシンの投与で3歳頃まで状態よく維持することが可能で，その後，もう一方の腎摘を行い，最終的に移植を行ったとの報告もある．レニン-アンジオテンシン-アルドステロン系の維持，PDによる腹膜炎の可能性などを考えると，腎を保存することにも多くの利点がある．

DMSは，早期の治療はCNFに準じて行うが，程度は軽い．腎機能低下に関しては，CNFより進行が速く，数ヵ月から2歳までには末期腎不全に陥るため，PD導入など慢性腎不全の管理が必要となる．

8 予 後

CNF患者に腎移植した後に，77の移植腎（65人の患者）に対して，19の腎臓（13人のFinmajor 変異を持つ患者）でネフローゼ症候群の再発がみられている．そのうち73％に，抗nephrin抗体が認められており，シクロホスファミドと血漿交換の併用が著効している[31]．移植腎由来のnephrin蛋白に対する抗体によりネフローゼが引き起こされたと推測される．

一方，NPHS 2遺伝子異常により発症した児に腎移植した場合，再発の報告はあるものの，抗podocin抗体が認められたとする報告はない．これはpodocinに細胞外ドメインがなく，新規の抗原となりにくいことが原因と考えられる．

伝子異常が存在するという報告や，同一患者において複数の関連遺伝子の異常が存在するという報告があり，それぞれの遺伝子異常がどれだけ病因として関与しているかを明らかにしていくことが望まれる．

NPHS 2，WT 1，PLCE 1遺伝子異常症例に対して，シクロスポリンが有効な場合があり，免疫学的機序を介さない，細胞骨格を安定化するような作用機序が考えられており，詳細なメカニズムの検討，症例の蓄積が望まれる．

〔綾　邦彦〕

9 Perspective

成人発症のネフローゼ症候群にも NPHS 1 遺

《文　献》

1) Kashtan CE : Alport syndrome and thin glomerular basement membrane disease. J Am Soc Nephrol, 9 : 1736-1750, 1998.
2) Jais JP, et al. : X-linked Alport syndrome : Natural history in 195 families and genotype-phenotype correlations in males. J Am Soc Nephrol, 11 : 649-657, 2000.
3) Jais JP, et al. : X-linked Alport syndrome : Natural history and genotype-phenotype correlations in girls and women belonging to 195 families : A "European Community Alport Syndrome Concerted Action" study. J Am Soc Nephrol, 14 : 2603-2610, 2003.
4) Dahan K, et al. : Smooth muscle tumors associated with X-linked Alport syndrome : carrier detection in females. Kidney Int, 48 : 1900-1906, 1995.
5) Yoshikawa N, et al. : The glomerular basal lamina in hereditary nephritis. J Pathol, 135 : 199-209, 1981.
6) Nakanishi K, et al. : Immunohistochemical study of α1-5 chains of type IV collagen in hereditary nephritis. Kidney Int, 46 : 1413-1421, 1994.
7) Kaito H, et al. : The effect of aldosterone blockade in patients with Alport syndrome. Pediatr Nephrol, 21 : 1824-1829, 2006.
8) 衛藤義勝 総監修：ファブリー病―基礎から臨床までの最近の知見．ブレーン出版，2004.
9) 日本ファブリー病フォーラム世話人　監修：ファブリー病診断治療ハンドブック2009．A・M・S，2009.
10) 衛藤義勝：Fabry病．小児内科，35：1380-1383, 2003.
11) Desnick RJ : Enzyme replacement therapy for Fabry disease, an inherited nephropathy. Clin Nephrol, 57 : 1-8, 2002.
12) Tondel C, et al. : Renal biopsy findings in children and adolescents with Fabry disease and minimal albuminuria. Am J Kidney Dis, 51 : 767-776, 2008.
13) Warnock DG, et al. : Enzyme replacement therapy and Fabry nephropathy. Clin J Am Soc Nephrol, 5 : 371-378, 2010.
14) Germain DP, et al. : Sustained, long-term renal stabilization after 54 months of agalsidase β therapy in patients with Fabry disease. J Am Soc Nephrol, 18 : 1547-1557, 2007.
15) Mignani R, et al. : Dialysis and transplantation in Fabry disease : Indications for enzyme replacement therapy. Clin J Am Soc Nephrol, 5 : 379-385, 2010.
16) Ortiz A, et al. : End-stage renal disease in patients with Fabry disease : natural history data from the Fabry registry. Nephrol Dial Transplant, 25 : 769-775, 2010.
17) Pisani A, et al. : Enzyme replacement therapy in Fabry disease patients undergoing dialysis : Effects on quality of life and organ involvement. Am J Kidney Dis, 46 : 120-127, 2005.
18) Shah T, et al. : Kidney transplant outcome in patients with Fabry disease. Transplantation, 87 : 280-285, 2009.
19) Avner ED, et al. : Pediatric nephrology. 5th ed. p. xvi, p. 1564, Lippincott Williams & Wilkins, 2004.

20) Jalanko H : Congenital nephrotic syndrome. Pediatr Nephrol, 24 : 2121-2128, 2009.
21) Johnstone DB, et al. : Clinical impact of research on the podocyte slit diaphragm. Nat Clin Pract Nephrol, 2 : 271-282, 2006.
22) Aya K, et al. : Novel mutation in the nephrin gene of a Japanese patient with congenital nephrotic syndrome of the Finnish type. Kidney Int, 57 : 401-404, 2000.
23) Beltcheva O, et al. : Mutation spectrum in the nephrin gene (NPHS 1) in congenital nephrotic syndrome. Hum Mutat, 17 : 368-373, 2001.
24) Sako M, et al. : Analysis of NPHS 1, NPHS 2, ACTN 4, and WT 1 in Japanese patients with congenital nephrotic syndrome. Kidney Int, 67 : 1248-1255, 2005.
25) Aya K, et al. : NPHS 1 gene mutation in Japanese patients with congenital nephrotic syndrome. Nephrol Dial Transplant, 24 : 2411-2414, 2009.
26) Liu L, et al. : Defective nephrin trafficking caused by missense mutations in the NPHS 1 gene : insight into the mechanisms of congenital nephrotic syndrome. Hum Mol Genet, 10 : 2637-2644, 2001.
27) Hinkes BG, et al. : Nephrotic syndrome in the first year of life : two thirds of cases are caused by mutations in 4 genes (NPHS 1, NPHS 2, WT 1, and LAMB 2). Pediatrics, 119 : e907-919, 2007.
28) Nishibori Y, et al. : Disease-causing missense mutations in NPHS 2 gene alter normal nephrin trafficking to the plasma membrane. Kidney Int, 66 : 1755-1765, 2004.
29) Gbadegesin R, et al. : Mutations in PLCE 1 are a Major Cause of Isolated Diffuse Mesangial Sclerosis (IDMS). Nephrol Dial Transplant, 23 : 1291-1297, 2008.
30) Patrakka J, et al. : Proteinuria and prenatal diagnosis of congenital nephrosis in fetal carriers of nephrin gene mutations. Lancet, 359 : 1575-1577, 2002.
31) Kuusniemi AM, et al. : Plasma exchange and retransplantation in recurrent nephrosis of patients with congenital nephrotic syndrome of the Finnish type (NPHS 1). Transplantation, 83 : 1316-1323, 2007.

2 尿細管の先天性機能異常

1 尿細管性アシドーシス

1 定　義

尿細管性アシドーシス（RTA）とは，腎機能が正常あるいは軽度低下にもかかわらず，AG正常の代謝性アシドーシスを呈する疾患である．AGが開大する乳酸アシドーシスや糖尿病性ケトアシドーシスは除外する．

腎臓では体液のpHを保つために，主に近位尿細管で重炭酸イオン（HCO_3^-）の再吸収を行い，遠位尿細管（集合尿細管）では水素イオン（H^+）の分泌を行っている．尿細管によるこのいずれかまたは両方の機構が障害を受けるとRTAを発症する．RTAを呈する主要尿細管機能異常症の責任遺伝子を表XII-2-1にまとめた．

2 病　態

❶ 先天性近位尿細管性アシドーシス

近位尿細管におけるH^+分泌やHCO_3^-の再吸収は次のようなステップで行われている（図XII-2-1）．①Na-H exchanger 3（NHE3）とHポンプによるH^+の分泌，②HCO_3^-と管腔側に分泌されたH^+によってH_2CO_3が生成，③carbonic anhydrase 4（CA IV）を介するH_2CO_3からのCO_2生成，④拡散によるCO_2の管腔側から細胞内への移動，⑤細胞内でのCA IIを介するHCO_3^-の産生，⑥基底膜に発現しているNa^+-HCO_3^-共輸送体によるHCO_3^-の血管側への輸送である．

遺伝性の近位尿細管性アシドーシス（pRTA）としては，Na^+-HCO_3^-共輸送体（NBCe1）の異常により発症する常染色体劣性遺伝形式で眼合併症（緑内障，白内障，帯状角膜変性症）を伴う純型永続性pRTAが知られている[1]．NBCe1は，4番染色体のq21に局在しSLC4A4をコードし，1,035個のアミノ酸で構成され，近位尿細管血管側膜に発現している．細胞内から1個のNa^+と2ないし3個のHCO_3^-を血管側に汲み出している（図XII-2-1）．この細胞内から血管側へのHCO_3^-の輸送障害のため，大量のHCO_3^-を尿中に漏出することとなり，RTAを発症する．これまでに，NBCe1の変異は10種類以上報告されて

■表XII-2-1　RTAを呈する主要尿細管機能異常症の責任遺伝子

	蛋　　白	遺 伝 子	遺伝子座	遺伝形式
I型 RTA	AE1 H^+-ATPase B1 subunit H^+-ATPase a4 subunit	*SLC4 A1* *ATP6 V1B1* *ATP6 V0A4*	17q21-22 2p13 7q33-34	AD or AR AR AR
II型 RTA	NBCe1	*SLC4 A4*	4q21	AR
mixed RTA	carbonic anhydrase II	*CA 2*	8q22	AR
IV型 RTA				
PHA I	ENac α subunit ENaC β subunit ENaC γ subunit MR	*SCNN 1A* *SCNN 1B* *SCNN 1G* *NR3 C2*	12p13.31 16p12.1 16p12.1 4q31.1	AR AR AR AD
PHA II	WNK1 WNK4	*WNK 1* *WNK 4*	12p13.33 17q21.31	AD AD

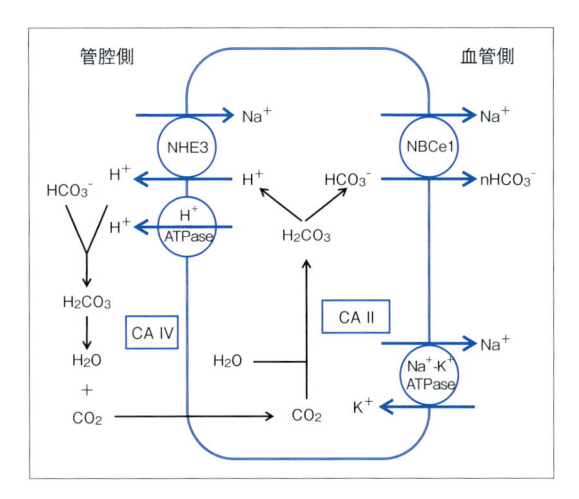

■ 図 XII-2-1　近位尿細管における重炭酸イオン再吸収機構

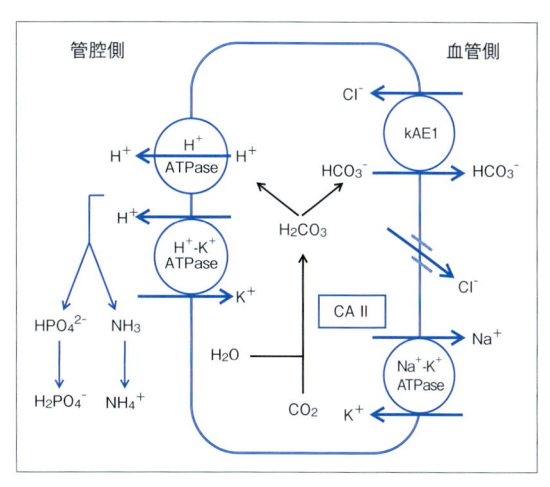

■ 図 XII-2-2　遠位尿細管における水素イオン排泄機構

おり，特に変異が集積する hot spot は認められていない．眼合併症については，角膜内皮，線維柱帯細胞や毛様体上皮などに NBCe1 が発現しており，NBCe1 の機能異常によって眼組織の恒常性が破壊され，各種の眼症状が出現すると考えられている．

❷ 先天性遠位尿細管性アシドーシス

集合尿細管α間在細胞における H^+ 分泌や HCO_3^- の再吸収は次のようなステップで行われている（図 XII-2-2）．①CA II による細胞内での HCO_3^- の産生，②産生された H^+ を主に H^+-ATPase を介して管腔内に分泌，③分泌された H^+ はリン酸塩またはアンモニウムイオンの形で尿中に排泄，④産生された HCO_3^- は kAE1（kidney anion exchanger 1）を介して血管側へ再吸収される．

遺伝子異常で発症する I 型 distal renal tubular acidosis（dRTA）には，vacuolar type H^+-ATPase と kAE1 異常によるものが知られている．さらに，vacuolar type H^+-ATPase 異常による dRTA には，B1 サブユニット遺伝子（*ATP6 V1B1*, 2p13）[2] と a4 サブユニット遺伝子（*ATP6 V0A4*, 7q33-34）[3] の異常によるものが報告されており，両者とも常染色体劣性遺伝形式である．vacuolar type H^+-ATPase は，図 XII-2-3 のごとく 13 のサブユニットからなる巨大な分子で，ATP 加水分解に関

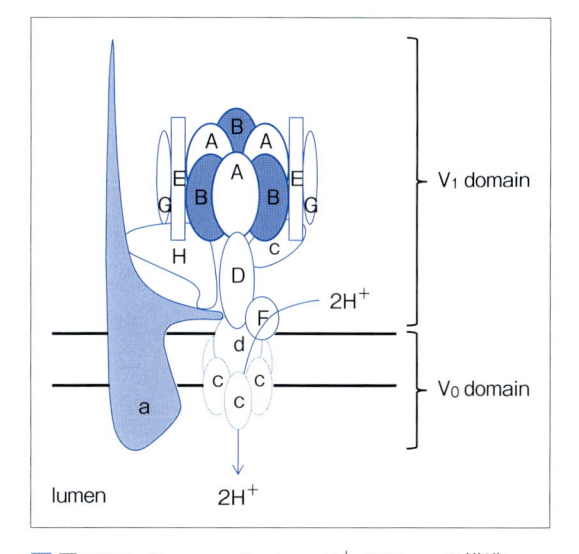

■ 図 XII-2-3　vacuolar type H^+-ATPase の構造
(Wagner CA, et al.: Pflügers Arch, 458: 137-156, 2009 より改変)

わる膜外の V_1 domain と膜上に存在して H^+ の通り道として機能する V_0 domain とに分かれている[4]．これらの遺伝子の変異が dRTA の原因として報告された当初は，前者は，乳幼児期から高度の難聴を合併し，後者は難聴を伴わないとされていた．しかし，Vargas-Poussou らの報告では，a4 サブユニット遺伝子異常を持つ dRTA 患児の中に，10 歳以前（最も幼い症例では生後 2 ヵ月）に高度難聴を呈している症例の存在が明らかとなった[5]．その後，B1 サブユニット遺伝子異常が

XII. 遺伝性・先天性疾患

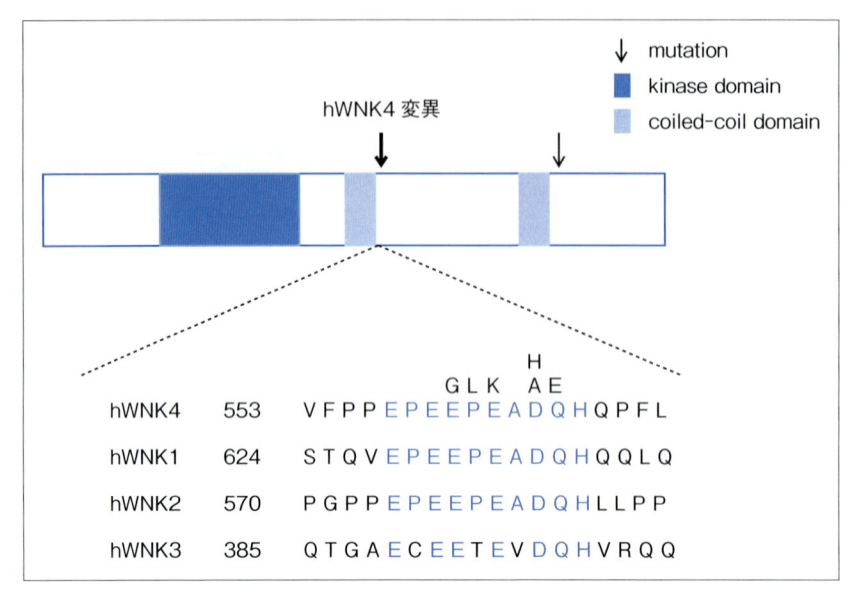

```
                              ↓ mutation
                              ■ kinase domain
              hWNK4変異        ■ coiled-coil domain
                   ↓           ↓
```

		H
		GLK AE
hWNK4	553	VFPP EPEEPEADQH QPFL
hWNK1	624	STQV EPEEPEADQH QQLQ
hWNK2	570	PGPP EPEEPEADQH LLPP
hWNK3	385	QTGA ECEETEVDQH VRQQ

図 XII-2-4　WNK4 の構造と既報の PHAII 遺伝子変異（hot spot）
(Uchida S : Pflügers Arch, 460 : 695-702, 2010 より)

あっても難聴を呈さない症例も報告され，現時点ではいずれの遺伝子異常でも難聴は生じる可能性があると解釈されている．

vacuolar type H^+-ATPase のサブユニットの異常により難聴が発症する機序はいまだ明確に証明されていないが，B1 および a4 サブユニットは α 間在細胞以外に内耳にも発現が認められており，vacuolar type H^+-ATPase の機能異常が難聴の直接原因であると推定されている．

AE1 は，17 番染色体の q21-q22 に局在し，911 個のアミノ酸からなり，赤血球と腎臓に豊富に発現している．腎臓の α 間在細胞血管側に存在する腎臓型 AE1（kAE1）は，赤血球膜に存在する赤血球型 AE1（eAE1）の 5′ 末端のスプライシングによって生じ，eAE1 の N 末 65 個のアミノ酸が欠損している．ゆえに AE1 の異常によって，dRTA や遺伝性球状赤血球症などの血液疾患を単独で発症する場合と，両者が合併する場合とが知られている．kAE1 異常による dRTA については，常染色体優性遺伝および常染色体劣性遺伝形式によるものが報告されている[6,7]．一般的には，前者は成人になって腎結石症などを契機に診断されることが多く，アシドーシスの程度も軽微であることが多い．後者は，乳幼児期に発症することが多く，アシドーシスも重篤で東南アジア（タイ，フィリピンなど）からの報告例がほとんどである．さらに，東南アジア楕円赤血球症の合併が多いことが特徴的である．

IV 型 dRTA を呈する疾患には，偽性低アルドステロン症がある．偽性低アルドステロン症は，I 型と II 型が知られており，さらに I 型は腎型と全身型に分類されている．I 型の腎型は常染色体優性遺伝形式をとるミネラルコルチコイド受容体（MR）異常症である[8]．MR 遺伝子は，染色体 4q31.1 に局在し，約 450 kb で 10 個のエクソンから構成される．現時点で，50 種以上の疾患原因遺伝子変異が報告されている．一方，I 型の全身型は常染色体劣性遺伝形式を呈し，上皮型ナトリウムチャネル（ENaC）の α, β, γ サブユニットのいずれかの遺伝子変異により ENaC の機能低下が起こり発症する．α, β, γ サブユニット遺伝子は，各々 12p13.31，16p12.1，16p12.1 に存在する．また，サブユニットの構造は膜 2 回貫通型で，3 者の比率は 2 : 1 : 1 の比で 4 量体を形成している．現時点では 25 種以上の遺伝子異常が報告されている．ちなみに，機能獲得型変異の場合

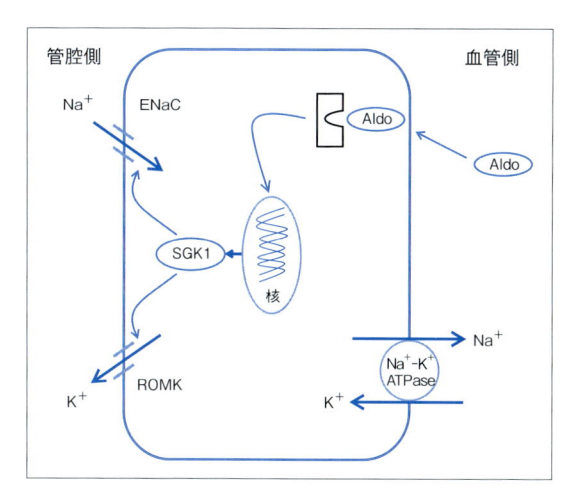

図 XII-2-5 皮質部集合尿細管におけるアルドステロンの作用

はLiddle症候群（高血圧，低K血症，代謝性アルカローシス）を発症することになる．

偽性低アルドステロン症 II 型は，IV 型 dRTA に加えて体液貯留による高血圧を合併する疾患で，別名 Gordon 症候群と呼ばれている．本疾患の原因遺伝子は，セリン-スレオニンキナーゼファミリーである WNK family に属する WNK1 と WNK4 が 2001 年に Wilson らによって同定された[9]．これまでに，WNK1 の変異はイントロン 1 における 2 種類の欠失が報告されており，また WNK4 では 8 種類のミスセンス変異が知られている．WNK4 における変異には図 XII-2-4 のごとく hot spot があり，変異によって他の蛋白との結合に変化が生じ，キナーゼとしての機能変化が起こるのではないかと考えられている．これらの原因で生じる IV 型 dRTA の基本病態は，皮質部集合尿細管細胞におけるアルドステロン抵抗性や反応性の低下である．したがって I 型 dRTA とは異なり，高K血症を呈することが最大の特徴である（図 XII-2-5）．

❸ 混合型尿細管性アシドーシス

近位尿細管と遠位尿細管細胞の双方に存在している炭酸脱水酵素 II（carbonic anhydrase II）は，H^+ の排泄や HCO_3^- の再吸収に関与している．そのため，本酵素をコードしている CA 2 遺伝子異常による CAII 欠損症患者では，混合型尿細管性アシドーシスを発症する．この疾患は，常染色体劣性遺伝形式を呈し，骨大理石病，脳石灰化，精神発達遅滞を合併することが知られている．McMahon らは，進行性の視覚および聴力障害を呈した CAII 欠損症患者に骨髄移植を行った．しかしながら，骨髄移植は骨大理石病の改善と視覚および聴力障害の進展を食い止めたが，尿細管アシドーシスは持続したと報告している．

3 症　状

常染色体劣性遺伝の dRTA は，新生児期または乳幼児期に発症し，成長障害，多飲多尿，腎石灰化，尿路結石や腎囊胞，骨軟化症，低K血症に随伴する筋力低下，四肢麻痺，不整脈などがみられる．常染色体優性遺伝の dRTA は，成人期になって尿路結石を呈することが多い．pRTA の主要症状は成長障害であるが，NBCe1 遺伝子異常による pRTA では前述のごとく眼合併症（緑内障，白内障，帯状角膜変性症など）を認める．IV 型 dRTA を呈する偽性アルドステロン症 I 型では，salt losing による脱水や低血圧がみられるが，II 型では NaCl 貯留による高血圧を合併することが知られている．

4 診　断

尿細管性アシドーシスを疑った場合は，まず第一に AG を測定して正常範囲内（12±2 mEq/L）であることを確認する．その後，下痢などによる消化管からの HCO_3^- の喪失，炭酸脱水素酵素阻害薬の使用，酸の負荷などを除外する．

5 検　査

pRTA と dRTA を鑑別する際には，重炭酸負荷試験と酸負荷試験を行う．

❶ 重炭酸負荷試験

HCO_3^- 2〜3 mEq/kg/日（重曹 1 g＝12 mEq の HCO_3^- に相当）を 2〜3 日間内服させる．血液検査で血中 HCO_3^- 濃度を測定し，22〜26 mEq/L と正常域に達したことを確認の上，血液と尿を同時に採取する．そして，各々の HCO_3^- 濃度と Cr

濃度を測定する．次いで，重炭酸排泄率を算出する．

$$\mathrm{FeHCO_3^-}(\%) = \frac{(\mathrm{UHCO_3^-} \times \mathrm{PCr})}{(\mathrm{PHCO_3^-} \times \mathrm{UCr})} \times 100$$

pRTA であれば FEHCO$_3^-$ は 15% 以上を示し，5〜10% 程度であれば重炭酸イオン再吸収障害を合併した dRTA が考えられる．

❷ 酸負荷試験

塩化アンモニウム 0.1 g/kg を経口投与する．投与前および投与後 5 時間まで 1 時間ごとに採尿し，尿 pH を測定する．健常者および pRTA では投与 2 時間以降，尿 pH が 5.5 以下に低下するが，酸分泌障害を認める dRTA では尿 pH は 5.5 以下にならない．なお，高度のアシドーシスを認める症例では，負荷試験を行わずとも判定可能である．したがって，本試験はアシドーシスの悪化を招く危険であるので行わない．

dRTA の障害部位を検索する目的で，①フロセミド負荷試験，②硫酸 Na 負荷試験，③中性 P 酸塩負荷試験が行われるが，これらの試験の詳細については他項を参照されたい．

6 治 療

IV 型を除く RTA の治療は，アルカリ剤補充によるアシドーシスの補正と K 製剤投与による血清 K 値の補正が原則である．先天性では生涯にわたる治療が必要で，後天性では原病が改善するまで治療を要する．

❶ 遠位型 RTA（I 型）

1 日の酸産生量と同等量を補充することにより，アシドーシスの補正が期待しうる．通常は，HCO$_3^-$ として 1〜3 mEq/kg/日の投与で十分である．この際，ウラリット-U®（粉末 1 g 中にクエン酸 Na 290 mg，クエン酸 K 463 mg を含み，HCO$_3^-$ として 9 mEq に相当する）を用いるとクエン酸の補充も行えるため，尿中 Ca 溶解度が増大する結果，腎結石の軽減も期待できる．小児期に早期発見とコンプライアンスのよい治療を行えば，成長障害や腎石灰化の予防は可能である．また，乳児期のアシドーシスの補正目標は，HCO$_3^-$ として 20 mEq/L 程度に設定し，それ以上の改善の必要はない．

❷ 近位型 RTA（II 型）

近位尿細管で再吸収される HCO$_3^-$ は糸球体で濾過された HCO$_3^-$ の 85〜90% に及ぶため，体液の pH 補正には，遠位型 RTA に比べると大量のアルカリ（HCO$_3^-$ として 5〜15 mEq/kg/日）が必要となる．アルカリの投与に伴い K が細胞内に移行して低 K 血症を増悪させるので，K の補充も必要となることが多い．また，著明なアシドーシスを呈している症例では，サイアザイド系利尿薬を併用し，循環血液量低下による HCO$_3^-$ の排泄閾値上昇を図り，アルカリ必要量を減じる工夫が必要になる場合もある．

❸ 遠位型 RTA（IV 型）

原因がアルドステロン欠乏によるものか，作用不全によるものかを鑑別することが肝要である．前者の場合は，フルドロコルチゾン酢酸エステル（フロリネフ®）が著効するが，Na 貯留傾向に留意する．一方，偽性低アルドステロン症 I 型の場合は，NaCl の補充が有効である．ミネラルコルチコイド受容体異常症（腎型）であれば，乳児期以降は NaCl の補充が不要になることが多いが，ENaC 異常症（全身型）の場合は生涯にわたり NaCl の補充が必要となる．また，偽性低アルドステロン症 II 型の場合は，サイアザイド系利尿薬が著効する．

7 最新のトピックス

最近，IV 型 dRTA を呈する偽性低アルドステロン症 II 型の病態解析が急速に進展してきている．特に，責任遺伝子の 1 つである WNK4 の解析は日進月歩であり，最新の研究結果からはアルドステロンが WNK-OSR1/SPAK-NCC 系を制御していることが判明し，新たな NaCl 出納調節機構が確立された[10]．

8 Perspective

先天性腎尿細管性アシドーシスの多くは，新生児または乳幼児期に成長障害をきっかけに発見さ

れることが多い．したがって，成長障害を持つ患児に出会った際には，種々の検査に加えて血液ガス分析も施行し，AG 正常の代謝性アシドーシスが隠れていないかを確認する習慣を身に付けて頂きたい．なぜならば，早期治療介入によって，成長障害の進行を抑制できるからである．

〔森本哲司，根東義明〕

2 その他

尿細管機能異常症にはさまざまなものがあり，その一部はすでに他項で記載されている．本項では，Dent 病（特発性尿細管性蛋白尿症）と Fanconi 症候群について概説する．

1 Dent 病

❶ 症状・診断

Dent 病は 3 歳児検尿，あるいは，学校検尿で偶然に蛋白尿を指摘され，発見されることが多い．蛋白尿の程度は，早朝第一尿で 1+～2+ 程度が多く，血尿は存在しない（ただし，微量なヘモグロビンが尿検査紙で検出されることがある．しかしこの場合も，顕微鏡的血尿は存在しない）．蛋白尿単独の患者であれば，一度は尿中の低分子蛋白（β_2-MG，α_1-MG など）を定量すべきである．著しい低分子蛋白尿を呈していれば Dent 病を疑う．診断には低分子蛋白尿を呈する Fanconi 症候群など他の疾患を除外し，腎石灰化，高 Ca 尿症の有無などを参考にする．

❷ 定義と概念

Dent 病は低分子蛋白尿（尿細管性蛋白尿），腎石灰化・尿路結石，高 Ca 尿症，進行性腎機能障害を特徴とする X 連鎖遺伝性疾患である[11]．わが国では，学校検尿で蛋白尿が発見される患児の中に低分子蛋白（β_2-MG など）の尿中排泄が著明に増加している症例が存在することが岡田らにより報告され，低分子蛋白尿症あるいは尿細管性蛋白尿症と呼ばれていた[12]．1997 年に五十嵐らは特発性低分子蛋白尿症が Dent 病と同一の遺伝子異常により発症することを報告し，わが国の特発性低分子蛋白尿症と Dent 病とが同一疾患であることが明らかとなった[13]．さらに Dent 病の第 2 の責任遺伝子として Lowe 症候群の責任遺伝子である *OCRL-1* が同定されている[14, 15]．

❸ 疫　学

わが国，および諸外国でも正確な統計がないため，Dent 病の正確な発生頻度は不明である．筆者らはこれまでわが国の Dent 病患者の臨床・遺伝的解析を 100 家系以上行っており，相当数の患者がいると考えている．原因不明の蛋白尿と診断されている症例，多発する腎結石・腎石灰化から末期腎不全に至った症例の中に Dent 病の患者が存在する可能性がある．

❹ 病因・病態

病態生理

Dent 病は近位尿細管でのエンドサイトーシス障害が病態の中核である．Dent 病では後述する遺伝子異常により近位尿細管でのエンドサイトーシスが障害されるため，低分子蛋白の再吸収障害を呈する（尿中 β_2-MG は 100,000 µg/L を示すことが多い）．尿細管性アシドーシスは Dent 病では認められない．

Dent 病患者は高率に高 Ca 尿症，腎石灰化，尿路結石を合併する．欧米の Dent 病では進行性腎機能障害が認められるが，わが国の Dent 病患者の腎機能障害の合併頻度やその程度については現時点では不明である．

病　因

Dent 病は X 連鎖遺伝性疾患であり，現在までに 2 つの責任遺伝子が同定されている．

・*CLCN 5* 遺伝子

クロライドチャネル 5（CLC-5）は近位尿細管，Henle ループの太い上行脚，集合管細胞の endosome 膜に存在している．近位尿細管細胞で endocytosis により再吸収された低分子蛋白が endosome 内で分解されるためには，CLC-5 が必要である．Dent 病患者の中で *CLCN 5* 遺伝子に異常を持つ患者の割合は約 60％ である．

・*OCRL-1* 遺伝子

OCRL-1 遺伝子は，Lowe 症候群の責任遺伝子

として知られている．Dent 病患者の約 10% に OCRL-1 異常が同定され責任変異と考えられている[4,5]．同一の遺伝子異常で Lowe 症候群と Dent 病という異なる臨床表現型が発症する機序は不明である．

❺ 治療のポイント

わが国での Dent 病患者の予後，腎機能障害進展の詳細や，Dent 病患者に対しての積極的な薬物治療の是非についてのコンセンサスはない．高 Ca 尿症，腎石灰化が著明な患者において，チアジド系利尿薬の使用の是非（高 Ca 尿症抑制）は今後，議論される可能性がある．

❻ 予　後

欧米の Dent 病患者は進行性腎機能障害を呈し，英国の Dent 病患者は平均 49 歳で末期腎不全に至ると報告されている．一方，わが国の Dent 病患者の長期追跡の報告はなく，成人〜中年期以降にどの程度の患者が腎不全に進展するか現時点では明らかでない．筆者らはこれまで 100 家系以上の Dent 病家系を調査しているが，発端者を含め家系中に本疾患によると考えられる腎機能障害患者は少なく，欧米とわが国の Dent 病は遺伝学的には同一疾患であるが，その長期予後が異なる可能性がある．

2 | Fanconi 症候群

❶ 定義と概念

近位尿細管では糸球体濾過液中の有機溶質（糖，アミノ酸など）や HCO_3^- などはほぼ 100% が再吸収され，尿酸，P などは 85〜95% が，Na は 65% 程度が再吸収されている．Fanconi 症候群は近位尿細管における溶質の再吸収が全般的に障害されている病態であり，以下に示すようなさまざまな尿異常，電解質異常などを呈する[16〜18]．溶質の再吸収障害の程度はさまざまで，以下の異常のほぼすべてが発症しているもの（完全型）から，その一部のみを呈しているもの（不完全型）などがある．尿中に漏出する溶質の種類および程度が変化することがある．生体に必須の溶質再吸収障害の結果，成長障害や骨障害を発症することがある[16]．

❷ 病態生理，症状

Fanconi 症候群を呈する原因は，先天性要因，後天性要因（薬物・重金属中毒，全身性疾患）などさまざまある（表 XII-2-2）．欧米では，シスチン症による Fanconi 症候群が有名であるが，わが国ではきわめてまれである．わが国では薬物によるもの（バルプロ酸，抗腫瘍薬）などが多い．

Fanconi 症候群では以下のような徴候を示す[16]．

アミノ酸尿

一般には汎アミノ酸尿を呈するが，一部のアミノ酸の漏出のみのこともある．血中アミノ酸レベルはやや定値をとるが，アミノ酸漏出の程度は軽微であるため，臨床症状は発現しない．

腎性糖尿

糖尿は代表的な Fanconi 症候群の症状の 1 つである．耐糖能は正常で糖漏出に伴う症状はない．

リン酸尿および低リン血症

糸球体濾過を受けた P は近位尿細管において，85〜95% 程度が再吸収されるが，Fanconi 症候群では P 再吸収が障害され低 P 血症を呈する（血清 P が 1 mg/dL 台になることもまれではない）．低 P 血症が著しければ，くる病性変化（骨軟化症），成長障害をきたす．

尿細管性アシドーシス

近位尿細管による HCO_3^- の再吸収不全による pRTA を呈する．AG が開大しない高 Cl 血症性代謝性アシドーシスである．低 K 血症を合併することが多い．

蛋白尿

低分子蛋白（β_2-MG，α_1-MG など）やアルブミンは近位尿細管において endocytosis により再吸収される．Fanconi 症候群では endocytosis も障害されるため，低分子蛋白尿症が出現する．1 日蛋白量は 0.5〜1 g 程度が多いが，時に数 g に及ぶ．

低尿酸血症

生理的状態では，尿酸も近位尿細管において糸球体濾過されたものの約 90% が再吸収されるため，Fanconi 症候群では高尿酸尿症とそれによる

■ 表 XII-2-2　Fanconi 症候群の原因

1. 先天性要因によるもの
   1) 代謝異常症
       シスチン症
       ガラクトース血症
       Fanconi-Bickel 症候群
       遺伝性フルクトース不耐症
       チロシン症（I型）
       Wilson 病
   2) ミトコンドリア異常症
       cytochrome c oxidase（CCO）
       欠損症の頻度が高い
   3) その他の遺伝性疾患
       Lowe 症候群
       Dent 病（特発性尿細管性蛋白尿症）
   4) 特発性 Fanconi 症候群
2. 後天性要因によるもの
   A. 薬物
      1) 抗腫瘍薬
          シスプラチン，イホスファミド，
          アザチオプリン
      2) 抗生物質
          ゲンタマイシン，
          使用期限切れテトラサイクリン
      3) その他の薬物
          シクロスポリン，タクロリムス，
          ラニチジン，バルプロ酸，漢方薬
   B. 重金属中毒
          鉛，カドミウム
   C. 全身性疾患に合併
          アミロイドーシス
          多発性骨髄腫
          Sjögren 症候群
          ネフローゼ症候群
          腎移植後

低尿酸血症を呈する．

成長障害

P再吸収障害，ビタミンDの代謝障害（ビタミンDは血中ではビタミンD結合蛋白に結合しており，糸球体濾過されたビタミンD-ビタミンD結合蛋白複合体は近位尿細管で再吸収され，近位尿細管細胞内で 1α-hydroxylation を受ける），さらに代謝性アシドーシスなどの結果として成長障害（くる病/骨軟化症）を呈することもある．

❸ 診　断

蛋白尿，糖尿などが存在し，低P血症，低尿酸血症などが存在すればFanconi症候群を疑い，溶質，電解質の再吸収障害が存在しないかを検討する．この際には前述の異常の有無を調べるため，% TRP，FEUA，尿中 β_2-MG，血液ガス，尿中アミノ酸排泄量測定，腎性糖尿などを検討する．これらの異常が複数認められるときにはFanconi症候群を強く疑う．

シスプラチンなどのFanconi症候群を呈する頻度が高い薬物を使用中には定期的な検尿を行い，尿細管障害の程度を把握する．重症心身障がい児にバルプロ酸が投与されることが多いが検尿を受ける頻度が低いため，Fanconi症候群が見逃されることもある．

❹ 治　療

Fanconi症候群の治療は第一に原疾患の治療，第二に尿細管より失われる溶質の補充である．

Fanconi症候群を呈する基礎疾患はさまざまであり，まず基礎疾患が存在しないかを精査し，個々の病態に即した適切な治療を行うことが肝要である．ガラクトース血症および遺伝性フルクトース不耐症では，ガラクトース，果糖の除去が有効である．Wilson病では銅キレート薬（D-ペニシラミン，塩酸トリエンチン），亜鉛製剤が有効である．重金属中毒でもキレート療法が効果を示す．シスチン症ではシステアミン（β-mercapto-ethylamine）の経口投与によりシスチンの蓄積の減少が可能である．原因薬剤がある場合には中止し，抗腫瘍薬（イフォマイドやシスプラチンなど）の場合は可能であれば代替となる薬物（シスプラチンであればカルボプラチン使用）を用いる．

尿細管より失われる溶質に対してはそれぞれの症例の検査所見および臨床像を適切に評価し，以下のような補充療法を行う．

代謝性アシドーシス

重炭酸イオンとして2〜10 mEq/日のアルカリ（ウラリット-U®）を投与する．

低K血症

pRTAが存在する場合に投与が必要となる．

ビタミンDおよびPの投与

活性型ビタミンD 0.05〜0.1 mg/kg/日，中性リン酸塩1〜3 g/日〔わが国には市販の経口リン

酸製剤はなく，中性リン酸塩（Na$_2$HPO$_4$ 1.94 g/KH$_2$PO$_4$ 0.34 g の混合製剤：この中に P が 500 mg 含まれる）を調剤し用いる．

低カルニチン補充

低カルニチン血症により筋力低下をきたしているような症例では，L-Cartin（50～200 mg/kg/日）の投与が有効なことがある．

Na の補充

尿中への NaCl 多量喪失例では NaCl の投与が必要となることがある．

水分摂取

尿中への溶質の排泄過多と慢性的な低 K 血症のために濃縮力障害をきたし，多尿，多飲がみられる．特に乳幼児では脱水を呈することがあり，そうした場合には積極的な水分補給が必要である．

3 Perspective

1) Dent 病患者での CLCN 5 および OCRL-1 異常の頻度は合計でも 70% 程度であり，第 3，第 4 の責任遺伝子の同定が待たれる．
2) わが国の Dent 病患者の長期予後を知ることが臨床上最も重要であるが，発端者は小児（主に 15 歳以下）であり，長期予後ははっきりしない．今後は家族調査も含め検討が望まれる．
3) 小児期の Fanconi 症候群の多くは薬剤性腎症によるものである．特に重症心身障がい児のバルプロ酸服用時に多くみられる[19]．こうした児は定期的な検尿が必要である．
4) 腎障害性薬物を投与時には常に Fanconi 症候群の発症に注意しなければならない．
5) 時に基礎疾患（わが国では Lowe 症候群など）が存在することがあるので注意が必要である．

〔関根孝司〕

《文献》

1) Igarashi T, et al. : Mutations in SLC4A4 cause permanent isolated proximal renal tubular acidosis with ocular abnormalities. Nat Genet, 23 : 264-266, 1999.
2) Karet FE, et al. : Mutations in the gene encoding B1 subunit of H$^+$-ATPase cause renal tubular acidosis with sensorineural deafness. Nat Genet, 21 : 84-90, 1999.
3) Smith AN, et al. : Mutations in ATP6N1B, encoding a new kidney vacuolar proton pump 116-kD subunit, cause recessive distal renal tubular acidosis with preserved hearing. Nat Genet, 26 : 71-75, 2000.
4) Wagner CA, et al. : Regulated acid-base transport in the collecting duct. Pflügers Arch, 458 : 137-156, 2009.
5) Vargas-Poussou R, et al. : Genetic investigation of autosomal recessive distal renal tubular acidosis : evidence for early sensorineural hearing loss associated with mutations in the ATPV0A4 gene. J Am Soc Nephrol, 17 : 1437-1443, 2006.
6) Bruce LJ, et al. : Familial distal renal tubular acidosis is associated with mutations in the red cell anion exchanger (Band 3, AE1) gene. J Clin Invest, 100 : 1693-1707, 1997.
7) Tanphaichitr VS, et al. : Novel AE1 mutations in recessive distal renal tubular acidosis. Loss-of-function is rescued by glycophorin A. J Clin Invest, 102 : 2173-2179, 1998.
8) Geller DS, et al. : Mutations in the mineralocorticoid receptor gene cause autosomal dominant pseudohypoaldosteronism type I. Nat Genet, 19 : 279-281, 1998.
9) Wilson FH, et al. : Human hypertension caused by mutations in WNK kinases. Science, 293 : 1107-1112, 2001.
10) Chiga M, et al. : Dietary salt regulates the phosphorylation of OSR1/SPAK kinases and the sodium chloride cotransporter through aldosterone. Kidney Int, 74 : 1403-1409, 2008.
11) Wrong OM, et al. : Dent's disease ; a familial proximal renal tubular syndrome with low-molecular-weight proteinuria, hypercalciuria, nephrocalcinosis, metabolic bone disease, progressive renal failure and a marked male predominance. QJM, 87 : 473-493, 1994.
12) Suzuki Y, et al. : Asymptomatic low molecular weight proteinuria : a report on 5 cases. Clin Nephrol, 23 : 249-254, 1985.
13) Akuta N, et al. : Mutations of CLCN5 in Japanese children with idiopathic low molecular weight proteinuria, hypercalciuria and nephrocalcinosis. Kidney Int, 52 : 911-916, 1997.
14) Hoopes RR Jr, et al. : Dent Disease with mutations in OCRL1. Am J Hum Genet, 76 : 260-267, 2005.

15) Sekine T, et al. : OCRL1 mutations in patients with Dent disease phenotype in Japan. Pediatr Nephrol 22 : 975-980, 2007.
16) Igarashi T : Fanconi syndrome. Pediatric Nephrology. 7th ed, ed by Avener ED, et al., p. 789-806, Lippincott Williams & Wilkins, 2009.
17) 五十嵐 隆：Fanconi症候群. 日本臨牀別冊 領域別症候群シリーズ19：583-587, 1998.
18) 白髪宏司：Fanconi症候群. 腎と透析, 47増刊号 腎・尿路疾患の治療指針'99：219-222, 1999.
19) Watanabe T, et al. : Secondary renal Fanconi syndrome caused by valproate therapy. Pediatr Nephrol, 20 : 814-817, 2005.

3 遺伝性嚢胞性疾患

　腎臓に嚢胞を形成する疾患は多数存在し，遺伝性と非遺伝性に分類される．主な遺伝性嚢胞性腎疾患を表 XII-3-1 に示す．遺伝性嚢胞性腎疾患では，臨床的には常染色体優性多発性嚢胞腎（ADPKD）が圧倒的に重要であり，診療ガイドラインも作成されている．一方，近年 ADPKD を含め遺伝性嚢胞性腎疾患の原因遺伝子産物の大部分が，一次繊毛（非運動性繊毛）とその関連構造物に関与することが示され病態解明に大きく貢献した．一次繊毛およびその関連構造物が原因の疾病を"繊毛病 ciliopathy"と呼んでいる[1]．繊毛病のすべてが腎嚢胞を合併するわけではないが，繊毛病において腎嚢胞は診断上重要である．繊毛病の徴候は一見複雑であるが（表 XII-3-2），その基本徴候を腎・網膜・骨格を中心に整理すると理解しやすい（図 XII-3-1）．一方，最終的に疾患診断にたどり着くためには個々の疾患概念を確実にとらえ，特徴的な肉眼的嚢胞所見および腎外徴候を把握することが重要である．主な遺伝性嚢胞性腎疾患の模式図を図 XII-3-2 に示す．

1 多発性嚢胞腎

　多発性嚢胞腎（PKD）は腎の異形性を伴わない両側びまん性嚢胞形成を特徴とする遺伝子疾患群である．ADPKD と常染色体劣性多発性嚢胞腎（ARPKD）がある（図 XII-3-2）．

1 常染色体優性多発性嚢胞腎

　ADPKD[2,3]の原因遺伝子は 2 つ同定されており，*PKD 1*（16p13.3-p13.12）と *PKD 2*（4q13-4q23）である．白人では *PKD 1* が 85％ を占める．*PKD 1* は巨大分子 polycystin 1 をコードする．polycystin 1 は，情報伝達系を調節する細胞

■表 XII-3-1　主な遺伝性嚢胞性腎疾患

疾　患	遺伝形式	遺伝子	腎嚢胞部位	肝・胆管系異常	全身徴候	頻　度	繊毛病
ADPKD	AD	PKD 1/PKD 2	全ネフロン部位	胆管嚢胞，CHF	あり（成人）	1/1,000	yes
ARPKD	AR	PKHD 1	集合管の拡張	CHF, Caroli 病	な　し	1/20,000	yes
TSC	AD	TSC 1/TSC 2	糸球体嚢胞を含む	な　し	あ　り	1/6,000	yes
NPHP	AR	NPHP 1-NPHP 9	皮質髄質境界	CHF	＋/－	1/50,000	yes
MCKD	AD	UMOD（2 型）	皮質髄質境界，糸球体	な　し	高尿酸血症，痛風	まれ	no
JBTS	AR	JBTS 1-JBTS 9	嚢胞性異型性/NPHP	CHF, Caroli 病	あ　り	1/100,000	yes
BBS	主に AR	BBS 1-BBS 15	嚢胞性異型性/NPHP	CHF	あ　り	1/100,000	yes
MKS	AR	MKS 1-MKS 6	嚢胞性異型性/NPHP	CHF	あ　り	1/140,000	yes
OFD 1 型	XLD	OFD 1	糸球体性嚢胞	CHF（まれ）	あ　り	1/250,000	yes
GCKD	AD	TCF 2	糸球体性嚢胞	CHF	な　し	まれ	no
JATD	AR	IFT 80（ATD 2）	嚢胞性異型性/NPHP	CHF, Caroli 病	あ　り	まれ	yes

AD：常染色体優性遺伝，PKD：多発性嚢胞腎，CHF：先天性肝線維症，AR：常染色体劣性，TSC：結節性硬化症，NPHP：ネフロン癆，JBTS：Joubert 症候群，BBS：Bardet-Biedel 症候群，MKS：Meckel-Gruber 症候群，OFD：口・顔・指症候群，XLD：X 連鎖優性遺伝，GCKD：糸球体嚢胞腎症，JATD：Jeune 症候群

表 XII-3-2 繊毛関連症候群とその合併徴候

徴　　候	BBS	MKS	JBTS	NPHP	SLSN	JATD	OFD 1	EVC	ALMS	PKD
腎嚢胞	○	○	○	○	○	○	○		○	○
肝・胆管異常	○	○	○	○		○	○			○
内臓逆位	○	○		○		○				
多指症	○	○	○			○		○		
脳梁低形成	○		○			○	○		○	
認知障害	○		○			○	○		○	
網膜色素変性症	○	○	○		○	○			○	
後頭蓋窩欠損/脳瘤	○	○	○			○	○			
骨格異常						○	○	○		
肥　満	○								○	

BBS：Bardet-Biedl 症候群，MKS：Meckel-Gruber 症候群，JBTS：Joubert 症候群，NPHP：ネフロン癆，SLSN：Senior-Løken 症候群，JATD：Jeune 症候群，OFD 1：1 型口・顔・指症候群，EVC：Ellis van Creveld 症候群，ALMS：Aström 症候群，PKD：多発性嚢胞腎

（Quinlan RJ, et al.：Curr Top Dev Biol, 84：249-310, 2008 より改変）

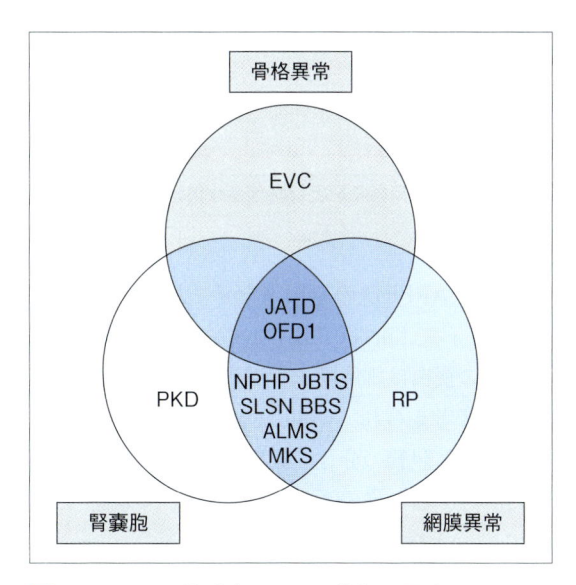

図 XII-3-1 繊毛病における徴候の関連

RP：網膜色素変性症
（Quinlan RJ, et al.：Curr Top Dev Biol, 84：249-310, 2008 より改変）

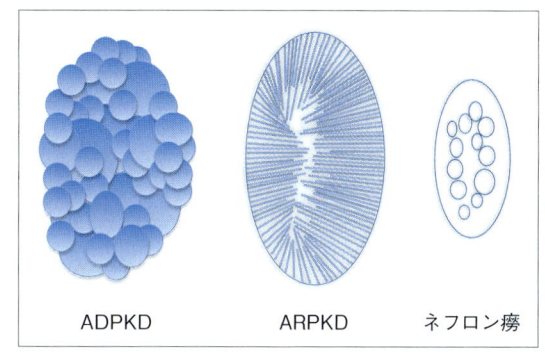

図 XII-3-2 主な遺伝性嚢胞性腎疾患の模式図

間・細胞-細胞外基質間の相互作用に関する蛋白である．*PKD 2* は polycystin 2 をコードする．polycystin 2 は，構造解析により，Ca イオンチャネルファミリーの一員と考えられる膜貫通蛋白である．polycystin 1 と polycystin 2 が組み合わさり，1 つのチャネルのごとく作用することが示されている．

ADPKD においては，家系内での重症度のばらつきと局所的嚢胞形成が特徴的である．局所的嚢胞形成機序としていくつかの可能性が示唆されているが，体細胞の正常遺伝子対に起こる遺伝子異常によるとする説（two-hit model）が有力である．

ADPKD はネフロンのいかなる部位からも嚢胞を形成し，消化管や心血管系の腎外症候を特徴とする．嚢胞は多臓器にわたり，肝臓，膵臓，精嚢，くも膜に好発する．その他，大腸憩室，鼠径ヘルニア，総胆管拡張などが知られている．遺伝性疾

■ 表 XII-3-3　多発性嚢胞腎の診断基準

ADPKD
1. 家族内発生が確認されている場合
   1) 超音波断層像で両腎に各々3個以上確認されているもの
   2) CT, MRI では両腎に嚢胞が各々5個以上確認されているもの
2. 家族内発生が確認されていない場合
   1) 15歳以下では CT, MRI または超音波断層像で両腎に各々3個以上嚢胞が確認され，以下の疾患が除外される場合
   2) 16歳以上では CT, MRI または超音波断層像で両腎に各々5個以上嚢胞が確認され，以下の疾患が除外される場合

〈除外すべき疾患〉
多発性単純性腎嚢胞，腎尿細管性アシドーシス，多嚢胞腎（多嚢胞性異形成腎），多房性腎嚢胞，髄質嚢胞腎，ネフロン癆，多嚢胞化萎縮腎（後天性嚢胞性腎疾患），常染色体劣性多発性嚢胞腎

ARPKD
1 に加えて 2 の一項目以上を認める場合に ARPKD と診断する
1. 皮髄境界が不明瞭で腫大し高輝度を示す典型的超音波画像所見
2. a) 両親に腎嚢胞を認めない，特に 30 歳以上の場合
   b) 臨床所見，生化学検査，画像検査などにより確認される肝線維症
   c) ductal plate の異常を示す肝臓病理所見
   d) 病理学的に ARPKD と確認された同胞の存在
   e) 両親の近親婚

(厚生労働省進行性腎障害調査研究班多発性嚢胞腎診療指針 2010 年 8 月)

患中で最も多く，その頻度は 1/1,000 である．ADPKD の診断基準を表 XII-3-3 に示す．厚生労働省特定疾患対策研究事業　進行性腎障害調査研究班　多発性嚢胞腎分科会がその診療指針を作成し，日本腎臓学会ホームページから閲覧可能である（http://www.jsn.or.jp）．腎嚢胞は 30 歳以降に明らかになることが多いが，胎児期，新生児期，小児期にも診断しうる．成人と異なり小児では片側で発見されることが多く，小児患者の 17％ と報告されている．小児期では ARPKD と同様の新生児期に重症を呈するものから，エコーでのみ嚢胞が確認され無症状なものまで幅広い．高血圧は新生児期にも認められ，腎機能が正常な患者にもみられる．腎外症候は通常成人に認め小児期にはまれである．

2　常染色体劣性多発性嚢胞腎

ARPKD[3,4]の原因遺伝子は染色体 6p21.1-p12 に存在し，多彩な臨床像にもかかわらず単一遺伝子が原因であることが連鎖解析により示されている．ヒト ARPKD の原因遺伝子 *PKHD 1* は巨大な遺伝子で fibrocystin/polyductin をコードする．この蛋白は細胞膜を 1 回貫通するレセプター様蛋白と考えられている．fibrocystin/polyductin は集合管と胆管の分化，細胞増殖，細胞接着の制御に関与すると推定されている．種々の細胞において，一次繊毛の基底小体において，fibrocystin/polyductin は polycystin 2 と同一部位に発現している．免疫染色では fibrocystin/polyductin は上皮細胞の管腔側に発現し，尿細管形成や管腔構造の維持に関与することが示唆される．fibrocystin/polyductin が ADPKD における polycystin と同様に，細胞内 Ca イオンの調節に関与することが示されている．

ARPKD は腎集合管の拡張と，胆管の異形成と門脈周囲の線維化を含む種々の程度の肝の異常をその特徴とする．ARPKD の頻度は 1：10,000〜1：40,000 である．ARPKD の診断基準を示す（表 XII-3-3）．遺伝子解析による診断も可能であるが，時間と費用の負担が大きい．実際的にはエ

コー所見と，同胞の本疾患既往が重要である．ARPKDの徴候がエコーで妊娠第2期に明らかになることもあるが，通常は胎生第30週までは明らかでない．本疾患の囊胞は通常小さく（肉眼で確認できるものはmacrocystと呼ぶが，直径2cm以下），囊胞というより拡張が主であり，びまん性に存在するため，ぽこぽことした低エコー像ではなく全体に高エコー輝度になるのが特徴的であり，診断にこの認識が重要である．大部分のARPKD患者は新生児期に症候を示す．肺の低形成を伴う児はしばしば出生直後に死亡する．乳児期およびそれ以降，腎の拡大あるいは肝脾腫による腹部膨満により発見されることもある．高血圧は乳児およびそれ以降の小児期にしばしばみられ，唯一の症候のこともある．腎機能が正常な患者にもみられ，最終的にはほとんどすべての小児患者に認める．年長児においては肝線維症と門脈圧亢進症が問題となる．今日，重症肺低形成を伴う新生児以外は長期生存が可能であることが明らかになっているが，今なお予後の評価は困難である．生後1ヵ月間生存した児について，生後1年の腎生存率が86％，15年で67％との報告がある．北米における1990年以降に出生した153例における検討では，生後1ヵ月間の死亡率が最も高く，全死亡症例36例中21例（58％）がこの期間に死亡している．生後早期の乳児における疾患管理の改善と末期腎不全治療の進歩により，さらに今後，予後が改善されると期待される．

2 ネフロン癆

ネフロン癆[5,6]は以前は発見年齢により，若年性ネフロン癆と呼ばれていたが，近年，その原因遺伝子が次々に同定され，原因遺伝子により発症年齢が異なることから，単にネフロン癆と呼ばれる．これまでに9つの原因遺伝子が同定されている（表XII-3-4）．常染色体劣性遺伝形式を示す．ネフロン癆の原因遺伝子産物もPKDと同様に一次繊毛関連蛋白であることが示され，囊胞形成における共通の要因が考慮される．NPH2の原因遺伝子は左右軸決定に関与し，左右軸決定と囊胞形成の関与が推測される．

ネフロン癆は，多尿（尿濃縮力障害），多飲，貧血，成長障害を呈し，加齢とともに末期腎不全に進行する遺伝性慢性尿細管間質性腎症である．8割以上の患者が多飲，多尿を初発症状とする．低身長により発見されることもある．腎のサイズはほぼ正常で，エコー輝度は上昇する．皮質髄質境界が消失し，皮質髄質境界部・髄質に囊胞が形成される．遠位尿細管，集合管由来囊胞を認める．腎外の囊胞は認めない．網膜色素変性症を伴うSenior-Løken syndrome（SLSN）などのいくつかの症候群の合併が知られている（表XII-3-4）．

3 髄質囊胞腎

髄質囊胞腎[6,7]は，常染色体優性遺伝形式をと

表XII-3-4 ネフロン癆の末期腎不全進行年齢と原因遺伝子関連症候群

遺伝子	染色体	ESRD進行年齢（歳）（中央値）	NPHP	JBTS	MKS	BBS	SLSN
NPHP 1	2q 13	13	NPHP 1	JBTS 4			SLSN 1
INVS	9q 31	1〜3	NPHP 2				
NPHP 3	3q 22	19	NPHP 3				SLSN 3
NPHP 4	1p 36	20	NPHP 4				SLSN 4
IQCB 1	3q 21.1	13	NPHP 5				SLSN 5
CEP 290	12q 21.3	<13	NPHP 6	JBTS 5	MKS 4	BBS 14	SLSN 6
GLIS 2	16p 13.3	−17	NPHP 7				
RPGRIP1L	16q 12.2	<13	NPHP 8	JBTS 7	MKS 5		
NEK 8	17q 11.1	−13	NPHP 9				

る遺伝性疾患群であり，Ⅰ型とⅡ型がある．慢性尿細管間質性腎炎を示し，末期腎不全に進行する．近年，ウロモデュリン遺伝子（UMOD）が髄質嚢胞腎Ⅱ型の原因遺伝子であることが判明したことにより，ウロモデュリン関連腎疾患（UAKD）という概念が形成され，本疾患の理解が加速度的に進んでいる．その類似性ゆえにネフロン癆と関連して記載されることが多い．明らかに別の疾患群であるが，臨床病理的には類似点もある．これらの事実の説明として，髄質嚢胞腎の原因遺伝子産物と nephrocystin（ネフロン癆の原因遺伝子産物）の相互作用により，接着・情報伝達に関与する蛋白複合体が形成され機能する可能性がある．正確な頻度は不明であるが，まれと記載されることが多い．Ⅰ型とⅡ型ではⅡ型が多い．ウロモデュリンは Tamm-Horsfall 蛋白と同一である．ウロモデュリン遺伝子は家族性若年性高尿酸血症性腎症 familial juvenile hyperuricemic nephropathy の原因遺伝子でもある．ウロモデュリン遺伝子変異による本疾患は小胞体蓄積症の1つであり，細胞膜への蛋白輸送の遅延が示されている．

腎の大きさは，正常か小さい．表面は不規則な凹凸を示す．嚢胞を認める場合は皮質髄質境界あるいは髄質にみられる．しかし，必ずしも嚢胞がみられるわけではない．顕微鏡的には，びまん性の尿細管間質の炎症を認め，細胞浸潤や線維化がみられる．拡張した尿細管とともに散在する尿細管萎縮が特徴的である．糸球体には通常あまり変化を認めない．診断は臨床徴候と家族歴に負うところが大きい．嚢胞の存在は診断を支持するが，必須ではない．嚢胞の検索には CT が有用である．初発症状は，尿濃縮力低下と塩分喪失による多飲，多尿である．尿蛋白はないか軽微である．腎障害は進行性で，ゆっくり末期腎不全に至る．末期腎不全に至る年齢は，Ⅰ型（50～70歳）に比べⅡ型が若い（20～60歳）．痛風が高頻度にみられ，腎障害に先行する．アロプリノールが痛風に有効であるばかりでなく，疾患進行を抑制する可能性がある．ベンズブロマロンも有効である．腎移植の適応であり，移植腎に原疾患の再発はない．

4 遺伝性嚢胞性腎疾患の基本病態[1, 3, 8～10]

ADPKD と ARPKD にはその違いにかかわらず，共通の細胞病態生理が存在する（表XII-3-5）．3つのPKDの原因遺伝子蛋白が一次繊毛とその関連構造物に関与していることが明らかにされ，ARPKD と ADPKD に共通の病態生理の理論的根拠となっている．これらは正常な管腔径の維持に関与していると考えられる．PKDの病態の解釈としては，PKD関連遺伝子群の変異により，一次繊毛も含め，広い意味で細胞が外界の情報を関知するセンサーの破綻をきたし，そのために引き起こされる細胞病理により疾患が発症すると考えられる（図XII-3-3）．PKDに共通の嚢胞性上皮細胞の病態は，発達早期の上皮細胞の表現型に似ている．発達上の見地からすると，嚢胞形成は増殖亢進が正常分化を凌駕した異常な管腔形成の状態といえる．

さらに，ネフロン癆やBBSの原因遺伝子産物の大部分も一次繊毛とその関連構造物に関わることが明らかにされており，一次繊毛に関与する遺伝性嚢胞性腎疾患全体に上述の考え方が当てはま

表XII-3-5 PKDの嚢胞性尿細管上皮細胞の形と基本病態

1. 嚢胞性尿細管上皮細胞の表現形
1) 脱分化（de-differentiation）
2) 極性の消失
3) 細胞-細胞外基質間，細胞-細胞間接着の変化
4) 過形成とアポトーシスの増加
5) 分泌（正常では吸収が主）
6) 尿濃縮力低下

2. 嚢胞性尿細管上皮細胞の基本病態
1) 細胞内Caイオンの低下
2) 細胞内cAMPの上昇
3) Wnt情報伝達系の変化
4) ErbB（EGFR/ErbB 1, ErbB 2）の亢進
5) mTORの亢進
6) 細胞周期の異常

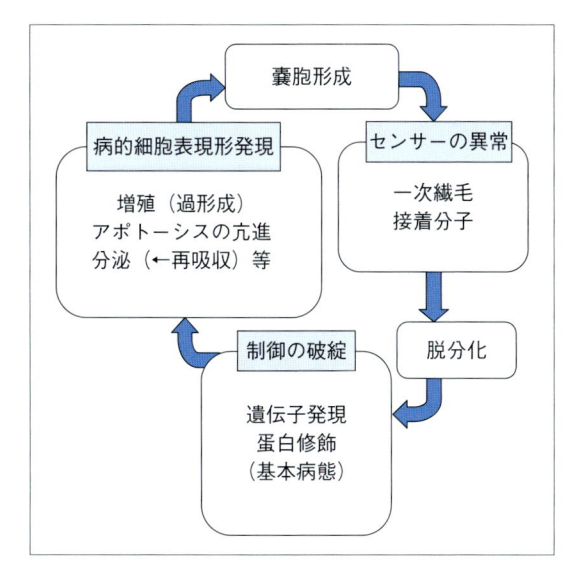

■図 XII-3-3　PKD 尿細管上皮細胞の病態生理

る．

　PKD の分子レベルの基本病態はまだまだ不明な点が多いが，近年の研究により種々の側面が明らかにされている（表 XII-3-3）．これらの基本病態の解明が病態特異的治療法の開発への糸口となり，実際ヒトに応用されつつある．

5 Perspective

　遺伝性嚢胞性腎疾患において，これまでのところ確立された疾患特異的治療はなく，適宜対症療法を施行せざるを得ない．近年，PKD においてその病態生理に基づく治療の動物実験における劇的効果が示され，それを受けてバゾプレシン V2 受容体拮抗薬（トルバプタン），ソマトスタチンアナログ（オクトレオチド），mTOR 阻害薬（シロリムス，エベロリムス）などでヒト ADPKD における臨床試験が実施されている．今のところ動物実験でみられるほどの劇的効果は示されていないが，今後薬剤の投与法の調節，多剤の併用などによって，より効果的な治療が開発されることが期待される．

〔中西浩一，吉川徳茂〕

《文　献》

1) Quinlan RJ, et al. : Modeling ciliopathies : Primary cilia in development and disease. Curr Top Dev Biol, 84 : 249-310, 2008.
2) Torres VE, et al. : Autosomal dominant polycystic kidney disease. Lancet, 369 : 1287-1301, 2007.
3) Dell KM, et al. : Polycystic kidney disease. Pediatric Nephrology. 6th ed, ed by Avner ED, et al., p. 849-887, Springer, 2009.
4) 中西浩一ほか：常染色体劣性多発性嚢胞腎 臨床症状と予後．多発性嚢胞腎の全て，東原英二 監修，p. 202-206, インターメディカ，2006.
5) Salomon R, et al. : Nephronophthisis. Pediatr Nephrol, 24 : 2333-2344, 2009.
6) 中西浩一ほか：嚢胞性腎疾患．小児外科，39 : 913-917, 2007.
7) Scolari F, et al. : Uromodulin storage diseases : clinical aspects and mechanisms. Am J Kidney Dis, 44 : 987-999, 2004.
8) Bissler JJ, et al. : A mechanistic approach to inherited polycystic kidney disease. Pediatr Nephrol, 20 : 558-566, 2005.
9) Guay-Woodford LM : Renal cystic diseases : diverse phenotypes converge on the cilium/centrosome complex. Pediatr Nephrol, 21 : 1369-1376, 2006.
10) 中西浩一ほか：多発性嚢胞腎．小児疾患診療のための病態生理1 第4版　小児内科，40（増刊号），p. 887-891, 東京医学社，2008.

■ XII. 遺伝性・先天性疾患

4 腎血管の遺伝性異常

1 結節性硬化症（プリングル病）

1 定　義

　結節性硬化症 tuberous sclerosis は全身性の疾患で，皮膚，中枢神経系，腎，肺，骨など全身に過誤腫が出現する．皮膚と神経系の症状が主病変であることから，神経皮膚症候群とも呼ばれる．これまで，頬部を中心とした淡紅色の軽度隆起性がある発疹（顔面血管線維腫），てんかん発作，知的発育障害の3主徴を認めるものが典型例とされてきたが，最近では，知的障害や痙攣発作のない，必ずしも3主徴が揃わない症例も存在することが明らかになっている．患者の年齢により主要症状は異なる．すなわち，新生児期には心臓の腫瘍，不整脈などの循環器系徴候，乳児期には痙攣発作（複雑部分発作，点頭てんかん）や知的発達の遅れ，学童期以降は顔面の血管線維腫が問題になることが多く，10歳前後になると，脳腫瘍や腎臓の血管筋脂肪腫が発見される．さらに女性の場合，しばしば20歳以降で，肺のリンパ管平滑筋腫症（LAM）と呼ばれる病変が問題となる．

2 頻　度

　人口7,000～10,000人に1人の割合で，日本人全体で約15,000人程度と推察されている．人種差はない．診断時期は小児期に多く，次いで皮膚科，精神科，神経内科，泌尿器科などで診断される．小児の発見動機としては，痙攣発作や知的発達の遅れが多い．一方，皮膚症状を主とし，痙攣発作や精神発達遅滞のない場合もある．

3 原　因

　本症の責任遺伝子は，現在のところ2個同定されている[1,2]．TSC2遺伝子は，16番染色体上に存在し，TSC1遺伝子は，9番染色体の上に存在する．TSC1遺伝子とTSC2遺伝子の産物は，それぞれ130kDaの蛋白である hamartin，198kDaの tuberin であり，両者が細胞内で複合体を形成する．hamartin・tuberin 複合体は，mammalian Target of Rapamycin（mTOR）と呼ばれる物質を抑制する[3]．マウス初期胚やES細胞における mTOR のノックアウト解析からもmTORシグナリングが細胞成長制御機能に重要な役割を担っていることが明らかになっている．この mTOR の抑制障害が，腫瘍発生や神経症状の発現に関与すると考えられている．遺伝形式は，常染色体優性遺伝を主とするが，半数は孤発例である．

4 腎病変の特徴と治療

　本症の80％以上に何らかの腎病変が認められる．病型は，嚢腫，血管筋脂肪腫（AML），腎癌が特徴的である．嚢腫は両側多発性で，小児期にすでに発症することが多く，臨床的には腎機能障

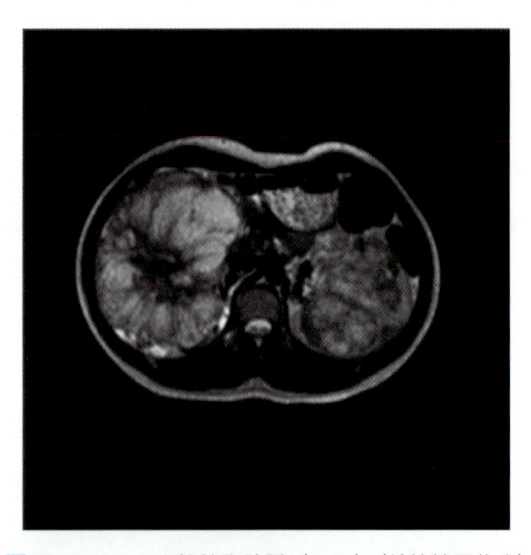

■ 図 XII-4-1　血管筋脂肪腫（AML）（結節性硬化症）

害や高血圧の原因となる（図XII-4-1）．AMLは臨床的には無症状であることが多く，腎機能障害の合併も少ないが，10歳代に急速に増大傾向を示すことがあり，突然の後腹膜への大量出血をきたし，ショック症状を呈することもある．腎病変に対する治療ガイドラインの抜粋は，「金田真理：日皮会誌，118：1667-1676，2008」を参照とされたい．腫瘍径が4cm以上の場合は腫瘍サイズが増大しやすい傾向があり，自然破裂の頻度も高くなるため，CTやエコーによる半年ごとの画像的追跡が不可欠である．治療の実施については，大きさが4cmを超えるかどうか，増大傾向と自覚症状の有無により異なるが，可能な限り腎温存療法が選択される．出血の危険性が高いときには，外科的切除術，あるいは腫瘍塞栓術（TAE）が行われる．塞栓物質としては，ゼラチンスポンジ，金属製コイル，無水エタノールなどがあるが，術後に再発を認めるものもある．本症の腎腫瘍は良性腫瘍であることが多く，腫瘍増大時に一部悪性化することがあるが，1～2%と頻度は低く，組織型の大部分は明細胞癌 clear cell carcinoma である．多くはAMLと混在し両側多発性に出現する．

2 腎動静脈瘻

1 定　義

腎動静脈瘻 renal arteriovenous fistula は，腎内において静脈系と動脈系が直接的に異常な交通を持つ血管奇形と定義される[4]．先天性のものと後天性のものとがある．後天性のものは，特発性と続発性に分類される．

2 原因と病態

血管造影所見から，cirsoid type と aneurysmal type に分類される．cirsoid type は，毛細血管を介さず異常血管（nidus）を介して動静脈間に交通が生じるもので，aneurysmal type は，1本の流入動脈と1本の流出静脈からなり，腎動脈瘤が近接する静脈と交通を持つことにより生じる[5]．後天性のものは，aneurysmal type が多い．

❶ 先天性腎動静脈瘻

腎動静脈奇形とも呼ばれ，約25%を占める．cirsoid type であることが多い．小児期に発見されることは少なく，成人になり肉眼的血尿で発見されることが多い．

❷ 特発性腎動静脈瘻

腎動静脈瘻の約5～10%を占める．血管造影所見は続発性のものと類似するが，原因が特定できないものを指す．

❸ 続発性腎動静脈瘻

腎動静脈瘻の約60～70%を占める最も頻度の高いタイプである．さまざまな原因で生じた仮性動脈瘤が近傍の静脈と交通性を形成することにより生じる．腎の針生検 needle biopsy 後の症例が最も多く，最近では，腎癌に対する腎部分切除後に発生するものの頻度も増加している[6]．また，腎外傷や炎症後に発症する例もある．

3 症　状

シャント量が多い場合には，静脈還流 venous return が増加するため左心負荷が生じ，収縮期血圧の増加や心機能に悪影響をもたらす．また近位部に発生した場合，遠位部の血流が減少し，レニン分泌が促進され，腎血管性高血圧に類似した病態を示す．続発性のものでは先天性と比較して高血圧や心機能障害（心不全）の頻度が数倍～10倍程度高く，臨床上最も注意を要する．また，腹部血管雑音が聴取される頻度も高い．一方，著明な血尿発作は先天性のものに多い．すなわち，cirsoid type では異常血管が腎盂・腎杯の近くに発生することが多く，穿破性出血をきたすためである．原因の特定できない高血圧や心不全に対しては，本症も念頭に置いた検索が必要である．

4 診　断

本症が疑われた場合やその後のフォローアップには，カラードプラ超音波検査が有用である．病変部組織の振動と血液の乱流によるモザイク像を

呈する[7].確定診断には腎血管造影法が用いられてきたが,最近ではより侵襲性の少ない多列検出型 multi-detector CT（MDCT）（図 XII-4-2）や腹部血管 MRA が用いられることが多い.

5 治療

シャント血流量の増加に伴う高血圧や心機能障害を呈するもの,貧血をきたすような著明な血尿発作を繰り返すものが治療の対象となる.また,急速に増大し動脈瘤破裂の可能性のあるもの,進行性の腎機能障害を呈するものも,治療が必要となる.方法は TAE と手術療法があるが,最近では低侵襲性で,かつ腎機能温存の観点から前者が選択されることが多い.

3 von Hippel-Lindau 病

1 定義

von Hippel-Lindau（VHL）病は,当初,脳,脊髄,網膜などに発生する血管芽腫として報告されたが,その後,腎囊胞や腎癌,褐色細胞腫,内耳内リンパ囊胞腺腫などが合併することが明らかとなった.臨床診断基準を表 XII-4-1 に示す.VHL 病には 2 種類の病型があり,Ⅰ型が褐色細胞腫の合併がないタイプで,全体の 80% 程度を占める.褐色細胞腫を合併するものが Ⅱ 型である.さらに Ⅱ 型は,A,B,C の 3 つのタイプに分類される（表 XII-4-2）[8].わが国では,褐色細胞腫を合併する Ⅱ 型が比較的少なく,腎病変を認める例が多い.

2 頻度

40,000〜50,000 人に 1 人とまれな疾患であるが,後述する *VHL* 遺伝子に異常を有する個体の発症の浸透率（発病率）は,ほぼ 100% と考えられている.

3 原因

3 番染色体短腕 3p25-26 に存在する *VHL* 遺伝子が,本症の責任遺伝子である[9].変異は患者のほぼ 100% に検出される.変異は転写領域 transcription region のみならず,splice site や 3' 末端にも生じることが知られている.*VHL* 遺伝子

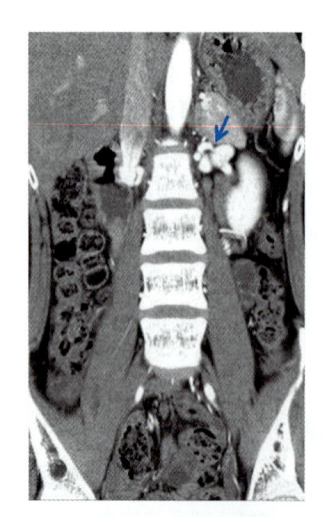

図 XII-4-2　腎動静脈瘻（左腎,矢印）

■ 表 XII-4-1　von Hippel-Lindau 病の臨床診断基準

1. **VHL 病の家族歴が明らかである場合**
   網膜血管腫,中枢神経系血管芽腫,腎臓癌,褐色細胞腫,膵臓の病気（膵囊胞・膵臓の神経内分泌腫瘍）,精巣上体囊胞腺腫があることが診断されている
2. **VHL 病の家族歴がはっきりしない場合**
   1) 中枢神経系血管芽腫あるいは網膜血管腫を複数個（2 個以上）発症
   2) 中枢神経系血管芽腫または網膜血管腫と以下に述べる病気がある
   (a) 腎臓癌
   (b) 褐色細胞腫
   (c) 膵臓の病気（膵囊胞・膵臓の神経内分泌腫瘍）
   (d) 精巣上体囊胞腺腫

(Schimke RN et al.: Gene Review より改変)

■ 表 XII-4-2　von Hippel-Lindau 病の分類

分類	腎細胞癌	褐色細胞腫	網膜血管腫	中枢神経系血管芽腫
VHL 病 Ⅰ 型	+	−	+	+
VHL 病 Ⅱ 型 A	−	+	+	+
VHL 病 Ⅱ 型 B	+	+	+	+
VHL 病 Ⅱ 型 C	−	+	−	−

は癌抑制遺伝子であり，かつ発癌の初期過程に関わることが明らかにされている．VHL 遺伝子は，転写調節因子である低酸素誘導因子（HIF）の分解に関与し，一方 HIF は，腫瘍細胞の増殖因子であるトランスフォーミング成長因子（TGF-α）に働き，腫瘍血管の増殖を促進する血小板由来増殖因子（PDGF）や血管内皮増殖因子（VEGF）の転写を促進する[10]．すなわち，VHL 遺伝子に変異が起こると，HIF を分解する働きが低下するため腫瘍細胞の増殖因子が過剰生産され，腎細胞癌の発生や増悪の原因になる．両親のどちらかが VHL 遺伝子異常を有し，個体発生の途中（胎生期）に何らかの理由で，もう片方の VHL 遺伝子にも異常が生じた場合に発症する（癌抑制遺伝子の two hit theory）．遺伝形式は常染色体優性遺伝であり，全体の 80% で遺伝性を有するが，約 20% は孤発例である．

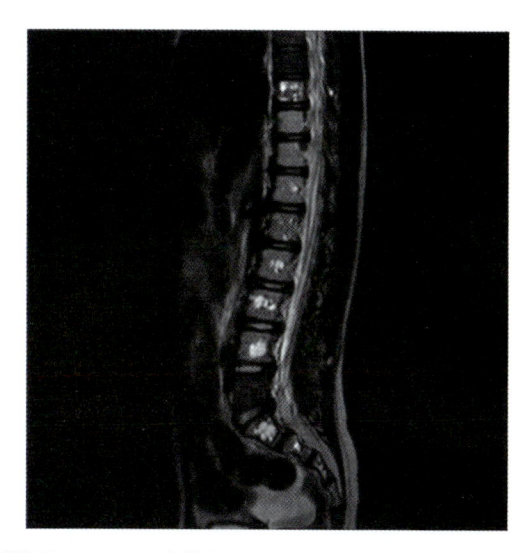

■ 図 XII-4-3 脊椎骨にみられた血管芽腫（VHL 病）

4 症　状

網膜の血管芽腫は 10 歳頃に発症し，しばしば初発症状となり，失明の原因ともなり得る．小脳をはじめとする中枢神経系の血管芽腫は 20 歳頃から増加し，頭痛，嘔吐，歩行障害や失調で発見される．脊椎骨，仙椎に多発した血管芽腫を示す（図 XII-4-3）．腎細胞癌は約 40% の患者に認められ，30 歳代後半から発症することが多く，他臓器やリンパ節に転移し，主な死因となる．副腎褐色細胞腫はしばしば無症状であるが，カテコールアミンの過剰分泌により，持続性あるいは発作性の高血圧を引き起こす．その他の腫瘍性病変としては，膵臓腫瘍，精巣上体腫瘍があり，発症年齢は 3～4 歳から 50 歳代までと広範囲である．内耳内リンパ嚢胞腺腫は難聴の原因となる．

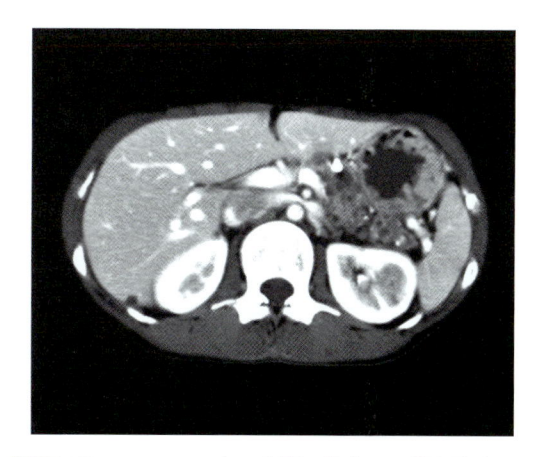

■ 図 XII-4-4 VHL 病の左腎に発症した腎細胞癌

5 診　断

腎病変である腎細胞癌は，造影 CT の早期相である dynamicCT や MRI により診断が可能である（図 XII-4-4）．副腎褐色細胞腫については，前述の画像的検索に加え，24 時間酸性蓄尿による，アドレナリン/ノルアドレナリン，メタネフリン/ノルメタネフリンの測定，血中カテコールアミンの測定を行う．

6 治　療

現在は本症に発症するあらゆる腫瘍に対し，外科的摘出以外に有効な方法はない．腎細胞癌の初期には，ラジオ波焼却や冷凍療法のような保存的療法が試みられる場合がある．頻回に発生する腫瘍では，手術も困難なことが多い．VHL 遺伝子異常を有するものの浸透率はほぼ 100% であり，遺伝子異常を有する患者や家族に対する遺伝カウンセリングも重要となる．

〔竹村　司〕

《文 献》

1) The European Chromosome 16 Tuberous Sclerosis Consortium: identification and characterization of tuberous sclerosis gene on chromosome 16. Cell, 75 : 1305-1315, 1993.
2) van Slegtenhorst M, et al. : Identification of the tuberous sclerosis gene TSC1 on chromosome 9q34. Science, 277 : 805-808, 1997.
3) Murakami M, et al. : mTOR is essential for growth and proliferation in early mouse embryos and embryonic stem cells. Mol Cell Biol, 24 : 6710-6718, 2004.
4) Ge Chechile : Aneurysm and arteriovenous malformation. In : Renal Vascular Disease, ed by Novic AC, et al., p. 35-46, WB Saunders, London, 1996.
5) Novic AC, et al. : Renovascular hypertension and ischemic nephropathy. In : Campbell-Walsh Urology. 9th ed, ed by Wein AJ, et al., p. 1189-1190, Saunders, 2006.
6) Omoloja AA, et al. : Post-biopsy renal arteriovenous fistula. Pediatr Transplant, 6 : 82-85, 2002.
7) Rashid M, et al. : Intrarenal post-traumatic pseudoaneurysm-USG colour Doppler diagnosis : a case report with review of literature. Emerg Radiol, 14 : 257-260, 2007.
8) Lonser RR, et al. : von Hippel-Lindau disease. Lancet, 361 : 2059-2067, 2003.
9) Nordstrom-O'Brien M, et al. : Genetic analysis of von Hippel-Lindau disease. Hum Mutat, 31 : 521-537, 2010.
10) Okuda H, et al. : The von Hippel-Lindau tumor suppressor protein mediates ubiquitination of activated atypical protein kinase C. J Biol Chem, 276 : 43611-43617, 2001.

5 遺伝性疾患に伴う腎疾患（爪・膝蓋骨症候群など）

遺伝性腎疾患の中には，腎外症状により主に診断が確定し，腎症状を合併すると考えられる疾患が存在する．爪，骨，眼に主に症状を呈する爪・膝蓋骨症候群（NPS）や，先天性白内障，精神運動発達遅滞を呈するLowe症候群，網膜色素変性，肝線維症，内臓逆位，精神運動発達遅滞などを呈するネフロン癆，巨大血小板性血小板減少症，難聴を呈し進行性腎障害を合併するEpstein症候群などは比較的よく知られた疾患である．その中で本項では爪・膝蓋骨症候群を中心に述べる．

1 爪・膝蓋骨症候群

本症候群は爪の形成不全と膝蓋骨の低形成あるいは欠損に代表される骨関節障害を主徴とし，常染色体優性遺伝形式をとる遺伝性疾患である（表XII-5-1）．その発症頻度は5万人に1人と推定され比較的まれではあるが，一部に眼症状や腎症を発症し，中には末期腎不全に進行する症例も存在する．

■ 表XII-5-1 爪・膝蓋骨症候群の症状

爪の異常	低形成，完全欠損 縦走する隆起・亀裂 爪半月の形成不全 特徴：左右対称性で母指側に強く症状が発現する
骨格系の異常	膝蓋骨の低形成・無形成 肘関節の亜脱臼・脱臼を伴う橈骨頭の低形成 腸骨角状突起 iliac horn の形成
眼の異常	先天性緑内障 小角膜 円錐角膜
腎症	蛋白尿を呈する場合が多い 約30％の症例で末期腎不全に至る

2 原因遺伝子の解析

NPSは以前よりABO血液型と連鎖し，その連鎖解析より遺伝子座位は9番染色体長腕（9q34）に存在することが知られていたが，1998年にLIMホメオドメイン転写因子の1つで四肢の背腹方向を決定するのに重要な役割を果たすと考えられる *LMX 1B* 遺伝子の変異がNPS患者で同定され[1]，また，そのノックアウトマウスのホモ接合体欠失個体においてNPSと同様の爪の形成不全，膝蓋骨の欠損，腎の異常などNPSと同様の症状を呈することが明らかとなり[2]，NPSの原因遺伝子として *LMX 1B* が確立された．

NPSで認められる遺伝子変異は，NPS症例の80〜90％に認められ，現在まで140種類を超える変異が同定されている．変異同定がなされた症例の約80％がLIMドメインに，約20％がホメオドメインに，少数例がC末端側に変異が存在し，約12.5％が孤発例である．*LMX 1B* 遺伝子の産物である *LMX 1B* はそのcDNAの解析より，N端側に他の転写因子や修飾因子との相互作用に重要とされる蛋白質間の相互作用に関与し，システインに富む亜鉛結合LIMドメインが2ヵ所，DNAとの結合に関与し約60のアミノ酸よりなるホメオドメインが1ヵ所存在する．加えてさらにC端側にグルタミン残基およびセリン残基が豊富なC-terminal activation sequenceを持つ．

LMX 1B は，腎においてS-shape期よりポドサイトに特異的に発現する．ノックアウトマウスの実験ではポドサイトに発現するIV型コラーゲンα_3鎖やα_4鎖[3]，CD2 APやpodocinなど[4]数種の蛋白発現の低下が報告されており，*LMX 1B* がポドサイトの分化，機能発現に対して重要な調節作用を有しており，NPS患者における腎症・糸

球体障害の進展に関与する機序と考えられている．また，ポドサイト特異的な *Lmx 1b* ノックアウトマウスは，生直後ではなく，徐々に蛋白尿が出現し生後14日以内に腎不全にて死に至ると報告され，その組織解析においてもIV型コラーゲン $α_3$ 鎖や $α_4$ 鎖，CD2 AP や podocin の発現が認められており[5]，ポドサイトの分化・機能発現ばかりでなくポドサイトの機能維持にも重要な役割を演じていると考えられている．

3 症状および診断

NPS の診断は，その特徴的な爪の形成不全と膝蓋骨の無形成（低形成）によりなされる．爪の変化は95％以上に認められる[6]頻度の高い症候で，左右対称性に認められ，母指側に強く現れる傾向がある（図XII-5-1）．低形成のことも完全欠損のこともあり，縦走する隆起や亀裂などの形成不全や爪半月の形成不全を認める場合もある．膝蓋骨の無形成・低形成（図XII-5-2）は92〜93％の症例に認められ，大腿骨外側顆上突起の低形成をも伴い，反復性膝蓋骨脱臼・亜脱臼や膝蓋

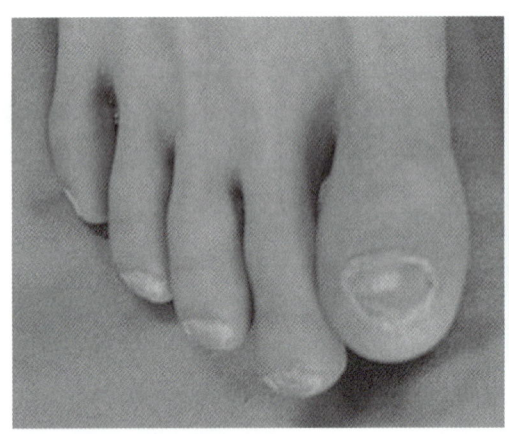

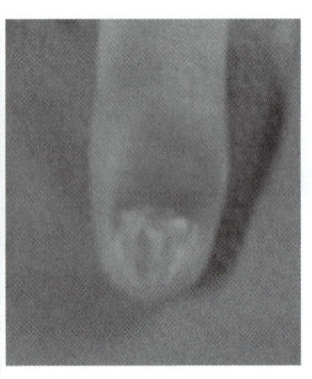

■図XII-5-1　爪の低形成
母指側に強い傾向を認める．

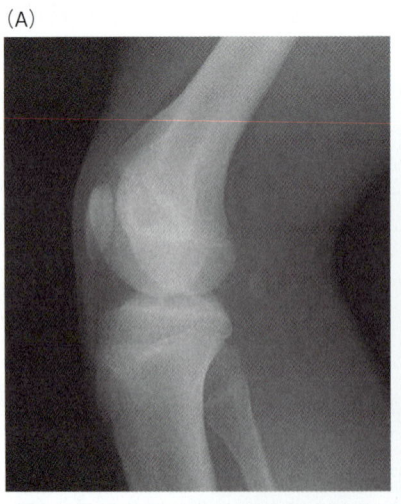

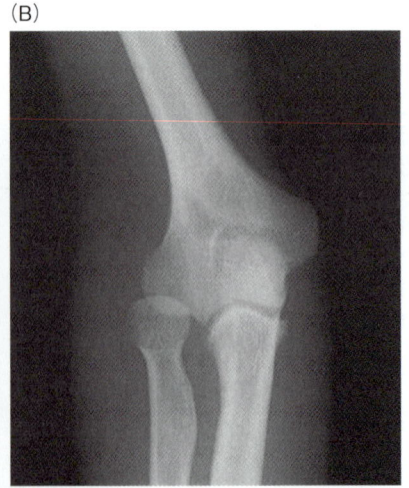

（A）　　　　　　　　　（B）

■図XII-5-2　NPS に特徴的な膝関節・肘関節所見
（A）　膝蓋骨の低形成，（B）　外反肘・上腕骨小頭の低形成．

大腿関節症による膝関節痛などを認める．肘関節異常も 92.5％ の患者に認められ，肘関節の亜脱臼・脱臼を伴う橈骨頭の低形成が約 6 割の患者に認められると報告されている（図 XII-5-2）．もう 1 つの特徴的な骨格系の異常として腸骨角状突起 iliac horn があり，腸骨後外側に骨性の三角形の突起を認める．

眼症状としては，さまざまな異常が散発的に報告されている．小角膜，円錐角膜，先天性白内障，虹彩突起，先天性緑内障や Lester's sign と呼ばれる虹彩の色素沈着を呈する．

4 腎症

腎症は NPS の症候の中で最も予後に影響する因子であり，約 30〜40％ の症例に合併すると報告されている[7]．腎症の重症度はさまざまであり通常，蛋白尿を呈することが多く，ときに血尿を伴う．まれにネフローゼ症候群を呈する場合もある．幼少児期に腎不全への進行を認めた症例の報告もあるが，通常は腎不全への進行は緩除である．腎症を呈する患者の約 30％ に認められるとされ，数年の経過を経て腎不全に至る．

5 検査

腎病理検査において，光学顕微鏡所見では本症候群に特徴的な所見はなく，部分的な糸球体基底膜の肥厚が観察され，巣状分節性糸球体硬化や半月体形成を伴う増殖性糸球体腎炎像，糸球体硝子化など腎不全の程度と関連した非特異的所見を認める．一方，電子顕微鏡所見においては糸球体基底膜にその特徴的な所見を認める．すなわち，糸球体基底膜は巣状またはびまん性に不規則に肥厚し，肥厚した糸球体基底膜内に虫食い像 moth-eaten appearance と称されるパッチ状の electron-lucent な部分を認める（図 XII-5-3）．特にリンタングステン酸染色にて糸球体基底膜内に不規則なコラーゲン線維の沈着を認め，メサンギウム基質内にもコラーゲンの沈着を生じる．糸球体

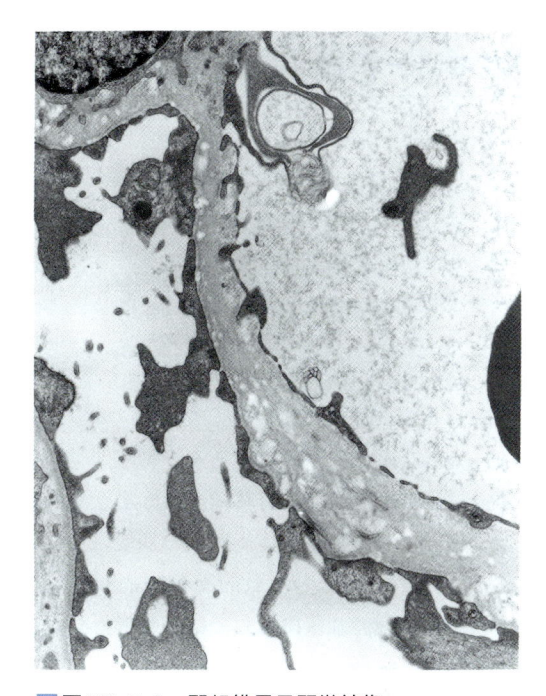

■図 XII-5-3　腎組織電子顕微鏡像
基底膜の肥厚と虫食い像 moth-eaten appearance を認める．

基底膜の病変の分布は症例ごとにさまざまであり，患者の年齢や腎症状の重症度とは関連しない．Heidet らの免疫組織学的検討から糸球体基底膜内のコラーゲン線維は III 型コラーゲンであると同定され，加えて上皮細胞の podocin，CD2 AP の発現および IV 型コラーゲンの分布様式は正常と比し大きな変化がないと報告された[8]．これらは *Lmx 1b* ノックアウトマウスでみられた IV 型コラーゲン α_3 鎖，α_4 鎖や podocin，CD2 AP の発現低下とは異なる所見である．

LMX 1B の遺伝子検索においては，2 つの LIM ドメインおよびホメオドメインに遺伝子変異部位は限局している．患者が女性であることや，ホメオドメインに存在する変異は NPS に伴う腎症の発症リスクであり，変異が LIM ドメインにあるよりもホメオドメインに存在する場合のほうが多量の蛋白尿量を呈するとの報告があるが，明らかな遺伝子型と表現系間の関連は見出せない．家族内発症例においても，腎症発症などの症状の軽重には非常に大きな幅がある．

6 予後と治療

NPS の予後は腎症の発症により左右されるが，今のところ，腎不全発症の時期や可能性を予測することは，遺伝子変異を同定したとしても不可能である．定期的な検尿により腎症の発症に留意する必要がある．しかし，現段階では NPS に伴う腎症に対する根本的な治療法は存在しない．しかし ACE 阻害薬および ARB の併用により NPS 腎症における蛋白尿軽減に成功した症例の報告[9]もあり，さらなる検討が必要である．腎症が進行し腎不全に陥った場合には腎移植を行う場合もあるが，移植腎における糸球体基底膜の病変の再発は認められない．NPS の特徴的な骨格病変に伴う膝・肘関節の機能制限に対しては，整形外科的に治療を行い，生命予後はさほど悪くない．

7 Perspective

前述したように，NPS の原因遺伝子は同定されたものの，本疾患の症状の軽重におけるばらつきは非常に大きく，家族内発症における症状分布の軽重もさまざまである．すなわち本疾患の genotype-phenotype correlation は明らかでなく，*LMX 1B* の変異部位のみにて症状の軽重を予測・説明できない．現段階では *LMX 1B* が転写因子であり，Ldb1 や bHLH 蛋白（basic helix-loop-helix protein）といった遺伝子制御蛋白[10]や renal-coloboma syndrome の原因遺伝子とされ，ヒトにおいて眼や腎の発達に重要な役割を演じると考えられる PAX 2 などとの相互作用も報告されており[11]，これらさまざまな蛋白と関連・相互作用していることにより，直接的な genotype-phenotype correlation がつかないと考えられている．今後，これら *LMX 1B* と相互作用をする種々の蛋白の同定およびその蛋白の機能解析が進み，*LMX 1B* との関係が解明されることにより，病態発症機序が明確となり，genotype-phenotype correlation が明らかとなることが期待される．

一方，NPS のモデルマウスとされる *Lmx 1b* ノックアウトマウスはヒトとの症状類似性はあるものの，ポドサイト内の蛋白発現等，腎症に関連すると考えられる表現型については異なる部分も多い．近年，前述のようにポドサイトに特異的な *Lmx 1b* ノックアウトマウスなどポドサイト内蛋白の発現も含め，いっそうヒトの NPS に類似した腎症状，所見を呈するモデル動物も考案されている．本疾患における腎症発症のメカニズムを解明するために，NPS の腎症状を的確に反映するモデル動物の確立も望まれる．

〔芦田　明，玉井　浩〕

《文献》

1) Dreyer SD, et al. : Mutations in *LMX 1B* cause abnormal skeletal patterning and renal dysplasia in nail patella syndrome. Nature Genetics, 19 : 47-50, 1998.
2) Chen H, et al. : Limb and kidney defects in *Lmx 1b* mutant mice suggest an involvement of *LMX 1B* in human nail patella syndrome. Nature Genetics, 19 : 51-55, 1998.
3) Morello R, et al. : Regulation of glomerular basement membrane collagen expression by LMX 1B contributes to renal disease in nail patella syndrome. Nature Genetics, 27 : 205-208, 2001.
4) Miner JH, et al. : Transcriptional induction of slit diaphragm genes by *Lmx 1b* is required in podocyte differentiation. J Clin Invest, 109 : 1065-1072, 2002.
5) Suleiman H, et al. : The podocyte-specific inactivation of *Lmx 1b*, *Ldb 1*, and *E 2a* yields new insight into a transcriptional network in podocytes. Developmental Biology, 304 : 701-712, 2007.
6) Bongers EMFH, et al. : Nail-patella syndrome. Overview on clinical and molecular findings. Pediatr Nephrol, 17 : 703-712, 2002.
7) Gubler MC : Inherited diseases of the glomerular basement membrane. Nature Clinical Practice of Nephrology, 4 : 24-37, 2008.
8) Heidet L, et al. : *In vivo* expression of putative *LMX 1B* targets in nail-patella syndrome kidneys. Am J Pathol,

163 : 145-155, 2003.
9) Proesmans W, et al. : Nail-patella syndrome, infantile nephritic syndrome : complete remission with antiproteinuric treatment. Nephrol Dial Transplant, 24 : 1335-1338, 2009.
10) Lemley KV : Kidney disease in nail-patella syndrome. Pediatr Nephrol, 24 : 2345-2354, 2009.
11) Marini M, et al. : Interaction of the LMX 1B and PAX 2 gene products suggests possible molecular basis of differential phenotypes in nail-patella syndrome. European J Human Genetics, 13 : 789-792, 2005.

6 腎・尿路の先天的形態異常

1 腎無形成

1 両側腎無形成

❶ 疫学および病態

腎無形成は，尿管芽と造後腎組織の相互反応の欠落，とりわけ尿管芽の早期退行により生じる．両側腎無形成は4,000例に1例の頻度といわれ，女児に比べ男児に2.5倍多いとされる．胎児尿が産生されないため，羊水過少により子宮内での胎児に対する外的圧迫が加わり特徴的な顔貌（Potter's face）を呈する．致死的胎児異常であり約40％が死産し，出生後も羊水過少に伴う高度な肺低形成のため生存は困難である．早期診断は必ずしも容易ではなく，妊娠16週未満の胎児エコーでは膀胱を認めないことで気がつくことが多い．

2 片側腎無形成

❶ 疫学

片側腎無形成は1,500例に1例の頻度といわれ，左側に生じることが多い．反対側の腎が正常な場合は無症状で経過するため，成人期以降に発見された場合，多囊腎など腎異形成による高度萎縮腎との鑑別は困難なことが少なくない．

❷ 病態

対側腎が正常な場合，小児期に腎機能異常を呈することはない．しかし，尿路をはじめ他の臓器の合併異常を伴うことが少なくない．健側腎尿路の異常としては膀胱尿管逆流が最も頻度が高い．片側腎無形成と関連の深い形態奇形としては，女子の生殖器異常があげられる．先天性腟欠損症で知られるMayer-Rokitansky-Kuster-Hauser症候群では高頻度に片側腎無形成を伴う．またHer-

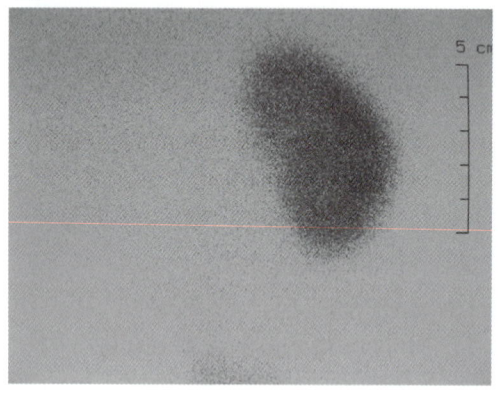

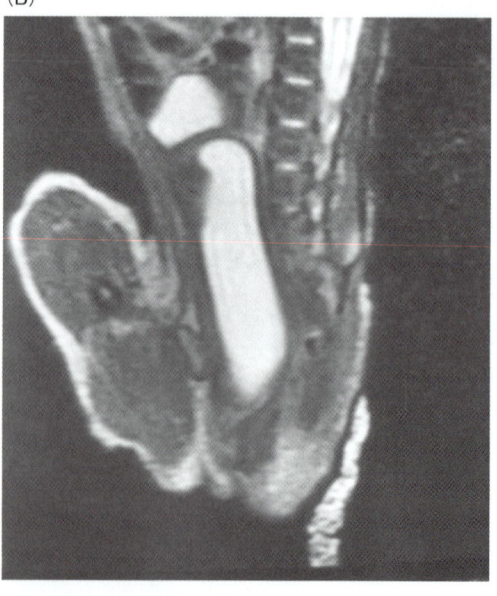

■ 図XII-6-1 新生児期に見つかったHerlyn-Werner-Wunderlich症候群
（A）DMSA腎シンチグラフィで右腎無形成を認める．
（B）同一例の生後5日のMRIでは，右側の腟閉鎖に伴う右水腟症（中央）を合併している．

lyn-Werner-Wunderlich 症候群（HWWS）では重複子宮，重複腟，片側の腟閉鎖という外性器異常に加えて患側の腎無形性を伴う（図 XII-6-1）．これらの女性生殖器の異常は，尿管芽の発生母体である Wolffian 管が腎の形成を行う過程で，左右の Müllerian 管の発達・癒合に関与するためと考えられる．

❸ 予 後

片側腎無形成をはじめとする先天性単腎症例では，反対側の代償性腎肥大が胎児期より生じる．実験モデルでは残存ネフロン量が少ない場合，糸球体の過灌流・高血圧という機械的負荷が生じることが知られている．しかし，乳児期から思春期以降まで長期経過観察を行った近年の報告では，反対側の腎尿路が正常な場合，蛋白尿，高血圧などの腎障害に伴う症状はきたさないとされている[1]．ただし，成人期以降の長期予後に関しては十分なデータがなく，血圧および蛋白尿の精査は継続することが望ましい．

2 融合腎

1 馬蹄腎

❶ 概念と疫学

腎臓は発生過程で骨盤より上行するが，その過程で左右の臍動脈と交差する．臍動脈の位置が内側にあると両側の腎下極が近接し融合すると考えられる．この状態が馬蹄腎と呼ばれ，融合腎の中では最も頻度が高い．近年の画像診断では約 600 例に 1 例と報告されている[2]．

❷ 診 断

成人では腹部単純写真の腎陰影で腎下極が接合している状態が見えやすい．以前は静脈性腎盂造影により，腎盂が前方を向く腎回転異常と尿管の走行異常から診断が確定されてきた．しかし今日，腹部ガスが多い小児に対して造影剤を用いた静脈性腎盂造影で尿路を評価する機会は少ない．エコーをはじめ CT，MRI などの画像診断により容易に癒合部を確認できる．また核医学検査を用

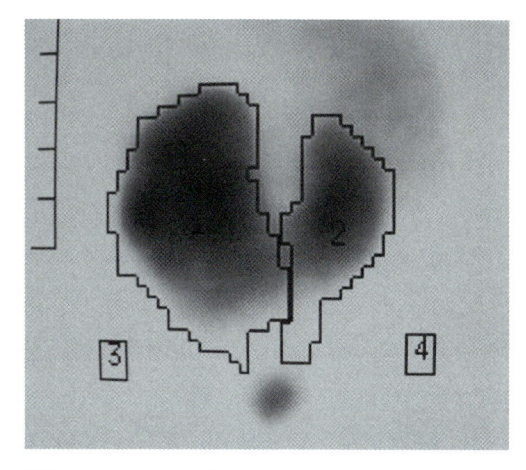

■図 XII-6-2　馬蹄腎の MAG 3 腎シンチグラフィ（背面画像）
本症例では左側の水腎症を伴っている．

いると両腎の全体像が明瞭に描出される（図 XII-6-2）．

❸ 病態と予後

馬蹄腎においては腎盂尿管移行部狭窄に伴う水腎症の合併をみることが多い．かつて腰腹部痛を呈した患者に対して，左右が融合した峡部の切離術が推奨された時期がある．しかしその症状の多くは水腎症に伴う痛みと考えられ，現在は水腎症に対する治療が適応される．水腎症をきたす原因としては腎回転異常により腎盂と尿管の接合部が高位を呈する場合や，腎血管走行異常による尿管の圧迫などが考えられる．乳幼児期に閉塞性腎症を呈する症例は少なく，成長に伴う過程で閉塞状態が生じる可能性が高い．

2 交差性融合腎

❶ 概念と疫学

片側の腎が正中を越えて反対側の腎に融合した状態である．腎が対側に移行する交差性腎変位は剖検例からは 7,000 例で 1 例とされるが，その 85％ が融合を伴う交差性融合腎である．発生原因は不明であるが，1 つの仮説としては胎生期に腎が上行する際に左右の上行過程にずれがあり，先行した腎下極に反対側の腎上極が融合すると考えられている．しかしながら常に反対側の下極に融合するわけではなく，その形態的パターンは 6

通りに分類される（図XII-6-3）[3]．正確な形態診断にはCTおよびMRIが有効である．

❷ 病態と予後

通常，腎機能に異常を認めず無症状で経過するため，スクリーニングなどで偶発的に発見されることが多い．尿路感染および水腎症を併発すると症状を呈しやすい．このような異所性腎では膀胱尿管逆流（VUR）の合併率が高く，有症状で発見された場合は排尿時膀胱尿道造影（VCUG）を施行する．新生児ではまれに高度な水腎水尿管症による腹部腫瘤を合併し，尿路の精査過程で発見されることがある（図XII-6-4）．

3 多嚢腎（多嚢胞性異形成腎）

❶ 定義と概念

多嚢腎は胎生期に発見される嚢胞性腎疾患では最も多く，頻度は3,600〜4,300例に1例とされる．遺伝的に生じる多発性嚢胞腎と異なり，ほとんどの多嚢腎は孤発性である．組織学的にはprimitive ductsを認め腎の異形成構造を呈する．多嚢腎の発生機序としては主に次の2つの説が考えられている．1つは尿管芽に後腎間葉系細胞が導入される段階で，尿管芽自体に異常があり腎形成が障害されるという"Ureteric Bud Theory"で

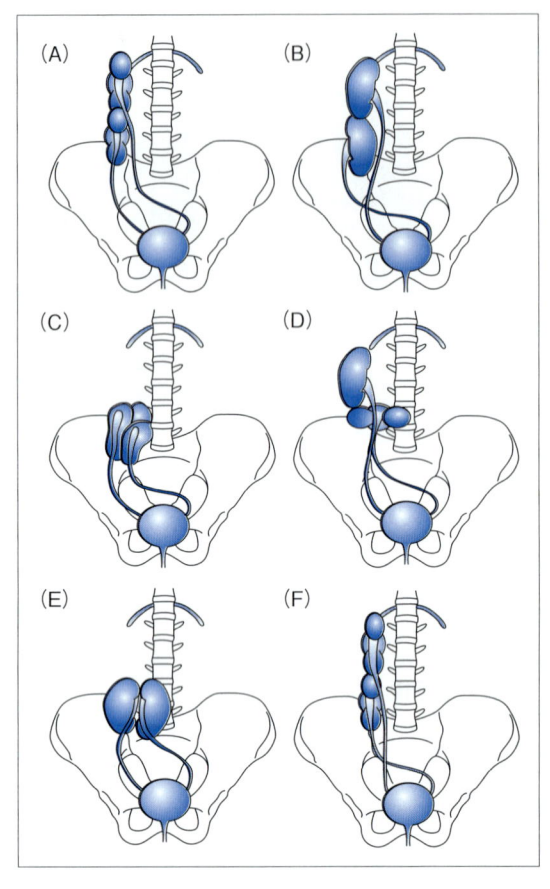

■ 図XII-6-3　交差性融合腎の6つのバリエーション
この中で最も頻度の高いのは交差腎の上極が反対側の下極に融合するタイプ（F）である．
(The Kelalis-King-Belman Textbook of Clinical Pediatric Urology. 5th ed. ed by SG Docimo, et al, p.307, Informa Healthcare, 2007 より)

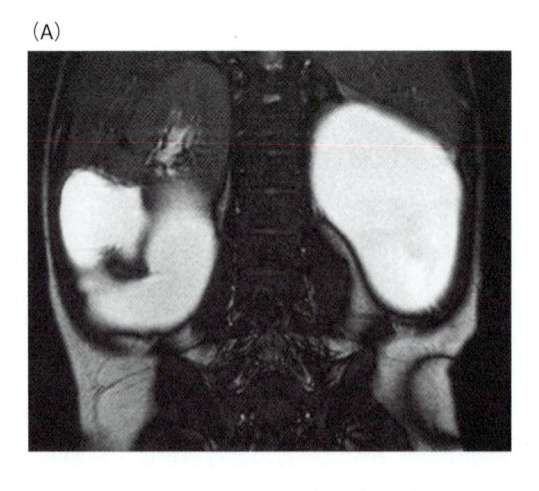

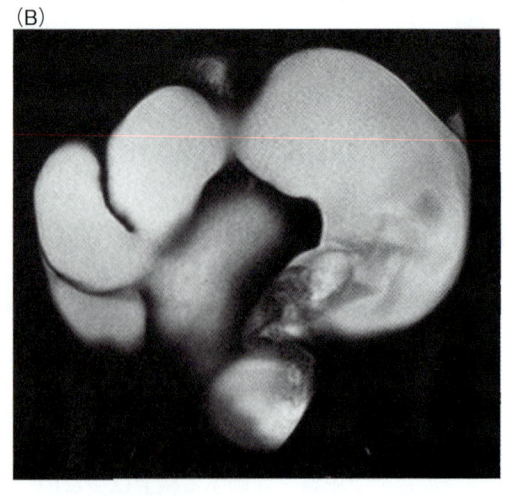

■ 図XII-6-4　著明な水尿管を伴った交差性融合腎
（A）　MRIで右腎の下極に癒合した高度な水腎水尿管症を認める．左側の巨大な嚢胞状陰影は高度に拡張した尿管中部である．
（B）　高度に拡張した水尿管は正中を交差して対側に至り，左側から膀胱へ流入している．

6. 腎・尿路の先天的形態異常

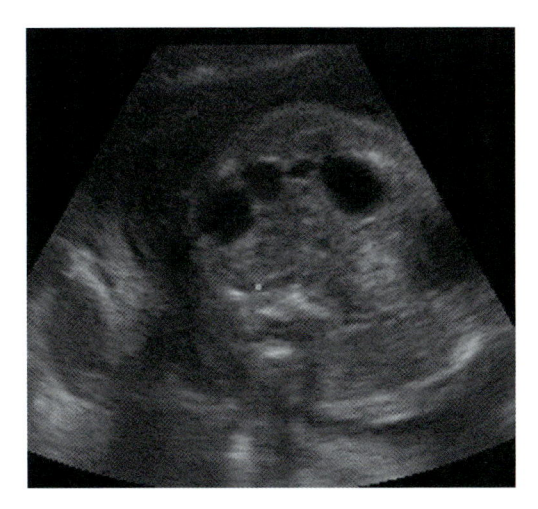

■図 XII-6-5　妊娠 25 週の胎児エコーで認めた多囊腎
腎に大小不同の囊胞を認め，腎実質のエコー輝度は高い．

ある．もう1つは腎の発生初期の尿管閉塞が囊胞形成を引き起こし，結果的に腎異形成をきたすという尿路閉塞説である．

❷ 診　断

両側例はまれであり，両側腎無形性と同様に羊水過少から Potter 症候群を呈し致死的となる．したがって多囊腎症例のほとんどは片側症例で，出生時に総腎機能の障害を認めないことが多い．胎児エコーでは大小多数の囊胞が不規則に腎内に認められ，腎実質のエコー輝度は高い（図 XII-6-5）．水腎症の拡張した腎盂腎杯とは明らかに異なるが，時に囊胞が交通してみえるような形状を呈して水腎症との鑑別が困難なタイプがある．多囊腎は異形成腎のため，胎児期より腎機能を有さず対側腎の代償性腎肥大を伴いやすい．出生後に水腎症と鑑別が必要な場合，エコーで囊胞の形態を評価するとともに，DMSA 腎シンチグラフィによる核種の取り込みの有無で評価する．通常高度の水腎症でも核種の取り込みが認められるのに対して，多囊腎では取り込みを認めない．

❸ 合併奇形

多囊腎では対側腎に VUR を伴う頻度が高いとされるが，その頻度は 5～43% と報告によりばらつきが多い[4]．しかしながら大多数の VUR はグレード I, II と軽度であり，一律に VCUG を行うことについては論議がある．エコーで反対側の腎臓に形態異常を認めず，尿路感染を起こしていない患児に対して VCUG は必ずしも必要とはいえない．VUR の次に多い尿路奇形が腎盂尿管移行部狭窄，尿管膀胱移行部狭窄に伴う水腎症であり約 10% に合併する．多囊腎は機能的な単腎症例であり，尿路閉塞による水腎症を呈する場合は，経過中に腎機能の低下が生じないかどうか注意深く観察する必要がある．また多囊腎では患側の内性器に精囊腺囊胞，Gartner 管囊胞など異常を伴いやすい．これらの合併奇形を鑑別するため，診断時点で対側腎を含めたエコーによる腎尿路，骨盤内臓器の形態評価が必要である．

❹ 自然経過

多囊腎の自然史はユニークであり，出生後 9 ヵ月から 10 歳までに 19～74% で腎の完全消失を認める．消失時期，頻度は報告により大きなばらつきがあるが，乳児期早期に急速にサイズの縮小を認めることが知られており，18 ヵ月以降は縮小率が低下する．完全消失が期待できるかどうかの唯一の予測因子は腎のサイズであり，出生後のエコー診断時点での長軸長で 62 mm 以下とされる[5]．多囊腎では対側腎の代償性腎肥大を認めることが多いが，必ずしも胎児期から全例に認められるわけではない．長期経過観察した報告では出生時に 24%，平均 5 年の経過観察後で 52% に代償性腎肥大を認めている[6]．10 年以上の長期経過観察例では 80% 以上で代償性腎肥大を認めているが，認めない場合は対側腎の低形成を疑う必要がある．経過観察をする場合は多囊腎自体の消失傾向を評価するだけでなく，対側腎の成長や代償性肥大の確認が重要である．

❺ 予　後

腎機能

対側腎の代償性腎肥大を伴う多囊腎症例では，長期的に腎機能は良好に保たれる．Aslam らによれば 31 例の片側多囊腎症例を 10 年間経過観察した結果，13 例は GFR が 90 mL/分/1.73 m^2 を超えており，16 例では 60～90 mL/分/1.73 m^2 と良好に保たれたと報告している[7]．しかし 2 例で

は60 mL/分/1.73 m² 以下を呈して明らかな腎機能低下を認めている．他の報告でも36例中4例が5年の経過でGFRが80 mL/分/1.73 m² 以下を呈し，16例中2例は10年の経過で同様の腎機能低下を認めたとしている．これらより多嚢腎症例の一部では，長期経過中に軽度から中等度の腎機能低下をきたす可能性があるといえる．

高血圧

多嚢腎患者では，長期経過観察中に高血圧を合併する可能性があることが長年指摘されてきた．しかしながら，近年のシステマティックレビューでは1,115例の多嚢腎患者で6人のみが高血圧を呈したとしており，その発生率（5.4/1,000）は一般人口における発生率と変わらないとしている[8]．多嚢腎の摘出により高血圧が改善するという報告もなされている．しかしすべての多嚢腎を合併した高血圧症例が，多嚢腎摘出により血圧の改善を認めるわけではない．高血圧症例のうち多嚢腎による二次性高血圧の頻度は25〜50%と考えられている．

悪性変化

多嚢腎を摘出する1つの理由として，多嚢腎にWilms腫瘍を合併した報告の存在があげられる．しかしながら北米のNational Wilms Tumor Studyにおける7,500例のWilms腫瘍の組織検査において，多嚢腎から発生したものは5例にすぎない[9]．Wilms腫瘍の発生率は8,000〜10,000例に1例であり，多嚢腎にWilms腫瘍が発生する可能性は2,000例に1例と考えられる．最近の保存的観察を施行した多嚢腎1,041例のメタアナリシスではWilms腫瘍の発生を全く認めていない[10]．また多嚢腎にWilms腫瘍を合併したという報告はすべて4歳未満の小児であり，死亡例はない．以上より，多嚢腎にWilms腫瘍を合併するリスクはきわめて低く，腫瘍を認めた場合も治癒可能といえる．腎細胞癌についても多嚢腎症例で6例の報告がある．発症年齢は15〜44歳であるが，いずれも診断確定前に多嚢腎を伴っていたことが知られておらず嚢胞性腎細胞癌であった可能性も否定できない．多嚢腎がこれらの悪性腫瘍のリスクファクターと考えることはできない．

❻ 治療方針

前述したように多嚢腎症例は自然消失の頻度が高く，治療方針は基本的に経過観察である．乳幼児期は主にエコーにより多嚢腎の消退傾向の確認と腫瘍発生の有無を監視するとともに，対側腎の代償性肥大を確認する．来院頻度は1歳以下では3〜6ヵ月に1回程度が推奨されるが3歳以降は1年ごとでよい．ただし腎機能に関しては経過中に腎機能が低下する症例を認めることより，血清Cr値の確認を5年ごとに行うのが望ましい．高血圧や悪性腫瘍の発生率はきわめて低く，腹腔鏡など鏡視下手術が進歩した現状でも，基本的には外科治療は不要であり経過観察でよいといえる．

4 Perspective

胎児エコーにて片側の腎臓に水腎症や嚢胞を認めた場合は，出生後48時間以降にエコーによる腎・尿路の形態評価を行う必要がある．また一側の腎臓を認めない場合は腎の位置異常や癒合腎を疑うとともに，女児では膣閉鎖など生殖器の形態異常の有無も画像診断により確認する必要がある．先天性の単腎症例および多嚢腎に伴う機能的単腎症例では総腎機能は保たれることが多い．しかし長期にわたる経過観察では代償性肥大が生じているかどうかを確認することが重要である．

〔山崎雄一郎〕

《文　献》

1) Vu KH, et al. : Renal outcome of children with one functioning kidney from birth. A study of 99 patients and a review of the literature. Eur J Pediatr, 167 : 885-890, 2008.
2) Weizer AZ, et al. : Determining the incidence of horseshoe kidney from radiographic data at a single institution. J Urol, 170 : 1722-1726, 2003.
3) McDonald JH, et al. : Crossed renal ectopia. Am J Surg, 93 : 995, 1957.
4) Hains DS, et al. : Management and etiology of the unilateral multicystic dysplastic kidney : a review. Pediatr Nephrol, 24 : 233-241, 2009.
5) Rabelo EA, et al. : Predictive factors of ultrasonographic involution of prenatally detected multicystic dysplastic kidney. BJU Int, 95 : 868-871, 2005.
6) John U, et al. : Kidney growth and renal function in unilateral multicystic dysplastic kidney disease. Pediatr Nephrol, 12 : 567-571, 1998.
7) Aslam M, et al. : Unilateral multicystic dysplastic kidney : long term outcomes. Arch Dis Child, 91 : 820-823, 2006.
8) Narchi H : Risk of hypertension with multicystic kidney disease : a systematic review. Arch Dis Child, 90 : 921-924, 2005.
9) Homsy YL, et al. : Wilms tumor and multicystic dysplastic kidney disease. J Urol, 158 : 2256-2259, 1997.
10) Narchi H : Risk of Wilms' tumour with multicystic kidney disease : a systematic review. Arch Dis Child, 90 : 147-149, 2005.

第 XIII 編

尿路異常

1 先天性泌尿器発育異常（水腎症）

1 水腎症の定義と概念

　水腎症とは上部尿路の閉塞により尿が腎盂腎杯内に停滞し，結果として腎盂腎杯が拡張した状態をいう．水腎症が長期継続すると腎実質の萎縮，菲薄化を招き腎機能の低下をきたす．成人における上部尿路の閉塞は結石や腫瘍など後天的要因で生じることが多いが，小児の水腎症は先天性の腎盂尿管移行部閉塞（UPJO）に起因することが圧倒的に多い（図XIII-1-1）．1980年代以降の胎児エコー検査の普及に伴い，小児水腎症の多くが胎児期に発見されるようになった．水腎症が無症状で胎児期，新生児期に発見されるにつれて，小児では水腎症が認められても経時的に明らかな腎機能の低下を認めない状況が多いことが判明してきた．テクノロジーの進歩により水腎症は分腎機能，形態，閉塞の程度を評価できるようになったが，それらの評価結果が必ずしも一致しないことが水腎症，とりわけ小児の先天性水腎症の理解を難しくしている．

2 マネジメントのポイント

　水腎症の治療，特に無症候性水腎症の治療のポイントは，以下の点を評価予測して治療方針を立てることである．
① 水腎症を経過観察した場合，将来的に腎機能の低下や高血圧をきたす可能性があるかどうか．
② 水腎症の治療により腎機能の改善が見込めるかどうか．もしくはすでに悪化した腎機能のさらなる悪化を防げるかどうか．
③ 経過観察中に腎盂腎炎を主体とする上部尿路感染を生じる可能性があるかどうか．
④ 経過観察中に腹痛や血尿などの症状を生じる可能性があるかどうか．

　残念ながらこれらのポイントを初回診断時に完全に予測できる適切な評価法はない．したがって無症候性水腎症の多くは，経過観察中の変化の有無をもとに治療適応を検討する必要がある．

3 上部尿路閉塞の病態

　正常の腎盂内圧は6.5mmHgである．上部尿路の閉塞に伴う尿路内圧と腎血流変化については，実験レベルで検討されている[1]．片側尿管の完全閉塞が生じると尿管内圧と腎血流は閉塞後の18時間に三相の変化をきたす（図XIII-1-2）．1.5時間までは尿管内圧と腎血流はともに上昇する．その後5時間までは尿管内圧は上昇するが腎血流は低下に転じる．5時間後以降は尿管内圧，腎血流ともに低下する．近位尿細管内圧も上昇するが24時間以内に正常レベルを下回り，この状況が継続すると尿管内圧も正常値に戻る．この片

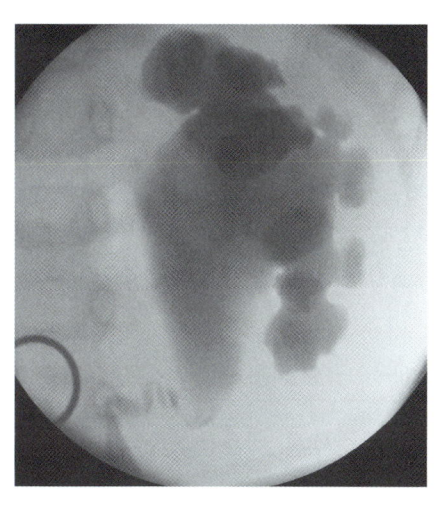

■ 図XIII-1-1　逆行性腎盂尿管造影による腎盂尿管移行部閉塞像
細く折れ曲がった狭窄部を認め，その近位側に拡張した腎盂腎杯がみられる．

側尿管完全閉塞モデルは尿路閉塞が尿路内圧を上昇させ，腎血流低下に伴う腎機能障害を引き起こす機序を明瞭に示している．しかしながら実際の臨床，とりわけ先天性水腎症において，尿管の完全閉塞という症例は，尿管無形成に伴う腎異形成を除外すればないといえる．先天性水腎症において尿管は常に開存しており，閉塞は部分的といえる．部分的閉塞状況では尿路内圧の明らかな上昇を認めない．近年ではこのような慢性の部分的尿管閉塞では水力学的要因より，レニン-アンジオテンシン系（RAS）の活性化，それに伴う TGF-β_1 発現増強といった腎組織内の細胞活性の変化が注目されている[2]．慢性の部分的尿管閉塞は結果として腎血流，GFR，尿濃縮能，Na 再吸収を減少させる．

部分閉塞をもたらす尿管自体の原因としては，狭窄部尿管組織のコラーゲン増加と筋走行性の変化があげられる．このような尿管自体の内因性の狭窄原因とは別に，尿管を外部から交差血管や繊維化したバンドが圧迫する外因性の原因についても古くから認められている．しかしながら，このような外因性の要因が内因性の狭窄要因なしにどの程度閉塞を引き起こし得るのかどうかについてはいまだ論議がある．

4 先天性水腎症の頻度

胎児期に認められる水腎症は診断時期と診断基準により頻度は異なるが，約 1～5％ といわれている[3]．原因として最も多いのは一過性（生理的）尿路拡張であり胎児期に 50％ 以上が消失する．尿路奇形の中では，UPJO が最も多く，続いて膀胱尿管逆流（VUR），尿管閉塞疾患（尿管瘤，巨大尿管など），尿道閉塞疾患（後部尿道弁など）の順となる．腎盂の拡張が強い場合は UPJO の頻度が高く，尿管の拡張を伴う場合は尿管膀胱移行部閉塞（UVJO）などの尿管閉塞疾患，膀胱の拡張を伴う場合は後部尿道弁など下部尿路閉塞疾患の頻度が高くなる．VUR に関しては拡張の程度との関連は少なく胎児水腎症の 10～15％ に合併する．

胎児水腎症を評価する際に現在広く用いられているのは腎盂前後径（APD）である．APD が大きくなるほど高度の水腎症として扱うが，この評価方法の妥当性については胎児期の APD と出生後の予後を対比して検討する必要がある．胎児APD 測定に関する報告は妊娠中の測定時期，出生後の水腎症の評価方法および腎尿路異常の診断基準により，結果は左右される．最近のメタアナリシスでは水腎症の程度を軽度，中等度，高度の3 段階に大きく分類し，APD の基準値を妊娠 2 期と 3 期で別々に設定している（表 XIII-1-1）[4]．それによれば胎児期に水腎症を認め出生後に尿路

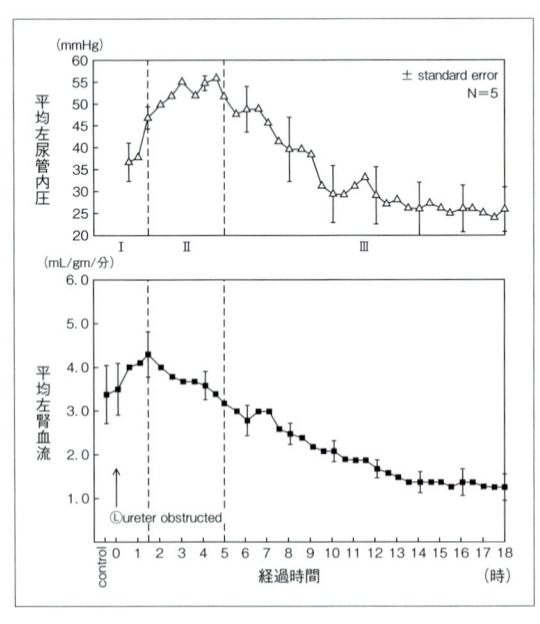

■ 図 XIII-1-2　尿管完全閉塞モデルにおける同側の腎血流と尿管内圧の経時的変化

(JP Gearhart, et al. : Pediatric Urology. 1st ed. p. 325, Saunders, 2001 より)

■ 表 XIII-1-1　腎盂前後径による胎児水腎症の分類

胎児水腎症の分類	APD 妊娠 2 期	APD 妊娠 3 期
軽度（mild）	≦7	≦9
中等度（moderate）	7～10	9～15
高度（severe）	≧10	≧15

(Lee RS, et al. : Pediatrics, 118 : 586-593, 2006 より改変)

異常を認める頻度は36％であり，grade別では軽度で11.9％，中等度で45.1％，高度で88.1％であり，APDの増大により尿路異常を伴う頻度は有意に高値を示している．

5 臨床症状

　小児の水腎症は巨大な場合腹部腫瘤として発見されることもあるが，近年の胎児エコー検査や新生児エコースクリーニングの普及に伴い水腎症の多くは胎児期もしくは新生児期に無症状で見つかることが多い．乳幼児の水腎症では経過中に上部尿路感染をきたして発熱を主訴として発見されることがある．また年長児以降成人にかけては特に誘因なく突発する腹痛，腰痛，血尿をきたして見つかることが少なくない．これらの症状のほとんどは水腎症の間欠的増悪により生じる．高度の水腎症では頻度は決して高いとはいえないが，高血圧を初発症状として認めることもある．

6 水腎症の検査

1 腹部エコー

　新生児期以降の水腎症の評価としては腎盂拡張だけでなく，腎杯の形態および腎実質の厚さの評価に加えてgrade 1～4の4段階に分けるSociety for Fetal Urology（SFU）分類が用いられる（図XIII-1-3）[5]．通常，生理的脱水がなくなり利尿が安定した日齢2以降にエコー検査を施行して初期評価を行う．新生児期に認める水腎症ではSFU grade 1の全例，grade 2の70％が経過中に消失するのに対して，grade 3～4に関しては水腎症が消失するものは半数にすぎない．このことからSFU grade 3～4を呈する新生児水腎症については長期経過観察が必要となることが多い．経過観察にあたって評価すべきことは水腎症の形態評価，分腎機能split renal function，閉塞状態の評価，VURの鑑別である．

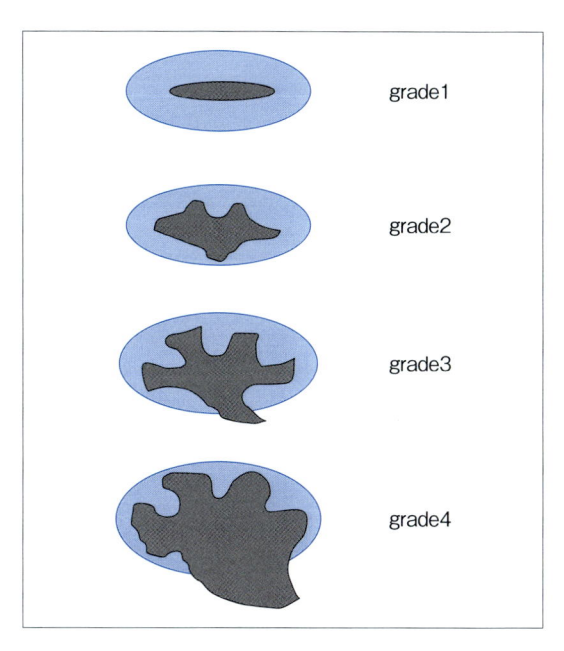

■図XIII-1-3　小児水腎症におけるSFU分類
Grade 0：腎盂の拡張を認めず正常腎実質を呈する．
Grade 1：CEC[*1]の解離を認める．
Grade 2：腎盂の拡大と1個以上の腎杯の拡張を認める．
Grade 3：腎外まで拡張した腎盂とすべての腎杯の拡張を認める．
Grade 4：Grade 3に加えて腎実質の菲薄化[*2]を認める．
＊1：central renal echo complex，＊2：正常対側腎実質の半分以下もしくは4 mm以下．
（山崎雄一郎：日本新生児学会雑誌，39：686, 2003より）

2 利尿レノグラム

　形態評価はエコーで行うが，分腎機能と閉塞状態の評価はMAG 3もしくはDTPAという核種を用いた"Well-tempered"方式の利尿レノグラムにより行う（図XIII-1-4）[6]．分腎機能は核種投与後早期の血流相で評価する．核種を用いた分腎GFRの測定方法もあるが，片側水腎症では対側腎と比較する相対的分腎機能で評価することが多い．相対的分腎機能が40％以下の場合を腎機能低下と定義し，治療適応を考える場合が多い．閉塞状態の評価は核種が腎盂を満たした後の排泄相において，フロセミドを1 mg/kg/年齢で投与しその排泄率の半減期を計算して評価する．排泄時間が延長している場合（T 1/2＞20分）を閉塞型と評価する．腎機能の低下症例（患側腎GFR＜15 mL/分）や尿路の拡張があまりに強い場合は，排泄が悪く偽陽性となりやすいので注意が必要である．

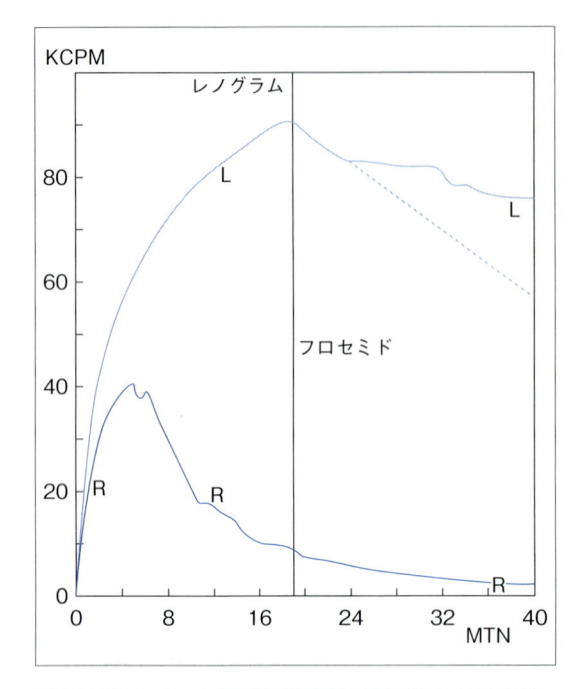

■ 図 XIII-1-4　左腎盂尿管移行部閉塞における利尿レノグラム

核種投与後20分でフロセミドが負荷されている．左側ではフロセミド投与後も排泄遅延を認める．しかし検査開始直後の血流相においては水腎側のレノグラム曲線が正常側より高くなっている．相対的分腎機能は左水腎が58％と正常側42％より明らかに高値を呈している．

3 ｜ pressure flow study

Whitakerが提唱したことより"Whitaker test"と呼ばれることが多い．経皮的に腎盂を穿刺して腎盂内に一定流量（10 mL/分）で注水し，同時に腎盂内圧を測定する．腎盂内圧が20 cm H_2O を超える場合は尿路閉塞ありと評価する．この方法は腎機能低下例で閉塞状態を評価する場合に有用である．しかしながら腎盂を穿刺するという侵襲的検査法であり，また実際の尿流量に比べて非生理的な流量による検査法のため，偽陽性を呈しやすい欠点があるため小児で行われることは少ない．

7　治　療

新生児期の水腎症とりわけその代表的病態であるUPJOについて近年は，早期治療より経過観察を第一選択とする考え方が主流となってきている．これはUlmanらが報告した片側UPJO症例104例の長期観察結果によるところが大きい[7]．彼らはSFU grade3〜4の水腎症に対して，経過中に10％以上の分腎機能低下もしくは水腎形態の悪化を認めた場合を外科治療の適応として5年以上の経過観察を行っており，その結果23例（22％）のみが手術適応となった．手術症例はすべて生後14ヵ月以内に手術が施行され全例で分腎機能の回復をみている．また経過観察を続けた81例のgrade3〜4症例では69％で水腎症が消失（grade0〜1）し，29％がgrade2へと形態の改善を認めている．早期外科治療の効果について腎機能面から検討した前方視研究でも同様の結果が認められている[8]．胎児期から確認された片側UPJO症例（APD＞15 mm，腎杯拡張あり）のうち出生後のDTPAレノグラムで分腎機能が良好（＞40％）に保たれている75症例をランダムに早期外科治療群（39例）と，経過観察群（36例）に割り付け，5年間の分腎機能の推移を検討している．経過観察群については分腎機能が低下した場合に手術適応としたところ，早期外科治療群の98％，経過観察群の80％で分腎機能が5年間良好に維持でき，経過観察群のうち機能低下をきたして外科治療を行った7例中6例が機能の改善を認めている．以上より，小児の無症候性水腎症では早期外科治療を必要とする状況は少ないといえる．

現在の外科治療の基本は，狭窄部を切除して腎盂と尿管をつなぎ直す腎盂形成術である（図XIII-1-5）．この術式は成功率が約95％と高いため広く普及している．他の選択肢としては，内視鏡を尿管内に挿入して狭窄部を内腔から切開拡張する方法（エンドパイエロトミー）がある．この方法は非侵襲的方法として一時期脚光を浴びたが，成功率は腎盂形成術に比べて低い．また狭窄部に交差血管を認める場合は切開時に損傷しないように注意する必要がある．動脈狭窄病変に対して用いられるバルーンカテーテルによる狭窄部拡張術は成績が悪く，尿管で施行されることは通常ない．近年は鏡視下手術の進歩もあり，低侵襲手術としては鏡視下（腹腔鏡）で施行する腎盂形成

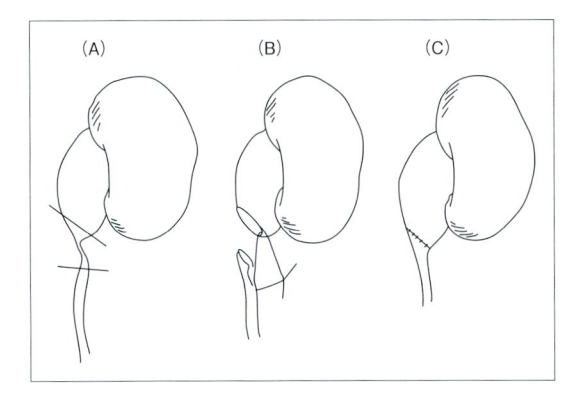

■図 XIII-1-5　腎盂尿管移行部閉塞に対する腎盂形成術
（A）狭窄部を切除．
（B）腎盂と尿管を十分な口径で吻合．
（C）吻合部形態が漏斗状になるように形成する．

術が成人例を中心に広まりつつある．

8　予後

前述したように水腎症では分腎機能をアウトカムとして，予後や治療効果を評価する手法が幅広く行われている．しかしレノグラムによる分腎機能評価を絶対視することについては注意が必要である．片側水腎症では，患側の分腎機能が正常側に比較して治療前に高値を呈することはしばしば認められる（図 XIII-1-4）．これについては，測定上のアーチファクトより閉塞に伴う代償機序の関与が疑われている．またレノグラムの血流相による分腎機能評価は，必ずしも閉塞性腎症の組織変化とは一致しないという報告もある．それによれば分腎機能が 40% 以上でも閉塞に伴う中等度以上の組織変化を認める症例が 21% あり，逆に分腎機能が 40% 未満であっても組織変化が軽度なものが 33% に認められるとされている[9]．

また乳幼児期に低リスク症例とされる軽度の水腎症であった症例が成長過程で症状を呈する場合がある．実際，腹痛，血尿といった症状を乳児期に認めることはきわめて少なく，学童期以降で認めることが多い．もちろん乳児では症状を訴えられないため痛みを評価できないこともあるが，長期経過中に水腎症が悪化して症状を呈する可能性が高い．乳児期に軽度の腎盂拡張を呈した症例が，長期経過中に高度の水腎症へと悪化したり腎障害を呈する頻度は低く，軽度の水腎症を幼児期以降長期にわたり経過観察する必要はない．しかしながら経過観察を打ち切る時点で学童期以降の症候性水腎症の情報を家族に提供し，小学校入学頃などにワンポイントでエコーによる形態評価がなされることが望ましい．

9　Perspective

今まで述べてきたように水腎症の治療における重要な指標は，分腎機能と閉塞状況の評価である．しかしながら現在幅広く行われているレノグラムを用いた評価方法は，正確な腎機能評価や予後予測という面で問題を抱えている．近年，ダイナミック MR ウログラフィーなど新たなテクノロジーを利用した評価方法も出現してきており，より適切な評価方法の開発が望まれる．また小児期に経過観察可能であった中等度以上の水腎症が，成人期以降どのような臨床像を呈するのかについては十分なデータがない．形態変化や分腎機能変化のない水腎症を小児期から長期経過観察で見ていくことの妥当性を評価するためには，成人期以後も含めた長い期間における臨床像をもとに検討する必要がある．

〔山崎雄一郎〕

XIII. 尿路異常

《文　献》

1) Vaughan ED Jr, et al. : The renal hemodynamic response to chronic unilateral complete ureteral occlusion. Invest Urol, 8 : 78-90, 1970.
2) Chevalier RL : Nephrological aspects of urinary tract obstruction. Current Opinion in Urology, 7 : 320, 1997.
3) Blyth B, et al. : Antenatal diagnosis and subsequent management of hydronephrosis. J Urol, 149 : 693-698, 1993.
4) Lee RS, et al. : Antenatal hydronephrosis as a predictor of postnatal outcome : a meta-analysis. Pediatrics, 118 : 586-593, 2006.
5) Fernbach SK, et al. : Ultrasound grading of hydronephrosis : introduction to the system used by the Society for Fetal Urology. Pediatr Radiol, 23 : 478, 1993.
6) Conway JJ : "Well-tempered" diuresis renography : its historical development, physiological and technical pitfalls, and standardized technique protocol. Semin Nucl Med, 22 : 74-84, 1992.
7) Ulman I, et al. : The long-term followup of newborns with severe unilateral hydronephrosis initially treated non-operatively. J Urol, 164 : 1101-1105, 2000.
8) Dhillon HK : Prenatally diagnosed hydronephrosis : the Great Ormond Street experience. Br J Urol, 81 : 39-44, 1998.
9) Elder JS, et al. : Renal histological changes secondary to ureteropelvic junction obstruction. J Urol, 154 (2 Pt 2) : 719-722, 1995.

2 下部尿路閉塞性疾患（前立腺疾患）

　下部尿路閉塞とは，膀胱より下流の下部尿路において閉塞をきたし，排尿時の尿流抵抗が高くなっている状態である．原因として，前立腺肥大症や尿道狭窄などの器質的閉塞と，神経因性膀胱などの機能的閉塞に分類される．なかでも前立腺肥大症は，中年以上の男性が最も多く罹患する疾患の1つであり，加齢とともに有病率が増加する．前立腺肥大症によって下部尿路症状をきたせばQOLに影響を及ぼすため，治療を要することになる．また，生命が危険な状態になることはまれであるが，尿閉や腎障害に関わることもある．
　本項では，このように頻度が高い前立腺肥大症を中心とした前立腺の異常について述べる．

1 定義と概念

　前立腺は膀胱出口部の尿道周囲を囲むように存在するが，前立腺肥大症では前立腺上皮細胞と間質細胞の増殖からなる前立腺肥大結節が尿道を圧迫することにより，下部尿路が閉塞されて下部尿路症状が生じる．下部尿路症状とは，尿の貯留や排出に関係する症状を意味する用語であるが，主に尿の貯留に関係した蓄尿症状，尿の排出に関係した排尿症状，排尿後尿滴下などの排尿後症状に分類される．
　しかし，臨床的に前立腺肥大症は，①下部尿路症状，②前立腺腫大，③前立腺腫大による下部尿路閉塞の3つの要素から構成されている（図XIII-2-1）[1]．これら3つの要因において，それぞれ下部尿路症状と前立腺腫大，下部尿路症状と下部尿路閉塞，前立腺腫大と下部尿路閉塞の間に必ずしも相関があるわけではない．腫大した前立腺を認めるものの，下部尿路症状や尿流動態検査での下部尿路閉塞を必ずしも認めるわけではなく，その一方で尿流動態検査を行っても下部尿路閉塞が証明されないにもかかわらず下部尿路症状を訴える場合もある．このように前立腺肥大症の病像は単純ではないが，下部尿路閉塞を伴った場合を中心に解説する．

2 疫学

　前立腺肥大症は，高齢男性に最もよくみられる排尿障害の原因となる前立腺の良性腫瘍で，加齢とともに増加する．前立腺肥大症は組織学的に60歳の男性では50％以上に，85歳まででは約90％に認められ，その約1/4に臨床症状が出現する[2]．わが国では55歳以上の男性の5人に1人が前立腺肥大症に罹患していると報告されている．一般的にその頻度は白人よりも黒人に多く，アジア人は白人よりも少ないが，欧米に移住したアジア人に前立腺肥大症の頻度が高くなることから，環境因子も影響を及ぼしていることが示唆されている．

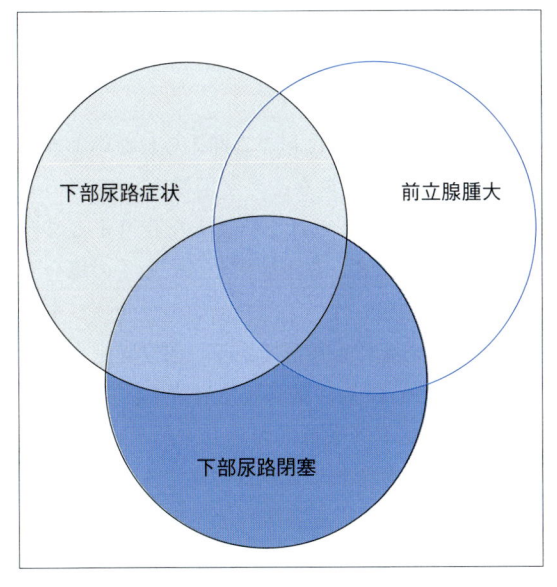

図 XIII-2-1　前立腺肥大症の臨床的3要素

3 病態と症状

1 病態

前立腺腫が増大することによって尿道抵抗が高まり，その結果として膀胱機能が影響を受け，下部尿路症状を呈する．

前立腺肥大症は組織学的には初期の段階では尿道周囲の移行領域に間質性結節が出現し，続いて腺性過形成が生じ腺性の結節が形成される．間質性の結節と腺性の結節の割合はさまざまであるが，腺性の結節のほうが間質性の結節に比べて大きいことが多い．

一方，前立腺の平滑筋が占める割合も多い．その平滑筋の緊張はアドレナリン作動系神経によって調節されているため，交換神経終末から放出されるノルアドレナリンによっては増加する．

2 下部尿路症状

下部尿路閉塞によって尿流が抵抗を受けたために生じる排尿症状と，下部尿路閉塞から二次的に膀胱機能の変化が誘発されたために生じる蓄尿症状があげられる．さらに排尿直後に生じる排尿後症状がある[3]．

- 排尿症状：尿勢低下，尿線分割・尿線散乱，尿線途絶，排尿遅延，腹圧排尿，終末滴下
- 蓄尿症状：昼間頻尿，夜間頻尿，尿意切迫感，尿失禁，膀胱知覚の変化
- 排尿後症状：残尿感，排尿後尿滴下

これらの下部尿路症状を定量的に診断するために国際前立腺症状スコア（IPSS）/QOLスコア（表 XIII-2-1）や過活動膀胱症状スコア（OABSS）（表 XIII-2-2）[4]を用いて，診断や治療の評価を行う．

3 進行例の病態

初期の段階では，尿流が次第に閉塞され，前述の下部尿路症状を呈する．しかし，排尿の障害が次第に大きくなると，最終的には急性尿閉となり，一時的にカテーテル挿入を要する症例がある．さらに症状が進行し，慢性的な尿閉状態となり，膀胱の過剰伸展が激しい場合は，膀胱機能が最終的に回復できない症例もある．慢性的な尿閉状態が続くと，①膀胱結石の形成，②腎機能の低下，③膀胱憩室の形成，④繰り返す尿路感染症，などをきたすことがある．

4 診断と検査

1 問診，質問用紙によるスクリーニング

問診などで下部尿路症状の異常が示唆された場合には，IPSS/QOLスコア（表 XIII-2-1）[4]やOABSS（表 XIII-2-2）を用いて自覚症状の評価を行う．

❶ IPSS/QOL スコア

前立腺肥大症における下部尿路症状を定量的に評価することができ，重症度診断の評価項目として，治療方針の決定や治療効果の評価に利用されている．IPSSは下部尿路症状に関連する7項目の質問からなり，それぞれ0〜5点の評価を行う（総計35点）．重症度は，軽症（0〜7点），中等症（8〜19点），重症（20〜35点）に区分される．QOLスコアは現在の排尿状態に対する患者自身の満足度を表す指標で，0〜6点の7段階で評価する．重症度は，軽症（0〜1点），中等症（2〜4点），重症（5〜6点）に区分される[5]．

❷ OABSS

過活動膀胱は，急に起こる抑えられないような強い尿意で，我慢することが困難な尿意切迫感（急に起こり，抑えられないような我慢することが困難な強い尿意）を主症状とし，多くの場合，頻尿や夜間頻尿を伴い，時には切迫性尿失禁を伴うこともある症状症候群である．前立腺肥大症患者の40〜60％は過活動膀胱を合併し，薬物療法などにより閉塞を解除した場合，約70％の患者において過活動膀胱の症状は消失する．

OABSSによる診断基準では，質問3の尿意切迫感スコアが2点以上，かつOABSSの合計が3点以上の場合，過活動膀胱と診断される．過活動

2. 下部尿路閉塞性疾患

■表 XIII-2-1　国際前立腺症状スコア(IPSS)/QOL スコアの質問票

どれくらいの割合で次のような症状がありましたか	まったくない	5回に1回の割合より少ない	2回に1回の割合より少ない	2回に1回の割合くらい	2回に1回の割合より多い	ほとんどいつも
この1ヵ月の間に，尿をしたあとにまだ尿が残っている感じがありましたか	0	1	2	3	4	5
この1ヵ月の間に，尿をしてから2時間以内にもう一度しなくてはならないことがありましたか	0	1	2	3	4	5
この1ヵ月の間に，尿をしている間に尿が何度もとぎれることがありましたか	0	1	2	3	4	5
この1ヵ月の間に，尿を我慢するのが難しいことがありましたか	0	1	2	3	4	5
この1ヵ月の間に，尿の勢いが弱いことがありましたか	0	1	2	3	4	5
この1ヵ月の間に，尿をし始めるためにお腹に力を入れることがありましたか	0	1	2	3	4	5
	0回	1回	2回	3回	4回	5回以上
この1ヵ月の間に，夜寝てから朝起きるまでに，ふつう何回尿をするために起きましたか	0	1	2	3	4	5

国際前立腺症状スコア＿＿＿＿点

	とても満足	満足	ほぼ満足	なんともいえない	やや不満	いやだ	とてもいやだ
現在の尿の状態がこのまま変わらずに続くとしたら，どう思いますか	0	1	2	3	4	5	6

QOL スコア＿＿＿＿点

(日本排尿機能学会 男性下部尿路症状診療ガイドライン作成委員会 編：男性下部尿路症状診療ガイドライン．2008 より)

膀胱の重症度は，OABSS の合計点で軽症（0〜5点），中等症（6〜11点），重症（12〜15点）に区分される[6]．

2 基礎診察

前立腺肥大症が疑われる50歳以上の男性には，表 XIII-2-3 にまとめた基礎診察を行う．

直腸診では，前立腺のサイズ（正常はクルミ大），硬度（正常は弾性がある），解剖学的状態（正常は表面平滑，左右対称であり中心溝が触れる）について有用な情報が得られる．直腸診で前立腺が左右非対称で，石様に硬くなった腫瘤が触れる場合には，前立腺癌を疑う．

検尿は，前立腺肥大症と同じような症状を呈する尿路感染症や膀胱癌の鑑別に役立つ．

前立腺肥大症による閉塞のために腎機能低下が生じる症例が0.3〜30%の頻度で認められることから，血清 Cr の測定を行うことが推奨されている．また，水腎症を伴うこともあるため，超音波で腎臓の評価を行う必要がある．

前立腺癌の同定が治療方針に影響を与えることから，初期評価として直腸診よりも前立腺癌の検出率が格段に高い前立腺特異抗原（PSA）を測定することが望ましい．特に，前立腺癌に対する処置を行って恩恵を受ける可能性の高い，推定余命が10年以上の年齢の患者では，年に1度 PSA を測定すべきである．

3 超音波検査による前立腺体積の測定

前立腺肥大症が疑われる場合，直腸診で前立腺

■表 XIII-2-2 過活動膀胱症状スコア（OABSS）の質問票

以下の症状がどれくらいの頻度でありましたか．この1週間のあなたの状態に最も近いものを，1つだけ選んで，点数の数字を◯で囲んでください．

質問	症状	点数	頻度
1	朝起きたときから寝るときまでに，何回くらい尿をしましたか	0	7回以下
		1	8〜14回
		2	15回以上
2	夜寝てから朝起きるまでに，何回くらい尿をするために起きましたか	0	0回
		1	1回
		2	2回
		3	3回以上
3	急に尿がしたくなり，我慢が難しいことがありましたか	0	なし
		1	週に1回より少ない
		2	週に1回以上
		3	1日に1回くらい
		4	1日に2〜4回
		5	1日に5回以上
4	急に尿がしたくなり，我慢できずに尿をもらしたことがありましたか	0	なし
		1	週に1回より少ない
		2	週に1回以上
		3	1日1回くらい
		4	1日に2〜4回
		5	1日に5回以上
	合計点数		点

（日本排尿機能学会 男性下部尿路症状診療ガイドライン作成委員会 編：男性下部尿路症状診療ガイドライン．2008 および日本排尿機能学会 過活動膀胱ガイドライン作成委員会 編：過活動膀胱診療ガイドライン．2005 より）

■表 XIII-2-3 前立腺肥大症の基礎診察

- 病　　　歴：経過や症状の詳細な聴取，併発疾患，既往症
- 身体所見：直腸診，神経学的検査
- 尿　検　査：試験紙法，尿沈渣
- 腎機能評価：血清 Cr の測定，超音波検査
- 前立腺特異抗原（PSA）
　　　　　：必須ではないが，初期評価として測定

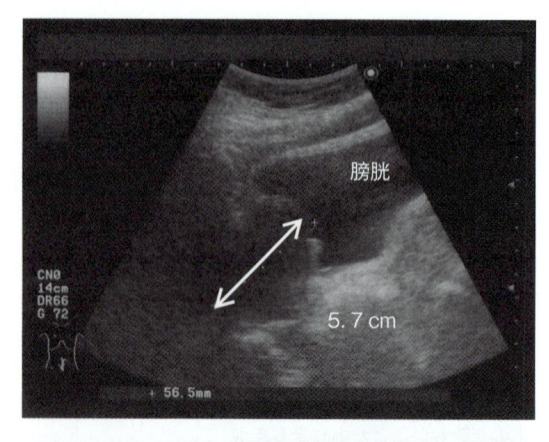

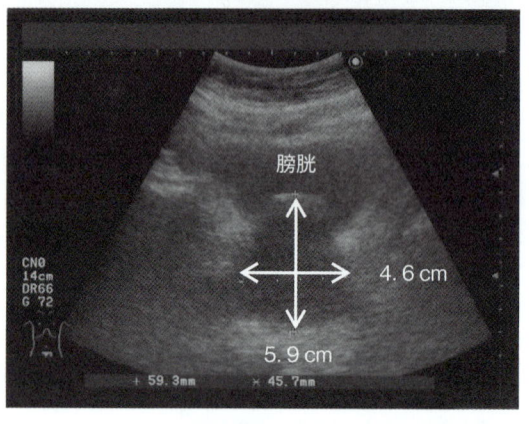

■図 XIII-2-2 超音波検査による前立腺体積の測定

膀胱，前立腺の形態の観察を行うことができる（図 XIII-2-2）．経直腸的超音波検査で前立腺を詳細に観察することもあるが，膀胱に尿がある程度たまった状態だと，経腹的超音波検査で前立腺の状態を十分に観察することができる．前立腺体積は，

（長径×短径×前後径）/2（前立腺の3方向の距離を測定し，それぞれかけ合わせた値を2で割った値）

となる．具体的に図 XIII-2-2 の値を用いて計算してみると，前立腺体積は（5.9×4.6×5.7）/2＝77.3 であり，前立腺体積は 77.3 mL となる．

前立腺の大きさの重症度は，軽症（20 mL 未満），中等症（20〜50 mL 未満），重症（50 mL 以上）に区分される[5]．

の大きさについて大まかに評価することができるが，超音波検査では詳細な前立腺容積の測定や，

4 排尿日誌

排尿日誌（図XIII-2-3）では，排尿時刻，排尿量，失禁量を記録することによって，症状の頻度，程度，生活への影響などの正確な評価が可能である．調査期間は長すぎると信頼性が低下することがあるので，3日間から1週間程度が望ましい．

排尿日誌からは，昼間排尿回数，夜間睡眠中排尿回数，24時間排尿回数，24時間尿量，多尿の有無，夜間尿量，夜間多尿の有無，最大排尿量，が測定できる．

5 尿流量測定/残尿量測定

尿流量測定は，尿が十分にたまった状態で専用尿器に排尿するだけの検査であるが，排尿障害を有する患者において排尿状態の客観的，定量的な評価に有用な非侵襲的検査である（図XIII-2-4）．排尿機能のパラメーターとして，尿流の波形，最大尿流率が最も重要である．正常では，波形はベル型となるが（図XIII-2-4(A)），排尿障害を認める場合，波形が低くなるパターン（最大尿流率が低い）（図XIII-2-4(B)）や間欠的な排尿（図XIII-2-4(C)）となる．最大尿流率の値は，男性の場合，排尿量が150 mL以上で最大尿流率が15 mL/秒未満であると排尿障害を示唆する．このような場合，多くは閉塞が存在することを示しており，その多くは前立腺肥大症によるものである．

残尿量測定は排尿効率の評価に用いられ，重症度の判定と治療経過の評価に用いられる．一般的には，経腹的超音波検査で行われている（図XIII-2-5）が，カテーテルによる測定も行うことがある．正常値は50 mL未満であるが，排尿ごとにばらつきがあり，高齢男性の場合50～100 mLの場合も正常範囲と考えてよい．また，1

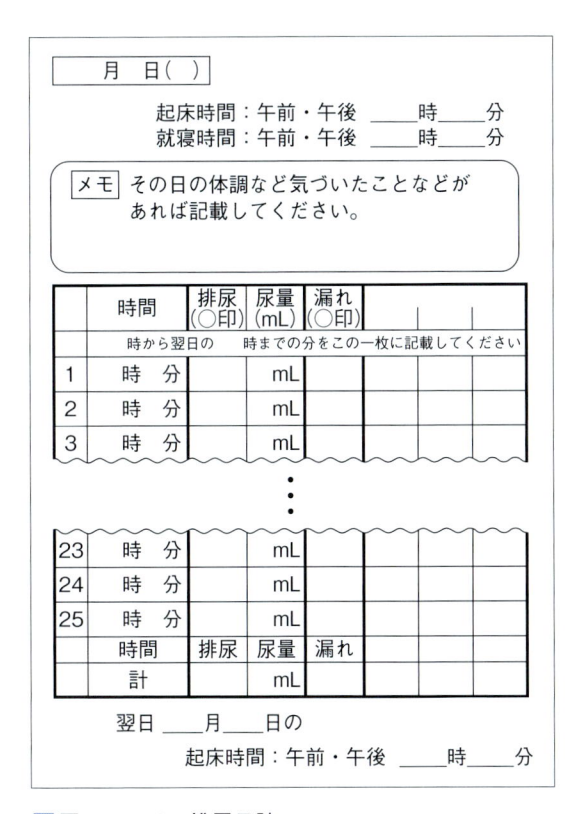

■図XIII-2-3 排尿日誌
（日本排尿機能学会ホームページ http://www.luts.gr.jp/guideline/ より）

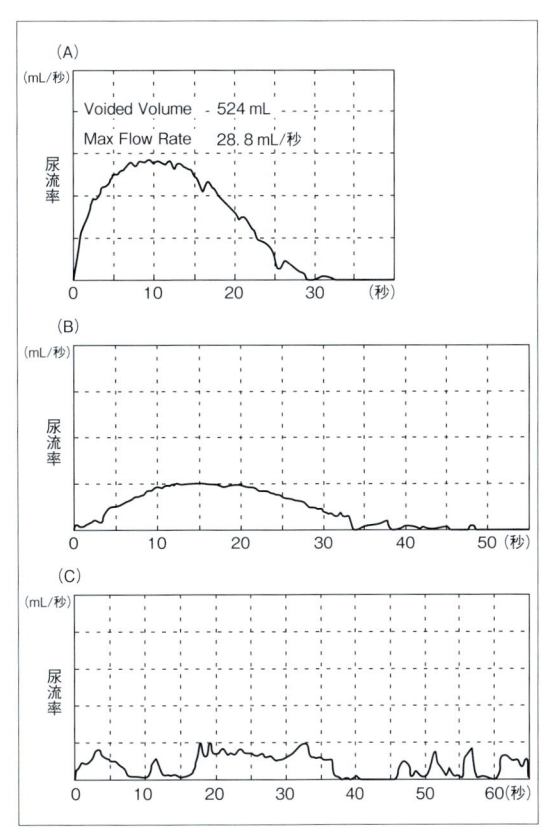

■図XIII-2-4 尿流量測定

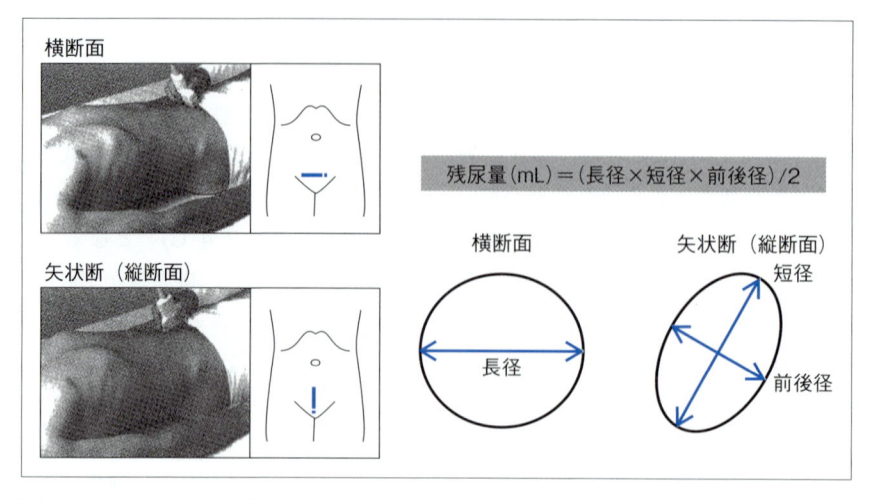

■ 図XIII-2-5 超音波検査による残尿量の測定
(日本排尿機能学会 過活動膀胱ガイドライン作成委員会 編：過活動膀胱診療ガイドライン．2005より)

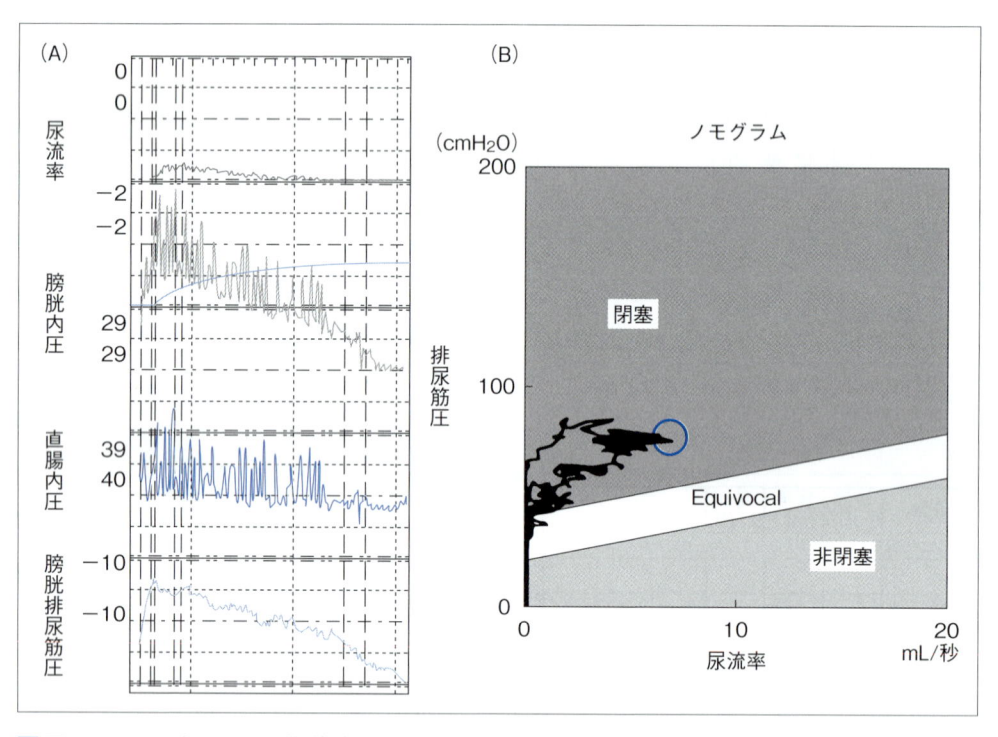

■ 図XIII-2-6 内圧・尿流検査 (pressure flow study)

回の測定で評価するのではなく反復測定を行い，評価すべきである．

6 内圧・尿流検査 (pressure flow study)

尿流検査では排尿障害の有無の診断はできるが，その原因が前立腺肥大症などによる下部尿路閉塞によるものなのか，膀胱排尿筋の収縮障害によるものなのか，診断をすることができない．また，下部尿路症状を呈する患者に対して，下部尿路閉塞の有無を診断する必要がある．そのような場合，侵襲的ではあるがpressure flow studyが有用である．pressure flow studyでは，直腸と膀胱に細いカテーテルを挿入し，それぞれの圧と

尿流を同時に測定する．膀胱内圧から直腸内圧を引くことによって，膀胱排尿筋自体の圧を測定することができるため，排尿筋収縮力を評価することができる（図XIII-2-6(A)）．膀胱排尿筋圧と尿流率をノモグラムに排尿時に連続でプロットすることによって，下部尿路閉塞の有無を評価することができる（図XIII-2-6(B)）．図XIII-2-6(B)では，最大尿流率（○の部分）の際に閉塞の領域に存在するために，下部尿路閉塞ありと診断される．

7 前立腺生検

直腸診，PSA値（正常：4.0 ng/mL以下）から前立腺癌を疑う場合には，前立腺生検を行う必要がある．前立腺癌に罹患している可能性は，PSA値が高いほど高くなり，4～10 ng/mLの場合，癌の罹患率は20～25%であるのに対し，10 ng/mLを超えた場合，癌である可能性は50%を超える．

5 治　療

1 薬物療法

❶ α_1受容体遮断薬

前立腺平滑筋，膀胱頸部に存在するα_1-アドレナリン受容体をブロックし，前立腺平滑筋，膀胱頸部を弛緩させることによって，尿道抵抗を低下させ，排尿障害を改善させる．各種α_1受容体遮断薬はあるが，その有効性はほぼ同様とされている．排尿症状ばかりでなく，過活動膀胱など蓄尿症状も改善させる作用もある．

副作用は，起立性低血圧，易疲労性，鼻づまり，射精障害などが報告されているが，最近では眼科領域での白内障手術時の術中虹彩緊張低下症候群（IFIS）が注目されている．

❷ 5α還元酵素阻害薬

テストステロンは5α還元酵素によって，より活性の強いジヒドロテストステロン（DHT）に変換されるが，前立腺内では90%のテストステロンはDHTに変換されていることから，5α還元酵素阻害薬は前立腺を縮小させる効果がある．血清テストステロン値には影響を与えないため，性欲，性機能，妊孕性に対する副作用は少ない．

❸ 抗コリン薬

前立腺肥大症に過活動膀胱が合併することが少なくないため，その治療として用いられる．抗コリン薬単独でも用いられることがあるが，残尿の増加，排尿困難の悪化，尿閉を招く危険もあるため，前立腺肥大症ではα_1受容体遮断薬と併用して用いられることが多い．

❹ β_3作動薬

過活動膀胱の治療薬として2011年9月から使用されている．排尿時の排尿筋収縮への影響が少ないという特徴があり，下部尿路閉塞を伴った過活動膀胱に対する効果が期待される．

❺ 植物製剤

さまざまな植物製剤が長年使用されてきているが，プラセボ以上の効果を示すデータはないため，有用性については検討が必要である．

2 手術療法

外科的治療の多くは，経尿道的前立腺切除術（TUR-P）が行われている．高周波電流を装着した切除鏡を尿道より挿入して，肥大した前立腺で圧迫された前立腺部尿道を含めて肥大組織の一部を切除することによって下部尿路閉塞を解除する．術後は下部尿路症状，尿流率ともに改善する．反面，術中には出血，被膜損傷，TUR（経尿道的切除）症候群（灌流液の体内流入による低Na血症など）などの合併症があり，術後には逆行性射精（射精中に膀胱頸部が十分に閉じないために精液が膀胱内に逆流する）を多く認めるため，術前に十分説明しておく必要がある．また，勃起障害も2～5%で認められると報告されているが，TUR-Pとの因果関係を明確にした報告はない．大きな腺腫に対しては，前立腺摘出術（被膜下摘出術）を行うこともある．

その他，レーザーを用いた前立腺摘出術，前立腺温熱療法などの治療を行うこともある．

6 予後

　前立腺肥大症は良性の加齢疾患であり，前立腺癌の前癌病変ではない．したがって，前立腺肥大症で死亡する例は非常に少ない．その一方で，前立腺肥大症による下部尿路症状によって，昼間の活動が制限されたり，夜間の睡眠が不十分となりQOLが著しく低下する．そのため，前立腺肥大症の治療を適切に行うことにより，腎障害，尿路感染症などを予防できるばかりでなく，患者のQOLを向上させることができる．

7 Perspective

　薬物療法では，α_1受容体遮断薬と5α還元酵素阻害薬を併用することによって自覚症状や尿流率がより改善するばかりでなく，急性尿閉や外科的治療を必要とする危険性が低下するという報告がされている．今後も，長期にわたる併用療法の意義を検討した大規模試験の結果が望まれる．

　外科的治療では，より低侵襲の治療が数多く報告されており，高リスクの患者にも外科的治療を行うことが可能になってきている．これらの治療を含めて，専門医が適応を判断し外科的治療を検討していく必要がある．

〔三井貴彦，野々村克也〕

《文　献》

1) Hald T : Urodynamics in benign prostatic hyperplasia : a survey. Prostate（Suppl 2）: 69-77, 1989.
2) Berry SJ, et al. : The development of human benign prostatic hyperplasia with age. J Urol, 132 : 474-479, 1984.
3) 日本排尿機能学会 男性下部尿路症状診療ガイドライン作成委員会 編：男性下部尿路症状診療ガイドライン．2008.
4) Homma Y, et al. : Symptom assessment tool for overactive bladder syndrome ── overactive bladder symptom score. Urology, 68 : 318-323, 2006.
5) 泌尿器科領域の治療標準化に関する研究班 編：EBMに基づく前立腺肥大症診療ガイドライン．じほう，2001.
6) 日本排尿機能学会 過活動膀胱ガイドライン作成委員会 編：過活動膀胱診療ガイドライン．2005.

3 膀胱尿管逆流症と逆流性腎症

　膀胱尿管逆流症（VUR）は，蓄尿時あるいは排尿時に膀胱から尿管・腎盂への尿の逆流を認める病態である．腎発生異常を伴う場合があることや，小児の反復性尿路感染の原因として最多であり，尿路感染が腎瘢痕形成の原因となり得ること，器質的・機能的下部尿路異常に合併し上部尿路障害の原因となることなどから，病態への理解と適切な対処が必要となる．

1 原発性 VUR と続発性 VUR

　VUR は原発性と続発性に大別される．原発性 VUR は膀胱と尿管の解剖学的な位置関係に起因したものを指す．VUR を認めない尿管は膀胱尿管接合部において膀胱粘膜内を斜走することにより，蓄尿時に受動的に圧迫され逆流の出現を阻止している．すなわち，逆流を生じさせないためには十分な長さの粘膜下尿管が必要であり（図 XIII-3-1），この逆流防止メカニズムは flap-valve mechanism と呼ばれている．過去の報告では，VUR を認めない尿管では尿管径と粘膜下尿管長の比が 1：5 であったのに対して，逆流尿管では 1：1.4 であったとされており，原発性 VUR は粘膜下尿管が短いという先天的な膀胱尿管接合部の異常に起因していると考えられている[1]．成長とともに消失する症例も珍しくないことから，基本的には保存的治療が中心となる．

　一方，続発性 VUR は下部尿路の器質的・機能的障害により膀胱が慢性的に高圧環境にさらされることにより，flap-valve mechanism を超えて発生する VUR である[2]．器質的な疾患としては後部尿道弁や前立腺肥大症といった下部尿路通過障害，機能的な疾患としては二分脊椎や脊髄損傷などに伴う神経因性膀胱があげられる（図 XIII-3-2）．このような続発性 VUR は，膀胱の高圧環境を保存的あるいは外科的に是正することにより VUR の改善・消失がみられることが多いため，病態の把握を行い適切な対処を行う[3]．

2 逆流性腎症

　逆流性腎症という呼称は，腎瘢痕を認める腎では高率に逆流を伴うことから名づけられた[4]．現在では VUR に伴う腎瘢痕，蛋白尿，腎障害や高血圧などを包括的に呼ぶようになっている．

　VUR に伴う腎障害は先天性と後天性に大別される．先天性腎障害は bud theory で説明される腎の発生異常に起因する．すなわち，中腎管より発生する尿管芽が適切な位置に認められない場合には，後腎組織との相互作用が十分になされずに永久腎の良好な発生が阻害されるために低形成／異型性腎となる[5]．一方，後天的な腎障害は，生

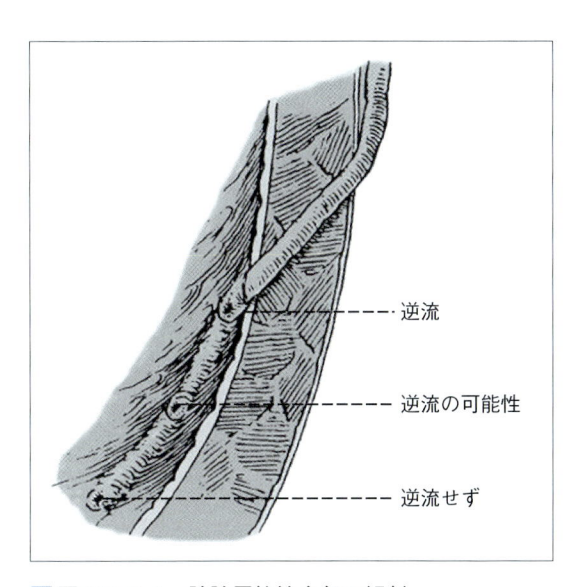

■ 図 XIII-3-1　膀胱尿管接合部の解剖
尿管は膀胱筋層内を斜走し，粘膜下を走行した後に膀胱内に開口する．粘膜下の走行が短いと原発性 VUR となる．
（Khoury AE, et al.：Campbell-Walsh Urology, 9th ed. Saunders, 2006 より）

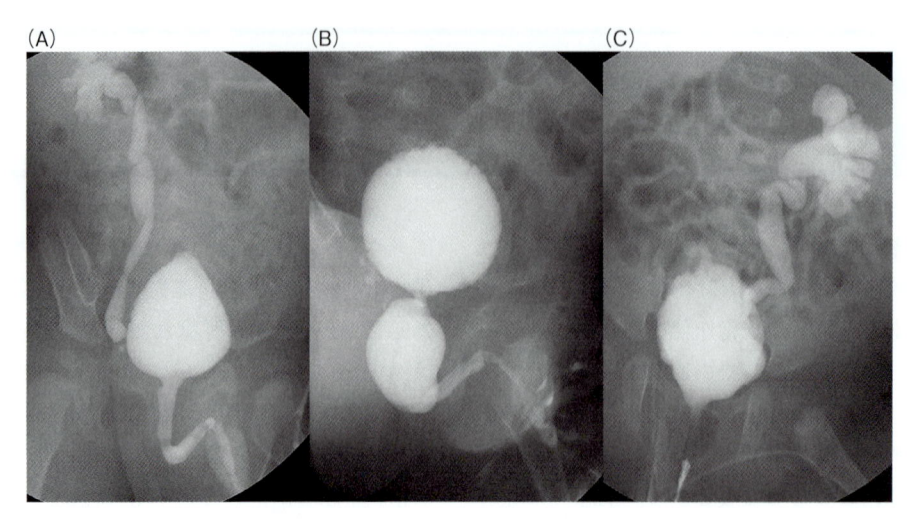

■ 図 XIII-3-2　排尿時膀胱尿道造影
（A）原発性 VUR 症例．尿道に器質的通過障害はみられず，右 VUR を認める．
（B）後部尿道弁症例．後部尿道の著明な拡張を認める．
（C）二分脊椎に伴う神経因性膀胱症例．膀胱の変形とともに左 VUR を認める．尿道より尿の流出はみられるが，尿道の開大はみられない．

後に VUR が関与することで腎障害を起こすことを指す．しかしながら下部尿路異常のない無菌性の VUR では，後天的な腎瘢痕の形成や腎障害は起こらず，原発性 VUR があっても尿路感染の併発がない限りは腎瘢痕の形成はきわめて低いことがわかってきている．逆に VUR を伴わない有熱性尿路感染でも約 15％ に腎瘢痕を認めたとの報告もあり[6]，後天的な腎瘢痕の形成には尿路感染が主な役割を果たしていることは明らかであり，感染症の契機を減らすことが腎瘢痕の新生の抑制につながる．VUR の存在が反復性尿路感染症の原因の 1 つとなっていることは広く知られており，外科的治療は有熱性尿路感染の発生頻度を減じることにきわめて有用であることから，腎瘢痕の新生の抑制という面からは原則的には反復性尿路感染症を起こす患者が手術適応となる．

しかしながら一度形成された腎瘢痕は，たとえ外科的治療を行っても改善するものではなく，特に両側に瘢痕を認める症例では一部に成長とともに蛋白尿の出現，血圧の上昇，腎機能低下を認める症例が存在する[7]．

3 疫　学

原発性 VUR は全人口の 0.1～1％ に認められ，有熱性尿路感染を発症した患者に VUR を認める割合は，1 歳以下で 70％，4 歳で 25％，12 歳で 15％，成人で 5.2％ と報告されている．VUR の診断は，超音波などの非侵襲的な診断方法では難しいことが多く，多くは比較的侵襲的ではあるものの排尿時膀胱尿道造影法（VCUG）が必要となる．ゆえに無症候性の原発性 VUR の診断は困難であるものの，過去の報告では 17％ にみられたとされている．続発性 VUR の発生頻度は，基礎疾患により病態が異なる．例えば後部尿道弁では 48～70％ に認められるとされ，そのうち 1/3 は後部尿道弁に対する外科的処置により消失が期待される．二分脊椎症においては新生児期に VUR がみられるのは 3～5％ とされている．

4 診　断

原発性 VUR は，多くの場合は有熱性尿路感染を契機に発見される．また，在胎あるいは新生児期の超音波検査における水腎症のうち，10～30％ が VUR によるものである．

3. 膀胱尿管逆流症と逆流性腎症

神経異常を伴わない排尿機能異常（排尿筋過活動，dysfunctional voiding）が尿路感染やVURに関与することが知られており，有熱性尿路感染症に罹患した幼小児では，これまでの尿線の確認有無や尿線の異常（尿線が弱い，尿線途絶など），過去の尿路感染の既往問診が必要である．また，年長児では，排尿間隔や尿失禁の有無といった排尿機能に対する情報も重要となる．さらに，小児の遺尿症や尿路感染，VURに便秘が関与することが指摘されており，排便状態にも着目する必要がある[8]．

また，排尿機能異常をきたすような基礎疾患（二分脊椎，鎖肛など）について詳細に確認しておく．

5 検査

1 VCUG

VURの診断は，VCUGで行われる．細いカテーテル（小児では5Fr程度）を膀胱内に挿入し，造影剤を滴下し，排尿開始時にカテーテルを抜去し，排尿させる．その際，膀胱内にどのくらいの造影剤が注入されたのかを確認し，膀胱容量を測定する．排尿中はやや斜位をかけて撮影することで尿道の状態の把握が容易となる．本来は膀胱および尿道が造影されるはずであるが，VURがある場合には蓄尿期あるいは排尿期に尿管から腎盂像が描出される．VURのグレードは図XIII-3-3に示したように5段階に分類される．

2 膀胱機能検査

非侵襲的に排尿状態を把握するには，排尿記録と尿流量測定が用いられる．排尿記録では排尿時刻および排尿量を記載することで，VCUG時のカテーテルが挿入された状態での膀胱容量とは異なる普段の膀胱容量が推察可能である．尿流量測定では，専用の測定器を用いることで尿量を測定するとともに，超音波による残尿量測定により排出機能のスクリーニングを行う．

基礎疾患を有する場合や非侵襲的検査で排尿機能の異常が強く疑われる症例には，膀胱内圧測定や内圧・尿流検査（pressure flow study）により，膀胱機能の詳細が把握可能である．そのためには尿道へのカテーテル挿入が必要となるため，VCUGと同時にvideo urodynamicsを行うことでカテーテル挿入の回数を減らすことが可能で侵襲が軽減される．

3 腎静態シンチグラフィ（^{99m}Tc-DMSA腎シンチグラフィ）

腎瘢痕の診断は以前は静脈性尿路造影法（IVU）で行われていたが，近年では^{99m}Tc-DMSAによる腎シンチグラフィにより行われる．^{99m}Tc-DMSAは近位尿細管に直接取り込まれるため，腎皮質機能を反映している．腎形態に欠損像を認めた場合にはその部分の局所的な皮質機能の障害を示すとともに，左右の腎摂取率を測定することにより患側の腎障害の程度を知ることが可能である（図XIII-3-4）．急性腎盂腎炎罹患後の永久的な腎瘢痕の評価をする場合，治癒後早期には急性炎症による可逆的なシンチグラフィ上の欠損像を認めることが少なくないため，最低3～6ヵ月くらいおいてから検査を行うことが望ましいとされている．しかしながら近年では，VCUGの侵襲性と急性期にシンチグラフィ上の欠損を示さない症例では永久的な腎瘢痕は形成されないとい

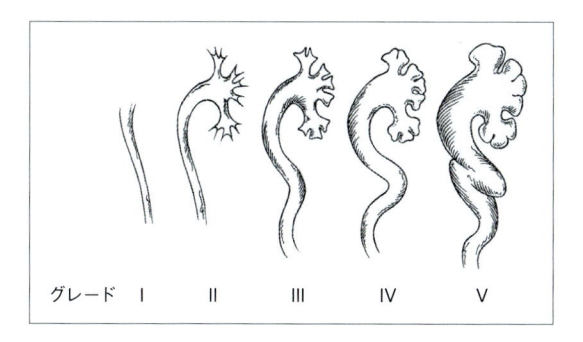

■ 図XIII-3-3 国際分類によるVURのグレード
グレードⅠ：尿管のみの逆流．
グレードⅡ：尿管，腎盂の拡張を伴わない腎盂に達する逆流．
グレードⅢ：軽度の尿管拡張を伴う腎盂に達する逆流．
グレードⅣ：尿管，腎盂の拡張を伴う逆流．
グレードⅤ：尿管の拡張，蛇行，高度の腎盂の拡張を伴う逆流．

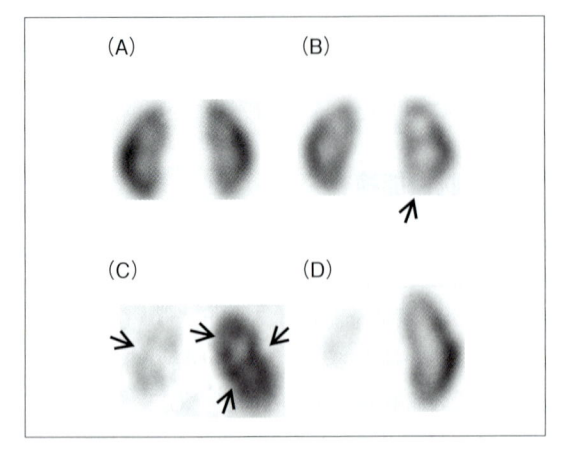

■ 図 XIII-3-4　DMSA シンチグラフィによる腎瘢痕の評価
（A）腎瘢痕なし.
（B）腎下極に腎瘢痕を認める（矢印）.
（C）両腎に多発性に腎瘢痕を認め（矢印），左腎は萎縮している.
（D）両腎とも瘢痕はみられないものの，左腎の低形成/異型性がみられる.

う知見から，後述するように原発性 VUR と考えられる症例に対しては，急性期に ^{99m}Tc-DMSA 腎シンチグラフィを行って欠損像を呈した症例のみに VCUG を行うという "top-down approach" が提唱されている.

6　top-down approach

腎瘢痕の形成には，VUR 自体の存在よりも尿路感染が強く関与している．従来，反復性尿路感染のリスクとなる VUR の有無をまず評価した上で，時期をおいて腎シンチグラフィで腎瘢痕の評価をするというアプローチが行われてきた（bottom-up approach）．top-down approach は，腎瘢痕のリスクとなるような炎症の有無を評価した上で急性期に欠損像を呈する症例のみを VCUG の適応として，侵襲的な VCUG を施行する症例を選択することにより，瘢痕形成のリスクのある VUR のみを見つけようとするアプローチである．このアプローチは，VUR を認めた症例のうち急性期にシンチグラフィ上の欠損像を呈するのは 66〜85% であり，欠損像を認めなかった症例のほとんどは low grade VUR で尿路感染の再発もまれで，経過観察中に腎瘢痕の新生もみられず，high grade VUR を有する症例では高頻度に急性期の欠損像を認めたとされるこれまでの報告が根拠となっている[8]．

7　治　療

VUR の治療目的は反復性尿路感染の予防，およびそれに伴う逆流性腎症の予防にある．原発性 VUR は幼小児では自然消失も期待できること，残存していても尿路感染を起こさない限りは腎瘢痕の新生はきわめて低いことから，2010 年に発表された米国泌尿器科学会ガイドラインにおいても保存的治療を原則とし，感染コントロールが不良な症例に対して外科的治療を考慮する方針が示されている[9]．内視鏡的逆流防止術の長期的有効性・安全性に関する報告が近年なされており，ヒアルロン酸製剤による内視鏡的逆流防止術も治療の重要な選択肢となっている．

1　予防抗菌薬

従来，尿路感染を予防するために通常量の 1/3〜1/10 程度の抗菌薬の継続的内服が行われてきた．この治療方針は 1980 年代に臨床研究として施行された結果に基づくものであり，初期治療として予防抗菌薬投与下の保存的治療を行った症例と，外科的治療を行った症例の予後に差がなかったことを根拠に行われている[10]．しかしながら近年，予防抗菌薬の意義に疑問を呈する意見が報告されている．症例数は限られているもののいくつかの前向き研究がなされ，そのいずれもが予防抗菌薬の感染再発/腎瘢痕新生の予防効果を積極的に支持するものではなかった．現在大規模な前向き無作為研究が行われており，その結果により予防抗菌薬の使用方法に新たな展開が期待される[11]．

2　排尿管理

排尿機能と有熱性尿路感染の発生には密接な関係がある．明らかな神経因性膀胱に関連する基礎

疾患を有する場合はもちろんのこと，そのような基礎疾患を有さない場合でも，排尿機能異常が疑われる症例において保存的治療を行う上で注意を払う必要がある．日中の失禁を認める場合や排尿回数が2～3回程度と少ない場合には頻回排尿や薬物療法，間欠導尿といった排尿管理を行う．

3 外科手術

膀胱尿管接合部に十分な粘膜下トンネルを作成し，flap-valve mechanismを再構築することにより逆流を消失させる術式である．従来より行われている開腹手術では3～5 cm程度の下腹部横切開で行われるが，近年では腹腔鏡による術式の報告もある．また，多くの場合は経膀胱的に手術が行われるが，膀胱外アプローチも安定した治療成績が報告されており，開腹手術では94～100%の症例でVURの消失が期待できる．

低侵襲な治療法として，膀胱尿管接合部に注入を行うことでVURを治療する内視鏡的逆流防止術がある．尿管の背側に増量剤を注入することによるflap-valve mechanismを構築する方法であり，注入薬剤としてわが国ではコラーゲンペーストおよびヒアルロン酸製剤が認可されており，後者は海外でも頻用され60～90%の有効率が報告されている．また，たとえ内視鏡的逆流防止術が不成功に終わったとしても，その後の開腹手術が困難となることはないとされている．

8 予後

保存的あるいは外科的な治療により感染がコントロールされていれば，腎瘢痕の新生はほとんど認められない．しかしながら，それ以前に認められた腎瘢痕が消えるわけではない．ゆえに特に小児においては，腎機能や高血圧の発生については長期的なフォローアップが必要となってくる．

小児の末期腎不全のうち，5%程度が逆流性腎症に伴うものであるとの報告があるが，小児末期腎不全の発生頻度は100万人当たり15人程度といわれており，換算すると逆流性腎症による末期腎不全は人口100万人当たり1人未満となる．人口の17%がVURを有していたとしても，末期腎不全に至る確率はわずかでしかない[12]．

VURに対する診断・治療については，排尿機能の意義，腎瘢痕形成への理解，DMSA腎シンチグラフィを用いた腎瘢痕の診断，瘢痕保存的治療法，内視鏡的逆流防止術の登場など，さまざまな変遷をたどっている．1990年以降に発見されたVUR症例は有意にCKDとなるリスクが少ないとの報告がある半面[12]，1970年代から末期腎不全の発生頻度は変わっていないとの意見もみられる[13]．末期腎不全に至るリスクファクターとしては蛋白尿，高血圧，両側の腎瘢痕，Ccrの低下などがあげられており，感染コントロールのついた患者においては蛋白尿，高血圧のコントロールといった内科的治療を行うこととなる．

9 Perspective

VURは，有熱性尿路感染を罹患する患児においては比較的高頻度にみられる疾患である．原発性あるいは続発性の診断が重要であり，原発性では自然消失といった自然経過への理解や排尿管理を含めた内科的管理，尿路感染に関連した腎瘢痕新生の評価，必要な症例には時期を逃さずに外科的治療を行うことが重要である．幼少期にみられる疾患であるために腎瘢痕を認める症例では長期的な血圧や腎機能のフォローアップを要する．

〔守屋仁彦，三井貴彦，田中　博，
中村美智子，野々村克也〕

《文 献》

1) Khoury AE, et al. : Reflux and Megaureter. In Campbell-Walsh Urology. 9th ed, ed by Wein AJ, et al., p. 3423-3481, Saunders, 2006.
2) Koff SA : Relationship between dysfunctional voiding and reflux. J Urol, 148 : 1703-1705, 1992.
3) Tanaka H, et al. : The relevance of urethral resistance in children with myelodysplasia : its impact on upper urinary tract deterioration and the outcome of conservative management. J Urol, 161 : 929-932, 1999.
4) Bailey RR : The relationship of vesico-ureteric reflux to urinary tract infection and chronic pyelonephritis-reflux nephropathy. Clin Nephrol, 1 : 132-141, 1973.
5) Mackie GG, et al. : Duplex kidneys : a correlation of renal dysplasia with position of the ureteral orifice. J Urol, 114 : 274-280, 1975.
6) Taskinen S, et al. : Post-pyelonephritic renal scars are not associated with vesicoureteral reflux in children. J Urol, 173 : 1345-1348, 2005.
7) Konda R, et al. : Followup study of renal function in children with reflux nephropathy after resolution of vesicoureteral reflux. J Urol, 157 : 975-979, 1997.
8) Pohl HG, et al. : The "top-down" approach to the evaluation of children with febrile urinary tract infection. Adv Urol, 783 : 409, 2009.
9) Peters CA, et al. : Summary of the AUA Guideline on Management of Primary Vesicoureteral Reflux in Children. J Urol, 184 : 1134-1144, 2010.
10) Birmingham Reflux Study Group : Prospective trial of operative versus non-operative treatment of severe vesicoureteric reflux in children : five years' observation. Br Med J, 295 : 237-241, 1987.
11) Mathews R, et al. : Controversies in the management of vesicoureteral reflux : the rationale for the RIVUR study. J Pediatr Urol, 5 : 336-341, 2009.
12) Brakeman P : Vesicoureteral reflux, reflux nephropathy, and end-stage renal disease. Adv Urol, 508 : 949, 2008.
13) Smith EA : Pyelonephritis, renal scarring, and reflux nephropathy : a pediatric urologist's perspective. Pediatr Radiol, 38 (Suppl 1) : S 76-82, 2008.

4 腎・尿路結石

尿路結石症は泌尿器科領域における最も頻度の高い疾患の1つであり，病態に対する知見や非侵襲的治療という面においてこの数十年の間に劇的な変化を遂げた分野である．本項では2002年に発表された「尿路結石症診療ガイドライン」[1]を基本に，昨今の新知見を踏まえて概説する．

1 尿路結石の種類

尿路結石の種類は主に次の4つに大別される．

1 Ca結石

尿路結石症の80%はシュウ酸Caとリン酸Caといった Ca結石である．Ca結石形成のリスクファクターとして高Ca尿症，低クエン酸尿，尿量低下などが指摘されている．特にシュウ酸Ca結石患者では高シュウ酸尿が男性患者の40%，女性患者の15%にみられる．一方リン酸Ca結石は，腎尿細管性アシドーシスや副甲状腺機能亢進症がリスクファクターとなり得るため，再発する患者にはこのことを念頭に置いた精査が必要となる．

2 尿酸結石

尿酸結石は通常，尿のpHが低く酸性に傾いている症例にみられる．痛風患者の3～5%に尿酸結石が合併するが，明らかな痛風を罹患していなくても下痢などにより重炭酸の排泄が過剰となる上に，脱水となる場合には尿中の尿酸濃度が上昇するため尿酸結石のリスクとなり得る．また肥満も尿酸結石のリスクファクターである．

3 感染結石

感染結石はProteusやKlebsiellaといったウレアーゼ産生菌による尿路の慢性感染に起因する．これらの患者では検尿中に棺蓋状のリン酸Mgアンモニウム結石がしばしば認められる．感染のコントロールが不良な場合には尿路結石の発育が早い場合が多く，数週間から数ヵ月で珊瑚状結石を形成する場合も珍しくない．

4 シスチン結石

シスチン結石は，常染色体優性遺伝であるシスチン尿症に合併して起こる．診断は検尿上で六角形をしたシスチン結晶を認めるか，尿中シスチン濃度の上昇（250 mg/L以上）により行われる．

2 疫学

結石の部位としては上部尿路結石が95%以上を占めており，男女比はほぼ2.5：1と男性に多いことが知られている．人口10万人当たりの年間罹患率は男性が118人，女性が46人であり，1965～1995年までの30年間に2倍近くに増加している．生涯罹患率を年間罹患率×平均寿命で換算すると，男性では9%，女性では3.8%であり，男性11人に1人，女性26人に1人が一生のうち一度は尿路結石症に罹患する計算となる[1]．

3 診断

1 病歴聴取

前述したように尿路結石症にはいくつかのリスクファクターがあるため，基礎疾患や生活習慣に関する病歴聴取は重要である．また，尿路通過障害などの尿路の基礎疾患や体動制限，長期臥床状態などは尿流停滞や尿路感染を惹起し，尿路結石が形成されやすい．内服薬の情報もきわめて有用である．ステロイドや活性型ビタミンD_3製剤・Ca製剤は尿路へのCa排泄を促し，Ca結石の原

因となり，尿酸排泄促進薬は高濃度で尿酸が尿中に排泄されるため，プリン体の摂取や尿 pH のコントロールが不十分であると尿酸結石が容易に形成される．

2 | 血液生化学・尿化学検査

「尿路結石症診療ガイドライン」では初回時に末梢血液検査および血液生化学の検査が推奨されている．しかしながら，尿路結石症の中で最も大きな比率を示すシュウ酸 Ca 結石については基礎疾患がなく，初発・単発例では血液生化学・尿化学検査での異常はほとんどない．

3 | 一般尿検査

一般尿検査は尿路結石診断における重要な検査であり，標準的には蛋白・糖・pH および尿沈渣が行われる．沈渣における結晶成分は結石成分を推察する上で有用である．また，アルカリ尿が持続する場合は腎尿細管性アシドーシス（遠位型，タイプ I）やウレアーゼ産生菌の存在が，酸性尿の持続は尿酸結石の特徴である．

4 | 画像診断

超音波検査は非侵襲的であり，まず行われる検査である．腎結石や水腎症の存在の評価にはきわめて有用である半面，尿管結石の同定は困難な場合が多い．腎尿管膀胱部単純 X 線撮影（KUB）は被曝量も少なく，放射線不透過結石であれば診断は比較的容易なため，標準的に用いられている．

従来より行われていた静脈性尿路造影法（IVU）は，上部尿路の通過障害や尿路奇形などの診断などにも有用であるものの，造影剤の使用が必要であり，造影剤アレルギーや高度の腎機能低下など造影剤の使用が不適格な患者には原則禁忌となる．

単純 CT は，結石の放射線透過性にかかわらず描出が可能なこと，尿路奇形の診断も可能であること，KUB などでは診断が困難な小径結石の描出も良好であることから，近年では IVP を行わずに単純 CT を行うことが推奨されている[2]．

4 治療方針

5 mm 以下の結石は飲水・運動などの日常生活指導のみで自然排石が期待できるので，非ステロイド性消炎鎮痛薬などで疼痛に対する対処を行いながら，無治療で経過観察することが可能である．近年，α ブロッカーや Ca 拮抗薬が遠位尿管の自然排石を促進するという報告がみられている[3]．また，尿酸結石やシスチン結石に対する尿のアルカリ化薬を用いた結石溶解療法も選択肢となりうる．

一方，10 mm 以上の結石は積極的な治療の適応となる．積極的治療は開放手術・体外衝撃波結石破砕術（ESWL）・内視鏡的手術 endourology に大別される．治療方針は結石の部位（腎結石か尿管結石か），サイズ，結石成分および術者の経験により決定される．

いかなる結石に対しても ESWL や endourology の進歩により，標準的患者において開放手術を第一選択の治療法とすることはきわめて少なくなった．

1 | 腎結石

「尿路結石症診療ガイドライン」においては 20 mm 以下の腎結石に対しては ESWL が第一選択の術式とされており，ESWL で砕石されない結石や大量の結石片が尿管に下降し，尿管内に列をなして尿管閉塞を起こす stone street を形成する場合には endourology を併用することが望ましいとされている．しかしながら，下腎杯の結石に関しては経皮的腎結石破砕術（PNL）のほうが，より適切な治療が可能であるとの報告もみられている[4]．また，近年では軟性尿管鏡による砕石術の進歩もあり，症例によっては軟性尿管鏡による砕石（f-TUL）も選択される[5]．

2 | 珊瑚状結石

珊瑚状結石に対しては PNL，ESWL の併用療法が推奨されている．その際，PNL と ESWL のいずれを初回治療とすべきかが問題となるが，こ

れまでの報告から初回治療として PNL を施行するほうが有効である，と結論されている．現在では，軟性腎盂鏡およびホルミウムレーザーを用いた治療も行われており，ESWL は補助的に使用されている場合が多い[6]．

3 尿管結石

「尿路結石症診療ガイドライン」では，腎盂尿管移行部−上部尿路結石では ESWL が第一選択であり，中部尿管結石では TUL あるいは ESWL が，下部尿管結石では 10 mm 以上なら TUL を，10 mm 未満なら ESWL または TUL を第一選択としている．しかしながら近年の f-TUL の進歩を反映して，2007 年に発表された米国泌尿器科学会および欧州泌尿器科学会の尿管結石に対するガイドラインでは，10 mm 以上の尿管結石に対してはその部位にかかわらず TUL および ESWL ともに推奨される治療としている[7]．

5 再発予防

慢性的な脱水状態や水分摂取不足は尿路結石が発生しやすいため，結石成分や発生原因のいかんを問わず，飲水指導は結石予防の基本である．基本的には 1 日 2,000 mL 以上の尿量を確保するように飲水を指導する．

以前は，Ca 含有結石患者の 20〜40％ は，高 Ca 尿症を有することから高 Ca 食が結石のリスクを上げると考えられていた．しかしながら，近年では Ca 摂取により尿中シュウ酸排泄が減少し，結石再発のリスクが低下することが示され，再発性シュウ酸 Ca 結石の患者では Ca 制限よりもシュウ酸の摂取を控えることが推奨されている[8]．また，ビタミン C の過剰摂取は尿中シュウ酸の排泄を増加させるため，推奨されない[9]．

尿酸結石は高尿酸血症・高尿酸尿症の治療とともに，尿アルカリ化薬の投与による尿のアルカリ化が重要となる．また，メタボリックシンドロームと尿酸結石の関連も報告されている[10]．シスチン結石では，尿中シスチン濃度をその飽和溶解度である 250 mg/L 未満にするように 1 日尿量を 2,500 mL 以上とすることが望ましい．また，尿のアルカリ化によりシスチンの溶解度はさらに上昇するため，尿 pH のコントロールも必須である．チオプロニンは尿中でシスチンと易容性の複合体を形成するため，シスチンの尿中での結晶化の機会を著明に減少させる．

6 Perspective

尿路結石症の臨床はこの 30 年余に大きな変化がみられた．非侵襲的な治療の普及，病態の解明とそれに伴う内科的治療の進歩により，尿路結石症の治療は以前に比べてはるかに容易に行われるようになってきている．一方，結石再発の原因への対処として全身的な管理が必要となることも判明してきており，内科的・外科的な治療における今後のさらなる発展が期待される．

〔守屋仁彦，野々村克也〕

《文 献》

1) 日本泌尿器科学会/日本 Endourology・ESWL 学会/日本尿路結石症学会 編：尿路結石症診療ガイドライン 第1版．金原出版，2002．
2) Dhar M, et al.：Imaging in diagnosis, treatment, and follow-up of stone patients. Adv Chronic Kidney Dis, 16：39-47, 2009.
3) Hollingsworth JM, et al.：Medical therapy to facilitate urinary stone passage：A meta-analysis. Lancet, 368：1171-1179, 2006.
4) Albala DM, et al.：Lower pole I：a prospective randomized trial of extracorporeal shock wave lithotripsy and percutaneous nephrostolithotomy for lower pole nephrolithiasis-initial results. J Urol, 166：2072-2080, 2001.
5) Cocuzza M, et al.：Combined retrograde flexible ureteroscopic lithotripsy with holmium YAG laser for renal calculi associated with ipsilateral ureteral stones. J Endourol, 23：253-257, 2009.

6) Singla M, et al. : Aggressive approach to staghorn calculi-safety and efficacy of multiple tracts percutaneous nephrolithotomy. Urology, 71 : 1039-1042, 2008.
7) American Urological Association, European Association of Urology. 2007 Guideline for the Management of Ureteral Calculi, 2007.
8) Curhan GC, et al. : A prospective study of dietary calcium and other nutrients and the risk of symptomatic kidney stones. N Engl J Med, 25 ; 328, 833-838, 1993.
9) Taylor EN, et al. : Dietary factors and the risk of incident kidney stones in men : new insights after 14 years of follow-up. J Am Soc Nephrol, 15 : 3225-3232, 2004.
10) Abate N, et al. : The metabolic syndrome and uric acid nephrolithiasis : novel features of renal manifestation of insulin resistance. Kidney Int, 65 : 386-392, 2004.

5 腎石灰化症

腎実質内の石灰化を呈する状態を腎石灰化症と呼ぶ．腎石灰化症は初期には無症状で経過することが多いが，近年，超音波検査やCT検査などの診断機器の発達によって，以前は指摘されなかった腎臓における石灰化も診断されるようになってきている．

腎石灰化症を引き起こす原因疾患は数多く報告されており，本項では主に腎石灰化症の原因疾患に沿って解説する．

1 定義と概念

腎実質にCa塩の沈着をきたす疾患が腎石灰化症である．単一で存在することもあるが，びまん性に石灰化がみられることも少なくなく，一般的に臨床上問題となる腎石灰化症は後者を指す．泌尿器科的に腎実質の石灰化を治療することは少なく，一般的には腎杯，腎盂など尿路に生じる腎結石を含む尿路結石とは異なる疾患と考えられている[1]．

腎石灰化症は，尿細管に結晶が沈着したために腎皮質にCa塩の沈着が生じた腎皮質石灰化症と，腎髄質にCa塩の結晶が沈着したために石灰沈着が生じた腎髄質石灰化症に分けることができる．これら腎皮質石灰化症と腎髄質石灰化症では，それぞれ原因となる疾患も異なる場合があるため，原因疾患の診断の際に参考になる（表XIII-5-1）．

2 疫学

腎石灰化症は後に述べるさまざまな疾患を原因として生じるが，その発生頻度の詳細については不明である．腎皮質石灰化症と腎髄質石灰化症の割合は，腎皮質石灰化症が約5％であるのに対し，腎髄質石灰化症が約95％と圧倒的に多く，また両側性に生じることが多い．

3 病態と症状

初期には無症状で経過することが多いが，進行すると非可逆的な腎障害を惹起する．腎皮質石灰化症では，腎皮質に損傷を与える疾患の二次的なものとして生じることが多い（表XIII-5-1）．

腎石灰化症の主な原因として高Ca血症，高Ca尿症があげられるが，その原因は多岐にわたる（表XIII-5-2）．特に高Ca血症では，血清Ca

■ 表XIII-5-1　腎石灰化症の原因疾患

腎皮質石灰化症
主に腎皮質の障害が原因
● 急性腎皮質壊死
● 慢性糸球体腎炎
● Alport症候群
● 移植拒否腎など
その他
● 高Ca血症，高Ca尿症
腎髄質石灰化症
● 高Ca血症，高Ca尿症
● 遠位尿細管性アシドーシス
● 髄質海綿腎
● 腎乳頭壊死
● 高シュウ酸尿症

（福本誠二：CLINICAL CALCIUM, 14：34-37, 2004より）

■ 表XIII-5-2　高Ca血症，高Ca尿症の原因疾患

● 原発性副甲状腺機能亢進症
● ビタミンD過剰症
● サルコイドーシス
● 悪性腫瘍
● Dent病
● Bartter症候群
● 家族性低Mg血症
● ミルクアルカリ症候群

値の上昇と同時に，尿中Ca排泄の増加により腎へのCa負荷が増大するため，腎石灰化以外にも，①腎不全（腎臓へのCaの沈着によるGFRの低下），②尿濃縮力低下（腎髄質の浸透圧の低下，集合管におけるバソプレシン作用の障害），③慢性間質性腎炎（Caの沈着のため間質に単核球湿潤を伴った炎症像が出現）などの症状を呈する.

次に，腎石灰化症をきたす代表的な原因疾患の症状について述べる.

1 原発性副甲状腺機能亢進症

原発性副甲状腺機能亢進症は成人における腎石灰症の頻度が最も高い原因疾患であるが，その頻度は原発性副甲状腺機能亢進症患者の約5%と比較的低い.

原発性副甲状腺機能亢進症は，腫瘍や過形成，癌などの副甲状腺自体の異常によって，副甲状腺ホルモン（PTH）の分泌亢進が慢性的に持続し，そのために代謝異常をきたしている状態をいう. PTHは血中のCa濃度に反応して分泌調整されている. PTHの作用は，腎臓において直接Caの再吸収を促進するとともに，ビタミンDの活性化を促進して腸管からのCa吸収を促進する.一方，骨に対しては，骨芽細胞に存在するPTH受容体を介して破骨細胞による骨吸収を亢進させてCa遊離を促進させる. そのため，原発性副甲状腺機能亢進症では高Ca血症，高Ca尿症となり腎石灰化，尿路結石を生じる.

2 ビタミンD過剰症

ビタミンDは，食事中のproビタミンD_3からpreビタミンD_3となり紫外線によってビタミンD_3に変化する. ビタミンD_3は肝臓および腎臓を経て活性型ビタミンDに変化する. 活性型ビタミンDは主に腸管においてCa吸収を促進する作用がある.

低Ca血症の原因となる慢性腎不全（CRF）や副甲状腺機能低下症，さらに骨粗鬆症の治療に活性型ビタミンDによる治療を行う. その際に高Ca血症をきたし，腎石灰化症や尿路結石症の原因となることがある.

3 サルコイドーシス

サルコイドーシスの2～10%に高Ca血症を生じる. さらにサルコイドーシスの腎病変として，高Ca血症，高Ca尿症，腎石灰化症などCa代謝異常が最も多く，サルコイドーシスによる腎不全の半数以上に腎石灰化症を認めると報告されている. サルコイドーシスにおける高Ca血症の機序は，肺胞マクロファージと病変肉芽腫で生成される活性型ビタミンDの増加に起因すると考えられている.

4 悪性腫瘍

悪性腫瘍に高Ca血症が伴うことはしばしばみられる. 高Ca血症の原因は，原発性または転移性腫瘍により骨が直接破壊されること，悪性腫瘍が副甲状腺ホルモン関連蛋白またはペプチドなどを分泌すること，などによって生じると考えられている. しかし，悪性腫瘍の場合，その予後が悪いことから高Ca血症が急激に悪化してARFになることはあっても，腎石灰化を生じる頻度は高くない. 悪性腫瘍による高Ca血症，高Ca尿症が長期にわたる場合，Caが尿細管内に沈着して腎石灰化症となることがある.

5 Dent病

近位尿細管に障害が生じる伴性劣性遺伝性疾患であり，小児期から低分子蛋白尿を特徴とする.高Ca尿症を生じるために腎石灰化症の原因となる. 成人期には，腎機能低下や末期腎不全に至る例もある.

6 Bartter症候群

塩分喪失，低K血症，代謝性アルカローシスを生じる遺伝性尿細管疾患であり，一部の症例で腎石灰化症を生じる.

7 | 家族性低 Mg 血症

尿細管における Mg および Ca の再吸収障害による先天性尿細管機能異常症で，乳児期から低 Mg 血症，高 Ca 尿症を呈する．血中 Mg 低値が特徴であるが，高 Ca 尿症による腎石灰化で診断されることが少なくない．

8 | ミルクアルカリ症候群

Ca を多量に含んだ牛乳の過剰摂取と胃潰瘍などの治療薬である制酸薬の長期内服によってアルカローシスに傾くために高 Ca 血症となり，その結果として腎石灰化症を生じる．現在では，骨粗鬆症の際の Ca 製剤や Ca を含有した制酸薬の内服によって生じることも少なくない．

9 | 遠位尿細管性アシドーシス

遠位尿細管性アシドーシスは，2番目に頻度の高い原因であり，主に腎髄質における石灰化をきたす．遠位尿細管性アシドーシスの約半数の症例に腎石灰化症をきたすという報告もある．常染色体優性遺伝の原発性と Sjögren 症候群などによる続発性のものがある．

尿細管性アシドーシスは，大きく分けて近位尿細管性と遠位尿細管性のものがある．前者は，近位尿細管での重炭酸イオンの再吸収障害のために重炭酸イオンの尿中排泄が増加し，アシドーシスとなる．この型の場合，発育障害が主な症状であり，尿路結石症や腎石灰化症はみられない．後者は，遠位尿細管でのプロトンポンプ機能異常によって血液と遠位尿細管液の間に十分な水素イオンの濃度勾配がつくれないために水素イオン排泄障害が生じ，尿中酸排泄が低下するためにアシドーシスとなる．

この型の場合，腎石灰化症，尿路結石を高頻度に認めるが，その成因として代謝性アシドーシスによる骨吸収亢進，遠位尿細管での Ca 再吸収低下による尿中 Ca 排泄増加，アルカリ尿による Ca/リン酸塩の溶解度低下，クエン酸の尿中排泄低下による Ca とリン酸，シュウ酸との結合，などがあげられる．

10 | 髄質海綿腎

腎錐体髄質部の集合管が拡張して小嚢胞を形成し，海綿状となった常染色体劣性遺伝性疾患である．嚢胞内に尿が停滞するため髄質内部に Ca 小結石が多発し，塊状，ブドウ房状の腎石灰化を呈する．

11 | 腎乳頭壊死

腎乳頭部は解剖学的に循環障害が生じやすく，感染，糖尿病などによる血管病変によって血行障害が生じ，腎乳頭部が凝固壊死に陥ると考えられている．原因としては，重症な急性腎盂腎炎や糖尿病があげられるが，フェナセチンなどの鎮痛薬も腎乳頭壊死を惹起する．

12 | 高シュウ酸尿症

尿中のシュウ酸は，わずかな増加で Ca と容易に結合し結晶を形成するため，高シュウ酸尿症は腎石灰化症や尿路結石症の原因となる．先天性の異常もまれにあるが，その多くは食事など二次的な尿中のシュウ酸の増加である．

4 検査と診断

検診や何らかの疾患の精密検査中などで偶発的に腎石灰化の診断がつくことがほとんどであり，X 線単純写真，超音波検査，CT 検査で発見され

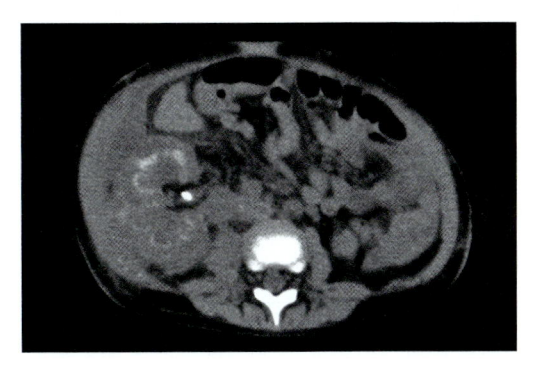

■ 図 XIII-5-1　腎移植後の急性拒絶の症例

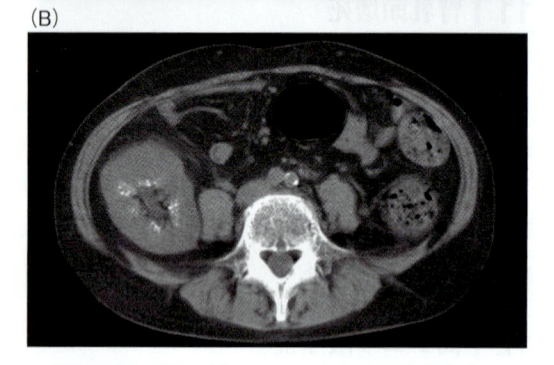

■ 図 XIII-5-2　ビタミン D の長期投与の症例
（A）腎移植後 5 年後．（B）腎移植後 8 年後．

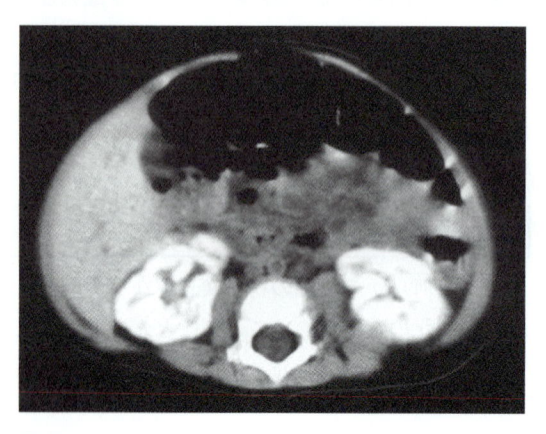

■ 図 XIII-5-3　原発性過シュウ酸尿症の症例

る．一方，腎石灰化症が指摘された際には，高 Ca 血症，腎結石，腎実質障害，腎機能低下などと密接に関係しているため，検査を行う際には複数の原因疾患も考慮しながら診断を進める必要がある．

図 XIII-5-1 は腎移植後の急性拒絶による急性尿細管壊死，血栓性微小血管症によると考えられる腎石灰化症である．この患者は，移植腎の摘出を行った．

図 XIII-5-2 は腎移植後の経過観察中に尿路結石を疑い，CT 検査を行ったところ腎実質の石灰化が指摘された．移植前から内服していたビタミン D を腎移植後も継続して内服していたことによる高 Ca 尿症が原因であると考えられた．

図 XIII-5-3 は先天性疾患である原発性過シュウ酸尿症で，腎実質全体が石灰化している．

5 治　療

腎石灰化症の治療は，まず原因となる疾患の治療を行うことである．しかし，一度できた石灰化を取り除くことは不可能であることから，腎石灰化による症状の改善と腎石灰化の状態を悪化させないように管理することに重点が置かれる．外科的に石灰化を取り除くことは，侵襲があるばかりでなくメリットもないため行われていない．

1 バランスのとれた食生活

適度な水分摂取とバランスのとれた食事が大切である．動物性の脂肪や肉類，塩分，糖分の多いものは控えめにする．Ca の摂取を控える必要はないが，シュウ酸を多く含む食事は控えめにしたほうがよい．

2 高 Ca 血症，高 Ca 尿症の改善

十分な水分摂取が，高 Ca 血症から腎臓を守る最も優れた方法である．十分な水分摂取に加えてフロセミドなどの利尿薬投与によって，さらに Ca の排泄が促進される．また，バランスのとれた食事をすることで高 Ca 尿症は是正できる．

3 尿中 Ca 排泄の減少

Na の摂取制限によって Ca の尿中排泄は抑制される．また，サイアザイド系利尿薬によって尿細管での Ca の再吸収が高まり，尿中 Ca の排泄が減少する．

4 Caの結晶化の予防

　Mgの摂取によって，Caの溶解度が増加し，結晶化を予防できる．また，Mgはクエン酸の腎尿細管からの吸収を阻害し，尿中クエン酸濃度を高める作用も報告されている．

　一方，クエン酸投与によってクエン酸が尿中のCaイオンとキレート結合して可溶性錯塩を形成する．そのため尿中イオン化Ca濃度が低下し，石灰化を予防する．

6 予　後

　適切な治療と管理によって腎石灰化の進行を遅らせる，または止めることは十分可能である．また，腎石灰化の程度が必ずしも腎機能の状態を表しているわけではない．しかし，腎石灰化の進行によって，尿路結石の形成，尿路結石による閉塞性腎障害，腎実質の障害による腎障害・腎不全をきたすこともあり得る．なかでも，高Ca血症をきたす疾患群では，初期の段階では尿細管細胞内ミトコンドリアや細胞質，基底膜にCaが沈着し細胞障害が生じる．さらに進行すると尿細管を閉塞させ尿細管障害を悪化させ，間質性腎炎から間質の線維化に至る．一方，高Ca血症では抗利尿ホルモン作用障害があるため脱水の原因となる．このような炎症，脱水，細胞障害から，腎石灰化症では最終的に腎不全に至る症例がある．このように，腎石灰化症の原因となる疾患が存在する場合には，無症状の初期の段階から画像診断を行うとともに腎機能の推移を観察する必要がある．

7 Perspective

　いまだに生体内でのCaの沈着機序が明らかになっていない点が少なくない．これらの機序が明らかになることによって，腎石灰化の新しい治療法が開発されることが期待される．

〔三井貴彦，野々村克也〕

《文　献》

1) 日本泌尿器科学会/日本Endourology・ESWL学会/日本尿路結石症学会　編：尿路結石症診療ガイドライン第1版. 金原出版, 2002.

第 XIV 編

尿路感染症

1 膀胱炎と尿道炎（複雑性膀胱炎を含む）

1 概　要

尿路感染症は，以下のように分類される．

①発症の経過（急性，慢性），②尿路の基礎疾患の有無（基礎疾患なし：単純性，基礎疾患あり：複雑性），③感染部位（腎盂腎炎，膀胱炎，前立腺炎，尿道炎）．

実際にはこの3つの分類を組み合わせて用いる．例えば急性単純性膀胱炎や慢性複雑性腎盂腎炎のようにである．また基礎疾患とは，狭義には結石，前立腺肥大症，腫瘍などによる尿路の通過障害や神経因性膀胱のような多量の残尿を伴う疾患である．基礎疾患の有無は，腎・膀胱・（男性の場合は）前立腺の超音波を施行し，かつ尿細胞診を確認する．非侵襲性の検査であり，外来で行うことが容易にできる．さらに基礎疾患には，広義には糖尿病や免疫不全状態など内科的疾患も含む．

尿路感染症は膿尿および細菌尿にて診断を行う．検体としては通常，中間尿あるいはカテーテル尿を用いる．検査法は遠沈尿を用い，沈渣を400倍視野で観察する．最近ではフローサイトメトリー法を用いることもある．尿路感染症各疾患と膿尿，細菌尿による診断基準を表XIV-1-1に示す．

2 急性膀胱炎

1 症　状

患者の大部分は女性であり，きわめて一般的な疾患といえる．性的活動期である20歳代と閉経後の中高年にピークがある．排尿痛，頻尿，尿混濁が3大症状であるが，このほかにも残尿感，下腹部痛，血尿など多彩な症状を呈する．このような自覚症状と膿尿，細菌尿にて診断できる．

したがって，発熱や末梢血中の白血球増多などの全身症状・所見を認めた場合は，腎盂腎炎などの他の疾患を考慮し検査を進めるべきである．

原因菌はグラム陰性菌が約90%を占め，特に大腸菌が全体の約80%から分離される．したがって，抗菌薬はグラム陰性菌に対して抗菌活性が強いものを選択する必要がある．

2 治　療

最も一般的な大腸菌を起炎菌と考え，抗菌薬による化学療法を行う．具体的な処方例を表XIV-1-2に示す．ニューキノロン系薬剤が推奨されているが，近年ニューキノロン耐性大腸菌が増加しつつある．したがって，治療に反応しない場合には積極的に他系統の抗菌薬に変更すべきである．また，地域によってはESBL（基質特異性拡張型βラクタマーゼ）産生菌の増加も報告されているので，注意を要する[1]．

■表XIV-1-1　尿路感染症の診断

	急性単純性膀胱炎	複雑性尿路感染症
膿尿菌数	投与前膿尿≧10 WBCs/mm^3 投与前菌数≧10^3 CFU/mL	投与前膿尿≧10 WBCs/mm^3 投与前菌数≧10^4 CFU/mL（男性中間尿および女性カテーテル尿） 投与前菌数≧10^5 CFU/mL（女性中間尿）

（Grabe M, et al.：Guideline on urological infections より改変）

■表 XIV-1-2　急性単純性膀胱炎の抗菌化学療法

対　象	投与経路	薬　剤	投与期間	投与終了の目安
通常	経口	ニューキノロン系薬 新経口セフェム系薬 (BLI配合)ペニシリン系薬	3日間 7日間 7日間	自覚症状の消失および膿尿の消失
妊婦	経口	新経口セフェム系薬	3日間	
高齢者, S. saprophyticus	経口	ニューキノロン系薬	3〜7日間	

(日本感染症学会・日本化学療法学会 編：抗菌薬使用のガイドライン．協和企画，2005 より)

■表 XIV-1-3　複雑性膀胱炎の抗菌化学療法

対　象	投与経路	薬　剤	投与期間	投与終了の目安
通常	経口	ニューキノロン系薬 セフェム系薬 BLI配合ペニシリン系薬	7〜14日間	自覚症状の消失，尿所見正常化
再発性	経口	ニューキノロン系薬	10〜14日間	

(日本感染症学会・日本化学療法学会 編：抗菌薬使用のガイドライン．協和企画，2005 より)

3 予　後

通常は起炎菌の多くは感受性の大腸菌であるため，容易に治癒する．症状が改善しない場合や短期間で再発する場合は，複雑性膀胱炎として精査を進めていく必要がある．難治性膀胱炎と診断される症例の中には，尿路結核や膀胱上皮内癌の症例があることにも注意する．

3 複雑性膀胱炎

1 症　状

急性膀胱炎と同様の症状・所見を呈するが，前立腺肥大症，神経因性膀胱，膀胱腫瘍，尿路結石などの尿路系の基礎疾患を合併する膀胱炎のことである．抗菌薬投与による治療が困難な場合，また短期間のうちの再発の場合は基礎疾患の有無を精査していく必要がある．自覚症状の消失を認めても，尿沈渣にて顕微鏡的血尿が残存している場合は，同様に基礎疾患の有無を確認する必要がある．一般的には腎・膀胱・前立腺の超音波検査，尿細胞診などを施行する．

2 治　療

複雑性尿路感染症の原因菌は多種にわたり，これを推定することは困難であるため，治療前に必ず，尿培養検査を行い，原因菌を確定しておくことが必要である．一般的には複雑性膀胱炎の場合は再発を繰り返していることが多いため，耐性菌の頻度が高くなる．通常5〜6日間の初期治療を行い，細菌尿が改善したら，さらに1〜2週間の維持療法を行う（表 XIV-1-3）[1]．

4 妊娠時

妊娠女性の4〜7％が尿路感染に罹患していると報告があるように，妊娠によるホルモンの変化により腎尿路系の変化が起こり，尿路感染症を起こしやすい状態となる．腎盂・尿管は妊娠中のホルモン変化により平滑筋の弛緩作用や蠕動運動の低下が起こり，膀胱は浮腫状に変化し，妊娠の経過に伴って低緊張となり残尿が出現する[2]．妊娠中は原因が特別なものになるわけではなく，一般女性の下部尿路感染症の原因と同様に，肛門周囲の腸内細菌や外陰部の汚染が原因であることが多

い．しかし妊娠中の無症候性細菌尿は容易に膀胱炎へと進行することが多く，残尿や尿管蠕動の停滞から上部尿路の拡張が起こり，上部尿路感染症を発症しやすい．

1 治　療

不要な抗菌薬投与は避けなければならないが，妊娠後半には無症候性細菌尿は治療しておくことが勧められる．急性単純性膀胱炎に準じて行われる．

まず妊婦に安全といわれているペニシリン系かセフェム系の抗菌薬を3～5日間投与する．ニューキノロン系抗菌薬は妊婦への投与は避けるべきである[3]．

5 透析時

透析患者において，尿路感染症を起こしやすい原因としては，①尿量減少のため尿流の低下をきたし，洗浄能力が低下した状態であること，②膀胱の廃用性萎縮に伴い膀胱炎症状などを自覚しにくいなどの点から病原体が尿路に定着・増殖しやすいことがあげられる．血行性に感染が波及した場合には，嚢胞腎などの基礎疾患から腎膿瘍，感染性嚢胞腎，腎周囲膿瘍などを発症する危険も高い．

また無尿の患者の場合，尿検査が困難で，白血球尿が検出されても症候性尿路感染症を意味しないこともあるため，診断が困難であるが，細菌尿の検出のため導尿，または膀胱洗浄液の採取が必要となることもある．

抗菌薬は症候性である場合にのみ尿培養検査の結果に基づいて使用されるべきであり，腎機能や透析による除去率から至適投与量，投与間隔を決める．

嚢胞感染は，嚢胞が近位尿細管由来か遠位尿細管由来かによって抗菌薬の移行性が異なる．一般に嚢胞内移行性が高い脂溶性抗菌薬としてはシプロフロキサシン，エリスロマイシン，クリンダマイシンがある[4]．

6 尿路カテーテル留置時

腎瘻，尿管ステント，膀胱瘻，尿道留置カテーテルなど，尿路へのカテーテル留置は複雑性尿路感染症の原因となる．カテーテル感染の起炎菌は，大腸菌，クレブシエラ属，プロテウス属，セラチア，緑膿菌，黄色ブドウ球菌などであるが，時に真菌も検出される．

感染の成立には，尿流の途絶，尿路上皮の損傷，バイオフィルムの形成の3要素が重要である．

バイオフィルムはカテーテル表面に細菌とその細胞外基質が集簇した状態の構造物とされる．緑膿菌をはじめ尿路感染症の起炎菌のほとんどが，バイオフィルム形成能を有する．

バイオフィルム内の細菌は抗菌薬への抵抗性を有しやすい．その理由は外套ポリマーが抗菌薬の浸透を制限する外因抵抗性とバイオフィルム内の細菌の多くが静止期にあることや，浮遊細菌とは異なる遺伝子が発現して抗菌薬耐性を生じる内因抵抗性にあるとされている[5]．

1 治　療

尿道留置カテーテル挿入時の症候性尿路感染症の場合，カテーテルの閉塞がないかどうかをまず確認する．抗菌薬による全身化学療法の適応となる．基本的には尿路カテーテル非留置時と変わらない．起炎菌に留意し，グラム陰性桿菌のみならずグラム陽性球菌もターゲットとした広域スペクトラムの抗菌薬を選択すべきである．

無症候性細菌尿に対しては原則として治療は行わない．

尿路管理が短期間の場合は無菌的操作による挿入，尿の採取は無菌的に行うなど諸注意はあるが，尿路管理が長期に及ぶと判断されるときは，極力尿道留置カテーテル以外の排尿管理法を模索することが重要である．具体的には，コンドーム型集尿器，恥骨上膀胱瘻，清潔間欠的自己・介助導尿などである[6]．

7 男子尿道炎

1 分類

男子尿道炎は淋菌（*Neisseria gonorrhoeae*）による淋菌性尿道炎と淋菌によらない非淋菌性尿道炎に分けられる．非淋菌性の尿道炎の起炎菌として *Chlamydia trachomatis* とその他，*Mycoplasma genitalium*，*Ureaplasma urealitium* などが考えられる．

淋菌性尿道炎の 20～30％ は *Chlamydia trachomatis* が合併感染する．

淋菌感染症は尿道炎・子宮頸管炎をはじめとして，精巣上体炎，前立腺炎，直腸炎，骨盤内炎症性疾患，咽頭感染，結膜炎などを惹起する．特に咽頭炎は自覚症状に乏しく，本人も気づかないことが多く，問題である．性行動の多様化に伴い 2008 年の性感染症の診断・治療ガイドライン[7]では口腔咽頭感染の増加や結膜炎が惹起することを追加し，咽頭検体の採取法などを追記している．

またいずれもパートナーの放置，不適切な治療，不適切な治療判定による感染の拡大，ならびに合併症の発生などを防止する必要がある．

2 症状

淋菌性尿道炎では潜伏期間は 2～6 日間で，症状としては排尿時痛，尿道分泌物の排出がみられ，分泌物が多量で膿性である．

非淋菌性尿道炎では潜伏期間が約 1 週間から 5 週間と長く，一般的には淋菌性尿道炎と比較して軽度で，尿道分泌物は少量で漿液性である場合が多い．非淋菌性尿道炎のうち，クラミジア性尿道炎と非クラミジア性尿道炎との臨床像からの鑑別は困難である．

3 診断

図 XIV-1-1 に示すとおりである[7]．

まずは，尿道分泌物の塗抹標本を作製し，鏡検にて白血球の有無を確認する．さらに塗抹標本をグラム染色しグラム陰性双球菌，特には血球内の

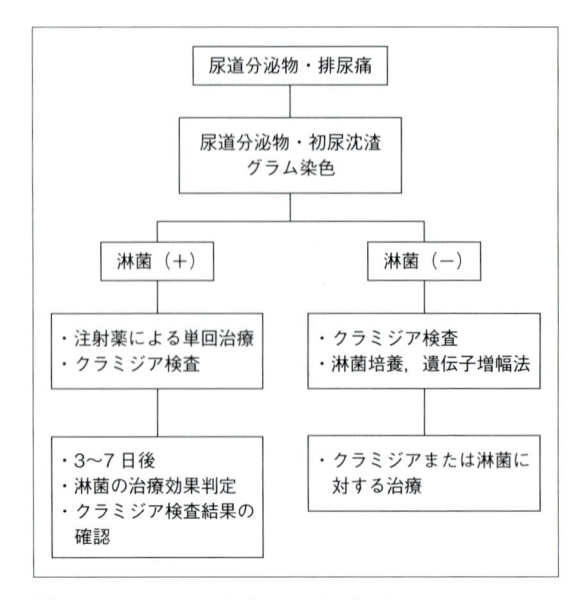

■ 図 XIV-1-1　尿道炎の診断・治療
（日本性感染症学会：性感染症 診断・治療ガイドライン 2011．日本性感染症学会誌，22, 2011 より）

グラム陰性双球菌の有無の観察を行う．グラム陰性双球菌が観察された場合には淋菌性尿道炎，観察されない場合には非淋菌性尿道炎とし，淋菌とクラミジア検出のための検出材料を採取後に，それぞれの尿道炎の治療を開始する．

淋菌とクラミジアの検出には培養法，抗原検出法，遺伝子診断法がある．現在では高感度の遺伝子診断法の開発により，淋菌およびクラミジアを尿道擦過物のみならず，初尿（排尿開始時の最初の 20 mL 程度の尿）からも検出することが可能である．

4 治療

❶ 淋菌性尿道炎

わが国で蔓延している淋菌は，高頻度に多種抗菌薬に対して耐性を示すことが報告されており，ニューキノロン系薬，テトラサイクリン系抗菌薬への耐性率はそれぞれ 70～80％，50～80％ であり，これらの薬剤による治療は推奨されない．さらに 2000 年頃より，経口セフェム系薬に対しても耐性株の出現が報告されている[8]．

一般に尿道炎患者の再診率は低いため，単回の治療で確実な治療法を選択する必要がある．わが

表 XIV-1-4 淋菌性尿道炎の治療

セフトリアキソン （CTRX：ロセフィン®）
静注　1.0 g 単回投与
セフォジジム （CDZM：ケニセフ®）
静注　1.0 g 単回投与
スペクチノマイシン （SPCM：トロビシン®）
静注　2.0 g 単回投与

（日本性感染症学会：性感染症 診断・治療ガイドライン 2011, 日本性感染症学会誌, 22, 2011 より）

国で保険適用があり，単回または短期間での治療が可能で，95％以上の有効率が期待できる薬剤としては，セフトリアキソン（ceftriaxone：CTRX, 商品名：ロセフィン®），セフォジジム（cefodizime：CDZM, 商品名：ケニセフ®），スペクチノマイシン（spectinomycin：SPCM, 商品名：トロビシン®）の注射薬のみとなる．投与量などは表 XIV-1-4 に示す[7]．

淋菌性尿道炎の 20〜30％ の患者が，咽頭にも淋菌を保菌していると考えられている[9]．

咽頭に感染している淋菌に対しては，CDZM 単回での除菌は有効率が 60％ 程度であり，また SPCM は咽頭では有効濃度に達しないため，3 剤のうち，CTRX のみが単回投与にて治療が可能であるということになる．

外来で尿道炎患者は症状が改善すると再診しないことが多いが，淋菌が陰性化したことの確認が必須である．

❷ 非淋菌性尿道炎

クラミジアの検査法としては PCR 法が定着しており，広く用いられている．クラミジアも咽頭での感染がクラミジア感染症流行の一因となっていることから，咽頭における検査が必要である．

治療開始時にはクラミジア性非淋菌性尿道炎と非クラミジア性非淋菌性尿道炎とを区別せず，クラミジアに抗菌活性を有するテトラサイクリン系，ニューキノロン系，あるいはマクロライド系の抗菌薬の投与を行う．

いずれの場合でも大多数の症例において，これらの抗菌薬による化学療法により，自覚症状の改善と尿道スメアまたは初尿沈渣の白血球の消失が

表 XIV-1-5　クラミジア性尿道炎の治療

1. アジスロマイシン（ジスロマック®）
   1 日　1,000 mg×1　1 日間
   　（尿道炎；推奨レベル A, 子宮頸管炎；妊婦・非妊婦：推奨レベル A）
2. アジスロマイシン（ジスロマック SR®）
   1 日　2 g×1　1 日間
   　（尿道炎；推奨レベル A, 子宮頸管炎；妊婦・非妊婦：推奨レベル B）
3. クラリスロマイシン（クラリス®, クラリシッド®）
   1 日　200 mg×2　7 日間
   　（尿道炎；推奨レベル B, 子宮頸管炎；非妊婦：推奨レベル A, 妊婦：推奨レベル B）
4. ミノサイクリン（ミノマイシン®）
   1 日　100 mg×2　7 日間
   　（尿道炎；推奨レベル B, 子宮頸管炎；非妊婦：推奨レベル D（保険適用外））
5. ドキシサイクリン（ビブラマイシン®）
   1 日　100 mg×2　7 日間
   　（尿道炎；推奨レベル A, 子宮頸管炎；非妊婦：推奨レベル D（保険適用外））
6. レボフロキサシン（クラビット®）
   1 日　500 mg×1　7 日間
   　（尿道炎；推奨レベル B, 子宮頸管炎；非妊婦：推奨レベル B）
7. トスフロキサシン（オゼックス®, トスキサシン®）
   1 日　150 mg×2　7 日間
   　（尿道炎；推奨レベル B, 子宮頸管炎；非妊婦：推奨レベル D）
8. シタフロキサシン（グレースビット®）
   1 日　100 mg×2　7 日間
   　（子宮頸管炎；非妊婦：推奨レベル B）

なお，4〜8 は妊婦には投与しないのが原則である．

（日本性感染症学会：性感染症 診断・治療ガイドライン 2011, 日本性感染症学会誌, 22, 2011 より）

表 XIV-1-6　非クラミジア性非淋菌性尿道炎

アジスロマイシン（ジスロマック®）
1 日　1,000 mg×1　単回投与
推奨ランク C

（日本性感染症学会：性感染症 診断・治療ガイドライン 2011, 日本性感染症学会誌, 22, 2011 より）

認められる．具体的な処方例は表 XIV-1-5 に示す．

非クラミジア性非淋菌性尿道炎で，自覚症状の改善および尿道スメアまたは初尿沈渣の白血球が消失しない場合には，さらに 7 日間の追加投与を要する．無効例ではニューキノロン系からテトラ

サイクリン系への変更など表XIV-1-6にあげた処方例を参考とする[7].

治療判定は，いずれの場合も自覚症状の改善とクラミジアの消失，または初尿沈渣中の白血球の消失に基づき行われる．

8 Perspective

患者の大部分が女性であることを考えると自排尿における排尿では腟分泌物，会陰皮膚などからの細菌などの混入があり，適切な尿が採取されていない場合などを考慮すべきである．多剤耐性菌やESBLの出現による難治性の下部尿路の炎症が認められており，無症候性細菌尿などに対する抗菌薬投与を避けることが望ましい．症状が残存しても膿尿が改善していればいたずらに抗菌薬を投薬し続ける必要はない．

性行為感染症に関しては，結膜，口腔咽頭，子宮頸管に感染するため，各部位も同時に検査すべきであるが，日常の外来で網羅することは現時点では難しい．

〔吉岡まき，力石辰也〕

《文 献》

1) 日本感染症学会・日本化学療法学会 編：抗菌薬使用のガイドライン．協和企画，2005．
2) Graif M, et al. : Renal pyelectasis in pregnancy : Correlative evaluation of fetal and maternal collecting system. Am J Obstet Gynecol, 167 : 1304-1306, 1992.
3) 藤森敬也ほか：尿路感染症と妊娠．産科と婦人科，75 : 1446-1451, 2008.
4) 石川清仁：臓器障害（肝・腎機能低下）時の感染症．臨泌，59 : 835-842, 2005.
5) Choong S, et al. : Biofilm and their role in infections in urology. BJU int, 86 : 935-941, 2000.
6) 波間孝重ほか：尿路カテーテル留置複雑性尿路感染症の対策．臨泌，59 : 1025-1030, 2005.
7) 日本性感染症学会：性感染症 診断・治療ガイドライン2008．日本性感染症学会誌，19, 2008.
8) Muratani T, et al. : Outbreak of Cefozopran (Penicillin, Oral Cephems, and Aztreonam)-resistant *Neisseria gonorrhoeae* in Japan. Antimicrob Agents Chemother, 45 : 3603-3606, 2001.
9) Takahashi S, et al. : Pharyngeal Neisseria gonorrhoeae detection in oral-throat wash specimens of male patients with urethritis. J Infect Chemother, 14 : 442-444, 2008.

2 上部尿路感染症（急性および慢性）

1 急性単純性腎盂腎炎

1 症　状

発熱を伴い，患側の腰痛，脳血管障害（CVA）痛などが主なものである．頻尿，排尿時痛，残尿感などの膀胱刺激症状も伴うことがある．

2 診　断

白血球増多，CRP高値をきたし，これの所見および尿所見にて診断できる．CTも診断の補助に有用である．単純腹部CTでは，Gerota筋膜の炎症により患側腎周囲の毛羽立ちや不明瞭化が認められる．また造影CTでは腎の腫大に加え，造影早期から楔状の造影不良域や腎周囲脂肪組織の毛羽立ちが認められる．

3 治　療

年齢分布や起炎菌は急性単純性膀胱炎と同様である．したがって抗菌薬も急性単純性膀胱炎に準じるが，有熱性の炎症性疾患であり，さらに強力な抗菌化学療法が必要である．表XIV-2-1に急性単純性腎盂腎炎の抗菌化学療法を示す．

全身状態を把握し，重症度を判断することが必要である．軽度の発熱のみであり嘔気・嘔吐などの消化器症状を認めず，経口摂取が可能であれば中等症までと考え，経口抗菌薬を用い外来治療を勧める．高熱，高度の白血球増多，CRP高値，嘔気・嘔吐などの消化器症状，それに伴う脱水症状や敗血症への移行が考えられる場合は注射抗菌薬を用いた入院治療とする．

腎臓への薬剤移行はニューキノロン系薬やアミノグリコシド系薬が優れている．しかし急性単純性膀胱炎と同様にニューキノロン耐性大腸菌の増加が指摘されており，治療に反応しない場合は他系統薬剤への変更を考慮する．さらに治療に反応が悪い場合は，後述する急性巣状細菌性腎炎（AFBN）や気腫性腎盂腎炎などの重症感染症の可能性があり，CTなどの画像診断が有用となる．

内科的な基礎疾患（糖尿病や免疫不全状態）が存在する場合は，治療初期より重症感染症と同様の治療を行うことが肝心である．

2 急性複雑性腎盂腎炎（慢性感染症の急性増悪を含む）

1 症　状

複雑性膀胱炎と同様，通常は自覚症状を欠くが，急性増悪時には急性単純性腎盂腎炎と同様の症状をきたす．

原因菌については複雑性膀胱炎と同様に耐性菌

表 XIV-2-1　急性単純性腎盂腎炎の抗菌化学療法

重症度	投与経路	薬　剤	投与期間
軽症〜中等症	経口	ニューキノロン系薬 新経口セフェム系薬	7〜14日間 14日間
重症	注射	第1世代セフェム系薬 第2世代セフェム系薬 ペニシリン±アミノグリコシド系薬 ニューキノロン系薬	解熱後に経口薬に切り替え 計14日間

（日本感染症学会・日本化学療法学会　編：抗菌薬使用のガイドライン．協和企画，2005より）

■ 表XIV-2-2　複雑性腎盂腎炎の抗菌化学療法

	投与経路	薬　剤	投　与　期　間
38℃未満	経口	ニューキノロン系薬 新経口セフェム系薬 BLI配合ペニシリン系薬	14日間
38℃以上	注射	第2世代セフェム系薬 第3世代セフェム系薬 BLI配合ペニシリン系薬 アミノグリコシド系薬 カルバペネム系薬	3～5日間投与後，解熱などの症状寛解が得られたら経口薬に切り替え 計14日間 日和見感染では21～28日間

(日本感染症学会・日本化学療法学会　編：抗菌薬使用のガイドライン．協和企画，2005より)

の頻度が高くなる．

菌種としては大腸菌，*Proteus*，*Klebsiella*，*Pseudomonas*，*Serratia*，*Enterococcus* 属が多くみられる．

2 治　療

治療は基本的に急性増悪時が対象となる．急性複雑性腎盂腎炎の場合は重症が多く，ほとんどの場合は入院加療が必要である．38℃未満の発熱の場合は経口抗菌薬を使用するが，内科的基礎疾患を有する場合や高齢の場合は注射抗菌薬が適当である．表XIV-2-2 に複雑性腎盂腎炎に対する抗菌化学療法を示した．7～14日間の治療期間で状態に応じて21日まで延長する．耐性菌が多いため，治療後にも尿培養検査を行う[1]．

また尿路のドレナージ障害がある場合には尿のドレナージが最優先される（尿路結石の除去，尿管ステントの挿入，尿道留置カテーテルの挿入など）．

基礎疾患が治癒しなければ再発は高頻度となる．

3 急性巣状細菌性腎炎

症状は腎盂腎炎の症状とほぼ同様であるが，通常は重症化している．半数は糖尿病を有しており，菌血症，敗血症の状態であることが多い．

診断は超音波検査（US）または造影CTによる．USで腎内に境界不明瞭な低エコー領域，造影CTにおいて腎実質に単発性または多発性の楔状に造影効果の低い領域を認める．

症状の訴えが少ない場合，発熱精査中に造影CTで診断されることが多い．尿所見が乏しいこともある．急性腎盂腎炎が重症化して腎皮質の血流低下が起こった状態と考える．AFBNが腎膿瘍に発展するという報告もある．

4 慢性腎盂腎炎

慢性腎盂腎炎は，基礎疾患として尿路結石，膀胱尿管逆流症，神経因性膀胱などの排尿障害や，尿流障害の結果，繰り返す炎症により腎が瘢痕化，変形する疾患である．進行例では高血圧や腎機能低下・腎不全となる．

腎の一部の髄質の瘢痕化に伴い皮質が萎縮をきたす．そのため，正常腎実質が過形成となり腫瘤様に見えることがある．

萎縮性変化をきたすものと肉芽腫性変化をきたすものがある．

肉芽腫性腎炎と呼ばれるものには以下のものがある．

5 黄色肉芽腫性腎盂腎炎

黄色肉芽腫性腎盂腎炎は，脂肪を貪食した泡沫状マクロファージの集積を特徴とする慢性化膿性炎症の一型である．小児を含めすべての年齢層で発症しうるが，50～60歳代の女性に多い[2]．

1 診　断

画像所見としては腎実質障害と肉芽腫，膿瘍を

特徴とし，特殊な慢性化膿性炎症の一型と考えられている．これは長期的な慢性炎症の結果，脂肪を含む貪食細胞（xanthoma cell）の浸潤による腎実質の破壊が生じ，その結果，局所に多数の脂肪が蓄積し，これを組織球が貪食して泡沫細胞の形成がみられる．

腹部 US では腎腫大と低エコーあるいは無エコー領域を認める．腹部 CT では腎杯の変形が多くみられ，低吸収域の腫瘤性病変を伴う腎腫大として認められ，乏血管性腎癌との鑑別が困難である[3]．

2 治療

大腸菌や *P.mirabilis* が原因菌であることが多く，これらの細菌に有効な抗菌薬を投与する．これにより全身状態は安定すると考えられるが，特にびまん性病変を主体とする黄色肉芽腫性腎盂腎炎では外科的に腎摘出術が必要となることが多い．また，限局性病変を主体とする症例では保存的治療で改善することが報告されているが，腎癌が除外できなければ，腎摘出術を施行することになる[2]．

6 マラコプラキア

非常にまれな疾患であるが黄色肉芽腫性腎盂腎炎と類似しており，組織球の機能異常により十分に菌を貪食できないため起こるとされている．

症状，画像所見，診断は黄色肉芽腫性腎盂腎炎と同様であるが，病理所見で大型の好酸性貪食細胞（von Hasemann cell）や細菌由来の未消化物に Ca，鉄，リン酸などが沈着した M-G 小体を認めることで診断される[4]．

治療は黄色肉芽腫性腎盂腎炎に準じ行われるが，保存的治療としては細菌の消化作用を促す cholinergic acid（bethanechol）および Ciprofloxacin（CPFX）が推奨されている[5]．保存的治療が無効な場合は，外科的手術に至ることもある[6]．

7 Perspective

腎盂からの尿流出，排尿が正常に機能することで再発を予防することができるため，感染自体を治療するとともに膀胱尿管逆流症，神経因性膀胱や前立腺肥大症などによる排尿障害の有無に留意して原因精査をしていくべきであるのは今後も同様である．

〔吉岡まき，力石辰也〕

《文献》

1) 日本感染症学会・日本化学療法学会 編：抗菌薬使用のガイドライン．協和企画，2005.
2) Loffroy R, et al.: Xanthogranulomatous pyelonephritis in adults: Clinical radiological findings in diffuse and focal forms. Clin Radiol, 62: 884-890, 2007.
3) Kim JC: US and CT findings of Xanthogranulomatous pyelonephritis. Clin Imaging, 25: 118-121, 2001.
4) Dobyan DC, et al.: Renal Malakoplakia reappraised. Am J Kidney Dis, 22: 243-252, 1993.
5) Stanton MJ, et al.: Malakoplakia, a study of the literature and current concepts of pathogenesis, diagnosis and treatment. J Urol, 125: 139-146, 1981.
6) 北島和樹ほか：敗血症を契機に発見され腎摘出術に至った腎マラコプラキアの1例．日本泌尿器科学会雑誌，102: 721-725, 2011.

3 腎・腎周囲の膿瘍

1 腎膿瘍・腎周囲膿瘍

腎膿瘍は腎実質に感染性の膿瘍を形成する疾患であるが，血行性感染と尿路感染が上行性に波及して生じる場合がある．前者は黄色ブドウ球菌が主たる原因菌であり，後者はグラム陰性桿菌が原因となることが多い．

現在では抗菌薬の発達により，血行性感染による腎膿瘍はまれであるとされる．

基本的に膿瘍が腎被膜を越えずに腎実質内に限局しているものを腎膿瘍，膿瘍が腎被膜とGerota筋膜との間に形成されたものを腎周囲膿瘍と定義している．また尿路結石に伴う水腎症のように閉塞性疾患に伴う腎盂腎炎が併発し，膿腎症の状態になった場合，腎盂内圧の上昇により周囲への破裂が起こりやすく，腎周囲膿瘍へ移行することがある．

1 診　断

腎膿瘍では，超音波検査上，辺縁が不明瞭で腎周囲に浮腫性の変化を伴う低エコー域が認められる．また，腎膿瘍の診断にはCTが有用で，中心が低濃度領域で，周囲に厚く不整な壁を有する境界明瞭な囊胞性腫瘤として認められる．特に造影CTでは膿瘍腔周囲の造影効果（rich-enhancement）が認められ，この所見は腎膿瘍と腎癌との鑑別に有用である．このとき，USで腎内に境界不明瞭な低エコー領域，CTで内部に液状化に伴った低吸収域を認める髄質から皮質に広がる楔状病変を認める急性巣状細菌性腎炎（AFBN）との鑑別が必要である[1]．

腎周囲膿瘍ではKUBで腎・腸腰筋陰影の消失，USで腎周囲の無エコー領域，CTで腎周囲腔の液体貯留や滲出液と膿瘍を認める．

2 治　療

最近では直径3cm未満であれば抗菌薬治療を施行し，外科的治療は施行しないことが勧められている．また免疫能低下患者で腎膿瘍の直径が3～5cmの症例や治療に反応しない場合には経皮的ドレナージを施行すべきであり，直径5cm以上なら最初から経皮的ドレナージを施行する[2]．

2 気腫性腎盂腎炎

糖尿病の合併が高率であることから，組織内グルコース濃度の上昇とブドウ糖発酵菌によるCO_2産生が原因の1つと考えられている．

気腫性腎盂腎炎の発症に至る背景としては以下のような項目があげられるが，これらの要因が複合的に関与していると考えられる[3]．

1) *Escherichia coli* のようなグラム陰性，ガス産生菌の存在
2) 糖尿病や肝硬変，胆癌などの免疫能低下
3) 糖の嫌気性発酵を促すような組織中の高い糖濃度
4) 組織中の循環不全を起こし，血中へのガスのtranslocationを起こすような重篤な炎症や微小血流不全，尿路の閉塞の存在

1 画像所見

画像所見で腎実質や腎周囲に存在するガスを同定することによって，気腫性腎盂腎炎と診断される．腹部単純レントゲンでは，腎錐体や腎周囲にガスを認め，超音波検査では腎実質内に散在性の高エコー域を伴う腎腫大を認めるが，最も有用なのは腹部CTである．気腫性腎盂腎炎の腹部CTを図XIV-3-1に示す．

Wanらは CT所見と予後との関係を type I と

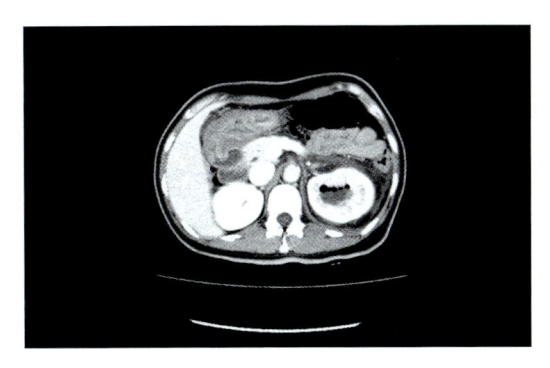

■図 XIV-3-1　気腫性腎盂腎炎

typeⅡに分類した．
　typeⅠは腎実質破壊と筋状あるいは散在性のガスがあり，腎実質や腎周囲の液体貯留が少ない．typeⅡは腎実質や腎盂腎杯内にガスを認め，腎実質や腎周囲に液体貯留が認められるものである．typeⅠはtypeⅡより予後が悪く，早急な外科治療が必要となる[4]．

2 治　療

　原因菌は *E. coli* や *Klebsiella pneumonia* などが多く，empiric therapy としてはカルバペネム系薬や第3世代セフェム系薬の選択が勧められる．糖尿病を合併していることが多く，意識障害やDIC，ARFなどを併発することもあるため，血糖コントロールおよび補液や電解質の補正など全身管理が必要である．近年，気腫性腎盂腎炎による敗血症に対してエンドトキシン吸着療法が有効であったという報告も散見されており，エンドトキシン吸着療法の早期導入についても一考すべきである．最近では保存的治療のみで軽快した症例も報告されているが，保存的な治療で改善が得られない場合には，経皮的ドレナージや腎摘出術など外科的治療の早期かつ積極的な治療が必要である．

　気腫性腎盂腎炎の死亡率は11～42%と高く，予後不良因子を有する患者では特に注意が必要である[5]．

3 Perspective

　上部尿路感染症の延長線上にあると考える．基礎疾患の有無を把握・治療し，病態が遷延する場合は外科的治療へのタイミングが重要である．
　高齢化が進み，どこまで治療が適切であるかが今後の課題である．

〔吉岡まき，力石辰也〕

《文　献》

1) 的場宗孝ほか：炎症性腎疾患の画像診断．腎と透析，59：288-294，2005．
2) Schaeffer AJ, et al.：Infections of the urinary tract. Campbell's Urology. 9th ed, p. 273-276, Saunders, 2007.
3) Nayeemuddin M, et al.：Emphysematous pyelonephritis. Nat Clin pract Urol, 2：108-112, 2005.
4) Wan YL, et al.：Acute gas-producing bacterial renal infection：correlation between imaging findings and clinical outcome. Radiology, 198：433-438, 1996.
5) Matthew E Falgas, et al.：Risk Factors for Mortality in Patients with Emphysematous Pyelonephritis：A Mata-Analysis. J Urol, 178：880-885, 2007.

4 その他の感染症（尿路真菌感染症，尿路結核）

1 真菌感染症

　尿路において真菌は定着性が低いため，真菌尿症の多くは無症候性で，抗菌薬の中止，カテーテルの抜去などにより，消失することが多い．しかし易感染性宿主や，感染の誘因となる要因を除去できない場合には症候性感染症となりうる．尿路真菌感染症の誘因としては，尿路内カテーテル留置，尿流障害，腸管利用尿路変更，糖尿病，ステロイド薬投与，悪性腫瘍，ネフローゼなどが指摘されている．特に尿路閉塞があると真菌が血行性に広がり，重篤な全身感染症になりうる．

2 尿路カンジダ症

　尿中から検出される真菌の多くがカンジダ属である．カンジダ属には，*C. albicans*, *C. parapsilipsis*, *C. tropicalis*, *C. glabrata* などがある．代表種である *C. albicans* は消化管，皮膚，腟に存在する．*C. glabrata* は腟内常在菌と考えられている[1]．抗菌薬の投与により，細菌叢が変化すると，感受性のないカンジダが異常増殖し，①腸管から血行性に腎へ，②経尿道的に上行性にカンジダ尿路感染を生じる．

　腎は全身カンジダ症の標的臓器になることが多く，上行性感染が重篤化した場合，および血行性感染では腎実質への感染を生じ，腎尿細管内に菌糸体の発育を伴った多発性腎膿瘍を生じる．特に糖尿病患者では腎盂実質へカンジダが侵入し，腎乳頭壊死，あるいは fungus ball を形成し尿路閉塞を生じることがある．カンジダは菌糸が凝集して fungus ball と呼ばれる菌塊を形成する代表的な真菌であり，fungus ball は尿管を閉塞し，仙痛を生じることもある．

　血行性感染は顆粒球減少症，ステロイド治療，免疫抑制状態の患者に起きやすい．感染源は消化管，ブラッドアクセス，中心静脈栄養によることが多い．

1 診　断

　真菌の尿路上皮への定着性は低いので，繰り返し培養し，膿尿を伴って，$10^3 \sim 10^4$ CFU/mL 以上の菌数が認められた場合，真菌感染とすることが多い．血液培養は播種性カンジダ腎盂腎炎における陽性率は高くないため，血清 D-アラビニトールの測定が補助診断として有用である．

　CT，US や残尿測定などを行い，基礎疾患の有無，尿路の通過障害，fungus ball の有無を検索する．

2 治　療

　まず真菌感染の誘因の改善（基礎疾患の治療，尿路留置カテーテルなどの抜去，静脈カテーテルの抜去，抗生物質の投与中止）が第一である．それでも臨床症状が改善しない場合は，抗真菌薬の適応となる．

　カンジダ性膀胱炎ではフルコナゾール（FLCZ）の経口投与がまず行われる．アムホテリシンB（AMPH-B）による膀胱洗浄も有効ではあるが，再発が多いと報告されているため，一般的には推奨されない[2]．

　カンジダ性腎盂腎炎でも，やはり FLCZ の投与が第1選択となる．しかし FLCZ 耐性である *C. glabrata* の検出も高率であるため，AMPH-B〔単独またはフルシトシン（5-FC）の併用〕の投与も必要とされる．

　真菌球 fungus ball により尿路が閉塞されている場合は，積極的に尿管ステント挿入，腎瘻造設などの外科的治療が必要となる．全身的治療としては AMPH-B（単独または 5-FC の併用）か

FLCZの投与が行われる．腎瘻など腎盂・尿管への直接経路がある場合には，AMPH-Bの腎盂灌流も補助的治療として行われることがある[2,3]．

現在，尿路カンジダ症に対する抗真菌薬には下記のような薬剤が使用されている．

❶ アムホテリシンB

静注の場合，試験投与によりアナフィラキシーの有無を確認してから，1日0.25 mg/kgから開始して漸増し，最終的には0.5〜0.7 mg/kgとする．

膀胱洗浄，腎盂灌流などの局所投与の場合は50 mgを滅菌水1Lに溶解し使用する．しかし適切な濃度，灌流時間などについては経験的な指標はあるが明確ではない．

❷ フルコナゾール

Tmaxが1.4〜1.7時間と速く，また組織移行性も良好で副作用も少ない．

近年，FLCZ耐性のカンジダ属（C. glabrata）がみられるので注意する．

1日1回，50〜100 mgを経口または静注する．腎盂腎炎など重症の場合は1日200〜400 mgを2週間投与する．

❸ ホスフルコナゾール

FLCZの水溶性をさらに向上させたプロドラッグである．

❹ フルシトシン

尿中への排泄率が高く，AMPH-Bの補助役として併用で用いる．1日50〜100 mg/kgを分4で経口投与する．

3 尿路結核

わが国では新登録結核患者数は年々，減少している．また尿路性器結核も近年まれな疾患になっている．2008年の統計[4]によれば新登録結核患者数は24,760人であり，そのうち肺外結核患者は4,863人（19.6％），そのうち腎・尿路結核は121人（2.4％），性器結核は34人（0.7％）と非常に少ない．尿路性器結核は結核患者全体からみれば非常に少ない．

1 症　状

一般的に結核病変が腎に限局している場合はほとんど症状がない．まれに腎部痛がみられることがある．尿管狭窄を伴うと膿腎症となり，発熱や腫大した腎を触知することがある．

膀胱結核の場合は膀胱炎症状が出現する．

精巣上体結核では精巣上体の主に尾部に小硬結として発見され，圧痛を認める．精管結核を発症すると精管は肥厚・硬化し，精管に数珠のような結節を連続して触れるようになる．これを念珠状結節 rosary-like noduleという．前立腺結核は一般的に無症状に経過するが，時に全身倦怠感，微熱などの全身症状を認めることがある．また頻尿，排尿時会陰部痛などを訴えることもある[5]．

2 診　断

1) 確定診断は結核菌の証明
   Ziehl-Neelsen染色，蛍光染色，PCR法など
2) 肺や骨などの結核の既往
3) ツベルクリン反応
4) 無菌性膿尿
   米のとぎ汁様の膿尿を認め，多少の血尿が認められる．グラム染色による培養検査では細菌は証明されない．これを無菌性膿尿という．
5) 各種画像診断
   結石の合併，漆喰腎では特徴的な石灰化像を認める．尿路造影などで尿管狭窄，腎杯の欠損像，水腎症などを認める．時に腎結核が腫瘤性病変を呈し，腎癌との鑑別が必要になることもある．
6) 膀胱鏡所見
   膀胱粘膜に結節や潰瘍を認める．膀胱三角部に限られる．

3 治　療

❶ 薬物療法

初期には少なくとも3剤以上を組み合わせ，最短でも6ヵ月間継続することが重要である．わが

国では，リファンピシン（RFP），イソニアジド（INH），ピラジナミド（PZA）の3剤とストレプトマイシン（SM），エタンブトール（EB）のいずれか1剤を加えた4剤併用療法を初期2ヵ月間行い，かつ6ヵ月間で治療を完了するのが最短の治療法となる（表XIV-4-1）[6]．

❷ 手術療法

膿腎症，漆喰腎などは腎摘除術の適応となる．
尿のドレナージを目的に経皮的腎瘻や尿管ステントの留置，また尿管狭窄が遷延すれば尿管拡張，形成術なども行われる．

精巣上体結核では，薬物療法の効果がない場合は精巣上体または精巣摘除術が行われる．

■ 表XIV-4-1 結核に対する初回標準治療法

A法	RFP+INH+PZAにSM（またはEB）の4剤併用で2ヵ月間治療後，RFP+INHで4ヵ月間治療する
B法	RFP+INH+SM（またはEB）の3剤併用で2ヵ月間治療後，RFP+INHで7ヵ月間治療する

原則としてA法を用いる．PZA使用不可の場合に限り，B法を用いる．

（日本結核病学会：結核，83：529-535，2008より）

菌性膿尿がある場合は必ず除外しておくべきと考える．

真菌性の上部尿路感染については腎・腎周囲の感染症と考え方は同様である．

〔吉岡まき，力石辰也〕

4 Perspective

結核自体は増加傾向というわけではないが，無

《文　献》

1) 大川光央ほか：Candida尿路感染症，ことに腎盂腎炎について．泌尿器科紀要，37：969，1991．
2) Peter G Pappas, et al.：Clinical Practice Guidelines for the Management of Candidiasis：2009 Update by the Infectious Diseases Society of America. Clin Infect Dis, 48：503-535, 2009.
3) 遠藤勝久：尿路・性器の炎症性疾患【カンジダ感染】．臨泌，62：78-79，2008．
4) 研究所疫学情報センター：結核年報2008　Series 1．結核発生動向速報．結核，84：693-696，2009．
5) 名出頼男：尿路性器結核症の診断と治療．新図説泌尿器科学講座　第2巻　尿路結石，尿路性器感染症・炎症性疾患，p. 596-600，メジカルビュー社，1999．
6) 日本結核病学会治療委員会：「結核医療の基準」の見直し―2008年．結核，83：529-535，2008．

第 XV 編

腎の基本的な構造と機能

1 腎の構造と機能のオーバービュー

　腎臓の組織構造は大変複雑で精密な構造をしており，大きく分けると，①尿の元となる血液を供給する血管系，②血液が濾過されてできた尿の流出経路である尿路系の2系統からなる．心臓出量の約20％が左右の腎臓に流入し腎臓を環流するが，その際，糸球体では1日140Lにも及ぶ原尿が生成される．糸球体では糸球体濾過膜というフィルターを介して，血液が原尿へと濾過される．原尿は尿細管で99％が再吸収され，残り1％が最終的に集合管，腎杯，腎盂，尿管，膀胱，尿道を経て，体外へ排出される．原尿の生成量は糸球体に併設されている傍糸球体装置で，糸球体に流入する血液量および糸球体血圧をコントロールすることにより調節されている．

　腎臓は尿生成以外にも，骨代謝に重要なビタミンDの活性化や赤血球造血に不可欠なエリスロポエチン産生といった内分泌器官様の機能に加え，体液量管理・電解質バランスの保持や酸塩基平衡に関与するなど，その機能は多岐にわたる（表XV-1-1）．ビタミンDの活性は近位尿細管で，エリスロポエチン産生は尿細管と血管内皮細胞に接着した間質に存在する神経系の細胞（傍尿細管細胞）で，水・電解質・酸塩基平衡管理は尿細管・集合管でポンプやチャネルを介した分泌・再吸収により行われる．

〔池森敦子，佐々木千鶴子〕

■ 表XV-1-1　腎臓の多様な機能

- 血液中のイオン濃度の調節
  Na^+, K^+, Ca^+, Cl^-, $HPO4^{2-}$
- 血液量・血圧の調節
  レニン-アンジオテンシン-アルドステロン系
  水の再吸収（ADH），Naと水の排泄増加（ANP）
- 血液Phの調節
  H^+の分泌，HCO_3^-の再吸収
- ビタミンDの活性化
- 赤血球の産生を促進するホルモン（エリスロポエチン）の産生
- 老廃物の排泄
  蛋白（アミノ酸）の代謝産物：アンモニア，尿素
  ヘモグロビンの分解産物：ビリルビン
  筋線維の分解産物：Cr
  核酸の分解産物：尿酸

2 腎・泌尿器系の解剖（マクロとミクロ）

1 組織の構築

1 細胞，細胞間分子，細胞外マトリックス

　組織は多種多様な複数の細胞と，細胞間を埋める細胞外マトリックスから構成される．細胞は一定の配列・構造を保つために，細胞間分子を使い結合し，組織としての機能を保っている．細胞結合には，タイト結合，ギャップ結合，デスモゾーム，ヘミデスモゾームがある．

　タイト結合では，隣接する細胞の細胞膜内に埋め込まれた蛋白質（オクルディン）が結合し，ジッパー様の構造を形成しており，物質が漏れるのを防ぐ働きがある．上皮細胞と内皮細胞に特有の結合である．

　ギャップ結合では，細胞内に埋め込まれた蛋白質（コネキシン）が集まり，小孔の開いた粒子を作った後，隣り合う細胞の粒子が結合し，細胞間を連絡する通路がみられる．イオン，糖，アミノ酸のような低分子を通すので，平滑筋細胞や神経細胞にみられ，細胞間の情報伝達や物質移動に有効である．

　デスモゾームは細胞同士の結合で，ヘミデスモゾームは細胞と細胞外マトリックスの結合である．細胞膜がボタン状に肥厚した部分（デスモゾーム：カドヘリン，ヘミデスモゾーム：インテグリン）と，それに固く結合した細胞間フィラメントからなる．細胞内では，カドヘリンおよびインテグリンともに細胞骨格である中間径フィラメントとつながっている．心臓，胃，膀胱など組織が伸展する必要がある臓器でみられる．

　結合組織で豊富にみられる細胞外マトリックスには，コラーゲン線維，細網線維，弾性線維の3種類のうち，1種類以上の線維が含まれている．コラーゲン線維は線維芽細胞などの細胞により分泌され，主成分はコラーゲンという蛋白質である．コラーゲンタイプ I, III は膠原線維，細網線維を作り，タイプIVは細胞と結合組織の間に挟まる基底膜を作る．弾性線維はコラーゲンより強度は弱いが，より弾力性に富むエラスチンという蛋白質を含む．

2 腎臓

　腎臓はそら豆の形に似た臓器であり，後腹膜腔に左右1対ずつある．脊椎側に凹面があり，腎内部には腎洞という空間がある．腎洞内には腎動脈・腎静脈・尿管が脂肪組織に包まれて入り込むが，これらの流入部が腎門である．腎臓は第12胸椎から第3腰椎の高さに認められるが，右腎臓は発生の過程で肝臓右葉によりその上昇を妨げられ，左腎臓より1椎体（2〜3 cm）ほど低い位置にある．大きさは縦12 cm×横6 cmほどの成人の握りこぶし程度で，130〜160 gの重量がある．腎臓は血液が豊富な臓器のため，外部からの衝撃に耐えられるように，表面は線維性被膜で覆われ，その外側を脂肪性被膜が包み，さらにGerota筋膜が取り囲んでいる（図XV-2-1）．

　腎臓の矢状断面での観察により，腎臓は表面の約1 cmからなる皮質と，その内側の錐体形をした腎錐体（1つの腎臓に10〜20個存在）である髄質からなることがわかる．腎錐体は皮質髄質境界面を底辺として，腎門側に向かって錐体形をなし，その頂点を腎乳頭と呼ぶ．髄質と髄質の間には皮質が入り込み，その部分を腎柱と呼ぶ．腎錐体とその周囲の腎柱を含む皮質領域を，腎臓の肉眼的な構成単位として腎葉と呼ぶ（図XV-2-2）．マウスやラットは腎葉が1つの単葉腎であるが，ヒトは複数の腎葉からなる多腎葉である．

2. 腎・泌尿器系の解剖

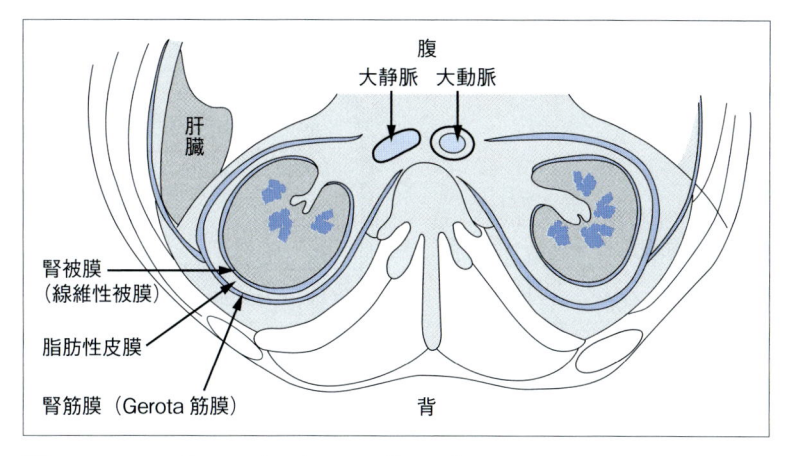

■図 XV-2-1　第2腰椎の高さでの横断画像

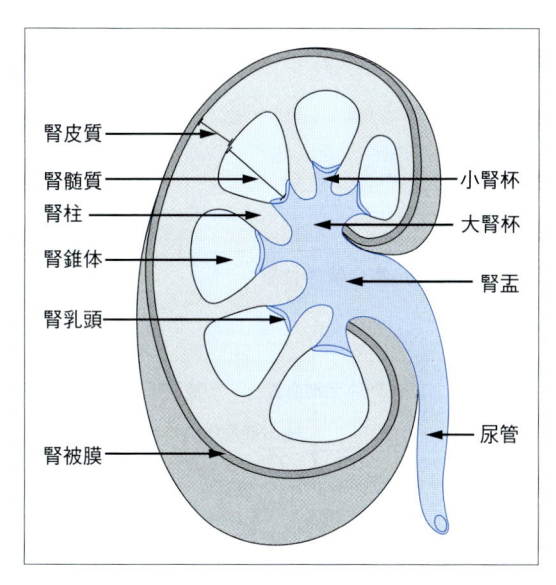

■図 XV-2-2　前方からみた右腎の前頭断面（腎動脈，腎静脈は省略）

成人の腎臓ではわかりにくいが，小児の腎臓では腎葉の境界がはっきりとした溝として観察できる．

皮質の組織構造は，腎小体，迂曲した尿細管（近位尿細管，遠位尿細管），皮質と髄質の境界部である腎錐体の底辺から皮質表層に向かって放射状に伸びる線状の集合管の集まり（髄放線）からなる．髄質は外層の外帯と内帯，内層の3層からなり，集合管はすべての層で認められる．外層の外帯には Henle ループの太い下行脚（近位直尿細管），Henle ループの太い上行脚（遠位直尿細管）が，外層の内帯には Henle ループの細い下行脚（中間尿細管），Henle ループの太い上行脚（遠位直尿細管）が，内層には Henle ループの細い下行脚・上行脚（中間尿細管）が認められる（図 XV-2-3）．

尿を産生する腎の機能単位をネフロンといい，1つの腎小体とそれに連結する1本の尿細管から構成されている．尿細管は皮質内の近位尿細管から下行して髄質の中間尿細管を経て再度上行し，遠位尿細管となり，集合管に開口する．集合管には複数のネフロンの尿細管が開口している．ネフロンには短ネフロンと長ネフロンがある．短ネフロンは腎小体が皮質の表層から中間層にかけて存在し，中間尿細管が髄質の表層で反転し上行するため，ネフロンの全長が短い．一方，長ネフロンは腎小体が皮質・髄質の境界領域にあり，中間尿細管が髄質内層に達し反転するため，ネフロンの全長が長い．ネフロンは1つの腎臓に100万個ほどあり，胎児期に一度形成されるとその後増加することはない．

1 血管系

腎臓は，腹部大動脈の上腸間膜動脈の開口下部で左右2本に分岐する腎動脈から血液を供給される．腎動脈は腎門部で5本の区域動脈に枝分かれし，4本が前枝となり，残り1本が後枝となる．区域動脈は数本の葉間動脈に枝分かれし，腎葉間（腎錐体間）を上行する．皮質・髄質境界部で葉

■ XV. 腎の基本的な構造と機能

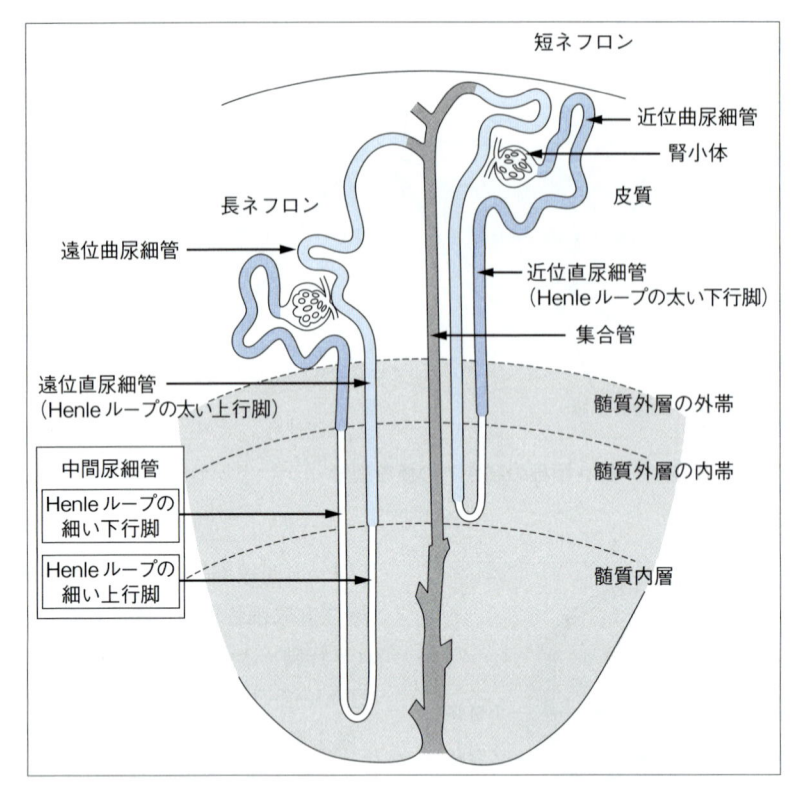

■図 XV-2-3　腎皮質・髄質における腎小体，尿細管，集合管の位置

間動脈は弓状動脈となり，皮質・髄質境界部に沿って弓形に走行する（図 XV-2-4）．弓状動脈から多数の小葉間動脈が皮質表層に向けて分岐し，皮質全体に分布する．小葉間動脈からはほぼ一定の間隔で側枝が出され，糸球体の輸入細動脈となる．一部の小葉間動脈は被膜に達し，被膜毛細血管網を形成する．輸入細動脈は糸球体係蹄の毛細血管を経て，輸出細動脈となる．輸出細動脈は傍尿細管毛細血管となり，尿細管周囲に分布する．その後，傍尿細管毛細血管から小葉間動脈に伴走する小葉間静脈へ移行し，弓状静脈，葉間静脈を経て，腎門部の腎静脈に続き，下大静脈へ開口し，大循環へ戻る．被膜毛細血管網を環流した血液は，星状静脈に集まり，小葉間静脈へ注ぐ．傍髄質部にある糸球体の輸出細動脈は，下行して髄質部に向かい下行直血管となり，髄質内で毛細血管網を形成し，反転して上行直血管となり，弓状静脈，葉間静脈へと注がれる．髄質の血管は，尿細管と並行して走行する．

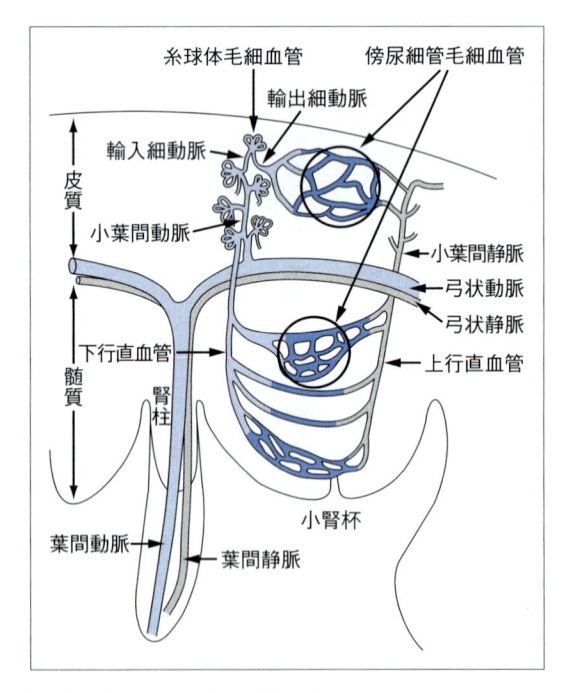

■図 XV-2-4　腎臓内の血管系

腎臓の血管は，糸球体毛細血管と傍尿細管毛細血管という2種類の毛細血管網を形成する点が特徴的である．

2 糸球体

糸球体と腎小体は，臨床的に区別されないことが多い．腎小体は糸玉状に丸まった毛細血管の塊である糸球体と，それを包む袋状の構造物であるBowman嚢と定義されている（図XV-2-5）．

Bowman嚢は上皮細胞と基底膜からなり，腎発生の過程で尿細管の終末部が糸球体となる毛細血管を袋状に取り囲んだものである．Bowman嚢は近位尿細管へ接続するが，その部分を尿細管極と呼び，その反対側で2本の細動脈である輸

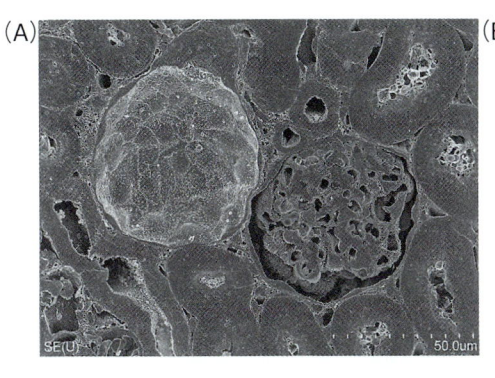

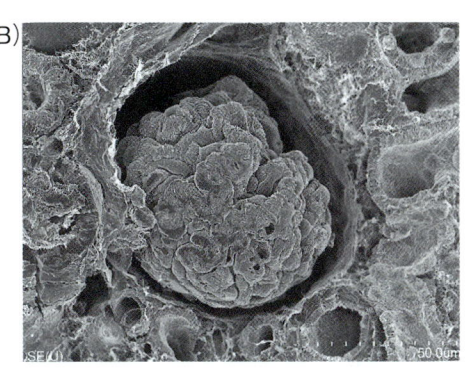

■図XV-2-5　ラット腎小体（SEM像）
(A)：ラット腎皮質（走査電子顕微鏡像；SEM像）．腎小体と腎小体の割断面．
(B)：ラット腎小体（SEM像）．Bowman嚢と糸球体が観察される．

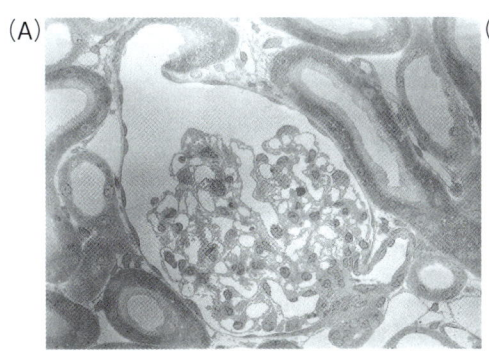

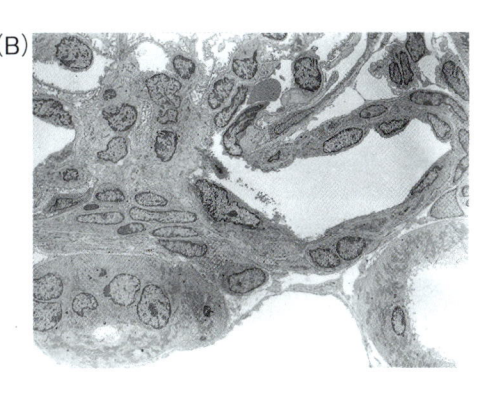

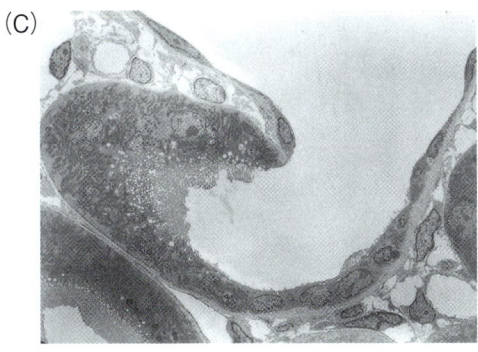

■図XV-2-6　ラット腎小体（TEM像）
(A)：ラット腎小体（透過電子顕微鏡像；TEM像，×360）．上方が尿細管極，下方が血管極．
(B)：(A)の血管極の拡大図（TEM像，×1,200）．
(C)：(A)の尿細管極の拡大図（TEM像，×960）．

入・輸出細動脈がBowman嚢を貫いて腎小体へ流入する部分を血管極と呼ぶ（図XV-2-6, 7, 8）．輸入細動脈は腎小体に入り，糸球体という糸玉状の毛細血管を形成し，輸出細動脈として腎小体から出る．

糸球体は毛細血管を構成する内皮細胞と基底膜，毛細血管を外側から包む上皮細胞，毛細血管と毛細血管の間で血管網を束ねている結合組織のメサンギウムからなる（図XV-2-9）．内皮細胞は毛細血管の内面を覆っている単層扁平上皮で，細胞質に多数の小孔が開いている（有窓性毛細血管）（図XV-2-10）．糸球体の上皮細胞はBowman嚢を構成する上皮細胞（壁側上皮細胞）が血管極で反転し，糸球体毛細血管を外側から覆うような構造をした細胞（臓側上皮細胞）で多数の足突起を出している（図XV-2-11）．走査電子顕微鏡で見ると，核のある細胞質が楕円形に膨れ，そこから多数の足を伸ばして，毛細血管の外側に張りつくように覆っている構造から，たこ足細胞とも呼ばれている．隣接する上皮細胞の足突起は相互に絡み合い，毛細血管の基底膜側を偏りなく覆っている．足突起の間には隙間があるが，薄いスリット膜で覆われている（図XV-2-12）．基底膜は上皮細胞直下の外透明層，内皮細胞直下の内透明層，その間の電子密度の濃い緻密層の3層からなる（図XV-2-12, 13）．4型コラーゲンを主成分として，糖蛋白であるラミニンやヘパラン硫酸プロテオグリカンなどから構成されている．ヘパラン硫酸は陰性に荷電しているため，陰性荷電物質に対する濾過障壁 charge barrier とな

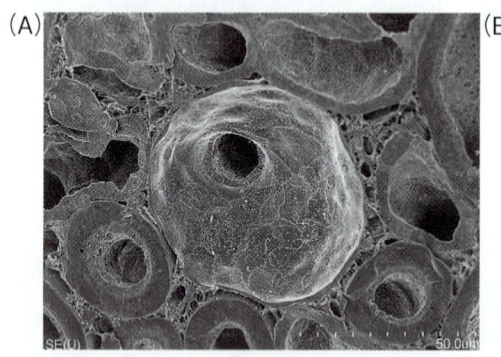

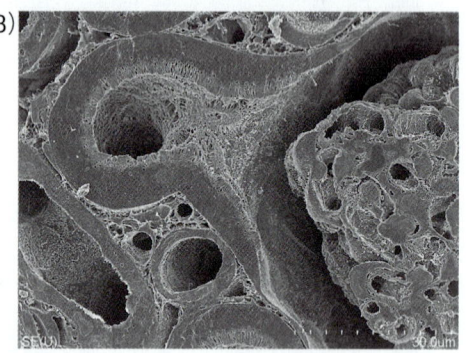

■ 図 XV-2-7　ラット腎小体の尿細管極
(A)：ラット腎小体の尿細管極（SEM像）．腎小体につながる近位尿細管の横断面が観察される．
(B)：ラット腎小体の尿細管極（SEM像）．Bowman嚢壁から近位尿細管上皮細胞への移行部が観察される．糸球体で濾過された原尿は，Bowman嚢腔から近位尿細管へ流入する．

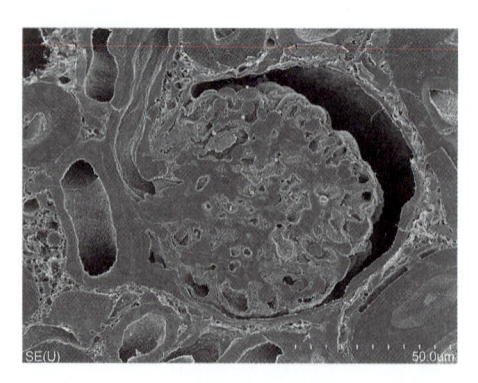

■ 図 XV-2-8　ラット腎小体の割断面（SEM像）
血管極では細動脈の流入，流出が観察される．

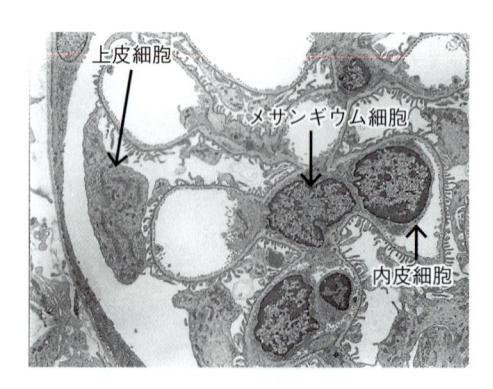

■ 図 XV-2-9　ラット腎小体の割断面（TEM像，×3,000）
糸球体とBowman嚢が観察される．糸球体にはメサンギウム細胞，糸球体上皮細胞，糸球体内皮細胞，基底膜が認められる．

っている．メサンギウムは，メサンギウム細胞と細胞間の隙間を埋める細胞外基質であるメサンギウム基質からなる．正常では，1つのメサンギウム領域に3個までのメサンギウム細胞が含まれる．メサンギウム細胞は収縮能がある平滑筋系細胞であり，細胞質にアクチンフィラメントがみられる．細胞質突起を内皮細胞やメサンギウム領域の基底膜に伸ばし，毛細血管を内側に引きつけ，糸球体構造を保持している．

糸球体の血管極には傍糸球体装置が認められる（図 XV-2-14, 15）．糸球体から出た近位尿細管は Henle ループを形成したのち，再び遠位尿細管として糸球体に近づき，糸球体に出入りする細動脈の間を通る．この部分の遠位尿細管の血管極に接する側の細胞群は，立方形で核が密在しており，緻密斑と呼ばれる．輸入細動脈，輸出細動脈，緻密斑に囲まれた部分には糸球体外メサンギウム細胞が存在する．輸入細動脈の中膜には平滑筋細胞が認められるが，糸球体へ入る直前部分ではレニンという蛋白分解酵素を分泌する顆粒細胞（傍糸球体細胞）に変化している．傍糸球体装置は緻密斑，糸球体外メサンギウム細胞，顆粒細胞からなる．

3 尿細管と間質

尿細管は1層の尿細管上皮細胞が内腔を覆った導管であり，その外側を基底膜が覆っている．尿細管の周囲には毛細血管が取り囲み，尿細管で再

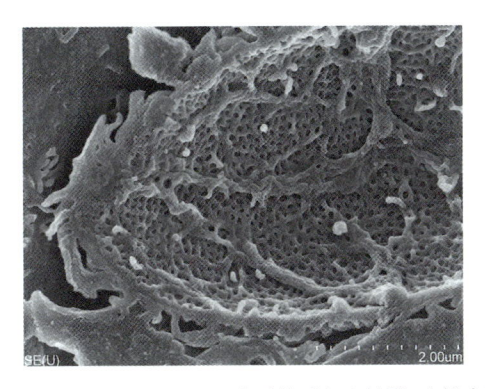

■図 XV-2-10 ラットの糸球体毛細血管壁-血管内腔から観察（SEM 像）
毛細血管内腔を覆っている糸球体内皮細胞の細胞質には，多数の小孔が観察される．

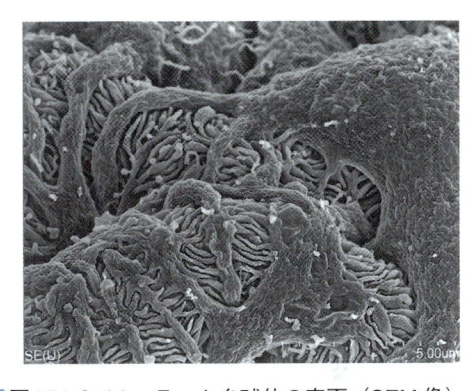

■図 XV-2-11 ラット糸球体の表面（SEM 像）
糸球体上皮細胞が足突起を伸ばし，毛細血管を外側から包んでいる．

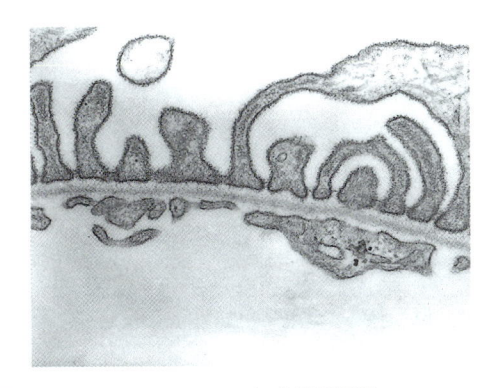

■図 XV-2-12 ラットの糸球体濾過膜（TEM 像，×30,000）
糸球体上皮細胞の足突起，基底膜，糸球体内細胞が認められる．足突起間にはスリット膜が観察される．規底膜は明，暗，明の3層構造をしている．

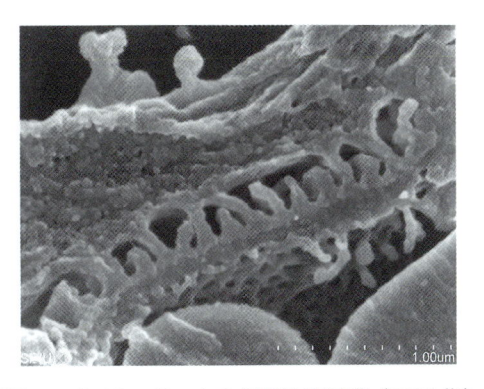

■図 XV-2-13 ラットの糸球体濾過膜（SEM 像）
足突起，基底膜，内皮細胞が観察される．

吸収された物質を速やかに循環系に戻すのに適した構造をしている．尿細管上皮は部位によって異なり，形態的には近位尿細管，中間尿細管，遠位尿細管に分けられる．

近位尿細管は，水・低分子量物質の再吸収が最も盛んに行われる部位であり，細胞質内にはミトコンドリアが豊富である（図XV-2-16, 17, 18, 19）．その走行により曲部と直部に分けられ，曲部は腎小体に接続する部分で屈曲が目立つ．直部は曲部に続く部分で，Henle ループの太い下行脚とも呼ばれる．近位尿細管の上皮細胞は，管腔側に刷子縁と呼ばれる多数の微絨毛の突起がみられるのが特徴である．微絨毛は細胞質が細長く突起状に突き出たもので，その中にはアクチンフィラメントが走行している．上皮細胞の側面と底面の細胞膜にも突起がみられ，隣り合う上皮細胞と組み合い，細胞嵌合を形成している．近位尿細管細胞は，刷子縁と細胞嵌合により細胞表面積を増加させることで，物質を大量に再吸収することを可能とする．

中間尿細管は細胞内器官が乏しい1層の単層扁平上皮で裏打ちされており，Henleループと細い下行脚・上行脚を構成している（図XV-2-20）．

遠位尿細管は刷子縁を持たないが，細胞嵌合を有しミトコンドリアが豊富な尿細管である（図XV-2-18, 21）．走行により曲部と直部に分けられ，直部はHenleループの太い上行脚とも呼ばれる．糸球体の血管極に接する一部の上皮細胞は

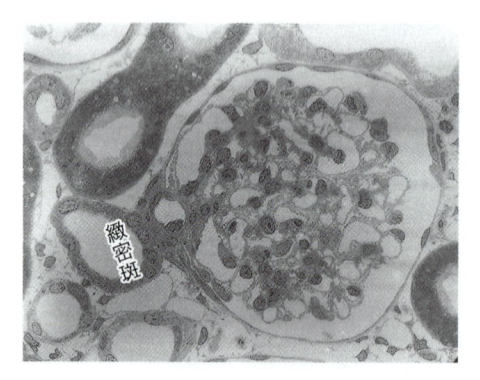

■ 図XV-2-14 ラット腎小体の血管極を含む割断面（TEM像，×480）

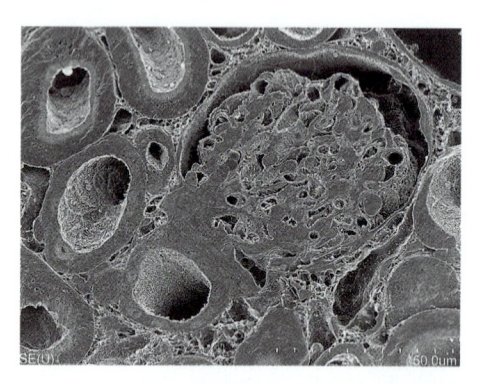

■ 図XV-2-15 ラット腎小体の血管極を含む割断面（SEM像）
遠位尿細管が腎小体に接近する部分を傍糸球体装置と呼ぶ．傍糸球体装置を構成する遠位尿細管の緻密斑が確認される．

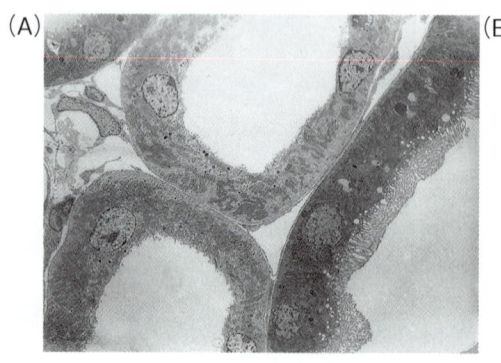

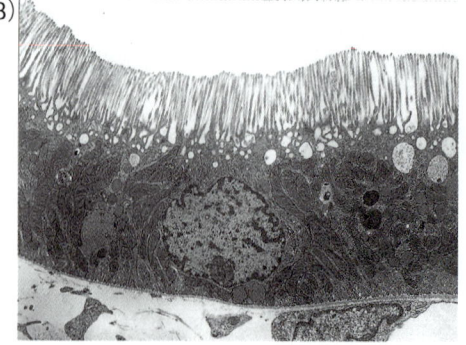

■ 図XV-2-16 ラット腎皮質の近位尿細管
(A)：ラット腎皮質の近位尿細管と遠位尿細管（TEM像，×1,200）．近位尿細管には，刷子縁と呼ばれる多数の微絨毛の突起が観察される．遠位尿細管は近位尿細管より細胞の背が低く，細胞質が明るく，刷子縁がないことより区別される．
(B)：ラット腎皮質の近位尿細管（TEM像，×3,600）．

2. 腎・泌尿器系の解剖

細胞嵌合を持たず，細胞が密集して見えるので，緻密斑と呼ばれる．緻密斑を過ぎると直部から曲部へ移行する．

遠位尿細管の終末部は，集合管系の結合尿細管に連結する．結合尿細管は結合尿細管と間在細胞からなり，集合管に合流する．集合管は皮質部分を走行する皮質集合管と髄質外層部分を走行する髄質外層集合管，髄質内層部分の髄質内層集合管に分類される．皮質集合管から髄質外層集合管までは，主細胞と間在細胞の2種類の細胞からなる（図XV-2-22, 23, 24）．主細胞は細胞質が明るく（明調細胞），Naイオンと水を再吸収し，Kイオンを分泌する．間在細胞は多数のミトコンドリアを持ち，暗調で水素イオンまたは重炭酸イオンを分泌し，Kイオンを再吸収する．髄質内層集合管は集合管細胞のみからなり，髄質深部に至るほど，その細胞の丈が高くなる．腎乳頭の近くでは単層円柱上皮となり，乳頭管と呼ばれる．

間質は尿細管，血管，リンパ管の間の隙間に相当し，線維芽細胞とコラーゲン線維からなる結合組織である．皮質ではその面積は少ないが，髄質では増加する．エリスロポエチン産生細胞は，この間質部分に存在する．

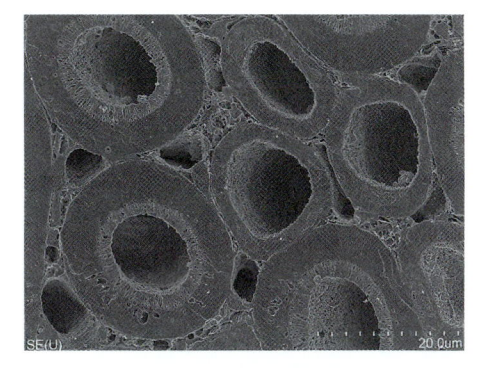

■図XV-2-17　ラット腎皮質の近位尿細管と遠位尿細管の横断面（SEM像）

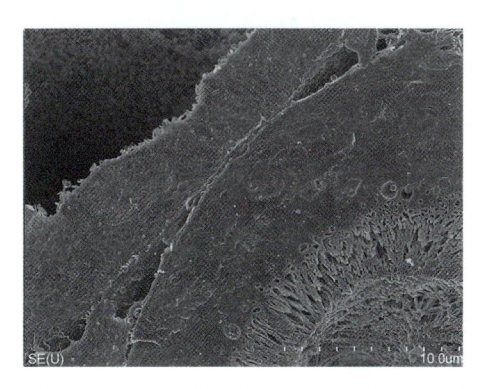

■図XV-2-18　ラット腎皮質の近位尿細管と遠位尿細管の横断面の拡大図（SEM像）

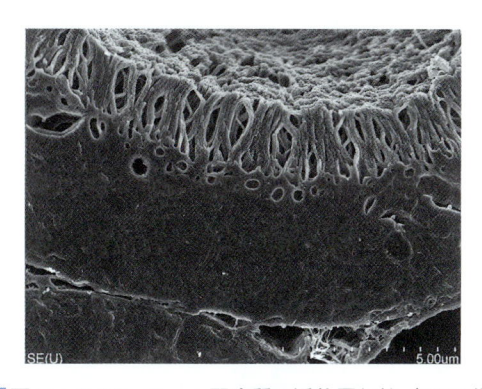

■図XV-2-19　ラット腎皮質の近位尿細管（SEM像）

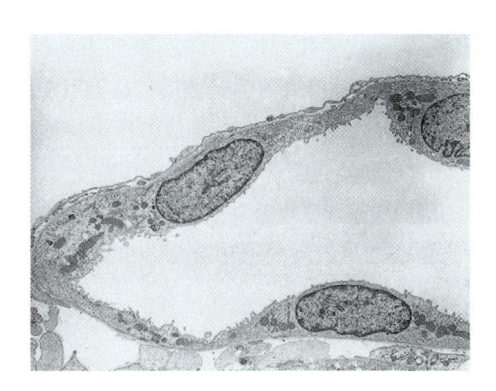

■図XV-2-20　ラット腎髄質の中間尿細管（TEM像，×3,000）
扁平な中間尿細管上皮細胞が観察される．

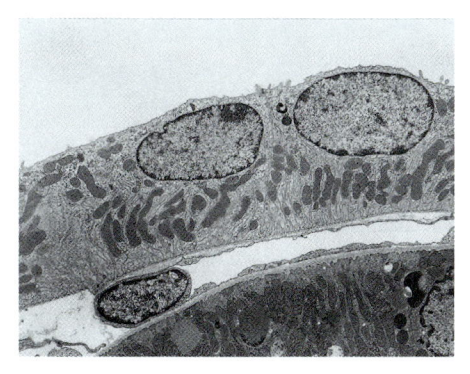

■図XV-2-21　ラット腎皮質の遠位尿細管（TEM像，×3,600）

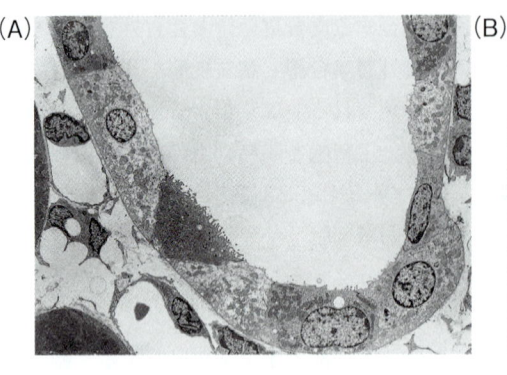

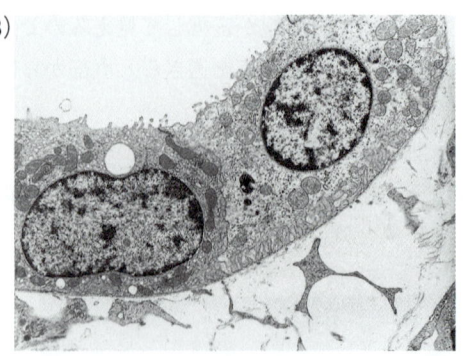

■ 図 XV-2-22　ラット腎皮質の集合管
(A)：ラット腎皮質の集合管（TEM像，×1,800）．
(B)：ラット腎皮質の集合管上皮細胞の拡大図（TEM像，×4,800）．細胞質が明るい（明調細胞）主細胞と，細胞質が暗い（暗調細胞）間在細胞が観察される．

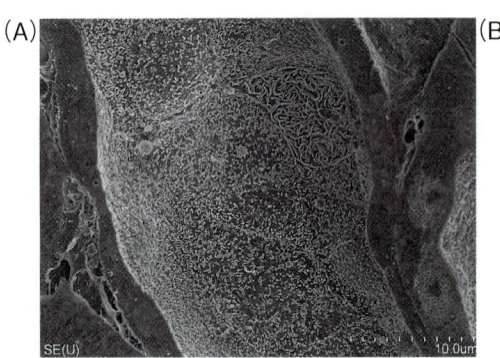

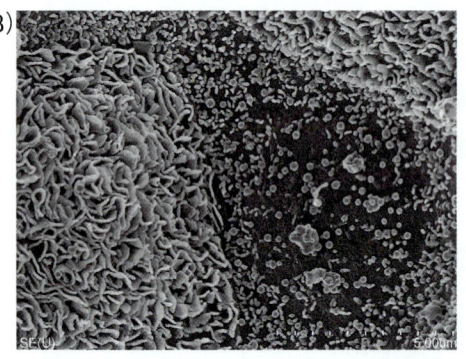

■ 図 XV-2-23　ラット腎皮質の集合管の内腔
(A)：ラット腎皮質の集合管の内腔側（SEM像）．
(B)：(A) の拡大図（SEM像）．主細胞は，細胞表面にまばらで短い微絨毛と1本の線毛を有する．間在細胞はヒダ状，指状の微小突起を有する．

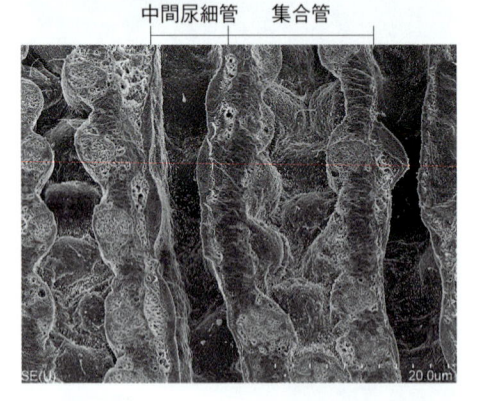

■ 図 XV-2-24　ラット腎髄質の縦断像（SEM像）
集合管と中間尿細管の縦断面が観察される．集合管の上皮細胞は単層立方上皮であり，中間尿細管の上皮細胞は単層扁平上皮である．

3　泌尿器

　膀胱と尿路は尿を貯留し，それを体外に排泄する．腎杯，腎盂，尿管，膀胱は管腔構造であり，内腔は移行上皮で覆われている．移行上皮は4～6層の上皮細胞からなり，最表層には大型で細胞質がエオジンに染まり，1～2個の核を持つ被蓋細胞がみられる（図 XV-2-25）．移行上皮は伸展時には細胞が扁平となり，収縮時には立方形～円柱形となる．細胞同士はデスモゾームで結合し，被蓋細胞同士はタイト結合をしているため，尿が膀胱壁へ浸透することはない．

　腎臓を出た尿管は腹部の後壁を下降し，骨盤内に入り，膀胱壁を斜めに貫いて膀胱に入る．尿管の壁構造は粘膜上皮，粘膜固有層，粘膜下層，平

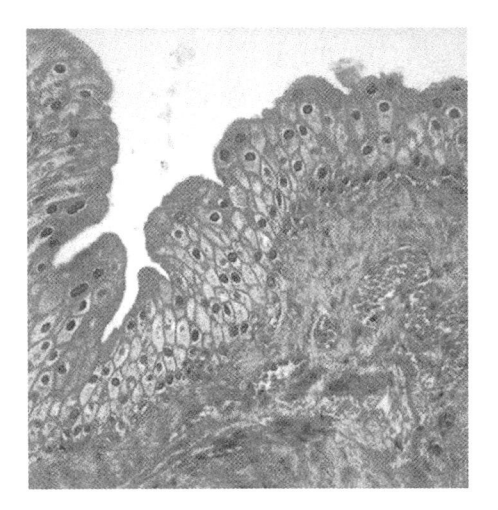

図 XV-2-25 膀胱壁にみられる移行上皮（HE 染色）

滑筋層からなる固有筋層，外膜からなる．粘膜固有層は緻密な結合組織であり，粘膜下層は固有層よりはまばらな結合組織からなる．固有筋層は，尿管の上 2/3 では 2 層（内縦，外輪）で，下 1/3 では 3 層（内縦，中輪，外縦）である．縦走筋と輪走筋は，立体的にはらせん状の走行をとり，各筋層の間を移行する筋束もあるので，筋層の 3 層構造を区別することは難しい．

膀胱は後腹膜に位置し，膀胱の上面は腹膜に接している．底部，頂部，体部に区別され，尿管と尿道が開口している．底部は逆 3 角形をしているため，膀胱三角と呼ばれている領域に相当する．底部の左右上端（逆 3 角形の底辺）には尿管が流入する尿管口があり，逆 3 角形の頂点から内尿道口が開口し，尿道がつながる．頂部は膀胱尖とも呼ばれ，恥骨結合の上端に向かって突出した部分である．体部は底部，頂部以外の部分に相当する．膀胱の壁構造は，尿管のそれに似ている．固有筋層は 3 層（内縦，中輪，外縦）であるが，明確な区別が難しい．最外層は膀胱の上面は漿膜で覆われているが，その他は外膜である．膀胱三角の部分の内面はヒダが乏しく平滑であり，伸展性に乏しい．壁構造にも違いがあり，粘膜上皮の移行上皮は細胞層が少なく，粘膜下層に乏しい．

〔池森敦子，佐々木千鶴子〕

3 腎・泌尿器系の発生

腎臓は中間中胚葉から発生し，前腎，中腎，後腎の3段階を経て形成される．前腎，中腎は退化し，後腎が永久腎として成体の腎臓に相当する．後腎はWolff管から分枝し，尿管芽と後腎間葉の相互作用で形成される．ヒトでは在胎35日目にWolff管から尿管芽が分枝し，後腎間葉に侵入する．尿管芽はシグナルを出し，後腎間葉を上皮化し，逆に後腎間葉もシグナルを出し尿管芽を分枝させる．尿管芽が分枝して腎盂，腎杯，集合管ができ，後腎間葉からはネフロンができる．

後腎間葉は尿管芽の周りに凝集し，腎胞を形成する．腎胞は伸長し，S字状となり，遠位尿細管，中間尿細管，近位尿細管となる．その先端はU字状となり，Bowman嚢と糸球体上皮細胞となる．U字で囲まれた部分では糸球体毛細血管とメサンギウム細胞ができ，腎小体が形成される．伸長した腎胞のもう一端は尿管芽の先端と結合し，ネフロンと集合管が連結する（図XV-3-1）．

腎臓は最初は骨盤内にあるが，その後背側方向に上昇し，腰部でかつ背側に移動する．腎門部は骨盤内では腹部前方を向いていたが，上昇するにつれ正中部を向く（図XV-3-2）．腎臓の移動に従い，腎臓を栄養していた血管も次々と変わり，骨盤内では背側大動脈骨盤枝から栄養されていたが，腰部においては腹部大動脈で栄養されるようになる．

〔池森敦子，佐々木千鶴子〕

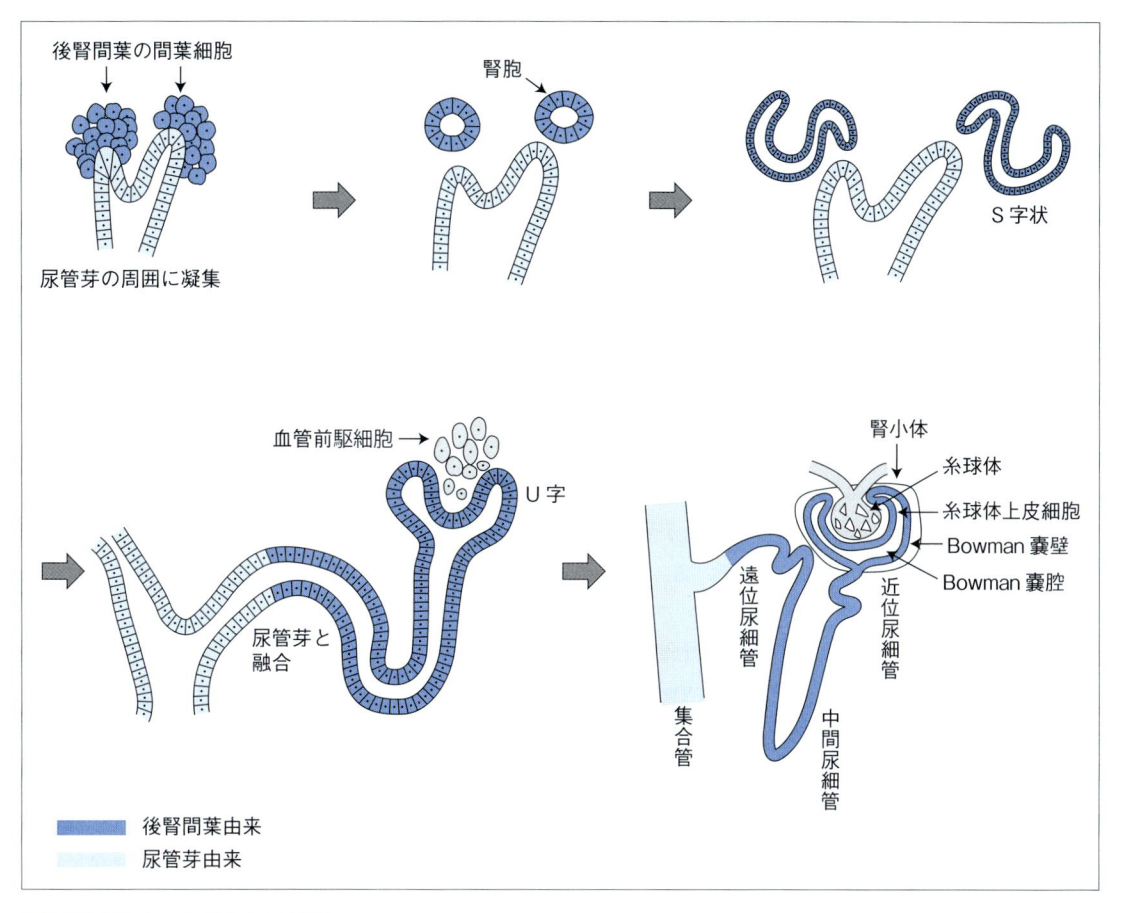

■図 XV-3-1 ネフロンの発生

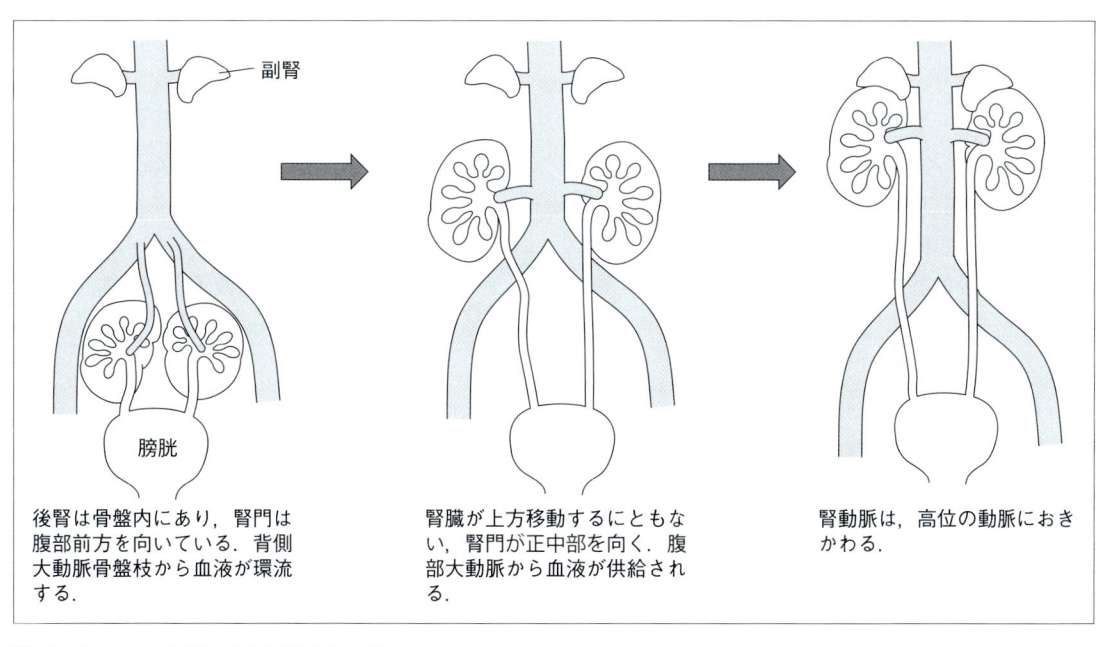

■図 XV-3-2 発生に伴う腎臓の上昇

4 腎循環と糸球体血行動態および糸球体限外濾過

　腎血流量とGFRは，全身血圧の影響を直接受けないように調節されている．腎臓には，90〜180 mmHgの範囲で収縮期血圧が変動しても，腎血流量，GFRを一定に保つ自動能がある．

　第1は腎臓の血管を構成する平滑筋で，筋原性の自動能と呼ばれる．血管平滑筋は血管内圧の増加に拮抗し，収縮して血管径を一定に保持する特性があり，これにより全身血圧の変動が腎血流量，GFRへ影響することを抑制している．

　第2は尿細管糸球体フィードバックである．GFRは遠位尿細管を流れる尿の組成（特に尿中Cl^-濃度）によって制御を受ける．遠位尿細管の緻密斑は，尿中Cl^-濃度の増加または低下を感知し，糸球体外メサンギウム細胞を経由して，輸入細動脈に信号を送り，GFRを低下または増加させる．

　第3はレニン-アンジオテンシン系である．輸入細動脈の中膜は，糸球体へ流入する直前で平滑筋細胞から顆粒細胞になる．顆粒細胞は糸球体血圧の低下，交感神経刺激，緻密斑からの尿中Cl^-濃度低下により，レニン分泌を促進する．レニンは血漿中のアンジオテンシノーゲンという蛋白を分解して，アンジオテンシンⅠというアミノ酸10個からなるペプチドを作る．アンジオテンシンⅠは肺などの血管内皮細胞が分泌するアンジオテンシンⅠ変換酵素により分解され，アミノ酸8つからなるアンジオテンシンⅡというペプチドになる．アンジオテンシンⅡは強力な全身血管収縮因子である．また，アンジオテンシンⅡは副腎皮質の球状層に働き，アルドステロン分泌を促進させる．アルドステロンは集合管上皮細胞に作用し，Naおよび水の再吸収を起こし，循環血液量を増加させ，血圧を上昇させる．レニンはアンジオテンシンⅡを生成することで，全身血圧を上昇させることに加え，輸入細動脈より輸出細動脈をより強く収縮させ，糸球体血圧を上昇させ，GFRを増加させる．この調節は全身血圧が著明に低下した際，GFRを保持するために重要である．

　糸球体限外濾過は，糸球体濾過膜で行われる．糸球体濾過膜は糸球体毛細血管を裏打ちしている有窓性内皮細胞，基底膜，糸球体上皮細胞足突起間のスリット膜からなる．内皮細胞の細胞質に開いている孔，基底膜，スリット膜を通過できる大きさの物質しか濾過されない．血漿蛋白は濾過されないが，小分子の糖やアミノ酸，水，電解質は自由に濾過される．これをサイズバリアーと呼ぶ．また，濾過膜表面は陰性荷電を呈しており，陰性荷電のアルブミンは濾過されない．これをチャージバリアーと呼ぶ．このように，濾過膜には2種類のバリアーがある．

〔池森敦子，佐々木千鶴子〕

《文献》

1) 坂井建雄ほか：人体の正常構造と機能　第5巻 腎・泌尿器　第2版．p.328-409，日本医事新報社，2012．
2) Abraham L. Kierszenbaum, MD, Phd：組織細胞生物学．内山安男監訳，p.365-389，南江堂，2006．
3) 藤田尚男ほか：標準組織学各論　第4版．p.211-242，医学書院，2010．
4) 医学生物学電子顕微鏡技術学会/WHO電子顕微鏡診断学研究研修センター：よくわかる立体組織学．渡 仲三ほか監修，p.334-371，学際企画，1999．
5) T. W. Sadler：ラングマン人体発生学 第9版．安田峯生訳，p.289-301，メディカル・サイエンス・インターナショナル，2006．

5 尿細管の機能

糸球体で濾過された濾過液を原尿と呼ぶ．原尿には，アミノ酸，グルコース glucose などの有機物，Na や K などの電解質，アンモニウムなど酸・塩基に関わる物質などが含まれている．尿細管の機能は，体液恒常性維持を目的とする生体の生理的要求に応えた尿を最終的に生成することにある．その要求された機能を発揮し，保つため尿細管は実に巧妙で複雑な機能と構造を有している．その尿細管の生理的機能と構造を現在わかっている範囲で概説する．

1 水と溶質輸送の基礎

糸球体濾過量 GFR は平均して男性で 115〜125 mL/分であり，女性で 90〜100 mL/分である[1]．したがって，1日で濾過される原尿は細胞外液量の 10 倍以上であり，循環血漿量の 60 倍以上になる．それゆえに，濾過された溶質や水分はほとんどすべてが再吸収されるが（図 XV-5-1），一方で体液恒常性維持のため排泄すべきものが尿細管で分泌され，再吸収されずに残っていなければならない．

尿細管からの再吸収には，細胞経路（transcellular pathway）と細胞間経路（paracellular pathway）が存在する．細胞を経由する場合，細胞は脂質二重膜に覆われており，荷電している粒子はそこを自由に拡散することはできない．細胞を経由するためには，細胞表面に粒子を通過させる輸送体もしくはチャネルが必要となる．その対象は分子特異的であり，対象となる分子，輸送形式，伝導性，活性化条件などにより分類され，輸送体もしくはチャネルには名前がついている．輸送形式は大きく 3 種類存在する．単純に濃度勾配や電気勾配に従って拡散させるもの（チャネル channel），細胞膜内外で特定の物質を交換で通すもの（交換輸送体 exchanger），ある特定の複数の粒子の組み合わせで通すもの（共輸送体 cotransporter）である．細胞膜は，管腔側を頂側 apical，間質・血管側を基底側 basolateral という．

尿細管上皮の細胞と細胞の間を経由する場合は，細胞間のタイトジャンクション（TJ）を通過する．通常 TJ では自由に物質が移動できないようになっている．しかし，TJ を構成する蛋白であるクラウディン claudin（20 以上の遺伝子を持つファミリー）は各尿細管区域により異なるサブタイプが存在し[2]，透過する荷電粒子の選択性を持っていると考えられている．例えば，Henle ループの太い上行脚（TAL）にある claudin 16（＝paracellin 1）と claudin 19 の変異により相乗的に同区域でのマグネシウムイオン（Mg^{2+}）の吸収が阻害され，家族性低 Mg 血症高 Ca 尿症腎石灰沈着症（FHHNC）を引き起こすことが報告

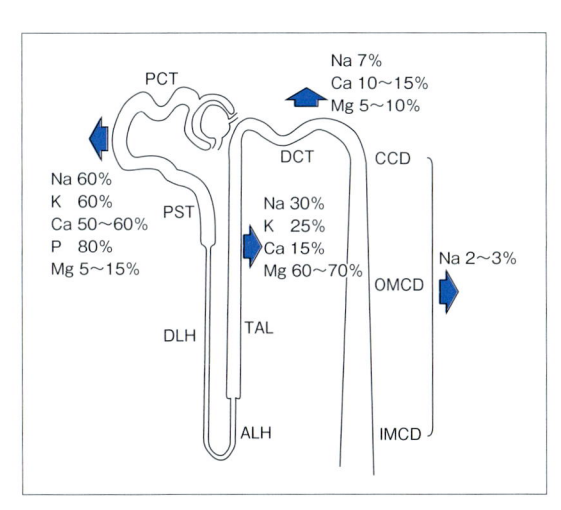

■ 図 XV-5-1 尿細管区域ごとの主なイオンの再吸収の割合

PCT：近位曲尿細管，PST：近位直尿細管，DLH：細い下行脚，ALH：細い上行脚，TAL：太い上行脚，DCT：遠位曲尿細管，CCD：皮質集合管，OMCD：髄質外層集合管，IMCD：髄質内層集合管
(Barry M, et al.：Brenner and Rector's THE KIDENEY, 8th ed. p.157, Saunders Elsevier, 2007 より改変)

されている[3〜5]．

経細胞輸送に関しても同様に，各尿細管区域により輸送体の分布が異なる．

電解質や酸塩基平衡調節など項目ごとの各論は他に譲るとして，本項では尿細管区域に分けて輸送とその制御に関して解説していく．

2 近位尿細管

近位尿細管 proximal tubule は3つの区域からなり，①近位曲尿細管（PCT），②PCTの後半から近位直尿細管（PST）の始まりまで，③PSTの残りで，それぞれ①S_1，②S_2，③S_3とされている（図 XV-5-2）．

近位尿細管は，各物質の再吸収の大半を担っている．そのため，多量のエネルギーを必要とし，細胞内にはミトコンドリアが多数含まれている．またその再吸収に必要な表面積を確保するため，多数の頂側膜の陥入が認められる．細胞膜の陥入によりS_3での頂側面積は，陥入がない場合の15倍になり，S_1においては36倍にもなる[6]．

血漿より濾過された原尿には，当然血漿に多く存在するナトリウムイオンNa^+が多数含まれており，細胞内と管腔にはNa^+の濃度勾配ができることになる．この濃度勾配を利用し，Na依存性のリン酸，アミノ酸やグルコースの共輸送が行われる．これらの有機物とともに管腔から再吸収されたNa^+の効果により管腔内の電位は陰性に傾くが（図 XV-5-3）[7]，細胞間のTJからNa^+は管腔に戻り，再利用される．以下，各物質ごとに解説する．

1 グルコース

グルコースは糸球体で自由に濾過される．濾過されたグルコースは，主に近位尿細管で再吸収されるが，最大吸収量閾値が存在し，約200 mg/dLとされている．しかし，妊娠中や片腎，糖尿病性腎症初期など過剰濾過 hyperfiltration を起こすような状況では，この濃度より低い場合でも，

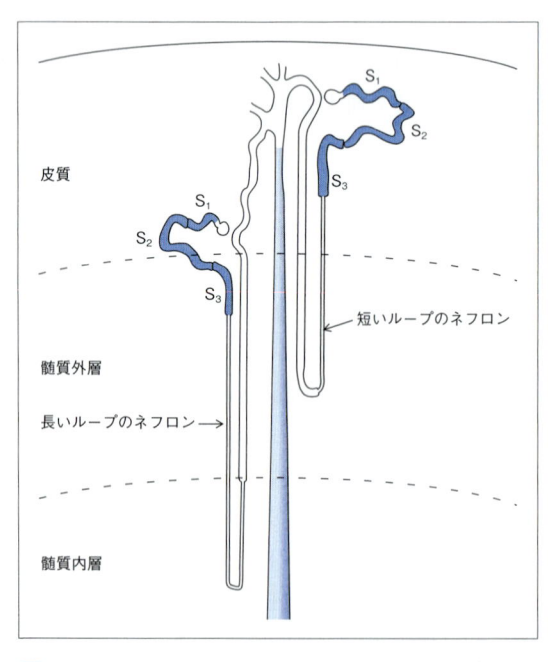

■図 XV-5-2　近位尿細管区域と Henle ループ
（Burton Davit Rose, et al.: Clinical Physiology of Acid-Base and Electrolyte disorders, 5th ed. p. 113, McGrowHill, 2000 より改変）

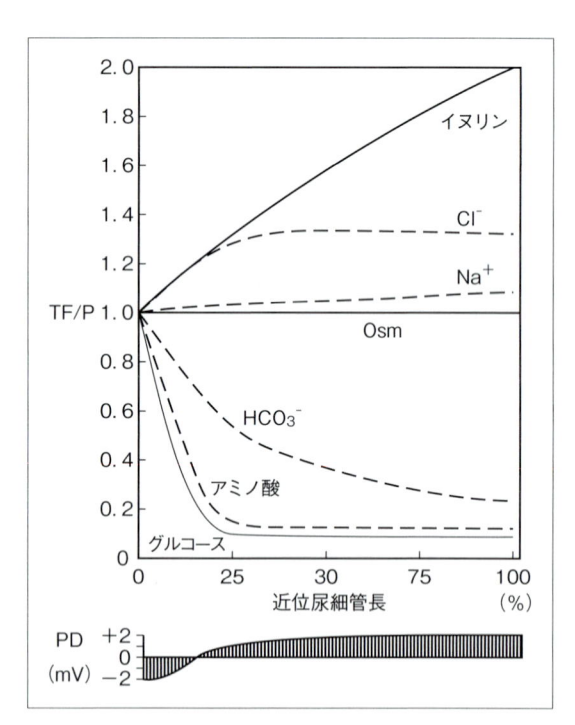

■図 XV-5-3　近位尿細管内部での溶質濃度変化と管腔電位

TF/P：管腔内液濃度/血漿濃度（イヌリンは再吸収も分泌もされないので，水分の吸収とともに直線的に増加する），PD：経上皮電位差（最初は管腔電位は陰性であるが，途中から陽性に変化する）

（Rector FC Jr, et al.: Am J Physiol, 244: F461-471, 1983 より）

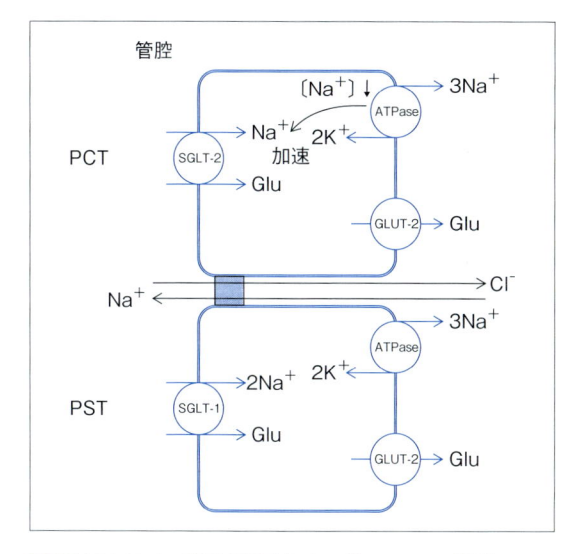

■ 図 XV-5-4　近位尿細管でのグルコース輸送
SGLT：Na-グルコース共輸送体，GLUT：グルコース輸送体
(Barry M, et al.：Brenner and Rector's THE KIDENEY, 8th ed. p.216, Saunders Elsevier, 2007 より改変)

完全に再吸収されず尿中に漏出する．臨床的には血漿濃度で 180 mg/dL を超えると尿糖が検出されることが多い．その再吸収は，主に S_1 区域で行われている．PCT 細胞は頂側に sodium glucose cotransporter-2（SGLT-2）を発現しており，1分子の Na とグルコースが細胞内に共輸送され，Na^+-K^+ ATPase により Na^+ が基底側から放出され，glucose transporter-2（GLUT-2）を介してグルコースが血中に戻る．PST では2分子の Na^+ と1分子のグルコースを共輸送する SGLT-1 が発現している（図 XV-5-4）．

2 アミノ酸

血漿中の遊離アミノ酸 amino acid 濃度は約 2.5 mM であり，1日に糸球体で濾過されるアミノ酸量は 400 mmol（約 50 g）を超える．アミノ酸の再吸収においては，ほぼすべての区域の尿細管細胞にアミノ酸輸送体は分布しているが，近位尿細管が再吸収の主要な役割を担っている．その中でも PCT が主要な役割を果たしており，この区域でほぼ9割が再吸収される．グルコースと同様に，主に Na^+ と共輸送されるが，一部は短いアミノ酸鎖（oligopeptide）として水素イオン H^+ と共輸送される経路も存在する．輸送体は 20 個のアミノ酸それぞれで個別の輸送体が存在するわけではなく，1つの輸送体を複数のアミノ酸が使用する．特定のアミノ酸が継続的に負荷されているような状況では，そのアミノ酸の再吸収のみが行われ，同じ輸送体を使用する他のアミノ酸の再吸収に支障をきたすことになる．また再吸収を行う輸送体は小腸でのアミノ酸吸収にも同様に働いている．この輸送体の異常により，シスチン結石を引き起こすシスチン尿症 cystinuria[8] や，常染色体劣性遺伝形式で嘔吐，下痢，高アンモニア血症性昏睡などを引き起こすリシン尿性蛋白不耐症 lysinuric protein intolerance[9]，小脳性運動失調や振戦，眼振，ペラグラ様光線過敏性皮疹などを引き起こす Hartnup 病[10] などを引き起こすことが知られている．

3 Na・クロール・水

❶ 管腔よりの輸送（図 XV-5-5）

Na^+ は糸球体で濾過されたうち約 60％が，近位尿細管で等張性に再吸収される．アミノ酸やグルコースなどとともに Na^+ が管腔から取り除かれることにより，初期に管腔は陰性に荷電する（図 XV-5-3）．この管腔の起電により，クロールイオン Cl^- は paracellular pathway を介して再吸収を受け，Na^+ は尿細管間質より管腔へ逆流することになる．管腔のアミノ酸やグルコース，HCO_3^- の濃度の低下は急速に引き起こされ，その後，管腔は陽性荷電に転ずる（図 XV-5-3）．

頂側の Na^+-H^+ 交換輸送体（NHE），炭酸脱水酵素（CA），基底膜の Na^+-HCO_3^- 共輸送体を介して，濾過された HCO_3^- の多部分が再吸収される（図 XV-5-5）．NHE は SLC 9 遺伝子として code されており，現在 10 個の isoform が確認されている[11]．NHE 3 が近位尿細管で重要な役割を果たしている．NHE 3 により H^+ が管腔に，Na^+ が管腔より交換輸送され，一方で Cl^--OH^- 交換輸送体を介して Cl^- を管腔より，OH^- を管腔側へ交換輸送する．この H^+ と OH^- が H_2O となり近位尿細管に発現しているアクアポリン（AQP）

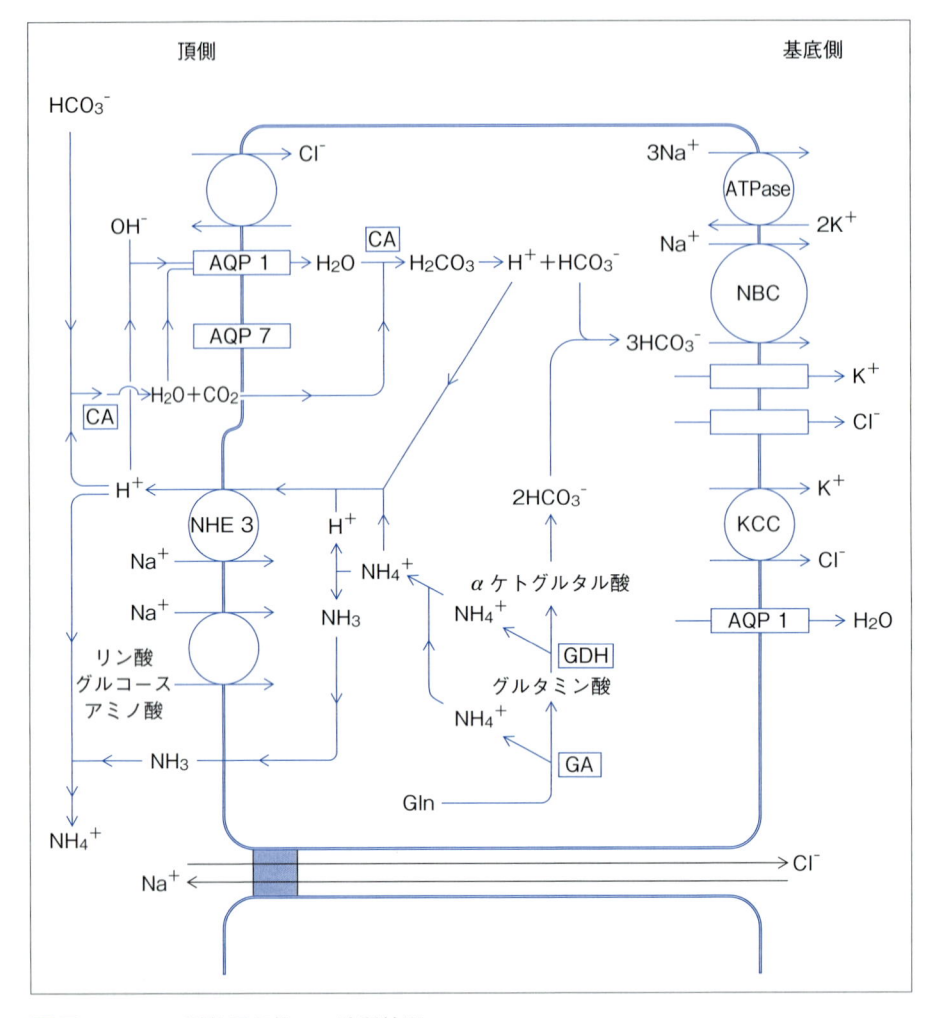

■ 図XV-5-5　近位尿細管での溶質輸送

NHE：Na⁺-H⁺交換輸送体，NBC：Na⁺-HCO₃⁻共輸送体，KCC：K⁺-Cl⁻共輸送体，AQP：アクアポリン，CA：炭酸脱水素酵素，Gln：グルタミン，GA：グルタミナーゼ，GDH：グルタミン酸脱水素酵素

(Barry M, et al.: Brenner and Rector's THE KIDENEY, 8th ed. p.216, Saunders elsevier, 2007 および Curthoys NP, et al: Am J Physiol Renal Physiol, 281: F381-390, 2001 より改変)

1，AQP 7を介して再吸収を受ける。この再吸収は，原尿から多くの物質が再吸収されたことで管腔内が低張となり，浸透圧勾配が形成されることによって行われる。事実，AQP 1を欠損したマウスでは，経上皮的な水分の輸送が50%欠落しており，管腔は低張になっていた[12]。また，その余剰の水分はAQP 7を介して輸送が行われていた[13]。

基底膜側では，Na⁺-K⁺ATPaseが主要なNa⁺の出口経路となっており，Cl⁻に関してはK⁺-Cl⁻共輸送体[14]やCl⁻チャネル[15]，Cl⁻-HCO₃⁻交換輸送体[16]などが同定されている。AQP 7は水だけでなく，グリセロールや尿素を通すアクアグリセロポリンであり，AQP 7ノックアウトマウスで著明なグリセロール尿症をきたすことがわかっている。AQP 7は虚血や薬剤による腎障害を最も受けやすい近位尿細管直部にしか存在しないことから，このような障害のマーカーに尿中グリセロールが指標になる可能性が示されている[13]。

❷ 調　節

近位尿細管でのNa⁺-Cl⁻の再吸収は多くのホルモンにより影響を受けている（図XV-5-6）[17]。腎での交感神経の調節が特に重要で，ドパミンdopamineは主要なNa⁺-Cl⁻再吸収阻害因子であ

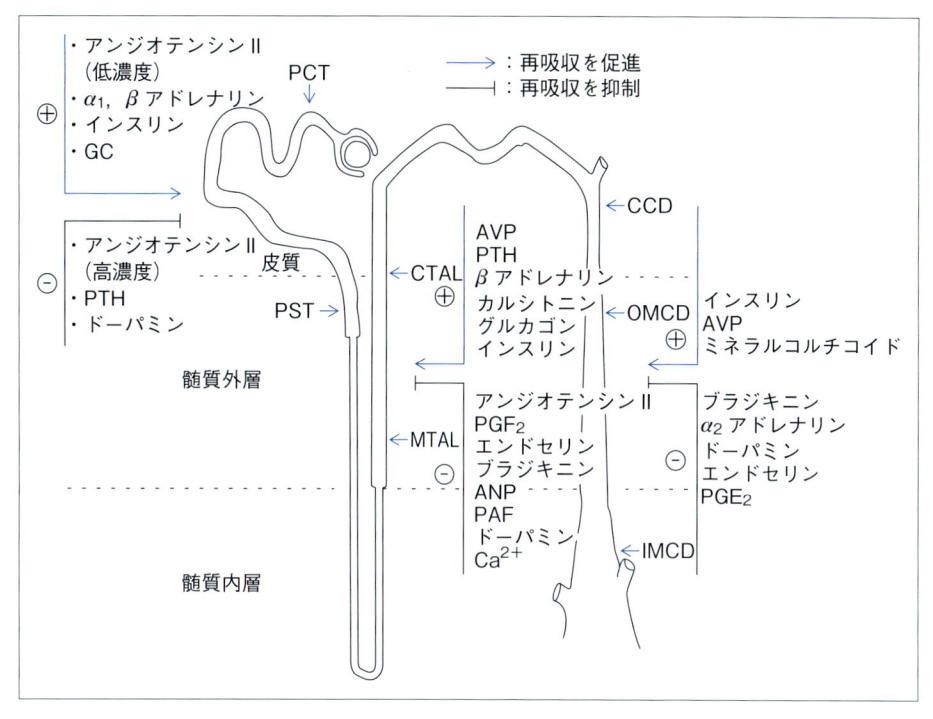

■図XV-5-6 近位尿細管，Henleループ，集合管でのNa調節因子
PCT：近位曲尿細管，PST：近位直尿細管，CTAL：皮質部の太い上行脚，CCD：皮質集合管，OMCD：髄質外層集合管，IMCD：髄質内層集合管，PTH：副甲状腺ホルモン，GC：グルココルチコイド，ANP：心房性Na利尿ペプチド，PAF：血小板活性化因子，AVP：アルギニンバソプレシン，PGE$_2$：プロスタグランジンE$_2$，MTAL：髄質部の太い上行脚，PGF$_2$：プロスタグランジンF$_2$
(Féraille E, et al.：Physiol Rev, 81：345-418, 2001より)

る．近位尿細管細胞は尿中のL-dopaを再吸収してドパミンを合成することができ，高塩食下ではドパミンの管腔への放出は増加する[18]．近位尿細管でのドパミンのNa利尿効果は，心房性Na利尿ペプチド（ANP）に影響されている．ANPは頂側のNa$^+$-H$^+$交換輸送をドパミン依存性に阻害し[19]，近位尿細管細胞膜へドパミン受容体1（D1受容体）を動員する[20]．ANPとドパミンは相乗的なNa$^+$-Cl$^-$再吸収阻害効果を持っている．アンジオテンシンII（AT II）は近位尿細管に対し2相性の効果を持っており，低用量ではNa$^+$-Cl$^-$の再吸収を亢進させるが，高用量では阻害する[21]．近位尿細管細胞はアンジオテンシノーゲン，レニン，ACEが豊富に存在し，近位尿細管管腔でのAT IIは循環血漿中の100倍から1,000倍の濃度を認めることが知られている[17]．ゆえに，近位尿細管細胞はレニンやAT IIをオートクリン・パラクリン的に分泌し，Naの再吸収を阻害していることが推測され，実際に高塩食下で，近位尿細管でのAT IIが増加している．

4 K

糸球体で濾過されたカリウムイオンK$^+$の約60％は近位尿細管で再吸収される．しかし，近位尿細管におけるK$^+$の再吸収の機序は不明な点が多い．transcellular pathwayによる輸送にはBarium感受性K$^+$チャネルの存在が示されているが[22]，paracellular pathwayのK$^+$の透過性は高く，大部分のK$^+$はparacellular pathwayにより輸送されると考えられている[23]．

5 Ca

❶ 管腔よりの輸送

糸球体で濾過されたCa^{2+}の50〜60％は近位尿細管で再吸収を受ける．K$^+$と同様に近位尿細管でのparacellular pathwayにおけるCa^{2+}の透過

性は高い[24]．したがって，Na^+の再吸収とそれに伴う水の再吸収によるCa^{2+}濃度の上昇，Cl^-のparacellular pathwayを介した再吸収，HCO_3^-の再吸収に伴う管腔の陽性荷電により電位化学的勾配に従って拡散することにより，再吸収を促進すると考えられる．

❷ 調　節

近位尿細管でのCa^{2+}の輸送は拡散によるものであり，この区域でのCa^{2+}調節は間接的なものである．この区域で調節に関与しているものに，副甲状腺ホルモン（PTH）があげられる．PTHはこの区域で，NHE 3のprotein kinase A（PKA）依存性のリン酸化からエンドサイトーシスを促進することにより，$NaHCO_3$の再吸収を阻害する[25]．その結果，管腔の水の再吸収が阻害され，Ca^{2+}の受動的な輸送が阻害される．

6 リン酸

❶ 管腔よりの輸送

糸球体で濾過されるリン酸は血漿中の約90%である．このうち80〜97%が尿細管全体で再吸収される．

近位尿細管では，糸球体で濾過されたリン酸の80%が再吸収され，PCTのみで60〜70%は再吸収を受ける．再吸収は頂側のNa^+ーリン酸共輸送体Na-Pi cotransporterを介して行われる．基底側よりのリン酸の流出のシステムは正確にはわかっていないが，非有機性陰イオンとの交換輸送によりリン酸が流出すると想定されている．

❷ 調　節

リン酸の再吸収はほとんどは近位尿細管で行われるため，ここでその調節機構に関して述べる．

食物中のP

食事でのP負荷によりPの再吸収が抑制され，逆にP制限により再吸収が増加する．この効果は急性期には，Na-Pi共輸送体の細胞膜への輸送が抑制されることによる．慢性期には，Na-Pi共輸送体遺伝子の転写自体が抑制される．この上流シグナルに関しては，まだはっきりとはわかっていないが近位尿細管細胞自体がセンサーとなっており，輸送蛋白の転写制御が行われると考えられている．

Ca

急性の高Ca血症は，以下のような理由でリン酸の排泄を阻害する．
① Caと複合体を形成することにより，限外濾過されるリン酸が減少すること．
② 高Ca血症により，腎血漿流量（RPF）とGFRが低下すること．
③ リン酸の濾過量が減少することにより，リン酸の再吸収が増加すること．

対照的に慢性の高Ca血症によっては，リン酸の再吸収は減少する．これはPTH，ビタミンD，血漿Ca^{2+}濃度自体によるものと考えられるが，詳細はわかっていない．

電解質・酸塩基

体液量増加によりNa^+の再吸収が抑制されるため，近位尿細管でのリン酸の再吸収も減少する．代謝性アシドーシスではリン酸の再吸収は減少する．これは，Na-Pi共輸送体の細胞膜への発現が減少することによる[26]．逆に代謝性アルカローシスでは，再吸収は増加する．呼吸性アシドーシス・アルカローシスも代謝性と同様に，それぞれ再吸収が減少/増加する．

ホルモン

PTHは腎でのリン酸再吸収制御に最も重要なものである．PTHにより近位尿細管でのリン酸の再吸収は減少する．ビタミンDの急性効果によりPTHと反対にリン酸の再吸収は増加するが，慢性期には腸管でのリン酸の再吸収が増加することによって，腎でのリン酸の再吸収は減少する．そのほか，ドパミンやFGF 23は腎での再吸収を抑制し，インスリンやstanniocalcin（STC）は再吸収を促進する．

7 Mg

糸球体では，血漿中のMgの70〜80%が濾過される．その約5〜15%が近位尿細管で再吸収を受ける．近位尿細管を灌流するに従って，管腔のMgの血漿濃度比は上昇するが，イヌリンよりは

低いレベルであった．そのため，近位尿細管で再吸収は受けるものの低いレベルであることが示され，主に経上皮的な輸送経路であることが推測されている．また血管側の Mg^{2+} 濃度を上昇させたところ，その再吸収は阻害された[27]ことなどから，その輸送機序は受動的なものと考えられている．

8 酸塩基（図 XV-5-5）

　酸塩基平衡を維持するために，腎には大きく2つ役割がある．1つは，糸球体で濾過された多量の HCO_3^- をほぼすべて再吸収することで，これは近位尿細管での間接的な再吸収にほぼ依存している．もう1つは新たな HCO_3^- を体内へ供給することである．これは，主に NH_4^+ を分泌することにより達成されることになる．酸の分泌によって尿中が酸性に傾くと，リン酸などの滴定酸の平衡（$H_2PO_4^- \leftrightarrow HPO_4^{2-} + H^+$）が左に傾き，結果として酸排泄に関与する．しかし，滴定酸は簡単に増やすことはできず，酸負荷に対しては主に NH_4^+ の排泄が増加することにより酸塩基のホメオスタシス（動的平衡）は維持される．

　近位尿細管では，糸球体で濾過された約90％の HCO_3^- が再吸収を受ける．この再吸収は H^+ が分泌されることにより，HCO_3^- が細胞内で形成され，基底側より HCO_3^- が再吸収されるので，結果として管腔から HCO_3^- が再吸収されているように見える．頂側からは，NHE 3 を介して Na^+ と H^+ の交換輸送により管腔へ H^+ が分泌され，基底側では，Na^+ と 3 つの HCO_3^- が NBC により血管側へ吸収される．細胞内での CA の働きにより CO_2 と H_2O から H_2CO_3 が生成され，H^+ と HCO_3^- となって供給される．細胞外に放出された H^+ は管腔よりの HCO_3^- と CA により反応し，H_2O と CO_2 となり，CO_2 は容易に細胞膜を通過するため，再利用される．H_2O も AQP 1 を介して再吸収を受ける．この H^+ 分泌の核となる CA を阻害するアセタゾラミド投与により，近位尿細管での H^+ 分泌は阻害されることになる．

　また，管腔や細胞外からグルタミン（Gln）が供給され，酸負荷条件下ではミトコンドリアの Gln 特異的輸送体が活性化し，ミトコンドリア内に Gln が細胞質より流入する．ミトコンドリア内で Gln は完全に代謝されることにより，2個の NH_4^+ と 2 個の HCO_3^- を供給する．NH_4^+ は，NHE 3 を介して管腔へ分泌される経路（NHE 3 では NH_4^+ も H^+ の代わりとして Na^+ と交換輸送される）と，$NH_4^+ \rightarrow NH_3 + H^+$ となって NH_4^+ は細胞膜を通過しないが，NH_3 は細胞膜を通過するため，管腔へ拡散し，管腔内で H^+ と反応して NH_4^+ となって排泄される．

　影響を与える因子としては，体液量減少により血漿中の ATⅡ が増加し，ATⅡ により近位尿細管での $NaHCO_3$ の再吸収が増加する．

3 Henle ループ

　Henle ループは，細い下行脚（DLH），細い上行脚（ALH），そして TAL の区域に分類される．糸球体の起源が表層と皮質中間層にある短いループのネフロンは，下行脚が短く髄質外層の内側までである．このネフロンでは，Henle ループのヘアピンカーブに近づくにつれ，突然 TAL に変わる．傍髄質の糸球体に起源を持つ長いネフロンは，長い ALH があってから TAL に変化する．最も短いネフロンの TAL は完全に皮質にあり，一方で長いネフロンの TAL は髄質内層と髄質外層の間に始まりがある．このように TAL の髄質と皮質の比率は与えられたネフロンの長さによる．つまり，表層のネフロンは主に皮質に TAL（cortical TAL：cTAL）があり，傍髄質のネフロンは，主に髄質に TAL（medullary TAL：mTAL）が存在する（図 XV-5-2）．

1 Na・クロール・水

❶ 管腔よりの輸送

　DLH には AQP 1 の発現が多く認められ，水の透過性が認められる．しかし，ミトコンドリア，および基底側の Na^+-K^+ATPase を欠いており，NaCl の透過性は有意に減少している．一方で，

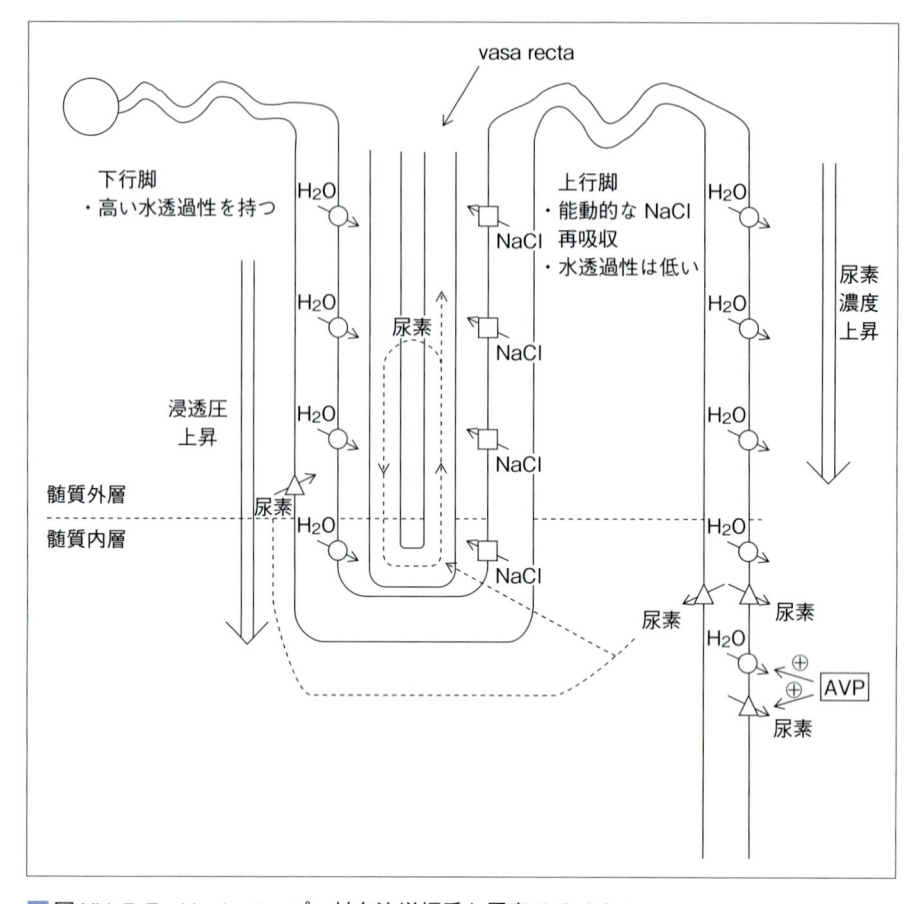

■ 図 XV-5-7　Henle ループ　対向流増幅系と尿素リサイクル
Henle ループの上行脚の K⁺ の流れは省略している.
vasa recta：腎直細動脈，AVP：アルギニンバソプレシン
(Burton Davit Rose, et al.：Clinical Physiology of Acid-Base and Electrolyte disorders, 5th ed. p. 130, Mc-GrowHill, 2000 および Barry M. et al.：Brenner and Rector's THE KIDENEY, 8th ed. p. 317, Saunders Elsevier, 2007 より改変)

TAL は水の透過性を欠いており，頂側で Na⁺-K⁺-2Cl⁻ 共輸送体（NKCC 2）が認められる．この性質の違いによる対向流増幅により，間質の浸透圧は皮質から髄質にいくに従い上昇する（図XV-5-7）．間質の浸透圧はヒトでは最高で 1,000～1,200 mOsm/kg まで上昇するが，この濃縮能力はループの長さにより異なり，長いループのほうが効率的にこの浸透圧勾配を作り出すことができる．集合管が浸透圧勾配を持つ間質を通過するとき，その細胞の水透過性に従って，尿の濃縮が行われる．浸透圧勾配形成に関する能動的な輸送は，TAL における NKCC 2 のみである．この NKCC 2 はフロセミドにより阻害を受け，浸透圧勾配形成障害を起こし，結果として濃縮尿形成ができなくなる．NKCC 2 の先天的な機能低下異常は乳幼児期からの脱水，低 K 血症，高レニン・高アルドステロン症を特徴とする古典的 Bartter 症候群（I 型）を引き起こす．フロセミドを使用すると尿の濃縮障害，体液量減少を引き起こす．これが長期にわたると，遠位尿細管が過形成し，NKCC 2 の機能抑制を代償するように NaCl の再吸収能力が増加してくる[28]．サイアザイド系利尿薬単独ではあまり効果がなくても，慢性的なループ利尿薬使用下でサイアザイド系利尿薬を併用すると，多くは顕著な効果が認められる根拠になっている．また近位尿細管ほど顕著ではないものの，NHE 3 は TAL で頂側の Na⁺ の再吸収に関与しているが，基底側の Cl⁻-HCO₃⁻ 交換

輸送体と共役することで，結果としてHCO₃⁻の再吸収という役割を演じていると考えられる．

NKCC 2を介しての再吸収はNa⁺，Cl⁻，K⁺すべての要素がなければ輸送機能は激減する．細胞外液に多いNa⁺とCl⁻は当然原尿には多く含まれているが，K⁺はNa⁺やCl⁻と比較すると明らかに運搬されてくる量は少ない．NKCCによる再吸収を維持しているメカニズムは，NKCCにより細胞内に再吸収されたKがrenal outer medullary K⁺ channel（ROMK）というK⁺チャネルを介して管腔側へ戻されることによる．NKCC 2により再吸収されたK⁺の実に約90%が管腔側へ戻される[29]．このROMKの機能異常によりBartter症候群II型が引き起こされる．基底膜ではCLC-K2（kidney-specific Cl⁻ channel-2，ヒトではCLC-Kb）により細胞内から血管側へCl⁻は輸送される．これらNa⁺，K⁺，Cl⁻などの動きにより，管腔側は15〜20 mA程度に陽性荷電することになる．この陽性荷電が駆動力となり，paracellular pathwayを介してNa⁺，Ca²⁺，Mg²⁺が再吸収される．

基底側を見てみると，Na⁺-K⁺ATPaseがNa⁺の主要な出口となっており，Cl⁻は主に2種類のCLC（CLC-KaとCLC-Kb）とその両者のサブユニットであるbarttinという蛋白が複合体を形成し，その複合体を介して再吸収される．このCLC-Kbとbarttinの異常により生じるBartter症候群もあり，それぞれIII型，IV型に分類されている．CLC-KaはALHに多く存在しており，CLC-K1ノックアウトマウス（マウスでのK1はヒトのKaに相当する）では，AQP1ノックアウトマウスと類似したバソプレシン抵抗性の尿崩症を引き起こすことが明らかになっており[30]，Henleループでの対向流濃縮系に深く関与をしていることが示されている．

❷ 調　節（図XV-5-8）

図XV-5-6に示したように，種々のホルモンにより調整を受けているが，主なものに関して解説する．

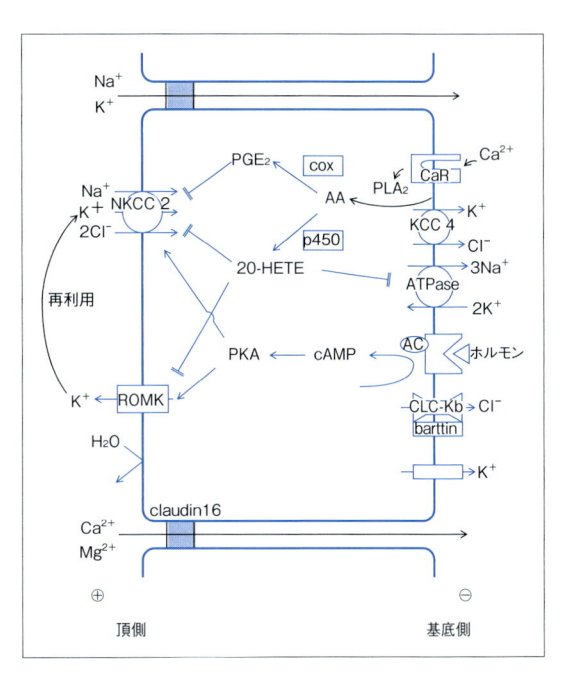

図XV-5-8　太い上行脚での輸送と制御

NKCC 2：Na⁺-K⁺-Cl⁻共輸送体，KCC：K⁺-Cl⁻共輸送体，CaR：カルシウム感知受容体，PLA 2：ホスホリパーゼA2，AA：アラキドン酸，20-HETE：20-ヒドロキシエイコサテトラエン酸，COX：シクロオキシゲナーゼ，PGE₂：プロスタグランディンE₂，PKA：プロテインキナーゼA，AC：アデニル酸シクラーゼ

（Hebert SC : Kidney Int Suppl, (91) : S28-33, 2004 より改変）

正の制御因子

アルギニンバソプレシン（AVP）はおそらくTALでのNa⁺-Cl⁻の輸送調節において，正の制御を中心的に担っていると考えられている．TAL細胞はV₂ receptor（V₂R）にAVPが作用することにより，細胞内のサイクリックアデノシン1リン酸（cAMP）の上昇を導く．このcAMPはPKAを介してNKCC 2を活性化する．

ROMKは，PKAにより直接3つのセリン残基部位（Ser-44, Ser-219, Ser-313）にリン酸化を受ける．少なくとも2つの部位のリン酸化がROMKの機能発現の検出に必要であり[31]，PKAにより正に制御を受けていることが示唆されている．

負の制御因子

負の制御因子としては特に，細胞外のCa²⁺とプロスタグランディンE₂（PGE₂）があげられる．これらにより，電解質輸送は劇的に減少す

る。細胞外Ca^{2+}イオンはTALに多く存在しているカルシウム感知受容体（CaR）を介して機能を発現する。CaRは，①細胞内にあるアデニル酸シクラーゼadenylate cyclase（AC）を抑制しcAMPを減少させる働きと，②ホスホリパーゼA_2 phospholipase A_2（PLA_2）を活性化し，細胞膜を構成するリン脂質よりアラキドン酸（AA）を誘導する作用がある。アラキドン酸は，P450-ω水酸化酵素により20-ヒドロキシエイコサテトラエン酸（20-HETE）へ代謝される経路とシクロオキシゲナーゼ2（COX2）によりPGE_2に代謝される経路に分かれる。20-HETEへの変換がTALでは優位である。20-HETEは頂側のNKCC 2とROMKを抑制し，基底側のNa^+-K^+ATPaseも阻害する。PGE_2はNKCC 2に対して抑制的に働き，さらにCOX2活性化作用を持っている腫瘍壊死因子α（TNF-α）を誘導する作用もある。

このCaRの臨床的な重要性は，副甲状腺機能低下症や低Ca血症患者における表現型に著明に表れている。これらの患者では低K血症性アルカローシス，多尿，レニンとアルドステロンaldosterone（Ald）の血漿濃度の上昇などが認められる。またCaRの過剰な作用によるNKCC 2の抑制は，まれなV型Bartter症候群の原因となっている[32]。

2 K

Henleループにおいては，糸球体で濾過されたK^+の約25%が再吸収される。しかし，K^+はNaのところで述べたように，単純に再吸収されるのではなく，再吸収されたものが再び管腔へ分泌されリサイクルされ，管腔を陽性に荷電する主要な役割を果たしている。近位尿細管とHenleループで90%程度のK^+が受動的に再吸収される。最終的なK^+の排泄は，皮質集合管と髄質外層集合管の主細胞から管腔内へのK^+分泌によって決定される。

3 Ca

糸球体で濾過されたCa^{2+}の約15%がTALにて再吸収を受ける。その再吸収はNKCCによる等電位性のNa^+, K^+, Cl^-の細胞内への再吸収の後に，K^+が管腔に流出することにより形成された電位勾配を利用して行われる。TJに存在するclaudin 16を介してCa^{2+}がこの形成された電位勾配により受動的に再吸収される（図XV-5-8）。高Ca血症ではTALの基底側にあるCaRの活性化を介してcAMPが減少し[33]，NKCC, ROMKの活性化を阻害することで電位勾配形成を阻害し，Ca^{2+}の再吸収は減少する[34]。PTHはおそらくclaudin 16の透過性を増すことで，電位依存性のCa^{2+}再吸収を促進すると考えられている。しかし，TALでは皮質部の太い上行脚（cTAL）と髄質部の太い上行脚（mTAL）でCa^{2+}輸送の機序が異なっている可能性が示唆されている。*in vitro*（試験管内）ではあるが，管腔の電位をゼロにすると，mTALでは再吸収はゼロになったものの，cTALでは能動的な輸送が認められ，PTH投与によりその再吸収は増加したとの報告があり[35]，PTHのCa^{2+}再吸収にcTALでは，能動輸送も関与している可能性がある。

4 リン酸

Henleループでは，リン酸の再吸収はほとんど行われていない。

5 Mg

TALがMg再吸収の主要な区域である。濾過されたMgの約60～70%がTALで再吸収を受ける。Mgに関してもCaと同様の再吸収の機序を持っており（図XV-5-8），主に受動的なparacellular pathwayを介した管腔よりの輸送であるが，グルカゴンと抗利尿ホルモン（ADH）がcTALにおいて管腔電位の変化をほとんど伴わず能動的な輸送をしているとの報告もあり[36,37]，能動輸送も付加的な役割をしている可能性がある。

6 酸塩基

Henleループでは，糸球体で濾過されたHCO_3^-

の約8%が再吸収を受ける．そのほとんどがTALで再吸収される．TALにもNHEが存在し，管腔へのH$^+$の分泌を行うと同時に基底側にはNa$^+$-HCO$_3^-$共輸送体，K$^+$-HCO$_3^-$共輸送体，Cl$^-$-HCO$_3^-$交換輸送体が存在し，HCO$_3^-$の再吸収を担っていると考えられる．酸性条件下では，NHE3や基底側のNa$^+$-HCO$_3^-$共輸送体が増加することで，酸塩基平衡を保っている．またAld，AT II，PGE$_2$，PTH，グルカゴンは，TALでのNHE3を抑制することでHCO$_3^-$の再吸収を阻害している．しかし，その生理学的役割に関しては不明な点が多い．生理学的に重要な事項としては，NKCC 2やKチャネルを介して，K$^+$の代わりに一部アンモニウムイオン（NH4$^+$）が再吸収され，髄質にNH4$^+$を蓄積する．蓄積したNH4$^+$は間質を経由してシャントを形成するようにして髄質集合管に直接NH3を供給する[38]（詳細は集合管の酸塩基の項を参照）．

7 尿細管糸球体フィードバック

GFRは，尿細管管腔を流れる液流量によっても調整されている．皮質のHenleのループのTALの終末から遠位曲尿細管（DCT）にかけて存在する緻密斑 macula densa がその役割を担っている．例えば，腎灌流量の増加によりGFRが増加すると，緻密斑に到達する尿細管液流量が増加する．それに反応して輸入細動脈が収縮し，GFRに反映される．この対応により緻密斑付近の管腔内液流量が減少調節するという結果になる．このことを尿細管糸球体フィードバック（TGF）という（図XV-5-9）[39]．このTGFの調節により，最終的に細かい調整を行う遠位尿細管や集合管に管腔内液を供給し，同部位が尿の"質"の調節を行う環境を保っていると考えられる．

尿細管の流量は，緻密斑でのNKCC 2による管腔イオンの再吸収により感知される．事実，フロセミドによりNKCC 2を阻害することで，TGF反応が阻害される．管腔への運搬量依存性のNKCCの再吸収により，Na$^+$-K$^+$ATPaseが活性化し，アデノシン3リン酸（ATP）が分解す

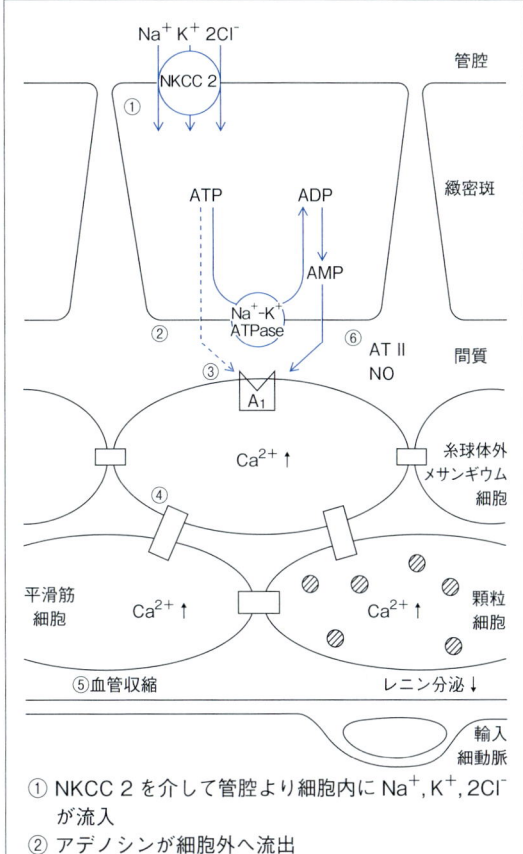

① NKCC 2を介して管腔より細胞内にNa$^+$，K$^+$，2Cl$^-$が流入
② アデノシンが細胞外へ流出
③ A$_1$受容体を活性化
④ ギャップジャンクションを通って顆粒細胞や平滑管細胞内のCa^{2+}イオン濃度が上昇
⑤ 輸入細動脈収縮およびレニン分泌抑制
⑥ AT IIやNOはこの系を調節している

図XV-5-9　尿細管糸球体フィードバック機構
NKCC：Na$^+$-K$^+$-Cl$^-$共輸送体，AT II：アンジオテンシンII，NO：一酸化窒素，A$_1$：アデノシンA$_1$受容体
（Vallon V：News Physiol Sci, 18：169-174, 2003 より）

る．分解したATPは，アデノシン2リン酸（ADP）を経てアデノシン1リン酸（AMP）となり細胞外へ放出される．糸球体周囲細胞のAMPレセプター（A1）に作用し，細胞内へのCa^{2+}流入を引き起こす．この脱分極により，血管収縮性物質の放出やレニン分泌が行われる．このように，TGFにおいてはAMPが非常に重要な役割を果たしている．また，調節因子として考えられているのは，AT IIとNOがある．AT IIの阻害によりTGFの機能は減少する．一酸化窒素合成酵素（NOS 1）が緻密斑に局在して認めら

れ，そのNOS1ノックアウトマウスにおいてTGF系は促進される．以上から，この系はATIIが促進因子として，NOが阻害調節因子として調節されていることを示唆している．

インスリン抵抗性糖尿病モデルにおいてTGFの機能が落ちることが認められており[40]，初期の糖尿病性腎症過濾過を説明することができる．また，糸球体メサンギウム細胞の周期的な進展-弛緩刺激による基質の増生が in vitro で示されており[41]，糖尿病性腎症発症の機序の一端を担っていることが示唆されている．

4 遠位曲尿細管・接合尿細管

遠位尿細管（DCT）は，早期（DCT1）と後期（DCT2）に分かれ，DCTと皮質集合管（CCD）の間に接合尿細管（CNT）が存在する．主なチャネルの分布に関してまず解説する（図XV-5-10）[42〜44]．DCT1の特異的マーカーとなりうるのは，パルブアルブミン（PV）であり，DCT1に特異的に発現している．DCT1とDCT2においてはNa^+-Cl^-共輸送体（NCC）と transient receptor potential channel melastin-like 6（TRPM6，この変異により低Mg血症と二次性低Ca血症を引き起こす）が発現している．またDCT2とCNTは上皮型ナトリウムチャネル（ENaC），transient receptor potential channel vanilloid-like 5（TRPV5），transient receptor potential channel vanilloid-like 6（TRPV6），Na^+-Ca^{2+}交換輸送体（NCX1），細胞膜カルシウムポンプ（PMCA）細胞質Ca結合蛋白（CBP-D_{28k}）を発現している．

1 Na・クロール

❶ 管腔よりの輸送

DCTでは糸球体で濾過されたNa^+-Cl^-の約10%までを再吸収している．DCTにおける管腔よりの再吸収の主役は，サイアザイド系利尿薬感受性のNCCである．NCCは電位によらず，等電位性にNa^+とCl^-を再吸収する（図XV-5-11）．

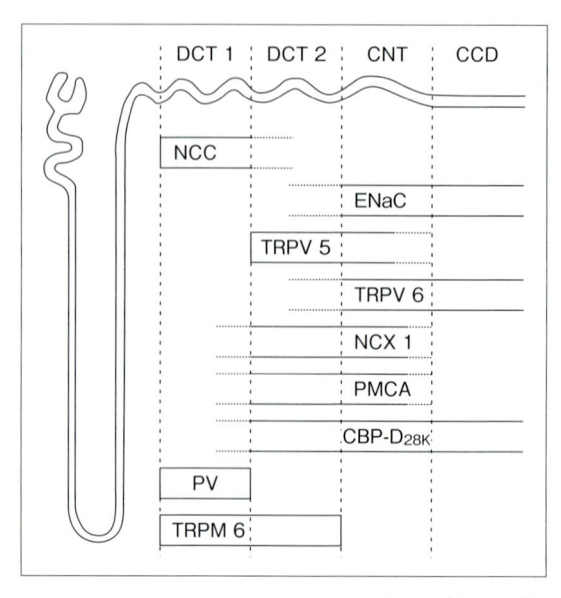

図XV-5-10 遠位ネフロンのNa^+，Ca^{2+}，Mg^{2+}の輸送体分布

DCT：遠位曲尿細管，CNT：接合尿細管，CCD：皮質集合管，NCC：Na^+-Cl^-共輸送体，TRPM6：transient receptor potential channel melastin-like 6，ENaC：上皮型ナトリウムチャネル，TRPV5：transient receptor potential channel vanilloid-like 5，TRPV6：the epithelial Ca^{2+} channel, Ca^{2+} inward regurated by 1, 25(OH)D_3, ECaC 2，NCX1：Na^+-Ca^{2+}交換輸送体，PMCA：plasma membrane Ca^{2+} ATPase，CBP-D_{28k}：細胞質Ca結合蛋白，PV：parvalbumin
（Nijenhuis T, et al.：J Am Soc Nephrol, 14：2731-2740, 2003 および Voets T, et al.：J Biol Chem, 279：19-25, 2004 および Loffing J, et al.：Am J Physiol Renal Physiol, 281：F1021-1027, 2001 より改変）

このNCCの先天的な機能低下異常により，家族性常染色体劣性遺伝形式の低K性アルカローシス，低Mg血症，低Ca尿症を特徴とするGitelman症候群を引き起こす．興味深いことに，NCCをコードしている遺伝子 *SLC12A2* をホモで欠損しているマウスではDCT1が著明に萎縮しており[45]，サイアザイド系利尿薬を使用することでDCT細胞のアポトーシスを著明に促進する[46]などの事実から，DCT区域の成長の調整や制御もNCCが担っていることが考えられている．

DCT2からCCDで発現しているものが，ENaCである．CNTやCCDではENaCが主要なNa^+再吸収機構である．

基底側には，他のネフロンの区画と同様に，Na^+の出口としてNa^+-K^+ ATPaseが存在する．Cl^-に関しては，K^+-Cl^- cotransporter 4（KCC4）が存在し，等電位性なCl^-の出口となってい

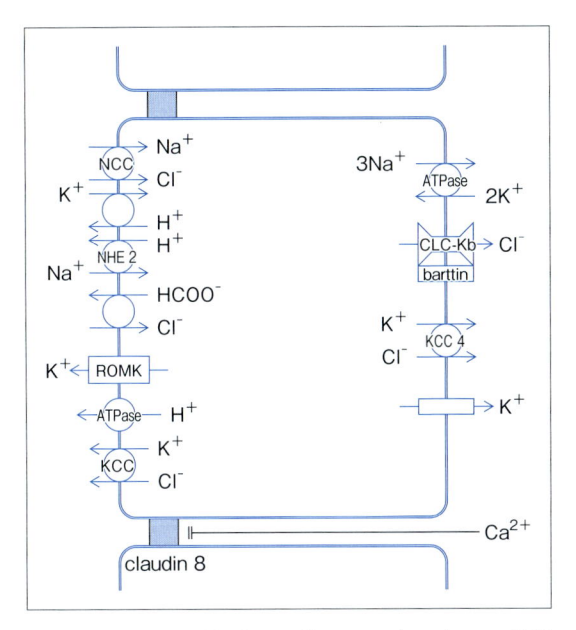

■ 図 XV-5-11　遠位曲尿細管での Na$^+$，K$^+$，Cl$^-$ 輸送
NCC：Na$^+$-Cl$^-$ 共輸送体，KCC：K$^+$-Cl$^-$ 共輸送体，ROMK：renal outer medullary K$^+$ channel，NHE：Na$^+$-H$^+$ 交換輸送体，CLC-Kb：クロライドチャネル Kb
(Barry M, et al.：Brenner and Rector's THE KIDENEY, 8th ed. p. 175, Saunders Elsevier, 2007 より改変)

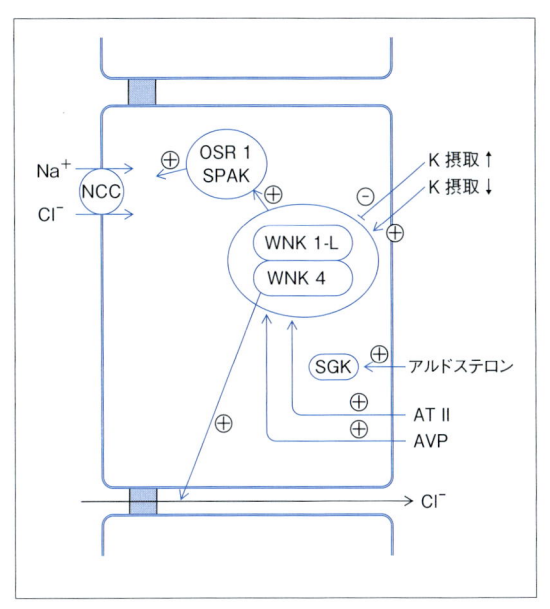

■ 図 XV-5-12　WNK による制御
OSR 1：oxidative stress responsive kinase 1，SPAK：STE 20-like proline and alanine-rich kinase，NCC：Na$^+$-Cl$^-$ 共輸送体，SGK：serum and glucocorticoid-induced kinase，WNK：WNK キナーゼ with no lysine (K) kinase
(Uchida S：Pflugers Arch, 460：695-702, 2010 より改変)

るが，CLC-Kb も発現している．CLC-Kb を介した Cl$^-$ の流出のほうが KCC 4 を介するよりも優位であると考えられている．

❷ 調　節

DCT では NCC の再吸収量の増加に従い，形態学的な変化（肥大化）と NCC 発現の増加が起きる．これらの引き金となっている主な現象として，再吸収されるべき Na$^+$-Cl$^-$ の遠位尿細管への運搬の増加（典型的にはループ利尿薬使用）と，ミネラルコルチコイドの作用があげられる．逆にサイアザイド系利尿薬の使用やスピロノラクトン投与により NCC は減少する．

最近 NCC の調節因子として注目を集めているのが，WNK〔with no lysine (K)〕kinase である．WNK 1 と WNK 4 はヒトで，高血圧，高 K 血症，代謝性アシドーシス，RAA 系の抑制を特徴とする常染色体優性遺伝形式をとる偽性低アルドステロン症 II 型（PHA II＝Gordon 症候群）の原因遺伝子として 2001 年に報告された．この発見により WNK 1，特に WNK 4 の NCC への作用が明らかにされてきている．WNK 1 の変異はイントロン 1 の欠損であり，患者白血球での WNK 1 の mRNA の増加が報告されている[47]．WNK 1 は細胞質に，WNK 4 は頂側付近や TJ に発現が認められている．WNK 4 はセリン/スレオニンリン酸化酵素（kinase）であり，oxidative stress responsive kinase 1 (OSR 1)/STE20-like proline and alanine-rich kinase (SPAK) のリン酸化を介して，NCC をリン酸化することで，活性型 NCC が増加する[48]．また WNK 4 の調節因子としては，K 制限食，Ald により賦活化される．また短期的にではあるが AT II による直接の効果も認められている[49]．K 過剰摂取により，抑制を受ける．インスリンが NCC の正の制御因子としての作用を持っていることがわかっており，その制御系に WNK 4 や SPAK が関与していることが考えられている（図 XV-5-12）[50]．

2　K

近位尿細管と Henle ループで，糸球体で濾過された K$^+$ の約 90% が再吸収を受ける．最終的な排泄の調整は，Henle ループ以後のネフロンで行

われる．遠位尿細管では，NCCの発現とともにROMKの発現が認められている．細胞内にはK^+が多く，ROMKチャネルにより分泌されるK^+の量は電位化学的勾配に従う．もともと，細胞内は陰性に荷電しており，細胞内にK^+は多い．よって電位勾配と濃度勾配は相殺するような環境下にあり，チャネルを通じてのK^+の動きは通常あまりない．電位の変化は主にNa^+，Cl^-などの動きが主なファクターとなるが，この区域でのこれらの再吸収は前述したように，等電位性の再吸収を行っており，この再吸収増加によってはあまり左右されないことになる．

またほかに，KCCの発現が遠位尿細管頂側に認められており，DCTでのK^+分泌に関与していると考えられている．KCCは等電位性の分泌であり，電位によらず，管腔のCl^-濃度が減少するとK^+-Cl^-の分泌が増加することが報告されている[51]．またバソプレシンにより頂側のKCCが活性化し，K^+分泌が増加することが示唆されている[52]．最終的なK排泄の細かい調整はCNT，CCD，髄質集合管（MCD）で行われる．

3 Ca

❶ 管腔より輸送

DCTとCNTとCCDで，糸球体で濾過されたCa^{2+}の約10〜15％が再吸収を受ける．これら遠位ネフロンでは管腔内は陰性になっており，さらに管腔内のCa^{2+}の濃度は血清よりも低い．よって，管腔からの再吸収はすべて能動輸送の形式をとる．またDCT/CNTでのparacellular pathwayでのCa^{2+}の"back flux（逆流）"はほとんどなく，無視できるものである．

Ca^{2+}の輸送を3つの部分に分けて解説する（図XV-5-13）．

第1に，頂側からの輸送である．頂側にはTRPV 5，TRPV 6というチャネルが存在する．TRPVはTRPのカチオンチャネルサブファミリーの1つである．細胞内のCa^{2+}の濃度は血漿の約1万分の1以下と非常に低いレベルに保たれている．この濃度差を勾配にして，これらのチャネ

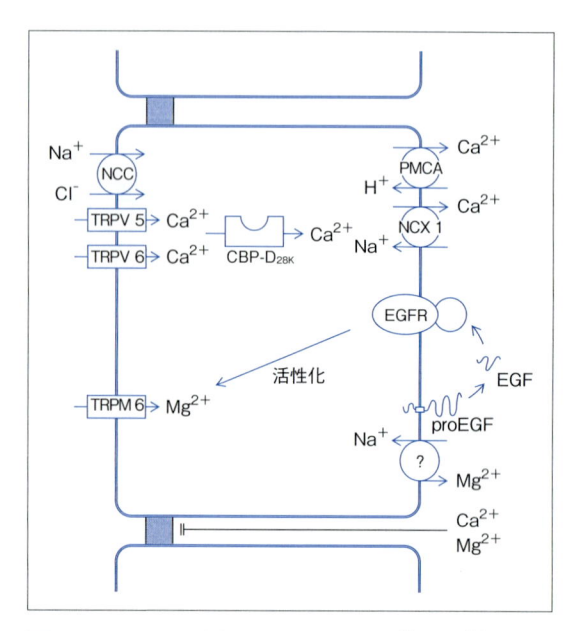

■図XV-5-13　遠位曲尿細管でのCa^{2+}，Mg^{2+}の輸送
NCC：Na^+-Cl^-共輸送体，TRPM 6：transient receptor potential channel melastin-like 6，TRPV 5：transient receptor potential channel vanilloid-like 5，TRPV 6：transient receptor potential channel vanilloid-like 6，NCX 1：Na^+-Ca^{2+}交換輸送体，PMCA：細胞膜カルシウムポンプ，CBP-D$_{28k}$：細胞質Ca結合蛋白，EGFR：上皮成長因子受容体
(Groenestege WN, et al. : J Clin Invest, 117 : 2260-2267, 2007 および Barry M, et al. : Brenner and Rector's THE KIDNEY, 8th ed. p. 187, 197, Saunders Elsevier, 2007 より改変)

ルより細胞内にCa^{2+}イオンが流入する．TRPV 5を介したCa^{2+}の流入が非常に重要な役割を果たしており，TRPV 5ノックアウトマウスではTRPV 6が保たれていても，尿のCa^{2+}は増加していたという報告もある[53]．TRPV 6はTRPV 5と似たような機能を持っていることがわかっている．主に十二指腸に発現し，Ca^{2+}の輸送に関わっていると考えられる．腎でも発現が認められているが，その腎での機能は十分にはわかっていない．TRPV 5のC末端で作用する補足的な蛋白が複数存在する．たとえば，S 100A10（S 100蛋白のサブファミリー）はアクチン細胞骨格とリンクし，TRPV 5の細胞膜への輸送と安定化に関与しているとされる[54]．

第2に，細胞質での基底膜への輸送である．頂側から吸収されたCa^{2+}は，CBP-D$_{28k}$というCa結合蛋白質を介して基底側へ輸送される．このCBP-D$_{28k}$の発現は1,25(OH)ビタミンDにより

増加する.

　第3に,基底側からの流出である.基底膜からの流出に関わるのは,細胞膜カルシウムポンプ(PMCA)とNCX1の2つが明らかになっている.この2つのうち,NCXが細胞内からのCa^{2+}輸送の主要な役割を果たしている.NCX1はヒトでは,CNTに最も強く発現し,DCT,CCDではより少ない.この交換輸送体は,Na^+-K^+ATPaseにより細胞内から細胞外へ,Na^+が輸送されることにより形成されるNa^+濃度勾配を利用している.そのため,二次性能動輸送といえる.3〜4個のNa^+と1個のCa^{2+}イオンとの交換でCa^{2+}を細胞外へ輸送する.PMCAはATPを使用して輸送するポンプである.PMCAは真核細胞すべてに発現しており,細胞内Ca^{2+}濃度を低いレベルに保つ役割をしており,ハウスキーピング遺伝子であると考えられる.

　前述したとおり,paracellular pathwayを介した輸送はほとんどない.遠位の尿細管のタイトジャンクションにはClaudin 8が存在し,これによりCa^{2+}を含め,陽イオンのparacellular pathwayを介した輸送は阻害されている.

❷ 調　節

1. Ca

　高Ca血症では,CaRの活性化を介して細胞内のcAMPが減少することにより,TRPV5の細胞膜発現レベルが減少して尿細管でのCa^{2+}の再吸収が減少する.

2. アシドーシス・アルカローシス

　アシドーシスにより,DCTでのTRPV5を介する再吸収は減少する.逆にアルカローシスで増加する.さらに,慢性の代謝性アシドーシスの環境下ではTRPV5とCBP-D$_{28k}$のmRNAと蛋白発現量は増加し,逆に代謝性アルカローシスでは減少することがマウスレベルでは確認されている.これはアシドーシス下で,尿中Ca^{2+}が増加する根拠と考えられる.

3. 副甲状腺ホルモン

　DCTとCNTはPTHの作用の主要な区域である.PTHによりこれらの区域では経上皮的な電位に関係なく,Ca^{2+}の吸収が促進される.この効果は,cAMP/PKAを介している.PTH投与により,細胞内のPTH依存性のcAMPが存在することや,cAMPアナログ投与によりPTHと同様の反応が認められることが,このことを支持している.PTH投与により細胞外のCa^{2+}が細胞内へ流入することが促進されることから,TRPV5に関与していると考えられているが,その詳細な機序はいまだ不明である.しかし,副甲状腺摘出による慢性的なPTHの低下が1週間以上続くと,TRPV5やCBP-D$_{28k}$,NCX1の発現が抑制されることがわかっている.

4. ビタミンD

　ビタミンDの,腎でのCa^{2+}再吸収に与える影響はPTHよりも少ない.ウサギでの検討ではCCD細胞において,1,25(OH)ビタミンDはCa^{2+}輸送に関与するCBP-D$_{28k}$蛋白の発現を有意に増加させたという報告がある[55].ビタミンDノックアウトマウスでは,TRPV5,NCX1,CBP-D$_{28k}$のmRNAは低下しており,ビタミンD投与により回復している[56].

　また,ビタミンDはTRPV5結合蛋白であるS100A10などの蛋白の発現を増加させる.これらの作用が総合して,ビタミンDは腎でのCa^{2+}再吸収を促進するものと考えられる.

5. カルシトニン

　カルシトニンcalcitoninレセプターは,ヒトではcTAL,mTAL,DCTに存在する.生理学的量を超えたカルシトニンは高Ca尿症を引き起こすが,生理的な量では,腎でのCa^{2+}の流出を減少させる.これは,単純に低Ca血症による部分もあるが,カルシトニンの直接の作用も関与していると考えられている.

6. 組織カリクレイン

　組織カリクレインtissue kallikreinはセリンプロテアーゼの一種で,DCTとCNTに発現しており,低Ca食にて上昇する.また組織カリクレインノックアウトマウスでは高Ca尿症を発症する.組織カリクレインはキニノーゲンkininogensを分解し,活性型キニンactivate kininsを誘導す

7. 利尿薬

NCC をブロックするサイアザイド系利尿薬投与により，急性期では DCT での Ca^{2+} 再吸収を亢進させることにより，尿への Ca^{2+} の流出は減少する．慢性期にも低 Ca 尿症となるが，これは NCC の機能不全である Gitelman 症候群と同様の機序で，近位尿細管での Ca^{2+} 再吸収促進によるものと考えられている．

4 リン酸

通常食では，DCT でのリン酸の再吸収は検出できないが，P 制限食とすることにより遠位尿細管での微量な再吸収を検出することができる．そのメカニズムはわかっていないが，何らかの能動輸送が関わっていると考えられている．

5 Mg

❶ 管腔よりの輸送

DCT と CNT では，糸球体で濾過された Mg^{2+} の 5〜10% が再吸収される．Mg^{2+} の腎での調節に関しては依然わかっていない部分が多い．頂側での Mg^{2+} の細胞内への輸送の媒介となるものは，TRPM 6 という Mg^{2+} チャネルである（図 XV-5-13）．TRPM 6 は腸管での Mg^{2+} 吸収障害と腎での Mg^{2+} 喪失を特徴とする二次性低 Ca 血症を伴った常染色体劣性遺伝形式の家族性低 Mg 血症の原因遺伝子として特定された[57]．TRPM 6 は DCT 1 と DCT 2 の頂側に発現し，結腸と盲腸の腸管吸収上皮の刷子縁にも発現している．Ca^{2+} と Mg^{2+} に透過性を持つが，Mg^{2+} への親和性がより強いことがわかっている．しかし，生体内での作用に関しては，不明な点が多い．基底膜での Mg^{2+} の輸送体に関してはまだ同定されていない．ある仮説として，赤血球や心筋細胞，軸索など他の臓器に Na^+-Mg^{2+} 交換輸送体が認められているため，腎でも基底膜での Mg^{2+} 輸送にしている可能性が考えられているが，同定はされていない．

❷ 調　節

1. 電解質・酸塩基異常

細胞外液貯留により Mg^{2+} の排泄は増加する．Mg^{2+} は Na^+ や自由水と平衡して吸収されるため，その吸収が減少することによるものと考えられている．また，高 Mg 血症，高 Ca 血症によって腎での Mg^{2+} 排泄は増加し，低 Mg 血症，低 Ca 血症により減少する．

ROMK（頂側膜）や Kv4.1（基底膜）などの K^+ チャネルの異常による腎での Mg 漏出も認められている．これは細胞膜電位の異常から，TRPM 6 の機能不全が起きることによって Mg^{2+} の再吸収が低下するためであると考えられる[58]．

慢性的な代謝性アシドーシスにより，腎での Mg^{2+} 排泄は上昇し，慢性的な代謝性アルカローシスでは逆に低下する．TRPM 6 の腎での発現がアシドーシスで減少し，アルカローシスで増加することが認められており[59]，この影響によるものが考えられる．

2. ホルモン

TRPM 6 を調節するホルモンとして，表皮細胞成長因子（EGF）がある[60]．EGF の前駆体である pro-EGF の遺伝子異常が常染色体劣性遺伝形式の家族性低 Mg 血症の原因として報告され，初めて Mg^{2+} を調節するホルモンが発見された．EGF レセプター（EGFR）はユビキタスに存在し，EGF は腎や唾液腺，前立腺などに存在する．EGF は proEGF として細胞膜に発現しているものが切断されて EGF となる．そして EGFR と結合し，TRPM 6 を活性化させることで Mg^{2+} の再吸収を促進する．

ほかにも PTH は Mg^{2+} の再吸収を促進し，エストロゲンもまた TRPM 6 の mRNA 発現を促進し，Mg^{2+} 再吸収に関与していると考えられる．

3. 薬　剤

NCC の機能異常である Gitelman 症候群では腎での Mg^{2+} 漏出が認められるが，ハムスターではサイアザイド投与下でも，腎での Mg 分泌に変化がなかったという報告がある[61]．一方ヒトでは，尿中 Mg 分泌は上昇するという報告もあり，その

サイアザイドの効果は種によって異なる可能性がある．またシクロスポリンやタクロリムスなどのカルシニューリン阻害薬投与で，腎でのMg漏出が認められるが，これはTRPM 6のダウンレギュレーションによるものと考えられる．

6 | 酸塩基

DCTではNHEやH$^+$ATPaseを介してH$^+$が分泌され，CNTではH$^+$ATPaseとおそらくH$^+$-K$^+$ATPaseを介してH$^+$が分泌されることにより酸塩基平衡の一部を担っている．

5 | 集合管

集合管 collecting ductは，CCD，髄質外層集合管（OMCD），髄質内層集合管（IMCD）に大きく分けられる．DCTやCNTの区域から間在細胞 intercalated cellが出現し始め，早期のIMCDまで存在する．間在細胞に対して主細胞が存在する．

間在細胞は，その発現している輸送体により分類されている．A型間在細胞はプロトンを分泌する．頂側にH$^+$ATPaseが発現し，基底側にCl$^-$-HCO$_3^-$交換輸送体を発現している．B型間在細胞は，頂側の陰イオン交換輸送体を介してHCO$_3^-$とOH$^-$を管腔に分泌し，基底側にH$^+$ATPaseが存在する．A型間在細胞は主に酸塩基平衡に関与しているが，B型間在細胞はCl$^-$を再吸収することにより，Na$^+$-Cl$^-$輸送に関与している．

CCD主細胞の頂側にはAQP 2，ENaCが存在し，基底側にAQP 3，AQP 4が存在する．OMCDでの主要な役割は尿の酸性化であり，A型間在細胞が優位に存在している．またKの再吸収にも頂側のH$^+$-K$^+$ ATPaseを介して重要な役割を担っている．

IMCDは，バソプレシン感受性の水の輸送と尿素輸送において重要である．早期のIMCDには主細胞と間在細胞が存在する．ENaCはIMCD全体にわたり発現しているが，CNTやCCDよりは弱い．

1 | Na・クロール

❶ 管腔よりの輸送

ENaCを介した管腔よりのNa$^+$の再吸収により，管腔の荷電は陰性に傾くことになる．この陰性荷電により，頂側のK$^+$チャネルからのK$^+$の分泌，paracellular pathwayを介したCl$^-$の輸送，A型間在細胞のH$^+$分泌を加速させることになる（図XV-5-14）．

ENaCは，腎でのNa$^+$-Cl$^-$再吸収と細胞外容量の維持に非常に重要な役割を果たしている．ENaCはα，β，γの3つのサブユニットからなり，ENaCサブユニットの機能低下性変異は偽性低アルドステロン症Ⅰ型（PHA Ⅰ）の原因とされている．PHA Ⅰは塩類喪失症候群や低血圧，アシドーシス，高K血症などの症状を起こす．また後に述べるが，ENaCの活性が先天的に亢進しているLiddle症候群では，β-ENaCやγ-ENaCサブユニットの分解を阻害する変異が主な原因とされている．Liddle症候群は常染色体優性遺伝形式遺伝性疾患で，高血圧，低K血症とAldの抑制を特徴としている．

集合管では，Henleループにより形成された間質の高浸透圧環境を利用し，アクアポリン2 aquaporin 2（AQP 2）を介して水の再吸収を行っている．頂側では，バソプレシンに反応してAQP 2が頂側膜に発現することで，管腔よりH$_2$Oが再吸収され，尿が濃縮される．基底側にはAQP 3とAQP 4が存在し，AQP 2のように膜への発現は調節されない．AQP 3ノックアウトマウスでは顕性腎性尿崩症をきたすがAQP 4ノックアウトマウスでは尿濃縮力低下は軽度であった．AQP 4は，腎臓よりむしろ中枢神経系における役割のほうが興味深く，脳浮腫形成に関わることが報告されている．AQP 2は細胞内で小胞を形成しており，V2Rにバソプレシンが結合することにより，cAMP/PKA系を介して小胞が頂側細胞膜に発現して，その機能を発揮する．その小胞には，CaRも含まれており，AQP 2が頂側に発現すると同時にCaRも頂側に発現する．

■ XV. 腎の基本的な構造と機能

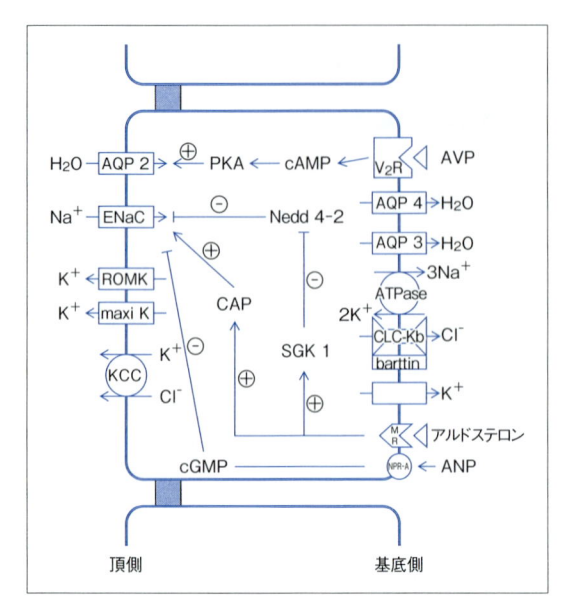

図XV-5-14　集合管（主細胞）での輸送と制御
ENaC：上皮型Naチャネル，AQP：アクアポリン，ROMK：renal outer medullary K⁺ channel，KCC：K⁺-Cl⁻共輸送体，CLC-Kb：クロライドチャネルKb，V_2R：バソプレシンV_2受容体，cAMP：サイクリックアデノシン1リン酸，PKA：プロテインキナーゼA，CAP：チャネル活性化蛋白分解酵素，SGK：serum and glucocorticoid-induced kinase，AVP：アルギニンバソプレシン，NPR-A：ナトリウム利尿ペプチド受容体A，cGMP：サイクリックグアノシン1リン酸

管腔側のCa^{2+}の上昇によりAQP 2の発現は減少する．ゆえに高Ca血症で多尿になる主な原因とされている．

Cl^-の再吸収に関してはCNTとCCDに2つの主要な経路が存在する．1つはparacellular pathway，もう1つはB型間在細胞を介したtranscellular pathwayである．基本的にCNTとCCDではTJは厚く，イオン透過性は低い．DCT，CNT，CCDはTJにclaudin 3, 4, 8を発現し，特にclaudin 8がNa^+やK^+，H^+などの陽イオンのparacellular pathwayでの"back flux（逆流）"を防止している．また，claudinのリン酸化により，Cl^-のparacellular pathwayを介した再吸収が制御される．MDCK細胞を用いた研究では，野生型のWNK 4はparacellular pathwayを介したCl^-の再吸収を増加させ，PHA II変異WNK 4ではよりこの効果が強かったことが示され，おそらくこれはclaudinの過剰なリン酸化によるものとされている[62]．transcellular pathwayでは，B型間在細胞の$Cl^--HCO_3^-$交換輸送体により再吸収され，基底側のCLC-Kb/barttinを通る．この経路はparacellular pathwayよりも優位である．

❷ 調　節

DCT，CNTとCCDは，Aldにより調整される区域である．同部位にはミネラルコルチコイド受容体（MR）と11βHSD 2（11βhydroxysteroid dehydrogenase 2）を発現している．MRはグルココルチコイドによっても活性化されるため，血漿にミネラルコルチコイドよりはるかに多く含まれているグルココルチコイドによる誤ったMRの活性化を防ぐために，11βHSD 2はグルココルチコイドを処理する働きがある．漢方の甘草に含まれるグリチルリチンはこの11βHSD 2の活性を阻害するため，MRの過剰な活性化による偽性アルドステロン症を発症する．AldはNa^+-K^+ATPaseの発現を促進する．またAldはserum and glucocorticoid-induced kinase 1（SGK 1）の発現を促進し，下流のENaCの発現を促進する．Nedd 4-2というユビキチンリガーゼは，ENaCをユビキチン化し，細胞膜に発現しているENaCを取り除く作用がある．SGK 1はこのNedd 4-2をリン酸化することにより，ENaCへの作用を阻害することで，ENaCの膜への発現を維持する働きがある．また，Liddle症候群を引き起こす変異のほとんどは，このNedd 4-2が結合するENaCのC末のドメイン（PYモチーフ）に変異がある[63]．またAldはCAP 1-3を誘導することで，ENaCを活性化する．Aldによって誘導されたCAPは細胞外のα-，γ-ENaCの一部を切断することにより，ENaCの活性を増す[64]．臨床的にはネフローゼ症候群での体液貯留に関与していると考えられる．糸球体から濾過されたプラスミノーゲンplasminogenが，尿細管ウロキナーゼによりプラスミンplasminに変換され，プラスミンによりENaCの一部が切断されることでENaCを活性化させる[65]．ほかにENaCを活性化する因子としては，バソプレシン，AT II（Aldを介さず直接効果も認められている），抑制因子としては，ANP（cGMPを介してENaCを抑制する），アラ

キドン酸，その下流のエポキシエイコサトリエン酸（EET）があげられる．

トピックスとして，PPARγの活性化により，アミロライド（ENaC阻害薬）により是正される高血圧をきたすことがあげられる．PPARγは転写因子であり，インスリン感受性を増加させることで，糖尿病の治療薬として使用されているが，治療により浮腫をきたすことがしばしば認められる．その原因としてPPARγアゴニストには，以下のことが認められている．① PPARγアゴニスト投与により，γ-ENaC サブユニットや SGK 1 の転写を誘導する．② 主細胞でPPARγを欠損させた動物では，PPARγアゴニスト投与によってもアミロライドによって阻害されるNa$^+$の再吸収が無効になっていた．以上からENaCの関与が考えられている．また，インスリンとPPARγアゴニスト投与により PPARγアゴニスト単独よりも浮腫の頻度は上昇する．インスリンは前述したように NCC に対して正の作用も持ち，さらに SGK 1 を介した機序で ENaC の活性も増加させることがわかっている[66,67]．

2 K

Henle ループより遠位での K$^+$ の分泌の大部分は CNT，CCD の主細胞で行われる．K$^+$ チャネルは複数認められるが，その K$^+$ の伝導性と活性化経路により特徴づけられている．K$^+$ の分泌を担っているのは，主に ROMK と maxi K という 2 つのチャネルである．maxi K でより K$^+$ の伝導性は高い．ほかに電位依存性の inwardly rectifying K channel（Kir 1.3），tandem of P domains in a weak inwardly rectifying K channel-1（TWIK 1），KCNQ 1〔電位依存性 K$^+$ チャネルのサブファミリー KCNQ（Kv 7）の 1 つ〕が存在するが，詳細な役割ははっきりとはわかっていない．ROMK は管腔電位を TAL で陽性に保つことや遠位ネフロンでの K$^+$ 分泌に重要な役割を果たし，maxi K は CNT や CCD で管腔内流量依存性の K$^+$ 分泌に重要な役割を果たしている．主細胞では，ENaC により管腔から Na$^+$ が再吸収されることによる管腔の陰性荷電を利用し，ROMK，maxi K を介して管腔に K$^+$ が分泌される．それゆえに，CNT と CCD での K$^+$ の分泌は Na$^+$ の再吸収に依存している．また，分泌される K$^+$ は基底側の Na$^+$-K$^+$ ATPase により供給される．Na$^+$-K$^+$ ATPase はまた，Na$^+$ の再吸収に必要な濃度勾配を形成することでも管腔への K$^+$ を促進する．基底側にも K$^+$ チャネルが存在し，Na$^+$-K$^+$ ATPase と共同して静止膜電位形成に寄与していると考えられている．また K$^+$ 摂取制限などの状況により，K$^+$ を再吸収する経路も存在し，これは主に OMCD の間在細胞が担っている．OMCD の間在細胞は，頂側 H$^+$-K$^+$ ATPase を介して，K$^+$ の再吸収を行う．

❶ 調　節

血清 K の値と Ald の間には重要な関係があり，高 K 血症または K 摂取過剰が Ald の分泌促進因子となる．その効果により腎での K 排泄を促進する．ROMK は WNK 4 により抑制され，WNK 4 は SGK 1 によりリン酸化されることで ROMK への抑制効果を失う．Ald は SGK 1 を活性化することで，ROMK を亢進させ[68]，CNT や CCD での Na$^+$ の頂側での再吸収を促進する．その効果により，管腔を陰性にし，K$^+$ 分泌を促進する．また K$^+$ 負荷により CCD での ROMK 発現量が著明に増加し，中等度に ENaC が増加する．この作用は副腎摘出マウスでも認められており，副腎よりの Ald 分泌と独立した作用であり，数時間以内に発現する．また CNT と CCD では maxi K チャネルが活性化することが認められる．

K 制限により 24 時間以内に尿中の K$^+$ は著明に減少する．このことは OMCD での間在細胞による再吸収の誘導と，主細胞での ROMK 活性の減少による．ROMK の活性化はリン酸化によっても調節を受ける．ROMK のチロシン残基が cSrc によりリン酸化されることによりエンドサイトーシスを促進し，脱リン酸化によりエクソサイトーシスを促進する経路を持っている[69,70]．高 K 食により cSrc は抑制を受ける[71]．結果として ROMK が正に制御され K 分泌が促進することに

なる.

ほかの制御因子としては，超酸化物アニオン superoxide anion, AT II, IGF-1 などの成長因子がある.

バソプレシンは，基底側の V_2 受容体（V_2R）を介して ENaC の発現を促進し，K^+ 分泌を促進する．また ROMK は PKA を介してセリンのリン酸化を受けており，それにより ROMK が活性化される．バソプレシンにより細胞内の cAMP が上昇し，この経路が促進される．

3 | Ca・リン酸・Mg

CCD にも Ca 輸送に関わる $CBP-D_{28k}$ が存在していることにより，再吸収が行われていると考えられる．しかし集合管での再吸収は中心的役割ではない．リン酸の再吸収に関しては，副甲状腺摘出などの特殊な環境下で再吸収が認められた報告もあるが，通常ではほとんど寄与しないと考えられる．Mg に関しても集合管はその再吸収にほとんど寄与していないと考えられている．

4 | 酸塩基

集合管で酸塩基に主に関わっているのは，A 型間在細胞である．通常の状態では集合管まで再吸収されずに流れてくる HCO_3^- はわずかであるが，最終的に A 型間在細胞による H^+ の分泌により，細胞内に OH^- が生まれ，CA により HCO_3^- となった後に，基底側の Cl^--HCO_3^- 交換輸送体より間接的に再吸収を受ける．

Henle ループのところで述べたように，$NH4^+$ は髄質に蓄積をしている．体内の酸蓄積に応じて髄質集合管の A 型間在細胞において，H^+ が分泌される．この時，尿中の pH が大きく変動するのを防ぐため髄質に蓄積していた $NH4^+$ のうち $NH3$ となっているものが管腔に入ることで緩衝的役割を果たしていると考えられる（図 XV-5-15）[72]．

5 | 尿 素

尿素は水の再吸収に必要な浸透圧を形成するために，非常に重要な物質である．皮質から髄質に

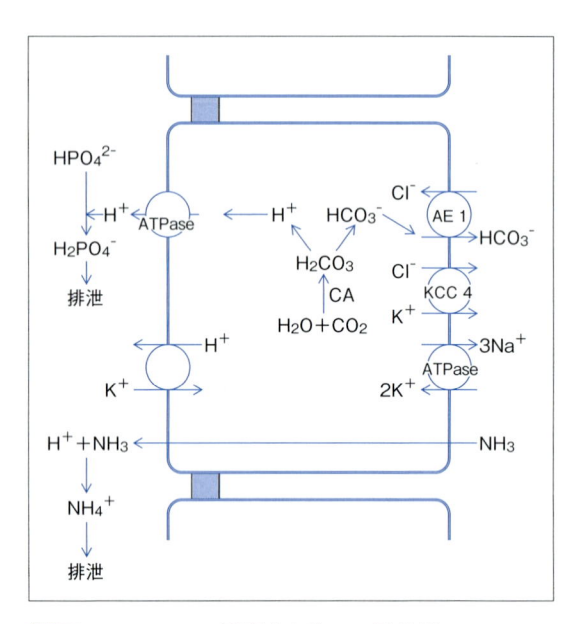

■ 図 XV-5-15　A 型間在細胞での酸排泄
CA：炭酸脱水酵素，AE：アニオン交換輸送体
(Wagner CA, et al.: Pflugers Arch, 458：137-156, 2009 より改変)

いくに従い，間質の浸透圧は上昇する．Henle ループの対向流系によって Na^+-Cl^- の間質での濃度が上昇するが，髄質内層の最後まで浸透圧は上昇していく．この区間での浸透圧勾配形成に尿素が関わっている．管腔よりの尿素の透過性は，髄質内層において，他の区域に比べて顕著であり，髄質内層にまで分布している Henle ループにも透過性は認められる．これは髄質内層で発現している urea transporter A1, 2, 3（UT-A1～3）の影響による．UT はバソプレシンにより制御を受けており，バソプレシンによりその発現量が増加する．管腔内溶液は，髄質内層に至るまでの間，水の再吸収を受けるが尿素の透過性には乏しいため，管腔内の尿素濃度は上昇していく．髄質内層に至って，濃縮された尿素は間質に拡散し，尿素は血管透過性が高いため髄質内層まで分布する Henle ループの対向流系の腎直細動脈 vasa recta の血流に乗って濃度勾配が維持される．これにより，髄質外層の中ほどから間質の尿素濃度は上昇し，尿素と NaCl によって浸透圧勾配が形成されることになる（図 XV-5-7）．

6 Perspective

　腎臓の持つ体液恒常性維持機構は，各尿細管に存在する水・溶質・イオンなどの輸送機構が絶妙な制御を受けて，互いに連関して機能することで達成されている．このような輸送を直接担う分子である輸送体・チャネルが1990年代から分子クローニングにより同定され，現在のこの分野の理解の基盤となっているが，今後は細部まで明らかになった情報を再度統合し，種々の病態に対する腎臓全体での応答をシミュレーションできるようなシステムが構築されていくであろう．

〔**磯部清志，内田信一**〕

《文献》

1) Helmut G Rennke, et al. : Renal pathophysiology the essentials, 3rd ed. p. 2, Lippincott Williams & Wilkins, 2009.
2) Kiuchi-Saishin Y, et al. : Differential expression patterns of claudins, tight junction membrane proteins, in mouse nephron segments. J Am Soc Nephrol, 13 : 875-886, 2002.
3) Hou J, et al. : Claudin-16 and claudin-19 interact and form a cation-selective tight junction complex. J Clin Invest, 118 : 619-628, 2008.
4) Konrad M, et al. : Mutations in the tight-junction gene claudin 19 (CLDN 19) are associated with renal magnesium wasting, renal failure, and severe ocular involvement. Am J Hum Genet, 79 : 949-957, 2006.
5) Simon DB, et al. : Paracellin-1, a renal tight junction protein required for paracellular Mg^{2+} resorption. Science, 285 : 103-106, 1999.
6) Welling LW, et al. : Surface areas of brush border and lateral cell walls in the rabbit proximal nephron. Kidney Int, 8 : 343-348, 1975.
7) Rector FC Jr, et al. : Sodium, bicarbonate, and chloride absorption by the proximal tubule. Am J Physiol, 244 : F461-471, 1983.
8) Font-Llitjós M, et al. : New insights into cystinuria : 40 new mutations, genotype-phenotype correlation, and digenic inheritance causing partial phenotype. J Med Genet, 42 : 58-68, 2005.
9) Torrents D, et al. : Identification of SLC7A7, encoding y+LAT-1, as the lysinuric protein intolerance gene. Nat Genet, 21 : 293-296, 1999.
10) Seow HF, et al. : Hartnup disorder is caused by mutations in the gene encoding the neutral amino acid transporter SLC 6A19. Nat Genet, 36 : 1003-1007, 2004.
11) Lee SH, et al. : NHE10, an osteoclast-specific member of the $Na+/H+$ exchanger family, regulates osteoclast differentiation and survival [corrected]. Biochem Biophys Res Commun, 369 : 320-326, 2008.
12) Schnermann J, et al. : Defecctive proximal tubular fluid reabsorption in transgenic aquaporin-1 null mice. Proc Natl Acad Sci U S A, 95 : 9660-9664, 1998.
13) Sohara E, et al. : Defective water and glycerol transport in the proximal tubules of AQP 7 knockout mice. Am J Physiol Renal Physiol, 289 : F1195-1200, 2005.
14) Mount DB, et al. : Renal potassium-chloride cotransporters. Curr Opin Nephrol Hypertens, 10 : 685-691, 2001.
15) Seki G, et al. : Evidence for conductive Cl^- pathway in the basolateral membrane of rabbit renal proximal tubule S3 segment. J Clin Invest, 92 : 1229-1235, 1993.
16) Alpern RJ, et al. : Basolateral membrane Cl/HCO_3 exhange in the rat proximal convoluted tubule. Na-dependent and -independent modes. J Gen Physiol, 89 : 581-598, 1987.
17) Féraille E, et al. : Sodium-potassium-adenosinetriphosphatase-dependent sodium transport in the kidney : Hormonal control. Physiol Rev, 81 : 345-418, 2001.
18) Wang ZQ, et al. : Intrarenal dopamine production and distribution in the rat Physiological control of sodium excretion. Hypertension, 29 : 228-234, 1997.
19) Winaver J, et al. : ANP inhibits Na^+-H^+ antiport in proximal tubular brush border membrane : role of dopamine. Kidney Int, 38 : 1133-1140, 1990.
20) Holtbäck U, et al. : Receptor recruitment : a mechanism for interactions between G protein-coupled receptors. Proc Natl Acad Sci USA, 96 : 7271-7275, 1999.
21) Harris PJ, et al. : Tubular transport responses to angiotensin. Am J Physiol, 248 : F621-630, 1985.
22) Kibble JD, et al. : Effect of barium on potassium diffusion across the proximal tubule of the anesthetized rat. Am J Physiol, 268 : F 778-783, 1995.
23) Wilson RW, et al. : Potassium permeability in the absence of fluid reabsorption in proximal tubule of the anesthetized rat. Am J Physiol, 274 : F1109-1112, 1998.
24) Brunette M, et al. : A microinjection study of nephron permeability to calcium and magnesium. Am J Physiol, 221

: 1442-1448, 1971.
25) Collazo R, et al. : Acute regulation of Na$^+$/H$^+$ exchanger NHE 3 by parathyroid hormone via NHE 3 phosphorylation and dynamin-dependent endocytosis. J Biol Chem, 275 : 31601-31608, 2000.
26) Ambühl PM, et al. : Regulation of renal phosphate transport by acute and chronic metabolic acidosis in the rat. Kidney Int, 53 : 1288-1298, 1998.
27) Quamme GA, et al. : Intraluminal and contraluminal magnesium on magnesium and calcium transfer in the rat nephron. Am J Physiol, 238 : F187-198, 1980.
28) Ellison DH, et al. : Adaptation of the distal convoluted tubule of the rat. Structural and functional effects of dietary salt intake and chronic diuretic infusion. J Clin Invest, 83 : 113-126, 1989.
29) Hebert SC, et al. : Control of NaCl transport in thick ascending limb. Am J Physiol, 246 : F745-756, 1984.
30) Matsumura Y, et al. : Overt nephrogenic diabetes insipidus in mice lacking the CLC-K1 chloride channel. Nat Genet, 21 : 95-98, 1999.
31) Xu ZC, et al. : Phosphorylation of the ATP-sensitive, inwardly rectifying K$^+$ channel, ROMK, by cyclic AMP-dependent protein kinase. J Biol Chem, 271 : 9313-9319, 1996.
32) Hebert SC, et al. : Calcium and salinity sensing by the thick ascending limb : A journey from mammals to fish and back again. Kidney Int (Suppl) : S28-33, 2004.
33) de Jesus Ferreira MC, et al. : Co-expression of a Ca^{2+}-inhibitable adenylyl cyclase and of a Ca^{2+}-sensing receptor in the cortical thick ascending limb cell of the rat kidney. Inhibition of hormone-dependent cAMP accumulation by extracellular Ca^{2+}. J Biol Chem, 273 : 15192-15202, 1998.
34) Huang C, et al. : Novel Ca receptor signaling pathways for control of renal ion transport. Curr Opin Nephrol Hypertens, 19 : 106-112, 2010.
35) Friedman PA, et al. : Basal and hormone-activated calcium absorption in mouse renal thick ascending limbs. Am J Physiol, 254 : F62-70, 1988.
36) Wittner M, et al. : Differential effects of ADH on sodium, chloride, potassium, calcium and magnesium transport in cortical and medullary thick ascending limbs of mouse nephron. Pflugers Arch, 412 : 516-523, 1988.
37) Di Stefano A, et al. : Effects of glucagon on Na$^+$, Cl$^-$, K$^+$, Mg^{2+} and Ca^{2+} transports in cortical and medullary thick ascending limbs of mouse kidney. Pflugers Arch, 414 : 640-646, 1989.
38) Burton Davit Rose, et al. : Clinical Physiology of Acid-Base and Electrolyte disorders, 5th ed. p. 20-26, McGrowHill, 2000.
39) Vallon V : Tubuloglomerular feedback and the control of glomerular filtration rate. News Physiol Sci, 18 : 169-174, 2003.
40) Vallon V, et al. : Homeostatic efficiency of tubuloglomerular feedback is reduced in established diabetes mellitus in rats. Am J Physiol, 269 : F876-883, 1995.
41) Riser BL, et al. : Intraglomerular pressure and mesangial stretching stimulate extracellular matrix formation in the rat. J Clin Invest, 90 : 1932-1943, 1992.
42) Nijenhuis T, et al. : Localization and regulation of the epithelial Ca^{2+} channel TRPV 6 in the kidney. J Am Soc Nephrol, 14 : 2731-2740, 2003.
43) Voets T, et al. : TRPM 6 forms the Mg^{2+} influx channel involved in intestinal and renal Mg^{2+} absorption. J Biol Chem, 279 : 19-25, 2004.
44) Loffing J, et al. : Distribution of transcellular calcium and sodium transport pathways along mouse distal nephron. Am J Physiol Renal Physiol, 281 : F1021-1027, 2001.
45) Loffing J, et al. : Altered renal distal tubule structure and renal Na ($^+$) and Ca ($^{2+}$) handling in a mouse model for Gitelman's syndrome. J Am Soc Nephrol, 15 : 2276-2288, 2004.
46) Loffing J, et al. : Thiazide treatment of rats provokes apoptosis in distal tubule cells. Kidney Int, 50 : 1180-1190, 1996.
47) Wilson FH, et al. : Human hypertension caused by mutations in WNK kinases. Science, 293 : 1107-1112, 2001.
48) Uchida S : Pathophysiological roles of WNK kinases in the kidney. Pflugers Arch, 2010.
49) Talati G, et al. : Effect of angiotensin II on the WNK-OSR1/SPAK-NCC phosphorylation cascade in cultured mpkDCT cells and in vivo mouse kidney. Biochem Biophys Res Commun, 393 : 844-848, 2010.
50) Sohara E, et al. : Acute insulin stimulation induces phosphorylation of the Na-Cl cotransporter in cultured distal mpkDCT cells and mouse kidney. PLoSOne, 6 : e24277, 2011.
51) Velázquez H, et al. : Chloride-dependent potassium secretion in early and late renal distal tubules. Am J Physiol, 253 : F555-562, 1987.
52) Mount DB, et al. : Renal potassium-chloride cotransporters. Curr Opin Nephrol Hypertens, 10 : 685-691, 2001.
53) Hoenderop JG, et al. : Renal Ca^{2+} wasting, hyperabsorption, and reduced bone thickness in mice lacking TRPV 5. J Clin Invest, 112 : 1906-1914, 2003.
54) Van de Graaf SF, et al. : Functional expression of the epithelial Ca ($^{2+}$) channels (TRPV 5 and TRPV 6) requires association of the S 100A10-annexin 2 complex. EMBO J, 22 : 1478-1487, 2003.

55) Bindels RJ, et al. : Active Ca^{2+} transport in primary cultures of rabbit kidney CCD : stimulation by 1, 25-dihydroxyvitamin D3 and PTH. Am J Physiol, 261 : F799-807, 1991.
56) Hoenderop JG, et al. : Modulation of renal Ca^{2+} transport protein genes by dietary Ca^{2+} and 1, 25-dihydroxyvitamin D3 in 25-hydroxyvitamin D3-1alpha-hydroxylase knockout mice. FASEB J, 16 : 1398-1406, 2002.
57) Schlingmann KP, et al. : Hypomagnesemia with secondary hypocalcemia is caused by mutations in TRPM 6, a new member of the TRPM gene family. Nat Genet, 31 : 166-170, 2002.
58) San-Cristobal P, et al. : Novel molecular pathways in renal Mg^{2+} transport : a guided tour along the nephron. Curr Opin Nephrol Hypertens, 19 : 456-462, 2010.
59) Nijenhuis T, et al. : Acid-base status determines the renal expression of Ca^{2+} and Mg^{2+} transport proteins. J Am Soc Nephrol, 17 : 617-626, 2006.
60) Groenestege WM, et al. : Impaired basolateral sorting of pro-EGF causes isolated recessive renal hypomagnesemia. J Clin Invest, 117 : 2260-2267, 2007.
61) Wong NL, et al. : Effect of chlorothiazide on renal calcium and magnesium handling in the hamster. Can J Physiol Pharmacol, 60 : 1160-1165, 1982.
62) Yamauchi K, et al. : Disease-causing mutant WNK 4 increases paracellular chloride permeability and phosphorylates claudins. Proc Natl Acad Sci USA, 101 : 4690-4694, 2004.
63) Findling JW, et al. : Liddle's syndrome : prospective genetic screening and suppressed aldosterone secretion in an extended kindred. J Clin Endocrinol Metab, 82 : 1071-1074, 1997.
64) Ergonul Z, et al. : Regulation of maturation and processing of ENaC subunits in the rat kidney. Am J Physiol Renal Physiol, 291 : F 683-693, 2006.
65) Hamm LL, et al. : Regulation of sodium transport by ENaC in the kidney. Curr Opin Nephrol Hypertens, 19 : 98-105, 2010.
66) Wang J, et al. : SGK integrates insulin and mineralocorticoid regulation of epithelial sodium transport. Am J Physiol Renal Physiol, 280 : F303-313, 2001.
67) Twari S, et al. : Trafficking of ENaC subunits in response to acute insulin in mouse kidney. Am J Physiol Renal Physiol, 293 : F178-185, 2007.
68) Yue P, et al. : Angiotensin II diminishes the effect of SGK1 on the WNK4-mediated inhibition of ROMK1 channels. Kidney Int, 79 : 423-431, 2011.
69) Sterling H, et al. : Inhibition of protein-tyrosine phosphatase stimulates the dynamin-dependent endocytosis of ROMK 1. J Biol Chem, 277 : 4317-4323, 2002.
70) Lin DH, et al. : K depletion increases protein tyrosine kinase-mediated phosphorylation of ROMK. Am J Physiol Renal Physiol, 283 : F671-677, 2002.
71) Wei Y, et al. : Effect of dietary K intake on apical small-conductance K channel in CCD : role of protein tyrosine kinase. Am J Physiol Renal Physiol, 281 : F206-212, 2001.
72) Halperin, et al. : Fluid, Electrolyte, and Acid-Base Physiology A Problem-Based Approach 4th ed. p. 20-28, Saunders, 2010.

以下の文献を全体として参考にした.
・Brenner and Rector's The Kidney, 8th ed. Saunders, 2007.
・Renal pathophysiology the essentials, 3rd ed.
・Fluid, electrolyte, and acid-base physiology a problem-based approach, 4th ed.

■ XV. 腎の基本的な構造と機能

6 体液量の調節（Na の調節）

1 体液の分布

体液量と体液濃度の調節について理解するためには，まず体液が体内でどのような法則に従って移動し，どこに分布しているかということが前提になる（図XV-6-1）．体重の約60％が水分であり，40％が細胞内液（ICF）に，20％が細胞外液（ECF）に分布している．細胞外液のうち約1/4（＝20％×1/4＝体重の5％）が血管内に分布し血漿として，残り3/4（＝20％×3/4＝体重の15％）が血管外すなわち組織間液として存在している．血漿には電解質やブドウ糖などのほかアルブミンが溶質として存在しているが，組織間液にはアルブミンはほとんど存在せず，この違いが後述する膠質浸透圧の形成に関わっている．血漿および組織間液の主要な陽イオンはNaであり，細胞内液の主要な陽イオンはKである．体重に対する水分の割合は，年齢・性別・体格などによって若干変化し得る．幼児・小児では，体重に対する水分量はやや増加しており，逆に高齢者ではやや減少している．体内の組織において水分は筋肉に多く含まれ，脂肪組織には少ないので，肥満者や女性では相対的に体重に対する水分の割合は少なくなる．

2 半透膜と浸透圧と張度

このような体液の分布はどのように維持されているのだろうか．ここで，半透膜の性質と溶液の浸透圧が，これらの体液分布の変化に重要な役割を果たしている（図XV-6-2）．ある膜をへだてて溶媒（水）と溶質が自由に通過できる場合（図では，溶質より膜の細孔のほうを大きく表現している）は，一方の分画の溶質の濃度の変化は，水と溶質が膜を自由に通過することにより直ちにもう一方の分画に同様の変化をもたらす．この膜を

尿素 urea は，浸透圧 osmolality を形成しうる物質であるが，細胞膜を自由に通過できる物質であるので，有効浸透圧 effective osmolality＝張度 tonicity を形成しない．

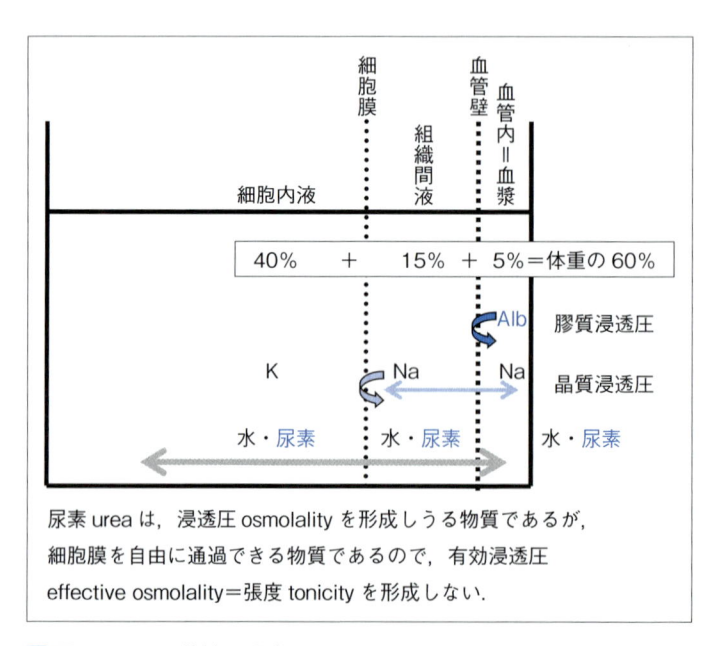

■ 図 XV-6-1 体液の分布

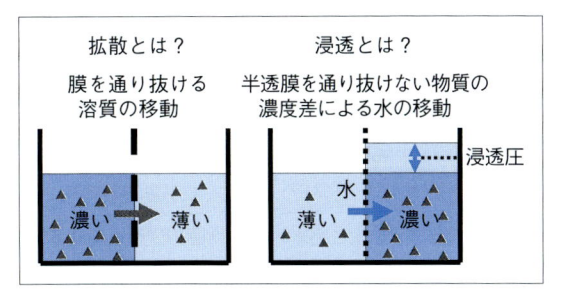

■図 XV-6-2　拡散と浸透

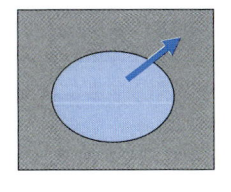

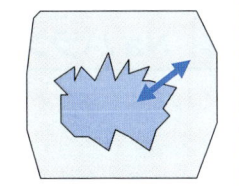

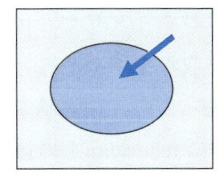

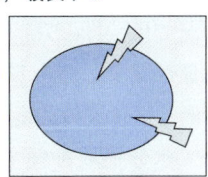

■図 XV-6-3　水の移動と浸透圧の関係

全透膜といい，この溶質と溶媒の動きを拡散と呼ぶ．血管壁は水と電解質（主に Na）やブドウ糖に関しては全透膜の性質を持つ．

水を自由に通過させ，溶質はその粒子の大きさや性質によって通過させたりさせなかったりする特徴を持つ膜を半透膜と呼んでいる．半透膜は水を自由に通過させるが，溶質は自由に膜を通過して拡散することはできず，浸透圧が生じ，膜を隔てて双方の圧が等しくなる方向に水が移動する．体内の水分布を規定している半透膜は 2 種類あり，細胞膜と血管壁である．細胞膜は Na やブドウ糖に関して半透膜の性質を持ち，血管壁は血漿蛋白や血球に関して半透膜の性質を持つ．

細胞外の浸透圧が病的に高くなると，細胞膜の内外の浸透圧の差が最小になるように水が細胞内から細胞外へ流出し，その結果，細胞は萎縮する（図 XV-6-3）．高 Na 血症，高血糖性高浸透圧性昏睡や，慢性低 Na 血症を急速補正してしまった際に想定できる病態である．逆に，細胞外の浸透圧が病的に低くなると，細胞膜の内外の浸透圧の差が最小になるように水が細胞外から細胞内へ流入し，その結果，細胞は膨張する（図 XV-6-3）．低 Na 血症や，注射用蒸留水の輸液による溶血の際に想定できる病態である．

この浸透圧を規定しているのが，膜を通過できない物質の粒子数であり，粒子数の単位は，$mOsm/kg \cdot H_2O$ である．浸透圧は溶質の濃度から以下の計算式で推定することができる．

浸 透 圧 $= 2 \times Na(mEq/L) + Glu/18(mg/dL) + BUN/2.8(mg/dL)$

浸透圧を形成する粒子数の中で最も影響が大きいのは電解質である．血管内および組織間液の電解質は陽イオンとしては Na イオンがその多くを占め，陰イオンはクロールイオンと重炭酸イオンであるが，通常は陽イオンと陰イオンは同量存在すると考えられるから，電解質が担う粒子数は簡略化すると $2 \times Na$ となる．

第 2 項のブドウ糖は，高血糖時には特に浸透圧形成に大きな影響を及ぼし，高浸透圧性昏睡の原因となり，高張性低 Na 血症の原因にもなり得る．しかし，通常の生理的な代謝状況では，例えば 5％ ブドウ糖液を輸液製剤として投与された場合は，投与直後のみこのブドウ糖は浸透圧活性を持っているが最終的には細胞内に取り込まれ代謝されて水と炭酸ガスに変化するので，このブドウ糖による浸透圧活性は持続しない．したがって，5％ ブドウ糖液は真水（= free water）を投与したことと同様の効果をもたらすと考えられる．第 3 項の尿素は，もし半透膜を通過できない場合は浸透圧を形成し得るはずであるが，実際には尿素は細胞膜も血管壁も自由に拡散し得る粒子であるので，生体内では有効な浸透圧活性物質とはなり得ない．したがって，細胞内外の体液の移動を論ずる際には第 1 項および第 2 項の和が有効血漿浸透圧 effective osmolality を形成し，これを張度

tonicity と呼んでいる．

張度＝2×Na(mEq/L)＋Glu/18(mg/dL)

アルブミンは，他の3項と比較し数値が小さいため細胞内外の体液の移動を論じる際には無視され得る．逆に，血管壁の内外の体液分布を論じる際には，第1～第3項は血管壁を自由に拡散するため浸透圧活性物質に成り得ず，アルブミンが浸透圧活性物質となり得る．

3 用語の整理と正常値・基準値の考え方

細胞膜は水と尿素を自由に通過させるが電解質やブドウ糖は自由に通過させないため，細胞内外で濃度差が生じると浸透圧を生じる．これを晶質浸透圧，あるいは結果的に血管内の浸透圧と等しくなるので血漿浸透圧と呼んでいる（ただ単に浸透圧と表現した場合は，血漿浸透圧を指す）．血管壁は水やブドウ糖や電解質を自由に通過させるので，血管内で発生したブドウ糖や電解質濃度の変化は直ちに組織間液に拡散し等しい値となり，張度は生じない．しかし，蛋白質は血管壁を自由に通過できず，血管内には蛋白が含まれ，血管外＝組織間液には蛋白がほとんど含まれず濃度に差があり浸透圧を生じる．これを膠質浸透圧と呼んでいる．

一般にある検査値が正常か異常かを判断する場合，疾病のない集団の多数が持つ値のある範囲をもって正常と判断している．アルブミン値やNaやKなど血清の電解質やトランスアミナーゼなどがそれである．では，ADHの値や尿浸透圧についてはどうだろうか．尿浸透圧の基準値は50～1,200 mOsm/Lとなっているが，あるときの測定値がこの範囲に入っているかどうかだけでは，水代謝異常があるかどうかはわからない．もし体液濃度が薄くなったことにより尿を希釈すべきときに希釈していれば，水代謝調節システムは正常に作動していると判断できる．逆に，体液濃度が薄まりつつあるにもかかわらず尿を希釈できていなければ，その尿浸透圧が基準値（50～1,200 mOsm/L）の範囲内にあったとしても，水代謝調節システムは異常をきたしており体液濃度は正常化できず，「基準値範囲内だが水代謝調節システムは正常に作動していない」と判断される．すなわち，生体内のバランスがある方向に異常をきたしているときに，その逆の方向に是正するような動きを示している場合に，その測定値を「正常である」と判断できるのであって，固定された基準値の範囲内か否かで判断しているのではない．

4 Na バランスの調節

それでは，体液の量と濃度を調節するフィードバックはどのようにその異常を感知し，何によってその効果を発揮しているのだろうか．腎臓からの排泄量を調節することによって体液量と濃度を一定に保っているのである．体液の量が増加した状況では，Naの排泄量を増やそうとして，体液の量が減少したらNaの再吸収量を増やそうとして働く．体液の濃度が濃くなったら，口渇感を増して水分摂取を促すとともに free water の排泄量を減らそうとして，体液の濃度が薄くなったら free water の排泄量を増やそうとして働く．図XV-6-4 に，浸透圧調節系すなわち水代謝系と，体液量調節系すなわち Na 代謝系を示した．これらの2系統を制御する仕組みは，ADH 以外はそれぞれ独立していることが重要である．

ADH には抗利尿ホルモンとして作用する場合と，AVP（血管収縮ホルモン）として作用する場合がある（図XV-6-5）．血漿浸透圧が上昇した場合のADHとしての分泌調節については第XV編7「体液濃度の調節（尿濃縮と希釈）」で述べる．体液量が減少したり血圧が低下した場合は，その変化は頸動脈洞で感知され，脳下垂体後葉からAVPが分泌される．血管壁のV_1受容体に結合し血管平滑筋を収縮させ，血圧を維持する．AVPは体液量調節系の異常時に作動して，わずかな体液量の変動でも血管収縮作用を介して血圧を維持させているが，その効果はNa排泄量

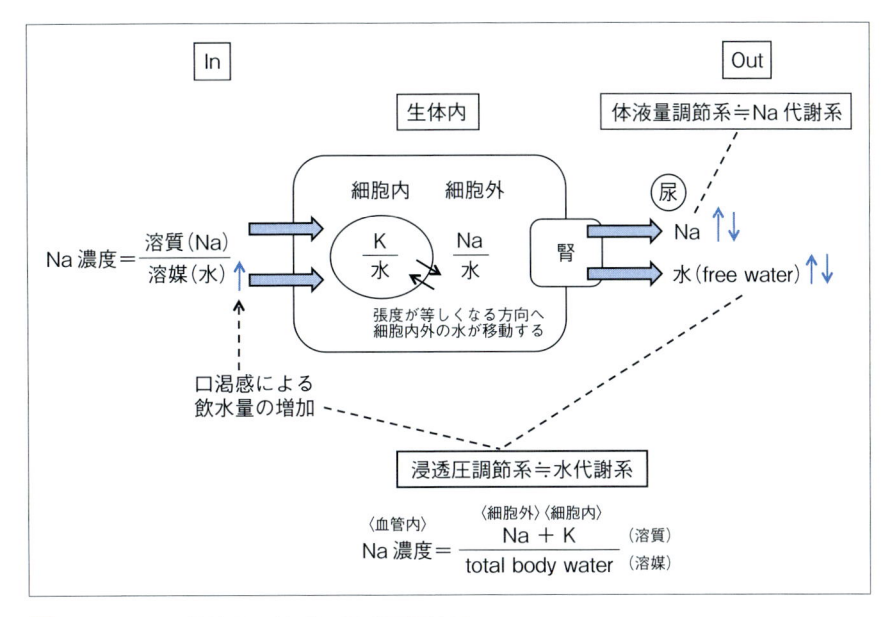

■図XV-6-4　体液量調節系と浸透圧調節系

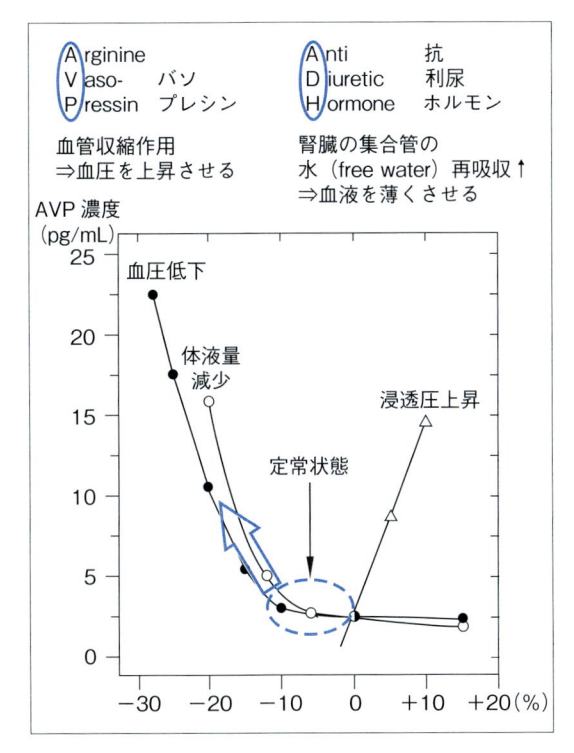

■図XV-6-5　体液量の変化とAVP分泌

を増減させるのではなく，血管収縮作用による．

この AVP の分泌は，体液量全体でコントロールされているのではなく，主として動脈系に存在している有効循環血漿量が規定している．うっ血性心不全では心拍出量が低下し静脈系に体液がうっ滞しており，有効循環血漿量は低下している．肝硬変では，門脈圧亢進により腹腔内臓器に体液がうっ滞しており，やはり有効循環血漿量は低下している．うっ血性心不全も肝硬変もいずれも体全体の体液量は過剰であるが，有効循環血漿量が減少しているため，AVP が分泌されやすく低 Na 血症をきたしやすい．

5　NaのInとOutのアンバランス

定常状態から，Na の過不足が生じた場合，どのような反応が起きるのか考えてみよう．

Na の喪失は必ずその溶媒である水と一緒に失われるので，体液量の欠乏となる．In の減少としては経口摂取の低下，Out の増加としては体液の喪失は，嘔吐や下痢など消化管から，浸透圧利尿や利尿薬など腎臓から，発汗や熱傷など皮膚から，ドレーンやイレウス管など医療行為からなどさまざまなルートが体液喪失の原因になり得る．これらの，血管内からの喪失でも組織間液からの喪失であっても，それは細胞外液の分布から等しく失われることになる（図XV-6-6）．このと

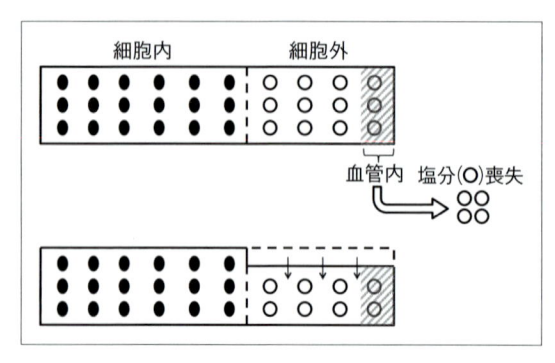

■ 図 XV-6-6　Na 欠乏

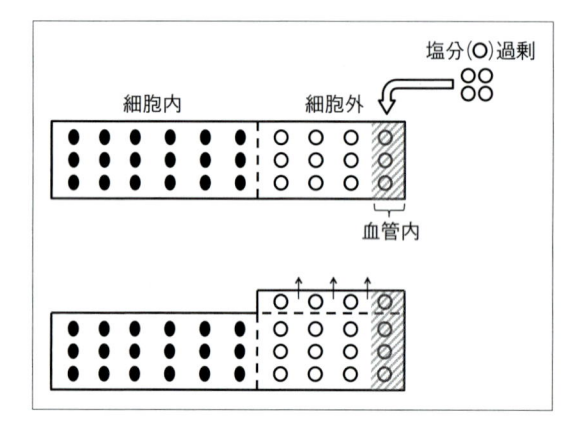

■ 図 XV-6-7　Na 過剰

■ 表 XV-6-1　体液量調節系と浸透圧調節系

	体液量調節系 （Na 代謝）	浸透圧調節系 （水代謝）
変化した モノ	有効循環血漿量	血漿浸透圧
センサー	頸動脈 腎臓の輸入細動脈 心房	視床下部
反応	交感神経 RAAS 心房性 Na 利尿ペプチド AVP すなわち ADH	ADH 口渇刺激
効果	尿中 Na の排泄増加	尿中の水再吸収増加 ⇒尿浸透圧↑ 口渇を介した水摂取

き，交感神経系の緊張と RAAS の亢進がみられる（表 XV-6-1）．レニンは腎臓の糸球体の輸入細動脈の傍糸球体細胞から分泌され，アンジオテンシノーゲンを分解しアンジオテンシン I を増加させる．アンジオテンシン I からアンジオテンシン変換酵素によりアンジオテンシン II へ変換され，その結果，血管収縮により全身の血圧を上昇させる作用と，副腎のアルドステロンの放出を増加させ，遠位尿細管での Na 再吸収を促進させる作用がある．

　Na 過剰になった場合は，細胞外液増加すなわち体液量の増加を意味する（図 XV-6-7）．過剰になった体液は，RAAS を抑制し Na 排泄量を増加させる．また，心房から分泌される心房性 Na 利尿ペプチドは，直接的な血管拡張作用により全身の血圧を低下させ，さらに尿中への Na 排泄を増加させて体液量も減少させ，適正なバランスへ戻るように働く．

〔北川　渡，今井裕一〕

7 体液濃度の調節（尿濃縮と希釈）

1 溶媒の増減による濃度の調節

血管内での体液濃度の変化は，そのまま組織間液と連動しており，かつ細胞内液に直接影響を与えている．まず血管壁は電解質やブドウ糖を自由に通過させるので，血管内の変化は拡散によって組織間液に連動する．細胞内と細胞外は電解質を自由に通過させることがないので，細胞膜をはさんで双方の浸透圧が等しくなる方向へfree waterが移動する（図XV-7-1，図XV-7-2）．したがって，生体内では溶質ではなく溶媒が移動して浸透圧すなわち濃度のバランスを保っている．

体液濃度の調節も，溶質を増減させるのではなく溶媒（＝free water）の排泄量を変化させて調節している（図XV-6-4, p.855参照）．すなわち，体液濃度が異常に薄くなる変化が起きたら，溶質を摂取して戻すのではなく，free waterの排泄量を増やす，すなわち尿希釈を行って調節している．逆に，体液濃度が異常に濃くなる変化が起きたら，溶質を排泄して濃度変化を戻すのではなく，free waterの排泄量を減らす，すなわち尿濃縮を行いフィードバックしている．さらに，口渇刺激による飲水行動で，free waterの摂取量を増加させて調節している．体液濃度調節のメカニズムもその異常も溶媒の排泄量の調節にかかっていて，溶質のInとOutは調節されず固定していることは重要である．

さらに，細胞外の主な溶質はNaイオンで代表することができ，細胞内の主な電解質はKイオンで代表される．したがって図XV-6-4の下段に示すように，体液濃度を溶質/溶媒の分数で表すと，生体全体の溶質を細胞内はK，細胞外はNaを用いて，溶媒は細胞内と細胞外の両方のfree waterであるので，結果としてtotal body waterすなわち体重×60％として理解することができる．

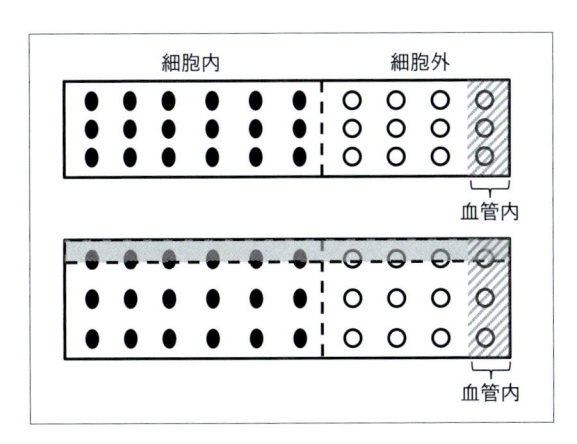

■ 図XV-7-1　free water 過剰

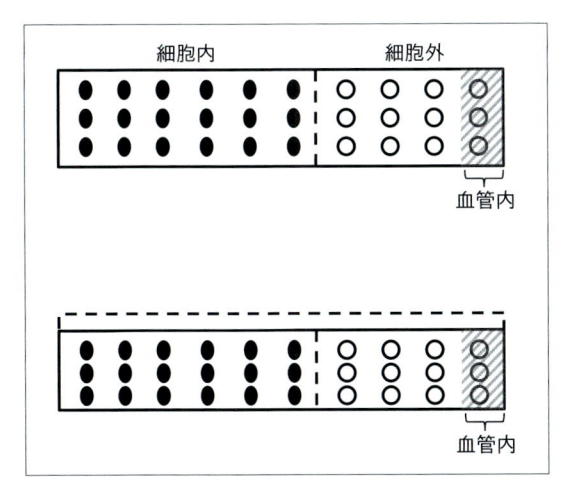

■ 図XV-7-2　free water 喪失

2 free waterのInとOutのアンバランス

まずIn（摂取量）についてみてみよう．体液の量と濃度に異常が生じた場合に精密なフィードバックによる調節を行っているのは，血漿浸透圧が上昇した場合の口渇感による飲水行動のみである．塩分摂取量やその消化管吸収量はフィードバックによる調節を受けておらず，通常は1日に最

低限必要な摂取量よりはるかに多く摂取しており，それに見合った量を排泄してバランスを維持している．この In での異常な摂取過剰状態としては，心因性多飲症の「生理的限界を超えた」異常な飲水行動ならびに入院患者では不適切な低張な輸液などがある．口渇感が欠如していたり，ADL が低下しており口渇感があるにもかかわらず自由に飲水行動がとれない高齢者のような状況では，異常な摂取不足状態をきたすことがあり得る．

次に Out（排泄量）についてみてみよう．Na および free water のいずれも尿中への排泄量は，体液の量と濃度の変化に応じて精密にフィードバックを受けている．飲水量が増加した場合は尿中の水排泄量が増加し，これを尿希釈という．飲水量が減少したあるいは飲水できない状況では尿中の水再吸収量が増加し free water 排泄量を減少させ，これを尿濃縮という．例えば，尿希釈力障害があっても，In による free water が過剰に供給され続ける状態がなければ，低 Na 血症が進行・持続することはない．また，尿濃縮力障害があっても血漿浸透圧上昇により飲水行動となるため高 Na 血症は進行しにくい．異常な排泄過剰として嘔吐・下痢・発汗・ドレナージ・熱傷による浸出液などがある．

3 ADH による調節

抗利尿ホルモン（ADH）には抗利尿ホルモンとして作用する場合と，AVP（血管収縮ホルモン）として作用する場合がある．血管収縮ホルモンとしての作用については，「第 XV 編　6. 体液量の調節（Na の調節）」で述べた．

抗利尿ホルモンとしての作用は，血漿浸透圧で 280 mOsm/kg・H_2O 前後が基準となる．血漿浸透圧が 270 mOsm/kg・H_2O 以下の状況では，ADH の分泌は強く抑制されており，腎臓集合管ではほとんど free water の再吸収がみられない．その結果，尿浸透圧は 50 mOsm/kg・H_2O 前後まで低下し，希釈尿が多量に排泄されることによって，血漿浸透圧は上昇傾向となる．逆に高浸透圧血症をきたすと視床下部で感知され，① 口渇刺激による飲水行動，② ADH 分泌，の 2 つの機序により（表 XV-6-1，p.856 参照），血漿浸透圧を下げる方向に働く．その ADH の分泌量は，

推定 ADH 分泌量 = 0.38×（血漿浸透圧 − 280）pg/mL

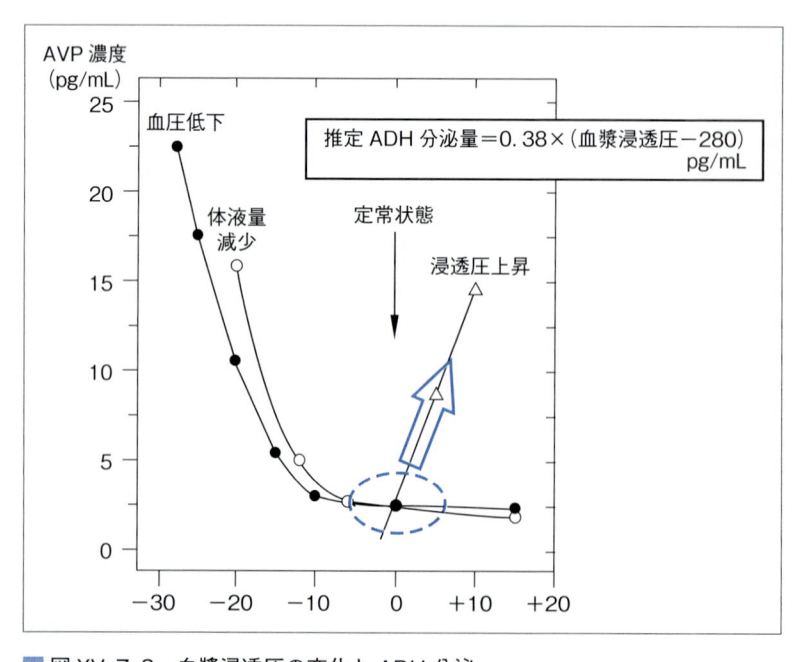

■ 図 XV-7-3　血漿浸透圧の変化と ADH 分泌

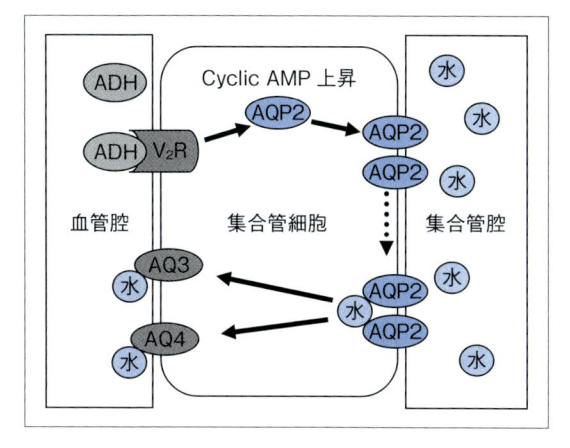

■図 XV-7-4　集合管細胞での ADH の作用

となっており（図 XV-7-3），わずかな血漿浸透圧の変化でも直ちに血漿浸透圧が正常化するように反応する．

　分泌された ADH は，腎臓の集合管の主細胞の血管腔側の V_2 受容体（V_2R）に結合し，小胞体内のアクアポリン-2（AQP2）を管腔側へ移動させる（図 XV-7-4）．その結果，集合管腔からの水の再吸収を促進させ，血管腔側のアクアポリン-3，-4（AQ3，AQ4）を介して血液循環系に再吸収され，尿を濃縮させるので，血漿浸透圧を下げる方向に働く．

〔北川　渡，今井裕一〕

8 カリウムの調節

Kは細胞内の主要な陽イオンで，主な生理的機能は細胞の代謝と静止時細胞膜電位の維持である．K代謝異常時には種々の細胞機能障害，特に興奮性のある心筋を含めた筋や神経に異常がみられ，高度の場合には致死的となる．このため，血漿中のK濃度と体内の総K量は厳密に調節されている．この調節は細胞内外のKの移動と腎からの排泄によってなされている．

1 Kの出納

成人ではKの1日摂取量は1mEq/kg程度（40〜120mEq）で，食事として摂取されている．Kを多く含む食品には，肉，豆，果実，じゃがいもなどがある．摂取したKはほぼすべてが腸管から吸収される．そして，摂取量に見合った量が尿中（90%）および便中（10%）に排泄される．また，一部は汗からも排泄されている（図XV-8-1）．

2 体内のKと測定された値濃度

体内には遊離Kが約50mEq/kg（3,000〜4,000mEq）と多量に存在する．このうち98%は細胞内に分布している．K濃度は細胞内液では140mEq/L，細胞外液では4mEq/L（3.5〜

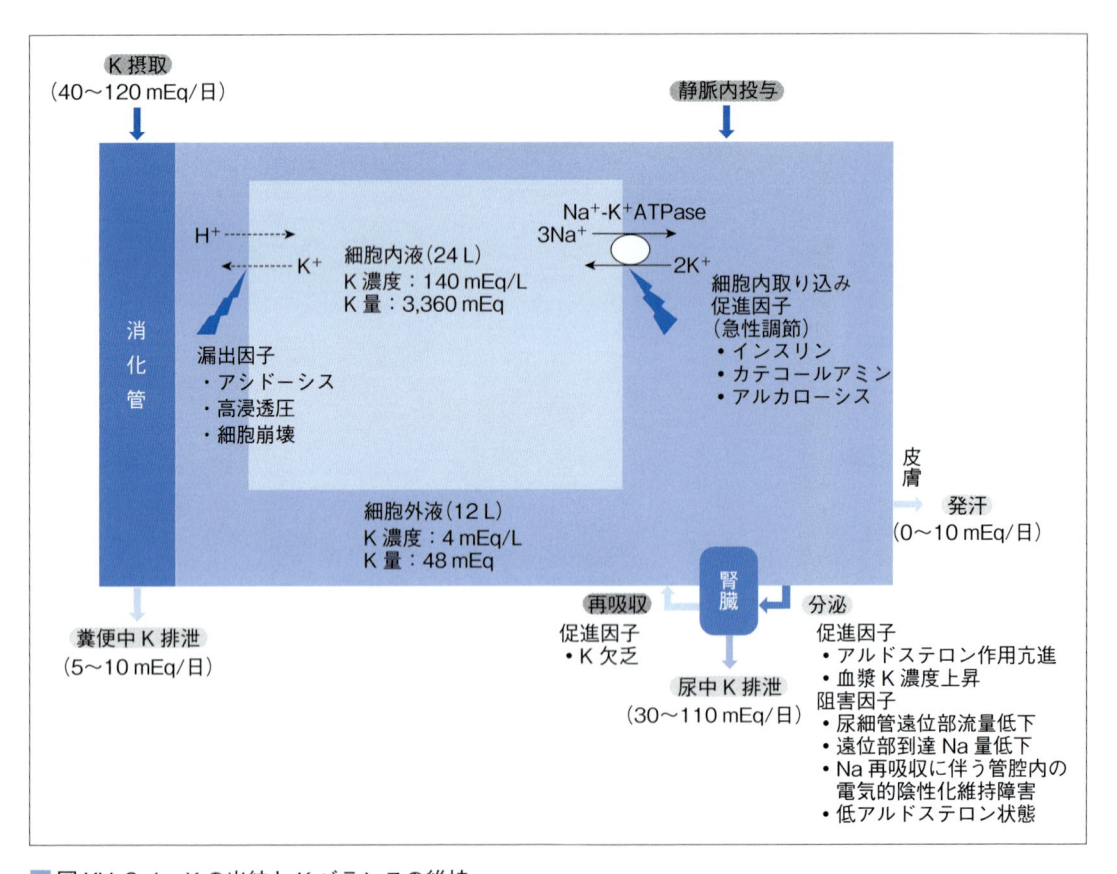

■ 図XV-8-1 Kの出納とKバランスの維持

5.0 mEq/L）である．細胞外液の K 濃度はわずかな変化でも，心血管系，神経筋系の活動に影響を与える．このため，細胞外液の K 濃度は厳密に調節されている．血漿 K 濃度の維持は短期間での調節を担う K の細胞内外の移動と，より長期的な K ホメオスタシス維持を担う排泄によってなされている．通常，血漿 K 濃度は体内の総 K 量を反映して変動するが，体内総 K 量の変動に比較して血漿 K 濃度の変動は細胞内外の移動のため，わずかである．実際，100〜200 mEq の K 過剰でも血清 K 濃度は約 1 mEq/L しか上昇しない．また，後述するように K の細胞内外の移動は種々の因子が関与するために，血清 K 濃度が体内総 K 量を反映していない場合もあり，注意が必要である．

3 細胞内外の K の移動

Na と同様に K は細胞膜を自由に通過できないため，細胞内外の移動は主として細胞膜にある Na^+-K^+ ATPase ポンプによって行われる（図 XV-8-1）．このポンプはエネルギーを消費して，Na を細胞外へ，K を細胞内へ，3：2 の比率で移動する．K の細胞内外の移動に関与する主要な因子はアドレナリン刺激，血糖調節ホルモン，血漿 K 濃度自体である．このほかにも細胞外液 pH，高浸透圧，細胞の崩壊などが臨床的に重要な因子である．

1 血漿 K 濃度

K 負荷による初期の血漿 K 濃度上昇自体が細胞内への K 取り込みを促進する．逆に K 欠乏時に血漿 K 濃度が低下すると，低下を最小限にするために細胞内の K が細胞外へ移行する．したがって，正常状態では血漿 K 濃度は体内の総 K 量を反映している．

2 インスリンとカテコールアミン

インスリンおよびカテコールアミンは Na^+-K^+ ATPase ポンプ活性を増強して，K 負荷時の細胞内への取り込みを増加する．カテコールアミンの作用は $β_2$ 受容体を介している．両者の作用は高 K 血症の治療として利用されている．一方，グルカゴン，α-アドレナリン刺激，そしてβ遮断薬は細胞内移行を阻害する．

3 細胞外液 pH

アシドーシスは K を細胞内から細胞外へシフトする．これは酸血症時には過剰な H^+ が細胞内への取り込みによって緩衝されるため，電気的平衡の維持に K と Na が細胞から放出される結果，血漿 K 濃度が上昇する．無機酸や電解質酸は有機酸より K の細胞外移行を起こしやすい．一方，アルカリ血症では逆の現象がみられ，アルカローシスでは K の細胞内移行が促進される．

4 その他の因子

細胞内からの K の放出が生じるその他の因子として，高度の運動，高浸透圧，そして細胞崩壊などがある．

4 K の排泄

1 尿中への K 排泄

腎は日々の K 負荷量に応じて K 排泄量を調節し，体内の総 K 量を一定に維持している．K 負荷後に腎からの排泄が最大となるには 18 時間程度を要する．糸球体で濾過された K の 90％ 以上が Henle ループの上行脚までに再吸収される．したがって，尿中への K 排泄は主として遠位部ネフロンでの分泌による（図 XV-8-2）．すなわち，尿中への K 排泄量は遠位部ネフロンでの分泌によって調節されている．この調整にはアルドステロンと血漿 K 濃度が調節に重要な役割を果たしている．加えて，適正な K 分泌が行われるためには，遠位部ネフロンに十分な尿細管流量と Na が到達することが大切である．

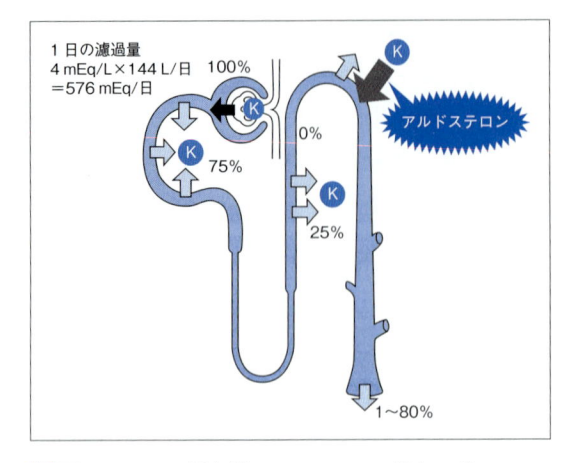

■ 図 XV-8-2　尿細管でのKのハンドリング

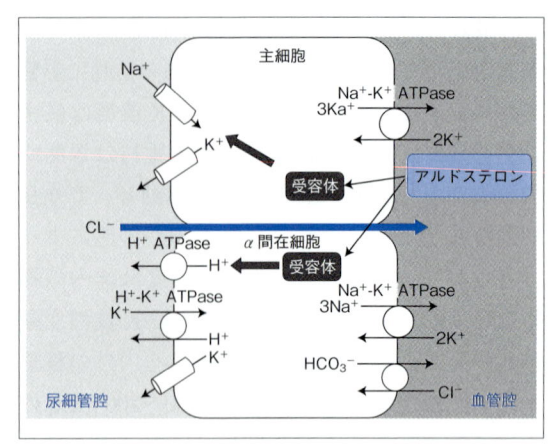

■ 図 XV-8-3　アルドステロンのK分泌への作用

2 尿細管各部位でのK輸送

❶ 近位尿細管とHenleループ

Kは，近位尿細管ではNaと水の再吸収に伴って受動的に，Henleループの太い上行脚ではNa$^+$-K$^+$-2Cl$^-$共輸送体によって再吸収されている．近位尿細管とHenleループにおいて濾過されたKのほとんどが再吸収されるため，遠位部ネフロンには濾過されたKの10%以下しか到達しない．

❷ 遠位部ネフロン

接合尿細管（CNT），皮質集合管（CCD），髄質外層集合管（OMCD）および髄質内層集合管（IMCD）では，Kは分泌されている（図XV-8-3）．分泌量は生理的条件により変化し，体内のホメオスタシスを維持している．さらに，遠位部ネフロンでの分泌は間在細胞でのK再吸収によっても調節されている．α間在細胞の管腔側にあるH$^+$-K$^+$ATPaseポンプはHを分泌し，Kを再吸収している．K欠乏時にはこのポンプ活性が増加する．

3 Kの分泌

K分泌は主に皮質集合管主細胞で管腔側のKチャネル（ROMK）により行われている．主細胞ではNa$^+$-K$^+$ATPaseポンプにより基底膜側よりKが細胞内に取り込まれ，ROMKを介して細胞内と管腔内のK濃度勾配および電気的勾配に従って受動的に流出する．K分泌には細胞内と管腔内のK濃度差，Na再吸収による管腔内の電気的陰性化，そして開口しているROMKの数が重要で，これらを調節しているのはアルドステロンと血漿K濃度である[1]．

❶ アルドステロン

アルドステロンの作用はK分泌に最も重要である．アルドステロンは皮質集合管主細胞における管腔側の機能するNaチャネル（epithelial sodium channels；ENaC）を介して，尿細管腔からのNa再吸収を促進する．また，基底膜側のNa$^+$-K$^+$ATPaseポンプ活性を増強することにより再吸収したNaを排出するとともにKを細胞内に取り込み，細胞内の輸送可能なKプールを増加する．さらに管腔側のROMKの数を増加する．その結果，Na再吸収により電気的に陰性化している尿細管腔内へのK分泌が促進される（図XV-8-3）．すなわち，アルドステロンは皮質集合管主細胞に作用してKの分泌とNa再吸収を増加する．

アルドステロンは副腎皮質球状層から分泌される．この分泌の2つの生理的刺激は，体液量減少と高K血症である．血漿K濃度のわずかな上昇や体液量減少によるアンジオテンシンIIの増加は，副腎球状層の細胞を直接刺激する．

❷ 血漿 K 濃度

血漿 K 濃度はアルドステロン分泌調節作用以外に直接的に K 分泌に関わっている．血漿 K 濃度の上昇時には分泌増加が，低下時には分泌低下が起こる．アルドステロンと同様の作用を有するが，機序の詳細は不明であり，また作用はアルドステロンより弱い．

❸ 遠位部の尿細管流量と Na 再吸収による管腔内電気的陰性化

K 分泌には十分な尿細管流量による尿細管腔と細胞間での K 濃度勾配の維持が必要である．分泌された K が十分な尿細管内の流れにより流れ去ることで，濃度勾配は維持される．さらに，十分量の Na 到達に伴う Na 再吸収による管腔内電気的陰性化が適正な K 分泌には必要である．K は陽性に荷電しているため，陽性荷電した Na の再吸収により管腔内陰性という電気勾配が形成されて K 分泌が可能となるためである．有効動脈容量の減少時には尿細管の K 分泌部位に十分量の水と Na が到達しないため，アルドステロン作用が増強していても K 分泌は増加しない．逆に利尿薬などで同部位の尿細管流量が増加しているときには，体液量減少によるアルドステロン作用増強も加わって，K 分泌が著増して低 K 血症をきたしやすくなる．

❹ クロールと非吸収性の陰イオン

Na 再吸収による管腔内の電気的な陰性化は K^+ と H^+ の分泌とともに，細胞間経路からの Cl^- 再吸収の駆動力となっている．

遠位部尿細管において，Na 再吸収に伴う電気勾配を和らげる Cl 再吸収が少ない場合には K 分泌量が増加する．したがって，Cl 以外の非吸収性の陰イオン，すなわち HCO_3^-（嘔吐や 2 型尿細管性アシドーシス），β-ヒドロキシ酪酸やアセト酢酸（糖尿病性ケトアシドーシス），馬尿酸（トルエン中毒）などがある場合には K 排泄が増加する．

4 腸からの K 排泄

体内に摂取された K の約 10% は便中に排泄される．このほとんどは大腸での分泌による．腎機能障害時には大腸からの K 分泌は増加し，日々の摂取量の 30〜50% までに相当する．アルドステロンによる大腸での K 分泌増加も寄与しており，腎臓が機能していない状態においても抗アルドステロン薬の投与は血漿 K 濃度を上昇する危険性がある．

5 種々な状態での生理的対応

1 K 欠乏時の応答

K 欠乏時には腎での K 分泌は減少する．K 欠乏が 50〜150 mEq では 15〜25 mEq/日，さらに欠乏した場合には 5〜15 mEq/日まで 1 日尿中排泄量は減少する．欠乏時の排泄量を Na のようにほぼゼロにできないのは，ネフロン末端部（IMCD）での非特異的陽イオンチャネルからの濃度勾配による K の受動的喪失のためと考えられている．

K 欠乏時の排泄低下は血漿 K 濃度の低下と，それに伴うアルドステロン低下による主細胞での K 分泌の減少，遠位部ネフロンの α 間在細胞での H^+-K^+ATPase 活性増加による K 再吸収増加による．

2 K 負荷への応答

K 摂取の増加が持続した場合，遠位部ネフロンでの K 分泌増加により尿中への K 排泄が促進し，血漿 K 濃度の上昇が抑えられる．この機構により 1 日に K 摂取量が 400 mEq 以上まで増加しても対応可能である（図 XV-8-4）．

K 排泄促進は，初期はアルドステロン作用と血漿 K 濃度の上昇自体の作用による．一方，負荷増加後 20 日目ではアルドステロン濃度は正常化するが，尿中 K 排泄は高値のまま維持される．これには血漿 K 濃度上昇による Na^+-K^+ATPase 活性増強が関与している．

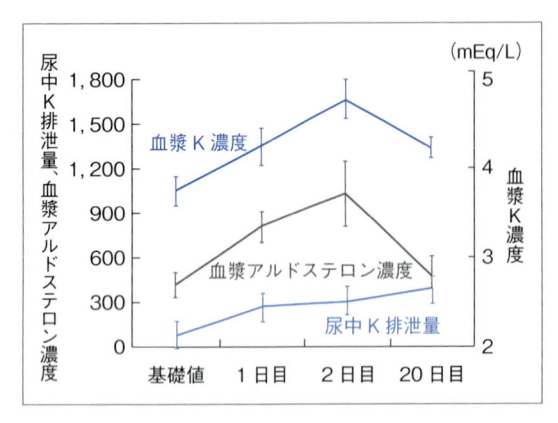

図XV-8-4 高K食負荷時（400 mEq/日）の血漿K濃度，尿中K排泄量，および血漿アルドステロン濃度
（Rabelink J, et al.: Kidney Int, 38：942, 1990 より）

3 腎機能障害時のK排泄

腎機能障害時には，GFRの低下によって遠位部ネフロンへの到達Na量と尿細管流量が低下することに加え，機能するネフロン数が減少するため，腎からのK排泄が低下する．一方，単位ネフロンでのK分泌の亢進という適正な適応はなされている．実際，CKDステージ4ではKの排泄分画は正常人の26％より126％まで増加していることが示されている．この適応および腸管からの排泄により軽度の腎機能障害では，その他の要因が加わらない限り高K血症とならない．しかし，GFRが20 mL/分以下となると，Kホメオスタシスを維持できなくなり，過剰な負荷がなくても高K血症となる．

4 細胞外液pH変動

先に述べたように細胞外液pHの変化は細胞内外でのHとKの逆の動きを生じる．Kはアルカリ血症では細胞内へ，酸血症では細胞外へ移動する．一般に，pHが0.1低下すると血漿K濃度は0.2～1.7 mEq/L増加し，細胞外液のpHが0.1上昇するごとに血漿K濃度は0.4 mEq/L低下する．

アシドーシスではHが細胞内に取り込まれることによりpHの変化が緩衝される．この際，高Cl血症性代謝性アシドーシスではClが細胞膜を通過しにくいため，電気的平衡を維持するために細胞内からKとNaが放出されて血漿K濃度が上昇する．一方，有機酸の蓄積による代謝性アシドーシス（AG増加性代謝性アシドーシス；乳酸アシドーシスやケトアシドーシス）では，あまり血漿K濃度は上昇しない．この理由は有機陰イオンが同時に細胞内へ取り込まれるため，もしくはインスリン分泌を促進するためといわれている．

アルカリ血症自体のK低下効果は弱いが，これはHの細胞内での緩衝の割合が低いためである．しかし，低K血症では代謝性アルカローシスを伴うことが多い．

5 尿中への排泄増加をきたす特殊な病態

低Mg血症では尿中へのK喪失により低K血症を起こす．MgにはK分泌抑制作用のあることが示されてきている[2]．また，多尿も尿中へのK喪失により低K血症を起こす．

6 Perspective

1 WNKs

❶ 尿細管でのKとNaの輸送とWNKs

近年，Members of the with-no-lysine [lysine＝K]（WNK）family kinases（WNKs）と呼ばれる信号伝達系物質が，遠位部ネフロンでのNaとKの輸送調節に重要な働きをしていることが明らかになってきた．WNKsは他のカイネースと比べ，触媒となるlysineが非典型的な部位に位置していることに名称が由来する特殊なserine/threonine kinaseである．腎臓で発現しているWNKsには，WNK1，KS-WNK1，WNK3，そしてWNK4がある．

WNKsは生体内で多彩な働きをしているが，腎においては，主に4つの輸送体，NKCC2共輸送体，NCC（the thiazide-sensitive, electroneutral Na^+/Cl^- cotransporter），ENaC（amiloride-sensitive epithelial Na^+ channel），そしてROMKに作用し，分子スイッチとしてこれら輸送体の活性を

調節している．輸送体への作用は，細胞膜への輸送や細胞膜からの逆輸送の調節，そして輸送体蛋白のリン酸化による作用調節である．これらの調節にはWNKs同士が相互に関連するとともに，SPAKやSGK1など他のカイネースネットワークも関連している．解明されていない点も多くあるが，明らかとなってきている点について記載された優れた総説が示されてきている[4~7]．

これまでに明らかとなっているWNKsの作用は次のようである（図XV-8-5）．WNK1はWNK4の抑制を介してNCCとENaCを活性化するとともに，ROMKを直接抑制する．KS-WNK1はDCT以降に発現し，WNK1を抑制するとともにENaCを活性化する．WNK3はDCTとCCDで発現し，NCCを活性化し，ROMKを抑制する．WNK4は遠位部ネフロン全般に発現し，NCC，ENaC，ROMKを抑制する．

太いHenleループの上行脚の主要なNa輸送体であるNKCC2共輸送体は膜への輸送とリン酸化により活性が調節されている．NKCC2共輸送体のリン酸化にはWNK1，3もしくは4とSPAKが必要で，WNK1，3もしくは4はNKCC2共輸送体を活性化する．この作用はKS-WNK1により抑制を受ける．

NCCはDCTにのみ発現し，この部位の主要なNa再吸収を担っている．WNK4はNCCの分解亢進によりその作用を抑制する．また，WNK1はWNK4を抑制することにより，NCC活性を間接的に高め，Na再吸収を高める．そして，KS-WNK1はWNK1を抑制し，WNK1によるWNK4抑制を抑えることで間接的にNCCを抑制する．また，WNK3はNCCを刺激する．WNK3とWNK4は拮抗作用を持ち，両者の比率がNCC活性を決定している．

DCT2とCCDの主要なNa輸送体であるENaCはアルドステロンによる活性化がよく知られているが，WNKs系によっても調節されている．WNK1はSGK1の活性化を介してENaC活性を高める．WNK4はENaCを抑制するが，この抑制は高アルドステロン状態では無効となる．

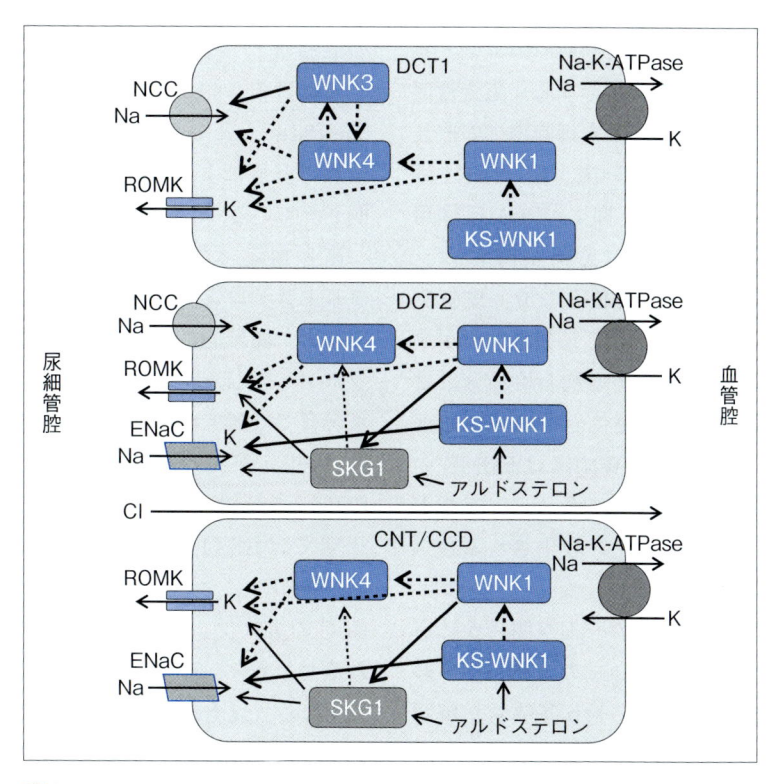

■図XV-8-5　DCT1，DCT2およびCCDにおけるWNKsの主な働き

表 XV-8-1 高 K 血症, 体液量減少, および Gordon 症候群における WNKs と輸送体の機能変化

	基礎状態	高 K 血症	体液量減少	PHA2 型 (Gordon 症候群)
		高アルドステロン状態		
			AII 増加	
KS-WNK1 機能	→	↑	↑	→
WNK1 機能	→	↓ (DCT2 CD ↓)	↑	a. 変異による過剰発現 or b. 変異による NCC 活性化
WNK4 機能	→	DCT1 ↑	AII(+)で NCC, ENaC の抑制無効	
NCC	→	↓	↑	↑
ENaC	→	↑	↑	↑
ROMK	→	↑	↓	↓
Na 再吸収	→	→	↓	↑
K 分泌	→	↑	→	↓

KS-WNK1 は NCC と異なり ENaC を刺激して, 管腔内を陰性化する. ENaC 調節に関して, KS-WNK1, WNK-1, WNK4 の相互作用の詳細は明らかではない.

ROMK は遠位ネフロン全般に発現している. 集合管ではアルドステロンにより活性化され, K 分泌が促進される. WNKs は ROMK のエンドサイトーシスに影響して活性を調節する. 集合管では, WNK1 は ROMK 細胞膜から細胞内への取り込みを高めて抑制する. 一方, KS-WNK1 は WNK1 による ROMK 抑制を抑え, ROMK 作用を維持している. 食事中の K 制限時には, WNK1 が KS-WNK1 よりも優位となり, 皮質集合管における ROMK が減少して K 排泄が減少する. 反対に食事中の K 摂取が増加した場合には KS-WNK1 が WNK1 よりも優位となり, ROMK が増加する. 定常状態では WNK4 は ROMK の細胞表面の発現を抑制している. しかし, アルドステロン下で SGK1 によりリン酸化されると, WNK4 の ROMK 抑制作用はなくなる.

このような WNKs の働きの一端が明らかになることで, Aldosterone Paradox の説明がなされるとともに, Gordon 症候群の遺伝子異常が解明された (表 XV-8-1).

❷ Aldosterone Paradox

高 K 血症ではアルドステロン分泌が増加して K 排泄が促進されるが, Na 再吸収は変化しない. 一方, 体液量減少時には, RAS 系の亢進によりアルドステロン分泌が増加するが, この場合には Na 再吸収は増加し Na 排泄は減少するものの K 排泄には変化がない. アルドステロン上昇時におけるこのような正反対の応答は Aldosterone Paradox と呼ばれる. この応答の違いは AII 増加の有無による WNKs の作用の差異により説明されている.

高 K 血症, すなわち A-II 上昇のない状態でのアルドステロン作用下では, KS-WNK1 が増加するため, 間接的に NCC を抑制し, より遠位部ネフロンへの Na と流量が増加する. 遠位部にある集合管では高アルドステロン状態により増加した KS-WNK1 が ENaC を活性化するとともに ROMK を活性化する. また, 高アルドステロン状態では SGK1 を介して WNK4 がリン酸化され, WNK4 による ENaC の抑制は無効となり, NCC の抑制により流入した Na の再吸収が行われるとともに, WNK4 による ROMK 抑制作用もなくなる. 以上より, K 排泄のみが促進される.

一方, 体液量減少時には増加した AII が WNK4 の NCC 抑制作用を無効にし, NCC が活

性化する．また，KS-WNK1発現も減少し，間接的にNCCが活性化する．このため，より遠位部ネフロンへのNa到達量が減少する．集合管では，高アルドステロン状態によりWNK4によるENaCの抑制は無効となっており，Naの再吸収が行われる．さらに，集合管のKS-WNK1も減少しROMKを抑制するためK排泄が低下する．このように，体液量減少時，すなわちAII増加を伴う高アルドステロン状態では，Na再吸収は増加するもののK喪失が防がれる．

❸ Gordon症候群（2型偽性低アルドステロン血症（PHAII，家族性高K血症性高血圧））

高血圧，高K血症，高Ca尿症，代謝性アシドーシスを呈する常染色体劣性の疾患で，変異によるNCC不活性化で起こるGitelman症候群と正反対の表現型である．Gordon症候群では，WNK1のイントロンの欠損による過剰発現，およびmissense変異による変異WNK4の発現という2つの遺伝子異常が明らかにされている．

変異WNK4はNCC活性を増加し，Na貯留による高血圧とともに高Ca尿症を生じる．また，変異WNK4はROMKの細胞膜からの取り込みを増強し，発現が減少するため，K分泌が減少して高K血症となる．さらに，細胞間隙を介したCl⁻透過性を増加して，管腔内陰性荷電を減弱して，KおよびH排泄を減少する．この変異WNK4によるGordon症候群の臨床所見はすべてサイアザイドで改善する．

過剰発現したWNK1は，WNK1がWNK4に抑制的に働いているため，DCTでのWNK4を過度に抑制してNCC活性を増加する．また，過剰発現したWNK1は集合管においてSGK1を過度に刺激してENaC活性を増加し，Na貯留へ働く．そして，ROMKを抑制するとともに，細胞間隙を介したCl⁻透過性を過度に増加して集合管管腔内の陰性荷電が減少し，KおよびH排泄が減少する．過剰発現するWNK1の変異によるものでは，高Ca尿症は特徴ではなく，このときの高血圧にサイアザイドは余り有効でない．

〔安田　隆〕

《文　献》

1) Choi MJ, et al. : The utility of the transtubular potassium gradient in the evaluation of hyperkalemia. J Am Soc Nephrol, 19 : 424-426, 2008.
2) Huang CL, et al. : Mechanism of hypokalemia in magnesium deficiency. J Am Soc Nephrol, 18 : 2649-2652, 2007.
3) Subramanya AR, et al. : WNK kinases regulate sodium chloride and potassium transport by the aldosterone-sensitive distal nephron. Kidney Int, 70 : 630-634, 2006.
4) Hoorn EJ, et al. : The WNK kinase network regulating sodium, potassium, and blood pressure. Journal of the American Society of Nephrology, 22 : 605-614, 2011.
5) Castaneda-Bueno M, et al, : Independent regulation of na⁺ and K⁺ balance by the kidney. Medical Principles and Practice, 21 : 101-114, 2012.
6) Arroyo JP, Gamba G. Advances in WNK signaling of salt and potassium metabolism : Clinical implications. Am J Nephrol, 35 : 379-386, 2012.
7) Hoorn EJ, et al. : WNK kinases and the kidney. Exp Cell Res, 318 : 1020-1026, 2012.

9 酸塩基平衡の調節

正常の細胞外液のH$^+$濃度は40 nmol/L（10^{-6} mmol/L），動脈血pH［pHは$-\log$（H$^+$）に等しい］は7.40である．これはNa$^+$，K$^+$などのおよそ100万分の1の濃度であり，食事により1日に負荷される酸の量と比べても極端に低い値である．生命活動に適したH$^+$濃度は16～160 nmol/L（pHにして7.80～6.80）とされ，このような狭い範囲での恒常性維持のために精密な調節過程が必要となる．酸とはH$^+$を供給しうる物質で，塩基とはH$^+$を受容しうる物質である．食事中の炭水化物と脂肪の代謝により1日に15,000 mmolのCO$_2$が産生される[1]．CO$_2$は酸ではないがH$_2$Oと結合し，炭酸H$_2$CO$_3$を形成する．そのままではどんどん酸が蓄積してしまうため，呼吸によりCO$_2$は肺から排泄される．一方，食事中の蛋白に由来し1日に50～100 mEq産生される[1]酸はH$_2$CO$_3$のように気体として排泄することができない不揮発性の酸であり，これらは尿中に排泄される．細胞外液H$^+$濃度調節のために①細胞内外での緩衝作用，②肺胞換気量の変化による二酸化炭素分圧（PCO$_2$）の調整，③腎臓のH$^+$排泄量の変化によるHCO$_3^-$濃度の調整という3段階の調節機序がある．

質量作用の法則に従い，化学反応は平衡状態になると停止する．しかし，HCO$_3^-$がH$^+$と反応してH$_2$OとCO$_2$を生じた後，肺胞換気を増すことでPCO$_2$（実際に血中に溶解しているCO$_2$の濃度はPCO$_2$に0.03をかけた値に等しい）が低下すると，さらにHCO$_3^-$とH$^+$の反応を続けることができる．このようにして重炭酸/炭酸系は効率よく緩衝作用を行うことができる．例えば含硫アミノ酸の酸化によって生じた硫酸H$_2$SO$_4$は，はじめに細胞外液のHCO$_3^-$により緩衝される．

$$H_2SO_4 + 2\,NaHCO_3 \rightarrow Na_2SO_4 + 2\,H_2CO_3 \rightarrow 2\,H_2O + CO_2$$

この反応によって細胞外液のH$^+$濃度の増加は最小限に抑えられるが，それでもなおHCO$_3^-$やそのほかの緩衝物質の不足と代謝性アシドーシスの進行を防ぐため，過剰なH$^+$を腎臓から排泄しなければいけない．また，この反応で生じたCO$_2$は呼吸により肺から排出される．

PCO$_2$の変化がそもそもの問題である呼吸性の酸塩基平衡障害の場合には，重炭酸/炭酸系は緩衝物質とはなり得ないため，主に細胞内の蛋白，リン酸，赤血球内のヘモグロビンなどが緩衝物質となる．骨も重要な緩衝の場となる．

1 緩衝作用

H$^+$濃度が桁違いに低い細胞外液は，わずか数mEqの酸が負荷されただけで生存が不可能な程度の酸性になってしまうはずである．このような急激な変化を防ぐしくみが緩衝作用である．緩衝物質は遊離したH$^+$を取り込んだり離したりしてH$^+$濃度の変化を最小限に抑えることができる．最も重要な緩衝物質は細胞外液の重炭酸/炭酸系である．

$$HCO_3^- + H^+ \leftrightarrow H_2CO_3 \leftrightarrow H_2O + CO_2$$

2 呼吸の働き

正常ではPCO$_2$の変化は，大脳間質のpHの変化を介して脳幹の呼吸中枢を刺激し肺胞換気量を調節している．これが代謝性アシドーシスの場合では，動脈血pHの変化によって頸動脈小体にある化学受容体が刺激され，正常では5 L/分程度の分時換気量が30 L/分にまで増加する．こうしてPCO$_2$を低下させることで細胞外液pHを正常方向に戻そうとする．代謝性アルカローシスではこの逆が起きる．

これに対し呼吸性アシドーシスやアルカローシスでは，当然のごとく呼吸による代償機構は存在しない．この場合は，まず細胞内の緩衝物質による緩衝作用を受け，続いて数日で最大限になる腎臓のH^+排泄の調整が起きる．これにより，例えばPCO_2が慢性的に80 mmHgまで増加しても動脈血pHは7.30を多少下回る程度に抑えることができる．しかしながら，まったくの正常状態に戻るためには呼吸状態の回復が必須である．

3 腎臓の働き

1 H^+排泄のしくみ

前述のように腎臓は1日に産生される不揮発性酸を排泄するが，それ以前に糸球体で濾過される1日4,300 mEqに及ぶHCO_3^-をほぼすべて再吸収する必要がある．HCO_3^-の喪失は同じ量のH^+を加えるのと同じことを意味し，HCO_3^-の再吸収がなければ大量の酸が負荷されるのと同じことになるからである．定常状態ではH^+の排泄量はだいたい1日の酸負荷量50〜100 mEqと同じになるが，酸の産生量が増加した状態では，これを300 mEq/日以上にすることができる．逆に例えばクエン酸（クエン酸は代謝されてHCO_3^-になる）を多く含んだ果物ジュースを飲んだ後などでは，大量のHCO_3^-が再吸収されずに尿中に失われH^+の排泄量は実質マイナスとなることもある．

主に酸塩基平衡の調整に携わるのは近位尿細管と集合管であるが，そのしくみと結果的に行っている仕事はそれぞれ異なる（図XV-9-1）．主に近位尿細管が濾過されたHCO_3^-の再吸収を，皮質集合管のA型間在細胞と外側および内側髄質集合管は過剰なH^+の排泄を行っている．

HCO_3^-再吸収では尿細管腔内で形成されたH_2CO_3がCO_2とH_2Oに分解され受動的に再吸収されるが，この反応は炭酸脱水酵素IV（CA IV）により触媒される[2)]．約90%のHCO_3^-を再吸収する近位尿細管とHenleループの太い上行脚（TAL），髄質外層集合管（OMCD）は管腔内にCA IVを持つが，酵素を持たないその他の部位ではHCO_3^-の再吸収があまり起こらない．

過剰なH^+は尿中へ排泄されることになるのだが，ヒトが達成可能な最も低い尿のpHは4.5である．これはおそらくH^+ATPaseポンプの機能の限界か，尿細管上皮のH^+の受動的な逆流を防ぐ機能の限界によるものと考えられる．pH 4.5はH^+濃度にして0.04 mEq/Lであり，これでは1日に負荷される50〜100 mEqの酸を遊離したH^+の形では排出するのに1,000 L以上の尿が必要になってしまう．このため尿中に分泌されたH^+は遊離した状態ではなく，糸球体で濾過されたリン酸水素イオンHPO_4^{2-}やCrなどの緩衝物質と結合したりアンモニウムイオンNH_4^+として排泄されたりする．

いくつかの弱酸は糸球体で濾過され尿中で緩衝物質として働く．これらはその測定方法にちなんで滴定酸と呼ばれる．主なものにHPO_4^{2-}がある．

$$HPO_4^{2-} + H^+ \leftrightarrow H_2PO_4^-$$

通常1日に10〜40 mEqのH^+が滴定酸として排泄されるが，尿中に排泄される緩衝物質の量は大きく変化させることができない．つまり酸の負荷が増加した場合に滴定酸の量を増やすことでH^+排泄量を調節することはできないということである．

これに対しNH_4^+はその排泄量を必要に応じて変化させることができる．重度の代謝性アシドーシスでは通常30〜40 mEq/日のNH_4^+排泄量が300 mEq/日以上に増加する．NH_4^+は近位尿細管の細胞内でグルタミンの代謝によって産生され，Na^+-H^+交換体においてH^+の代わりに尿細管腔に分泌される．分泌されたNH_4^+の大半がHenleループのTALで再吸収され，細胞内でH^+とNH_3に解離し，極性がなく脂溶性のNH_3は間質に拡散し髄質に比較的高濃度に蓄積する．これがH^+の分泌によってpHの低下した集合管の腔内に拡散するとH^+と結合し，再びNH_4^+となる．NH_4^+はアンモニウムNH_3と異なり脂質に不溶性であるため，尿細管の細胞膜を通過できず尿細管内に「トラップ」され体外に排泄される．

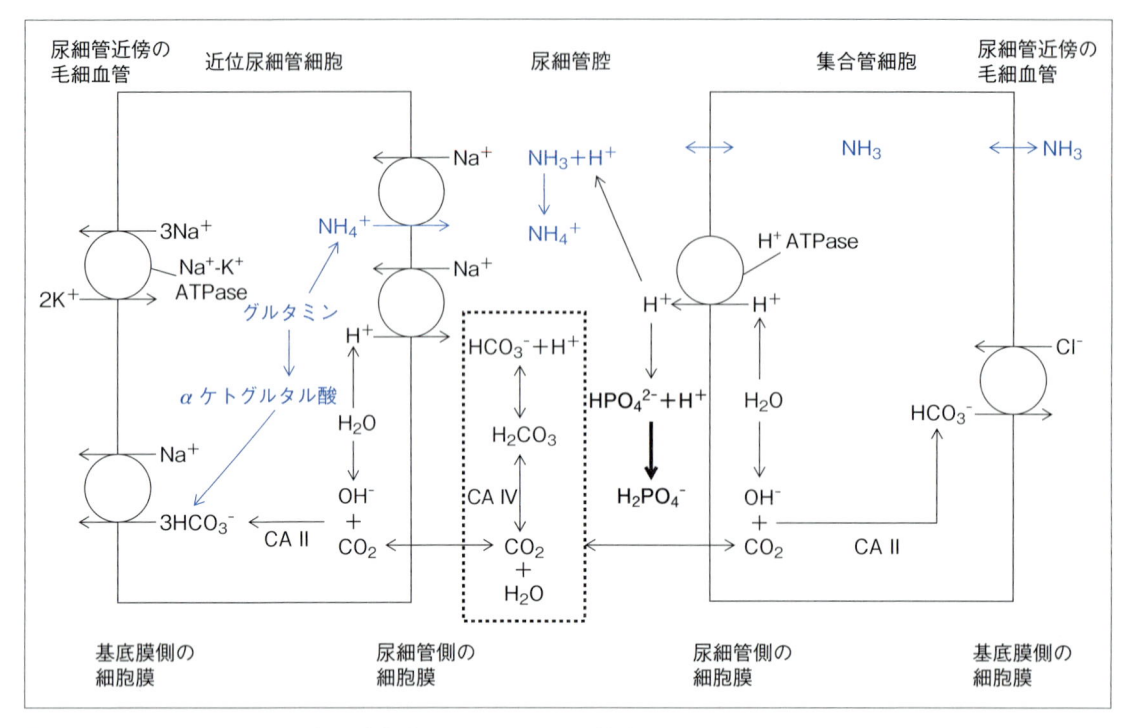

■ 図 XV-9-1　重炭酸の再吸収と滴定酸，アンモニウムの排泄

近位尿細管（左側）と集合管（右側）でのH⁺の分泌：細胞内でH₂OがH⁺とOH⁻に分解され，後者はCA IIの触媒作用によりCO₂と結合してHCO₃⁻を形成する．H⁺は近位尿細管ではNa⁺-H⁺交換体（この交換体の働くエネルギーはNa⁺-K⁺ATPaseポンプにより間接的に賄われる）によって尿細管腔に分泌され，HCO₃⁻は主にNa⁺-3HCO₃⁻共輸送体（この共輸送体のエネルギーは細胞内の陰性の電位に由来する）によって体循環に戻される．同様の働きが集合管でも起こるが，それらはそれぞれ尿細管側の能動的H⁺ATPaseポンプと基底膜側のCl⁻-HCO₃⁻交換体（原動力は細胞内の比較的低いCl⁻濃度）によって行われる．このしくみによりH⁺が分泌されるたびに新たなHCO₃⁻が体循環に戻ることになる．

HCO₃⁻再吸収（破線囲い中）：分泌されたH⁺は濾過されたHCO₃⁻と結合してH₂CO₃，引き続いてCO₂とH₂Oを形成し，これらは受動的に再吸収される．H₂CO₃のCO₂とH₂Oへの解離は管腔側のCA IVの存在により促進される．体循環に戻るHCO₃⁻は正確には濾過されたHCO₃⁻と同じものではないが，結果的にHCO₃⁻が再吸収されたことと同じである．

滴定酸の排泄（太矢印）：濾過されたHPO₄²⁻や，より量は少ないがCrなどが緩衝物質としてH⁺と結合し，生理的な尿pHでも十分な量のH⁺排泄が可能となる．H⁺が分泌されるたびに新たなHCO₃⁻が産生され体循環に戻る．これにより緩衝作用によって失われた血漿のHCO₃⁻を補うことができる．

アンモニウムの排泄（青）：近位尿細管の細胞にグルタミンが取り込まれNH₄⁺とαケトグルタル酸に代謝される．後者は最終的にHCO₃⁻に代謝される．NH₄⁺はNa⁺-H⁺交換体においてH⁺の代わりとして尿細管に分泌される．NH₄⁺はHenleループで一度再吸収された後NH₃となるが，脂溶性のNH₃は間質から尿細管腔内に拡散し，ここで分泌されたH⁺と結合して再びNH₄⁺となる．NH₄⁺は脂質に不溶性であるため尿細管の外に拡散することができない．NH₄⁺が分泌されるたびに新たなHCO₃⁻が産生され体循環に戻る．これにより緩衝作用によって失われた血漿のHCO₃⁻を補うことができる．

（Rose BD, et al.：Clinical Physiology of Acid-Base and Electrolyte Disorders 5th ed. p. 299-371, McGraw-Hill, 2001 より改変）

2　H⁺排泄の調節因子

　細胞外液のpHが腎臓でのH⁺排泄の主な調節因子であり，細胞外液のpHの変化は尿細管細胞内のpHを並行して変化させることで酸の排泄に影響を与えているものと考えられている．例えば細胞外液のpHが低下すると，近位尿細管ではNa⁺-H⁺交換体，Na⁺-3HCO₃⁻共輸送体の働きが亢進し，グルタミン代謝によるNH₄⁺産生が増加する．集合管ではH⁺ATPaseポンプが増加し，H⁺分泌により尿細管内のpHが低下すると間質からNH₃の拡散が亢進しNH₄⁺の排泄が増加する．細胞内pHの変化のしくみは病態によって異なり，PCO₂が上昇するとCO₂は自由に細胞膜を通過できるため細胞内のpHは速やかに低下する．一方，細胞膜の透過性が限られるHCO₃⁻の細胞外液濃度の変化は，細胞膜を挟んだ濃度勾配により細胞内外のHCO₃⁻の移動に影響を与えることで間接的に細胞内のpHを変化させる．

　代謝性アシドーシスの場合，腎臓は前述のよう

にNH_4^+産生を増加させることでH^+排泄を促進させる．代謝性アルカローシスでは，近位尿細管でのHCO_3^-再吸収の減少と皮質集合管に存在するB型間在細胞でHCO_3^-分泌が起こり，過剰なHCO_3^-を尿中に排泄する．呼吸性アシドーシスとアルカローシスにおいてはPCO_2の細胞内pHへの影響により，腎臓はH^+の排泄やHCO_3^-の再吸収を変化させ，動脈血pHの変化を最小限に抑える．

腎臓のH^+排泄に影響するそのほかの因子として有効循環血漿量，アルドステロン，血漿K濃度などがあげられる．

有効循環血漿量の減少は，レニン-アンジオテンシン-アルドステロン系（RAS）の亢進や低Cl血症，時に並存する低K血症などの影響によりHCO_3^-の再吸収を亢進させる．

RASの中でも特にアルドステロンが重要である．アルドステロンは$H^+ATPase$の作用を亢進させ，$Cl^- -HCO_3^-$交換体を介した細胞内から体循環へのHCO_3^-の移動を促進する．また，アルドステロンは皮質集合管主細胞でNa^+の再吸収を促進することで尿細管内を電気的に陰性の状態とし，間接的にH^+排泄を増加させる．

嘔吐や利尿薬などが原因で有効循環血漿量が減少しNa^+の再吸収が高度に亢進した状態では，低Cl血症の存在がHCO_3^-再吸収を促進させる因子となる．仮に糸球体で濾過されるNa^+が145 mEq/L，Cl^-が115 mEq/Lとすると，Na^+のうちCl^-と一緒に再吸収されるのは115 mEq/Lだけである．電気的な平衡状態を保つために，残りのNa^+の再吸収には主に集合管でのH^+かK^+の分泌が伴う．低Cl血症の存在下で濾過されるCl^-が減少すれば，さらなるH^+の分泌が必要となりHCO_3^-再吸収につながる．Na^+の再吸収とは独立して低Cl血症が酸塩基平衡に影響する場合もある．尿細管内のCl^-濃度が低下すると細胞内外のCl^-の濃度勾配が減少し，皮質集合管B型間在細胞の$Cl^- -HCO_3^-$交換体によるHCO_3^-分泌が低下する．また$H^+ATPase$ポンプによるH^+分泌は電気的な平衡を保つため受動的なCl^-分泌を伴うと考えられており，尿細管腔内のCl^-濃度が減少するとCl^-とともにH^+分泌が増加するようである．

血漿K^+濃度の変化は細胞内のpHにも影響を与える．これは細胞内外の陽イオンの移動が原因と考えられる．例えば，胃腸や尿からK^+が喪失し血漿K^+濃度が低下すると，濃度勾配に従い細胞内のK^+が細胞外に出てくる．電気的平衡状態を保つためH^+とNa^+が細胞内に移動し細胞内のpHは上昇する．尿細管の細胞でこれが起きるとH^+分泌とHCO_3^-再吸収の亢進，NH_4^+産生の増加につながる．そのほかにも血漿K^+濃度が腎臓のH^+分泌に影響を与えるしくみがある．高K血症の結果，増加した尿細管内のK^+はHenleループにおけるNH_4^+再吸収と競合し間質へのNH_3の蓄積を妨げ，最終的に髄質集合管へのNH_3の拡散，NH_4^+の排泄を減少させる．また，遠位ネフロンには血漿K^+の調節のために働く$H^+-K^+ATPase$ポンプが存在するが，低K血症によりこの部位で能動的なK^+再吸収が亢進すると代わりにH^+が分泌されることになる．

4 Perspective

酸塩基平衡の調節において，腎臓でのNH_4^+排泄機構は重要である．最終的にNH_4^+は集合管から排泄されるが，この部位で管腔内に分泌されたH^+と結合するNH_3は，その脂溶性で細胞膜を自由に通過できる性質から，受動的な拡散によって間質から管腔内に移動するものと考えられてきた．しかし，最近の研究では調節可能な能動的輸送機構の存在が示唆されている[3]．少なくともマウスにおいてNH_3は受動的な拡散だけではなく，むしろ集合管間在細胞の尿細管側に存在するRh因子の1つであるRhcg蛋白が主体となって尿細管内に輸送されているようである．

〔富野竜人，志水英明，藤田芳郎〕

《文　献》

1) Rose BD, et al. : Clinical Physiology of Acid-Base and Electrolyte Disorders 5th ed. p. 299-371, McGraw-Hill, 2001.
2) Hamm LL, et al. : Renal Acidification. The Kidney. 8th ed, ed by Brenner BM, p. 248-279, Saunders, 2008.
3) Biver S. et al. : A role for Rhesus factor Rhcg in renal ammonium excretion and male fertility. Nature, 456 : 339-343, 2008.

10 カルシウム・リン・マグネシウムの調節

1 Caの調節

1 Caの体内分布

Caは体内に約1～2 kg存在し，その99%が骨格に分布，骨の主要構成成分として機械的安定性に寄与している．そしてわずか1%のみが軟部組織と細胞外液に存在する．血清Ca濃度は8.5～10.5 mg/dLであり，その約40%が血清蛋白（多くの場合はアルブミン〈Alb〉）と約10%がクエン酸やリン酸と結合しており，残りの約50%がイオン化Caとして生理活性を有している[1]．しかし低Alb血症や酸塩基平衡の異常ではその血清Caとイオン化Caの分布が変化するため，生理活性の評価には血清Ca濃度よりも，イオン化Ca（Ca^{2+}）濃度測定が望ましい．

2 Caの体内動態

Caの体内動態を考える上で重要な臓器は，腸管・骨・腎臓の3つである．

Caは食事中に1日約1,000 mg含まれ，そのうち約400 mgが小腸より吸収される．一方，腸管から約200 mgのCa分泌があり，最終的に1日で約200 mg程度が消化管から吸収されている（図XV-10-1）．Caの吸収効率は，食事でのCa摂取量が低下した場合や，成長期の小児，妊娠や授乳期の女性などで増加する．

腸管からのCa吸収経路では，細胞間を通過するparacellular transportと，腸管細胞を経由するtranscellular transportの2種類がある．前者は受動的な輸送で，腸管全体で行われるが，後者は能動的な輸送であり主に十二指腸や上部空腸で行われている．

近年の研究により，Caの能動的な輸送の分子機構が明らかとなってきた．transcellular transportでは，Ca^{2+}の細胞内への取り込み，細胞内での基底膜側への拡散，細胞から間質への排出の3ステップが示されている．腸管細胞内へのCa^{2+}取り込みは，主にtransient receptor potential vanilloid type 6（TRPV 6）を通じて行われる[6]．細胞内に取り込まれたCa^{2+}は，ビタミンD依存性Ca^{2+}結合蛋白の1つであるcalbindin D_{9k}がCa^{2+}に結合し，基底膜へ運ばれる．基底膜側へ移動したCa^{2+}は，ATP-dependent Ca^{2+}-ATPase（PMCA 1b）や，Na^+-Ca^{2+} exchanger（NCX 1）により細胞外に排出され，血管へと移動する[2]．腸管からのCa分泌機序については，現在のところよくわかっていない．

骨は，体内Caのほとんどを占めており，血清Ca濃度調節において重要なバッファーとしての役割を持つ．骨は絶えず骨形成と骨吸収を繰り返しており，1日約300 mgのCaが骨に吸収され，また同量が骨より細胞外液中に遊離しバランスをとっている．

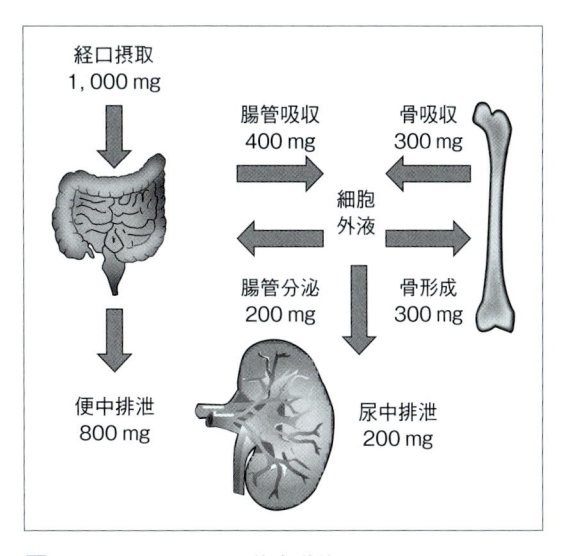

図XV-10-1 Caの体内動態
(Brenner BM, et al. : Brenner and Rector's The Kidney. 8th ed. p. 185, Saunders, 2007 より改変)

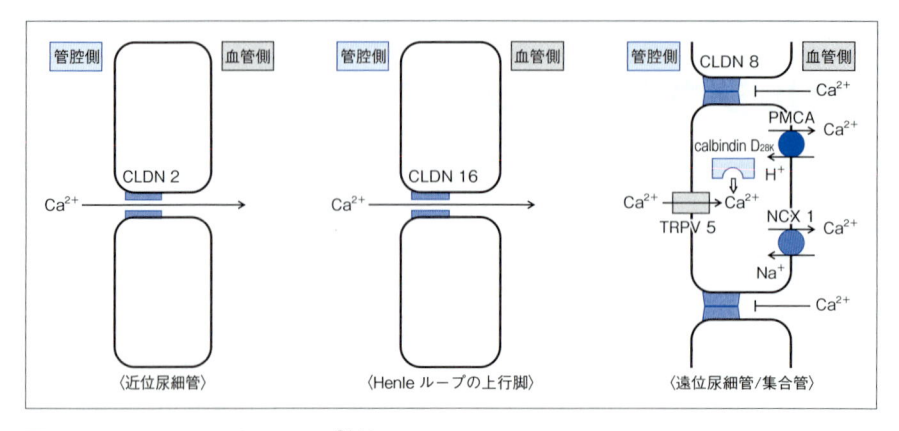

■ 図 XV-10-2　尿細管での Ca^{2+} 輸送
(Brenner BM, et al.: Brenner and Rector's The Kidney. 8th ed. p.187, Saunders, 2007 より改変)

腎臓では，Albと結合したCaは糸球体で濾過されないが，イオン化Caは濾過され，そのほとんどが尿細管で再吸収される．約60%が近位尿細管で再吸収され，残りの25%がHenleループの上行脚，約10%が遠位尿細管で再吸収されている[3]．最終的な腎臓からのCa排泄量は，腸管からの吸収量とほぼ同量の約200 mgで，それにより吸収と排泄のバランスが保たれている．

腎臓における Ca^{2+} は，ネフロンの部位により異なった機序によってその再吸収が行われている．近位尿細管では，Na^+ や水の再吸収によって形成される濃度勾配により，tight junctionにあるclaudin-2（CLDN 2）を介して Ca^{2+} が受動輸送されている．Henleループの上行脚では，Na^+ の再吸収に伴う電位差により，tight junctionにあるCLDN 16を介して受動輸送される．一方，遠位尿細管および集合管では，Ca^{2+} は能動的な輸送が行われている．管腔側には，Ca^{2+} チャネルであるTRPV 5が存在し，そのチャネルを介して Ca^{2+} は細胞内に取り込まれる．細胞内に取り込まれた Ca^{2+} は，calbindin D_{28k} によって基底膜側へ運ばれる．そして Ca^{2+} ポンプであるPMCAやNCX 1により基底膜側へ排出される．また同部位では，CLDN 8の発現を認めるが，これは血管側へ運ばれた Ca^{2+} が，管腔側へ戻るのを防ぐ役割を果たすとされる（図XV-10-2）．TRPV 6の腎臓での発現も認められるが，その機能の詳細は解明されていない．

3 血清Ca濃度の調節機構

血清Ca濃度は，副甲状腺ホルモン（PTH），活性型ビタミンD（1,25(OH)$_2$D），甲状腺から分泌されるカルシトニンにより厳密に調節されている．

PTHは，副甲状腺で産生されるホルモンで，血清Ca値のわずかな変化を副甲状腺に存在するCa感受性受容体Ca sensing receptor（CaSR）が感知し分泌・調整される液性因子である．腎臓と骨を標的臓器とし，血清Ca濃度を上げる方向に作用する．

PTHの腎臓における作用は，TRPV 5やcalbindin D_{28k}，PMCAなど Ca^{2+} の能動輸送にかかわる蛋白の活性を亢進させ，Ca^{2+} 再吸収を促進することが知られている．そのほかに，ジヒドロピリジン感受性Caチャネルの発現亢進によるCa再吸収の亢進も示されているが[4]，分子機構の詳細はいまだ明らかになっていない．また腎臓での1α水酸化酵素を活性化させ，1,25(OH)$_2$D産生を増加させる作用も有する．骨に対する作用では，骨芽細胞の receptor activator of nuclear factor-κB ligand（RANKL）の発現を増加させる一方，osteoprotegerinの発現を減少させることで，破骨細胞の成熟，活性化を誘導し骨回転を上昇させ[5]，血中にCaを動員し，血清Ca濃度を上

昇させる．

　ビタミンDは，食事や皮膚でのビタミンD基質の産生，肝臓での25位水酸化を受けた後，腎臓において，1位が水酸化され1,25(OH)$_2$Dとなる．1,25(OH)$_2$Dの産生は，PTH，エストラジオール，プロラクチンにより促進され，CaやPによって抑制される．1,25(OH)$_2$Dは腸管・腎臓・骨に作用し，血清Ca濃度を上昇させる方向に働く．その作用機序として，腸管のTRPV 6の発現促進やcalbindin D$_{9k}$，PMCA 1の発現亢進，腎臓のTRPV 5やcalbindin D$_{28k}$発現促進によるCa再吸収亢進がいわれている．また骨に対する直接的な作用も示されている．一方，1,25(OH)$_2$Dは副甲状腺にも直接作用し，ビタミンD受容体（VDR）を介してPTH産生を抑制することが知られている．

　一方カルシトニンは，甲状腺から分泌されるホルモンで，破骨細胞に直接作用し骨吸収を抑え，血中のCa濃度を下げる働きがある．しかしヒトでの活性は低く，甲状腺全摘後カルシトニン分泌がなくなっても，Ca代謝に大きな影響はないとされている．

2 Pの調節

1 Pの体内分布

　Pは体内に700 g存在し，骨格系や細胞膜の構成成分であると同時に，細胞内エネルギー代謝やシグナル伝達に重要な役割を果たしている．体内Pの約85％が骨や歯に，14％が軟部組織，わずか1％が細胞外液中に存在している．血清P濃度は3～4.5 mg/dLである[1]．

2 Pの体内動態

　Pの体内動態を考える上でも重要な臓器は，Caと同様に，腸管・骨・腎臓の3つである．

　Pは一般に乳製品や肉類に多く含まれ，欠乏することは少ないとされる．通常の食事では1日で約800 mg～1,500 mg含まれている．健常人で

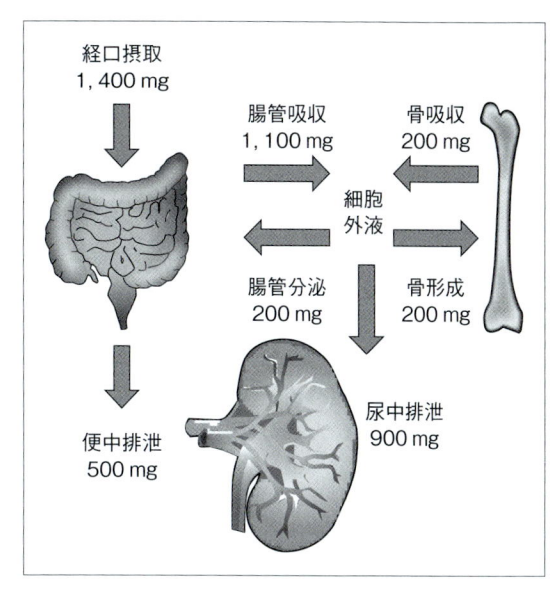

■図 XV-10-3　Pの体内動態
(Brenner BM, et al.: Brenner and Rector's The Kidney. 8th ed. p. 196, Saunders, 2007 より改変)

は，摂取したPの約65％が主に十二指腸や小腸で吸収され，体内に取り込まれる[1]．一方，消化液中にもPは含まれており，それらは消化管に分泌され排泄される．

　腸管からのP吸収は，主に十二指腸と小腸にて行われる．小腸では受動的輸送により吸収されるが，十二指腸ではPの能動的な輸送が行われている．十二指腸での能動的輸送には，IIb型Na-P共輸送体（Na-Pi II b）を介する作用が明らかとなった．

　骨においては，そのリモデリングにより1日約200 mgのPが細胞外液との間でやり取りされ，バランスを保っている．

　腎臓では体内のPバランスを保つため，腸管から吸収された量とほぼ同量の約900 mgのPが排泄されている（図XV-10-3）．糸球体では，一度血中のPはすべて濾過され，そのうちの約80～85％が尿細管で再吸収される．特にその約60～70％が近位尿細管で再吸収され，同部位ではNa-Pi II a輸送蛋白とNa-Pi II c輸送蛋白が関与しているとされるが，主に前者によりP再吸収は行われている．一方，血管側の基底膜におけるPの動態では，細胞内に入ってきたPの細胞

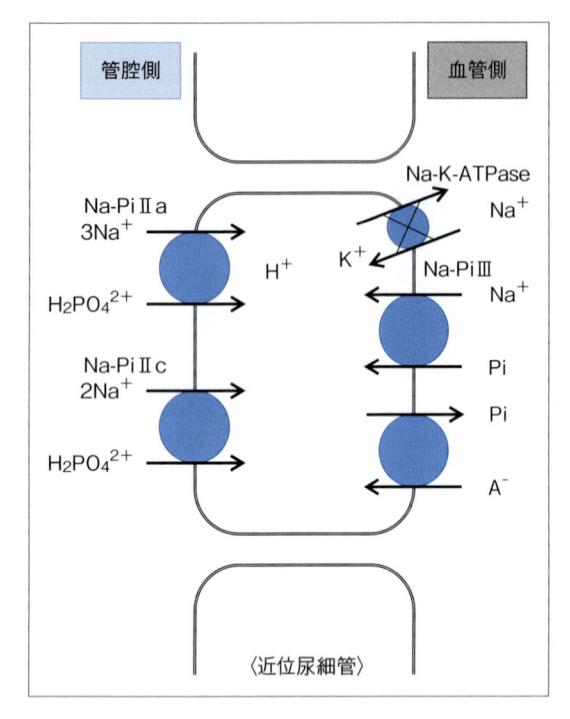

■ 図 XV-10-4 近位尿細管における P 調節因子

A⁻: inorganic anion
(Brenner BM, et al.: Brenner and Rector's The Kidney. 8th ed. p. 198, Saunders, 2007 より改変)

外への排出と，反対に取り込まれたPが細胞機能に不足する場合の血管側からの取り込みの2つの機能があるとされる．Pの細胞外への排出では，Na^+と独立した無機陰イオンとの交換によるP排泄機構が考えられている．また，細胞機能の維持に必要なPの取り込みには，Na-Pi III 輸送蛋白が関連するとされているが，その詳細のすべては解明されていない（図 XV-10-4）．

3 血清P濃度の調節機構

血清P濃度の調節には，古典的調節因子としてPTHと$1,25(OH)_2D$が知られているが，近年，主に骨細胞から産生分泌される液性因子である fibroblast growth factor-23 (FGF 23) など新しいP調節因子も明らかとなった．

PTHは，近位尿細管のNa-Pi II a 発現を抑制し，P排泄を亢進させる．また骨に対しては，骨芽細胞のPTH受容体を介した破骨細胞の活性化により骨回転を亢進し，血中にPを動員する．

腎機能が保たれている場合，PTHのPに対する作用では，骨からの動員よりも腎臓からの排泄作用が上回るため，血清P濃度は低下する方向となる．

$1,25(OH)_2D$は，腸管および腎臓においてVDRを介してNa-Pi II 発現を誘導し，Pの吸収を促進する[7,8]．骨にも直接作用し，骨からリンを動員させることがいわれており，$1,25(OH)_2D$は血清P濃度を上昇する方向に作用する．

FGF 23 は，近年注目されている新しいP調節因子である．もともとは細胞の分化や増殖を調節するFGFファミリーの最後のメンバーとして同定され[9]，のちにP利尿作用を有することが明らかとなった．FGF 23 は，近位尿細管のNa-Pi II 発現を低下させ，腎臓からのP排泄を促す．また1α水酸化酵素活性の抑制と24水酸化酵素発現の促進を介して，$1,25(OH)_2D$の産生を低下させる[10~12]．したがってFGF 23 は，腎臓からのP排泄の亢進と$1,25(OH)_2D$産生低下を介した腸管からのP吸収の抑制の2つの機序により，血清P濃度を低下させる．

3 Mgの調節

1 Mgの体内分布

Mgは体内に約24g存在し，そのうち約50～60％が骨に，残りは筋肉などの軟部組織に存在する．細胞外液中のMgは体内Mgの約1％とされ，その分布はごくわずかである．血清Mg濃度は1.8～2.3 mg/dLとなっており，その約20～30％が主にAlbと結合，残りの70～80％がイオン化Mg（Mg^{2+}）およびMg塩として存在する[1]．

2 Mgの体内動態

Mgのホメオスタシスに決定的な役割を有するのが腎臓である．

血清Mg濃度は，食事からの摂取量と尿中への排泄量のバランスにより保たれている．通常1日の食事の中に，Mgは約300 mg含まれており，

その半分の 150 mg が小腸から吸収され，また同量の 150 mg が腎臓より排泄される．

蛋白と結合している Mg は腎臓では代謝を受けず，Mg^{2+} が糸球体において濾過される．糸球体で濾過された Mg^{2+} は，近位尿細管で 15～25% 程度が受動的な輸送により再吸収を受ける．しかし他のイオンと異なり最も Mg^{2+} 再吸収に関わる部位は Henle ループの上行脚で，同部位において濾過された Mg^{2+} の約 60～70% が再吸収され，残りの 5% 未満が遠位尿細管および集合管で再吸収される．最終的には濾過量のわずか 10～15% のみが尿中に排泄される[5]．

最も Mg^{2+} 再吸収に関わる Henle ループの上行脚では，管腔内の陽性荷電に伴う受動輸送が行われている。同部位の Mg^{2+} 再吸収は paracellular pathway で，上皮間 tight junction を構成する CLDN 16 という蛋白が関連しており，同じ 2 価のイオンである Ca と競合する．一方，遠位尿細管では，管腔側に transient receptor potential ion channel member 6 (TRPM 6) と呼ばれる Mg チャネルや，基底膜側の Mg-Na 逆輸送体の存在が報告されているが，詳細な調節機構についてはいまだ不明である．

腎臓における Mg^{2+} の再吸収は，細胞外液量の減少，糸球体濾過率の低下，PTH，ビタミン D などにより促進され，ループ利尿薬などの利尿薬や強心配糖体，高 Ca 血症などにより抑制される[13]．

4 Perspective

FGF 23-klotho 系

FGF 23 は，主に骨細胞から産生される P 調節因子で，FGF 受容体 (FGFR) を介してその作用を発揮する．しかし FGF 23 の受容体への親和性は低く，以前から受容体以外の新たな分子の必要性がいわれていた．最近の研究により，もともとは老化に関わる蛋白として同定された klotho が，FGFR 1 と共受容体を形成し，FGF 23 の受容体に対する親和性を増加させ，FGF 23 作用を細胞内に伝える役割を担うことが明らかとなった[14,15]．

さらに klotho は，FGFR 1-klotho 共受容体として膜型蛋白で存在する以外に，酵素により分解され，分泌型 klotho として，血液，尿，脳脊髄液中に存在することが知られている[16]．この分泌型 klotho は，遠位尿細管で TRPV 5 の糖鎖を切断することにより，Ca 代謝を制御する[17]．さらに最近では，分泌型 klotho が，近位尿細管の Na-Pi IIa 発現を低下させることにより，P 再吸収を抑制し，P 利尿作用を有することも示され[18]，分泌型 klotho の FGF 23 とは独立した P 利尿作用も明らかとなった．

〔田中寿絵，駒場大峰，深川雅史〕

《文献》

1) Brenner BM, et al. : Brenner and Rector's The Kidney. 8th ed. p. 185-204, Saunders, 2007.
2) Hoenderop JG, et al. : Calcium absorption across epithelia. Physiol Rev, 85 : 373-422, 2005.
3) 後藤俊介ほか：専門医のための腎臓病学 第 2 版，p. 135-143, 医学書院, 2009.
4) Gesek FA, et al. : On the mechanism of parathyroid hormone stimulation of calcium uptake by mouse distal convoluted tubule cells. J Clin Invest, 90 : 749-758, 1992.
5) Huang JC, et al. : PTH differentially regulates expression of RANKL and OPG. J Bone Miner Res, 19 : 235-244, 2004.
6) Peng JB, et al. : Molecular cloning and characterization of a channel-like transporter mediating intestinal calcium absorption. J Biol Chem, 274 : 22739-22746, 1999.
7) Katai K, et al. : Regulation of intestinal Na^+-dependent phosphate cotransporters by a low-phosphate diet and 1, 25-dihydroxyvitamin D_3. Biochem J, 343 : 705-712, 1999.
8) Segawa H, et al. : The roles of Na/Pi-II transporters in phosphate metabolism. Bone, 45 (Suppl 1) : S2-S7, 2009.
9) Yamashita T, et al. : Identification of a novel fibroblast growth factor, FGF-23, preferentially expressed in the ventrolateral thalamic nucleus of the brain. Biochem Biophys Res Commun, 277 : 494-498, 2000.

10) Shimada T, et al. : Cloning and characterization of FGF23 as a causative factor of tumor-induced osteomalacia. Proc Natl Acad Sci USA, 98 : 6500-6505, 2001.
11) Shimada T, et al. : FGF-23 is a potent regulator of vitamin D metabolism and phosphate homeostasis. J Bone Miner Res, 19 : 429-435, 2004.
12) Shimada T, et al. : FGF-23 transgenic mice demonstrate hypophosphatemic rickets with reduced expression of sodium phosphate cotransporter type II a. Biochem Biophys Res Commun, 314 : 409-414, 2004.
13) 要　伸也：専門医のための腎臓病学　第2版, p.130-135, 医学書院, 2009.
14) Kurosu H, et al. : Regulation of fibroblast growth factor-23 signaling by klotho. J Biol Chem, 281 : 6120-6123, 2006.
15) Urakawa I, et al. : Klotho converts canonical FGF receptor into a specific receptor for FGF23. Nature, 444 : 770-774, 2006.
16) Imura A, et al. : Secreted Klotho protein in sera and CSF : implication for post-translational cleavage in release of Klotho protein from cell membrane. FEBS Lett, 565 : 143-147, 2004.
17) Cha SK, et al. : Removal of sialic acid involving Klotho causes cell-surface retention of TRPV5 channel via binding to galectin-1. Proc Natl Acad Sci USA, 105 : 9805-9810, 2008.
18) Hu MC, et al. : Klotho : a novel phosphaturic substance acting as an autocrine enzyme in the renal proximal tubule. FASEB J, 24 : 3438-3450, 2010.

11 有機イオンと尿酸の輸送

腎臓は生体の恒常性維持のためにさまざまな役割を果たしているが，なかでも生体に不要な代謝物や薬物，外来性異物の排泄は重要な機能の1つである．上記化合物の多くは，血中でアルブミンなどの蛋白と結合しているため糸球体濾過を受けず，代わりに近位尿細管血管側から尿細管上皮細胞に取り込まれ，管腔側から尿中に排出される（尿細管分泌）．近位尿細管の血管側膜および管腔側膜には，上記化合物の膜透過を可能にする蛋白質（トランスポーター）が存在している．

生体に必要な栄養素（糖，アミノ酸）はその種類に限りがあるため，尿細管細胞は各々に対する特異的なトランスポーターを備えるのに対し，生体に不要な薬物や環境物質などは多様であるため，それらの輸送には1つのトランスポーターが多種類の物質を基質として認識する「多選択性」の特徴を有する．

有機イオンとは炭素骨格を有し，生理的条件下で荷電している物質の総称で，薬物などの生体異物が含まれる．有機イオンはさらに有機アニオン（有機酸）および有機カチオン（有機塩基）に分類される．体内に取り込まれた疎水性化合物は肝臓で代謝を受けて親水性の高い物質（有機イオン）に変換され，腎排泄を受けるが，薬物代謝物の多くは有機アニオンになるため，有機アニオン排泄系は主要な薬物トランスポーターであるといえる．すなわち有機イオントランスポーターは，薬物の体内動態を支配する因子といえ，薬効・副作用の個人差の要因となる可能性がある．また異物排泄の過程で臓器への集積を招き，副作用発現に関与する可能性があり，臨床的に重要である．

1 有機アニオントランスポーター

腎で分泌される有機アニオンには，尿酸やプロスタグランジンなどの内因性物質に加え，抗菌薬，利尿薬，非ステロイド性抗炎症薬（NSAIDs），ACE阻害薬などの薬物やその代謝産物（抱合体）がある．有機アニオン排泄系として，OAT（organic anion transporter）ファミリー，OATP（organic anion transporting polypeptide）ファミリー，NPT（sodium-phosphate transporter）ファミリー，そしてATP駆動型トランスポーターのMRP（multidrug resistance-associated protein）ファミリーがある（図XV-11-1）．

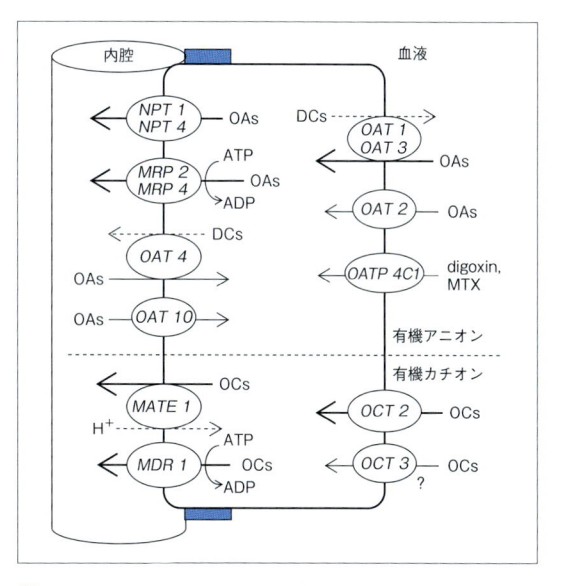

■ 図XV-11-1 ヒト腎臓近位尿細管における有機イオン輸送

OAs：organic anions, OCs：organic cations, DCs：dicarboxylates, MTX：methotrexate
(Anzai N, et al.：Drug Transport in the Kidney. Drug Transporters, ed by You G and Morris ME, p.463-493, Wiley, 2007 より改変)

1 OAT ファミリー SLC 22

1997年にPAH（パラアミノ馬尿酸）の取り込み活性を指標にした発現クローニング法によりOAT 1（*SLC22 A6*）が同定され，以降OAT 2-4が続けて同定された[1]．これらはいずれも腎臓に発現している．尿細管中ではヒトOAT 1-3は基底側膜に，またOAT 4は管腔側膜に存在している．OAT 1の輸送基質はよく検討されており，プロスタグランジン，尿酸などの内因性物質のほか，βラクタム系抗菌薬，利尿薬，NSAIDs，ACE阻害薬，メトトレキサートなどや，硫酸抱合体やグルクロン酸抱合体を輸送する．またバルカン腎症の原因と考えられるカビ毒ochratoxin Aも輸送する．OATsの有機アニオン取り込みは，細胞内TCA回路の中間代謝物ジカルボン酸との交換輸送により行われることが示唆されている．2008年に同定されたOAT 10は高親和性のニコチン酸輸送と低親和性尿酸輸送を行う[2]．ラットでは管腔側膜に存在するが，そのヒトでの生理的役割は不明である．

2 OATP ファミリー SLCO/SLC 21

肝機能検査試薬である有機アニオンのBSP/胆汁酸トランスポーターとしてクローニングされたOATPsは主に肝臓に発現する[1]．ヒト腎臓には同ファミリーのOATP 4C1（OATP-R）が発現し，近位尿細管血管側膜でのジゴキシンやメトトレキサートなどの薬物排泄に寄与すると考えられている．

3 NPT ファミリー SLC 17

腎近位尿細管管腔側膜に存在するI型Na^+/リン酸トランスポーターとして同定されたNPT 1（*SLC17 A1*）は，同部位の有機アニオン排泄機構の1つであると考えられている[1]．

最近筆者らは同ファミリーのNPT 4（*SLC17 A3*）が，電位依存性の有機酸排出トランスポーターであることを見いだした[3]．NPT 4はPAHやエストロン硫酸，さらにループ利尿薬ブメタニドを輸送する．NPT 4は尿酸の電位依存性輸送にも関与することから，同分子における相互作用により利尿薬誘発性高尿酸血症の一因となる可能性が考えられる．

4 MRP ファミリー ABCC

MRPファミリーは癌細胞に多剤耐性を付与する抗癌薬排出ポンプとして知られるMDR 1とともにABC（ATP binding cassette）トランスポータースーパーファミリーに属し，ATPの水解エネルギーを用いて細胞内から細胞外へ各種抗悪性腫瘍薬を行う．肝臓での抱合型ビリルビン輸送に関与するMRP 2（*ABCC 2*）は，腎臓では近位尿細管管腔側膜に存在して，アニオン性の高脂溶性化合物の尿中への分泌を担うと考えられている[1]．

また同ファミリーのMRP 4（*ABCC 4*）も近位尿細管管腔側膜に存在し，プロスタグランジンや尿酸に加え，セフェム系抗生物質などアニオン性薬物の分泌を担うと考えられている[1]．

2 有機カチオントランスポーター

生理的pHで陽電荷を持つ有機カチオンにはコリン，カテコールアミンなどの内因性物質と，抗不整脈薬，抗ヒスタミン薬，麻薬性鎮痛薬，βブロッカー，筋弛緩薬などの薬物があげられる．有機カチオン排泄系として，OCTファミリー，MATEファミリー，そしてABCトランスポーターのMDR 1がある（図XV-11-1）．

1 OCT ファミリー SLC 22

有機カチオンの尿細管分泌経路として，1994年にTEA（テトラエチルアンモニウム）の取り込み活性を指標にした発現クローニング法によりOCT 1（*SLC22 A1*）が同定された[1]．OCT 1は主に肝臓に存在し，膜電位依存性に有機カチオンを細胞内に取り込む．現在までにこのファミリーに属するメンバーとしてOCT 2およびOCT 3

が同定されている．OCT 2は腎臓および脳（腎臓＞脳）に発現している．OCT 3は胎盤に最も強く発現しているが，腎臓にも弱い発現を認める．OCTファミリーのメンバーは腎臓では近位尿細管基底側膜に存在し，血漿からの薬物の尿細管細胞内への取り込みに寄与していると考えられる．

OCTファミリーメンバー検索の過程で2種のOCT類似トランスポーターが同定され，OCTN 1とOCTN 2と名づけられた[1]．これらは腎尿細管管腔側膜に局在するとされ，ともにTEAの取り込みを示し，特にOCTN 1のTEA輸送活性はpH依存性に変化した．またOCTN 1およびOCTN 2はNa^+依存性のカルニチン再吸収にも関わっており，特にOCTN 2遺伝子変異は原発性カルニチン欠乏症の原因であることが知られている．

2 MATEファミリー SLC 47

以前より近位尿細管管腔側膜では有機カチオンの輸送が逆向きのH^+勾配によって駆動されることが知られていたが，長らくその分子実体は不明であった．2005年に同定されたMATE 1（*SLC47 A1*）は，H^+/有機カチオン逆輸送の分子実体であることが報告された[1]．MATE 1はヒト腎臓および副腎に強く発現し，TEAやシメチジン，メトホルミンなどを輸送する．

3 MDR 1（ABCB 1）

P糖蛋白質（P-gp/MDR 1）は癌細胞に多剤耐性を付与する抗癌薬排出ポンプとしてクローニングされた最初のABCトランスポーターである．アントラサイクリン系・ビンカアルカロイド系抗癌薬，ジゴキシン，シクロスポリン，タクロリムス，ステロイド類などの中性・カチオン性の高脂溶性化合物を輸送する[1]．ヒトでは小腸，肝臓，腎臓に発現する．腎臓では近位尿細管管腔側膜に存在し，カチオン性の高脂溶性化合物の尿中への分泌を担うと考えられている．

3 尿酸トランスポーター

尿酸はヒトのプリン代謝の最終産物であり，腎臓の尿酸輸送機構は，血清尿酸値を決める1つの重要な因子である．2002年に腎特異的尿酸トランスポーター URAT 1が同定された以後，しばし停滞していたが，2007年以後の全ゲノム関連解析（GWAS）により新たな痛風・高尿酸血症発症因子として，複数のトランスポーターが報告され，注目を浴びている（図XV-11-2）[4]．

1 尿酸再吸収トランスポーター

2002年に同定されたURAT 1（*SLC22 A12*）はヒト腎臓近位尿細管の管腔側膜に局在し，細胞内の有機イオン（乳酸）や無機イオン（Cl^-）などとの交換により尿酸を輸送する[4]．プロベネシド，ベンズブロマロン，ロサルタンなどの高尿酸血症治療薬はURAT 1の尿酸輸送を阻害し，これら薬物の尿酸排泄促進機序に関与する．URAT 1遺伝子変異は家族性腎性低尿酸血症の原因となる．

続いて2008年に腎尿細管血管側の尿酸の出口

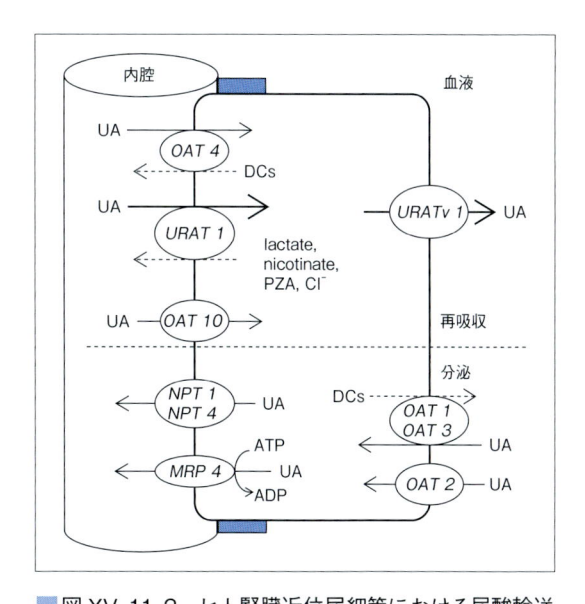

■図XV-11-2 ヒト腎臓近位尿細管における尿酸輸送
UA：uric acid, DCs：dicarboxylates, PZA：pyrazinoate
(Anzai N, et al.：Drug Transport in the Kidney. Drug Transporters, ed by You G and Morris ME, p.463-493, Wiley, 2007 より改変)

となるURATv1/GLUT9（*SLC2A9*）が同定された[5]．URATv1は電位依存性に尿酸を輸送する特性があり，これが血管側の出口にふさわしいと考えられる．プロベネシド，ベンズブロマロン，ロサルタンなどの高尿酸血症治療薬はURATv1の尿酸輸送を阻害するが，URAT1に比べその効果は弱い．家族性腎性低尿酸血症患者解析から，URATv1変異も見いだされたことで，URAT1およびURATv1は生理的条件下でタンデムになり腎尿細管での経上皮性尿酸輸送に関与し，血中尿酸値を調節している．

2 尿酸分泌トランスポーター

「有機アニオントランスポーター」の項で紹介したいくつかの分子が，血管側の尿酸取り込みと管腔側での尿酸排出をタンデムになって担うと予測されている[4]．

4 有機イオントランスポーターと腎障害

インドキシル硫酸は食事性蛋白質に由来するインドールの代謝産物で，CKDに伴う尿毒症患者ではその血中レベルの著明な増加が認められる．OAT1およびOAT3は，インドキシル硫酸を輸送するが，これらのトランスポーターが近位尿細管に取り込み蓄積させることが，糸球体硬化や間質線維化を招き，CKDの進行に関与すると推測される．

腎毒性を持つ抗癌薬シスプラチンは，有機カチオントランスポーターOCT2により輸送され，同様にその細胞内への蓄積により腎毒性発現へと至るものと考えられる．

5 Perspective

臨床現場でみられる薬効・副作用の個人差が，有機イオントランスポーターの遺伝子多型と関連する報告がされつつある．今後さらにヒトでの各分子の臓器発現レベル，基質認識性などの検討がなされ，医薬品の適正使用や開発における有機イオントランスポーターの重要性が高まるものと期待される．

〔安西尚彦〕

《文献》

1) Anzai N, et al. : Drug Transport in the Kidney. Drug Transporters, ed by You G and Morris ME, p. 463-493, Wiley, 2007.
2) Bahn A, et al. : Identification of a new urate and high affinity nicotinate transporter, hOAT10(SLC22A13). J Biol Chem 283 : 16332-16342, 2008.
3) Jutabha P, et al. : Human sodium phosphate transporter 4 (hNPT4/SLC17A3) as a common renal secretory pathway for drugs and urate. J Biol Chem, 285 : 35123-35132, 2010.
4) Anzai N, et al. : Renal Solute Transporters and Their Relevance to Serum Urate Disorder. Curr Hypertens Rev, 6 : 148-154, 2010.
5) Anzai N, et al. : Plasma urate level is directly regulated by a voltage-driven urate efflux transporter URATv1 (SLC2A9) in humans. J Biol Chem, 283 : 26834-26838, 2008.

12 ホルモンと腎

　腎臓は体液量や電解質の制御を行っていることから，多くのホルモンの標的臓器であるとともに，自らも多くのホルモンを分泌するという内分泌臓器としての役割も担っている．本項では，①血圧，体液量の調節，②Ca・P代謝の制御，③造血の制御に関して，分泌臓器および標的臓器という両側面から主たるホルモンについて概説する．

1 血圧，体液量の調節を目的としたホルモン

1 レニン-アンジオテンシン-アルドステロン系

　レニンは輸入細動脈の糸球体入口部の平滑筋細胞から分泌され，圧受容器，Na/Cl受容器，交感神経からの刺激により制御されている．立位や減塩，運動負荷などに伴う体液量の減少や交感神経の活性化によってレニン分泌は亢進する．レニンは肝臓で合成されるアンジオテンシノーゲンをアンジオテンシンⅠに変換する．アンジオテンシンⅠはアンジオテンシン変換酵素（ACE）によりアンジオテンシンⅡへと変換される（図XV-12-1）．

　アンジオテンシンⅡの受容体は，主としてATⅠとATⅡの2種類が知られている．血管収縮などの血圧上昇などの作用はATⅠ受容体を介して行われ，心臓，腎臓，脳，血管平滑筋，副腎皮質などに発現している．一方でATⅡ受容体を介する作用として血管拡張などがあり，ATⅠ受容体を介する作用とは拮抗する．したがって，アンジオテンシンⅡの作用はこの両者の受容体のバランスによって成り立っていると考える．

　腎臓局所におけるアンジオテンシンの働きであるが，ATⅠ受容体は腎糸球体の輸入細動脈だけでなく輸出細動脈にも発現しており，その刺激により糸球体内圧は上昇する．またATⅠ受容体はメサンギウム細胞や糸球体上皮細胞にも発現しており，その刺激により細胞増殖などが引き起こされることが知られ，結果として腎疾患を悪化させる[1]．一方で，腎臓におけるATⅡ受容体の機能

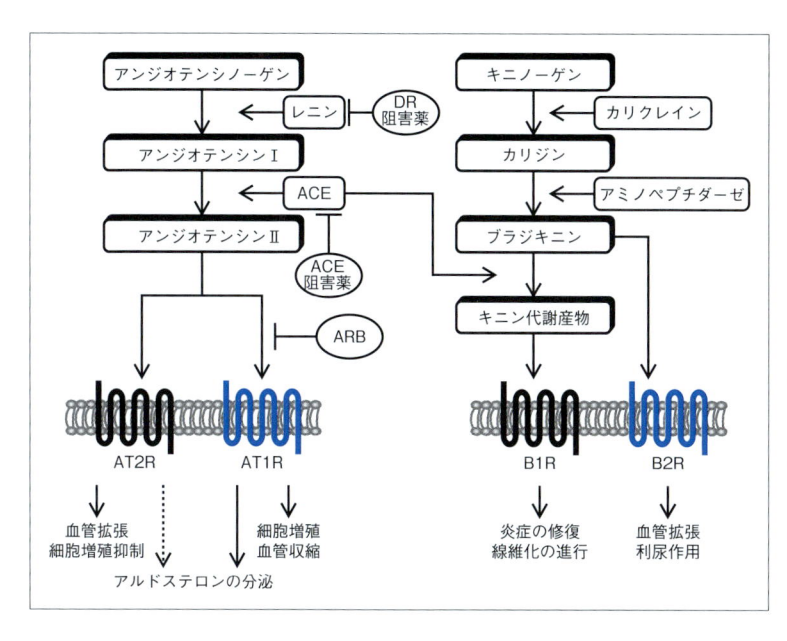

■図XV-12-1　レニン-アンジオテンシン-アルドステロン系とキニン-カリクレイン系

AT1R/AT2R：1型/2型アンジオテンシンⅡ受容体，B1R/B2R：1型/2型ブラジキニン受容体，DR阻害薬：直接レニン阻害薬，ACE：アンジオテンシン変換酵素，ACE阻害薬：アンジオテンシン変換酵素阻害薬，ARB：1型アンジオテンシンⅡ受容体拮抗薬

はほとんど解明されていない．しかし，同受容体欠損マウスにおける腎不全モデルでは腎障害の程度が助長されることから，腎保護的な役割を担っていると考えられている[2]．

アルドステロンは，AT I 受容体を介するアンジオテンシン II の刺激により副腎皮質球状帯より分泌される．アルドステロンは腎臓の皮質集合管の尿細管上皮細胞に働きかけ，上皮型ナトリウムチャネル（ENaC）やKチャネルであるROMKを尿管腔側の細胞膜表面上にリクルートし，Na の再吸収とKの尿中への分泌を行う．また基底膜側にある Na-K ATPase を活性化し，再吸収した Na を間質へと移動させる．

一方で，アルドステロンは全身の種々の細胞に働きかけ，増殖シグナルなどを亢進する．腎臓では尿細管上皮細胞以外にもメサンギウム細胞[3]や糸球体上皮細胞[4]に働きかけ，細胞増殖や細胞外基質産生を亢進させ，最終的に硬化病変へ進展させることが示されている．

2 キニン-カリクレイン系

キニン-カリクレイン系は血管拡張，利尿効果などの降圧因子としてだけでなく，炎症に伴う血管透過性亢進や痛みなどを引き起こす（図XV-12-1）．キニン-カリクレイン系は「血漿キニン-カリクレイン系」と「組織キニン-カリクレイン系」の2種類があり，腎臓における同系の生理作用は後者に属する．カリクレイン，キニノーゲンともに腎臓の遠位尿細管と皮質集合管の近傍の尿細管細胞より分泌され，直ちにブラジキニン（BK）に変換される．BKの受容体には B_1，B_2の2種類があり，主としてBKの生理活性は B_2 受容体を介して行われる．腎臓では B_2 受容体が皮質，および髄質集合管に多く発現し，前述のように局所で生成されたBKが強力なNa排泄作用を発揮すると考えられている[5]．一方で B_1 受容体は組織障害に伴い腎臓での発現が亢進し，組織修復の過程で線維化を助長する．そのため臓器保護的に働く B_2 受容体の作用と拮抗すると考えられていたが，反駁する研究もあり，その作用

は明らかでない部分も多い[6]．

3 Na 利尿ペプチド

Na 利尿ペプチドファミリーは，心房性 Na 利尿ペプチド（ANP），脳性 Na 利尿ペプチド（BNP），C型 Na 利尿ペプチド（CNP）の3種類よりなり，強力な利尿作用，血管拡張作用を発揮する．ANP，BNP は体液量の増加に伴う心房，心室の進展を刺激として分泌される．ANP，BNP と親和性の高い Na 利尿ペプチドの受容体として膜型グアニル酸シクラーゼ受容体であるNPR-A が知られ，腎臓では血管内皮細胞，血管平滑筋細胞や間質に広く分布するとともに，糸球体内でも内皮細胞，メサンギウム細胞に発現している[7]．

腎臓でのANP，BNPの作用は，輸入細動脈の拡張による糸球体内圧上昇に由来する GFR の増加と，Na 再吸収抑制という大きく2つがあげられる．後者は近位尿細管，Henle ループの上行脚，集合管でのNa再吸収を抑制し，利尿効果を発揮する．種々の部位においてさまざまなチャネルを活性化するが，特に髄質内層集合管でのENaCを介したNa再吸収抑制が重要である．

4 バソプレシン

アルギニンバソプレシン（AVP，抗利尿ホルモン）は，浸透圧刺激，非浸透圧刺激により視床下部より分泌される．浸透圧刺激として，Naの上昇に代表される血清浸透圧の上昇に伴って，視床下部に存在する浸透圧受容体を介して分泌刺激が発生する．一方で，非浸透圧刺激は，有効循環血液量の減少や血圧の低下などに伴って，頸動脈洞，大動脈弓，左心房などに存在する圧受容体を介して分泌刺激が発生する．

AVPの受容体は V1a，V1b，V2の3種類が知られているが，腎臓に対する作用は主としてV2受容体を介して発揮される．V2受容体は集合尿細管主細胞の血管側細胞膜表面上に存在する．AVPが V2受容体に結合すると，水チャネルのアクアポリン-2（AQP-2）が細胞質から尿管腔側

細胞膜表面上に移動し自由水の再吸収を引き起こす．

2 Ca, P代謝にまつわるホルモン

1 ビタミンD₃/副甲状腺ホルモン

腎はビタミンD₃の活性化部位であるとともに，その標的臓器でもある．ビタミンD₃は肝臓で産生された25-(OH)ビタミンD₃が，腎臓で1α-hydroxylase（CYP27B1）により活性型ビタミンDである1α, 25-(OH)₂ビタミンD₃に代謝される．1α-hydroxylaseは腎臓の近位尿細管に発現しており，主として副甲状腺ホルモン（PTH）の上昇に伴いその発現が上昇する．

活性型ビタミンD₃の作用として，腎臓では1α-hydroxylaseを抑制するというネガティブフィードバック機構を形成している．腎以外では小腸，副甲状腺，骨を標的臓器とし，副甲状腺に対しては，PTHの分泌抑制，副甲状腺細胞増殖の抑制作用を有している．小腸では腸管内腔側でのCa吸収チャネル（EcaC, TRPV 5/6）の発現亢進，Ca結合蛋白（カルビンディン）の合成促進，細胞内から漿膜側へCaの排出チャネル（Ca-ATPaseなど）の発現亢進作用を有し，腸管からのCa吸収を亢進させる．

骨でのビタミンDの作用として，破骨細胞の分化促進や骨芽細胞での基質産生亢進などが報告されている．腸管からCa, Pが供給されるという観点からはビタミンDは骨形成に働くと考えられている．一方で，破骨細胞が活性化されることや，ビタミンD受容体ノックアウトマウスで骨量が増加することからは，ビタミンDが骨吸収も促進することを示唆している[8]．これらのことから，ビタミンDは骨形成と骨吸収という一見すると相反する作用を有し，他の因子とも併せ複雑なネットワークの中で骨代謝を維持していると考えられる．

PTHは副甲状腺の主細胞より産生されるホルモンで，細胞外Ca濃度の低下が細胞膜上のCa受容体Ca sensing receptor（CaSR）に感知されることにより分泌が促進される．PTHの腎臓に対する作用として，近位尿細管細胞におけるNa-Pi共輸送担体（NaPi2a）を介したPの再吸収の抑制，遠位尿細管におけるCaの再吸収を亢進，1α-hydroxylaseの活性化を介したビタミンDの活性化の促進により，血中Ca濃度を上昇させる．

2 線維芽細胞増殖因子/klotho（蛋白）

線維芽細胞増殖因子 fibroblast growth factor（FGF）23は哺乳類で22種類が同定されているFGF familyの1つで，尿中のP排泄亢進を伴う低尿酸血漿性くる病/骨軟化症をきたす原因遺伝子として発見された[9]．FGF 23はPやビタミンDの上昇により，主として骨より産生される．主たる標的臓器として腎臓に作用し，近位尿細管細胞におけるNaPi2aの尿細管細胞膜表面上への発

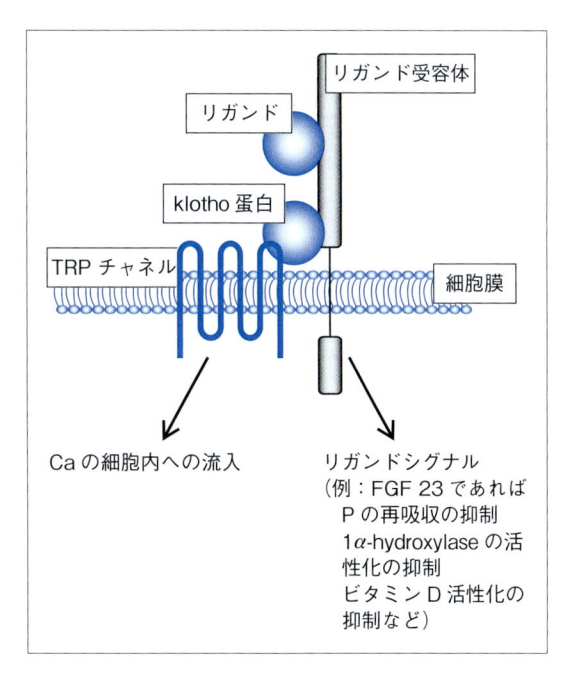

■図XV-12-2　リガンドとKlotho蛋白との関係
リガンドはKlotho蛋白とともに受容体に結合することにより細胞内シグナルを伝達させることができる．Klotho蛋白は種々のTRPチャネルと結合することが示されていることから，種々の増殖因子とTRPチャネルのco-factorと働くことが想定されている．

現を抑制することによるリン酸の排泄促進，1α-hydroxylase の抑制とそれに引き続くビタミン D の活性化抑制により血液中の P 濃度，Ca 濃度を低下させる．ただし，その作用を発現するためには klotho 蛋白が必須であることが示されている[10]．

klotho 蛋白は腎臓の遠位曲尿細管細胞に強く発現する1回膜貫通型の蛋白である．切断されることにより全身に作用し，その遺伝子欠損マウスでは，血清学的には高 Ca 血症，高 P 血症を認め，動脈硬化，骨粗鬆症，肺気腫など老化に酷似した表現型を呈し早期に死亡する[11]．そのメカニズムとして，klotho 蛋白が FGF 23 受容体に結合することでそのシグナルを制御していること[10]，尿細管上皮細胞に発現している Ca チャネルである TRPV 5 と結合することで Ca の再吸収を制御していることが明らかとなっている[12]．一方で，klotho 蛋白は血管内皮細胞増殖因子（VEGF）の受容体にも結合することが示されており[13]，Ca，P 代謝だけでなく全身性に影響を及ぼす種々の因子の co-factor として多面的に働いていると考えられる（図 XV-12-2）．

3 造血にまつわるホルモン

1 エリスロポエチン

エリスロポエチン（EPO）は腎臓で産生される赤血球増殖因子であり，骨髄中の赤芽球系細胞に働きかけその分化を誘導する．EPO を産生する細胞 renal epo-producing（REP 細胞）は腎皮質尿細管間質に存在する線維芽細胞様の細胞であることが近年同定された[14]．EPO の分泌の調節機構であるが（図 XV-12-3），REP 細胞の細胞質において，常酸素分圧下では HIF-α は分解されるが，低酸素分圧下ではその分解が抑制され，

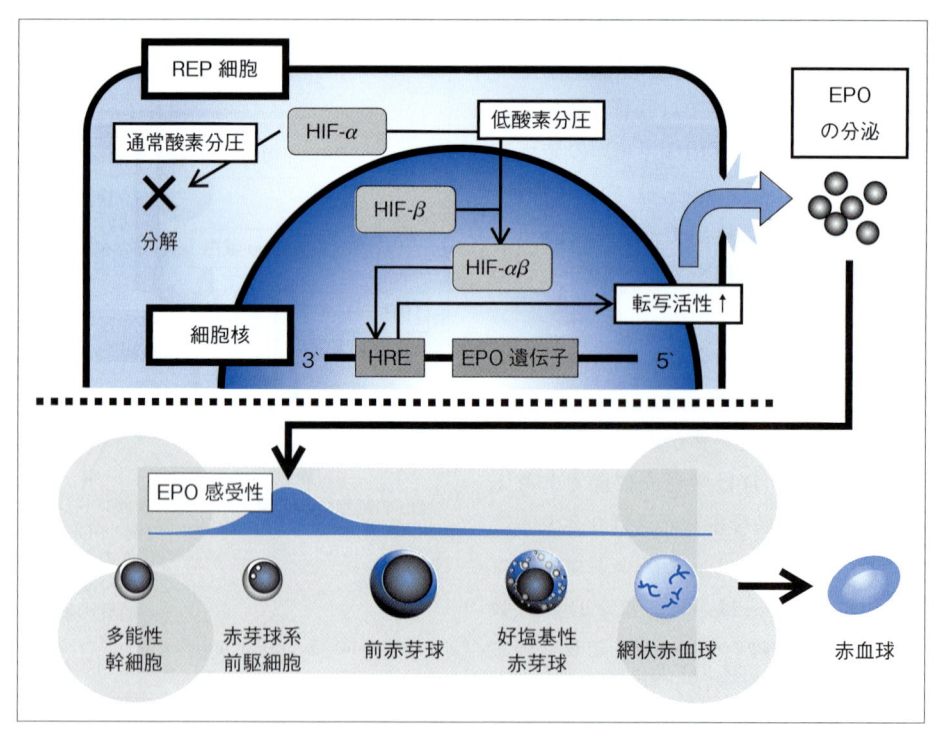

■ 図 XV-12-3　REP 細胞における EPO 合成機序と骨髄における赤血球産生への影響
REP 細胞の細胞質において，低酸素分圧下では HIF-1α は核内に移動し HIF-1β とヘテロ2量体を形成した後，EPO 遺伝子のエンハンサー領域内に存在する HRE に結合する．結果として EPO 遺伝子の転写を活性化する．このようにして分泌された EPO は骨髄における赤芽球前駆細胞の細胞膜表面上に発現した EPO 受容体に結合し，アポトーシスの抑制，分化を促進させる．EPO の受容体は網状赤血球ではほぼ消失している．

HIF-αは核内に移動し，HIF-βと結合し，ヘテロ2量体を形成する．この複合体はEPO遺伝子のエンハンサー領域内に存在する低酸素応答配列（HRE）に結合し，その転写を活性化する．分泌されたEPOは骨髄における赤芽球系細胞に働きかけ，その分化促進，細胞増殖させるとともに，アポトーシスを抑制する[15]．EPO受容体は主として未熟な赤芽球系前駆細胞で発現し，さらに分化するとともにその発現は低下し網状赤血球レベルで消失する（図XV-12-3）．また血管内皮細胞や血管平滑筋細胞にもEPO受容体が発現していることが知られ，細胞保護的，および新生血管の形成を促進していると考えられている[15]．

4 Perspective

ホルモンには従来考えられていたよりずっと多くの多面的作用を有することが明らかになってきた．さらに，腎不全患者ではFGF23の値が高いと心血管系合併症が多いという報告のように，ホルモンの値をバイオマーカーとして利用できることがわかってきた[16]．

既にレニンアンジオテンシンの抑制薬は腎保護作用が明らかとなっているが，今後は他のホルモンに関してもその抑制薬や補充療法によって種々の臓器保護効果が明らかになる可能性がある．

〔草場哲郎〕

《文　献》

1) 出島　徹ほか：腎内アンジオテンシンII受容体の分布と機能．日腎会誌，52：101-105，2010．
2) Benndorf RA, et al. : Angiotensin II type 2 receptor deficiency aggravates renal injury and reduces survival in chronic kidney disease in mice. Kidney Int, 75 : 1039-1049, 2009.
3) Terada Y, et al. : Aldosterone stimulates proliferation of mesangial cells by activating mitogen-activated protein kinase 1/2, cyclin D1, and cyclin A. J Am Soc Nephrol, 16 : 2296-2305, 2005.
4) Nagase M, et al. : Enhanced aldosterone signaling in the early nephropathy of rats with metabolic syndrome : possible contribution of fat-derived factors. J Am Soc Nephrol, 17 : 3438-3446, 2006.
5) 鹿取　信ほか：腎カリクレイン-キニン系．食塩と高血圧，藤田敏郎　編，p.77-83，日本医学出版，2002．
6) Hagiwara M, et al. : Renal protective role of bradykinin B1 receptor in stroke-prone spontaneously hypertensive rats. Hypertens Res, 27 : 399-408, 2004.
7) 向山政志ほか：ナトリウム利尿ペプチド系．日本臨牀　増刊号　分子腎臓病学，6：192-198，2006．
8) Tanaka H, et al. : Direct action of 1, 25-dihydroxyvitamin D on bone : VDRKO bone shows excessive bone formation in normal mineral condition. J Steroid Biochem Mol Biol, 89-90 : 343-345, 2004.
9) ADHR Consortium Autosomal dominant hypophosphataemic rickets is associated with mutations in FGF23. Nat Genet, 26 : 345-348, 2000.
10) Kurosu H, et al. : Regulation of fibroblast growth factor-23 signaling by klotho. J Biol Chem, 281 : 6120-6123, 2006.
11) Kuro-o M, et al. : Mutation of the mouse klotho gene leads to a syndrome resembling ageing. Nature, 390 : 45-51, 1997.
12) Chang Q, et al. : The beta-glucuronidase klotho hydrolyzes and activates the TRPV 5 channel. Science, 310 : 490-493, 2005.
13) Kusaba T, et al. : Klotho is associated with VEGF receptor-2 and the transient receptor potential canonical-1 Ca2+channel to maintain endothelial integrity. Proc Natl Acad Sci USA, 107 : 19308-19313, 2010.
14) Obara N, et al. : Repression via the GATA box is essential for tissue-specific erythropoietin gene expression. Blood, 111 : 5223-5232, 2008.
15) Fliser D : Perspectives in renal disease progression : the endothelium as a treatment target in chronic kidney disease. J Nephrol, 23 : 369-376, 2010.
16) Isakova T : Fibroblast growth factor 23 and adverse clinical outcomes in chronic kidney disease. Curr Opin Nephrol Hypertens, 21（3）: 334-340, 2012.

第 XVI 編

腎疾患の症候と検査

1 症候
腎機能障害

腎機能障害においては，障害の程度および原疾患がさまざまであるので，症例ごとに臨床像は大きく異なる[1]．腎機能が「どれくらいの時間経過で，どの程度」障害されたかに留意すると役立つであろう．病歴および身体所見を詳細にとり，（ルーチンの）採血・採尿や画像診断を組み合わせれば多くの場合，原疾患を推定できる．本項では，これらについてAKIとCKDに分けて論ずる．急速進行性糸球体腎炎（RPGN）はAKIの要素を多分に持つ．AKIとCKDの相違点についてはPerspectiveで言及した．

1 病 歴

主訴，現病歴，既往歴，家族歴，社会歴，職業歴，薬剤投与歴，出産歴，詐病歴を聴取したつもりでも聞き逃しがあり得る．体調全般について系統的問診をすべきである[2]．

AKIはARFと同様に，腎前性，腎性，腎後性に分ける．まずは，腎後性を否定する目的で（確定診断は画像に委ねるが）尿路閉塞を示唆する病歴があるかどうか聴取する（表XVI-1-1）．次に腎前性の因子をみる目的で，心不全症状もしくは環血液量の減少を示唆する症状（例：立ちくらみ，失神）の有無を聴取する（表XVI-1-1）．腎性の因子をみる際には，腎毒性物質（内因性，外因性）曝露の有無に着目する．内因性物質として，ヘモグロビン，ミオグロビン，異常免疫グロブリン，コレステロールが，また，外因性物質としてはNSAIDs，ACE阻害薬，ARB，マンニトール，造影剤，インターフェロン，重金属，抗癌薬，抗菌薬などが有名である．膠原病やGoodpasture症候群を示唆する症状があるかどうかもみる（表XVI-1-1）．

CKDか否かの評価は所見の経時的変化によって行う．1回だけの検査所見で評価することは難しいといえる（例外は腎サイズ）．CKDのより早い段階では症状に乏しいことが多い．尿所見異常，高血圧，血清Cr値の上昇がいつから出現したか調べる（表XVI-1-1）．尿路閉塞によるCKDは可逆性の要素もあることがまれではない．CKDのリスクファクターを列記した（表XVI-1-2）．

表XVI-1-1 病歴聴取のポイントと予測される病態

AKI
- 腹部痛・側腹部痛・腰痛・骨盤腔内手術の既往（→尿路結石，尿路閉塞）
- 尿量・尿の色の変化（→尿路閉塞，腎静脈血栓症，腎梗塞）
- 心血管系イベント・腎血流量低下（→心不全，嘔吐，下痢，利尿薬）
- 多尿（→尿崩症，利尿薬，コントロール不良の糖尿病）
- 外傷・熱傷（→体液量減少）
- 腎毒性物質曝露等（→急性尿細管壊死，糸球体腎炎，急性間質性腎炎）
- 血圧低下（→敗血症）
- 発熱・皮膚病変・関節痛（→膠原病，血管炎）
- 呼吸困難・喀血（→Goodpasture症候群）
- 異常に急激な血清Crの上昇（膀胱破裂による偽性AKI）

CKD
- 蛋白尿，高血圧，腎機能低下などの出現時期（→各種CKD）
- 腹痛・側腹部痛・腰痛・排尿困難感・発熱・頻尿（→尿路閉塞，尿路感染）
- 腎毒性物質曝露等（→糸球体腎炎，尿細管・間質障害）
- 夜間多尿（→慢性腎不全）
- 掻痒感，呼吸困難，浮腫（→尿毒症）
- 睡眠障害・短期記憶障害・集中力欠如・昏迷（→腎性脳症）
- 腹部膨満感・腎不全の家族歴（→多発性嚢胞腎）
- 血尿・腎不全の家族歴（→Alport症候群，他の遺伝性腎症）
- 腰痛・骨痛（→多発性骨髄腫）
- 多彩な症状（→詐病）

■ XVI. 腎疾患の症候と検査

■ 表 XVI-1-2　CKD のリスクファクター

確立されたリスクファクター
高血圧，蛋白尿，糖尿病，肥満，メタボリックシンドローム，発見時の血清 Cr，年齢，性別（男性＞女性），腎疾患の家族歴，喫煙，動脈硬化，消炎鎮痛薬，アリストロキン酸（漢方薬，ハーブ），重金属，脂質代謝異常，先天性のネフロン数減少，再発性尿路感染
浮上したリスクファクター
酸化ストレス，ホモシステイン血症，貧血，プラスミノーゲン・アクティベート・インヒビター1（PAI-1）

(Saxena R, et al. : The kidney. 8th ed. p.705-723, Saunders Elsevier, 2008 より改変)

2 身体診察

いわゆる頭のてっぺんからつま先までしっかりと診る．AKI と CKD とで，臓器ごとのポイントを記載した（表 XVI-1-3）．血圧はすべての症例で評価すべきである．また，多くの項目は AKI と CKD で共通してみられる．

3 検査所見 1（採血，採尿）

厳密には種々の問題があるが，血清 Cr や血清シスタチン C が AKI および CKD における GFR の指標として用いられる．

AKI の AKIN 分類においては単位時間当たりの尿量によってステージ分類がなされている．

■ 表 XVI-1-3　身体所見上のポイントと予測される病態・疾患

	AKI	CKD
皮　膚	紫斑*（→血管炎，TMA，DIC） 梗塞巣*（→感染性心内膜炎，敗血症） 発赤*，紅斑*（→薬剤誘発性 AKI） turgor 低下（→循環血液量減少による AKI）	擦過傷（→尿毒症による掻痒感） 網状皮斑*（→コレステロール塞栓症） 色素沈着過剰斑（→クリオグロブリン血症）
眼	ブドウ膜炎*，眼筋麻痺*（→血管炎） Roth 斑（→感染性心内膜炎） 結膜炎（→薬剤誘発性 AKI，血管炎）	異常眼底所見（→糖尿病，良性腎硬化症） 前部円錐水晶体症（→Alport 症候群） 斑状網膜（→Alport 症候群） angioid streaks（→Fabry 病）
耳，鼻		高音領域感音性難聴（→Alport 症候群） 鞍鼻，鼻中隔穿孔（→Wegener 肉芽腫症）
心血管系	立位と臥位の血圧差（→循環血液量減少） 著明な高血圧*（→TMA，強皮症クリーゼ）	頸静脈怒張，胸部聴診異常（→うっ血性心不全） 心雑音*（→感染性心内膜炎，心房内ミキソーマ）
腹　部	膀胱，前立腺触知*（→尿路閉塞） 上腹部圧痛*（→尿路閉塞，腎梗塞） 腹水*（→肝腎症候群） 手術後の緊張性腹部膨満 （→abdominal compartment syndrome）	側腹部腫瘤（→後腹膜線維症）
四　肢	浮腫*，虚血*，筋痛*（→横紋筋融解症）	爪に横走する白線（→低アルブミン血症） 爪の変形（→糖尿病） blue toe*（→コレステロール塞栓症） バチ状指（→感染性心内膜炎，先天性心疾患）
神経系	意識障害*（→尿毒症性脳症）	末梢神経障害（→糖尿病，尿毒症）
精神科領域	脳神経麻痺*（→血管炎，膠原病，エチレングリコール中毒）	精神状態の変化*（→コレステロール塞栓症）

＊AKI のみならず CKD でもあり得る．

(Saxena R, et al. : The kidney. 8th ed. p.705-723, Saunders Elsevier, 2008 より改変)

表 XVI-1-4 尿所見等からみた腎前性, 腎性の鑑別

	腎前性	腎 性
尿 検	硝子円柱	各種円柱
尿比重	1.020	1.010
尿浸透圧 (mmol/kg)	>500	>300
尿中 Na (mmol/L)	<20	>40
FE Na (%)	<1	>2
FE UN (%)	<35	>35
FE UA (%)	<7	>15
FE リチウム	<7	>20
低分子蛋白質	少ない	多い
刷子縁の酵素 (NAG 等)	少ない	多い

FE：fractional excretion of X
X＝100×｛(尿中 X の濃度×血清 Cr 濃度)/(血清 X の濃度×尿中 Cr 濃度)｝
UN：尿素, UA：尿酸, NAG：*N*-acethyl-β-glucosaminidase
(Lameire N, et al.：Lancet, 365：417-430, 2005 より改変)

AKI では尿量の経時的変化が予後を予測して治療効果を判定する際にきわめて重要である. AKI を早期に診断する目的で, 尿中のインターロイキン 18, NAG, アミノペプチダーゼ, kidney injury molecule-1 等が着目されている. これらバイオマーカーの臨床的意義づけを確立するためには, さらなる検討が必要である.

前述したように AKI では腎後性が否定されたら, 腎前性か腎性かを評価する. 尿所見や fractional excretion から腎前性か腎性かを鑑別する際の要点を示した (表 XVI-1-4)[3].

4 検査所見2（画像）

超音波（ドプラ付き）, CT, MRI, 腎血管造影（腎生検）などの手技があるが, 超音波は最も浸襲が少なく, かつ簡便で情報量の多い検査である. 腎後性の AKI は超音波検査で容易に診断可能である.

腎の形態（含左右差）およびサイズは診断的価値が高い. AKI においては著明な左右差および高度萎縮（腎の長径<8 cm）がないのが原則であり, 腫大することも多い. CKD 初期は原則, 腎形態が正常である. 進行した CKD における腎形態はさまざまであるが, 高度萎縮腎の腎機能に可逆性はない. 腫大した腎臓は, リンパ腫や白血病細胞, 形質細胞の浸潤, またはアミロイドなどの沈着症でみられる. 糖尿病性腎症では CKD ステージ 5 になっても腎萎縮は軽度にとどまる.

5 Perspective

ARF における RIFLE 分類の Risk, Injury, Failure はそれぞれ AKI における AKIN 分類のステージ 1, ステージ 2, ステージ 3 に相当するが, RIFLE 分類の Loss と末期腎不全 (ESRD) は AKIN 分類では削除されている. 死亡率が高い AKI では, 発症後 48 時間以内の腎機能低下を問題にしている. 早期における原疾患の診断と適切な治療が腎機能のアウトカムを良好にし, 多臓器不全を防ぐとされ, 早期診断 (bio-marker) や新たなる治療法の創出・開発に目が向けられている. AKI という概念を打ちたて, 世界中が一丸となって治療に取り組む姿勢は, CKD というシンプルな概念を打ち立てた趣旨に一致する. CKD においては, 医療経済上の理由からも既存の治療法をいかにうまく日常診療で実践し, ESRD への移行を遅らせるかに目が向けられた. CKD は簡略化されすぎたとして最近, 見直しが行われた.

〔森田博之〕

《文 献》

1) Saxena R, et al.：Approach to the patient with kidney disease. The kidney. 8th ed, ed by Brenner BM, et al. p. 705-723, Saunders Elsevier, 2008.
2) Davidson et al.：History and clinical examination of the patient with renal disease. Oxford textbook of clinical nephrology. 3rd ed, ed by Davison AM, et al. p. 3-21, Oxford University Press, 2005.
3) Lameire N, et al.：Acute renal failure. Lancet, 365：417-430, 2005.

■ XVI. 腎疾患の症候と検査

2 症候
蛋白尿

蛋白の原因は多彩である．激しい運動や発熱時には，一過性もしくは間欠的に蛋白尿が出現し得る（生理的蛋白尿）．しかし，1.5 g/日以上の蛋白尿は糸球体障害以外ではみられないのが原則といえる[1]．事実，ネフローゼ症候群の原因疾患は糸球体疾患が圧倒的に多い．1 g/日未満の蛋白尿は，糸球体障害，非糸球体障害がともに原因であり得る．一般に，血尿を伴った蛋白尿は病的蛋白尿の可能性が高く，長期的観察の後に原疾患が浮き彫りにされることもある．

画像（単純 X 線写真，超音波，CT など），および電気泳動等による蛋白尿の成分解析は，原疾患を推定する上できわめて有用である．蛋白尿を減らすことは腎機能保護と生命予後改善にとって大切である．本項ではまず蛋白尿の成因を概観し，病態生理や鑑別疾患について補足説明を加えたい．

1 蛋白尿の成因

尿中に 150 mg/日以上の蛋白質が排泄されている状態を蛋白尿という．微量アルブミン尿では蓄尿で 30～300 mg/日の蛋白質が排泄され，必ずしもこの定義に合致しない．しかしながら，臨床的に重要なので本項で扱う．

蛋白尿の成因は，①生理的蛋白尿，②偽性，③病的蛋白尿に分類される．病的蛋白尿は腎性と腎外性（腎前性および腎後性）とに分けられ，腎性には糸球体障害と非糸球体障害がある（表 XVI-2-1）．

2 生理的蛋白尿，偽性蛋白尿

起立性蛋白尿とは，早朝尿では蛋白陰性だが随時尿で陽性（定量で 1 g/日未満が原則）になる

■ 表 XVI-2-1 蛋白尿とその成因

分類		成因
1. 生理的	体位性	起立性蛋白尿 腰椎前弯位
	機能性	激しい運動，発熱，多食，入浴，痙攣，脱水等
2. 偽性		精液・膣分泌物の混入，詐病（Münchhausen 症候群）による添加，アルカリ尿
3. 病的	腎由来 　糸球体性	原発性糸球体腎炎，続発性糸球体腎炎，先天性糸球体腎炎
	非糸球体性 　　尿細管・間質障害	薬剤性，膠原病，Fanconi 症候群，嚢胞性疾患 腎盂腎炎（急性，慢性），全身感染（細菌，ウイルス，真菌），虚血，逆流性腎症，放射線腎症，重金属，放射線，バルカン腎症ほか
	血管障害	良性腎硬化症，動脈硬化，アテローム塞栓症，各種血管炎，腎梗塞，腎静脈血栓症
	腎外由来 　腎前性 　（＝overflow）	多発性骨髄腫，他のパラプロテイン腎症，（形質細胞増殖性疾患），ミオグロビン尿，ヘモグロビン尿
	下部尿路由来	外傷，尿路結石，腫瘍，炎症
微量アルブミン尿		糖尿病，高血圧，加齢（および肥満）等

状態で，腎静脈のうっ血が原因とされる．10歳代の若年者に多くみられ，予後は良好である．体位性の蛋白尿として，「腰椎前弯位」が有名（表XVI-2-1）だが，何らかの原因で腎静脈が圧迫されると1g/日未満の蛋白尿が出現し得る．

表XVI-2-1では体位性蛋白尿と機能性蛋白尿を区別しているが，前者を後者に含める考えもある．機能性蛋白尿はさまざまな状況下で一過性に出現する．種々のストレス，激しい運動，入浴，多量の蛋白摂取，月経前などはよくみられる．一般に経過良好なので積極的治療は不要である．

精液・膣分泌物が尿中に混入した際，さらには，患者が蛋白を尿中に混ぜた際に尿蛋白陽性となる（表XVI-2-1）．Münchhausen症候群患者は，膀胱内に異種蛋白を入れることすらあり得る．このような状況を想起するのは容易ではないが，尿中蛋白成分の解析は客観的診断の決め手となる．また，アルカリ尿では，試験紙法にて尿蛋白陽性となることを知っておくと便利であろう．

3 糸球体性蛋白尿

糸球体性蛋白尿は，免疫学的，あるいは血行動態的に糸球体障害が惹起された結果生じ，原発性，続発性，先天性のものがある．良性腎硬化症でも糸球体が障害されるが，本項では腎内の血管障害を起こす疾患として扱った．糸球体腎炎は，急性，急速進行性，慢性のいずれもあり得るし，蛋白尿の程度は症例によって大幅に異なる（1g/日未満から20g/日以上まで）が，ネフローゼ症候群を呈するものとそうでないものに分けて考える．多岐にわたる糸球体疾患は病理組織学的に分類されている[2]．臨床にて確定診断を腎生検の病理組織像に託すことも多いので，表XVI-2-2にWHO病理組織学分類（1995）を示した．この分類は，形態学に立脚して種々の糸球体障害を分類する一方で，原発性と二次性という病因論的観点からも諸糸球体疾患を分けている．症候論的観点より，糸球体障害は腎機能障害型と蛋白尿型に分けることが可能である．「ネフローゼ症候群の呈

■ 表XVI-2-2　WHO病理組織分類

I. 原発性糸球体疾患
A. 微小糸球体変化
B. 巣状分節性病変
C. びまん性糸球体腎炎
1. 膜性腎炎（膜性腎症）
2. 増殖性糸球体腎炎
a. メサンギウム増殖性糸球体腎炎
b. 管内増殖性糸球体腎炎
c. 膜性増殖性糸球体腎炎（I型およびIII型）
d. 半月体形成性（管外性）壊死性糸球体腎炎
3. 硬化性糸球体腎炎
D. 分類不能の糸球体腎炎

II. 系統的疾患の糸球体腎炎
A. ループス腎炎
B. IgA腎症（Berger病）
C. 紫斑病性腎炎
D. 抗基底膜糸球体腎炎（Goodpasture症候群）
E. 系統感染症での糸球体障害
1. 敗血症　　2. 感染性心内膜炎
3. シャント腎炎　4. 梅毒
5. ヒト免疫不全症候群　6. B型肝炎，C型肝炎
7. クラミジア　8. リケッチア
F. 寄生虫疾患
1. マラリア腎症　2. 充血吸虫症
3. リーシュマニア症　4. ファイラリア症
5. 旋毛虫症　6. 糞線虫症
7. 肝吸虫症

III. 血管疾患の糸球体障害
A. 系統的血管炎
B. 血栓性微小血管症（HUSとTTP）
C. 糸球体血栓症（血管内凝固）
D. 良性腎硬化症
E. 悪性腎硬化症
F. 強皮症（全身硬化症）

IV. 代謝疾患の糸球体障害
A. 糖尿病性腎症
B. デンスデポジット病（DDD）
C. アミロイドーシス
D. 単クローン性免疫グロブリン沈着病
E. フィブラリー糸球体腎炎
F. イムノタクトイド腎症
G. ワルデンシュトレーム マクログロブリネミア
H. クリオグロブリネミア

（日本腎臓学会・腎病理診断標準化委員会，日本腎病理協会編：腎生検病理アトラス．p.76，東京医学社，2010より改変）

しやすさ」で急性，急速進行性，慢性糸球体障害をみた場合，傾向として急性および急速進行性では，尿中への蛋白漏出に比して腎機能障害のほうがより前面に出る症例が多い．

通常，IgG とトランスフェリンの尿中クリアランスの比を SI とする．SI＜0.1 は高度選択性の蛋白尿であり，微小変化型ネフローゼ症候群および巣状分節性糸球体硬化症の初期に特徴的である．SI＜0.2 は選択性の低い蛋白尿であり，それ以外の糸球体腎炎でみられる．0.1＜SI＜0.2 となった場合は疾患の絞り込みが難しい．

高齢者と小児において，時々，微小変化型ネフローゼ症候群と急性腎障害の合併症例をみる．急性腎不全合併症例は非合併症例に比し蛋白尿量も多く，尿細管上皮細胞障害や動脈硬化性変化が強い．微小変化型ネフローゼ症候群の中には，感染，薬剤投与，腫瘍，アレルギーとの関連を強く示唆する症例がある（表 XVI-2-3）．

■ 表 XVI-2-3
微小変化型ネフローゼ症候群との関連が示唆される病態・状況

感 染
ウイルス
寄生虫
薬剤投与
NSAIDs
金製剤
リチウム
インターフェロン
アンピシリン
リファンピシン
トリメタジオン（抗てんかん薬）
チオプロニン（白内障治療薬）
腫 瘍
Hodgkin 病
他の悪性リンパ腫
白血病
アレルギー
食物
埃
蜂毒
花粉症
落葉樹（アイビー，オーク）
疱疹状皮膚炎（グリテンアレルギー）

（Nachman PH, et al.：The kidney. 8th ed. p.997, Saundars Elsevier, 2008 より改変）

4 腎性かつ非糸球体性蛋白尿

尿細管・間質障害の別名は，間質性腎炎や尿細管間質腎炎である．一次的に尿細管・間質が障害されるものをこのように呼び，糸球体疾患や血管病変に続発して尿細管・間質が障害される病態を含めない（表 XVI-2-1）．薬剤や膠原病を含む免疫異常によるものが最も有名であるが，感染，閉塞性尿路疾患，重金属によるものも比較的よくみる．尿中に近位尿細管細胞で再吸収されなくなった β_2-MG などの低分子蛋白が多く出現することが特徴的である．セルロースアセテート膜を用いた尿蛋白電気泳動や SDS-PAGE は比較的簡便に低分子蛋白を検出できる．尿中の β_2-MG は pH 5〜6.5 では不安定で分解されやすい．また，近位尿細管上皮細胞にある N-アセチル-β_D グルコサミニダーゼ（NAG）は尿細管・間質障害を強く示唆する尿中マーカーとして広く用いられている．Tamm-Horsfall 蛋白は Henle ループの上行脚から遠尿細管の始まり付近で尿細管に分泌される．重合しやすく尿細管 cast の主成分となっているが，疾患特異性は低い．

腎臓の血行動態が変化して糸球体内圧が上昇すると，蛋白尿が出現する（表 XVI-2-1）．糸球体内圧を下げることができれば蛋白尿は減る．輸入動脈の収縮抑制にシクロスポリンや低蛋白食が有用とされる．RAA 系阻害薬やジピリダモールは輸出動脈を拡張させるので，治療薬として用いられる．腎静脈血栓症では大量の蛋白尿が出現することがあり得るが，血管障害による蛋白は 1 g/日以下が原則である．

5 糸球体外性蛋白尿

免疫グロブリンや L 鎖などの構成成分が単クローン性に血中に認められる病態がパラプロテイン血症であり，血液免疫電気遊動にて証明でき

る．多発性骨髄腫はパラプロテイン血症を呈する代表的疾患であるが，ほかにも，アミロイドーシス，軽鎖沈着症，重鎖沈着症，原発性マクログロブリン血症などがある．

また，形質細胞増殖性疾患（PCPD）という疾患概念があり（表XVI-2-1），上記疾患のほかに，クリオグロブリン血症（Ⅰおよび Ⅱ型），POEMS症候群（Crow-Fukase症候群），MGUS（monoclonal gammopathy of unknown significance），形質細胞性白血病 plasma cell leukemia，形質細胞腫 plasmacytoma などを含む．

疾患分類上の問題や病態の詳細は成書に譲るが，いずれの場合も，体内で産生された単クローン性の異常免疫グロブリンが蛋白尿の原因となる．パラプロテインは尿の免疫電気泳動でもみられる．試験紙法はアルブミン以外の蛋白質を検出しないので，定性的な尿検査で尿蛋白陰性ないし弱陽性となる．

上述した一連の疾患による蛋白尿は，非糸球体性にもかかわらず1g/日以上（時にはネフローゼ領域の massive proteinuria）となり得ることを知っておくと有益であろう．ただし，糸球体障害が同時に惹起された結果，尿中蛋白が増えることはある．

種々の下部尿路障害時に蛋白尿がみられ（表XVI-2-1），その多くは血尿を伴っている．

6 微量アルブミン尿

微量アルブミン尿は，血管内皮細胞障害を反映すると考えられている．したがって，糖尿病のみならず，高血圧や加齢で微量アルブミン尿が出現する．蛋白尿陰性かつ腎機能正常の全身性エリテマトーデス患者でも，高率に微量アルブミン尿は陽性である．一方，微量アルブミン尿が存在すると，腎機能障害や心血管疾患のリスクが高くなることが疫学的に示された[3]．微量アルブミン尿は，治療によって軽減ないし消失させることが可能である．随時尿では，

〔尿中アルブミン濃度（mg/dL）/尿中Cr濃度（mg/dL）〕×1000

にてアルブミン排泄量を算出する．30〜300 mg/g・Crを微量アルブミン陽性とするが，日内変動や姿勢，運動，血圧による影響があるので早朝尿を複数回調べるか，あるいは，蓄尿で評価するのがより好ましい．

7 Perspective

基礎医学の領域で糸球体性蛋白尿の生成機序は，半世紀以上議論されてきた．1990年代後半までは，糸球体基底膜（GBM）の陰性荷電（分子的実態はヘパラン硫酸という多糖類）が透過バリアーとして中心的な役割を担うと考えられた．それ以降には糸球体上皮細胞とスリット膜の重要性が強調され，重要な発見が相ついだ．もはやスリット膜を抜きにして蛋白尿を語れない．しかしながら蛋白尿は広く認められる現象であり，すべての蛋白尿をスリット膜で説明出来ない．さらに最近では，糸球体内皮細胞の糖衣構造（glycocalyx）が大切とする説も提唱された．濾過バリアーは糸球体のどこかという問いかけに対する最終回答はいまだ得られず，分子を標的とした蛋白尿治療薬の開発も遅れている．

〔森田博之〕

《文献》

1) Cameron JS : The patient with proteinuria and/or haematuria. Oxford textbook of clinical nephrology. 3rd ed, ed by Davison AM, et al. p. 389-414, Oxford University Press, 2005.
2) 日本腎臓学会・腎病理診断標準化委員会，日本腎病理協会編：腎生検病理アトラス．p. 76, 東京医学社，2010.
3) Nachman PH, et al. : Primary Glomerular Disease. The kidney. 8th ed, ed by Brenner BM, et al. p. 987-1066, Saunders Elsevier, 2008.

3 症候 血尿

　血尿は「尿に一定数以上の赤血球が混入した状態」と定義されている．その原因は腎臓や下部尿路系の異常にとどまらず，多岐にわたる（表XVI-3-1）．血尿の検査法の1つである試験紙法は，尿沈渣検査法に比し感度100％，特異度62％といわれている点を記憶しておく[1]．

　健常人でも12時間で10^5の赤血球が尿中に排泄され，尿中赤血球数は，性別や採取時間（早朝尿か随時尿）などによっても左右されるため，正常上限値は公式に定められていない．目安として，15個/μL（血尿診断ガイドライン2006）やhigh power field（HPF）で5個とされている．

　血尿を呈する患者の診療では，糸球体性血尿（糸球体基底膜を通過する際に変形する）か非糸球体性血尿かを鑑別することが肝心である．また，患者の年齢によって原疾患の発生頻度が大きく異なる．

1 血尿患者に対するアプローチ

　表XVI-3-1にあげた諸疾患のどれが原因か，さらには，診断目的の検査をどこまで積極的に行うかを症例ごとに検討する．血尿患者に対するアプローチを図XVI-3-1に記した．ヘモグロビン尿，ミオグロビン尿は試験紙法で偽陽性になるが，ほかにアルカリ性尿，精液の混入，細菌由来のペルオキシダーゼ混入などでも生じる．逆に試験紙法における偽陰性として，アスコルビン酸やカプトプリル含有尿に留意する．

　糸球体性血尿では赤血球変形が顕著であることに加え，沈渣で赤血球円柱が認められることや蛋白尿を伴うことがある．このような場合には腎生検の必要性が高い．一方，下部尿路由来の血尿の

■ 表XVI-3-1　血尿の原因

- 各種の糸球体腎炎
- 良性腎硬化症
- 尿細管・間質障害
- 腎髄質病変（乳頭壊死，腎結核，逆流性腎症）
- 血管病変（大動脈瘤，腎動脈狭窄，アテローム塞栓症）
- 尿路結石
- 出血凝固系の異常（血友病）
- 代謝障害（高Ca尿）
- 薬剤性（ワルファリン，アスピリン）
- 腫瘍
- 感染（急性腎盂腎炎）
- 外傷
- その他（腰痛血尿症候群，子宮内膜症，ナットクラッカー現象，激しい運動，Münchausen症候群，移植腎の拒絶反応）
- 原因不明（高Ca尿症，高尿酸尿症，鎌形赤血球症）

（　）内に例を示す．

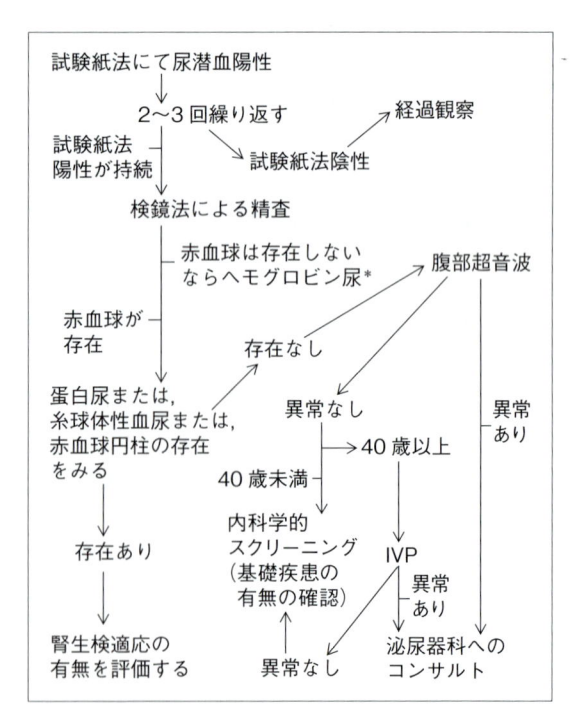

■ 図XVI-3-1　血尿に対するアプローチ
＊ミオグロビン尿もあり得る．
（Oxford Textbook of clinical Nephrogy. 3rd ed. p.401, Oxford University press, 2005 より）

可能性が高い場合は，画像診断（超音波，CTなど）と細胞診で評価する．異常所見が1つでもあれば，泌尿器科へのコンサルトをする．たとえ異常所見がなかったとしても，40歳以上であれば静脈性腎盂造影法（IVP）を施行しておくのが望ましい．IVPで異常所見があれば，泌尿器科へのコンサルトを行う．なお，血尿全般についていえることだが，精査しても原因不詳の場合が一定数存在する[2]．

2 糸球体性血尿

糸球体性血尿か否かを判定する上で，尿沈渣赤血球形態を評価する．糸球体性血尿では，さまざまな形態を示し，大きさも大小不同が目立つ dismorphic red blood cells がみられる．また，赤血球膜に bleb もしくは bud といわれる複数の棘状構造を持つ赤血球尿は acanthocyturia と称され，糸球体性血尿を示唆する．一方，下部尿路由来の赤血球でも尿浸透圧や pH により円盤状，ゴースト状，金平糖状を呈するが，同一標本においては形態が均一な isomorphic RBC になる．dysmorphic RBC に加え，蛋白尿と赤血球円柱の存在が確認されれば糸球体性血尿の可能性はさらに高くなる．糸球体性血尿は肉眼的血尿を呈することもあるが，尿は茶褐色ないしコーラ色になり凝血塊はみられない．

糸球体性血尿の場合には，各種の糸球体腎炎（急性，急速進行性，慢性，原発性，続発性，先天性など）を疑う．血尿，蛋白尿，および赤血球円柱出現の程度から，病理組織学的な糸球体障害の強さを予測することが可能である．これらの症例ではできるだけ腎生検を施行する．持続性の糸球体性血尿を認めても，蛋白尿，腎機能障害，赤血球円柱（顆粒円柱）のない症例では，IgA腎症と菲薄基底膜病（TBMD）やAlport症候群などの遺伝性腎疾患を疑う．このような尿所見を呈する症例の中には病理組織学的に微小糸球体病変 minor glomerular abnormalities のものもあり，電顕が診断の決め手となる．

3 血尿の経時的パターン

血尿は一過性であることがある．激しい運動後の一過性血尿（最大で72時間持続）は比較的よく知られている．血尿は糸球体性である場合（jogger's nephritis）と非糸球体性である場合があるとされる．時に肉眼的血尿となるが，ミオグロブリン尿を伴う横紋筋融解症を除外する．横紋筋融解症は通常はきわめて激しい運動後に出現する．また，閉経後女性の13%に血尿がみられたという報告や，18歳から33歳の男性では39%で血尿を認めたという報告がある．まれではあるが，『ほらふき男爵の冒険』の主人公にちなんで命名されたMünchausen症候群患者の詐病による血尿もある．

血尿は時に周期性を示す．生理周期に同調した血尿は子宮内膜が尿路に迷入した結果生じる．IgA腎症では蛋白尿や腎機能障害を伴わない血尿が一定期間みられた後に，蛋白尿や赤血球円柱が出現する症例を散見する．他疾患においても，病初期は血尿単独のことがあるので症例によっては長期的な視野で経過観察する．

4 年齢と血尿

40歳未満の成人における血尿では，尿路系の悪性腫瘍に起因する可能性は低い．糸球体性の血尿が認められたら，IgA腎症以外に，TBMG，多発性嚢胞腎（PCK），Alport症候群の可能性を考え，家族歴を詳細に検討する．尿路感染も血尿の原因となり得るが，通常は排尿時痛や排尿困難などの症状を訴える．顕微鏡的血尿や肉眼的血尿を呈するnutcracker現象（左腎静脈が大動脈と上腸間膜動脈に挟まれ狭窄する現象）もあるが，最終的には造影CT検査で診断を確定する．出血凝固系に作用する薬剤（例：ワルファリン，アスピリン）の服用の有無にも留意する．

40歳以降の血尿単独症例では尿路系の悪性腫瘍が原因であることもある．高齢になるにつれ，発生頻度が高くなる．尿細胞診は94%の特異度

を持つ一方で感度は42％と低い[3]．持続する非糸球体性血尿では悪性腫瘍を否定するために超音波，CT，IVPなどの画像診断が重要となる．膀胱鏡が必要なこともある（6. Perspective参照）．

急性腎盂腎炎，前立腺炎，腎結核，バルトリン腺炎でも血尿がみられる．さらにアフリカを中心とした熱帯地方では寄生虫，特にビルハルツ住血吸虫症による血尿が有名である．時に肉眼的血尿を呈するが，本疾患は日本ではまれである．

5 腰痛と血尿，感染症と血尿，その他

　腰痛を伴う血尿は，IgA腎症，TBMD，尿路結石などでみられる．若年女性に好発し，中年以降は症状が軽快・消失する腰痛血尿症候群 loin pain-hematuria syndromeは諸疾患を除外した後に診断される．腰痛血尿症候群のより厳密な定義は報告者によって異なるが，腰痛は片側もしくは両側性であり間欠的である．尿培養は陰性で，採血上も炎症を示唆する所見に乏しい．1g/日未満の蛋白尿と糸球体性血尿を伴うことがあるが，通常，糸球体の病理組織学的所見は微小変化にとどまる．腎臓内の動脈の血流異常で腰痛をきたすという説もある．腰痛発作時の疼痛コントロールに難渋するが，腎機能障害を伴うことはない．

6 Perspective

膀胱鏡検査の適応をどう考えるか

　膀胱癌の初期症状は血尿であり，臨床現場でこの疾患を見落としてはいけない．膀胱鏡で決定的な所見を得ることが可能だが，一方でこの検査は浸襲的であるためにできたら避けたい．「線引きをどこにすべきだろうか？」

　Cohen RAらによれば，男女を問わず50歳以上で顕微鏡的血尿が持続したり，肉眼的血尿が認められた場合には膀胱鏡検査が推奨されるとのことである[4]．また，Up To Dateによれば，クロットを認めた場合も膀胱鏡検査は推奨される．

〔森田博之〕

《文　献》

1) Cameron JS : The patient with proteinuria and/or haematuria. Oxford textbook of clinical nephrology. 3rd ed, ed by Davison AM, et al. p. 389-414, Oxford University Press, 2005.
2) Khadra MH, et al. : A prospective analysis of 1930 patients with hematuria to evaluate current practice. Journal of Urology, 163 : 524-527, 2000.
3) Chahal R, et al. : Is it necessary to perform urine cytology in screening patients with hematuria? European Urology, 39 : 283-286, 2001.
4) Cohen RA, et al. : Clinical practice, Microscopic hematuria. N Engl J Med, 348 : 2330-2338, 2003.

4 症候 浮 腫

生体の水分量は体重の60%であり，生理的には2:1の割合で水分が細胞内液と細胞外液に分布している．細胞外液量は体重の20%（0.6×1/3）に相当するが，その1/4は血管内に血漿として分布し，残りの3/4は組織間（間質）に分布する．浮腫とは，組織間の水分が増加した状態であり[1,2]，臨床的に明らかな全身性浮腫では血漿量と同程度以上の増加を認める．組織間と血漿との水分の移行は，Starlingの法則（表XVI-4-1）に従う[2]．現時点では水分の容量受容体や圧受容体の分子メカニズムは十分解明されておらず，組織間の水分を2〜4L/日ドレナージするリンパ流[3]に関する研究も遅れている．それにもかかわらず，浮腫の病態生理をStarlingの法則とリンパ流障害で整理できる（表XVI-4-2）[1〜4]．浮腫の主なる原因は非腎疾患である場合も多い．一方，細胞外液はNaとともに存在するので腎臓でのNa排泄は浮腫の発症・進展に深く関わる．浮腫の機序として腎臓を介したNa貯留が初期に起こるoverflow mechanismおよび有効動脈血量（動脈系に分布する血漿で体重の約1/100を占める）が初期に低下するunderfill（underfilling）mechanismに分ける考えもある．しかしながら，ネフローゼ症候群や肝硬変など両者が混在する場合も少なくない．

■ 表XVI-4-1　Starlingの法則

（間質と毛細血管）における水分移動量 ＝Kf×[(Pc−Pi)−(pc−pi)]

Kf：毛細血管の透過性，P：静水圧，c：毛細血管，i：間質，p：膠質浸透圧

■ 表XVI-4-2　病態生理からみた浮腫の鑑別

血管透過性の増加（slow pitting edema）
全身性：angioneurotic edema，血管炎，**糸球体腎炎**，薬剤性，特発性浮腫
局所性：熱傷，ARDS，ヒスタミン遊離，capillary leak syndrome
静水圧の増加（slow pitting edema）
全身性：**うっ血性心不全**，**腎不全**（非ネフローゼ性），薬剤性（ステロイド，エストロゲンなど），妊娠
局所性：**静脈血栓症**，肺高血圧症
血漿膠質浸透圧の低下（fast pitting edema）
ネフローゼ症候群，**肝硬変**，低栄養，悪性腫瘍などによる低アルブミン血症
リンパ流路の閉塞と粘液水腫（non-pitting edema）
全身性：**甲状腺機能低下症**
局所性：リンパ行性の**癌転移**，手術，外傷，放射線の組織照射，蜂窩織炎等の感染症

（太字は臨床的に重要なもの）

1 浮腫の性状

浮腫はpitting edema（圧痕性浮腫）とnon-pitting edema（非圧痕性浮腫）に大別される．pitting edemaは検者が脛骨全面など皮下に骨がある部分を数十秒押し続けた後に圧痕が残る．回復時間が40秒未満のfast edemaと40秒以上のslow edemaがある．Starlingの法則とのからみでfast edemaは血漿膠質浸透圧の低下した状態でslow edemaは静水圧や血管透過性が増加した状態と考える．non-pitting edemaでは組織間液の蛋白質やグリコサミノグリカン濃度が上昇している．慢性的にリンパ流が障害されると皮膚は褐色を帯びてくる．

2 原因疾患の探求

病歴をとるにあたり，出現時間，部位，随伴症状や出現契機をつまびらかにしたい．まず，基礎疾患の有無や薬剤投与歴を尋ねる．診断の進め方

■ XVI. 腎疾患の症候と検査

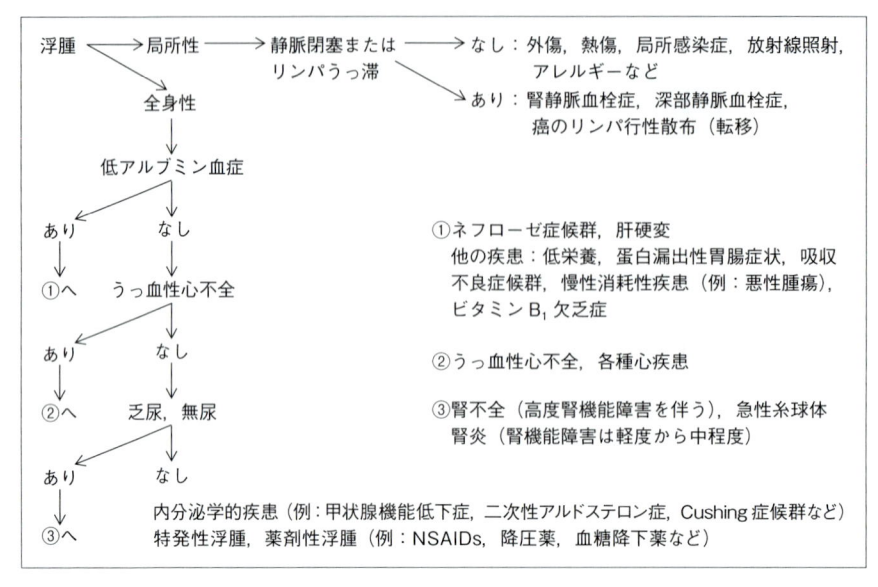

```
浮腫 → 局所性 → 静脈閉塞または → なし：外傷，熱傷，局所感染症，放射線照射，
              リンパうっ滞        アレルギーなど
     全身性                   → あり：腎静脈血栓症，深部静脈血栓症，
                                癌のリンパ行性散布（転移）
     低アルブミン血症
     あり   なし            ①ネフローゼ症候群，肝硬変
                            他の疾患：低栄養，蛋白漏出性胃腸症状，吸収
     ①へ   うっ血性心不全      不良症候群，慢性消耗性疾患（例：悪性腫瘍），
                            ビタミンB₁欠乏症
     あり   なし
     ②へ   乏尿，無尿        ②うっ血性心不全，各種心疾患

     あり   なし            ③腎不全（高度腎機能障害を伴う），急性糸球体
     ③へ                    腎炎（腎機能障害は軽度から中程度）

             内分泌学的疾患（例：甲状腺機能低下症，二次性アルドステロン症，Cushing症候群など）
             特発性浮腫，薬剤性浮腫（例：NSAIDs，降圧薬，血糖降下薬など）
```

■ 図 XVI-4-1　浮腫の原因疾患診断のアルゴリズム

を図 XVI-4-1 に示した．浮腫の分布が全身性か局所性かを見極めることが大切である[3]．局所的な浮腫なら，静脈閉塞もしくはリンパうっ滞の有無によって鑑別診断を狭めていく．全身浮腫は重力の影響を大きく受け，体位姿勢との関連で低い部位が顕著となる．したがって，体位によって浮腫の場所が移動するのが全身浮腫の特徴である．全身浮腫では低アルブミン血症があるかをみる．低アルブミン血症のない症例は，うっ血性心不全の有無に着目する．うっ血性心不全がなかったら，尿量減少の有無で原疾患を探る．

③ 治　療

治療に対する考え方を表 XVI-4-3 にまとめた．浮腫の原因を突き止め，原因に対する根本治療を施すことが治療の基本となる．治療内容は疾患ごとに大幅に異なる（Step 1）．一般に，原因のいかんを問わず浮腫が軽減することが多いので，安静や塩分摂取制限の可否を検討する（Step 2）．根本的治療ではなく病態によっては危険なこともあるが，必要に応じて，利尿薬およびアルブミン製剤の投与を考える．利尿薬はループ利尿薬が基本だが，サイアザイド系利尿薬と併用することに

■ 表 XVI-4-3　浮腫の管理と治療

| Step 1：原疾患の探求（含 薬剤性，静脈血栓）とそれに対する治療 |
| Step 2：非薬物療法；安静，塩分制限 |
| Step 3：薬物療法；利尿薬，アルブミン製剤 |
| Step 4：侵襲を伴う治療；胸・腹水除去の検討，体外循環療法 |

より治療効果が高まる（Step 3）．難治性，または緊急度の高い症例には，治療目的の穿刺や血液透析等の体外循環による療法を施す（Step 4）．

4 Perspective

知っておくべき浮腫性疾患：遺伝性血管浮腫（HAE）

本疾患はストレス等が誘引となり皮下，粘膜下，消化管，咽頭（窒息に至ることもある）などに発作性限局性浮腫を呈する疾患である．発作は72時間以内でおさまることが多い．補体成分C1インヒビター（C1INH）の変異が原因の常染色体優性遺伝疾患で，5万人に1人程度発症するといわれる．98％の症例で発作時にC4が低値となるが，確定診断はC1インヒビターの定量（活性）測定による．以前は発作時の特効的治療薬が

なかったが,現在ではC1INHの補充などの根本治療を施すことが可能となり患者に福音がもたらされた.

〔森田博之〕

《文 献》

1) Shayman JA : Approach to the patient with edema. Textbook of Internal Medicine. 3rd ed, ed by Kelley WN, p. 948-950, Lippincott-Raven publisher, 1997.
2) Braunwald E, et al. : Edema. Harrison's Principles of Internal Medicine. 17th ed, ed by Fauci AS, Braunwald E et al. p. 231-236, McGraw Hill Medical, 2008.
3) Ledingham JGG : Lymphoedema. Oxford Textbook of Medicine. 3rd ed, ed by Weatherall DJ, et al. p. 2559-2560, Oxford University Press, 1996.
4) Coroll AH : Evaluation of leg edema. Primary Care Medicine. 5th ed, ed by Corloo AH, et al. p. 146-151, Lippincott Williams and Wilkins, 2006.

■ XVI. 腎疾患の症候と検査

5 症候 高血圧

わが国における高血圧患者数は4,000万人と推定され、生活習慣と高血圧は深く結びついている。一方、脳血管障害、腎血管障害、CKDの発症および進展に関わる因子として、高血圧はきわめて重要である。さまざまな「切り口」で高血圧は解析・評価されてきたが、本項では、高血圧の定義、症状、鑑別のアプローチについて述べる。

1 高血圧の定義

血圧は常時変動するので、「真の血圧値」を短期間で知ることは難しい。現実問題として、外来受診時の血圧、家庭血圧、24時間の自由行動下における連続血圧測定で得られたデータを基に血圧が評価されているが、どの方法にも長所と短所がある（表XVI-5-1）[1]。24時間の連続血圧測定は信頼性の高い方法であるが、他に比べて手技が煩雑といえる。外来血圧と家庭血圧が異なる場合も多い。「白衣高血圧」とは、外来では高血圧だが家庭では高血圧ではない状態を指し、逆に、家庭では高血圧だが外来では高血圧ではない状態を「仮面高血圧」という。「高血圧治療ガイドライン2009」（JSH 2009）では、高血圧の診断指針を提唱している[2]。これによれば高血圧とは、外来にて2～4週間の間隔をあけて測定した結果、3回中2回以上が収縮期血圧140 mmHg以上、または拡張期血圧90 mmHg以上のものを指す。ただし血圧は1～2分の間隔を設けて2回測定する。「真の血圧値」推定にはこれくらいの時間を要することを強調したい。家庭血圧や24時間の連続血圧測定における高血圧の定義もJSH 2009で提唱されている（「IX-1. 高血圧の疫学と診断基準」p.578 表IX-1-1 参照）。

一口に「高血圧」といっても、重症もあれば軽症もある。また以前とは異なり、現在では収縮期血圧140 mmHg未満、かつ拡張期血圧90 mmHg未満なら正常血圧とはいわない。血圧値と状態の呼称を示した（「IX-1. 高血圧の疫学と診断基準」p.578 表IX-1-2 参照）。

日々の食生活におけるカロリー摂取量と塩分摂取量は、血圧に大きな影響を与える[3]。また、血圧には左右差がある。収縮期で10 mmHg以内、拡張期で5 mmHg以内の左右差は生理的にみられる。高血圧患者の左右差はそれ以上といわれる。動脈炎や動脈瘤の症例で、鎖骨下動脈、腕頭動脈、左総頸動脈などに狭窄をきたした場合には、収縮期で30 mmHg以上の左右差が出ることもまれではない。

■ 表XVI-5-1 自由行動下連続血圧測定法（あるいは、他の方法により評価できる血圧のパターン）

変数	自由行動下連続血圧測定法	外来血圧	家庭血圧
真の、あるいは、平均血圧	可	疑わしい	可
日内リズム	可	不可	不可
夜間血圧の降下度合	可	不可	不可
早朝の急激な血圧上昇	可	不可	疑わしい
血圧の変動	可	不可	疑わしい
薬剤が効いている時間	可	不可	可

(Pickering TG, et al. : N Engl J Med, 354 : 2368-2374, 2006 より)

2 高血圧の症状

高血圧に特異的な症状は存在しない[4]。頭痛、鼻出血、倦怠感が出現するのが原則と考えてはいけない。無症状であることも多く、それゆえに"silent killer"といわれる[3,4]。高血圧に続発したかたちで脳、心臓、腎臓に二次的障害が引き起こされやすい。高血圧の症状はこれら臓器の障害時における症状が主体といえる。すなわち、脳障害

時には頭痛，めまい，片側上下肢の脱力感や痺れ感が惹起され，心臓障害時には呼吸困難感や胸痛が惹起される．腎障害は高度にならないとほとんど症状が出現しないが，末期には尿毒症としてありとあらゆる症状が出現し得る．

二次性高血圧症には，腎血管性高血圧を含む腎疾患，褐色細胞腫，Cushing症候群，プレクリニカルCushing症候群，原発性アルドステロン症，甲状腺機能亢進症，妊娠高血圧症候群である．二次性高血圧症はほかにも，神経性高血圧（脳圧亢進，間脳への刺激，第4脳室腫瘍，脊髄障害など），Liddle症候群，末端肥大症，薬剤性高血圧（ステロイド薬，カルシニューリン阻害薬，NSAIDs，エストロゲン，テストステロン，ブロムクリプチン，やせ薬ほか），重金属中毒，刺咬（毒グモ）などがある．症状は疾患ごとに異なるといえる．

3 高血圧患者のアセスメント

わが国では高血圧患者の数％が二次性高血圧であるといわれる．二次性高血圧の数十％の症例は根治可能であるため，これらを見いだす臨床的意義は深い．二次性高血圧診断のアルゴリズムを図示した（図XVI-5-1）．既往歴，家族歴，薬剤服用歴，社会背景の詳細な聴取は，臨床実践で役立つであろう．

高血圧の家族歴や肥満がないこと，患者の年齢が40歳未満，治療抵抗性，急激な血圧上昇，収縮期血圧180 mmHg以上，拡張期血圧110 mmHg以上などは二次性高血圧のリスクファクターである．リスクファクターが存在する場合は，より積極的に精査する．薬物療法の進歩で多くは良好に血圧がコントロールされるので，二次性高血圧の「見逃し」は意外に多い．身体所見で留意すべきポイントと，それらから考えるべきことを表XVI-5-2にまとめた．

4 Perspective

本態性高血圧の遺伝子研究

本態性高血圧は多因子遺伝疾患とみなせる．複

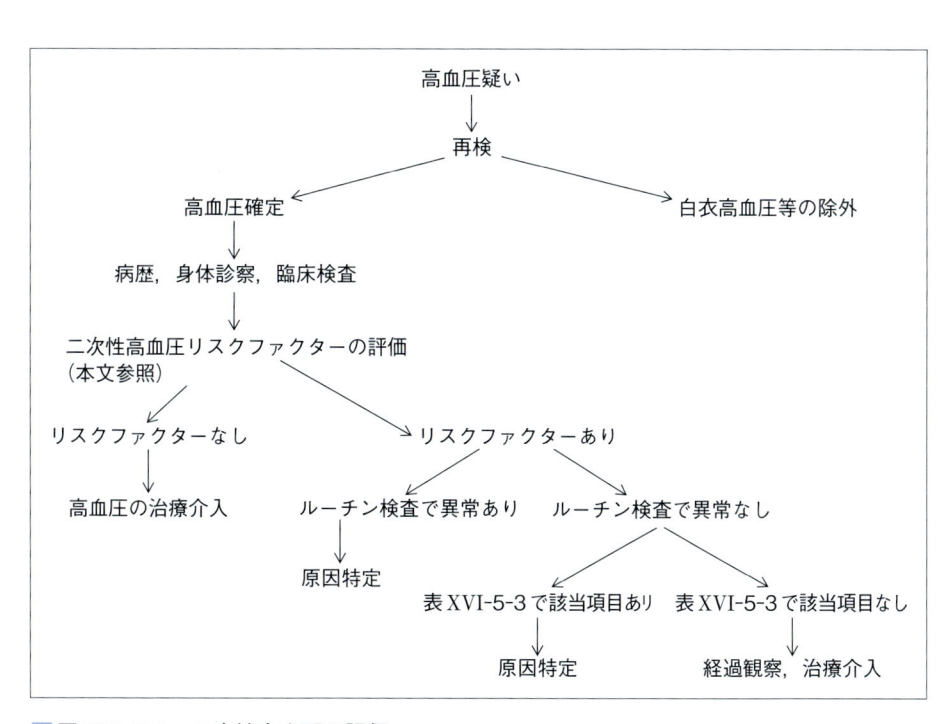

■図XVI-5-1 二次性高血圧の評価

(Onusko E : Am Fam Physician, 67 : 67-74, 2003より改変)

表 XVI-5-2　二次性高血圧：診断のヒントとアセスメント

身体所見	考えられる疾患
網膜出血，乳頭浮腫	悪性高血圧（患者は要入院）
多血症的顔貌，体重増加，易疲労感，中心性肥満，低K血症　ほか	Cushing症候群
間歇的発汗，不安，顔面蒼白，体重減少	褐色細胞腫
粘液水腫，甲状腺中毒症	甲状腺機能亢進症，低下症ともに血圧は上昇する
頻脈	甲状腺機能亢進症が否定されたら不安障害を考える
心尖拍動	左室肥大，早期の治療介入を要する
II音大動脈成分の亢進	高血圧症，大動脈硬化で認められる
僧帽弁の逆流雑音	左心不全の可能性を考慮
大動脈性駆出性雑音	大動脈弁狭窄症の可能性を考慮，II音の亢進を伴えば大動脈弁硬化を考慮
肺捻髪音，小湿性ラ音	心不全
高音性連続ラ音	β遮断薬は禁忌
腹部血管雑音	腎血管性高血圧
心臓前部の雑音を伴う大腿動脈脈拍の遅延または減弱	大動脈縮窄症の可能性を考慮，下肢の血圧を測定
足背動脈の脈拍消失	動脈硬化症
腹部腫瘤	常染色体優性多発性嚢胞腎 拍動を触れた場合は腹部動脈瘤
角膜弓，黄色腫	脂質代謝異常，脂質異常症
鼾，肥満，昼間の傾眠	睡眠時無呼吸症候群
高Na血症，低K血症	アルドステロン症
腎機能障害，蛋白尿，浮腫	腎実質の障害（各種腎炎）
尿路結石，骨粗鬆症，うつ状態，嗜眠，筋力低下	副甲状腺機能亢進症
視力障害，手足舌の肥大，易疲労感	末端肥大症
肥満，食塩過剰摂取，（アルコール）	メタボリックシンドローム
薬剤の服用歴*	薬剤性高血圧

＊：特に有名な薬剤は本文に記した．
（Beevers G, et al.（Eds）：ABC of hypertension, p. 49-59, BMJ Publishing Group, 2001 および Onusko E：Am Fam Physician, 67：p. 67-74, 2003 より改変）

数個の「疾患感受性遺伝子」の多型の組み合わせで高血圧の素因が定まると考えられる．全ゲノム関連解析（GWAS）が大規模に行われたが，オッズ比の高い（効果サイズの大きい）遺伝子は抽出されていない．この領域での技術革新は留まるところを知らず，近い将来，個人個人の全ゲノム配列をもとに高血圧感受性遺伝子を論ずる時代が到来するかもしれない[6]．

〔森田博之〕

《文 献》

1) Pickering TG, et al.：Ambulatory blood-pressure monitoring. N Engl J Med, 354：2368-2374, 2006.
2) 日本高血圧学会 高血圧治療ガイドライン作成委員会 編：高血圧治療ガイドライン2009. ライフサイエンス出版, 2009.
3) Victor RG：Arterial hypertension. Cecil Medicine. 23rd ed, ed by Glodman L and Ausiello D, p. 430-450, Saunders, an imprint of Elsevier, 2008.
4) Beevers G, et al.（Eds）：Patient assessment I：clinical, and Patient assessment II：investigations. ABC of hypertension, p. 49-59, BMJ Publishing Group, 2001.
5) Onusko E：Diagnosing secondary hypertension. Am Fam Physician, 67：67-74, 2003.
6) Wang X, et al.：Beyond genoma-wide association studies：new strategies for identifying genetic determinants of hypertension. Curr Hypertens Rep, 13：442-451, 2011.

6 症候 脱水

「脱水」という用語はしばしば間違った使い方をされている[1~3]．dehydration（脱水）と volume depletion（細胞外液量減少）は病態，症状，治療法において明らかに異なっているにもかかわらず，混同されてしまう．dehydration と volume depletion を常に区別して考える習慣を身につけておけば，臨床の現場で役立つであろう．病歴，身体所見，検査所見を詳細にとり，総合的な観点から主には体液のどのコンポーネントで水分が減少したかを把握し，適切な治療を施したい（図XVI-6-1）．

1 脱水と細胞外液量減少の定義・病態

体重の約60%を占める水分は，細胞内，（血管を除く）細胞外組織，血管内にそれぞれ40%，15%，5%分布しており，Naは主に細胞外に存在する．dehydration とは Na などの電解質を含まない溶液，換言すれば，「純水（に近いもの）」が体外に出た状態である．dehydration は pure water deficit ともいわれ，発熱等で不感蒸泄が増えたときや種々の原因で水分摂取が自由にできないときにみられる．

水は細胞膜を自由に行き来するので，生体における純水の喪失は血管内に $1/12 = \{(5) \div (40+15+5)\}$ の影響しか及ぼさない．血管内 volume の減少はわずかといえる．これに対して細胞内には $2/3 = \{(40) \div (40+15+5)\}$ の影響を及ぼす．それを受けて細胞内浸透圧が上昇する．イメージとしては細胞が「干からびる」．

volume depletion とは Na と水の両方が体外に出た状態をいう．Naは主に細胞外に存在するので細胞外液量が著明に減少し，循環血液量も減少する．これに対して，細胞内液量の減少および細胞内浸透圧の上昇は軽度であることが多い．volume depletion は消化管出血，嘔吐，下痢，利尿に続発する．

「純水」の喪失は，溶液が分布する各コンパートメントの容積を減少させる．したがって，de-

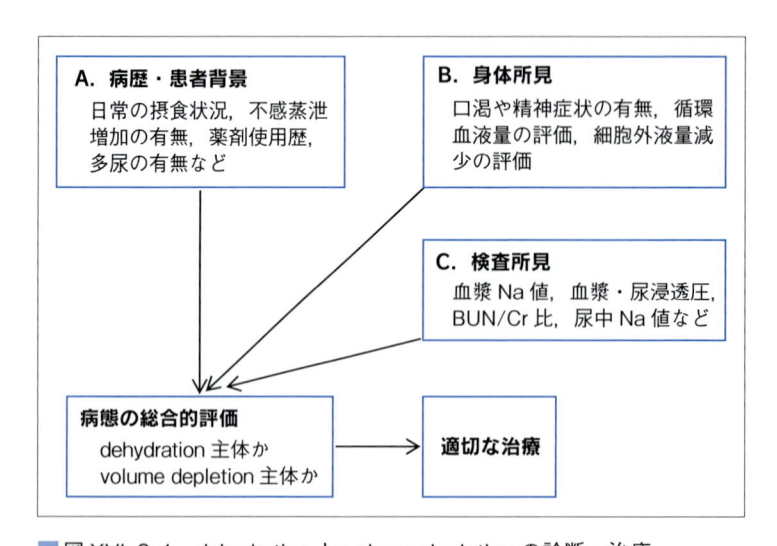

■ 図 XVI-6-1 dehydration と volume depletion の診断・治療
A, B, C をそれぞれ詳細にとり（本文参照）総合的に判断する．dehydration が主体か volume depletion が主体か個々の症例ごとで見極め，適切な治療を施す．

hydrationでは常に血清Na濃度は上昇する．これに対して，volume depletionでは血清Na濃度が上昇することも低下することも不変のこともある．血清のNa濃度は喪失する水とNaの相対量に依存する．激しい運動による大量発汗後の低Na血症は「hyponatremic dehydration（低Na血症を伴った脱水）」ではなく，「hypovolemic hyponatremia（細胞外液量減少を伴った低Na血症）」である[3]．

2 病歴と患者背景の把握

目前の患者にdehydrationが起きたのか，あるいはvolume depletionが起きたか聞き出したい．電解質を含まない「水」の喪失は，不感蒸泄の増加（発熱，甲状腺機能亢進症，発汗過多など）や水分摂取が不十分な状態のときにみられる．細胞外液の喪失は，薬剤性（各種利尿薬など），出血，嘔吐，下痢，病的多尿（糖尿病，尿崩症，急性腎不全回復期など）などでみられる．

3 症状からみた脱水と細胞外液量減少

dehydrationの最初の症状は口渇である．適切な水分摂取が行われれば症状が改善するが，そうでない場合には記憶力低下，興奮，幻覚，言語不明瞭，意識低下等の精神症状を呈するようになる．

volume deplesionの症状は，間質液量の減少と循環血液量の減少に分けて考えると理解しやすい．前者の症状は，皮膚ツルゴールの低下，腋窩の乾燥，歯肉・口唇間の唾液の欠如，舌縦方向の皺出現であり，後者の症状はcapillary refilling timeの延長，頸静脈の静脈圧減少（または虚脱），起立性の低血圧ないしは「ひどいめまい（立位の継続は不可能）」，起立性頻脈（30/分以上の増加）である[2]（仰臥位における低血圧や頻脈は1,000 mL以上の出血でも認めないことがよくある）．

仰臥位と立位でバイタルサインを比較する際には，それぞれ2分以上と1分以上の「待ち時間」後に測定する[2]．起立性に惹起されるめまいや頻脈が軽度の場合，診断的価値は少ない．一方，630 mLから1,150 mLの急性出血時における起立性頻脈（30/分以上の増加）は97％の感度を持ち[2]，年齢を問わず起立性に収縮期血圧が20 mmHg以上低下すれば，おおむね90％以上の特異度で（残念ながら感度は低い）急性の血液量減少があったと考えてよい[2]．

室温が21℃で患者の中指を心臓の高さにして，中指末節骨部を5秒間押さえ続けた後に指皮膚色が元通りになるまでの時間（capillary refilling time）を測定する．健常人の場合，小児もしくは成人男性では2秒，成人女性では3秒，高齢者では4秒がそれぞれの正常上限値である．また，皮膚ツルゴールも加齢とともに低下する．このように「所見」は年齢や性別によって修飾されるので，1つの症候が万能とは考えずに総合的に判断するようにしておくと便利であろう．

4 検査所見からみた脱水と細胞外液量減少

dehydrationでは血漿Na値および血漿浸透圧が上昇する．ヘマトクリット値，総蛋白，アルブミンが上昇する．

volume depletionではBUN/sCr比の上昇，尿中Na濃度の低下，尿比重および尿浸透圧の上昇，抗利尿ホルモン・レニン・アルドステロンの分泌亢進，CTRの減少がみられる．

5 治療からみた脱水と細胞外液量減少

volume depletionが遷延化すると続発性にdehydrationを起こす．実際の症例ではdehydrationとvolume depletionが混在していることも多い．しかしながら両者を分けて考え，どちらが主体か判断すると臨床で役立つであろう．dehydrationでは5％ブドウ糖を主体とした水の補充

が，また，volume deplesion では生食を主体とした体液補充が原則となる．

6 Perspective

発汗と dehydration/volume depletion

炎天下で激しいスポーツをしたり長時間仕事に従事すると，大量の発汗で生来健康なヒトが dehydration/volume depletion になっても不思議ではない．3〜5 L 程度の体液が喪失することがあり得る．汗に含まれる Na 濃度の目安は 40〜60 mEq/L，汗の浸透圧は大体 80〜185 mOsm/L との報告がある．個人差も大きい．検査データなしで水分と塩分の補充量をどうするのかの詳細についていまだ不明な点がある．

〔森田博之〕

《文献》

1) Mange K, et al. : Language guiding therapy : the case of dehydration versus volume depletion. Ann Intern Med, 127 : 848-853, 1997.
2) McGee S, et al. : Is this patient hypovolemic? JAMA, 281 : 1022-1029, 1999.
3) Spital A : Dehydration versus volume depletion-and the importance of getting it right. Am J Kidney Dis, 49 : 721-722, 2007.

7 症候 乏尿・無尿

1 診断

乏尿は伝統的に，成人において1日尿量が400 mL以下，あるいは1時間尿量が20 mL以下の状態とされてきた．体重を加味すると，0.5 mL/Kg/時以下が乏尿といえる．これは，腎の最大濃縮能（約1,200〜1,400 mOsm/L）により体内で代謝される溶質除去をするのに必要な最少量の尿量で，400〜500 mL/日が産生できない状態となっていることを示している．乏尿の本態は，基本的にはGFRの低下である．無尿はさらに尿産生が減少し，尿産生が欠如した状態を意味しており，一般に1日尿量100 mL以下とされている．

2 分類・病態生理

乏尿は，その原因がどこにあるかによって，腎前性，腎性，腎後性の3つに分類される．急性乏尿の3つの分類と原因を表XVI-7-1に示す．

1 腎前性乏尿

腎血流量の低下や血圧の低下により糸球体濾過圧が低下し，GFRが低下することによって乏尿となる．原因として，出血，脱水，外傷などによる細胞外液喪失，ネフローゼ症候群，肝硬変における細胞外液の分布異常（サードスペース），心原性の循環不全，敗血症性ショックなど血管拡張性の循環不全，レニン-アンジオテンシン-アルド

■表XVI-7-1 急性乏尿の分類・原因

腎前性	1. 細胞外液喪失：出血，脱水，外傷 2. 細胞外液の分布異常：ネフローゼ症候群，肝硬変 3. 心不全，心筋梗塞など心原性の循環不全 4. 血管拡張性の循環不全：敗血症性ショック，肝硬変，血管拡張性薬剤 5. 腎動脈狭窄，解離性大動脈瘤，腎動脈・静脈血栓症 6. 薬剤による腎循環自己調節の障害：NSAIDs，ACE阻害薬，ARB など
腎性	1. 急性尿細管壊死 　① 虚血性：腎血流量の低下，ショック，敗血症，薬剤性 　② 腎毒性：抗菌薬，造影剤，重金属，シスプラチン 　③ ミオグロビン尿症，ヘモグロビン尿症 2. 糸球体・腎細小血管障害 　① AGN，RPGN，ループス腎炎，Goodpasture症候群 　② 血管炎：ANCA関連腎炎，結節性多発性動脈炎，アレルギー性血管炎 　③ 血管攣縮：悪性高血圧，強皮症，高Ca血症 　④ DIC，溶血性尿毒症性症候群，過粘性症候群 3. 急性間質障害 　① 急性間質性腎炎：薬剤性，自己免疫性，特発性 　② 感染症 　③ 細胞浸潤：リンパ腫，白血病，サルコイドーシス 　など
腎後性	1. 両側性の尿管閉塞：尿管結石，炎症性狭窄，悪性腫瘍の浸潤・転移，外傷，後腹膜線維症 2. 下部尿路閉塞：前立腺肥大・癌，尿道狭窄，結石，外傷，神経因性膀胱 　など

ステロン系（RAAS）抑制性降圧薬など薬剤による腎循環自己調節の障害などがあげられる．

2 腎性乏尿

直接的な腎実質細胞の障害によって生じるGFRの低下が原因である．急性尿細管壊死は，腎虚血や腎毒性薬剤などにより，近位尿細管に主に壊死性変化を生じたものである．腎前性乏尿であっても，その状態が長時間持続すると尿細管上皮の変性壊死，急性尿細管壊死が起こり，腎前性乏尿から腎性乏尿の状態となる．

ほかに糸球体や腎細小血管の障害として，急性糸球体腎炎（AGN），急性進行性糸球体腎炎（RPGN），全身性エリテマトーデスやGoodpasture症候群など自己免疫性疾患による腎炎，血管炎，血管攣縮によるもの，DICや溶血性尿毒症性症候群などの血液異常によるものなどがある．また，急性間質障害には，薬剤性，自己免疫性などの急性間質性腎炎，感染症，細胞浸潤によるものなどがある．

3 腎後性乏尿

尿路通過障害による糸球体濾過圧の低下が原因である．上部尿路では両側性の閉塞が起こらなければ乏尿や無尿とはならない．なお，尿産生は行われており膀胱内に尿の貯留は認められるが，下部尿路閉塞などによって尿を排泄できない状態は，尿閉という．

3 検査・治療

乏尿の原因は前述のように多様であり，原因を鑑別するために行う病歴聴取，身体診察，検査は，以下のようなものがあげられる．
病歴：脱水，出血，下痢，嘔吐，発熱の有無．体重変化．水分摂取状態．服薬歴（抗菌薬，造影剤，NSAIDs，降圧薬など），既往歴．
身体所見：皮膚，粘膜，頸静脈の状態，血圧，浮腫，心不全，肝不全，自己免疫疾患を示唆する所見．
検査所見：血液尿生化学検査（尿所見による腎前性，腎性の鑑別は，「I. 急性腎障害・腎不全（AKI・ARF）」p.3参照），尿一般検査（蛋白尿，血尿，変形赤血球，好酸球，円柱），X線検査，腹部超音波検査（腎サイズ，水腎症，尿管拡張，膀胱内尿量，下大静脈径）．

治療は，病歴，身体所見，検査所見から導き出した原因に応じて，循環動態の改善，原因薬剤の中止，糸球体腎炎，血管炎，自己免疫性疾患など原因疾患の治療，尿路閉塞機転の解除などを行う．

4 Perspective

近年，乏尿をきたす原因である急性腎障害（AKI）について，世界共通の診断基準が整備されてきている．その診断基準は，Acute Dialysis Quality Initiative（ADQI）によるRIFLE criteria（2002）[1]とAcute Kidney Injury Network（AKIN）によるAKIN criteria（2005）[2]の2つであるが，Crのベースラインからの変動による診断基準に加えて，尿流量による診断基準を設定している（「I. 急性腎障害・腎不全（AKI・ARF）」p.3を参照）．これらの診断基準の特徴は，AKIを早期に検出することを重要視していることであり，RIFLE分類でのRisk・InjuryおよびAKIN分類でのステージ1・2の診断基準となる尿流量0.5 mL/kg/時以下の尿量が6時間・12時間以上続いたときと定めている．これは，溶質除去のために必要な尿量をもとに算出されており，乏尿の定義の根拠に通じている．

〔小原まみ子〕

《文献》

1) Rinaldo Bellomo, et al.：Acute renal failure-definition, outcome measures, animal models, fluid therapy and information technology needs: the Second International Consensus Conference of the Acute Dialysis Quality Initiative (ADQI) Group. Critical Care, 8：R204-R212, 2004.
2) Ravindra L Mehta, et al.：Acute Kidney Injury Network：report of an initiative to improve outcomes in acute kidney injury. Critical Care, 11：R31, 2007.

8 症候 多 尿

1 診 断

多尿とは，健常者の尿量の正常域を超えて増加した状態のことである．腎臓には1分間に約800〜1,000 mL，1日当たり1,200〜1,500 Lの血液が流入し，糸球体で1日当たり150 Lの濾液が濾過され，その99％が尿細管で再吸収され，その過程で電解質などの調節を行っている．1日に体内で代謝される溶質は約400〜600 mmoLであり，かりに尿の濃縮機構が作動せずに等張尿約300 mOsm/kgのみを排泄したとすると，1日約2,000 mLの尿量が必要となる．多尿の定義としての尿量はかなり曖昧であるが，成人において1日尿量が3,000 mL以上を意味していることが多い[1,2]．

2 分類・病態生理

多尿は，水利尿，溶質利尿の2つに分類されるが，それらが同時に起こっている混合性利尿の場合もある．多尿の分類と原因を表XVI-8-1に示す．

■表XVI-8-1 多尿の分類・原因

水利尿	1. 抗利尿ホルモン分泌低下 　① 中枢性尿崩症（下垂体AVP分泌不全） 　　原発性：常染色体優性，常染色体劣性 　　続発性：頭部外傷，腫瘍（トルコ鞍上，トルコ鞍内：原発性，転移性），脳出血，脳梗塞，動脈瘤感染症（脳炎，髄膜炎），サルコイドーシス，鎌状赤血球症 　② 低張液過剰摂取 　③ 心因性多飲症 　④ AVP分泌を抑制する薬剤：α_2受容体刺激薬，エタノール，オピオイド 2. 腎性尿崩症（尿細管のAVPに対する反応性の低下） 　① 遺伝性 　　腎性尿崩症（AVP-V2受容体の遺伝子異常，AQP2の遺伝子異常） 　　多発性嚢胞腎 　② 後天性 　　腎障害：間質性腎炎，閉塞性腎症，腎盂腎炎，アミロイドーシス，サルコイドーシス，Sjögren症候群，多発性骨髄腫，鎌状赤血球症 　　電解質異常（低K血症，高Ca血症） 　　薬剤性（リチウム，アムホテリシンB，デメクロサイクリンなど） 　　など
溶質利尿	1. 尿素：代謝性（異化亢進，高蛋白食，高カロリー輸液，消化管出血），腎障害（慢性腎不全，急性腎不全利尿期，尿路閉鎖解除後利尿） 2. グルコース：糖尿病，腎性糖尿，グルコース静脈内投与 3. マニトール，グリセリン 4. 利尿薬 5. 生理食塩水点滴や塩分過剰摂取 6. 心房性Na利尿ペプチドの分泌増加：発作性頻拍，高血圧 7. 腎障害：尿細管再吸収障害，塩分喪失性腎炎，急性腎不全利尿期，尿路閉塞解除後利尿，慢性間質性障害（多発性嚢胞腎，Sjögren症候群，痛風腎など） 　　など

1 水利尿

　水利尿による多尿は，抗利尿ホルモン（ヒトではアルギニンバソプレシン：AVP）の分泌低下，あるいは尿細管のAVPに対する反応性の低下によって生じる．

　このとき，ネフロン内における水とNaの再吸収は遠位尿細管に至るまでは正常に機能しているが，遠位尿細管から集合管にかけての部位で水の選択的再吸収に障害が起こっている．よって，純粋の水利尿では低張尿が排泄され，血清Na濃度は上昇する．ただし，意識の正常な状態では口渇中枢が刺激されて飲水行動が促される．

2 溶質利尿

　溶質利尿が原因となる場合では，浸透圧物質となる溶質の排泄が亢進し，近位尿細管におけるNa再吸収が抑制され，水の再吸収も減少し，多尿となる．AVP分泌機構が障害されていない場合は，集合管を経て水の再吸収を受け，最終的には等張に近い尿が排出される．

3 検査

　多尿の原因を鑑別するには，病歴の詳細な聴取が重要である．まず患者の主訴が，尿の回数が多いという状態である頻尿であるだけでなく，実際に尿量が多くなっている多尿であることを確認する．必要なら24時間蓄尿を行い，尿量を評価する．排尿した時刻と排尿量を記録する排尿日誌（frequency volume chart）も有用である．飲水量，口渇感，原因となり得る疾患の症状の有無，薬剤服用歴，ストレスや精神疾患のある可能性，糖尿病などの既往歴について聴取し，脱水など身体所見を取る．

　鑑別のための検査としては，まず尿浸透圧および血漿浸透圧を測定し，水利尿（低張尿）か，溶質利尿かを判断する．尿浸透圧が150 mOsm/kgH$_2$O以下，あるいは，尿浸透圧/血漿浸透圧0.7以下では，低張尿が排泄されていると判断し，水利尿をきたすAVP分泌低下（中枢性尿崩症，心因性多飲など）や尿細管のAVPに対する反応性の低下（腎性尿崩症）を起こす原因を考える（表XVI-8-1）．尿浸透圧が250 mOsm/kgH$_2$O以上，あるいは，尿浸透圧/血漿浸透圧0.9以上では，溶質利尿が疑われる．

　水利尿による多尿の鑑別において，水制限は尿崩症と心因性多飲の鑑別に有用であるが，尿崩症で脱水が強くなるとショックを起こす危険があるため，十分に監視しながら施行する．心因性多飲では，水制限により摂取水分量を減らすと，生理的なAVP分泌が刺激され，かつ集合管でのAVPへの反応性も正常であるため，尿浸透圧/血漿浸透圧は上昇するが，中枢性尿崩症ではAVP分泌不全があり，また，腎性尿崩症では尿細管のAVPに対する反応の障害のため，ともに尿浸透圧の上昇がみられない．血漿AVP濃度は，心因性多飲および腎性尿崩症では血漿浸透圧に相応の値を示し，一方，中枢性尿崩症では低下している．5%高張食塩水負荷テストに対しては，心因性多飲ではAVPの分泌は正常で，腎性尿崩症ではAVPの分泌は正常かあるいは亢進しているが，中枢性尿崩症ではAVPの分泌は低下したままである．

　水制限後や高張食塩水負荷後のDDAVP負荷に対する感受性は，中枢性尿崩症と腎性尿崩症で異なる．中枢性尿崩症では，DDAVPを負荷すると，AVPが集合管の血管側に存在するAVP受容体（V$_2$受容体）へ結合し，Gs蛋白を介して，細胞内小胞体の水チャネルであるアクアポリン2（AQP2）を管腔側細胞膜に表出させるため，集合管での水の再吸収が促進し，尿浸透圧が上昇する．腎性尿崩症では，AVP-V$_2$受容体の遺伝子異常やAQP2の遺伝子異常により集合管でのAVPに対する反応性が低下しているため，DDAVPを負荷しても尿浸透圧は上昇しない（尿崩症の詳細については，「V-2．水代謝異常」p.279の項を参照されたい）．

　溶質利尿による多尿では，多尿の原因となっている溶質がNaなどの電解質であるか，それと

も，それ以外の浸透圧物質であるかを鑑別する．尿張度（尿中 Na＋K 濃度 mEq/L×2）と尿浸透圧を比較すると，電解質利尿では尿浸透圧と張度が近似しているが，電解質でない溶質による浸透圧利尿では尿張度が尿浸透圧より大幅に小さい．

4 治 療

尿崩症であっても口渇中枢が正常であり，飲水行動が伴っている場合は脱水となることが少ないが，脱水や高 Na 血症を呈している場合は，5％ブドウ糖液を用いて緩徐に補正する．

中枢性尿崩症では，AVP 不足が病態の主体であり，DDAVP を体重，尿量，尿比重，血清 Na 濃度で調節しながら補充する．特に外来においては体重が DDAVP 投与量の重要な指標となる．腎性尿崩症では，サイアザイド系利尿薬が用いられる．サイアザイド系利尿薬は，遠位尿細管の Na-Cl 共輸送体を阻害して Na 再吸収を抑制し，Na 排泄を増加させる．サイアザイド系利尿薬は作用部位が遠位尿細管であるため，尿濃縮機構に重要な髄質高浸透圧の形成は阻害しない．これにより，循環血漿量を低下させ，近位尿細管におけるNa と水の再吸収を増加させ，自由水排泄を抑制することを期待している．続発性の尿崩症や溶質利尿による多尿では，原因疾患の治療，原因の除去を行う．

5 Perspective

遺伝性腎性尿崩症は，X 染色体連鎖型，常染色体劣性，常染色体優性と多彩で，近年，遺伝子異常の解析が進んでいる．AVP-V_2 受容体の遺伝子異常は，X 染色体上に V_2 受容体があるため伴性劣性遺伝となり，これまで遺伝子全域に分布する 150 種類以上の変異が報告されている．AQP2 の遺伝子異常による腎性尿崩症は 1994 年 Deen らにより初めて報告されてから，これまで 30 種類以上の変異が報告されている[3]．遺伝性尿崩症が疑われたら，詳細な家系図を作成することが重要であり，これは遺伝子解明を進ませるとともに，重篤な脱水を起こしやすい完全型 X 染色体連鎖型腎性尿崩症の患児の速やかな診断と成長障害や精神発達遅滞を起こさせないための対応につながる．

〔小原まみ子〕

《文 献》

1) 臨床検査のガイドライン JSLM2009. 日本臨床検査医学会.
2) ADH 分泌異常症認定基準. 内分泌系疾患調査研究班（間脳下垂体機能障害）難病医学研究財団/難病情報センター. http://www.nanbyou.or.jp/upload_files/007_s.pdf
3) Ishikawa S, et al.: Pathophysiological roles of arginine vasopressin and aquaporin-2 in impaired water excretion. Clin Endocrinol, 58: 1-17, 2003.

9 症候 頻尿

1 診断

頻尿とは，排尿回数が異常に多い状態である．通常，1日の排尿回数は5〜6回，就眠中は0〜1回であり，1日に10回以上排尿がある場合をいう．

2 原因

頻尿は，多尿（尿量の増加），膀胱蓄尿障害（膀胱に尿をためることができない），排泄障害（膀胱から尿を排泄することができず，残尿が増加し，有効な膀胱容量が減少する）と，主に3つの機序が考えられる．さらに，心因性に頻尿が起こることもある．頻尿の原因を表XVI-9-1に示す．

多くは泌尿器科疾患であるが，尿崩症，糖尿病などの内科系疾患や薬物投与なども原因となる（頻尿の原因が多尿である場合については，「XVI-8．多尿」p.913の項も参照されたい）．

3 検査・治療

まずは排尿回数が多いのは，日中であるのか，夜間であるのかを聴取する．排尿した時刻と排尿量を記録した排尿日誌（frequency volume chart）は，排尿パターンが明確になり有用である．前立腺肥大症の症状の程度の客観的評価として，米国泌尿器科学会で提唱され世界保健機関（WHO）が後援する国際前立腺会議で認証されている国際前立腺症状スコア（IPSS：アンケート形式7項目）がある[1]．糖尿病，脳血管障害，骨盤内手術，放射線治療の既往歴を聴取する．尿路感染症が疑われれば，尿沈渣検査で膿尿を調べ，尿の細菌検査（塗抹・培養）を行う．超音波検査は，前立腺肥大，前立腺癌，膀胱腫瘍，結石の評価に用いられる．尿流動態検査（ウロダイナミクス）では，蓄尿から排尿終了までの膀胱内圧，腹圧，排尿筋圧，外尿道括約筋活動，尿流が評価できる．

治療は頻尿の原因によって異なる．原因に合わせて，膀胱訓練，抗菌薬などによる尿路感染症の治療，結石，癌の治療，前立腺肥大に対する経尿道的前立腺切除術などの手術，糖尿病，高血圧，尿崩症などに対する原病治療，ストレスの除去を行う．また，頻尿に用いられる薬物治療としては，過活動膀胱（OAB）に対する抗コリン薬（膀胱収縮抑制），前立腺肥大症に対するα_1遮断

表XVI-9-1 頻尿の原因

1. **多尿（尿量の増加）によるもの**
   尿崩症，心因性多飲，糖尿病，心不全，腎障害（間質性腎炎，尿細管再吸収障害，腎不全），原発性アルドステロン症，利尿薬投与など
2. **膀胱蓄尿障害によるもの**
   ① 蓄尿障害によるもの：過活動膀胱，神経因性膀胱，糖尿病
   ② 膀胱，尿道の易刺激性によるもの：膀胱炎，前立腺炎，尿道炎，膀胱結石，膀胱癌，膀胱内異物
   ③ 膀胱容量の減少によるもの：間質性膀胱炎，前立腺肥大症による膀胱壁肥厚，膀胱癌，萎縮膀胱，他臓器や腫瘍による膀胱外からの圧迫，妊娠
3. **排泄障害によるもの**
   ① 膀胱排泄機能障害：神経因性膀胱
   ② 下部尿路閉塞：前立腺肥大症，尿道狭窄
4. **心因性**

薬（前立腺平滑筋収縮抑制，尿道内圧低下）が広く用いられている．また2011年からはβ_3アドレナリン受容体作動薬（膀胱収縮抑制）が処方可能となり使用が増えてきている．

4 Perspective

OABは排尿障害を診療する上で非常に重要な概念の症候群で，2002年国際禁制学会において，「尿意切迫感を有し，通常は頻尿および夜間頻尿を伴い，切迫性尿失禁を伴うこともあれば伴わないこともある状態（ただし，膀胱癌，膀胱炎，膀胱結石，前立腺癌などの他の疾患は除外したもの）」と定義された．このことにより，尿流動態検査を実施しなくても，症状によってOABの診断がつけられるようになった．2005年，日本排尿機能学会から世界で初めての「過活動膀胱診療ガイドライン」が発表された[2]．これには，前述のβ_3アドレナリン受容体作動薬のほか，レジニフェラトキシンやカプサイシン，ボツリヌストキシンなどの比較的新しい治療を含めて現時点の推奨グレードを付して記述されている．行動療法，薬物療法に抵抗性のOABに対して，欧米では種々のneuromodulationが骨盤底筋を支配する末梢神経を刺激し排尿筋過活動を改善する目的で行われているが，日本でも2004年干渉低周波療法の保険適用が認められた．

〔小原まみ子〕

《文 献》

1) Barry MJ, et al. : The American Urological Association symptom index for benign prostatic hyperplasia. The Measurement Committee of the American Urological Association. J Urol, 148 : 1549-1557, 1992.
2) 日本排尿機能学会 過活動膀胱ガイドライン作成委員会 編：過活動膀胱診療ガイドライン．ブラックウェルパブリッシング，2005．

10 症候 夜間尿

1 診断

夜間尿とは，就眠中に排尿のために覚醒する状態をいう．

夜間頻尿の定義は，2002年の国際禁制学会で「夜間排尿のために1回以上起きなければならないという訴えである」と定められた[1]．ただし，高齢者では就眠中に1回排尿のために覚醒するのは珍しくなく，患者本人のQOLの障害になっていない状態では治療の対象とはならないため，臨床的には2回以上を問題としている．

夜間多尿とは，24時間尿量のうち夜間尿量の割合が多い状態をいう．国際禁制学会では，夜間尿量が24時間尿量のうち，65歳以上では33%，若年成人では20%を超えた状態と定義されている[1]．

2 分類・病態生理

夜間頻尿の原因として，夜間多尿，膀胱蓄尿障害，排泄障害，睡眠障害があげられる．

1 夜間多尿

健常な若年成人では，尿産生は夜間に減少する．抗利尿ホルモン（ヒトではアルギニンバソプレシン：AVP）は，生理的な日内変動においては昼間に低く夜間に高くなり，夜間の尿量を減少させるが，加齢によりこの日内変動が障害されると，高齢者の夜間多尿の原因となる．また，食事からの溶質負荷による電解質利尿は，通常，食後速やかに起こるが，高齢者では溶質排泄機能が障害され，遅延する．そのほか，日中の交感神経活動の亢進は，日中の腎臓からのNa利尿を抑制しており，そのため，夜間に交感神経が活動低下したときにNa利尿が亢進し，夜間多尿を起こす原因となる．心不全や浮腫性疾患においては，就眠のために臥床することにより過剰の細胞間質液が血管内に戻りやすくなることも夜間多尿の原因となる．なお，夜間尿量の割合が増加していない場合であっても，1日尿量が増加すれば，夜間の尿量もそれに伴って増加し，夜間頻尿は起きやすくなる．

2 膀胱蓄尿障害

主な原因として，過活動膀胱，神経因性膀胱，前立腺肥大症など下部尿路狭窄の慢性刺激による膀胱壁肥厚，間質性膀胱炎，慢性炎症による膀胱萎縮などが考えられる．膀胱炎などで刺激性に尿意切迫感が出現した場合も，蓄尿障害が起こり頻尿となる．加齢により膀胱容量は減少するとともに，高齢者では，過活動膀胱や前立腺肥大を伴っていることが多く，尿の1回排泄量は少ないことが多い．

3 排泄障害

残尿が増加すると「有効な膀胱容量」は減少する．前立腺肥大症など下部尿路の狭窄，膀胱収縮力低下，神経因性膀胱，などが原因となる．

4 睡眠障害

不眠により夜間頻尿になっているのか，夜間頻尿により不眠になっているのかを区別することは難しいが，うつ病と夜間尿の関連性を示唆する報告や睡眠時無呼吸症候群の患者の約半数に夜間尿を認めるという報告がある[2]．

3 検査・治療

夜間頻尿，夜間多尿の検査は，「XVI-8. 多尿」「XVI-9. 頻尿」の記載に準じるが，まずは

排尿した時刻と排尿量を記録した排尿日誌（frequency volume chart）を作成し，排尿パターンを評価する．

治療は，原因に合わせて行うこととなる．つまり，飲水量が過剰であるために夜間多尿となっている場合は，就眠前の過剰な水分摂取を控える．高血圧や心不全など利尿薬を服用している場合は，尿排泄が日中に多くなるように朝に服用するように服用時刻を定める．神経因性膀胱や下部の尿路通過障害により膀胱容量が減少している場合には，膀胱訓練を行う．薬物療法としては，抗コリン薬，β_3アドレナリン受容体作動薬（膀胱収縮抑制），α_1遮断薬（前立腺平滑筋収縮抑制，尿道内圧低下）などが用いられる．睡眠障害がある場合は，日中に適度な運動をすることを勧め，必要であれば睡眠薬の使用も考慮する．夜間多尿を引き起こす糖尿病，高血圧や尿崩症などの疾患がある場合は，原病の治療が重要である．

4 Perspective

日本排尿機能学会が2003年に報告した40歳以上の排尿症状に関する疫学調査によると，夜間頻尿（1回以上/3回以上）の頻度は69.2%/13.5%と非常に困っている人が多いことがわかっている．そこで，2007年には日本排尿機能学会夜間頻尿診療ガイドライン作成委員会が設立され，2009年に「夜間頻尿診療ガイドライン」が作成されている[3]．

〔小原まみ子〕

《文献》

1) Abrams P, et al. : The standardization of lower urinary tract function: Report from the standardization sub-committtee of the international continence society. Neuourol Urodyn, 21 : 167-178, 2002.
2) Hajduk IA, et al. : Prevalence and predictors of nocturia in obstructive sleep apnea-hypopnea syndrome — a retrospective study. Sleep, 26 : 61. 2003.
3) 日本排尿機能学会 夜間頻尿診療ガイドライン作成委員会 編：夜間頻尿診療ガイドライン．ブラックウェルパブリッシング，2009．

■ XVI. 腎疾患の症候と検査

11 症候 腰痛，背部痛（叩打痛）

1 診 断

腰痛，背部痛とは，腰部，背部に痛みを訴える状態のことである．

2 分類・病態生理

脊椎など骨，および周囲の筋など筋骨格系に由来するものと，腹部および胸部の内臓器に由来するものとに分けられる．腰痛，背部痛の原因を表XVI-11-1 に示す．頻度としては，筋骨格系に由来するものが多いが，内臓器に由来するもの，特に腎，泌尿器系疾患について述べると，急性腎盂腎炎，結石，腎盂尿管移行部狭窄，腫瘍，腎梗塞，腎周囲膿瘍，前立腺炎などがある．ほかに鑑別すべきものとして，大動脈瘤，産婦人科系疾患（子宮内膜症，子宮筋腫，悪性腫瘍，骨盤内炎症性疾患），消化器疾患（膵炎，胆嚢炎，消化性潰瘍）などがある．

■ 表 XVI-11-1　腰痛，背部痛の原因

1. **筋骨格系関連**
   ① 腰背部の筋緊張
   ② 変形性脊椎症，脊椎管狭窄症，椎間板症，脊椎すべり症，脊椎分離症，椎間板ヘルニア
   ③ 骨粗鬆症，骨折
   ④ 腫瘍：多発性骨髄腫，転移性悪性腫瘍，悪性リンパ腫，白血病，脊髄腫瘍，後腹膜腫瘍
   ⑤ 感染症：骨髄炎，椎間板炎，化膿性脊椎炎，傍脊椎膿瘍，硬膜外膿瘍
   ⑥ 炎症性関節炎関連：強直性脊椎炎
   など
2. **内臓器系関連**
   ① 腎，泌尿器科疾患：急性腎盂腎炎，結石，腎盂尿管移行部狭窄，腫瘍，腎梗塞，腎周囲膿瘍，前立腺炎
   ② 大動脈瘤
   ③ 産婦人科系疾患（子宮内膜症，子宮筋腫，悪性腫瘍，骨盤内炎症性疾患）
   ④ 消化器疾患（膵炎，胆嚢炎，消化性潰瘍）
   など

3 検査・治療

腰痛，背部痛の原因を鑑別するためには，病歴の聴取は重要である．病歴聴取に際しては，疼痛の発生からの経過および誘因，頻度，性質，姿勢，時間帯による変化，疼痛を悪化させる因子，軽快させる因子，放散痛，随伴する神経症状，膀胱直腸障害の存在，発熱，悪心，嘔吐などの合併症状，既往歴，治療歴，服用薬，家族歴，就労歴，スポーツ歴，職業を聴取する．

肋骨と脊柱のなす角は，脊柱肋骨角（CVA）と呼ばれ，腎臓が急に腫脹・拡大したときに疼痛が出現する部位である．自発痛を認めない場合は，同部を叩打し，叩打痛を確認する．腎盂腎炎，尿路結石，腎盂尿管移行部狭窄，遊走腎でCVA に疼痛が出現することが多いが，腎梗塞，腎腫瘍も見逃すことのできない鑑別すべき疾患である．

検査としては，腰椎 X 線検査，腹部超音波検査を行う．尿路感染症が疑われる場合は，尿沈渣を含む尿検査，尿細菌検査（塗抹，培養），血算などの採血検査を行う．確定診断・原因の局在部位の評価のため，画像検査として，CT，MRI などの画像検査，ガリウムシンチグラフィ，脊髄液検査，脊髄造影検査などを施行する．

腰痛，背部痛の原因となる腎，泌尿器系疾患の治療については，「XIII-4．腎・尿路結石」p. 787「XIV．尿路感染症」p. 799 など各疾患の項目を参照されたい．

〔小原まみ子〕

12 症候 意識障害

　意識障害を引き起こす病態は，その原因が中枢神経系にあるものと他の臓器にあるものとに大別される．その原因疾患は多岐にわたるが，一般臨床の現場で意識障害の患者を診療する場合には表XVI-12-1のように「AIUEO・TIPS（アイウエオ・チップス）」[1]の略語で想起するとよいとされる．腎疾患に関連する意識障害は，その原因が中枢神経系以外の臓器にあるものであるが，その中でも，特に腎不全と水電解質・酸塩基平衡異常が重要である．

1 診断と検査

1 腎不全に伴う意識障害

　腎機能低下が関与するものとしてはuremic toxins，水電解質・酸塩基平衡異常，さらに透析時の不均衡症候群がある．このうちuremic toxinsは本来尿中に排泄されるべき種々の代謝産物や中間代謝産物などを指しており，多数の物質が推定されているがいまだ特定されていない．uremic toxinsの蓄積と水電解質・酸塩基平衡異常などの要因が合わさって中枢神経症状をきたしている．一方，不均衡症候群とは，慢性腎不全（CRF）の透析導入期・急性腎不全（ARF）・著明な高窒素血症を呈する患者の透析中や透析直後に起こる全身症状と神経症状を合わせたもので，急速な透析により体液が正常化しても組織液が改善していないことに起因すると考えられている．必要な検査としては通常の腎機能検査に電解質・動脈血ガス分析を加え，糖尿病性ケトアシドーシスや低血糖，頭蓋内出血など，他の合併症が疑われる場合には血糖検査や頭部CT検査などを追加する．

表XVI-12-1　AIUEO・TIPS

AIUEO・TIPS	
A（alcoholism）	急性アルコール中毒，低血糖，硬膜下血腫，硬膜外血腫，ビタミンB欠乏症（Wernicke脳症），せん妄
I（insulin）	糖尿病性昏睡（ケトアシドーシス，高浸透圧性非ケトン性昏睡），低血糖
U（uremia）	尿毒症，肝性昏睡，電解質異常，低酸素血症，高炭酸ガス血症，内分泌異常（下垂体，副腎，甲状腺，副甲状腺）
E（encephalopathy）	てんかん，脳血管障害（くも膜下出血，脳出血，脳梗塞），脳髄膜炎，脳膿瘍，高血圧性脳症
O（overdose）	鎮静薬，トランキライザー，麻薬など
T（trauma）	脳震盪や頭蓋骨骨折を伴う外傷，硬膜下血腫，硬膜外血腫，一酸化炭素中毒，偶発性低体温症，熱中症など
I（infection）	髄膜炎，敗血症，脳炎，脳膿瘍，結核，梅毒，高齢者やアルコール中毒者の肺炎
P（psychiatric）	薬剤（中枢神経抑制薬），うつ状態，統合失調症，ヒステリー
S（syncope）	心拍出量の低下，房室ブロック，洞不全症候群，急性心筋梗塞，心筋炎，血管迷走神経性失神，大量出血

（Harvey AM, et al.：Differential Diagnosis. 2nd ed, p.580, Saunders, 1972より改変）

表 XVI-12-2　嗜眠・昏迷・昏睡の原因

電解質異常	嗜眠	昏迷	昏睡
高 Na 血症	+	+	+
低 Na 血症	+	+	+
高 K 血症	−	−	−
低 K 血症	+	+	+
高 Ca 血症	+	+	+
低 Ca 血症	+	+/−	−
高 Mg 血症	+	−	+/−(a)
低 Mg 血症	+(b)	−	−
呼吸性アシドーシス	+	+	+
代謝性アシドーシス	+	+	+(c)
呼吸性アルカローシス	+	+	+
代謝性アルカローシス	+	+	+(d)
低 P 血症	+	+	+
高血糖	+	+	+
低血糖	+	+	+

−：関連なし，+：関連あり，+/−：まれに関連あり
（a）：呼吸麻痺，低酸素血症，低血圧に続いて昏睡をきたす．
（b）：感情鈍麻，錯乱，注意力散漫．
（c）：アシドーシス単独ではまれ．
（d）：重度のアルカローシスか，もしくは高炭酸ガス血症後のアルカローシスの場合のみ．

（Kleeman CR：Kidney Int, 36：p.1142, 1989 より改変）

2　電解質・酸塩基平衡異常

　意識障害に関与する電解質・酸塩基平衡異常は多岐にわたる（表 XVI-12-2）[2]．高 K 血症以外の電解質・酸塩基平衡異常は，なんらかの意識障害を惹起しうると考えたほうがよい．臨床で遭遇しやすいものとしては低 Na 血症と高 Ca 血症がある．直ちに電解質および動脈血ガス分析を行い，異常値の有無を確認する．同時に血漿浸透圧，尿中電解質の確認も必要である．低アルブミン血症がある場合には，Ca 値の補正を忘れないようにする．

2　治療の一般方針

1　腎不全に伴う意識障害

　uremic toxins の除去，酸塩基平衡および電解質異常の是正をするために血液浄化法を行う必要がある．血液浄化法としては血液透析（HD）が一般的であるが，実施中の循環動態が不安定になりやすく，また頭蓋内圧の変動も激しいので注意が必要である．症例によっては持続的血液透析濾過（CHDF）を選択することが望ましい場合もある．不均衡症候群に対しては，緩徐な血液浄化を行うことで防止できる．

2　電解質・酸塩基平衡異常

　異常がみられた場合にはその原因を特定し，適宜補正する．しかし，低 Na 血症の補正については，短時間に急速な補正を行うと central pontine myelinolysis を発症する危険があるので 24 時間で 15 mEq/L 以内にとどめる．さらに myelinolysis 発症のリスクファクターである低 K 血症・肝疾患・低栄養状態・火傷が併存する場合には 24 時間で 10 mEq/L を超えないようにすることが望ましい[3]．

3　患者の QOL

　Liano ら[4]は ARF で入院した患者について一定期間内での調査を報告している．それによると患者全体の 70％ では来院時の意識レベルが正常であり，24.7％ が鎮静状態，昏睡は 5.3％ であった．死亡率は順に 30.3％，77％，92％ となっており，意識正常群とそれ以外の群との間には統計学的に有意差が認められている（p<0.001）．また，維持透析導入後 6 ヵ月間での早期死亡に関する Foley らの報告[5]では，対象患者 325 人のうち透析導入時に昏睡状態であったのは 8 人（3％）で，全員死亡している．また，昏睡の早期死亡に対する risk ratio は単変量解析で 4.9（95％ CI：3.9〜6.1）であり，多変量解析において「人工呼吸を要する状態 and/or 昏睡状態群」の risk ratio は 8.62（95％ CI：4.46〜16.7）となっている．彼らは生存予測のためのスコアリングシステムを提唱しているが（表 XVI-12-3），このスコアによってグループ分けをした群間での導入後 6 ヵ月までの死亡率を比較すると，4 点以下・5〜6 点・7〜8 点・9 点以上・10 点以上でそれぞれ 4％・33％・47％・90％・100％ となる．また中

■ 表 XVI-12-3 維持透析導入早期の生存予測の
ためのスコアリングシステム

変　　数	ポイント
年齢	
50 歳以下	1
51～60 歳	2
61～70 歳	3
71 歳以上	4
中等度の心不全	1
重度の心不全	2
中等度の虚血性心疾患	1
重度の虚血性心疾患	2
治療を要する不整脈	2
重度の末梢血管疾患	2
進行性の悪性腫瘍	2
人工呼吸を要する状態 and/or 昏睡状態	4
敗血症 and/or 肝不全	4
合　　計	1～22

(Foley RN, et al.: Am J Kidney Dis, 23: p.836, 1994 より)

央．生存期間は 1～4 点・5～6 点・7～8 点・9 点以上でそれぞれ 66 ヵ月・11 ヵ月・8 ヵ月・0.7 ヵ月となっており（p＜0.0001），予後予測に対して有用と思われる．その中でも「人工呼吸を要する状態 and/or 昏睡状態群」のスコアが 4 と高く，予後を推測する上で重要である．

4 Perspective

臨床現場で意識障害患者を診察する際には原因特定に時間がかかり困難なことがある．収縮期血圧＞170 mmHg のときに脳病変による意識障害である likelihood ratio が 6.09 以上であり，収縮期血圧＞90 mmHg のときには likelihood ratio が 0.04 以下であるとする論文[6]のように，ふるい分けに有用なメルクマールの蓄積が望まれる．

〔小山雄太〕

《文　献》

1) Harvey AM, et al.: Differential Diagnosis. 2nd ed, p.580, Saunders, 1972.
2) Kleeman CR: Metabolic coma. Kidney Int, 36: 1142, 1989.
3) Soupart A, et al.: Therapeutic recommendations for management of severe hyponatremia: current concepts on pathogenesis and prevention of neurologic complications. Clin Nephrol, 46: 149, 1996.
4) Liano F, et al.: Epidemiology of acute renal failure: a prospective, multicenter, community-based study. Madrid Acute Renal Failure Study Group. Kidney Int, 50: 811, 1996.
5) Foley RN, et al.: Advance prediction of early death in patients starting maintenance dialysis. Am J Kidney Dis, 23: 836, 1994.
6) Ikeda M, et al.: Using vital signs to diagnose impaired consciousness: cross sectional observational study. BMJ, 325: 800, 2002.

13 症候 ショック（ショックと腎：ショックでの腎障害，CKD時のショック）

1 診断

ショックとは，急性の循環不全により，末梢組織での酸素需要に対して，十分な酸素供給ができなくなった状態のことであり，臓器・組織の機能障害をきたす．

2 分類・病態生理

ショックはその病態により，循環血液量減少性，心原性，血液分布性の3つに分類される．循環血液量減少性，または心原性のショックであるか，血液分布性ショックであるかは，心拍出量（CO）と末梢血管抵抗（SVR）により分別することができる．

1 循環血液量減少性

血管内の循環血液量が急激に減少し前負荷が減少したことにより，COが低下し起こるショック．減少したCOは代償性にSVRを増加させ，組織の還流を維持しようとする．

2 心原性

心臓のポンプ機能の低下によるショック．代償性にSVRは増加し，組織の還流を維持しようとする．

3 血液分布性

血管拡張性．末梢血管抵抗が低下したことによるショック．COは代償性に増加する方向に働く．
それぞれの原因について表XVI-13-1に示す．

3 検査・治療

ショックの原因は前述のようにさまざまであるが，原因を鑑別するための病歴聴取・身体診察・検査を以下にあげる．

病歴：胸痛，呼吸困難，外傷，熱傷，嘔吐，吐血，下痢，発熱，体重変化，尿量，水分摂取状態，食物摂取内容（食物アレルギー），服薬内容，既往歴．

身体所見：血圧，脈圧，脈拍数，皮膚・粘膜・頸静脈の状態，浮腫，心不全・肝不全などを示唆する所見．

検査所見：血算，血液生化学，動脈血ガス分析，尿一般，尿化学，便潜血，胸部X線，心電図，超音波，心臓カテーテル，消化管内視鏡，CT．

治療としては，急性循環不全に対して，脳循環の確保を図りながら，気道の確保，換気の維持，循環動態の改善（輸液，昇圧薬投与，輸血など）

■ 表XVI-13-1　ショックの分類

1. **循環血液量減少性**
    ① 出血：外傷，消化管出血，動脈損傷・破裂，骨折
    ② 体液喪失・体液のサードスペースへの移動：下痢，嘔吐，熱中症，熱傷，消化管閉塞，膵炎，肝硬変，脱水
    など
2. **心原性**
    ① 急性心筋梗塞，心筋炎，拡張型心筋症
    ② 不整脈：心室性頻拍，心室細動，心房細動，心房粗動，徐脈
    ③ 弁膜症，心室中隔穿孔，乳頭筋断裂，心破裂，心臓粘液腫
    ④ 血流閉塞性：心タンポナーデ，収縮性心膜炎，緊張性気胸，肺動脈塞栓症
    ⑤ 薬剤
    など
3. **血液分布性**
    ① 敗血症性
    ② 全身性炎症反応性症候群（SIRS）：手術，外傷，広範囲熱傷，急性膵炎，感染症など
    ③ 神経原性：脊髄損傷，恐怖，疼痛
    ④ アナフィラキシー：薬剤
    ⑤ 副腎不全：Addison病
    など

を行う．また，それぞれのショックの原因により，病態に応じた治療を施行する．

4 ショックと腎

1 ショックでの腎障害

腎臓は，急性循環不全の影響を最も受けやすい臓器の1つである．体血圧が80〜180 mmHgの範囲内では，腎血流量は一定に保たれるように制御され，GFRは維持されているが，ショックの状態ではその制御が破綻する．ショックにおいてAKIをもたらす因子として，以下のようなものが考えられている．

❶ 腎細動脈攣縮

ショックに伴って，レニン-アンジオテンシン-アルドステロン系（RAAS）の活性化，交感神経亢進，カテコールアミン放出により，腎細動脈が収縮し，腎血流量が減少する．RAASの活性化は，酸化ストレス，エンドセリン増加，腎線維化などの炎症亢進もきたす．

❷ 糸球体係蹄壁透過性低下

腎虚血による糸球体上皮障害のため，糸球体の透過性が低下し，GFRが低下する．

❸ 尿細管腔から間質への逆流

腎虚血により尿細管上皮が壊死すると，尿細管基底膜から糸球体で濾過された物質が間質内に逆流し，尿細管内の流量が減少する．これが続くと，急性尿細管壊死を起こし，腎前性腎障害から腎実質性腎障害に移行する．

❹ 尿細管閉塞

腎虚血により尿細管上皮が障害を受け，蛋白円柱，尿酸塩などにより尿細管が閉塞する．

2 CKD患者のショック

CKD患者は，高血圧，糖尿病，脂質異常症を合併していることが多く，粥状硬化症を起こしやすい．高血圧，動脈硬化症により左室圧負荷がかかり求心性左室肥大が生じ，体液量過剰，さらに貧血も加わり，遠心性左室肥大が起こる．腎機能が低下すると，炎症性サイトカイン，ホモシステイン，非対称性ジメチルアルギニン（ADMA）が上昇し，血管の内皮細胞障害，血管収縮，粥状硬化を引き起こす．CKDに伴う骨ミネラル代謝異常（CKD-MBD），インスリン抵抗性，酸化ストレスにより，血管石灰化，心線維化が促進される．このように，CKDは慢性心臓病と連関し，CKD患者は慢性心機能障害を合併していることが多く，ショックの治療時にはこの点を留意しておく必要がある．

5 Perspective

従来より，腎不全患者では，心血管疾患の発症が腎機能正常者の10〜20倍高いこと，心不全患者において腎機能障害の合併が多いことなど，腎疾患と心疾患の合併頻度が高いことが知られていた．近年，この心臓病と腎臓病の間の密接な関連が心腎連関として広く認識されるようになり，心腎症候群（CRS）と呼ぶようになった．2008年，Acute Dialysis Quality Initiative（ADQI）の協力のもとでコンセンサスカンファレンスが開かれ，CRSの定義，分類が議論された[1]．CRSはacute cardio-renal（type1），chronic cardio-renal（type2），acute reno-cardiac（type3），chronic reno-cardiac（type4），secondary CRS（type5）の5タイプに分類されている．前述のショック時の腎障害は，急激な心機能の悪化が腎障害につながったものでありtype1のCRSと考えることができ，CKD患者の慢性心機能障害はtype4のCRSにあたっている．

〔小原まみ子〕

《文献》

1) Rondo C, et al.: Cardio-renal syndrome: report from the consensus conference of the acute dialysis quality initiative. Eur Heart J, 31: 703-711, 2010.

1 検査
尿検査

尿検査は非侵襲で患者負担が少ないが，得られる情報は多い[1]．腎尿路系疾患以外の病態把握にも役立つため，診療に不可欠な「基本的検査」として，初診患者では全例，尿試験紙法の実施が推奨されている．

採尿は随時尿，中間尿，検体は新鮮尿が基本である．尿試験紙法（尿中一般物質定性半定量検査）と沈渣鏡検は随時尿検体 10 mL を用い，採尿後直ちに検査する．早朝第一尿は，安定した濃縮，酸性，安静臥位後などの特徴を有し，起立性蛋白尿の診断に欠かせない．

尿を放置すると尿中成分は刻々と変化する[2]．pH は上昇し（繁殖細菌による尿素のアンモニアへの分解でアルカリ尿），細胞や円柱は崩壊，さらにケトン体（アセトンやアセト酢酸の揮発），ビリルビン（ビリベルジンへの分解），ウロビリノーゲン（ウロビリンへの分解），ブドウ糖（細菌による解糖）は減少する．4 時間以上の保存尿は検査に耐えられないため，試験紙法と沈渣鏡検の外注検査は保険では算定できない．

採尿後，必要に応じて尿の外観を観察し，色調，混濁，臭気を評価する．尿の淡黄色調は色素ウロクロムによるが，その 24 時間排泄量は各個人で一定なので，色調の濃淡は尿比重に比例し，尿量に反比例する．健常人の新鮮尿は透明で混濁を認めないが，放置すると無晶性尿酸塩（レンガ色）などの塩類が析出し混濁することがある．排尿直後から混濁している場合は病的で，血尿や膿尿，乳び尿などを考える．高度蛋白尿やビリルビン尿では泡立ちが強い．臭気の異常として糖尿病にみられる特徴的なアセトン臭（甘酸っぱいにおい）は日常的に経験する．

尿量または尿蛋白や電解質などの溶質排泄量を正確に求める場合は，24 時間蓄尿を行う．検体は 24 時間尿量を付記して提出する．尿 Cr を測定し，後日 24 時間尿中 Cr 排泄量の実測値を予測値（Cockcroft-Gault の式，または 20 mg/kg 体重/日）と比較することによって蓄尿の正確性を確認する．蓄尿の負担を減らすには，1/50 量の蓄尿が可能な携帯型 24 時間尿比例採集器（ユリンメート®P）の利用が役立つ．使用前に採尿手順をていねいに指導して用いる．

Cockcroft-Gault の式

$$\text{尿中 Cr 排泄量の予測値（mg/日）} = \frac{(140-\text{年齢}) \times \text{体重(kg)}}{5}$$

※女性の場合には，この値を 0.85 倍する．

1 尿試験紙法

尿試験紙法 dip and read stick は尿のスクリーニング検査として用いられ，測定項目は表 XVI-1-1 の 10 項目のほか，アスコルビン酸試験紙やアルブミン試験紙などがある．結果判定においては各項目に定められた判定時間を厳守する．成績は濃度を示しているので，希釈尿による偽陰性に注意する．測定原理は化学反応を用いた非特異的なものなので，臨床所見や他の検査結果から総合的に判断して偽陽性・偽陰性の疑いがある場合は，尿確認検査や血液検査を追加する（表 XVI-1-1）．

1 比重「変動範囲 1.003〜1.030」

容量の等しい蒸留水に対する質量の比で，尿の濃縮を知る指標の 1 つである．随時尿検査の結果の解釈には尿濃縮の影響を考慮する必要があるため，比重は随時尿の基本情報である．試験紙法の尿比重は，総溶質ではなく陽イオンの Na を化学的に測定し呈色反応から間接的に求めたものなので，屈折率法の測定値と解離する場合がある．常に 1.010 で固定（等張尿）されている場合は，濃

表 XVI-1-1 尿試験紙法の偽陽性・偽陰性および尿確認検査・血液追加検査

試験紙項目 (測定原理)	偽陽性	偽陰性	尿確認検査	血液追加検査
比重 (陽イオンによるメタクロマジー法)		脱水(尿低Na)で低比重化.糖,蛋白,尿素など浸透圧物質の存在で低比重化	屈折率法による比重 浸透圧 Cr定量	
pH (pH指示薬法)			pHメーター	
蛋白 (pH指示薬の蛋白誤差法)	アルカリ尿(pH 8以上),キニーネ,ヨード造影剤		蛋白定量 スルホサリチル酸法 煮沸法	
ブドウ糖 (酵素法)		アスコルビン酸,L-DOPA,高比重尿,古い尿	糖定量	血糖
ケトン体 (ニトロプルシドナトリウム法)	L-DOPA,セファロスポリン,アルドース還元酵素阻害薬,グルタチオン,ブシラミン	古い尿		ケトン体定性(アセト酢酸) ケトフィルムN試験紙(β-ヒドロキシ酪酸)
潜血 (偽ペルオキシダーゼ法)	グルタチオン,ブシラミン,古い尿,細菌尿	アスコルビン酸,亜硝酸塩,L-DOPA,カプトプリル,高比重尿,古い尿	沈渣(赤血球)	ミオグロビン ハプトグロビン
ビリルビン (アゾカップリング法)	クロルプロマジン,メフェナム酸,サリチル酸,ピリジウム製剤,エトドラク	アスコルビン酸,亜硝酸塩,古い尿	Rosinヨードチンキ法	ビリルビン
ウロビリノーゲン (Ehrlich反応)	カルバゾクロム,フェナゾピリジン,カルバペネム,p-アミノサリチル酸,サルファ剤	古い尿,ヘキサメチレン,テトラミン	Ehrlichアルデヒド法	ビリルビン
亜硝酸塩 (グリース法)	フェナゾピリジン	アスコルビン酸,膀胱貯留2~4時間未満の尿,亜硝酸塩を産生しない細菌尿(緑膿菌,結核菌など),低硝酸塩摂取,古い尿	沈渣(細菌)	
白血球 (エステラーゼ活性測定法)		セファロチン,セファレキシン,ゲンタマイシン,テトラサイクリン,グロラムフェニコール,蛋白尿(500 mg/dL以上),古い尿	沈渣(白血球)	

縮力と希釈力をともに失った腎不全が疑われ,この場合さらに尿の色調が濃ければ急性尿細管壊死を考慮する.任意の尿で1.020以上あれば尿濃縮力低下はないと考えられる.1.035以上を示す場合や尿比重に比べ尿の色調が薄い場合は,尿中に蛋白,ブドウ糖,造影剤など高比重の原因となる非生理的溶質の存在が疑われる.非生理的溶質が高濃度に存在するとき,尿Cr濃度は尿量推定に

役立つ．

2 | pH「変動範囲 4.5〜8.0」

通常は 5.5〜6.5 の弱酸性を示す．肉食では酸性に，菜食ではアルカリに傾くなど，食事の影響を受ける．高 Cl 性代謝性アシドーシスにもかかわらず尿 pH が 5.5 より高い場合は尿細管性アシドーシスが，代謝性アルカローシスに不適切な酸性尿を伴う場合は続発性アルドステロン症が疑われる．尿路感染症や採尿後放置された尿では，細菌のウレアーゼにより尿素がアンモニアに分解され pH 7.5 以上のアルカリ尿を示す．また，尿 pH をみることで尿沈渣結晶の同定が容易になる．尿路結石再発予防のための患者管理にも欠かせない．

3 | 蛋白「基準 陰性」

アルブミンに特異性が高く，試験紙の定性±は蛋白濃度 15 mg/dL，1＋：30 mg/dL，2＋：100 mg/dL，3＋：300（250〜500）mg/dL，4＋：1,000 mg/dL のようにデザインされている．健康人でもごく微量の蛋白尿（1 日 40〜150 mg）を認める．pH 8 以上の強アルカリ尿（放置尿）や高比重尿（濃縮尿）で偽陽性を示す．一方，Bence Jones（BJ）蛋白の検出感度は低い（100 mg/dL）ため偽陰性に注意する．激しい運動，発熱，ストレス，起立時にみられる生理的蛋白尿の出現は間欠的で，持続性の場合は腎〜尿路の障害を疑う．

4 | ブドウ糖「基準 陰性」

グルコースに特異的に反応し，試験紙の 1＋ は 100 mg/dL に相当する．感度は 100 mg/dL なので，40〜85 mg/日の健常人の尿糖は通常検出されない．血糖値が 160〜180 mg/dL（糖排泄閾値）を超えると，糸球体で濾過された糖が尿細管再吸収極量を超え尿糖が出現するようになる．原因の多くは糖尿病による高血糖であるが，時に腎性糖尿にも遭遇する．本検査は食後に行い，糖尿病スクリーニングや血糖コントロールの簡便な指標として用いられる．ブドウ糖以外の乳糖，果糖，五炭糖，ガラクトースなどは検出できないので，先天性糖代謝異常が疑われたら，還元法（Benedict 法など）で定量する必要がある．

5 | ケトン体「基準 陰性」

試験紙の尿ケトン体は，ケトン体として総称されるアセトン，アセト酢酸，β-ヒドロキシ酪酸のうち，アセトンとアセト酢酸を検出する．飢餓，嘔吐，下痢，糖尿病性ケトアシドーシス，インスリン作用不足で出現する．本法は β-ヒドロキシ酪酸が著増する糖尿病性ケトアシドーシスの病勢を過小評価するため，偽陰性が疑われたら速やかに血中ケトン体 β-ヒドロキシ酪酸迅速測定（ケトフィルム N 試験紙）を行う．

6 | 潜血「基準 陰性」

血尿のスクリーニングに用いられる．試験紙定性 1＋ に相当するヘモグロビン濃度は 0.06 mg/dL で，フローサイトメトリでは赤血球数 20 個/μL，沈渣では赤血球 2〜3/HPF（high power field）に相当する．ヘモグロビンのペルオキシダーゼ様反応を応用した検査で遊離ヘム蛋白も検出するので，血管内溶血によるヘモグロビン尿や横紋筋融解症によるミオグロビン尿でも陽性となる．血尿の診断はあくまで沈渣赤血球 5 個/HPF 以上を確認してなされる．

7 | ビリルビン「基準 陰性」，ウロビリノーゲン「基準 0.1〜1 Ehrlich 単位」

肝・胆道・溶血疾患のスクリーニングに用いられる．検出される尿ビリルビンは水溶性の直接ビリルビンなので，黄疸にもかかわらず尿ビリルビン陰性の場合は溶血など間接ビリルビンが増える病態を考える．ウロビリノーゲンは腸管循環から離脱した一部が大循環に入り，正常尿でも軽度検出される．肝炎などの肝細胞障害では尿ビリルビンと尿ウロビリノーゲンともに陽性となり，尿ビリルビン陽性・尿ウロビリノーゲン陰性の場合はビリルビンが腸内細菌と接触できない病態として

8 亜硝酸塩「基準 陰性」，白血球「基準 陰性」

亜硝酸塩は細菌尿で陽性となる．陽性の場合，膀胱内で硝酸塩を亜硝酸塩に還元する細菌の存在を示す．一方，白血球試験紙は膿尿のスクリーニング検査で，顆粒球によって産生されるエステラーゼ活性を検出する．感度は10個/HPF．顆粒球以外の白血球は検出できない．両検査を併用すると尿路感染症の診断率が上がる．尿路感染が疑われたら中間尿を検査室に送り，鏡検と培養，感受性試験を行う．

2 沈　渣

尿沈渣とは尿を遠心した後に得られる沈殿成分であり，血球（赤血球，白血球：5個/HPF以上は病的所見），上皮細胞（扁平上皮，移行上皮，円柱上皮：後2者は1個/HPF以上は病的），円柱［硝子円柱以外は1個/WF（全視野，whole field）以上で病的］，結晶，微生物などが観察される（図XVI-1-1）．

標本の作成，成分の分類，報告の記載については，日本臨床検査標準協議会（JCCLS）のガイドライン[3]に詳細に述べられている．新鮮尿10 mLをスピッツにとり，1,500 rpm（正確には500 G）で5分間遠心する．decantationで上清を除去した後，残渣をスライドガラスに1滴（10～20 μL）のせ鏡検する．まず100倍［弱拡大 LPF（low power field）］で全視野を観察し大型の細胞や円柱の存在を，次いで400倍（強拡大 HPF）で10視野以上を観察し血球，上皮細胞，円柱の種類，細菌などを観察する．診断感度を高めるため，位相差顕微鏡（赤血球，白血球，硝子円柱，白血球円柱などの同定）や偏光顕微鏡（卵円形脂肪体，結晶，蝋様円柱の同定）の併用が役立つ．無染色で観察した後，有形成分をSternheimer染色またはSternheimer-Malbin染色を行い確認する．

1 細　胞

❶ 赤血球

5個/HPF以上の場合を（顕微鏡的）血尿という．尿1 Lに血液が1 mL以上混入すると肉眼的血尿となる．尿所見から出血部位の推定を試みる（表XVI-1-2）．赤血球変形率が60～70％以上ある場合，糸球体性出血の可能性が高い．尿潜血陽性にもかかわらず沈渣赤血球が少ない場合は，低張尿やアルカリ尿による溶血，膿尿や細菌尿によるペルオキシダーゼ反応を，沈渣に赤血球がない場合はヘモグロビン尿やミオグロビン尿を考慮する．形態上赤血球と紛らわしいものに酵母様真菌，円盤状シュウ酸カルシウム，白血球の裸核，精液中のレシチン顆粒などがあり注意を要する．

❷ 白血球

5個/HPF以上あれば病的で膿尿という．尿路の炎症，特に感染による出現が多い．ただし女性では膣・外陰部由来のものの混入を常に念頭に置く．細胞質内ブラウン運動顆粒を持つ淡染細胞のglitter cell（輝細胞）は，低張尿を示す腎盂腎炎でしばしばみられる．

❸ 上皮細胞

尿細管上皮（尿細管），移行上皮（腎盂腎杯・尿管・膀胱），扁平上皮（遠位尿道）は核を持ち，細胞回転の結果，尿細管上皮と移行上皮は健常人尿にもわずかに存在（1個/HPF未満）する．扁平上皮は存在しても腎尿路系の病的意義はない．尿細管上皮と移行上皮の数が多い場合は腎尿路の障害を意味する．異型細胞の出現に注意する．脂肪滴を含んだ細胞である卵円形脂肪体はネフローゼ症候群でみられる．

2 円　柱

円柱はHenleループの上行脚で分泌されるTamm-Horsfallムコ蛋白を基質とし，尿細管腔を鋳型として，最も尿が濃縮され酸性である集合管で形成されたものである．その存在は尿細管尿流の停滞と再疎通を意味し，腎実質病変を示す．尿

■ XVI. 腎疾患の症候と検査

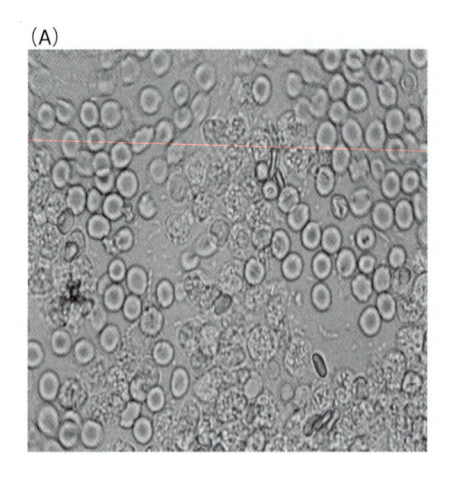

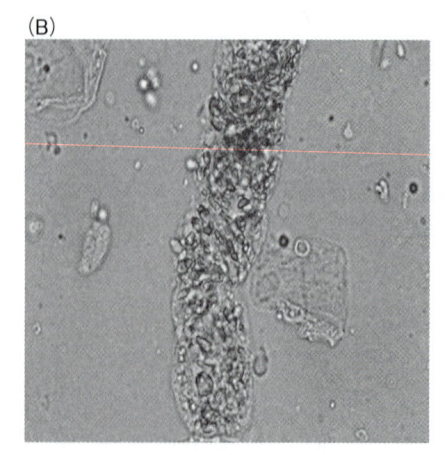

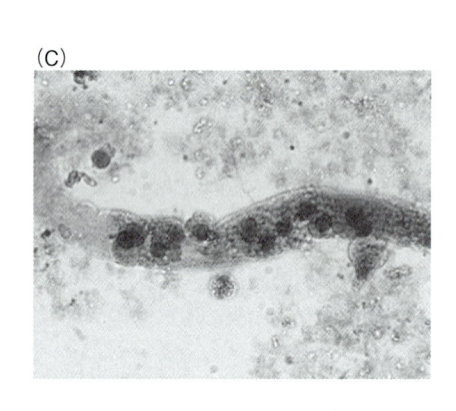

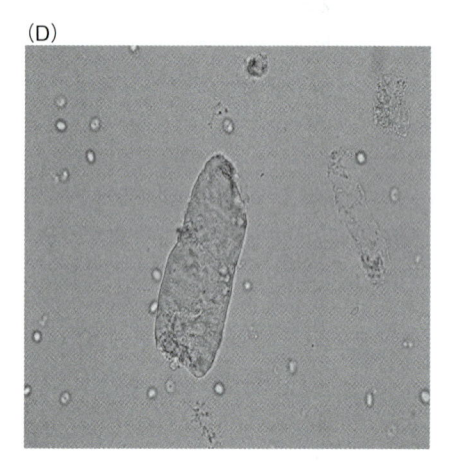

■ 図 XVI-1-1　尿沈渣
(A) 赤血球（isomorphic RBC）：400倍，無染色　上方には大きさが均一な円盤状の赤血球が多数みられ，尿路出血が疑われる．中～下方には多数の白血球と桿菌がみられる．出血性膀胱炎．
(B) 赤血球円柱：400倍，無染色　中央に赤血球を封入した円柱がみられ，周囲にねじれ状，こぶ状の赤血球もみられる．糸球体腎炎．
(C) 上皮円柱：400倍，Sternheimer染色　中央に上皮細胞を封入した円柱がみられる．尿細管障害の存在が疑われる．
(D) 蝋様円柱：200倍，無染色　中央に均一無構造で厚みと光沢のある円柱がみられる．短径は右端の円柱の2～3倍あり，幅広円柱でもある．CRF．
(沼部敦司：血尿（肉眼的・顕微鏡的血尿），尿沈渣．総合診療マニュアル，上原譽志夫ほか 編，p.125-128, p.1016-1018, 金芳堂，2010 より)

■ 表 XVI-1-2　糸球体性血尿と尿路出血との鑑別

血尿の原因	赤血球形態	赤血球円柱	0.5 g/gCr 以上の蛋白尿	凝 血 塊	色　調
糸球体出血	変形赤血球	＋	＋	－	暗褐色
尿路出血	均一赤血球	－	－	＋	鮮紅色

のpH低下や濃縮，尿流停滞，アルブミンの増加などの条件下で形成されやすい．腎実質の出血や細菌感染，尿細管障害があると，それぞれ赤血球や白血球，尿細管上皮細胞などの細胞成分が封入され，赤血球円柱，白血球円柱，上皮円柱が形成される（表XVI-1-3）．

■表 XVI-1-3　円柱の臨床的意義

円柱の種類	意義・疾患
硝子円柱	無構造透明（S染色では青）で，健常者でも濃縮した酸性尿，運動後，発熱で少数みられる．糸球体疾患
赤血球円柱	糸球体からの出血を示す．糸球体腎炎
白血球円柱	腎盂腎炎，間質性腎炎，糸球体腎炎，ループス腎炎
上皮円柱	急性尿細管壊死，ネフローゼ症候群
顆粒円柱	細胞円柱が変性したもの．多くの糸球体疾患，急性尿細管壊死（濁った茶褐色）．糸球体腎炎では活動性指標となる
蝋様円柱	光沢と切れ込みがある（S染色でピンク）．長時間尿細管が閉塞状態にあり顆粒円柱などがさらに変性したもの．腎不全
脂肪円柱	卵円形脂肪体を含む円柱．ネフローゼ症候群
幅広円柱	幅60μm以上のbroad cast．巨大円柱，腎不全円柱ともいう．残存ネフロンの代償性肥大を反映する．CRF

3 結晶

尿の組成，濃度，pHの影響で，健常者でも尿酸塩やリン酸塩，シュウ酸カルシウムなどさまざまな結晶が出現する．シスチン尿症にみられるシスチン結晶（六角板状結晶）や先天性アデニンホスホリボシルトランスフェラーゼ欠損症にみられる2,8-ジヒドロキシアデニン結晶（褐色球状結晶）は診断的意義がある．

4 微生物

多数の細菌と白血球の存在から尿路感染症を疑う．400倍で観察すると E. coli などの桿菌と球菌との区別は可能である．細菌のみの場合は採尿時の混入，白血球のみの場合は無菌性膿尿（結核，クラミジアなど）の可能性がある．定量培養で 10^5 個/mL以上検出された細菌は，尿路感染症の原因菌と診断される．細菌のほか，酵母様真菌（カンジダ）などもみられる．

3 蛋白尿

試験紙で尿蛋白陽性の場合，必ず随時尿で定量する．尿濃縮の影響を除外するため，蛋白（TP）(mg/dL) をCr (mg/dL) で除して，尿蛋白のCr補正値（g/gCr）を求める．24時間尿中Cr排泄量はおよそ1gなので，この補正値は24時間排泄量（g/日/1.73 m²）に近似し，0.15 g/gCr以上を蛋白尿陽性とする．日を変えて複数回検討し，量と持続性を評価する．生理的蛋白尿の尿蛋白出現は一過性で，病的蛋白尿では持続性を示す．より正確な定量には24時間蓄尿を行う．携帯型24時間尿比例採集器を利用してもよい．150 mg/日以上を蛋白尿と定義している．

また一度は尿蛋白の質的評価を行う．セルロースアセテート膜尿蛋白電気泳動（図 XVI-1-2），または尿アルブミンを直接測定して求めたAlb/TP比から（表 XVI-1-4），尿細管間質性腎症やBJ蛋白を伴う骨髄腫などを除外しておく．

したがって蛋白尿患者の初診時に随時尿で，蛋白，アルブミン，NAG，$β_2$-MG，Cr，を同時測定すると，蛋白尿の量的・質的プロフィールを得ることができる[4]．

1 Alb/TP比

糸球体性蛋白尿では尿蛋白のほとんどをアルブミンが占め，Alb/TP比はおよそ0.7（0.6〜0.8）を示す．蛋白尿患者の初診時には，この比から糸球体性蛋白尿であることを確認しておく．尿アルブミン精密測定で注意すべき点は，①糖尿病性腎症の早期診断以外の測定は保険適用外となる，②アルブミンの高濃度領域，例えば3,000

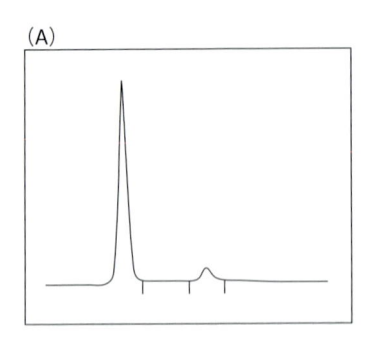

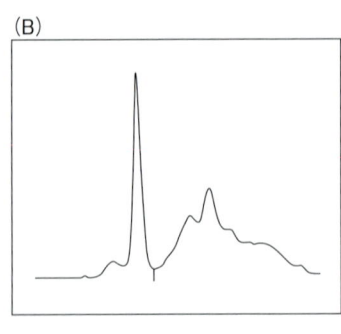

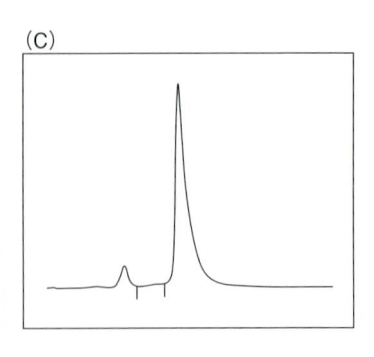

図 XVI-1-2　尿蛋白電気泳動像（左が陽極側）

(A) 糸球体疾患（糸球体性蛋白尿）：陽極側の大きなピークが Alb で，蛋白尿患者のほとんどはこのパターンを示す．
(B) 尿細管間質性腎症：Alb に加え，$\alpha_1 \sim \gamma$ グロブリン領域に蛋白がブロードにみられる．尿細管障害によって再吸収を免れた β_2-MG をはじめ，α_1-MG，レチノール蛋白，リゾチーム，ミオグロビン，免疫グロブリン L 鎖などの低分子蛋白が含まれている．
(C) 多発性骨髄腫（overflow 蛋白尿）：陽極側の小さな Alb のピークと陰極側に大きな Bence Jones 蛋白のピークが認められる．

(沼部敦司：内科, 101：765-770, 2008 より)

表 XVI-1-4　尿 Alb/TP による尿蛋白の原因疾患の鑑別（混合性の場合を除く）

	糸球体疾患	尿細管間質性腎症	多発性骨髄腫
尿 Alb/TP	0.6〜0.8	0.1〜0.3	0.1 未満

mg/dL 以上の検体でみられるプロゾーン現象による偽低値に注意する．それを回避するためには，高濃度検体では尿を希釈して定量するよう臨床検査技師や登録衛生検査所（検査センター）に依頼または確認しておく．蛋白尿のほとんどは糸球体性であるが，尿細管間質性腎症やオーバーフロー蛋白尿を見逃さぬよう努めたい．

2　selectivity index

ネフローゼ症候群では選択指数（SI）を求め，尿蛋白の選択性を評価する．SI は分子量の異なる 2 つの蛋白のクリアランスの比，すなわちトランスフェリン（76kDa）クリアランスに対する IgG（150kDa）クリアランスの比である．

SI の算出式

$$SI = \frac{尿\ IgG \times 血清トランスフェリン}{尿トランスフェリン \times 血清\ IgG}$$

この比が 0.1 未満のときは大分子蛋白の尿中排泄はなく，アルブミンなどトランスフェリンと同程度の大きさの蛋白が選択的に漏出していることを示す．この場合，微小変化群の可能性が高いが特異性はない．また，糸球体係蹄壁の器質的障害は軽微で，ステロイド治療が有効である可能性が示唆される．

3　BJ 蛋白

50〜60℃ の凝集と 100℃ の再溶解で診断する Putnum 熱凝固試験の診断感度は決して高くない．BJ 蛋白は尿蛋白電気泳動で $\alpha \sim \gamma$ 領域に出現する幅の狭いバンドとしてとらえ，尿免疫電気泳動または免疫固定法で同定する．尿蛋白電気泳動で明らかなバンドが認められない場合でも，骨髄腫やリンパ性白血病が疑われる場合や L 鎖沈着症，アミロイド腎症では感度の高い免疫固定法を行い，微量 M 蛋白の検出に努める．

4　微量アルブミン尿

尿中アルブミン排泄量 30 mg/日未満が正常（A1）であるが，30〜299 mg/日（30〜299 mg/gCr）を微量アルブミン尿（A2）といい，糖尿病早期腎症の検出に用いられる．また，アルブミン尿のスクリーニングには Cr 試験部分を持ち Cr 補正が可能なアルブミン試験紙を用いてもよい．

病状が進行し，微量アルブミン尿（A2）から顕性アルブミン尿（A3）に移行した後の蛋白尿の評価は，アルブミン定量から，より安価な蛋白定量に切り替える（表 XVI-1-5）．

■表 XVI-1-5　微量アルブミン尿と顕性アルブミン尿

尿検査法 判　定	Alb 定量 (精密測定) (mg/gCr)	蛋白定量 (g/gCr)	尿試験紙定性
A1	<30	<0.15	−, ±
A2	30〜299	0.15〜0.49	−, ±, 1+, 2+
A3	300≦	0.50≦	1+, 2+, 3+, 4+

4　電解質

尿電解質測定は，脱水の診断，ならびに血清電解質異常の病態把握や原因究明には不可欠な検査である．

1　尿生化学

随時尿の電解質の Cr 補正値は，刻々と変化する電解質異常の病態把握に役立つ[5]．表 XVI-1-6 の 24 時間排泄量と比較し，尿中排泄の増減をみる．尿電解質濃度の絶対値は尿濃縮の影響を受けるため，その解釈は難しい．

また，尿 Cr 濃度自体は尿比重や尿浸透圧とほぼ正相関を示すため，腎機能が安定している被検者では，尿 Cr を尿濃縮の指標として用いることができる．尿比重と尿 Cr との間にはおよそ，尿比重 1.005-尿 Cr 30 mg/dL，同 1.010-60，1.015-90，1.020-120，1.025-150 以上，の関係がある．

2　電解質や低分子窒素化合物の排泄分画

単位時間に糸球体で濾過された溶質のうち，実際に尿中に排泄されたものの割合を示す指標．溶質の腎でのハンドリングを示す．Ccr を GFR の指標として用いた場合，電解質または低分子窒素化合物（x）の排泄分画（FE）は，

FE の算出式

$$FE(x)(\%) = \frac{尿(x) \times 血清 Cr}{尿 Cr \times 血清(x)} \times 100$$

で求める．基準を表 XVI-1-6 に示した．

例えば血清電解質濃度が低い場合，FE が小さければ経口摂取不足または腎外性喪失 extra renal loss が原因と推定され，FE 高値または不変なら尿中排泄が不適切に多い状態，すなわち腎性喪失 renal loss が疑われる（表 XVI-1-7）．一般に，電解質の In と Out のバランスがとれている状況での FE は，糸球体濾過量（GFR）低下に伴い大きくなるため，高値を示す腎機能低下例ではその解釈は難しくなる．これを腎機能低下例で応用したのが腎前性高窒素血症診断のための FE_{Na} と FE_{UN} で，腎不全にもかかわらずそれぞれ，0.1〜1% 未満，35% 未満と FE がきわめて小さい所見がその診断に役立つ．この場合，フロセミ

■表 XVI-1-6　電解質の尿中排泄量と FE

	24 時間排泄量	FE（%）	随時尿測定による利用
Na	150〜200 mEq	1〜2	Na<K は浮腫性疾患でなければ脱水．尿 AG 算出
K	40〜80 mEq	10〜20	Na<K は浮腫性疾患でなければ脱水．尿 AG 算出
Cl	300〜400 mEq	2〜4	代謝性アルカローシスで Cl<10 mEq/L なら生理食塩水反応性． 高 Cl 血性代謝性アシドーシスで尿 AG<0 なら下痢
Ca	100〜200 mg	2〜4	副甲状腺機能低下症の治療中管理に尿 Ca/Cr<0.3
P	500〜1,200 mg	20〜40	高 P 血症における P 再吸収閾値算出
Mg	100〜150 mg	2〜3	
UN	10〜15 g	40〜60	FE_{UN}<35% は脱水，蛋白摂取量の推定（Maroni の式）
UA	500〜700 mg	6〜11	高尿酸症における病型分類と薬剤選択，低尿酸血症の病型
Cr	1 g		Cr 補正，濃度は尿濃縮の指標

Ca と Mg は，Alb との非結合率（それぞれ 0.5, 0.7）をかけた血清値を用いて FE を算出する．

■ 表XVI-1-7　FEを用いた電解質異常の病態鑑別

電解質異常	FE	病　態
血清レベル　高値	高値	過剰摂取，Caの場合は骨吸収亢進
	低値または不変	腎排泄の低下
血清レベル　低値	高値または不変	腎性喪失
	低値	摂取不足または腎外性喪失

■ 表XVI-1-8　TTKGの解釈

	腎アルドステロン反応が正常	異常反応
低K血症	TTKG<2　K摂取不足，腎外性K喪失	TTKG>4　腎性K喪失
高K血症	TTKG>7〜10　K過剰摂取，脱水，腎不全	TTKG<5　Kの腎排泄障害

ドが投与されていてもFE_UNは利用可能である．またFE_UNは通常50％程度であるが，脱水時には低下する．

3　尿細管K濃度勾配

尿細管K濃度勾配（TTKG）は，Kの集合管内濃度の血漿に対する濃度比を尿濃縮の影響を除外したかたちで表現したもので，皮質集合管に及ぼすアルドステロン作用の間接指標として血清K異常の場合に検討する．

TTKGの算出式

$$TTKG = \frac{尿K \times 血漿浸透圧}{尿浸透圧 \times 血清K}$$

アルドステロン作用が適切に機能していれば，低K血症ではTTKG 2未満，高K血症ではTTKG 7〜10以上となる．ただし，低張尿（Uosm<Posm）または尿Na<20 mEq/Lの場合は判定不能となる（表XVI-1-8）．

5　浸透圧

尿濃縮の指標である．溶質の質量の影響を受ける尿比重と異なり，溶質分子の数のみで決定されるので，尿糖や尿蛋白など非生理的な溶質が存在する場合，その影響を受けにくい．飲水量などによって影響を受け，50〜1,200 mOsm/kg・H_2Oの間で大きく変動する．乏尿，多尿，血清Na異常の鑑別診断に有用で，水負荷や水制限などの条件下で測定が行われることもある（表XVI-1-9）．

6　尿細管マーカー

NAGやβ_2-MG（microglobulin），α_1-MGの尿中排泄は，尿細管障害の指標として用いられる．同一尿検体で測定し，尿細管障害の有無を評価する（表XVI-1-10）．高度な血尿と糸球体性蛋白尿を示す急性腎障害（AKI）で，NAGとβ_2-MGの尿中排泄が著しい場合は，悪性腎硬化症や強皮症クリーゼ，HUS/TTP，腎梗塞など，高度の糸球体虚血が示唆され，治療の緊急性が高い．

1　NAG

尿NAGは近位尿細管細胞内リソソームに局在する加水分解酵素で，その障害により細胞内から逸脱し尿中排泄が増える．採尿時の尿細管細胞の崩壊を示している．

2　β_2-MG，α_1-MG

全身の有核細胞で産生される低分子蛋白β_2-MG（分子量11,800）や肝細胞で作られるα_1-MG（分子量33,000）は糸球体で濾過され，近位尿細管における再吸収・異化を免れたものが，正常尿にわずか検出される．それらの尿中排泄の著しい増加は，機能する尿細管細胞数の減少を示し，採尿

■ 表 XVI-1-9　尿浸透圧測定すべき場合と鑑別

乏尿	高張性脱水（800＜），腎前性高窒素血症（500＜），急性尿細管壊死（＜350）
多尿	糖尿病などの浸透圧利尿（100＜），心因性多飲（＜100），尿崩症（＜300） 低張多尿に対し水制限試験で尿浸透圧が上昇すれば心因性多飲
低Na血症	心因性多飲（＜100），SIADH（100＜） SIADHでは血漿浸透圧＜尿浸透圧を示し，血漿浸透圧が低いにもかかわらず水利尿がみられず尿が不適切に濃縮されている 浸透圧クリアランスまたは自由水クリアランスの算出のため測定
高Na血症	尿崩症（＜300），高張性脱水（500＜）
血清K異常	TTKG算出のために測定

（　）は尿浸透圧（mOsm/kg・H_2O）.

■ 表 XVI-1-10　尿細管マーカーによる尿細管障害の鑑別

		急性 尿細管障害	慢性 尿細管障害
尿中NAG（U/gCr）	尿細管上皮細胞からの逸脱酵素	増加	基準内または低値
尿中β_2-MG（μg/gCr），α_1-MG（mg/gCr）	再吸収・異化の機能低下を反映	増加	増加

時または過去の尿細管障害を示す．

尿中β_2-MGは，炎症や悪性腫瘍の存在で体内産生量が増加し，尿中排泄が増えることがある．また酸性尿（pH＜5.5）で分解されるため，採尿直後に水酸化ナトリウムを加えてpH 6.5以上にして保存するか，さらに厳密な評価が必要な場合は，採尿前3日間，重曹3gを服用させるなど尿アルカリ化の前処置を行うこともある．

3　L-FABP

L-FABP（liver-type fatty acid-binding protein）は分子量14kDaの低分子量蛋白で，健常者における尿中排泄量は極めて少ないが，高血糖，蛋白尿，高血圧，虚血などが生じると尿中への排泄が増加する．その排泄増加は，組織上の間質尿細管障害の程度と相関するため，尿細管障害を反映する指標と考えられている．食事の影響を受けず，日内変動も認めない．安定した物質であるため，随時尿，24時間蓄尿のいずれの尿検体においても測定可能であり，再現性が高い．正常上限値は8.4μg/gCr．

尿細管機能障害を伴う腎疾患の診断の補助に用いる．例えば，造影剤腎症などのAKIの早期診断マーカーとして，また糖尿病性腎症では微量アルブミン尿出現前の腎症前期に尿中排泄量が増加することから，糖尿病性腎症を含むCKDが疑われる患者の早期診断，予後予測のマーカーとして用いられる．

4　尿細管間質性腎症

本疾患は，尿細管マーカーのNAGやβ_2-MGなどの低分子蛋白を各々定量しても診断できない．それらの尿中排泄の著しい増加は，二次性尿細管障害を伴う疾患，例えば高度蛋白尿を伴う糖尿病性腎症やBJ蛋白尿を伴う骨髄腫でも観察される．本症の特徴ある尿蛋白電気泳動パターンこそが本症の診断につながる（「XVI-2. 蛋白尿」p.894の項を参照）．

7　パネル化

現在，尿検査による腎臓病の早期診断，病態把握，予後判定の感度および精度を上げるため，L-FABPなどの新しい尿細管マーカーと既存のものとを組み合わせた多項目同時評価（パネル化）が検討されている．日本腎臓学会の「尿中バイオ

マーカーパネル化に関する小委員会」の検証研究が進行中である．

8 Perspective

　尿中に含まれる生体由来の物質のうち，生体内の生物学的変化を定量的に把握するための指標となり得るものを尿中バイオマーカーという．腎臓病に関するものでは前述のとおり，尿蛋白（糸球体・尿細管障害），アルブミン（糖尿病早期腎症），N-acetyl-β-D-glucosaminidase（NAG），β2-MG，α1-MG，L-FABP（尿細管障害）などがある．保険適用はないが最近注目されているマーカーとして，neutrophil gelatinase-associated lipocalin（Ngal）（AKI），kidney injury molecule-1（KIM-1）（尿細管障害あるいは AKI），IL-18（AKI），ポドカリキシン（糸球体上皮細胞障害）などが知られており，それらの臨床的意義について検討が進められている．

　また，偽反応をより少なくするための試験紙の改良をはじめ，腎臓病の病態診断のための尿沈渣成分の細胞尿免疫細胞解析およびポドサイト解析の臨床応用にも期待が寄せられている．

〔沼部敦司〕

《文　献》

1) Brunzel NA : Fundamentals of Urine & Body Fluid Analysis. 2nd ed. Elsevier, 2004.
2) 高橋勝幸ほか：一般検査 尿試験紙法．新・カラーアトラス尿検査，伊藤機一ほか 編，22-27，医歯薬出版，2004．
3) 日本臨床検査標準協議会 編：「尿沈渣検査法2010」JCCLS-GP1-P4，日本臨床衛生検査技師会，尿沈渣検査法専門委員会 編，2011．
4) 沼部敦司：試験紙法陽性の蛋白尿の3例．内科，101；765-770，2008．
5) 沼部敦司：電解質異常．日本内科学会雑誌，101：1698-1707，2012．

2 検査 画像検査

1 超音波

　非侵襲的検査であり，簡便に行うことができるため，腎泌尿器疾患においてスクリーニング検査のみならず，精査にも頻用されている．特に腫瘤性腎疾患，嚢胞性腎疾患，結石などで診断価値が高い．また，カラードプラ法を用いて血管性病変を診断することができるほか，生検や腎瘻造設などのガイドとしても用いられる．

　深部臓器の空間分解能が落ちることや，脂肪や腸管ガスなどの影響を受けること，また検者の技術に左右されることが欠点である．

　通常Bモードで観察を行う．プローベはコンベックス型を使用し，中心周波数は3～3.5 MHzのものを用いる．体格の大きい場合には2.5 MHzなどの低い周波数を，痩せている人や小児では5.0 MHzなどの高い周波数で検査するとよい．

1 正常像

　腎の超音波像は，外側から被膜エコー，実質エコー，中心部エコーに区別される．被膜エコーは高エコー像を呈する．腎実質のエコーレベルは肝よりやや低く，脾とは等しい低エコーに描出される．さらに腎実質のエコーレベルは，皮質と髄質に分かれ，髄質が皮質に対しわずかに低エコーを示す．中心部は，高エコーを呈する領域で，血管系，腎盂，腎杯，脂肪組織の複合体により構成される．

2 嚢胞性疾患

　嚢胞は最も頻度が高い．辺縁平滑で内部は均一な無エコーを呈し，後方エコーの増強が特徴的である．嚢胞内に感染や出血を伴うと，内部エコーの性状が変化する．嚢胞性腎疾患の良悪性判別は困難な場合も多いが，嚢胞壁の不整や肥厚，充実成分や石灰化の存在は悪性の可能性を疑わせる．

　最近では超音波ドプラ法を用いて，嚢胞壁の血流の有無の評価が悪性疾患の診断に有用といわれている．

3 腫瘤性疾患

　腎細胞癌では，内部は腎実質に対し高エコーを呈するが，内部出血や壊死を反映し，不整形の無～低エコーが描出される場合がある．偽被膜を有する場合，腫瘍周囲は低エコー帯（halo）を呈する．カラードプラ法では，豊富な血流信号を認める．

　腎血管筋脂肪腫では，腫瘍内の脂肪成分を反映し，高エコーを呈する．脂肪成分を反映した，後方エコーの減衰が特徴的である．しかし，腫瘍が小さい場合や脂肪成分が少ない場合，出血により内部が不均一になった場合などは，腎細胞癌との鑑別を要する．偽被膜を伴わないことや腫瘍内嚢胞がみられないことなどが鑑別点となる．

　超音波検査では，正常変異が充実性腫瘤のように見えることがある．代表的なものに，ベルタン柱の肥大，胎児性分葉などがあげられる．超音波ドプラ法にて，周囲腎実質と同様の血管構造が認められれば鑑別できる．

4 結　石

　結石が疑われる場合，超音波およびKUBが1st choiceとなる．結石は，音響陰影を伴う高エコー像で描出される．結石には数％X線陰性結石があるが，超音波では診断可能である．超音波施行時，結石の有無とともに，水腎症の有無を観察する．

5 実質性腎疾患

　慢性腎不全においては，腎萎縮のほか腎全体あ

るいは腎実質のエコーレベルの上昇が特徴で，皮質と髄質の境界は不明瞭化する．糖尿病性腎症やアミロイドーシスでは，尿細管周囲の間質の増加により，萎縮が目立たないとされている．

急性腎不全では一般に腎は腫大するため，鑑別可能である．

2 核医学

1 腎シンチグラフィ

放射性同位元素（RI）を投与し，体内のRIから放出される放射線を体外の検出器で測定することで，RIの体内分布を画像化する検査である．CTやMRI検査が形態や位置などを評価するのに対し，核医学検査は機能や代謝を画像化する検査である．また，分腎機能を評価できる．最近ではCTやMRIでも機能を評価できるようになってきているが，核医学の検出感度は非常に高いため広く利用されている．また，少量のRIで感度のよい検査ができるため，腎機能や代謝に影響を与えることなく検査ができることも利点である．

❶ 放射性医薬品

集積機序の違いにより，①尿細管分泌物質，②糸球体濾過物質，③腎皮質集積物質に分けられる．腎排泄は尿細管と糸球体が関与しているため，機能を評価する動態シンチグラフィには尿細管分泌物質や糸球体濾過物質が用いられる．

尿細管分泌物質

腎血流中の大部分が尿細管からの能動輸送により尿中に排出され，糸球体濾過が少ないため，有効腎血漿流量（ERPF）をよく反映する．

- ^{99m}Tc-MAG$_3$

^{99m}Tc製剤であるため，半減期は6時間と短く，またβ線を放出しないため大量投与しても被曝が少ない．また，^{99m}Tc製剤はジェネレーターを用いて院内で適宜使用することができるため簡便であることや，放出するγ線のエネルギーがγカメラに最も適していることなどの理由から，現在この製剤がほとんど利用されている．

- ^{131}I-OHI

腎検出率は^{99m}Tc-MAG$_3$よりも高く，腎血漿流量をよく反映するが，上記のようなMAG$_3$の利点により使用は減少している．

糸球体濾過物質

- ^{99m}Tc-DTPA

血中蛋白との結合がわずか数％と少なく，糸球体から特異的に排出され，尿細管分泌や再吸収されることなく尿中に排出されるため，GFRの測定に用いられる．

腎皮質集積物質

- ^{99m}Tc-DMSA（図XVI-2-1, 2）

糸球体からはほとんど濾過されず，腎尿細管上皮に取り込まれ長時間集積する．したがって，腎静態シンチグラフィとして機能している腎実質の形態や分布を評価することができる．ただし，最近では形態の評価は超音波やCTが主流となり，

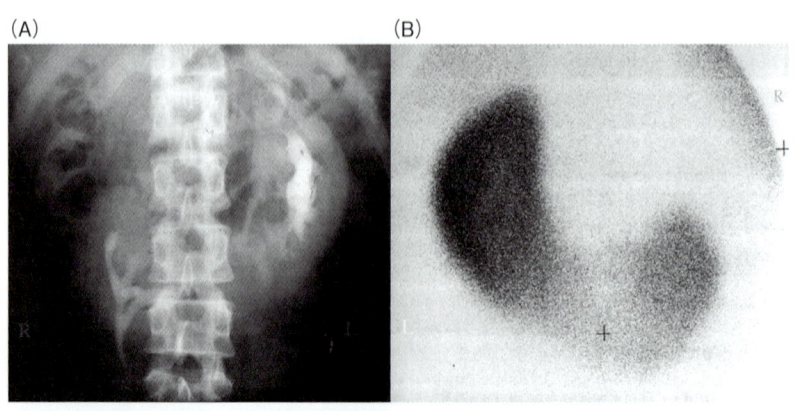

■ 図XVI-2-1　馬蹄腎
（A）腹部単純写真．
（B）^{99m}Tc-DMSA.
腎下極にて癒合する形態が明瞭に描出されている．

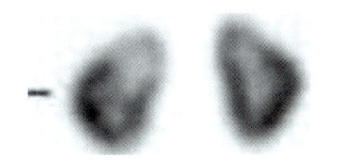

図 XVI-2-2　尿細管逆流による腎盂腎炎（瘢痕）
99mTc-DMSA．両側，特に右腎上極の集積が低下している．

使用は減少している．

❷ 腎動態シンチグラフィ

RI を急速静注直後から経時的に腎・尿管・膀胱を連続撮影することで，腎臓への血流分布を反映した血流相（30～40秒），ネフロン内の薬剤分布を示す機能相（2～4分），上部尿路からの排泄を示す排泄相（4分以降）の3相からなる腎動態シンチグラフィが得られる．核種としては，99mTc-MAG₃ や 99mTc-DTPA が用いられる．腎動態シンチグラフィと同時に腎 RI 摂取・排泄の経時的推移をグラフ化することで得られるのがレノグラムである．レノグラムのカーブの形態で，正常，尿路閉塞，無機能腎などの診断が可能である．

❸ 腎静態シンチグラフィ

核種には，尿細管上皮に取り込まれ長時間皮質に集積する 99mTc-DMSA を用いる．111～185 MBq（3～5 mCi）を静注し，2～3時間後に撮像する．背臥位で背側と腹側の二方向，必要に応じ側面像や斜位像を追加する．

投与 RI 量，腎の深度を計算し，左右の腎摂取率を求める．

正常では，腎は長軸が頭側で交わるハの字に位置し，右腎は左腎よりもやや低位である．腎実質の RI 分布はほぼ均一であるが，皮質に比べ内側の髄質部や腎盂は集積が低い．

腎実質の形態・分布を反映した像となるため，癒合腎などの腎奇形や異所性腎などの位置異常，腎梗塞などの血行障害，腎損傷，感染後の腎瘢痕などに有用である．腎瘢痕については，その早期診断に有用で，CT や超音波よりも検出感度が高いといわれている．

2　その他，腎泌尿器科で用いられる核医学検査

❶ 骨シンチグラフィ

現在広く 99mTc-DMSA-MDP，99mTc-DMSA-HMDP が検査に用いられている．これらリン酸化合物は，骨を形成するハイドロキシアパタイトへ主に集積すると考えられており，集積には血流および代謝が反映される．

99mTc-DMSA - リン酸化合物を 370～740 MBq（10～20 mCi）静注し，2～4時間後に撮像する．全身像（前面像，後面像）のほか，必要に応じスポット撮影を行う．

投与された RI は 2～4時間後には 30～40％ が骨に集積し，50％ 以上は尿中に排泄される．よって，腎尿路系が描出され，膀胱内に蓄積するため，撮像直前に排尿させる．

腎泌尿器領域では，悪性腫瘍の骨転移の検出のほか，腎機能障害に伴う異所性石灰化病変の描出，腎性異栄養症などで用いられる．

前立腺癌の骨転移は，造骨型が多く，腎細胞癌では溶骨型が多い．造骨型は陽性像が強く描出されることが多く，溶骨型は RI 集積の増加をみることも多いが，大きな転移では病変の中心部が陰性像となるドーナツ像を呈することもある．

腎不全や透析患者では，Ca 代謝バランスのくずれから骨病変を呈する．これを腎性骨異栄養症という．二次性副甲状腺機能亢進症により，骨リモデリングのターンオーバーが促進されるため，びまん性に骨の RI 集積が著明に増加する（super bone scan）．このとき両腎はほとんど描出されないことが多く，absent kidney sign という．乳癌や前立腺癌，胃癌などのびまん性骨転移でも super bone scan を呈することがある．

また，二次性副甲状腺機能亢進症では，動脈や筋肉内，関節周囲のほか，肺や胃，心臓といった臓器にも石灰化沈着が生じることがある．異所性石灰化といわれ，骨シンチグラフィで描出される．肺での異所性石灰化は，CT 上はすりガラス濃度の結節影を呈し，上葉優位，小葉中心性の分

■ XVI. 腎疾患の症候と検査

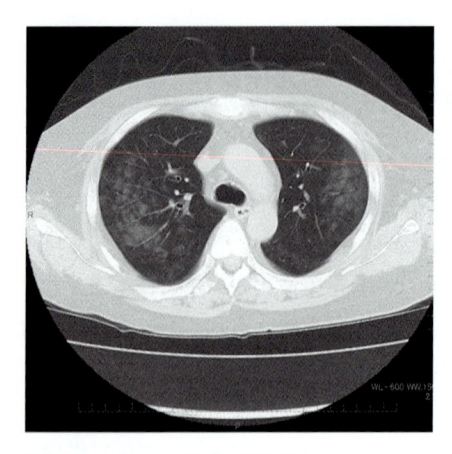

■ 図 XVI-2-3　胸部単純 CT
肺異所性石灰化.

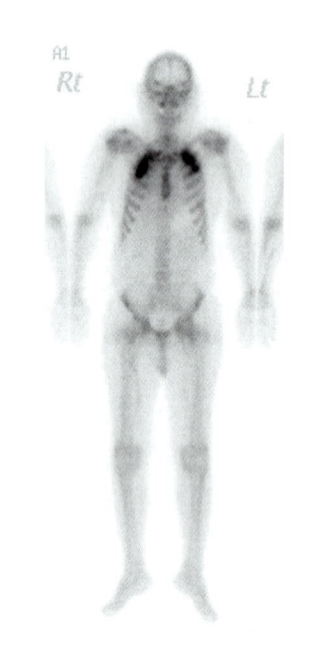

■ 図 XVI-2-4　骨シンチグラフィ
上肺野のすりガラス影に一致して，骨シンチグラフィで集積が認められた．

性を知ることができる．

腹部の撮像では，RI が大量に腸管に分泌排出され，画像評価の妨げになるため，前処置として下剤，浣腸などにより腸管内容をできるだけ除去する．^{67}Ga-クエン酸を 37〜111 MBq（1〜3 mCi）静注し，24〜48 時間後に撮像する．

急性炎症および慢性炎症に集積し，膿瘍に著明に集積するため，不明熱で CT など他の画像検索にて focus が不明な症例に行われることが多い．腎泌尿器科領域では，炎症機序としては腎盂腎炎や腎膿瘍，乳頭壊死，急性尿細管壊死などで集積が認められる．また，腎アミロイドーシスや移植腎の拒絶反応時にも集積がみられる．^{67}Ga-クエン酸は腫瘍シンチグラフィとしても用いられ，悪性腫瘍の腎転移やリンパ腫でも集積がみられるが，原発性の腎腫瘍（RCC）では取り込みが弱い．

3 腹部単純 X 線

kidney，ureter，bladder の頭文字をとって KUB とも呼ばれる．

撮像方法は，情報量の多い背臥位正面が基本となる．通常の腹部単純 X 線写真と異なり，膀胱下縁が欠けないように恥骨結合の上縁まで入れて撮像する（図 XVI-2-5）．

腎は後腹膜の脂肪に囲まれているため，実質と脂肪とのコントラストにより辺縁が描出される．まずは腎の存在を確認し，位置異常がないか，大きさの異常はないか，腎から突出するような腫瘤像はないかを辺縁から読みとる．正常では，腎の長軸はハの字となるように上方で交差するように位置しているが，これが交わらないときには馬蹄腎などの奇形を考える．辺縁が描出不良な場合は，周囲に液体貯留がある，炎症が存在するなど，後腹膜病変が考えられる．

KUB の主な適応は結石の検索である．尿管結石の約 90% は X 線非透過であり，「尿路結石診療ガイドライン」でも尿路結石症を疑われる際は，初期評価として KUB と超音波での診断が主流となっている．ただし，描出はサイズや腸管ガスの

布を呈することが多い（図 XVI-2-3, 4）．過敏性肺臓炎や肺胞出血，小葉中心性分布を呈する経気道感染などが鑑別となるが，骨シンチグラフィで集積が確認できれば診断は容易である．

❷ 炎症シンチグラフィ

^{67}Ga-クエン酸を用いて行う．急性炎症や膿瘍のほか，慢性炎症でも活動期や再燃時には集積がみられる．炎症巣の有無，部位，範囲および活動

検査 ― 2. 画像検査

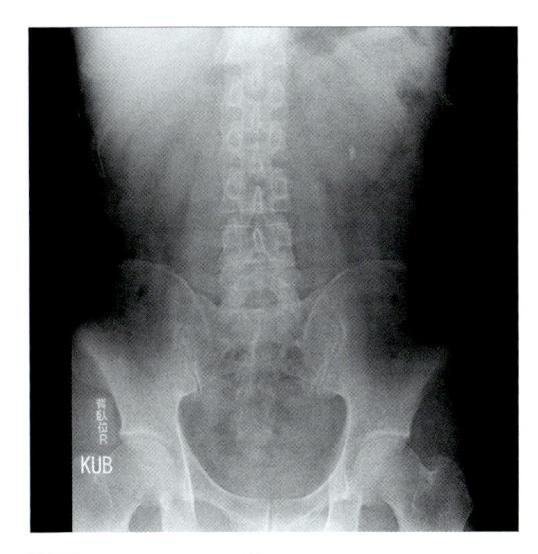

■ 図 XVI-2-5　KUB ①
恥骨上縁まで入れて撮像する．左下極に一致した石灰化があり，腎結石と考える．左にも石灰化が認められ，尿管の走行と一致し，尿管結石が疑われる．

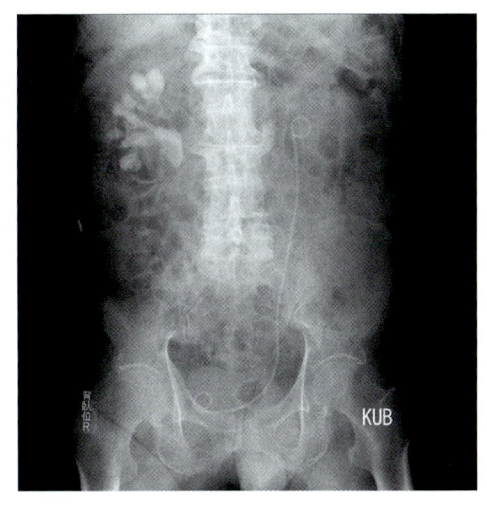

■ 図 XVI-2-6　KUB ②
右腎盂・腎杯に一致した石灰化．サンゴ状結石の典型像．

程度，存在部位に左右される．KUB は，CT と比較して被曝量が少なく簡便なため，結石が指摘されている場合，その follow や治療後経過観察にも有用である．

腎や尿路の走行に一致するような石灰化がないか，膀胱に一致した石灰化がないかを観察する．腎結石では，胆石や膵石，腎動脈や脾動脈瘤の石灰化などとの鑑別を要する．尿路結石では，鑑別を要するものに動脈壁の石灰化や静脈石，女性であれば筋腫の石灰化，腸管憩室の石灰化，リンパ節の石灰化などがあげられる．石灰化の位置や形状から推測可能であるが，単純写真のみでの鑑別が困難なこともある．腎盂・腎杯全体に結石が形成されると，サンゴ状結石といわれる特徴的石灰化を呈する（図 XVI-2-6）．

このほか，異常ガス像がないか，腹水はないかなどを観察する．気腫性腎盂腎炎や気腫性膀胱炎では，腎や膀胱壁に沿ったガスが描出されることがある．

4 尿路造影

1 静脈性尿路造影法

ヨード造影剤を経静脈的に投与し，腎から尿中に排泄される造影剤により腎尿路系を描出する検査である．

静脈性尿路造影法（IVU）では，腎実質や腎盂・腎杯，尿路から膀胱の走行や形態を評価できるほか，排泄速度よりおおよその分腎機能も推測できる．近年，腎疾患や膀胱疾患では超音波が第 1 選択となり，CT や MRI で精査が行われるため，検査件数は減少してきている．ただ，他検査が進歩した現在でも，腎盂・腎杯・尿管の詳細な評価は本法でなければ難しい．

代表的疾患として，尿路結石，尿路腫瘍，尿路奇形，尿路損傷などの尿路疾患，神経因性膀胱，後腹膜疾患などに実施される．手術前の尿路の確認にも有用である．

❶ 検査法

造影前に KUB を撮る．消化管の造影剤残存や，腹部の石灰化など，造影剤投与後に読影に影響するようなものがないかを事前に確認する．

造影剤は非イオン性造影剤を用いる．投与方法には，一回投与による静脈性腎盂造影法 intravenous pyelography（IVP）や点滴腎盂造影法 drip infusion pyelography（DIP）がある．最も一般的に行われている静注法では，1 mL/kg の造影剤（300 mgI/mL）を 1〜3 mL/秒程度かけて注

941

入し，5分，10分，15分後に背臥位で撮影する．点滴静注法では，100〜250 mLの造影剤（150 mgL/mL）を5〜10分で注入し，10分，20分，30分と経時的に撮影する．

最後に排尿後の撮像を行う．排泄には個人差があるため，必要に応じ立位像や斜位像などを追加する．

❷ 所　見

造影剤投与後数分で腎実質が造影され，約5分で腎杯から腎盂が描出された後，尿管，膀胱が描出される．

正常腎の径は約9〜13 cmで，左腎は右腎よりも0.5 cm大きい．右腎は左腎よりも1.5 cm以上，左腎は右腎よりも2 cm以上大きいときに左右差があると判断する．

腎実質の厚さは上下極で3〜3.5 cm，両極間は2〜2.5 cmである．この厚みは，乳頭を結ぶ線（interpapillary line）と腎実質外側との間隔により判定される．この間隔は正常ではほぼ左右対称性であり，腎実質の厚さの判定に有用である．限局的な突出が認められたり，厚みが限局的に増している部位では，腫瘍などの存在が疑われる．

尿管は腎盂から内側に向かい，腸腰筋の前方を横突起の外側1/2に重なって走行する．下方では，腸骨動静脈前側を通り，骨盤内では腸骨の内側縁に沿って走行し，膀胱に至る．尿管に関しては，走行異常，尿管拡張，造影欠損の有無を観察する．尿管には，腎盂尿管移行部，総腸骨動脈交差部，尿管膀胱移行部に生理的狭窄部位があるため，尿路病変と誤診しないようにする．尿管は蠕動しているため，全長が描出されないのが正常である．

膀胱は蓄尿量によって形態は左右されるが，尿がたまるにつれて辺縁平滑な楕円形を呈する．緊張型の神経因性膀胱では，肉柱形成や膀胱収縮によるpine tree appearanceと呼ばれる形態を呈する．造影欠損を認めた場合，腫瘍や血腫，結石などが疑われる．また尿管瘤でも造影欠損が認められる．

2 排尿時膀胱尿道造影，逆行性腎盂造影

カテーテルを用いて膀胱内に造影剤を注入し，透視下で排尿しながら検査する．

現在，腎泌尿器疾患検査の第一選択は超音波であり，精査にCTやMRIが施行される．また機能評価には核医学検査が主流となってきているため，造影検査の果たす役割が狭められてきているが，排尿時膀胱尿道造影は特に小児泌尿器疾患の画像診断においていまだgolden standardな検査である．適応は主に，膀胱尿管逆流の診断と，後部尿道弁，尿道狭窄，尿道憩室などの尿道疾患である．

❶ 検査法

カテーテルを用いて，尿意を我慢できなくなるまで膀胱内に造影剤を注入する．膀胱充満時，排尿時，排尿後に撮影を行う．

❷ 所　見

膀胱尿管逆流は膀胱内圧が上昇する排尿時に起こりやすい．膀胱尿管逆流の程度については，国際分類に従って判定する．Gradeが高いほど腎障害の頻度は高い．Grade I, II は成長に伴い自然消退が期待できるが，IV, V はその可能性が低い．

尿道の開大の状態で，尿道弁や尿道狭窄，尿道憩室がないかを観察する．後部尿道弁では，後部尿道の拡張，精丘直下の尿道の狭窄を認める．膀胱の肉柱形成，膀胱尿管逆流などの二次的所見をみることもある．

膀胱に変形や肉柱形成による壁の変化がみられれば，神経因性膀胱などの排尿障害が考えられる．

5 血管造影

動脈撮影と静脈撮影に大別される（図XVI-2-7, 8）．血管にカテーテルを挿入して行う侵襲的な検査のため，適応の判断は慎重に行う．以前は腫瘍性病変の存在診断や病期診断，高血圧における血管評価などに用いられていたが，CTやMRIなどの非侵襲的検査の進歩により診断目的の実施

検査 — 2.画像検査

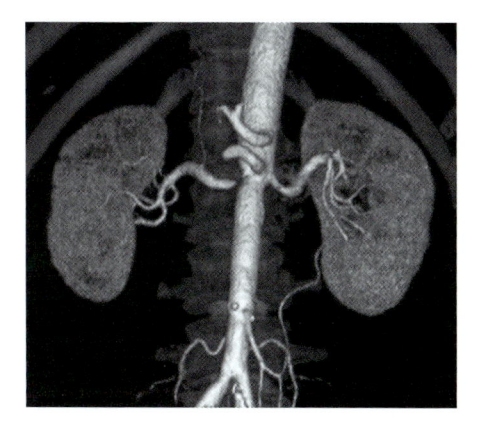

■図 XVI-2-7　3DCTA
両側，特に右有意に腎動脈根部に狭窄を認める．

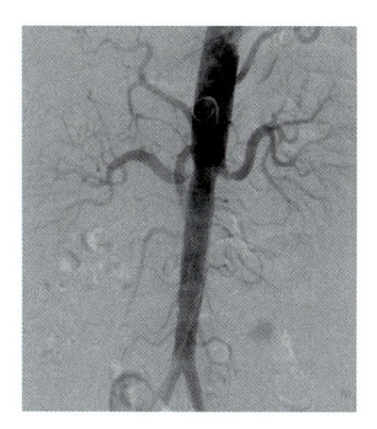

■図 XVI-2-8　大動脈造影
ステント挿入術が施行された症例．

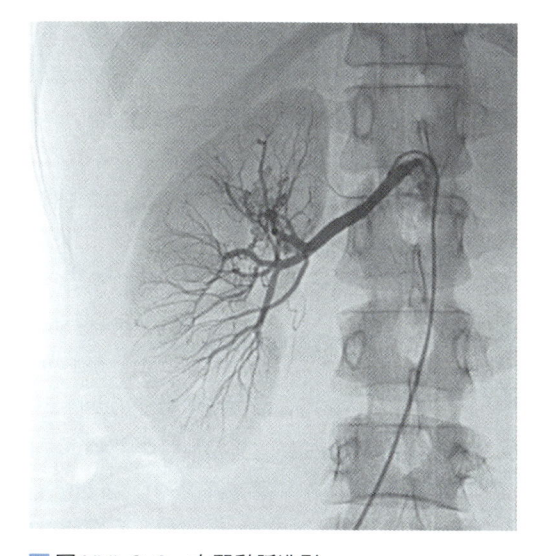

■図 XVI-2-9　右腎動脈造影
肉眼的血尿を主訴に来院．CTにて異常は指摘できず，血管造影を施行．右上極に異常血管が描出され，AVMの診断となった．塞栓術を施行した．

頻度は減少している．しかしAVMなどの血管異常や，外傷時や腫瘍の出血などでは，診断および治療が可能であり有用である．また，動脈硬化や線維筋性異形成による腎動脈狭窄に対してバルーン拡張を行うなど，適応は診断から治療手段へと変化している．

腎静脈造影は，静脈奇形の診断やnatcracker現象における腎静脈圧測定，腎静脈レニン採血などに用いられる．

動脈造影では，Seldinger法により大腿動脈よりカテーテルを挿入し，腹部大動脈まで進め造影を行う．腎動脈狭窄の有無は，側孔のあいたpig-tail型のものを用いるのが一般的である．より末梢の評価には，マイクロカテーテルを用いて腎動脈を選択する．

腎動脈は通常左右1本で，第一腰椎のレベルで大動脈より分岐するが，20%程度で一側に複数存在するといわれている．右腎動脈は下大静脈の背側を通り，左よりやや長い．腎動脈本幹は腹側枝と背側枝に分かれ，さらに区域動脈から葉間動脈となる．これらは皮髄境界で弓状動脈を形成し，これより小葉間動脈が分岐する．被膜動脈は，下副腎動脈，精巣（卵巣）動脈，腎動脈分枝の穿通枝などから形成される．

1 代表的適応症例

腫瘍性病変では，存在診断や質的診断，病変の範囲に加え，腫瘍に入る血管の同定，血流の豊富さ，流出血管が描出され，特に術前に必要な情報を得ることができるが，近年CTの進歩により適応は変わりつつある．

腎血管性高血圧については，近年血管造影の施行前にCTやMRI，USにより腎動脈病変の把握がほぼ可能となっている．しかし，最終診断には腹部大動脈造影が重要で，原因疾患の診断に加え，大動脈病変の有無，腎動脈の起始部の状態，側副血行路の発達についても評価することができる．また治療方針の決定にも有用である．腎動脈

狭窄に対して，バルーンカテーテルとステントを用いた経皮経管的血管形成術（PTA）が行われ，特に線維筋性異形成で効果が高いといわれている．

AVMの診断には従来，腎動脈造影が不可欠といわれていたが，近年カラードプラ法による検出の有効性がいわれている．また，近年のマルチスライスCTによるCTAでは，本疾患の検出される可能性が高い．しかしcrusoid（ツタ状）type AVMではCTでは診断がつかないことがあり，臨床症状が明らかな場合は血管造影での診断が必要となる．血管造影では，異常血管を認め，早期に静脈が描出される（図XVI-2-9）．aneurysm typeでは，拡張した支配動脈に連続する動脈瘤が検出される．大量の血尿を認める症例では大きさにかかわらず治療の適応であり，塞栓術が第一選択となる．

6 CT

CT検査は被曝を考慮する必要があるが，再現性，客観性に優れる．空間分解能を保ちつつ広範囲の詳細な検索が可能である．尿路系疾患のスクリーニングではヘリカルCTで1回の呼吸停止下において肝上縁から骨盤部までを造影剤を用いずに撮影する（単純CT）．単純CTにて病変が確認されれば，必要に応じて造影CTを追加する．その際には目的により撮影時間や造影剤注入速度，スライス厚を調整する必要がある．

1 単純CT

単純CTは病変の存在部位の確認や造影検査の撮影範囲の決定に有用である．また，造影剤を用いなくても，石灰化や脂肪，ガスの描出に優れている．腎泌尿器領域においては，腎結石や尿管結石，腎石灰化症で石灰化を見つけることが診断に重要である（図XVI-2-10, 11）．長期透析患者においては異所性石灰化がみられることがまれでなく，これらの所見にも慣れておく必要がある（図XVI-2-12）．腎血管筋脂肪腫の診断には腎腫瘍内の脂肪含有の有無がポイントとなるが，CT値を計測することで脂肪濃度を確認する（図XVI-2-13）．ガス像に関しては，まれであるが気腫性腎盂腎炎の診断に至ることで治療方針の決定に役立つ（図XVI-2-14）．

2 造影CT，ダイナミックCT

静脈から非イオン性ヨード系造影剤を投与することで，造影CTが可能となる．ヨード系造影剤の使用にあたっては，腎機能障害（血清Cr 1.5 mg/dL以上では不必要に造影するべきではないと考える）と禁忌疾患（気管支喘息，ヨードアレルギーの既往，重篤な甲状腺疾患など），併

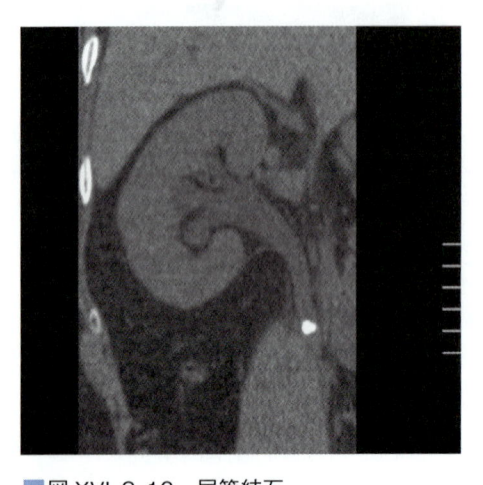

■図XVI-2-10　尿管結石
単純X線では不明瞭な結石が描出され，腎盂尿管の拡張を伴っている．

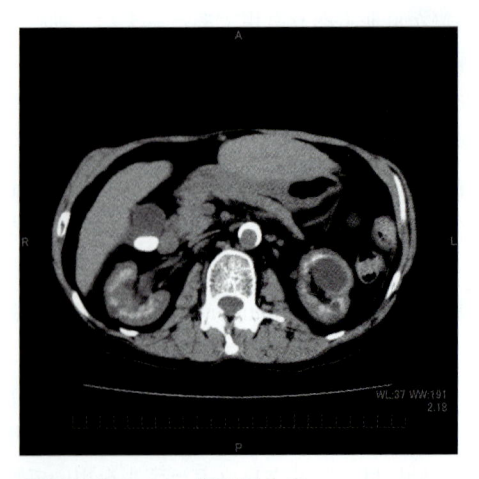

■図XVI-2-11　腎石灰化症
単純CTで腎の髄質中心に石灰化がみられる．

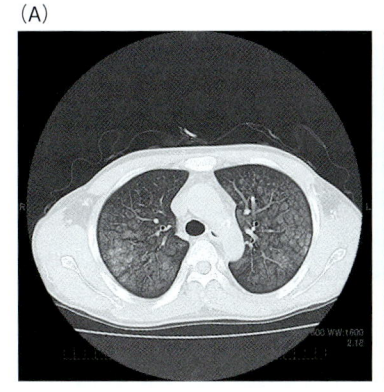

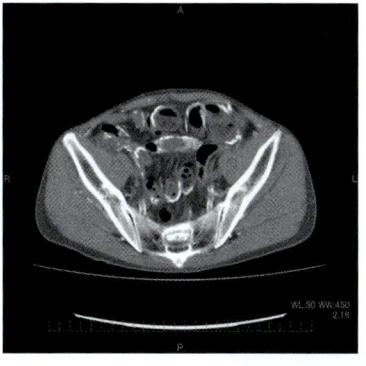

■図 XVI-2-12　長期透析に伴う異所性石灰化
(A) 両側上肺野優位にびまん性に淡い石灰化が広がっている．
(B) 腸管壁に沿って粗大な石灰化が広範にみられる．

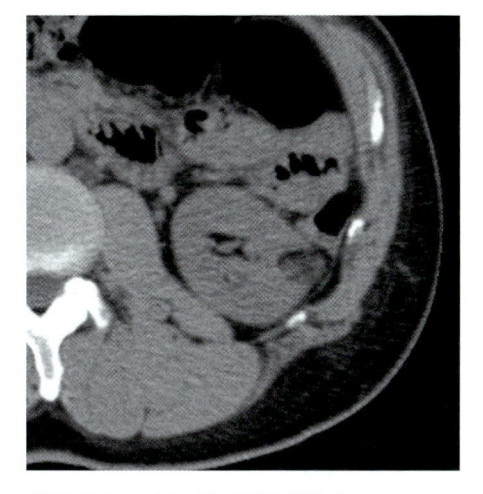

■図 XVI-2-13　腎血管筋脂肪腫
左腎に脂肪濃度（−20HU）を呈する領域を含む腫瘤がみられる．

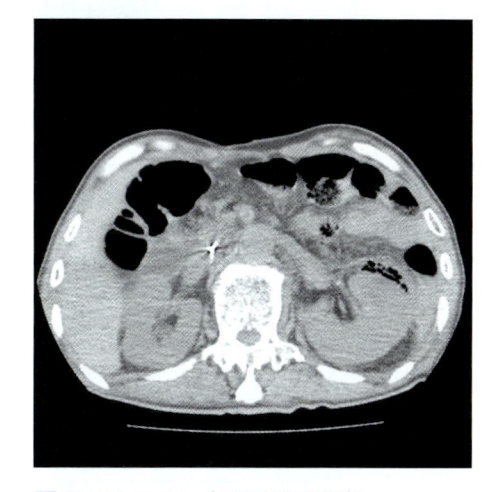

■図 XVI-2-14　気腫性腎盂腎炎
左腎は腫大し，実質のガス像と周囲脂肪組織の濃度上昇を伴っている．

用注意薬（塩酸メトホルミンや塩酸ブホルミンといったビグアナイド系糖尿病薬など）を考慮する必要がある．また，副作用についても患者に説明し，同意を得る必要がある．なお，ヨード造影剤は糸球体で濾過され，腎から排泄される．

ヨード造影剤を静脈から緩徐に投与することでも腎腫瘤性病変はある程度明瞭になり，また血流の有無から囊胞性腎疾患，腎梗塞といった診断に至る．

しかし，静脈を20G留置針で確保し，耐圧チューブを連結させ，自動注入器を用いて3〜5 mL/秒で急速に静注することによってダイナミックCTが可能となる．ダイナミックCTでは血流変化が鋭敏にとらえられ，腫瘤性病変や血管病変の診断，外傷の治療方針に役立つ．腎臓には全身の造影剤が集まってくるため，腎の造影効果は他の臓器とは違った造影パターンを呈する．造影剤を30〜40秒前後で注入した場合，次の3つの相が観察される（図 XVI-2-15）．

皮髄相：造影剤投与後，30〜60秒後で皮質が主に造影される

腎実質相：90〜130秒後には腎実質が造影される

排泄相：3〜5分後以降には造影剤が排泄され尿路が観察される

皮髄相のみでは腎髄質の病変を見逃すことがあり，さらに多血性の腫瘍と皮質とのコントラストも不良である．また，下大静脈内の層流 laminar flow を血栓や腫瘍栓と間違えてはならない（図 XVI-2-16, 17）．

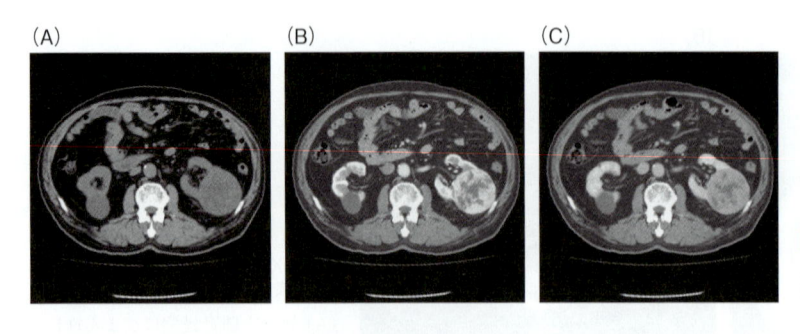

■ 図 XVI-2-15　腎細胞癌
(A) 単純CT, (B) 皮髄相, (C) 腎実質相.

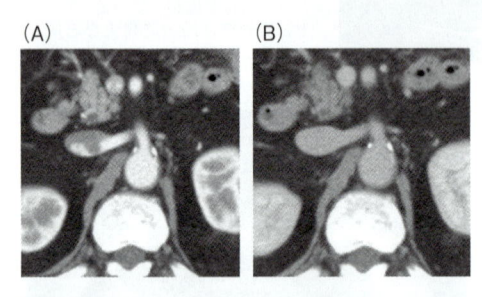

■ 図 XVI-2-16　下大静脈の層流
(A) 皮髄相では下大静脈内に造影剤を含んでいる血流と造影剤を含んでいない血流がみられる.
(B) 腎実質相では下大静脈内の造影効果は均一である.

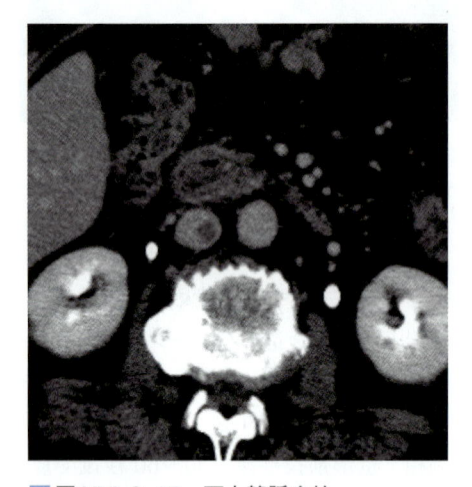

■ 図 XVI-2-17　下大静脈血栓
腎実質相においても下大静脈内に造影欠損を呈する血栓がみられる.

7 MRI（図 XVI-2-18）

腎疾患における画像診断においては，超音波やCTで大部分が事足りる．MRIは空間分解能が悪く，アーチファクトも多い．特に腎実質は水分が多い臓器であり，多くの腫瘍や他の病変とのコントラストが不十分である．つまり，MRIの得意とするコントラスト分解能が生かされないのである．

しかし，MRIではchemical shift imagingを用いることで微量の脂肪を検出することが可能である．また，アレルギーでヨード造影剤が用いられない場合にもMRIが適応となる．腎で用いられる1.5 T MRIによる具体的な撮像プロトコールの例を提示する．

さらに，MR angiography（MRA）によって腎血管性病変の評価が可能であり，MR urography（MRU）によって尿路の閉塞部位が把握できる．

❶ T1強調像

呼吸停止下に繰り返し時間（TR），エコー時間（TE）を短くしたgradient echo法による高速撮像を行う．腎の皮髄が明瞭に認識可能である．皮質は髄質よりも高信号を呈し，"corticomedullary differentiation（CMD）"と呼ばれる．脂肪抑制T1強調像ではCMDはより一層明瞭に描出される．腎機能障害ではCMDは不明瞭化する．

❷ T2強調像

TR，TEを長くした撮像法で，安静呼吸下でのspine echo法では撮像時間が長く，アーチファクトも多い．

fast-spine echo法では呼吸停止下で撮像することが可能である．囊胞性疾患の高信号が明瞭で，特に囊胞壁の結節の評価に優れる．しかし，充実性病変のコントラストは低下する．

half-Fourier法によるsingle shotのhalf Fourier fast spin echo法（HASTE法）では呼吸停止が不良でも撮影可能である．バンド幅が広く，chemical shift artifactが少ないため，腎・後腹膜

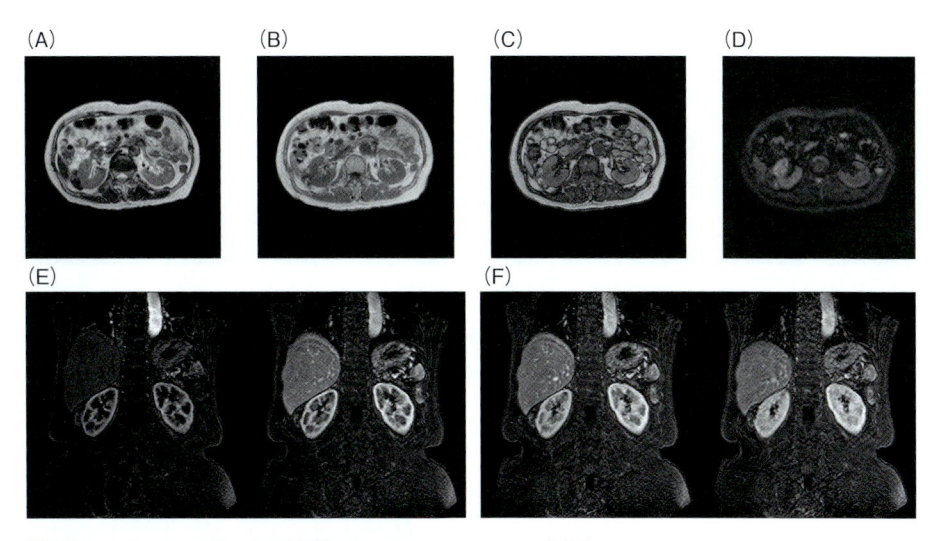

■図 XVI-2-18　腎 MRI（右腎 complicated cyst の症例）
（A）T₂強調像，（B）T₁強調像 in-phase，（C）T₁強調像 opposed-phase，（D）拡散強調像，（E）dynamic MRI 皮髄相，（F）dynamic MRI 腎実質相．
右腎にT₂強調像で低信号，T₁強調像で一部高信号を呈する腫瘤がみられ，opposed-phase で脂肪成分の存在は明らかではない．造影後早期に腎の皮髄境界が明瞭で，徐々に不明瞭となっていく．腫瘤に造影効果はみられない．

領域では有用性が高い．また，水に対する感度が特に高いため，囊胞性病変の診断に役立つ．しかし，充実性病変のコントラストはあまり高くない．

❸ chemical shift imaging

gradient echo 法において，水成分と脂肪成分の位相が同一方向を向いている相（in-phase）と逆方向を向いている相（opposed-phase）を撮像する．同一ピクセル内に水成分と脂肪成分を含んでいる場合には in-phase では両者の信号の和が，opposed-phase では両者の信号の差が信号強度となる．つまり，opposed-phase 画像では脂肪と水が同一ピクセル内に存在していると低信号を呈する．両者を比較することで微量の脂肪を検出することが可能となり，腎血管筋脂肪腫や腎細胞癌（特に淡明細胞癌）における脂肪含有の評価に重要である．

❹ 拡散強調像

短時間に撮像できる EPI 法によって呼吸停止下に撮像可能となった．正常の腎は間質に自由水が多く，拡散値の大きい臓器である．しかし，腎実質の慢性炎症や腎動脈硬化症により腎実質は線維化し，拡散値が低下する．

❺ ダイナミック MRI

腎腫瘤が疑われ，CT が使えないようなヨードアレルギー患者では有効である．MRI 用造影剤（Gd-DTPA）はガドリニウム金属をキレートしたもので，糸球体濾過物質である．Gd-DTPA はヨード造影剤に比して腎毒性が少ないと考えられていたが，腎機能低下症例にガドリニウム製剤を用いることで腎性全身性線維症（NSF）の発症が警告されており，腎機能を考慮する必要がある．

Gd-DTPA（0.1 mmol/kg）を急速静注し，20～30秒おきに撮像する．パルス系列は呼吸停止下で撮像可能な gradient echo 法（FLASH，SPGR）を用いて，2D のマルチスライス法あるいは 3D で撮像を行う．造影後，脂肪抑制 T₁強調像を撮像することで，造影された組織と脂肪組織を明瞭に分離することが可能である．

正常構造の造影パターンは CT とおおむね同様であり，造影開始20～30秒後に動脈が描出され，その後，30～60秒後に皮髄相，90～180秒後に腎実質相，その後，排泄相となる．

❻ MR angiography：腎血管の評価

ガドリニウム造影剤を急速静注し，呼吸停止下に撮像する 3D gradient echo 法ではより血管が

■ XVI. 腎疾患の症候と検査

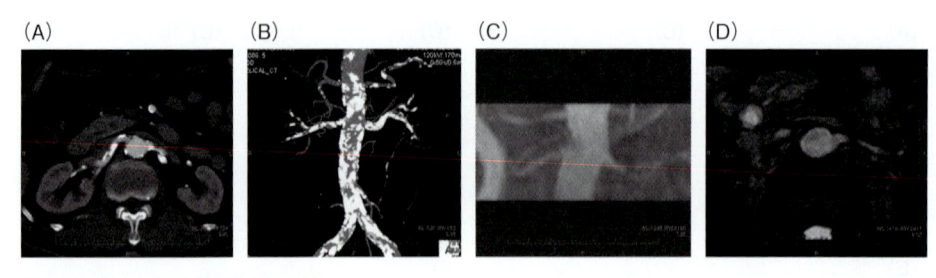

■ 図 XVI-2-19　腎動脈狭窄症
(A) CT angiogaraphy の水平断像，(B) CT angiogaraphy の MIP 画像，(C) MR angiography の水平断像，(D) MR angiography の MIP 画像．
著明な動脈硬化により壁の石灰化が著しい症例では，CT よりも MRA のほうが狭窄の描出が比較的明瞭である．

明瞭で，腎動脈狭窄はもちろん，腎動脈瘤や腎血管奇形，腫瘍の血管浸潤をも評価し得る．しかしながら，腎動脈狭窄症の症例では腎機能低下を合併していることも多く，ガドリニウム製剤の使用にあたっては腎機能の評価が必須である．造影剤を用いない腎血管の評価法として phase contrast 法あるいは time-of-flight 法があり，腎血管病変のスクリーニングとして有用性が高い（図 XVI-2-19）．

❼ **MR urography：尿路の評価**

厚いスライスの projection 法あるいは MIP 法で撮像を行う．尿路に閉塞があれば，腎機能に依存することなく拡張尿路を描出し，容易にその閉塞部を同定できる．さらに，急性尿路閉塞時の尿路外漏出の検出感度も高い．

しかし，閉塞原因に関しては充盈欠損像として描出されるのみであり，つまり，結石か腫瘍性病変かの鑑別は困難である（図 XVI-2-20）．そのため，T_2 強調像を撮像し，閉塞部の形態や信号強度を評価する．

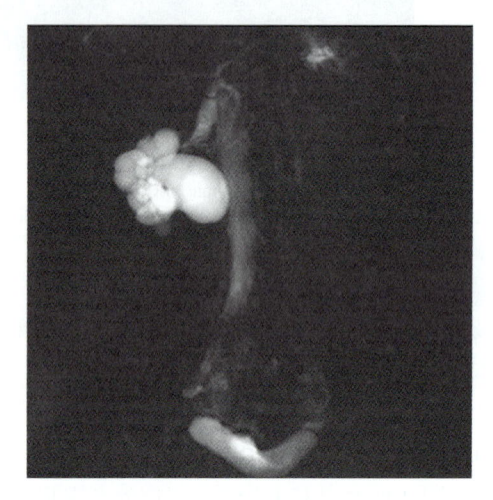

■ 図 XVI-2-20　MRU
右側で腎盂・腎杯の著明な拡張がみられる．閉塞機転は指摘困難である．

また，拡張していない尿管や血尿の描出能は低い．さらに，尿路と重なる液体として腸液や腹水が存在すると，尿路の分離が困難になる．
これらの欠点を理解していることが重要である．
〔宮川国久，小池祐哉，中地良美，中島康雄〕

3 検査 腎機能の評価

1 クリアランスとは？

腎臓の構成単位はネフロンで，糸球体と尿細管から構成されている．糸球体では濾過，尿細管では再吸収や分泌が行われるが，これらの過程を腎臓全体として簡単に把握するのにクリアランスの概念が有用である．

ある物質 x が腎臓から尿中に排泄されるとき，尿中濃度を U_x，単位時間当たりの尿量を V とすると，単位時間に尿中に排泄される x の量は $U_x \cdot V$ である．x の血漿濃度を P_x とし，x の単位時間当たりの尿中排泄量に等しい血漿量を C_x とすると，

$$P_x \cdot C_x = U_x \cdot V$$

の式が成り立つ．これより，

$$C_x = U_x \cdot V / P_x$$

と表すことができる．このような C_x を物質 x の腎クリアランスという．言い換えれば，腎クリアランスとは，ある物質が溶解している血漿量が単位時間にどの程度腎臓から除去（清掃）されるかを示す指標である．以下，この概念を用いて，糸球体濾過量，腎血漿流量，尿細管での再吸収と分泌，尿の濃縮と希釈など腎機能の概略を知る方法とその評価について述べる．

2 糸球体濾過量（GFR）（図 XVI-3-1（A））

糸球体で自由に濾過されるが，尿細管では再吸収も分泌もされない物質 a があると仮定する．a の血漿濃度 P_a，尿中濃度 U_a，単位時間当たりの尿量 V より，前述の式から，

$$C_a = U_a \cdot V / P_a$$

となる．この物質 a の腎クリアランス C_a を GFR という．このような物質がイヌリンである．GFR は身体の大きさにより変わるので，通常標準体表面積当たりで換算して表現する．標準体表面積として 1.73 m² が使用されている．

1 イヌリンクリアランス

イヌリンは，果糖からなる多糖類の一種で，分子量 5.2 kDa の外因性物質である．血管内に投与すると，血漿蛋白とは結合せず，糸球体で自由に

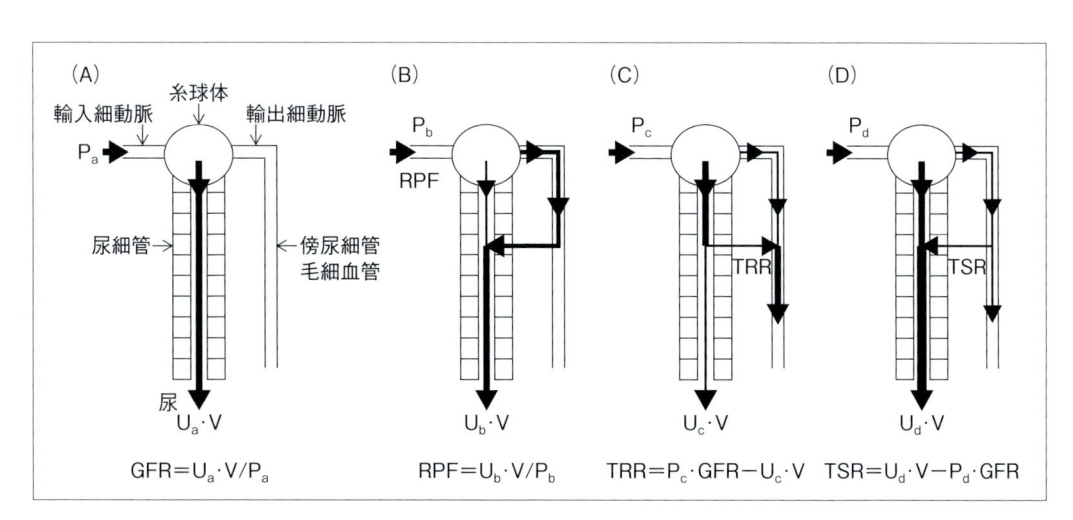

■図 XVI-3-1 クリアランス法による糸球体濾過量（GFR）（A），腎血漿流量（RPF）（B），尿細管再吸収量（TRR）（C），尿細管分泌量（TSR）（D）の測定原理

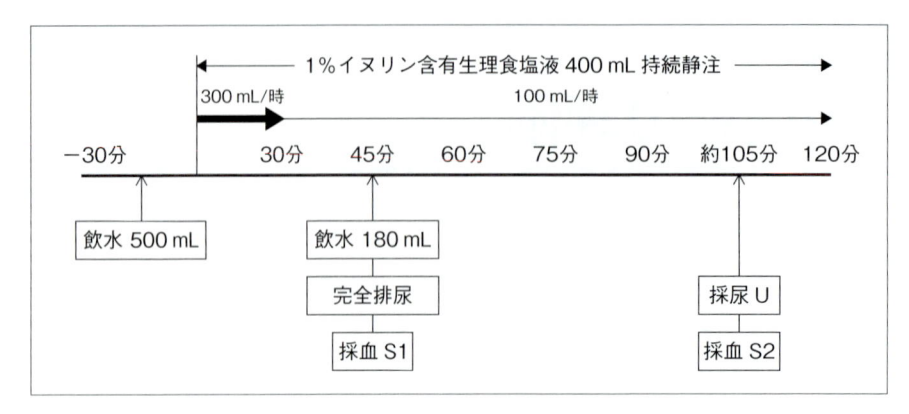

■ 図 XVI-3-2　イヌリンクリアランス簡易法

(Horio M, et al.：Clin Exp Nephrol, 13：50-54, 2009 より)

濾過され，腎臓での産生や代謝，尿細管での再吸収や分泌を受けることなく尿中に排泄されるので，GFR を正確に表す．イヌリンは 2006 年にわが国で市販され，臨床検査に使用できるようになった．しかしながら，体外から点滴注入するため，その腎クリアランス法は煩雑である．その煩雑さを軽減する目的でイヌリンクリアランス（C_{in}）簡易法（図 XVI-3-2）[1]）が報告されているので以下に示す．

❶ C_{in} 簡易法

1. 検査当日は朝食および服薬待ちとし，身長と体重を測定する．ただし，飲水摂取は自由である．
2. イヌリード注® 1 バイアル（40 mL；イヌリン 4 g 含有）を加え全量を 400 mL とした生理食塩液（1％イヌリン含有生理食塩液）を準備する．
3. 検査 15 分前に飲水 500 mL を行う．輸液ポンプを使用し 300 mL/時の速度で 1％イヌリン含有生理食塩液の輸液を開始する．
4. 30 分間静注後，輸液速度を 100 mL/時に低下し 90 分間投与する．その間 45 分の時点で，180 mL 飲水させ，完全排尿しその時刻を正確に記載するとともに，静注側と反対側の静脈より採血（S1）（2 mL）を行い，その時刻を正確に記載する．
5. 約 105 分の時点で，採尿（U）し，その終了時刻を記録するとともに，静注側と反対側の静脈より採血（S2）（2 mL）を行い，その時刻を正確に記載する（完全排尿後から 1 時間程度を目安とする）．
6. 完全排尿時刻や採血時刻，採尿時刻は秒針つきの時計により（秒単位まで），採尿量はメスシリンダーにより正確に計測する．
7. 測定項目：S1，S2（イヌリン），U（尿量，イヌリン）．

❷ 評　価

1. C_{in} を次式に従って計算する．

$$C_{in}(mL/分/1.73\,m^2) = [U_{in}(mg/dL) \cdot V(mL/分)/S_{in}(mg/dL)] \times 1.73/A$$

なお，S_{in} は S1 と S2 の平均血清イヌリン濃度，U_{in} は尿中イヌリン濃度とする．A は体表面積で，以下に示す DuBois の式より計算する．

$$A = 体表面積(m^2) = 体重(kg)^{0.425} \times 身長(cm)^{0.725} \times 7,184 \times 10^{-6}$$

2. GFR は体表面積で補正した場合でも，加齢とともに低下する（図 XVI-3-3）[2]．わが国では，健常人の GFR を C_{in} により測定することはまだ一般的でないため，基準値の設定がなされていない．
3. GFR の低下は，糸球体や尿細管の障害，腎血漿流量が低下する病態（脱水，出血，うっ血性心不全，肝硬変，ショック，腎梗塞，腎

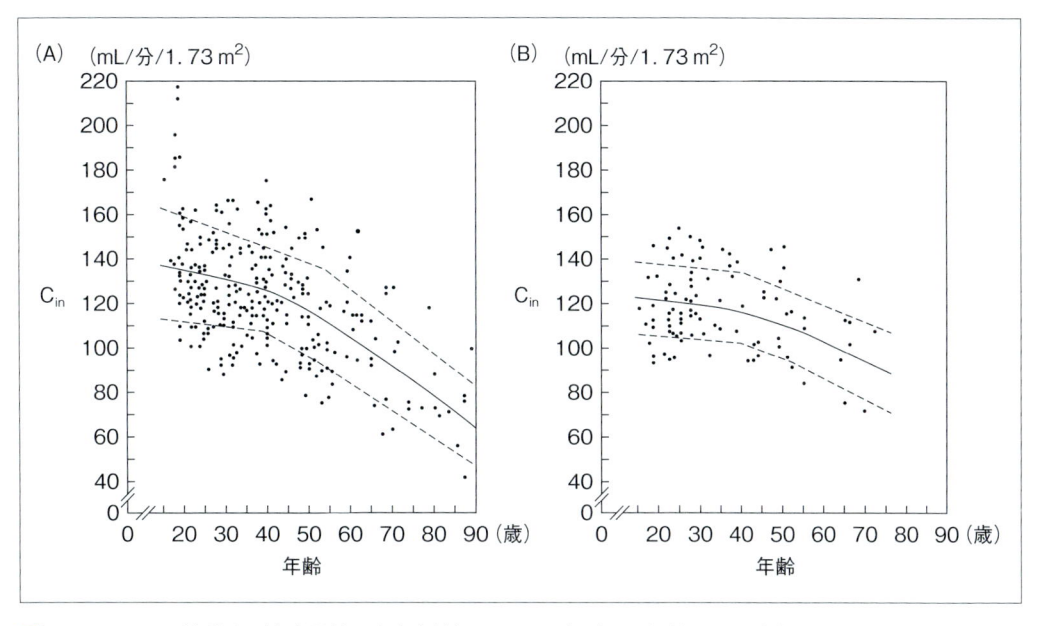

■ 図XVI-3-3　健常人〔(A)男性，(B)女性〕のGFR（C_{in}）の年齢による変化
実線は平均値，破線は平均値の±1標準偏差を示す．
（Wesson, LG: Physiology of the human kidney. p.96-108, Grune & Stratton, 1969 より）

静脈血栓症など）などで認められる．一方，GFRの増加は，糖尿病性腎症の初期（腎症前期，早期腎症期）や妊娠中にみられる．

❸ 手技上の注意事項

1. イヌリンの定量は酵素法で行われ，イヌリンをイヌリナーゼにより果糖に代謝し，その後も酵素反応を進行させ，最終的にペルオキシダーゼによる過酸化水素と色素の発色反応を吸光度で測定する．そのため，血漿中に果糖が含まれると偽性高値となる．果糖含有量の多いソフトドリンク，ゼリー，菓子類などの甘味料を摂取すると，イヌリンの血中濃度は増加する．また，ショ糖（砂糖）は小腸内でブドウ糖と果糖に分解され吸収されるので，ショ糖摂取後も同様にイヌリンの血中濃度は増加する．したがって，検査時の飲水は水で行う．抗酸化作用を有する薬剤（ビタミンEやプロブコールなど）はペルオキシダーゼによる発色反応を阻害し，イヌリンの測定値に誤差を生じるので，服薬を禁止する．
2. 不完全な排尿や採尿は尿量に誤差を生じる．また，採尿時刻や採血時刻も検査結果に誤差を与えるので，秒単位で正確に記録する．
3. うっ血性心不全や浮腫，腎障害が高度な患者で，水分負荷により悪化が予想される場合には検査を控える．
4. 極端な乏尿や多尿を避け，尿量は1 mL/分以上を保持することが大切である．
5. 検査中，排尿時以外は安静臥床を保つ．

2 クレアチニンクリアランス

Crは，分子量113 Daの内因性物質で，筋肉内でクレアチンが非酵素的脱水を受けることにより産生される．筋肉より循環血中に放出されたCrは，血中では血漿蛋白と結合せず，糸球体で濾過された後，わずかであるが近位尿細管で分泌され尿中に排泄されるので，GFRを過大評価することになり正確にGFRを反映しない（図XVI-3-4）[3]．しかし，Crは血中に存在するので，イヌリンと異なり注射が不要で，その腎クリアランスは簡便なGFR測定法として広く普及している．これを内因性C_{cr}という．

Crの測定は，最近ではCrを分解する酵素群を使う酵素法で行われているが，2000年頃までは

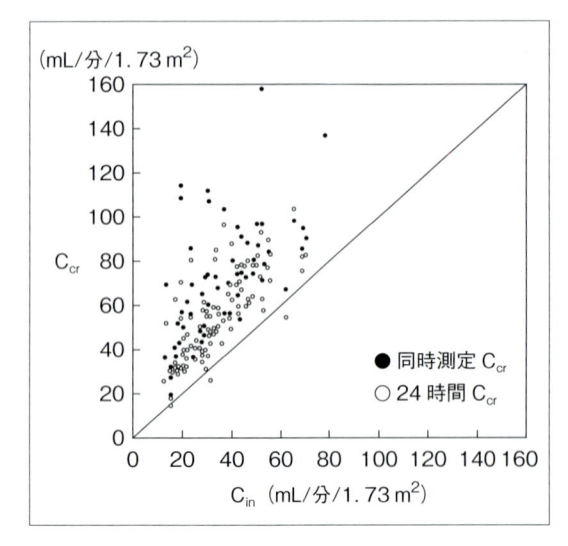

■ 図XVI-3-4 クレアチニンクリアランス（C_{cr}）とイヌリンクリアランス（C_{in}）との関係
（折田義正ほか：日腎会誌，47：804-812, 2005 より）

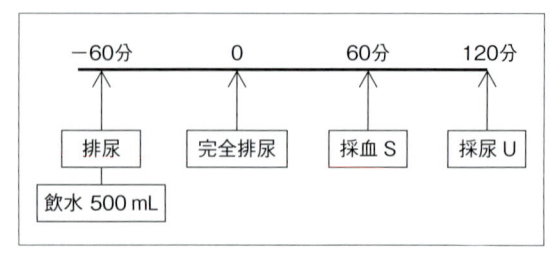

■ 図XVI-3-5 クレアチニンクリアランス2時間法

Cr以外の還元物質も測定してしまうJaffé法で行われ，酵素法に比べ約0.2 mg/dL高い測定値を示した．

C_{cr}の測定法に，2時間法と24時間法がある．検査の簡便さから2時間法が，採尿に伴う尿量の誤差がある程度無視できる点で24時間法が優れている．肉食など外因性Crの摂取や運動によるCr産生量の増加などにより，時間当たりの尿中Cr排泄量は2時間法が24時間法に比べ約20%高値を示すこと[4]，また安定した定常状態では1日尿中Cr排泄量はほぼ一定であることなどから，24時間法が標準法と考えられている．

❶ 24時間法

入院患者で24時間蓄尿している場合に都合がよい．また，患者の日常生活の状態のままで検査ができるという利点がある．加えて，飲水負荷を行わなくてよいので，心不全症例などに適している．外来患者では，蓄尿容器を渡し，後日蓄尿が終了した時点で蓄尿容器を持参させる．

1. 食事は通常どおり摂取する．身長と体重を測定する．
2. 検査当日一定時刻に，完全排尿させ，正確な開始時刻を記録する（0分）．翌日同時刻まで，蓄尿容器に蓄尿（U）する．
3. 検査当日または翌日に採血（S）を行う．
4. 測定項目：S（Cr），U（尿量，Cr）．

❷ 2時間法

外来で行うのに適した方法である（図XVI-3-5）．

1. 朝食待ち，服薬待ちとし，身長と体重を測定する．
2. 検査60分前に500 mLの飲水をさせる．約60分後に完全排尿させ，その終了時刻を正確に記録する（クリアランス開始）．
3. 開始60分後に採血（S）を行う．
4. 開始120分後に採尿（U）し，採尿終了時刻を正確に記録する．
5. 採尿終了時刻は秒針つきの時計により（秒単位まで），採尿量はメスシリンダーにより正確に計測する．
6. 測定項目：S（Cr），U（尿量，Cr）．

❸ 評　価

1. C_{cr}を次式に従って計算する．

$$C_{cr}(mL/\text{分}/1.73\,m^2) = [U_{cr}(mg/dL)\cdot V(mL/\text{分})/S_{Cr}(mg/dL)]\times 1.73/A$$

なお，S_{cr}は血清Cr濃度，U_{cr}は24時間（または2時間）蓄尿Cr濃度，Vは24時間（または2時間）尿量とする．Aは体表面積で，DuBoisの式（C_{in}に記載）より計算する．Cr濃度は酵素法で測定する．

2. C_{cr}の基準値は50歳未満の男性で78.1〜133.3 mL/分/1.73 m^2，女性で64.9〜114.3 mL/分/1.73 m^{2}である．
3. C_{cr}が増減する病態はC_{in}と同様である．腎機能が低下すると，その程度に応じてCrの近位尿細管からの分泌量が増加し，C_{cr}は，

C_{in} 80 mL/分/1.73 m² 以上で C_{in} の約 1.2 倍，C_{in} 40 mL/分/1.73 m² 以下では C_{in} の約 2 倍となる[5]．

❹ 手技上の注意点

1. 検査結果に誤差を生じる最大の原因は尿量測定にある．24 時間法では，開始直前に廃棄すべき尿を採尿して蓄尿に加える，最後の尿を捨ててしまう，大便排泄時に尿を捨ててしまう，採尿した尿をうっかり捨ててしまう，などの行為で，また 2 時間法でも，不完全な排尿や採尿で尿量に誤差が生じる．したがって，いずれの場合も，正確に蓄尿，採尿することが必要で，検査前に蓄尿や採尿のやり方を詳細に患者に説明し理解してもらうことが大切である．また，24 時間法で蓄尿が完全に行われた場合には，1 日尿中 Cr 排泄量は一定（日本人では平均 1 g/日で，加齢により減少）となる．したがって，1 日の Cr 排泄量で蓄尿が完全に行われたかを評価する．
2. 近位尿細管で Cr と分泌経路を共有する薬剤（シメチジンやトリメトプリム，スピロノラクトン，プロベネシドなど）は，Cr の分泌を抑制する．

3 GFR の血清マーカー

❶ 血清 Cr

血清 Cr 濃度と GFR とは双曲線関係にあり（図 XVI-3-6）[5]，血清 Cr は GFR の逆数に比例する．したがって，血清 Cr 値の上昇は GFR 低下を意味する．しかし，血清 Cr 値が異常高値になるのは GFR が 1/2 以下になってからである．また，Cr 産生量は筋肉量（≒体重）に比例し，血清 Cr 濃度は筋肉量に応じて高くなる．したがって，体格の大きい男性では，GFR の低下とは無関係に血清 Cr 値が基準値を超えて増加することがある．一方，筋肉量の減少した高齢者や女性では，GFR の低下が存在するにもかかわらず血清 Cr 値が基準値内にとどまっていることが多いので，異常値として疑わなければならない．また，血清 Cr 値が GFR 低下以外で増加するのは，加

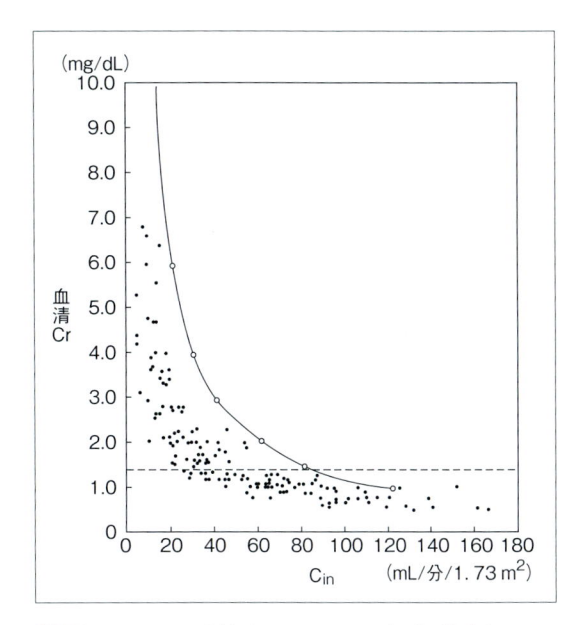

図 XVI-3-6　血清クレアチニン（Cr）濃度と GFR（C_{in}）との関係

糸球体疾患患者 171 人の血清 Cr 濃度と GFR との関係を示す．双曲線は，GFR が 120 mL/分/1.73 m² のときの血清 Cr 値を 1.0 mg/dL とし，Cr が糸球体濾過のみによって尿に排泄されたと仮定して計算．血清 Cr 実測値はこの双曲線よりも低値を示す．破線は報告者の施設での血清 Cr 値の正常上限．
(Shemesh O, et al.: Kidney Int, 28: 830-838, 1985 より)

熱調理した食肉類を摂取したときである．加熱調理された食肉類では，クレアチンから Cr が産生され，それを摂取することで外因性 Cr の血中レベルが増加することによる．

❷ 1/血清 Cr

血清 Cr 値が安定している定常状態においては，Cr 産生量は一定で，かつ 1 日当たりの尿中 Cr 排泄量は同一人でほぼ一定（日本人では 1.0 g/日程度）となるため，尿 Cr 濃度 U_{cr}，24 時間尿量 V，血清 Cr 濃度 S_{cr} より，

$$U_{cr} \cdot V = k \text{ (一定)}$$

の式が成り立つ．したがって，

$$C_{cr} = U_{cr} \cdot V / S_{cr} = k / S_{cr}$$

となり，C_{cr} は血清 Cr の逆数（1/血清 Cr）に比例することがわかる．そこで，蓄尿できない場合には，1/血清 Cr を GFR の目安とすることがある．同一 CRF 患者で，x 軸に時間，y 軸に 1/血清 Cr をプロットすると，その近似された直線の傾きは GFR 低下の速度を表すので，いつ末期腎

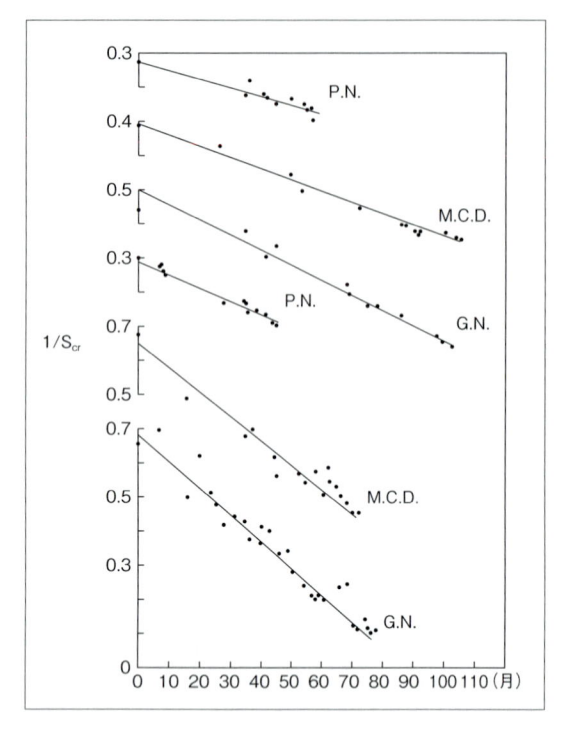

■ 図XVI-3-7 同一慢性腎不全患者6人の
1/血清Cr（1/S_{cr}）の経時的変化

P.N. : pyelonephritis, M.C.D. : medullary cystic disease, G.N. : glomerulonephritis.
上記疾患各々2症例の1/S_{cr}の経時的変化を示す．同一慢性腎不全患者では，その傾きは一定である．
（Mitch WE, et al.: Lancet, 2: 1326-1328, 1976 より）

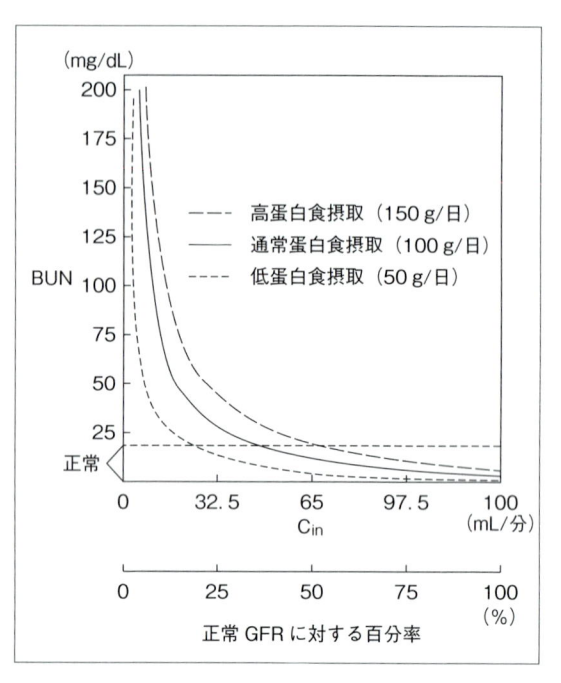

■ 図XVI-3-8 異なった蛋白摂取量によるBUNとGFR（C_{in}）との関係

(Seldin DW, et al.: Diseases of the kidney. p. 173-217, Little, Brown and Company, 1963 より)

不全に達するか概略予測できる（図XVI-3-7)[6]．また，この傾きは同一CRF患者における薬物療法や食事療法の効果判定にも利用できる．ただし，Cr産生量，すなわち筋肉量（≒体重）が不変であるときのみ使用する．

❸ 血清尿素窒素（SUN）

蛋白代謝の終末産物である尿素[$(NH_2)_2CO$]（分子量60 Da）は，N原子2個を含んでいるので，このN量を測定し，尿素窒素として表す．尿素窒素の測定は，かつては全血を用いて行われ，血中尿素窒素（BUN）と呼ばれていたが，現在ほとんどの施設では血清検体で測定されており，血清尿素窒素（SUN）が用いられる．

尿素は，蛋白の代謝産物として体内に蓄積した有害なアンモニア（NH_3）から肝臓の尿素サイクルを経て産生される無害な終末代謝産物である．血中では細胞内外に容易に拡散し，体内で代謝されることなく糸球体から濾過され尿中に排泄される．GFRとSUN（BUN）との関係は血清Crと同様に双曲線を示す（図XVI-3-8)[7]ので，GFRの指標として用いられるが，血清Crと同様に異常高値になるのはGFRが1/2以下になってからである．ただし，尿素の産生量は蛋白摂取量や蛋白代謝に影響し，高蛋白食摂取時には同じGFRでもSUN（BUN）濃度は高くなる（図XVI-3-8)[7]．また，腎臓における尿素クリアランスはGFRの約1/2と小さく，これは尿素が尿細管で再吸収されることを意味している．したがって，SUN（BUN）濃度は，①GFRのみならず，②蛋白摂取量や蛋白代謝，③尿細管での尿素再吸収（後述）によって変動するので，主にGFRを反映する血清Crとの比[SUN（BUN）/Cr比]で評価しなければならない．通常，この比は10/1であるが，GFR低下以外の種々の病態で増減する（表XVI-3-1）．この比が増加する病態で多いのが，消化管出血と脱水である．消化管出血では，腸管内で赤血球や血漿蛋白が分解されて生じ

表 XVI-3-1　SUN/Cr 比が増減する病態

I. SUN/Cr＞10/1
1. 組織蛋白の異化亢進：外科的大手術，副腎皮質ステロイド投与，テトラサイクリン投与，悪性腫瘍，飢餓，高熱，高度熱傷，重症感染症など
2. 高蛋白食摂取
3. 消化管出血
4. 腎前性急性腎不全：脱水，細胞外液量低下（下痢，嘔吐，利尿薬投与時など），有効循環血液量低下（心不全，肝硬変，ショックなど）

II. SUN/Cr＜10/1
1. 妊娠
2. 組織蛋白の異化減少：悪液質，蛋白同化ホルモン投与など
3. 低蛋白食摂取
4. 重症肝障害
5. 横紋筋融解症による急性腎不全
6. 強制利尿

た NH_3 が吸収され，肝臓で大量の尿素が産生されることにより，また脱水時には，尿細管からの尿素の再吸収が亢進するため，SUN/Cr 比は増加する．横紋筋融解症による AKI では，骨格筋融解により Cr が筋肉から大量に放出されるため，SUN/Cr 比は低下する．また，SUN/Cr 比と，後述の尿素窒素排泄分画を組み合わせることにより，病態をより詳細に評価できる．

また，GFR が 20 mL/分以下の進行した慢性腎不全患者では，Cr の尿細管からの分泌と，尿素の尿細管での再吸収を相殺し，C_{Cr} と尿素クリアランス（C_{urea}）を用いて，GFR を

$$GFR = (C_{Cr} + C_{urea})/2$$

で表すことがある[8]．

❹ 血清シスタチン C

シスタチン C（Cys-C）は，全身の細胞より産生される内因性ジペプチダーゼ阻害物質で，分子量 13 kDa の低分子蛋白である．糸球体で自由に濾過された後，近位尿細管で再吸収と分解を受ける．GFR が低下すると，血清 Cys-C 濃度は増加するが，Cr に比べ分子量が大きいので，より軽度の糸球体障害で濾過されず血中レベルが上昇する．したがって，血清 Cys-C は，血清 Cr と比較してより軽度の GFR 低下の検出に有用性が高い．一方，腎機能障害が高度になり，血清 Cyc-C 濃度が 5〜6 mg/L で頭打ちとなるので使用できない．これは，Cyc-C の腎外での代謝・排泄によると考えられている．Cyc-C の測定は，国際標準物質として ERM-DA471/IFCC を使用した世界的な標準化がなされた．3 ヵ月に 1 回の測定が保険適用となっている．

4　GFR の推算

GFR 測定のゴールドスタンダードは C_{in} であるが，前述のように測定が煩雑なため，GFR の評価に血清 Cr 値を使用した GFR の推定（eGFR）が用いられる．世界中で最も多く使用されているのは，1999 年米国の CRF 患者に対する食事療法研究（MDRD）で発表された MDRD の簡易式[9]である．血清 Cr 値と年齢のみから GFR を推定する方法で，白人男性では，

$$eGFR(mL/分/1.73m^2) = 186.3 \times 血清 Cr^{-1.154} \times 年齢^{-0.203}$$

女性は 0.742 を，黒人では 1.210 をかける．血清 Cr 値は Jaffé 法で測定した値である．その後，この式は米国における血清 Cr 測定法の標準化に伴い，改訂 MDRD 簡易式[10]として報告された．白人男性では，

$$eGFR(mL/分/1.73m^2) = 175 \times 血清 Cr^{-1.154} \times 年齢^{-0.203}$$

で，女性や黒人の係数は MDRD 簡易式と同じである．ただし，血清 Cr 値は酵素法で測定した値である．上記の式を日本人に適用し eGFR を計算すると，過大評価されるため，日本人に適した MDRD 簡易式[11]が日本腎臓学会で報告された．18 歳以上に適用し，日本人男性では，

$$eGFR(mL/分/1.73m^2) = 194 \times 血清 Cr^{-1.094} \times 年齢^{-0.287}$$

女性は 0.739 をかける．血清 Cr 値は酵素法で測定した値である．日本人の GFR 推算式に基づく eGFR 男女・年齢別早見表と eGFR 推定のためのノモグラムは，日本腎臓学会ホームページ（http://www.jsn.or.jp/；CKD 関連）に掲載され

ている．ここで注意すべきことは，GFR推算式は簡易法であり，75%の症例が実測GFR±30%の範囲に入る程度の正確度である．しかし，Crの近位尿細管分泌を抑制する薬剤（シメチジンなど）使用時ではeGFRは低く推算され，四肢欠損や筋肉疾患など筋肉量の減少している症例では高く推算される．GFRの推算式では体表面積が$1.73m^2$の体型（例えば170 cm，63 kg）に補正した場合のGFRが推算される．体表面積が$1.73m^2$から大きくはずれる体型の場合には，体表面積を補正しないで次式に従って，eGFRを計算する．

$$\text{体表面積を補正しない eGFR(mL/分)} = eGFR \times A/1.73$$

Aは体表面積で，上述のDuBoisの式より計算する．

血清Cr値は筋肉量や食事，運動の影響を受けやすいため，四肢切断や長期臥床など筋肉量が少ない症例，逆にアスリートや運動習慣のある高齢者など筋肉量が多い症例では，血清Cyc-C (mg/L)を用いたGFR推算式[12]（巻末資料「臨床で必要な計算式」を参照）が有用である．eGFR推定のためのノモグラムはCKD診療ガイド2012[12]に掲載されているので参照されたい．

3 腎血漿流量（RPF）（図XVI-3-1(B)）

腎動脈から腎臓に入る物質bが腎臓を1回循環する間に尿中に完全に排泄され，腎静脈ではその濃度が0になると仮定する．bの血漿濃度をP_b，腎血漿流量をRPFとすると，腎動脈から腎臓に入るbの量は$P_b \cdot RPF$で，これがすべて尿中に排泄されることから，尿中濃度をU_bとすると，

$$P_b \cdot RPF = U_b \cdot V$$

となる．これを変形すると，

$$RPF = U_b \cdot V / P_b$$

となり，物質bの腎クリアランスはRPFを表す．このような物質として，パラアミノ馬尿酸（PAH）が広く用いられ，RPFはPAHの腎クリアランスとして測定される．ただし，1回の腎循環でPAHの腎臓からの除去率は約90%と完全に除去されない．PAHの一部は糸球体で濾過され，大部分は近位尿細管から分泌されるが，約10%は腎周囲の脂肪組織など糸球体や尿細管の存在しない部位を灌流するためと考えられている．したがって，PAHクリアランスは有効腎血漿流量を表し，全腎血漿流量の約90%に相当することになる．

❶ 検査方法（図XVI-3-9）[13]

1. 検査当日は朝食および服薬待ちとし，身長と体重を測定する．ただし，飲水摂取は自由である．
2. 生理食塩液に10% PAH 1バイアル（20 mL；PAH 2 g含有）を加え全量を500 mLとした輸液を準備する．PAH投与量の目安は，$C_{cr} \geq 60$ mL/分では20 mL，30 mL/分$\leq C_{cr} < 60$ mL/分では12 mL，$C_{cr} < 30$ mL/分では8 mLとする．
3. 検査30分前に飲水500 mLを行う．
4. 輸液投与直前にブランク用の採血（P0）と採尿（U0）を行い，輸液ポンプを使用し300 mL/時の速度で10% PAH含有生理食塩液の輸液を開始する．
5. 30分間静注後，完全排尿させる．同時に，輸液速度を100 mL/時に低下し90分間投与する．その間30分間隔で3回採尿（U1，U2，U3）を行う．また，それぞれの採尿の中間点で静注側と反対側の静脈より採血（P1，P2，P3）を行う．
6. それぞれの排尿後に尿量相当分の飲水をさせ，尿量を1〜2 mL/分以上に保つ．
7. 採血時刻は秒針つきの時計により（秒単位まで），採尿量はメスシリンダーにより正確に計測する．
8. 測定項目
P0［ヘマトクリット（Ht），Cr，PAH］
U0（PAH）
P1，P2，P3（Cr，PAH）
U1，U2，U3（尿量，Cr，PAH）

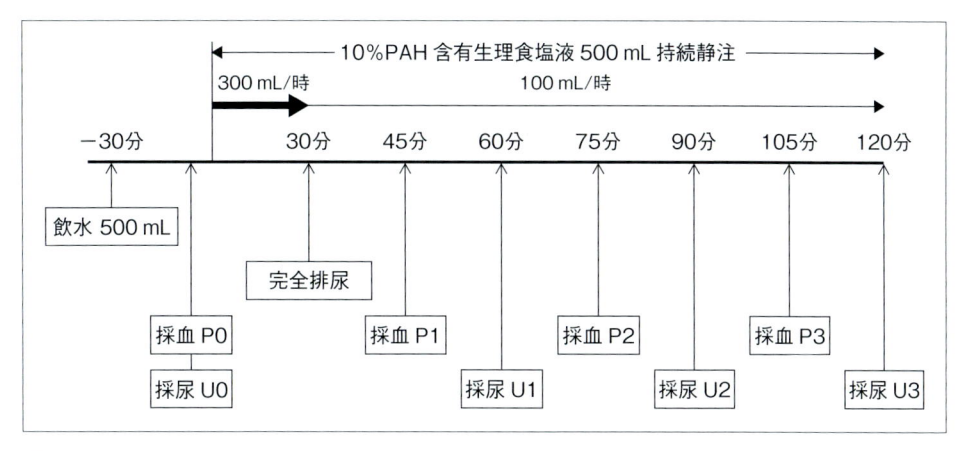

図 XVI-3-9　PAH クリアランス法

(波多野道康：臨床検査法提要 改訂32版．p.1418-1427, 金原出版, 2005 より)

❷ 評　価

1. PAH クリアランス（C_{PAH}）を次式に従って計算する．

$$C_{PAH}(mL/分/1.73\,m^2) = [U_{PAH}(mg/dL) \cdot V(mL/分)/P_{PAH}(mg/dL)] \times 1.73/A$$

なお，P_{PAH} はそれぞれ P1，P2，P3 からブランク値 P0 を差し引いた値の平均血漿 PAH 濃度，U_{PAH} はそれぞれ U1，U2，U3 からブランク値 U0 を差し引いた値の平均尿 PAH 濃度とする．A は体表面積で，DuBois の式（C_{in} に記載）より計算する．

Ht（％）を同時測定すると，次式より腎血流量（RBF）を求めることができる．

$$RBF = RPF \times 100/(100 - Ht)$$

また，C_{PAH} と C_{in} を同時に測定すれば（C_{PAH} と C_{in} の同時測定法については参考文献 14）を参照），次式に従い濾過比（FF）が計算できる．

$$FF = GFR/RPF$$

また，前述の方法で示したように，血液と尿の Cr と PAH を同時測定すれば，GFR を C_{cr} で代用し，FF を計算できる．後述のように，RPF，RBF，GFR を同時測定したほうが，RPF 単独測定に比べ得られる情報量が多くなり，より詳細な病態解明が可能である．

2. C_{PAH} の若年成人の基準値は 460〜650 mL/分である．加齢とともに低下する．RPF の減少は，心拍出量の減少（うっ血性心不全，心筋梗塞，ショック，脱水，出血など），腎細小動脈の器質的疾患（腎硬化症，古典的多発動脈炎など），腎動脈の狭窄または閉塞を起こす疾患（腎血管性高血圧，腎梗塞など），急性または慢性糸球体腎炎，腎静脈血栓症，機能ネフロンの減少（腎発育不全，囊胞腎，腎盂腎炎，腎結核，腎腫瘍など）などでみられる．一方，RPF の増加は，妊娠中や糖尿病性腎症初期にみられる．

3. FF は，糸球体を流れる血漿流量の何％が濾過されるかを示す指標で，若年成人の基準値は 0.18〜0.22 である．これは，RPF の約20％が糸球体毛細血管で濾過されることを意味する．残りの約80％は，輸出細動脈を経て尿細管周囲毛細血管血流となる．FF は加齢とともに増加する．急性糸球体腎炎では重症例を除き，GFR の低下に比べ RPF の低下が少ないため，FF は低下する．慢性糸球体腎炎では初期で低下，末期で上昇する場合が多い．糖尿病性腎症初期では，GFR と RPF はともに増加するが，GFR の増加のほうが RPF の増加よりも大きいため FF は増

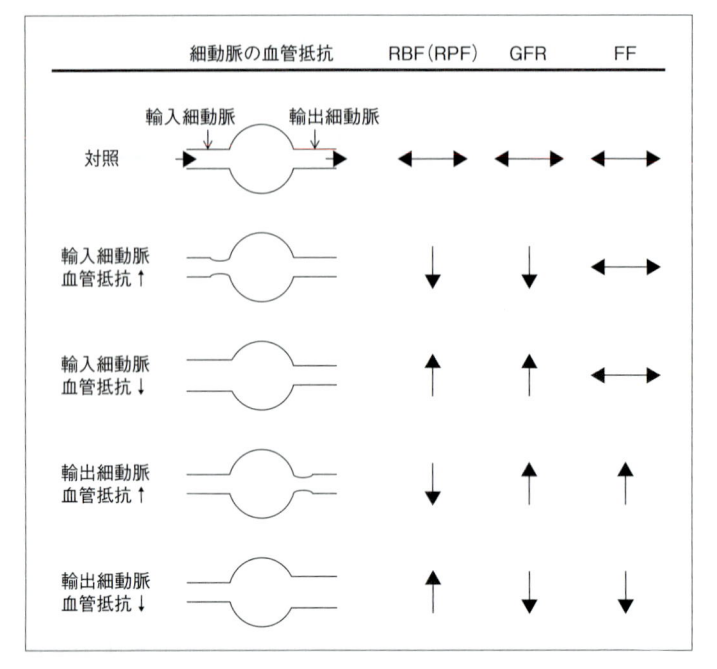

■図XVI-3-10 輸入細動脈と輸出細動脈の血管抵抗と，RBF（RPF），GFR，FFとの関係
(Valtin H, et al.: Mechanisms preserving fluid and solute balance in health, 3rd ed. p. 99, Little, Brown and Company, 1995 より改変)

加する．妊娠中期ではRPF，GFRともに最大となるが，RPFの増加のほうがGFRの増加に比べて大きいため，FFは低下する．妊娠末期ではRPFの増加率が軽度となり，GFRの増加率に近づくため，FFはほぼ非妊娠時の値に戻る．

4. 糸球体に入出する輸入細動脈と輸出細動脈の血管抵抗と，RBF（RPF），GFR，FFとの関係は図XVI-3-10[15]に示すように，大きく4つのパターンに分類され，このうちFFは輸出細動脈の血管抵抗によって左右される．さらに，FFの変化は糸球体尿細管バランス glomerulotubular balance を介して近位尿細管におけるNaと水の再吸収に深く関わっている．例えば，輸出細動脈のみが収縮しその血管抵抗が上昇すると，RBF（RPF）の減少とGFRの増加によってFFは増加する．尿細管周囲毛細血管は輸出細動脈の下流に位置し，糸球体濾過を受けた残りの血液が流れている．したがって，RBF（RPF）の

減少は尿細管周囲毛細血管内静水圧を低下させ，一方GFRの増加は毛細血管内蛋白質濃度上昇による膠質浸透圧増加をもたらし，これらはいずれも Starling の法則により近位尿細管細胞間隙から尿細管周囲毛細血管へのNaと水の移動を促進させる．一方，FFの低下は上記と逆の機序で近位尿細管におけるNaと水の再吸収を抑制する．

❸ 手技上の注意事項

1. 図XVI-3-11にヒトのPAH滴定曲線[16]を示す．PAHは，血中濃度が1～5 mg/dL（最適濃度：2 mg/dL）の場合，近位尿細管から分泌され，そのクリアランスはRPFを示す．一方，血中濃度がそれよりも高くなると，近位尿細管の分泌能が飽和に達するため，C_{PAH}は低下しRPFの指標とならない．
2. プロベネシドやループ利尿薬など近位尿細管から有機陰イオン輸送体を介して分泌される薬剤は，PAHと分泌経路を共有しているためPAHの分泌を抑制するので，検査当日

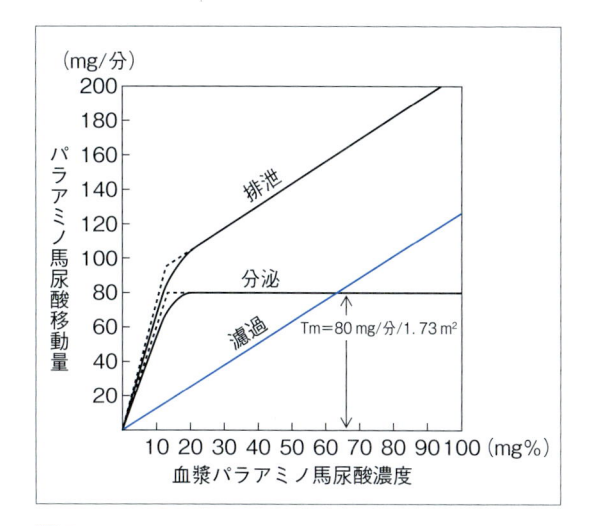

図 XVI-3-11　ヒトにおけるパラアミノ馬尿酸の滴定曲線

Tm：PAH 尿細管分泌極量．
(Pitts RF: Physiology of the kidney and body fluids, 3rd ed. p. 140-157, Year Book Medical Publisher, 1974 より)

の服用を禁止する．また，サルファ剤や PAS は，PAH の定量に影響するので検査前日より服用を禁止する．

3. 不完全な排尿や採尿は尿量に誤差を与える．また，採尿時刻や採血時刻も測定結果に誤差を生じるので，秒単位で正確に記録する．
4. うっ血性心不全，高度の浮腫や腎障害を伴った患者で，水分負荷により悪化が予想される場合には検査を控える．
5. 極端な乏尿や多尿を避け，尿量を一定に保つことが重要である．

4　尿細管での再吸収（図 XVI-3-1(C)）

物質 c が，糸球体で濾過された後，尿細管で分泌されず再吸収のみが起こり，その残りが尿中に排泄されたと仮定する．c の血漿濃度を P_c，尿中濃度を U_c，尿細管での再吸収量を tubular reabsorption rate（TRR）とすると，c の尿中排泄量 $U_c \cdot V$ は，c の糸球体濾過量 $P_c \cdot GFR$ と TRR の差となり，

$$P_c \cdot GFR - TRR = U_c \cdot V$$

となる．この式は，

$$TRR = P_c \cdot GFR - U_c \cdot V$$

と変形できる．この場合，TRR>0 であるから，$P_c \cdot GFR > U_c \cdot V$，すなわち $GFR > U_c \cdot V/P_c$ となり，GFR よりも腎クリアランスの小さい物質 c は，尿細管で再吸収されることを意味する．

尿細管での再吸収には，大きく 2 つのパターンが存在する．第 1 は，血漿濃度がある一定の限界（閾値 threshold）に達するまでは完全に再吸収され，閾値を超えると再吸収は飽和に達し一定となる場合である．この再吸収の上限を尿細管再吸収極量という．近位尿細管におけるブドウ糖や無機リン（P），HCO_3^- の再吸収がこれに相当する．第 2 は，血漿濃度の増加とともに再吸収量も増加し，閾値がない場合である．

5　尿細管からの分泌（図 XVI-3-1(D)）

物質 d が，糸球体での濾過と，尿細管からの分泌のみにより尿中へ排泄されたと仮定する．d の血漿濃度を P_d，尿中濃度を U_d，尿細管からの分泌量を tubular secretion rate（TSR）とすると，d の尿中排泄量 $U_d \cdot V$ は，d の糸球体濾過量 $P_d \cdot GFR$ と TSR の総和となり，

$$P_d \cdot GFR + TSR = U_d \cdot V$$

となる．この式は，

$$TSR = U_d \cdot V - P_d \cdot GFR$$

と変形できる．TSP>0 であるから，$U_d \cdot V > P_d \cdot GFR$，すなわち $GFR < U_d \cdot V/P_d$ と変形でき，GFR よりも腎クリアランスの大きい物質 d は尿細管から分泌されることを意味する．

尿細管からの分泌はその物質の血漿濃度に依存し，ある濃度までは比例的に増加し，それを超えると尿細管からの分泌は飽和に達し増加しない．これを尿細管分泌極量という．例えば，前述の PAH はこの性質を有する（図 XVI-3-11）[16]．

6　浸透圧クリアランスと自由水クリアランス

血漿中に存在する溶質は腎臓から尿に排泄され

るが，溶質の濃度は浸透圧を反映するので，溶質の尿中排泄に伴って水も排泄される．上述のクリアランスの概念から，溶質のクリアランス，すなわち浸透圧クリアランス（C_{osm}）は，血漿とスポット尿の浸透圧をそれぞれP_{osm}，U_{osm}，尿量をVとすると，

$$C_{osm} = U_{osm} \cdot V / P_{osm}$$

となり，C_{osm}は単位時間当たり尿に溶質（浸透圧物質）を排泄するのに必要な血漿量を意味する．また，尿中には，溶質の排泄と関係しない水（自由水）も排泄されるとし，尿量VをC_{osm}と自由水クリアランス（C_{H_2O}）の総和と定義すると，

$$V = C_{osm} + C_{H_2O}$$

となる．上記2つの式より，

$$C_{H_2O} = V - C_{osm} = V(P_{osm} - U_{osm})/P_{osm}$$

と変形できる．

❶ 評　価

1. U_{osm}がP_{osm}と等しい（等張尿）とき，C_{osm}は尿量に等しくなり，C_{H_2O}は0となる．

2. U_{osm}がP_{osm}よりも低い（低張尿）とき，尿量VはC_{osm}よりも大で，C_{H_2O}は正の値をとり，血漿と等張な尿に加え自由水が尿中に排泄されたことになり，尿が希釈されたことを意味する．すなわちC_{H_2O}は尿希釈の指標になる．希釈尿におけるC_{H_2O}の基準値は13〜15 mL/分である．5％ブドウ糖液や0.45％食塩液を十分量点滴静注すると，抗利尿ホルモン（ADH）が抑制され，Henleループの太い上行脚や遠位曲尿細管（これらのセグメントは水に対して不透過性のため，NaClの再吸収によって管腔内液が希釈されるので，両者を合わせて希釈セグメントと呼ぶ）からのNaCl再吸収によって生じた希釈液がそのまま尿中に排泄される．よって，尿浸透圧は希釈セグメントのNaCl再吸収量が大きいほど低くなる．したがって，上述の式［C_{H_2O}＝$V(P_{osm} - U_{osm})/P_{osm}$］で，$P_{osm}$が一定であれば，$U_{osm}$が低下するほど$C_{H_2O}$は大きくなり，$C_{H_2O}$は希釈セグメントにおけるNaCl再吸収量を反映していることになる．一方，希釈セグメントのNaCl再吸収量は，希釈セグメント固有のNaCl再吸収能に加え，近位側ネフロンからこの部位へのNaCl到達量によって影響するので，C_{H_2O}を希釈セグメント管腔内へのNaCl到達量（solute delivery to the distal tubule）［$C_{H_2O} + C_{Na}$（または$C_{H_2O} + C_{Cl}$）］で補正した自由水クリアランス分画（fractional distal solute reabsorption）［＝$C_{H_2O}/(C_{H_2O} + C_{Na})$または$C_{H_2O}/(C_{H_2O} + C_{Cl})$（両者の基準値[17, 18]は，5％ブドウ糖液，0.45％食塩水とも0.80〜0.95）］で表す．C_{Na}，C_{Cl}は，それぞれNaクリアランス，Clクリアランスである．Bartter症候群やGitelman症候群は，それぞれHenleループの太い上行脚や遠位曲尿細管におけるNaCl再吸収障害で起こる病態で，いずれも自由水クリアランス分画は低下するので，自由水クリアランス分画の低下で両者を鑑別できない．Tsukamotoら[18]は，Henleループの太い上行脚のNaCl再吸収阻害薬，フロセミドと遠位曲尿細管のNaCl再吸収阻害薬，サイアザイド系利尿薬（ヒドロクロロチアジド）を使い，次の方法でGitelman症候群を鑑別できると報告している．0.45％食塩液を十分量点滴静注しながら，自由水クリアランス分画測定後フロセミドを経口投与，別の日に同様に0.45％食塩液を点滴静注しながら，自由水クリアランス分画測定後ヒドロクロロチアジドを経口投与し，これらの薬剤投与前後で自由水クリアランス分画の変化を観察する．薬剤投与前に低下していた自由水クリアランス分画が，フロセミド投与でさらに低下し，ヒドロクロロチアジド投与で不変であれば，希釈セグメントのNaCl再吸収障害部位は遠位曲尿細管となり，Gitelman症候群が考えられる[18]．

3. U_{osm}がP_{osm}よりも高い（高張尿）とき，尿量VはC_{osm}より小さく，C_{H_2O}は負の値をとるので，自由水が尿細管から再吸収され尿が濃縮されたことを意味する．この場合，

$-C_{H_2O} = T^c_{H_2O}$（自由水再吸収）とすると，

$$T^c_{H_2O} = C_{osm} - V$$

と変形でき，$T^c_{H_2O}$ は尿濃縮の指標になる．濃縮尿における $T^c_{H_2O}$ の基準値は 1.5〜2 mL/分である．例えば，水制限などで ADH が過剰に分泌された場合で，水は集合管に沿って皮質から髄質に向かって再吸収され，$T^c_{H_2O}$ は皮質集合管で 0 となり，髄質集合管で正となる．したがって，$T^c_{H_2O}$ は髄質集合管における水再吸収量を反映し，髄質浸透圧が高ければ高い程大きくなる．髄質浸透圧は Henle ループの太い上行脚における NaCl 再吸収量が大きい程高くなるので，$T^c_{H_2O}$ は間接的に髄質部 Henle ループの太い上行脚の NaCl 再吸収量を反映することになる．

4. 尿量は C_{osm} と C_{H_2O} の和として表されるから，多尿は，①C_{osm} が増加する場合（溶質利尿または浸透圧利尿），②C_{H_2O} が増加する場合（水利尿），③C_{osm} と C_{H_2O} がともに増加する場合のいずれかで起こる．溶質利尿は，高張または等張性の多尿を示し，電解質利尿と非電解質利尿に分類される．電解質利尿はループ利尿薬やサイアザイド系利尿薬投与時，重曹過剰投与時などにみられ，尿中に Na^+ などの電解質が浸透圧物質として大量に排泄される．非電解質利尿は，血糖コントロール不良の糖尿病，マニトール投与時，高蛋白食や経静脈性高カロリー輸液時，慢性腎不全や急性尿細管壊死（ATN）の利尿期，尿路閉塞の解除後などにみられ，尿中にはそれぞれブドウ糖，マニトール，尿素が浸透圧物質として増加する．一方，水利尿による多尿では，尿は低張性となる．原因は，ADH 分泌の低下または腎臓の ADH に対する反応性低下で，前者の原因は中枢性尿崩症や水摂取過剰（心因性多飲症や低張輸液の過剰投与など），後者の原因は腎性尿崩症である．

❷ 電解質自由水クリアランス

Na^+ や K^+ のように細胞膜を自由に通過できない有効浸透圧物質がそれぞれ細胞外液や細胞内液に存在すると，細胞膜を隔てて細胞内外に浸透圧較差が形成され水が移動する．一方，尿素は細胞膜を急速に通過し細胞内外に浸透圧勾配を形成しないため，水の移動は起こらず，非有効浸透圧物質である．前述の自由水は，有効浸透圧物質と非有効浸透圧物質の両者を含まない水である．一方，水の移動は有効浸透圧物質によって起こるので，有効浸透圧物質のみを含まない水を自由水と区別し，電解質自由水，その腎クリアランスを電解質自由水クリアランス（$C^e_{H_2O}$）と呼ぶ．$C^e_{H_2O}$ は，前述の自由水クリアランスの式に従い，

$$C^e_{H_2O} = V[P_{Na} - (U_{Na} + U_K)]/P_{Na} = V[1 - (U_{Na} + U_K)/P_{Na}]$$

と表すことができる．自由水クリアランスの P_{osm}，U_{osm} の替わりに，それぞれ血漿 Na^+ 濃度（P_{Na}），尿中 Na^+ 濃度と K^+ 濃度の総和（$U_{Na} + U_K$）を用いる．

低 Na 血症で，$C^e_{H_2O}$ が負，すなわち $P_{Na} < (U_{Na} + U_K)$ の場合には，腎臓における電解質自由水の貯留の亢進を意味し，治療を行わなければ低 Na 血症は増悪する．このような病態にループ利尿薬を投与すると，電解質自由水が尿中に排泄され，$C^e_{H_2O}$ は正，すなわち $P_{Na} > (U_{Na} + U_K)$ となるので，低 Na 血症は改善する．

7 排泄分画（排泄率）

糸球体で濾過された物質が，尿細管で再吸収や分泌を受け，どの程度尿中に排泄されるかを示す指標が，排泄分画（FE）（排泄率，% FE）である．糸球体で濾過された物質の尿細管でのハンドリングを把握するのに役立つことから，尿細管機能検査と考えることもできる．ある物質 x の血漿濃度を P_x，尿中濃度を U_x とすると，x の尿中排泄量は $U_x \cdot V$，x の糸球体濾過量は $P_x \cdot GFR$ となり，x の腎臓における排泄分画 FE_x は，

$$FE_x = U_x \cdot V / P_x \cdot GFR$$

$U_x \cdot V / P_x$ は x の腎クリアランス C_x に相当するので，

$$FE_x = C_x / GFR$$

となり，FE_x は x とイヌリンのクリアランス比である．GFR を C_{Cr} で代用すると，

$$FE_x = U_x \cdot P_{cr} / P_x \cdot U_{cr}$$

となり，尿量を測定する必要がなく，物質xとCrのスポット尿と血中濃度を同時測定するだけでよい．腎機能が低下すると，FEは増加するので評価が難しくなる．

表XVI-3-2に各物質のFEの基準値を示す．ただし，血中で蛋白と一部結合しているCaやMgは，遊離のイオン濃度に等しいものが糸球体から濾過されるので，血中濃度は実測血中濃度ではなく，遊離イオン濃度を使用しなければならない．血中Ca濃度については，補正Ca濃度のほぼ半分が遊離Ca^{2+}に相当すると仮定し，補正Ca値｛補正Ca値（mg/dL）＝実測Ca濃度（mg/dL）＋4－アルブミン濃度（g/dL）｝に0.5をかけたものを使用する．また，血中Mg濃度の約7割を占める遊離Mg^{2+}が糸球体で濾過されると仮定し，血中Mg濃度は実測血中Mg濃度に0.7をかけたものを使用する．他の物質については，実測血中濃度をそのまま使用して計算する．

一般的な解釈であるが，物質xの血中濃度が低下（低x血症）している場合，①FE_xが低下していれば，腎臓は低x血症に対しxの尿細管からの分泌低下（再吸収増加）によってxの保持に働いていることを意味し，その原因としてxの摂取不足またはxの腎外性喪失が考えられる．一方，②FE_xが増加していれば，低x血症の原因はxの腎臓からの排泄増加，すなわちxの尿細管での分泌増加（再吸収減少）が考えられる．また，物質xの血中濃度が増加（高x血症）している場合，③FE_xが増加していれば，腎臓は高x血症に対し尿細管からのxの分泌亢進（再吸収抑制）によって高x血症を代償していることを意味し，その原因はxの過剰負荷である．一方，④FE_xが低下していれば，高x血症の原因はxの腎臓からの排泄抑制，すなわちxの尿細管での分泌低下（再吸収増加）が考えられる．

紙面の都合で，Na^+排泄分画などいくつかを以下に示す．P排泄分画（FE_P）についてはp.966 8-7「リン酸尿」を参照されたい．

■表XVI-3-2　FEの基準値

	FE（%）
Na^+	1～2
K^+	10～20
Ca^{2+}	2～4
Mg^{2+}	2～3
P	10～20
尿素窒素	40～60
尿酸	7～14

❶ Na^+排泄分画（FE_{Na}）

低値を示す場合，尿細管におけるNa^+再吸収が亢進していることを意味し，食塩制限や腎前性のAKIで認められる．高値を示す場合は，尿細管でのNa^+再吸収が低下していることが考えられ，ATN，尿細管間質性腎炎，慢性腎不全などでみられる．Bartter症候群ではHenleループの太い上行脚でのNa^+再吸収が障害され，またGitelman症候群では遠位曲尿細管でのNa^+再吸収が障害されるので，いずれもFE_{Na}は増加する．尿細管でのNa^+再吸収を抑制する薬剤，例えば利尿薬は種類を問わずFE_{Na}を増加させる．FE_{Na}の増加は，尿細管でのNa^+再吸収抑制を意味するが，どの尿細管セグメントで起こっているのか同定することはできない．

❷ 尿素窒素排泄分画（FE_{UN}）

糸球体で濾過された尿素は，その約50%が近位尿細管で再吸収され，その後Henleループの細い上行脚から60%が分泌される．続いて髄質内層集合管で70%が再吸収され，最終的に糸球体で濾過された尿素の約40%が尿中に排泄される．髄質内層集合管での尿素再吸収は管腔側膜と基底側膜のそれぞれの尿素輸送体であるUT-A1とUT-A3が関与し，ADHはこの2つの尿素輸送体を介して尿素の再吸収を刺激し，髄質高浸透圧勾配形成を介して尿濃縮に関与している．

GFRとBUN濃度が一定（尿素の糸球体濾過量は不変）のとき，尿量と，尿素の尿中排泄量，尿素の尿細管再吸収量との間には図XVI-3-12[19]に示す関係があり，尿量が増加すると尿素の尿細管での再吸収は減少し尿中排泄は増加する．一

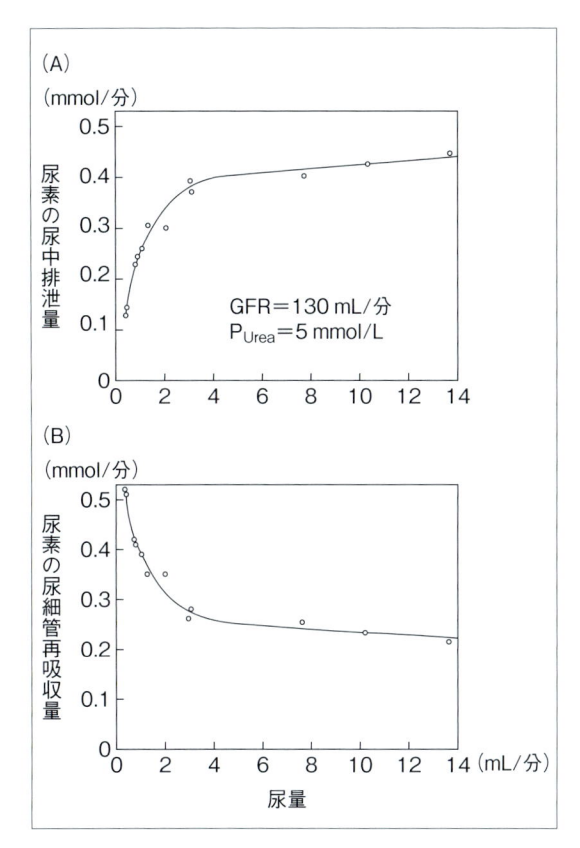

図 XVI-3-12 ヒトにおける尿量と，尿素の尿中排泄量（A）および尿素の尿細管再吸収量（B）との関係

GFR（130 mL/分）と P_{urea}（血漿尿素濃度）（5 mmol/L）は一定のため，尿素の糸球体濾過量（GFR×P_{urea}）は不変となり，尿量増加による尿素の尿中排泄量増加は尿素の尿細管再吸収抑制によることがわかる．
(Valtin H, et al.: Mechanisms preserving fluid and solute balance in health, 3rd ed. p.75, Little, Brown and Company, 1995 より)

方，細胞外液量低下では逆の現象が起こり，尿素の尿細管（おそらく近位尿細管やADHを介した髄質内層集合管）での再吸収は増加する．AKI出現時にはループ利尿薬がすでに投与されていることが多く，FE_{Na} が高値を示すため，腎前性とATNの鑑別に有用でない．そこで，腎前性では細胞外液量低下時と同様に尿細管での尿素再吸収が増加するのに対し，ATNでは尿細管の直接障害で尿素の再吸収が抑制されることから，FE_{UN} が両者の鑑別に使用できる[20]．FE_{UN} が35％未満であれば腎前性を考える[20]．

❸ 尿酸排泄分画（FE_{UA}）

尿酸は，プリン代謝の終末産物で主として肝臓で産生され，その大部分は腎臓から排泄される．腎臓では，糸球体で自由に濾過され，主に近位尿細管で再吸収と分泌の両方向性輸送を受け，最終的に糸球体で濾過された尿酸の約10％が尿中に排泄される．

血清尿酸値は，尿酸産生量と排泄量のバランスで決定され，産生量の増加または腎臓からの排泄量の低下で高尿酸血症が起こるのに対し，産生量の低下または腎臓からの排泄量の増加により低尿酸血症をきたす．腎臓における尿酸排泄量増減に関与するのが，①GFRと，②近位尿細管における尿酸の再吸収である．GFRの低下，すなわち腎不全では腎臓からの尿酸排泄が抑制され高尿酸血症を引き起こす．近位尿細管における尿酸再吸収の主要経路は，管腔側膜の尿酸輸送体URAT1と基底側膜のグルコース輸送体GLUT9である．尿酸排泄促進薬のプロベネシドやベンズブロマロンはURAT1を抑制し，尿酸再吸収を阻害するので，FE_{UA} は増加する．また，近位尿細管での尿酸再吸収は細胞外液量に依存し，細胞外液量が低下すると尿酸再吸収は増加し，FE_{UA} 低下により血清尿酸値は増加する．厚生労働省難病対策事業脳下垂体機能障害調査研究班で作成したADH不適合分泌症候群（SIADH）の診断基準のなかに，脱水がないことを示す参考所見の1つに低尿酸血症（血清尿酸値5 mg/dL以下）[21]がある．さらに一歩進んで，FE_{UA} が増加しているとSIADHの診断特異性が高い[22]ことが報告されており，計算してみるとよい．一方，妊娠時には，細胞外液量増加が糸球体過剰濾過および近位尿細管での尿酸再吸収抑制を介して低尿酸血症を引き起こす．逆に，妊娠高血圧腎症では，血清Cr値の上昇に先行して高尿酸血症が出現し，近位尿細管での尿酸再吸収増加によると考えられている．したがって，FE_{UA} は近位尿細管における尿酸再吸収の増減の指標として有用である．

8 近位尿細管機能検査

近位尿細管は，糸球体で濾過された低分子蛋

白，ブドウ糖，アミノ酸，P，HCO_3^-，尿酸などを再吸収する尿細管セグメントである．近位尿細管の障害でこれらの尿排泄は増加する．

1 尿中 N-アセチル-β-D-グルコサミニダーゼ（NAG）

NAG は細胞内のリソソーム中に存在する糖質分解酵素で，体内組織に広く分布し，腎・泌尿器系では近位尿細管と前立腺に豊富に存在する．分子量は約 140 kDa と大きいため，血中 NAG は糸球体から濾過されにくい．したがって，尿中 NAG は，主として近位尿細管に由来し，その障害部位より逸脱して高値を示すので，近位尿細管障害が疑われる場合に測定を行う．

❶ 検査方法

24 時間蓄尿中の NAG 活性の測定または随時（新）尿の NAG 活性と Cr を同時測定する．

❷ 評価（表 XVI-3-3）

1. 尿中 NAG 測定は，近位尿細管障害の早期発見に役立つ．例えば，ATN による AKI では，その病初期に上昇し，GFR 低下前の早期 AKI マーカーとして有用である．また，移植腎の拒絶反応時，各種腎疾患，重金属中毒（鉛，水銀，カドミウムなど）や薬物（アミノグリコシド系抗菌薬など）による近位尿細管障害時の指標としても用いられる．
2. 糸球体障害でも二次的に近位尿細管が障害され，尿中 NAG が高値を示すことがある．
3. ネフローゼ症候群では，どの組織型においてもネフローゼ期のほうが非ネフローゼ期に比べ尿中 NAG は高値を示す．また，糸球体病変が強い組織型（増殖性腎炎や膜性腎症など）は，軽微の組織型（微小変化型）に比べ尿中 NAG は高い．
4. 糖尿病性腎症の早期腎症期では，微量アルブミン尿と同様に尿中 NAG が高値を示し，早期腎症期の指標としての有用性がある．
5. 尿中 NAG は，急性腎盂炎や腎盂腎炎で高値を示すのに対し，膀胱炎では正常であることから，上部尿路感染症の指標としても有用である．

❸ 手技上の注意事項

1. NAG は，冷蔵保存で安定であるが，室温保存でその活性は低下する．したがって，尿は冷所保存が望ましい．また，至適 pH は 4.7〜5.1 で，4 以下または 8 以上で活性は低下する．したがって，検体の室温放置による細菌増殖や尿路感染症合併時などで尿 pH が増加した場合に，見かけ上低値を示すことがある．
2. 尿中 NAG は前立腺炎や精液の混入でも高値となる．
3. 尿中 NAG 活性には日内変動があり，早朝高値を示し，日中から夜間にかけ低くなる．したがって，24 時間蓄尿での総排泄量を測定するか，随時尿で尿中 Cr 当たりの NAG

■ 表 XVI-3-3　尿中 NAG が異常高値を示す病態

1. 近位尿細管障害
Fanconi 症候群，Wilson 病，薬剤性急性尿細管間質性腎炎（アミノグリコシド系抗菌薬，造影剤など），重金属中毒（鉛，水銀，カドミウムなど），尿細管間質性腎炎，ヘモグロビン尿症，ミオグロビン尿症，骨髄腫腎，高 Ca 血症，高尿酸血症
2. 糸球体障害
原発性糸球体疾患，続発性糸球体疾患（糖尿病性腎症，ループス腎炎など）
3. 上部尿路感染症
急性腎盂炎，急性腎盂腎炎
4. その他
前立腺炎，精液混入など

活性値（U/g Cr）で示す．

4. 尿中 NAG は前述のように，温度や pH による影響を受けるので，後述の尿中 β_2-ミクログロブリン（β_2-MG）や α_1-ミクログロブリン（α_1-MG）も同時測定し，総合的に評価する．

2 尿中 β_2-MG

β_2-MG は，すべての有核細胞（特にリンパ球や単球などに豊富に存在）で産生される分子量 11.8 kDa の低分子蛋白で，糸球体で自由に濾過され，近位尿細管で再吸収，異化を受ける．

❶ 検査方法

血清 β_2-MG と，随時新尿中の β_2-MG および Cr を同時測定するか，24 時間蓄尿中の β_2-MG を同時測定する．

❷ 評　価

1. 血清 β_2-MG が正常で，尿中 β_2-MG が高値を示す場合，近位尿細管障害が考えられる（原因は表 XVI-3-3 の 1. を参照）．
2. 血清 β_2-MG と尿中 β_2-MG がともに高値を示す場合，過剰に産生された β_2-MG が，糸球体濾過後に近位尿細管での再吸収，異化能を超え尿中排泄が増加したことが考えられる．原因は，悪性腫瘍（白血病，各種癌，多発性骨髄腫など）や感染症（B 型肝炎，伝染性単核球症，後天性免疫不全症候群など），自己免疫疾患（全身性エリテマトーデス，Sjögren 症候群，関節リウマチなど）などである．

❸ 手技上の注意事項

1. 尿中 β_2-MG は，pH 5.5 以下の酸性尿中で分解されるので，新鮮随時尿を速やかに測定することが望ましい．蓄尿の場合には，蓄尿期間中患者に重曹を経口投与し，尿 pH を中性〜アルカリ性にする．
2. 尿中 β_2-MG は前述のように，尿 pH の影響を受けるので，尿中 NAG や後述の α_1-MG も同時測定し，総合的に評価する．

3 尿中 α_1-MG

α_1-MG は，主に肝臓やリンパ球で産生される分子量 30 kDa の低分子蛋白である．糸球体で自由に濾過され，その大部分が近位尿細管で再吸収，異化されることから，尿中排泄増加は近位尿細管障害の指標として有用である．

❶ 検査方法

24 時間蓄尿中の α_1-MG の測定または随時新尿中の α_1-MG と Cr を同時測定する．

❷ 評　価

1. 近位尿細管障害を起こす病態は表 XVI-3-3 の 1. を参照されたい．
2. 尿中 β_2-MG と異なり尿 pH の影響を受けないため，安定である．一方，日内変動があり，夜間よりも起床後午前中に増加する．したがって，随時尿であれば，起床後 2 回目の排尿からの検体を採取する．

4 尿中 L 型-脂肪酸結合蛋白（L-FABP）

L-FABP は，肝臓，腸管，腎臓に局在する脂肪酸結合蛋白で，腎臓では近位尿細管に特異的に発現している．近位尿細管が虚血や酸化ストレスを受けると，尿中に排泄されることから，近位尿細管障害の早期診断マーカー[23]と考えられている．また，糖尿病性腎症では微量アルブミン尿出現前の腎症前期から尿中に増加し，病期の進行や治療に伴い増減する[23]．随時新尿で，Cr と同時に測定する（基準値 8.4 μg/g Cr 以下）．3 ヵ月に 1 回の測定が保険適用となっている．

5 腎性糖尿

ブドウ糖は，糸球体で濾過された後，近位尿細管の管腔側膜に存在する Na/グルコース共輸送体（SGLT2，SGLT1）と基底側膜のグルコース輸送体（GLUT2，GLUT1）を介して再吸収される．再吸収には閾値があり，正常では血糖値 180 mg/dL 以下であればすべて近位尿細管から再吸収され，その値を超えると尿中に排泄される．近位尿細管におけるブドウ糖再吸収閾値が低

下し，正常血糖値にもかかわらず尿中にブドウ糖が排泄される病態を腎性糖尿と呼ぶ．空腹時血糖と尿糖を同時測定することにより評価できる．糖尿病との鑑別が必要な場合には，75g経口ブドウ糖負荷試験を行い，血糖，インスリンに加え，尿糖を同時測定する．

6 アミノ酸尿

アミノ酸は糸球体で濾過された後，近位尿細管で再吸収・分解を受ける．再吸収は管腔側膜に存在するアミノ酸輸送体を介するが，輸送されるアミノ酸の種類によって5群に分けられる．近位尿細管やアミノ酸輸送体の障害が存在すると，アミノ酸尿が出現するので，尿のアミノ酸分析を行う必要がある．

シスチン尿症は，腎臓（近位尿細管）と小腸の管腔側膜に存在する第II群の塩基性アミノ酸輸送体（$b^{0,+}AT/rBAT$）の欠損によって起こる疾患である．シスチンは，二塩基性アミノ酸ではないが，この塩基性アミノ酸輸送体の基質であるため，その輸送体欠損症では二塩基性アミノ酸（リジン，アルギニン，オルニチン）に加え，シスチンの再吸収も障害され，大量に尿中に排泄される．このうち，シスチンの溶解度が最も低く，X線非透過性のシスチン結石を生じる．また，尿中には無色の六角板状のシスチン結晶が出現する．

7 リン酸尿

近位尿細管は，糸球体で濾過されたPの大部分（約80％）を管腔側膜のNa/P共輸送体（主にNa/P共輸送体 type IIa）を介して再吸収している．その再吸収には閾値が存在し，血中P濃度が2.5～4.2mg/dLを超えると，尿中に排泄される．これを尿細管P再吸収閾値 tubular threshold of inorganic phosphate（TmP/GFR）という．この他，近位尿細管におけるP再吸収の指標として，P排泄分画（FE_P）や尿細管P再吸収率（%TRP）（%TRP＝100－%FE_P）がある．TmP/GFRは，血清P濃度およびFE_P（またはTRP）から，ノモグラム（図XVI-3-13）を用いて求めることができる．近位尿細管障害ではリン酸尿が生じ，TmP/GFRの低下と，FE_Pの増加，%TRPの減少が起こる．

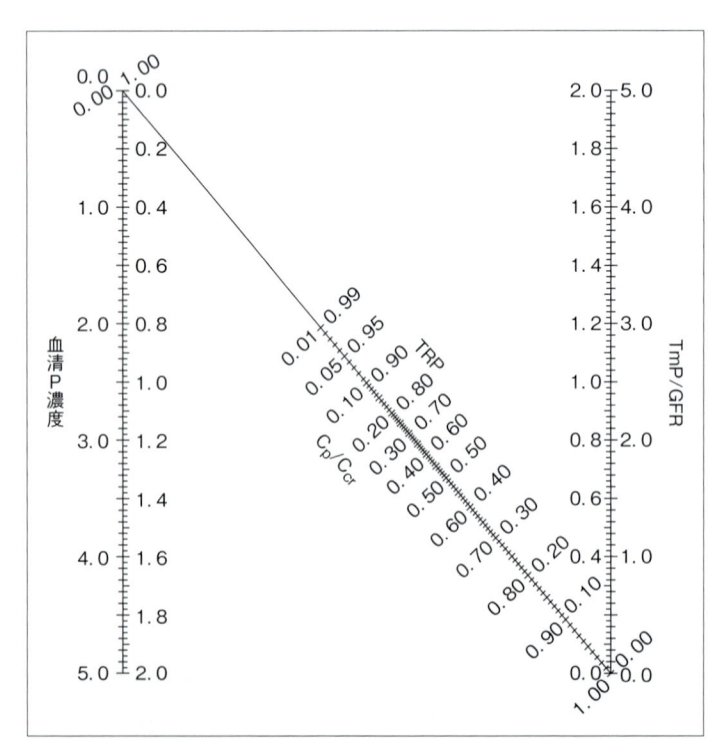

■図XVI-3-13
TmP/GFRを求めるノモグラム
C_P：P（無機リン）クリアランス，TRP：尿細管P再吸収分画．

❶ 評 価

1. TmP/GFR の基準値は 2.5〜3.5 mg/dL である．また，FE_P の基準値は 10〜20％，％TRP の基準値は 80〜90％ である．
2. 低 P 血症で，FE_P の増加（または ％TRP の減少）があれば，その原因は近位尿細管での P 再吸収抑制が考えられ，TmP/GFR は低値を示す．TmP/GFR の低下は，近位尿細管障害や Fanconi 症候群，近位尿細管における P 再吸収抑制因子（副甲状腺ホルモン，副甲状腺ホルモン関連蛋白，細胞外液量増加，高 P 食摂取，グルココルチコイド，代謝性アシドーシス，利尿薬，FGF-23 など）によって起こる．逆に，高 P 血症と，FE_P の減少（または ％TRP の増加）があれば，その原因は近位尿細管からの P 再吸収亢進が考えられ，TmP/GFR は高値を示す．副甲状腺ホルモン低値，成長ホルモン，甲状腺ホルモン，低 P 食摂取などで起こり，副甲状腺機能低下症，末端肥大症，巨人症，ビスホスホネート製剤などが原因となる．

8 重曹負荷試験

近位尿細管は，糸球体で濾過された HCO_3^- の大部分（75〜80％）を再吸収している尿細管セグメントである．その再吸収には閾値が存在し，血漿 HCO_3^- 濃度が 24〜26 mEq/L を超えると，尿中に排泄される．近位型（Ⅱ型）尿細管性アシドーシス（RTA）では，この HCO_3^- 再吸収閾値が低下するので，重曹（$NaHCO_3$）を負荷し血中 HCO_3^- 濃度を正常値まで増加させると尿中へ漏出する．一方，遠位型（Ⅰ型，Ⅳ型）RTA では HCO_3^- 再吸収閾値の低下はない．したがって，重曹負荷試験は近位型 RTA と遠位型 RTA の鑑別に用いる．

❶ 検査方法 （図 XVI-3-14）[24]

1. 重曹を負荷すると代謝性アルカローシスが生じ，細胞内への K^+ の移動や腎臓からの K^+

```
9 時   完全排尿

       ❶動脈（静脈）血採血
       ❷5％ブドウ糖液点滴静注（3 mL/分）
10 時  ❸採尿
       ❹7％ NaHCO₃ 溶液点滴開始（1〜3 mL/分）．5％ブドウ糖液の点滴数を
         7％NaHCO₃溶液の滴数に応じ適宜調節（0〜2 mL/分）
       ❺動脈（静脈）血採血
11 時  ❻採尿

       ❼動脈（静脈）血採血
12 時  ❽採尿

       ❾動脈（静脈）血採血
13 時  ❿採尿

       ⓫動脈（静脈）血採血
14 時  ⓬採尿

       ⓭動脈（静脈）血採血
```

- 尿は，1 時間の尿量と，pH, pCO_2, HCO_3^-, Cr を測定
- 動脈（静脈）血は，pH, pCO_2, HCO_3^-, Cr を測定
- 採血❶の血液ガスの HCO_3^- の値より，以下の簡易表に従って点滴速度を決定する．

動脈（静脈）血 HCO_3^- 濃度	7％ NaHCO₃ 溶液	5％ブドウ糖液
22 mEq/L 以上	1 mL/分	2 mL/分
15〜21 mEq/L	2 mL/分	1 mL/分
14 mEq/L 以下	3 mL/分	使用しない

成人用点滴セットでは 20 滴≒1 mL である．

■ 図 XVI-3-14　重曹（NaHCO₃）負荷試験

（武藤重明：腎臓内科診療マニュアル．p.114-119, 日本医学館, 2010 より改変）

排泄亢進により低K血症が出現することがあるので，検査施行前に低K血症が存在する場合には血清K^+値をなるべく正常値に維持しておく．

2. 検査当日の朝食は可能である．ただし，昼食は食待ちとする．

3. 9時に完全排尿し，その後1時間ごとに採尿する．採尿中CO_2の喪失を防ぐ目的で，採尿は流動パラフィン（またはミネラルオイル）下で行うか，容器に採尿した尿を可及的速やかに注射器に吸引し注射針の先端にゴム栓をする．動脈（静脈）血採血は採尿時間の中間点で行う．5%ブドウ糖液点滴を開始し，十分量の水分を摂取させる．静脈血は，動脈血に比べpHやHCO_3^-濃度，pCO_2にごく軽度の差はあるが，静脈血ガスで代用可能である．

4. 10時に採尿後，7% $NaHCO_3$溶液を1～3 mL/分の速度で点滴静注を開始する．

5. 連続して尿pHが7.8以上，HCO_3^-濃度が28～30 mEq/Lになった時点で負荷試験を終了する．

6. 測定項目
   尿（尿量，pH，pCO_2，HCO_3^-，Cr）
   動脈（静脈）血（pH，pCO_2，HCO_3^-，Cr）

❷ 評　価

1. HCO_3^-排泄分画（$FE_{HCO_3^-}$）（HCO_3^-排泄率）
   血漿HCO_3^-濃度が正常化（24～26 mEq/L）した時点の$FE_{HCO_3^-}$を次式に従って計算する．

$$FE_{HCO_3^-} = (尿HCO_3^-/血漿HCO_3^-) \times (血漿Cr/尿Cr)$$

   $FE_{HCO_3^-}$は近位型RTAで増加（15%を超える）するのに対し，遠位型RTA（I型，IV型共に）では正常（3%以下）である．

2. 尿-血液pCO_2較差（U-B pCO_2）
   重曹負荷を行うと，糸球体で濾過され近位尿細管で再吸収閾値を超えたHCO_3^-は集合管管腔内に到達する．HCO_3^-は，集合管髄質部に最も多く存在するα-間在細胞（A型-間在細胞）のH^+ポンプを介して管腔内に分泌されたH^+と反応しH_2CO_3が生じる．しかし，集合管を含む終末ネフロンの管腔側膜や下部尿路粘膜には，近位尿細管刷子縁膜と異なり炭酸脱水酵素が存在しないので，H_2CO_3からのCO_2産生は緩徐に行われ，産生されたCO_2は下部尿路の流速が速いため血中に再吸収されることなく尿中に大量に排泄されることが推測される．一方，α-間在細胞のH^+分泌能に障害があれば，尿中CO_2産生は低下することが考えられる．したがって，重曹負荷時に得られたアルカリ尿（尿pH 7.8以上）の尿pCO_2と血液pCO_2との較差（U-B pCO_2）は，遠位側ネフロンに存在するα-間在細胞のH^+分泌能の指標となる（正常値25 mmHg以上）．遠位型（I型）RTAでは低下するが，近位型RTAでは正常である．高K^+血症を示すIV型RTAの中で，集合管全般の広汎な障害によるものではU-B pCO_2が低下するが，アルドステロン欠乏または作用低下によるものでは正常である[25, 26]．

❸ 手技上の注意事項

1. 7% $NaHCO_3$溶液の点滴は，血漿HCO_3^-濃度の上昇が2 mEq/L/時程度を目安とし，これ以上増加しないよう調整する．

2. 血中HCO_3^-濃度のみならず，尿中HCO_3^-濃度の測定には血液ガス分析装置を用いる．いずれもpHとpCO_2からHenderson-Hasselbalchの式に従ってHCO_3^-濃度が自動的に算出されるが，採血，採尿後速やかに測定することが望ましい．

3. 近位尿細管におけるHCO_3^-再吸収量は，細胞外液量やGFRによって影響する．特に点滴量が増えると近位尿細管でのHCO_3^-再吸収が抑制され尿中にHCO_3^-が排泄され見かけ上$FE_{HCO_3^-}$が増加するので，検査結果の評価が難しくなる．

4. 本負荷試験ではHCO_3^-再吸収極量やHCO_3^-排泄閾値の測定が基本であるが，操

作が煩雑なわりに信頼性が乏しいこともあり，$FE_{HCO_3^-}$の測定が最も実用的である．
5. 重曹負荷試験時の U-B pCO_2 は軽症の遠位型（I 型）RTA の早期発見に最も有用と考えられている．

9 遠位尿細管機能検査

遠位尿細管は Henle ループの太い上行脚（遠位直尿細管）と遠位曲尿細管に，また集合管系は接合尿細管と集合管に細分され，これらを合わせて遠位側ネフロンと呼ぶ．主な遠位側ネフロン機能検査法として，塩化アンモニウム負荷試験や Fishberg 濃縮試験などがあるが，各遠位側ネフロンセグメントの個別の機能を明確に評価できる検査法はない．

1 塩化アンモニウム負荷試験

塩化アンモニウム（NH_4Cl）を経口投与すると肝臓や腸管で代謝され，尿素に加え塩酸が産生されるので，生体に塩酸を負荷したことになる．NH_4Cl 負荷後の尿 pH は，遠位側ネフロン（髄質集合管に豊富に存在する α-間在細胞）の H^+ 分泌能に影響し，健常者では酸負荷に対し尿 pH が低下するのに対し，α-間在細胞の H^+ 分泌能が障害される遠位型（I 型）RTA では尿 pH は低下しない．一方，近位型 RTA では α-間在細胞の H^+ 分泌能は障害されていないので，アシドーシスがあり尿中に HCO_3^- の漏出がないときには尿 pH は健常者と同様に低下する（RTA の各型の原因や鑑別は「VII-4．尿細管性アシドーシス」p.488 を参照されたい）．一方，集合管の広汎な障害による IV 型 RTA では負荷後尿 pH は低下しないのに対し，アルドステロン欠乏または作用低下による IV 型 RTA では健常者と同様に低下する[26, 27]．

❶ 検査方法
1. 代謝性アシドーシスがないか，アシドーシスが軽度の患者に対し酸（NH_4Cl）を負荷し，アシドーシス存在下での α-間在細胞の H^+ 分泌能を評価する．
2. 負荷前すでに代謝性アシドーシスが明らかに存在する場合や，肝不全，NH_4Cl 不耐症では禁忌である．
3. 8 時間法と 3 日間法があるが，NH_4Cl 負荷後の NH_4^+ の腎臓からの排泄に約 3 日を要するため，後者がより確実な検査法である．採尿または蓄尿した尿の pH で判定する．しかし，尿 pH が必ずしも尿中総酸排泄量を反映するとは限らないので，可能であれば尿中滴定酸，アンモニウムイオン（NH_4^+），HCO_3^- 濃度を測定し，尿中正味酸排泄量（＝尿中滴定酸濃度×尿量＋尿中 NH_4^+ 濃度×尿量－尿中 HCO_3^- 濃度×尿量）を算出したほうがよい．

❷ 8 時間法
1. 食事の制限はない．
2. 採尿中 CO_2 の喪失を防ぐ目的で，採尿は流動パラフィン（またはミネラルオイル）下で行うか，容器に採尿した尿を可及的速やかに注射器に吸引し注射針の先端にゴム栓をする．
3. 8 時に完全排尿後，対照用の時間尿を 9 時と 10 時の 2 回採尿する．また，対照用の動脈（静脈）血採血を 9 時に行う．
4. 10 時に NH_4Cl 0.1 g/kg 体重を 1 時間かけて分割投与する．胃への刺激を避けるため，ゼラチンカプセルに詰めるか，オブラートに包み十分量の水分とともに服用させる．
5. 11 時から 1 時間ごとに 2～8 時間採尿する．
6. 13 時に動脈（静脈）血採血を行う．健常者では負荷後 2 時間で尿中酸排泄は最大，尿 pH は最小になり，その後固定する．NH_4Cl 負荷が適切であることを高 Cl^- 血症性代謝性アシドーシスの出現で確認する．血漿 HCO_3^- 18～22 mEq/L 以下，pH 7.35 以下を目標にする．
7. 検査中は排尿量相当分の飲水を促す．
8. 尿 pH が 5.3 以下になった時点で中止してよい．
9. 測定項目
尿〔pH（尿量，滴定酸，NH_4^+，HCO_3^- 濃度）〕

動脈（静脈）血〔pH，HCO_3^- 濃度，電解質濃度（Na^+，Cl^-，K^+）〕．

❸ 3日間法（図 XVI-3-15）[25]

1. 8時間法と同様，食事の制限はない．
2. 負荷試験前日午前9時に完全排尿後，対照として24時間蓄尿する．なお，蓄尿は流動パラフィン（またはミネラルオイル）下で行う．負荷試験第1日目の午前9時に，対照として動脈（静脈）血採血を行う．
3. 負荷試験第1日目午前9時以降に，NH_4Cl 0.1 g/kg 体重を3等分し，3日間連日投与する（服用方法は8時間法を参照）．
4. 健常者では，負荷試験2日目で尿 pH は 5.0 以下になり，その後固定する．
5. 負荷試験第3日目の午前9時に完全排尿後，24時間蓄尿する．負荷試験第4日目午前9時に動脈（静脈）血採血を行い，高 Cl^- 血症性代謝性アシドーシスの出現を確認する．
6. 尿と動脈（静脈）血の測定項目は8時間法と同様である．

❹ 評　価

8時間法，3日間法いずれも，健常者では尿 pH は 5.3 以下になる．酸負荷によるアシドーシスが存在するにもかかわらず，尿 pH が 5.5 以上の場合には遠位型（I型）RTA を考える．

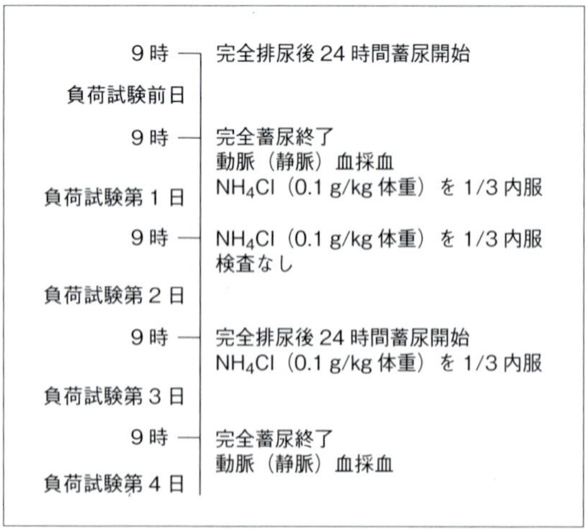

❺ 手技上の注意事項

1. 経口の NH_4Cl はわが国の医薬品に入っておらず，試薬（特級）で代用せざるを得ない．
2. NH_4Cl 負荷前にあらかじめアシドーシスの程度を確認しておく．
3. 高 K^+ 血症を認める場合，酸負荷により血清 K^+ 値がさらに上昇する可能性があるので注意する．
4. 酸負荷開始数日前より制酸剤や下剤，重曹等のすべてのアルカリ性剤の投与を中止する．
5. 尿に尿素分解菌が存在すると，尿素から NH_4^+ と HCO_3^- が産生されアルカリ尿を呈するので，尿路感染や採尿の汚染の際には尿 pH の値が評価できなくなる．
6. K^+ 欠乏時，尿中 NH_4^+ 排泄量が増加し，尿 pH が高値を示すので注意する．
7. 本負荷試験は不完全型 RTA の診断に適用され，遠位型 RTA（I型，IV型）の鑑別はできない．

2 尿中 NH_4^+ 排泄量の推定

生体内で産生または生体に負荷された不揮発性酸は α-間在細胞から尿に排泄されるが，H^+ そのものとして排泄される割合は 1% 以下で，大部分は HPO_4^{2-} → $H_2PO_4^-$ の反応によるリン酸塩への取り込み（滴定酸として）や NH_3 と結合し NH_4^+ として尿中に排泄される．なかでも，尿中 NH_4^+ 排泄量は総酸排泄量の約 2/3 を占め，その多くは α-間在細胞からの H^+ 分泌による．したがって，尿中 NH_4^+ 排泄量の減少は，NH_3 産生が抑制されていない場合には α-間在細胞の H^+ 分泌能障害を表し，遠位型 RTA（I型，IV型ともに）で認められる．また，IV型 RTA では，高 K^+ 血症による NH_3 産生抑制も尿中 NH_4^+ 排泄量低下に関与する．近位型（II型）RTA でも，近位尿細管細胞での NH_3 産生抑制等が原因で，尿中 NH_4^+ 排泄量は低下する[27]．一方，RTA 以外の原因による高 Cl^- 血症性代謝性アシドーシスでは，アシドーシスに対応し α-間在細胞からの H^+ 分泌亢進が起こ

負荷試験前日 9時	完全排尿後24時間蓄尿開始
負荷試験第1日 9時	完全蓄尿終了 動脈（静脈）血採血 NH_4Cl（0.1 g/kg 体重）を 1/3 内服
負荷試験第2日 9時	NH_4Cl（0.1 g/kg 体重）を 1/3 内服 検査なし
負荷試験第3日 9時	完全排尿後24時間蓄尿開始 NH_4Cl（0.1 g/kg 体重）を 1/3 内服
負荷試験第4日 9時	完全蓄尿終了 動脈（静脈）血採血

■ 図 XVI-3-15　塩化アンモニウム（NH_4Cl）負荷試験（3日間法）

（武藤重明：腎臓内科診療マニュアル．p.114-119，日本医学館，2010 より改変）

るので尿中NH_4^+排泄量は増加する．このようなことから，尿中NH_4^+濃度の直接測定はRTAの診断に有用性が高いが，検査室のルーチン業務となっていないので，尿中NH_4^+排泄量を推定する方法として尿アニオンギャップや尿浸透圧ギャップが使われている．

❶ 尿アニオンギャップ（UAG）

尿中陽イオンの電荷の総和と陰イオンの電荷の総和は等しく，以下の式が成り立つ．

$$Na^+ + K^+ + 2Ca^{2+} + 2Mg^{2+} + NH_4^+ = Cl^- + HCO_3^- + H_2PO_4^- + 2SO_4^{2-} + 有機酸$$

$$UAG = Na^+ + K^+ - Cl^- = (HCO_3^- + H_2PO_4^- + 2SO_4^{2-} + 有機酸) - (2Ca^{2+} + 2Mg^{2+} + NH_4^+)$$

と変形できる．測定されない陰イオン（HCO_3^-，$H_2PO_4^-$，SO_4^{2-}，有機酸）の総和と測定されない陽イオン（Ca^{2+}，Mg^{2+}）の総和との差を80と仮定すると，

$$UAG = Na^+ + K^+ - Cl^- = 80 - NH_4^+$$

となる．上記UAGの式は，Na^+，K^+，Cl^-の1日尿中排泄量（mEq/日），スポット尿のNa^+，K^+，Cl^-濃度（mEq/L），いずれの場合も適用できる[28,29]．遠位型RTA（I型，IV型）や近位型RTAでは，尿中NH_4^+排泄量低下を反映し，UAGは正となるのに対し，RTA以外の原因による高Cl^-血症性代謝性アシドーシスでは，尿中NH_4^+の排泄増加とともに，電気的中性を保つためCl^-の排泄も増加するのでUAGは負になる．

また，UAGは，尿中に測定されない陰イオン〔糖尿病性ケトアシドーシスの際増加するケト酸，トルエン中毒の際増加する馬尿酸，陰イオン性薬剤（カルベニシリン，アセチルサリチル酸など）など〕が増加した場合に正の値を示すのに対し，尿中に測定されない陽イオン（Li^+など）が増加した場合には負の値をとる．このように，UAGは，尿中NH_4^+排泄の増減に加え，尿中に排泄された測定されない陰イオンや陽イオンの増加によって変動するので，これらに影響しない尿浸透圧ギャップを組み合わせて検査すべきである．

❷ 尿浸透圧ギャップ（UOG）

尿の浸透圧実測値と浸透圧計算値との差を浸透圧ギャップと呼ぶ．尿浸透圧計算値は，

$$尿浸透圧計算値(mOsm/kgH_2O) = 2 \times (Na^+ + K^+)(mmol/L) + 尿素窒素(mg/dL)/2.8 + ブドウ糖(mg/dL)/18$$

とし，

$$UOG = 浸透圧実測値 - 浸透圧計算値$$

で計算する．尿浸透圧実測値に，尿素，ブドウ糖に加え，Na^+，K^+，NH_4^+とそれらと等量の1価の陰イオンのみが含まれていると仮定すると，NH_4^+濃度はUOGの1/2に相当することになる[25]．高Cl^-血症性代謝性アシドーシスが存在しUOGが50 mOsm/kgH_2O以下（尿NH_4^+濃度が25 mEq/L以下）の場合には，代謝性アシドーシスに対し尿中NH_4^+排泄減少が示唆され[26]，遠位型RTA（I型，IV型）や近位型RTAが考えられる[25]．一方，UOGが150 mOsm/kgH_2O以上（尿NH_4^+濃度が75 mEq/L以上）の場合には，代謝性アシドーシスに対し尿中NH_4^+排泄増加によって腎臓は正常に反応していることが推測される[26]．

3 | Fishberg濃縮試験

水制限により血漿浸透圧を増加させ，ADH分泌亢進下での腎臓の尿濃縮能を評価する検査である．

❶ 検査方法

1. 検査前日18時までに夕食を摂取し，以降絶飲食にする．
2. 夜間の排尿は捨てる．
3. 検査当日，6時，7時，8時に採尿し，尿量，尿比重および尿浸透圧を測定する．

❷ 評　価

1. 3回のうち1回でも尿比重1.025以上，尿浸透圧850 mOsm/kgH_2O以上であれば正常とする．尿濃縮試験は，性，年齢，季節により差がある．日本人健康成人では，男性は女性

より30％程度高く，高齢になるに従い60〜70％まで低下する．また，夏に比べ冬で30％程度低めに出る．しかし，成人男性では900 mOsm/kgH₂O 以上，高齢者では700 mOsm/kgH₂O までは正常と考えてよい．
2. 尿濃縮は，①下垂体後葉からのADH分泌，②ADHによる集合管での水再吸収亢進，③腎髄質の高浸透圧勾配の形成（主としてNaClと尿素の蓄積による）などによって起こる．したがって，尿濃縮力障害は，表XVI-3-4[30)]に示すように，集合管やHenleループの太い上行脚（いずれも主として髄質部）を含む腎髄質障害に加え，下垂体後葉からのADH分泌低下や腎臓のADHに対する反応性低下によって生じる．

❸ 手技上の注意事項

1. 尿糖や尿蛋白，造影剤の存在下では尿比重が増加するため，尿浸透圧のほうが望ましい．
2. GFRが健常者の1/3以下の腎不全患者では，脱水により腎機能障害が増悪する危険性が高いため禁忌である．中枢性尿崩症や腎性尿崩症が強く疑われる場合にも，飲水制限で高度の脱水に陥る危険性があり禁忌である．
3. ネフローゼ症候群が存在する場合には血栓症が誘発されることがあり，行うべきでない．
4. 試験前日から利尿薬の使用を禁止する．
5. 長期間蛋白制限食を摂取していると，尿素不足で腎髄質高浸透圧勾配の形成が障害され尿濃縮力の低下を引き起こすため，検査前数日間は蛋白摂取を十分行う．

4 経尿細管K濃度勾配[31,32)]

尿中に排泄されたK⁺の多くは，主として皮質集合管主細胞から分泌されたもので，その分泌に最も重要な因子がアルドステロンである．経尿細管K濃度勾配（TTKG）とは，皮質集合管管腔内K⁺濃度と血漿K⁺濃度との比をいう．髄質集合管で尿の濃縮が起こると仮定した上で，K⁺が皮質集合管からどのくらい尿中に分泌（排泄）されているのかを示し，アルドステロン作用の指標

表 XVI-3-4 尿濃縮力障害をきたす病態

❶ ADHの分泌の低下
● 中枢性尿崩症
❷ 腎臓のADH反応性低下
● 先天性腎性尿崩症（アクアポリン2遺伝子異常，ADHの2型受容体遺伝子異常） ● 後天性腎性尿崩症（低K血症，高Ca血症，慢性腎盂腎炎，閉塞性尿路疾患，リチウム・デメクロサイクリンなどの薬剤）
❸ 腎髄質の高浸透圧勾配形成障害
● 慢性腎盂腎炎 ● 閉塞性尿路疾患 ● 尿細管間質性腎炎 ● 急性・慢性腎不全 ● 先天性腎囊胞性疾患

（武藤重明：腎臓内科診療マニュアル．p.109-113, 日本医学館，2010 より）

となる．低K⁺血症や高K⁺血症の病態鑑別に使用できる．

❶ 検査方法

血液とスポット尿のK⁺と浸透圧を同時に測定する．

❷ 評 価

1. 皮質集合管管腔内浸透圧が血漿浸透圧と等しく，K⁺が皮質集合管より下流の尿細管セグメントで再吸収も分泌もされないと仮定すると，最終尿の浸透圧と皮質集合管管腔内浸透圧との比は，最終尿のK⁺濃度と皮質集合管管腔内K⁺濃度との比に等しくなり，次式で計算できる．

> TTKG＝
> 皮質集合管管腔内K⁺/血漿K⁺＝
> （尿K⁺/血漿K⁺）/（尿浸透圧/血漿浸透圧）

2. TTKGはアルドステロン作用によって増減し，高K⁺血症ではアルドステロン作用が増強しTTKGは増加（正常：＞10）するのに対し，逆に低K⁺血症ではアルドステロン作用が減弱しTTKGは低くなる（正常：＜2）．
3. ①高K⁺血症でTTKG＜7の場合，アルドステロン欠乏やアルドステロン作用の低下

（アルドステロン抵抗性）による皮質集合管からのK⁺分泌低下を，②低K⁺血症でTTKG>2の場合，アルドステロン過剰やアルドステロン様作用の増強による皮質集合管からのK⁺分泌増加を考える．

❸ 注　意

1. TTKGの計算では髄質集合管での水の再吸収（尿の濃縮）があることを仮定しているので，尿浸透圧が血漿浸透圧より低い場合にはTTKGの解釈はできない．

2. TTKGはいくつかの仮説の下に導かれた概念で，その信頼性に関しては不明な点が多いが，K⁺代謝異常の鑑別に有用である．K⁺排泄分画（FE_K）も併せて検査したほうがよい．さらに，血漿レニン活性，血漿アルドステロン濃度，血液ガス，血圧などを測定することにより，K⁺代謝異常の病態をより詳細に把握できる．

〔武藤重明〕

《文　献》

1) Horio M, et al.: Simple sampling strategy for measuring inulin renal clearance. Clin Exp Nephrol, 13: 50-54, 2009.
2) Wesson LG: Physiology of the human kidney. Grune & Stratton, p. 96-108, 1969.
3) 折田義正ほか：イヌリンクリアランスを用いた糸球体濾過量の評価―クレアチニンクリアランスとの比較―．日腎会誌, 47: 804-812, 2005.
4) 堀尾 勝ほか：C_{Cr}の2時間法と24時間法の臨床的意義の違いと基準値の違いの理由．臨床検査, 42: 110-112, 1998.
5) Shemesh O, et al.: Limitations of creatinine as a filtration marker in glomerulopathic patients. Kidney Int, 28: 830-838, 1985.
6) Mitch WE, et al.: A simple method of estimating progression of chronic renal failure. Lancet, 2: 1326-1328, 1976.
7) Seldin DW, et al.: Consequences of renal failure and their management. Diseases of the kidney, ed by Strauss MB, et al., p. 173-217, Little Brown, 1963.
8) Lubowitz, H, et al.: Glomerular filtration rate. Determination in patients with chronic renal disease. JAMA 199: 100-104, 1967.
9) Levey AS, et al.: A more accurate method to estimate glomerular filtration rate from serum creatinine: a new prediction equation. Ann Intern Med, 130: 461-470, 1999.
10) Levey AS, et al.: Using standardized serum creatinine values in the Modification of Diet in Renal Disease Study equation for estimating glomerular filtration rate. Ann Intern Med, 145: 247-254, 2006.
11) 日本腎臓学会編：CKD診療ガイド2009．東京医学社，2009.
12) 日本腎臓学会編：CKD診療ガイド2012．東京医学社，2012.
13) 波多野道康：糸球体濾過量と腎血漿流量．臨床検査法提要 改訂32版，金井正光 編，p. 1418-1427, 金原出版，2005.
14) 今井圓裕ほか：糸球体濾過値と腎血漿流量．臨床検査法提要 改訂33版，金井正光 編，p. 1391-1397, 金原出版，2010.
15) Valtin H, et al.: Renal Function. Mechanisms preserving fluid and solute balance in health. 3rd ed, p. 99, Little, Brown and Company, 1995.
16) Pitts RF: Tubular secretion. Physiology of the kidney and body fluids. 3rd ed, p. 140-157, Year Book Medical Publisher, 1974.
17) Stein JH: The pathogenetic spectrum of Bartter's syndrome. Kidney Int, 28: 85-93, 1985.
18) Tsukamoto T, et al.: Possible discrimination of Gitelman's syndrome from Bartter's syndrome by renal clearance study: report of two cases. Am J Kidney Dis, 25: 637-641, 1995.
19) Valtin H, et al.: Renal Function. Mechanisms preserving fluid and solute balance in health, third edition, p. 75, Little, Brown and Company, 1995.
20) Carvounis CP, et al.: Significance of the fractional excretion of urea in the differential diagnosis of acute renal failure. Kidney Int, 62: 2223-2229, 2002.
21) 石川三衛：SIADH．内科疾患の診断基準病型分類重症度．内科，105：1510-1513, 2010.
22) Fenske W, et al.: Value of fractional uric acid excretion in differential diagnosis of hyponatremic patients on diuretics. J Clin Endocrinol Metab, 93: 2991-2997, 2008.
23) 上条-池森敦子ほか：バイオマーカーと治療指針．Mebio, 27: 58-63, 2010.
24) 武藤重明：酸塩基平衡試験．腎臓内科診療マニュアル，草野英二ほか 編，p. 114-119, 日本医学館，2010.
25) Batlle DC, et al.: Clinical and pathophysiological spectrum of acquired distal renal tubular acidosis. Kidney Int, 20:

389-396, 1981.
26) Dobose TD Jr: Disorders of acid-base balance, Brenner & Rector's The kidney. 8th ed, ed by Brenner BM, p. 505-546, BM, Saunders, 2008.
27) Brenes LG, Sanchez MI: Impaired urinary ammonium excretion in patients with isolated proximal tenal tubular acidosis. J Am Soc Nephrol, 4: 1073-1078, 1993.
28) Goldstein, MB, et al.: The Urine anion gap: a clinically useful index of ammonium excretion. Am J Med Sci, 292: 198-202, 1986.
29) Batlle DC, et al.: The use of the urinary anion gap in the diagnosis of hyperchloremic metabolic acidosis. New Engl J Med, 318: 594-599, 1988.
30) 武藤重明:遠位尿細管機能検査. 腎臓内科診療マニュアル, 草野英二ほか 編, p. 109-113, 日本医学館, 2010.
31) West ML, et al.: Development of a test to evaluate the transtubular potassium concentration gradient in the cortical collecting duct in vivo. Min Electrolyte Metab, 12: 226-233, 1986.
32) West ML, et al.: New clinical approach to evaluate disorders of potassium excretion. Min Electrolyte Metab,12: 234-238, 1986.

4 検査 腎生検

　腎生検とは，種々の臨床兆候を示す患者の腎臓の組織を採取し，腎疾患の確定診断をすることであり，その目的は予後や治療効果の予測と治療法の決定である．

　腎生検診断は光学顕微鏡，免疫染色法，電子顕微鏡の3つの方法で行う．

1 解釈のための指標

1 染色法（図 XVI-5-1）

❶ HE（hematoxylin eosin）染色

　病理では HE 染色が基本であるが，腎生検ではあまりみられない．ただし浸潤細胞の種類などを見るには HE 染色が適している．

❷ PAS（periodic acid shiff）染色

　基底膜がくっきりと染まる．腎生検診断ではこの染色が中心となる．

❸ PAM（periodic acid methenamine silver）染色

　コラーゲンが黒く染まる．したがって基底膜がよりくっきりと染まる．

❹ MT（Masson trichrome）染色

　細胞成分は赤，線維成分が青色に染まる．間質線維化の広がりを判断する際に適している．移植腎生検診断で重宝する．

2 見る順番

1. まず，弱拡大（40倍）で次の点を評価する．
   ① 皮質：髄質比を見ることで"サンプルが適切か否か"を判断する．
   ② 全体を見渡し，"病変の主座はどこにあるか"を見る．
   ③ 間質・尿細管病変の広がりを評価する．
   ④ 大きな血管（弓状動脈レベル，小葉間動脈の太い部分）の病変の有無と程度を評価する．

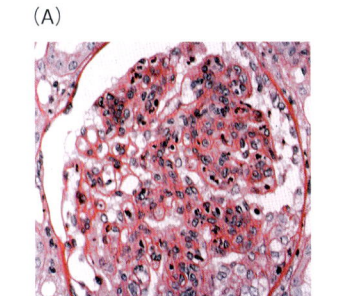

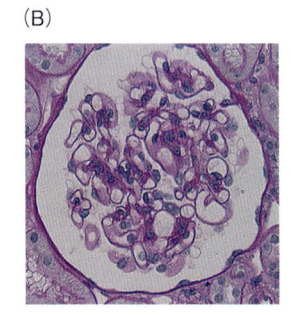

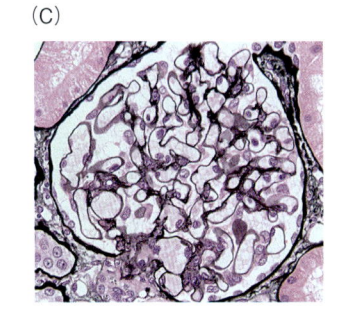

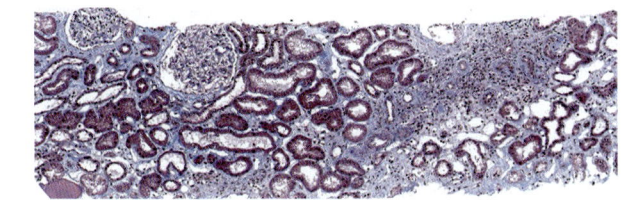

■ 図 XVI-5-1　腎生検光学顕微鏡診断に必要な基本的染色法
(A) HE 染色　腎生検ではあまりみない．浸潤細胞の種類など細胞を見るときは有用．
(B) PAS 染色　基底膜がくっきりと染まる．腎生検診断ではこの染色が中心となる．
(C) PAM 染色　コラーゲンが黒く染まる．よって基底膜がよりくっきりと染まる．
(D) MT 染色　細胞成分は赤，線維成分が青色に染まる．間質の線維化の広がりの把握に適している．

2. もう少し拡大を上げて（100〜200倍），病変の性質や分布を頭に入れる．
3. 再度弱拡大に戻し，プレパラートに載っている連続切片のうち，最も薄く切れている切片をカウント用（個々の糸球体の病変の分析）に選ぶ．ただし，病変の頻度や分布が切片によって異なる場合は，切片が少々厚くても病変が最も多くみられる切片を選ぶ．
4. 強拡大（400倍）にして，個々の糸球体について病変の有無，広がりを分析する．これをカウントと呼ぶ．この際に，小さめの小葉間動脈や細動脈病変も評価する．病変の評価の判断に迷うときは可及的に連続切片を観察し判定する．
5. 統合：弱拡大で把握した病変の主座と強拡大で詳細に分析した糸球体病変の評価を統合して，正しい組織診断をする．

3 異常の見かたのポイント

❶ 腎臓の構成要素

腎臓は糸球体，尿細管，間質，血管の4つの構成要素からなっている（図XVI-5-2）．

❷ 糸球体の構造

糸球体は毛細血管が多数枝分かれしたものであり，Bowman囊で囲まれている．毛細血管壁を係蹄壁ともいう．糸球体係蹄壁は，基底膜，基底膜の外側にある上皮細胞（足細胞），内側にある内皮細胞からなる．糸球体係蹄はメサンギウム領域という支持組織に支持されており，メサンギウム領域にはメサンギウム細胞とそれを取り囲むメサンギウム基質がある．Bowman囊の内側にはBowman囊上皮が並んでいる（図XVI-5-3）．

❸ 病変の広がりについての用語

1 腎実質全体を見渡す場合（図XVI-5-4）
・びまん性 diffuse

間質・尿細管病変：病変が組織のほぼ全体に広がっている場合を指す．多くの場合，病変が得られた組織の面積の50%以上を占めるときにこの用語を使う．

糸球体病変：大部分の糸球体に病変がみられる場合を指す．多くの場合，得られた糸球体のうち50%以上の糸球体に病変がみられるときにこの用語を使う．

・巣状 focal

間質・尿細管病変：病変が組織の一部に限局している場合を指す．多くの場合，病変が得られた組織の面積の50%未満のときにこの用語を使う．

糸球体病変：一部の糸球体にしか病変がみられない場合を指す．多くの場合，得られた糸球体のうち50%未満の糸球体にしか病変がみられないときにこの用語を使う．

2 1つの糸球体に着目した場合（図XVI-5-5）
・全節性 global

病変が糸球体のほぼ全体に広がっている場合を指す．多くの場合，病変が糸球体面積の50%以上を占めるときにこの用語を使う．

・分節性 segmental

病変が糸球体の一部にしかみられない場合を指す．多くの場合，病変が糸球体面積の50%未満のときにこの用語を使う．

❹ 糸球体病変

糸球体腎炎は原発性，続発性に分けられる．

1 原発性糸球体腎炎

糸球体病変の基本パターンを図XVI-5-6に示す．

糸球体病変の着眼点は細胞増殖および基底膜肥厚の有無の2点である．細胞増殖がある場合，増殖する細胞によって管内増殖，メサンギウム増殖，管外増殖（半月体）の3種類に分けられる．これらの組み合わせにより原発性糸球体腎炎の場合，6つの基本パターンに分けられる．これに，

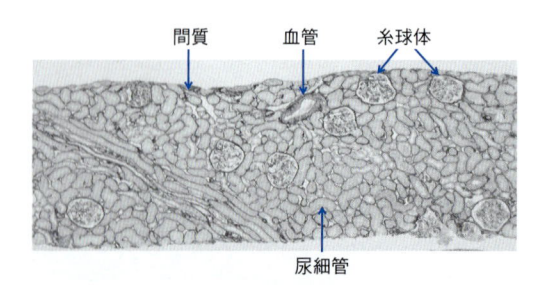

■ 図XVI-5-2　腎組織の構成要素；光学顕微鏡弱拡像

巣状分節性糸球体硬化症（FSGS）を加え合計7つのパターンを覚えておけばよい．

・臨床症候と組織型の関係

　臨床症候と組織型の組み合わせには大まかに一定のルールがある．したがって患者を診たらある程度，組織像の予測ができる．しかし，必ずしも1：1では対応していない．そこに腎疾患のわかりにくさがある．図 XVI-5-7 に臨床症候と組織型の関係を示した．

・基本病変以外の病変

　係蹄壁の壊死：糸球体基底膜が断裂し，フィブ

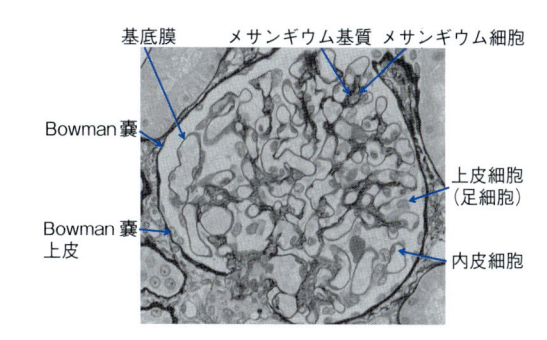

■図 XVI-5-3　糸球体と Bowman 囊の構造および構成細胞の種類

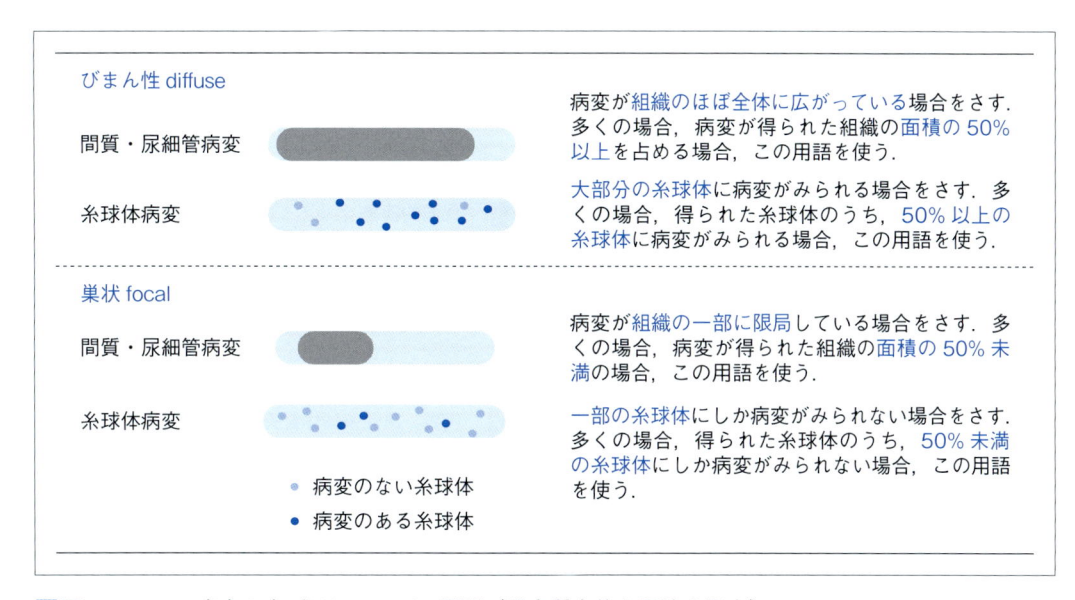

■図 XVI-5-4　病変の広がりについての用語（腎実質全体を見渡す場合）

びまん性 diffuse
間質・尿細管病変：病変が組織のほぼ全体に広がっている場合をさす．多くの場合，病変が得られた組織の面積の50%以上を占める場合，この用語を使う．
糸球体病変：大部分の糸球体に病変がみられる場合をさす．多くの場合，得られた糸球体のうち，50%以上の糸球体に病変がみられる場合，この用語を使う．

巣状 focal
間質・尿細管病変：病変が組織の一部に限局している場合をさす．多くの場合，病変が得られた組織の面積の50%未満の場合，この用語を使う．
糸球体病変：一部の糸球体にしか病変がみられない場合をさす．多くの場合，得られた糸球体のうち，50%未満の糸球体にしか病変がみられない場合，この用語を使う．

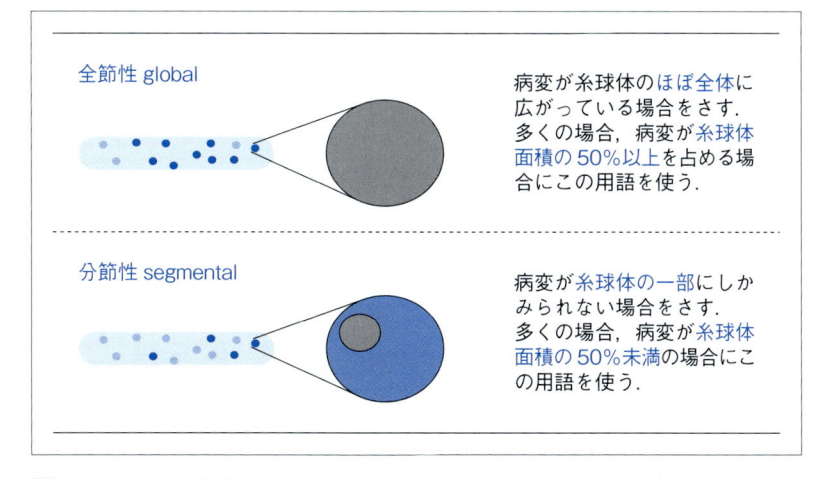

■図 XVI-5-5　病変の広がりについての用語（1つの糸球体に着目した場合）

全節性 global：病変が糸球体のほぼ全体に広がっている場合をさす．多くの場合，病変が糸球体面積の50%以上を占める場合にこの用語を使う．

分節性 segmental：病変が糸球体の一部にしかみられない場合をさす．多くの場合，病変が糸球体面積の50%未満の場合にこの用語を使う．

リンの析出を伴うもの．半月体の初期病変と考えられている（図XVI-5-8）．

硬化：メサンギウム基質の増加により糸球体毛細血管腔が閉塞すること，と定義される．糸球体全体が硬化する全節性硬化（図XVI-5-9(A)）と，一部のみ硬化する分節性硬化（図XVI-5-9(B)）がある．全節性硬化は糸球体の荒廃像であり，腎炎の終末像を表すほか，加齢，動脈硬化の影響も受け，特異的意義は少ない．これに対し，分節性硬化はとりわけ臨床症候がネフローゼ症候群である場合，ステロイド抵抗性である可能性が高く，特異的意義がある．

なお，糸球体係蹄の虚脱 collapse は虚血性変化と解釈され，硬化とは別扱いされていることが多い（図XVI-5-9(C)）．

2 続発性糸球体腎炎

基本パターンのほかに，疾患に特徴的な病変があるので，それを覚えることが大切である．すなわち続発性糸球体腎炎の診断は原発性糸球体腎炎診断の応用編である．図XVI-5-10に主な続発性糸球体腎炎の特徴的病変を示した．詳細については各論を参照されたい．

❺ 間質・尿細管病変

間質・尿細管病変は糸球体病変に伴って二次的に出現する場合が圧倒的に多い．しかし，糸球体に病変の主座がある糸球体腎炎においても，間質・尿細管病変が腎機能悪化に関して重要な因子である．間質・尿細管病変のうち，最も高頻度に

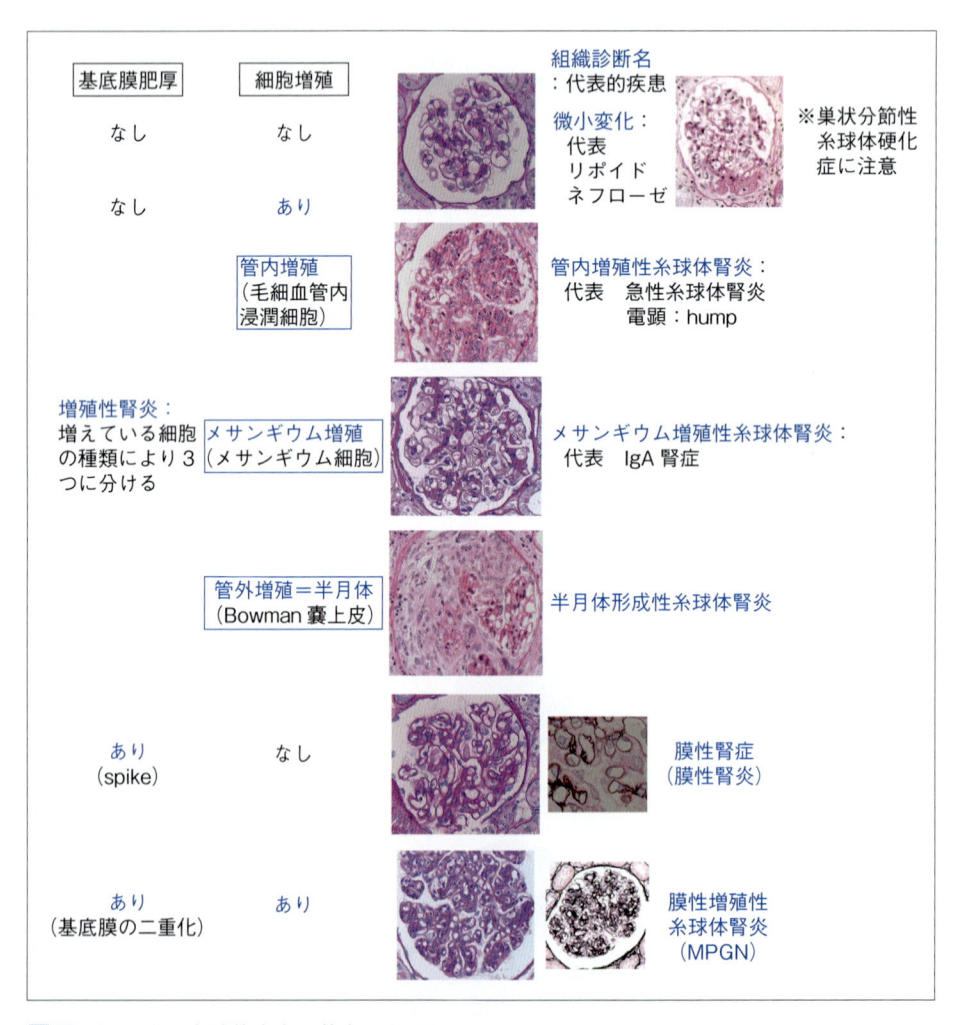

基底膜肥厚	細胞増殖		組織診断名：代表的疾患	
なし	なし		微小変化：代表 リポイドネフローゼ	※巣状分節性糸球体硬化症に注意
なし	あり 管内増殖 (毛細血管内浸潤細胞)		管内増殖性糸球体腎炎：代表 急性糸球体腎炎 電顕：hump	
増殖性腎炎：増えている細胞の種類により3つに分ける	メサンギウム増殖 (メサンギウム細胞)		メサンギウム増殖性糸球体腎炎：代表 IgA腎症	
	管外増殖＝半月体 (Bowman嚢上皮)		半月体形成性糸球体腎炎	
あり (spike)	なし		膜性腎症 (膜性腎炎)	
あり (基底膜の二重化)	あり		膜性増殖性糸球体腎炎 (MPGN)	

■図XVI-5-6 糸球体病変の基本パターン

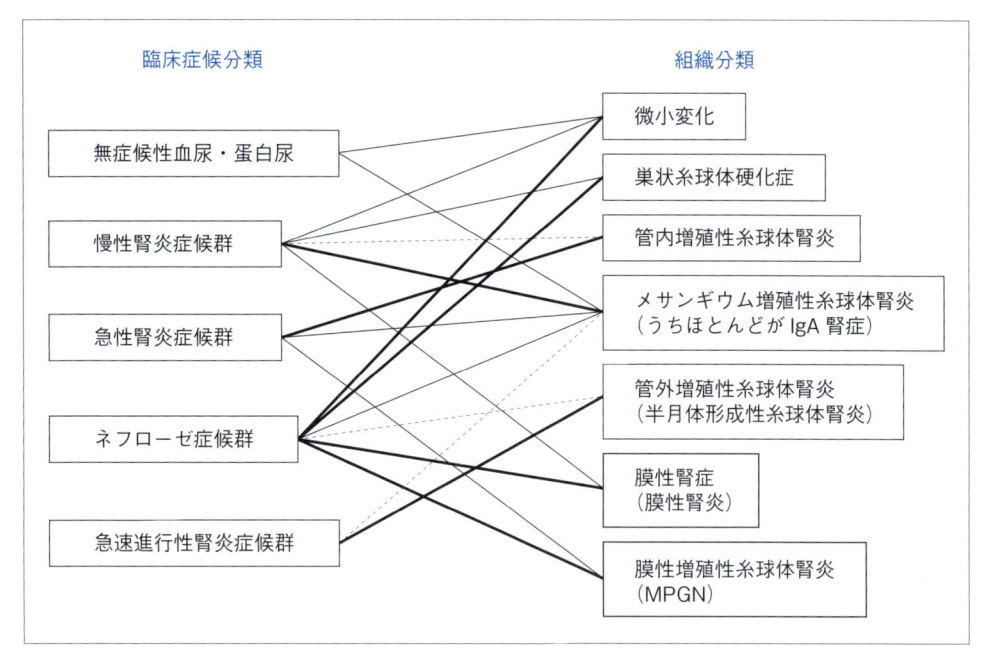

■ 図 XVI-5-7　臨床症候と組織型の関係

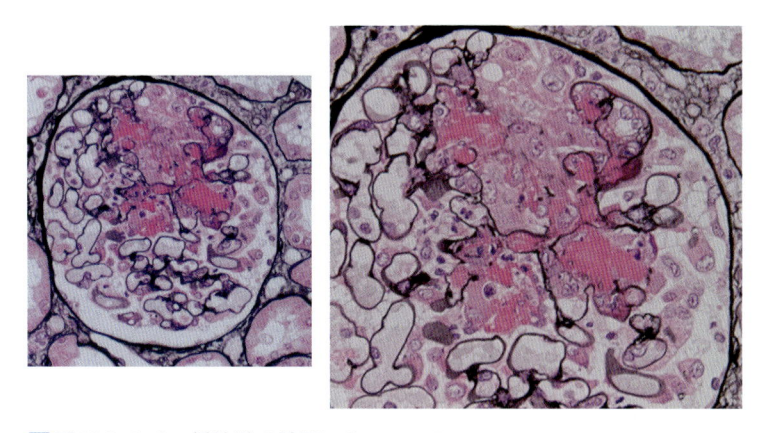

■ 図 XVI-5-8　係蹄壁の壊死 tuft necrosis
糸球体基底膜が切れることを指す．フィブリンの析出を伴う．よって，フィブリノイド壊死と呼ばれる．

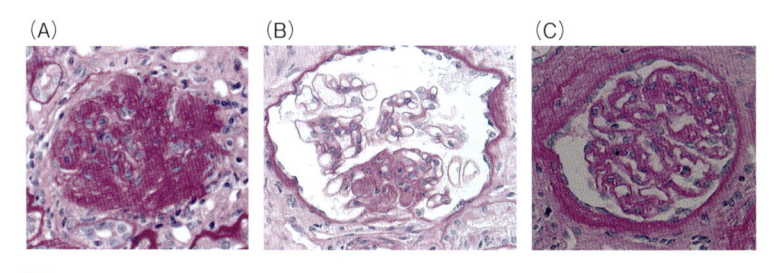

■ 図 XVI-5-9　糸球体硬化と虚脱
（A）全節性硬化，（B）分節性硬化，（C）虚脱

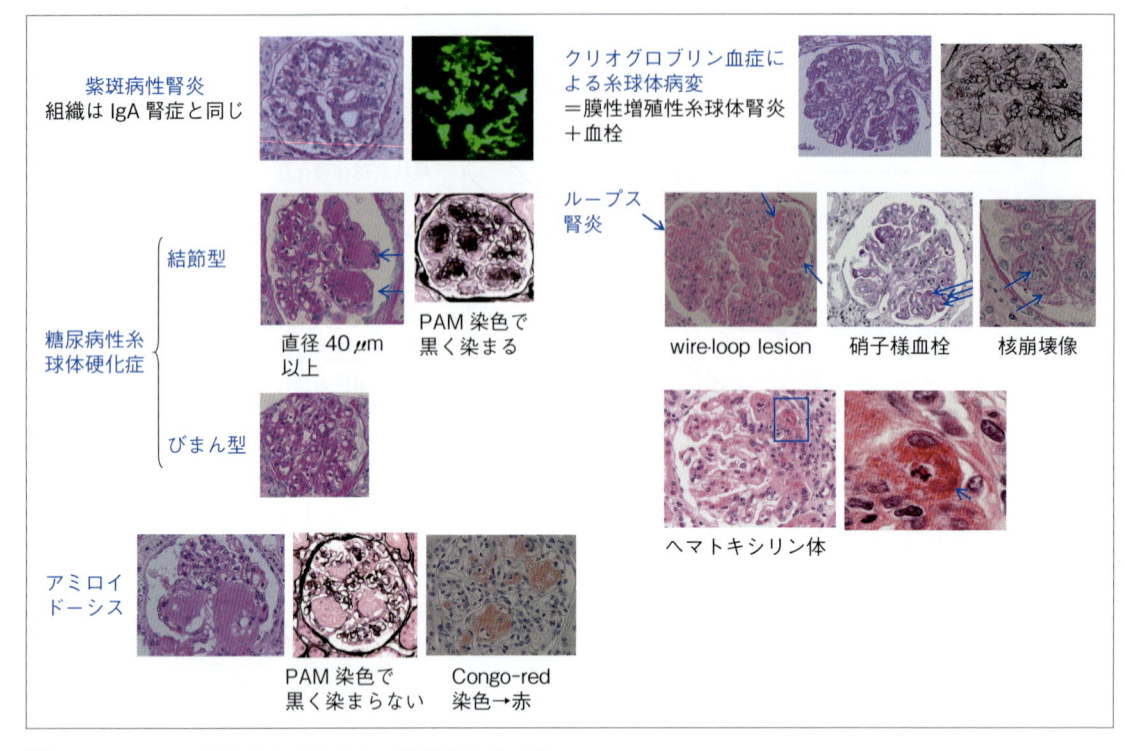

■ 図 XVI-5-10　続発性糸球体腎炎の特徴的病変一覧

みられるのは間質の細胞浸潤，線維化，尿細管の萎縮である．また，間質・尿細管を主座とする疾患もある．図 XVI-5-11 に間質・尿細管病変の基本病変ならびに間質・尿細管を主座とする代表的疾患をあげた．

❻ 血　管

血管の構造

血管は内膜，中膜，外膜からなる．内膜は1層の内皮細胞と内弾性板からなり，中膜は平滑筋細胞層と膠原線維，弾性線維からなる．平滑筋細胞層の数は血管のサイズによって異なる．外膜は外弾性板と結合組織で構成されている．図 XVI-5-12 に正常血管の構造を示す．

1 腎生検でみられる血管のサイズと名称

腎生検でみられる血管は大きく見えても弓状動脈レベルである．したがって，腎臓全体の血管樹からみると中くらいの大きさに入る．腎生検でみられる血管のサイズと名称は次のとおりである（図 XVI-5-13）．

middle-sized artery（弓状動脈 arcuate artery）：中膜平滑筋細胞は3～5層．

small artery（小葉間動脈 interlobular artery）：中膜平滑筋細胞は3層以下，直径100～150 μm 前後．

arteriole（細動脈）：中膜平滑筋細胞は1層，直径30 μm 前後．内弾性板は通常みられない．外膜はない．

2 血管病変

腎生検でみられる血管病変には動脈硬化性血管病変と，血管を主座とする場合がある．

動脈硬化性血管病変には線維性内膜肥厚と硝子様変化がある．硝子様変化は高血圧，加齢のほか，糖尿病性腎症のときに高頻度にみられ，また，移植に使用されるカルシニューリン阻害薬の副作用としてもみられる．

血管を主座とする主な疾患は病態別にみると壊死性血管炎 nectrotizing vasculitis，血栓性微小血管症（TMA），コレステロール塞栓 cholesterol emboli があげられる．

壊死性血管炎は動脈壁のフィブリノイド壊死，

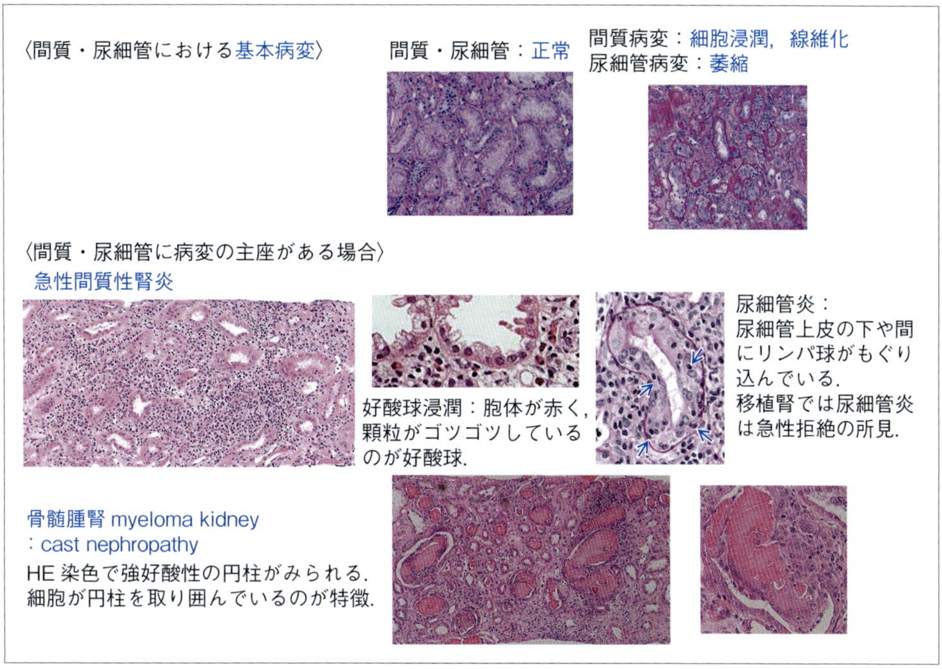

■図 XVI-5-11　間質・尿細管病変一覧

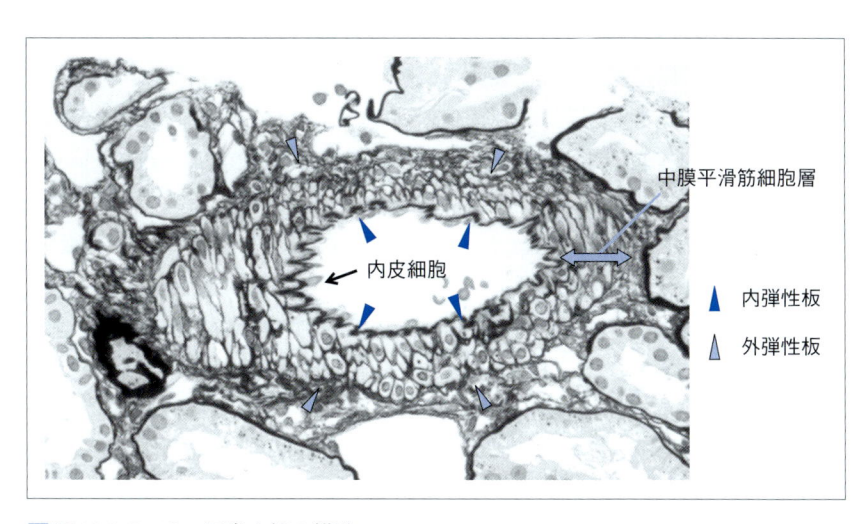

■図 XVI-5-12　正常血管の構造

炎症細胞浸潤がみられ，結節性多発動脈炎 polyarteritis nodosa，顕微鏡的多発血管炎 microscopic polyangiitis，抗糸球体基底膜関連腎炎（肺出血を伴えば Goodpasture 症候群）などにみられる．

TMA は急激に血管内皮細胞が傷害された場合に起こる血管病変の総称で，次のような病態のときに起こる．

- 溶血性尿毒症性症候群 hemolytic uremic syndrome
- 血栓性血小板減少性紫斑病 thrombotic thrombocytopenic purpura
- 全身性皮膚硬化症クリーゼ systemic screlosis crisis
- 悪性高血圧 malignant hypertension
- 妊娠高血圧症候群 pregnancy induced hyper-

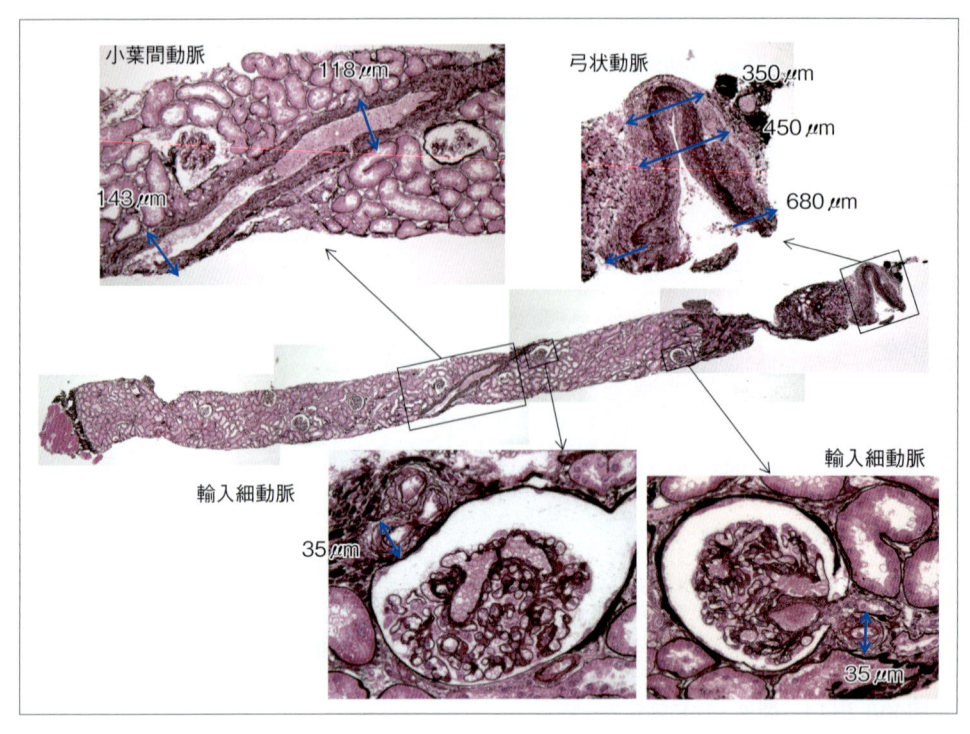

■ 図XVI-5-13　腎生検でみられる血管のサイズと名称

- tension
- 分娩後急性腎不全 postpartum ARF
- 放射線腎症 radiation nephropathy
- 骨髄移植後腎症 bone marrow transplant nephropathy
- マイトマイシンC，シクロホスファミドなどによる血管変化

TMAにみられる主な血管病変には次のようなものがある．

・フィブリノイド壊死 fibrinoud necrosis

　内皮細胞傷害による血管透過性亢進によりフィブリンを含む血漿成分が染み込んだ所見で，本当の壊死を意味するものではない．内膜の浮腫，内膜内には赤血球やその断片がみられる．急性炎症細胞はほとんどみられない．壊死性血管炎にみられるフィブリノイド壊死とは違うため，混同しないように注意が必要である．

・フィブリン血栓 fibrin thrombus

　フィブリン血栓が血管壁に染み込んだフィブリンに連続することがあり，フィブリノイド壊死とフィブリン血栓の区別はつきにくい．

・ムコイド様内膜肥厚 mucoid intimal hyperplasia

　細胞成分の少ないムコイド様物質により内膜が腫大している所見で，初期の病変である．

・細胞性内膜肥厚 cellular intimal proliferation

　中膜平滑筋細胞が内膜内で増殖した所見．増殖する細胞は myointimal cell と呼ばれる．やや経過した場合にみられる病変である．"onion skin lesion"は myointimal cell が結合織を伴って同心円状に増殖した所見である．図XVI-5-14に主な血管病変の病理像を示す．

4 ｜ 免疫染色の選択と意義

　免疫染色とは，生体内の特定の物質に高い親和性で結合する特異抗体をプローブとし，抗原抗体反応で染め分けることによって，その物質の局在を明らかにする方法である．腎生検においては免疫グロブリン，補体，フィブリノーゲンなどの物質の沈着の有無が診断の決め手となるため，免疫染色は不可欠である．免疫染色には蛍光抗体法と

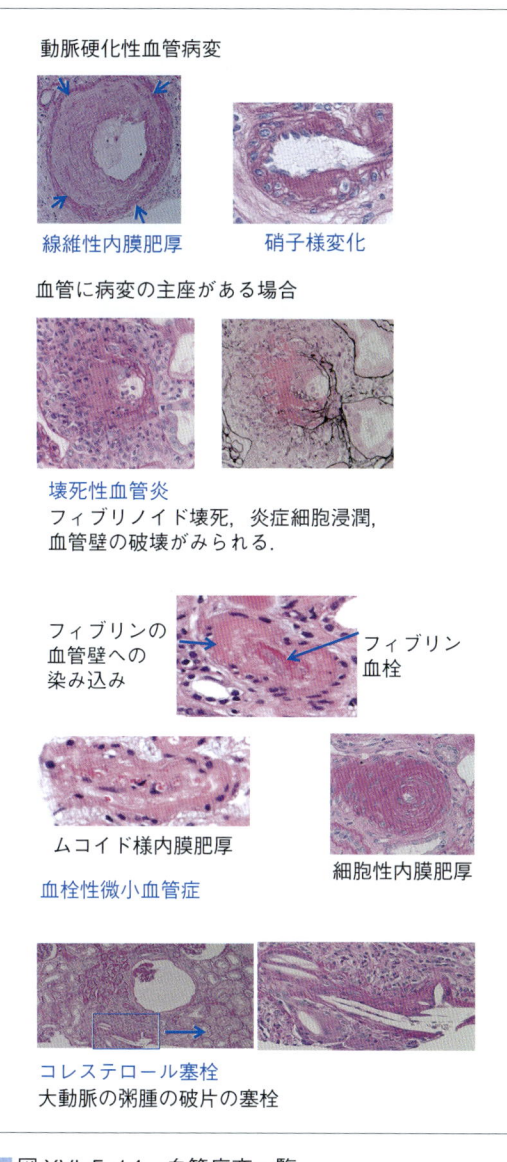

■ 図 XVI-5-14 血管病変一覧

■ 図 XVI-5-15 蛍光抗体法の主な染色パターンと代表的疾患

酵素抗体法がある．

❶ 蛍光抗体法

　蛍光抗体法では，新鮮凍結切片を用い，蛍光で発色する抗体で染色する．抗体としてFITC（fluorescein isothiocyanate）標識抗体を用いる直接蛍光抗体法が一般的である．検出感度が高いため，腎生検診断では蛍光抗体法が広く用いられている．また適切なフィルターと標識抗体の組み合わせにより二重，三重染色法を用いて異なる抗原の組織内分布を調べることもできるというメリットがある．ただし，標本の全体像が把握しにくく，標本の長期保存ができないというデメリットもある．

　腎生検でルーチンに染色するのは免疫グロブリ

■ XVI. 腎疾患の症候と検査

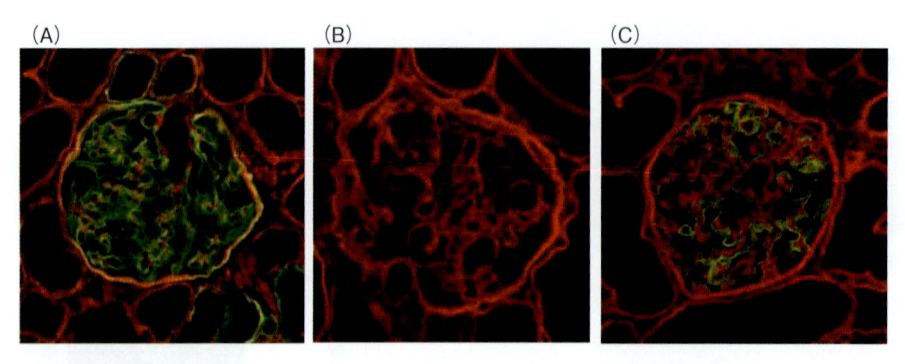

■ 図 XVI-5-16　IV 型コラーゲン α2 と α5 の二重染色
（A）正常腎臓
　　正常腎臓の α2 鎖（赤）と α5 鎖（緑）の二重染色（蛍光顕微鏡写真）．赤と緑の蛍光が重なった部分は橙色から黄色になる．
（B）Alport 症候群（男性）
　　α2 鎖（赤）と α5 鎖（緑）の二重染色．α5 鎖蛋白質が欠損のため，緑の蛍光が認められない．
（C）Alport 症候群（女性）
　　α2 鎖（赤）と α5 鎖（緑）の二重染色．α5 鎖蛋白質が一部欠損のため，緑の蛍光がモザイク状態に認められる．
（重井医学研究所免疫部門・佐渡義一先生のご厚意により PDF ファイル「皮膚生検と腎生検の IV 型コラーゲン染色でどこまで Alport 症候群は診断できるか」より引用）

ン IgG, IgA, IgM, C3, C1q, フィブリノーゲン，κ鎖，λ鎖である．

　蛍光抗体法で染色されている場合，まず染色パターンから線状 linear か，顆粒状 granular かに分けられる．線状の場合は抗糸球体基底膜抗体関連腎炎であり，顆粒状の場合は免疫複合体関連腎炎である．また染色の部位も重要で，メサンギウムへの沈着か，基底膜への沈着かをみる．"何が，どこに，どのように染色されているか"は腎炎の種類によってほぼ決まっている．図 XVI-5-15 に蛍光抗体法の主な染色パターンと代表的疾患を示す．

　また，IgG はサブクラスの染色が診断に有用である場合がある．すなわち，特発性膜性腎症では IgG 4 が染色され，悪性腫瘍に伴う膜性腎症では IgG 1 と IgG 2 が染色されることが報告されている．

　蛍光抗体法は IV 型コラーゲン α 鎖の遺伝的異常で起こる Alport 症候群の診断に有用である．FITC 標識抗体抗 α5 鎖抗体と Texas red 標識抗 α2 鎖抗体の二重染色を行う．図 XVI-5-16 に IV 型コラーゲン α5 と α2 染色の正常像，X 染色体優性 Alport 症候群男性例（IV 型コラーゲン α5 鎖の完全欠損），X 染色体優性 Alport 症候群女性例（IV 型コラーゲン α5 鎖のモザイク様欠損）を示す．

❷ 酵素抗体法

　酵素抗体法はパラフィン切片を用い，抗原と結合した抗体の局在を酵素組織化学的に証明する方法である．抗体を標識する酵素には西洋ワサビペルオキシダーゼ（HRP）やアルカリホスファターゼ（ALP）などがある．検出すべき抗原に対する抗体に酵素を直接標識させる直接法と，検出すべき抗原に対する一次抗体には標識せず，二次抗体に酵素を標識する間接法がある．従来は PAP（peroxidase-antiperoxidase）法や ABC（avidin-biotin peroxidase complex）法が用いられてきたが，近年は感度のよい LSAB（labelled streptavidin biotin）法を用いることが多い．酵素抗体法は条件設定に手間がかかり，蛍光抗体法に比べ感度が低いというデメリットがある．したがって，腎生検診断には凍結切片蛍光抗体法を基本にし，これが使えない抗原に対してパラフィン切片酵素抗体法を施行することが望ましい．

　ただし酵素抗体法染色標本では全体の形態が把握しやすく，標本の長期保存が可能であり，パラフィン切片を用いるため，光学顕微鏡標本との対比が可能であるというメリットがある．また，蛍光抗体法用サンプルに糸球体が入っていない場合

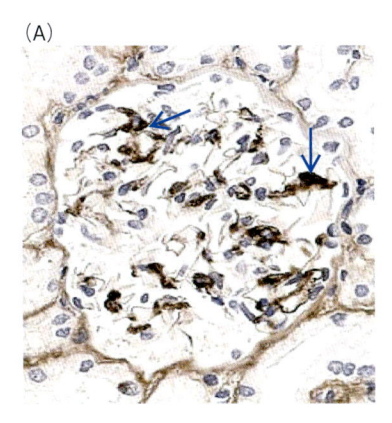

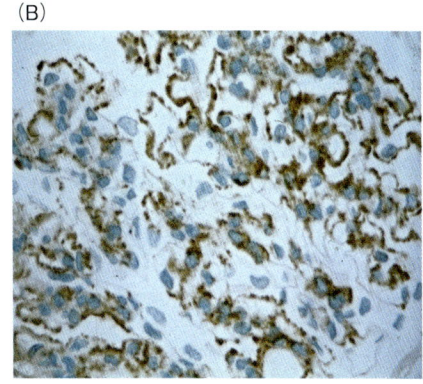

■ 図 XVI-5-17　糸球体腎炎における酵素抗体法所見
（A）IgA 腎症の酵素抗体法染色写真：IgA がメサンギウムに沈着している．矢印の部分には巨大半球状に IgA が沈着している．
（B）膜性腎症の酵素抗体法染色写真：IgG が係蹄壁に沿って顆粒状に沈着している．
（仙台社会保険病院病理部・城謙輔先生よりご提供）

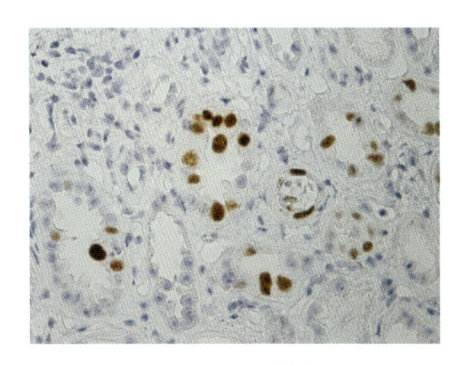

■ 図 XVI-5-18　BK ウイルス腎症における SV 40 酵素抗体法染色
BK ウイルスに感染した尿細管上皮の核が SV 40 に染色されている．
（九州大学病態機能内科学・土本晃裕先生よりご提供）

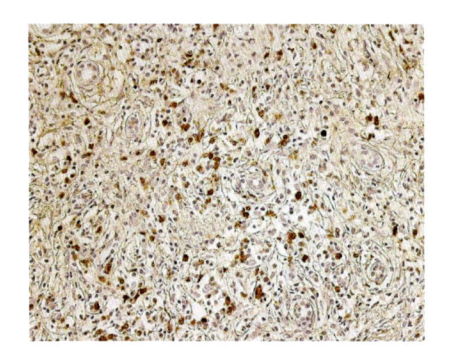

■ 図 XVI-5-19　IgG 4 関連間質尿細管炎症例の酵素抗体法による IgG 4 染色
間質に浸潤した形質細胞のほとんどに IgG 4 が強く染色されている．（×250）
（長岡赤十字病院内科・佐伯敬子先生よりご提供）

は酵素抗体法で代用できる．図 XVI-5-17 に IgA 腎症と膜性腎症の酵素抗体法写真を提示する．

細胞内の物質の局在の判定は蛍光抗体法より優れている．すなわち移植腎の BK ウイルス腎症ではウイルスの局在は SV 40 染色で明らかにすることができる（図 XVI-5-18）．また IgG 4 関連疾患では浸潤した形質細胞内の IgG 4 を染色し，IgG 4 bearing cell が優位に浸潤していることを証明するのが診断の第一歩である（図 XVI-5-19）．

5　電子顕微鏡の見かた

電子顕微鏡診断はすべての施設で可能であるわけではない．しかし，光学顕微鏡や免疫染色のみでは診断がつかないこともしばしばあり，可及的に電子顕微鏡診断まで行うことが望ましい．また，光学顕微鏡で所見がなく，免疫染色も陰性の場合，臨床症候がネフローゼ症候群以外の場合は電子顕微鏡で思わぬ所見が得られることもある．

電子顕微鏡では高電子密度沈着物 electron dense deposit の有無と分布を評価する．また光学顕微鏡で疑いを持ち，電子顕微鏡所見で確定診断に至るものに Fabry 病などがある．そのほか，光学顕微鏡で診断がつかず，電子顕微鏡所見が診断の決め手となる場合がしばしばある．すなわち光学顕微鏡で見えないものの評価である．

電子顕微鏡でしか診断できないものには次のよ

うなものがあげられる．

- 微細な基底膜病変（薄層基底膜病，遺伝性腎炎など）
- 細線維（アミロイドーシス amyloidosis，イムノタクトイド糸球体症 muunotactoid glomerulopathy，フィブリラリー糸球体症 fibrillary glomerulopathy，クリオグロブリン腎症など）
- ミトコンドリア異常症

また，移植腎では慢性拒絶反応の所見として傍尿細管基底膜の多重化が特徴的であり，電子顕微鏡での確認が必要である．

❶ 正常糸球体の電子顕微鏡像

腎生検の電子顕微鏡診断には通常3,000倍程度の写真を用いる．電子顕微鏡像の異常の有無を診断するには，まず正常の電子顕微鏡写真のオリエンテーションを理解する必要がある．足突起を有する細胞が上皮細胞である．上皮細胞があるほうがBowman腔側，基底膜をはさんでその反対側が毛細血管腔である．毛細血管腔内に位置するのが内皮細胞で，内皮細胞の細胞質は薄い膜のようになっており，窓がある．このため，内皮細胞の細胞質の延長は点線のように見える．この点線は内皮細胞の目印として覚えておくと便利である．

毛細血管の係蹄と係蹄をつないでいるのがメサンギウム領域であり，中にメサンギウム細胞，その周囲にメサンギウム基質がある．メサンギウム基質は基底膜と同じ灰色である（図XVI-5-20）．

❷ 正常糸球体基底膜の3層構造

糸球体基底膜は3層構造をしている．基底膜の中央に緻密層 lamina densa があり，緻密層の上皮側は外透明層 lamina rara externa，緻密層の内皮側は内透明層 lamina rara interna と呼ぶ（図XVI-5-21）．

❸ 足突起の癒合

足突起の癒合は，糸球体係蹄壁上皮側に異常が起こったときの生体の反応であり，ほとんどのネフローゼ症候群においてみられる．微小変化型ネフローゼ症候群で足突起の癒合が有名であるが，電子顕微鏡でそれしか所見がないからであり，特異的所見というわけではない（図XVI-5-22）．

❹ 高電子密度沈着物の有無と分布

糸球体基底膜の色（灰色）より黒いことを高電子密度という．

まず，高電子密度沈着物の有無をみる．高電子密度沈着物がある場合は免疫複合体が関与している腎炎である．高電子密度沈着物がある場合はメサンギウムにあるのか，基底膜にあるのかをみ

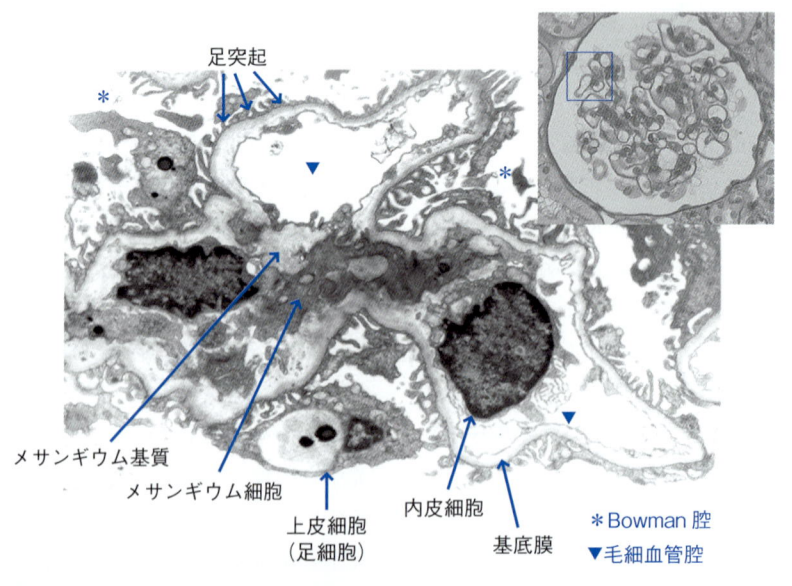

■図XVI-5-20　正常糸球体の電子顕微鏡像

検査── 4. 腎生検

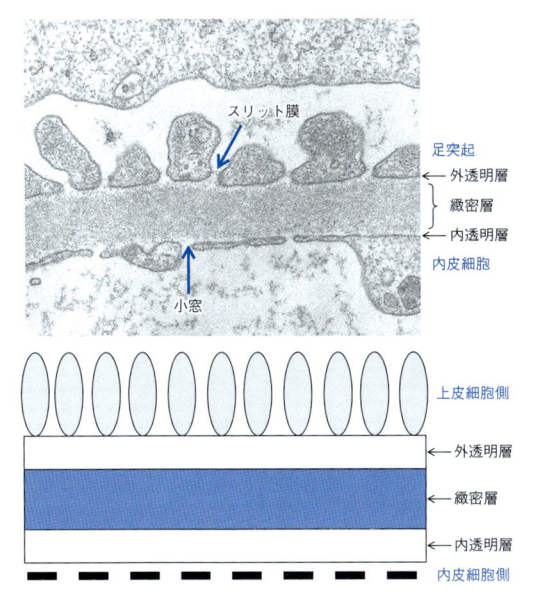

■図 XVI-5-21　正常糸球体基底膜の3層構造
糸球体基底膜は3層構造をしている．
上段にヒトの基底膜の強拡大電顕像を示す．ヒトでは3層構造ははっきりしない．下段にはシェーマを示す．
（仙台社会保険病院病理部・城謙輔先生よりご提供）

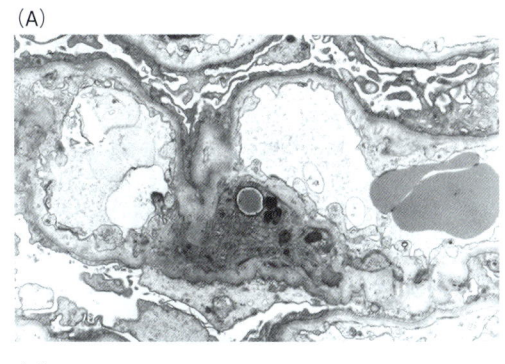

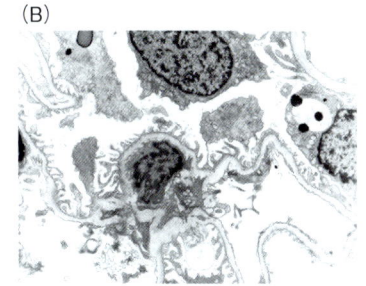

■図 XVI-5-22　糸球体上皮細胞の足突起の癒合
(A) 足突起は癒合して見えなくなっている．
(B) 癒合していない足突起．

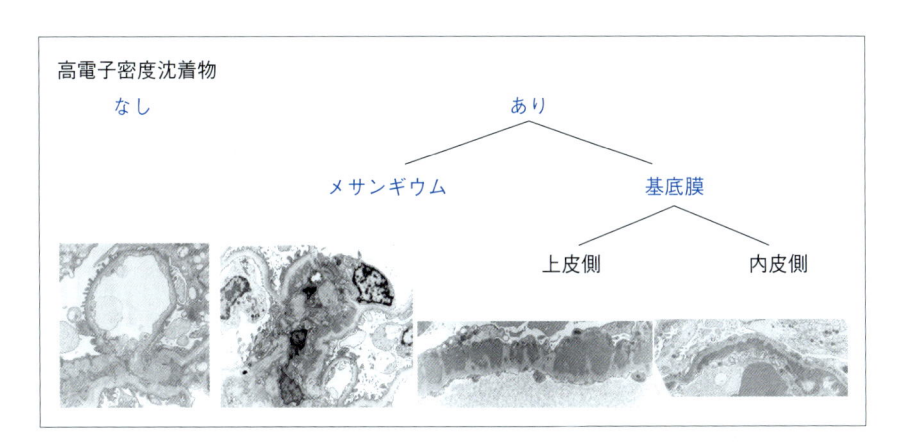

■図 XVI-5-23　高電子密度沈着物の有無と分布
高電子密度沈着物があるかないか，あれば，どこにみられるかは，腎炎の種類によってほぼ決まっている．

る．また，基底膜にある場合は基底膜の上皮側なのか，内皮側にあるのかをみる（図 XVI-5-23）．高電子密度沈着物の有無，その分布は腎炎の種類によってほぼ決まっている．図 XVI-5-24～27, 29 に高電子密度沈着物を有する種々の糸球体腎炎の電子顕微鏡像を示す．なお，図 XVI-5-28 には膜性増殖性糸球体腎炎に特徴的なメサンギウム間入 mesangial interposition のシェーマを示した．

また，dense deposit disease（DDD）（図 XVI-5-30）では高電子密度沈着物の局在が診断の決め手になるため，電子顕微鏡診断が重要である．軽鎖沈着症（LCDD）（図 XVI-5-31），重鎖沈着症（HCDD），軽重鎖沈着症（LHCDD）などの単クローン性免疫グロブリン沈着症 monoclonal immunogloburin deposition disease においても免疫染色のほか，高電子密度沈着物の局在が

987

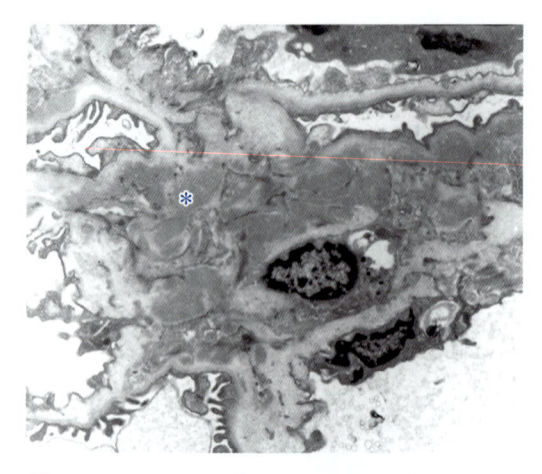

■ 図 XVI-5-24　IgA 腎症の電子顕微鏡像
メサンギウム領域に高電子密度沈着物（＊印）がみられる．

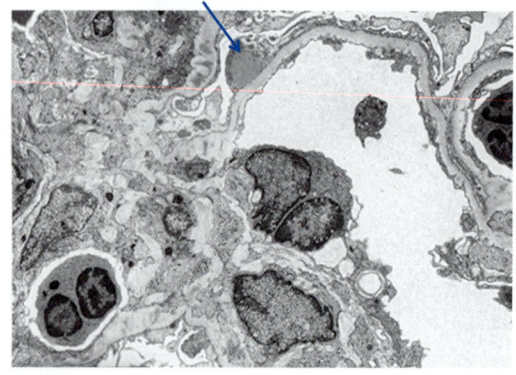

■ 図 XVI-5-25　急性糸球体腎炎の電子顕微鏡像
基底膜上皮側の突起した高電子密度沈着物は瘤 hump と呼ばれ，急性糸球体腎炎に特徴的な電子顕微鏡所見である．
（筑波大学医学部病理学教室・上杉憲子先生よりご提供）

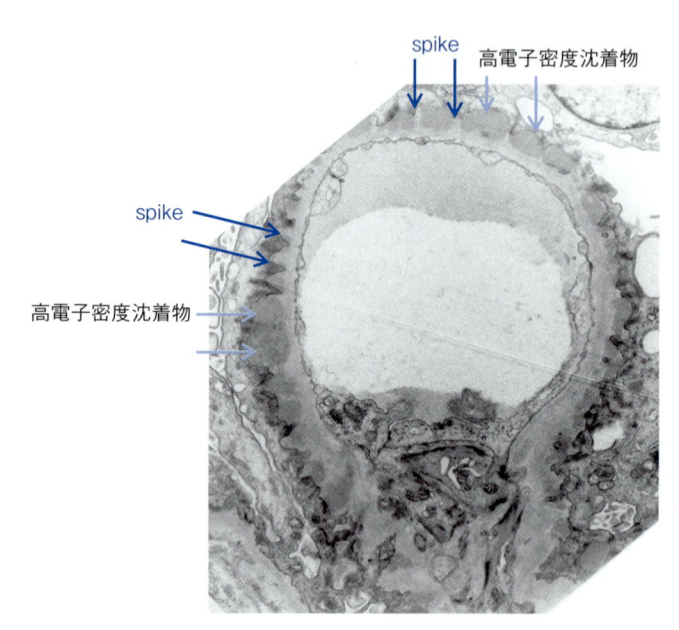

■ 図 XVI-5-26　膜性腎症の電子顕微鏡像
膜性腎症ステージⅡの所見．基底膜上皮側に高電子密度沈着物がみられる．沈着物の間から基底膜と同じ色の突起が伸びている．これが光学顕微鏡で見ると spike に相当する．

診断の決め手になるため，電子顕微鏡診断が重要である．

❺ Fabry 病

光学顕微鏡で上皮細胞の多数の空胞に気づけば Fabry 病疑いの診断は可能であるが，電子顕微鏡で，特徴的なミエリン体 myelin body（ゼブラ体 zebra body ともいう）を証明すれば診断がより確実になる（図 XVI-5-32）．

❻ 基底膜の微細な病変

薄層基底膜病 thin basement membrane disease（図 XVI-5-33）は基底膜の菲薄化，Alport 症候群（図 XVI-5-34）では糸球体基底膜緻密層の多重化，網状化などの所見がみられる．これらの所見は光学顕微鏡で見えないため，電子顕微鏡写真がないと診断がつかない．

❼ 細線維

細線維の診断には 8,000〜10,000 倍以上の倍率での撮影を要する．光学顕微鏡で見えない細線維が電子顕微鏡でみられる疾患にはアミロイドーシス（図 XVI-5-35），イムノタクトイド糸球体症

検査── 4. 腎生検

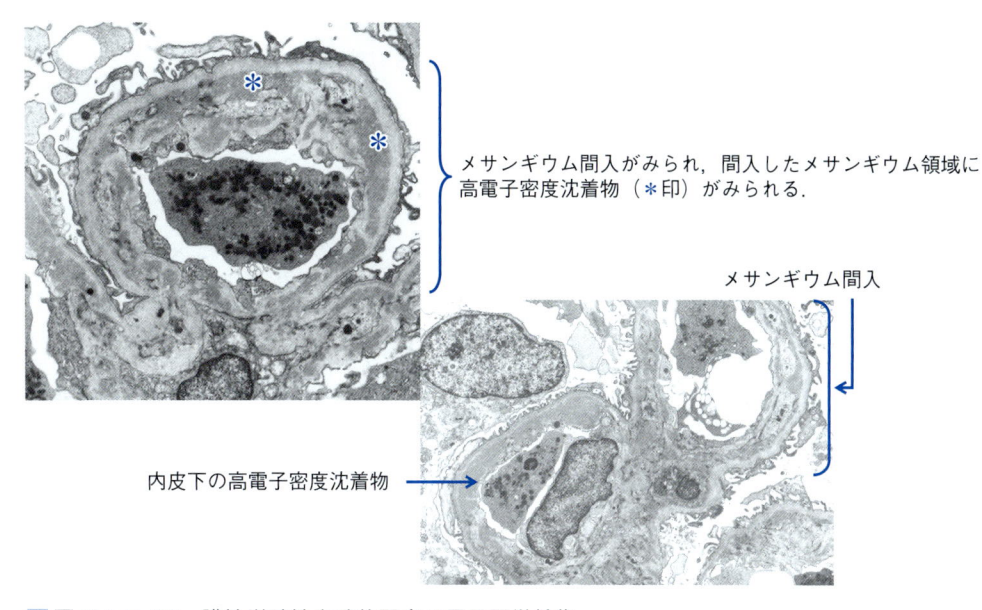

■ 図 XVI-5-27　膜性増殖性糸球体腎炎の電子顕微鏡像
膜性増殖性糸球体腎炎の電子顕微鏡所見の特徴は内皮下およびパラメサンギウム領域の高電子密度沈着物，メサンギウム間入である．

（筑波大学医学部病理学教室・上杉憲子先生よりご提供）

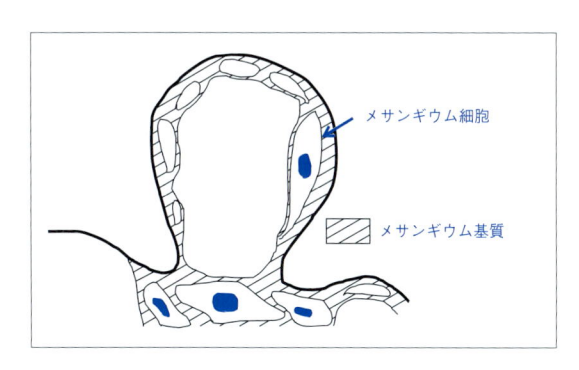

■ 図 XVI-5-28　メサンギウム間入のシェーマ
メサンギウム細胞が基質を伴って本来の基底膜と内皮細胞の間に割り込んでくる．この増殖の仕方をメサンギウム間入という．本来の基底膜はコラーゲンなので PAM 染色で黒く染まる．メサンギウム基質もコラーゲンなので PAM 染色で黒く染まる．メサンギウム細胞の細胞質は黒く染まらない．本来の基底膜と基質に挟まれたメサンギウム細胞の細胞質の部分が白く抜けて見えるので基底膜が二重に見えるのである．

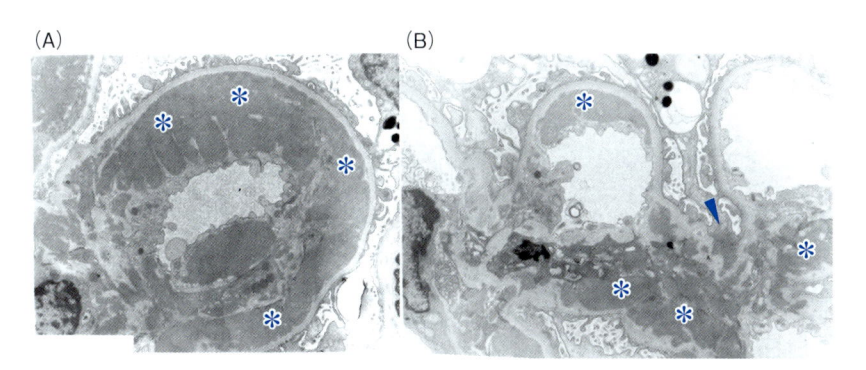

■ 図 XVI-5-29　ループス腎炎の電子顕微鏡像
ループス腎炎では内皮下，上皮下，メサンギウムなどあらゆる部位に高電子密度沈着物がみられる．
(A) 内皮下の massive な高電子密度沈着物＝wire loop lesion（＊印）．
(B) メサンギウムへの高電子密度沈着物（＊印），上皮下の高電子密度沈着物（▼印）．
（筑波大学医学部病理学教室・上杉憲子先生よりご提供）

■ XVI. 腎疾患の症候と検査

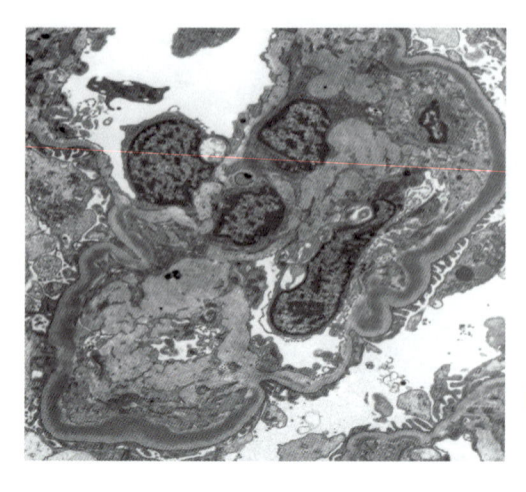

■図 XVI-5-30　DDD の電子顕微鏡像
高電子密度沈着物が糸球体基底膜緻密層に沿ってみられる．
（仙台社会保険病院病理部・城謙輔先生よりご提供）

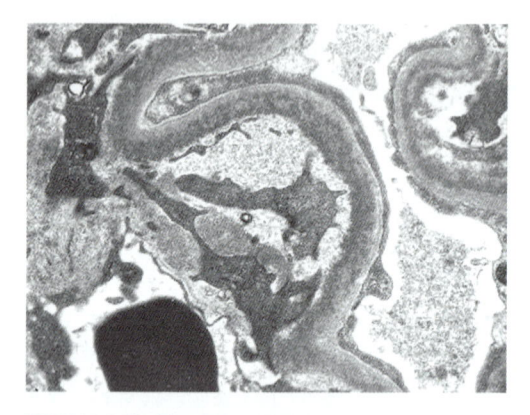

■図 XVI-5-31　light chain deposition disease の電子顕微鏡像
高電子密度沈着物が糸球体基底膜の内側に沿ってみられる．
（仙台社会保険病院病理部・城謙輔先生よりご提供）

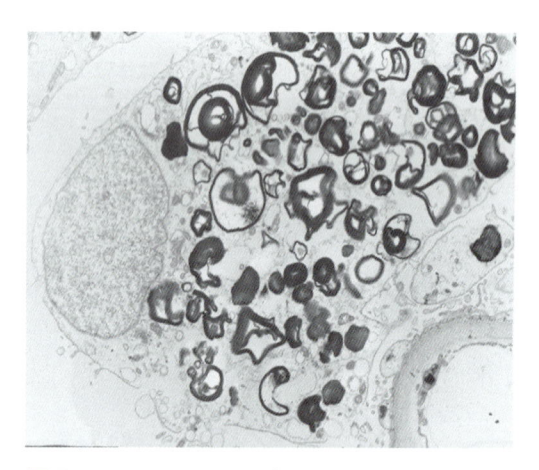

■図 XVI-5-32　Fabry 病でみられる特徴的な上皮細胞内ミエリン体
糸球体上皮細胞内に Fabry 病に特徴的な層状構造を示す脂質の蓄積（ミエリン体，ゼブラ体と呼ばれる）がみられる．

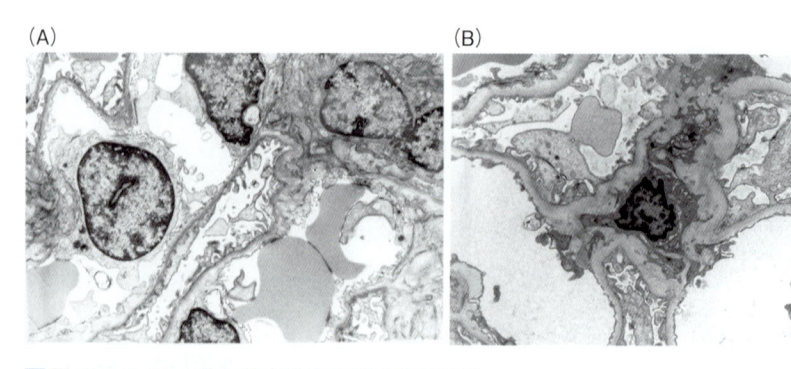

(A)　(B)

■図 XVI-5-33　薄層基底膜病の電子顕微鏡像
（A）薄層基底膜病＜200 nm．
（B）normal control 240〜460 nm（報告者によって，正常範囲がかなり違う）．

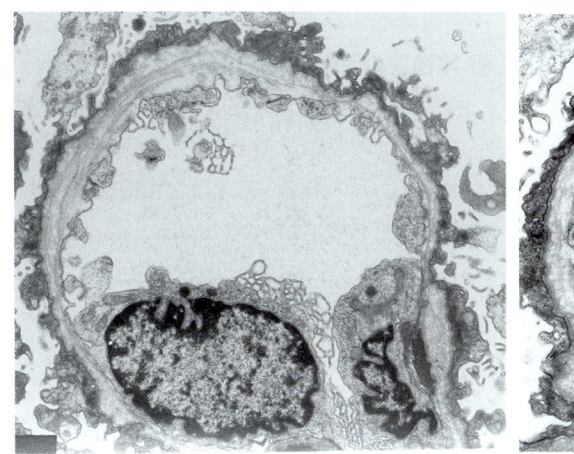

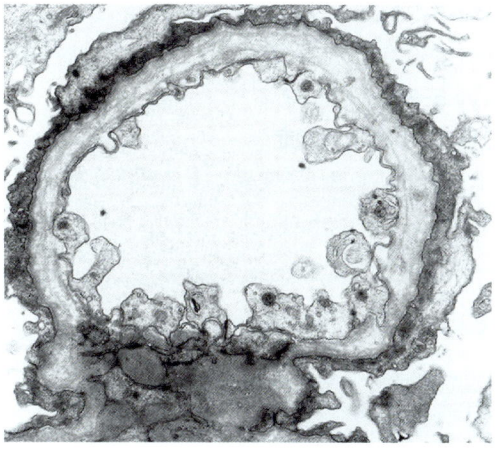

■図 XVI-5-34　遺伝性腎炎の電子顕微鏡像
糸球体基底膜緻密層の多層化，網状化がみられ，遺伝性腎炎に特徴的所見がみられる．

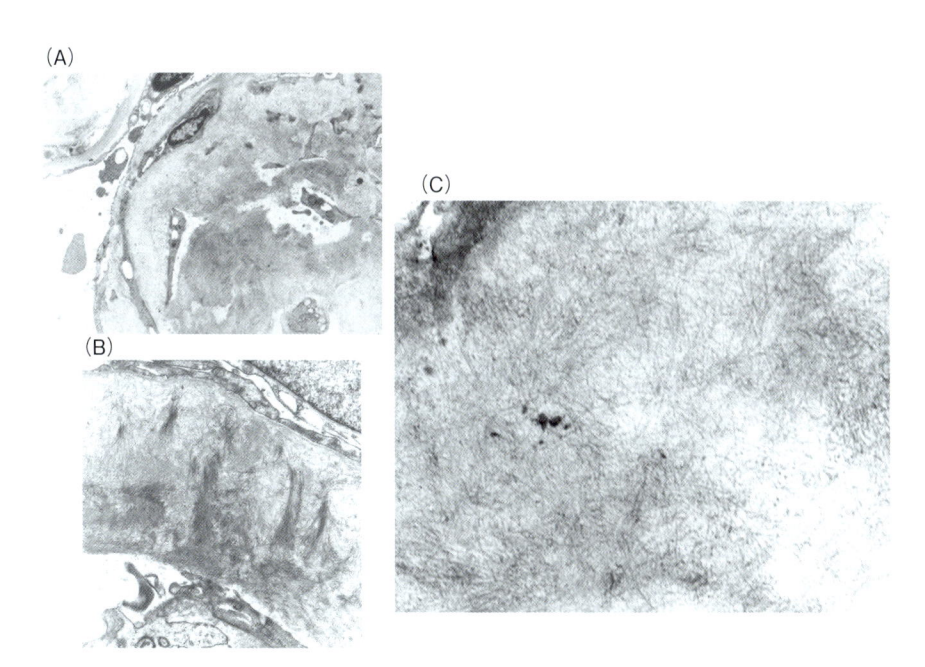

■図 XVI-5-35　アミロイドーシスの電子顕微鏡像
（A）メサンギウムに沈着したアミロイド細線維：original magnification ×3,000．
（B）糸球体基底膜に沈着したアミロイド細線維：original magnification ×5,000
　　糸球体基底膜に沈着したアミロイド細線維は一部束状になって沈着している．光学顕微鏡ではこの部分が spicule として観察される．
（C）メサンギウムに沈着したアミロイド細線維：original magnification ×10,000．直径7〜10 nm のアミロイド細線維が錯綜している．

（図XVI-5-36），フィブリラリー糸球体症（図XVI-5-37），クリオグロブリン腎症（図XVI-5-38）などがある．

❽ ミトコンドリア異常症

ミトコンドリア遺伝子変異による巣状分節性糸球体硬化症では，ミトコンドリアの形態異常は電子顕微鏡でしかとらえられない（図XVI-5-39）．

❾ 移植腎の傍尿細管基底膜の多重化

移植腎では免疫学的機序が関与する慢性拒絶反応の特徴的所見の1つとして，傍尿細管基底膜の多重化があげられる．このため電子顕微鏡での確認が必要である（図XVI-5-40）．

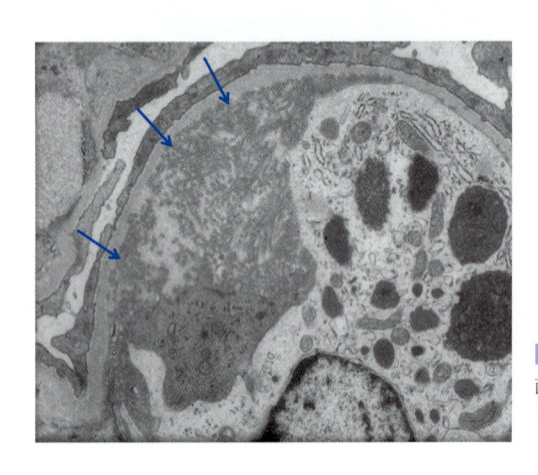

■図XVI-5-36 イムノタクトイド糸球体症の電子顕微鏡像
直径30〜50 nmの中空の微小管状構造物が糸球体基底膜内皮下に沈着している．
（仙台社会保険病院病理部・城謙輔先生よりご提供）

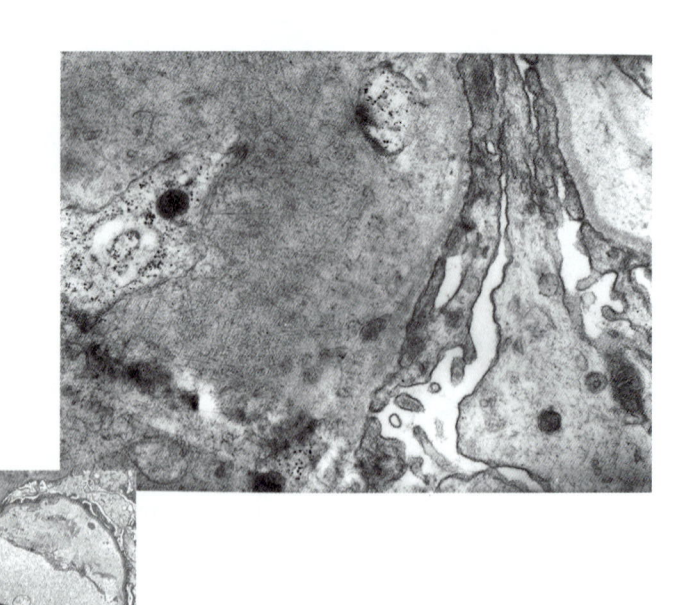

■図XVI-5-37 フィブリラリー糸球体症の電子顕微鏡像
直径18〜22 nmの細線維が糸球体基底膜内皮側に錯綜している．アミロイド細線維に似ているが，アミロイド細線維より太い．
（筑波大学医学部病理学教室・上杉憲子先生よりご提供）

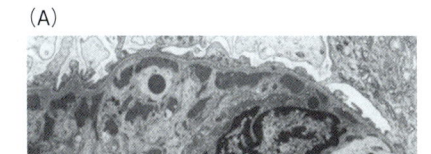

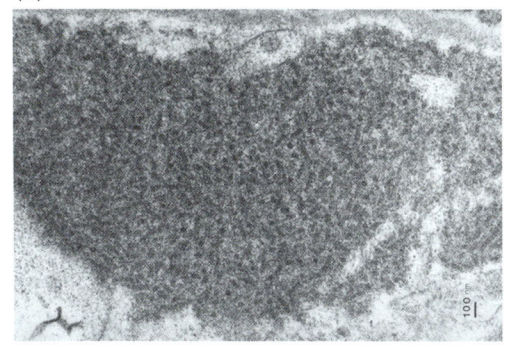

■ 図 XVI-5-38　クリオグロブリン腎症の電子顕微鏡像
（A）弱拡大像：糸球体基底膜内皮側に高電子密度沈着物がみられる．沈着物の電子密度が非常に高い．
（B）強拡大像：curved microtubular aggregate が糸球体基底膜内皮側にみられる．
　　　　　　　（仙台社会保険病院病理部・城謙輔先生よりご提供）

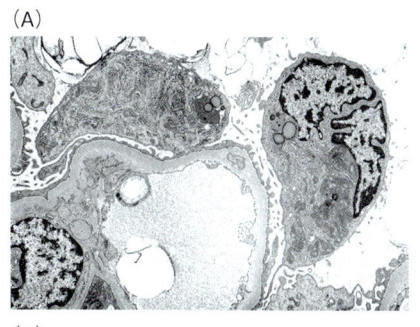

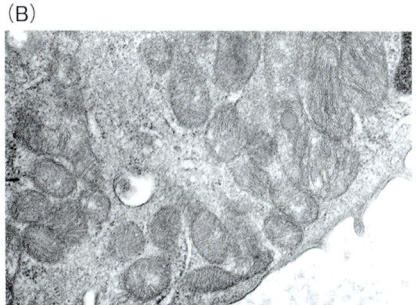

■ 図 XVI-5-39　ミトコンドリア 3243 遺伝子変異による巣状糸球体硬化症にみられた糸球体上皮細胞の異常ミトコンドリア
（A）弱拡大像：二核の上皮細胞がみられる．
（B）強拡大像：大きさや形の異なる異常ミトコンドリアが著明に増加している．
(Osamu H, et al.: Kidney International, 59：p.1236-1243, 2001 より)

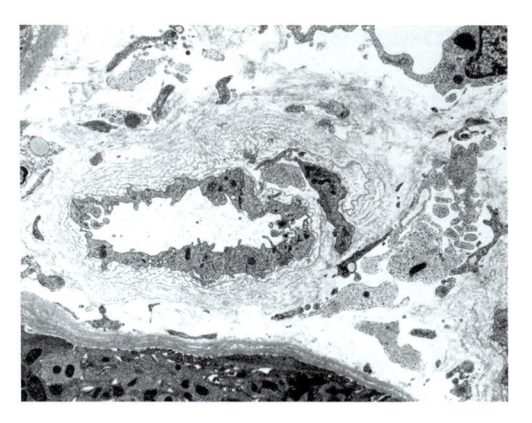

■ 図 XVI-5-40　移植腎の傍尿細管毛細血管の電子顕微鏡像
内皮細胞は腫大し，傍尿細管基底膜は 10 層以上に多層化し肥厚している．傍尿細管基底膜の多層化は免疫学的機序による慢性拒絶反応の特徴的所見である．
　　　　　（名古屋第二赤十字病院腎臓内科・武田朝美先生よりご提供）

2 腎生検の適応と禁忌

　腎生検の目的は予後の予測と治療方針の決定であり，腎臓病の早期発見，早期治療のためにきわめて有用な検査法である．一方，腎臓は非常に血管の豊富な臓器であり，腎生検では穿刺に伴う出血は必発であり，重篤な合併症も起こりうる．したがって危険性を凌駕する有用性が期待される場合にのみ腎生検を行うべきである．腎生検の適応と禁忌は一般的な合意はあるものの，普遍的なものとしては形成されていない．次に日本腎臓学会の「腎生検ガイドブック」を参考にした腎生検の適応と禁忌について述べる．

1 腎生検の適応（表 XVI-5-1）

❶ 無症候性検尿異常

　血尿のみの場合はすべて腎生検の適応になるとは限らず，尿沈渣にて変形赤血球が多数みられる

表 XVI-5-1　腎生検の適応

1. 無症候性検尿異常
① 尿潜血のみ 　尿沈渣にて変形赤血球が多数みられるときや赤血球円柱がみられる場合 ② 尿蛋白のみ 　蓄尿で 0.5 g/日以上，または随時尿で尿蛋白/Cr 比が 0.5 g/g Cr 以上，または定性で 2+ 以上の蛋白尿が持続する場合 ③ 尿蛋白，尿潜血ともにみられる場合 　尿蛋白が 0.5 g/日未満，尿蛋白/Cr 比が 0.5 g/g Cr 未満でも腎生検を考慮する
2. ネフローゼ症候群
成人領域では治療開始前に腎生検を行うのが原則である．禁忌事項がなければ高齢者においても腎生検の適応になる
3. 急速進行性糸球体腎炎症候群
禁忌事項がない限り，年齢によらず可及的速やかに腎生検を行う
4. 急性腎炎症候群
臨床症候の回復が遅延する場合は腎生検の適応になる
5. 糸球体疾患以外の腎性 ARF
急性間質性腎炎，血栓性微小血管症，コレステロール塞栓などでは，禁忌事項がなければ腎生検の適応となる 急性尿細管壊死では腎機能の回復が遷延する場合，腎機能の回復を予測するために腎生検を行うことがある

(日本腎臓学会 腎生検検討委員会 編：腎生検ガイドブック―より安全な腎生検を施行するために．東京医学社，2004 を参考に作成)

ときや病的円柱がみられる場合に腎生検を考慮する．一般的には尿路系疾患，腫瘍，結石，感染症などを鑑別することが最も重要で，泌尿器科的な精査を優先させるべきである．

蛋白尿のみの症例では随時尿で尿蛋白/Cr 比が 0.5 g/g Cr 以上，または定性で 2+ 以上の蛋白尿が持続する場合は，腎生検で糸球体疾患を鑑別する必要がある．

尿蛋白，尿潜血ともにみられる場合は糸球体疾患の可能性が高く，尿蛋白が 0.5 g/日未満，尿蛋白/Cr 比が 0.5 g/g Cr 未満でも腎生検を考慮する．

ここで注意すべきは，同じ尿所見でも年齢や身体所見により適応が変わり得るということである．例えば尿蛋白，尿潜血がともにみられる場合においても，70 歳以上の高齢者に腎生検を行うか否かは腎臓専門医によっても意見が異なる可能性がある．無症候性検尿異常の場合，高齢者の腎生検の適応については慎重に判断すべきであると思われる．

❷ ネフローゼ症候群

成人領域においては治療開始前に腎生検を行うのが原則である．禁忌事項がなければ高齢者においても腎生検の適応になる．

糖尿病患者では糖尿病の病期に対して不相応に早いネフローゼ症候群の発症や血尿合併例，網膜症のない症例においては糖尿病以外の糸球体傷害が疑われるため腎生検を考慮する．

❸ 急速進行性糸球体腎炎症候群

腎生検の適応であり，禁忌事項がない限り，年齢によらず可及的速やかに腎生検を行うべきである．

❹ 急性腎炎症候群

典型的な急性糸球体腎炎は必ずしも腎生検の適応ではないが，臨床症候の回復が遅延する場合は腎生検の適応になる．

❺ 糸球体疾患以外の腎性 ARF

急速に腎機能障害が進行する糸球体疾患以外の病態として急性間質性腎炎，血栓性微小血管症，コレステロール塞栓などがあり，禁忌事項がなけ

れば腎生検の適応となる．急性尿細管壊死では腎機能の回復が遷延する場合，腎機能の回復を予測するために腎生検を行うことがある．

なお，近年，ARFの代わりにAKIという概念が提唱されている．AKIにおける腎生検の適応は，
- 原因不明の場合
- 腎炎症候群を呈している場合

急性腎炎症候群，急速進行性腎炎症候群，急性間質性腎炎などがこれにあたる．
- 全身性疾患を伴っている場合

とされている．

2 腎生検の禁忌

腎生検は腎疾患の確定診断，治療の指標として有用であるが，危険を伴う検査であることを常に留意すべきである．腎生検が禁忌となる場合を表XVI-5-2に示す．禁忌事項がある場合は，いかに腎生検の適応があろうと行うべきではない．次に禁忌事項について述べる．

❶ 出血傾向

最も問題になるのは出血傾向である．出血傾向の有無は血小板数，PT，APTTなどを検査して総合的に評価されなければならない．高齢者で高度の全身性動脈硬化症を有し血管石灰化が著しい例では，出血合併症の可能性が高いことに留意すべきである．

■ 表XVI-5-2　腎生検の禁忌

- 管理困難な出血傾向
- 片腎[*1,*2]（機能的片腎も含む）
- 腎形態異常：馬蹄腎
- 囊胞腎：大きな単囊胞，多発性囊胞腎
- 水腎症
- 管理困難な全身合併症：重症高血圧，敗血症
- 腎実質性感染症：腎盂腎炎，腎周囲膿瘍，膿腎症
- 腎動脈瘤
- 高度の萎縮腎
- 体動などで安静の保持が困難な場合[*1]

[*1]：開放腎生検や腹腔鏡下腎生検は必ずしも禁忌ではない．
[*2]：移植腎は片腎であるが経皮的腎生検の適応となる．
（日本腎臓学会 腎生検検討委員会 編：腎生検ガイドブック—より安全な腎生検を施行するために．東京医学社，2004を参考に作成）

❷ 片 腎

片腎の場合は機能的片腎も含み腎生検は禁忌である．2つの腎臓を有していても，一方の腎が低形成や高度の萎縮腎である場合は片腎として判断しなければならない．治療方針決定のためにどうしても腎生検が必要な場合は，開放腎生検を考慮する．ただし，移植腎は片腎であるが経皮的腎生検の適応である．

❸ 腎の形態異常

馬蹄腎は，腎生検は禁忌である．

❹ 囊胞腎と水腎症

多発性囊胞腎，水腎症では腎生検は禁忌である．そのほか，単囊胞でも大きな囊胞が腎の下極にある場合は，穿刺針の刺入が困難であり手技的に経皮的針生検はできない．

❺ 重篤な高血圧

血圧に関しては，どの程度の血圧値が腎生検を施行する上で安全か否かについて検討した報告はないが，筆者らは収縮期血圧180 mmHg以上の高血圧を有する場合，降圧治療を優先させる．

❻ 萎縮腎

腎の長径が3椎体未満，あるいは超音波検査などで8〜9 cm未満の萎縮腎では腎生検によって得られる情報は診断的価値に乏しく，大量出血などの合併症の危険が高いため禁忌である．

❼ 感染症

腎実質性感染症や敗血症での腎生検は禁忌である．

❽ 安静困難

なお，体動などで安静の保持が困難な場合は針生検は禁忌となるが，開放腎生検では必ずしも禁忌ではない．

3 腎生検の方法

腎生検には経皮的腎生検と開放腎生検があるが，ほとんどの施設でエコーガイド下経皮的腎生検を行っている．しかし治療法の決定に腎生検がどうしても必要な場合で，経皮的腎生検が施行できない理由がある場合は開放腎生検を行う．

1 インフォームドコンセント

腎生検は，その必要性と危険性（予測される事態と対応）を十分に説明し，最終的に患者および家族が納得して，検査を受けることを選択することが大前提である．同意内容を文書で確認する．

2 腎生検前のチェック項目

腎生検前には見逃してはいけない病歴聴取のポイントや身体所見，腎生検を安全に行うための腎生検前検査，腎生検診断に必要な最低限の検査，鑑別診断に必要な特殊検査がある．これらについて表 XVI-5-3～6 にまとめた．

表 XVI-5-3　腎生検前の病歴聴取のポイント

家族歴
　検尿異常，腎疾患，透析患者の有無，聴力障害，視力障害

既往歴
　検尿検診歴：学校検尿，職場検診
　高血圧歴：検診，降圧薬内服の有無
　妊娠歴：妊娠高血圧の有無，分娩異常の有無
　糖尿病歴
　先行感染の有無

重要な問診項目
　自覚症状：発熱，血痰，しびれ，関節痛，浮腫など
　血尿　：肉眼的血尿か顕微鏡的血尿か？
　蛋白尿：随時尿か早朝尿か？
　薬剤歴：抗凝固薬　　　これらの薬剤を内服している場合は腎生検約 1 週間前から中止する
　　　　　抗血小板薬
　　　　　副腎皮質ステロイド薬
　　　　　免疫抑制薬
　　　　　降圧薬
　　　　　抗菌薬
　　　　　非ステロイド系消炎鎮痛薬

問診中に観察すること
　精神状態
　理解度，協力性：呼吸停止能力，安静の必要性に対する理解

腎生検前に確認すること
　腰痛はないか？　→腰痛ありの場合は長時間の臥位安静を保つことができるかどうか評価する
　生理はいつか？　→女性の場合，生理の時期は腎生検を避けたほうが望ましい

（日本腎臓学会 腎生検検討委員会 編：腎生検ガイドブック―より安全な腎生検を施行するために．東京医学社，2004 より改変）

表 XVI-5-4　腎生検前に注意すべき身体所見

体　格：身長，体重（肥満の場合，穿刺針が届かない場合もあるので注意）
バイタルサイン：血圧，脈拍，体温
頭　部：眼瞼浮腫，眼瞼結膜貧血，眼球結膜黄疸，扁桃腫大，耳下腺異常，聴力
頸　部：リンパ節腫大，甲状腺腫，唾液腺異常，血管雑音
胸　部：心雑音，肺雑音
腹　部：腹水の有無→ありの場合（腹臥位の体勢がとれるか否かチェックが必要）
四　肢：浮腫，関節腫脹
皮　膚：発疹，紫斑
末梢神経：感覚障害

（日本腎臓学会 腎生検検討委員会 編：腎生検ガイドブック―より安全な腎生検を施行するために．東京医学社，2004 より改変）

表 XVI-5-5　腎生検前検査

安全のために必要な検査
　血液型：緊急時を想定し，事前に確認
　便潜血：腎生検後に貧血が進行する場合，鑑別診断として事前に確認
　凝固系：PT，APTT，HPT，TT，FDP，Fbg
　出血時間：結果の信憑性を認めず，施行しない施設もある
　末梢血検査：白血球，赤血球，血色素，ヘマトクリット，血小板，白血球分類
　感染症検査：HBsAg，HCV 抗体，TPHA，RPR，HIV 抗体（患者の同意が必要）
　腹部超音波検査：腎の数，腎サイズ，囊胞，水腎の有無など，腎生検の適応を決定する上で最も重要

腎生検診断に必要な最低限の検査
　検　尿：定性，沈渣
　尿蛋白/Cr 比
　血液生化学：尿素窒素，Cr，血清総蛋白，アルブミン，肝機能，血清脂質，空腹時血糖
　血清学検査：ASO，ASK，IgG，IgA，IgM，C3，C4，CH50，ANA
　　　　　　　チェックする項目は施設によって差がある
　腎機能検査：24 時間蓄尿 Ccr

（日本腎臓学会 腎生検検討委員会 編：腎生検ガイドブック―より安全な腎生検を施行するために．東京医学社，2004 より改変）

■ 表 XVI-5-6　鑑別診断に必要な特殊検査

血清学検査
　M蛋白血症，膠原病，急速進行性糸球体腎炎症候群，クリオグロブリン血症，抗リン脂質抗体症候群が疑われるとき，症例に応じて適宜，検査を行う
　血清免疫電気泳動，抗dsDNA抗体，抗ENA抗体，MPO-ANCA，PR 3-ANCA，抗GBM抗体，クリオグロブリン，抗カルジオリピン抗体，ループスアンチコアグラント，ADAMTS13

尿中定量検査
　β_2-ミクログロブリン，NAG：尿細管障害が疑われるとき
　ベンスジョーンズ蛋白，尿蛋白免疫電気泳動：M蛋白血症が疑われるとき

血糖検査
　75 gOGTT：耐糖能異常が疑われるときは糖尿病の鑑別を行う

細菌培養
　中間尿培養：尿沈渣にて尿路感染の鑑別が必要なとき

画像検査
　Gaシンチ：間質性腎炎
　レノグラム：腎機能の左右差を疑うとき

抗dsDNA抗体：抗double strand DNA抗体，抗ENA抗体：抗extractable nuclear antigens（可溶性核抗原）抗体（Sm抗体，抗RNP抗体，抗Scl70抗体，抗Jo1抗体，抗SS-A抗体，抗SS-B抗体などがある），MPO：myeroperoxydase，ANCA：anti-neutrophil cytoplasmic antibody，PR 3：protease 3，GBM：glomerular basement membrane，ADAMTS 13：a disintegrin-like and metalloproteinase with thrombospondin type 1 motifs 13，OGTT：oral glucose torelance test
（日本腎臓学会 腎生検検討委員会 編：腎生検ガイドブック—より安全な腎生検を施行するために．東京医学社，2004より改変）

3　腎の探索法と生検針

　多くの施設で腎の探索には超音波（エコー）が用いられる．

　生検穿刺部位は腎下極やや外側が選ばれる．腎の長軸に超音波端子（エコープローブ）をあて，高輝度の中心部（セントラルコンプレックス）を描出し，それよりやや外側に傾けて腎下極外側を穿刺部位とする．穿刺方向は尾側から頭側方向としている施設が多いが，異なる穿刺方向も選択されており，各施設で熟練した穿刺法を行う．穿刺に際しては，皮質が多く採取されるように，髄質深く穿刺しないように，腎臓の対側に穿通しないように注意する．

　エコープローブにはコンベックス型（凸型）のものとリニア型（平らなもの）がある．多くの施設ではコンベックス型（特にマイクロコンベックス型）が使用されている．コンベックス型は皮膚との接着面が少なく，肋骨などの陰影を避けて腎臓を描出しやすい．リニア型は腎臓を変形なしに描出しうる利点がある．エコープローブは全体をガス滅菌した状態で用いるほうが操作しやすい．プローブを滅菌せずに使い捨ての清潔ドレープで覆う方法もある．

　多くの施設でプローブに穿刺用補助装置（アタッチメント）を装着し，アタッチメントに生検針を通して穿刺する．プローブ用接着ゼリーの代わりとして，滅菌キシロカイン®ゼリー，イソジン®消毒液を用いる．

　生検針は現在，ほとんどの施設で自動式生検針（バイオプティガン）が使用されている．発射装置を含めてすべて使い捨ての生検針，発射装置リユースの生検針の2種類がある．生検針が軽いこと，針発射ボタンが軽いこと，生検に際し腎長径によりストローク長を変えることが大切である．多くのバイオプティガンのストローク長は22 mmと11 mmである．穿刺針の太さは16ゲージか18ゲージを用いている施設がほとんどで，穿刺回数は2〜3回（すなわち生検組織切片2〜3本）の施設が多い．

　図 XVI-5-41 に筆者らの施設で使用している腎生検用道具一式と，エコープローブ，アタッチメント（リユース部分と使い捨て部分），バイオプティガンを示す．

■ XVI. 腎疾患の症候と検査

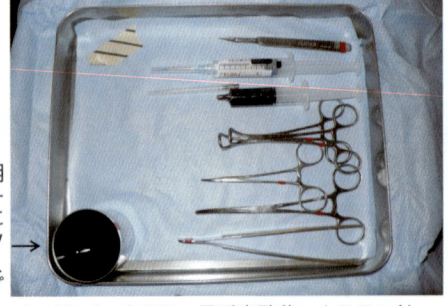

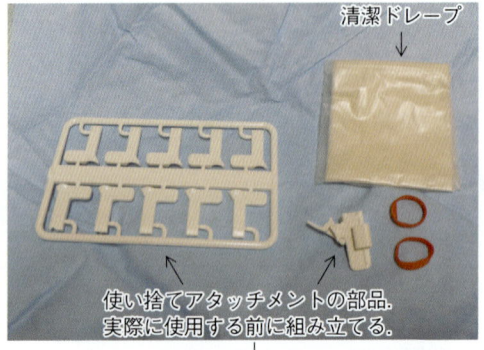

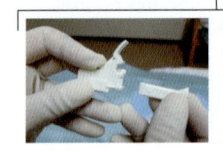

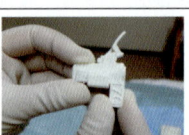

図XVI-5-41　腎生検の際に使用する道具

4 腎生検組織採取法の手順：エコーガイド下経皮的腎生検

　エコーガイド下経皮的腎生検の手順は次のとおりである（図XVI-5-42〜44）．なお，患者は腹臥位のため不安が強い．したがって操作ごとに患者に声をかけ，説明を行うことにより患者の不安を和らげることが大切である．

●前もって行っておくこと

　マーキング，呼吸止めの練習，床上排尿の練習，腎生検同意書，輸血同意書をとる．

●腎生検直前に行うこと（図XVI-5-42（A））

ルート確保，バイタルサイン測定，患者を腹臥位にする．プローブにリユース部分のアタッチメントを取り付けておく．

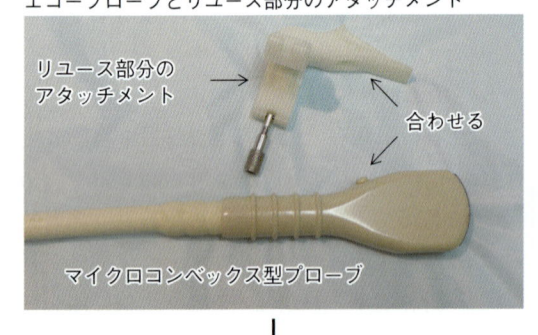

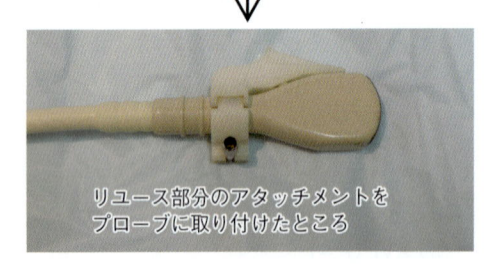

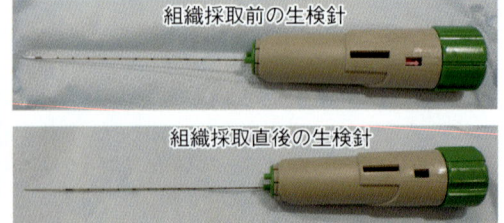

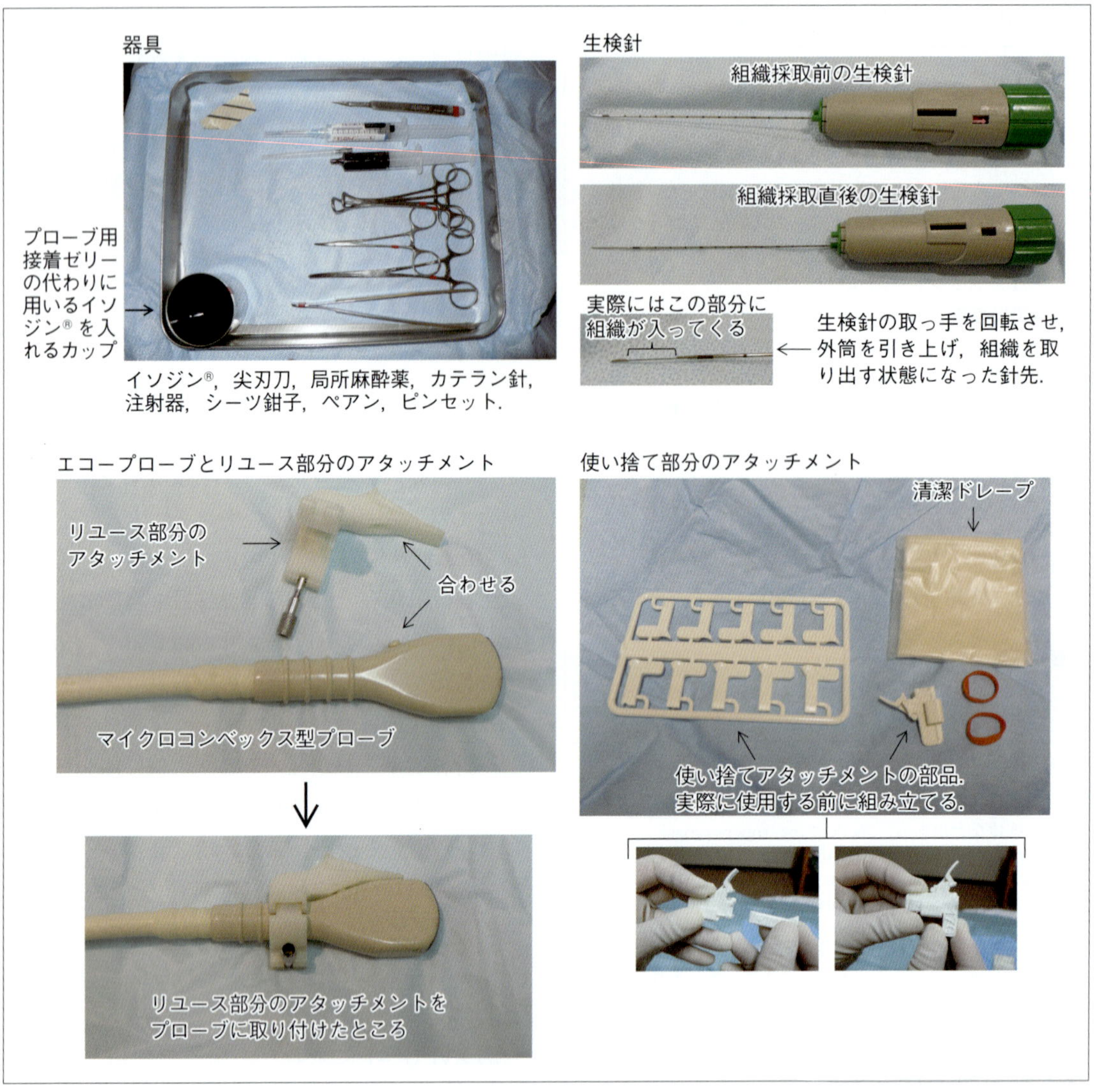

❶ マーキング

　脊柱，肋骨弓，後上腸骨棘から脊柱への垂線をマーキングする．

　次に腎の長軸にエコープローブをあて，セントラルコンプレックスを描出（図XVI-5-42（B））．さらにプローブをやや外側に傾け腎下極外側を穿刺部位とする（図XVI-5-42（C））．穿刺針ガイドが穿刺部位にあたる位置で背中の皮膚にマークを入れる（図XVI-5-42（D））．

その際，呼吸を止めるタイミングが患者によって異なるため，呼吸止めの練習をさせ，タイミングを把握する．最も楽に呼吸を止めることができる深さに穿刺位置を合わせる．

筆者らの施設ではマーキング，呼吸止めの練習，呼吸止めのタイミングの把握は生検前日に行う．

❷ 消　毒

ヨード系やアルコール系消毒液で穿刺部位を中心に背部を広く消毒する（図XVI-5-42(E)）．

❸ 清潔シーツをかけ，穿刺の術野をつくり，シーツの上に必要物品を揃える

アタッチメント，イソジン®液，局所麻酔薬シリンジ，注射器，カテラン針，ガーゼ，生検針など．道具は手順に従って順次ナースに出してもらう．使い捨て部分のアタッチメントを組み立てる（図XVI-5-43(A)）．

❹ 超音波端子（エコープローブ）のセットアップ

筆者らの施設ではプローブは滅菌せず，清潔操作でドレープをかぶせる．術者が清潔ドレープを保持し，清潔手袋をしていない助手がプローブをドレープに入れる．その後，ガーゼで清潔区域を区別する．

エコープローブにつけておいたリユース部分のアタッチメントに，清潔ドレープを介して使い捨て部分のアタッチメントを取り付ける（図XVI-5-43(B)）．

❺ 穿刺位置の再確認

事前に確認してマーキングした位置で本当によいか，再確認する（図XVI-5-43(C)）．

❻ 局所麻酔

生検針刺入予定の皮膚と穿刺針挿入路に沿って皮下組織，筋層，腎周囲脂肪織，腎被膜周囲の順に局所麻酔を行う．局所麻酔薬の量は1％キシロカイン®10〜20 mL．麻酔薬の注射には10 mLシリンジと21 Gのカテラン針を使用することが多い（図XVI-5-43(D)）．

❼ 皮膚切開

生検針を穿刺する前に皮膚を切開する．尖刃刀で3〜5 mm，皮膚割線に沿って切開する．その後ペアンで皮下組織を剥離し，生検針がスムーズに皮下に入るようにしておく（図XVI-5-43(E)）．

❽ 組織採取

実際の穿刺前に生検針が腎臓にあたるときの音を患者に聞かせ，驚いて身体を動かさないように説明する．アタッチメントに生検針を通し，切開した皮膚の部分に生検針を穿刺し，腎臓表面に向けて針を進めていく．生検針が腎臓近くに到達したら呼吸を止めさせ，組織を採取する．穿刺針内の採取された組織は組織処理係に渡す．これを数回繰り返し，必要な切片数を採取する．助手は採取の合間は穿刺部位をガーゼで圧迫する．その間，ナースは患者の状態，バイタルサインをチェックする．穿刺回数は2〜3回のことが多い．

組織は採取された端から組織処理を行う．光学顕微鏡用，蛍光抗体法用，電子顕微鏡用に素早く分ける．その際，組織の乾燥に注意する（図XVI-5-43(F)）．

❾ 用手圧迫

組織採取後は穿刺部位に厚めにガーゼをのせ，上から体重を少しかけて10分間用手圧迫し止血を図る（図XVI-5-44(A)）．この際，圧迫が強すぎると痩せた女性などでは迷走神経反射でショック状態になることがあるので注意が必要である．

❿ 沈子固定

10分経過したら，ガーゼで作成した沈子をあて，テープでしっかり固定する（図XVI-5-44(B)）．

⓫ 砂嚢による圧迫

患者を仰臥位に戻し，穿刺部位に砂嚢を敷く（図XVI-5-44(C)）．筆者らの施設では1 kgの砂嚢を2個使用する．砂嚢による圧迫時間は2〜8時間程度とする．

以後は合併症に注意してバイタルサインをはじめ，患者の観察を注意深く行う．

安静中の補液量は1日尿量が1,500〜2,000 mL以上になるように十分な輸液を行う．筆者らの施設では通常1,000 mL輸液している．

■ XVI. 腎疾患の症候と検査

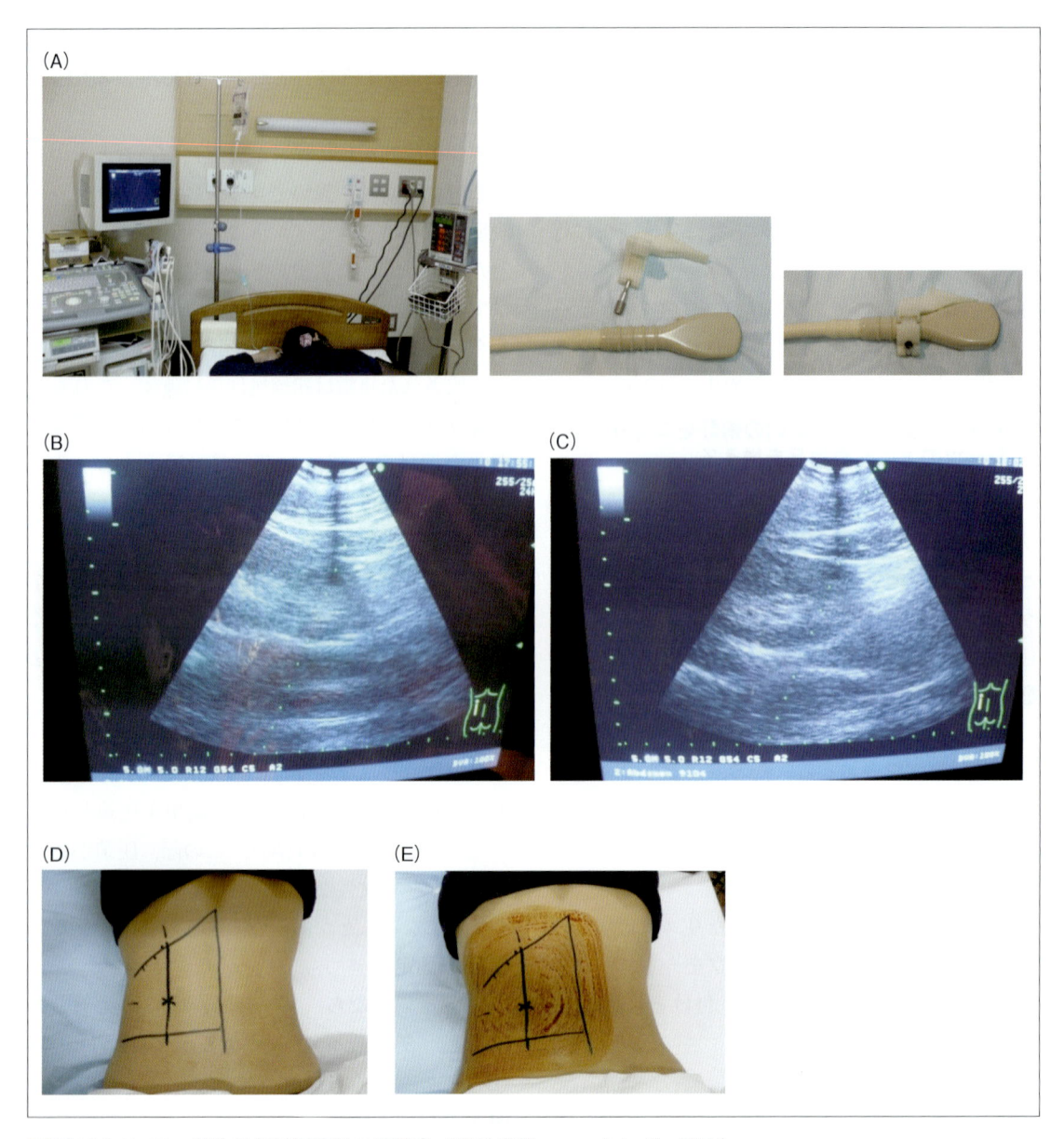

■ 図 XVI-5-42　腎生検組織採取法の実際①（事前準備，マーキング，消毒）
（A）腎生検直前に行うこと：ルート確保，バイタルサイン測定，患者を腹臥位にする．プローブにリユース部分のアタッチメントを取り付けておく．（B）セントラルコンプレックスを描出．（C）プローブをやや外側に傾け腎下極外側を描出．（D）マーキング．（E）消毒．

1000

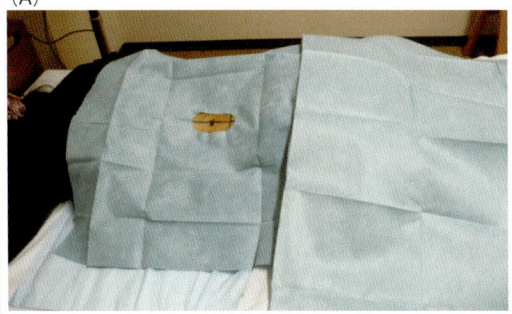

(A) 清潔シーツをかけ，穿刺の術野をつくり，シーツの上に必要物品を揃える．
アタッチメント，イソジン液，局所麻酔薬シリンジ，注射器，カテラン針，ガーゼ，生検針など．
道具は手順に従って順次ナースに出してもらう．

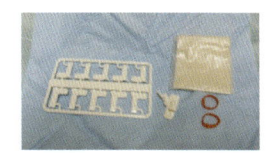

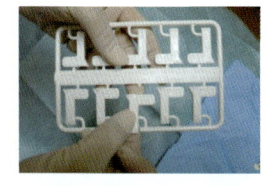

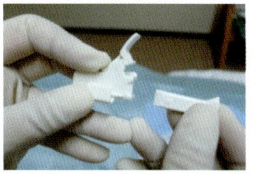

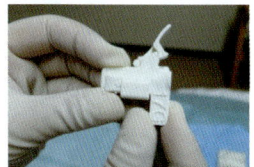

使い捨て部分のアタッチメントを組み立てる．

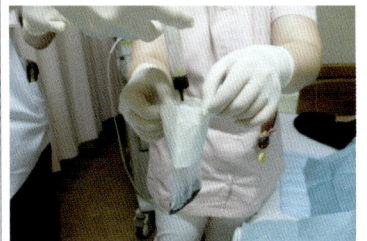

(B) ドレープにイソジンを入れる．

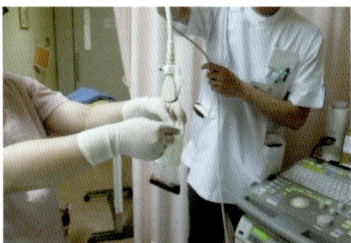

術者が清潔ドレープを保持し，清潔手袋をしていない助手がプローブをドレープに入れる．

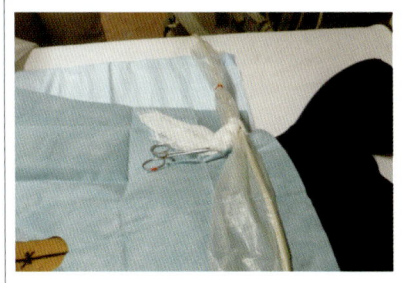

ガーゼで清潔区域を区別する．

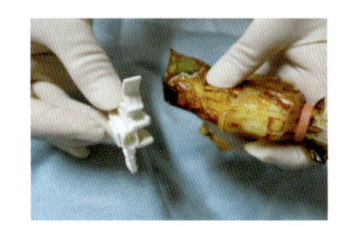

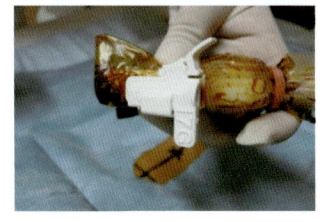

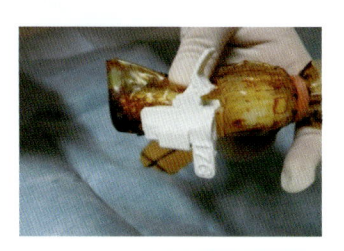

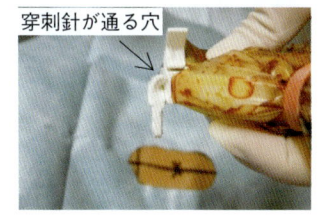

穿刺針が通る穴

エコープローブにつけておいたリユース部分のアタッチメントに，清潔ドレープを介して使い捨て部分のアタッチメントを取り付ける．

■ 図 XVI-5-43　腎生検組織採取法の実際②（穿刺位置の再確認，局所麻酔，皮膚切開，組織採取）
(A) 術野と必要物品の準備，(B) 超音波端子（エコープローブ）のセットアップ，(C) 穿刺位置の再確認，(D) 局所麻酔，(E) 皮膚切開，(F) 組織採取．

■ XVI. 腎疾患の症候と検査

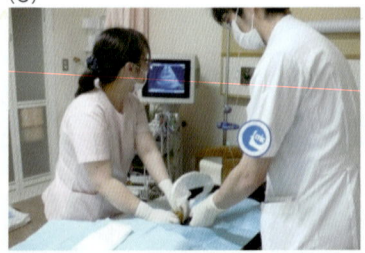

(C) 事前に確認してマーキングした位置で本当によいか，再確認する．

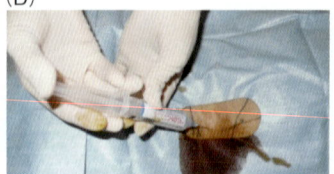

(D) 生検針刺入予定の皮膚と穿刺針挿入路に沿って皮下組織，筋層，腎周囲脂肪織，腎被膜周囲の順に局所麻酔を行う．

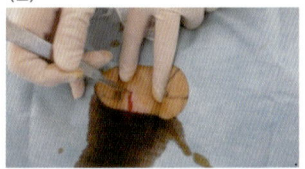

(E) 尖刃刀で3〜5 mm，皮膚割線に沿って切開する．

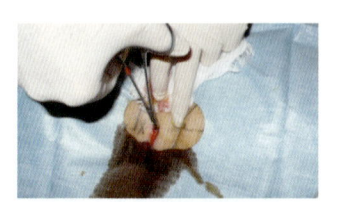

その後ペアンで皮下組織を剥離し，生検針がスムーズに皮下に入るようにしておく．

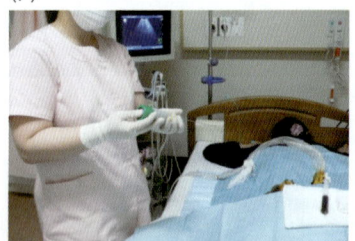

(F) 穿刺前に生検針が腎臓にあたるときの音を聞かせ，驚いて身体を動かさないように説明する．

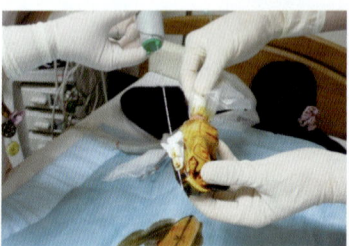

アタッチメントに生検針を通す．

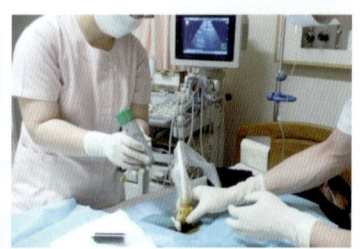

生検針を進めて腎臓の表面に到達させ，呼吸を止めさせて組織を採取する．

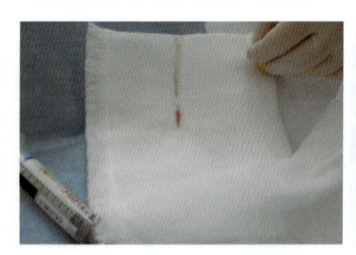

生検針内の採取された組織は組織処理係に渡す．

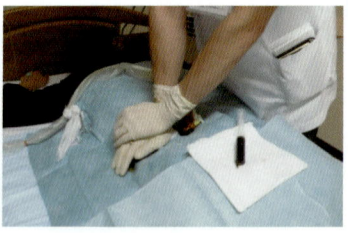

助手は採取の合間は穿刺部位をガーゼで圧迫する．

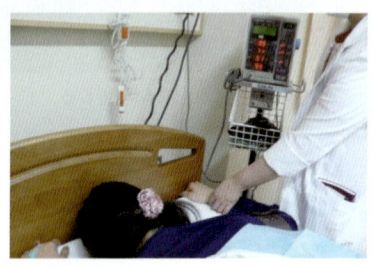

生検中に患者の状態，バイタルサインをチェックする．

(A)

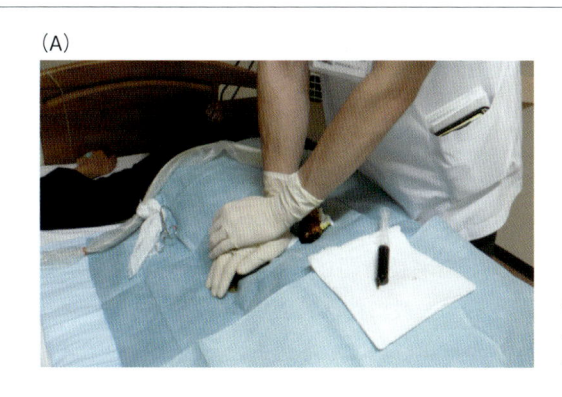

組織採取後は穿刺部位に厚めにガーゼをのせ，上から体重を少しかけて10分間用手圧迫し止血を図る．

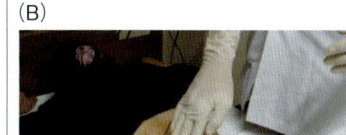

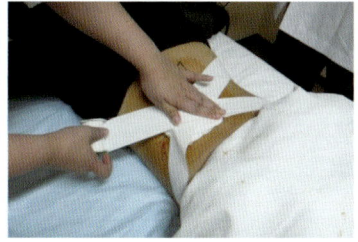

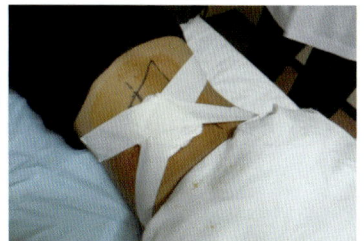

(B)

10分経過したら，ガーゼで作成した沈子をあて，テープでしっかり固定する．

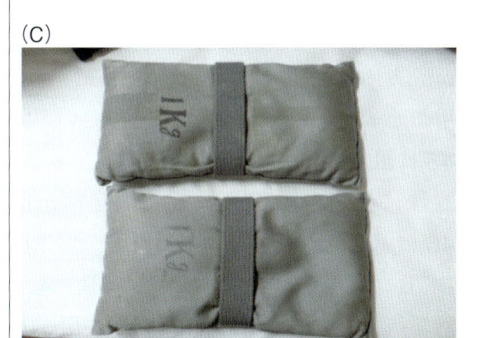

(C)

患者を仰臥位に戻し，穿刺部位に砂嚢を敷く．筆者らの施設では1 kgの砂嚢を2個使用する．

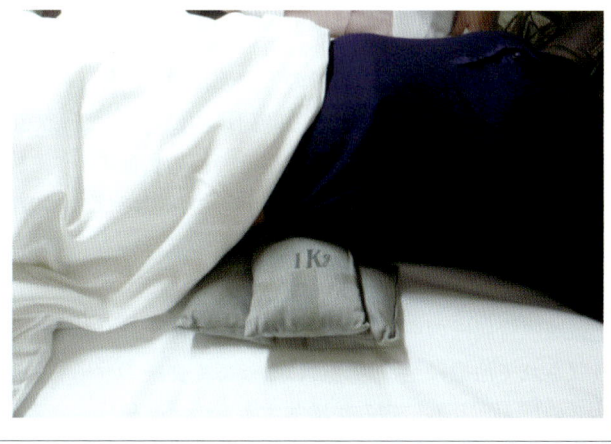

図XVI-5-44　腎生検組織採取法の実際③（生検後の用手圧迫，枕子固定，砂嚢による圧迫）
(A) 用手圧迫，(B) 沈子固定，(C) 砂嚢による圧迫．

5 | 生検後の安静

　生検後の安静はその後の合併症を防ぐためにきわめて重要である．一方，患者にとっては穿刺自体より生検後の安静のほうが苦痛であり，事前にその点を十分に説明しておく必要がある．砂嚢による安静時間は2〜8時間程度で，その際の姿勢は穿刺側では足関節の屈曲，非穿刺側では足関節のほか，股関節，膝関節の屈曲は許可する．

　砂嚢除去後の安静解除はベッド上で徐々に行う．側臥位などの体位変換を許可できるまでの時間は6〜12時間である．立位あるいは歩行許可までの時間は18〜24時間である．

　立位許可までの排尿，排便は床上で行わせる．床上排尿ができないときは尿道カテーテルを挿入し開放排尿とする．

安静中の食事はおにぎりや串刺しなど，寝たまま食べることができるように工夫する．

立位，歩行許可後も腹部，背部に負荷がかかるような動作は避けるように指導する．階段は使用せず，エレベーターを使用して移動させ，排便は腹圧をかけないように指導し，便秘の際には下剤を処方する．

退院後，1～3ヵ月は運動は禁止し，比較的穏やかな生活をするよう指導する．筆者らの施設では特に生検後3週間は重いものを持たない，腰をひねるような運動，過激な運動は避けるように指導している．

6│腎生検の合併症とその対策

腎生検の合併症としては痛み，出血，動静脈瘻，肺塞栓などがある．

❶ 疼痛

局所麻酔がさめるとほとんどの症例で疼痛が出現する．鎮痛薬の内服や注射で対応する．

❷ 出血

必発である．生検後の多量の腎周囲出血や肉眼的血尿などの合併症は最初の6時間以内に起こりやすく，バイタルサインの変化やその後の貧血の進行でとらえることができる．筆者らの施設では生検4時間後に血液検査を行い，貧血の進行の有無をチェックする．

後腹膜腎周囲の血腫は多くの場合，自然止血し吸収されて治癒に至る．翌日になっても血腫のサイズの増大とともに痛みが増強するものは塞栓術による止血を考慮する．

肉眼的血尿は穿刺針による尿路系への直接損傷が原因で起こる．自然止血する可能性が高いので保存的に対処することが多いが，凝血塊が形成されると尿管を下降する際，腎仙痛を起こしたり，水腎症を呈することもある．肉眼的血尿を認めた場合，凝血塊を形成させないように補液量増加を行うなどして尿量の増加を図る．補液を増加しても血尿の改善がみられない場合，血管造影で出血部位を確認すべきである．持続する血尿があれば，動静脈瘻が原因のこともあり，その場合は塞栓術を選択する．貧血の進行や血圧が低下する場合には，輸血を行う．

❸ 下肢静脈血栓症，肺塞栓症

念頭に置かなければならない重篤な合併症として下肢静脈血栓症，肺塞栓症がある．腎生検では腹部を圧迫し下肢の静脈灌流を妨げるため，この圧迫が長時間に及ばないように注意が必要である．一般に補液量の増加や弾性ストッキング使用が推奨されている．また，生検後の下肢の過度の安静は下肢静脈血栓症を誘発する可能性もあり，筆者らは穿刺側では足関節の屈曲，非穿刺側では足関節のほか，股関節，膝関節の屈曲は許可している．足関節の背屈運動は自身で施行してもらうことも血栓発生予防に関して効果がある．

7│腎生検検体処理

採取組織片は1～3本程度の施設が多い．標本内に含まれている糸球体や細動脈，小動脈の数が多いほど診断精度は向上する．蛍光抗体法用の組織は3mm以上の大きめな切片を確保する．電子顕微鏡用の小組織も2個以上は確保したい．図XVI-5-45に組織処理法の例を示す．

検体処理に使用する道具一式と固定液を図XVI-5-46に示した．ピンセット，剃刀，蛍光抗体法用OCTコンパウンド，クリオモルド，光学顕微鏡用緩衝ホルマリン液，蛍光抗体法用ジャー，ドライアイス，ヘキサン，電子顕微鏡用グルタールアルデヒド固定液である．ピンセットは光学顕微鏡用，蛍光抗体法用，電子顕微鏡用を別々に準備する．電子顕微鏡用グルタールアルデヒド固定液は検体を入れる前に周囲を氷で冷やしておく．

次に光学顕微鏡用，蛍光抗体法用，電子顕微鏡

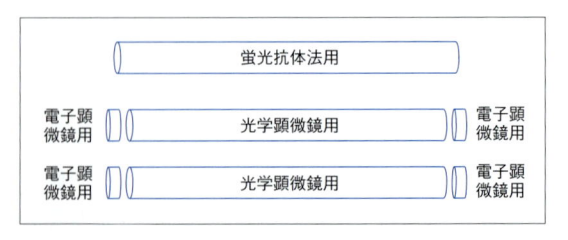

■ 図XVI-5-45 腎生検組織切片処理法

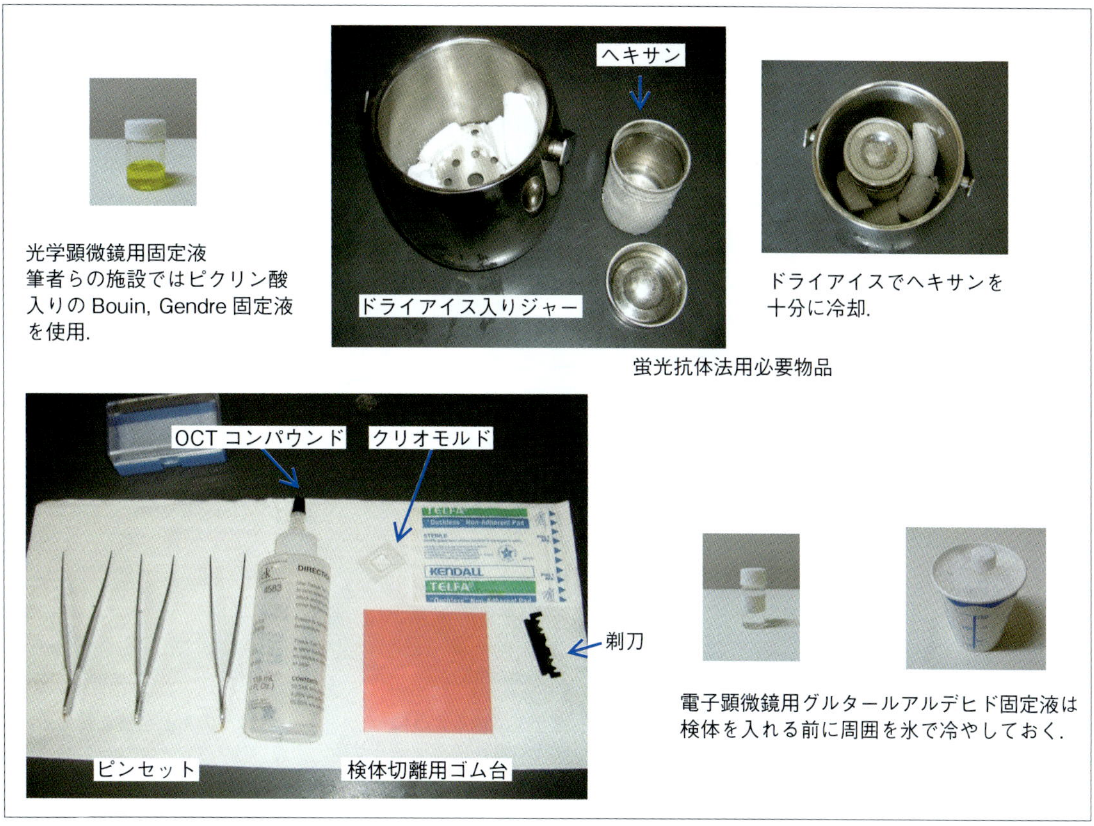

検査── 4. 腎生検

■ 図 XVI-5-46　検体処理（必要な道具と固定液）

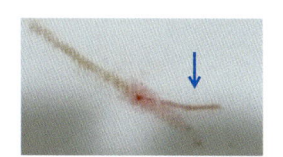

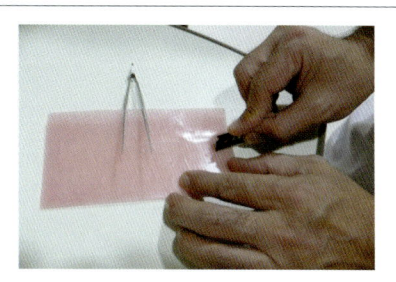

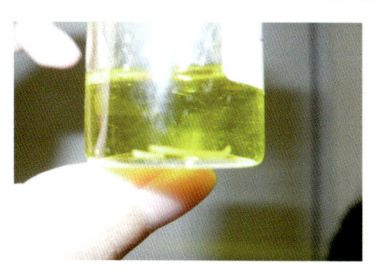

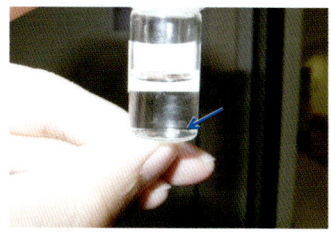

■ 図 XVI-5-47　検体処理の実際

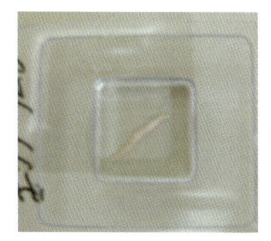

1005

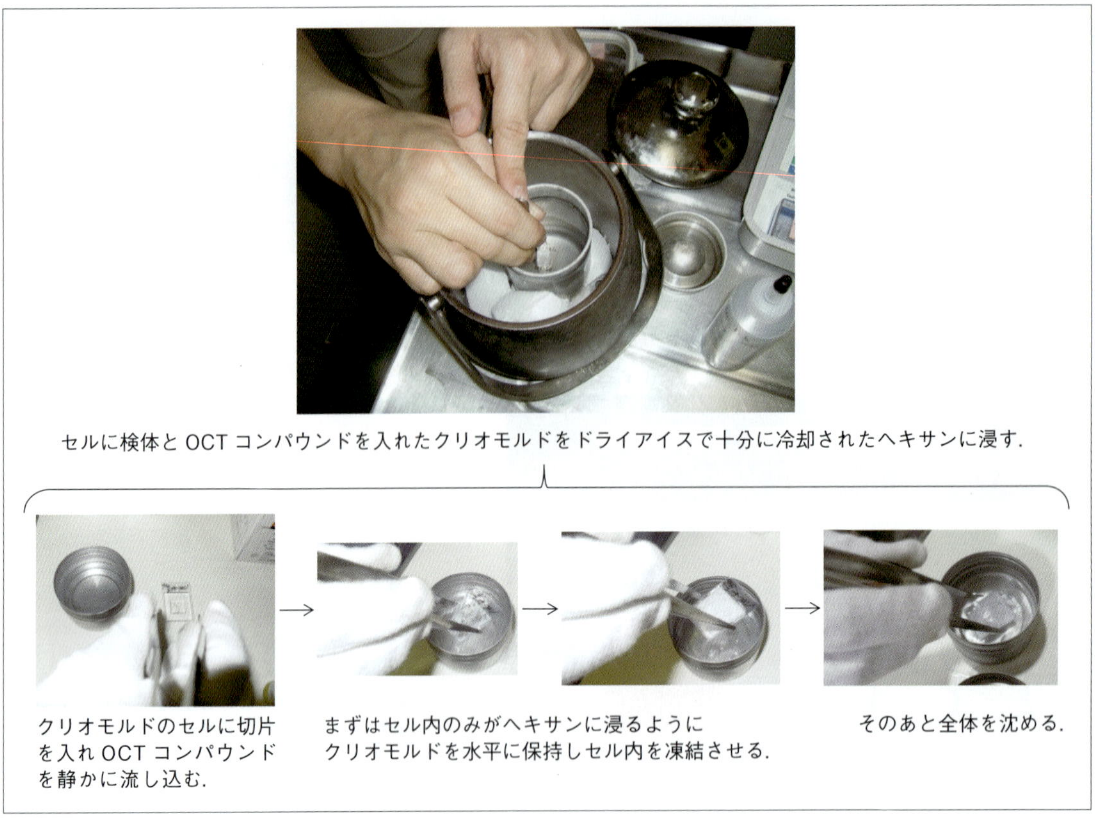

■ XVI. 腎疾患の症候と検査

セルに検体とOCTコンパウンドを入れたクリオモルドをドライアイスで十分に冷却されたヘキサンに浸す．

クリオモルドのセルに切片を入れOCTコンパウンドを静かに流し込む． → まずはセル内のみがヘキサンに浸るようにクリオモルドを水平に保持しセル内を凍結させる． → そのあと全体を沈める．

■ 図 XVI-5-48　検体処理（蛍光抗体法用検体処理の実際）

用の組織処理について述べる（図 XVI-5-47, 48）．

❶ 光学顕微鏡用検体

固定液は一般に10％または20％緩衝ホルマリン液を使用する．筆者らの施設では基底膜の染色性が優れるBouin, Gendre 固定液（組成 80％ エタノール 150 mL，中性ホルマリン 60 mL，ピクリン酸 1 g）を使用している．しかし Bouin 固定液は赤血球が溶血して見えにくいため，移植腎生検では間質出血など重大な所見を見逃さないように緩衝ホルマリン固定液を使用している．

❷ 蛍光抗体法用検体（図 XVI-5-48）

液体窒素やドライアイスで冷却した有機溶媒（アルコール，アセトン，ヘキサン，イソペンタンなど）などで検体を凍結させる．その際，注意すべきことは生検組織が有機溶媒に直接触れないように間接的に速やかに凍結させることである．

筆者らの施設ではクリオモルド cryomold の中央のセルに組織を入れ，OCT コンパウンドを注入する．その際，気泡が入らないように注意する．OCT コンパウンドを注入したクリオモルドをドライアイスで十分に冷却したヘキサンに浸す．その際，クリオモルドのセルのみを水平に浸し，セル内が凍結されたらゆっくりと全体を沈める．クリオモルド全体を無造作にヘキサンに入れるとセル内の組織が浮き上がったり傾いたりして凍結切片薄切が困難となる．

なお，ピンセットにホルマリンなどの固定液がついた状態で組織処理をすると抗原性が失われるため，蛍光抗体法用のピンセットは光学顕微鏡用検体処理に使用したものとは別のものにする．

❸ 電子顕微鏡用検体

得られた切片の両端を1 mm の長さに切り，電子顕微鏡用検体とする．氷で冷やしたグルタールアルデヒド固定液に入れる．

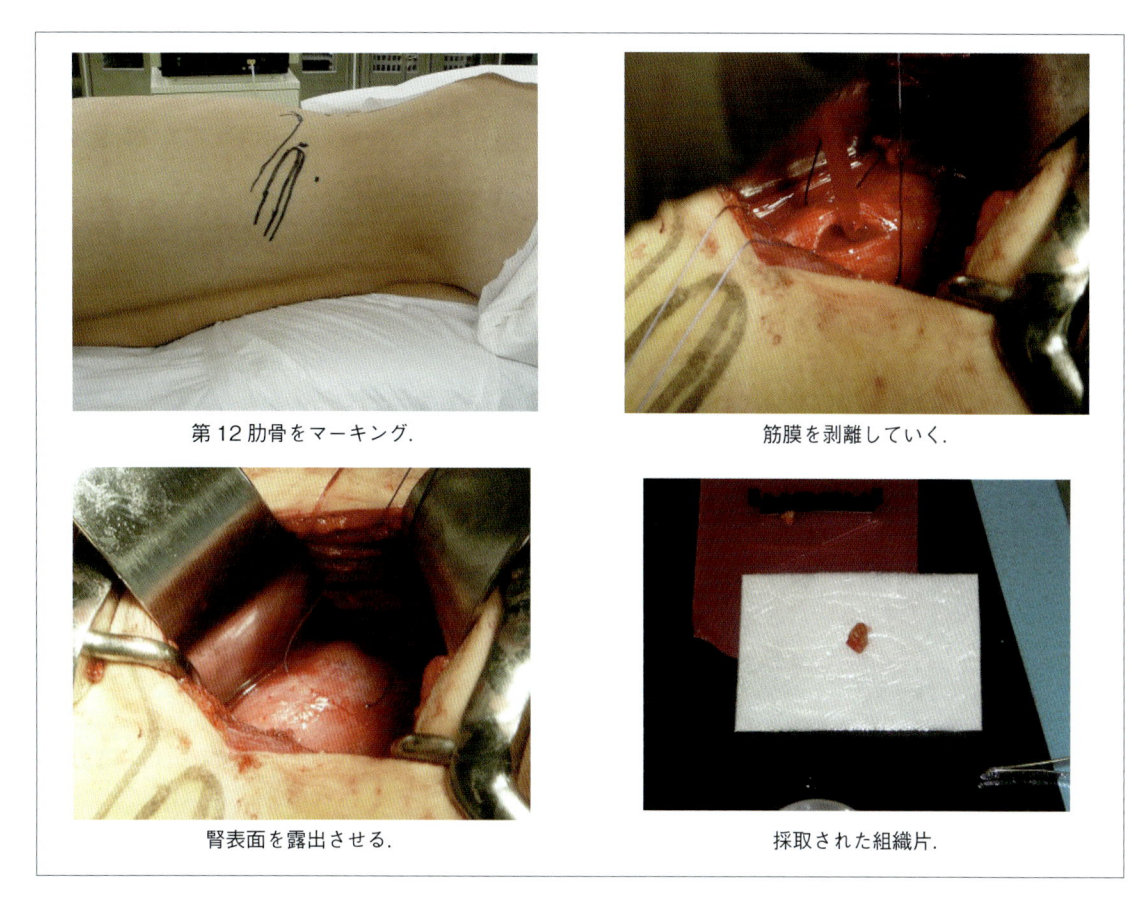

第12肋骨をマーキング.	筋膜を剥離していく.
腎表面を露出させる.	採取された組織片.

■ 図 XVI-5-49 開放腎生検（仙台社会保険病院腎臓内科 堀田修先生よりご提供）

8 ｜ 開放腎生検

　片腎や腎の形態異常，安静が守られないなど，経皮的腎生検が禁忌となる理由があるが，治療法の決定にどうしても腎生検が必要なときは開放腎生検を行う．また，開放腎生検は経皮的腎生検よりも情報量が豊富であるという理由からルーチンで行っている施設もある．

　開放腎生検は全身麻酔下で外科的に第12肋骨下背部皮膚を切開し，腎を直視下に直接生検針あるいは刀により腎組織を得る方法である．手順は次のとおり．第12肋骨下背部を皮膚切開，外腹斜筋筋膜切開，外腹斜筋，内腹斜筋，腹横筋の順にペアンで剥離，腹横筋筋膜切開，腎周囲筋膜切開，腎周囲脂肪を剥離し腎表面を露出，腎組織採取，止血，腎周囲筋膜，腹横筋，外腹斜筋，皮下組織，皮膚の順に縫合する．組織採取は生検針を用いる場合とメスで楔形に切り取る場合がある．止血は生検針を用いる場合は圧迫止血，楔形に切り取る場合は縫合止血する．図 XVI-5-49 に開放腎生検の際の術前のマーキング，腎表面を露出した画像，得られた楔形の検体を示す．

〔片渕律子〕

《文 献》

1) 片渕律子：腎生検診断Navi．メジカルビュー社，2007.
2) 湯村和子 監修：臨床のための腎病理―標本作製から鑑別診断まで．日本医事新報社，2010.
3) 日本腎臓学会 腎生検検討委員会 編：腎生検ガイドブック―より安全な腎生検を施行するために．東京医学社，2004.
4) Hiroshi O, et al.：Distribution of glomerular IgG subclass deposits in malignancy-associated membranous nephropathy. Nephrol Dial Transplant, 19：574-579, 2004.

略語一覧

略　語	フルスペル	日本語訳
\multicolumn{3}{c}{数　字}		
11β HSD 2	11β hydirixysteroid dehydrogenase 2	11β-水酸化ステロイド脱水素酵素2型
20-HETE	20-hydroxyeicosatet-raenoic acid	20-ヒドロキシエイコサテトラエン酸
5-FC	flucytosine	フルシトシン
6-MP	6-mercaptopurine	6-メルカプトプリン
\multicolumn{3}{c}{A}		
AA	amino acid	アミノ酸
AA	arachidonic acid	アラキドン酸
AAMR	acute antibody mediated rejection	急性抗体関連型拒絶
ABC法	avidin-biotin peroxidase complex 法	アビジン・ビオチン−ペルオキシダーゼ複合体法
ABI	ankle-brachial pressure index	足関節上腕血圧比
ABPM	ambulatory blood pressure monitoring	携帯式血圧測定
AC	adenylate cyclase	アデニル酸シクラーゼ
ACD	anemia of clronic disorders	慢性疾患の貧血
ACDK	aquired cystic disease of the kidney	多嚢胞化萎縮腎
ACD液	acid citrate dextrose solution	血液保存液
ACE	angiotensin converting enzyme	アンジオテンシン変換酵素
ACEI	angiotensin converting enzyme inhibitor	アンギオテンシン変換酵素阻害薬
ACR	albumin creatinine ratio	アルブミン・クレアチニン比
ACT	actibated coaguration time	活性化凝固時間
ACTH	adrenocorticotropic hormone	副腎皮質刺激ホルモン
ACV	acyclovir	アシクロビル
ADAS	Alzheimer's Disease Assessment Scale	常染色体優性形式
ADC	apparent diffusion coefficient	見かけの拡散係数
ADCC	antibody-dependent cell-mediated cytotoxicity	抗体依存性細胞介在性細胞傷害作用
ADH	antidiuretic hormone	抗利尿ホルモン
ADL	activities of daily living	日常生活動作
ADMA	asymmetric dimethyl-*l*-arginine	非対称性ジメチルアルギニン
ADP	adenosine diphosphate	アデノシン2リン酸
ADPKD	autosomal dominant polycystic kidney disease	常染色体優性多発性嚢胞腎
AFBN	acute focal bacterial nephritis	急性巣状細菌性腎炎
AG	anion gap	アニオンギャップ
AG	aminoglycoside	アミノグリコシド
AGE	advanced glycation end product	終末糖化産物
AGN	acute glomerulonephtritis	急性糸球体腎炎
AHI	apnea-hypopnea index	無呼吸低呼吸指数
AHL	ascending thin limb of the loop of Henle	Henle ループの細い上行脚
AIDS	acquired immunodeficiency syndrome	後天性免疫不全症候群
AIN	acute interstitial nephritis	急性間質性腎炎
AIP	autoimmune pancreatitis	自己免疫性膵炎
AKD	acute kidney diseases and disorders	急性腎臓病
AKI	acute kidney injury	急性腎障害
Ald	aldosterone	アルドステロン
ALE	advanced lipoxidation end product	脂質過酸化蛋白物質
ALG	anti-lymphocyte globulin	抗リンパ球グロブリン
ALI	acute lung injury	急性肺障害
ALP	alkaline phosphatase	アルカリホスファターゼ
AML	angiomyolipoma	血管筋脂肪腫
AMP	adenosine monophosphate	アデノシン1リン酸
AMR	antibody mediated rejection	抗体関連反応拒絶
ANCA	anti-neutrophil cytoplasmic antibody	抗好中球細胞質抗体

略語	フルスペル	日本語訳
ANP	atrial natriuretic peptide	心房性 Na 利尿ペプチド
AP	amyloid P component	アミロイド P 成分
APA	aldosterone-producing adenoma	アルドステロン産生腺腫
APC	antigen-presenting cell	抗原提示細胞
APD	automated peritoneal dialysis	自動腹膜透析
APD	anterior posterior diameter	腎盂前後径
APS	anti-phospholipid antibody syndrome	抗リン脂質抗体症候群
APTT	actirated partical thromboplastin time	活性化部トロンボプラスチン時間
AQP	aquaporin	アクアポリン
AR	androgen receptor	アンドロゲン受容体
ARB	angiotensin II receptor blocker（s）	アンジオテンシン II 受容体拮抗薬
ARDS	acute respiratory distress syndrome	急性呼吸窮迫症候群
ARF	acute renal failure	急性腎不全
ARPKD	autosomal recessive polycystic kidney disease	常染色体劣性多発性嚢胞腎
ARR	aldosterone to renin ratio	アルドステロン／レニン比
ASK	anti-streptokinase antibody	抗ストレプトキナーゼ抗体
ASO	arteriosclerosis obliterans	閉塞性動脈硬化症
AT II	angiotensin II	アンジオテンシン II
ATG	antithymocyte globulin	抗胸腺細胞グロブリン
ATIN	acute tubulo-interstitial nephritis	急性尿細管間質性腎炎
ATN	acute tubular necrosis	急性尿細管壊死
ATP	adenosine triphosphate	アデノシン 3 リン酸
AUC	area under the curve	曲線下面積
AVF	arteriovenous fistula	自己血管使用皮下動静脈瘻
AVG	arteriovenous graft	人工血管使用皮下動静脈瘻
AVP	arginine vasopressin	アルギニンバソプレシン
AVS	adrenal venous sampling	副腎静脈サンプリング
AZ	azathioprine	アザチオプリン
B		
β2-MG	β2-microgloblin	β2-ミクログロブリン
BD	bipolar disorder	双極性障害
BEE	basal energy expenditure	基礎熱量消費量
BFH	benign familial hematuria	良性家族性血尿
bHLH 蛋白	basic helix-loop-helix protein	
BJ	Bence Jones' protein	ベンス　ジョーンズ蛋白
BK	bradykinin	ブラジキニン
BKV	BK polyomavirus	BK ポリオーマウイルス
BLI	beta-lactamase inhibitor	β ラクタマーゼ阻害薬
BMI	Body mass index	体格指数
BNP	brain natriuretic peptide	脳性ナトリウム利尿ペプチド
BOT	basal supported oral therapy	基礎インスリンと経口血糖降下薬との併用療法
BS	Bartter syndrome	Bartter 症候群
BSP	bromosulfophtalein	ブロモスルホフタレイン
BUN	blood urea nitrogen	血中尿素窒素
C		
CA	carbo anhydrase	炭酸脱水酵素
CABG	coronary artery bypass grafting（用語集では grafsugery）	冠動脈バイパス術
CAD	coronary artery disease	冠動脈疾患
CAG	coronary angiography	冠動脈造影
cAMP	cyclic adenosin 3', 5'-monophosphate	サイクリックアドノシン 1 リン酸
CAMR	chronic active antibody-mediated rejection	慢性抗体関連（型）拒絶
CAN	chronic allograft nephropathy	慢性同種移植腎症

略語	フルスペル	日本語訳
CAP	channel activating protease	チャネル活性化蛋白分解酵素
CAP	cytapheresis	血球成分除去療法
CAPD	continuous ambulatory peritoneal dialysis	連続携行式腹膜透析
CART	cell-free concentrated ascites reinfusion therapy	胸水・腹水濾過濃縮再静注法
CaSR	calcium sensing receptor	カルシウム感知受容体
CCB	calcium channel blocker	カルシウムチャネル遮断薬
CCD	cortical collecting duct	皮質集合管
CCE	cholesterol crystal embolization	コレステロール塞栓症
CCO	cytochrome oxidase	シトクロム酸化酵素
CCPD	continuous cyclic peritoneal dialysis	持続性周期的腹膜透析
Ccr	Creatinine clearance	クレアチニンクリアランス
CD	Crohn disease	クローン病
CDCC	complement-dependent cellular cytotoxicity	補体依存性細胞傷害作用
CDDP	*cis*-diammine-dichloroplatinum II	シスプラチン
CDWS	cerebral salt wasting syndrome	脳性塩類喪失症候群
CDZM	cefodizime	セフォジジム
CEA	carcinoembryonic antigen	癌胎児性抗原
CERA	continuous erythropoietin receptor activator	持続の電気的反応能
CG	cryogloburlinemic hephropathy	クリオグロブリン血症性糸球体腎炎
cGMP	cyclic guanosine 3',5'-monophosphate	サイクリックグアノシン1リン酸
CGN	chronic glomerulonephritis	慢性糸球体腎炎
CHD	continuous hemodialysis	持続的血液透析
CHDF	continuous hemodiafiltration	持続的血液濾過透析
CHF	continuous hemofiltrarion	持続的血液濾過
CI	confidence interval	信頼区間
Cin	inulin clearance	イヌリンクリアランス
CIN	contrast-induced nephropathy	造影剤腎症
CIN	chronic interstitial nephritis	慢性間質性腎炎
CIT	conventional insulin therapy	従来型インスリン療法
CK	creatine kinase	クレアチンキナーゼ
CKD	chronic kidney disease	慢性腎臓病
CKD-MBD	CKD-mineral and bone disorder	慢性腎臓病に伴う骨ミネラル代謝異常
CLI	critical limb ischemia	重症虚血肢
ClINH	C1-inhibitor	C1インヒビター
CMD	corticomedullary differentiation	皮髄境界
CMV	cytomegalovirus	サイトメガロウイルス
CNF	congenital nephrotic syndrome of Finnish type	フィンランド型先天性ネフローゼ症候群
CNI	calcineurin inhibitor	カルシニューリン阻害薬
CNP	C-type natriuretic peptide	C型ナトリウム利尿ペプチド
CNS	congenital nephrotic syndrome	先天性ネフローゼ症候群
CNT	connecting tubule	接合尿細管
CO	cardiac output	心拍出量
COPD	chronic obstructive pulmonary disease	慢性閉塞性肺疾患
Cosm	osmolar clearance	浸透圧クリアランス
COX	cyclooxygenase	シクロオキシゲナーゼ
CPA	cyclophosphamide	シクロホスファミド
C_{PAH}	para-aminohippuric acid clearance	パラアミノ馬尿酸クリアランス
CPEO	chronic progressive external ophthalmoplegia	慢性進行性外眼筋麻痺
CPFX	ciprofloxacin	シプロフロキサシン
Cr	creatinine	クレアチニン
CRA	cardio renal anemia	心腎貧血
CRF	chronic renal failure	慢性腎不全

略語	フルスペル	日本語訳
CRH	corticotropin releasing hormone	副腎皮質刺激ホルモン放出ホルモン
CRP	C-reactive protein	C反応性蛋白
CRRT	continuous renal replacement therapy	持続的腎代替療法
CRS	cardio renal syndrome	心腎症候群
CS	Cushing syndrome	クッシング症候群
CSS	Churg-Strauss syndrome	チャーグ・ストラウス症候群
CSWS	cerebral salt wasting syndrome	脳性塩類喪失症候群
CT	computed tomography	コンピューター断層撮影
CTA	computed tomographic angiography	コンピューター断層血管撮影
CTAL	cortical thick ascending limb	皮質部の太い上行脚
CTMR	chronic T-cell-madiated rejection	慢性T細胞関連型拒絶
CTRX	ceftriaxone	セフトリアキソン
CTS	carpal tunnel syndrome	手根管症候群
CV	cardiovascular	心臓血管の
CVA	cererbrovascular accident	脳血管障害
CVA	costvertebral angle	肋骨脊椎角
CVC	central venous catheters	中心静脈内カテーテル
CVD	cardiovascular disease	心血管疾患
CVVH	continuous veno-venous hemofiltration	持続的静脈-静脈血液濾過
CVVHDF	continuous veno-venous hemodiafiltration	持続的静脈-静脈血液透析濾過
CyA	cyclosporin A	シクロスポリン

D

略語	フルスペル	日本語訳
DAPD	daytime ambulatory peritoneal dialysis	外来腹膜透析
DASH食	dietary approaches to stop hypertension	高血圧予防のための食事法
DBP	vitamin D-binding protein	ビタミンD結合蛋白
DCT	distal convoluted tubule	遠位曲尿細管
DDAVP	desmopressin acetate	デスモプレシン
DDD	dense deposit disease	デンスデポジット病
DFPP	double filtration plasmapheresis	二重膜濾過血漿交換療法
DHT	dihydrotestosterone	ジヒドロテストステロン
DIC	disseminated intravascular coagulation	播種性血管内凝固
DIP	drip infusion pyelography	点滴腎盂造影法
DLH	descending thin limb of the loop of Henle	細い下行脚
DM	diabetes mellitus	糖尿病
DMS	diffusse mesangial sclerosis	びまん性メサンギウム硬化
DOC	11-deoxycorticosterone	デオキシコルチコステロン
DOPPS	the Dialysis Outcomes and Practice Patterns Study	国際比較研究
DRA	dialysis related amyloidosis	透析アミロイドーシス
DRI	direct rein inhibitor	直接的レニン受容体拮抗薬
dRTA	distal renal tublar acidosis	遠位型尿細管性アシドーシス
DSA	donor specific antibody	抗ドナー抗体
DSA	digital subtraction angiography	デジタルコンピューター処理血管造影
DSG	deoxyspergualin	デオキシスパーガリン
DTH	delayed-type hypersesnsitivity	遅延型過敏反応

E

略語	フルスペル	日本語訳
EB	ethambutol	エタンブトール
EBCT	electron beam CT	
EBV	Epstein-Barr virus	エプスタイン・バーウイルス
ECaC	epithelial calcium (Ca^{2+}) channel	上皮型カルシウムチャネル
ECF	extracellular fluid	細胞外液
ECG	electrocardiogram	心電図
ECUM	extracorporeal ultrafiltration method	体外限外濾過

略　語	フルスペル	日本語訳
EDD	electron dense deposit	高電子密度沈着物
EET	epoxyeicosatreinoic acid	エポキシエイコサトリエン酸
EF	ejection fraction	駆出率
EGDT	Early goal-directed therapy	
EGF	epidermal growth factor	表皮細胞成長因子
EGFR	EGF receptor	EGF 受容体
eGFR	estimated glomerular filtration rate	推定糸球体濾過量
EGPA	eosinophilic granulomatosis with polyangiitis	好酸球性肉芽腫性多発血管炎
EMT	epithelial-mesenchymal transformation	上皮-間葉形質変換
ENaC	epithelial sodium（Na＋）channel	上皮型ナトリウムチャネル
eNOS	endothelial nitric oxide synthase	内皮型 NO 合成酵素
EPO	erythropoietin	エリスロポエチン
EPS	ebcapsulating peritoneal sclerosis	被嚢性腹膜硬化症
e-PTFE	expanded-polytetrafluoroethylene	拡張ポリテトラフルオロエチレン
ERPF	effective renal plasma flow	有効腎血漿流量
ERT	enzyme replacement therapy	酵素補充療法
ESA	erythropoiesis stimulating agent	造血促進薬
ESRD	end-stage renal disease	末期腎不全
ESWL	extracorporeal shock wave lithotripsy	体外衝撃波結石破砕術
ET	endotoxin	エンドトキシン
ETS	environmental tobacco smoke	環境タバコ煙
F		
fast	frequent and short time	
FBS	fasting blood sugar	空腹時血糖
FDA	Food and Drug Administration	食品医薬品局
FDP	fibrin degadation product	フィブリン分解産物
FE	fractional excreation	排泄分画
FF	filtration fraction	糸球体濾過率（比）
FFP	fresh frozen plasma	新鮮凍結血漿
FFWC	fractional free water clearance	自由水排泄分画
FGF	fibroblast growth factor	線維芽細胞増殖因子
FGN	fibrillary glomerulonephritis	フィブリラリー腎症
FGS	focal glomerulor sclerosis	巣状糸球体硬化症
FH	familial hyperlipidemia	家族性高コレステロール血症
FHH	familial hypocalciuric hypercalcemia	家族性低 Ca 尿症高 Ca 血症
FHHNC	familial hypomagnesemia with hypercalciuria and nephrocalcinosis	家族性低 Mg 血症高 Ca 尿症腎石灰沈着症
FITC	fluorescein isothiocyanate	イソチオシアン酸フルオレセイン
FLCZ	fluconazole	フルコナゾール
FPG	fasting plasma glucose	空腹時血漿グルコース
FSGS	focal segmental glomerulosclerosis	巣状分節性糸球体硬化症
f-TUL	flexible ureteroscopic transurethral lithoptpsy	軟性尿管鏡による砕石
FU	fluorouracil	フルオロウラシル
G		
GABA	gamma-aminobutyric acid	γアミノ酪酸
GBM	glomerular basement membrane	糸球体基底膜
GCAP	granulocyte apheresis	顆粒球吸着療法
G-CSF	granulocyte coloney stimulating factor	顆粒球コロニー刺激因子
GCV	ganciclovir	ガンシクロビル
GDP	glucose degradation product	ブドウ糖変性物
GFR	glomerular filtration rate	糸球体濾過量
GH	growth hormone	成長ホルモン
GL-3	globotriosylceramide	グロボトリアオシルセラミド

略　語	フルスペル	日本語訳
Glu	glutamine	グルタミン
GLUT	glucose transporter	糖輸送担体
GMA	granulocyte and monocyte apheresis	顆粒球・単球除去療法
GPA	granulomatosis with polyangiitis	多発血管炎性肉芽腫症
GPF	glomerular permeability factor	糸球体透過性亢進物質
GS	Gitelman syndorome	Gitelman 症候群
GVH	graft-versus-host	移植片対宿主
GWAS	Genome-wide association study	ゲノムワイド相関解析

H

略語	フルスペル	日本語訳
HA	hemoadsorption	血液吸着
HAART	highly active antiretroviral therapy	HIV に関する多剤併用療法
HAE	hareditary angioedema	遺伝性血管浮腫
hANP	human atrial natriuretic peptide	心房性 Na 利尿ペプチド
HR	hyperacute rejection	超急性拒絶反応
Hb	hemoglobin	ヘモグロビン
HBV	hepatitis B virus	B 型肝炎ウイルス
HCDD	heavy chain deposition disease	重鎖沈着症
HCV	hepatitis C virus	C 型肝炎ウイルス
HD	hemodialysis	血液透析
HDF	hemodiafiltration	血液濾過透析
HDL-C	high density lipoprotein-cholesterol	HDL コレステロール
HDM	high dose melphalan	高用量メルファラン
HDP	hold down pressure	血圧センサー固定圧
HES	hydroxyethyl starch	ヒドロキシエチルデンプン
HF	hemofiltration	血液濾過
Hh	headgehog	ヘッジホッグ
HGF	hepatocyte growth factor	肝細胞増殖因子
HHD	home hemodialysis	在宅血液透析
HIF	hypoxia inducible factor	低酸素誘導因子
HIT	Heparin-induced thrombocytopenia	ヘパリン起因性血小板減少症
HIV	human immunodeficiency virus	ヒト免疫不全ウイルス
HLA	human leukocyte antigen	ヒト白血球抗原
HMG-CoA	hydroxymethylglutaryl-coenzyme A	ヒドロキシメチルグルタリルコエンザイム
HPE	hypoxia responsive element	低酸素応答配列
HPF	high power field	強拡大（顕微鏡対物レンズ）
HR	hazard ratio	ハザード比
HRE	hypoxia responsive element	低酸素応答配列
HRP	horseradish peroxidase	西洋ワサビペルオキシダーゼ
HSPN	Henoch-Schönlein purpula nephritis	ヘノッホ・シェーンライン紫斑病性腎炎
HSV	herpes simplex virus	単純ヘルペスウイルス
Ht	hematocrit	ヘマトクリット
HT	hypertension	高血圧症
HUS	hemolytic uremic syndrome	溶血性尿毒症症候群
HWWS	Herlyn-Werner-Wunderlich syndrome	

I

略語	フルスペル	日本語訳
i. a.	intraarterial	動脈内の
i. v.	intravenous	静脈内の
IAPP	immunoadsorption plasmapheresis	免疫吸着療法
IBD	inflammatory bowel disease	炎症性腸疾患
IC	immune-complex	免疫複合体
ICAM	intercellular adhesion molecule	細胞内接着分子
ICF	intracellular fluid	細胞内液

略　語	フルスペル	日本語訳
Ico	icodextrin	イコデキストリン
ICU	intensive-care unit	集中治療室
IF	immunnofluorescence	免疫蛍光法
IF	inerstitial fibrosis	間質線維化
IFIS	intraoperative floppy iris syndrome	術中虹彩緊張低下症候群
IFN	interferon	インターフェロン
Ig	immunoglobulin	免疫グロブリン
IGF	insulin-like growth factor	インスリン様発育因子
IGT	impaired glucose tolerance	耐糖能異常
IHD	intermittent hemodialysis	間欠的血液透析
IHD	ischemic heart disease	虚血性心疾患
IIT	intensive insulin therapy	強化インスリン療法
IL	interleukin	インターロイキン
IMCD	inner medullary collecting duct	髄質内層集合管
IMPDH	inosine monophosphate dehydrogenase	イノシン一リン酸デヒドロゲナーゼ
IMT	intima-media thickness	内膜中膜複合壁厚
INH	isoniazid	イソニアジド
iNOS	inducible NO synthase	誘導型NO合成酵素
INS	infantile nephrotic syndrome	乳児ネフローゼ症候群
IPD	intermittent peritoneal dialysis	間欠的腹膜透析
IPSS	international prostate symptom score	国際前立腺症状スコア
ISA	intrinsic sympathomimetic activity	内因性交感神経刺激作用
ITG	immunotactoid glomerulopathy	イムノタクトイド腎症
IVCY	intravenous cyclophosphamide	シクロホスファミド大量間欠静注療法
IVH	intravenous hyperalimentation	経静脈高カロリー輸液
IVIg	intravenous immunoglobulin	静脈内免疫グロブリン
IVP	intravenous pyelography	静脈性腎盂造影法
IVU	intravenous urography	排泄性尿路造影法
IVUS	intravascular ultrasound	血管内超音波
K		
KUB	kidneys, ureters and bladder	腎・尿管・膀胱部単純撮影
L		
LA	lupus anticoagulant	ループス抗凝固因子
LAM	lymphangioleiomyomatosis	リンパ管平滑筋腫症
LCAP	leukocytapheresis	白血球除去療法
LCDD	light chain deposition disease	軽鎖沈着症
LDL	low density lipoprotein	低比重リポ蛋白
LDL-A	low density lipoprotein-apheresis	LDLアフェレシス
LDL-C	low density lipoprotein-cholesterol	高LDLコレステロール
L-FABP	liver fatty acid-binding protein	尿中肝臓型脂肪酸結合蛋白
LHCDD	light and heavy chain deposition disease	軽重鎖沈着症
LN	lupus nephritis	ループス腎炎
LOH	local osteolytic hypercakceemia	局所性骨融解性
LOS	length of stay	入院期間
LPF	low power field	弱拡大
LPS	lipopolysaccharide	リポポリサッカライド
LRT	leukocyte removal therapy	白血球系細胞除去療法
LSAB法	labelled streptavidin biotin法	
LVDd	left ventricular end-diastolic diameter	左室拡張末期径
LVMI	left ventricular mass index	左室心筋重量係数
M		
M	megalin	メガリン

略　語	フルスペル	日本語訳
MAC	membrane attack complex	膜侵襲（補体）複合体
MCD	medullary collecting duct	髄質集合管
MCKD	medullary cystic kidney disease	髄質嚢胞腎症
MCNS	minimal change nephritic syndrome	微小変化型ネフローゼ症候群
MCP	membrane cofactor protein	細胞膜補因子タンパク質
MCP-1	monocyte chemotactic protein-1	単球化学走化性タンパク質
M-CSF	macrophage colony stimulating factor	マクロファージコロニー刺激因子
MDC	medullary collecting duct	髄質集合管
MDCK	Madin-Darby canine kidney	MDCK 細胞
MDCT	multidetector CT	多列検出型 CT
MDR	multidrug resistance protein	多剤耐性蛋白
MEN	multiple endocrine neoplasia	多発性内分泌腺腫症
MesPGN	mesangial proliferative glomerulonephritis	メサンギウム増殖性糸球体腎炎
Mets	metabolic syndrome	メタボリックシンドローム
MG	microglobulin	ミクログロブリン
MG	monoclonal gammopathy	単クローン性免疫グロブリン血症
MGA	minor glomerular abnormality	微小変化型
MGUS	monoclonal gammopathy of unknown significance	意味不明の単クローン性高ガンマグロブリン血症
MHC	major histocompatibility complex	主要組織適合複合体
MI	myocardial infarction	心筋梗塞
MIC	minimum inhibitory concentration	最小発育阻止濃度
MIDD	monoclonal immunoglobulin deposition disease	モノクローナル性免疫グロブリン沈着性
MiHA	minor histocompatibility antigen	マイナー組織適合抗原
MMF	mycophenolate mofetil	ミコフェノール酸モフェチル
MN	membranous nephropathy	膜性腎症
MOF	multiple organ failure	多臓器不全
MPA	mycophenolic acid	ミコフェノール酸
MPA	microscopic polyangiitis	顕微鏡的多発性血管炎
MPGN	membranoproliferative glomerulonephritis	膜性増殖性糸球体腎炎
MPO	myeloperoxidase	ミエロペルオキシダーゼ
MR	mineralocorticoid recepter	ミネラルコルチコイド受容体
MRA	malignant rheumatoid arthritis	悪性関節リウマチ
MRA	MR angiography	磁気共鳴血管造影
MRHE	mineral corticoid responsive hyponatremia of the elderly	鉱質コルチコイド反応性低 Na 血症
MRI	magnetic resonance imaging	磁気共鳴像
MRP	multidrug resistance-associated protein	多剤耐性関連タンパク質
MRSA	methichillin-resistant Staphylococcus aureus	メチシリン耐性黄色ブドウ球菌
MRU	MR urography	
MSA	membrane stabilizing effect	膜安定化作用
mTAL	medullary thic ascending limb	髄質部の太い上行脚
mTOR	mammalian target of rapamycin	哺乳類ラパマイシン標的タンパク質
MW	molecular weight	分子量
MZR	mizoribine	ミゾリビン
N		
NAC	N-acetylcysteine	N-アセチル-L-システイン
NADH	reduced nicotinamide adenine dinucleotide	還元型ニコチンアミドアデニンジヌクレオチド
NAG	N-acetyl-β-D-glucosaminidase	N-アセチル-β-D-グルコサミニダーゼ
NAPlr	nephritis-associated plasmin receptor	腎炎関連プラスミンレセプター
NCC	$Na^+\text{-}Cl^-$ cotransporter	ナトリウム・クロール共輸送体
NCX	$Na^+\text{-}Ca_2^+$ exchanger	ナトリウム・カルシウム交換輸送体
ND	nondialysis	非透析
NEP	neutral endopeptidase	中性エンドペプチダーゼ

略　語	フルスペル	日本語訳
NETs	neutrophil extracellular traps	
NFAT	nuclear factor of activated T cells	活性化T細胞で検出される核タンパク
NGAL	neutrophil gekatinease associated lipocalin	
NIPD	nocturnal intermittent peritoneal dialysis	夜間間欠的腹膜透析
NNT	number needed treatment	
NOS1	nitric oxide sythase	一酸化窒素合成酵素
NPD	nocturnal peritoneal dialysis	夜間腹膜透析
NPHP1	nephrocystin-1	ネフロン癆の原因遺伝子
NPPV	noninbasive positive pressure ventilation	非侵襲的陽圧換気法
NPR-A	natriuretic peptide receptor-A	ナトリウム利尿ペプチド受容体A
NPS	nail-patella syndrome	爪膝蓋骨症候群
NS	nephrotic syndrome	ネフローゼ症候群
NSAIDs	nonsteroidal anti-inflammatory drugs	非ステロイド性抗炎症薬
NSE	neuron-specific enolase	神経特異（的）エノラーゼ
NSF	nephrogenic systemic fibrosis	腎性全身性線維症
NSHPT	neonatal severe hyperparathyroidism	新生児重度副甲状腺機能亢進症
O		
OAB	overactive bladder	過活動膀胱
OABSS	overactive bladder symptom score	過活動膀胱症状スコア
OAT	organic anion transporter	有機アニオン輸送体
OCT	organic cation transpoter	有機陽カチオン輸送体
OGTT	oral glucose tolerance test	経口ブドウ糖負荷試験
OMCD	outer medullary collecting duct	髄質外層集合管
OMIM	Online Mendelian Inheritance in Man	
OMS	osmotic myelinolysis syndrome	浸透圧性髄鞘崩壊症
P		
PA	primary aldosteronism	原発性アルドステロン症
PA	plsma adsorption	血漿吸着療法
PAC	plasma aldosterone concentration	血漿アルドステロン濃度
PAD	peripheral artery disease	末梢動脈疾患
PAE	postantibiotic effect	抗生物質治療効果
PAH	paraaminohippuric acid	パラアミノ馬尿酸
PAMPs	pathogen-associated molecular patterns	病原体関連分子構造
PAS	periodic acid-Shiff	過ヨウ素酸シッフ染色
PCB	peripheral cutting balloon	ペリフェラルカッティングバルーン
PCI	percutaneous coronary intervention	経皮的冠動脈インターベンション
PCK	polycystic kidney	多発性嚢胞腎
PCO$_2$	partial pressureog carbon dioxide	二酸化炭素分圧
PCP	*Pneumocystis carinii* pneumonia	ニューモシスチス・カリニ肺炎
PCPD	plasma cell discrasia	形質細胞増殖性疾患
PCT	proximal convoluted tubule	近位曲尿細管
PD	peritoneal dialysis	腹膜透析
PDGF	platelet derived growth factor	血小板由来増殖因子
PE	plasma exchange	単純血漿交換療法
PEG	polyethylene glycol	ポリエチレングリコール
PEIT	percutaneous ethanol injection therapy	経皮的エタノール注入療法
PEPT	peptide transporter	ペプチド輸送体
PET	peritoneal equilibration test	腹膜平衡試験
PEW	protein-energy wasting	蛋白熱量不足
PG	prostaglandin	プロスタグランディン
PDGF	platelet-derived growth factor	血小板由来増殖因子
ph	potential of hydrogen	水素イオン指数

1017

略　語	フルスペル	日本語訳
PHA	pseudohypoaldosteronism	偽性低アルドステロン症
PIDT	plasma iron disappearance time	血漿鉄消失時間
PIH	pregnancy induced hypertension	妊娠高血圧症候群
PlGF	placental growth factor	胎盤増殖因子
PK	protein kinase	プロテインキナーゼ
PKD	polycystic kidney disease	多発性嚢胞腎
PLA$_2$	phospholipase A$_2$	ホスホリパーゼ A$_2$
PMCA	plasma membrane Ca^{2+} ATPase	細胞膜カルシウムポンプ
PMX	polymyxin B-immobilized fiber	ポリミキシン B 固定化ファイバー
PMXDHP	polymyxin B-immobilized fiber column direct hemoperfusion	エンドトキシン吸着療法
PNL	percutaneous nephrolithotripsy	経皮的腎結石破砕術
Po$_2$	partial pressure of oxygen	酸素分圧
POBA	plain old balloon angioplasty	バルーン血管形成
Posm	plasma osmolality	血漿浸等圧
PP	plasmapheresis	血漿交換療法
PPARγ	peroxisome proliferato-activated receptor-γ	ペルオキシソーム増殖因子活性化受容体
PR	progesterone receptor	プロゲステロン受容体
PR	proteinase	プロテイナーゼ
PRA	plasma renin activity	血漿レニン活性
PRIS	propofol infusion syndrome	プロポフォール注入症候群
pRTA	proximal renal tubular acidosis	近位尿細管性アシドーシス
PSA	prostate specific antigen	前立腺特異抗原
PSAGN	post streptococcus infection acute glomerulonephritis	溶連菌感染後急性糸球体腎炎
PSL	prednisolone	プレドニゾロン
PSP	phenolsulfonphthalein	フェノールスルホンフタレイン
PST	proximal straight tubule	近位直尿細管
PT	prothrombin time	プロトロンビン時間
PTA	percutaneous transluminal angioplasty	経皮経管的血管形成術
PTC	peritubular capillary	傍尿細管毛細血管
PTCA	percutaneous coronary intervention	経皮的冠動脈形成術
PTDM	posttransplant diabetes mellitus	移植後糖尿病
PTH	parathyroid hormone	副甲状腺ホルモン
PTLD	posttransplantation lympho-proliferative disorder	(移植後) リンパ増殖性疾患
PTRA	percutaneous transluminal renal angioplasty	経皮経管的腎動脈形成術
PTX	parathyroidectomy	副甲状腺摘出術
PU	polyurethane graft	ポリウレタングラフト
PUJ	pyeloureteral junction	腎盂尿管移行部
PV	parvalbumin	パルブアルブミン
PWV	pulse wave velocity	脈波伝播速度
PZA	pyrazinamide	ピラジナミド
\multicolumn{3}{Q}		
QFT	quantiFERON-TB	クオンティフェロン TB
QOL	quality of life	生活の質
\multicolumn{3}{R}		
RA	rheumatoid arthritis	関節リウマチ
RA	renin-angiotensin	レニン-アンジオテンシン
RAAS	renin-angiotensin-aldosterone system	レニン-アンジオテンシン-アルドステロン系
RANKL	receptor activator of NF k B ligand	
RAR	renal-aortic ratio	収縮期最大血流速度の比
RAS	renin-angiotensin system	レニン-アンジオテンシン系
RBF	renal blood flow	腎血流量
RCC	renal cell carcinoma	腎細胞癌

略語一覧

略　語	フルスペル	日本語訳
RCT	randomized controlled trial	大規模無作為化介入試験
REP	renal Epo-producing	腎臓 Epo 産生
RF	renal failure	腎不全
RFP	rifampicin	リファンピシン
RI	radiosotope, radioactive isotope	放射性同位元素
RIA	radioimmunoassay	ラジオイムノアッセイ
RLV	renal limited vasculitis	腎限局型血管炎
ROD	renal osteodystrophy	腎性骨異栄養症
ROMK	renal outer medullary K^+	
ROS	reactive oxygen species	活性酸素種
RPF	renal plasma flow	腎血漿流量
RPGN	rapidly progressive glomerulonephritis	急速進行性糸球体腎炎
RR	relative risk	相対危険度
RRF	residual renal function	残存腎機能
RRT	renal replacement therapy	腎代替療法
RTA	renal tubular acidosis	尿細管性アシドーシス
RVLM	rostral ventrolateral medulla	吻側延髄腹外側部

S

略　語	フルスペル	日本語訳
SAA	serum amyloid protein A	血清アミロイド蛋白 A
SARN	superantigen-related nephritis	スーパー抗原関連腎炎
SAS	sleep apnea syndrome	睡眠時無呼吸症候群
SBI	silent brain infarction	無症候性脳梗塞
SCC	squamous cell carcinoma	扁平上皮癌
SCT	stem cell transplantation	自己末梢血幹細胞移植
SEP	sclerosing encapsulating peritonitis	硬化性被囊性腹膜炎
SEs	staphylococcal enterutoxins	黄色ブドウ球菌エンテロトキシン
SGA	small for gestational age	不当軽量児
SGK 1	serum and glucocorticoid-induced kinase 1	血清糖質コルチコイド誘導性キナーゼ
SGLT	Na^+-glucose cotransporter	ナトリウム・グルコース共輸送体
SI	selectivity index	選択指数
SIADH	syndrome of inappropriate secretion of antidiuretic hormone	ADH 不適切分泌症候群
SIRS	systemic inflammatory response syndrome	全身性炎症反応症候群
SLE	systemic lupus erythematosis	全身性エリテマトーデス
SLED	sustained low-efficiency dialysis	持続低効率血液透析
SLEDAI	systemic lupus erythematosus disease activity index	SLE 活動性
SLSN	Senior-Loken syndrome	シーニア・ローケン症候群
SM	streptomycin	ストレプトマイシン
SMAP 法	stepwise initiaton of peritoneal dialysis using Moncrief and Popovich technique	段階的腹膜透析導入法
SNPs	single nucleotide polymorphisms	一塩基多型
SPCM	spectinomycin	スペクチノマイシン
SPP	skin perfusion pressure	皮膚灌流圧
SRC	scleroderma renal crisis	強皮症腎クリーゼ
SSc	systemic sclerosis	全身性強皮症
ST	sulfamethoxazole-trimethoprim	スルファメトキサゾール・トリメトプリム
STD	sexually transmitted disease	性感染症
SUN	serum urea nitrogen	血清尿素窒素
SVR	systemic vascular resistance	全身血管抵抗

T

略　語	フルスペル	日本語訳
TAC	tacrolimus	タクロリムス
TAE	transcatheter arterial embolization	経カテーテル動脈塞栓
TAL	thick ascending limb of Henle	太い上行脚

略　語	フルスペル	日本語訳
TASK II	Trans-Atlantic Inter-Society Concensus for the Management of PAD	下肢閉塞性動脈硬化症の診断・治療指針 II
TBI	total body irradiation	全身放射線照射
TBM	tubular basement memgrane	尿細管基底膜
TBMD	thin bassement membrane disease	菲薄基底膜病
Tc	cytotoxic T lymphocyte	細胞傷害性T細胞
TC	total cholesterol	総コレステロール
TCC	tunneled cuffed catheter	カフ付き皮下トンネル型カテーテル
TCR	T cell receptor	T細胞受容体
TDM	therapeutic drug monitoring	薬物血中濃度モニタリング
TE	echo time	エコー時間
TEE	total energy expenditure	1日に必要な熱量
TEM	transmission electron microscope	透過型電子顕微鏡
TEN	toxic epidermal necrolysis	中毒性表皮壊死症
Tf	transferrin	トランスフェリン
TG	tryglyceride	トリグリセリド
T-GBM	thin basement membrane syndrome	菲薄基底膜症候群
TGF	transforming growth factor	トランスフォーミング成長因子
TGF	tubulo-glomerular feedback	尿細管糸球体フィードバック
Th	helper T cell	ヘルパーT細胞
THAM	tromethamine	トロメタモール配合剤
TIBC	total iron-binding capacity	総鉄結合能
TINU	tubulointerstitial nephritis and uveitis	ブドウ膜炎を伴った間質性腎炎
TJ	tight junction	密着結合（接合）
TLR	Toll like receptor	トル様受容体
TMA	thrombotic microangiopathy	血栓性微小血管症
TmP/GFR	tubular threshold of inorganic phosphate	尿細管P再吸収閾値
TMR	T cell mediated rejection	T細胞関連型拒絶
TNF-α	tumor necrosis factor α	腫瘍壊死因子α
TP	total protein	総プロテイン
TPD	tidal peritoneal dialysis	タイダル腹膜透析
TR	repetition time	繰り返し時間
TRALI	transfusion-related acute lung injury	輸血関連急性肺障害
TRR	tubular reabsorption rate	尿細管再吸収量
TSAT	percent transferrin saturation	トランスフェリン飽和度
TSH	thyroid stimulating hormone	甲状腺刺激ホルモン
TSR	tubular secretion rate	尿細管分泌量
TSST-1	toxic shock symdorome toxin-1	中毒性ショック症候群毒素1
TTKG	transtubular K gradient	尿細管K濃度勾配
TTP	thrombotic thrombocytopenic purpura	血栓性血小板減少性紫斑病
TTR	transthyretin	
TUR	transurethral resection	経尿道的切除
TUR-P	transurethral resection of prostate	経尿道的前立腺切除

U

略　語	フルスペル	日本語訳
UAG	urinary anion gap	尿中アニオンギャップ
UAKD	uromodulin associated kidney disease	ウロモデュリン関連腎疾患
UC	ulcerative colitis	潰瘍性大腸炎
UCG	ultrasonic cardiography	心臓超音波
UL-vWFM	unusually large vWF multimer	
UN	urea nitrogen	尿素窒素
UOG	urine osmolar gap	尿浸透圧ギャップ
UPJO	ureteropelvic junction obstruction	腎盂尿管移行部閉塞
US	ultrasonography	超音波検査

略　語	フルスペル	日本語訳
UVJ	ureterovesical junction	尿管膀胱移行部
UVJO	ureterovesical junction obstruction	尿管膀胱移行部閉塞
V		
VA	vascular access	バスキュラーアクセス
VAIVT	vascular access interventional therapy	バスキュラーアクセスインターベンション治療
VCUG	voiding cystouretherography	排尿時膀胱尿道造影
VDR	Vitamin D reseptor	ビタミンD受容体
VDRA	Vitamin D receptor agonists	ビタミンD受容体作動薬
VEGF	vascular endothelial growth factor	血管内皮増殖因子
VHL	von Hippel-Lindau disease	フォンヒッペル・リンドウ病
VLDL-C	very low density lipoprotein	VLDLコレステロール
V_2R	vasopressin V_2 receptor	バソプレシンV2受容体
VT	verotoxin	ベロトキシン
VUR	vesicoureteral ureterovesical reflex	膀胱尿管逆流
vWF	von Willebrand factor	フォンウィルブランド因子
VZV	varicella-zoster virus	水痘-帯状疱疹ウイルス
W		
WF	whole field	全視野
WG	Wegener's granulomatosis	Wegener肉芽腫症
WTCCC	Wellcome Trust Case Control Consortium	

日本語索引

数字

1,25（OH）2D	308, 874
1α-hydroxylase	301, 885
1型アンジオテンシンII受容体	582
——活性化抗体	245
1型糖尿病患者	410
1号液	344
1日尿中Na排泄量	592
2,8-ジヒドロキシアデニン結晶	931
2-arachidonoylglycerol	197
2型偽性低アルドステロン血症	867
2型糖尿病	416
2時間法	952
2バッグシステム	128
III音聴取	97
3日間法	970
5% 高張食塩水負荷テスト	914
5α還元酵素阻害薬	779
6抗原	209
11βHSD 2	846
^{18}F-FDG-PET	619
24時間自由行動下血圧測定	579
24時間蓄尿検査	299
24時間法	952
^{67}Ga-クエン酸	940
75g経口ブドウ糖負荷試験	966
^{99m}Tc-DMSA	938
——腎シンチグラフィ	783
^{99m}Tc-DTPA	938
^{99m}Tc-MAG3	938
^{99m}Tc-mercaptoacetyltriglycine	607, 613
^{131}I-MIBGシンチグラフィ	619
^{131}I-OHI	938

あ

亜鉛	**314**
——製剤	739
亜型Fabry病	723
アガルシダーゼα	723
アガルシダーゼβ	723
アクアポリン	831
アクアポリン2	845
悪性関節リウマチ	440
悪性高血圧	626
悪性腫瘍	108, 224, 303, 792
悪性腎硬化症	538, 627
悪性リンパ腫	261
アクチンフィラメント	822
アザチオプリン	230, 231, 392, 404, 426
アシクロビル	265, 679, 694
アジスロマイシン	692
アシデミア	317, 492
アシドーシス	317, 513, 606, 843
——，AG正常代謝性	325
——，voltage defect型遠位尿細管性	494
——，遠位尿細管性	488, 490, 793
——，希釈性	328
——，近位尿細管性	488, 490, 732
——，高Cl血症性代謝性	295, 491, 864, 971
——，呼吸性	318, 334, 337, 869
——，混合型尿細管性	735
——，腎尿細管性	787
——，先天性遠位尿細管性	733
——，先天性近位尿細管性	732
——，代謝性	21, 47, 60, 154, 289, 292, 296, 300, **322**, 324, 488, 732, 739, 868, 870
——，乳酸	322, 328
——，尿細管性	63, 488, 732, 738
——，非開大性代謝性	492
——，慢性代謝性	328
足突起の癒合	986
アジュバント治療	618
亜硝酸塩	929
アスコルビン酸	898
——試験紙	926
——アスパラギン酸Mg	310
アスピリン	681, 687
アセタゾラミド	332, 515, 835
アセチルサリチル酸	521, 684
アセトアミノフェン	684, 686, 687
アセト酢酸	324, 325, 928
アセトン	928
——臭	926
アゼルニジピン	610
亜全摘術	618
アダカラム®	182
圧痕性浮腫	901
圧利尿曲線	**590**
アデニル酸シクラーゼ	838
アデノウイルス	266
アデノシン3リン酸	839
アテノロール	601
アトムチューブ	84
アトルバスタチン	601
アドレナリン	587
——レセプター	322
アトロバスタチン	59
アナフィラキシー	168, 680
——ショック	186
——様症状	71
アナフィラクトイド紫斑	450
アニオンギャップ	318, 492
アフェレーシス	164, 370
——療法	392
アポ蛋白B	185
アポトーシス	181, 522
アミカシン	692, 694
アミノグリコシド	523
——系抗菌薬	678, **692**
アミノグリコシド系薬	805
アミノ酸	831
——，含硫	488
——，陽イオン性	488
——鎖	831
——尿	484, 738, **966**
アミロイド	458
——腎症	358
——線維	199, 459
——線維症	103
——前駆蛋白	459
アミロイドーシス	**459**, 500, 988
——，AA	459
——，AL	460
——，原発性	102
——，続発性	102
——，透析	70, 102, 459
アミロライド	847
——感受性Naチャネル	491
アムステルダム・フォーラム・ガイドライン	226
アムホテリシンB	678, 696, 810, **811**
アムロジピン	413, 599
アラキドン酸	838
——代謝	687
アリール化	681
アリスキレン	57, 599
アリストロキア酸	525, 681, 710
——腎症	525
アルガトロバン	71
アルカリ	332
——血症	317
——尿	895
——ホスファターゼ	984
アルカレミア	317, 334, 337
アルカローシス	317, 843, 869
——，呼吸性	303, 318, **334**, 337, 638
——，代謝性	296, **330**
——，単純性呼吸性	334
——，慢性呼吸性	318
アルギニンバソプレシン	837, 884, 914, 918
アルコール性ケトアシドーシス	324
アルコール摂取	592

1023

索引

あ

アルドステロン	838, 862, 972
——, 偽性	711
——, 原発性	288, 332, **586**, 617
——, 糖質コルチコイド反応性	586
——, 特発性	617
——過剰分泌	586
——拮抗薬	618
——産生腺腫	586, 617
——自律性分泌評価検査	618
——抵抗性	290
——濃度	293
——・レニン比	586
アルファカルシドール	62
アルブミン	170, 349, 367, 668, 873, 928
——液	287
——加乳酸リンゲル液	170
——試験紙	926
——製剤	164, 167, 902
——尿	30, **415**
アルベカシン	451
アレルギー性腎障害	**680**
アレルギー性鼻炎	434
アレルギー性薬剤性腎障害	671
アロシルセラミド	557
アロプリノール	231, 515, 746
アンジオテンシノーゲン	828, 883
アンジオテンシン	600, 828
——II	486, 626
——II産生	609
——II受容体拮抗薬	10, 144, 147, 255, 369, 403, 486, 567, 609
——シグナリング	646
——変換酵素	486, 883
——変換酵素阻害薬	147, 369
安静困難	995
アンチゲネミア	265
鞍鼻	728
アンピロキシカム	684
アンモニア	954
アンモニウムイオン	325, 489

い

イオジキサノール	704, 705
イオヘキソール	705
イオン化 Ca	873
イオン化造影剤	**704**
異形細胞	145
イコデキストリン	113, 128
胃酸	331
維持液	344
意識傷害	**921**
萎縮腎	995
異種抗原特異的 T 細胞	**212**
異常血管	749

異常蛋白血症	**457**
移植後管理	259
移植後高血圧	254
移植後脂質異常症	256
移植後腎炎	465
移植後糖尿病	258
移植後リンパ増殖性疾患	265
移植腎	224
——機能廃絶	147, 218
——動脈近位部狭窄	255
移植前管理	259
移植免疫抑制薬	211
イスタンブール宣言	226
イソニアジド	697, 812
依存	149
一次性 FSGS	366
一次性 pauci-immune 型半月体形成性腎炎	388
一次性高血圧	649
一次繊毛	742
一酸化窒素	584
一酸化窒素合成酵素	839
溢水	83
——状態	143
遺伝	629
——因子	118
遺伝子変異	630
遺伝性血管浮腫	902
遺伝性褐色細胞腫/パラガングリオーマ症候群	619
遺伝性腎疾患	899
——の原因遺伝子	719, **715**
遺伝性腎性尿崩症	915
遺伝性嚢胞性腎疾患	742
遺伝性フルクトース不耐症	739
イトラコナゾール	696
イヌノタクトイド糸球体症	461
イヌリン	949
——クリアランス	40, 607, **949**
——クリアランス簡易法	950
イホスファミド	700, 702
イムソーパ®	173
イムノタクトイド糸球体症	457, 988
イリノテカン	702
医療用ウジ療法	190
イレウス	134
飲酒	50
インスリン	294, 295, 416, 584, 861
インターフェロン	397
——α	466
インターロイキン	362
——2	230
インテグリン	10
インドキシル硫酸	882

インドメタシン	729
——ファルネシル	684
インフォームドコンセント	75, 118
インフルエンザ様疾患	440
インフルエンザワクチン	50

う

ウアバイン様物質	582
ウイルス感染症	263, 452
渦巻き状角膜症	723
うっ血性心不全	332, 902
ウレアーゼ産生菌	787
ウロキナーゼ	131
ウロクロム	926
ウロダイナミクス	916
ウロビリノーゲン	928
ウロモデュリン遺伝子	746
ウロモデュリン関連腎疾患	746
運動	260
——関連低 Na 血症	285
——強度	49
——療法	49

え

栄養	261
——学的介入	137
——管理	345
——障害	108
エクステンションチューブ	73
エクソサイトーシス	847
エコー	379
——プローブ	997
壊死性血管炎	536, 980
壊死性全層性血管炎	435
壊死性肉芽腫性炎	432
壊死性肉芽腫性血管炎	432
壊死性半月体形成性糸球体腎炎	432, 435, 439
エゼチミブ	257, 365, 370, 377
壊疽	548
エタンブトール	697, 812
エチレングリコール	325
エドキサバン	571
エネルギー量	46
エフェクター T 細胞	479
エプレレノン	56, 600
エベロリムス	232, 747
エポエチン α	61
エホニジピン	610
エリスロポエチン	119, 311, 526, 886
——産生細胞	823
——製剤	707
エリスロマイシン	801
遠位型 RTA	736
遠位曲尿細管	503, **840**, 960

1024

日本語索引

遠位直尿細管	817
遠位尿細管	822, 840
——機能検査	969
遠位尿細管性アシドーシス	488, 490, 793
塩化アンモニウム負荷試験	494, 969
塩化カリウム	299
塩酸塩	331
塩酸ジメフリン	336
塩酸ドキサプラム	336
炎症	432
炎症細胞	388
——浸潤	389, 981
炎症シンチグラフィ	940
炎症性サイトカイン	177, 200, 388, 432
——産生能	179
炎症性腸疾患	177
炎症性ロイコトリエン	681
炎症反応	451
遠心分離法	164
円錐水晶体	720
塩素	313
円柱	929
——腎症	500
——尿	386
遠沈尿	799
エンドサイトーシス	847
——障害	737
エンドセリン	544, 568, 626, 637
——受容体多型	564
エンドトキシン	71, 92, 104
——吸着カラム	197
——吸着療法	196, 809
——血症	659
エンドパイエロトミー	770
エンドポイント	101

お

横隔膜交通症	130, 132
黄色肉芽腫性腎盂腎炎	806
黄色ブドウ球菌	132
黄体ホルモン	635
嘔吐	331
横紋筋融解症	59, 63, 299, 899
オーバーフロー蛋白尿	932
オーバーラッピング症候群	430, 430, 567
オクトレオチド	747
オセルタミビル	696

か

開始液	344
ガイドワイヤー	131
開腹止血	130
開放腎生検	995, 1007
潰瘍性大腸炎	177

カウント	976
過活動膀胱	774, 916
過換気症候群	334, 338
嗅ぎタバコ入れ縫合	79
拡散強調像	947
拡張型心筋症	176
下肢静脈血栓症	1004
下肢動静脈の走行	77
下肢の虚血	547
加重型妊娠高血圧腎症	649, 651, 654
過剰濾過	830
加速型-悪性高血圧	538, 626
家族性 FSGS	359, 366
家族性高コレステロール血症	185
家族性若年性高尿酸血症性腎症	746
家族性腎性低尿酸血症	881
家族性低 Ca 尿性高 Ca 血症	302
家族性低 Mg 血症	793
——高 Ca 尿症腎石灰沈着症	829
下大静脈内の層流	945
片側副腎摘出術	618
カチオンチャネルサブファミリー	842
血管増殖因子	191
葛根湯	711
褐色球状結晶	931
褐色細胞腫	587, 619
——クリーゼ	624
活性化凝固時間	201
活性化血小板	179
活性化全血凝固時間	71
活性型キニン	843
活性型ビタミン D	301, 874
活性型ビタミン D 製剤	105
活性型ビタミン D_3 製剤	787
活性化部トロンボプラスチン時間	93
活性酸素	179, 519, 606, 678, 681
活性炭吸着療法	200
葛藤	150
家庭血圧	578
カテーテル	72
——, Pail-handle	125
——, ダブルカフ	125
——, テンコフ	73
——, 透析用	123
——, 尿路	801
——, バルーン	545, 770
——, 腹膜	121
——, マイクロ	943
——, 留置	69, 82
——関連合併症	123
——関連感染症	133
——尿	799
カテーテル閉塞	130

カテコールアミン	56, 295, 587, 751, 861
——産生腫瘍	619
ガデテリドール	707
ガドリウム含有造影剤	63
ガドリニウム系造影剤	707
カニュラ	234
カビ毒	880
カフ	125
カプトプリル	567, 614
——含有尿	898
——試験	613
下部尿路症状	773
下部尿路閉塞	773, 779
仮面高血圧	904
カラードプラ超音波検査	749
カラードプラ法	937
ガラクトース血症	739
ガラクトース欠損	401
カラム	178, 197
カリウム	860
——制限	403
カリニ肺炎	266
顆粒円柱	412, 451, 484
顆粒球	181
——吸着療法	158
——減少症	810
——コロニー刺激因子製剤	265
——・単球除去療法	177, 180
顆粒状高電子密度沈着物	501
顆粒状沈着	390
カルシウム	301
——感知受容体	838
カルシトニン	303, 843, 874
カルシトリオール	62, 104, 105
カルシニューリン	483
——阻害薬	
	76, 230, 237, 362, 425, 473, 680, 845
カルシフィラキシス	193
カルニチン	100, 530
——再吸収	881
カルバペネム系薬	809
カルビンディン	885
カルベジロール	601
カルペリチド	623
カルボプラチン	700
川崎病	552
感音性難聴	719
環境タバコ煙	594
管腔内電気的陰性化	863
還元型ニコチンアミドアデニンジヌクレオチド	324
還元法	928
ガンシクロビル	265

1025

索 引

カンジダ	379, 931
──腎盂腎炎	810
──性膀胱炎	810
──属	810
間質性腎炎	477, 669
──，急性	10, 12, 477, 686, 691
──，特発性	478
──，尿細管	679
──，慢性	479, 482
──，薬剤性	477
間質性肺炎	434
間質線維化	710
間質・尿細管病変	976, 978
感受性因子	7
肝障害	685
管状顆粒状構造物	422
緩衝作用	488
緩衝物質	868
肝腎同時移植	249
癌スクリーニング	50, 261
間接認識	210
関節リウマチ	173, 177, 461, 490, 496, 685
──，悪性	440
肝線維症	745
感染結石	787
感染症	106, 217, 224, 263, 448
──，HIV	453
──，ウイルス	263, 452
──，グラム陰性菌	197
──，細菌	728
──，上部尿路	805
──，腎炎誘発	380
──，真菌	810
──，腎実質性	995
──，尿路	658, 799
──関連腎炎	396
──予防	261
感染性腎症	237
感染性心内膜炎	452
甘草	711
肝臓	311
冠動脈疾患	98, 189
管内増殖性糸球体腎炎	358, 452
肝排泄	673
肝脾腫	745
漢方薬	710
顔面血管線維腫	748
含硫アミノ酸	488
寒冷ストレス	595

き

機械的ストレス	626
飢餓性ケトアシドーシス	324
基質特異性拡張型βラクタマーゼ	799

希釈	857
──性アシドーシス	328
──セグメント	960
気腫性腎盂腎炎	808
基準飲酒量	592
偽性アルドステロン症	711
偽性高K血症	289, 292
偽性蛋白尿	894
偽性低Na血症	279
偽性低アルドステロン症	734
──I型	845
偽性副甲状腺機能低下症	304
基礎熱量消費量	344
喫煙	49, 260
基底膜	10
キニノーゲン	843
キニン-カリクレイン系	884
機能不全	641
キノロン系抗菌薬	693
逆行性腎盂造影	942
逆流性腎症	781
逆濾過	92
ギャップ結合	816
弓状動脈	980
胸水・腹水濾過濃縮再静注法	158, 163
急性T細胞関連型拒絶	241
急性咽頭炎	381
急性黄色肝萎縮症	662
急性間質性腎炎	10, 12, 477, 686, 691
急性感染	133
急性管内増殖性糸球体腎炎	379, 382
急性肝不全	167
急性虚血性腎症	543
急性拒絶反応	216, 240, 241, 231
急性抗体関連型拒絶	241
急性呼吸窮迫症候群	198, 338
急性糸球体腎炎	349
急性糸球体腎炎症候群	994
急性腎機能低下	237
急性心筋梗塞	623
急性進行性糸球体腎炎	10
急性腎障害 → AKI	3, 9, 154
急性腎乳頭壊死	687
急性腎不全 → ARF	3, 661
急性巣状細菌性腎炎	805, 806, 808
急性単純性腎盂腎炎	805
急性尿細管壊死	3, 10, 243, 661, 794, 912
急性尿細管障害	500
急性妊娠脂肪肝	662
急性肺障害	198
急性肺水腫	154
急性複雑性腎盂腎炎	805
急性膀胱炎	799
急性放射線腎症	519

急性薬物中毒	201
急性リン酸腎症	526
急速進行性糸球体腎炎	350, 386, 439, 448, 466
──症候群	994
急速進行性腎炎症候群	432, 450
吸着式血液浄化法	158, 163
吸着筒	88
キュットナー腫瘍	510
狭窄	255
共刺激	211
共受容体	210
強皮症腎	564
──クリーゼ	566, 568
共輸送体	829
仰臥位	636
局所的囊胞形成	743
虚血	12, 672, 679
──再灌流	209
──再灌流障害	207
──性ATN	10
──性心疾患	98, 576
──性腎症	538, 543
──性腎性AKI	16
巨細胞	484
──性動脈炎	551
起立性低血圧	16, 287, 610
起立性頻脈	909
キレート療法	739
近位型RTA	736
近位曲尿細管	830
近位直尿細管	817, 830
近位尿細管	277, 830, 862, 962
──機能検査	963
──性アシドーシス	488, 490, 732
禁煙	594
金製剤	430, 681

く

空腹時血糖	412
──測定	259
空胞変性	298
クエン酸	332, 869
──Na	168, 328, 494, 517
──塩	309
──カリウム	494, 517
クオンティフェロン	266
グスペリムス	230, 232
クマリン系抗凝固薬	685
くも膜下出血	337
グラフト	68
クラミジア	379, 802
グラム陰性桿菌	92, 132

1026

グラム陰性菌	799
——感染症	197
グラム陰性双球菌	802
クラリスロマイシン	692
グランザイム	213
クリオグロブリン	438, 497
——血症	**455**
——血症性腎炎	437
——血症性腎症	458
——腎症	357, 462, 992
グリコペプチド系抗菌薬	**693**
グリチルリチン酸	711
クリンダマイシン	801
グルカゴン	838
——グルクロン酸 Ca	294
グルコース	830, 928
——・インスリン療法	21
グルココルチコイド欠乏	283
グルタミン	835, 869
くる病	739
クレアチニンクリアランス	55, **951**
クレブシエラ	551
クレメジン®	60
クロール	89, 863
クロールイオン	831
クロスマッチ試験	223, 239
クロニジン負荷試験	619
クロピドグレル	560, 563
グロボトリアオシルセラミド	722
クロム	**314**
クロラムブチル	376
桑の実細胞	724

け

経口 K 製剤	508
蛍光眼底造影剤	**707**
経口吸着薬	60
蛍光抗体法	**983**
——用検体	1006
蛍光染色 ANCA 定性	389
軽鎖沈着症	397, 987
形質細胞	212
——増殖性疾患	897
軽重鎖沈着症	987
軽症高血圧合併妊娠	650
経蝶形骨洞的下垂体腫瘍摘出術	620
係蹄基底膜障害	359
係蹄内皮細胞	359
係蹄壁の壊死	977
経尿細管 K 濃度勾配	**972**
経尿道の前立腺切除術	779
経皮経管的血管形成術	80, 189, 944
経皮経管的腎動脈形成術	545, 615
経皮的腎結石破砕術	788
経皮的腎生検	995, 998
経腹的超音波検査	776
劇症肝炎	167, 202
血圧	590, 643
——管理	412
——低下	16, 287
血圧-利尿曲線	583
血液ガス	321
——分析装置	968
血液浄化療法	23, **158**
血液透析	21, 67, 77, **88**, 166, 694, 706, 922
——合併症	**96**
血液分布性ショック	924
血液保存液	168
血液濾過	**91**
——透析	70, **91**
——用分離膜	91
結核	266, 379
血管炎	432, **551**
血管拡張薬	651
血管芽腫網膜	751
血管筋脂肪腫	748
血管構成細胞	80
血管収縮性プロスタグランジン	544
血管収縮ホルモン	854
血管性高血圧	588
血管石灰化	62, **98**
血管造影	**942**
血管トーヌス	635
血管内超音波	188
血管内皮細胞	80
——傷害	397
——増殖因子	362, 751, 886
血管内皮損傷	549
血管の構造	980
血管吻合	235
血管平滑筋	828
血管リモデリング作用	83
血球	929
——成分除去療法	163
血行再建術	545, 615
結晶	929, 931
——, 2,8-ジヒドロキシアデニン	931
——, 褐色球状	931
——, シスチン	931
——, 六角板状	931
——, 成分沈着	525
血漿 K 濃度	861
血漿アルドステロン濃度	586, 617, 638
血漿吸着療法	158, 202
血漿交換療法	163, 173, 426, 438
血漿浸透圧	282
——ギャップ	322
血漿成分分画器	169
血漿鉄消失時間	312
血小板血栓	559
血小板減少症	497
血小板由来増殖因子	483, 751
血漿分離器	88, 166
血漿補充療法	645
血漿レニン活性	543, 586, 612, 617
血清 amyloid A	459
血清 Ca 濃度	873
血清 CH50	455
血清 Cr	370, 607, 699, 705
——濃度	953
血清 Cyc-C	956
血清 D-アラビニトール	810
血清 IgG・IgA	451
血清 K	21
——濃度	300
血清 Na 濃度	637
血清アミロイド A 蛋白	430
血清アルブミン	350
血清シスタチン C	30
血清浸透圧	339
血清蛋白	873
血清鉄	311
血清尿素窒素	954
血清排液	130
血清フェリチン値	311
血清補体価	379
結石	937
結節性硬化症	**748**
結節性硬化病変	358
結節性多発動脈炎	**552**
結節性病変	358, 408
血栓症	83, 728
血栓性血小板減少性紫斑病	556, 627
血栓性微小血管症	419, 466, 525, 535, **556**, 794, 980
血栓溶解治療	549
血栓溶解薬	547
血中 PTH 濃度	39
血中ウロキナーゼ受容体	192
血中ケトン体β-ヒドロキシ酪酸迅速測定	928
血中尿素窒素	91, 954
血中脳性 Na 利尿ペプチド	577
血糖管理	23, 412
血尿	227, 412, 719, 755, **898**
——, 糸球体性	18, 899
——, 肉眼的	1004
——, 無症候性	351
——, 良性家族性	722

1027

索引

ケトアシドーシス	324, 328
——，アルコール性	324, 324
——，飢餓性	324
——，糖尿病性	293, 324
ケト酸	324
ケトフィルム N 試験紙	928
ケトン体	324, 928
解熱鎮痛薬	144
ゲムシタビン	700
ケモカイン受容体	213
下痢	327
限外濾過	88
——量	137
限局性強皮症	564
健康日本 21	576
献腎移植	74
——患者	215
顕性腎症	415
顕性蛋白尿	724
倦怠感	287
ゲンタマイシン	692
原尿	829
原発性 FGS	191
原発性アミロイドーシス	102
原発性アルドステロン症	288, 332, 586, 617
原発性炎症性膵炎	510
原発性カルニチン欠乏症	881
原発性糸球体腎炎	400, 976
原発性巣状糸球体硬化症	223
原発性副甲状腺機能亢進症	303, 587, 620, 792
原発性副腎不全	495
顕微鏡的多発血管炎	387, 434, 249

こ

コアグラーゼ陰性	132
コイル型カテーテル	124
抗 β_2- グルコプロテイン 1	562
高 Ca 血症	672, 791, 843
——，家族性低 Ca 尿性	302
高 Ca 尿症	791
抗 CD3 抗体	210
抗 CD20 抗体	223
——抗体製剤	426
抗 CD25 抗体	76
高 Cl 血症	344
——性代謝性アシドーシス	295, 491, 864
高 CO_2 血症	336
抗 DNAaseB	381
抗 dsDNA 抗体	420
高 γ-グロブリン血症	497
抗 GBM 型腎炎	250
抗 GBM 抗体	440, 442
——型糸球体腎炎	387
抗 HLA 抗体	223
高 IgM 血症	455
高 K 血症	21, 47, 154, 289, 606, 735, 871
——，偽性	289, 292
——性周期性四肢麻痺	289
高 LDL-C 血症	59
抗 MICA 抗体	245
抗 MRSA 抗菌薬	451
高 Na 血症	285, 637
抗 nucleosome 抗体	420
高 P 血症	47, 99, 304
抗 RNA ポリラーゼ抗体産生	565
抗 SS-A/Ro 抗体	498
抗 SS-B/La 抗体	498
抗 TBM 抗体	478
抗 TBM 抗体腎炎	485
抗 U1-RNP 抗体	567
抗 VEGF 療法	359
抗悪性腫瘍薬	144, 739, 699
抗アセチルコリンレセプター抗体	174
降圧治療	597
降圧目標	52, 598, 608
降圧薬	404, 417, 619
降圧療法	255, 646
抗アルドステロン薬	56, 413
高アンモニア血症性昏睡	831
抗ウイルス薬	694
抗炎症性サイトカイン産生能	179
高塩素血症 → 高 Cl 血症	
硬化	978
抗潰瘍薬	669
光学顕微鏡用検体	1006
硬化性膵炎	510
硬化性胆管炎	510
硬化性被嚢性腹膜炎	134
口渇	287, 909
硬化病変	368
高カリウム血症 → 高 K 血症	
高カルシウム血症 → 高 Ca 血症	
高カロリー輸液	344
交換輸送体	829
後希釈方式	91
抗基底膜抗体症候群	359
抗凝固薬	71, 153, 155, 167, 176, 197, 332, 377, 390, 397, 404
——法	549
抗胸腺細胞免疫グロブリン	241
抗菌薬	63, 144, 323, 691
——治療効果	692
口腔内カンジダ	266
高血圧	36, 46, 97, 271, 310, 537, 539, 545, 575, 591, 629, 648, 762, 904
——，non-dipper 型	52
——，悪性	626
——，移植後	254
——，一次性	649
——，加速型-悪性	538, 626
——，仮面	904
——，血管性	588
——，静脈	80
——，腎血管性	255, 288, 545, 585, 612, 905, 957
——，腎実質性	585, 605
——，治療抵抗性	602
——，白衣	904
——，本悪性	905
——，慢性	648
——，脈管性	588
——，メンデル遺伝型	630
——，薬剤誘発性	589
——，薬物治療抵抗性	255
——，内分泌性	586, 617
——，二次性	584, 649, 905
——ガイドライン	578
——緊急症	622
——性急性左心不全	623
——性臓器障害	606
——性脳症	622
——切迫症	622
——治療	597
——の分類	582
抗結核薬	697
抗血小板	397
——薬	189, 390, 403, 404
抗原抗体反応	359
抗原提示細胞	207, 241, 450
抗原特異的免疫応答	496
抗原非特異的免疫応答	496
膠原病	429
抗好中球細胞質抗体	420, 551
——関連疾患	440
——関連腎炎	386
抗コリン薬	779, 916
高コレステロール血症	187, 363, 367
交差性融合腎	759
抗酸化剤	705
抗酸化作用	951
好酸球増多	549
好酸性貪食細胞	807
抗糸球体基底膜疾患	439
膠質液	21
膠質浸透圧	171
甲状腺機能亢進症	619
甲状腺機能低下	283
——症	587, 620
後腎	826
抗真菌薬	696
高浸透圧血症	280, 289
高浸透圧状態	293

日本語索引

抗ストレプトキナーゼ	381
抗ストレプトリジンO	379
合成高分子膜	70
酵素抗体法	**984**
酵素法	607, 951
酵素補充療法	464, 723
抗体依存性細胞介在性細胞傷害作用	146
抗体関連型拒絶	245
抗体製剤	231, 231
高蛋白血症	279
高中性脂肪血症	37
高張性低 Na 血症	279
高電子密度沈着物	985, 986
行動化	150
高透過型ダイアライザー	92
抗ドナー抗体	222
抗ドナー抗体検査	239
抗トポイソメラーゼ I	567
高度保存期腎不全	223
高トリグリセリド血症	363, 367
高ナトリウム血症 → 高 Na 血症	
抗ニコチンアミドアデニンデヌクレアーゼ	381
高二酸化炭素血症	332
抗尿細管基底膜抗体腎炎	477
高尿酸血症	**513**, 881
高尿酸尿症	738
抗ヒアルロニダーゼ	381
抗ヒト HBs 抗体	396
抗ヒト胸腺細胞ウサギ免疫グロブリン	243
後腹膜腎周囲の血腫	1004
高ブドウ糖変生物	121
酵母様真菌	931
高用量γグロブリン静注療法	434
抗リウマチ薬	681
合理化	150
抗利尿ホルモン	10, 838, 854, 884, 918
抗リラキシン抗体	637
抗リン血症 → 高 P 血症	
抗リン脂質抗体症候群	419, **562**
コエンザイム Q10	530
コーヒー	594
呼吸	868
──筋麻痺	299
──不全	290
呼吸性アシドーシス	318, **334**, 337, 869
呼吸性アルカローシス	303, 318, **334**, 337, 638
呼吸性酸塩基平衡異常	**334**
国際前立腺症状スコア	774, 916
骨芽細胞	874
骨シンチグラフィ	**939**
骨髄腫円柱腎症	501
骨髄腫腎	457, **500**
骨粗鬆症	600, 672

骨軟化症	739
骨嚢胞	103
骨・ミネラル代謝異常	62
固有筋層	825
固有腎癌	261
コラーゲン	820
──ペースト	785
コルチゾール	586
コルヒチン	460
コレステロール塞栓症	193, 545, **547**
コロイド成分	115
コロイド輸液製剤	23
混合型尿細管性アシドーシス	735
混合性の酸塩基平衡異常	320
コンサルテーションリエゾン精神医学	148
コンベックス型	997

さ

サードスペース	911
サイアザイド系利尿薬	47, 55, 304, 332, 413, 609, 616, 685, 794, 841, 915
細管上皮細胞の移行	483
細菌	266
──感染症	728
──検査	916
サイクリックアデノシン 1 リン酸	837
サイコネフロロジー	148, 226
最終糖化産物	410
サイズバリアー	828
在宅血液透析	**90**
細動脈	980
──硬化	99
サイトカイン	208, 379, 388
サイトメガロウイルス	224, 264
再発腎炎	147, **247**
臍ヘルニア	132, 728
細胞	816
細胞外液	277, **343**, 852
──pH	864, 870
──量減少	908
細胞外マトリックス	816
細胞間経路	829
細胞間接着因子	410
細胞経路	829
細胞浸潤	382
細胞性円柱	18
細胞性内膜肥厚	982
細胞性半月体	389, 404
細胞内液	277, 852
細胞内虚脱	285
細胞内シグナル	210
細胞内ライソゾーム	464
細胞膜	829
──カルシウムポンプ	843

サイモグロブリン	241
酢酸セルロース	70
鎖肛	783
鎖骨上窩の陥没	336
左室肥大	460, 577, 648, 725
刷子縁	822
──蛋白	478
ザナミビル	696
サリチル酸	684
──中毒	325
サリドマイド	460
サルコイドーシス	486, 792
サルファ剤	679, 693, 959
酸塩基平衡	313, 488, 835
──異常	**317**
──状態	299
──の調節	**868**
酸化ストレス	60, 410, 525, 545
酸血症	861
珊瑚状結石	788
サンゴ状結石	941
三重らせん構造	441
酸性尿	513
酸素欠乏症	314
残存腎機能	111, 121
酸尿症	793
残尿量測定	777
酸の排泄	870
酸排泄	488
酸負荷試験	736

し

耳介低位	728
志賀様毒素	557
糸球体	819
糸球体外性蛋白尿	896
糸球体基底膜	372
──緻密層	720
糸球体係蹄	644
──の虚脱	978
糸球体係蹄壁	394
──透過性低下	925
糸球体限外濾過	**828**
糸球体疾患	**349**
糸球体障害	466
糸球体硝子化	755
糸球体上皮細胞	884
──障害	359
糸球体性血尿	18, 899
糸球体性蛋白尿	895
糸球体沈着症型	397
糸球体透過性亢進物質	362
糸球体内皮細胞障害	359
糸球体の構造	976

1029

索引

糸球体病変	976
糸球体毛細血管	384
——圧	606
糸球体輸入動脈	677
糸球体濾過物質	938
糸球体濾過率	607
糸球体濾過量	513, **949**
——の低下	548
糸球体硬化症	404, 539, 606
——, 原発性巣状	223
——, 巣状	366, 530
——, 巣状分節状	545
——, 巣状	191
——, 巣状分節性	237, 248, 354, 357, 366, 467, 755
糸球体腎炎	12, 18, 217, 681, 687, 895
——, HBV 関連	**452**
——, 壊死性半月体形成性	432, 435, 439
——, 管内増殖性	358, 452
——, 急性管内増殖性	379, 382
——, 急速進行性	386, 439, 448, 466
——, 原発性	400, 976
——, 抗 GBM 抗体型	387
——, 巣状壊死性	452
——, 増殖性	755
——, 続発性	978
——, 半月体形成性	358, **386**, 440
——, 非 IgA メサンギウム増殖性	**407**
——, びまん性	372
——, フィブリノイド壊死性	434
——, 分葉性	395
——, 膜性増殖性	223, 354, 357, **394**
——, 慢性	356, 605, 957
——, メサンギウム増殖性	357, 400
——の電子顕微鏡像	**987**
シグナリング	641
シグナル	278
シクロオキシゲナーゼ	483, 684
——-1	679
シクロスポリン	76, **230**, 359, 364, 369, 375, 425, 679, **722**
——A	248
シクロホスファミド	364, 369, 376, 404, **425**, 499, 700, 702
試験紙法	30, 897, 898, 926
——の尿比重	926
自己血管使用皮下動静脈瘻	78
自己血管内シャント	**79**
自己末梢血幹細胞移植	460
自己免疫性膵炎	510
脂質異常症	37, 46, 426, 728
——, 移植後	256
脂質過酸化最終産物	103
脂質管理	256

脂質代謝異常	59, 519
四肢疼痛	723
四肢麻痺	290
シスタチン C	19, 607, 955
シスチン結晶	931
シスチン結石	787, 831
シスチン症	739
シスチン尿症	831
システアミン	739
システイン	739
シスプラチン	525, 678, **700**, 739, 882
——腎症	525
持続緩徐式血液濾過	158, 163
持続式血液濾過透析	153, 675, 922
持続性蛋白尿	366
持続的血液濾過	153
持続的周期的腹膜透析	72, 119
持続的腎代替療法	153
肢端チアノーゼ	547
膝蓋骨の無形成	754
膝蓋大腿関節症	754
湿性ラ音	97
至適透析	143
自動式生検針	**997**
自動腹膜灌流装置	143
自動腹膜透析	72, 113, 125
シトクロム P-450	667
シナカルセト塩酸塩	105
シニジピン	56
紫斑	437
——病性腎炎	217
ジヒドロテストステロン	779
ジヒドロピリジン	610
——系 Ca 拮抗薬	413
ジピリダモール	377, 563
自由水クリアランス	**959**
シプロフロキサシン	264, 693, 801
脂肪性被膜	816
指紋様構造	422
ジャンピンググラフト	78
重金属中毒	739
集合管	**845**
重鎖沈着症	**987**
シュウ酸	325
周産期死亡率	649
重炭酸イオン欠乏	488
収縮期最大血流速度比	613
重症虚血肢	189
重症筋無力症	173
重症高血圧合併妊娠	650
自由水	279
重曹	530
——型透析液	94
——負荷試験	**967**

重炭酸	328, 868
——イオン	89, 793
——ナトリウム	57, 294, 295, 329, 494
——排泄率	736
重篤副作用疾患別対応マニュアル一覧	669
重度酸血症	328
十二指腸	875
終末糖化産物	103
絨毛性ゴナドトロピン	636
絨毛膜羊膜炎	659
粥状硬化	535
粥状動脈硬化	98, 187, 612
手根管症候群	92, 103
腫脹	133
出血傾向	685, 995
出血性ショック	287
術後肝不全	202
術後肺炎	448
出産	427
術中虹彩緊張低下症候群	779
腫瘍壊死因子 α	838
腫瘍塞栓術	749
主要組織適合遺伝子複合体	450
腫瘍マーカー	50
循環血液量減少	16
循環不全	96
昇圧薬	21
常位胎盤早期剥離	649
昇華	150
障害因子	7
消化性潰瘍	685
小球性低色素性貧血	389
小柴胡湯	711
硝酸ガリウム	303
上肢静脈の走行	77
上肢動脈	77
硝子様細動脈硬化	606
硝子様物質	538
硝子様変化	535
脂溶性	673
常染色体優性遺伝	793
——形式	719, 734, 753
常染色体優性多発性嚢胞腎	742
常染色体優性低 Ca 血症	504
常染色体劣性遺伝型巣状糸球体硬化症	727
常染色体劣性遺伝形式	719, 733, 745
常染色体劣性多発性嚢胞腎	**744**
静注用鉄剤	307
小腸	875
小児膜性腎症	453
上皮型ナトリウムチャネル	491, 734
上皮細胞	929
上部尿路感染症	**805**
上部尿路閉塞	767

日本語索引

小泡沫状所見	374	心筋梗塞	337, 598	腎髄質石灰化症	791
静脈還流	749	腎クリアランス	949	親水性ポリマー	200
静脈奇形	943	神経因性膀胱	773, 781	腎性 AKI	10
静脈血	321	神経症	148	腎性 ARF	994, 10, 22
静脈高血圧	80	神経障害	408	腎生検	351, 356, 382, 975
静脈性腎盂造影法	899, 941	神経線維腫症1型	619	──, 開放	995, 1007
静脈性尿路造影法	783, 788, 941	神経の走行	77	──, 経皮的	995, 998
小葉間動脈	980	腎結核	957	──検体処理	1004
少量デキサメサゾン抑制試験	618	心血管合併症	119	──の合併症	1004
ショール液	329	腎血管筋脂肪腫	937	──の禁忌	995
食塩	46	心血管疾患	29, 43, 223, 408	──の適応	993
──感受性	583	腎血管性高血圧	255, 288, 545, 585, 612, 905, 943, 957	──の方法	995
──摂取量	576, 591	腎血管走行異常	759	腎性骨異栄養症	104, 939
食事療法の基準	413	心血管リスク	580	心静止	291
除水不全	145	腎血漿流量	606, 956	新生児型 BS プロスタグランジン	505
除水量	114	腎結石	788	新生児重症副甲状腺機能亢進症	302
ショック	154, 924	──症	513	新生児腎不全	651
──, アナフィラキシー	186	腎血流低下	21	腎性全身性線維症	63, 98, 707, 947
──, 血液分布性	924	腎血流ドプラ	613	腎性喪失	299, 933
──, 心原性	924	腎血流の調節障害	15	腎静態シンチグラフィ	939
──, 出血性	287	腎血流量	606, 828, 957	腎性糖尿	738, 965
シリコンディスク型カテーテル	124	腎限局型血管炎	388	腎性尿崩症	285, 498, 914
ジルチアゼム	599, 623, 624	心原性ショック	924	腎性貧血	39, 99, 311
シルニジピン	610	腎硬化症	537	──治療	61
シロリムス	232, 747	人工血管	68, 77, 80	腎性乏尿	912
腎 Na 貯留	583	──使用皮下動静脈瘻	78	腎石灰化症	791
腎移植	67, 74, 207, 215, 237, 427	人工肛門	117	腎前性 AKI	10, 16
──, preemptive	217, 221	進行性 IgA 腎症	404	腎前性 ARF	10, 21
──, 献	74	進行性腎機能障害	272	腎前性高窒素血症	15, 18
──, 生体	74	腎梗塞	957	腎前性乏尿	911
──, 先行的	220	進行リスクファクター	41	新鮮凍結血漿	164, 288
──後の妊娠適応基準	262	腎後性 AKI	13, 16	腎臓精神医学	148
──手術	234	腎後性 ARF	13, 22	腎臓内血管障害	12
──の禁忌	222	腎後性高窒素血症	15	腎臓の解剖	816
──の適応	75	腎後性乏尿	912	腎臓の構成要素	976
心因性多飲症	858	腎小体	819	腎臓の組織構造	815
腎盂形成術	770	腎細動脈攣縮	925	迅速副腎皮質刺激ホルモン負荷試験	618
腎盂腎炎	658, 957	腎細胞癌	751, 937	身体障害者	221
腎盂前後径	768	診察室血圧	578	身体診察	892
腎炎	15, 349, 658	心室細動	291	腎代替療法	23, 45, 67, 110, 427
──性尿異常	386	腎実質性感染症	995	腎直細動脈	848
──誘発感染症	380	腎実質性高血圧	585, 605	浸透圧	853, 934
腎外性喪失	299, 933	腎周囲膿瘍	808	──クリアランス	959
腎癌	748	腎腫大	808	──性髄鞘崩壊症	281
腎灌流の低下	15	滲出性	382, 408	腎動静脈瘻	749
腎機能	25	腎腫瘍	957	腎動態シンチグラフィ	939
──検査	40	腎症	408	腎動脈	817
──障害	864, 891	腎静脈血栓症	569, 957	──エコー	543
──低下	237	腎静脈レニン活性	614	──狭窄	615
心機能評価	83	心腎症候群	925	──血栓塞栓	10
腎虚血	612	腎シンチグラフィ	234, 938	──造影	615
真菌	266	腎シンチグラム	613	腎毒性	15
──感染症	810	心腎連関	37	──ATN	12
──球	810			──物質	16, 36

1031

索引

腎内プロスタグランディン	483
腎乳頭壊死	793, 810
腎尿管膀胱部単純X線撮影	788
腎尿細管性アシドーシス	787
腎・尿路異常	36
腎尿路疾患	217
心脳血管疾患	217
腎膿瘍	808
腎排泄	673
心拍出量	924
腎発育不全	957
腎皮質壊死	661
腎皮質集積物質	938
腎皮質石灰化症	791
心肥大	623
深部静脈血栓症	354
心不全	96, 460
──診断基準	**96**
腎不全	48, 137, 472, 567, 576, 658, 723
──，急性	5, 661
──，高度保存期	223
──，新生児	651
──，末期	29, 220, 529
──，慢性	29, 166, 792
腎胞	826
心房性Na利尿ペプチド	288, 833, 884
腎保護効果	57, 100
腎保護作用	59, 541
蕁麻疹	168

す

水酸化Mg	310
水酸化酵素欠損症	619
髄質外層集合管	823, 845, 862, 869
髄質海綿腎	793
髄質循環アンモニア	292
髄質集合管	842
髄質内層集合管	823, 845, 862
髄質嚢胞腎	529
髄質嚢胞腎II型	746
水腎症	662, 767, 782, 995
膵腎同時移植	236
水素イオン	322
──排泄障害	490
推定ADH分泌量	858
推定糸球体濾過量	30
水痘-帯状疱疹ウイルス	265
水分摂取	740
睡眠時無呼吸症候群	584, 588
睡眠障害	918
水溶性	673
スーパー抗原	379
──関連腎炎	448
スタチン	59, 188, 257, 365, 426, 549, 646
スチール症候群	80
ステロイド	193, **231**, 254, 369, 375, 426, 434, 435, 438, 444, 554, 671, 688, 787, 810
──パルス療法	73, 147, 231, 242, 258, 369, 403, 435, 440, 444, 481, 560
──ホルモン	56, 230
ステント	255, 545
──グラフト	550
ストルバイト結石	661
ストレート型カテーテル	124
ストレス	**148**
──，寒冷	595
──，機械的	626
──，酸化	60, 410, 525, 545
──反応	148
ストレッサー	148
ストレプトマイシン	812
ストレプトリジンO	381
スパイク	356
──形成	374
スピロノラクトン	56, 508, 600, 711, 841
スプライシングバリアント	641
スペクチノマイシン	803
スリット膜	828
スルホニル尿素薬	685
スワンネック型	125

せ

生活習慣	255, 259, 591
生検後の安静	1003
正常血圧性虚血性AKI	10
正常糸球体基底膜	986
生食負荷	294
生存率	121
生体腎移植	74
──ガイドライン	**220**
──患者	215
生体膜	111
成長障害	739
成長ホルモン	620
精嚢腺嚢胞	761
正の制御	837
生物学的製剤	430, **701**
生命予後	24, 71
セイヨウオトギリソウ	712
西洋ワサビペルオキシダーゼ	984
生理食塩水	340
生理的蛋白尿	894
正濾過	92
脊髄損傷	781
脊柱肋骨角	920
赤沈亢進	497
脊椎関節症	103
石灰化	944
赤血球	828, 929
──円柱	30, 349, 451
──鉄利用率	312
──尿	899
接合尿細管	840, 862
セファロスポリン系抗菌薬	**691**
セファロリジン	679
セフェム系抗菌薬	659, 661, 679, 801, 809
セフォジジム	803
セフトリアキソン	803
ゼブラ小体	724
セリン-スレオニンキナーゼファミリー	735
セルソーバ	182
セルソーバ®E	178
セルフケア	151
セルロースアセテート膜尿蛋白電気泳動	931
セルローストリアセテート	153
セレソーブ®	173
セレン	**315**
線維化	525
線維芽細胞増殖因子	885
線維筋異形成	612
線維細胞性半月体	404
線維性内膜肥厚	535
線維性半月体	404
線維性被膜	816
前希釈方式	91
潜血	928
先行的腎移植	220
線状強皮症	564
線状沈着	390
前腎	826
全身カンジダ症	810
全身照射	519
全身性エリテマトーデス	173, 394, 418, 440, 496, 562
全身性炎症反応症候群	196
全身性強皮症	564
全身性硬化症	707
全身性線維症	613
全節性	976
──糸球体硬化	404
喘息	434, 685
選択的COX-2阻害薬	669
先端巨大症	587, 620
仙痛	810
先天性遠位尿細管性アシドーシス	733
先天性近位尿細管性アシドーシス	732
先天性クロライド喪失性下痢症	327
先天性腎盂尿管移行部閉塞	767
先天性水腎症	768
先天性腟欠損症	758
先天性ネフローゼ症候群	726

日本語索引

先天性副腎皮質過形成	619
全透膜	853
セントラルコンプレックス	997
喘鳴	336
繊毛病	742
泉門開大	728
前立腺癌	939
前立腺結核	811
前立腺腫大	773
前立腺体積	775
前立腺特異抗原	775
前立腺肥大症	773, 777

そ

造影検査	63
造影剤	63, 704
——腎症	63, 704
臓器移植法	74, 217
早期腎症の診断	415
早期糖尿病性腎症	40
臓器非特異的自己免疫疾患	419
造血促進薬	39, 61
造血促進薬療法	100
早産	649
爪・膝蓋骨症候群	753
喪失感	150
巣状	976
巣状壊死性糸球体腎炎	452
巣状糸球体硬化症	191, 366, 530
巣状分節性糸球体硬化症	237, 248, 354, 357, 366, 467, 545, 755
増殖性糸球体腎炎	755
双生児研究	629
臓側糸球体上皮細胞	727
臓側腹膜	114
相対的虚血	525
躁的防御	149
早発型妊娠高血圧腎症	651
足関節上腕血圧比	189, 577
足細胞の障害	373
促進型急性拒絶反応	240, 241
塞栓術	944
続発性 FGS	191
続発性 MPGN	394
続発性アミロイドーシス	102
続発性糸球体腎炎	978
鼠径ヘルニア	132
組織カリクレイン	843
組織障害	289
組織障害性線維化	478
ソマトスタチンアナログ	747

た

ダイアライザー	70, 88, 93, 153, 200
——，高透過型	92
体液	277, 339
体液異常	475
体液喪失	855
体液濃度の調節	857
体液量過剰	282
体液量減少	282
体液量の調節	277, 852
体外限外濾過	70, 94
体外衝撃波結石破砕術	788
代謝異常	728
代謝拮抗薬	231
代謝性アシドーシス	21, 47, 60, 154, 289, 292, 296, 300, 322, 324, 488, 732, 739, 868, 870
代謝性アルカローシス	296, 330
代謝性糸球体疾患	394
代償性腎肥大	761
代償反応	318
耐性	802
大腿骨外側顆上突起の低形成	754
タイダル腹膜透析	125
大腸菌	658, 806, 807
大腸絨毛腺腫	327
耐糖能異常	37
大動脈炎症候群	588
大動脈解離	624
大動脈縮窄症	588
タイト結合	816
タイトジャンクション	829
ダイナミック CT	944
ダイナミック MRI	947
ダイナミック MR ウログラフィー	771
大脳間質 pH	868
胎盤形成不全	641
胎盤増殖因子	641
タイプ IV コラーゲン	464
大量間欠静注療法	499
ダイレクトシークエンス	507
唾液分泌量低下	498
多核巨細胞	389
多核好中球	132
高安動脈炎	551, 588
多クローン性活性化	681
タクロリムス	230, 425, 679
多項目同時評価	935
多剤併用療法	390
多指症	527
脱水	21, 63, 83, 908
——症	513
脱分極	290

脱リン酸化酵素	210
多尿	472, 474, 745, 913
多嚢腎	760
多嚢胞化萎縮腎	108
多嚢胞性異形成腎	760
多発性筋炎	430
多発性硬化症	173
多発性骨髄腫	319, 897
多発性内分泌腫瘍	619
多発性嚢胞腎	217, 223, 655, 742, 899, 995
ダビガトラン	571
ダブルカフカテーテル	125
ダルベポエチン	102
多列検出型 CT	750
単一ネフロン GFR	636
段階的腹膜透析導入法	127
単クローン性免疫グロブリン血症	249, 457
単クローン性免疫グロブリン沈着症	987
炭酸カルシウム	305, 332
炭酸水素ナトリウム	21
炭酸脱水酵素	831
炭酸脱水酵素 II	735
炭酸脱水酵素 IV	869
炭酸リチウム	285
単純血漿交換療法	164, 158, 164
単純性呼吸性アルカローシス	334
単純ヘルペスウイルス	265
蛋白結合率	673
蛋白質	46
蛋白質摂取量	46
蛋白摂取	403
蛋白尿	30, 227, 349, 351, 384, 386, 411, 451, 643, 725, 738, 755, 894, 931
——，オーバーフロー	932
——，偽性	894
——，顕性	724
——，糸球体外性	896
——，糸球体性	895
——，持続性	366
——，生理的	894
蛋白濃度	928
蛋白分解酵素阻害薬	93

ち

チアジド系利尿薬	599, 738
チアジド類似薬	599
チアノーゼ	96
遅延型アレルギー反応	213
チオプロニン	789
置換液	91, 167
チクロピジン	560
知性化	149
チタニウムアダプター	73
知的発育障害	748

1033

索 引

緻密斑	823
チャージバリアー	828
チャネル	829
肘関節異常	755
中間中胚葉	826
中間尿	799
——細管	822
中腎	826
中心静脈栄養	73
中枢性尿崩症	914
中枢神経奇形症候群	727
中枢神経系奇形	527
中枢性 α 遮断薬	651
中枢性交感神経抑制薬	599
中枢性尿崩症	285
中性エンドペプチダーゼ	373
中性透析液	121
注排液テスト	131
注排液不良	130
中分子物質	117
中膜石灰化効果	99
超音波	937
腸管上皮細胞	311
長期 CAPD	134
超急性拒絶反応	222, 237, 240
超急性腎機能低下	237
腸骨角状突起	755
腸骨窩	234
長時間作用型 Ca 拮抗薬	413
張度	339
腸閉塞症状	134
直接的レニン受容体拮抗薬	601
直接認識	210
治療抵抗性高血圧	602
チロキシン	314
鎮静薬	338
鎮痛薬性腎症	681

つ

痛風	787, 881
——関節炎	514
ツベルクリン反応	266
爪の形成不全	754

て

低 Ca 血症	47, 303
——, 常染色体優性	504
低 Ca 尿症	506, 844
低 Cl 血症	871, 871
低 K 血症	484, 491, 295, 330, 600, 739, 871
——, 薬剤による	297
低 Mg 血症	297, 303, 503, 506
——, 家族性	793
低 Na 血症	279, 600
——, 運動関連	285
——, 偽性	279
——, 高張性	279
——, 低調性	280
低 P 血症	261, 305
低アルドステロン症	488
低アルブミン血症	21, 728, 902
低栄養	137
低塩素血症 → 低 Cl 血症	
帝王切開	262
低カリウム血症 → 低 K 血症	
低カルシウム血症 → 低 Ca 血症	
低カルニチン血症	740
低血圧	21, 281
——, 起立性	16, 287, 610
低血糖	281
テイコプラニン	451, 693
低酸素応答配列	887
低酸素血症	337
低酸素誘導因子	751
低重炭酸イオン血症	344
低親和性尿酸輸送	880
低体重	538
低蛋白血症	451, 645
低蛋白食	47
低調性低 Na 血症	280
低張尿	960
低ナトリウム血症 → 低 Na 血症	
低尿酸血症	739
低補体血症	438
低マグネシウム血症 → 低 Mg 血症	
低用量利尿薬	602
低リン血症 → 低 P 血症	738
低レニン性低アルドステロン血症	290
デオキシコルチコステロン	619
デキサメタゾン	460, 521
デキストラン硫酸	174
適正透析	137
出口部感染症	123
デクランプ	85
テストステロン	779
デスモゾーム	816, 824
デスモプレシン	286
テタニー	303
鉄	311
——キレート薬	312
——欠乏	101
——代謝障害	99
テトラサイクリン系抗菌薬	692
テルミサルタン	413
電位依存性水素イオン分泌障害	490
電解質	279, 339, 834, 933
——異常	63
——コルチコイド	290
——コルチコイド活性	296
——・酸塩基平衡異常	922
——自由水クリアランス	961
電解質輸送チャネル	10
てんかん	748
テンコフカテーテル	73
電子顕微鏡	985
——用検体	1006
点滴腎盂造影法	941
天然ビタミン D	106

と

銅	313
投影	149
透過性	73
銅キレート薬	739
橈骨頭の低形成	755
糖質コルチコイド反応性アルドステロン症	586
動静脈シャント	83
洞性頻脈	96
透析	294
——アミロイドーシス	70, 102, 459
——アミロイド症	199
——液	71, 94
——液水質基準	93
——液清浄化	92
——効率	71, 89, 117
——導入の時期	67
——導入リスク	402
——膜	70
——用カテーテル	123
——療法	351
等張尿	960
疼痛	133
動的平衡	835
糖尿	484
糖尿病	37, 62, 227, 310, 598, 648
——, 2 型	416
——, 移植後	258
——診断基準	410
——性ケトアシドーシス	293, 324, 863
——性腎症	37, 193, 217, 223, 352, 358, 408, 545, 655, 840, 957
——妊婦	648
動脈狭窄	189
動脈血	321
——pH	21, 868
動脈硬化	108, 541
——症	98, 538
——性疾患	514
動脈表在化	81
ドキシサイクリン	692

日本語索引

特定疾病療養受療証	221
特定保険医療材料	163
特発性アルドステロン症	617
特発性間質性腎炎	478
特発性間質性肺炎	198
特発性低分子蛋白尿症	737
特発性肺線維症	198
土食症	296
突発性感音性難聴	194
ドナー	75, 216, 225, 270
──術前評価	**228**
──特異的抗体	245
──非特異的抗体	245
ドパミン	21, 833
ドブタミン	21
ドプラ超音波	84
トブラマイシン	692
ドライアイ	499
ドライウエイト	70, 97
ドライマウス	499
トランスフェリン	349
トランスフォーミング成長因子	751
トランスポーター	879, 880
トリアムテレン	600
トリグリセリド	59
トルエン中毒	325, 863
トルバプタン	747
ドレナージ	287
トロホブラスト	641
トロメタモール配合剤	336
貪食細胞	807

な

内因性ジペプチダーゼ阻害物質	955
内因性大麻	197
内科的アクセス不全	83
内頸静脈上球	77
内頸静脈の走行	77
内視鏡的手術	788
内耳内リンパ嚢胞腺腫	751
内シャント形成術	68
内臓逆位	527
内腸骨グラフト法	234
内皮型 NO 合成酵素	13
中皮細胞	145
──の膨化	643
内分泌性高血圧	586, 617
内膜中膜複合体肥厚	577
内膜肥厚	80, 606
ナットクラッカー現象	**570**
ナファモスタットメシル酸塩	155, 186
ナロキソン	336
縄梯子状変化	374
難治性ネフローゼ症候群	191

軟性腎盂鏡	789
軟性尿管鏡	788

に

ニカルジピン	623, 646, 651
肉眼的血尿	1004
肉芽	133
──腫性病変	479, 484
ニコチン	594
──酸製剤	257
──酸輸送	880
二酸化炭素分圧	868
二次性 MPGN	394
二次性高血圧	**584**, 649, 905
二次性副甲状腺機能亢進症	62, 105, 254, 939
二重濾過血漿交換療法	158
二重濾過膜血漿交換療法	164, 168, **185**
ニトログリセリン	623
ニトロプルシド	623
ニフェジピン	255, 599, 651
二分脊椎	781
ニューキノロン系抗菌薬	685, 799, 805
ニューキノロン耐性大腸菌	805
乳酸アシドーシス	322, 328
乳児ネフローゼ症候群	726
乳頭壊死	679, 681
ニューモシスチス	426
──カリニ	266
──感染	445
尿 NH4$^+$濃度	493
尿アニオンギャップ	971
尿異常	389, 474
尿意切迫感	774
尿管	824, 942
──圧迫	635
──結石	789
──の壁構造	824
──閉塞疾患	768
──膀胱移行部閉塞	768
尿-血液 pCO$_2$ 較差	968
尿検査	**18**, 926
尿細管	677, 821, 829
尿細管 K 濃度勾配	934
尿細管 P 再吸収閾値	966
尿細管 P 再吸収率	966
尿細管萎縮	710
尿細管壊死	472
尿細管からの分泌	959
尿細管間質疾患	**471**
──の分類	472
尿細管間質性腎炎	18, 679
尿細管間質性腎症	932, **935**
尿細管間質病変	370

尿細管基底膜	473
尿細管機能異常症	732
尿細管細胞障害	479
尿細管糸球体フィードバック	828, 839
尿細管障害	10, 678
尿細管上皮細胞	724
尿細管性アシドーシス	63, **488**, **732**, 738
尿細管の再吸収量	959
尿細管毒性物質	**522**
尿細管分泌極量	959
尿細管分泌物質	938
尿細管閉塞	670, 925
尿酸	963
尿酸塩	514
尿酸塩腎症	513, 517
尿酸塩沈着症	514
尿酸結石	787
尿酸再吸収トランスポーター	881
尿酸性化障害	492
尿酸性腎症	513, 515
尿酸トランスポーター	**881**
尿酸排泄分画	963
尿酸分泌トランスポーター	882
尿所見	893
尿浸透圧	493
──ギャップ	493, 971
尿蛋白不耐症	831
尿潜血	384
尿素	89, 113, 848, 954
──クリアランス	**955**
──窒素	381
──窒素排泄分画	962
尿素比	138
尿蛋白	350
尿中 BJP	460
尿中 NAG	688
尿中 N-アセチル-β-D-グルコサミニダーゼ	14, 670, **964**
尿中アニオンギャップ	493
尿中アルブミン	605
尿中グリセロール	832
尿中シュウ酸排泄	789
尿中正味酸排泄量	969
尿中二酸化炭素分圧	494
尿中微量アルブミン	272
尿中遊離コルチゾール	618
尿沈渣	451, 803, 929
尿道炎	**799**, 802
尿道狭窄	773
尿道スメア	803
尿道閉塞疾患	768
尿毒症	150, 154, 905
──物質	111

1035

索　引

尿濃縮	857, 934
──障害	484
尿濃縮能低下	606
尿濃縮力障害	745, 972
尿閉	912
尿流検査	778
尿流動態検査	916
尿流量測定	777
尿路カテーテル	801
尿路カンジダ症	810
尿路感染症	658, 799
尿路結核	800, 811
尿路結石	787
尿路結石症	661
尿路の再建	235
尿路閉塞	810, 13, 15
妊娠	427, 635, 800, 957
──，腎疾患患者の	653
──高血圧症候群の定義	640
──高血圧症候群の重症度分類	648
──高血圧腎症	640, 658
──ターミネーション	651

ね

ねじれ毛症	313
ネフローゼ	349, 729
ネフローゼ症候群	191, 248, 350, 352, **356**, 361, 366, 372, 394, 436, 450, 453, 570, 655, 669, 679, 681, 687, 994
──，先天性	726
──，難治性	191
──，乳児	726
──，微小変化型	191, 349, 352, 361, 896
ネフロン	817, 826, 841, 949
──の減少	957
──末端部	863
──癆	527, 745
念珠状結節	811
粘膜障害因子	177

の

ノイラミニダーゼ阻害薬	696
脳幹呼吸中枢	335
脳血管疾患	33
脳血管障害	106, 606, 723
濃厚赤血球	287
嚢腫	748
濃縮力障害	285
脳出血	598
脳性Na利尿ペプチド	884
脳卒中	575
濃度勾配	112
濃度モニタリング	693
嚢胞感染	801

嚢胞形成	298
嚢胞腎	527, 957, 995
──，常染色体優性多発性	742, 744
──，髄質	529
──，多発性	217, 223, **742**, 899, 995
嚢胞性腎疾患	937
嚢胞性病変	947
膿瘍腔周囲の造影効果	808
ノルアドレナリン	587, 774
ノルエピネフリン	21, 601

は

パーフォリン	213
排液検査	132
排液不良	133
肺炎球菌ワクチン	50
バイオアベイラビリティ	673
バイオフィルム	127, 801
バイオプティガン	997
バイオマーカー	14, 19
敗血症	10, 154, 196, 337, 452, 659, 995
──性 AKI	13
──性 ARF	13
肺水腫	623
排泄障害	918
排泄分画	933, **961**
──，HCO_3^-	968
──，K^+	973
──，Na^+	962
──，P	966
──，尿酸	963
──，尿素窒素	962
排泄率	**961**
肺塞栓症	1004
背側大動脈骨盤枝	826
バイタルサイン	16
肺低形成	758
梅毒	379
排尿機能異常	783
排尿筋過活動	783
排尿筋収縮力	779
排尿効率	777
排尿時膀胱尿道造影	760, 782, 942
排尿日誌	777, 914, 919
排膿	133
バイパスグラフト	550
ハイパフォーマンスメンブレン	199
背部痛	**920**
肺胞出血	434, 440
肺毛細血管炎	434
白衣高血圧	904
薄層基底膜病	988
白内障	720
破骨細胞	303, 874

播種性血管内凝固	556
バシリキシマブ	76, 211, 231, 232
バスキュラーアクセス	**68**, **77**, 153, 166, 173
──インターベーション治療	80
バソプレシン	848, 884
──V_2受容体拮抗薬	747
発汗	910
──障害	723
発癌リスク	74
白金含有アルキル化薬	700
バッグ式置換液	91
白血球	929
──円柱	451
──系細胞除去療法	**177**
──減少症	497
──除去療法	158, 177
──増多	549
──尿	475
──破砕性血管炎	436
発現クローニング法	880
馬蹄腎	759, 995
馬尿酸クリアランス	704
パネル化	935
ハプテン	680
パラアミノ馬尿酸	607, 880, 956
バラシクロビル	694
パラシュート吻合	84
パラプロテイン血症	279, 457
バルーンカテーテル	545, 770
バルガンシクロビル	265
バルカン腎症	880
バルサルタン	413
パルス療法	424
パルブアルブミン	840
バルプロ酸	739
パルボウイルス B19	381
バレニクリン	594
半月体形成	404
──性 IgA 腎症	407
──性糸球体腎炎	350, 358, **386**, 440
半減期	673
バンコマイシン	451, 693
斑状強皮症	564
伴性劣性遺伝性疾患	792
半透膜	852
反復性膝蓋骨脱臼	754

ひ

非 IgA 腎症	407
非 IgA メサンギウム増殖性糸球体腎炎	407
非圧痕性浮腫	901
ヒアリン状物質	460
ヒアルロン酸製剤	785
非イオン化造影剤	**704**

非イオン性ヨード系造影剤	944	皮膚ツルゴール	287, 909	副甲状腺ホルモン	301, 792, 834, 874, 885
非運動性繊毛	742	肥満	38, 576	腹腔内貯留液量	112
非開大性代謝性アシドーシス	492	びまん性	382, 976	複雑性膀胱炎	800
被角血管腫	723	——糸球体腎炎	372	副腎静脈サンプリング	618
久山町研究	33, 578	——全節性	395	副腎皮質刺激ホルモン	332, 587
脂質管理	413	——病変	408, 605	副腎皮質ステロイド	390, 392, 403, 424
皮質集合管	862	——メサンギウム硬化	727	——薬	361, 397
皮質集合管機能異常	290	病的骨折	103	——療法	403
微絨毛	822	標的臓器障害	651	副腎不全	281
微小血栓	397	表皮細胞成長因子	844	腹水貯留	134
微小糸球体病変	356, 899	病歴聴取	891	腹痛	130
微小動脈瘤	553	ピラジナミド	697, 812	腹部違和感	132
微小変化型	361	微量アルブミン尿	271, 408, 410, 415, 724, 897, 932	腹部血管 MRA	750
——ネフローゼ症候群	191, 349, 352, **361**, 896	ビリルビン	202, 928	腹部大動脈	826
非侵襲的陽圧換気法	336	——吸着器	202	腹部単純 X 線	**940**
非ステロイド性抗炎症薬	10	非淋菌性尿道炎	803	腹部膨満感	132
ビスホスホネート	303	ピリン系薬剤	687	腹壁	114
——製剤	467	ビルハルツ住血吸虫症	900	腹壁瘢痕ヘルニア	132
微生物	929, 931	貧血	39	腹膜	72
肥大型心筋症	723	頻尿	**916**	——炎	132
ビタミン B$_1$	323	頻脈	287	——カテーテル	121
ビタミン B$_{12}$	296			——機能検査	**73**
ビタミン C	789	**ふ**		——抵抗	112
ビタミン D	47, 261, 303, 530, 645, 672, 739, 843	不安	149, 150	——透過性亢進群	140
		不安定狭心症	623	——透過性正常群	140
——依存性 Ca$^+$ 結合蛋白	873	ファン・デル・ワールス力	200	——透析	67, **72**
——過剰症	**792**	フィブラート製剤	63, 257	——透析ガイドライン	144, 145
——受容体	875	フィブラリー腎症	461	——透析の合併症	**130**
——受容体作動薬	**62**	フィブリノイド壊死	389, 520, 536, 554, 627, 980, 982	——中皮細胞診	145
——製剤	62	——性糸球体腎炎	434	——平衡試験	127, 133, 138
——パルス療法	104	フィブリノーゲン	175, 363, 367, 644	——マーカー	145
ビタミン D$_3$	**885**	フィブリラリー糸球症	992	——面積	112
ビタミン E	951	フィブリラリー腎症	457	——癒着剥離術	73
ビタミン K	530	フィブリン	131, 389	——劣化	128, 133
非蛋白カロリー対窒素比	344	——血栓	982	浮腫	451, 711, **901**
脾摘	146	フィルター	91, 178	——，圧痕性	901
ヒト白血球抗原	222	フィンランド型 CNS	**726**	——，遺伝性血管	902
ヒドララジン	601, 646, 651	風船療法	85	——，非圧痕性	901
ヒドロキシアパタイト	301	封入体細胞	263	不織布	178
ヒドロクロロチアジド	960	フェナセチン	681, 687, 793	ブシラミン	430
ヒドロコルチゾン	495	フェノールスルホンフタレイン	607	不整脈	97, 299, 460
泌尿器	824	フェブキソスタット	517	不全麻痺	290
否認	149	フェントラミン	624	ブドウ球菌感染	379
被嚢性腹膜硬化症	73, 117, 121, 134, 145	不均衡症候群	112, 921	ブドウ糖	113, 342, 928, 965
菲薄基底膜症候群	**465**	腹腔内膿瘍	448	——液	340
菲薄基底膜病	722	副甲状腺	301	負の制御	837
皮膚潰瘍	437	副甲状腺機能亢進症	787	プラーク	189
皮膚感染	380	——，原発性	303, 587, 620, 792	ブラジキニン	176, 186, 884
皮膚灌流圧	189	——，新生児重度	302	プラスミノーゲン	846
皮膚筋炎	430	——，二次性	62, 105, 254, 939	プラスミン	379, 846
皮膚硬化	564	——，副甲状腺機能低下症偽性	304	——レセプター	379
皮膚生検	193	副甲状腺機能低下症	303, 304	プラソーパ	202
皮膚切開	234			プラチナ製剤	678
				プラバスタチン	59

1037

索　引

フリーラジカル	606
プリングル病	**748**
フルオレセイン	707
フルコナゾール	696, 810, 811
フルシトシン	811
ブルドック鉗子	84
フルドロコルチゾン	495
──酢酸エステル	736
──負荷試験	494
フルバスタチン	256
フルマゼニル	336
ブレオマイシン	702
プレドニゾロン	364, 369, 374, 392
フローサイトメトリー法	799
プロゲステロン	635
──受容体	601
プロスタグランジン	684
──E_2	837
プロスタサイクリン	626
フロセミド	623
──負荷試験	494
プロゾーン現象	932
プロタミン硫酸塩	71
プロテアーゼ3-抗好中球細胞質抗体	452
プロドラッグ	684
プロトンポンプ阻害薬	333
プロピレングリコール	325
プロブコール	951
プロポフォール注入症候群	**329**
ブロマイド中毒	319
プロレニン	410
──受容体	410
分子間引力	200
分子量	672
分節性	976
──硬化	720
──糸球体硬化	404
吻側延髄腹外側野	584
分布容積	672
分葉性糸球体腎炎	395
分離法	164
分裂	150

へ

平滑筋腫	720
閉層	235
閉塞性動脈硬化症	107, 189, 606
平面内細胞極性	529
ヘキサデシル基	199
壁側腹膜	114
ペグインターフェロン-α	455
ベタメタゾン	651
ヘッジホッグシグナル	529
ペニシラミン	681
ペニシリン	383, 659, 660, 801
──系抗菌薬	381, 691
ベバシズマブ	359
ヘパラン硫酸プロテオグリカン	441, 820
ヘパリン	71, **93**, 167, 186, 201, 290, 444
──起因性血小板減少症	168
ヘプシジン	315
ペプチド	792
──ホルモン	636
ヘマトクリット値	643
ヘミデスモゾーム	816
ヘモグロビン	99
──尿	898
ベラパミル	599, 601
ペリトネアルアクセス	**123**
──の種類	124
ペリフェラルカッティングバルーン	85
ヘルニア	130, 132
──，鼠径	132
──，腹壁瘢痕	132
──，臍	132, 728
ヘルパーT細胞	360, 447, 479
ヘルペス	379
ベロトキシン	557
変形赤血球	18
ベンズブロマロン	517, 746
扁桃摘出術	403

ほ

包括的腎代替療法	110, 144
防御機構	148
膀胱	825, 942
膀胱炎	660, **799**
──，急性	799
膀胱癌	900
膀胱鏡検査	900
膀胱収縮抑制	916
膀胱上皮内癌	800
膀胱蓄尿障害	918
膀胱尿管逆流	758, 760, 768
膀胱尿管逆流症	**781**
傍糸球体装置	821
放射性同位元素	938
放射線	519
放射線腎症	**519**
乏尿	474, **911**
──，腎後性	912
──，腎性	912
──，腎前性	911
傍尿細管基底膜の多重化	992
傍尿細管毛細血管	241, 677
防風通聖散	711
泡沫細胞	519, 720
泡沫マクロファージ	644
ボーラス	167
ホスフルコナゾール	811
補正Ca値	302
補正HCO_3	319
補体依存性細胞傷害作用	146
母体合併症	648
補体レセプター	180
発赤	133
ポドサイト	727
ホメオスタシス	835
ポリアクリロニトリル	153
ポリスルホン	153
──膜	70
ポリヒドロキシエチルメタクリレート系重合体	200
ポリペプチド鎖	210
ポリミキシンB	196
──固定化ファイバー	157
ポリメチルメタクリレート	153
ホルミウムレーザー	789
ホルモン	834, **883**
──，抗利尿	10, 838, 884
──，ステロイド	230, 56
──，成長	620
──，副甲状腺	301, 792, 834, 874, 885
──，副腎皮質刺激	332, 587
──，抗利尿	918
ホレンホースト斑	548
本態性クリオグロブリン血症	440
本態性高血圧	905

ま

マイクロエマルジョン製剤	230
マイクロカテーテル	943
マイコプラズマ	379
マイトマイシンC	700, 702
マキサカルシトール	105
膜性腎症	249, 354, 357, **372**, 453, 605
膜性増殖性糸球体腎炎	223, 248, 357, **394**, 354
膜蛋白	529
膜分離法	164
マクロファージ	208, 213
マクロファージコロニー刺激因子	483
マクロライド系抗菌薬	692
麻酔	84
──薬	320
末期腎不全	29, 44, 220, 270, 529
末梢血幹細胞移植	190
末梢血管抵抗	635, 924
末梢静脈の虚脱	287
末梢動脈疾患	107, 189
マラコプラキア	807
マンガン	**314**

日本語索引

慢性 B 型肝炎	452
慢性 C 型ウイルス	168
慢性 T 細胞関連型拒絶	244
慢性移植腎症	**243**
慢性炎症	253
──状態	108
──性脱髄性多発神経根炎	173
慢性化膿性炎症	806
慢性間質性腎炎	479, **482**
慢性虚血性腎症	543
慢性拒絶反応	240
慢性高血圧	648
慢性抗体関連型拒絶	244
慢性呼吸性アルカローシス	318
慢性糸球体腎炎	350, 605, 957, **356**
慢性糸球体病変	404
慢性腎盂腎炎	806
慢性腎炎症候群	655
慢性腎機能低下	238
慢性進行性外眼筋麻痺	530
膜性腎症	372
慢性腎臓病 → CKD	576
慢性腎不全	29, 166, 303, 326, 792
──透析導入基準	**67**
慢性代謝性アシドーシス	328
慢性低酸素症	473
慢性同種移植腎症	238, 243
慢性透析	25
慢性閉塞性肺疾患	335, 594
慢性放射線腎症	520
慢性リンパ増殖性疾患	457

み

ミエリン状	724, 988
ミオグロビン尿	898
ミカファンギン	696
ミコナゾール	696
ミコフェノール酸モフェチル	230, 231, 376, 425
水代謝異常	**279**, 280, 313
水利尿	913
ミゾリビン	231, 364, 369, 376, 392, 425
ミトコンドリア	529, 822, 830
──異常症	**529**, 992
──シトクロム C オキシダーゼ	679
ミトタン	618
ミネラルコルチコイド	287, 841
──受容体	56, 846
──受容体異常症	734, 736
ミネラル代謝異常	39
ミノサイクリン	692
脈管性高血圧	588
脈波伝播速度	577
ミルクアルカリ症候群	332, 793

む

無菌性膿尿	931
ムコイド様内膜肥厚	982
無呼吸・低呼吸指数	588
ムコ蛋白	929
無症候性血尿	351
無症候性検尿異常	993
無症候性細菌尿	635, 658, 660
無症候性水腎症	767
無症候性脳梗塞	34
無晶性尿酸塩	926
無尿	474, 911
無発熱物質	72
ムロモナブ-CD3	232

め

明細胞癌	749
明調細胞	823
メガリン	523
メサンギウム	606, 820
──間入	395
──基質	720
──細胞	356, 394, 720, 884
──増殖性糸球体腎炎	400, 357
──増殖性腎炎	430
──領域の拡大	605
メシル酸イマチニブ	307
メシル酸ナファモスタット	71, 182
メタノール	325
メタボリックシンドローム	36, 38, 259, 260, 584, 593, 789
メチシリン耐性黄色ブドウ球菌	379
メチルドパ	601, 646, 651
メチルプレドニゾロン	403, 424, 481, 554, 560
──パルス療法	434
メディソーバ	202
メトトレキサート	**679**, 700, 685
メモリ T 細胞	178
メルファラン	460, 702
免疫吸着療法	**173**
免疫グロブリン療法	392
免疫蛍光法	363
免疫細胞バランス	179
免疫複合体	372
免疫複合体型 RPGN	387
免疫抑制薬	207, 213, **230**, 254, 390, 397, 404, 425, 440
──, 移植	211
免疫抑制療法	354
メンデル遺伝型高血圧	630

も

毛細血管	820
──係蹄壊死	404
網状管状封入体	453
網状皮斑	547
網内系マクロファージ	311
網膜症	408, 412, 648
網膜の血管芽腫	751
目標 INR	563
目標体重	70
モノクローナル IgG	455
モノクローナル IgM	455
モノクローナル性免疫グロブリン沈着症	358, 457
モル濃度	342
モルフォゲン	529
門脈圧亢進症	745

や

夜間間欠的腹膜透析	126
夜間尿	**918**
夜間腹膜透析	72, 125, 141
薬剤性 CIN	483
薬剤性間質性腎炎	477
薬剤性糸球体障害	**466**
薬剤性腎症	669
薬剤性腎障害	**677**
薬剤性膜性腎症	681
薬剤による低 K 血症	297
薬剤誘発性高血圧	589
薬物血中濃度モニタリング	674
薬物代謝	**667**
薬物治療抵抗性高血圧	255
夜盲症	314

ゆ

有機アニオン	879
──トランスポーター	**523**
有機イオン	879
有機塩基	879
有機カチオン	879, 880
──トランスポーター	523, **880**
有機酸	879
──K	299
──排出トランスポーター	880
有効血漿浸透圧	853
有効循環血液量低下	330
有効腎血漿流量	636, 938
有効成分	672
有痛性関節炎	103

1039

索　引

輸液	339, 342
――管理	23
――処方	283
――制限	23
――療法	645
輸血関連急性肺障害	168
輸送体欠損症	966
輸送担体	667, 677

よ

陽イオン性アミノ酸	488
溶血性黄疸	929
溶血性尿毒症症候群	167, 223, 525, 556, 627, 671
葉酸代謝拮抗薬	700
溶質	113
――再吸収障害	738
――利尿	914
羊水過少	758
――症	651
ヨウ素	313
腰椎前彎位	895
腰痛	900, 920
――血尿症候群	900
溶連菌	379
――菌体外毒素B	379
ヨードアレルギー	944
ヨード系造影剤	679, 680, 704
ヨード造影剤	613, 619, 945
抑圧	149
抑うつ	149, 221
予防接種	50
IV型コラーゲン	441
四量体	441

ら

ライソゾーム	678, 722
――蓄積症	464, 722
ラクナ梗塞	598
ラジオ波焼却	751
ラベタロール	651
ラミニン	441, 820
ラミブジン	696
卵巣摘出	637

り

リウマチ因子	396, 455
リエゾン	148
リクセル	199
リケッチア	379
リコリス	711
リスクファクター	32
リゾチーム	200
リチウム	319
――中毒	319
リツキシマブ	146, 223, 232, 243, 362, 376, 397, 426, 438
リニア型	997
利尿薬	55, 63, 599, 844, 902
リネゾリド	451
リバビリン	456, 696
リバロキサバン	571
リファンピシン	697, 812
リポソーバーシステム	185
リボフラビン	530
リポポリサッカライド	196
硫酸Mg液	310
硫酸アミカシン	678
硫酸ストレプトマイシン	697
硫酸マグネシウム	651
留置カテーテル	69, 82
流動パラフィン	968
両側尿管閉塞	15
良性家族性血尿	722
良性腎硬化症	538
緑色複屈性	460
緑色レンサ球菌	452
リラキシン	636, 637
リラクゼーション	594
リリアン糸	84
リン	301
淋菌	802
――性尿道炎	802
リン酸	489, 834
――尿	738, 966
――マグネシウムアンモニウム結石	661, 787
リン酸化	846
臨床重症度分類	391
リンパ管再吸収	114
リンパ管平滑筋腫症	748
リンパ球性漏斗下垂体後葉炎	285
リンパ球増殖疾患	224
リンパ流	115
――障害	901

る

涙液分泌量低下	498
類上皮細胞	484
類天疱瘡	176
ループスアンチコアグラント	562
ループス腎炎	249, 356, 396, 418, 453, 567, 655
ループ利尿薬	21, 47, 63, 294, 332, 383, 599, 609, 628, 836

れ

冷凍療法	751
レシピエント	216, 225, 253
レセルピン	601
レニン	821
――活性	293
――産生腫瘍	620
――受容体	410
――阻害薬	599
レニン-アンジオテンシン阻害薬	608
レニン-アンジオテンシン-アルドステロン	491
レニン-アンジオテンシン-アルドステロン系	10, 254, 626, 871, 883
レニン-アンジオテンシン系	37, 544, 582, 583, 768, 828
レノグラム	613
レプチン	584
レフルノミド	264
連続携行式腹膜透析	72, 110
連続周期の腹膜透析	141
連続的血液濾過	94

ろ

ロイコトリエン	687
蝋様円柱	484, 451
濾過比	957
ロキソプロフェン	684
六角板状結晶	931

わ

ワクチン	261
――接種	224
ワルファリン	83, 193, 377, 569
彎曲足	728

外国語索引

A

α 間在細胞	498
α 細胞	333
α 遮断薬	56, 599, 651, 779, 916
α-actinin	420
α-actinin 4	359
α-fetoprotein	728
$α_1$-MG	737, 934, 965
$α_1$ 受容体	601
$α_3$ 鎖	441
A 型間在細胞	848
A 群 β 溶血性連鎖球菌	379
AA (arachidonic acid)	838
AA アミロイドーシス	459
AASK 研究	537
ABC (avidin-biotin peroxidase complex) 法	984
ABI (ankle-brachial pressure index)	189, 577
ABO 血液型	222
ABPM (ambulatory blood pressure monitoring)	579
AC (adenylate cyclase)	838
acanthocyturia	899
accelerated acute rejection	240
accessory protein	211
ACD (anemia of clronic disorders)	99
ACD 液	168
ACDK (aquired cystic disease of the kidney)	108
ACE (angiotensin converting enzyme)	486, 883, 883
ACE 阻害薬	10, 53, 57, 63, 98, 176, 255, 403, 541, 567, 583, 599, 616, 623, 651, 725, 756
acrocyanosis	547
ACT (actibated coaguration time)	71, 170, 201
ACTH (adrenocorticotropic hormone)	332, 587, 618
——非依存性 CS	618
activate kinins	843
ACTN 4	359
acute AMR	241
acute humoral rejection	241
acute rejection	240
acute TMR	241
ACV (acyclovir)	265
ADAS	719
ADCC (antibody-dependent cell-mediated cytotoxicity)	146
Addison 病	290
ADEMEX Study	116, 142
ADH (antidiuretic hormone)	10, 283, 288, 637, 838, 854
——不適合分泌症候群	963
——分泌不全	285
a disintegrin-like and metalloproteinase with thrombospondin type 1 motifs 13	556
ADL (activities of daily living)	100
ADMEX Study	137
ADP (adenosine diphosphate)	839
ADPKD (autosomal dominant polycystic kidney disease)	742
AE1 (anion exchanger 1)	734
AFBN (acute focal bacterial nephritis)	806, 808
AG (anion gap)	322, 492
——正常代謝性アシドーシス	325
AG (aminoglycoside)	523
AGE (advanced glycation endproduct)	103, 410
AIN (acute interstitial nephritis)	475, 477, 691
AIUEO・TIPS	921
AKI (acute kidney injury)	3, 9, 154, 290, 477, 669, 670, 680, 686, 699, 963
——，虚血性腎性	16
——，腎後性	13, 16
——，腎性	10
——，腎前性	10, 16
——，正常血圧性虚血性	10
——，敗血症性	13
——の重症度	6
AKIN	19, 23
AKIN 分類	5
Alb/TP 比	931
Aldosterone Paradox	866
aldosterone-renin ratio	586
ALE (advanced lipoxidation end product)	103
ALERT extension study	256
ALERT study	256
ALI (acute lung injury)	198
ALTITUDE 試験	57
ALLHAT	600
allo-antigen presentation	208
ALP	984
Alport 症候群	217, 223, 272, 464, 719, 899, 984, 988
ALTITUDE 試験	603
Alzheimer 病	459
AL アミロイドーシス	460
AL 蛋白	102
amiloid light chain protein	102
amino acid	831
AML (angiomyolipoma)	748
amm-Horsfall	929
AMP (adenosine monophosphate)	839
AMPH-B	810
AMP レセプター	839
ANCA (anti-neutrophil cytoplasmic antibody)	386, 420, 440, 551
——, cytoplasmic	389
——, immunofluorescence	389
——, perinuclear	389
——, PR 3	389
——, ANCPR3	432
——関連血管炎	250, 554, 567, 701
——関連腎症	681
aneurysmal type	749
angiogenic factor	650
ANP (atrial natriuretic peptide)	833, 884
anti-$β_2$-GP 1	562
antigen presenting cell	450
APA (aldosterone-producing adenoma)	617
APC (antigen-presenting cell)	207, 241, 245, 450
APD (automated peritoneal dialysis)	113, 125, 141
APD (anterior posterior diameter)	72, 768
apillary refilling time	909
apnea-hypopnea index	588
APS (anti-phospholipid antibody symdrome)	419
APTT (actirated partical thromboplastin time)	93
AQP (aquaporin)	831
——2	845
ARAS	719, 722
ARB (angiotensin II receptor blocker)	10, 98, 144, 147, 255, 290, 403, 413, 486, 541, 567, 599, 609, 616, 651, 725, 756
arcuate artery	980
ARDS (acute respiratory distress syndrome)	198, 338, 659
ARF (acute renal failure)	541, 548, 809, 3, 9
——，腎後性	13, 22
——，腎性	10, 22, 994
——，腎前性	10, 21
——，敗血症性	13
——の治療	21
ARPKD (autosomal recessive polycystic kidney disease)	744

1041

索 引

ARR（aldosterone to renin ratio）	617
arteriole	980
artrial natriuretic peptide converting enzyme	641
ASK（anti-streptokinase antibody）	381
ASO（arteriosclerosis obliterans）	107, 189, 379, 381, 606
ASSK study	329
AST-120	60
AT II	833
AT1 受容体	55
AT2 受容体	55
ATG（antithymocyte globulin）	241
atheroembolism	547
Atherosclerosis Risk in Communities	630
ATN（acute tubular necrosis）	3, 10, 243, 963
——, 虚血性	10
——, 腎毒性	12
ATP（adenosine triphosphate）	839
——binding cassette	880
——駆動型トランスポーター	879
atypical HUS	560
AUC（area under the curve）	673
AVF（arteriovenous fistula）	78
——作成	84
AVG（arteriovenous graft）	78
AVP（arginine vasopressin）	837, 854, 884, 914, 918
AVS（adrenal venous sampling）	618
AZ	426, 392

B

β 細胞	333
β 遮断薬	56, 289, 583, 599, 623
β ヒドロキシ酪酸	324, 325, 928
β ラクタマーゼ	691
——産生菌	381
β ラクタム系抗菌薬	680, 691
β-catenin	529
$β_2$-MG（$β_2$-microglobulin）	89, 93, 103, 199, 670, 688, 737, 934, 965
——吸着カラム	104
——吸着療法	199
$β_2$ アドレナリン受容体作用薬	294, 296, 917
$β_3$ 作動薬	779
B 型肝炎	379
——ウイルス	448
——関連腎炎	396
B 細胞	213
——浸潤	496
B リンパ球	232
B19	381
Banff 分類	238, 243
Barium 感受性 K^+ チャネル	833
Bartter 症候群	296, 332, 472, **503**, 792, 836, 960
barttin	837
basal supported oral therapy	416
Basedow 病	587
BEE（basal energy expenditure）	344
Benedict 法	928
bethanechol	807
BFH（benign familial hematuria）	722
biconvex needle-shaped ghostly cleft	549
bird eye pattern	511
BJ 蛋白	501, 928, 932
BK（bradykinin）	884
——V（bradykinin polyomavirus）	263
——ウイルス腎症	985
blue toe	547
——syndrome	545
BMI（body mass index）	577
BNP（brain natriuretic peptide）	577, 884
BOT（basal supported oral therapy）	416
Bowman 囊	721, 819, 976
——基底膜	389, 443
——腔	389
——上皮細胞	389
——との癒着	404
Brescia-Cimino	84
——法	80
Brugada 症候群	291
BS（Bartter syndrome）	503
——類縁疾患	504
BSND 遺伝子	506
Buerger 病	107
BUN（blood urea nitrogen）	17, 91, 954

C

C 型 Na 利尿ペプチド	884
C 型肝炎	249
——ウイルス	396
——ウイルス関連腎症	397
C1 インヒビター	902
C3	381, 383
——nephritic factor	394
——変換酵素	394
C3b/C3bi	180
C4	381
C4d	213
Ca	47, 261, 595, 833
——sensing receptor	301, 874
——塩	791
——感受性受容体	504, 874
——含有 P 吸着薬	104
——拮抗薬	55, 98, 255, 521, 599, 609, 616, 651
——結合蛋白	885
——結石	787
——受容体	885
——受容体作動薬	105
——製剤	787
——チャネル	56
——と P の代謝調節機構	**301**
——の体内動態	873
——の調節	**873**
CA（carbo anhydrase）	831
CA IV	869
CaCO3	332
CAII 欠損症	735
calcineurin	210
CAMR（chronic active antibody-mediated rejection）	146, 244
CAN（chronic allograft nephropathy）	238, 243
Candida glabrata	810
CANUSA Study	116, 137
CAPD（continuous ambulatory peritoneal dialysis）	72, 110, 121, 126
——+HD 併用療法	143
——中止	144
carbonic anhydrase II	735
CARTER 試験	56
CaSR（calcium sensing receptor）	504, 874, 885
cationic cysteine proteinase	379
CCB（calcium channel blocker）	255
CCD（cortical collecting duct）	845, 862
CCE（cholesterol crystal embolization）	193
CCPD（continuous cyclic peritoneal dialysis）	72, 119, 126, 141
Ccr（creatinine clearance）	55, 653, 672
CD（Crohn's disease）	177
CD4 陽性 T 細胞	496
CD68 陽性細胞	480
CDCC（complement-dependent cellular cytotoxicity）	146
CDDP	525
CDZM（cefodizime）	803
cell buffering	334
cellular	368
cellular intimal proliferation	982
central pontine myelinolysis	922
CERA（continuous erythropoietin receptor activator）	102
CFI	557
CG（cryoglobulinemic hephropathy）	458
CGA 分類	41
CGN（chronic glomerulonephritis）	605
CH50	379, 381
channel	829

外国語索引

Chapel Hill 分類	432, 551	
CHARGE	630	
CHD（continous hemodialysis）	153	
CHDF（continuous hemodiafiltration）	153, 202, 675, 922	
chemical shift imaging	946, 947	
chemokine	213	
CHF（continuous hemofiltrarion）	94, 153	
Chinese herb nephropathy	710	
Chlamydia trachomatis	802	
chlorambuchil	376	
CHOIR study	101	
cholesterol embolism	547, 980	
cholinergic acid	807	
chronic hypertension	648	
chronic rejection	240	
Churg-Strauss 症候群	250, **433**	
ciliopathy	742	
CIN（chronic interstitial nephrisis）	479, 482	
Cin（inulin clearance）	607	
circulating IC	373	
cirsoid type	749, 749	
CKD（chronic kidney disease）	25, 148, 221, 227, 253, 270, 290, 302, 351, 541, 576	
──進展リスクファクター	272	
──診療ガイド	29, 43	
──の疫学	31	
──の概念	29	
──の検査	40	
──の降圧療法	52	
──の重症度分類	30	
──の症状	39	
──の食事療法	46	
──の診断	30	
──のステージ分類	30	
──の定義	29	
──のリスクファクター	**36**, 891	
CKD-MBD（-mineral and bone disorder）	61, 104, 925	
Cl	313, 332	
──の欠乏	330	
Cl⁻	831, 863	
──チャネル	832	
──の再吸収	846	
claudin 16	838	
claudin 2	874	
CLC	837	
CLCN 5 遺伝子	737	
CLCNKB	505	
CLDN 2	874	
clear cellcarcinoma	749	
CLI（critical limb ischemia）	189	
CMD	946	
CMV（cytomegalovirus）	224	
──アンチゲネミア法	264	
CNF（congenital nephrotic syndrome Finnish-type）	726	
CNI（calcineurin inhibitor）	237, 257, 362, 680	
CNP（C-type natriuretic peptide）	884	
CNS（congenital nephrotic syndrome）	726	
──，フィンランド型	726	
CNT（calcineurin inhibitor）	840, 862	
CO	924	
CO₂ 血症	332, 335	
Cockcroft-Gault 式	672, 926	
COL4A4	465	
Collaborative Transplant Study	254	
collapse	978	
collapsing	368	
──type	467	
──variant	370	
──duct	845	
common disease	630	
compression syndrome	699	
Congo-red 陽性	458	
conjoined 法	234	
constant domain	210	
Coombs test	559	
COPD（chronic obstructive pulmonary disease）	335, 594	
coreceptor	210	
corin	641	
corticomedullary differentiation	946	
co-stimulation	208	
cotransporter	829	
COX（cyclooxygenase）	684	
COX-1 阻害薬	684	
CPA（cyclophosphamide）	365, 369, 376, 499	
C_{PAH}（para-aminohippuric acid clearance）	957	
CPEO（chronic progressive external ophthalmoplegia）	530	
CPFX（Ciprofloxacin）	807	
Cr（creatinine）	17, 89, 91, 381	
──濃度	73	
──排泄量	952	
──比	138	
──補正値	933	
Cr（Chrom）	**314**	
CR3	180	
CREATE study	100	
crescentic glomerulonephritis	358	
CRF（chronic renal failure）	29, 626, 792	
Crohn 病	177	
Crow-Fukase 症候群	397	
CRP の上昇	134	
CRP 陽性	497	
CRRT（continuous renal replacement therapy）	153, 158	
CRS	925	
CS（Cushing's syndrome）	**618**	
CsA	425	
CSS（Churg-Strauss syndrome）	250	
CSWS（cerebral salt wasting syndrome）	284	
CT	619, **944**	
──アンジオグラフィ	543	
CTA	543, 613	
C-terminal activation sequence	753	
CTMR（chronic T-cell-madiated rejection）	244	
CTRX（ceftriaxone）	803	
CTS（carpal tunnel syndrome）	92, 103	
Cu	**313**	
Curea	955	
Cushing 症候群	586, **618**	
CVA	**920**	
──叩打痛	658	
CVD（cardiovascular disease）	29, 33, 43, 223, 253	
CVVH（continuous veno-venous hemofiltration）	94	
CyA（cyclosporin）	191, 256, 369, 375	
CYP	258	
Cyp3A4	667	
Cys-C	30	
cystinuria	831	
cytoplasmic-ANCA	389	
cytotrophoblast	641	

D

D-乳酸アシドーシス	323	
D-ペニシラミン	430, 681	
DAPD（daytime ambulatory peritoneal dialysis）	126	
DASH 食（Dietary Approaches to Stop Hypertension）	592	
DCT（distal convoluted tubule）	503, 840	
D-D dimer	363, 367	
D/D0 グルコース	138	
DDAVP 負荷	914	
DDD（dense deposit disease）	248, 394, 987	
de novo 腎炎	147	
decoy cell	263	
dehydration	908	
dense deposit	358	
dense deposit disease	360, 394, **397**	
Dent 病	737, 792	
Denys-Drash 症候群	727	

1043

索 引

DFPP (double filtration plasmapheresis) 158, 168, 185
　――療法 164
DHP (direct hemoperfusion) 200
DHT 779
DIC (disseminated intravascular coagulation) 556, 809
diffuse 976
　――global 395
　――glomerulonephritis 372
　――lesion 408
diffusion 88
DIP (drip infusion pyelography) 941
dip and read stick 926
direct recognition 210
direct renin inhibitor 541
dismorphic red blood cells 899
DLH (descending thin limb of the loop of Henle) 835
DMS (diffusse mesangial sclerosis) 727, 729
DMSA 腎シンチグラフィ 761
DNaseI 360
DOC (deoxycorticosterone) 619
DOPPS (the Dialysis Outcomes and Practice Patterns Study) 78, 311
Down 症候群 315
D/P Cr4 時間値 145
DQw1 373
DR 4 442
DRA (dialysis related amyloidosis) 103
DRI (direct rein inhibitor) 601
dRTA (distal remal tublar acidosis) 733, 735
Drug-induced SLE 467
DSA (donor specific antibody) 222
DSA (digital subtraction angiography) 615
DTH (delayed-type hypersesnsitivity response) 213
DTPA 613
DuBois の式 950
dysfunctional voiding 783

E

EB (ethambutol) 812
EBCT (electron beam CT) 99
ECF 852
ECUM (extracorporeal ultrafiltration method) 70, 94
EDD (electron-dense deposit) 462, 501
effective osmolality 853
EGF (epidermal growth factor) 844
eGFR (estumated glomerular filtration rate) 30, 405, 607, 669, 707, **955**
　――推算式 34
EGFR (epidermal growth factor receptor) 844
EGPA (eosinophilic granulomatosis with polyangiitis) 433
Ehrenreich-Churg のステージ分類 374
electron dense deposit 985
EMT 483
ENaC (epithelial sodium (Na$^+$) channel) 491, 734, 845, 862, 864, 884
　――異常症 736
　――阻害薬 847
end to side 法 234
endocapillary proliferative glomerulonephritis 358
endourology 788
eNOS 13
Enterococci 661
Enterococcus 806
EPHESAS 56
epithelial-mesenchymal transformation 483
EPI 法 947
EPO (erythropoietin) 99, 311, 526, 886
　――反応性 102
EPS (ebcapsulating peritoneal sclerosis) 73, 117, 121, 134, 145
Epstein-Barr ウイルス 265
ePTFE 80
ERPF 938
ERT (enzyme replacement therapy) 464
ESA (erythropoiesis stimulating agent) 39, 61, 100
　――製剤 102
ESBL 799
Escherichia coli 809
ESH-ESC 2007 ガイドライン 598
ESPEN 22
ESRD (end-stage renal disease) 29, **31**, 44, 57, 227, 270, 529
　――進展リスクファクター 272
ESWL 788
ET (endotoxin) 71
ETS (environmental tobacco smoke) 594
EUPHAS study 198
EVAL 膜 70
exchanger 829
extra renal loss 933
extracapillary proliferative glomerulonephritis 358
exudative 408

F

Fabry 病 223, **464**, **722**, 985, 988
familial juvenile hyperuricemic nephropathy 746
Fanconi 症候群 472, 491, 530, **738**
fast edema 901
fast PET 140, 73
fast-spine echo 法 946
Fc-Fc 結合 511
Fc-Fc 受容体 213
FcγR 180
Fc レセプター 180
FDP (fibrin degradation product) 363, 367
Fe **311**
　――代謝 102
FE (fractional excreation) 933, 961
FEHCO$_3$ 493, 494
FEK 973
FEMg 309
FENa 19, 363, 962
FEUA 963
FEUN 363, 934, 962
FEurea 19
FF (filtration fraction) 607, 957
FFP (fresh frozen plasma) 164, 167
FFWC 508
FGF (fibroblast growth factor) 885
　――受容体 877
　――ファミリー 876
FGF 23 876, 301
FGF 23-klotho 系 877
FGN (fibrillary glomerulor nephritis) 457, 461
FGS (focal glomerulosclerosis) 191, 366, 530
　――, 原発性 191
　――, 続発性 191
FH (familial hyperlipidemia) 185, 187
FHH (familial hypocalciuric hypercalcemia) 302
FHHNC (familial hypomagnesemia with hypercalciuria and nephrocalcinosis) 829
FH ヘテロ接合体 187
FH ホモ接合体 187
fibrillary glomerulonephritis 397
fibrin thrombus 982
fibrinogen-fibrin 559
fibrinoid necrosis 536
fibrinoud necrosis 982
fibroblast growth factor-23 876
Fin-major 727
Fin-minor 727
Fishberg 濃縮試験 **971**

外国語索引

flap-valve mechanism	781, 785
FLCZ（fluconazole）	810
foam cell	720
focal	976
focal MPGN	395
Fontaine 分類	**107**, 189
FPG（fasting plasma glucose）	259
fractional excretion	893
fractional excretion of bicarbonate	494
fractional free water clearance	508
Framingham Heart Study	**96**, 630
free VEGF	650
free water	279, 287
──過剰	857
──欠乏量	286
──喪失	857
frequency volume chart	914
FSGS（focal segmental glomerulosclerosis）	237, 248, 357, 359, 366, 467, 545
──，一次性	366
──，家族性	359, 366
──not otherwise specified	368
f-TUL	788
fungus ball	810

G

GABA（gamma-aminobutyric acid）	685
gain-of-function	504
Garland type	383
Gartner 管嚢胞	761
Ga シンチグラム	671
Gb 3	557
GBM	372, 374, 390
──の傷害	373
GCAP（granulocyte and monocyte adsorption apheresis）	158
G-CSF（granulocyte colony-stimulating factor）	265
GCV（ganciclovir）	265
Gd-DTPA	947
GDP（glucose degradation product）	121
Gerota 筋膜	816
GFR（glomerular filtration rate）	17, 227, 277, 513, 828, 829, 892, **949**, 955
──，単一ネフロン	636
──基準	30
──の低下	472, 548
GH（growth hormone）	620
Gitelman 症候群	296, 309, 332, **503**, 840, 960
GI 療法	294
global	976
Global BPgen	630
glomerular capillary endotheliosis	644
glomerular endothelisosis	643

glomerular lesions in metabolic diseases	394
glomerulosclerosis	539
glucose polymer	128
glucose transporter-2	831
GLUT-2	831
GLUT9	963
GMA（granulocyte and monocyte apheresis）	177, 180
Goodpasture 症候群	440, 359, 387, **439**, 681
Gordon 症候群	841, 866, 867
GPA（granulomatosis with polyangiitis）	250, 387, 432
GPF（glomerular permeability factor）	362
gradient echo 法	946, 947
graft loss	147
granular pattern	390
granzyme B	213
GS（Gitelman syndrome）	503
Guillain-Barré 症候群	173, 307
GWAS	629

H

H^+	322
──-ATPase	331
──排泄	869
H_2 ブロッカー	333, 669
H_2O	342
HA（hemoadsorption）	158
HAART（highly active antiretroviral therapy）	453
HAE	902
half-Fourier 法	946
HAR（hyperacute rejection）	222, 237
Hartnup 病	831
HASTE 法	946
Hb（hemoglobin）	99
HbA1c	410
HBe 抗原	453
HBs 抗原	453
HBV（hepatitis B virus）	448
──関連糸球体腎炎	**452**
Hb 値	102
HCDD（heavy chain deposition disease）	461, 502, 987
HCL	331
HCO_3^-	831, 89, 863
──投与量	328
──の再吸収	871
──排泄分画	968
HCV 関連クリオグロブリン血症	437

HD（hemodialysis）	77, 166, 694, 922
──患者数	122
──の特徴	111
HDF（hemodiafiltration）	70, **91**
──，High efficacy	92
──，Low efficacy	92
──，on-line	70, 92
──，push/pull	92, 104
HDL-C（high density lipoprotein-cholesterol）	185
HDM（high dose melphalan）	460
HDP（hold down pressure）	104
──，on-line	104
HELLP	661
──症候群	643
Henderson-Hasselbalch の式	968
Henle ループ	254, 277, **835**, 838, 845, 848, 862
──太い上行脚	503, 960, 869, 817
──太い下行脚	817
──細い下行脚	817, 506
──細い上行脚	962
Henoch-Schönlein 紫斑病性腎炎	**435**
heritable amyloidosis	459
Herlyn-Werner-Wunderlich 症候群	758
HES（hydroxyethyl starch）	523
Heymann 腎炎	373
HE 染色	975
HF（hemofiltration）	**91**
HGF（hepatocyte growth factor）	191
HHD	**90**
HIF（hypoxia inducible factor）	751
High efficacy HDF	92
High transporters	140
high-dose PD	141
HIT（heparin-induced thrombocytopenia）	168
HIV（human immunodeficiency virus）	370
──感染症	453
──関連腎症	**453**
HLA（human leukocyte antigen）	118, 208
──抗体	245
──タイピング	222
──分子	209
HLA-DR 15	442
HLA-DR2	373
HLA-DR3	373
HMG-CoA 還元酵素阻害薬	188, 370, 377
Hodgkin 病	362
hollenhorst plaques	549
Hong Kong Study	137, 116
HPF（high power field）	898
HRE（hypoxia responsive element）	887
HRP	984

1045

索引

HSPN	435	immunofluorescence ANCA	389	──チャネル	862
HSV（herpes simplex virus）	265	immunotactoid 糸球体症	397	──排泄	861
human leukocytic antigen	222	IMPDH	425	──排泄減少	289
hump	382, 452	IMT（intima-media thickness）	577	──分泌	862
HUS（hemolytic uremic syndrome）		in situ formation	373	──保持性利尿薬	63, 599
	360, 397, 525, 556, 627	incremental PD	119, 141	K^+	89, 322
HWWS	759	indirect recognition	210	──$-Cl^-$共輸送体	832
hyaline-like material	538	inflammatory storm	198	──代謝異常	973
hydration	501	inflammatory tubular interstitial nephritis		──排泄分画	973
hydroxyethyl starch	523		501	Kaplan の血圧調節	582
hyperfiltration	830	INH（isoniazid）	812	KCl	299
HYVET	598	inherited salt-losing tubulopathies	503	KCNJ1 遺伝子	504
H 鎖沈着症	461	INNOVATION 研究	413	K/Cr	299
		inosine monophosphate dehydrogenase		KDIGO	7, 29
I			425	──2012	101
I（iodine）	313	in-out バランス	339	──ガイドライン	6
IAPP（immunoadsorption plasmapheresis）		in-phase	947	KDOQI	29, 97, 101
	173	INS（infantile nephrotic syndrome）	726	Kearns-Sayre 症候群	530
IBD（inflammatory bowel disease）	177	intact PTH	104, 304	Keith-Wegener 分類	566
IC（immune-complex）	372	interlobular artery	980	kidney injury molecule-1	14
iCa	302	international normalised ratio	562	KIM-1	14, 19
ICAM-1（intercellular adhesion molecule-1）		INTERSALT	591	Kimmelstiel-Wilson lesion	408
	410	intimal trauma	549	kininogens	843
ICF	852	IPSS（international prostate symptom		Klebsiella	658, 661, 787, 806
ICU（intensive-care unit）	23	score）	774	──pneumonia	809
IFIS（intraoperative floppy iris syndrome）		ischemia reperfusion injury	207	klotho	885
	779	ischemic nephropathy	543	Kt/V	90, 137
IFN（interferon）	212	ISKDC 分類	436	KUB（kidneys, ureters and bladder）	
IgA-IgG 複合体	401	ITG（immunotactoid glomerulopathy）			788, 937, 940
IgA- 可溶性 Fcα 受容体複合体	401		457, 461	Küttner tumor	510
IgA 腎症	147, 223, 272, 350, 356,	IVCY	499		
	360, **400**, 605, 655	IVIG（intravenous immunoglobulin）		**L**	
──臨床病理国際組織分類	405		146, 243	L 型-脂肪酸結合蛋白	965
IgE	363	IVP（intravenous pyelography）	899, 941	L 鎖 H 鎖沈着症	461
IGF-1（insulin-like growth factor-1）	191	IVU（intravenous urography）		L 鎖沈着症	461
IgG（immunoglobulin G）	180, 373, 383, 439		783, 788, 941	L-乳酸	322
──4-related disease	510	IVUS（intravascular ultrasound）	188	LA	562
──4-related systemic sclerosing disease				LACMART	188
	510	**J**		ladder formation	374
──4 関連疾患	496	J 型曲線	546	LAM（lymphangioleiomyomatosis）	748
──4 関連腎症	**510**	Jadad score	155	lamellation	720
──4 関連腎臓病	484	Jaffé 法	952	laminar flow	945
──抗体	240	JATOS 試験	598	LAMP2	551
IgG⁺	319	JNC7	579	large pore	115
IgM	644	Jogger's nephritis	899	LCAP（leukocytapheresis）	158, 177
IHD（ischemic heart disease）	98	Joubert 症候群	528	LCDD（light chain deposition disease）	
IL（interleukin）-18	19	JSH2009	598		461, 502, 987
IL-2	230			LDL（low density lipoprotein）	370
IL-2 受容体細胞周期回転	211	**K**		LDL-A（low density lipoprotein-apheresis）	
IL-6	19	K（kalium）	47, 326, 595, 833		**184**, 188
iliac horn	755	──吸着薬	294	LDL-C（low density lipoprotein-cholesterol）	
IMCD（inner medullary collecting duct）		──欠乏時	863		185
	845, 862, 863	──摂取過剰	289	Leber 先天性黒内障	528
immune 型 RPGN	387	──摂取不足	295	left renal vein entrapment	570

外国語索引

leukocytoclastic vasculitis	436
L-FABP（liver fatty acid-binding protein）	14, 19, 479, **935**, 965
LHCDD（light and heavy chain deposition disease）	461, 502, 987
liaison	148
Liddle 症候群	735, 845
light chain proximal tubulopathy	501
linear pattern	390
livedo reticularis	547
liver fatty acid-binding protein	14
LMX 1B	753
LMX 1B 遺伝子	753
LN（lupus nephritis）	418
──の組織分類	423
localized scleroderma	564
loin pain-hematuria syndrome	900
Low efficacy HDF	92
Low transporters	140
low voltage	460
Lowe 症候群	737
LPS（lipopolysaccharide）	196
LRT（leukocyte removal therapy）	177
LSAB（labelled streptavidin biotin）法	984
L-selection	180
lymphocytic infundibuloneurohypophysis	285
lysinuric protein intolerance	831
lysosomal membrane protein2	551
lysosomal storage diseases	722

M

M 蛋白	500
M（megalin）	523
MAC（membrane attack cmplex）	373
──-1	180
MAG3	607
major histocompatibility complex	450
maltoriose	128
maltose	128
mammalian target of rapamycin	211
Masson-Trichrome 染色	374
MATE ファミリー	881
MATRIX study	429
maxi K	847
Mayer-Rokitansky-Kuster-Hauser 症候群	758
MCD（medullary collecting duct）	842
MCKD（mefullary cystic kidney disease）	529
MCNS（minimal change nephritic syndrome）	191, 361, 366
MCP-1（monocyte chemotactic protein-1）	379, 410
MDCT（multidetector CT）	99, 750
MDR 1	881
MDRD の簡易式	955
MD 療法	460
Meckel-Gruber 症候群	528
Meckel 症候群	527
megalin	373, 478
membrane attack complex	373
membranous glomerulonephritis	357, 372
membranous nephropathy	357, 372
──，MEN（multiple endocrine neoplasia）	619
Menkes 病	313
Merseburg の3徴	619
mesangial interposition	395
mesangial proliferative glomerulonephritis	357
METs（metabolic syndrome）	36, 593, 646
Mg	304, **308**, 595, 834
──塩	876
──過剰症	**309**
──血症	525
──欠乏症	**308**
──の体内動態	876
──の調節	876
──排泄率	**309**
Mg$_2^+$ 再吸収	877
MG（monoclonal gammopathy）	457
MGA（minor glomerular abnormality）	361
MGRS	463
MGUS（monoclonal gammopathy of unknown significance）	457
MHC（major histocompatibility complex）	208, 241, 450
MIA 症候群	108
microinflammation	410
MIDD（monoclonal immunoglobulin deposition disease）	358, 457, 500
midkine	14
MiHA（minor histocompatibility antigen）	209
Mikulicz 病	496, 510
minor glomerular abnormalities	899
MIP 法	948
MMF（mycophenolate mofetil）	76, 230, 365, 376, 425
Mn	314
MN（membranous nephropathy）	249, 372
Mönchkeberg's medical calcific sclerosis	99
monoclonal gammopathy of renal significance	463
monoclonal gammopathy of undetermined significance	457
monoclonal immunogloburin deposition disease	987
monocyte chemotactic protein-1	379
MPA（microscopic polyangiitis）	250
MPA（mycophenolic acid）	387
MPGN（membranoproliferative glomerulonephritis）	248, 357, 394
──，focal	395
──，続発性	394
──，二次性	394
MPO（myeloperoxidase）	551
──-ANCA 陽性	434
MP 療法	460
MR（mineralocorticoid receptor）	56, 846
──異常症	734
──拮抗薬	56
MR urography	948
MRA（malignant rheumatoid arthritis）	440
MRA（MR angiography）	543, 613, 946
MRHE（mineral corticoid responsive hyponatremia of the elderly）	284
MRI	619, **946**
MRP（multidrug resistance-associated protein）	523, 879
MRSA（methicillin-resistant Staphylococcus aureus）	379, 448
──関連腎炎	379, **448**
──腎炎	381
MRU（MR urography）	946
mTOR（mammalian target of rapamycin）	211
──阻害薬	211, 232, 747
MT 染色	975
mucoid intimal hyperplasia	982
muddy brown 尿	475
mulberry 細胞	724
multidrug resistance-associated protein	523
myelin body	988
myeloma cast nephropathy	501
myeloma kidney	500
MYH 9 遺伝子	367
MZR（mizoribine）	369, 376, 392, 425

N

Na-K-2Cl 共輸送体	504
Na/K-ATPase	10
──阻害物質	582
Na-Pi cotransporter	834
NaPi2a	885
Na-Pi 共輸送担体	885

1047

索引

Na
　——過剰　288, 856
　——血症　909
　——喪失性腎症　287
　——代謝異常　**280**
　——濃度　277
　——の過不足　855
　——の再吸収量　854
　——の排泄量　854
　——の補充　740
　——比　138
　——不足　287
　——利尿ペプチド　884
　——量　277
Na^+　89, 831
　——-Cl^-共輸送体　840
　——-H^+交換輸送体　831
　——-HCO_3^-共輸送体　732, 831
　——-K^+-$2Cl^-$共輸送体　862
　——-K^+-ATPase　278, 831, 861
　——排泄分画　962
　——-リン酸共輸送体　834
NAC（N-acetylcysteine）　705
NaCl　343, 736
　——再吸収障害　503
　——再吸収量　960
　——到達量　960
NADH（reduced nicotinamide adenine dinucleotide）　324
NAG（N-acetyl-β-D-glucosaminidase）
　　14, 19, 363, 368, 479, 670, 896, **934**, 964
NAPlr　379
NBCe1　732
NC 1 domain　441
NCC（Na +-Cl- cotransporter）　840, 864
NCX 1　873
NECOSAD Study　144
necrotizing crescentic glomerulonephritis　439
nectrotizing vasculitis　980
needle biopsy　749
NeF　394
Neisseria gonorrhoeae　802
NEP（neutral endopeptidase）　373
nephrin　726
nephritis　349
nephrocystin　746
nephrocystins　527
nephrogenic systemic fibrosis　613
nephrosis　349
NETs（neutrophil extracellular traps）　551
neurotoxicity　221
neutrophil gelatinease-associated lipocalin　14

NFAT（nuclear factor of activated T cells）　210
NGAL（neutrophil gekatinease associated lipocalin）　14, 19
NGSP　411
NH_4^+　325, 839
　——排泄量　970
NHE'（Na^+-H^+ exchanger）　831
NICE2011　579
NICE ガイドライン　592
nidus　749
NKCC2　836, 504
　——共輸送体　864
NK 細胞　208
NO　584, 626
nodular lesion　408
nodular pattern　358
non-compliance balloon　85
non-dipper 型高血圧　52
non-pitting edema　901
Normal Hct Study　100
NOS（nitric oxide synthase）　368
NPD（nocternal perifoneal dialysis）
　　72, 125, 141
NPHS 1　366
NPHS 2　359, 730
NPPV（noninbasive positive pressure ventilation）　336
NPS（nail-patella syndrome）　753, 753
NPT　879
NS（nephrotic syndrome）　361, 366, 372
NSAIDs（nonsteroidal anti-inflammatory drugs）　10, 130, 144, 338, 482, 517, 523, 669, 679, 681, **684**, 706, 879
NSF（nephrogenic systemic fibrosis）
　　98, 707, 947
NSHPT（neonatal severe primary hyperparathyroidism）　302
nutcracker phenomenon　570
nutcracker 現象　899
N-アセチル-β-D グルコサミニダーゼ　896

O

O 型糖鎖　401
ω3 脂肪酸　593
OABSS（overactive bladder symptom score）　774
OAT（organic anion transporter）　523, 879
OATP（organic anion transporting polypeptide）　879
ochratoxin A　880
OCRL-1 遺伝子　737
OCT（organic cation transpoter）　523, 667
　——ファミリー　881

OKT3　210
oligopeptide　831
oligosaccharide　128
OMCD（organic cation transporter）
　　845, 862, 869
OMS（osmotic myelinolysis syndrome）　281
onion skin lesion　627
on-line HDF　70, **92**
on-line HDP　104
ONTARGET　602
opposed-phase　947
osteoprotegerin　874
overshoot 現象　179
Oxford 分類　405
oxytocinase　637

P

P 吸収阻害薬　105
P 吸着薬　105
P 糖蛋白　523, 667
P 糖蛋白質　881
P の調節　**875**
P 排泄分画　966
P（phosphorus）　47
PA（plsma adsorption）　158
PA（primary aldosteronism）　617
PAC（plasma aldosterone concentration）
　　586, 617
PAD（peripheral artery disease）　107, 189
PAE（postantibiotic effect）　692, 694
PAH（paraaminohippuric acid）
　　607, 880, 956
　——クリアランス　**957**
　——滴定曲線　958
Pail-handle カテーテル　125
pamidronate　467
PAM-Masson trichrome 染色　401
PAMPs（pathogen-associated molecular patterns）　419
PAM 染色　372, 374, 975
PAP（peroxidase-antiperoxidase）法　984
paracellular pathway　829
paracellular transport　873
paramesangial deposit　401
parvovirus B19　384
PAS（periodic acid-Shiff）　959
　——染色　975
passive Heymann 腎炎　373
Patched1　529
pathogen-associated molecular patterns　419
pauci-immune　390, 452
　——型 RPGN　390
PCB（peripheral cutting balloon）　85

外国語索引

PCK（polycystic kidney） 899
PCO$_2$ 321, 868
PCP（*pneumocytis carinii* pneumonia） 266
PCPD（plasma cell discrasis） 897
PCR法 381
PCT（proximal convoluted tubule） 830
PD 患者数 121
PD 患者の予後 143
PD と HD の併用 122
PD の原理 112
PD レジストリ 119, **121**
PD first **118**, 146
PD high-dose 141
PD incremental 141
PDGF（platelet derived growth factor） 410, 483, 751
PE（plasma exchange） 158, 164
PEG（polyethylene glycol） 102
PEPT（peptide transporter） 667
％Na 排泄率 704
％RCU 312
perforin 213
perihilar 368
perinuclear-ANCA 389
peritoneal access 123
peritubular capillaritis 535
permeability defect 490
PET（peritoneal equilibration test） 127, 133, 138
PG（prostaglandin） 483
PGE$_2$ 505, 837
PGI$_2$ 626
——アナログ 521
P-glycoprotein 523
PHA I（pseudohypoaldosteronism-1） 845
phase contrast 法 948
p-HEMA 200
PIDT（plasma iron disappearance time） 312
Pierson 症候群 727
PIGF（placental growth factor） 641
pitting edema 901
PKD（polycystic kidney disease） 742, 746
PKD 1 742
PKD 2 742
PKHD 1 744
plasma adsorption 202
plasma cell 212
——dysplasia 462
plasmin 846
plasminogen 846
PLCE 1 727, 730
PLGF（placental growth factor） 650
PMCA（plasma membrane Ca$_2^+$ ATPase） 843

PMCA 1b 873
PMMA 膜 70
PMX（polymyxin B-immobilized fiber） 157
PMX-DHP（polymyxin B-immobilized fiber column directhemoperfusion） 196
PNL（percutaneous nephrolithotripsy） 788
PO2 321
POBA（plain old balloon angioplasty） 85
podocin 359
podocyte 466
POEMS 症候群 397, 457, 462
polyclonal activation 681
post-transplant anti-GBM nephritis 465
potential bicarbonate 324
Potter's face 758
Potter 症候群 761
PP（plasmapheresis） 173
PR3（proteinase3） 551
——-ANCA 389, 452, 432
PRA（plasma renin activity） 586, 612, 617
PRA 法 241
preemptive 腎移植 217, 221
preemptive 治療 264
pregnancy induced hypertension syndrome 640
pressure flow study 778, 783
primary inflammatory pancreatitis, lymphoplasmacytic pancreatitis 510
primary nonfunction 216
primitive ducts 760
PROGRESS 600, 602
projection 法 948
prospective study 403
prostacyclin 549
prostaglandin E$_2$ 505
Proteus 660, 787, 806
Proteus mirabilis 807
protomer 441
proximal tubule 830
pRTA（proximal renal tubular acidosis） 732
PSA（prostate specific antigen） 775
Pseudomonas 806
PSL（prednisolone） 369, 374, 392
PSP（phenolsulfonphthalein） 607
PST（proximal straight tubule） 830
PTA（percutaneous transluminal angioplasty） 80, 85, 189, 255, 944
PTC（peritubular capillary） 241
——score 244
Ptch1 529
PTDM（posttransplant diabetes mellitus） 258

PTH（parathyroid hormone） 301, 792, 834, 874
PTLD（posttransplantation lymphoproliferative disorder） 224, 265
PTRA（percutaneous transluminal renal angioplasty） 545, 615
pull phase 92
pulse wave velocity 650
push phase 92
push/pull HDF 92, 104
PV（parvalbumin） 840
PWV（pulse wave velocity） 577
PZA（pyrazinamide） 812

Q

QFT（quantiFERON-TB） 266
QOL（quality of life） 100, 127, 146

R

RA（rheumatoid arthritis） 173, 177, **429**, 461, 496, 685
RAAS（renin-angiotensin-aldosterone system） 626, 628
——阻害薬 721
RALES 56
RANKL 874
RANTES 213
RAR（renal-aortic ratio） 613
RAS（renin-angiotensin system） 10, 37, 254, 544, 582, 583, 768, 871
——系路 410
——阻害薬 53, 57, 62, 290, 410, 599, 608, 612, 627, 669
Raynaud 現象 437, 565
RBF（renal blood flow） 606, 957
receptor activator of nuclear factor-lB ligand 874
refeeding syndrome 305
RENAAL study 416
renal arteriovenous fistula 749
renal loss 933
renal outer medullary K$^+$ channel 837
Renal Pathology Society 409
renal vein thrombosis 569
REP（renal epo-producing）細胞 886
requency volume chart 919
resistive index 613
resistive index 値 239
retrospective study 403
RFP（rifampicin） 812
rHuEPO 製剤 102
RI（,radioactive isotope） 242, 938
rich-enhancement 808
RIFLE 分類 5, 154

索　引

RLV（renal limited vasculitis）	388
ROD（renal osteodystrophy）	104
ROMK（renal outer medullary K⁺）	837, 847, 862, 864
ROS（reactive oxygen species）	522
rosary-like nodule	811
RPF（renal plasma flow）	606, **956**
RPGN（rapidly progressive glomerulonephritis）	10, 22, 223, 386, 439, 448
——, immune 型	387
——, pauci-immune 型	390
——, 免疫複合体型	387
RRF（renal plasma flow）	111, 116, 121
——低下	143
RRT（renal replacement therapy）	23
RTA（renal tubular acidosis）	732
Rutherford 分類	**107**
RVLM（rostal ventrolateral medulla）	584

S

S 字状	826
SAA（serum amyloido protein A）	430, 459
salt-losing tubulopathies	509
SARN（superantigen-related nephritis）	448
SAS（sleep apnea syndrome）	584
SAVE 研究	623
SBI（silent brain infarction）	34
sclerosing pancreatitis	510
SCT（stem cell transplantation）	460
Se	**315**
SE-A	451
SE-C	451
secretory defect	490
segmental	976
Seldinger 法	943
selectivity index	932
semi-Fowler 位	636
sEng	650
Senior-Loken 症候群	528
SEP（sclerosing encaosulating peritonisis）	134
serine protease	557
Serratia	806
serum amyloid P 陽性	460
serum and glucocorticoid-induced kinase 1	846
sFLt1	650
SGA（small for gestational age）	649
SGLT-2	831
SI	932
SIADH の診断基準	963
SIRS（systemic inflammatory response syndrome）	196
Sjögren 症候群	217, 430, 490, **496**, 793
SLC 9 遺伝子	831
SLC12A2	840
SLC12A3 遺伝子	506
SLE（systemic lupus erythematosis）	173, 217, 250, 394, 418, 440, 496
——, Drug-induced	467
——の臨床症状	421
SLEDAI（systemic lupus erythematous disease activity index）	425
slow edema	901
SLSN（Senior-Løken syndrome）	745
SM（streptomycin）	812
small bubble appearance	374
small pore	115
small-for-gestational-age 児	649
SMAP（stepwise initiaton of peritoneal dialysis using Moncrief and Popovich technique）法	126, **127**
SMART 研究	413
Smo	529
Smoothened	529
SNGFR	636
SNPs（single nucleotide polymorphismus）	630
Society for Fetal Urology 分類	769
sodium glucose cotransporter-2	831
sodium-phosphate transporter	879
SOFA score	198
sore thumb 症候群	84
SPCM（spectinomycin）	803
spike formation	374
spine echo 法	946
splitting	720
SPP（skin perfusion pressure）	189
SRC	564
SSc	564
ST 合剤	426, 693
St. John's wort	712
standard drink	592
standard PET	138
Starling の法則	901, 958
Starry Sky パターン	383
STC（stanniocalcin）	834
Steno-2 研究	415
storiform fibrosis	511
Streptococcus pyogenes	379
stress response	148
stressor	148
stridor	336
SUN（serum urea nitrogen）	954
supine hypotensive syndrome	636
SVR	924
swirling pattern	511
systemic vascular resistance index	649

T

T 細胞	213, 362, 379, 450
——, CD4 陽性	496
——, 異種抗原特異的	212
——, エフェクター	479
——, ヘルパー	360, 447, 479
——, メモリ	178
——関連型拒絶	244
——受容体	208
——受容体 V-β	379
T-フルート型	125
T リンパ球	232
T1 強調像	946
T2 強調像	946
TAC（tacrolimus）	256
TAE（transcatheter arterial embolization）	749
TAL（thick ascending limb）	503, 506, 838, 869
Tamm-Horsfall 蛋白	478
TBI（total body irradiation）	519
TBM（tubular basement memgrane）	473, 477
TBMD（thin bassement membrane disease）	722
TCR（T cell receptor）	208
TCR/CD3 複合体	210
TDM（therapeutic drug monitoring）	231, 674, 679, 693
TE（echo time）	946
TEE（total energy expenditure）	344
telescope 様所見	420
Tenckoff catheter	124
tetramer	441
TG（tryglyceride）	59
TGF（tubulo-glomerular feedback）	839
TGF-α（transforming growth factor-α）	751
TGF-β（transforming growth factor-β）	38, 60, 410, 483, 545
Th（helper T cell）	373
THAM（trometamine）	336
The Best Kidney Study	24
thin basement membrane disease	988
three pore model	115
thrombotic microangiopathy	419
TIBC（total iron-binding capacity）	311
time-of-flight 法	948
TINU（tubulointerstitial nephritis and uveitis）	477

tip	368	
tip variant	370	
tissue kallikrein	843	
TJ（tight junction）	829	
TLRs（Toll-like receptors）	419	
TMA（thrombotic microangiopathy）	466, 535, 556, 980, 981	
TmP/GFR	966	
TMR（T cell mediated rejection）	245	
TNF-α	838	
TOHP II 研究	593	
Toll-like receptors	419	
tonicity	339	
top-down approach	784	
Toronto Western Hospital カテーテル	124	
toxic shock syndrome toxin-1	451	
TPD	125	
TR（repetition time）	946	
transcellular pathway	829	
transcellular transport	873	
transfusion-related acute lung injury	168	
transporter	667	
triple block 療法	721	
triple helix 構造	719	
TRPM6	507, 877	
TRPV5	507	
TRR（tubular reabsorption rate）	959	
TSC1 遺伝子	748	
TSC2 遺伝子	748	
TSR（tubular secretion rate）	959	
TSST-1	451	
TTKG（transtubular K gradient）	293, 299, 934, 972	
TTP（thrombotic thrombocytopenic purpura）	397, 556, 627	
tuberous sclerosis	748	
tubular threshold of inorganic phosphate	966	
tubuloreticular inclusion	422, 453	
TUR-P（transurethral resection of prostate）	779	
typical HUS	557, 560	

U

U 字状	826
UAG（urinary anion gap）	493, 971
UAKD（uromodulin associated kidney disease）	746
UC（ulcerative colitis）	177
UIBC（unsaturated iron-binding capacity）	311
UKPDS	411
ultra pore	115
ultrafiltration	88
UL-vWFM（unusually large vWF multimer）	556
UMOD	746
UN（urea nitorogen）	381
underfill mechanism	901
UOG（urine osmolar gap）	493, 971
UPJO（ureteropelvic junction obstruction）	767
Upshaw-Schulman 症候群	556
URAT1	963
urate nephropathy	513
uremic toxins	921
uric acid nephropathy	513
USRDS	241
UVJO（ureterovesical junction obstruction）	768

V

VA（vascular access）	68, 77
――作成術	83
VAD 療法	460
VAIVT（vascular access interventional therapy）	80, 85
variable domain	210
vasa recta	848
vascular nephropathy	543
vasopressinase	637
VCUG（voiding cystouretherography）	760, 782, 783
VDR（vitamin D reseptor）	875
VDRA（vitamin D receptor agonists）	62
VEGF（vascular endothelial growth factor）	191, 362, 410, 751, 886
venous return	749
VHL（von Hippel-Lindau）病	750
video urodynamics	783
virus-like particle	453
VLDL-C（very low density lipoprotein-cholesterol）	185
voltage defect	490
――型遠位尿細管性アシドーシス	494
volume depletion	282, 908
volume overload	282
von Hasemann cell	807
von Hippel-Lindau 病	619
V-P シャント	379
VT（verotoxin）	557
VUR（vesicoureteral ureterovesical reflex）	760, 768, 781
――のグレード	783
vWF（von Willebrand factor）	556
VZV（varicella-zoster virus）	265

W

Waldenström macroglobulinemia	457, 462
Wegener 肉芽腫症	250, 387, **432**
Well-tempered 方式	769
wheeze	336
Whitaker test	770
whole-body impedance cardiography	649
WHO 病理組織学分類	895
Wilms 腫瘍	762
Wilson 病	739
with no lysine	841
WNK	841
――family	735
WNKs	**864**, 866
Wolff-Chaikoff 効果	313
WT 1	727, 730
WTCCC	629

X

X 染色体性遺伝	719
X 染色体劣性遺伝疾患	722
X 連鎖遺伝性疾患	737
xanthoma cell	807
XLAS	719

Z

Zn	314
――欠乏	99

memo

memo

memo

memo

臨床腎臓内科学 　　　　　　　　　　　　　　　　　　　　　　　　Ⓒ 2013

定価（本体 **20,000** 円＋税）

2013 年 5 月 10 日　1 版 1 刷

編　者	安田　隆 平和　伸仁 小山　雄太
発行者	株式会社　南山堂 代表者　鈴木　肇

〒113-0034　東京都文京区湯島 4 丁目 1-11
TEL 編集(03)5689-7850・営業(03)5689-7855
振替口座　00110-5-6338
ISBN 978-4-525-25871-9　　　　　　　　　　　　　Printed in Japan

本書を無断で複写複製することは，著作者および出版社の権利の侵害となります．
JCOPY ＜(社)出版者著作権管理機構　委託出版物＞
本書の無断複写は著作権法上での例外を除き禁じられています．複写される場合は，
そのつど事前に，(社)出版者著作権管理機構(電話 03-3513-6969, FAX 03-3513-6979,
e-mail: info@jcopy.or.jp)の許諾を得てください．

スキャン，デジタルデータ化などの複製行為を無断で行うことは，著作権法上での限
られた例外（私的使用のための複製など）を除き禁じられています．業務目的での複
製行為は使用範囲が内部的であっても違法となり，また私的使用のためであっても代
行業者等の第三者に依頼して複製行為を行うことは違法となります．

■ 臨床で必要な計算式

名　　　称	計　算　式
イヌリンクリアランス（C_{in}） （糸球体濾過量：GFR）	C_{in}（mL/分/1.73 m^2）＝［U_{in}（mg/dL）・V（mL/分）/S_{in}（mg/dL）］×1.73/A 　（U_{in}：尿イヌリン濃度，V：尿量，S_{in}：血清イヌリン濃度，A：体表面積）
体表面積	A＝体表面積（m^2）＝体重（kg）$^{0.425}$×身長（cm）$^{0.725}$×7,184×10^{-6}
クレアチニンクリアランス（C_{cr}）	C_{cr}（mL/分/1.73 m^2）＝［U_{cr}（mg/dL）・V（mL/分）/S_{cr}（mg/dL）］×1.73/A 　（U_{cr}：尿 Cr 濃度，V：尿量，S_{cr}：血清 Cr 濃度，A：体表面積）
血清 Cr（mg/dL）を用いた 推算 GFR（eGFR）	eGFR（mL/分/1.73 m^2）＝194×血清 Cr$^{-1.094}$×年齢$^{-0.287}$　（男性） eGFR（mL/分/1.73 m^2）＝194×血清 Cr$^{-1.094}$×年齢$^{-0.287}$×0.739　（女性）
血清 Cys-C（mg/L）を用いた eGFR	eGFR（mL/分/1.73 m^2）＝(104×血清 Cys-C$^{-1.019}$×0.996^{年齢})－8　（男性） eGFR（mL/分/1.73 m^2）＝(104×血清 Cys-C$^{-1.019}$×0.996^{年齢}×0.929)－8　（女性）
体表面積を補正しない eGFR	体表面積を補正しない eGFR（mL/分）＝eGFR×A/1.73
PAH クリアランス（C_{PAH}） （腎血漿流量：RPF）	C_{PAH}（mL/分/1.73 m^2）＝［U_{PAH}（mg/dL）・V（mL/分）/P_{PAH}（mg/dL）］×1.73/A 　（U_{PAH}：尿 PAH 濃度，V：尿量，P_{PAH}：血漿 PAH 濃度，A：体表面積）
腎血流量（RBF）	RBF＝RPF×100/(100－Ht) 　（Ht：ヘマトクリット（%））
濾過比（FF）	FF＝GFR/RPF
浸透圧クリアランス（C_{osm}）	C_{osm}＝U_{osm}・V/P_{osm} 　（U_{osm}：尿浸透圧，V：尿量，P_{osm}：血漿浸透圧）
自由水クリアランス（C_{H_2O}）	C_{H_2O}＝V－C_{osm}＝V(P_{osm}－U_{osm})/P_{osm}
物質 x の排泄分画（FE_x）	FE_x＝U_x・P_{cr}/P_x・U_{Cr} 　（U_x：物質 x の尿中濃度，U_{Cr}：尿 Cr 濃度，P_x：x の血漿濃度，P_{Cr}：血漿 Cr 濃度） 　（x が Ca の場合：P_{Ca}＝［実測 Ca 濃度＋4.0－血清アルブミン濃度（g/dL）］×0.5） 　（x が Mg の場合：P_{Mg}＝実測 Mg 濃度×0.7）
尿アニオンギャップ（UAG）	UAG（mEq/L または mEq/日）＝Na^+＋K^+－Cl^-
尿浸透圧ギャップ（UOG）	UOG（mOsm/kgH_2O）＝尿浸透圧実測値－尿浸透圧計算値
尿浸透圧計算値	尿浸透圧計算値（mOsm/kgH_2O）＝2×(Na^+＋K^+)(mmol/L)＋尿素窒素(mg/dL)/2.8＋ブドウ糖(mg/dL)/18
経尿細管 K 濃度勾配（TTKG）	TTKG＝(尿 K^+/血漿 K^+)/(尿浸透圧/血漿浸透圧)